原书第 2 版

GLAUCOMA
青光眼
诊断与治疗学
Medical Diagnosis & Therapy

原著 [瑞士] Tarek M. Shaarawy　　[美] Mark B. Sherwood
　　　[英] Roger A. Hitchings　　　[澳] Jonathan G. Crowston
主译　王宁利　王　涛　段晓明

中国科学技术出版社
·北 京·

图书在版编目（CIP）数据

青光眼诊断与治疗学：原书第 2 版 /（瑞士）塔里克·M. 沙拉维（Tarek M. Shaarawy）等原著；王宁利，王涛，段晓明主译 . — 北京：中国科学技术出版社，2021.1（2022.5 重印）

书名原文：Glaucoma, 2/E

ISBN 978-7-5046-8813-2

Ⅰ . ①青… Ⅱ . ①塔… ②王… ③王… ④段… Ⅲ . ①青光眼 — 诊断 Ⅳ . ① R775.1

中国版本图书馆 CIP 数据核字 (2020) 第 189222 号

著作权合同登记号：01-2018-7559

策划编辑	焦健姿　王久红
责任编辑	黄维佳
装帧设计	佳木水轩
责任印制	徐　飞

出　　版	中国科学技术出版社
发　　行	中国科学技术出版社有限公司发行部
地　　址	北京市海淀区中关村南大街 16 号
邮　　编	100081
发行电话	010-62173865
传　　真	010-62179148
网　　址	http://www.cspbooks.com.cn

开　　本	889mm×1194mm　1/16
字　　数	1214 千字
印　　张	43.25
版　　次	2021 年 1 月第 1 版
印　　次	2022 年 5 月第 2 次印刷
印　　刷	天津翔远印刷有限公司
书　　号	ISBN 978-7-5046-8813-2 / R·2622
定　　价	450.00 元

（凡购买本社图书，如有缺页、倒页、脱页者，本社发行部负责调换）

ELSEVIER

Elsevier (Singapore) Pte Ltd.
3 Killiney Road, #08–01 Winsland House I, Singapore 239519
Tel: (65) 6349-0200; Fax: (65) 6733-1817

Glaucoma, 2/E
Copyright © 2015, Elsevier Limited. All rights reserved.
Chapter 36 Uveitic Glaucoma © Keith Barton
Chapter 110 Aqueous Shunts: Choice of Implant © Keith Barton
Chapter 118 Aqueous Shunts after Retinal Surgery © Keith Barton
Chapter 128 Devices in Development and New Procedures © Tarek M Shaarawy.
Video spotlight 88-2 Diagnosis and Management of the Cyclodialysis Cleft © Moorfields Eye Hospital, 2006
Video 113-1 Surgical Technique for the Ahmed Implant © University of Tennessee, Memphis, 1998
Video spotlight 116-2 Blocked Tube and Ahmed Extender © Moorfields Eye Hospital
Video 128-1 Ex-Press Aqueous Flow © Tarek M Shaarawy
Video 128-2 C02 Laser-Assisted Sclerectomy Surgery © Tarek M Shaarawy
Video spotlight 128-3 The InnFocus MicroShunt Surgical Technique © Isabelle Riss
Video 128-4 Xen Implant Surgical Technique © Tarek M Shaarawy
Video 128-5 Stegmann Canal Expander © Tarek M Shaarawy
Video 128-8 High Frequency Deep Sclerotomy © Tarek M Shaarawy
Video 128-9 Hydrus Implant © Tarek M Shaarawy
Video 128-10 CyPass Implant © Tarek M Shaarawy
First edition 2009
The right of Tarek M Shaarawy, Mark B Sherwood, Roger A Hitchings and Jonathan G Crowston to be identified as authors of this work has been asserted by them in accordance with the Copyright, Designs and Patents Act 1988.
ISBN-13: 9780702051937

This Translation of Glaucoma, 2/E by Tarek M. Shaarawy, Mark B. Sherwood, Roger A. Hitchings, and Jonathan G. Crowston was undertaken by China Science and Technology Press and is published by arrangement with Elsevier (Singapore) Pte Ltd.

Glaucoma, 2/E by Tarek M. Shaarawy, Mark B. Sherwood, Roger A. Hitchings, and Jonathan G. Crowston 由中国科学技术出版社进行翻译，并根据中国科学技术出版社与爱思唯尔（新加坡）私人有限公司的协议约定出版。

青光眼诊断与治疗学（原书第 2 版）（王宁利　王涛　段晓明，译）
ISBN: 978-7-5046-8813-2

Copyright © 2020 by Elsevier (Singapore) Pte Ltd. and China Science and Technology Press.

All rights reserved. No part of this publication may be reproduced or transmitted in any form or by any means, electronic or mechanical, including photocopying, recording, or any information storage and retrieval system, without permission in writing from Elsevier (Singapore) Pte Ltd. and China Science and Technology Press.

注　意

本译本由中国科学技术出版社完成。相关从业及研究人员必须凭借其自身经验和知识对文中描述的信息数据、方法策略、搭配组合、实验操作进行评估和使用。由于医学科学发展迅速，临床诊断和给药剂量尤其需要经过独立验证。在法律允许的最大范围内，爱思唯尔、译文的原文作者、原文编辑及原文内容提供者均不对译文或因产品责任、疏忽或其他操作造成的人身及（或）财产伤害及（或）损失承担责任，亦不对由于使用文中提到的方法、产品、说明或思想而导致的人身及（或）财产伤害及（或）损失承担责任。

Printed in China by China Science and Technology Press under special arrangement with Elsevier (Singapore) Pte Ltd. This edition is authorized for sale in the People's Republic of China only, excluding Hong Kong SAR, Macau SAR and Taiwan area. Unauthorized export of this edition is a violation of the contract.

译校者名单

主　译　王宁利　王　涛　段晓明

副主译　唐　炘

译校者（以姓氏汉语拼音为序）

才　瑜	万　月	王　峰	王　涛	王　瑾	王大博	王书华	王玉宏
王宁利	王冰松	王军明	王怀洲	王凯军	王洪涛	王雅怡	方　严
方　蕊	尹　鹏	石　砚	石晶明	申家泉	田佳鑫	乐融融	朱益华
刘　妍	刘　璐	刘丹岩	刘旭阳	刘祥祥	孙　红	孙　霞	孙　懿
孙兴怀	孙芸芸	牟大鹏	严　然	杜　蓉	杜佳灵	李　丽	李　猛
李　静	李树宁	李艳霞	李晓霞	杨一佺	杨晓晗	杨新光	吴　建
吴仁毅	吴慧娟	余敏斌	辛　晨	汪建涛	宋　宁	宋云河	张　旭
张　军	张　纯	张　青	张　虹	张　烁	张　悦	张　慧	张秀兰
张绍丹	张敬学	陈　琴	陈　琳	陈君毅	陈薏涵	范肃洁	林凤彬
林彩霞	卓业鸿	周　琦	周和政	周柔兮	郑雅娟	郝　洁	钟　华
段宣初	段晓明	耿云云	贾红艳	原慧萍	卿国平	郭文毅	唐　炘
唐　莉	唐广贤	桑景荭	黄丽娜	康梦田	章　征	梁　亮	梁远波
葛　坚	程伟靖	温　馨	谢　琳	谢　媛	裴雪婷	熊　健	颜繁诚
潘英姿	潘晓晶	戴　超	魏士飞

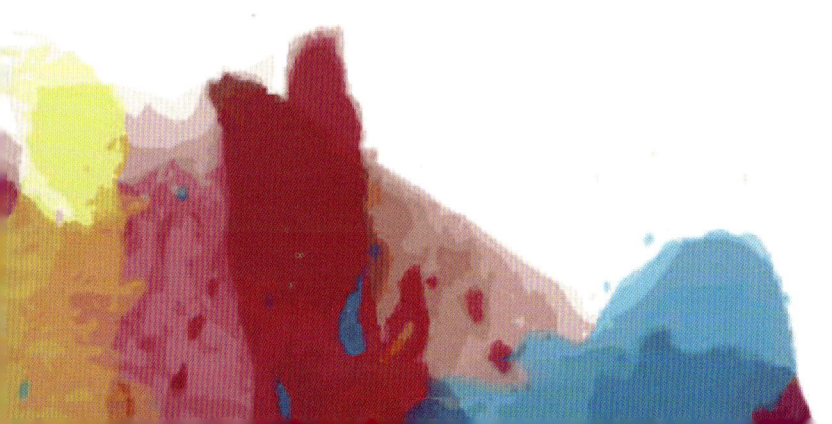

内容提要

本书引进自 Elsevier 出版社，是一部经典实用的青光眼诊断与治疗著作，由 Tarek M. Shaarawy 等四位国际知名教授联合众多青光眼领域顶级专家倾力编著。

本书为全新第 2 版，共含八篇 65 章，分别从青光眼全球概况、发病机制、评估、分类、治疗原则、药物治疗、急救护理及相关新视角进行了细致阐释，内容全面系统，并包含大量精美高清图片，方便广大眼科医师深入了解青光眼的筛查原则、发病机制、疾病定义与诊断、治疗方法与药物新进展，是一部不可多得的眼科案头工具书。

补充说明

本书收录图片众多，其中部分图片存在第三方版权限制的情况，为保留原文内容完整性计，存在第三方版权限制的图片均以原文形式直接排录，不另做中文翻译，特此说明。

书中参考文献条目众多，为方便读者查阅，已将本书参考文献更新至网络，读者可扫描右侧二维码，关注出版社"焦点医学"官方微信，后台回复"青光眼诊断与治疗学"，即可获取。

原著者简介

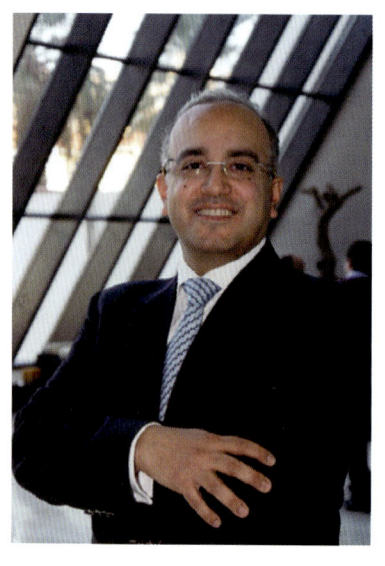

Tarek M. Shaarawy 是日内瓦大学附属医院青光眼科和青光眼手术研究组的负责人。他在开罗大学获得医学学士和眼科硕士学位，在洛桑大学获得 MD 学位。他在开罗眼科研究所接受眼科培养，并在洛桑大学和巴塞尔大学完成了两项青光眼专科培养。目前，他担任国际青光眼手术协会主席，同时还是世界青光眼协会副主席。

他的主要研究方向是青光眼手术技术、正常眼压型青光眼，以及发达国家和发展中国家的青光眼实践模式。他是 6 本青光眼教科书的作者，撰写了超过 100 篇的同行评议期刊论文和著作章节。他担任 Journal of Current Glaucoma Practice 期刊主编和 International Journal of Ophthalmology、Journal of Glaucoma、Canadian Journal of Ophthalmology、Middle East African Journal of Ophthalmology、Asia-Pacific Journal of Ophthalmology 等多种眼科期刊的编委。Tarek Shaarawy 是在埃及南部提供青光眼护理的 Baladi 基金会的创始成员之一。他还积极参与了一些全球预防失明的非政府组织。

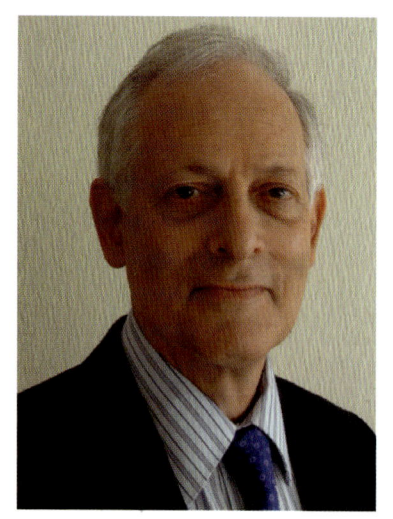

Mark B. Sherwood 是佛罗里达大学眼科与细胞生物学的丹尼尔斯荣誉教授、视觉研究中心主任。他在伦敦圣托马斯医院的曼彻斯特皇家眼科医院和摩尔菲尔德眼科临终医院接受眼科培训，并在伦敦摩尔菲尔德眼科医院和费城威尔斯眼科医院完成了青光眼专科培训。他于 1986 年加入佛罗里达大学，并于 1994—2004 年担任眼科系主任。他与他人合著了 6 本书，参与编写了 18 个章节，在同行评议期刊上发表了 100 多篇论文。

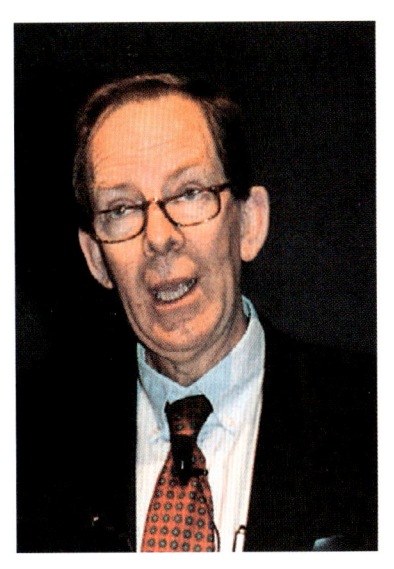

Roger A. Hitchings 是伦敦摩尔菲尔德眼科医院的名誉眼科顾问医师、伦敦大学学院青光眼及相关研究的荣誉教授。曾任摩尔菲尔德眼科医院的研发主任。作为一名青光眼专家，他的主要研究方向是视神经成像、视野进展、青光眼手术和正常眼压型青光眼。他还对局部应用药物对结膜的影响和青光眼手术的成功进行了研究。他前后撰写了 4 本书，参与编写过 15 个章节，发表过 250 余篇关于青光眼的同行评议论文。将摩尔菲尔德眼科医院的青光眼科发展成为英国最大的青光眼科和世界上最大的青光眼科之一，作为眼科医生和科学家代表着青光眼亚专业的各个研究高度。他是欧洲青光眼协会的前任主席，也是世界青光眼协会 (AIGS) 的创始人。他建立了临床试验小组和相关阅读中心，这一中心已成为英国眼科临床试验评估的关键中心之一。他负责制订皇家眼科学院眼科研究的 5 年战略计划，该计划设定了本专业的研究目标。

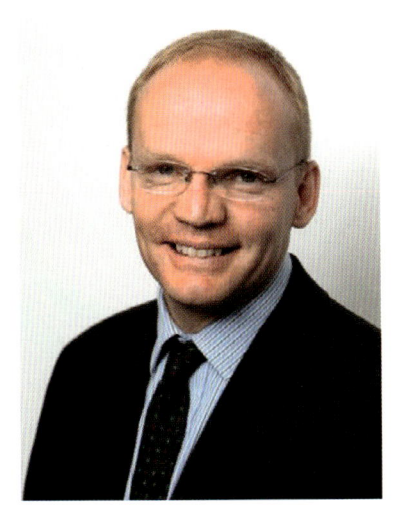

Jonathan G. Crowston 是一名临床科学家，任墨尔本大学的眼科主任和澳大利亚眼科研究中心主任，他在皇家自由医院获得医学学位，在伦敦大学学院眼科研究所获得博士学位。他在摩尔菲尔德眼科医院接受眼科培训，并在悉尼的韦斯特米德医院和圣地亚哥的加利福尼亚大学完成了青光眼专科培训，随后在加利福尼亚大学任职。2006 年，他被任命为澳大利亚第一位青光眼教授。他的研究方向包括年龄对视神经损伤和神经保护的影响。

原著参编者

Leslie Abrams-Tobe, MD
Clinical Research Fellow, Glick Eye Institute, Department of Ophthalmology, Indiana University Medical Center, Indianapolis, IN, USA
Ch 24 Spotlight: Value of Blood Flow in Studies

Samer A Abuswider, MBBCh FRCS(Glasg)
Clinical Glaucoma Fellow, Department of Ophthalmology, University of Alberta, Edmonton, AB, Canada
Ch 71 Selective Laser Trabeculoplasty

Jorge Acosta, MD
Consultant Professor of Ophthalmology, CEMIC University, Buenos Aires, Argentina
Ch 101 Results of Nonpenetrating Glaucoma Surgery
Video 101-1 Phacoviscocanalostomy and Sclerectomy

Pavi Agrawal, BSc MBBChir(cantab) FRCOphth
Consultant Ophthalmic Surgeon, Nottingham University Hospital, Nottingham, UK
Ch 17 Angle Imaging: Ultrasound Biomicroscopy and Anterior Segment Optical Coherence Tomography

Oscar Albis-Donado, MD
Glaucoma Assistant Professor, Instituto Mexicano de Oftalmología, Queretaro, Mexico
Ch 117 Glaucoma Implants: Results
Video spotlight 106-1 Combined Ahmed Valve and Phacoemulsification

Luciana M Alencar, MD PhD
Assistant Physician in Ophthalmology, University of São Paulo, São Paulo; Director, Glaucoma Department, Hospital Oftalmológico de Brasília, Brasília, Brazil
Ch 13 Function Specific Perimetry

R Rand Allingham, MD
Richard and Kit Barkhouser Professor of Ophthalmology, Director, Division of Glaucoma, Duke Department of Ophthalmology, Associate Faculty, Center of Human Genetics, Durham NC, USA
Ch 25 Genetics of Glaucoma
Ch 31 Exfoliation Syndrome and Exfoliative Glaucoma

Annahita Amireskandari, MD
Clinical Research Fellow, Glick Eye Institute, Department of Ophthalmology, Indiana University Medical Center, Indianapolis, IN, USA
Ch 24 Spotlight: Value of Blood Flow in Studies

Nitin Anand, MBBS MD(Ophth) FRCSEd FRCOphth
Consultant Ophthalmology and Glaucoma Specialist, Calderdale and Huddersfield NHS Trust, Lindley, Huddersfield, UK
Ch 45 Target Intraocular Pressure
Ch 97 Spotlight: Enhancing Deep Sclerectomy Result with Antimetabolites

Florent Aptel, MD PhD
Professor, Joseph Fourier University; Hospital Practitioner, Department of Ophthalmology, University Hospital, Grenoble, France
Ch 89 Cataract Following Trabeculectomy

Makoto Araie, MD PhD
Director, Kanto Central Hospital of the Mutual Aid Association of Public School Teachers; Professor Emeritus, The University of Tokyo, Visiting Professor, Ophthalmology, Saitama Medical University, Kamiyoga, Setagaya-ku, Tokyo, Japan
Ch 43 Management of Normal Tension Glaucoma

Enyr S Arcieri, MD
Professor of Ophthalmology, Presidente Antônio Carlos University (UNIPAC), Araguari, Minas Gerais; Medical Assistant, Glaucoma Service, University of Campinas (UNICAMP), Campinas, São Paulo; Medical Assistant, Glaucoma Service, Federal University of Uberlândia (UFU), Uberlândia, Minas Gerais, Brazil
Ch 106 Combined Cataract Extraction and Glaucoma Drainage Implant Surgery

Ehud I Assia, MD
Director, Department of Ophthalmology, Meir Medical Center, Kfar-Saba; Medical Director, Ein-Tal Eye Center, Tel-Aviv; Affiliated to the Sackler Faculty of Medicine, Tel-Aviv University, Ramat-Aviv, Tel-Aviv, Israel
Ch 97 Spotlight: CO2 Laser Assisted Sclerectomy Surgery (CLASS) for Open-Angle Glaucoma Treatment

Tin Aung, FRCS(Ed) PhD
Professor, Senior Consultant and Head, Glaucoma Service, Singapore Eye Research Institute and Singapore National Eye Centre, Yong Loo Lin School of Medicine, National University of Singapore, Singapore
Ch 30 Spotlight: Angle-Closure

George Baerveldt, MD
Ophthalmologist, NVision Centers, Newport Beach, CA, USA
Ch 112 Surgical Technique 2 (Baerveldt Glaucoma Implant)

Nafees Baig, FCOphthHK FHKAM
Clinical Assistant Professor (Honorary), Department of Ophthalmology and Visual Sciences, The Chinese University of Hong Kong; Associate Consultant, Hong Kong Eye Hospital, Hong Kong SAR, People's Republic of China
Ch 72 Peripheral Iridotomy for Angle-Closure Glaucoma
Ch 103 The Role of Lens Extraction in Primary Angle Closure Glaucoma

Annie K Baik, MD
Assistant Clinical Professor of Ophthalmology, UC Davis Eye Center, Sacramento, CA, USA
Ch 124 Spotlight: Sympathetic Ophthalmia

Rajendra K Bansal, MD
Associate Clinical Professor of Ophthalmology, Department of Ophthalmology, Columbia University Medical Center, New York, NY, USA
Ch 79 Intraoperative Complications of Trabeculectomy

Mirko Babic
Assistant of Ophthalmology, University of São Paulo, São Paulo, Brazil
Ch 114 Other Glaucoma Implants

Anita Barikian, MD
Research Fellow, Ophthalmology Department, American University of Beirut, Beirut, Lebanon
Ch 60 Glaucoma Secondary to Trauma

Howard Barnebey, MD
Glaucoma Specialist, Specialty Eyecare Centre, Seattle, WA, USA
Ch 21 Retinal Nerve Fiber Layer (RNFL) Photography and Computer Analysis

Keith Barton, MD FRCP FRCS
Glaucoma Service and NIHR Biomedical Research Centre for Ophthalmology, Moorfields Eye Hospital, and Department of Genetics and Epidemiology, UCL Institute of Ophthalmology, London, UK
Ch 36 Uveitic Glaucoma
Video spotlight 88-2 Diagnosis and Management of the Cyclodialysis Cleft
Ch 110 Aqueous Shunts: Choice of Implant Video spotlight 112-1 Baerveldt Implantion without Ligation
Video spotlight 116-2 Blocked Tube and Ahmed Extender
Ch 118 Aqueous Shunts after Retinal Surgery
Video 118-1 Aqueous Shunts after Retinal Surgery

Christophe Baudouin, MD PhD
Professor and Chair of Ophthalmology, Department of Ophthalmology, Quinze-Vingts National Ophthalmology Hospital, Paris; University of Versailles Saint-Quentinen-Yvelines, Versailles; Institut de la Vision, Paris, France
Ch 91 Modulation of Wound Healing: Choice of Antifibrosis Therapies

Allen Beck, MD
Professor, Department of Ophthalmology, Emory University, Atlanta, GA, USA
Ch 34 Childhood Glaucomas

Sonya L Bennett, MBChB FRANZCO
Consultant Ophthalmologist City Eye Specialists; Ophthalmology Clinic, Greenlane Clinical Centre, Auckland District Health Board; Senior Clinical Lecturer, Ophthalmology Department, University of Auckland, Auckland, New Zealand
Video spotlight 88-2 Diagnosis and Management of the Cyclodialysis Cleft

Stanley J Berke, MD FACS
Associate Clinical Professor of Ophthalmology, Hofstra North Shore-LIJ School of Medicine, Chief,

Glaucoma Service, Nassau University Medical Center, East Meadow, NY, USA
Ch 123 Endophotocoagulation
Video 123-1 The Combined Procedure Phaco and ECP

Tui H Bevin, MPH
Research Fellow in Ophthalmology, Department of Medicine, University of Otago Dunedin School of Medicine, Dunedin, New Zealand
Ch 111 Surgical Technique 1 (Molteno Glaucoma Implant)

Shibal Bhartiya, MS
Consultant, Glaucoma Services, Fortis Memorial Research Institute, Haryana, India
Ch 96 Principle and Mechanism of Function
Ch 97 Spotlight: If Primary Deep Sclerectomy Fails
Ch 100 Postoperative Management of Nonpenetrating Glaucoma Surgery

Philip A Bloom, FRCS FRCOphth
Consultant Ophthalmologist, Western Eye Hospital, Marylebone Road, London, UK
Ch 122 Cyclodestructive Techniques
Video 122-1 Transcleral Cycloblation with Diode Laser

Dana M Blumberg, MD MPH
Assistant Professor of Ophthalmology, Columbia University College of Physicians and Surgeons; New York-Presbyterian Hospital and Columbia University Medical Center, New York, NY, USA
Ch 67 When to Perform Glaucoma Surgery

Kathryn Bollinger, MD
Assistant Professor in Ophthalmology, Department of Ophthalmology, Georgia Health Sciences Health System, Medical College of Georgia, Augusta, GA, USA
Ch 40 Glaucoma and Intraocular Tumors

Christopher Bowd, PhD
Research Scientist of Ophthalmology, Director of the Hamilton Glaucoma, Center-based Visual Field Assessment Center, UC San Diego Shiley Eye Center, La Jolla, CA, USA
Ch 20 Optic Disc Imaging

John W Boyle IV, MD
Partner, Gulf South Eye Associates, Metairie, LA, USA
Ch 113 Surgical Technique 3 (Ahmed Glaucoma Valve Drainage Implant)

James D Brandt, MD
Professor of Ophthalmology & Vision Science, University of California, Davis, CA, USA
Ch 18 The Impact of Central Corneal Thickness and Corneal Biomechanics on Tonometry
Ch 124 Spotlight: Sympathetic Ophthalmia

David C Broadway, MD FRCOphth
Consultant and Honorary Professor, Department of Ophthalmology, Norfolk and Norwich University Hospital and Schools of Biological Science & Pharmacy, University Of East Anglia, Norwich, UK
Ch 75 Preoperative Conjunctival Health and Trabeculectomy Outcome
Ch 122 Spotlight: Operative Techniques
Ch 122 Spotlight: Postoperative Management and Interventions

Stephen Brocchini, PhD
Professor of Chemical Pharmaceutics, UCL School of Pharmacy and National Institute for Health Research (NIHR) Biomedical Research Centre, Moorfields Eye Hospital NHS Foundation Trust and UCL Institute of Ophthalmology, London, UK
Ch 95 Future Strategies

Alain M Bron, MD
Professor of Ophthalmology, Department of Ophthalmology, University Hospital Dijon, University of Burgundy, Dijon, France
Ch 19 Optic Disc Photography in the Diagnosis of Glaucoma
Ch 89 Cataract Following Trabeculectomy

Donald L Budenz, MD MPH
Kittner Family Distinguished Professor and Chairman, Department of Ophthalmology, UNC School of Medicine, Chapel Hill, NC, USA
Ch 4 Practical Application of Glaucoma Care in Different Societies

Catey Bunce, BSc(Hons) MSc DSc
Senior Statistician, Moorfields Eye Hospital, NHS Foundation Trust and UCL Institute of Ophthalmology, London, UK
Ch 26 Genetic Epidemiology

Claude F Burgoyne, MD
Senior Scientist, Van Buskirk Chair for Ophthalmic Research, and Research Director, Optic Nerve Head Research Laboratory, Devers Eye Institute, Legacy Health, Portland, OR, USA
Ch 8 Mechanical Strain and Restructuring of the Optic Nerve Head

Jennifer Burr, MD
Reader, Population and Behavioural Health Sciences, School of Medicine, University of St Andrews, St Andrews, Fife, UK
Ch 47 Medical Management of Glaucoma: Cost-effectiveness

Yvonne M Buys, MD FRCSC
Professor, Department of Ophthalmology and Vision Sciences, University of Toronto, Toronto Western Hospital, Toronto, ON, Canada
Ch 105 One-site Combined Surgery/Two-site Combined Surgery
Video 105-1 One-site Combined Surgery
Video 105-2 Two-site Combined Surgery

Louis B Cantor, MD
Chair and Professor of Ophthalmology, Jay C. and Lucile L. Kahn Professor of Glaucoma Research and Education, Eugene and Marilyn Glick Eye Institute, Indiana University School of Medicine, Indianapolis, IN, USA
Ch 116 Postoperative Complications

Joseph Caprioli, MD
David May II Professor of Ophthalmology, UCLA David Geffen School of Medicine, Chief, Glaucoma Division, Jules Stein Eye Institute, Los Angeles, CA, USA
Ch 23 Measuring Glaucoma Progression in Clinical Practice

Roberto G Carassa, MD
Director, Italian Glaucoma Center, Milano, Italy
Ch 98 Viscocanalostomy

Daniel S Casper, MD PhD
Associate Clinical Professor of Ophthalmology, Department of Ophthalmology, Columbia University Medical Center, New York, NY, USA
Ch 79 Intraoperative Complications of Trabeculectomy

Yara Paula Catoira-Boyle, MD
Associate Clinical Professor of Ophthalmology, Eugene and Marilyn Glick Eye Institute, Indiana University School of Medicine, Indianapolis, IN, USA
Ch 116 Postoperative Complications

Piero Ceruti, MD
Head of Vitreo-retinal Service, Coordinator of Glaucoma Research Activity, University Eye Clinic Department of Neurological and Movement Sciences, University of Verona, Borgo Trento Hospital, Verona, Italy
Ch 16 Ultrasound Biomicroscopy

Debasis Chakrabarti, MS
Consultant, Glaucoma Services, Suryodaya Eye Centre, The Calcutta Medical and Research Institute (CMRI), Kolkata, West Bengal, India
Ch 81 Postoperative Shallow Anterior Chamber

Raka Chakrabarti, MS
Consultant Ophthalmologist, Susrut Eye Foundation and Research Centre, Salt Lake, Kolkata, India
Ch 81 Postoperative Shallow Anterior Chamber

Pratap Challa, MD
Associate Professor of Ophthalmology, Director, Residency Training Program, Duke University, Durham, NC, USA
Ch 80 Early Postoperative Increase in Intraocular Pressure

Errol Chan, MBBS MMed FRCOphth
Registrar, Department of Ophthalmology, National University Health System, Singapore
Ch 3 Spotlight: Economics of Glaucoma Care in Asian Countries: An Overview

Peter T Chang, MD
Associate Professor of Ophthalmology, Director, Glaucoma Fellowship, Cullen Eye Institute, Baylor College of Medicine, Houston, TX, USA
Ch 115 Intraoperative Complications

Robert T Chang, MD
Assistant Professor, Department of Ophthalmology, Byers Eye Institute, Stanford University School of Medicine, Stanford, CA, USA
Ch 92 Technique

Balwantray C Chauhan, PhD
Mathers Professor, Department of Ophthalmology and Visual Sciences, Dalhousie University, Halifax, NS, Canada
Ch 12 Long-term Follow-Up of Visual Fields

Aiyin Chen, MD
Clinical Glaucoma Fellow, Department of Ophthalmology, University of California, San Francisco, San Francisco, CA, USA
Ch 85 Late Failure of Filtering Bleb

Jason Cheng, MBBS FRCOphth FEBO
Associate Consultant, Ophthalmologist, Khoo Teck Puat Hospital, Singapore
Ch 105 One-site Combined Surgery/Two-site Combined Surgery

Paul TK Chew, FRCSEd FRCOphth
Head, Glaucoma Division, Department of Ophthalmology, National University Health System, Singapore
Ch 3 Spotlight: Economics of Glaucoma Care in Asian Countries: An Overview
Ch 44 Spotlight: An Overview of Angle-Closure Management

Mark Chiang, MBBS(Qld) MPhil FRANZCO
Consultant Ophthalmologist, Queensland Eye Institute, City Eye Centre, Royal Children's Hospital, Brisbane, QLD, Australia
Ch 87 Blebitis and Endophthalmitis

Etsuo Chihara, MD
Director, Sensho-kai Eye Institute, Kyoto, Japan
Ch 119 Spotlight: Endothelial Cell Count Post-

Drainage Implant Surgery

Neil T Choplin, MD
Adjunct Clinical Professor of Surgery, Uniformed Services University of Health Sciences, Bethesda, MD; Private Practice, Eye Care of San Diego, San Diego, CA, USA
Ch 21 Retinal Nerve Fiber Layer (RNFL) Photography and Computer Analysis

George A Cioffi, MD
Jean and Richard Deems Professor, Edward S. Harkness Professor and Chairman, Columbia University, College of Physicians and Surgeons; Ophthalmologist-in-Chief, New York-Presbyterian Hospital, New York, NY, USA
Ch 67 When to Perform Glaucoma Surgery

Colin I Clement, BSc(Hon) MBBS PhD FRANZCO
Clinical Senior Lecturer, The University of Sydney; Glaucoma Unit, Sydney Eye Hospital; Eye Associates, Sydney, NSW, Australia
Ch 50 Outcomes

Anne L Coleman, MD PhD
Fran and Ray Stark Professor of Ophthalmology, Jules Stein Eye Institute, David Geffen School of Medicine at UCLA; Professor of Epidemiology, UCLA Fielding School of Public Health, University of California, Los Angeles, CA, USA
Ch 62 Interpreting Clinical Studies on Glaucoma Neuroprotection

Nathan G Congdon, MD MPH
Professor of Ophthalmology and Public Health, Chinese University of Hong Kong; Joint Professor, Shantou International Eye Center, Shantou, People's Republic of China
Ch 4 Practical Application of Glaucoma Care in Different Societies
Ch 72 Peripheral Iridotomy for Angle-Closure Glaucoma

Michael A Coote, MB BS FRANZCO GAICD
Associate Professor, Centre for Eye Research Australia and Clinical Director of Ophthalmology, Royal Victorian Eye and Ear Hospital, East Melbourne, VIC, Australia
Ch 19 Spotlight: Benchmarking Optic Disc Examination
Ch 102 Cataract Surgery in Open-Angle Glaucoma
Video spotlight 77-4 Creating a Limbal-based Conjunctival Flap

Vital P Costa, MD
Director, Glaucoma Service and Professor of Ophthalmology, University of Campinas, São Paulo, Brazil
Ch 56 Parasympathomimetics
Ch 106 Combined Cataract Extraction and Glaucoma Drainage Implant Surgery

David P Crabb, PhD
Professor of Statistics and Vision Research, Department of Optometry and Visual Science, City University, London, UK
Ch 11 Visual Fields

Alan S Crandall, MD
John A. Moran Presidential Professor of Ophthalmology and Visual Sciences, Senior Vice Chair, Director of Glaucoma and Cataract; Co-Director of Moran International Division, University of Utah School of Medicine, Salt Lake City, UT, USA
Ch 104 Spotlight: Bleb Management

E Randy Craven, MD
Chief of Glaucoma, King Khaled Eye Specialist Hospital, Riyadh, Saudi Arabia; Associate Professor of Ophthalmology, Wilmer Eye Institute, Johns Hopkins University, Baltimore, MD, USA
Ch 21 Retinal Nerve Fiber Layer (RNFL) Photography and Computer Analysis

Laura Crawley, BSc(Hons)MB ChB(Hons) MRCP FRCOphth
Fellow of Ophthalmology, Imperial College Healthcare NHS Trust, London, UK
Ch 122 Cyclodestructive Techniques
Video 122-1 Transcleral Cycloblation with Diode Laser

Jonathan G Crowston, PhD FRCOphth FRANZCO
Ringland Anderson Professor, Head of Ophthalmology, Melbourne University; Director, Centre for Eye Research Australia, Melbourne, Australia
Ch 19 Spotlight: Benchmarking Optic Disc Examination
Ch 78 Tenon's Cyst Formation, Wound Healing, and Bleb Evaluation

Emmett T Cunningham, Jr., MD PhD MPH
Director, The Uveitis Service, California Pacific Medical Center, San Francisco; Adjunct Clinical Professor of Ophthalmology, Stanford University School of Medicine, Stanford, CA, USA
Ch 36 Spotlight: Uveitic Glaucoma

The late Elie Dahan, MD
Formerly Senior Consultant, Glaucoma and Pediatric Ophthalmology, Ein Tal Eye Hospital, Tel Aviv; Honorary Senior Consultant, Tel Aviv University; Head of the Glaucoma Service, Jerusalem University Hospital, Jerusalem, Israel
Ch 77 Spotlight: Anterior Chamber Maintainer
Ch 126 The Ex-PRESS™ Miniature Glaucoma Implant
Video 126-1 Ex-Press 200 Glaucoma Implant Under a Scleral Flap

Annegret H Dahlmann-Noor, MD PhD
Consultant Ophthalmologist, National Institute for Health Research (NIHR) Biomedical Research Centre, Moorfields Eye Hospital NHS Foundation Trust and UCL Institute of Ophthalmology, London, UK
Ch 95 Future Strategies

Karim F Damji, MD FRCSC MBA
Professor, Department of Ophthalmology, University of Alberta, Edmonton, AB, Canada
Ch 71 Selective Laser Trabeculoplasty

Alexander Day, PhD MRCOphth
NIHR Clinical Lecturer, NIHR Biomedical Research Centre, Moorfields Eye Hospital, UCL Institute of Ophthalmology, London, UK
Ch 30 Primary Angle-Closure Glaucoma

Me'Ja Day, BS
Medical Student, Morehouse School of Medicine, Atlanta, GA, USA
Ch 71 Spotlight: Laser Trabeculoplasty: A Patient-Centred View

Philippe Denis, MD PhD
Professor of Ophthalmology, Department of Ophthalmology, Croix-Rousse Hospital, University Hospitals of Lyon, France
Ch 122 Spotlight: UC3 Novel Ultrasound Circular Cyclo-Coagulation

Syril Dorairaj, MD
Assistant Professor of Ophthalmology, Mayo Clinic, Jacksonville, FL, USA
Ch 35 Secondary Angle-Closure Glaucoma
Ch 41 Glaucoma in the Phakomatoses and Related Conditions

J Crawford Downs, PhD
Professor and Vice Chair of Basic Science Research, Department of Ophthalmology; Director, Center for Ocular Biomechanics and Biotransport, The University of Alabama at Birmingham School of Medicine, Birmingham, AL, USA
Ch 8 Mechanical Strain and Restructuring of the Optic Nerve Head
Video 8-1 Laminar Microstructure Deformation

Gordon N Dutton, FRCS FRCOphth MD
Professor, Department of Visual Science, Glasgow Caledonian University, Glasgow, Scotland, UK
Ch 57 Fixed Combination Therapies in Glaucoma

Hassan Eldaly, MBBS MSc Ophth
Consultant Ophthalmologist, Glaucoma Specialist, Kom Ombo Ophthalmic Hospital, Aswan Eye and Laser Center, Aswan, Egypt
Ch 10 Spotlight: Tonometry and Intraocular Fluctuation

Fathi F El Sayyad, FRCSEd FRCOphth
Professor of Ophthalmology, Director of El Sayyad Eye Center, Cairo, Egypt
Ch 83 Trabeculectomy Related Corneal Complications
Video 83-1 Surgical Excision of Cornealized Bleb

Adjunct Investigator, Ophthalmic Genetics and Visual Function Branch, National Eye Institute, Bethesda, MD, USA
Ch 24 Spotlight: Practicalities

The late Francisco Fantes, MD
Formerly Professor of Clinical Ophthalmology, Bascom Palmer Eye Institute, University of Miami, Miami, FL, USA
Ch 93 Complications Associated with Modulation of Wound Healing in Glaucoma Surgery

Herbert P Fechter III, MD PE
Assistant Professor, Uniformed Services University; Private Practice, Eye Physicians and Surgeons of Augusta, Augusta, GA, USA
Ch 93 Complications Associated with Modulation of Wound Healing in Glaucoma Surgery

Robert D Fechtner, MD
Professor of Ophthalmology, Institute of Ophthalmology and Visual Science, New Jersey Medical School, Newark, NJ, USA
Ch 29 Primary Open-Angle Glaucoma

Ronald L Fellman, MD
Attending Surgeon and Clinician, Glaucoma Associates of Texas; Associate Clinical Professor Emeritus, University of Texas Southwestern Medical Center, Dallas, TX, USA
Ch 77 Trabeculectomy
Video 77-1 Trabeculectomy with Fornix-based Conjunctival Flap – Clip One
Video 77-2 Trabeculectomy with Fornix-based Conjunctival Flap – Clip Two
Video 77-3 Trabeculectomy Closure
Video spotlight 127-1 Canaloplasty: Circumferential Viscodilation and Suture Tensioning of Schlemm's Canal
Video spotlight 128-6 GATT: Gonioscopy Assisted Transluminal Trabeculotomy

Eva Fenwick, PhD
Research Fellow, Centre for Eye Research Australia, University of Melbourne, Melbourne, VIC, Australia
Ch 46 Spotlight: Evaluation of Quality of Life

Arosha Fernando, MRCOphth
Specialist Registrar, Moorfields Eye Hospital, London, UK
Video spotlight 118-1 Aqueous Shunts after Retinal Surgery

Ann Caroline Fisher, MD
Clinical Assistant Professor, Department of Ophthalmology, Byers Eye Institute, Stanford University School of Medicine, Stanford, CA, USA
Ch 92 Technique

Frederick W Fitzke, PhD
Professor of Visual Optics and Psychophysics, Division of Visual Science, UCL Institute of Ophthalmology, University College London, London, UK
Ch 65 Ultrastructural Imaging

Brad Fortune, OD PhD
Associate Scientist and Director, Electrodiagnostics Service, Discoveries in Sight Research Laboratories, Devers Eye Institute, Legacy Health, Portland, OR, USA
Ch 14 Electrophysiology in Glaucoma Assessment

Paul Foster, PhD FRCS(Ed) FRCOphth
Professor of Glaucoma Studies and Ophthalmic Epidemiology, NIHR Biomedical Research Centre, Moorfields Eye Hospital, UCL Institute of Ophthalmology, London, UK
Ch 30 Primary Angle-Closure Glaucoma

Panayiota Founti, MD PhD
Ophthalmologist, Undergraduate Teaching Fellow, Moorfields Eye Hospital, London, UK
Ch 46 Quality of Life

Jeffrey Freedman, MB BCh PhD FRCS(Edin) FCS(SA)
Professor of Clinical Ophthalmology, Department of Ophthalmology, SUNY, New York, NY, USA
Ch 109 Preoperative Evaluation of Patients Undergoing Drainage Implant Surgery

Stefano A Gandolfi, MD
Full Professor of Ophthalmology and Chairman, University Eye Clinic, University of Parma, Parma, Italy
Ch 32 Pigmentary Glaucoma
Ch 101 Spotlight: Nonpenetrating Surgery: When is this my Preferred Option?

Julián García-Feijoó, MD PhD
Professor and Chairman, Department of Ophthalmology, Instituto de Investigación, Hospital Clínico San Carlos, Universidad Complutense, Oftared, Madrid, Spain
Ch 128 Spotlight: Combined Trabecular Micro-Bypass Stent Implantation and Phacoemulsification

David Garway-Heath, MD FRCOphth
IGA Professor of Ophthalmology, Glaucoma and Allied Studies, UCL Institute of Ophthalmology; Consultant Ophthalmic Surgeon, Moorfields Eye Hospital; Theme Leader for Visual Assessment and Imaging, NIHR Biomedical Research Centre at Moorfields Eye Hospital NHS Foundation Trust and UCL Institute of Ophthalmology, London, UK
Ch 10 Tonometry and Intraocular Pressure Fluctuation

Gus Gazzard, MD
Honorary Senior Lecturer and Consultant Ophthalmic Surgeon, Glaucoma Service, Moorfields Eye Hospital, London, UK
Ch 17 Angle Imaging: Ultrasound Biomicroscopy and Anterior Segment Optical Coherence Tomography
Video 17-1 360° Angle Evaluation with Anterior Segment Optical Coherence Tomography

Steven J Gedde, MD
Professor of Ophthalmology, Bascom Palmer Eye Institute, University of Miami School of Medicine, Miami, FL, USA Ch 84 Aqueous Misdirection
Ch 117 Spotlight: TVT Study

Noa Geffen, MD
Ophthalmologist, Department of Ophthalmology, Meir Medical Center, Kfar-Saba; Ein-Tal Eye Center, Tel-Aviv, Israel
Ch 97 Spotlight: CO2 Laser Assisted Sclerectomy Surgery (CLASS) for Open-Angle Glaucoma Treatment

Stelios Georgoulas, MD PhD
Specialist Trainee in Ophthalmology, National Institute for Health Research (NIHR) Biomedical Research Centre, Moorfields Eye Hospital NHS Foundation Trust and UCL Institute of Ophthalmology, London, UK
Ch 95 Future Strategies

Annette Giangiacomo, MD
Assistant Professor, Department of Ophthalmology, Emory University, Atlanta, GA, USA
Ch 34 Childhood Glaucomas

Katie Gill, BSc MSc
PhD Candidate, Centre for Eye Research Australia, Royal Victorian Eye and Ear Hospital, Department of Ophthalmology University of Melbourne, Melbourne, VIC, Australia
Ch 63 Spotlight: Brain Perspective

Zisis Gkatzioufas, MD PhD
Assistant Professor, Geneva University Hospitals HUG, Department of Ophthalmology, Geneva, Switzerland
Ch 18 Spotlight: What a Glaucoma Specialist Needs to Know About Corneal Biomechanics
Ch 18 Spotlight: New Technology to Look at Corneal Biomechanics in Clinic

Ivan Goldberg, AM MBBS(Syd) FRANZCO FRACS
Clinical Associate Professor, University of Sydney; Head, Glaucoma Unit, Sydney Eye Hospital; Director, Eye Associates, Sydney, NSW, Australia
Ch 50 Outcomes
Ch 71 Spotlight: Long-Term Effects

Pieter Gouws, MBChB(Pretoria) FRCOphth
Consultant Ophthalmologist and Glaucoma Specialist, Conquest Hospital, East Sussex, UK
Ch 123 Spotlight: PHACO-ECP

Stuart L Graham, MBBS MS PhD FRANZCO
Professor of Ophthalmology and Vision Science, Australian School of Advanced Medicine, Macquarie University, Sydney, NSW, Australia
Ch 14 Electrophysiology in Glaucoma Assessment

Alana L Grajewski, MD
Professor of Ophthalmology, Bascom Palmer Eye Institute, University of Miami, Miller School of Medicine, Director, The Samuel & Ethel Balkan International Pediatric Glaucoma Center, Bascom Palmer Eye Institute, Miami, FL, USA
Ch 121 Further Surgical Options in Children

David S Greenfield, MD
Professor of Ophthalmology, Bascom Palmer Eye Institute, University of Miami Miller School of Medicine, Palm Beach Gardens, FL, USA
Video spotlight 82-1 Drainage of Choroidal Effusion

Franz Grehn, MD PhD
Chairman and Professor, Department of Ophthalmology, University Hospitals Würzburg, Würzburg, Germany
Ch 104 Cataract Surgery in Patients with Functioning Filtering Blebs
Video spotlight 120-2 Classical Trabeculotomy
Video spotlight 120-3 360° Trabeculotomy Using an Illuminated Catheter

Daniel E Grigera, MD
Head, Glaucoma Service, Hospital Oftalmológico Santa Lucía, Assistant Professor of Ophthalmology, Universidad del Salvador, Buenos Aires, Argentina
Ch 101 Results of Nonpenetrating Glaucoma Surgery

Ronald L Gross, MD
Jane McDermott Schott Chair, Professor and Chairman, Department of Ophthalmology, Director, WVU Eye Institute, West Virginia University School of Medicine, Morgantown, WV, USA
Ch 115 Intraoperative Complications

Davinder S Grover, MD MPH
Attending Surgeon and Clinician, Glaucoma Associates of Texas; Clinical Assistant Professor, Department of Ophthalmology, UT Southwestern Medical Center, Dallas, TX, USA
Ch 77 Trabeculectomy
Video 77-1 Trabeculectomy with Fornix-based Conjunctival Flap – Clip One
Video 77-3 Trabeculectomy Closure
Video spotlight 128-6 GATT: Gonioscopy Assisted Transluminal Trabeculotomy

Rafael Grytz, PhD
Assistant Professor, Center for Ocular Biomechanics and Biotransport, Department of Ophthalmology, University of Alabama at Birmingham School of Medicine, Birmingham, AL, USA
Ch 8 Mechanical Strain and Restructuring of the Optic Nerve Head

Meenakashi Gupta, MD
Fellow in Vitreoretinal Surgery, New York Eye and Ear Infirmary, New York, NY, USA
Ch 76 Ophthalmic Anesthesia

Neeru Gupta, MD PhD MBA FRCSC DipABO
Professor and Dorothy Pitts Chair, Ophthalmology and Vision Sciences, Laboratory Medicine and Pathobiology; Chief of Glaucoma, University of Toronto; Director, Glaucoma Research, Keenan Research Centre for Biomedical Science, Li Ka Shing Knowledge Institute, St. Michael's Hospital, Toronto, ON, Canada
Ch 5 Spotlight: Lymphatics and Uveolymphatic Outflow from the Eye

Carlos Gustavo de Moraes MD
Associate Professor of Ophthalmology, New York University Medical Center; Edith C. Blum Foundation Research Scientist, Einhorn Clinical Research Center of the New York Eye & Ear Infirmary, New York, NY, USA
Ch 114 Other Glaucoma Implants

Ali S Hafez, MD PhD
Assistant Clinical Professor of Ophthalmology, University of Montreal; Assistant Professor of Ophthalmology, McGill University Health Center; Attending Ophthalmologist, Sacre-Coeur Hospital, Maisonneuve Rosemont Hospital, Montreal General Hospital, Montreal, QC, Canada
Ch 9 Role of Ocular Blood Flow in the Pathogenesis of Glaucoma
Ch 24 Techniques Used for Evaluation of Ocular Blood Flow

Farhad Hafezi, MD PhD
Professor and Chair of Ophthalmology, Department of Ophthalmology, Geneva University Hospitals HUG, Geneva, Switzerland
Ch 18 Spotlight: What a Glaucoma Specialist Needs to Know About Corneal Biomechanics

Teruhiko Hamanaka, MD PhD
Director of Ophthalmology, Japanese Red Cross Medical Center, Department of Ophthalmology, Tokyo, Japan Ch 78 Spotlight: Histology of the

Mature Functioning Bleb

Alon Harris, MS PhD FARVO
Professor of Ophthalmology, Professor of Cellular and Integrative Physiology, and Director Clinical Research, Glick Eye Institute, Department of Ophthalmology, Indiana University Medical Center, Indianapolis, IN, USA
Ch 24 Spotlight: Value of Blood Flow in Studies

Marcelo Hatanaka, MD
Head of Glaucoma Service, Department of Ophthalmology, University of São Paulo Medical School, São Paulo, Brazil
Ch 114 Other Glaucoma Implants

Matthew J Hawker, DM FRCOphth
Consultant Ophthalmologist, Department of Ophthalmology, Cambridge University Hospital, Cambridge, UK
Ch 75 Preoperative Conjunctival Health and Trabeculectomy Outcome

Paul R Healey, BMedSc MBBS(Hons) MMed PhD FRANZCO
Clinical Associate Professor, Sydney Medical School, University of Sydney, Sydney; Director of Glaucoma Research, University of Sydney, Centre for Vision Research (Westmead Millennium Institute); Director of Glaucoma Services, Western Sydney Eye Hospital, Westmead Hospital, Westmead, NSW, Australia
Ch 2 Screening for Glaucoma

The late Catherine J Heatley, MRCOphth
Ophthalmologist, Moorfields Eye Hospital, London, UK
Video spotlight 112-1 Baerveldt Implantation without Ligation
Video spotlight 116-2 Blocked Tube and Ahmed Extender

Dale K Heuer, MD
Professor & Chairman of Ophthalmology, Medical College of Wisconsin; Director, Froedtert & Medical College of Wisconsin Eye Institute, Milwaukee, WI, USA
Ch 110 Aqueous Shunts: Choice of Implant

Eve J Higginbotham, SM MD
Vice Dean, Perelman School of Medicine; Senior Fellow, Leonard Davis Institute of Health Economics; Professor, Scheie Eye Institute, University of Pennsylvania, Philadelphia, PA, USA
Ch 71 Spotlight: Laser Trabeculoplasty: A Patient-Centred View

Cornelia Hirn, MD FEBO
Honorary Research Fellow, NIHR Biomedical Research Centre at Moorfields Eye Hospital, NHS Foundation Trust and UCL Institute of Ophthalmology, London, UK; Consultant Ophthalmologist, Department of Ophthalmology, City Hospital Triemli, Zurich, Switzerland
Ch 10 Tonometry and Intraocular Pressure Fluctuation

Roger A Hitchings, FRCS FRCOphth
Emeritus Professor Glaucoma and Allied Studies, University of London; Consultant Surgeon (rtd), Moorfields Eye Hospital, London, UK
Ch 42 Management of Ocular Hypertension and Primary Open-Angle Glaucoma

Gábor Holló, MD PhD DSc
Professor of Ophthalmology, Department of Ophthalmology, Semmelweis University, Budapest, Hungary
Ch 54 Carbonic Anhydrase Inhibitors

Ann M Hoste, MD
Glaucoma Specialist, Department of Glaucoma, Goes Eye Center, Antwerp, Belgium
Ch 53 Beta-Blockers

Andrew Huck, BS
Medical Student, Glick Eye Institute, Department of Ophthalmology, Indiana University Medical Center, Indianapolis, IN, USA
Ch 24 Spotlight: Value of Blood Flow in Studies

Cindy ML Hutnik, MD PhD
Professor, Department of Ophthalmology and Pathology, Ivey Eye Institute, London, ON, Canada
Ch 71 Spotlight: First Line Treatment with Laser SLT

Camille Hylton, MD
Glaucoma Specialist, Ophthalmic Physicians and Surgeons Ltd, Phoenix, AZ, USA
Ch 34 Childhood Glaucomas

Sabita M Ittoop, MD
Attending, Glaucoma Consultants of Washington, Herndon, VA, USA
Ch 58 Ocular Surface Disease and the Role of Preservatives in Glaucoma Medications

Farrah Ja'afar, MD
Department of Ophthalmology and Visual Science, Kanazawa University Graduate School of Medical Science, Kanazawa, Japan
Ch 1 Spotlight: What Prevalence and Geographic Variations Tell Us?

Henry Jampel, MD MHS
Odd Fellows Professor of Ophthalmology, Johns Hopkins University School of Medicine, Wilmer Eye Institute, Baltimore, MD, USA
Ch 45 Spotlight: Pros and Cons of Using Target Pressures in Clinical Practice

Thomas V Johnson, PhD
MD Candidate, Johns Hopkins School of Medicine, Baltimore, MD, USA
Ch 63 Stem Cells: A Future Glaucoma Therapy?

Jost B Jonas, MD
Professor of Ophthalmology and Chairman, Department of Ophthalmology, Medical Faculty Mannheim of the Ruprecht-Karls-University Heidelberg, Mannheim, Germany
Ch 1 Spotlight: China Study
Ch 19 Optic Disc Photography in the Diagnosis of Glaucoma

Malik Y Kahook, MD
The Slater Family Endowed Chair in Ophthalmology, Professor of Ophthalmology, Chief, Glaucoma Service, The University of Colorado School of Medicine, Aurora, CO, USA
Ch 58 Ocular Surface Disease and the Role of Preservatives in Glaucoma Medications
Ch 124 Complications of Cyclodestructive Procedures

Michael A Kass, MD
Professor and Chairman, Ophthalmology and Visual Sciences, Department of Ophthalmology and Visual Sciences, Washington University in St. Louis, St. Louis, MO, USA
Ch 28 Ocular Hypertension

Andreas Katsanos, MD PhD
Assistant Professor, University Department of Ophthalmology, Ioannina, Greece
Ch 57 Fixed Combination Therapies in Glaucoma

L Jay Katz, MD FACS
Professor, Jefferson Medical College; Director of Glaucoma Service and Attending Surgeon, Wills Eye Hospital, Philadelphia, PA, USA
Ch 71 Spotlight: Selective Laser Trabeculoplasty

Jill E Keeffe, PhD
Professor, L V Prasad Eye Institute, Hyderabad, India
Ch 48 Optimizing Quality of Life: Low-vision Rehabilitation in Glaucoma

Thomas Kersey, MD
Consultant Ophthalmologist, South Devon Hospital, Ophthalmology Department, Devon, UK
Ch 122 Cyclodestructive Techniques

Naira Khachatryan, MD PhD
Postdoc Employee, University of California, San Diego, Department of Ophthalmology, CA, USA
Ch 20 Optic Disc Imaging

Sir Peng Tee Khaw, PhD FRCS FRCOpth FSB FRCP FRCPath FARVO FMedSci
Professor of Glaucoma and Ocular Healing, and Consultant Ophthalmic Surgeon, National Institute for Health Research (NIHR) Biomedical Research Centre, Moorfields Eye Hospital NHS Foundation Trust and UCL Institute of Ophthalmology, London, UK
Ch 95 Future Strategies
Ch 120 Goniotomy and Trabeculotomy
Video spotlight 120-1 Goniotomy

Albert S Khouri, MD
Residency Program Director, Assistant Professor, Institute of Ophthalmology and Visual Science, Rutgers New Jersey Medical School, Newark, NJ, USA
Ch 29 Primary Open-Angle Glaucoma

Dan Kiage, MD
Medical Director and Glaucoma Specialist, Innovation Eye Centre, Kisii, Kenya
Ch 2 Spotlight: Screening in Africa

Lee Kiang, MD PhD
Resident, W.K. Kellogg Eye Center, Department of Ophthalmology and Visual Sciences, University of Michigan, Ann Arbor, MI, USA
Ch 3 Economics of Glaucoma Care

Danny Kim, MD
Ophthalmologist, Facey Medical Group, Mission Hills, CA, USA
Ch 37 Neovascular Glaucoma

Yoshiaki Kiuchi, MD PhD
Professor and Chairman, Hiroshima University, Department of Ophthalmology and Visual Science, Hiroshima, Japan
Ch 33 Spotlight: Japanese Perspective

Thomas Klink, MD PhD
Senior Consultant, Department of Ophthalmology, University Hospitals Würzburg, Würzburg, Germany
Ch 104 Cataract Surgery in Patients with Functioning Filtering Blebs

Helen Koenigsman, MD
General Ophthalmology and Glaucoma Specialist, Medical Eye Center, Medford, OR, USA
Ch 82 Choroidal Effusion

Anastasios GP Konstas, MD PhD
Professor of Ophthalmology, 1st and 3rd University Departments of Ophthalmology, Aristotle University of Thessaloniki, Thessaloniki, Greece
Ch 57 Fixed Combination Therapies in Glaucoma

Aachal Kotecha, PhD
Senior Research Associate, NIHR Biomedical Research Centre at Moorfields Eye Hospital NHS Foundation Trust and UCL Institute of Ophthalmology, London, UK

Ch 10 Tonometry and Intraocular Pressure Fluctuation
Ch 46 Quality of Life
Ch 65 Ultrastructural Imaging

Avinash Kulkarni, MD
Consultant Ophthalmologist, King's College Hospital NHS Foundation Trust, London, UK
Ch 36 Uveitic Glaucoma

Alexander V Kuroyedov, MD PhD
Chief Ophthalmology Department, Mandryka Clinical Research and Traning Medical Center Moscow, Russia
Video spotlight 126-2 EX-Press Shunt

Antoine Labbé, MD PhD
Professor of Ophthalmology, Quinze-Vingts National Ophthalmology Hospital, Paris; Ambroise Paré Hospital (AP-HP), Boulogne-Billancourt; University of Versailles Saint-Quentin-en-Yvelines, Versailles; Institut de la Vision, Paris, France
Ch 89 Cataract Following Trabeculectomy
Ch 91 Modulation of Wound Healing: Choice of Antifibrosis Therapies

Alan Lacey, BSc
Department of Medical Illustration, Moorfields Eye Hospital, London, UK
Video 88-2 Diagnosis and Management of the Cyclodialysis Cleft
Video spotlight 118-1 Aqueous Shunts after Retinal Surgery

Dennis SC Lam, MD FRCOphth
Director of State Key Laboratory of Ophthalmology and Honorary Director of Zhongshan Ophthalmic Center, Sun Yat-Sen University, Guangzhou, People's Republic of China
Ch 72 Peripheral Iridotomy for Angle-Closure Glaucoma

Ecosse L Lamourex, PhD
Associate Professor, Centre for Eye Research Australia, University of Melbourne, Melbourne, VIC, Australia
Ch 46 Spotlight: Evaluation of Quality of Life

Graham Lee, MD MBBS(Qld) FRANZCO
Associate Professor of Ophthalmology, University of Queensland, Director of Glaucoma and Corneal Services, Royal Brisbane and Women's Hospital, Brisbane, QLD, Australia
Ch 87 Blebitis and Endophthalmitis

Paul Lee, MD JD
F. Bruce Fralick Professor and Chair of Ophthalmology and Visual Sciences; Director, W.K. Kellogg Eye Center, Department of Ophthalmology and Visual Sciences, University of Michigan, Ann Arbor, MI, USA
Ch 3 Economics of Glaucoma Care

Hans G Lemij, MD PhD
Glaucoma Specialist, The Rotterdam Eye Hospital, Rotterdam, The Netherlands
Ch 21 Retinal Nerve Fiber Layer (RNFL) Photography and Computer Analysis

Anthony Leoncavallo, MD
Glaucoma Fellow, Department of Ophthalmology, University of Florida College of Medicine, Gainesville, FL, USA
Ch 112 Surgical Technique 2 (Baerveldt Glaucoma Implant)

Mark R Lesk, MSc MD
Associate Clinical Professor, Director of Research, Department of Ophthalmology, Faculty of Medicine, Université Montréal; Director of Vision Health Research, Guy-Bernier Research Centre, Maisonneuve Rosemont Hospital, Montréal, QC, Canada
Ch 9 Role of Ocular Blood Flow in the Pathogenesis of Glaucoma
Ch 24 Techniques Used for Evaluation of Ocular Blood Flow

Christopher KS Leung, MD MB ChB MSc BMedSc FHKAM FHKOphth
Professor, Department of Ophthalmology and Visual Sciences, The Chinese University of Hong Kong Hong Kong SAR, People's Republic of China
Ch 18 Spotlight: Measuring Corneal Biomechanics in the Clinic

Dexter YL Leung, FRCS DRCOphth
Clinical Assistant Professor (Honorary), Department of Ophthalmology and Visual Sciences, The Chinese University of Hong Kong; Consultant Ophthalmologist, Department of Ophthalmology, Hong Kong Sanatorium & Hospital, Hong Kong SAR, People's Republic of China
Ch 103 The Role of Lens Extraction in Primary Angle Closure Glaucoma

Leonard A Levin, MD PhD
Professor and Chair of Ophthalmology, Canada Research Chair in Translational Visual Science, Riva & Thomas O. Hecht Family Chair in Ophthalmology, McGill University; Physician-in-Chief of Ophthalmology, McGill University Health Centre, Professeur associé au Département d'ophtalmologie de la Faculté de médecine, Université de Montréal, Montréal, QC, Canada; Professor of Ophthalmology and Visual Sciences, University of Wisconsin Medical School, Madison, WI, USA
Ch 61 Neuroprotection and Neurorepair

Richard A Lewis, MD
Eye Specialist, Sacramento Eye Consultants, Sacramento, CA, USA
Ch 127 Canaloplasty

K Sheng Lim, MB ChB MD FRCOphth
Consultant Ophthalmic Surgeon, St Thomas' Hospital, London, UK
Ch 10 Tonometry and Intraocular Pressure Fluctuation
Video spotlight 112-1 Baerveldt Implantion without Ligation
Video spotlight 116-2 Blocked Tube and Ahmed Extender

Ridia Lim, MBBS MPH FRANZCO
Ophthalmic Surgeon, Glaucoma Unit, Sydney Eye Hospital, Sydney, NSW, Australia
Ch 50 Outcomes

Ricardo de Lima, MD
Asociacion Para Evitar La Ceguera en Mexico, Coyoacan, Mexico City, Mexico
Video spotlight 106-1 Combined Ahmed Valve and Phacoemulsification

Yutao Liu, MD PhD
Assistant Professor, Director of Molecular Genomics Core Facility, Center for Human Genetics, Department of Medicine & Ophthalmology, Durham, NC, USA
Ch 25 Genetics of Glaucoma

Alastair Lockwood, MD
Clinical Research Fellow, National Institute for Health Research (NIHR) Biomedical Research Centre, Moorfields Eye Hospital NHS Foundation Trust and UCL Institute of Ophthalmology, London, UK
Ch 95 Future Strategies

Sancy Low, MRCOphth
Honorary Research fellow, NIHR Biomedical Research Centre, Moorfields Eye Hospital, UCL Institute of Ophthalmology, London, UK
Ch 30 Primary Angle-Closure Glaucoma

Fumihiko Mabuchi, MD PhD
Assistant Professor, Department of Ophthalmology, Faculty of Medicine, University of Yamanashi, Chuo, Yamanashi, Japan
Ch 25 Spotlight: Japanese Perspective

David A Mackey, MB BS MD FRANZCO FRACS
Managing Director and Professor, Lions Eye Institute, Centre for Ophthalmology and Visual Science, The University of Western Australia, Perth, WA, Australia
Ch 26 Spotlight: Family Screening

Rizwan Malik, MRCOphth PhD
Fellow in Glaucoma, Department of Ophthalmology and Visual Sciences, Dalhousie University, Halifax, NS, Canada
Ch 12 Long-term Follow-Up of Visual Fields
Ch 22 Structure-Function Relationships in Glaucoma

Anil K Mandal, MD
Senior Consultant, Jasti V Ramanamma Children's Eye Care Centre; Senior consultant, VST Center for Glaucoma Care, L V Prasad Eye Institute, Hyderabad, AP, India
Ch 81 Postoperative Shallow Anterior Chamber

Steven L Mansberger, MD MPH
Vice-Chair, Director of Fellowship and Glaucoma Services at Devers Eye Institute, Senior Scientist, Legacy Health, Affiliate Professor, Oregon Health Science University, Portland, OR, USA
Ch 82 Choroidal Effusion

Kaweh Mansouri, MD MPH
Consultant, Glaucoma Sector, Director, Polyclinic Department of Ophthalmology, Geneva University Hospitals, Geneva, Switzerland
Ch 39 Post-Traumatic Glaucoma

Giorgio Marchini, MD
Full Professor of Ophthalmology and Chairman, University Eye Clinic, Department of Neurological and Movement Sciences, University of Verona; Director of the School of Ophthalmology, University of Verona, Borgo Trento Hospital, Verona, Italy
Ch 16 Ultrasound Biomicroscopy
Video 16-1 UBM Accomodation

Manjula Marella, PhD
Senior Research Officer, Nossal Institute for Global Health, the University of Melbourne, Carlton, VIC, Australia
Ch 48 Optimizing Quality of Life: Low-vision Rehabilitation in Glaucoma

Keith R Martin, MA DM MRCP FRCOphth
Professor of Ophthalmology, University of Cambridge, Cambridge, UK
Ch 63 Stem Cells: A Future Glaucoma Therapy?

Robert H McGlynn, MD
Private Practice, Ophthalmic Consultants of Vermont, South Burlington, VT, USA
Ch 86 Late Bleb Leaks

Steven H McKinley, MD
Private Practice, Eye Institute of Austin, Austin, TX, USA
Ch 115 Intraoperative Complications

Stuart J McKinnon, MD PhD
Associate Professor, Departments of Ophthalmology and Neurobiology, Duke University Medical Center, Durham, NC, USA
Ch 64 Gene Therapy in Glaucoma

J Ryan McManus, MD
Clinical Instructor, Department of Ophthalmology,

University of Virginia School of Medicine, Charlottesville, VA, USA
Ch 113 Surgical Technique 3 (Ahmed Glaucoma Valve Drainage Implant)

Felipe A Medeiros, MD PhD
Professor of Ophthalmology, Director of Glaucoma Service, University of California, San Diego, CA, USA
Ch 13 Function Specific Perimetry
Ch 20 Optic Disc Imaging

André Mermoud, MD PD
Montchoisi Glaucoma Center, Montchoisi Clinic, Lausanne, Switzerland
Ch 97 Deep Sclerectomy
Video 97-1 Deep Sclerectomy
Ch 126 The Ex-PRESS™ Miniature Glaucoma Implant
Video 126-1 Ex-Press 200 Glaucoma Implant Under a Scleral Flap

Clive S Migdal, MD FRCS FRCOphth
Retired Senior Consultant Ophthalmologist, Glaucoma Service, Western Eye Hospital, London, UK
Ch 69 Lowering Intraocular Pressure: Surgery versus Medications

Don Minckler, MD MS
Emeritus Professor of Ophthalmology, Clinical Professor of Laboratory Medicine (Eye Pathology), University of California, Irvine, CA, USA
Ch 112 Spotlight: Anesthetic considerations
Ch 112 Spotlight: Operative Techniques and Potential Modifications
Ch 119 Aqueous Shunts and Keratoplasty
Video spotlight 125-1 Trabectome

Anthony CB Molteno, MBChB FRCS(Ed)
Emeritus Professor in Ophthalmology, Department of Medicine, University of Otago Dunedin School of Medicine, Dunedin, New Zealand
Ch 111 Surgical Technique 1 (Molteno Glaucoma Implant)
Video 111-1 Surgical Technique for the Molteno Glaucoma Implant

Paolo Mora, MD PhD
Assistant Professor of Ophthalmology, University Eye Clinic, University of Parma, Parma, Italy
Ch 32 Pigmentary Glaucoma

Javier Moreno-Montañés, MD PhD
Professor of Ophthalmology, Clinica Universidad de Navarra, OFTARED, Pamplona, Spain
Ch 107 Combined Cataract and Nonpenetrating Glaucoma Surgery
Video 107-1 Combined Phacoemulsification Nonpenetrating Glaucoma Surgery

James E Morgan, MA DPhil FRCOphth
Professor of Ophthalmology, Honorary Consultant Ophthalmologist, School of Optometry and Vision Sciences, Cardiff University, Cardiff, Wales, UK
Ch 7 Pathogenesis of Glaucomatous Optic Neuropathy

Sameh Mosaed, MD
Director of Glaucoma Services, Associate Professor of Ophthalmology, Gavin Herbert Eye Institute, University of California, Irvine, CA, USA
Ch 119 Aqueous Shunts and Keratoplasty
Ch 125 Trabectome

Marilita M Moschos, MD PhD
Assistant Professor of Ophthalmology, Department of Glaucoma and Electrophysiology of Vision, University of Athens, Greece
Ch 128 New Glaucoma Surgical Alternatives

Kelly W Muir, MD MHSc
Associate Professor, Durham VA Medical Center; Department of Ophthalmology, Duke University School of Medicine, Durham, NC, USA
Ch 49 Ocular Hypotensive Medications: Adherence and Performance

Gonzalo Muñoz, MD PhD FEBO
Consultant Ophthalmic Surgeon, Glaucoma Department, Marqués de Sotelo Ophthalmic Center, Valencia, Spain
Ch 97 Spotlight: Non-stitch Suprachoroidal Technique for T-flux Implantation in Deep Sclerectomy

Francisco J Muñoz-Negrete, MD PhD
Professor of Ophthalmology, Alcala University, Hospital Ramón y Cajal, IRYCIS, OFTARED, Madrid, Spain
Ch 107 Combined Cataract and Nonpenetrating Glaucoma Surgery
Video 107-1 Combined Phacoemulsification Nonpenetrating Glaucoma Surgery

Arvind Neelakantan, MD FRCOphth
Physician Owner, Glaucoma Center of Texas; Clinical Associate Professor, Department of Ophthalmology, University of Texas Southwestern Medical Center, Dallas, Texas, USA
Ch 90 Risk Factors for Excess Wound Healing

Anil K Negi, MB BS, MD, FRCOphth, FRCSEd
Consultant Ophthalmologist, Birmingham Heartlands Hospital, Birmingham, UK
Ch 122 Cyclodestructive Techniques

Peter A Netland, MD PhD
Professor and Chair, Department of Ophthalmology, University of Virginia School of Medicine, Charlottesville, VA, USA
Ch 113 Surgical Technique 3 (Ahmed Glaucoma Valve Drainage Implant)
Video 113-1 Surgical Technique for the Ahmed Implant

Paula Anne Newman-Casey, MD MS
Assistant Professor, Department of Ophthalmology and Visual Sciences, University of Michigan Medical School, Ann Arbor, MI, USA
Ch 49 Ocular Hypotensive Medications: Adherence and Performance

Marcelo T Nicolela, MD FRCSC
Professor of Ophthalmology, Dalhousie Department of Ophthalmology and Visual Sciences, Halifax, NS, Canada
Ch 22 Structure-Function Relationships in Glaucoma

Nuwan Niyadurupola, MD FRCOphth
Consultant, Department of Ophthalmology, Norfolk and Norwich University Hospital, Norwich, UK
Ch 75 Preoperative Conjunctival Health and Trabeculectomy Outcome

Magdy A Nofal, FRCOphth
Ophthalmic Surgeon, Torbay General Hospital, The Eye Department, Torquay, Devon, UK
Ch 83 Trabeculectomy Related Corneal Complications

Winnie Nolan, FRCOphth MD
Consultant Ophthalmologist, National Institute for Health Research, Biomedical Research Centre for Ophthalmology, Moorfields Eye Hospital, London, UK
Ch 1 Prevalence and Geographical Variations
Ch 17 Angle Imaging: Ultrasound Biomicroscopy and Anterior Segment Optical Coherence Tomography

Monisha E Nongpiur, MD
Senior Clinical Research Fellow, Singapore Eye Research Institute and Singapore National Eye Centre, Yong Loo Lin School of Medicine, National University of Singapore, Singapore
Ch 30 Spotlight: Angle-Closure

Baha'a N Noureddin, MD FACS
Professor and Chairman, Department of Ophthalmology, American University of Beirut, Beirut, Lebanon
Ch 60 Glaucoma Secondary to Trauma

Gary D Novack, PhD
President, PharmaLogic Development, Inc., San Rafael, CA, USA
Ch 49 Ocular Hypotensive Medications: Adherence and Performance

Brenda Nuyen, MD
Resident, Shiley Eye Center, Department of Ophthalmology, University of California, San Diego, USA
Ch 39 Post-Traumatic Glaucoma

Krishnamurthy Palaniswamy, MD
Glaucoma Consultant, Aravind Eye Hospital, Pondicherry, India
Ch 3 Spotlight: Economics in India of High Volume Glaucoma Care

Camille Palma, MD
Resident, University Hospitals Eye Institute/Case Western Reserve University, Cleveland, OH, USA
Ch 37 Neovascular Glaucoma

Ki Ho Park, MD PhD
Professor of Ophthalmology, Seoul National University Hospital, Seoul National University College of Medicine, Seoul, Korea
Ch 33 Spotlight: Korean Perspective

Richard K Parrish II, MD
Associate Dean for Graduate Medical Education, Professor, Department of Ophthalmology, Bascom Palmer Eye Institute, University of Miami Miller School of Medicine, Miami, Florida, USA
Ch 90 Risk Factors for Excess Wound Healing

Maria Papadopoulos, MBBS FRACO
Consultant Ophthalmic Surgeon, Glaucoma Service, Moorfields Eye Hospital, London, UK
Ch 118 Aqueous Shunts after Retinal Surgery
Ch 120 Goniotomy and Trabeculotomy

Rajul S Parikh, MS
Director, Shreeji Eye Clinic and Palak's Glaucoma Care Centre, Mumbai; Director, Department of Glaucoma and Clinical Research, Lotus Eye Hospital, Mumbai, Maharashtra, India
Ch 51 Benefit Versus Risk

Louis R Pasquale, MD FARVO
Director, Glaucoma Service, Mass Eye and Ear Infirmary, Associate Epidemiologist, Channing Division of Network Medicine, Brigham and Women's Hospital, Boston, MA, USA
Ch 26 Spotlight: Boston Studies

Alice Pébay, PhD
Senior Research Fellow & Principal Investigator, Centre for Eye Research Australia, Royal Victorian Eye and Ear Hospital, Department of Ophthalmology University of Melbourne, Melbourne, VIC, Australia
Ch 63 Spotlight: Brain Perspective

Sergey Petrov, MD PhD
Russian Glaucoma Society, Glaucoma Department, Scientific Research Institute of Eye Diseases of the Russian Academy of Medical Sciences, Moscow, Russia

Video spotlight 78-1: Needling Old Bleb with 5FU and Avastin
Video spotlight 113-4 Needling Old Ahmed Valve Bleb with 5FU and Avastin

Jody Piltz-Seymour, MD
Clinical Professor of Ophthalmology, Pereleman School of Medicine, University of Pennsylvania; Director, Glaucoma Care Center, PC, Philadelphia, PA, USA
Ch 38 Other Secondary Glaucomas

Luís Abegão Pinto, MD PhD
Assistant Professor, Department of Pharmacology and Neurosciences, Faculty of Medicine, Lisbon University; Ophthalmologist, Centro Hospitalar Lisboa Central, Lisbon, Portugal
Ch 74 Preoperative Evaluation and Diagnostic Approach

Ian F Pitha, MD PhD
Assistant Professor of Ophthalmology, Glaucoma Center of Excellence, Wilmer Eye Institute, The Johns Hopkins University, Baltimore, MD, USA
Ch 28 Ocular Hypertension

Norbert Pfeiffer, MD LTCL
Medical Director, Mainz University Medical Center, Mainz, Germany
Ch 52 Prostaglandin Analogues

Luciano Quaranta, MD PhD
Associate Professor, Center for the Study of Glaucoma, University of Brescia, Brescia, Italy
Ch 57 Fixed Combination Therapies in Glaucoma

Pradeep Y Ramulu, MD MHS PhD
Associate Professor of Ophthalmology, Wilmer Eye Institute, Johns Hopkins University, Baltimore, MD, USA
Ch 84 Aqueous Misdirection

Emilie Ravinet, MD ancien MER
Private Practice, Associate of the Glaucoma Center, Clinique de Montchoisi, Lausanne, Switzerland
Ch 99 Complications of Nonpenetrating Glaucoma Surgery

Tony Realini, MD MPH
Associate Professor of Ophthalmology, West Virginia University Eye Institute, Morgantown, WV, USA
Ch 53 Spotlight: Alternate View

Gema Rebolleda, MD PhD
Professor of Ophthalmology, Alcala University, Hospital Ramón y Cajal, IRYCIS, OFTARED, Madrid, Spain
Ch 107 Combined Cataract and Nonpenetrating Glaucoma Surgery
Video 107-1 Combined Phacoemulsification Nonpenetrating Glaucoma Surgery

Nic J Reus, MD PhD
Ophthalmologist, The Rotterdam Eye Hospital, Rotterdam, The Netherlands
Ch 21 Retinal Nerve Fiber Layer (RNFL) Photography and Computer Analysis

Adam C Reynolds, MD
Eye Care Consultant, Intermountain Eye Centers, Boise Medical Arts Building, Boise, ID, USA
Ch 55 Alpha Agonists

Douglas J Rhee, MD
Chair, Department of Ophthalmology and Visual Sciences, University Hospitals Eye Institute, Case Western Reserve University School of Medicine, Cleveland, OH, USA
Ch 76 Ophthalmic Anesthesia

Isabelle Riss, MD PhD
Head of the Department of Ophthalmology, Pellegrin Hospital, Bordeaux, France
Video spotlight 128-3 The InnFocus MicroShunt Surgical Technique

Robert Ritch, MD PhD
Shelley and Steven Einhorn Distinguished Chair, New York Eye and Ear Infirmary; Professor of Ophthalmology, New York Medical College, Valhalla, NY, USA
Ch 31 Exfoliation Syndrome and Exfoliative Glaucoma
Ch 35 Secondary Angle-Closure Glaucoma
Ch 41 Glaucoma in the Phakomatoses and Related Conditions
Ch 71 Selective Laser Trabeculoplasty

Charles E Riva, DSc
Professor Honoraris, University of Lausanne, Faculty of Biology and Medicine, Lausanne, Switzerland
Ch 24 Spotlight: Practicalities

Gloria Roberti, MD
Researcher, Glaucoma Research Unit, IRCCS Fondazione G.B. Bietti, Rome, Italy
Ch 65 Ultrastructural Imaging

Cynthia J Roberts, PhD
Professor of Ophthalmology and Biomedical Engineering, The Ohio State University, Columbus, OH, USA
Ch 18 The Impact of Central Corneal Thickness and Corneal Biomechanics on Tonometry

Alan L Robin, MD
Associate Professor, Ophthalmology and International Health, Johns Hopkins University, Baltimore; Clinical Professor, Ophthalmology, University of Maryland, Baltimore, MD, USA
Ch 4 Practical Application of Glaucoma Care in Different Societies
Ch 49 Ocular Hypotensive Medications: Adherence and Performance

Prin Rojanapongpun, MD
Chairman, Department of Ophthalmology, Chulalongkorn University and Hospital; Consultant, Ophthalmology Unit, Bumrungrad International, Bangkok, Thailand
Ch 59 Acute Intraocular Pressure Rise

Sylvain Roy, MD PhD CC
Senior Scientist, Montchoisi Clinic, Swiss Federal Institute for Technology EPFL, Lausanne, Switzerland
Ch 97 Deep Sclerectomy

John F Salmon, MD FRCS
Consultant Ophthalmic Surgeon, Oxford Eye Hospital, Oxford, UK
Ch 15 Gonioscopy
Ch 60 Spotlight: Surgical Management of Post-TraumaticAngle-Recession Glaucoma

Juan Roberto Sampaolesi, MD
Professor, Department of Ophthalmology, UCES University, Centro Oftalmologico Sampaolesi, Buenos Aires, Argentina
Video spotlight 99-1 Deep Sclerectomy-Conversion to Trabeculectomy

Chiara Sangermani, MD
Ophthalmologist, Glaucoma Clinic, Department Of Ophthalmology, Community Hospital, Piacenza, Italy
Ch 32 Pigmentary Glaucoma

Usman A Sarodia, FRCOphth
Glaucoma Service, Moorfields Eye Hospital, London, UK
Video 118-1 Aqueous Shunts after Retinal Surgery

Jamie Lea Schaefer, MD
Resident Physician, University of Buffalo, Ophthalmology, NY, USA
Ch 69 Lowering Intraocular Pressure: Surgery versus Medications

Ursula Schloetzer-Schrehardt, PhD
Professor, Department of Ophthalmology, University of Erlangen, Nürnberg, Erlangen, Germany
Ch 31 Exfoliation Syndrome and Exfoliative Glaucoma

Gregory S Schultz, PhD
Research Foundation Professor, Department of Ophthalmology, University of Florida, Gainesville, FL, USA
Ch 94 Biological Drivers of Postoperative Scarring

Joel S Schuman, MD FACS
Director, UPMC Eye Center, Eye & Ear Foundation; Professor & Chairman of Ophthalmology, Professor of Bioengineering, Swanson School of Engineering University of Pittsburgh, PA, USA
Ch 124 Complications of Cyclodestructive Procedures

Leonard K Seibold, MD
Assistant Professor, Department of Ophthalmology, University of Colorado School of Medicine Aurora, CO, USA
Ch 58 Ocular Surface Disease and the Role of Preservatives in Glaucoma Medications

Tarek M Shaarawy, PD MD MSc
Privat Docent, University of Geneva; Consultant Ophthalmologist and Head, Glaucoma Sector, Ophthalmology Service, Department of Clinical Neurosciences, Geneva University Hospitals, Geneva, Switzerland
Video spotlight 15-1 Pseudoexfoliation
Ch 39 Post-Traumatic Glaucomas
Video 86-1 Needling
Video 88-1 Palmberg Compression Sutures and Autologous Blood
Ch 96 Principle and Mechanism of Function
Video spotlight 97-2 Removal of the Juxtacanalicular Trabeculum
Video spotlight 97-3 Collagen Implant in Deep Sclerectomy
Video spotlight 97-4 Aqueous Percolating after Full Dissection
Ch 100 Postoperative Management of Nonpenetrating Glaucoma Surgery
Video 100-1 Goniopuncture and Complications
Video spotlight 113-3 Envelope and Trench Technique to Prevent Tube Erosion
Video spotlight 116-1 Managing a Tube Erosion
Video spotlight 116-3 Removal of Ahmed Drainage Implant Plate
Video spotlight 126-1 Ex-Press 200 Glaucoma Implant Under a Scleral Flap
Video 126-3 Laser Treatment for Blocked Ex-Press Implant
Ch 128 New Glaucoma Surgical Alternatives
Video 128-1 Ex-Press Aqueous Flow
Video 128-2 C02 Laser-Assisted Sclerectomy Surgery
Video 128-4 Xen Implant Surgical Technique
Video 128-5 Stegmann Canal Expander
Video 128-8 High Frequency Deep Sclerotomy
Video 128-9 Hydrus Implant
Video 128-10 CyPass Implant

Peter Shah, BSc(Hons) MB ChB FRCOphth FRCP(Edin)
Professor of Glaucoma, NIHR Biomedical Research Centre, Moorfields Eye Hospital NHS Foundation Trust and UCL Institute of Ophthalmology, London; UCL Partners Academic Health Science

Centre, London; University Hospitals Birmingham NHS Foundation Trust, Birmingham; Centre for Health & Social Care Improvement, University of Wolverhampton, Wolverhampton, UK
Ch 87 Blebitis and Endophthalmitis

Mark B Sherwood, FRCP FRCS FRCOphth
Daniels Professor, Departments of Ophthalmology and Cell Biology, Director of Vision Research Center, University of Florida, Gainesville, FL, USA
Ch 42 Management of Ocular Hypertension and Primary Open-Angle Glaucoma
Ch 69 Lowering Intraocular Pressure: Surgery versus Medications
Ch 77 Spotlight: Releasable Sutures
Ch 94 Biological Drivers of Postoperative Scarring
Video spotlight 112-2 Early Control of Intraocular Pressure in Nonvalved Drainage Implant
Ch 128 New Glaucoma Surgical Alternatives

Lineu Oto Shiroma, MD
Ophthalmologist, Glaucoma Service, Sadalla Amin Ghanem Eye Hospital, Joinville, Brazil
Ch 56 Parasympathomimetics

Brent Siesky, PhD
Assistant Director, Glick Eye Institute, Department of Ophthalmology, Indiana University Medical Center, Indianapolis, IN, USA
Ch 24 Spotlight: Value of Blood Flow in Studies

Sergio Estrela Silva, MD
Glaucoma Consultant, Department of Ophthalmology, Hospital São João, Porto, Portugal
Ch 97 Spotlight: Implants in Deep Sclerectomy

Annapurna Singh, MD
Associate Professor of Ophthalmology, Cole Eye Institute, Cleveland Clinic, Cleveland, OH, USA
Ch 37 Neovascular Glaucoma
Ch 40 Glaucoma and Intraocular Tumors

Arun D Singh, MD
Professor of Ophthalmology, Director, Department of Ophthalmic Oncology, Cole Eye Institute, Cleveland Clinic, Cleveland, OH, USA
Ch 37 Neovascular Glaucoma
Ch 40 Glaucoma and Intraocular Tumors

Kuldev Singh, MD MPH
Professor, Department of Ophthalmology, Byers Eye Institute, Stanford University School of Medicine, Stanford, CA, USA
Ch 92 Technique

Chelvin CA Sng, FRCSEd
Associate Consultant, National University Hospital, Department of Ophthalmology, Singapore
Ch 44 Spotlight: An Overview of Angle-Closure Management

Brian J Song, MD
Instructor in Ophthalmology, Massachusetts Eye and Ear Infirmary, Department of Ophthalmology, Harvard Medical School, Boston, MA, USA
Ch 23 Measuring Glaucoma Progression in Clinical Practice

George L Spaeth, MD
Esposito Research Professor, Wills Eye Hospital, Jefferson Medical College, Philadelphia, PA, USA
Ch 27 Definitions: What is Glaucoma Worldwide?

Alexander Spratt, FRCOphth
Instructor, Bascom Palmer Eye Institute, Miller School of Medicine, University of Miami, Miami, FL, USA
Ch 46 Quality of Life

Ingeborg Stalmans, MD PhD
Professor, Head of the Glaucoma Clinic, University Hospitals Leuven, Leuven, Belgium
Ch 74 Preoperative Evaluation and Diagnostic Approach

Robert L Stamper, MD
Distinguished Professor of Clinical Ophthalmology, Director of the Glaucoma Service, Department of Ophthalmology, University of California, San Francisco, CA, USA
Ch 85 Late Failure of Filtering Bleb

Kazuhisa Sugiyama, MD
Professor and Chairman, Department of Ophthalmology and Visual Science, Kanazawa University Graduate School of Medical Science, Kanazawa, Japan
Ch 1 Spotlight: What Prevalence and Geographic Variations Tell Us?

Remo Susanna Jr., MD
Professor and Head of the Department of Ophthalmology, University of São Paulo, São Paulo, Brazil
Ch 19 Spotlight: Optic Disc Photography in the Diagnosis of Glaucoma
Video spotlight 113-2 Ahmed Surgical Pearls
Ch 114 Other Glaucoma Implants

Orathai Suwanpimolkul, MD
Consultant, Ophthalmology Unit, Bumrungrad International, Bangkok, Thailand
Ch 59 Acute Intraocular Pressure Rise

William H Swanson, PhD FAAO
Professor of Optometry, Indiana University School of Optometry, Bloomington, IN, USA
Ch 22 Structure-Function Relationships in Glaucoma

Ernst R Tamm, MD
Professor and Chairman, Institute of Human Anatomy and Embryology, University of Regensburg, Regensburg, Germany
Ch 5 Functional Morphology of the Trabecular Meshwork Outflow Pathways
Ch 70 The Trabecular Meshwork Outflow Pathways: Surgical Aspects

Tak Yee Tania Tai, MD
Assistant Professor of Ophthalmology, New York Eye and Ear Infirmary, New York, NY, USA
Ch 38 Other Secondary Glaucomas

Angelo P Tanna, MD
Vice Chairman and Associate Professor of Ophthalmology, Director, Glaucoma Service, Northwestern University Feinberg School of Medicine, Chicago, IL, USA
Ch 33 Normal Tension Glaucoma

Chaiwat Teekhasaenee, MD
Associate Professor of Ophthalmology, Ramathibodi Hospital, Mahidol University, Bangkok, Thailand
Ch 35 Secondary Angle-Closure Glaucoma
Ch 41 Glaucoma in the Phakomatoses and Related Conditions
Ch 44 An Overview of Angle-Closure Management
Ch 73 Laser Peripheral Iridoplasty
Ch 108 Goniosynechialysis

Clement CY Tham, FRCS FCOphthHK
S.H. Ho Professor of Ophthalmology & Visual Sciences, The Chinese University of Hong Kong; Honorary Chief-of-Service, Hong Kong Eye Hospital; Director, CUHK Eye Centre, Faculty of Medicine The Chinese University of Hong Kong, Kowloon, Hong Kong SAR, People's Republic of China
Ch 72 Peripheral Iridotomy for Angle-Closure Glaucoma
Ch 103 The Role of Lens Extraction in Primary Angle Closure Glaucoma

Hagen Thieme, MD
Director of the Department of Ophthalmology, University Hospital Magdeburg, Magdeburg, Germany
Ch 52 Prostaglandin Analogues

Ravi Thomas, MD FRANZCO
Professor, Queensland Eye Institute and University of Queensland, South Brisbane, QLD, Australia
Ch 51 Benefit Versus Risk

Andrew M Thompson, BPharm(Hons) MBChB FRANZCO
Honorary Clinical Senior Lecturer in Ophthalmology, Department of Medicine, University of Otago Dunedin School of Medicine, Dunedin, New Zealand
Ch 111 Surgical Technique 1 (Molteno Glaucoma Implant)

Ravilla D Thulasiraj, MD
Executive Director, Lions Aravind Institute of Community Ophthalmology, Tamil Nadu, India
Ch 4 Practical Application of Glaucoma Care in Different Societies

John Thygesen, MD
Associate Professor and Director, Glaucoma Services in Copenhagen, Copenhagen University Hospital, Department of Ophthalmology, Glostrup, Copenhagen, Denmark
Ch 88 Late Hypotony

Karim Tomey, MD
Ophthalmologist, Beirut Eye Specialist Hospital, Beirut, Lebanon
Ch 60 Glaucoma Secondary to Trauma

Yokrat Ton, MD
Ophthalmologist, Department of Ophthalmology, Meir Medical Center, Kfar-Saba; Ein-Tal Eye Center, Tel-Aviv, Israel
Ch 97 Spotlight: CO_2 Laser Assisted Sclerectomy Surgery (CLASS) for Open-Angle Glaucoma Treatment

Fotis Topouzis, MD
Associate Professor of Ophthalmology, Aristotle University of Thessaloniki, Greece
Ch 32 Spotlight: Iridotomy for Pigmentary Glaucoma

Carol B Toris, PhD
Director of Glaucoma Research, Department of Ophthalmology, University of Nebraska Medical Center, Omaha, NE, USA
Ch 6 Aqueous Humor Dynamics and Intraocular Pressure Elevation

Roberto Tosi, MD
Ophthalmologist, Eye Clinic, Department of Neurological, Neuropsychological, Morphological and Movement Sciences, University of Verona, Borgo Trento Hospital, Verona, Italy
Ch 16 Ultrasound Biomicroscopy

James C Tsai, MD MBA
President, New York Eye and Ear Infirmary of Mount Sinai, Chair of Ophthalmology, Mount Sinai Health System, Icahn School of Medicine at Mount Sinai, New York, NY, USA
Ch 79 Intraoperative Complications of Trabeculectomy

Sonal S Tuli, MD
Professor, Department of Ophthalmology, University of Florida, Gainesville, FL, USA
Ch 94 Biological Drivers of Postoperative Scarring

Anja Tuulonen, MD PhD
Department Head, Tays Eye Centre, Tampere

University Hospital, Tampere, Finland
Ch 66 Economics of Surgery Worldwide: Developed Countries

Nicola Ungaro, MD
Director of the Glaucoma Clinic, University Eye Clinic, University of Parma, Parma, Italy
Ch 32 Pigmentary Glaucoma

Luke Vale, MD
Professor of Health Economics, Health Foundation Chair in Health Economics, Deputy Director, University of Newcastle, Newcastle upon Tyne, UK
Ch 47 Medical Management of Glaucoma: Cost-effectiveness

Leonieke ME van Koolwijk, MD
Ophthalmologist, Glaucoma Service, Rotterdam Eye Hospital; Department of Epidemiology, Erasmus University Medical Center, Rotterdam, The Netherlands
Ch 26 Genetic Epidemiology

Reena S Vaswani, MD
Academic Chief Resident, University Hospitals Eye Institute, Department of Ophthalmology, Case Western Reserve University School of Medicine, Cleveland, OH, USA
Ch 40 Glaucoma and Intraocular Tumors

Rengaraj Venkatesh, MD
Chief Medical Officer, Aravind Eye Hospital, Pondicherry, India
Ch 3 Spotlight: Economics in India of High Volume Glaucoma Care

Cristina Venturini
PhD Student, University College London, Institute of Ophthalmology, London, UK
Ch 26 Genetic Epidemiology

Stephen A Vernon, MB CHB DM FRCS FRCOphth FCOptom (hon) DO
Honorary Professor of Ophthalmology, Consultant Ophthalmic Surgeon, University Hospital, Nottingham, UK
Ch 122 Spotlight: Retreatment and Further Postoperative Care
Ch 124 Spotlight: Trans-scleral Diode in Patients with Good Vision

Eranga N Vithana, PhD
Adjunct Associate Professor and Head, Ocular Genetics Group, Singapore Eye Research Institute and Singapore National Eye Centre, Yong Loo Lin School of Medicine, National University of Singapore, Singapore
Ch 30 Spotlight: Angle-Closure

Lingam Vijaya, MS
Director, Smt Jadhavabai Nathmal Singhvee Glaucoma Services, Chennai, Tamil Nadu, India
Ch 4 Spotlight: Glaucoma Care in South Asia

Ananth C Viswanathan, BSc MD PhD
Consultant Surgeon (Glaucoma), Moorfields Eye Hospital, NHS Foundation Trust and UCL Institute of Ophthalmology, London, UK
Ch 26 Genetic Epidemiology
Ch 46 Quality of Life

Gabriele Vizzari, MD
Head, Low Vision and Rehabilitation Center; Surgical Fellow in Glaucoma, Eye Clinic, Department of Neurological, Neuropsychological, Morphological and Movement Sciences, University of Verona, Borgo Trento Hospital, Verona, Italy
Ch 16 Ultrasound Biomicroscopy

Irini C Voudouragkaki, MD
Fellow, Glaucoma Unit, 1st University Department of Ophthalmology, AHEPA Hospital, Thessaloniki, Greece
Ch 57 Fixed Combination Therapies in Glaucoma

Michael Waisbourd, MD
Research Manager, Wills Eye Hospital, Glaucoma Research Center, Philadelphia, PA, USA
Ch 27 Definitions: What is Glaucoma Worldwide?
Ch 71 Spotlight: Selective Laser Trabeculoplasty

Mark J Walland, MB BS FRANZCO FRACS
Consultant Ophthalmic Surgeon, Glaucoma Investigation and Research Unit, Royal Victorian Eye and Ear Hospital, Melbourne, VIC, Australia
Ch 44 Spotlight: Cataract and Clear Lens Extraction

Robert N Weinreb, MD
Distinguished Professor and Chairman of Ophthalmology, Morris Gleich Chair; Director, Shiley Eye Center; Director, Hamilton Glaucoma Center, University of California, San Diego, CA, USA
Ch 62 Interpreting Clinical Studies on Glaucoma Neuroprotection

Mark Werner, MD
Glaucoma Specialist, Delray Eye Associates, Delray Beach, FL, USA
Ch 121 Further Surgical Options in Children

Anthony Wells, MBChB FRANZCO DMedSc
Professor, Wellington School of Medicine, Department of Surgery and Anaesthesia, Wellington, New Zealand
Ch 78 Tenon's Cyst Formation, Wound Healing, and Bleb Evaluation

Boateng Wiafe, MD MSC
Regional Director for Africa, Operation Eyesight Universal, Accra, Ghana
Ch 68 Economics of Surgery Worldwide: Developing Countries

Jacob Wilensky, MD
Professor of Ophthalmology, Glaucoma Service, Director, Glaucoma Fellowship Program, Ilinois Eye and Ear Infirmary, Chicago, IL, USA
Ch 86 Late Bleb Leaks

Tina T Wong, BSc MBBS FRCOphth FRCS(Ed) PhD
Consultant Ophthalmologist, Glaucoma Service, Singapore National Eye Centre (SNEC); Clinician-Scientist and Head, Ocular Drug Delivery Research Group, Singapore Eye Research Institute (SERI), Singapore
Ch 78 Tenon's Cyst Formation, Wound Healing, and Bleb Evaluation

Darrell WuDunn, MD PhD
Professor of Ophthalmology, Eugene and Marilyn Glick Eye Institute, Indiana University School of Medicine, Indianapolis, IN, USA
Ch 116 Postoperative Complications

Jennifer LY Yip, MRCOphth MFPH PhD
Clinical Lecturer in Public Health, Department of Public Health and Primary Care, University of Cambridge, Cambridge, UK
Ch 1 Prevalence and Geographical Variations

Yeni Yucel, MD PhD FRCPC
Professor and Director of Ophthalmic Pathology, Department of Ophthalmology and Vision Sciences, Laboratory Medicine and Pathobiology, University of Toronto; Director, Eye Pathology Research Laboratory, Keenan Research Centre for Biomedical Science, Li Ka Shing Knowledge Institute, St. Michael's Hospital, Toronto, ON, Canada
Ch 5 Spotlight: Lymphatics and Uveolymphatic Outflow from the Eye

Linda M Zangwill, PhD
Professor, Department of Ophthalmology, University of California, San Diego, CA, USA
Ch 20 Optic Disc Imaging

Virginia E Zanutigh, MD
Head, Glaucoma Service, Centro de Ojos Quimes, Quilmes, Buenos Aires, Argentina
Ch 101 Results of Nonpenetrating Glaucoma Surgery

Joseph R Zelefsky, MD
Director, Glaucoma Service, Bronx-Lebanon Hospital Center, Bronx, NY; Assistant Professor of Ophthalmology, Albert Einstein College of Medicine, Bronx, NY, USA
Ch 36 Spotlight: Uveitic Glaucoma

Thierry Zeyen, MD PhD
Emeritus Professor, Department of Ophthalmology, University Hospitals Leuven, Leuven, Belgium
Ch 74 Preoperative Evaluation and Diagnostic Approach Video spotlight 128-7 iStent

原书编者分布

本书由众多编者协作完成，融合了来自六大洲 30 余个国家 321 位专业编者的智慧。

原书第1版序

尽管我们现在使用互联网非常便捷，但人们还是希望从纸质图书中获取资料。本书全面阐述了青光眼的现代哲学，并探索了诸多亚学科的研究边界。本书的主要著者都是青光眼领域的领军人物，他们挑选了业内最优秀的学者共同编写本书的不同章节。本书讨论了青光眼诊断、治疗及手术方面的内容。看过其中的部分章节后，我对新近发生的研究进展不感到惊讶。其中有关基因方面的分子生物学内容就是知识爆炸发展的很好例子，但是目前为止我们还没有发现导致眼压升高的相关基因，我们对这一多因素疾病中许多危险因素的遗传学一无所知。引用书中的一句话："我们现在已经知道青光眼具有广泛的遗传异质性，尚无单一基因可以解释任何一种青光眼表型的所有情况。也就是说，不同的基因改变可以导致相同的表型，而在其他情况下，同一基因变异可能导致不同的表型。"

不仅如此，还有很多问题有待我们解决，比如能否在人出生时就预测今后容易患什么病，以及青光眼是否存在于疾病谱上。我们越来越清楚地意识到这类疾病在地理上的差异，以及影响这类疾病许多方面的经济必要性。

本书介绍了青光眼的筛查原则、发病机制、血管因素的作用、疾病的定义和诊断、越来越先进的诊断工具、多种类型的青光眼及其治疗方法和药物。人们认识到青光眼的发生和发展除眼压外还有其他危险因素，但这种认识尚未完全深入临床实践。我们对部分患者的眼病进展感到非常诧异，尽管眼压大幅降低，但是他们的青光眼还在继续进展，或者稍后又继续进展。在这种情况下，通常我们会先考虑进一步降低眼压，然后再去考虑是否有其他危险因素导致疾病的进展。对于那些非眼压相关的危险因素，我们常常感到无能为力。目前，寻找和认识那些危险因素，使我们可以控制和去除部分风险。但尚无证据表明这些危险因素的控制和治疗能够对疾病产生有利影响。如果我们将精力和资源从眼压研究方面分出一部分到疾病整体研究方面，我们的研究将会迅猛发展。

通过 CNTGS 和 EMGT 两项临床对照试验，我们首次明确发现，未经治疗的青光眼患者的病程在相当长一段时间内是可变的。50% 未经治疗的新诊断 NTG 患者在 5~8 年没有发生进展。EMGT 表明，眼压介于 21~30mmHg 的患者未经治疗但没有进展的患者仍占 20%。一方面，对我们来说，识别出青光眼会迅速发展并最终危害视觉健康的患者并不是难事。对于这些患者，他们需要接受合适的治疗。另一方面，对于那些无法确认疾病当前进展情况或进展速度缓慢以至于在预期寿命内都不会危及视觉质量的患者，可能需要另一种管理方法。虽然来自 CNTGS 和 EMGT 的信息已公开发表很长一段时间了，但目前还没有得到广泛的应用实践。

我以前的一位同事常说："人人都在写文章，但却没有人去读文章。"虽然这是一种比较夸张的说法，但我觉得这本综合性著作值得大家深入透彻的研读。

Stephen M. Drance, OC MD

Vancouver

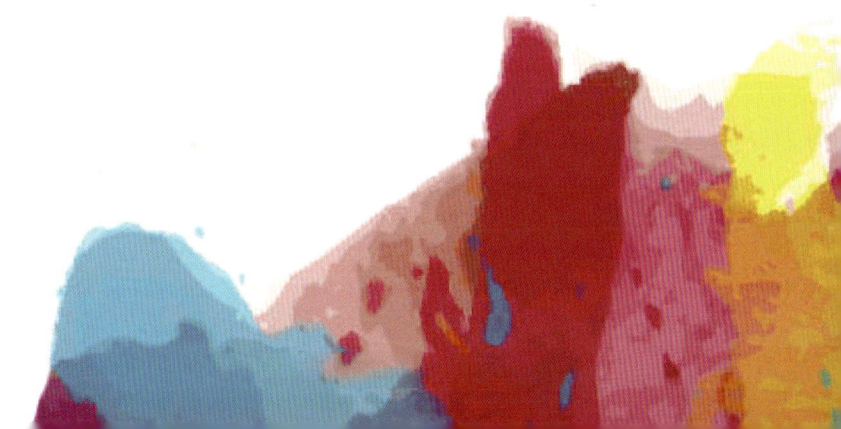

译者前言

GLAUCOMA : Medical Diagnosis & Therapy 一书由 Tarek M. Shaarawy、Mark B. Sherwood、Roger A. Hitchings 和 Jonathan G. Crowston 四名专家领衔，联合来自六大洲共 321 位国际著名青光眼相关领域专家共同编写。全书包含青光眼流行病学、基础研究、临床诊断、药物治疗及未来发展方向等内容，是目前眼科学界涵盖内容最完整、涉及领域最广泛的青光眼专著。

我国是一个青光眼患病率高、致盲率高的国家。据统计，到 2020 年全世界将有超过 8100 万青光眼患者，而我国就有 2200 万青光眼患者，致盲人数约 660 万。青光眼对我国国民眼健康造成巨大威胁，已成为危害我国国民眼健康的重大公共卫生问题。

近年来，中国学者在青光眼的多个领域取得了突破性进展，在国内逐渐形成几大青光眼研究中心，青光眼预防和诊治水平大幅提高，但与国际先进水平相比仍存在差距。因此，我国的青光眼科研、临床水平亟待继续提升，特别是专业人员的知识结构亟待更新。

到目前为止，我国尚缺乏全面完整介绍青光眼相关知识的教科书和参考书，若能将此书引进翻译为中文，将国际青光眼学科的前沿信息及知识体系分享给国内读者，必然会对推动我国青光眼事业的发展有重要帮助。

在收到翻译的邀约之初，我并没有料到这一浩瀚之书的翻译之路如此艰辛。翻译书中的内容除了要求译者有较高的翻译水平，还需要兼备眼科学的相关知识储备。有近 30 名一线眼科医师及专家共同参与了翻译和校订工作，不但规范了专业术语的使用，还优化了译文的语言表述，大大提高了这部译著的学术意义和可读性，主译段晓明医生在本书的翻译组织协调方面做出了卓越贡献，正是大家的辛勤工作和精益求精，使得国内更多读者领略到这一巨著的丰富内涵。

在本书审校过程中，我深切感受到原著编者们的辛勤劳动和智慧贡献。原著编者均为全球优秀的青光眼专家，他们在青光眼的不同领域有着自己独到的见解和贡献，原著主编邀请这些专家发挥他们之所长，参与编写他们各自熟悉的领域，各位编者也毫无保留地将自己的研究和思想融入书中，确保了本书的极高权威性。从原著编者分布图上可以看到，我国也有几位学者参与了该书的编写，但数量不多，表明我国眼科学者在国际学术领域参与度还不够，今后应为国际青光眼学术领域做出更加深远的贡献。

我真切地希望，随着我国科技的发展，特别是医学科技的进步，在不远的将来，我们也可以编写出版一部针对中国青光眼现状的著作，并希望现在的翻译者能成为日后的编写者，实现从引进翻译到自主编写，再到被其他语种翻译的转变！

在本书翻译、审校和出版过程中，深圳"三名工程"项目给予了大力支持，全体译者对本书的翻译投入了大量精力，我国中华医学会眼科学分会青光眼学组成员对本书进行了认真审校，技术人员在本书出版中付出了辛勤劳动，在此向他们及其家人致以崇高的敬意和衷心的感谢！

尽管在翻译过程中我们反复斟酌，希望能够准确表述原著者的本意，对于其中的术语名词也反复确认，但由于中外语言表达习惯的差异，中文翻译版中可能还会存在一些表述不妥或失当，恳请各位同行和读者批评、指正，以便后续修正。

王宁利

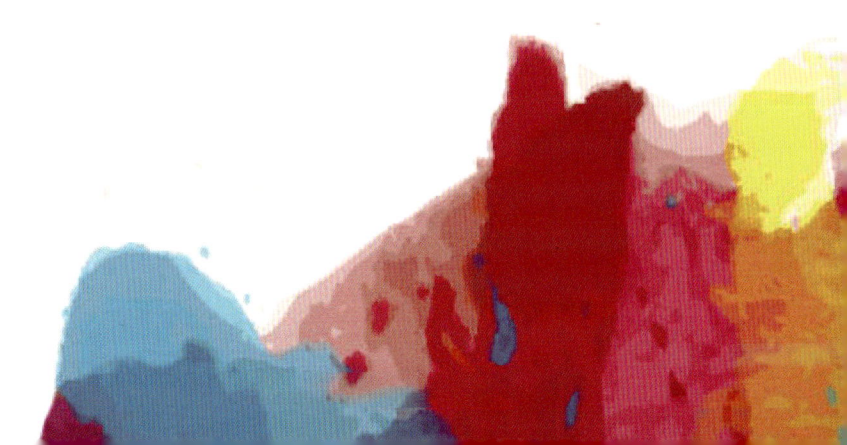

原书前言

　　GLAUCOMA, 1e 于 5 年前出版后立即得到青光眼科医生和眼科全科医生的广泛关注，并得到了同行们的称赞和好评。5 年过去了，我们由衷感谢各位眼科同道的赞赏。更重要的是，我们一直渴望在收到反馈的基础上再接再厉，并持续关注最新、最全面的研究进展。5 年过去了，青光眼研究取得了重大突破。当前，不断确认信息更新是非常必要的。

　　因此，我们很自豪地推出全新第 2 版，此版本包容性更强，并加入了更加引人入胜和方便友好的新版块"聚焦"。在简明扼要的聚焦部分，我们不仅描述了该章作者的观点，而且对于有争议的内容会摆出事实证据进行讨论。为此我们邀请了许多领域的专家，并为他们提供了一个平台来思考具体观点和具有挑战性的想法。

　　随着互联网的普及，技能传授变得更加容易。与第 1 版一样，Russell Gabbedy 一如既往地带领我们前行，同时新加入的 Alexandra Mortimer、Humayra Rahman Khan 及 Elsevier 出版集团的 Umarani Natarajan 耗费了大量的时间和精力来支持和鼓励本书的出版工作。非常感谢他们对我们的帮助，我将永远铭记。

Tarek M. Shaarawy

Mark B. Sherwood

Roger A. Hitchings

Jonathan G. Crowston

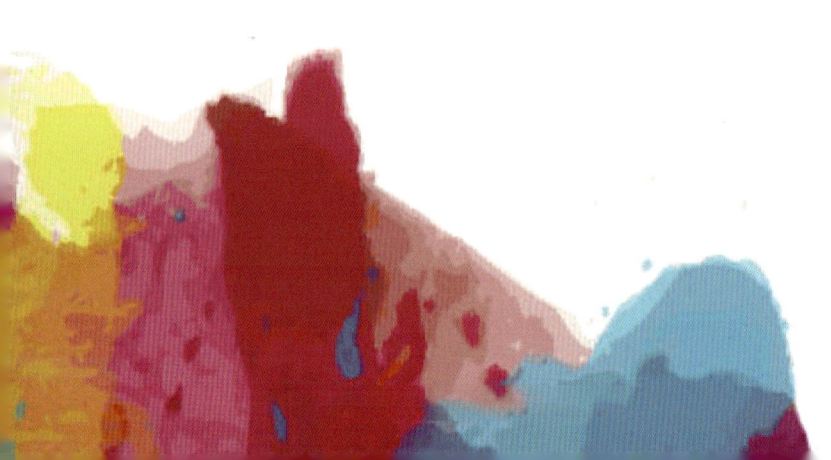

致　谢

本书是 321 位著者集体智慧的结晶，因此书中承载了他们思想和灵魂的一部分。著者在各自领域里别无他求地投入巨大精力来寻找最优秀的人才。对此我们深感自豪，这正是我们想要达到的境界。本书的每位著者都尽最大努力希望将自己的知识传授给他人，而且是孜孜不倦、不厌其烦地这样做。我们对所有著者表示由衷的感激。

感谢 Drance 教授为第 1 版作序。不会有更杰出的人能为这部 GLAUCOMA 作出更好的序。

非常感谢出版团队对本书的付出。

在学术界工作为数不多的乐趣就是能够将职业生涯中接受到的几代人才华横溢的思想分享给大家。多年来，我们的同事、员工和助理不断给予我们莫大的支持和鼓励。

Groucho Marx 曾经说过："除了狗，书籍是人类最好的朋友。但对于狗而言，书籍根本不值一看。"我们真诚地希望你在这本书中能找到你职业生涯中的一位朋友、一位伙伴、一位值得信赖的盟友。

> 谨以本书献给我们的父母 Samia Nada 和 Mounir Shaarawy、Gerald 和 Sylvia Sherwood、Mary 和 Alan Hitchings、Barry 和 Glenda Crowston，我们的妻子 Ghada、Ruth、Virmati 和 Joanna，我们的孩子 Hussein 和 Lana、Adam 和 Eliana、Anita 和 Samantha、James 和 Zoe；还要感谢我们的导师、老师、同事和朋友，他们中的许多人都为本书的出版做出了贡献；最重要的是，将本书献给我们的患者，他们是我们所有人成功、灵感和知识的源泉。
>
> Tarek、Mark、Roger 和 Jonathan

目 录

第一篇 青光眼全球概况 — 001
- 第 1 章 患病率与地理差异 — 002
- 第 2 章 青光眼筛查 — 011
- 第 3 章 青光眼护理经济学 — 019
- 第 4 章 青光眼护理在不同社会中的实际应用 — 030

第二篇 发病机制 — 039
- 第 5 章 小梁网流出通路的功能形态学 — 040
- 第 6 章 房水动力学和眼压升高 — 050
- 第 7 章 青光眼视神经病变的发病机制 — 060
- 第 8 章 视盘的机械力学与重建 — 069
- 第 9 章 眼血流在青光眼发病机制中的作用 — 091

第三篇 青光眼的评估 — 101
- 第 10 章 眼压测量法和眼压波动 — 102
- 第 11 章 视野 — 113
- 第 12 章 视野的长期随访 — 129
- 第 13 章 功能特异性视野检查 — 137
- 第 14 章 青光眼评估的电生理学检查 — 153
- 第 15 章 前房角镜检查 — 171
- 第 16 章 超声生物显微镜 — 181
- 第 17 章 房角成像：超声生物显微镜与眼前节光学相干断层成像 — 193
- 第 18 章 中央角膜厚度和角膜生物力学对眼压测量的影响 — 202
- 第 19 章 视盘成像在青光眼诊断中的应用 — 209
- 第 20 章 视盘成像 — 220
- 第 21 章 视网膜神经纤维层成像及计算机分析 — 242
- 第 22 章 青光眼病程中的结构 - 功能联系 — 259

第 23 章	青光眼进展监测	266
第 24 章	眼部血流评价方法	276
第 25 章	青光眼遗传学	290
第 26 章	遗传流行病学	299

第四篇　青光眼的分类　311

第 27 章	如何定义全球性青光眼	312
第 28 章	高眼压症	325
第 29 章	原发性开角型青光眼	333
第 30 章	原发性闭角型青光眼	349
第 31 章	剥脱综合征及剥脱性青光眼	359
第 32 章	色素性青光眼	367
第 33 章	正常眼压性青光眼	379
第 34 章	儿童青光眼	388
第 35 章	继发性闭角型青光眼	401
第 36 章	葡萄膜炎性青光眼	409
第 37 章	新生血管性青光眼	423
第 38 章	其他继发性青光眼	432
第 39 章	外伤性青光眼	444
第 40 章	青光眼与眼内肿瘤	454
第 41 章	母斑病中青光眼及相关临床状况	460

第五篇　治疗原则　469

第 42 章	高眼压症和原发性开角型青光眼的疾病管理	470
第 43 章	正常眼压青光眼的疾病管理	474
第 44 章	房角关闭管理概况	479
第 45 章	目标眼压	486
第 46 章	生活质量	493
第 47 章	青光眼的医学管理：成本效益分析	502
第 48 章	提高生活质量：青光眼患者视力康复	507
第 49 章	降眼压药物：坚持和执行	514
第 50 章	治疗结果	517
第 51 章	收益与风险	530

第六篇 药物治疗 ... 535

- 第 52 章 前列腺素衍生物 ... 536
- 第 53 章 β 受体拮抗药 ... 542
- 第 54 章 碳酸酐酶抑制药 ... 552
- 第 55 章 α 受体激动药 ... 559
- 第 56 章 拟副交感神经类药物 ... 569
- 第 57 章 青光眼的固定复合治疗 ... 575
- 第 58 章 眼表疾病与青光眼治疗药物中防腐剂的作用 ... 584

第七篇 急救护理管理 ... 589

- 第 59 章 急性眼压升高 ... 590
- 第 60 章 外伤继发性青光眼 ... 601

第八篇 新视角 ... 617

- 第 61 章 神经保护与神经修复 ... 618
- 第 62 章 青光眼神经保护临床研究解读 ... 630
- 第 63 章 干细胞：未来的青光眼治疗方向 ... 634
- 第 64 章 青光眼的基因治疗 ... 648
- 第 65 章 超微结构成像 ... 658

第一篇
青光眼全球概况
Glaucoma in the World

第 1 章 患病率与地理差异 / 002
　　　　Prevalence and Geographical Variations

第 2 章 青光眼筛查 / 011
　　　　Screening for Glaucoma

第 3 章 青光眼护理经济学 / 019
　　　　Economics of Glaucoma Care

第 4 章 青光眼护理在不同社会中的实际应用 / 030
　　　　Practical Application of Glaucoma Care in Different Societies

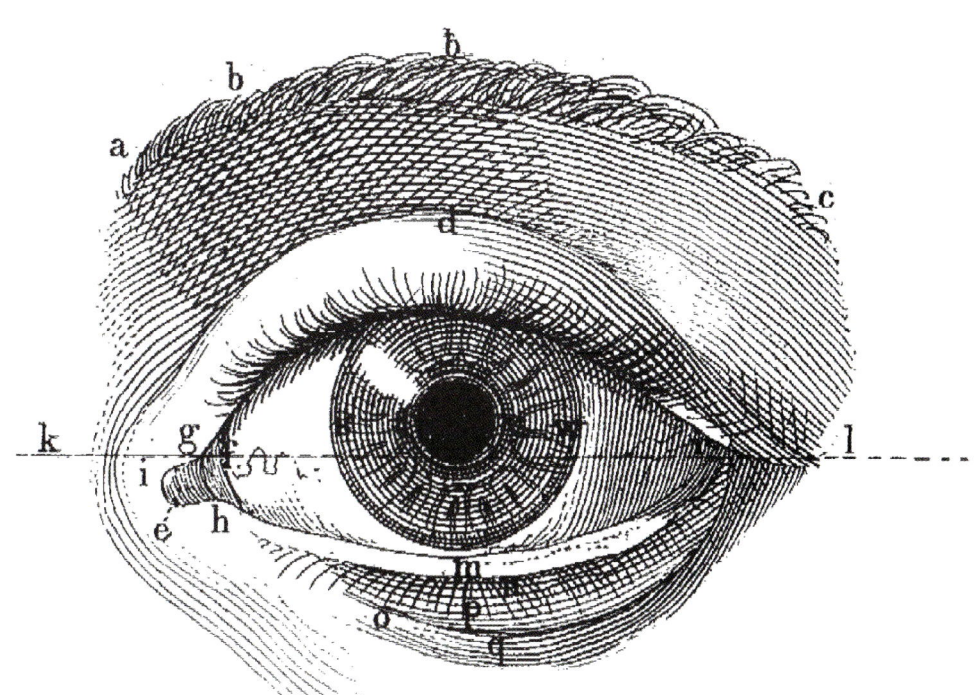

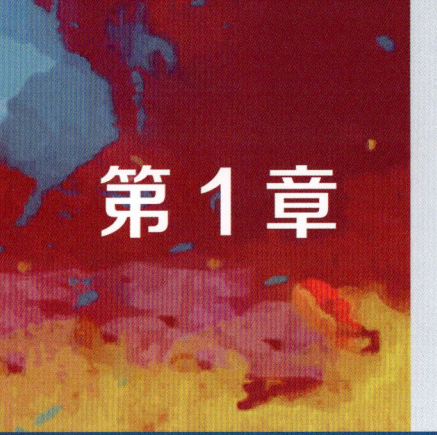

第 1 章 患病率与地理差异
Prevalence and Geographical Variations

Winnie Nolan　Jennifer Ly Yip　著
严　然　译
段晓明　校

> **本章概要**
>
> 青光眼是引起全球不可逆性视觉疾病的最常见原因。由于疾病的隐匿性，故需要有代表性的调查来确定青光眼的真正负担。具有标准化定义和方法的优质调查是解决全球公共卫生问题的起点。近几十年来，优质的流行病调查的数量增长颇多，但拉丁美洲和非洲等地区的数据还需进一步量化。发展全球和区域性策略可以用于解决视觉 2020 行动中的青光眼致盲这一挑战。

一、概述

青光眼是全球范围内最常见的不可逆性致盲原因[1]。世界卫生组织（WHO）估计 2002 年的青光眼致盲患者约 440 万（占全世界失明人数的 12.3%）。世界上大多数青光眼患者仍未确诊，因此我们只能依靠流行病学调查收集的数据来估计疾病的数量。近几十年来，有许多眼部疾病患病率的调查采用基于人群调查的方法。使用流行病学数据的局限性是在不同的调查中缺乏对青光眼的标准化定义。国际地域性和流行病学眼科学组（ISGEO）青光眼定义[2]的使用日益增多（表 1-1），这意味着现在或可得到青光眼患病人数的全球概况。这一标准的应用还使不同地区的青光眼患病率和类型可以进行比较，因此能发现患病风险增加的人群和亚组。

随着流行病学数据的积累，可以明确的是青光眼累及所有人群，其中对一些地区和种族亚组受影响更大。原因可能是这些地区的患病率较高，或是人口多导致青光眼患者的绝对数量非常大。

在本章中，将会解释流行病学数据获得的方法，说明青光眼的患病率和类型的地域性差异并讨论相关危险因素。

二、流行病学方法

（一）患病率和发病率

流行病学研究对疾病的频率及其影响因素进行量化和解释，形成所有流行病学研究的最基本的两个重要指标，即发病率和患病率。发病率是一个特定的人群在特定的时间段内的新病例数。患病率是在某个时间点的特定人群中所有病例的数量，通常是由横断面研究确定。这两种指标本质上是描述性的，当用于比较不同人群或亚组中的频率时，就可以对危险因素和因果关系进行分析。这将在临床护理和公共卫生领域带来新的认知和实际应用。

（二）研究设计：基于人群的调查

患病率是衡量疾病负担的一个有效指标，特别是对于如青光眼等病程较长的疾病。早期的研究使用了来自医院诊所的便利样本；然而，由于青光眼最初是无症状的，这些研究不能准确评估青光眼的患病率。因此，近期的研究成果通常是从横断面调查中确定的。调查的科学价值取决于其内部和外部的有效性。青光眼患病率应根据基于人群的研究而确定，选择有代表性的样本。青光眼通常是老年疾病，大多数青光眼调查集中在 40 岁以上的人群，因为这减少了所需的样本量并节约了资源。

内部有效性取决于因偶然、偏倚或混淆引起的能够干扰结果、导致错误估计的因素。机会误差可以用足够的样本量来最小化。低参与率是调查中偏倚的一个重要来源，因为非参与者可能有不同的疾病体验。在确定疾病或其危险因素的偏倚均可能会导致不精确的方法和流程。因此，对参与者进行检查和判定预后时应该使用明确的标准。下文所述的 ISGEO 指南[2] 已经在国际范围内被许多调查采用，并且是允许不同研究之间进行比较的有效标准。

人们容易出错，故而在科学研究中，客观方法十分重要。这套工具用于评估青光眼研究所需的不同参数。金标准仪器如 Goldmann 压平式眼压计和 Humphery 视野计在一些社区项目中可能是不可行的。如果在研究中，使用超过一台设备或一个以上的检查者，那么必须评估检查者间检查结果的一致性。

不同人群之间疾病频率的变化是调查因果机制的流行病学假说的主要来源。这些差异可以是真实的，也可以是人为的。第一步是确立一个真实存在的差异，然后在各组中寻找疾病和危险因素之间的关联。年龄结构的差别也可以导致发病率的明显差异。与年轻人相比，老年人比例较高的人群可能导致青光眼的患病率被高估。年龄结构差异的一种常见处理方法是年龄标准化。

（三）定义和诊断标准

当比较青光眼患病率的差别时，诊断标准的不同可导致对比困难。例如，比较不同研究中原发性闭角型青光眼（primary angle-closure glaucoma，PACG）的患病率。此前的标准是以症状而非结构或功能性依据作为诊断 ISGEO 指南有助于对 PACG 研究的定义进行标准化。因此，蒙古青光眼调查首次公布的 PACG 的患病率为 1.4%[3]，但使用修订的分级系统后患病率为 0.8%。当使用不同的标准来评估青光眼进展时也会出现类似的问题。在比较过程中，仅使用视盘或视野为证据或两种因素综合考虑会出现差异。在每一项研究中，也应仔细评估用于视野进展的定义，因为这可能是不同地区之间明显差异的真正原因。还应注意使用自我报告作为病例确定方法的研究。目前人群中至少有 50% 的青光眼患者未得到诊断，使用这种方法来确定疾病与危险因素的关联会产生偏倚。目前的诊断指南表明青光眼诊断不依赖于症状或眼压。

三、流行病学调查中使用的青光眼定义

为了解决青光眼诊断标准不同的问题，ISGEO 青光眼定义工作组为青光眼的诊断分类制定了新的方案。强调诊断的必要条件为视觉末梢器官（视盘）的损害。自上述 ISGEO 定义发表以来，该领域专家的共识会议修改了原发性闭角型青光眼的诊断标准[4]。

表 1-1 为 ISGEO 青光眼分类缩略版。

表 1-1　国际地域性和流行病学眼科学组应用于基于人口调查的青光眼分类

青光眼
分类 1　诊断（结构性和功能性证据） 杯/盘比（CDR）或 CDR 对称性相比于正常人的 ±97.5% 或 视盘盘沿宽度减少至 ≤ 0.1CDR（在 11 点至 1 点位或 5 点至 7 点位） + 与青光眼相关的明确的视野缺损
分类 2　诊断（无明确视野损害的进展期结构损伤和未明确的视野缺损） 与正常人群相比，CDR 或 CDR 不对称性 ≥ 99.5%
分类 3　诊断（不能查见视盘） 视力 < 3/60 且眼压在正常范围 > 99.5% 或 视力 < 3/60 且具有青光眼滤过手术的证据

引自 Foster PJ, Burhmann R, Quigley HA, et al. The definition and classification of glaucoma in prevalence surveys. Br J Ophthalmol 2002; 86: 238-242

（一）原发性开角型青光眼

根据 ISGEO 分类，原发性开角型青光眼（primary openagle glaucoma，POAG）被定义为房角开放，不存在其他眼部异常继发机制的青光眼性视神经病变。

（二）原发性闭角型青光眼

原发性闭角型青光眼（PACG）的 ISGEO 分类是一个修订的分类，它强调青光眼视神经病变的证据以及房角镜证据。

原发性房角关闭的 ISGEO 分类分为三个阶段。

- 虹膜 – 小梁网接触（iridotrabecular contact，ITC）：周边虹膜与小梁网后部之间的异常位置接触（曾称为疑似原发性角关闭）。
- 原发性房角关闭（primary angle closure，PAC）：存在上述 ITC 表现，同时合并小梁网阻塞，如周边前粘连、眼压高、小梁网表面色素沉着或缺血性表现（如青光眼斑或虹膜螺旋状纹理改变）。但视盘无损害。
- 原发性闭角型青光眼（PACG）：原发性房角关闭同时具有青光眼视神经损害的证据。

（三）继发性青光眼

由 ISGEO 作者提出的存在青光眼视神经病变同时伴有其他病理过程的征象。

（四）流行病学数据的应用

获取青光眼患病率的数据是以减少失明人数为目的的防盲工作的起点。流行病学数据有以下几种用途。

- 使用人群数据，估计在不同地域青光眼患者的绝对数量。
- 明确青光眼相关视觉障碍患病率较高的区域或亚组。
- 确定人口统计学相关因素（如年龄、性别、种族）与青光眼的关系，以及可能参与青光眼病因及发病机制的眼部因素，如生物测量或遗传等。
- 比较不同地区之间的患病率，以便于资源优化，对高风险人群进行研究。

四、青光眼患病率和类型的地域差异

（一）欧洲、北美洲

原发性开角型青光眼是欧洲、美国和澳大利亚的欧洲裔人口中青光眼的主要类型（表 1-2）[5-8]，在这些区域中，原发性开角型青光眼患病率最高的是生活在美国和加勒比地区的非洲、加勒比裔人群[5, 9, 10]。相比于原发性开角型青光眼，原发性闭角型青光眼（PACG）在这些地域生活的黑人和高加索人种中相对较少见。然而，亚裔美国人较高加索人种的闭角型青光眼的频率更高，与其来源种群的风险一致。青光眼类型在移民中的差异表明遗传的重要性，文化也可能存在影响。虽然在高加索人种中 PACG 的发生率确实可能低于 POAG，但在调查中，也应将房角镜评估作为青光眼病例全面检查的一部分，否则 PACG 的真实发病率可能被低估。

（二）拉丁美洲

有两项调查针对居住在美国的西班牙裔或拉丁裔人群。Proyecto VER（在亚利桑那州进行）发现该地 POAG 患病率介于居住于北美的白人和黑人患者之间，但与其他民族相比随年龄增加较快[11]。洛杉矶拉丁美洲眼病研究（LALES）显示该地 POAG 发病率高（4.74%），其原因可能部分归结于所用定义欠严谨，在青光眼的诊断中应采用视盘损伤或视野缺损作为证据[12]。LALES 研究的人群主要是墨西哥血统，而 Proyecto VER 的研究人群则有更多的美国原住民。无论如何，这些数据对整个拉丁美洲的适用性有待商榷。该地区还有土著居民、西班牙裔居民和非洲种族居民。来自巴西的一项最新研究表明，当地 72% 的人自称为白种人，该结果支持 POAG 患病率介于白种人和黑种人之间。此外，该人群的 PACG 发病率也较高[13]。

（三）亚洲

亚洲青光眼病例几乎占全世界青光眼病例的一半，预计受影响的人数将在未来二十年大幅增加[14]。这是由于一些国家人口稠密，包括两个人口最多的国家：中国（估计人口 13 亿）和占世界人口的第三的印度（估计人口 11 亿）[15]。印度尼西亚（2 亿 4500 万）也是该地区人口稠密的国家。

亚洲青光眼亚型的分布存在很大差异。与其他种族人群相比，东亚地区如中国、蒙古和东南亚华裔人群的 PACG 患病率更高。据报道，中国北方农村地区邯郸的患病率为 0.5%，缅甸为 2.5%[16, 17]。

中国发病率最高的是内蒙古，其40岁以上人口的患病率为1.4%[18]。

相反，据部分研究报道，日本人和韩国人POAG患病率为3%，为全世界最高，40岁以上人群OAG主要是低眼压类型[19, 20]。居住在南亚的人群的POAG频率也很高，城市比农村患病率更高。西部国家的PACG的患病率较高，东亚地区相对较低[21, 22]。

（四）非洲

来自非洲的最全面的数据是由东非（坦桑尼亚）和南非进行的调查提供的。这些调查报道原发性和继发性青光眼患病率合计超过5%（表1-2）[23-25]。主要为POAG，其余病例为假性剥脱（南非黑人），无晶状体和房角关闭。居住在美国的黑人青光眼患病率是白种人的4倍甚至更多[5]。由于非洲裔美国人和加勒比人的祖先来自西非，因此怀疑该地区的青光眼患病率可能同样高。现在加纳的一项基于人群的调查结果证实了该地成年人群中青光眼患病率为6.5%[26]。在非洲大陆的不同种系人群中青光眼的患病率和发病机制很有可能有所不同。但是，经反复证明，青光眼影响非洲裔人群的比例更高，与其他人群相比，其发病年龄较低，视觉发病率更高[24, 26]。

（五）原发性开角型青光眼：患病率和受累人数

Rudnicka等[27]进行的Meta分析回顾了文献中所有POAG调查，并根据种族估计了患病率。图1-1为所有研究综述的散点总结，提供了患病率估算差异的概览。以这种方式分组的不同种族之间的患病率估计值差异非常明显，白人的患病率在<0.5%到>10%之间。整体的汇总患病率估计值为2%（95%置信区间：1.61%~2.70%），高于近期的另一Meta分析得出的1.69%（1.53%~1.85%），该分析采用美国、欧洲和澳大利亚的数据[28]。统计学证据支持所有不同种群的种族研究之间存在真实差异，而不是随机变异。这归因于不同研究的年龄、调查方法和反应诊断标准变化的发表年份不同。在这项研究中，不同的种族群体的患病率均有显示，与地点无关。因此，黑人的青光眼患病率包

表1-2 各地区40岁以上人群调查的原发性开角型青光眼患病率的估计

地 区	作 者	患病率（%）
非洲		
Tanzania (East Africa)	Buhrmann	3.1
Kwazulu-Natal (South Africa)	Rotchford	2.7
Temba (South Africa)	Rotchford	2.9
Tema (West Africa)	Budenz	8.0
西印度群岛		
Barbados (Blacks)	Leske	7.0
美国和欧洲		
Baltimore	Tielsch	1.1
Beaver Dam	Klein	2.1
Egna-Neumarket, Italy	Bonomi	2.0
澳大利亚		
Melbourne	Wensor	1.7
亚洲（南部）		
Aravind, India	Dandona	1.7
Bangladesh	Rahman	2.5
Chennai, India	Vijaya	1.62
亚洲（东部）		
Mongolia	Foster	0.5
Singapore	Foster	2.1
Tajimi, Japan	Iwase	3.9

括来自非洲、西印度群岛、欧洲和美国黑人人群的调查。这将忽略环境因素导致的患病率估算值的潜在差异，而环境因素可能是遗传异质性的另一个来源。为了解决这些问题，表1-2汇总了40岁以上受试者最近采用可比方法进行调查的不同地域间患病率估计值。

这些以及其他患病率数据已应用于预测2010全球青光眼患者的绝对人数。据估计，至2010年将有近4500万原发性开角型青光眼（POAG）患者[14]。按区域分析的数据见表1-3。

表 1-3　2010 年全球开角型青光眼（OAG）和闭角型青光眼（ACG）的估计值

地　区	OAG 人数	全球 OAG%	ACG 人数	全球 ACG%	OAG 和 ACG 总和
中国	8 309 001	18.6	7 473 195	47.5	15 782 196
欧洲（包括美国、澳大利亚）	10 693 335	23.9	1 371 405	8.7	12 064 740
印度	8 211 276	18.4	3 733 620	23.7	11 944 896
非洲	6 212 179	13.9	245 844	1.6	6 458 023
拉丁美洲	5 354 354	12	322 804	2.1	5 677 158
日本	2 383 802	5.3	278 643	1.8	2 662 466
东南亚	2 116 036	4.7	20 141 584	13.6	4 257 620
中东	1 440 849	3.2	177 869	1.1	1 618 718
全球	44 720 832		15 744 965		60 465 796

引自 Quigley HA, Broman AT. The number of people with glaucoma worldwide in 2010 and 2020. Br J Ophthalmol 2006; 90: 262–267

（六）原发性闭角型青光眼：患病率和受累人数

表 1-4 显示了 PACG 患病率的全球变化。PACG 的定义在已发表的研究中有所不同，西方国家的大多数调查都侧重于检测 POAG。对欧洲裔人群的 PACG 进行系统回顾后，患病率估计为 0.4%[29]。Proyecto VER 对美国居住的西班牙裔患者进行调查，发现 PACG 患病率为 0.1%[11]。几乎没有美洲中部和南部基于人口调查的数据，但巴西 Projeto 青光眼调查结果显示，在含有多个种族的人群中 PACG 的患病率为 0.7%[13]。现有的数据证实，非洲人群确实存在房角关闭，南非和坦桑尼亚的患病率为 0.5%[23-25]。

最近，在亚洲进行的基于人群的青光眼调查的数量有所增加。由于方法学缺陷，过去进行的一些亚洲的调查缺乏有效性。最近许多调查的强度依赖于与 ISGEO 青光眼定义的一致性，并将房角镜检查作为所有受试者的确诊临床检查的一部分。

来自亚洲的调查报告指出，该区域更常发生闭角型青光眼。虽然 POAG 也常发生，但相对闭角型青光眼不常见。PACG 的患病率蒙古 0.8%[3]、印度南部 0.87%[21]、新加坡 1%[30]、中国广州 1.5%[31]、缅甸高达 2.9%[17]。与其他研究人群相比，广州研究的高患病率原因为受检人群的年龄更大（>50 岁）。分析缅甸人群影响视力的白内障与房角关闭之间的关联表明，通过优化白内障的诊断和手术，可以减少该人群中 PACG 的高发病率[32]。当 PACG 患病率数据应用于亚洲人口数时，PACG 真正潜在的巨大负担立即显现（表 1-3）。这些对 PACG 患者人数的预测表明，中国将占全球闭角型青光眼的约 50%，PACG 患者中 85% 将来自亚洲[14]。这些数字是经亚洲可靠的流行病学数据估计而得来。未来 10 年青光眼患者数预计增加的部分原因是预期寿命延长。与 POAG 相比，PACG 的视力丧失率更高。这使人们对亚洲因青光眼致盲的潜在人数感到担忧，同时也激励了当前的研究策略目标在于有效治疗和早期发现疾病。

（七）继发性青光眼

继发性青光眼的定义是某些眼部或全身性疾病引起眼内压升高，而持续的高眼压导致青光眼性视神经损害[30]。虽然与 POAG 相比相对较少，但这些病例的致盲风险更高。部分是因为原发疾病，还由于这些病例眼内压较高，且经常对常规青光眼治疗方法疗效不佳。这些类型青光眼的地域分布将遵循其原发疾病。例如，在实施囊内白内障摘除术的国家中，无晶状体性青光眼的患病率较高[24, 33]。然而，随着全球大部分地区囊外白内障手术和人工晶状体（intraocular lens, IOL）植入术的日益增多，这种类型的青光眼发病率应呈下降趋势。

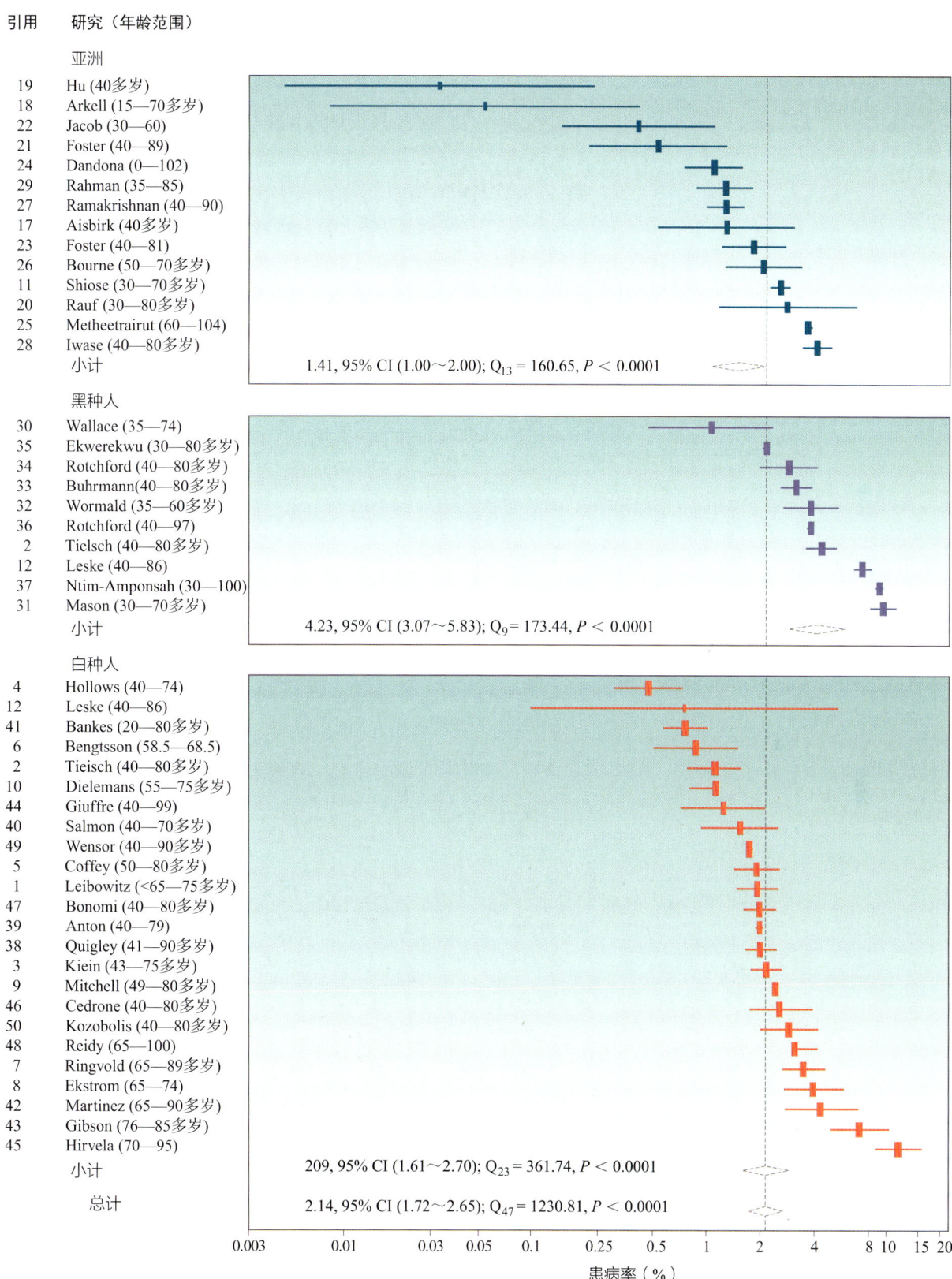

▲ 图1-1　不同种族的开角型青光眼患病率的Meta分析

引自 Rudnicka AR, et al. Variations in primary open-angle glaucoma prevalence by age, gender and race: a Bayesian meta-analysis. Invest Ophthalmol Vis Sci 2006; 47: 4254–4261. With permission from the Association for Research in Vision and Ophthalmology

表 1-4 不同地区的原发性闭角型青光眼患病率估计值

地 区	作 者	患病率(%)
美国、欧洲和澳大利亚		
Baltimore Whites	个人机构	0.4
Beaver Dam	Klein	0.04
Melbourne	Wensor	0.06
Wales	Hollows	0.09
Egna-Neumarkt, Italy	Bonomi	0.6
Proyecto VER (Hispanic)	Quigley	0.1
拉丁美洲		
Brazil	Sakata	0.7
亚洲（南部）		
Andra Pradesh (>30 岁)	Dandona	0.7
Aravind	Ramakrishnan	0.5
Chennai	Vijaya	0.87
亚洲（东部）		
Beijing, China	Hu	1.37
Guangzhou, China (>50 岁)	He	1.5
Nepal	Thapa	0.39
Tajimi, Japan	Yamamoto	0.6
Mongolia	Foster	0.8
Singapore	Foster	0.8
Thailand (>50 岁)	Bourne	0.9
Myanmar	Casson	2.9
Sri Lanka	Casson	0.57
非洲		
Tanzania	Buhrmann	0.5
Temba, South Africa	Rotchford	0.5
Cape Coloreds, South Africa	Salmon	2.3

假性囊膜剥脱性青光眼

在晶状体表面发现假性剥脱物质（pseudoexfoliative，PXF）与青光眼和眼压升高密切相关[34]。假性囊膜剥脱性青光眼可被纳入继发性青光眼或原发性开角型青光眼的一个亚型。相比于无 PXF 的 POAG，伴有 PXF 者眼压更高[35]，是白内障或青光眼致盲的一个危险因素[35, 37]。在研究 PXF 的流行病学分布时，应进行瞳孔散大来确定晶状体表面 PXF 的有无，否则可能会被漏诊。PXF 常在北欧的斯堪的纳维亚诸国中被发现，如冰岛（31% 青光眼病例）[38]，其他流行地区如印度南部[35]、蒙古[3] 和地中海地区如土耳其和希腊。在中国较少发生，迄今为止在非洲裔美国人/加勒比人、西非人[39] 和坦桑尼亚人[23] 中没有报道过，但在南非黑人（占全部青光眼患者的 16%）[24, 25] 和埃塞俄比亚人[40] 中的患病率很高。PXF 在家系和群体中的聚集性分析表明，该疾病具有基因遗传基础，目前也在是 PXF 人群中发现 LOX 1 基因多态性[41]。但非遗传因素也被认为对该病具有潜在的作用[42]。PXF 是全世界最常见的开角型青光眼原因，因此其流行病学和病因学值得进一步研究。

五、风险因素的地理学差异

（一）种族与民族

关于种族在流行病学研究中的地位和使用存在很多争议。种族的生物学概念已经过时。与同一民族的个体相比，不同地域的种族或群体之间的遗传变异较小[43]。民族是指具有共同文化和地理起源的群体，并且越发常见于委婉的表达种族。虽然它们是独特但重叠的群体。民族很难准确衡量，目前依赖于自我评估。然而，在使用种族或民族作为变异来源的研究中，其含义在于存在遗传、环境和文化差异。不同种族、民族和地域的青光眼患病率的变化是由多种原因引起的。

（二）眼内压

眼内压（intraocular pressure，IOP）与青光眼之间因果关系证据确凿。随机对照试验表明，去除危险因素（更高的 IOP）可以减少疾病的发生[44, 45]。"高" IOP 是根据人群 IOP 的分布情况而界定的。

在西方人群中，传统上使用 21mmHg 作为临界值，代表平均值（16mmHg）加 2 个标准差。亚洲人群的眼压分布向左移动，即 IOP 较低从而平均值较低，临界值约低 1~2mmHg。在蒙古和新加坡，平均值和临界值分别为 13mmHg 和 19mmHg[3,46]。在日本人群中观察到正常眼压性青光眼（normal tension glaucoma，NTG）的患病率更高[47]。该人群的眼压分布临界值为 20mmHg，平均值为 14.5mmHg。NTG 的患病率估计值使用 21mmHg 作为界限；然而，来自多治见研究的作者认为，很少有患者会因此被重新归类。有人认为非洲裔加勒比人的 IOP 更高。巴巴多斯眼科研究（BES）显示，黑人眼压分布平均值为 18.7mmHg，标准差为 5.2mmHg，高于研究中的混合及白人受试者[9]。

（三）原发性闭角型青光眼：风险因素和机制

在另一章中，更详细地描述了房角关闭的诱发因素，但在本章节部分内容也值得探讨。Ron Lowe 明确了某些生物学特征与房角关闭的风险增加之间的相关性，包括眼球较小、中央前房浅、角膜曲率大和晶状体位置相对前移。研究格陵兰因纽特人的丹麦眼科医生也报道了上述危险因素[48-50]。Foster 等对特定年龄的人进行了中央前房深度（anterior chamber depth，ACD）的测量，发现蒙古人的中央前房深度介于高加索人群（前房更深）和格陵兰因纽特人（前房更浅）之间，说明了平均中央前房深度与 PACG 的患病率间存在负相关关系[51]。

最近通过眼前段成像测量的研究进一步证明了晶状体与房角关闭风险之间的关系。在以人群为基础的研究中，较长的晶状体拱高（前节 OCT 测量的晶状体前极与连接两个巩膜突的水平线间的垂直距离）和房角关闭之间存在密切关联[52,53]。随着对高 PACG 患病率人群进行更多的危险因素的研究，这些眼前段参数的应用也许能成为疾病早期发现的工具。

（四）未发现的青光眼的患病率

在全球所有地区基于人群的调查中，既往未被诊断的青光眼病例在全球都占有很高的比例。欧洲和澳大利亚等高收入地区均约为 50%（表 1-5）。在亚洲和非洲的中低收入地区比例更高，接近 90% 甚至以上，这与这些人群的青光眼多为晚期表现和更高的失明风险有关。影响发展中国家青光眼患者晚期发现的因素包括公众对青光眼的了解不足以及获得医疗服务的机会有限。在拥有更好的验光和眼科护理服务的发达国家，青光眼检出率低的主要原因是缺乏对大量无症状疾病的良好筛查。然而，在英国人群种，包括种族（非裔加勒比人和亚裔）、高龄和较低的社会经济地位等人口学因素与青光眼晚期发现的较高风险有关[54,55]。

青光眼晚期更有可能导致视力损害。这些问题表明，全球和国家的健康资源不平等加重了青光眼致盲问题。

表 1-5 基于人群的调查中发现的既往未确诊青光眼病例的比例

研究人群	既往未确诊的病例比例
南非（Temba）[24]	87%（POAG）
Chennai（印度南部）[56]	98.5%（POAG）
Tema（西非）[26]	97%（POAG）
Los Angeles Latinos（LALES）[12]	75%（POAG）
Australia（蓝山眼病研究）[57]	51%（POAG）
Melbourne（视觉损害项目）[7]	50%（POAG）
Rotterdam[58]	53%（POAG）

POAG. 原发性开角型青光眼

聚焦1 中国研究

Jost B Jonas

在最近对华裔进行的基于人群的研究中，开角型青光眼的患病率在新加坡城市人口中为1.6%[1]，华南（广州荔湾区）为3.8%[2]，北京为3.1%[3]。这些在中国大陆发现的患病率数据与日本和印度报道的数据类似，比一些白种人和非洲人群的研究数据低[3, 4]。种族可能是导致差异的原因之一，在非洲人群中可能有相对较高的青光眼患病率。其他原因可能是青光眼检查技术和所使用的青光眼定义的不同。在所有这些研究中都报道了青光眼的患病率随年龄增加、青光眼与眼内压的关系、青光眼与近视的关系。北京眼科研究中，开角型青光眼与原发性闭角型青光眼的比例分别为2.6 : 1[3]，在荔湾眼科研究中该比例为1.4 : 1（分别为2.1%和1.5%）[2]。在亚洲其他研究中，日本多治见研究的开角型青光眼与原发性闭角型青光眼的患病率比值为3.9% : 0.6%[4]，新加坡马来眼病研究中二者患病率比值为2.5% : 0.1%[5]，新加坡丹戎巴葛研究为2.4% : 0.8%[1]。由于白内障手术可能阻止原发性闭角型青光眼的发展（和进展），所以闭角型青光眼患病率在各研究之间的差异可能是由于人工晶状体/无晶状体眼患病率不同。原发性闭角型青光眼引起的双眼盲或单眼盲的患病率明显高于开角型青光眼。这表明与开角型青光眼相比，原发性闭角型青光眼的视力结果和预后更差。

参考文献

[1] Foster PJ, Oen FT, Machin D, et al. The prevalence of glaucoma in Chinese residents of Singapore: a cross-sectional population survey of the Tanjong Pagar district. Arch Ophthalmol 2000; 118(8):1105–1111.

[2] He M, Foster PJ, Ge J, et al. Prevalence and clinical characteristics of glaucoma in adult Chinese: a population-based study in Liwan District, Guangzhou. Invest Ophthalmol Vis Sci 2006; 47(7):2782–2788.

[3] Wang YX, Xu L, Yang H, Jonas JB. Prevalence of glaucoma in North China. The Beijing Eye Study. Am J Ophthalmol 2010; 150:917–924.

[4] Iwase A, Suzuki Y, Araie M, et al. The prevalence of primary open-angle glaucoma in Japanese: the Tajimi Study. Ophthalmology 2004;111(9):1641–1648.

[5] Shen SY, Wong TY, Foster PJ, et al. The prevalence and types of glaucoma in Malay people: the Singapore Malay eye study. Invest Ophthalmol Vis Sci 2008;49(9):3846–3851.

聚焦2 患病率和地理学差异告诉我们什么

Kazuhisa Sugiyama　Farrah Ja'afar

青光眼的患病率和地理学差异已被广泛研究。原发性开角型青光眼（POAG）的患病率在种族和民族之间差异很大，并且在黑种人群中最高。然而，在日本（多治见研究[1]）中正常眼压性青光眼（NTG）非常高，而韩国（Namil研究）亦然。

在临床工作中，了解疾病的风险有助于评估患者的青光眼风险。其中，年龄对POAG患病率的影响比种族和民族更大。年龄特异性患病率是眼科医生的重要评估工具。

在流行病学研究中，已证实不仅在高眼压的POAG，而且在NTG（多治见研究）中眼内压（IOP）也与青光眼明显相关。这些研究表明降低眼压有助于阻止或减缓青光眼的进展，但在一些NTG病例中似乎很难停止进展。除了IOP之外，其他机制也可能参与其中。较低的脑脊液（cerebrospinal fluid, CSF）压力可能增加NTG的风险[2]。研究表明NTG患者的脑脊液压力较低，这增加了跨筛板压力差。

大样本基于人群的调查支持近视和POAG / NTG有关。近视的地理学差异可能影响POAG / NTG的患病率。

关于青光眼类型，患病率调查提示亚洲人患PACG和继发性青光眼者较POAG更易致盲。我们需要可发现房角关闭的筛查项目以预防PACG的发生，特别是在发展中国家。另一方面，在美国和欧洲有超过50%的青光眼患者仍未确诊。多治见研究显示，90%的POAG患者以前未被诊断。因此，大规模青光眼筛查方法迫在眉睫，理想的方法是青光眼专家对视盘的三维评估，但成像设备如OCT或共聚焦激光扫描检眼镜检查可能只有助于在社区健康筛查中对青光眼的检测[3]。

青光眼治疗的根本目的是减少生命周期中视力丧失的风险和视觉相关的生活质量损失。各地区的流行病学研究对于青光眼患者双目失明的比例提供了有力的数据，在黑种人中更为高发。在POAG/NTG中，失明的高危因素包括：诊断时已为晚期青光眼、年轻、IOP控制不佳、治疗后仍快速进展和未诊断的青光眼。必须注意的是，不能假设所有患者的病情都以同样速度进展，以此来计算失明或视力丧失的风险。

参考文献

[1] Iwase A, Suzuki Y, Araie M, et al. The prevalence of primary open-angle glaucoma in Japanese: the Tajimi Study. Ophthalmology 2004;111:1641–1648.

[2] Ren R, Jonas JB, Tian G, et al. Cerebrospinal fluid pressure in glaucoma: a prospective study. Ophthalmology 2010;117: 259–266.

[3] Ohkubo S, Takeda H, Higashide T, et al. A pilot study to detect glaucoma with confocal scanning laser ophthalmoscopy compared with nonmydriatic stereoscopic photography in a community health screening. J Glaucoma 2007;16:531–538.

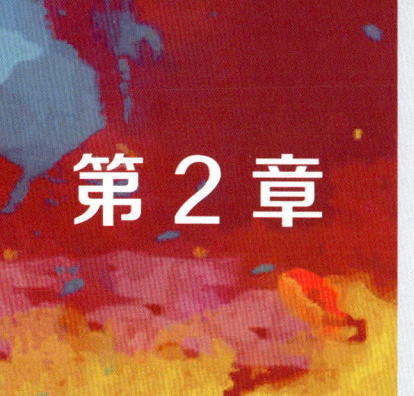

第 2 章 青光眼筛查
Screening for Glaucoma

Paul R Healey 著
严 然 译
段晓明 校

本章概要

无症状个体的疾病检测（或风险分类）称为疾病筛查。对于类似青光眼等疾病非常有效，这类疾病具有严重、无法治愈但可预防的特征，且存在较长阶段的前驱期。从筛查的角度来看，早期诊断仅仅是症状前诊断。筛检的关键概念包括领先时间、延迟时间、逗留时间和筛查数量。广泛实施准确、具有成本效益的青光眼筛检策略可能对预防青光眼致盲和致残产生最大的影响。

一、概述

大多数国家的医疗是针对出现症状而就医的患者。这种方法有以下要求。
- 患者必须知道何种症状和何时需要就医。
- 患者必须能够就医并接受治疗。
- 医疗机构必须能进行疾病的诊断和（或）合理治疗。

任何社会都无法满足每个成员的所有因素。无论在个人还是社会层面，基于症状的医疗保健系统的有效性取决于疾病及其治疗的结果。对于某些具有高患病率或高发病率的传染性疾病或花费高的疾病，会以所有（包括未受影响的）个体治疗的形式进行一级预防。一级预防包括接种预防传染病的疫苗、水氟化预防龋齿和食物补充（例如碘）以预防营养缺乏的疾病。

与一级预防相反，二级预防的目的是通过早期发现和治疗来改善疾病的结果。它对于前驱期长的严重、不可治愈但可预防的疾病十分有效。在没有症状的个体中检测疾病被称为疾病筛查。成功的筛查缩短了疾病发病到诊断之间的时间。它可以发生在医患关系的个人层面，也可以在公共卫生层面作为一个确定项目去改善卫生成果。

疾病筛查通常被认为是整个医疗保健系统对于疾病或残疾的检测与治疗。测试的准确性和成本限制了筛查人群和使用的筛查类型。对于治疗和阳性筛查者随访的费用也需予以考虑。对于一些筛查项目，筛查检验的目的不是为了诊断疾病，而是为患病多的更小范围人群提供进一步的检测以明确诊断，包括乳腺癌和前列腺癌的筛查检验。对于其他疾病，例如高血压或高眼压症，筛查可能是诊断性的。

为了使公共健康检查有效，必须在有意向的群体中实施筛查计划。"大规模筛查"或"社区筛查"通常指以一组有风险的人作为筛查对象的公共卫生计划。因为需要联系目标群体并为筛查创建专门的医疗保健服务，故而通常花费较高。

相反"机会性筛查"或"病例检测"为那些因其他原因已经参加健康服务的人提供筛检。因此，项目不需直接与目标人群联系，而筛查的成本对于现有的医疗卫生资源是微不足道的。

一些筛查指南指出，当证据不足或大规模筛查计划欠实用时，应考虑机会性筛查[1]。从这个意义上讲，它用于在缺乏良好证据的情况下验证临床工作。实际上，机会性筛查可以提供与大规模筛查相同的服务，但只能用于目前正在参加医疗服务的那部分目标人群。因此，作为一种筛查方法，其疗效取决于可以使用的目标人群的比例。

二、筛查标准

筛查是否值得是个复杂的问题。40年前，Wilson和Junger[2]提出了6个筛查前提（框2-1）。

如果根据这些标准评估青光眼，则青光眼具有许多特征，因此很适合进行筛查。

框2-1　Wilson和Junger提出的疾病筛检先决条件

- 需要筛查的病症应该是一个重要的健康问题
- 在疾病早期无症状阶段进行预防比在疾病开始后有症状的较晚期阶段更有效，而这种治疗容易被患者接受且比较经济
- 具备提供诊断和治疗的条件
- 必须有一个恰当的、被认可的、合理准确的筛查检测
- 应充分理解疾病的自然病程，包括从潜伏期到明显疾病表现的发展过程
- 发现病例（包括诊断与确诊患者的治疗）的花费应与整体医疗费用中的可能支出达到经济平衡

---

1. 需要筛查的病症应该是一个重要的健康问题

流行病学研究显示青光眼是一个重要的公共卫生问题。这些研究的预测估计2020年将有7960万人受到开角型和闭角型青光眼的影响。到2020年，青光眼导致的双目失明将累及1120万人[3]。而青光眼所致的视力损失无法逆转。

2. 在疾病早期无症状阶段进行预防比在疾病开始后有症状的较晚期阶段更有效，而这种治疗容易被患者接受且比较经济

尽管青光眼是不可逆性疾病，但其病程有很长时间处于症状前期。通常当青光眼晚期视力下降时，才进入症状严重的阶段。用药物，激光或手术降低眼压（IOP）是目前认可的有效治疗青光眼的方法。许多研究表明，这些方法也能延迟开角型青光眼的发生[4]和进展[5-7]。疾病早期开始治疗可能降低进展的风险[5]。

3. 具备诊断和治疗的条件

几乎所有国家都有受过医学培训的眼科医生。在一些国家，验光师也提供初步眼部护理。眼病的诊断及治疗设备的密度地域差别很大，通常按照GDP和整个卫生支出比例。国家之间和国家内部的卫生服务获得情况也有很大差异，与地域、文化和经济因素有关。根据地理区域估算的青光眼患病率[3]表明，到2020年，中国（包括2200万病例）、印度（1600万）和非洲（800万）等医疗资源欠发达的地区的青光眼病例将占全球50%以上。

4. 必须有一个恰当的、被认可的、合理准确的筛查检测

青光眼筛查检测的早期发展主要集中在使用IOP测量来筛查开角型青光眼[8-10]。尽管此类检查有效地检测了高眼压症，但单纯高IOP并不是青光眼患病率或5年发病率的有力预测因子[4]。青光眼结构或功能异常的诊断检测目前正在广泛使用。已开发了基于功能[11-14]或结构[15-21]标准的筛查算法。2008年的一项Meta分析发现[22]，没有任何一个或一组测试具有明显优势。然而，综述研究的质量有限。许多诊断检测需要解决的一个问题是，在有限的人群样本中已开发出了诊断算法，但在真正的人群样本中进行测试时，具有敏感性高于特异性的倾向[23]。对于闭角型青光眼的检测重点在于发现房角狭窄或房角关闭[24-29]。结构测量，如周边前房深度的测量具有中高度诊断能力。

5. 应充分理解疾病的自然病程，包括从潜伏期到明显疾病表现的发展过程

开角型青光眼的自然病史已被熟知。早期青光眼表现试验报道了对照组6年以上的进展率为62%[30]。以视野为标准，队列研究中10年进展估计为50%~70%[31]。同一研究报道由于晚期视野损害而导致失明的累积风险为16%。另一项长期队列研究报道称20年及以上失明风险为27%[32]。许多报道表明，那些首发症状为视力损伤，特别是中晚期损伤的患者，失明风险更高[33, 34]。这与其他数据结果一致，提示首次检查发现视野损失越大的患者，标准自动视野检查到的视野损失速度越快[35, 36]。

6. 发现病例（包括诊断与确诊患者的治疗）的花费应与整体医疗费用中的可能支出达到经济平衡

病例发现的费用取决于筛查模式和使用的诊断算法。最便宜的筛查方式将重点放在快速、简单的

检查方法上，例如询问病史和由于其他原因已经由眼科服务机构进行的体格检查（眼部）。青光眼筛查主要潜在的后续费用为对疾病的治疗和监测。有两篇论文报道了欧洲开角型青光眼的筛查模型[37,38]。第一项研究[37]比较了在 50—79 岁的人群中每隔 5 年进行一次有组织的普查和机会筛检（病例检测）。作者报道，通过筛查总体预防[9]30 年视力残疾，每质量调整生命年（quality-adjusted life year, QALY）的成本为 9023 欧元。该模型对筛查成本和诊断检查的特异性十分敏感。另一份报道[38]也模拟了有组织普查，与使用不同方法学的机会筛查进行比较。对青光眼患病率为 4% 的人群进行 50 年队列研究，每 10 年进行一次普查，这一方法可能具有成本效益。该模型在成本和检查的特异性方面具有较高的敏感性。

三、筛查概念

因为筛查的目的是准时完成任务，时间关系对于理解何时、何人筛查是至关重要的。图 2-1 以状态、速率、危险因素对青光眼进行展示。在该图中，横坐标为时间，纵坐标为青光眼损害，线的斜率代表进展速率。进展速率的决定因素是患者所患疾病的已知和未知风险因素。

虽然筛检的目的是在症状出现前发现疾病，但疾病的最早状态可能无法检测到。理论的检测阈值显示为淡蓝色线。有人建议使用标准自动视野检查时至少应检测到 40% 的神经损失[39,40]。蓝线周围的误差线表示诊断的不确定性。橙色线表示需要就医的视力丧失的平均水平。这个级别尚未被报道，估计在 80% 和 90% 之间[40]。红线表示视力丧失符合盲注册标准的理论水平（小于 10° 的完整视野）[40]。

（一）领先时间、延迟时间、逗留时间

筛查检查出疾病和症状出现之间的时间，被称为"领先时间"。然而，疾病有所表现后才被筛查出来，那么就会丢失一些潜在的领先时间，这就是所谓的"延迟时间"。领先时间和延迟时间共同构成"逗留时间"。

黄线代表一名患有开角型青光眼（OAG）的虚构患者，来说明该图的特征。在这个病例中，青

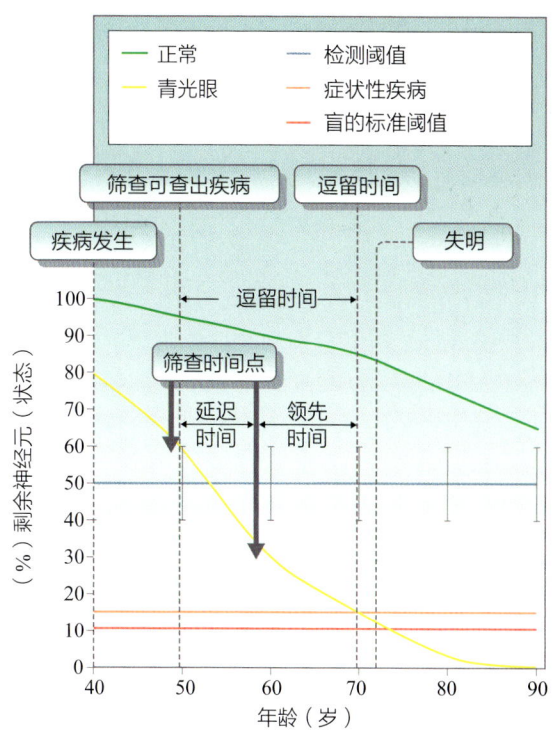

▲ 图 2-1　开角型青光眼筛查的状态 / 速度 / 危险因素图
引自 Spaeth GL. Visual loss in a glaucoma clinic. I. Sociological considerations. Invest Ophthalmol 1970; 9: 73–82

光眼性神经损失开始于 40 岁之前。在 49 岁时，由于所使用的检查不敏感，筛查呈阴性。从 50 岁开始便能够检测到开角型青光眼，但患者直到 60 岁才会再次返回进行筛查，而此时已经出现 2/3 的视神经元丢失。在这个阶段，视盘和视野的变化较大，故筛查呈阳性。虽然在延迟（延迟时间）丢失了 10 年和 25% 视神经元，但是如果能在 60 岁被诊断，也会比视力下降出现时予以诊断多拥有 10 年的时间和 25% 的视神经元（领先时间）。如果主动减少危险因素（在无法直接阻止细胞损害进程的情况下），将损失速率（黄线斜率）改变为近似"正常"率（绿线斜率），受试者直到 80 岁死亡时都可以保留有用的视力。如果症状出现时开始相同速率的改善，这 10 年的领先时间将为患者抢回 10 年的光明。

领先时间和延迟时间都随着逗留时间而进行变化，而逗留时间是检查灵敏度和进展速度功能的一个函数。逗留时间可以随疾病的亚型和年龄而变化。在乳腺癌中，无论组织学类型如何，在 40—49 岁的妇女中，逗留时间约为 2 年。在 50—69 岁的妇女中，逗留时间随组织学类型不同出现显著差

异（1.2—7.7 岁）[41]。这导致了年轻女性的筛查率增加[42]。

青光眼文献中很少有关于逗留时间估计和危险因素的数据。鉴于青光眼仅在晚期才有症状，因此用晚期视野损伤或失明来替代症状表现是合理的，使用队列数据（其中大多数将得以治疗）对能通过目前筛查方法检出病例的领先时间进行粗略衡量。Jay 和 Murdoch 根据早期和晚期视野缺损的出现年龄来估计未治疗的开角型青光眼的进展速度[43]。他们认为眼压具有重要的影响，眼压在 21～25mmHg 者领先时间为 14.4 年，眼压在 25～30mmHg 者领先时间为 6.5 年，眼压大于 30mmHg 者领先时间为 2.9 年。许多研究已证实眼压是青光眼进展的危险因素[5, 44, 45]，有些研究还发现诊断时年龄较大也是一种危险因素[5, 45]。逗留时间或领先时间是否因青光眼亚型而异尚不清楚。原发性闭角型青光眼导致的失明与其患病率本身不成比例，说明它是一种更具侵袭性的疾病[46-48]，然而这可能是 IOP 的影响，据报道称与开角型青光眼相比，闭角型青光眼的 IOP 和视野损失更相关[49]。

虽然领先时间增加会减少疾病的负担并增加治疗机会，但由于筛查时间接近检测极限，因此筛查的可靠性较差，其幅度将取决于筛查检测的特点。在高眼压症治疗试验（ocular hypertension treatment trial）中观察到这种情况，该研究随访 1636 名 5 年内未检测到 OAG 的高眼压症患者，随机选择其中一半给予降眼压治疗。有 703 例在可靠的视野检查中首次出现了视野损害，其中 604 例（85.9%）在重复检查时未出现视野损害[50]。除了确定的青光眼视野损害之外，研究结束时还由经训练的工作人员观察眼底立体照片中的视盘盘沿丢失情况。在确诊的 OAG 病例中，治疗组 50% 的患者和对照组 57% 的患者在视盘盘沿分级中达到初始终点。OAG 视野检查中治疗组 42% 的患者和对照组 33% 的患者达首个研究终点[4]。

青光眼检查的可靠性不仅会对灵敏度产生重要影响，还会因假阳性的筛查结果而影响卫生资源。在逗留时间和筛查间的理想状态是有一个简单、便宜、可靠的筛查检测，同时又拥有足够的有效治疗的领先时间。

（二）什么是早期诊断

人们对青光眼早期诊断存在误解。它通常被认为在疾病的极早期得到诊断，或者甚至在发生任何损害之前进行诊断。早期诊断的研究方法包括检测高眼压症或使用复杂敏感的技术来检测结构或功能损伤的最早期证据。关注疾病的这个阶段不仅没有必要，而且还会引起许多与诊断不确定性相关的问题，削弱干预的有效性。从公共卫生的角度来看，早期诊断意味着在疾病的早期得以诊断，而不是以症状出现为时机。青光眼的症状表现发生在晚期，因此筛查出的几乎任何阶段的青光眼都是早期疾病。筛查策略不能对具有最早期疾病症状的、存在疾病风险的患者进行完整的队列研究。但是如果针对晚一些的逗留阶段进行研究，在提高诊断准确性的同时，筛查所发现的群体将更接近有症状的疾病和失明的时间，通常治疗的时间效益更大。尝试筛查最早期疾病的另一个问题是因其短时间的筛查周期而大大增加了成本。进一步进入逗留时间允许更具有成本效益的筛查频率。如图 2-1 所示，早期检测可以获得领先时间，而不需过分关注最小化的延迟时间。

四、开角型青光眼筛查的危险因素

着眼于青光眼早期阶段的筛查，自然会萌生出筛查并治疗高眼压症以预防青光眼的想法，这可能也是以前青光眼筛查策略的主要缺陷。高眼压症治疗研究[4]（ocular hypertension treatment study, OHTS）证实，高眼压症患者接受降压药物治疗，可减少青光眼的发生。的确在治疗组中只有 4.4% 的患者发生青光眼。这与早期青光眼研究试验[5]（Early Manifest Glaucoma Trial, EMGT）的结果相反，EMGT 对筛查出的青光眼患者进行治疗，经过相似时间后治疗组中 45% 的患者出现进展。从表面上看，如果我们发现并治疗高眼压症而不是等待青光眼的进展，预防青光眼的机会更大。然而，通过随机对照试验比较治疗组与对照组，这种分析呈现出极其不同的结果。在 OHTS 中未经治疗的对照组仅有 9.5% 进展为青光眼，而 EMGT 的对照组有 62% 出现了同样变化。治疗带来的风险降低实际上是治疗组与对照组之间的差异。早期青光眼治疗试验显示进展风险绝对值降低17%，OHTS为5.1%（OHTS白种人人群为6.6%）。

其原因是已知的和未知的风险和保护因素改变了疾病发病的特定危险因素的影响。对有些人来说，高眼压症导致青光眼迅速进展。对于这组通过眼压就可筛查的人群，治疗当然是值得的。然而，对于其他高眼压症患者而言，青光眼可能数十年才会发生，或者根本不会发生。对于后者，不筛查才是有益的，因为免除了个体的焦虑、花费和治疗的副作用。对于前者，眼压筛查的优势取决于是否立即进行治疗而不是等到疾病能被诊断再治疗。对此我们并不清楚，对照研究的证据有助于回答这一问题。虽然青光眼患者也可能出现保护因素，但疾病发生这一事实就表明危险因素重于保护因素，疾病进一步发展的可能性更大。为了探索筛查结果的有效性，我们需要检验为预防进展性青光眼所需筛查的患者人数（图2-2），称为需筛查人数。

需筛查人数

使用蓝山眼科研究作为一个较早的筛查人群，使用OHTS标准进行眼压测量，每1000人中约有25人的眼压在24~32mmHg（Healey PR；未发表的数据）。OHTS对除非洲裔以外的美国人进行研究，发现若不经治疗，这25人中约有2.5人会在5年后发展为青光眼。如果每一个筛查阳性的人都能成功得到治疗，那么5年后仅1人会罹患青光眼，而不是1.5人。

如果我们对另外1000人进行筛查，大约发现30例青光眼患者符合青光眼性视盘和视野变化[51]，排除晚期患者[52]后余25人。EMGT研究发现，5年后未治疗组15.5人青光眼进展，治疗组11.25人进展，4.25人青光眼进展被控制。

如果我们乐观地认为高眼压症和确诊的青光眼进展同样不好，治疗依从性同样好，那么相比于高眼压症的筛查，青光眼筛查的受益人数将为三倍以上。在这些理想的情况下，高眼压症筛查以

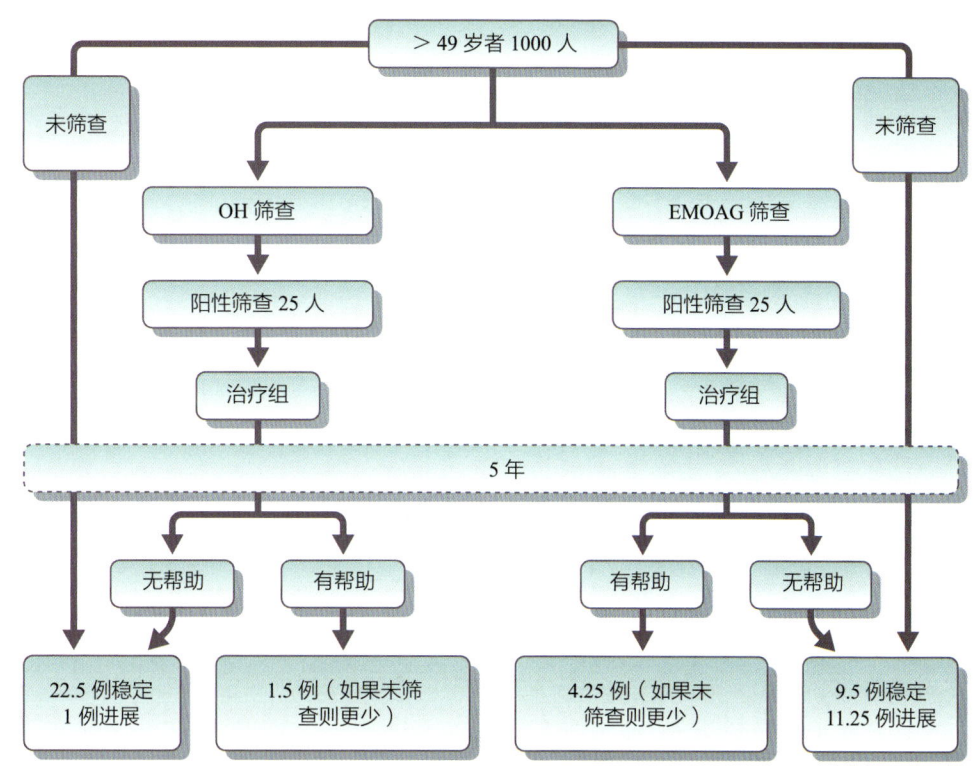

▲ 图2-2 筛查对治疗收益的影响

数据引自蓝山眼病研究（未发表的数据），高眼压症治疗研究[4]和早期青光眼研究试验[5]。OH.高眼压症眼压24~32mmHg且无青光眼证据；EMOAG.早期开角型青光眼研究

预防 5 年内发生一例青光眼的所需人数为 670 人（1000/1.5）。而对于青光眼，我们只需要筛查 235 人（1000/4.25）即可达到同样效果。

另一种方法是观察筛查带来的收益（图 2-2）。对高眼压症（OH）进行筛查，5 年后每 1000 人有 1.5 例从中受益（如果全部接受治疗），1 例即使接受治疗仍会进展，22.5 例因治疗而感到不便（因其即使未治疗也没有进展）。相反，如果筛查 OAG，5 年后同样 1000 人中从治疗中受益者 4.25 例，不能获益者 9.5 例（因其即使未治疗也没有进展）。尽管接受治疗，仍有 11.25 例进展。那么如果没有进行筛查，"没有治疗效益"是否会更好，这取决于治疗无关的收益与诊断和治疗的负面影响的对比，或筛查阳性是否具有远期收益（5 年后）的比较。鉴于青光眼已经确诊，相比于 OH 组，OAG 组延期治疗或未治疗获益的情况更为明显。筛查和治疗者的受益与未受益者人群比例为 OH 组 1 : 15，OAG 组 1 : 2.2。

上述例子必须对疾病速率做出许多假设，并且在筛查青光眼或高眼压症时发现青光眼时没有考虑先前确诊的青光眼。然而，人群研究表明在发达国家大多数伴有眼压升高的青光眼患者已被确诊，而大部分未确诊的青光眼患者与高眼压无关[51]，因此筛查策略之间的差异甚至更大。

另一重要问题是筛查程序的假阳性和假阴性结果的影响以及筛查频率的影响。假阳性的结果是增加了未从筛查中获益的人数。假阴性可以在以后的筛查周期中被"捕获"。他们的收益取决于筛选频率。在疾病快速进展之前进行频繁的筛查会得到假阴性结果，成本更高。筛查的收益还将取决于预期寿命。从图 2-1 中可以看出，预期寿命较长的人筛查中获得收益的时间越长。有人在接近死亡的情况下接受筛查则可能没有足够的时间来从治疗中获益。

正如既往在其他疾病中所报道的那样[53]，筛查危险因素的收益总是小于筛查疾病本身。这不代表眼压不重要，众所周知，随着年龄的增长，增加的眼内压是青光眼患病率、发病率和进展的最强危险因素。眼压测量和其他危险因素评估作为筛查青光眼的策略的一部分很可能有帮助。但筛查结果应该是青光眼，而非高眼压症。

五、闭角型青光眼的危险因素筛查

如果有很大一部分具有某个危险因素的人患上了这种疾病，那么在筛查中使用这一因素确实是值得的。从危险因素的出现到疾病的发生时间短于逗留时间，这种情况尤其如此。原发性闭角型青光眼虽然比开角型青光眼少见，但它具有相对更强的致盲性[3]和相对更短的逗留时间。

闭角型青光眼的主要危险因素为房角关闭，因房角关闭导致了眼内压的增高[49]。因此，可通过筛查房角关闭（可有或无眼内压）来检测闭角型青光眼。

关于房角关闭，甚至是房角关闭人群青光眼风险的筛查都鲜有报道。荔湾眼病研究对中国南方老年人群的房角狭窄、房角闭合和闭角型青光眼的患病率进行了报道：人群中 10% 患有房角狭窄，其中 1/5 的人有原发性（粘连性）房角关闭（人群的 2.4%）[46, 54]。在整个人群中闭角型青光眼占 1.5%[46]，提示房角关闭对闭角型青光眼的理想阳性预测值为 64%，在房角闭合人群中具有 100% 的敏感性。如果存在房角关闭者闭角型青光眼的发病率较高，则筛查房角关闭的意义就更大。但是这一危险因素却少有报道。一项关于印度人眼病的队列研究表明，房角关闭的人群中闭角型青光眼的 5 年发病率为 28.5%[55]。另一种策略是筛查青光眼性视神经病变本身。但是没有研究对这两种方法的有效性和结果进行比较。由于这种疾病是青光眼致盲的主要原因，因此亟须精心设计并开展研究。

目前青光眼筛查的地位

已经有许多关于开角型青光眼筛查的公共健康分析[56-59]，约 20 年前由北美政府率先提出，并且自那以后多次提及。最近一次是 2005 年美国预防服务工作组（USPSTF）[57, 59]，主要基于 1985 年的初次报告和 1996 年的综述[58]。

2005 年，基于 Medline 的文献综述回答七个关键问题（框 2-2）。唯一发现的证据是将降眼压治疗的对照试验作为证据来源进行分级（KQ 5，KQ 8）。该声明是："没有足够的证据推荐或反对由初级保健临床医生进行高眼压症或青光眼常规筛查。"这与先前评估的结论相同，并强调了一位特别工作组成员在当代社论中对青光眼筛查持相对消极的态度[60]。

框 2–2　OTA 对开角型青光眼筛查所提出的关键问题

- 问题 1：是否有新的证据支持开角型青光眼筛查可以减少严重的视力损害？
- 问题 3：是否有新的证据支持有可行的筛查检测能准确、可靠地判断是高眼压还是开角型青光眼？
- 问题 4：是否有新的证据支持治疗高眼压会降低原发性开角型青光眼的发病率？
- 问题 5：是否有新的证据支持治疗高眼压可以减轻严重的视力损伤？
- 问题 6：是否有新的证据支持用药物、激光和（或）手术治疗开角型青光眼可减少严重的视力损害？
- 问题 7：是否有新的证据支持筛查会导致不良反应？患者是否能接受筛查？
- 问题 8：是否有新的证据支持治疗高眼压和（或）开角型青光眼会导致不良反应？

注意，框中无问题 2

2008 年，世界青光眼协会发表了一项关于青光眼筛查的全球共识[61]。它明确了以下关键需求。

- 更多关于青光眼对生活质量影响的数据。
- 在全球目前尚缺乏此类数据的地区内，基于人群的相关数据。
- 确定诊断、治疗设备和护理障碍。
- 开发具有高特异性的筛查检测算法。
- 更多关于治疗和未治疗的青光眼进展速度的数据。
- 更多青光眼筛查的区域经济学评估。

随着获得更多的数据和相关知识，我们将更好地了解青光眼筛查的作用并对其加以改进。2010 年，Yip 等发表了基于人群的随机对照试验用以筛查闭角型青光眼的结果，这是首个针对该类型青光眼的此类试验[62]。在排除青光眼后，4583 位接受超声检查示前房深度 < 2.53mm 的受试者随机接受临床眼科检查，有 156 例房角关闭的患者进行了激光虹膜切除术。不幸的是，随访 6 年的失访率很大（46%），对照组中进展为青光眼的比例非常低。整个队列研究中约 1.6% 的患者在 6 年内发生闭角型青光眼，在筛查和未筛查组中大致相等。在筛查组中，大约一半的病例基线筛查时为阳性。作为正常临床治疗的一部分，其中 42 名参与者在基线和随访过程中进行了虹膜切开术，两个组间数目相同。在 33 个青光眼新发病例中，有 1/2 进行了虹膜切开术，其中 1/4 出现在试验组中。

还有一项尚未发表的开角型青光眼的筛查试验。作为鹿特丹研究 6 年随访的一部分，将研究中检查的补充数据与正常临床中诊断出的青光眼发生率进行比较[63]，在 78 例新发青光眼患者的随访检查中，大约 30%（有更严重的视力丧失和青光眼家族史多见）是间接诊断。55 例未确诊的青光眼患者中有 4 例的视力较好眼患青光眼。考虑到由正常临床中诊断的患者，筛查所需的数目分别为单眼盲的 1∶200 和双眼盲的 1∶1000。

上述研究中取得的成果相对较少，相对有限的结果的讽刺意味在于，有效的间接病例筛查降低了正式筛查评估的影响。因此强调这样一个事实，即在配有设备的情况下，青光眼或其危险因素可通过常规机会性筛查发现。上述两项研究提示筛查发现的疾病越严重，目前的临床机会筛查越有效。因此大多数青光眼治疗的效益应归因于机会筛查。在很少进行筛查的地区，未确诊的青光眼比例极高，而疾病的发病率也相应较高[64]。

然而，在发达地区，尽管筛查频繁[66, 67]，仍有大量青光眼患者未被诊断[51, 65]。这告诉我们筛查策略远非理想，并且促使我们改善筛查算法。

即使考虑到目前的机会性筛查，大规模筛查也有其额外的益处。在美国的非洲裔美国人中进行的一个视觉微观模拟模型表明，在 60 岁年龄段进行全国筛查能将青光眼的漏诊率减半，失明率降低 7%，每个筛查个体的成本为 80 美元。减少视力损害所需筛选的人数是 1∶875[68]。

鉴于 EMGT 和 OHTS 等治疗性研究的结果以及有关青光眼筛查的数据[69]，青光眼筛查可能不需要进行随机对照试验。随着对早期青光眼的构成、疾病筛查与风险因素筛查之间差异的深入了解，也可能没有必要进行试验去证明治疗高眼压症可预防失明。尽管如此，仍需要对青光眼筛查进一步研究。我们对青光眼逗留时间的确定、疾病状态与致盲之间的关系知之甚少。

自 Wilson 和 Junger 开始[2]，已经开发了很多用于评估疾病筛查的替代模型。国际循证医学工作组已经发表了许多用户指南，其中包括筛检评估指南和建议[70]。他们建议根据两组简单的问题进行评估。

1. 有效性

A：是否有随机、对照试验证据证明早期干预有效？

B：数据确定、收集、合并是否无偏倚？

2. 影响

A：与损害相比，益处是什么？

B：如何比较不同的目标群体和不同的筛查策略？

C：筛查者的价值和偏好有何影响？

D：不确定的影响是什么？

E：成本效益分析是怎样？

第一组问题的证据现在很充分。回答第二组问题可能有助于开发准确、具有成本效益的青光眼筛查策略。广泛实施这些策略可能对预防青光眼致盲和残疾产生最大的影响。

致谢：感谢 Les Irwig 教授（澳大利亚新南威尔士悉尼大学公共卫生学院的流行病学教授）协助我编写手稿。感谢青光眼学教授 George Spaeth、Louis J Esposito（美国费城威尔士眼科研究所）提供了图片（图 2-1）。

聚焦　非洲的筛查

Dan Kiage

在非洲，原发性开角型青光眼（POAG）的患病率最高，东非地区 40 岁及以上的成年人患病率为 3.1%[1]，在西非地区为 6.8%[2]。此外，在非洲这种疾病表现特殊，诊断和治疗水平低。在东非一个农村社区，只有 2%[1]的青光眼的患者意识到这一点。在一项更近期的西非城市的人群研究中，只有 3.3%[2]的青光眼患者意识到这一点。主要的挑战是训练有素的眼科专业人员数极少，诊断和治疗青光眼的卫生设备也十分有限。

非洲 POAG 的人群归因危险度（population attributable risk, PAR）百分比（反映疾病公共卫生重要性）高到足以批准包括筛查在内的公共卫生干预。这实际上是针对 40 岁以上的非洲人。然而，迄今为止，还没有关于早期 POAG 无症状人群的人群筛查是否能有效改善视力和生活质量的研究。

在资源匮乏的非洲，已经尝试了一些有效、实用的策略进行人群筛查。Cook 等测试了多种筛查方法，发现单独以小孔视力 6/18 为临界点或联合直接检眼镜观察垂直方向的杯盘比以 0.7 为临界点时，对青光眼检测的敏感性及特异性都很高[3]。这项测试已被推荐用于青光眼筛查，尤其是在非洲。然而，当眼科专科护士检查小孔视力来进行筛查可疑青光眼病例时，这一方法不能增加青光眼的检出。

还测试过一种虚拟（远程医疗）方法，由一位偏远地区受过训练的眼科技师拍摄视盘的立体图像，并将其上传到网站，由眼科专家进行分级[4]。如果能开发和制造出价格便宜的眼底照相机，这种方法似乎可行。大量未手术的白内障是影像图像质量的一大挑战，因此该方法又同时具有能检测出白内障的优势。存在这么多容易发现和手术的白内障，反映出非洲眼科服务水平低下。

如果这些策略是成功的，那么所有可被检测到的青光眼病例都能得到治疗吗？目前看来不太可能。在非洲，需要提供更便宜的抗青光眼药物，并有更多的眼科医生接受滤过手术和激光手术培训。正在进行的关于选择性激光小梁成形术治疗 POAG 的有效性和实用性的研究也可能为此提供解决方案。假定的一次性激光手术在非洲具有极高的成本效益[5]。

参考文献

[1] Buhrmann RR, Quigley HA, Barron Y, et al. Prevalence of glaucoma in a rural East African population. Invest Ophthalmol Vis Sci 2000;41:40–8.

[2] Budenz DL, Barton K, Whiteside-de Vos J, et al. for the Tema Eye Survey Study Group. Prevalence of Glaucoma in an Urban West African Population: The Tema Eye Survey. JAMA Ophthalmol 2013:1–8.

[3] Cook C, Cockburn N, van der Merwe J, et al. Cataracttand glaucoma case detection for Vision 2020 programs in Africa: an evaluation of 6 possible screening tests. J Glaucoma 2009;18(7):557–62.

[4] Kiage D, Kherani I, Gichuhi S. The Muranga Teleophthalmology Study: Comparison of Virtual (Teleglaucoma) with in-Person Clinical Assessment to Diagnose Glaucoma. Middle East Afr J Ophthalmol 2013;20(2):14–21.

[5] Wittenborn JS, Rein DB. Cost-effectiveness of glaucoma interventions in Barbados and Ghana. Optom Vis Sci 2011;88(1):155–63.

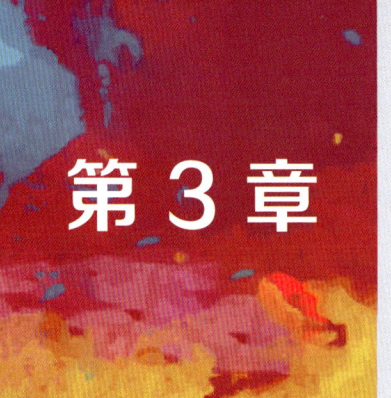

第 3 章　青光眼护理经济学
Economics of Glaucoma Care

Lee Kiang　Paul Lee　著
严　然　译
段晓明　校

> **本章概要**
> - 青光眼是一个进展性、高花费疾病。
> - 建模表明治疗青光眼是具有成本效益的,但需要更多的研究来确定哪些人群能够从不同的治疗过程中获益最多。
> - 随着医疗保险覆盖面的变化,提供者和研究人员有责任进行分析、采用严谨的方法并倡导准确的分析。
> - 没有证据和倡议,资源可能被错误分配,会有更多的患者出现视力丧失或残疾。

一、概述

青光眼是全球永久性失明的主要原因,也是继白内障之后的全球第二大致盲原因[1, 2]。在 2010 年,世界上 40 岁以上的人口估计有 3% 患病,80 岁以上的有 10%[3, 4]。估计原发性开角型青光眼(POAG)与原发性闭角型青光眼(PACG)的比例为 3∶1[2]。在美国,超过 200 万人罹患 POAG,是非裔美国人的首位致盲原因[5, 6]。在发达国家,估计有超过 50% 的青光眼患者(通常是 POAG)未被诊断[2, 7]。通常是由于缺乏眼部护理,或隐匿性发病或疾病早期无症状。在一项研究中,49% 的未诊断的青光眼患者在过去一年未见过眼科护理人员,在该次随访中存在未作出诊断,或患者不记得诊断结果的情况[7]。

在世界范围内,各种类型的青光眼的患病率正在增加(图 3-1)[3]。预计 2010 年有 6050 万人患病,到 2020 年增加到近 8000 万人,其中中国和印度占患病率的 40%[2]。到 2020 年,因 POAG 所致的双目失明人数将从 450 万增加到 590 万[2]。

2010 年,美国国内生产总值(GDP)的 17.6% 用于医疗保健,是经济合作与发展组织(OECD)国家平均水平的两倍以上[8]。即使根据各国的物价进行调整,人均购买力平价支出为 8233 美元,是法国、瑞典和英国等其他相对富裕国家的 2.5 倍以上(图 3-2)。

估计每年有 10 亿~29 亿美元直接用于 POAG[9, 10]。随着病情加重,花费也会增加,在美国主要与药物有关(图 3-3)[11]。这些费用仅是应用于确诊的病例,考虑到那些未被诊断或未接受治疗的患者(尽管目前没有患有青光眼的患者可能会节省费用),真正的费用可能达到二倍。这些估计不包括与患者和家庭生产力损失以及福利等相关的间接费用,是疾病晚期的主要费用[3]。

除了护理的直接成本之外,青光眼还承担着巨大的人文负担。患者及其亲属的生活质量下降,丧失工作能力。青光眼与抑郁症、对失明的恐惧、社会孤立、进行日常生活活动(Activities of Daily Living,ADL)能力的下降、更频繁的跌倒和机动车

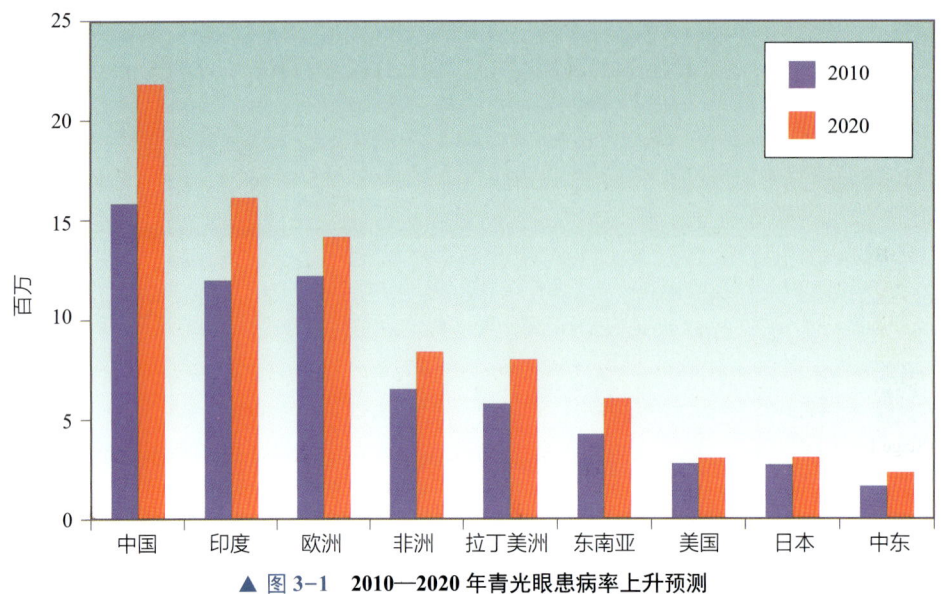

▲ 图 3-1 2010—2020 年青光眼患病率上升预测

引自 Varma R, Lee PP, Goldberg I, Kotak S. An assessment of the health and economic burdens of glaucoma. Am J Ophthalmol 2011;152（4）: 515–522; data from Quigley and Broman

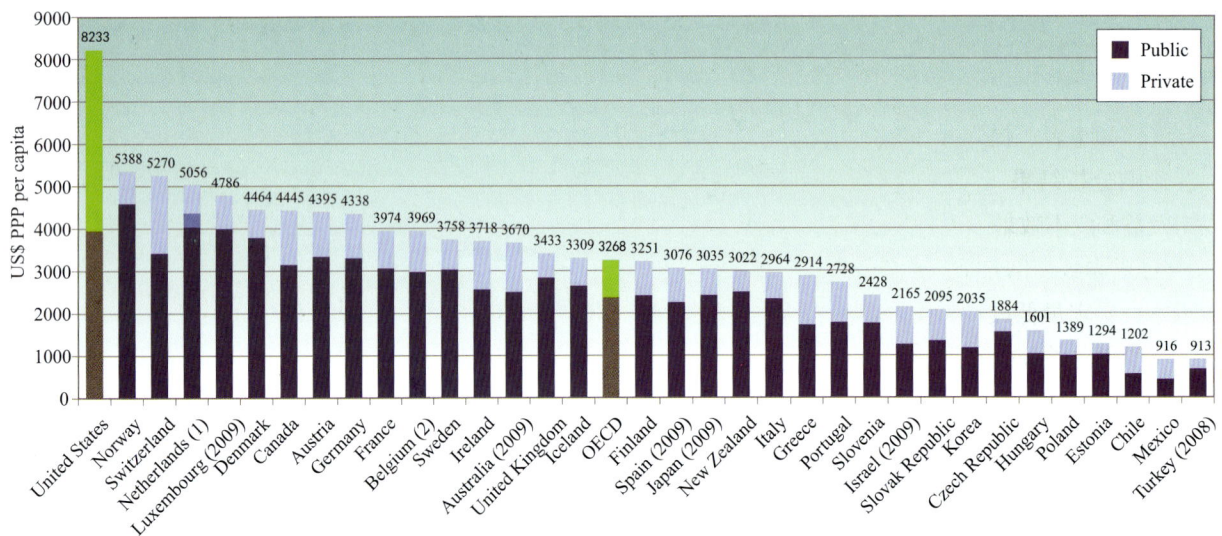

▲ 图 3-2 Health expenditure per capita, public and private expenditure, OECD countries, 2010. Data are expressed in US dollars adjusted for purchasing power parities (PPPs), which provide a means of comparing spending between countries on a common base. PPPs are the rates of currency conversion that equalize the cost of a given 'basket' of goods and services in different countries. 1. In the Netherlands, it is not possible to distinguish clearly the public and private share for the part of health expenditures related to investments. 2. Total expenditure excluding investments

From: OECD Health Data 2012 How Does Austria Compare http://www.oecd.org/dataoecd/46/37/38973610.pdf

事故相关[3, 12]。双眼患病者影响更大[3, 12]。

随着人口老龄化和患病率的增加，全球范围内青光眼的财政和社会负担将加重[5]。面对这个日益严重的问题，我们需要关注其成本、治疗的有效性以及分析占用资源最多或负担最重的可能群体，以便更好地提供更有效的诊断和治疗。

二、经济分析的类型

在医疗保健方面，经济分析评估特定干预的成本或收益。分析可以是对青光眼相关成本的描述，与一项或多项干预措施或非干预成本相关[13, 14]。从特定角度评估成本时应在分析中对该角度进行很好

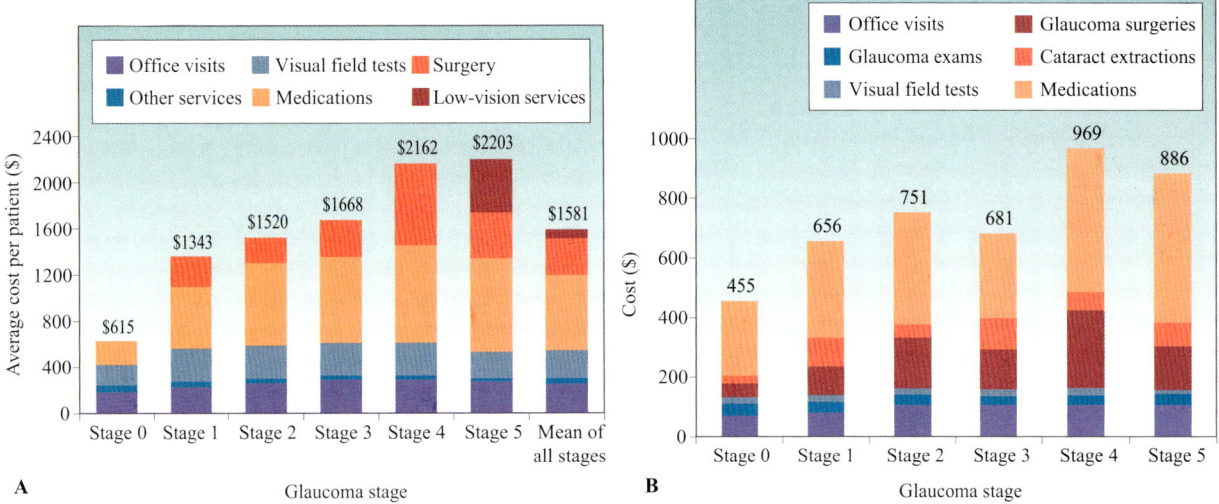

▲ 图 3-3 (A) Direct medical costs of glaucoma care in the United States by stage of disease. Costs adjusted for national Medicare allowable rates and for realistic adherence and persistence in use of medications.`(From Lee PP, Walt JG, Doyle JJ, et al. A multicenter, retrospective pilot study of resource use and costs associated with severity of disease in glaucoma. Arch Ophthalmol 2006; 124:12–19) (B) Direct medical costs of glaucoma care in Europe by stage of disease. (From Traverso CE, Walt JG, Kelly SP, et al. Direct costs of glaucoma and severity of the disease: a multinational long term study of resource utilisation in Europe. Br J Ophthalmol 2005; 89:1245–1249)

的定义，如患者、提供者、付款人、社团，因为它们会影响分析结果。分析的类型包括成本最小化，成本效益和成本效果。

(1) 成本最小化分析：评估效益相同的干预措施的成本，寻求最低成本。由于治疗很少带来相同的效益，所以这种分析不太常见。

(2) 成本-效益分析（cost-benefit analysis，CBA）：在单个指标（通常是货币）中评估干预的成本和收益。这可能要求效益以美元金额来表示。

(3) 成本效果分析（cost-effectiveness analysis，CEA）：这是最常用的评价方法。在一个单独的指标中描述干预的资金量和单独或汇总的结果，通常是一个最重要的临床结果或某种形式的总量。

- 增量成本效果比（Incremental Cost-Effectiveness Ratio，ICER）定义为获得一单位效果所消耗的成本：

$$\frac{当前项目成本-拟定项目成本}{当前项目效果-拟定项目效果}$$

- 成本效用分析（Cost Utility Analysis，CUA）是 CEA 的一种，采用决策分析，常用单位是 QALY 或 DALY（质量调整生命年或

伤残调整生命年）。指标纳入了人的主观生活质量从 0（死亡）到 1（最佳）进行评分以及人的预期寿命。一些研究估计了单眼盲和双眼盲的效用值[15-20]。

(4) 成本-结果分析（cost-consequence analysis，CCA）：用自然单位表示使用的资源量和多个结果，以便对干预措施的影响有不同的看法。

三、青光眼成本研究的框架：以温哥华界定的常见词汇为例

尽管有很多关于青光眼成本的研究，但在成本描述方面不统一，导致难以对不同研究进行比较。为了解决这一问题，2007 年温哥华视觉障碍经济负担小组基于 Taylor 等[14, 15]的工作制订了一个通用词汇表。为便于对不同分析进行更直接和有意义的比较，推荐了以下标准分类。

（一）直接成本（护理的货币成本）

(1) 医院内：包括住院医生、门诊医生、医院就诊和流程。

(2) 医院外：医生访视和流程。

(3) 其他健康资源：如药品、影像学、病理学、

诊断检测、光学成本（如人工晶状体、眼镜）、老年护理、其他卫生专业人员、其他医疗费用、养老院护理。

（二）间接成本

(1) 辅助 / 适应：非护理的货币成本，如盲文、楼梯照明、导盲犬、患者及家属的出行费用。

(2) 看护人：家庭成员收入损失。

(3) 因转变而造成的无谓损失：考虑到消耗的资金或资源原本可以有更多产出的事实。包括税收、社会福利支出和从一个经济主体到另一个经济体的支付。

(4) 生产力损失：患者收入和税收的损失。

（三）幸福感丧失

虽然该框架为确定含有成本分析的特定因素提供了理解和指导，但准确可靠地获取这些因素的能力在各个国家和具体因素上存在显著差异。特别是对幸福感丧失这一因素，困难在于：①给定性、主观和个体感受赋予数量价值；②将幸福转化为特定的货币价值；③是否应在疾病发生之前确定价值。

四、目前已知的视觉障碍和盲的成本

在表 3-1（在线补充）中，根据温哥华共识框架，我们参考了关于视觉障碍和青光眼的资源使用和成本的最新研究。

视觉障碍的成本估计

据估计，2004 年美国的视觉障碍成本 354 亿美元，其中直接医疗成本为 162 亿美元，其他直接成本为 111 亿美元，生产力损失为 80 亿美元[10]。Rein 等估计年度政府预算影响为 137 亿美元。据 Frick 等分析，每年因视力损害和盲用于医疗和家庭护理的成本达 55 亿美元（不包括生产力损失）[16]。

视觉障碍和视力损害患者的就业水平较低，导致其年收入较低。视力障碍者和盲人的雇佣率分别是 44% 和 30%，其年收入分别为 23 345 美元和 21 074 美元，而视力正常者雇佣率为 85%，年收入 33 195 美元[10, 16]。由于视力障碍者和盲人的低就业估计导致生产力损失 63 亿美元，他们的个人收入减少 17 亿美元。Frick 等认为损失超过 209 000 QALY，其中失明约 85 000，视力障碍 124 000。如果将每 QALY 换算成 5 万美元，年损失可达 160 亿美元[16]。

2004 年澳大利亚视觉障碍的成本估计为 98.5 亿澳元，其中直接成本为 18 亿澳元，间接成本为 32 亿澳元，幸福感丧失为 48 亿澳元。2000—2001 年间，在澳大利亚各种健康问题的直接成本中，视力障碍排名第 7，超过缺血性心脏病、抑郁症、中风和糖尿病[15]。重要的是，目前认为视力丧失的干预措施的成本被视为成本节约，即每花费 1 美元可节省 1 美元以上[21]。

五、目前已知的青光眼成本

美国青光眼的直接成本估计为每年 29 亿美元，其中大部分用于门诊护理和药物治疗费用[10]。青光眼相关个人成本估计的研究各有不同，有多个主题[11, 22-26]。研究一致认为，某些因素与青光眼治

表 3-1 视觉障碍和青光眼的资源使用和成本 – 研究实例

研 究	直接成本			间接成本				幸福感丧失
	医院投入产出（护理的货币成本）	医院外（护理的货币成本）	其他健康资源（护理的货币成本）	（非护理的货币成本）	看护人（家庭成员收入损失）	因转变而造成的无谓损失	生产力损失	
视觉障碍								
Taylor HR 等 澳大利亚视觉障碍的经济影响和成本	×	×	×	×	×	×	×	×
Frick KD 等 美国视觉障碍和失明的经济影响	×	×		×			×	×

(续表)

研 究	直接成本			间接成本				幸福感丧失
	医院投入产出（护理的货币成本）	医院外（护理的货币成本）	其他健康资源（护理的货币成本）	（非护理的货币成本）	看护人（家庭成员收入损失）	因转变而造成的无谓损失	生产力损失	
Rein DB 等 美国主要成人性视觉疾病的经济负担	×	×	×	×			×	
青光眼								
Lee PP 等 美国和欧洲的青光眼：根据疾病阶段预测成本和手术率	×	×	×					
Stein JD 等 在开角型青光眼新发患者队列中资源使用的纵向趋势	×	×	×					
Lee PP 等 原发性开角型青光眼患者的费用	×	×	×					
Lee PP 等 一项关于青光眼疾病严重程度的资源使用和成本的多中心回顾性前瞻性研究	×	×	×	×				
Seider MI 等 选择性激光小梁成形术和青光眼局部药物	×	×	×					
Traverso 等 青光眼的直接费用和疾病的严重程度：欧洲资源使用的多国长期研究	×	×	×					
Sharma A 等 医院为基础和社区为基础的青光眼诊所的经济学比较	×	×	×	×	×		×	
Neymark 等 西班牙青光眼局部联合用药的成本	×	×	×					
Kobelt G 等 青光眼治疗的临床实践。法国患者登记处的四年结果	×	×	×					
Kobelt G、Jonsson L 法国和英国新型青光眼局部治疗的患者管理建模成本	×	×	×					

疗成本较高有关。OAG 患者的成本可能高于疑似 OAG 或高眼压症。由于额外的检查和起始治疗，诊断的第一年治疗费用较高。病情严重的个体，因其需要检查视野、视盘结构或 IOP 所花费的成本也更高。此外，发生副作用或眼压难以控制的患者，则成本会增加。据估计，每人每年的平均成本从 1248 美元到 1796 美元不等[11, 22, 23]。在 OAG 诊断后的前 6 个月内，成本最高（955.37 美元），随后的 6 个月降至约 500 美元[23]。诊断后第一年[22]的人均费用占医疗费用总额的 11.7%，随后几年出现下降而整体医疗费用增加。据估计，随着病情进展，护理费用会增加，如图 3-3 所示。

（一）药品成本

药物被认为是主要的成本驱动因素，占成本的 38%~52%。该成本估计值的变化源于药物治疗依从性和医保报销水平调整的影响[11]。由于诊断费用较高，该成本在诊断后一年可能会比较低（低至诊断后的第一年 POAG 相关成本的 25%）[11, 22]。另外，研究之间的差异可能与很多因素有关，如不同的患者群体、取样偏差、研究人群的疾病严重程度、随访的时间、研究期间疾病阶段的进展速率（或疾病的稳定性）、患者就诊类型、是否考虑费用或成本、是否每项服务的美元金额能反映费用、实际支付的金额或补偿医疗保险费率（最后两个的成本通常较低）。

最近的研究集中在前列腺素衍生物（prostaglandin analogs，PGA）上，它已经超越 β 受体拮抗药成为最常用的局部药物[27, 28]。与原有的局部药物相比，它们药效更好、副作用更小、成本更高[29]。一项法国患者的前瞻性注册登记研究报道，患者初次治疗即选择 PGA，所有患者的平均年直接成本为 487 欧元，新患者为 428 欧元[24]，低于在 20 世纪 90 年代中期对新诊断患者进行的一项研究（同一作者报道）所得到的每年 527 欧元的费用（调整为 2008 年的费用）[25]。这些研究表明，PGA 的高效与更少手术和随访护理次数减少有关，从而降低了成本，也减低了由于手术所占成本的比例。成本与基线 IOP 和治疗变化次数相关。7 年以上 PGA 治疗的 9500 名患者的进展和成本的最小化模型发现，如果所有患者仅使用贝美前列素，有 136 名患者的疾病进展被阻止，与其他前列腺素类药物相比，因避免早期青光眼节省 4009 美元，因避免晚期青光眼而节省 4543 美元[30]。本研究通过建模发现，贝美前列腺素比拉坦前列素和曲伏前列素降眼压效果多 1mmHg。其他模型假设认为，眼压越高，疾病进展可能性越高，POAG 患病率为 1.9%，拉坦前列素的成本是品牌的 80%，所有 PGA 药物具有相同的眼压波动特征，并且花费较少。该模型和研究表明了假设和模型变量对研究结果的影响，并且不同假设会产生不同的结果。

（二）美国与其他国家

在美国，青光眼患者的人均直接成本超过了其他国家，这可能是由于药物和医疗保健的相对成本以及医疗结构和融资方面的差异所致。病情越重，基线眼压越高，则年度治疗费用越高[26]。特定严重性阶段比较表明美国的费用较高。与欧洲国家和加拿大相比，美国的患者人均成本最高（例如，青光眼专科中心每年的平均护理成本分别为美国 1581 美元，意大利 540 欧元，德国 960 欧元）[11, 26, 31]。

图 3-3A 和 B 显示了美国和欧洲患者的平均总体直接医疗成本和相关组成。有趣的是，相比于在欧洲，基线阶段较晚（病情较重）和 IOP 较高的患者在美国更可能接受手术。最后，成本也因医疗系统和护理配送结构而异。Sharma 等考察了在医院和高街社区诊所护理患者的伦敦验光师的青光眼随访费用。社区门诊相比住院治疗，每个患者的系统成本要高出两倍以上，主要是由于相关的管理费用[32]。对患者而言，直接和间接费用总额基本相等，均为 6 英镑。作者发现，为了弥补较高的管理费用，社区视光师需要每天将患者数量增加到 25 人，才能使成本与医院门诊相当。

六、目前已知的效益

美国以外的国家成本效果分析的使用已经系统化，特别是欧洲和澳大利亚。在每种情况下，药物批准包括对指定治疗的每 QALY 或 DALY 的成本估计。虽然美国国内控制医疗费用的压力日益增加，但值得注意的是，患者保护与平价医疗法案（PPACA）中颁布的医疗改革措施包括明确禁止美国政府在批准和覆盖决策中使用 CEA。尽管如此，了解目前的医疗保健效益说明方法是青光眼护理经济学中的一个重要因素。

第一个任务是定义和理解 QALY 和 DALY 的使用。每个指标都是衡量某种疾病对个体生命感知价值的影响，其中较低的数值表示较低的优选状态。用降低感知障碍水平治疗的影响（即相比替代值，提高感知值）乘以治疗效果持续时间的年数（或人的一生中预期的年数），就可以得出 DALY 或 QALY 的数量。

（一）成本效果

国际上成本效果的标准差异很大。在美国，通常每个 QALY 的成本低于 50 000 美元被认为具有成本效果，高于 100 000 美元则不具有成本效果。世界卫生组织已定义了相对于人均国民生产总值（GNP）的成本效果标准。成本低于国民生产总值的干预措施被认为成本效益高，如果 DALY 的成本是国民生产总值的 1～3 倍，则成本效益中等[33]。

（二）治疗的成本效果

已经通过建模分析了青光眼自然病程中不同阶段的检测和治疗的成本效果，毫无意外的是，成本效果对成本类型、成本估算和 QALY 分配均敏感。这些马尔可夫模型代表了一种数学方法，用于量化患者随着时间的推移经历各种疾病阶段时的成本和疾病健康后果[34]。

1. 青光眼筛查

美国国内外对于开角型青光眼的筛查是否具有成本效果的分析结果都是不确定的[35, 36]。

2. 高眼压症治疗

基于高眼压症治疗研究（OHTS）[37]的青光眼成本效用分析发现，与 OHTS 人群类似的患者每年患青光眼的风险增加 5% 或更高，治疗这些患者每 QALY 的成本效益比增加为 3670 美元。如果所有风险为 2% 或更高的患者都接受了治疗，则每 QALY 的成本效益比增加为 4230 美元。对同一人群建模发现成本效果也取决于患者的整体预期寿命[38]。

3. 青光眼的诊断和治疗

Rein 等使用 AAO 眼科临床指南、早期青光眼研究（EMGT）和多中心青光眼初始治疗研究（CIGTS）的临床试验数据建模发现，美国 POAG 的诊断和治疗将使发生轻度视野损害的患者比例减半（从 27% 降至 5%～12%），并将视觉损害年限从 5.2 年减少到 1.0～2.6 年，CIGTS 每 QALY 的治疗

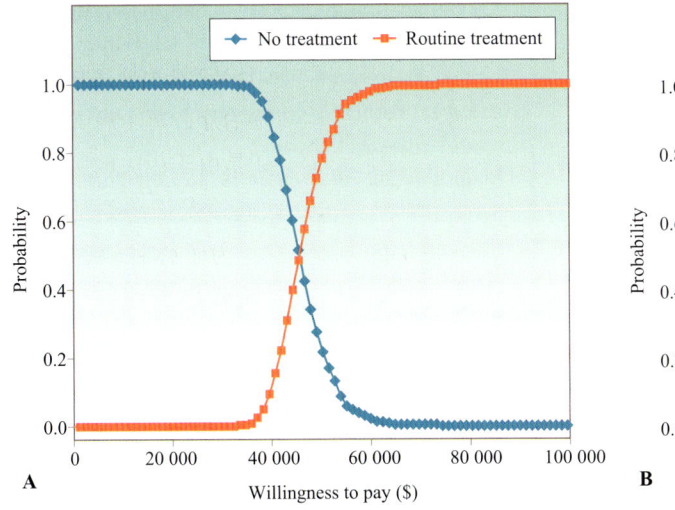
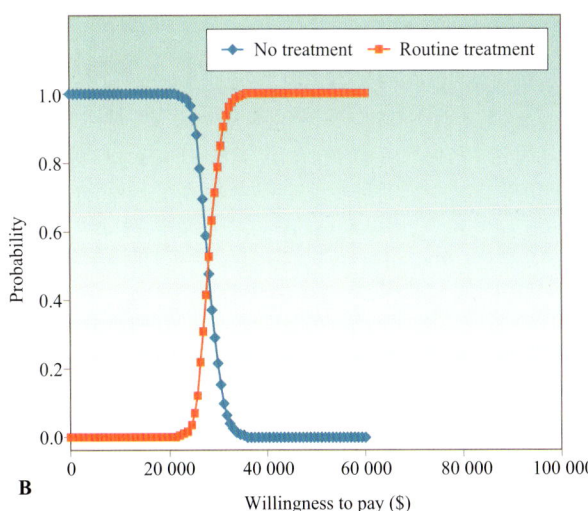

▲ 图 3-4 Cost-effectiveness acceptability curves for routine assessment and care compared with no care. The probability that the intervention is cost-effective at different WTP values for the routine diagnosis and subsequent treatment compared with no treatment given (A) the efficacy seen in the EMGT and (B) the efficacy seen in the CIGTS CIGTS = Collaborative Initial Glaucoma Treatment Study; WTP = willingness-to-pay

From Rein DB, Wittenborn JS, Lee PP, Wirth KE, Sorensen SW, Hoerger TJ, et al. The cost-effectiveness of routine office-based identification and subsequent medical treatment of primary open-angle glaucoma in the United States. Ophthalmology 2009; 116(5):823-832

收益需要的花费 28 000 美元，EMGT 46 000 美元（图 3-4）[39]。该模型对治疗成本和 QALY 的价值都很敏感（图 3-5）。按世界卫生组织的标准，成本效果分别为优秀和中度[39]。澳大利亚 POAG 的经济影响模型有些不同，它考虑了生产力和间接成本。澳大利亚的 POAG 诊断率增加到 70%～90% 将避免每 DALY 153 000～167 000 澳元的成本[40]。这将超过同一篇文章中所定义的生命年的估计价值（162 561 澳元）。

4. 不同的治疗过程：药物治疗与激光治疗

多项研究分析了前列腺素类药物与氩激光小梁成形术（laser trabeculoplasty, ALT）用于治疗新诊断的轻度 OAG 的成本效果[34, 41, 42]。一项研究发现前列腺素类药物比 ALT 更具成本效果[34]。但是，如果由于依从性差等原因使该假设的效果降低了 25%，则 ALT 更具成本效果。与不治疗相比，前列腺素药物的增量成本效果为 14 179 美元 / QALY，ALT 为 16 824 美元 / QALY。一个单独的模型发现 SLT 在治疗 1 年后比大多数前列腺素类药物更具成本效果，与使用普通拉坦前列素的 13 个月和使用噻吗洛尔 40 个月后相比也是如此[41]。ALT 的 5 年累积成本低于药物治疗或因两种药物无法控制行滤过性手术的患者[42]。

澳大利亚眼科研究中心还研究了后续治疗的成本效果。Rein 等模拟治疗过程为：①局部用药；②激光小梁成形术；③小梁切开术，而澳大利亚研究将治疗过程改变为：激光小梁成形术；局部用药；小梁切开术，该研究认为这一过程中每花费 1 美元可节约 2.5 美元的成本[43]。

七、附加问题和未来展望

分析青光眼及其治疗的成本和收益意味着重要的政策问题。诸如青光眼或视觉损害患者在多大程度上影响医疗保健的总体成本或者整体经济状况如何影响青光眼经济学。另外，还有一些基本概念涉及货币成本和未来的通货膨胀（或通货紧缩），这些概念可以明显改变分析结果。由于经济政策与政策决策和政治制度密不可分，我们还应考虑与政治

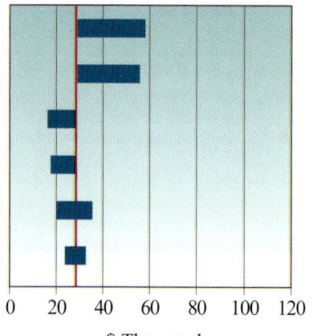

◀ 图 3-5 Sensitivity of cost-effectiveness ration to changes in major model parameters. The cost-effectiveness of routine diagnosis and subsequent treatment compared with no treatment given (A) the efficacy seen in the EMGT and (B) the efficacy seen in the CIGTS CIGTS = Collaborative Initial Glaucoma Treatment Study; EMGT = Early Manifest Glaucoma Trial; QALY = quality adjusted life year

From Rein DB, Wittenborn JS, Lee PP, Wirth KE, Sorensen SW, Hoerger TJ, et al. The costeffectiveness of routine office-based identification and subsequent medical treatment of primary open-angle glaucoma in the United States. Ophthalmology 2009; 116(5):823–832

考量和政府决策的关系。

（一）对整体医疗成本的影响

青光眼患者除了治疗的直接成本外，还增加了整体医疗保健成本。如果与视觉损害无关，估计眼科护理费用增加的额外费用为每年 137 美元[44]。青光眼严重视觉损害的进展估计会增加总体医疗保健费用[44, 45]。任何疾病导致的视力障碍都会增加医疗保健非眼部护理费用；中等损害的患者每年的非眼部相关成本为 2193 美元，而严重视力损害和失明患者分别为 3301 美元和 4443 美元[46]。2003 年视力障碍非眼部治疗费用支出 21.4 亿美元[46]，2004 年超支 28 亿美元[16]。

（二）贴现

在计算成本和 QALY / DALY 时需应用贴现。与未来相比，现在贴现能带来价值和健康。有人断言说，正如通货膨胀一样，现在的投入比今后的价值要高，它们都是高收益投资。因此，它们未来的价值会上调，通常至少每年 3%[47]。

（三）差距

随着未来世界各地青光眼预期患病率和人口老龄化的增加[2]，青光眼护理方面的差异可能会扩大。在美国，PPACA 已经将医疗保健扩展到了超过 3000 万无保险的人，他们可以得到青光眼的诊断和治疗。这有望增加眼科护理服务的利用率，也增加新诊断青光眼的团体和个人的治疗成本[48]。

据估计，目前那些医疗保险覆盖的青光眼患者中，27% 的人没有定期随访，医疗保险 - 医疗补助均有的患者更可能（43%）出现不规律的治疗和随访[28]。

西班牙裔是美国增长最快的少数族裔，到 2035 年，拉美裔男性预计会成为 POAG 最大的亚群[49,50]。在考虑年龄和性别之后，美国拉丁裔 / 西班牙裔人口的青光眼患病率与非裔美国人相似，但西班牙裔比白人或黑人受试者在某一年接受治疗的可能性低近 30%[28]。POAG 的亚洲人在某一特定年份接受治疗的可能性也低于白人（94%）[28]，预计到 2050 年亚洲人 POAG 将增加近 5 倍[50]。

（四）眼科护理的未来和成本

目前的美国医疗立法已经增加了接受眼科护理的患者数量，增加了社会诊断和总成本。婴儿潮一代人的老龄化以及医疗保健技术方面日益增长的成本共同使医疗保险计划走上了一条不可持续的道路。因此，支付和融资的重大变化将在未来十年影响患者、提供者和社会。

最值得注意的是，PPACA 下设的独立支付顾问委员会（Independent Payment Advisory Board, IPAB）是一个由 15 人组成的组织，职责是在人均医疗保险费用的估计增长率超过下一年既定目标时，制定一项减少医疗保险开支的计划，虽然其确切功能尚未定义，但它的核心工作可能是为医疗保险患者护理的提供者确定覆盖率和支付率。禁止根据成本分配医疗保健，提高税收（收入）或医疗保险金额，增加医疗保险费用分摊，限制效果或修改合格标准［患者保护与平价医疗法案 Pub. L. No. 111–148，§ 2702，124 Stat. 119，318–319（2010）］。因此，减少或改变医疗保健提供者的支付结构是 IPAB 实现其目标的少数工具之一。

除了使用成本效果或其他 CBA 技术（被禁止）外，IPAB 可能部分类似于英国国家卫生与临床技术优化研究所（National Institute for Health and Clinical Excellence, NICE），其独立咨询委员会提供有关疾病干预的临床有效性和成本效果的循证指南。它向英国国家卫生服务机构 - 全民医疗保健体系提出建议。2013 年 4 月，它从卫生署资助机构变成非部门公共机构。

其工作的一个例子是使用仿真建模。一项建模比较了青光眼护理的 5 种策略，包括医院和社区监测以及之前由 NICE 推荐的强化和保守策略，发现两年一次的医院监测以及强化和保守的 NICE 推荐策略减少了转成青光眼的病例数量，与年度社区监测相比 QALY 增加。虽然两年一次的医院监测 ICER 超过 30 000 英镑，但它比 NICE 策略的成本更低，效果更好[51]。

随着西方世界的财政状况变得更加紧迫，这将是一个何时而非是否应该实施成本限制的问题。例如医师质量报告系统（Physician Quality Reporting System, PQRS）中获得更好绩效的激励措施正让位于有意义的使用相关且更大的处罚和其他措施，旨在激励发展更大的团体和更大的电子协作护理。支付者已经为他们提供护理所使用的资源"定型"了医生,要么拒绝为"更昂贵"的提供者提供护理,要么自掏腰包支付医生的治疗费用,比如共同付费或者患者自付费用。对于被认为是"低成本"的提供者来说,患者可能没有或只有最少的共同支付,而被认为是"高成本"的患者将会有更多的患者付费,以激励患者使用支付者认为是"低成本"的医疗服务提供者。在这样的世界中,成本分析的准确性和成本分配对于所有相关人员,特别是所讨论的提供者和付款人以及患者来说都是至关重要的。

最后,据估计在美国的成本效用分析可以节省 7% 的国家医疗支出[47]。支付者和政策制定者在覆盖决策时很可能需要考虑效果因素。那些高成本效益的服务将更有可能被覆盖或降低患者的支付,而那些较低成本效益的服务将使患者支付更多。

聚焦 1　亚洲国家青光眼护理经济学:概述

Errol Chan　Paul TK Chew

青光眼是亚洲第二大致盲病因[1]。由于亚洲社会经济状况、青光眼疾病模式和医疗保健系统的不同,青光眼的护理经济学会面临数个独特的挑战。

与全球青光眼负担趋势一致,2020 年亚洲青光眼患者人数预计将增加到 4930 万人[1]。目前青光眼患病率估计值从尼泊尔巴克塔普尔的 1.8% 到日本多治见的 5% 不等。由于寿命延长和人口老龄化过渡,预计人口在未来几十年呈指数增长。因此,亚洲是全球目前和未来青光眼负担最重的地区。其次,在眼科护理方面,尤其是在农村地区,对眼科疾病的认识不足以及大量未诊断的青光眼病例等问题值得关注。虽然原发性开角型青光眼(POAG)仍然是主要的青光眼类型,但亚洲的原发性房角关闭疾病(PACD)较西方更常见。在日本,大多数 POAG 病例是正常眼压青光眼(NTG)。POAG 与 PACG 比例的地域差异也可能表明不同国家青光眼筛查和治疗的特定策略不同。从经济角度来看,亚洲发展中国家的许多人经济仍然较差,难以负担治疗。此外,亚洲各国政府的医疗支出比其他经济问题优先级别低。

迄今为止,亚洲青光眼的经济评估仅仅突出了与疾病有关的直接成本。我们知道,新加坡急性闭角型青光眼急性发作的患者估计 5 年个人累积直接成本为 879 美元至 2576 美元,医疗系统为 261 741 美元至 287 560 美元[2]。各国的青光眼药物的费用各不相同[3, 4]。虽然前列腺素衍生物由于其疗效和副作用少的优势而越来越多地被使用,但成本这一主要缺点仍是许多亚洲国家中的重要考虑因素。没有青光眼相关收入损失的数据。

在进行成本效果分析之前,必须证明疗效的临床合理性。我们期待中山眼科中心的房角关闭预防(Zhongshan Angle Closure Prevention, ZAP)试验中激光虹膜切开术(laser iridotomy, LI)用于 PACD 的临床疗效的数据[5],即 LI 延缓进展 PAC 和急性闭角型发作。迄今为止,基于人群的青光眼筛查结果显示新加坡马来西亚人的海德堡视网膜断层扫描仪仅具有中等有效性(敏感度/特异度为 70%~80%)[6]。此外,需要有关亚洲人视野进展速率的准确信息,以建立可靠的经济模型进行评估。国家特定分析显示医疗保健系统的巨大差异。以成本效果分析为目的的亚洲青光眼生活质量研究的局限性在于评估的结果,如特殊视力功能[7]、活动受限、坠伤或心理健康不容易转化为质量或伤残调整生命年(QALY 或 DALY)。由于 QALY 和 DALY 是与其他疾病进行比较的标准指标,因此指导决策者在稀缺卫生资源中优先考虑青光眼的信息非常有限。

亚洲地区巨大且严重的青光眼负担要求确定与北美,欧洲或澳大利亚不同的关键点。为了使筛选具有成本效益,可能需要针对风险的策略,例如,老年人、晚期疾病或视力受损的人以及低成本筛查设备的使用。为治疗提供保险或政府补贴可以抵消主要的成本动因。提高仿制青光眼药物的普及性,确定激光虹膜切开术和常规白内障手术在闭角型眼中预防青光眼发生中的效果、成本和成本效益,可能是重中之重。

参考文献

[1] Quigley HA, Broman AT. The number of people with glaucoma worldwide in 2010 and 2020. Br J Ophthalmol 2006;262–7.
[2] Wang JC, Chew PT. What is the direct cost of treatment of acute primary angle closure glaucoma? The Singapore model. Clin Exp Ophthalmol 2004;32:578–83.
[3] Ikeda H, Sato E, Kitaura T, et al. Daily cost of ophthalmic solutions for treating glaucoma in Japan. Jpn J Ophthalmol 2001;45:99–102.
[4] Gao Y, Wu L, Li A. Daily cost of glaucoma medications in China. J Glaucoma 2007;16:594–7.
[5] Jiang Y, Friedman DS, He M, et al. Design and methodology of a randomized controlled trial of laser iridotomy for the prevention of angle closure in southern China: the Zhongshan angle closure prevention trial. Ophthal Epidemiol 2010;17:321–32.
[6] Zheng YF, Wong TY, Lamoureux E, et al. Diagnostic ability of Heidelberg Retina Tomography in detecting glaucoma in a population setting: the Singapore Malay Eye Study. Ophthalmology 2010;117:290–7.
[7] Chan EW, Chiang PP, Wong TY, et al. Impact of glaucoma severity and laterality on vision-specific functioning: the Singapore Malay eye study. Invest Ophthalmol Vis Sci 2013;54:1169–75.

> **聚焦 2　印度的高容量青光眼护理经济学**
>
> **Rengaraj Venkatesh　Krishnamurthy Palaniswamy**
>
> 　　青光眼与白内障大不相同。白内障是有症状的，并且通过单次干预能得到接近 100% 的视觉功能和生活质量的改善。然而，青光眼是保存视力而非获得视力。印度 40 岁以上有 1120 万人患有青光眼，另外有 2 810 万人疑似青光眼（OHTN/PAC/PACS）[1]。青光眼的经济负担随着疾病的进展而增加；治疗延缓疾病进展可显著降低卫生经济负担[2]。青光眼护理的直接成本包括就诊、药物、青光眼手术、转诊和养老院护理。间接成本包括工作中的生产力损失以及家庭成员和朋友承担的生产力成本[3]。在一项非洲研究中，中等收入者花费了其月收入的 50% 以上，低收入者花费了他们每月的所有收入来治疗青光眼，导致依从性差、随访率低[4]，这可能与印度类似。
>
> 　　减少青光眼致盲的努力有限有许多原因，包括筛查和诊断不足、眼科护理服务使用率低、治疗依从性差和随访建议不足。不去寻求眼部护理的原因除了视觉问题以外还有许多，例如缺乏资金，时间限制、无法离开家庭和工作责任，需要护送以及对其疾病的恐惧[5, 6]。因此，需要设计一个全面、可持续的眼科护理计划，该计划需要农村人口容易获得并且能够负担，同时还需确保高质量的筛查、治疗和转诊服务。正是基于这一想法，印度阿拉文眼病护理系统（Aravind Eye Care System, AECS）在基于医院的青光眼筛查之外，还建立了视觉中心（vision centers, VC）来提供初级眼部护理。这些视觉中心装备有基本的眼科设备，并由训练有素的眼科助理进行标准检查（裂隙灯检查、验光）以及治疗小病。这些 VC 中的记录是电子化的，简单的数码相机稍加改装用作眼底照相机。在 VC 检查的患者通过与基层医院的眼科医生进行远程会诊互动。如果需要进一步治疗，患者被转到基层医院。在经济资源有限的情况下，VC 被用于农村人群的机会青光眼筛查，否则这部分人群很难评估，这有助于减轻疾病负担[7]。
>
> 　　药物治疗仍然是印度治疗的主流。尽管质量控制不一致，但低成本仿制药物已经充斥市场。仿制药通常不像原始制剂那样有效，但它们是许多人的唯一希望。对于晚期青光眼损伤的患者，如果有良好的依从性和随访，一期小梁切除术是理想的选择。私立医院的小梁切除手术费用从 200 美元到 400 美元不等，白内障超声乳化联合小梁切除术的费用在 500 美元到 1000 美元之间。在印度一些州，政府资助的健康保险计划提供免费的青光眼手术和联合手术，这对生活在贫困线以下的人非常有利。许多巡诊筛查团队筛查出晚期白内障和青光眼（特别是晚期），小梁切除术联合小切口白内障手术对这些患者来说是一种福音，因为这是一种安全、经济有效的技术，并发症少，且学习曲线很短[8]。
>
> 　　小梁切除术失败后的青光眼治疗仍然是一个挑战，因为大多数青光眼引流阀价格昂贵。Aurolab 是 AECS 的一个制造部门，最近开发了一种成本低廉的引流阀，称为 Aurolab 房水引流植入物（Aurolab Aqueous Drainage Implant, AADI）。这种引流阀可以帮助青光眼手术医生以相对容易的方式处理滤过失败病例和疑难病例。总之，高质量的仿制药物、早期的初级滤过手术、农村医疗保健服务转诊计划和政府资助的健康保险计划将有助于解决印度青光眼的负担。
>
> **参考文献**
>
> [1] George R, Ramesh S, Viajaya L, et al. Glaucoma in India: Estimated burden of disease. J Glaucoma 2010;19:391–7.
> [2] Varma R, Lee PP, Goldberg I, et al. An assessment of the health and economic burdens of glaucoma. Am J Ophthalmol 2011;152:515–22.
> [3] Lee PP, Walt JG, Doyle JJ, et al. A multicentre, retrospective pilot study of resource use and costs associated with severity of disease in glaucoma. Arch Ophthalmol 2006;124(1):12–19.
> [4] Adio AO, Onua AA. Economic burden of glaucoma in Rivers State, Nigeria. Clin Ophthalmol 2012;6:2023–31.
> [5] Robin AL, Nirmalan PK, Krishnadas R, et al. The utilization of eye care services by persons with glaucoma in rural south India. Trans Am Ophthalmol Soc 2004;102:47–55.
> [6] Fletcher AE, Donoghue M, Devavaram J, et al. Low uptake of eye services in rural India: a challenge for programs of blindness prevention. Arch Ophthalmol 1999;117(10):1393–9.
> [7] Khurana M, Kader MA, Ramakrishnan R. Opportunistic glaucoma screening in rural India: Role of vision centers. ARVO 2013 Poster.
> [8] Venkatesh R, Sengupta S, Robin AL. Mitomycin C-augmented trabeculectomy combined with single-site manual small-incision cataract surgery through a tunnel ap technique. Asia-Pac J Ophthalmol 2012;1:142–6.

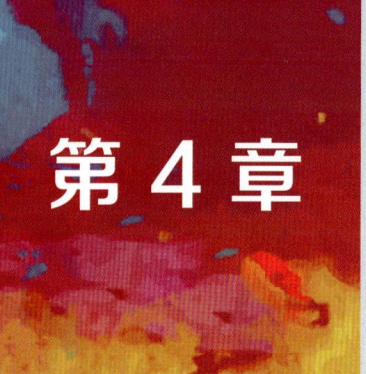

第4章 青光眼护理在不同社会中的实际应用
Practical Application of Glaucoma Care in Different Societies

Alan L Robin　Donald L Budenz　Nathan G Congdon　Ravilla D Thulasiraj　著

严　然　译

段晓明　校

> **本章概要**
>
> 世界各地青光眼的诊断和有效治疗都很困难，但在世界上较不富裕的地区存在更多显而易见的困难，因为那里生活着大量青光眼患者。本文探讨了提供良好青光眼护理的问题，特别是对包括中国和印度在内的东南亚以及撒哈拉以南的非洲国家。另外，因青光眼筛查和治疗干预所面临的困难，视觉相关组织和其他非政府组织（nongovernmental organizations，NGO）给予青光眼相对较低的优先权，本文对此进行讨论，同时提出增加贫困地区青光眼护理资源和优先权的未来可能方向。

一、概述

白内障是欠发达国家可治疗性盲的主要原因[1]。白内障的诊断相对简单、疗法标准化、简单且有效；仅需要单一、具有成本效果的干预，患者就能得到很好的治疗结果，生活质量显著改善。

青光眼是全球第二大致盲原因，与白内障不同，它的致盲是不可逆的[2]。欠发达国家的青光眼治疗具有挑战性，需要不同于发达国家目前使用的理念和技能。由于培训普及较差、诊断晚、护理机会少、护理利用较差以及民间传说和信仰等问题，发展中国家面临的问题明显扩大且更加极端。

青光眼检测即使在最好的治疗情况下的富裕人群中也相对较差。在一个更发达的社会里，人们会期望，随着医生和验光师人均数量的增加和财政投入可以发现新患者，从而几乎没有漏诊的患者。然而，青光眼通常是一种无症状疾病，经常无法检测到。甚至在威尔默研究所（Johns Hopkins University, Baltimore, Maryland, USA）的5英里半径范围内，几乎有50%的青光眼患者被漏诊[3]。在美国的其他地区[4]以及西欧和澳大利亚[5-9]也是类似的情况。

老年人（75岁以上）的患病率和缺乏治疗情况可能有所不同。最近在美国马里兰州索尔兹伯里的一项研究中，近20%的青光眼患者的最佳矫正视力低于6/12，致盲率为1.3%～5.3%[10]。此外，1/3被诊断患有青光眼者以前从未被告知患有这种疾病。在75岁以上的人群中，白人患青光眼的比例从3.4%增加到9.4%，黑人患病率从5.7%增加到23.2%。在发展中国家，这个问题更加突出。在印度南部一项以人群为基础的调查（平均年龄60岁）中，研究人员发现21%的受试者单眼失明，他们中的93%以前未被诊断患有该病[11]。发达国家和欠发达国家之间的这种差异有许多可能的原因。一个常见的原因是欠发达国家的许多人认为视力损害是老龄化的自然后果。"白发和白眼"是正常情况这一概念并不少见。也就是说，当人们接受自然老化和头发变白时，失明也是可接受的结果。即使是在比较发达的国家，对于大多数人来说，公共卫生和预防保健的概念都是陌生的。人们对诸如青光眼或糖尿病性视网膜病等疾病知之甚少，所以他们不进行规律治疗。视力障碍成为日常生活中可接受的部分，就像关节炎导致活动能力差一样。此外，基础设施减少，眼科护理人员集中在城市，难以找到合适的医生。

当患者因视物变暗就诊时，医生和其他医务人员通常考虑白内障致盲，经常不进行眼压、视野及眼底检查。造成这种情况的部分原因是缺乏充分的培训[12]，可能是由于优先性、技术水平或时间不足。人员配备问题不仅是人均眼科医生绝对数量远远不足，更为复杂的是，接受过良好青光眼培训的眼科医生的比例甚小[13]。在很多地方，压平眼压计并不常用，医生们依赖于数字化眼压测量。在中国和非洲的服务不足地区，裂隙灯可能是奢侈品。同样，伴有白内障的正常眼压性青光眼患者难以诊断，因为晶状体混浊给观察眼底或进行视野检查带来了挑战。

白内障和屈光不正已成为他们自身的主要障碍[14]。单纯对导致视力丧失的白内障进行诊断和手术治疗往往是一个非常重要的问题。熟练的白内障摘除联合人工晶状体植入术现在已司空见惯[10]。手术后，患者常常没有进行全面眼底检查就返回家中和村庄，很少有术后白内障护理之外的咨询。此后，患者因后囊膜混浊导致视力障碍后，才可能会返回诊所接受后囊切开术。后囊切开术后，由于缺乏训练，缺乏设备和时间而不检查眼底，也很少进行术后指导。与这种护理模式相关的行为和结果给患者一种错误的观念，似乎可以很容易地通过手术或激光恢复失去的视力，因为这种情况已经发生两次。其含义是，不需要每年或每隔一年的预防性就诊。如果患者出现青光眼或糖尿病性视网膜病变，那么患者直到失明才会复查，因为患者认为失明可以逆转。然而，随着年龄的增长，青光眼等不可逆性致盲疾病的患病率明显增加，特别是75岁以上。无晶状体和人工晶状体眼[15]中青光眼的患病率增加。在发展中国家上述两种情况中青光眼致盲率为22%。

在发展中国家检测青光眼可能很困难。在许多城市和大多数农村中心，电脑视野计和成像仪器等现代设备并不常见。如果发生这种情况，原则上应进行指测或Schiotz眼压测量和非立体眼底检查。即使在美国等发达国家，通常也不会进行房角检查[16]。在大多数发达国家，原发性闭角型青光眼相对罕见，而在发展中国家，它们可占原发性青光眼的一半，尽管其患病率降低，它仍然是导致残疾和失明的主要原因。许多患有正常眼压性青光眼的患者表现为IOP低于21mmHg[17]。准确诊断房角关闭疾病对于及时和适当处理非常重要，这些病例需要尽早发现以防止因永久房角粘连而需要进行复杂手术。激光虹膜切除术相对容易操作，然而世界上许多地区没有激光。在狭窄的前房内用激光穿刺厚厚的棕色虹膜可能比较困难，如果虹膜切开后发生房角关闭，患者可能完全不了解这个问题而没有随访复查。此外，必须认真训练眼科医生说服患者同意对侧眼进行预防性手术。

单独筛查青光眼通常不具有成本效果，因为该病的患病率相对较低，并且大多数筛查试验的敏感性和特异性都存在问题。然而，如果与其他疾病（如糖尿病性视网膜病变或白内障筛查）共同筛查，则可能变得更具成本效果，因为这两种疾病也需要视盘和眼底照相。简单的视野检查如倍频视野计（frequency doublig technology，FDT）在配合眼底检查或散瞳/未散瞳的眼底照相时可以具有成本效果。数字化视盘照片的计算机评估和筛查对于可靠的青光眼筛查可能是有用的，目前正在尝试用于糖尿病视网膜病变[18]。随着数字化图像和远程医疗得到更广泛的应用，这些类型的筛查可以产生巨大影响。数字摄影筛查具有可以提供即时更准确筛查的优点，使受过训练的人员有机会执行其他任务。目前，印度金奈和马杜赖的两个独立机构正在进行远程医疗。远程医疗能够为人们提供眼部护理筛查，而不是让患者来到眼部护理中心。这对患者来说更加方便，可以让他们在不用长途旅行的情况下获得专家意见，并让他们可以更自由地获得更高质量的眼部护理。最重要的是，远程医学筛查使得越来越多的人进行全面筛查。

在发展中国家青光眼患者常处于晚期，视力受损和单眼患者很多。因此与比较发达的国家相比，发展中国家对高风险的高眼压症或早期青光眼患者必须采取更积极的治疗措施。一旦诊断为开角型青光眼，主要问题是如何进行治疗。虽然美国眼科学会称，所有新诊断的青光眼患者都应该选择药物、手术或激光治疗，但在美国首选药物治疗。从许多角度看，发展中国家的药物治疗都存在问题。这些潜在的问题不仅包括成本、依从性、视力低下的患者成功将眼药滴入结膜囊的能力，还包括药剂的质量和可获得性。在发展中国家很少有正规的青光眼药物依从性研究发表，但一些人认为依从性可能更差。在诊断后的5年内，只有不到10%的患者仍继续接受治疗或复查（未发表数据，Aravind Hospital System，Coimbatore，India）。当地生产的药物（盐酸毛果芸香碱，马来酸噻吗洛尔和酒石酸溴莫尼定）的成本通常每瓶价格不超过1美元。另外，还存在分配的问题。在城市中，通常可以获得任何类型的药物。在农村地区，可能难以获得除毛果芸香碱或噻吗洛尔以外的药物，使医生开具的其他降眼压药物处方无效。这限制了更多农村患者在需要手术干预之前的选择。而且，由于城市居民的收入可能超过农村患者，因此成本可能会严重地阻碍农村居民。

当然，在发达国家和发展中国家，治疗成本都同样重要。在美国，治疗成本可能导致患者使用药物次数少于处方次数。即使共同支付的相对小的差异也可能对依从性和疾病进展有显著影响[19-23]。

以美元为单位，一些但并非全部的发展中国家，与美国甚至欧洲相比，局部降眼压药物的价格要便宜得多。然而，就个人的日常收入而言则是昂贵的，成本上的小差异可能会造成药物使用和依从性的巨大差异。2004年中国国家统计局[24]公布，中国农村人均收入为0.97美元/天，城市为3.11美元/天。这需要覆盖每天的食品平均成本（中国农村和城市分别为0.34美元/天和0.9美元/天）和住房（分别为中国农村0.11美元/天和城市0.24美元/天）。中国有一些基本的医疗保险，在患者首先支付241.00美元后，医疗保险会为进一步医疗支付80%的费用。但是，这并不适用于部分城市居民和大多数农村居民。在中国的大多数城市，基本医疗保险并不包括前列腺素和局部碳酸酐酶抑制药等相对较新的青光眼药物。医疗保险在中国甚至农村地区的使用越来越广泛，但通常不覆盖药物的费用。

在中国的一些地区，尤其是中国农村，传统疗法（如针灸）仍被视为无成本疗法[25]。在中国的部分地区，与印度一样，甚至无法获得成本最低的药物。

中国的青光眼治疗费用是多少[26]？激光小梁成形术的费用从40美元到70美元不等，滤过手术为70美元。在中国，药物的平均成本（假设完全合规且不浪费）为每天1美元。

许多仿制药的质量往往是可疑的。作者已经在眼科抗生素中[27]观察到了这种现象，并且已经发现仿制青光眼药物不能像正规药物一样降低IOP[28]。但是，这可能会令人左右为难。是使用可能低劣但价格低廉的仿制药，还是要求患者支付更多费用以获得更可靠、更有效的药物？通常，这个决定是基于成本的。此外，与印度一样，一些但不是全部的仿制药物可被广泛应用，并且几乎可以在任何地方采购，如噻吗洛尔和毛果芸香碱。

在中国，因为大部分青光眼是房角关闭而不是房角开放，因此培训和技术十分重要。准确诊断青光眼类型的能力成为一个重要问题。如果没有正确或根本没有使用房角镜检查，闭角型青光眼可能会不适当地使用药物而不是激光或手术治疗，导致本可能避免的致盲。对所有形态的房角关闭的诊断都需要足够的技术，包括房角检查和熟练掌握裂隙灯的使用，在住院医师中可能无法完成[29]。在发展中国家应该使用激光小梁成形术吗？一些报告发现它对少数受试者有效时间相对较短[30]，但仍需要长期的研究。此外，在许多地区，可靠的电力和设备维护是制约因素。为了激光的有效性，它必须是耐用的，理想中它应该是便携式的，并且自带电池电源，因为功率的波动会导致电路的永久损坏[31]。另外，由于激光相对昂贵，在缺乏高比例赔付患者的情况下不具成本效益。虽然激光小梁成形术达到单一药物的作用，但即使那些初始反应良好的患者最终也需要药物，因为随着时间的推移，激光的作用会消失。在发展中国家，二极管激光睫状体光凝术已被作为初始治疗进行研究[32]。该仪器坚固便携，这是一个主要优点，因为它不太可能需要昂贵的维修费用，并且可以在诊所间转运。该技术还具有在适当的训练后易于操作、快速、术中和术后护理简单的潜在优点。然而，它的降低眼压效果不明显，治疗可导致白内障，但交感性眼炎的风险很小[33]，这使得相对风险超过了易用性和成本的收益。

最初的切开手术似乎是一个不错的选择。但是如果考虑滤过手术，是否应该只进行小梁切除术？白内障是滤过手术最常见的并发症之一[34]。视力 6/6 的无症状受试者进行青光眼手术后，可能出现术前视物清楚，但术后因继发白内障而视力变差。"视力变差"将被归咎于青光眼手术，这是一种不受欢迎的情况，尤其是在青光眼手术前无症状的人。哪怕在最好的情况下，这个问题也需让患者暂时离开工作岗位并再次进行手术。这不仅增加了眼内炎的风险，而且还增加了滤过泡失败的风险，而患者在两次手术后也只可能保持治疗最初的状态[35]。在某些地区，这可能与白内障手术技术不佳有关。此外，通过消极的社会营销破坏眼科护理提供者与社区之间的关系。因此，是否应该考虑进行青光眼白内障联合手术，这样患者可能会比单独进行小梁切除术术后感觉更好[36]？到晚期才出现症状的患者因手术干预而使症状加重，可能会导致该患者及其亲友对医疗护理提供者失去信心。由于大多数青光眼患者没有明显影响视力的白内障，通常在联合手术后他们的视力不会提高。此外，联合手术的降眼压效果较青光眼手术差。如果不采用小梁切除术，那么可能将青光眼引流装置植入作为主要手术。青光眼引流装置手术的手术技术变异性小，术后操作少。虽然在一些研究中，小梁切除术和青光眼引流装置之间似乎结果相当，但在发展中国家，引流阀的初始成本（600～800 美元）令人望而却步。值得注意的是，AADI 是一种廉价的青光眼引流装置，类似于 Baerveldt 青光眼引流植入物，可通过位于印度马杜赖的 Aurolab 获得，价格低于 80 美元。

滤过手术需要不同的技术水平。作为训练和手术技能差异的一个例子，作者首先将进行白内障手术考核。在印度马杜赖[37]，最终视力低于 6/18 的患者低于 1.9%，而在海得拉巴[38] 41.6% 的患者在白内障手术后出现视力障碍或失明。这表明，如果在发展中国家白内障手术这一常用手术技术都差异很大，那滤过手术这个非标准化手术的结果则更会参差不齐。

理想情况下，手术应该是最好的选择，因为这可能是一次性操作，可以避免依从性问题，具有成本效果，并且可以被社会接受。目前正在各个中心开展工作，以帮助开发简单、通用的手术技术。但是，截至目前，情况并非如此，近期似乎也很难达到。

新技术可能有利于手术干预。二氧化碳激光器现在可进行深层巩膜切开术。学习曲线短，结果与小梁切除术相似（但尚未与之比较）[39]。希望能创建易于学习并具有可预测结果的标准化程序。类似的非穿透性手术很少引起浅前房、眼内炎、白内障和低眼压相关并发症。

二、在撒哈拉以南非洲地区青光眼治疗的实际考虑

撒哈拉以南非洲地区由于训练有素的医疗服务提供者缺乏、农村环境和基础设施匮乏，与世界其他地区相比可能需要额外的考虑。以下关于非洲青光眼管理的描述完全基于在西非加纳的个人经验，可能不能推广到整个大陆，但很可能涉及许多发展中的撒哈拉以南非洲国家。

在撒哈拉以南非洲地区，导致青光眼治疗的独特性有几个因素。首先，在加纳[40]、坦桑尼亚[41]和南非[42-44]进行的青光眼调查中，非洲 40 岁及以上的黑人原发性开角型青光眼的患病率估计值为 3%～7%。在西非，青光眼占致盲的 16%～24%，仅次于白内障[45-47]。其次，黑人青光眼发病年龄较早，病程进展更快[54, 55]，导致视力残疾发生的年龄提前。第三，撒哈拉以南非洲发展中国家的资源非常有限，使得诊断和管理困难[56]。

西非青光眼的诊断通常仅以眼内压为依据。手动动态视野检查需要相对昂贵的设备、熟练的检查人员和很长的检查时间。自动视野设备是理想的设备，但设备昂贵且很难在发展中国家获得和维护。便携、廉价、技术和人员依赖性较低的视野仪在西非尚未普及。仅依靠眼压和视盘来诊断和随访青光眼是有问题的。筛查青光眼最常见的方法是单独测量眼压，这可能会漏诊超过 60% 的青光眼患者。黑人的角膜比非黑人角膜更薄，使得眼压监测更为复杂。因此，由于筛查检查中的"正常"眼压，许多

未进行视盘检测的青光眼病例被漏诊。黑人的杯盘比较大、变异性更强，平均值为 0.4，高加索人为 0.3[57-59]。由于眼底照相仪器的成本很高，因此以视盘增大为证据在发展中国家不可行。很少强调房角镜检查用于青光眼分型和治疗。在加纳最大的人口调查中，房角关闭为青光眼的罕见原因之一（2.5%）[40]，一项临床调查发现，青光眼治疗的患者中房角关闭者有 6.6%[60]，强调该人群青光眼和高眼压患者使用房角镜非常重要。在非洲的发展中地区，常有患者出现单眼失明后才诊断出青光眼。上述技术缺乏也同样阻碍青光眼患者进展的随访。视盘的基线立体照相术在随访中很有用，但却很少能用于随访，而且系列视野分析也不常见。一般来说，IOP 是唯一随访的参数。理想情况下，如果眼压较基线下降 30%～50%，则患者"稳定"，尽管已知这些患者中有一部分会出现病情的进展。

实际上，青光眼的医疗管理在撒哈拉以南非洲地区很少成功，因为药物的成本很高，而且难以获得。Verrey 及其同事[61] 回顾了加纳农村 397 例慢性青光眼患者的记录，发现接受药物治疗的患者中只有 17% 的眼压低于 22mmHg。相反，84% 的手术治疗患者眼压低于 22mmHg。就像在印度和中国一样，即使是普通的 β 受体拮抗药和缩瞳药，每天的费用可能比食品等基本必需品的成本更高。即使对有钱的人来说，药物也是不实际的。有时持续数周的炎热天气和停电，可能会使一些青光眼药物失效。

鉴于撒哈拉以南非洲地区青光眼的药物和激光治疗存在问题，对于威胁视力的青光眼患者来说，一期手术治疗似乎是合理的一线治疗方法。然而，在与西非眼科医生的交流和讨论中，作者发现他们不愿意用手术治疗青光眼。由于白内障摘除术仍然是西非最常用的眼科手术，因此患者会参照白内障手术的预后，对任何类型的眼科手术都有很高的预期。患者通常无法区分是白内障致盲还是青光眼致盲。因此，他们会期待青光眼术后"像白内障手术"一样成功。对于青光眼手术，预期的最佳视力结果是保留术前视力。与接受过白内障手术的熟人相比，失去中心视力的青光眼患者在接受小梁切除术后会因视力没有改善而感到失望。尽管眼科医生尽力调整预期，但效果不佳。服务的社会营销非常重要。白内障手术后的良好结果可以建立信任，并激励其他社区成员进行白内障手术。反过来，这又鼓励了其他进行手术的人。尽管有警告，青光眼手术还是会导致负面社会营销。事实上，这使社区远离了眼科护理。青光眼手术不仅不能给村民带来视力，反而让许多人的视物能力更差，并可能导致一些人失去视力和出现不适。如果无法改善视力，即使是最好的外科医生在社区也可能很快失去信任。

据了解，与白种人相比，标准小梁切除术在黑人中的失败风险更高[62-64]，可能是由于前者伤口愈合反应更强[65]。一些研究人员报道了非洲黑人使用抗纤维化药物的成功和安全性[66-68]。Egbert 等[66] 的一项前瞻性随机试验显示，在加纳行小梁切除术的青光眼患者中，术中单次应用氟尿嘧啶（5-FU）（50mg/ml，浸泡手术棉球 5min）比不使用有明显优势。Mermoud 等[67] 对一组接受低剂量丝裂霉素 C 治疗的南非黑人患者（0.2mg/ml，浸泡手术棉球 5min）与既往未接受抗纤维化药物的对照组进行比较，平均随访 9 个月后发现丝裂霉素 C 组的成功率为 83%，而对照组为 37%。Singh 等[68] 在一项前瞻性随机试验中对加纳接受小梁切除术的患者术中使用 5-FU（50mg/ml，5min）和高剂量丝裂霉素 C（0.5mg/ml，浸泡手术棉球 3.5min）进行比较。平均随访 10 个月后，发现丝裂霉素 C 组的成功率为 93%，而 5-FU 组为 73%。实际上，在这一人群中如果不使用丝裂霉素 C，即使把小梁切除术作为初始治疗也没有意义。在该人群中青光眼引流管植入（glaucoma drainage tube implant，GDI）手术的价值尚未被评估。只要引入并进行适当的培训，类似 AADI 植入物这样廉价的青光眼引流装置就可以在发展中国家投入使用。然而，缺少植片组织可能会限制它们的应用，使用患者自身巩膜组织覆盖青光眼管的新方法可能会有所帮助。

综上所述，与其他发展中国家一样，由于资源稀缺和基础设施缺乏，撒哈拉以南非洲的青光眼管理也很困难。在这一人群中青光眼的患病率很高，进展明显更快，小梁切除术失败率更高，问题更复杂；实际上，如果患者确诊青光眼，那么初始使用小梁切除术联合丝裂霉素 C 是目前最好的选择。然而，就某种程度而言，技术明显不足的手术医生让这变得不切实际。希望在这部分地区能设计出一个更简单、更成功的手术来帮助青光眼的治疗。

三、青光眼治疗：非政府组织的视角

在许多国家，依赖非政府组织（NGO）提供人员，物资和教育。非政府组织的护理观点如下。

（一）当前现状

虽然青光眼是世界上第二位致盲原因[69]，但它很少在非政府组织的防盲工作中出现。随着这些组织开始将亚洲和非洲青光眼列入防盲工作，这一现象开始发生变化。

以下领域经常被视为阻碍非政府组织（NGO）将青光眼列入防盲计划的因素。首先，青光眼与其他眼科疾病（如白内障）之间存在资源竞争。白内障仍然是世界上致盲的首要原因[70]；研究表明，在发达国家[71]和发展中国家[2]中，通过白内障晶状体摘除可恢复正常视力潜力巨大。生产低成本人工晶状体、缝合线和药物以及高效的手术方法通常使有效治疗病例的成本达到 25～40 美元。主要由于这些原因，大多数非政府防盲组织都把白内障作为主要目标[72-74]。

研究表明，治疗维生素 A 缺乏症（vitamin A deficiency，VAD）是防盲的一种高效廉价方法[75]，海伦凯勒国际等 NGO 都把缓解 VAD 方案作为工作的重要部分[76]。对于儿童屈光不正、儿童白内障、沙眼和盘尾丝虫病这些影响视力的其他疾病，目前已有行之有效的治疗方法，一个或多个非政府防盲组织投入了大量的资源。糖尿病性视网膜病变现在越来越被视为一种全球性威胁，在医疗保健部分 NGO 的资源占比越来越大。鉴于大多数 NGO 的防盲资源有限，新的青光眼防盲计划将与其他仍是致盲重要原因的疾病计划直接竞争。

青光眼很少作为 NGO 主要目标的另一个原因是青光眼筛查难以进行。筛查通常包括评估视神经和（或）检查视野中的典型变化。现有技术和（或）技术组合尚未被证明在筛查青光眼方面具有良好的敏感性和特异性[77]。即使在经验丰富的观察者中，对视神经的评估也可能会有显著差异[78]。可能替代或补充人体视神经评估的机器价格昂贵，不适合在许多非政府防盲组织运作的发展中国家的农村地区使用（世界上 90% 的盲人）。发展中国家的视野检查的准确性仍是重要问题，特别是灵敏度[79]。房角镜检查仍然是筛查前房角狭窄的标准方式，但通常不易教学、主观性强、需要严格的培训和裂隙灯。评估房角的新方法[80]价格昂贵，不适合发展中国家的农村地区。即使有在线培训（gonioscopy.org），通常也没有前房角镜和专家来帮助缩短学习曲线。

另外，我们目前的治疗方式存在很多问题。一般来说，青光眼的药物治疗需要终身治疗。虽然在许多国家销售低成本的滴眼药物（在印度和中国每瓶仅售 1 美元或更少），但在农村地区难以得到，且持续滴眼液治疗的随访不切实际，例如 60% 的亚洲居住人口[81]。当地可获得的廉价滴眼液通常无法确定其质量、安全性和有效性。由于术后感染的风险，手术治疗的使用受限，特别是在现代青光眼手术常用抗代谢药物的情况下[82-86]。由于青光眼引流手术造瘘进入眼内，因此青光眼术后眼内炎的患病率高于白内障手术。青光眼手术后发生眼内炎的风险，特别是在可能无法及时得到治疗的农村地区，这是很多考虑大规模青光眼干预的非政府组织计划规划者关注的重点。

据报道，在发达国家和发展中国家，完成良好的白内障手术能获得很高的患者满意度[88]。非政府防盲组织和其他试图创建可持续白内障手术计划的机构通常依赖于患者满意度提供的口碑广告带来的经济计划。这与青光眼治疗有所不同：已证明药物和手术治疗对生活质量产生负面影响[89]。部分方案规划人员担心青光眼治疗，特别是手术，会导致"负面社会营销"，可能会削弱上述白内障方案的成功。

（二）什么是防盲的实际要求，使非政府组织能够在青光眼计划中发挥更积极的作用

下面将评估上述反对非政府组织青光眼方案的论点，并尝试确定非政府组织在开始广泛进行青光眼项目之前的实际需要。

1. 来自其他疾病的竞争

事实上，非政府组织界一致认为，垂直的、以疾病为目标的计划并不是提供眼科护理的有效方法。计划中潜在的协同和重叠部分对青光眼合并白内障更为有效。

- 这两种疾病都主要影响年龄较大的群体。
- 对于几乎没有医疗保障的居民，白内障术前检查可能是发现青光眼的唯一检查机会。
- 白内障手术可以同时为手术治疗青光眼提供适当的场所。

虽然非常需要这一领域的研究，但似乎不太可能对晚期青光眼和青光眼白内障联合手术的患者进行基础检查，因为这将显著降低白内障手术的效果。"竞争"的论点并不代表 NGO 开始支持以临床为基础的计划对晚期青光眼进行检测和手术。由于青光眼和糖尿病视网膜病在大多数不发达国家普遍存在[90-92]，所以同时筛查两者可能是明智的。黄斑和糖尿病性视网膜病变敏感区的大部分图像也包含视盘。类似的训练和设备被用于两种疾病的诊断。这样，那些视力正常的人可以筛查糖尿病和青光眼。同样，在视力下降的患者中，屈光间质清晰者可以发现糖尿病性视网膜病变和（或）青光眼。

即使对该地区的专家来说，检测早期青光眼也是一项挑战。然而，在资源有限和眼科护理有限的情况下，适当的重点可能在于疾病晚期患者，简单的视盘检查就可以发现，而不需要进行视野检查。尽管他们可能会残疾，但发现这些患者的目标在于帮助他们维持目前的视觉功能水平，希望能够自理，而不用完全依赖他人。有些伴有严重白内障的患者直到术后才能被检查出来，这意味着在术后一个月的复查中仔细检查视神经是必要的。通过视盘检查能发现中晚期青光眼，前提是熟悉视神经立体检查和许多情况下可能没有的简单设备（例如 90D 透镜）。这种低成本、高产出的"机会筛选"策略应该纳入发展中国家的所有白内障计划。

关于房角关闭，越来越多的证据表明，一旦发生急性发作[93]和（或）视神经损伤[94]，LPI 可能不足以在没有手术的情况下控制眼压。因此，希望能确定需要治疗的房角狭窄的患者，以避免他们进展到发作阶段。在一个以医院为基础的项目中，这意味着所有无白内障手术计划的激光治疗患者都需要通过常规的房角镜检查进行筛查。其前提为房角镜的可获得性和使用知识，而这在许多情况下可能无法提供。

在以诊所为基础的、发展中国家的环境中进行需要治疗的青光眼和房角狭窄的筛查并不复杂，也不妨碍非政府组织同时进行此类项目。对临床人员进行基本的视盘和房角镜检查培训将是此类项目的一个重要特点。青光眼筛查所需的工具和技术（裂隙灯、房角镜和 90D 透镜）与基本眼科检查没有区别。

与白内障手术相比，小梁切除术可能更便宜、难度更大，随访要求和操作相对比较烦琐，并且威胁视力的并发症（白内障，眼内炎）的风险可能更高。药物不太适合在发展中国家农村地区使用。目前关于 LPI 的安全性和有效性信息的了解不足以保证基于人群的筛查计划，但对于常规医院使用是足够的。青光眼手术现状并不是非政府组织参与基于医院的青光眼筛查和治疗计划的绝对阻碍，但是为了使这些计划传播更广，需要新的、更安全的、疗效更持久的手术。青光眼手术对患者满意度以及教育信息传递调解满意度水平的能力的研究是非政府组织参与大规模青光眼项目的重要先决条件。非政府组织本身完全有能力在这种研究中发挥作用。

以下是在不久的将来非政府组织在青光眼方案领域的作用。

- 支持以医院为基础的晚期青光眼的诊断和手术治疗，作为非政府组织白内障方案提供的全面眼科护理的一部分。
- 支持教育措施，在三个关键领域提高医生的技能：裂隙灯使用，立体视神经检查和（压陷）房角检查。
- 支持患者对青光眼手术满意度的研究，以及对教育信息满意度的影响。
- 开发在线互动计划以协助培训基本检查和治疗技能。
- 制定适当的课程，保证需要的最低程度的理解。

四、发展中国家的青光眼服务

了解发展中国家普遍提供眼保健的背景非常重要。在这些国家，拥有一位眼科医生的人口比例从每10万到100万不等。在许多非洲国家，人口密度也很低，人们主要生活在农村；在许多国家，超过80%的人口生活在农村地区。另一方面，眼科医生和眼科医院通常居住在城市中心，其中大部分位于首都或大城市。所有这些因素使得即使非常基本的眼部护理服务也成为一项重大挑战。研究表明，即使在向外延伸的眼科巡诊中，也只有约7%的需要眼科护理的人能够获得医疗服务[95]。不仅如此，还存在与负担能力有关的问题。

在这种情况下，人们不得不关注青光眼的治疗方法。在大多数地方，眼科护理在很大程度上与白内障手术和矫正屈光不正有关。即使患者出现在医院或眼科巡诊中，青光眼的检查也不是常规检查。在大多数医院中，使用Schiotz眼压计测量眼压和进行眼底检查是检测青光眼的唯一手段。在许多地区，特别是非洲较小的国家，这些设备不可能随处可得。除了缺乏基础设施之外，眼科医生的诊断和临床技能也不尽如人意。在许多住院医师项目中，所需的设备和（或）技能没有到位，导致眼科医生培训不足。由于社区的挑战和一些提供者的不足，青光眼治疗原则在大多数发展中国家掌握不佳。

展望未来，这是一个需要解决的挑战，尤其是2020年消除可避免盲的承诺。已经有一些举措来解决这个问题。为了缩小眼科医生之间的技能差距，我们提供了一个为期8周的短期技能培训课程，对他们进行诊断，激光和外科手术培训。为进入眼科护理系统或巡诊的医生制定青光眼常规检查指南。为了加强社区的参与，建立被称为视觉中心的农村初级视力保健中心，平均每50 000人口密度配备1名工作人员。在这些中心，筛查青光眼推荐裂隙灯检查、眼底检查和压平眼压计。随着这些发展，眼科医生和其他眼科护理提供者必须开创其他新方法来满足有风险的人群，并扩大上述其他举措。

聚焦1 南亚的青光眼护理

Lingam Vijaya

背景：南亚由孟加拉国、印度、不丹、尼泊尔、巴基斯坦、斯里兰卡和马尔代夫组成，被认为是世界上继撒哈拉以南非洲地区之后最贫穷的地区。

青光眼的负担：来自人群研究的信息表明，原发性开角型青光眼（POAG）的患病率为1.8%~3.5%，原发性闭角型青光眼（PACG）的患病率为0.2%~1.1%[1-3]。仍有超过90%的病例未被发现。POAG的危险因素是年龄和眼压。对于PACG，年龄、生物参数和女性是危险因素。青光眼是该地区不可逆性致盲的主要原因。继发性青光眼主要是由于假性囊膜剥脱或继白内障手术后。

挑战和补救措施：检出率低是青光眼高致盲率的主要原因。疾病未能诊断是主要问题。其原因可能与患者有关（如认知）或医生的检查方法相关。总的来说，该地区对青光眼的认知很差。农村人口的认知率为0.27%，城市人群为13.3%。这些数字远低于西方国家（70%~92%）[2]。在认知率和检出率之间似乎存在反向关系。提高认知可能会引导更多的人主动进行眼部检查。除非医生提高诊所的检出率，否则未发现的病例无法得到治疗。青光眼漏诊的主要原因是过度依赖眼压测量和缺乏全面检查。在人群研究中大部分POAG受试者的眼压读数在统计学正常范围内[1]。在这种情况下，只有视盘检查才能确诊。研究表明，先前诊断的POAG患者中有40%实际上是PACG[1]，这突出了房角检查在青光眼检查中的重要性。解决这些问题的方法似乎是倡导进行全民全面检查。不进行全面检查的原因可能是不愿意或培训不足，两者都应由卫生政策决议加以解决和纠正。

随着人口老龄化的增加，青光眼的负担将加重。现有的眼科医生可能无法全部覆盖，有必要依靠其他眼科护理人员，如眼科助理和验光师。这里的主要问题是为他们提供统一的规范培训，第二个问题将是公众如何操作。筛查用于青光眼检出并不理想。白内障和青光眼都是与年龄相关的疾病，并且白内障手术计划用于白内障防盲计划有很好的流程。通过将青光眼检查部分纳入这些计划，人们可使用现有资源进行青光眼检测[1]。

治疗方面的挑战：成本和可获得性将是青光眼治疗的主要障碍[1]。该地区低成本仿制青光眼药物非常丰富。尽管担心其有效性，但由于成本低依旧会开具这些药物的处方。手术选择可能看起来很有吸引力，但是应该关注术后早期或晚期的手术并发症。手术应根据不同患者进行个性化选择。大多数继发性青光眼与白内障手术有关，提高白内障手术技巧和更好地随访，可消除这些医源性青光眼[1]。

参考文献

[1] George R, Ve RS, Vijaya L. Glaucoma in India: Estimated burden of disease. J Glaucoma 2010;19(6):391–7.

[2] Ronnie G, Ve RS, Velumuri L, et al. Importance of population-based studies in clinical practice. Indian J Ophthalmol 2011;59(7):11–8.

[3] Thapa SS, Paudyal I, Khanal S, et al. A population-based survey of the prevalence and types of glaucoma in Nepal: the Bhaktapur Glaucoma Study. Ophthalmology 2012;119(4):759–64.

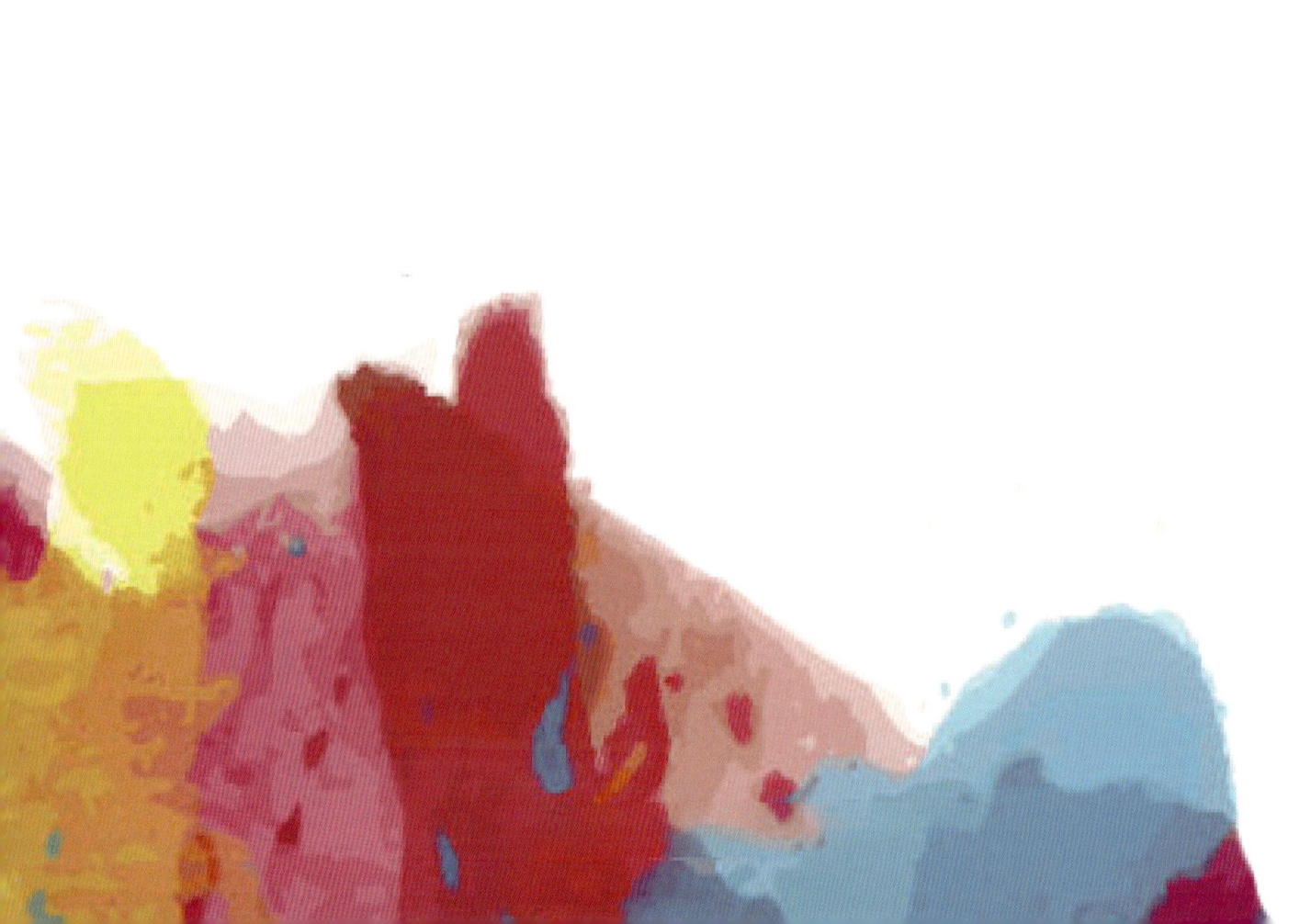

第二篇
发病机制
Pathogenesis

第 5 章　小梁网流出通路的功能形态学　/ 040
　　　　Functional Morphology of the Trabecular Meshwork Outflow Pathways

第 6 章　房水动力学和眼压升高　/ 050
　　　　Aqueous Humor Dynamics and Intraocular Pressure Elevation

第 7 章　青光眼视神经病变的发病机制　/ 060
　　　　Pathogenesis of Glaucomatous Optic Neuropathy

第 8 章　视盘的机械力学与重建　/ 069
　　　　Mechanical Strain and Restructuring of the Optic Nerve Head

第 9 章　眼血流在青光眼发病机制中的作用　/ 091
　　　　Role of Ocular Blood Flow in the Pathogenesis of Glaucoma

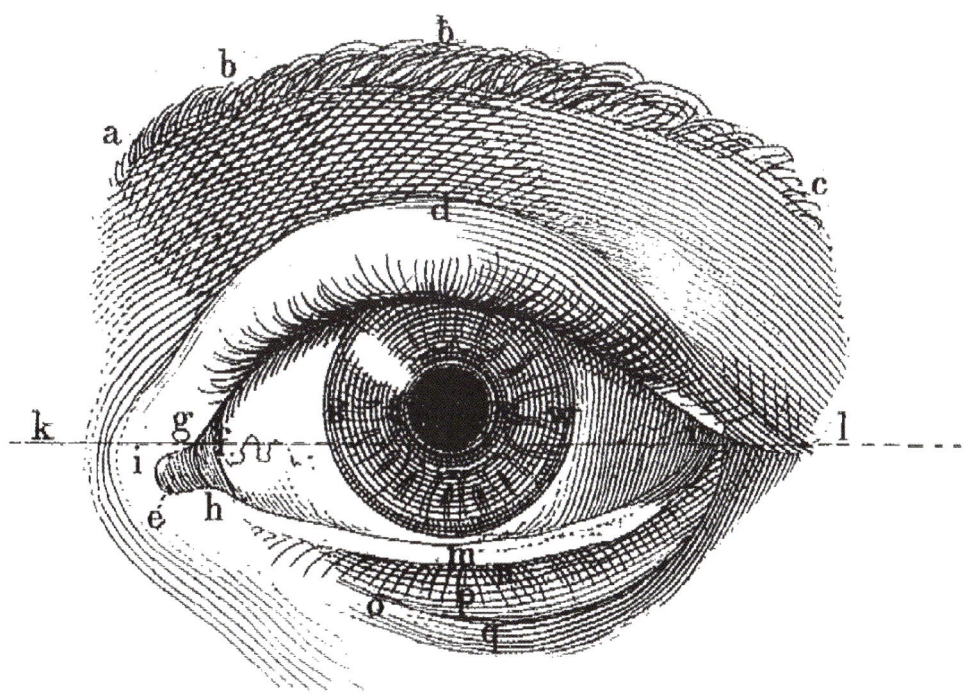

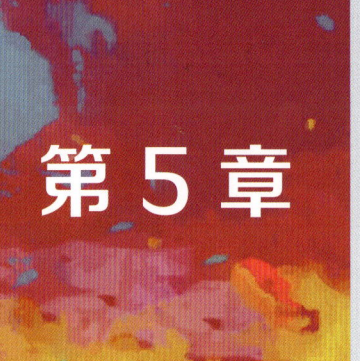

第 5 章　小梁网流出通路的功能形态学
Functional Morphology of the Trabecular Meshwork Outflow Pathways

Ernst R Tamm　著
孙　霞　译
段晓明　校

本章概要

眼压产生于小梁网通路，房水通过小梁网流入 Schlemm 管。管旁区域提供了房水流出的阻力。阻力大小受两个具有收缩性的系统影响，睫状肌前段和小梁网中有收缩性的成肌纤维细胞样细胞。睫状肌收缩或小梁网流出通路中收缩性细胞松弛可使阻力降低。原发性开角型青光眼管旁区域的阻力异常增大，原因与转化生长因子 -β/ 结缔组织生长因子信号调控增强有关。小梁网流出通路的细胞很可能受刺激而获得一种更强收缩性的表型，它们的肌动蛋白细胞骨架和它们周围的纤维样细胞外基质均有增加。

眼压（IOP）是原发性开角型青光眼（POAG）的主要危险因素，由房水的生成、循环和流出决定[1-3]。主要流出区域是传统或小梁网流出通路，由小梁网（葡萄膜小梁和角膜巩膜小梁组成）、邻管结缔组织（juxtancanalicular connective tissue，JCT）、Schlemm 管内皮、集液管和房水静脉构成。房水通过小梁网通路流入表层巩膜静脉系统。除了小梁网流出通路外，还有一条非传统 / 葡萄膜巩膜流出通路，起始于前房角睫状肌前部插入部分，此处的睫状体没有完全的内皮或上皮层覆盖。在葡萄膜巩膜通路中，房水通过睫状体流出前房进入睫状体和脉络膜上腔，通过巩膜到达眼外组织，最终流入淋巴系统。非传统 / 葡萄膜巩膜流出占人眼房水流出总量的 10%[4] 或 25%～57%[5]。葡萄膜巩膜通路通常被认为是非压力敏感性通路，房水自前房通过小梁网进入 Schlemm 管是压力依赖性通路。小梁网通路提供了房水流出的阻力，IOP 的升高是对于这一阻力的反应，足够高到驱使房水通过小梁网进入 Schlemm 管。通过小梁网的房水是由压力梯度驱动的整体流，不含任何主动性转运，代谢抑制药或温度均不能影响流量[6, 7]。IOP 平稳状态时，通过小梁网阻力的液流速度与睫状体生成速度一致。小梁网流出阻力随着年龄增加[8-10]。原发性开角型青光眼（POAG）IOP 升高是由于小梁网流出阻力异常升高[11, 12]。流出阻力增加见于 POAG、高眼压症，以及剥脱综合征或色素播散综合征伴随 IOP 升高的病例。这些综合征 IOP 正常的患者房水流出阻力也是正常的。本章聚焦于小梁网流出通路的功能形态学。

一、流出阻力的部位

由于多孔的特性，小梁网的葡萄膜和角巩膜部分对于房水流出无明显阻力。实验研究为此提供了支持，应用 Poiseuille 定律进行理论推算[33]，去除小梁网的内层部分对于房水流出功能没有影响[32]。相反，有可靠的证据表明正常房水流出的阻力存在于 Schlemm 管内壁区域[8, 29]，由邻管组织和内壁的内皮细胞形成。在邻管组织纤维成分和细胞之间的细胞外间隙很可能是阻力存在的部位。电子显微镜观察结合理论计算对邻管房水通道进行形态计量学分析，发现邻管组织不能解释明显的房水流出阻力，除非通道中充满性质不明的电子显微镜无法看到的细胞外基质凝胶[34]。另一流出阻力可能存在的部位是 Schlemm 管内壁内皮，有一种看法，大部分内壁孔是染色固定剂的长时间灌注下形成的人工孔。对于 Schlemm 管内壁内皮或邻管组织在形成房水流出阻力中扮演的角色近年来争论和研究非常活跃。小梁网细胞具有收缩性，它们张力的升高通过改变小梁网的几何结构而引起房水阻力增加[35,36]。相反，小梁网细胞的松弛使流出阻力下降。基因工程鼠模型研究提供了一氧化氮（NO）作为压力依赖性小梁网流出阻力调节因子的证据。据推测，NO由 Schlemm 管内皮细胞释放，增强鞘张力和引发小梁网细胞松弛[37]。

二、小梁网流出通路

组成小梁网流出通路的关键部分主要位于内巩膜沟，即一条角巩膜缘内面的环形沟槽。巩膜沟的范围自 Descemet 膜外缘（被称为 Schwalbe 线）至巩膜距，是一条楔状环形嵴。Schlemm 管是一条环形管道，位于巩膜沟外层，小梁网占据了巩膜沟内层的大部分（图 5-1）。小梁网是一种由束状或片状结缔组织构成的海绵状结构，其核心是胶原纤维和弹性纤维。扁平的小梁网细胞位于基底层，覆盖每一条小梁束。这些小梁束相互连接成多层，形成一种多孔过滤器样结构。小梁束向前附着于 Descemet 膜止端，向后达到睫状体虹膜连接处的基质和巩膜突（图 5-1）。小梁束向后延伸，使小梁网整体呈三角形，顶端靠近 Descemet 膜，基底在巩膜距。因为 Schlemm 管前后径较小梁网前后径短，所以小梁网可分为滤过功能部和非滤过功能部，后者的后方没有 Schlemm 管（图 5-1）。虹膜突，是虹膜基质伸出的扁平带状结构，可以将虹膜根部到小梁网的外缘（葡萄膜）束之间的房角桥接起来（图 5-2）。虹膜突在种系发生学上与非灵长类哺乳动物如啮齿类和有蹄类房角内的梳状韧带残余物同源。大部分人眼的虹膜突数量稀少。

（一）小梁网结构

小梁网包括三个不同的结构区域：内层的葡

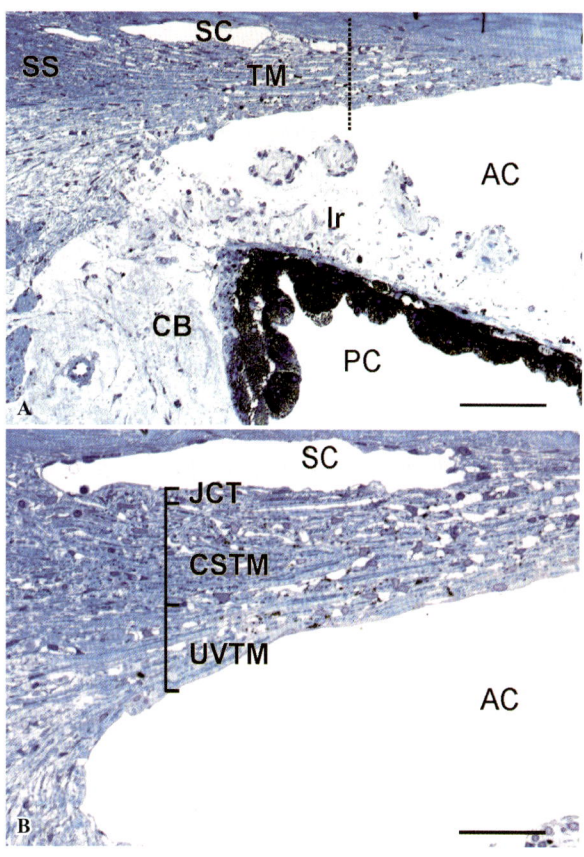

▲ 图 5-1 前房角（A）和小梁网（B）经向切片光学显微镜照片

图 A 中虚线标注了滤过和非滤过小梁网的界限；SC. Schlemm 管；TM. 小梁网；SS. 巩膜距；Ir. 虹膜；CB. 睫状体；PC. 后房；AC. 前房；JCT. 邻管组织；CSTM. 角巩膜小梁网；UVTM. 葡萄膜小梁网；比例尺：100μm（A），50μm（B）

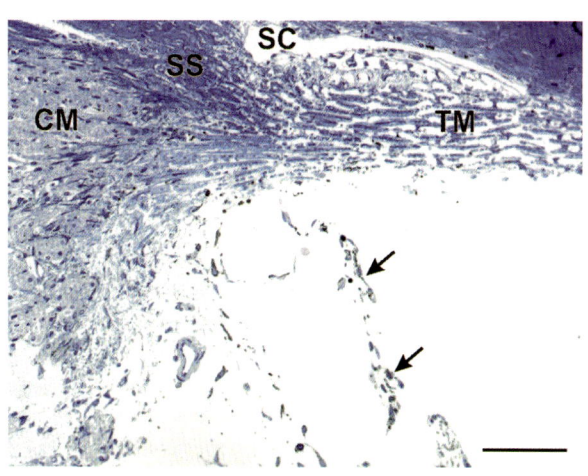

▲ 图 5-2 人眼房角经向切片

黑箭显示从虹膜根部到葡萄膜小梁网的、跨越房角的虹膜突；SC. Schlemm 管；TM. 小梁网；SS. 巩膜距；CM. 睫状肌；比例尺：100μm

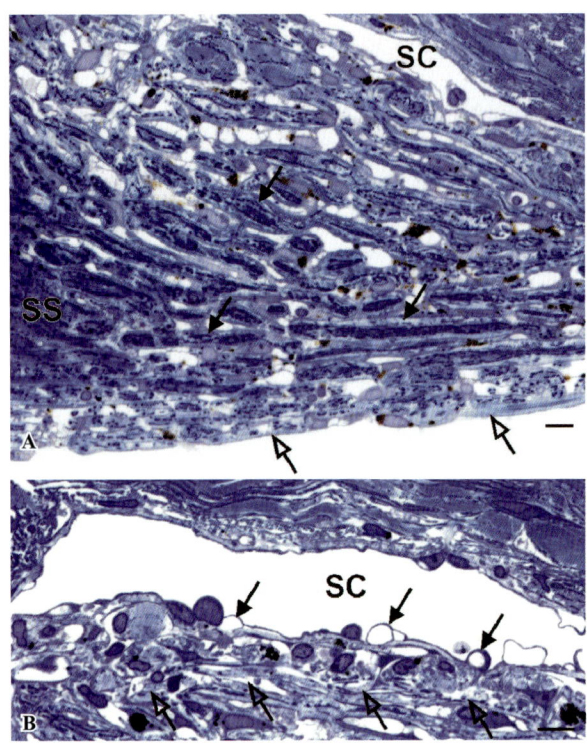

▲ 图 5-3　人眼小梁网经向切片（光学显微镜照片）
A. 空心箭表示葡萄膜小梁束，实心箭表示角巩膜小梁网；B. 内壁区域，空心箭标记邻管组织和角巩膜小梁网的界限，Schlemm 管内壁内皮形成大量巨大液泡（实心箭）；SS. 巩膜距，SC. Schlemm 管；比例尺：10μm

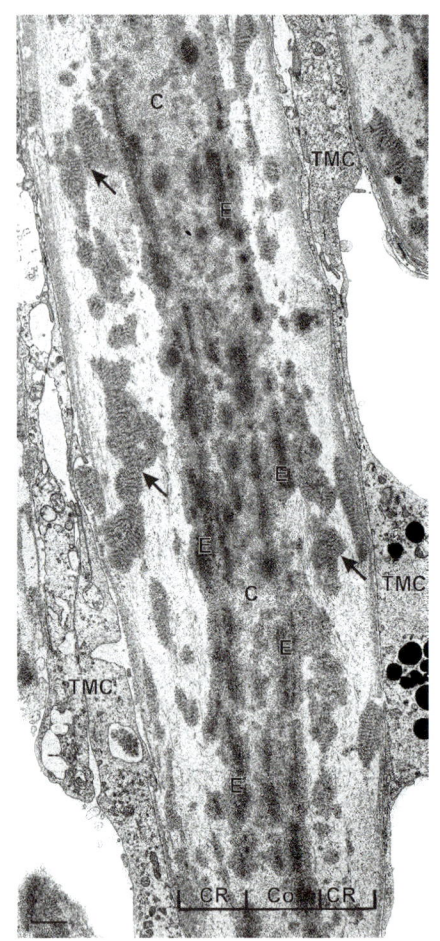

▲ 图 5-4　角巩膜小梁网束的电镜照片
束的核心（Co）包含致密排列的胶原纤维（C）和弹性纤维（E）；皮质层部分（CR）包含大量长间隔胶原（箭）的聚合物；小梁束被扁平小梁网细胞（TMC）完全包裹；比例尺：2μm

萄膜小梁网、深部的角膜巩膜小梁网，以及邻管组织或称筛状区域，毗邻 Schlemm 管内壁内皮层（图 5-1B）。葡萄膜小梁网，发源于睫状体前部，包含 1~3 层小梁束或板层（图 5-3）。角巩膜小梁网包括 8~15 层，比葡萄膜小梁网厚，起源于巩膜距（图 5-3）。邻管组织紧邻 Schlemm 管内皮衬里，是小梁网的最小组成部分，仅有 2~20μm 厚。邻管组织不形成小梁板层或结缔组织束，更像是典型的疏松的结缔组织，由 2~5 层松弛排布的细胞嵌入稀薄的纤维状细胞外基质中（图 5-3）。

（二）小梁束

每一个葡萄膜小梁网或角膜巩膜小梁网的束或板层都有一个被皮质层环绕的核心区（图 5-4）[13, 14]。皮质层与小梁细胞分离，小梁细胞被其基层覆盖（图 5-5）。核心包含密集排列的胶原纤维和弹性纤维（图 5-4）。胶原纤维大部分为 Ⅰ 型和 Ⅲ 型[15]。该处的弹性纤维与身体其他各处的弹性纤维在超微结构上不同，含有相当数量的高电子密度物质。弹性蛋白的存在已经被弹性蛋白酶处理和特异性抗体免疫组化反应证实[16, 17]。纤维鞘随着年龄增长而变厚。鞘的电子密度比弹性纤维本身低，可呈现 80~120nm 的周期性。相似材料和周期性的团块在皮质层有很多（所谓的长间隔胶原）（图 5-5）。进入长间隔胶原聚合体的细纤维被证明带有抗 Ⅵ 型胶原的抗体[18]。覆盖小梁网束的细胞有着与邻近束连接的长突起（图 5-6A）。此外，这些细胞在小梁间隙里两个相邻的小梁束之间形成桥梁，建立起一个三维网络。小梁网细胞具有吞噬能力[19]，可能含有色素颗粒（图 5-6B）。小梁网细胞的吞噬功能对于小梁滤过器的自我清洁机制十分重要。小梁网细胞的基底层富含 Ⅳ 型胶原和层粘连蛋白[20, 21]。

第二篇 发病机制
第5章 小梁网流出通路的功能形态学

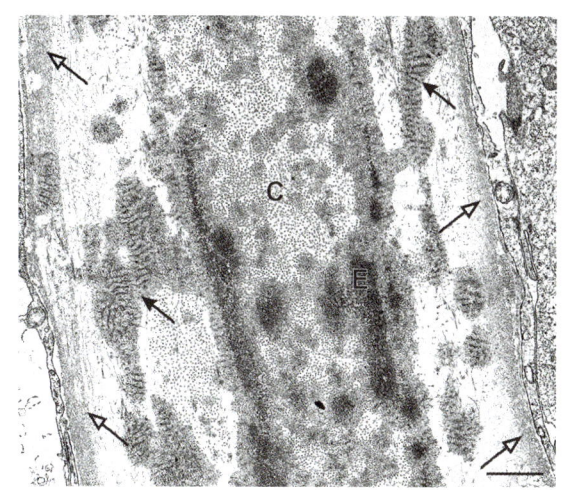

▲ 图 5-5 角巩膜小梁网束的电镜照片（图 5-4 的高倍放大）
空心箭头表示小梁网细胞基底膜，实心箭头为长间隔胶原聚合物；C，胶原纤维；E，弹性纤维；比例尺：2μm

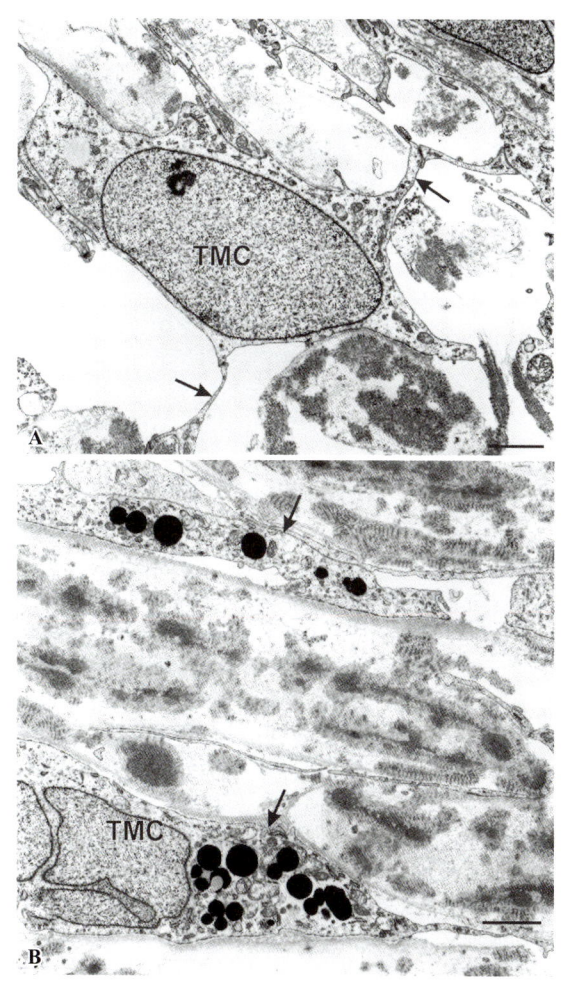

▲ 图 5-6 角巩膜小梁网细胞的电镜照片
A. 角膜巩膜小梁网细胞（TMC）覆盖小梁束形成长突起与相邻的束相互连接，此外，细胞在两束之间架起桥梁；B. 小梁网细胞（TMC）包含吞噬的色素颗粒（黑箭）；比例尺：2μm

（三）邻管组织

邻管组织是一种疏松的结缔组织，在这里小梁网细胞被细胞外基质的纤维成分包裹。因为结缔组织的原纤维形成不规则排列的网状结构（相对于小梁网内层部分的梁束更为规则的结构），一些作者更偏好用筛状网来命名[17]。邻管组织中的细胞形成了瘦长的突起，以此相互连接，并与细胞外基质纤维或 Schlemm 管内皮细胞接触（图 5-7）。在细胞与细胞外基质纤维之间，有开放空间作为房水的通路。尽管不同的蛋白聚糖和透明质酸组成的基质已经在此间隙中被发现[22-24]，但这些基质填充程度尚未可知。这种不确定性是由于传统电子显微镜组织处理时蛋白聚糖不易存留所致。实际上，近期应用急速冷冻/深腐蚀方法的研究证实邻管组织中比传统电子显微镜下所见有更多的细胞外基质[25]。一个特征性的邻管组织结构单位是一层弹性纤维（筛状丛）（图 5-7），它在与 Schlemm 管内皮在 Schlemm

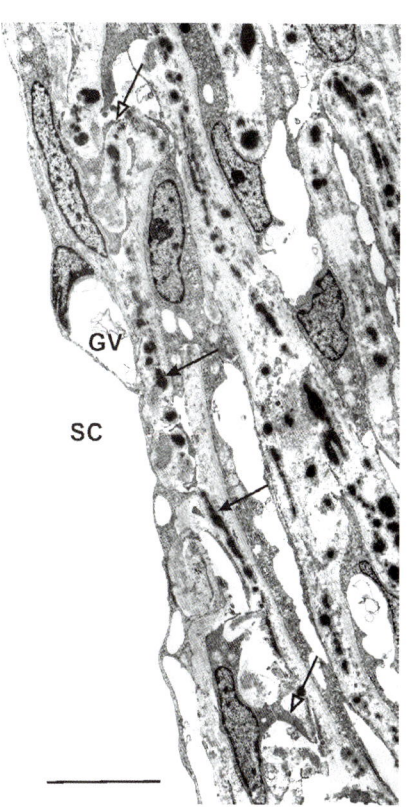

▲ 图 5-7 内壁区域的电镜照片，包括邻管组织和 Schlemm 管（SC）内皮
邻管组织的细胞形成瘦长的突起（空心箭）；实心箭标注了筛状丛的弹性纤维；GV. 巨大液泡。比例尺：5μm

管内皮衬里相切的部分形成纤维网[26]。筛状丛的弹性纤维有高电子密度内核和带状物质鞘，与小梁束具有相同的超微结构特性。包含弹性纤维和超细原纤维的所谓连接原纤维从筛状丛中出现，连接筛状丛与Schlemm管内壁内皮（图5-8）。

（四）Schlemm管

Schlemm管内壁内皮细胞形成巨大的膨出（所谓巨大液泡）以适应房水流出（图5-9A）。相应的，巨大液泡只见于房角组织被灌注充盈时，在浸入时不可见。微米级的孔常与巨大液泡有关，允许200～500nm的微粒通过[27]。Bill和Svedbergh计算了孔洞产生的渗透系数和液流阻力并得出结论，内壁内皮细胞可以产生不大于10%的小梁网流出阻力[28]。与内壁内皮在流出阻力中起到次要作用一致的是，内皮是体内具有最高的渗透系数的组织之一，与之相当的是有孔血管内皮[29]。可是，更多的近期实验显示，摘除眼球内的孔数量随灌注固定液的增加而增加，而且电子显微镜下在固定的组织上的识别孔的总数很可能比活体眼中识别的要少得多[10, 12]。Schlemm管内皮的孔很可能来源于直径62～68nm的微孔，之间有5～6nm厚的非膜性隔跨接[30, 31]。类似的隔覆盖Schlemm管内皮小窝[30]。质膜泡相关蛋白（plasmalemma vresicle-associated protein，PLVAP）对于隔的形成是必不可少的[30]。Schlemm管内皮细胞由一个复合连接体连接，包含限制细胞旁流出的紧密连接（图5-9B和C）。在内皮细胞的基底层，有数量不等的超细纤维组织。Schlemm管内皮细胞基层经常中断，相当大的基底细胞膜直接面向邻管组织的开放空间（图5-9D）。Schlemm管的管腔经常被邻管组织直接接触外壁组织形成的隔膜分隔（图5-10A）。另一特性是从管腔进入邻管组织（Sondermann管）的隔膜增加了Schlemm管内壁的表面积（图5-10B）。

三、睫状肌和巩膜距

睫状肌放射状部分的肌束和它的纵行部分的内层肌束在前部插入处形成腱，与小梁束的细胞外基质是连续的（图5-11A和B）。纵行纤维的内层肌束的腱通过巩膜距内面与小梁网相连（图

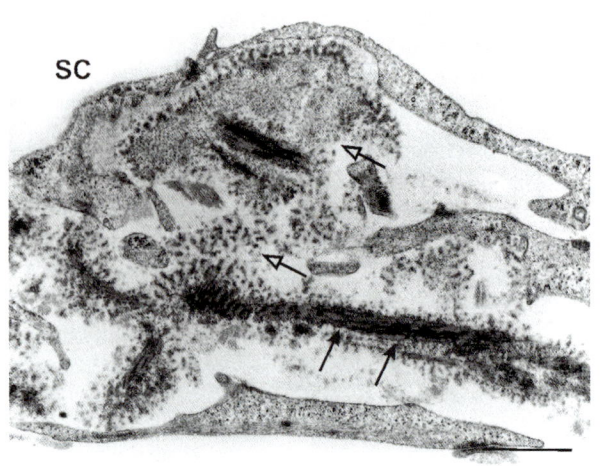

▲ 图5-8 邻管组织中连接纤维（空心箭）的电镜照片
从筛状丛（实心箭）出现，与Schlemm管（SC）内壁内皮细胞相连；比例尺：1μm

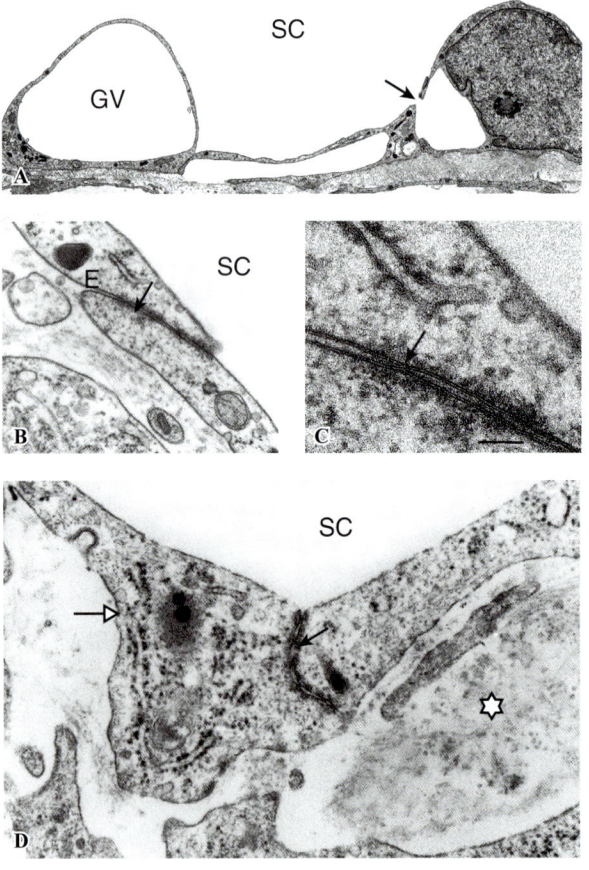

▲ 图5-9 Schlemm管（SC）内壁内皮的电镜照片
A. 内壁内皮形成与房水流出相应的巨大液泡（GV），管腔一侧的液泡通常与孔洞（箭）联系；B和C. 两个相邻内皮细胞间的连接复合体（箭），图C是图B的放大版；图C中的箭表示一个紧密连接；D. Schlemm管内皮细胞基底侧与纤细的纤维状物质接触（星号），常常没有基膜覆盖（空心箭）；实心箭标注了两个相邻内皮细胞之间的连接复合体；比例尺：2μm（A），250nm（B），125nm（C），500nm（D）

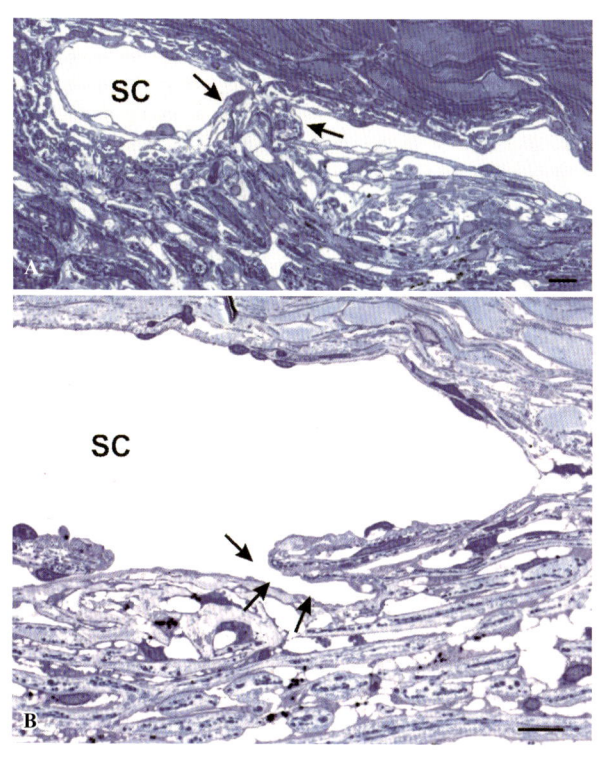

▲ 图 5-10 Schlemm 管（SC）的光学显微镜照片
A. Schlemm 管腔被隔膜（箭）分隔，邻管组织直接接触到外壁；B. 憩室（Sondermann 管）从管腔伸出进入邻管组织（箭）；比例尺：10μm

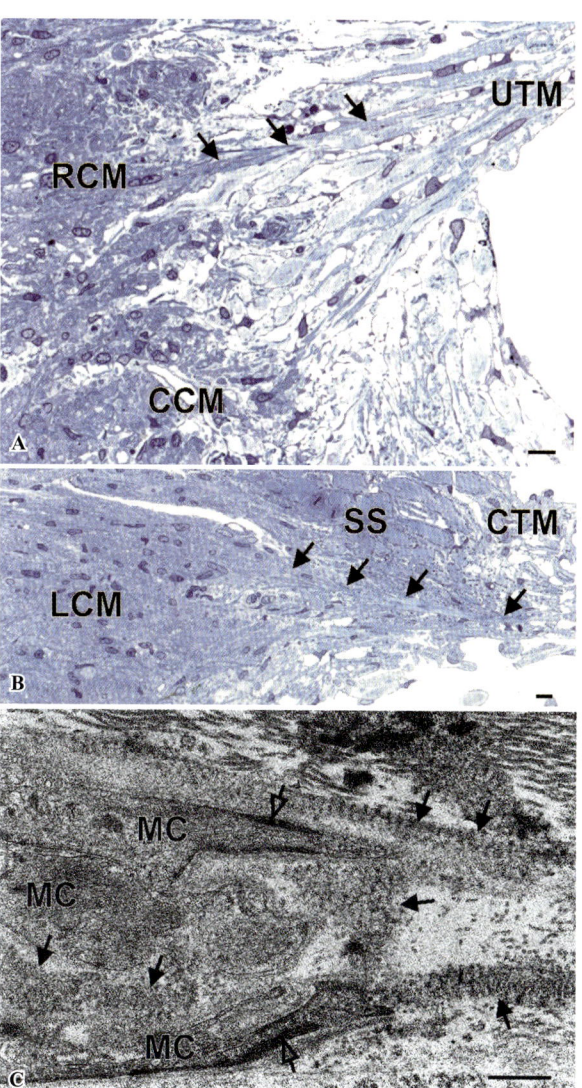

▲ 图 5-11 前部睫状肌腱的光学显微镜（A 和 B）和电镜（C）图片

A 和 B. 睫状肌放射状部分的肌束（RCM，图 A）和纵行部分的内层肌束（LCM，图 B）形成腱（箭），在前部插入处与小梁网束的细胞外基质延续；CCM，睫状肌环形纤维；A. 放射状部分的腱延续到葡萄膜小梁网（UTM）；B. 纵行纤维内层肌束的腱经过巩膜距（SS），内侧与角膜巩膜小梁（CTM）连接；C. 睫状肌腱（实心箭）的带状物质与肌细胞（MC）的细胞膜接触，在细胞质内形成致密的条带（空心箭）；与腱接触的部分，肌细胞形成深沟，填充以带状物质；比例尺：10μm（A 和 B），500nm（C）

5-11B）。形成小梁网核心部分弹性纤维鞘的相同的带状物质是腱的主要结构成分。带状物质直接接触肌细胞的细胞膜，在细胞质部位形成密集的带状物（图 5-11C）。在与腱发生接触的区域，肌束逐渐减少并形成深沟，其间以带状物质填充。睫状肌纵行纤维的外层肌束也形成腱，但与巩膜距的细胞外基质纤维相接触。巩膜距含有环形排列的胶原和弹性纤维（图 5-12A）。弹性纤维与角巩膜小梁束核心或邻管组织筛状丛的弹性纤维是连续的。睫状肌纵行纤维最外层肌束在到达巩膜距之前顺时针或逆时针弯曲（图 5-12B）[38]。更向内的方向，它们不弯曲，而是插入与环形排列的巩膜距弹性纤维相连续的弹性纤维中（图 5-12C）。在睫状肌和巩膜距之间的结构性连接中，睫状肌的收缩将巩膜距向后拉，使小梁网间隙增大[14]，因此引发小梁网几何结构的变化，使房水流出阻力减小。

除睫状肌细胞外，这个区域还有另一种收缩性细胞，可以影响小梁网张力[38]。在巩膜距内的细胞有成肌纤维细胞样特性，因为它们含有大量肌动蛋白丝（图 5-13A），可以被抗 α- 平滑肌肌动蛋白的抗体着染（图 5-14A 和 C）。与睫状肌纵行纤维肌细胞不同，巩膜距细胞是环形排列的（图 5-14C），不能被结蛋白染色，结蛋白为睫状肌细胞特有的中间丝（图 5-14B 和 D）。巩膜距细胞受间隙连接刺

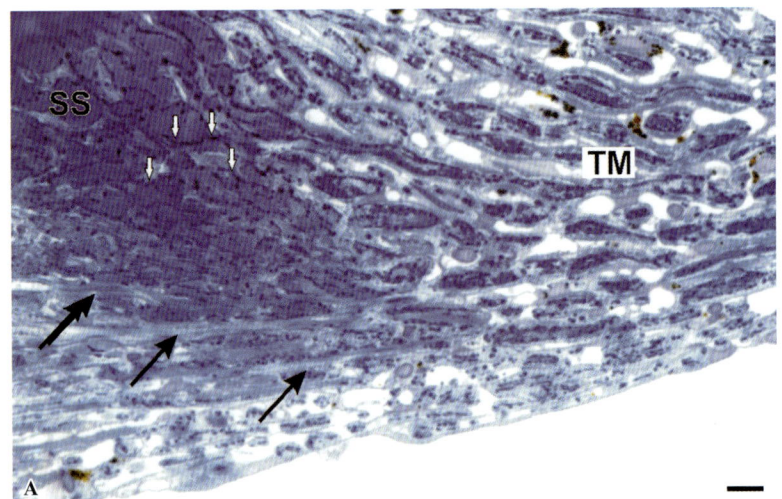
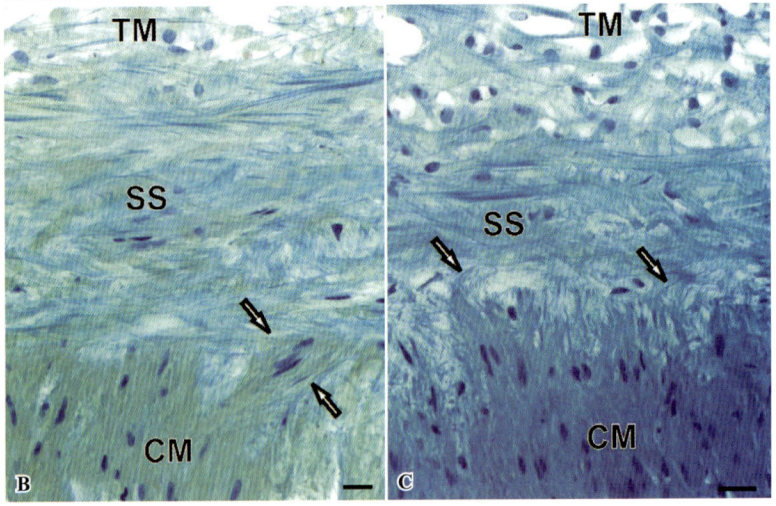

◀ 图 5-12 巩膜距（SS）经向（A）和切向（B 和 C）剖面，以及睫状肌（CM）前部插入点

A. 巩膜距含有大量弹性纤维（白箭）与小梁网（TM）连续，实心箭表示睫状肌纵行部分的前部腱；B. 紧邻巩膜距的插入点，肌束弯成环形（箭）；C. 腱弯成拱形使睫状肌束插入巩膜距，最终形成环形（箭）；比例尺：10μm（A），30μm（B 和 C）；图 B 和 C 引自 Tamm E, Flügel C, Stefani FH, et al. Contractile cells in the human scleral spur. Exp Eye Res 1992; 54: 531–543

激和耦合（见图 5-13C）。它们和环绕巩膜距弹性纤维的带状物质形成腱样接触（图 5-13A 和 B）。因为这种物质与小梁网束核心和筛状丛的弹性纤维相延续，巩膜距细胞张力的变化有可能通过改变小梁网架构来调控流出阻力。

遍及巩膜距全周均有棒形神经末梢分布（图 5-15A 和 B），直径 3～5μm，来源于有髓鞘轴突[39]。神经末梢的结构与身体其他部位的压力感受器类似。末梢包含丰富的神经纤维细丝、大量有颗粒和无颗粒的囊泡、线粒体以及薄片状溶酶体样结构。神经末梢的细胞膜直接与巩膜距弹性纤维接触。神经末梢和结缔组织纤维之间的接触具有压力感受器特征，因为需要测量细胞外纤维的张力。巩膜距的压力感受器可能扮演了睫状肌本体感受肌腱器官的角色，或能调控巩膜距细胞的张力。此外，它们也可能是与眼内压相关的压力感受器。实际上，生理性研究已揭示也许存在这样的感受器，眼内压变化时能记录到它们感受放电[40, 41]。

四、原发性开角型青光眼的小梁网

POAG 最具特征性的小梁网流出通路变化是邻管组织细胞外基质的增多[14]。这种基质指的是鞘源性的斑块样物质，主要累及 Schlemm 管内皮衬里下弹性纤维鞘形成的筛状丛。尽管鞘源性斑块的量与青光眼性视神经轴突损伤程度相关，但与眼压并不相关，提示并不是这种物质独立引起原发性开角型青光眼房水小梁网流出阻力的升高[42]。另一 POAG 结构性改变涉及 Schlemm 管内皮孔的数量，即使考虑了固定染色剂的影响之后，还是比正常眼明显减少[12]。多项研究发现 POAG 患者房

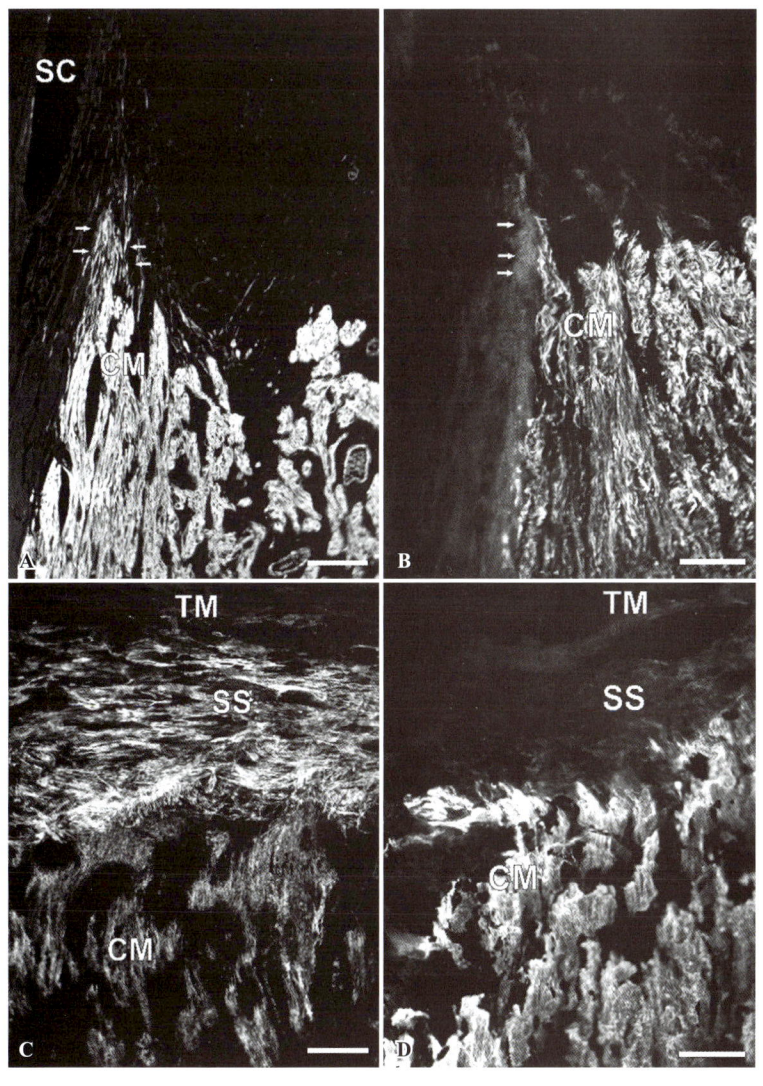

◀ 图 5-13 睫状肌（CM）、巩膜距（SS）和小梁网（TM）经向切片（A 和 B）和切向切片（C 和 D），经抗 α-平滑肌肌动蛋白（A 和 C）或结蛋白（B 和 D）的抗体染色

A. 睫状肌细胞和血管平滑肌细胞抗 α-平滑肌肌动蛋白抗体染色阳性，箭显示巩膜距，该部位细胞均显示对 α-平滑肌肌动蛋白的免疫强阳性；B. 抗结蛋白抗体免疫染色，睫状肌细胞染色高度阳性，巩膜距未被结蛋白标记；C. 巩膜距、小梁网和睫状肌的切向切片，层次与图 5-12C 相同；染色阳性的细胞在整个巩膜距组织中呈环形；睫状肌细胞也呈染色阳性，小梁网未染色；D. 结蛋白染色后的巩膜距和睫状肌切向切片，层次与图 5-14B 和图 5-12C 相同；睫状肌细胞染色高度阳性，巩膜距细胞未染色；比例尺：30μm（引自 Tamm E，Flügel C，Stefani FH，et al. Contractile cells in the human scleral spur. Exp Eye Res1992；54：531–543）

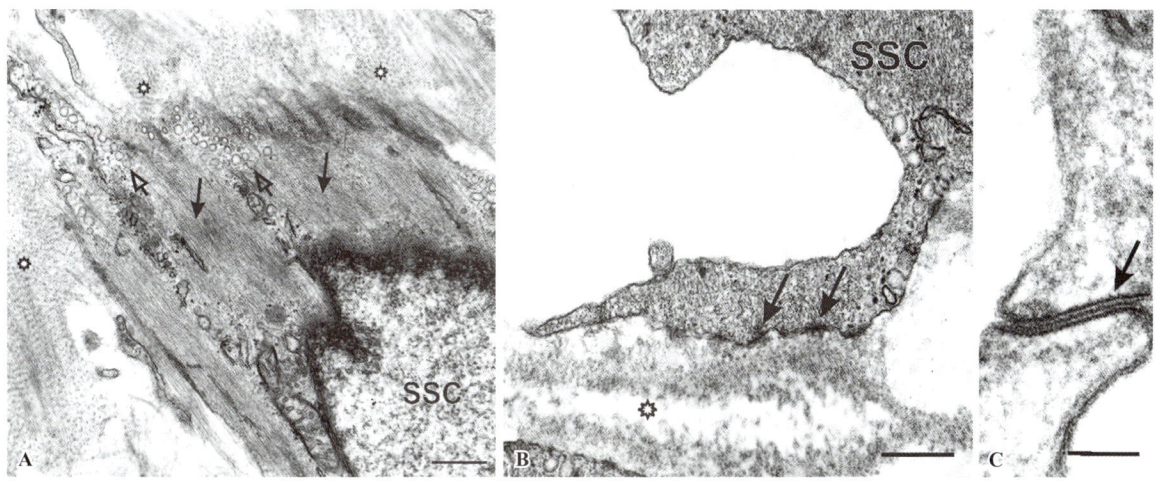

▲ 图 5-14 巩膜距细胞的电镜照片

A. 巩膜距细胞（SSC）与弹性纤维鞘状物质（星号）紧密连接；细胞质充满丰富的 6～7nm 厚度的肌动蛋白细丝，平行于细胞长轴（实心箭）；细胞膜上有大量膜结合小凹（空心箭）；B. 巩膜距细胞可以形成长突起与巩膜距弹性纤维（星号）接触，在接触区域的巩膜距细胞膜上形成致密的条带（箭）；C. 巩膜距细胞之间隙连接（箭）相连；比例尺：1μm（A 和 B），125nm（C）；图 A 和 C 引自 Tamm E，Flügel C，Stefani FH，et al. Contractile cells in the human scleral spur. Exp Eye Res 1992；54：531–543

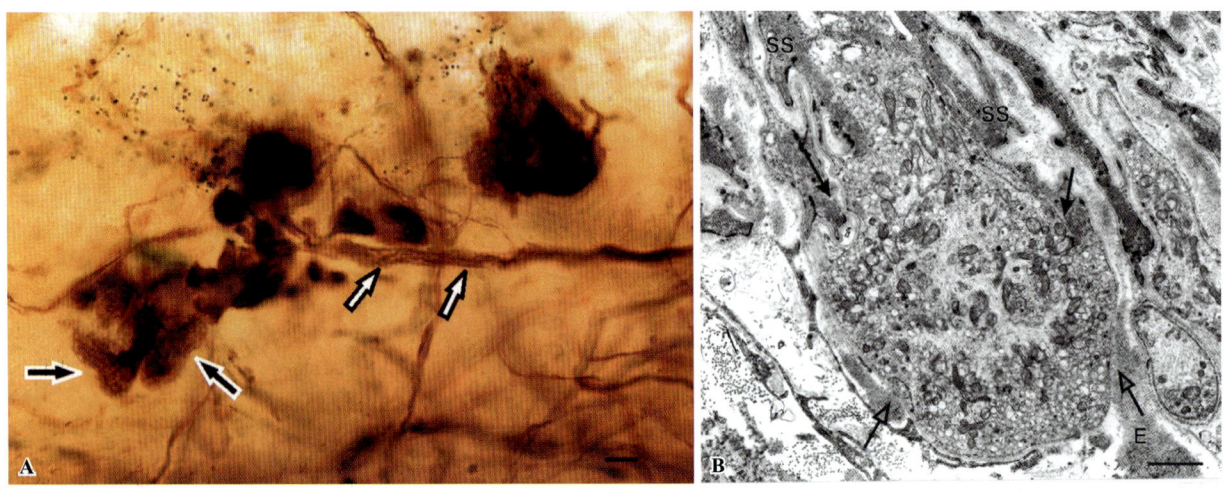

▲ 图 5-15 巩膜距的压力感受器

A. 巩膜距全标本包埋抗神经丝蛋白抗体染色，轴突止端呈泡状或棒状（箭）；B. 巩膜距压力感受器神经末梢的电镜照片，末梢呈泡状或棒状，含有大量神经纤维丝、线粒体，以及不同大小的囊泡；巩膜距的弹性纤维（E，空心箭）和巩膜距细胞（实心箭）与末梢非常邻近；SS. 巩膜距；比例尺：5μm（A），1μm（B）

水中转移生长因子 $β_2$（TGF-$β_2$）的浓度高于正常眼[43]。TGF-$β_2$ 增加了细胞外基质的合成和小梁网细胞的收缩力，其作用主要通过结缔组织生长因子（connective tissue growth factor，CTGF）介导。在基因改造的鼠研究中，CTGF 诱导小梁网细胞成为成肌纤维细胞样表型，与人类巩膜距所见相似[44]。这种表型既包括肌动蛋白介导收缩性的增长，又包括了通过整合素介导的细胞-基质黏附与细胞相连的纤维性细胞外基质的增加（图 5-16）。在小鼠眼中，小梁网细胞的变化引起眼内压升高、视神经损伤和 POAG[44]。这同样也可解释人眼 POAG 流出阻力的升高。

致谢

感谢 Margit Schimmel 卓越的技术支持和 Anthonie Maurer 专业的图片处理。

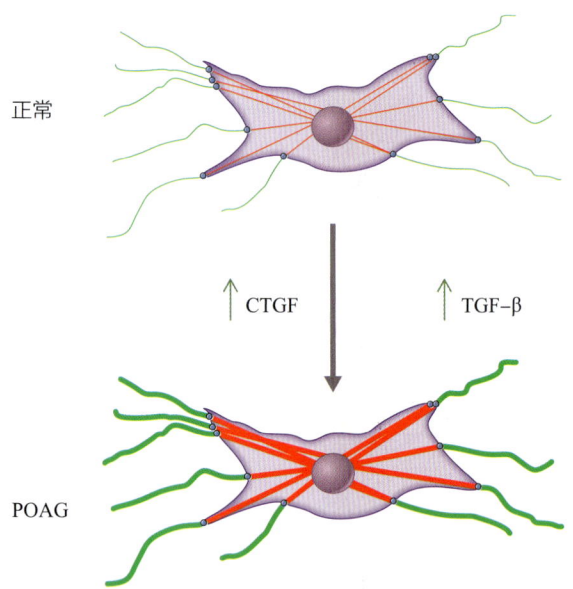

▲ 图 5-16 POAG 小梁网细胞在 TGF-β 和 CTGF 升高调节影响下表型发生变化

当肌动蛋白细胞骨架（红色）变得更显著从而引起细胞收缩性增强时，诱导出成肌纤维细胞样表型；同时，细胞合成更多、更厚的纤维性细胞外基质（绿色）来传导力量；纤维性细胞外基质与小梁网细胞通过以整合素为基础的细胞基质粘连（蓝色圆圈）相连接，后者也与细胞内肌动蛋白纤维接触

聚焦　眼部淋巴管和葡萄膜淋巴管流出

Neeru Gupta　Yeni Yucel

大多数降低眼压的青光眼治疗方法着眼于传统和葡萄膜巩膜流出通路，促进房水流出。淋巴管通过引流细胞外液体、溶质和蛋白质，对于多数器官在维持组织液平衡中具有重要作用；对于免疫监视作用也至关重要。一个多世纪以来，人们认为眼部有透明、蛋白质含量少、高代谢活性的房水，缺乏淋巴系统。

我们曾经报道过应用细胞特异性标记物和电子显微镜证实人眼睫状体内存在淋巴管。在绵羊的睫状体内的淋巴管中发现了荧光纳米球，这些发现也确认了绵羊睫状体内存在淋巴管[1]。最近，在绵羊模型中测量了眼部的淋巴引流[2]。

淋巴系统在人眼的液体流出很可能有作用，研发活体淋巴引流的测量方法与青光眼研究是相关的。我们用一组纳米示踪剂和高光谱活体成像绘制了鼠眼淋巴引流[3]。量子点有其独特的物理学和近红外特征，使其适合用于非侵入性活体成像。前房内注射量子点可以在下颌淋巴结探测到，这一发现被免疫荧光染色检查确认（图1）[3]。

在抗青光眼药中，前列腺素 F_2-α 衍生物如拉坦前列素是最有潜力的，它的效果被归因于对葡萄膜巩膜流出的作用。我们已证明拉坦前列素刺激了眼部淋巴引流（图2）[4]。联合应用近红外示踪剂和高光谱活体成像是一种在青光眼模型中研究新的降眼压药物的新工具。

眼部淋巴流出是一条尚未探索的新途径，与我们对正常生理流出的理解、对青光眼及其治疗方法的理解有很大相关性。我们发现拉坦前列素能够促进眼部淋巴流出，提示选择性刺激淋巴流出有可能提供一系列新型药物来减少青光眼致盲。

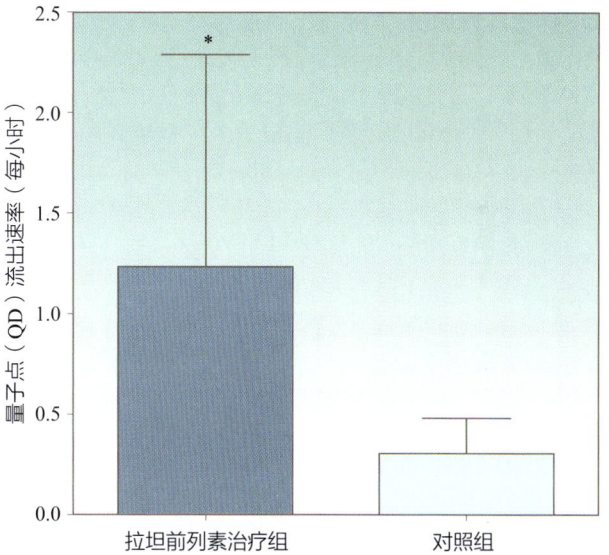

▲ 图2　直方图显示拉坦前列素治疗组（黑）和对照组（白）的 QD 流出速率（每小时）的平均值和标准差

*$P < 0.05$ [引自 Tam AL, Gupta N, Zhang Z, Yucel YH. Latanoprost stimulates ocularlymphatic drainage: an in vivo nanotracer study. Trans Vis Sci Tech 2013；2(5)：3]

参考文献

[1] Yucel YH, Johnston MG, Ly T, et al. Identification of lymphatics in the ciliary body of the human eye: a novel 'uveolymphatic' outflow pathway. Exp Eye Res 2009;89(5):810–19.

[2] Kim M, Johnston MG, Gupta N, et al. A model to measure lymphatic drainage from the eye. Exp Eye Res 2011;93(5):586–91.

[3] Tam AL, Gupta N, Zhang Z, et al. Quantum dots trace lymphatic drainage from the mouse eye. Nanotechnology 2011;22(42):425101.

[4] Tam AL, Gupta N, Zhang Z, et al. Latanoprost stimulates ocular lymphatic drainage: an in vivo nanotracer study. Translat Vis Sci 2013;2(5):3.

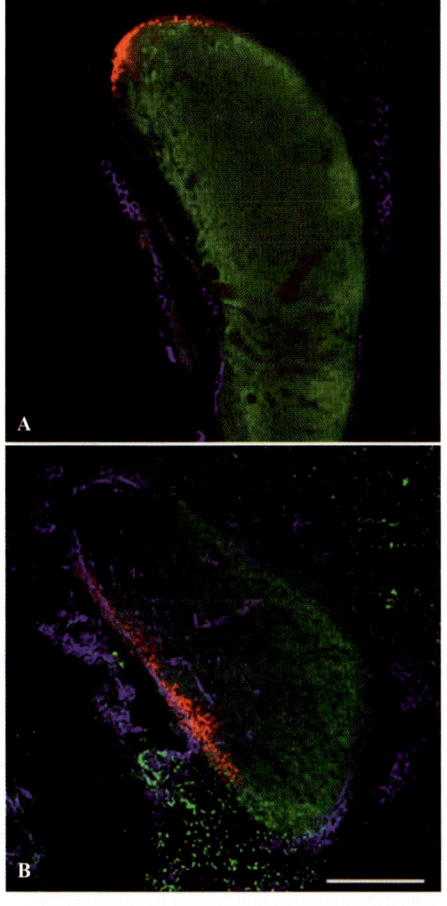

▲ 图1　淋巴结中含有红色量子点阵，环绕被膜呈蓝色（抗胶原Ⅳ），细胞核绿色背景（Sytox 绿）

刻度 = 250μm [Tam AL, Gupta N, Zhang Z, Yucel YH. Nanotechnology 2011; 21; 22 (42): 425101]

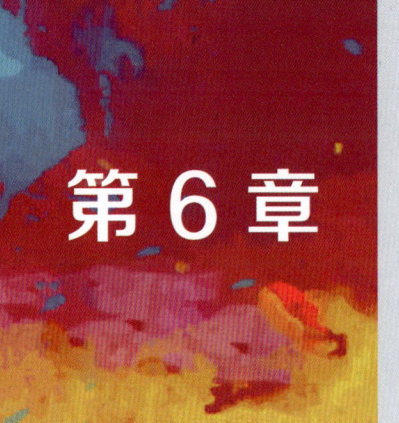

第 6 章 房水动力学和眼压升高
Aqueous Humor Dynamics and Intraocular Pressure Elevation

Carol B Toris 著
孙 霞 译
康梦田 校

> **本章概要**
>
> 房水生成和循环的首要功能是将眼压（IOP）维持在一个健康稳定的水平。当眼压升高时，见于高眼压症和原发性开角型青光眼（POAG）患者，以及本章描述的各种综合征患者，通常伴有房水流畅度下降。葡萄膜巩膜房水流出量的变化在不同综合征中是不一致的。葡萄膜巩膜房水流出量随年龄、高眼压症和剥脱综合征而降低，在色素播散综合征伴眼压升高中保持不变，但可能在重度青光眼中增加。房水流量在青光眼睫状体炎危象流出中增加，但在其他眼压升高的情况下均保持不变。很明显，与眼压升高相关的每种情况下都会产生不同的房水动力学变化。一个合理的高眼压和青光眼治疗方法是针对特定异常情况进行专门治疗。

一、概述

房水生成、循环和引流之间的良好平衡（房水动力学）对于将眼压（IOP）维持在稳态水平、为无血管眼组织提供营养以及保持眼球形状不变至关重要。房水动力学的参数包括房水生成速率、小梁网流出量（流畅度，与流出阻力相反）、通过葡萄膜巩膜流出通路的液体流出速率及巩膜外静脉压（图6-1）。当一个或多个参数改变以及房水生成和流出之间的平衡被打破时，会导致各种影响眼压的病理状态。眼压升高通常是由于流出阻力增加，但也涉及其他因素。理解房水循环的复杂调控机制对于更好地治疗青光眼至关重要。为此，本章探讨了健康眼睛和各种影响眼压的综合征的房水动力学。

二、健康人眼的房水动力学

（一）房水流量

房水由睫状体的睫状突不断产生，为晶状体、角膜以及前房角的无血管组织提供营养，并且带走它们的代谢废物。其他功能包括运输神经递质、稳定眼部结构以及调节眼内组织的内环境稳定。房水循环也提供了在某些病理状态下去除炎性细胞和介质的机制，使得药物分布到不同的眼部结构。

房水是通过一系列步骤产生的（图6-2），首先是有丰富的血流流经睫状突的核心。血液中的血浆经超滤进入睫状突基质的组织间隙，这是一个在静水压力梯度作用下，水和可溶于水的物质流经毛细血管内皮的过程[1]。然后，阴离子、阳离子以及其他物质通过非色素睫状上皮细胞被主动转运和沉积至细胞之间的缝隙中。各种离子创造了一个高渗环境，使得水弥散进入细胞间隙。细胞间隙在顶部通过紧密连接关闭，而在底部向后房开放，这种设计引导液体流入后房。营养成分和无血管的眼内组织存活所必需的其他物质在其流经前房时，通过扩散加入到这种液流中。此外，某些溶质（如碘吡乙酸、对氨基马尿酸和前列腺素类）都是由睫状上皮自行

第二篇 发病机制
第6章 房水动力学和眼压升高

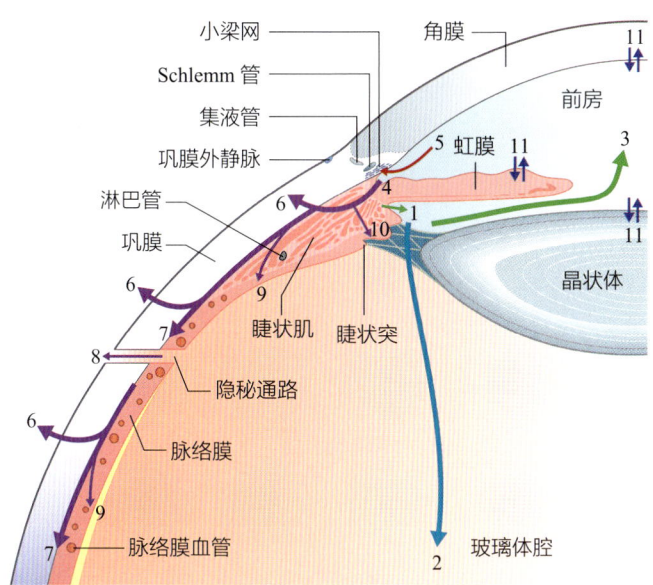

◀ 图 6-1 房水动力学

分泌进入后房的房水（1）流经玻璃体腔（2）或者经瞳孔进入前房（3）。液流在前房内循环最终引流入前房角（4）。房水自前房角通过两条路径引流，一条为小梁网、Schlemm管、集液管、巩膜外静脉（5），另一条为葡萄膜巩膜流出路径。后者起始于睫状肌，然后流向多个方向，包括经巩膜（6）、经睫状体上腔和脉络膜上腔（7）、经隐秘通路（8）、进入葡萄膜血管（9）、进入涡静脉（未绘），以及可能进入睫状突（10）再次被分泌出来。近来发现葡萄膜内的淋巴管也参与了房水动力学（经允许重绘，引自 Figures 1 and 3 of TorisCB. Aqueous humor dynamics I, measurement methods and animalstudies. The eye's aqueous humor. In：Mortimer M. Civan, ed. Currenttopics in membranes, Vol. 62. Elsevier：San Diego；2008；193-229）

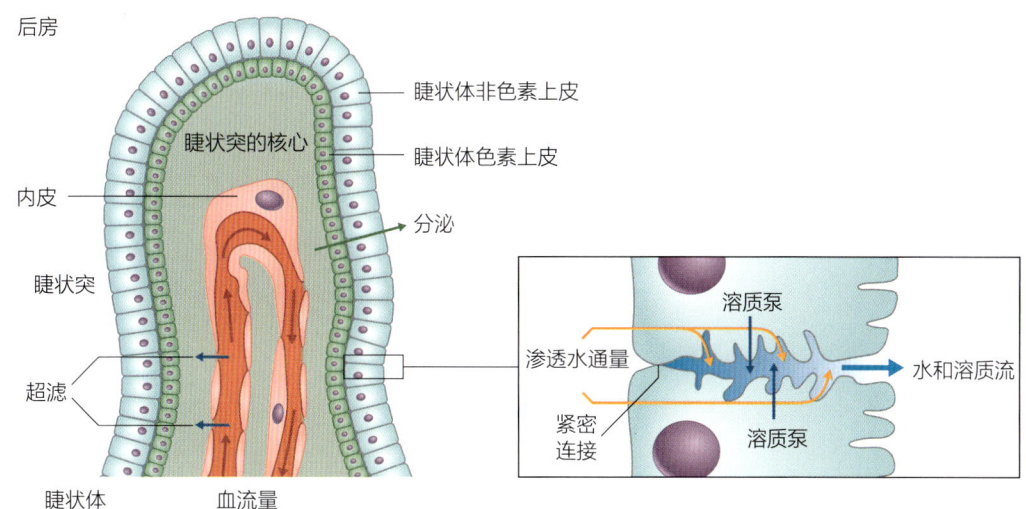

▲ 图 6-2 房水生成

房水通过一系列步骤产生。血液的超滤液从睫状突多孔的毛细血管漏出进入睫状突的核心（超滤）。溶质和液体通过溶质泵作用从睫状突核心主动被转运进入非色素上皮的细胞间隙（分泌）。渗透梯度使得水进入细胞间隙。水和溶质向顶端紧密细胞连接的相反方向扩散，进入后房。右图是两个非色素上皮细胞的细胞间隙放大图

从房水中清除的[2,3]。

房水流速通常是相对恒定的，极少因生理而需要变化。目前尚未找到一个真正的控制流速的调节机制。在一天24h内，房水流量具有可预测的节律（表6-1）。在健康人眼中，房水流量在上午晚些时候最高，在午夜最低。夜晚睡眠中的流速只有早晨醒来后的43%[4]。健康年轻人的日间房水流速平均为2.9μl/min，而80岁以上老人为2.2μl/min[5]。在人的一生中，房水流速每10年大约减慢2.4%[5]。

调节房水昼夜节律的各种机制尚不清楚。一系列临床研究[6]发现，β肾上腺素受体激动药，如肾上腺素、去甲肾上腺素、特布他林和异丙肾上腺素能够刺激加快房水流速。皮质激素似乎能够增强儿茶酚胺效应[7]。褪黑素可能与房水流量的夜间最低点有关[8]。与这些发现不一致的是，另有一些研究报道称应用局部肾上腺素治疗的受试者其房水流量

051

表 6-1 健康人房水动力学参数平均值

参　数	平均值	说　明	测量方法	参考文献
IOP（mmHg）	18.7±0.7（OD 日间） 16.6±0.6（OD 夜间）	夜间降低（仰卧位）	眼压描计	Perlman 等 2007[87]
	15.7±0.5（日间） 17.4±0.6（夜间）	夜间较高（坐位）	眼压描计	Liu 等 2003[88]
	20.0±0.3（日间） 21.3±0.4（夜间）	夜间较高（仰卧位）	眼压描计	Liu 等 2003[88]
	13.9±0.3（日间） 13.2±0.4（夜间）	夜间无变化（坐位）	眼压描计	Sit 等 2007[25]
	19.3±0.4（日间） 18.1±0.3（夜间）	夜间较低（仰卧位）		Sit 等 2007[25]
房水流量 （µl/min）	3.0±0.8（早晨） 2.7±0.6（下午） 1.3±0.4（夜间）	夜间降低	荧光光度测定法	Brubaker 1991; Brubaker 1998[5, 6]
	2.9±0.9（年轻人） 2.4±0.6（老年人）	随年龄降低	荧光光度测定法	Toris 等 1999[20]
房水流畅度 [µl/(min·mmHg)]	0.28±0.01（年轻人） 0.19±0.01（老年人）	随年龄降低	眼压描计	Gaasterland 等 1978[23]
	0.21±0.10（年轻人） 0.25±0.10（老年人）	不随年龄变化	荧光光度测定法	Toris 等 1999[20]
	0.29±0.02（日间） 0.25±0.01（夜间）	夜间降低	眼压描计	Sit 等 2007[25]
	0.23±0.01（日间） 0.19±0.01（夜间）	夜间降低	眼压描计	Liu 等 2011[24]
巩膜外静脉压 （mmHg）	10.1±1.3	不随年龄变化	不同方法	Zeimer 1989[27]
	8.8±2.0（坐位） 9.5±1.9（仰卧位）	仰卧位较高	静脉压计	Sultan 等 2003[89]
	6.3±0.4（年轻成人）	视频记录增强	静脉压计	Sit 等 2011[33]
	10.2±0.2（日间） 11.2±0.2（夜间）	夜间仰卧位较日间坐位高	静脉压计	Fan 等 in press[90]
葡萄膜巩膜流出量 （µl/min）	1.52±0.81（年轻人） 1.10±0.81（老年人）	随年龄降低	计算	Toris 等 1999[20]
	1.38±0.44（日间，老年人） 0.07±0.13（夜间，老年人）	夜间降低，有几种不同的计算报告	计算	Liu 等 2011[24]

减少而不是增加[9]，而完全缺乏循环肾上腺素的肾上腺切除术的患者其房水流量却有着正常节律[10]。不同浓度的各种激素因子混合物可能仅仅是调节房水昼夜节律所需的复杂机制的一部分。

睫状突生成房水的速度在活体眼中是无法测量的，但是可以通过监测液体在前房的移动（房水流量）来进行估算。在临床研究背景下，房水流量用荧光光度测定法进行测量（图6-3）[11]。首先，将几滴荧光素滴在局部角膜上，使角膜成为药仓。数小时后，荧光素通过角膜扩散到前房，与房水混合，并且开始从前房角引流。用荧光光度计定时测量角膜、前房的荧光素浓度持续数小时。绘制出随时间变化的荧光素对数。前节的荧光素总质量是角膜荧光素浓度、前房荧光素浓度和它们相应体积的乘积。房水流速的计算是，角膜和前房中随着时间的推移而丢失的荧光素质量除以前房内该时段期间荧光素的平均浓度[6]。

荧光光度测定法是一种重复性很好的非常完善的方法[12]，但是需要对四个与之有关的重要局限性和假设加以考虑。

(1) 假设荧光素扩散到虹膜、角膜缘血管和泪膜[6, 13]，还假设扩散速率在实验操作期间不受干扰。由于血-房水屏障渗透性增加和荧光素扩散速率的变化，葡萄膜炎眼的房水流量很难测量[14]。

(2) 荧光素的分布在前房和角膜内是不均匀的。荧光素的不均一性会发生在一些情况下，如圆锥角膜。在这些眼中，随着时间的推移，荧光素浓度的测量可能会更加多变，从而导致房水流量测定的准确性不佳。

(3) 示踪剂从前房到后房的回流被晶状体-虹膜屏障阻断[15]。如果晶状体-虹膜屏障缺失或者受损，如人工晶状体、瞳孔散大或者以前做过虹膜切开术或虹膜切除术，那么荧光光度测定法的准确性会降低。

(4) 需要每次至少间隔30min进行数小时荧光光度计扫描，以确定一个合理准确的人眼房水流量[6]。人眼迅速和短暂的房水流量变化难以通过荧光光度测定法发现。

（二）小梁网流出

一旦进入前房，房水即从前房角通过两条通路中的一条被动引流（图6-1）。小梁网流出通路的描述见图6-4。葡萄膜小梁网是睫状肌向前的延伸，由相互重叠的大孔和扁平薄片构成，它们在多个平面上分支并相互连接。中间层，即角膜巩膜小梁网，包括几个穿孔结缔组织薄片，其中这些组织薄片在巩膜突和Schwalbe线之间延伸。这些薄片的开孔很小且不重叠。薄片通过组织链和内皮细胞相互连接。邻管小梁网，位于Schlemm管内壁处，包

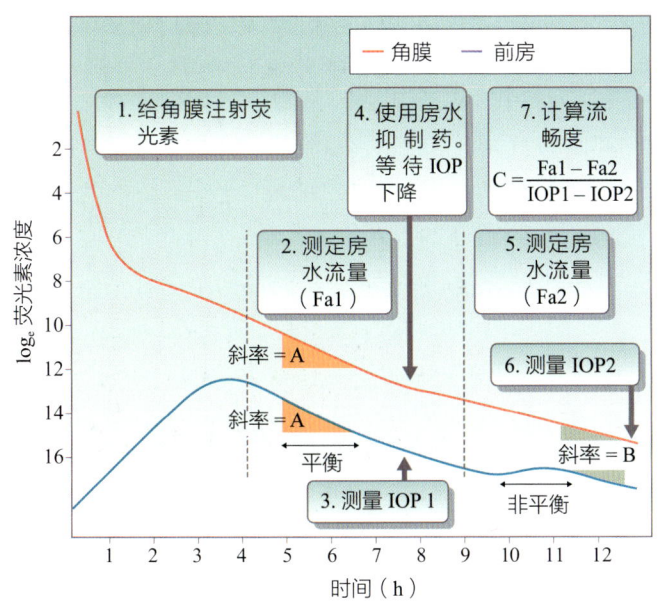

▲ 图6-3 用于确定房水流量和房水流畅度的荧光素衰减曲线

图为角膜和前房的荧光素浓度随时间的变化曲线。步骤1和2用于测量房水流量。需要步骤1-7来确定房水流畅度。(1) 应用了荧光素滴眼液。(2) 开始4~8h后，对角膜和前房内的荧光素浓度用荧光光度计每隔45~60min测量1次，持续数小时。荧光素从角膜和前房消失速率形成衰减斜率A。从平衡数据中计算房水流量，此时角膜与前房的衰减曲线平行，角膜和前房容积维持不变（Fa1）。若要得到房水流畅度，试验则继续（3）测量眼内压（IOP1），然后（4）使用房水抑制药（如碳酸酐酶抑制药）。一段时期的非平衡状态后，房水抑制药会改变曲线的斜率，形成新的斜率即斜率B。(5) 荧光光度计测定用药后的房水流量（Fa2）。(6) 再次测量眼内压（IOP2）。(7) 计算流畅度（C）：流量变化（Fa1－Fa2）与IOP变化（IOP1-IOP2）的比值

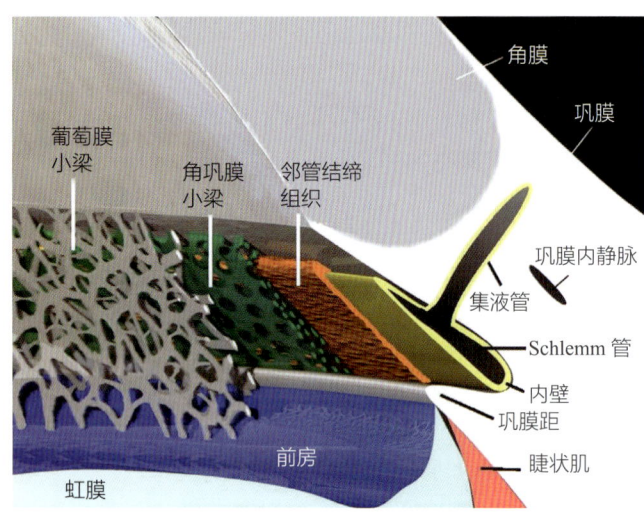

◀ 图 6-4　小梁网流出途径

在前房角，房水在到达管腔之前，通过葡萄膜小梁和角巩膜小梁、邻管结缔组织、管内皮衬（内壁）渗透。Schlemm 管内的液体通过 25～35 条集液管进入房水静脉和上巩膜静脉最终进入体循环（未绘出静脉）（引自 Figrure 2, Toris CB. Aqueous humordynamics Ⅰ, measurement methods and animal studies. The eye's aqueoushumor. In: Mortimer M. Civan, ed. Current topics in membranes, Vol. 62.Elsevier: San Diego; 2008, 193-229）

含胶原、糖氨聚糖、糖蛋白、成纤维细胞和内皮样细胞。弹性纤维亦存在以支撑 Schlemm 管内壁。这部分小梁网开口狭窄且不规则。实验证据和理论预测表明，正常房水流出阻力存在于 Schlemm 管内壁区域[16,17]。这一区域由一层内皮细胞及其基膜和邻管（筛状，内皮下）结缔组织构成。内壁内皮细胞微米级孔的存在解释了与有孔内皮相比，为何这层内皮是具有全身最高的渗透系数之一的内皮。这层内皮允许 200～500nm 的微粒通过。部分流出阻力产生于房水进入内壁内皮孔的漏斗效应[17]。另一条通路，由邻管结缔组织内的开放空间构成，产生了很小的流出阻力，除非细胞外基质填满这些空间。有趣的是，邻管组织细胞外基质的量随年龄增加而增加，从而解释了为何老年人房水流畅度会显著下降[18]。

其他影响小梁网流出阻力的因素包括睫状肌张力和小梁网细胞功能。睫状肌连接着邻管区域和小梁网内壁内皮细胞。当睫状肌收缩时，此区域的机械性形变导致小梁网间隙开放和 Schlemm 管舒张，因此减小了流出阻力。小梁网细胞主动改变其形状，从而改变小梁网开放空间的几何结构，并且调控细胞外基质代谢以填充或清空邻管结缔组织空间[19]。

健康人眼房水流畅度范围为 0.1～0.4μl/(min·mmHg)[20-23]。近期研究报道称夜间房水流畅度低于日间[24,25]。通过对已摘除的人类尸体眼睛进行眼压描记或灌注成像发现，小梁网流出阻力随着年龄增加而增加[18]。但是，应用荧光光度测定法测量已知未曾用过药物的健康人眼时，并未发现房水流畅度有年龄相关的变化[20]。

对已发表的有关房水流畅度研究进行批判性评价，要求理解该参数的各种访问方法。眼压描计检查法和荧光光度测定法是临床研究中常用的方法。对仰卧位受试者眼睛施加标准重量后，进行 2～4min 眼压描计会测量到眼压降低。与眼压变化相应的房水流量的变化见 Friedenwald 表[26]。房水流畅度即流量变化与眼压变化的比值。眼压描计测量的房水流畅度包括小梁网房水流畅度、葡萄膜巩膜房水流畅度（被认为很小）和假性房水流畅度（也被认为很小）。另一因素，眼壁硬度（一个关于眼睛硬度的测量方法）会影响眼压描计检查过程中眼压的测量。荧光光度测定法（图6-3）测量而不是假设房水流量随眼压变化而变化。眼压和房水流量的变化是由于使用房水流量抑制药（如乙酰唑胺、多佐胺或噻吗洛尔）而引起的。虽然荧光光度测定法避免了假性房水流畅度和眼壁硬度对测量结果的影响，但是却需要花费数小时才能完成，并且比眼压描计检查法更加多变。对于在评估过程中眼压变化不大的眼压正常的志愿者，这两种方法都不是很适用。

（三）巩膜外静脉压

房水穿过小梁网后最终进入巩膜外静脉。健康人的巩膜外静脉压范围为 7～14mmHg[27]，其中最经常报告的数值为 9~10mmHg（表 6-1）。巩膜外静脉压与年龄之间似乎没有相关性[28]。随着体位从坐位变为仰卧位，巩膜外静脉压从 1mmHg 上升到 9mmHg，这反过来又直接导致眼压升高。当体位不变时，巩膜外静脉压相对稳定。巩膜外静脉压每变化 0.8mmHg，对应眼压就变化 1mmHg。24h 眼压变化的曲线与 24h 巩膜外静脉压变化的曲线平行[29]。除体位变化之外，其他影响巩膜外静脉压的因素包括吸氧[30]、应用低温[31]和血管活性药物[32]。

测量巩膜外静脉压的方法通常使用的是装在裂隙灯上的商用静脉压计（Eyetech, Morton Grove, IL）（图 6-5）。器械顶端的薄膜放置于靠近角膜缘的结膜上。结膜下的巩膜外静脉是通过裂隙灯生物显微镜进行识别的。通过转动装置侧面的转盘，尖端膜内的压力升高直到出现适当的血管压陷。这一压力被认为是巩膜外静脉压。这一过程需要受试者高度配合、静止不动以及一个清晰的结膜，以便能够对适当的血管进行无阻碍观察。对适当的静脉进行识别和可视化是很困难的。近来，此方法得到了改进，即在静脉压力计中加入了一个视频监视器，这可为静脉拍照，然后确定影像以及血管开始压陷的相应压力[33]。但仍不清楚压陷的哪一阶段的压力（压陷开始、中途或整个压陷过程）才是真正的巩膜外静脉压。

（四）葡萄膜巩膜流出

房水从前房引流而不是通过小梁网引流称为葡萄膜巩膜流出。与小梁网流出通路不同的是，葡萄膜巩膜通路不包括可识别的通道和血管。相反，液体从睫状肌前表面和葡萄膜中和周围的其他组织渗出。1965 年，Anders Bill[34] 观察到作为总体流量标记物的示踪剂通过睫状肌流出前房，通过巩膜进入眼外组织，并且最终进入淋巴系统。正常情况下，房水流量中的大部分成分都不大可能穿过巩膜，而是被吸进脉络膜上腔和脉络膜血管。

通过葡萄膜的液体引流有时被描述为"非常规流出"，因为它通过组织渗出而不是流经某条通道，或者被描述为"非压力依赖性流出"，因为它并不像小梁网通路那样依赖眼压。应该澄清的一点是，所有流量都需要一定程度的压力依赖性。尽管很小，从前房到睫状体上腔和脉络膜上腔仍存在流量压力梯度。猴眼研究显示，葡萄膜巩膜流出在正常到高眼压范围内（11~35mmHg）几乎无变化[35]。显然，眼压变化对于前房和脉络膜上腔之间的压力梯度几乎无影响。当眼压明显低于正常时（4mmHg），葡萄膜巩膜流出就变成具有压力依赖性[36]。

据报道，20—30 岁健康受试者的葡萄膜巩膜流出占房水总流量的 25%~57%[20, 37, 38]。随着年龄增长，葡萄膜巩膜流出逐渐减缓[20]。一项将 104 位健康受试者分为两个年龄组的研究发现，20—30 岁组的葡萄膜巩膜流出速率占房水总流量的 54%，而 60 岁以上组明显降低，占房水总流量的 45%。即使在年龄较大的受试者中，葡萄膜巩膜流出量也明显大于最初的关键人类研究中所报道的流出量[39]。在那

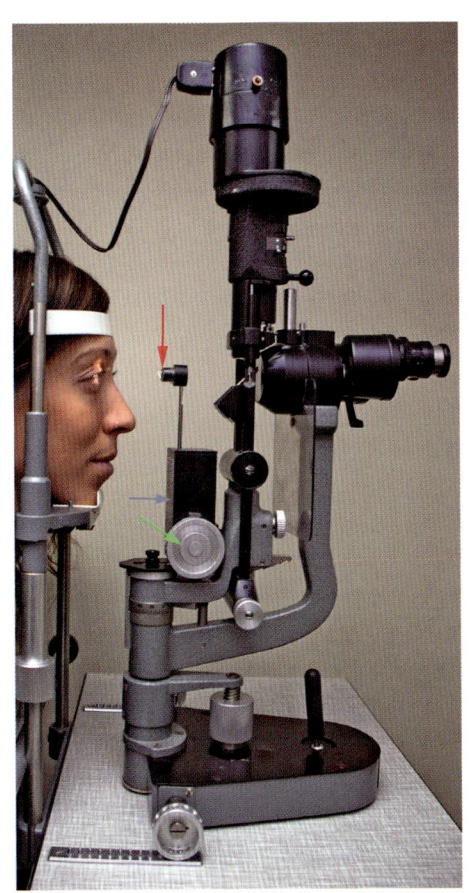

▲ 图 6-5 静脉压计

巩膜外静脉压计（蓝箭）放置在简易的 Haag Streit 裂隙灯显微镜上。在裂隙灯双筒目镜帮助下，照亮的膜（红箭）放在角膜巩膜缘附近的血管上。银色转盘（绿箭）用来增加膜后的压力直到血管被压闭。转盘上的读数代表巩膜外静脉压（mmHg）

项经典研究中，葡萄膜巩膜流出量是在眼球摘除前使用灌注的放射性示踪剂进行测量的。几小时后，对所摘除眼球进行放射性分析。在研究开始前48h内未接受眼部药物治疗的两只非青光眼眼睛，其葡萄膜巩膜流出量分别占总引流量的4%和14%。30年后，我们才知道人眼葡萄膜巩膜流出量比以前所想象的要大得多。

在所有房水动力学参数中，葡萄膜巩膜流出量在临床背景下最难以测定。它不能直接测量，但是可以根据修正的Goldmann方程进行计算：

$$F_u = F_a - C(IOP - P_{ev})$$

房水流量（F_a）、房水流畅度（C）、眼压（IOP）和巩膜外静脉压（P_{ev}）经测量后，葡萄膜巩膜流出量（F_u）就可以计算出来了。这个方法的固有变异性很大，可重复性较好。我们迫切需要改进技术，以增进我们对健康眼和患病眼葡萄膜巩膜流出的理解。

三、影响眼压的临床综合征的房水动力学

与眼压升高相关的临床综合征不一定会导致青光眼，但往往会导致青光眼性损伤。眼压升高通常是由于房水动力学失衡。问题的根源多在于小梁网流出异常，偶尔由于葡萄膜巩膜流出异常，但很少是由于房水流量异常所致。以下内容是对与眼压升高相关的综合征（已测量房水动力学）的回顾。也纳入了眼压正常的相关情况，以作比较。

（一）高眼压症

高眼压症是一种眼压高于正常范围但眼睛仍然健康（并未出现病理性视神经凹陷和视野损害）的状况。在一些基于人群的研究中，眼压高于平均值2个标准差（SD），即至少为21mmHg时，被认为是异常的[40]。高眼压症患者与眼压正常的同龄志愿者相比，其房水流量在正常范围内[5,41]，但房水流畅度[21,41]和葡萄膜巩膜流出[41]均显著降低。高眼压症患者的眼压升高可通过两个流出通路中的病理学变化进行解释（表6-2）。

（二）原发性开角型青光眼

原发性开角型青光眼（POAG）是一种眼球的结构或功能的完整性被扰动导致的眼压升高伴有进行性视神经和视野缺损。青光眼性损伤通常可以通过充分降低眼压来停止或减缓。与同龄的健康受试者相比，发现原发性开角型青光眼患者的房水流量在日间正常而在夜间明显升高[42]。这种夜间发生的房水流动效应不足以解释眼压的升高。对于原发性开角型青光眼患者和多数其他伴有高眼压症的青光眼，眼压升高的主要因素是小梁网中流体流动阻力增加。这在1951年[21]、1961年[43]和1995年[42]应用眼压描计检查法的研究中均有报道。目前对原发性开角型青光眼患者葡萄膜巩膜流出的情况知之甚少，仅有一项包含14例经最大可耐受药量但眼压仍失控的患者的小样本研究[44]。这项研究发现在严重青光眼患眼中葡萄膜巩膜流出量已占到全部流量的80%，而对侧轻度青光眼患眼为37%。与一个针对已知未使用任何药物的健康受试者的单独研究[20]相比[0.25μl/(min·mmHg)]，这些使用多种药物的患眼用荧光光度测定法测量出的房水流畅度很低[0.02μl/(min·mmHg)][44]。表6-2是对原发性开角型青光眼患者房水动力学的简要概括。

全身和眼部药物的使用可能导致不同研究中葡萄膜巩膜流出量的巨大差异，但也存在另一种可能性。房水可能被重新从小梁网（存在异常高阻力的部位）导入葡萄膜（对眼压依赖较小的部位）。为证实上述理论，从激光灼烧到小梁网，对未经治疗的实验性单眼青光眼猴眼进行了一项研究[45]，以建立稳定的慢性眼压升高[46]。与对侧健康眼相比[0.16μl/(min·mmHg)]，眼压升高眼的房水流畅度显著降低[0.06μl/(min·mmHg)]。在未使用可能影响葡萄膜巩膜引流的药物的情况下，与对侧对照眼相比（1.05μl/min），也观察到高眼压眼葡萄膜巩膜流出量增加（2.25μl/min）[45]。这些临床与动物研究表明，在高眼压状态[41]和青光眼初期，葡萄膜巩膜流出量和房水流畅度均低于正常水平。随着疾病进展，小梁网房水流畅度继续下降而葡萄膜巩膜流畅度保持不变（非压力依赖性）。当小梁网房水流畅度减少到一个临界水平时，房水会被从小梁网重新导入葡萄膜通路。

引流通路的形态学和生物化学变化，有助于解释青光眼患者小梁网流出通路的阻力升高。青光眼

表 6-2 伴有高眼压的综合征及相关正常眼压状态的房水动力学

综合征	IOP	F_a	C	P_{ev}	F_u
高眼压症	↑	←→ [5, 41, 78]	↓ [21, 41, 78]	←→ [41]	↓ [41]
青光眼					
原发性开角型青光眼	↑	←→日间, ↑夜间 [42]	↓ [21, 42, 44]		↑ [44]（最大可耐受药量）
正常眼压性青光眼	←→	←→ [61]	←→ [61]		
色素播散综合征（PDS）					
PDS 伴眼压正常	←→	←→ [63, 64]	[63, 64]	[64]	[64]
PDS 伴高眼压	↑	←→ [63, 64]	↓ [63, 64]	[64]	[64]
剥脱综合征（XFS）					
XFS 伴眼压正常	←→	←→ [68, 70]	←→ [68, 70]	←→ [70]	↓ [70]
XFS 伴高眼压	↑	←→ [70]	↓ [70]	←→ [70]	↓ [70]
炎症					
青光眼睫状体炎危象	↑	↑ [75, 84, 86] ←→ [21, 74, 85]	↓ [21, 72-76]		
Fuch 异色性虹膜睫状体炎	←→	↓ [14]	←→ [14]		

上标表示参考文献；箭表示比同龄健康受试者升高（↑）、不变（←→）或减少（↓）；C. 房水流畅度；F_a. 房水流量；F_u. 葡萄膜巩膜流出量；IOP. 眼压；P_{ev}. 巩膜外静脉压

患者的小梁网标本内皮细胞数量减少[47]但基膜增厚，这表明细胞活性增加。簇状物质聚集而成的斑块出现在巩膜角膜束和邻管网中。这些斑块似乎来源于形成内皮下腱鞘的类弹性纤维。弹性纤维和连接性原纤维鞘的增厚减小了小梁间隙，并且使流向内壁内皮细胞的通路变窄。斑块的存在也随年龄增加而增加，但原发性开角型青光眼患者的斑块总量更多[48]。发现小梁网细胞生成和维持的细胞外基质成分发生了改变。原发性开角型青光眼胶原蛋白异常包括碎片化、方向变化和间距异常。纤维连接蛋白[49]沉积在巩膜静脉窦管内皮下区域。某些青光眼患者小梁网肌纤蛋白和 αB- 结晶质（一种小分子应激蛋白）的表达增加[50]。细胞外基质成分和蛋白质（如 cochlin 蛋白[51]）的相互作用可能会导致沉积物形成，从而堵塞流出通道。显然，小梁网内多种复杂的变化会导致青光眼房水流出阻力的增加。

值得一提的是，导致原发性开角型青光眼患者眼压升高和视神经病变的因素除了房水引流外尚有其他因素。据报道，在夜间血压下降[52]而习惯性眼压升高[53-56]，这两个因素都会增加对视网膜的青光眼损伤的风险。此外，脑脊液（CSF）压也可能与青光眼的病理生理学相关。原发性开角型青光眼患者脑脊液压降低[57, 58]，从而导致跨筛板压差较大（眼压和脑脊液压之间的压差）以及作用于视神经的压力增大。另一方面，高眼压症患者中的脑脊液压较高[59]（与对照组相比），跨筛板压差相对正常，并且未发现任何青光眼视神经损伤[60]。

（三）正常眼压性青光眼

正常眼压性青光眼被定义为具有青光眼特征性的视神经损害和视野缺损，尽管眼压在"正常"范围内。与 10 位同龄健康对照者相比，10 位正常眼压性青光眼患者的日间眼压、房水流出量或流畅度，或夜间房水流出量并未发生任何变化（表 6-2）[61]。正常眼压性青光眼患者的主要不同是夜间血压可变性增加[62]和夜间低血压，可能会将视盘血流减少至不健康水平[52]。眼部灌注压的波动导致发作性局

部缺血，其间视盘面临很大的永久性损伤风险。这些事件在常规临床检查中难以发现，并且独立存在于房水动力学之外。

（四）色素播散综合征

色素播散综合征是一种虹膜后表面与晶状体前部悬韧带之间发生摩擦导致虹膜色素和细胞脱落、残骸被冲刷至前房和小梁网，从而阻塞流出通路的状况。色素播散综合征患者的前房比正常人更深，这使其更容易受到这种情况的影响[63]。当色素播散综合征未伴有青光眼时，房水流入和流出是正常的。当伴有高眼压症时，房水流畅度降低[63]但葡萄膜巩膜流出仍然是正常的[64]。这与没有色素播散综合征的高眼压症显著不同，后者葡萄膜巩膜流出量和流畅度均降低（表6-2）[41]。

（五）剥脱综合征

剥脱综合征的特点是晶状体前囊、睫状体组织、虹膜、角膜和小梁网上具有白色沉积物[65]。剥脱综合征主要在老年患者中会发展成为剥脱性青光眼。这是由于随年龄增长巩膜静脉窦管内壁流出通路变窄[66]，以及细胞外基质和其他碎片发生堆积。这种物质在年轻人中很容易从小梁网冲走，但在老年人中会沉积在小梁网。当剥脱物在小梁网和巩膜静脉窦管内皮细胞附近沉积到足够的量时，会引起组织退化和房水流出通路进一步堵塞。沉积物的量与眼压升高幅度和青光眼的发生呈正相关[67]。

发现剥脱综合征房水动力学有明显变化。18例单侧剥脱综合征、对侧眼眼压正常的患者双眼对比显示[68]，平均眼压（分别为14mmHg和12mmHg）、房水流速（双眼均为2.4μl/min）和房水流畅度［分别为0.15μl/(min·mmHg)和0.19μl/(min·mmHg)］并无任何差异。当剥脱综合征伴有眼压升高时[69]（平均眼压在患眼为32mmHg，非患眼为18mmHg，n=10），患眼房水流量和房水流畅度［分别为2.02μl/(min·mmHg)和0.07μl/(min·mmHg)］均比非患眼［分别为2.38μl/(min·mmHg)和0.15μl/(min·mmHg)］明显更低。房水流速较低起初认为是疾病过程中睫状上皮损伤导致[69]。但后来认为是用于治疗患眼的噻吗洛尔洗脱时间不足造成的[6]。在一项更近的研究中[70]，40例伴有/不伴有高眼压症的剥脱综合征患者的房水动力学与一组40例年龄和眼压匹配的非剥脱综合征患者进行了比较。两组的房水流量没有差别（剥脱组为2.05±0.73μl/min，对照组为2.23±0.61μl/min），但剥脱组葡萄膜巩膜流出量显著低于对照组（$P < 0.0001$）（分别为0.11±0.69μl/min和0.78±0.81μl/min）。当以上受试者按照眼压而不是剥脱综合征分组时，高眼压症组的房水流畅度低于眼压正常对照组。结论是，降低的房水流畅度是眼压依赖性的，与剥脱综合征无关。降低的葡萄膜巩膜流出量依赖于剥脱综合征的存在，与眼压无关。这些对房水动力学的影响与高眼压症和色素播散综合征患者中发现的明显不同（表6-2）。

（六）Fuchs异色性虹膜睫状体炎

以虹膜异色为特征的慢性、单侧虹膜睫状体炎，称为Fuchs葡萄膜炎综合征或Fuchs异色性虹膜睫状体炎。葡萄膜色素异常与慢性轻微的炎症相关，此炎症被认为会导致某些患者虹膜萎缩和继发性青光眼。10例眼压正常（17mmHg）的单侧Fuchs葡萄膜炎综合征患者，患眼未发现房水流畅度变化，但是血-房水屏障渗透性比对侧非患眼增加[14]。当应用荧光素测量双眼的房水流量时，患眼的荧光素清除率高于对侧眼7%，这可能是由于荧光素扩散性增强。荧光素扩散率的差异可以解释为房水流量的差异，而这可能并不真实。尽管如此，作者认为Fuchs葡萄膜炎综合征患眼的房水流量较低（表6-2）。与之一致的是，一项猴眼实验性虹膜睫状体炎研究[36]发现，低眼压与房水流量降低和葡萄膜巩膜流出量增加有关。

（七）青光眼睫状体炎危象

一种反复发作的显著眼压升高（通常为40～60mmHg）伴有前房炎症反应被称为青光眼睫状体炎危象或Posner-Schlossman综合征[71]。看起来眼压升高是由于房水流畅度降低所致（表6-2）[72]。在发作的间歇期，流畅度恢复正常或较对侧健康眼轻度增加[21, 73-75]。一项研究[76]发现11例患者中的6例患眼和对侧健康眼均有房水流畅度降低。有研究者提出，炎症是由前列腺素介导的。在患者发作期而非间歇期发现房水内前列腺素E浓度较高[77]。

反对这个理论的研究[78-83]报道称局部应用前列腺素提高了房水流畅度而非降低，从而引起眼压下降而非升高。

两项研究[75, 84]报道称房水流量的增加在青光眼睫状体炎危象中使得眼压升高。但更复杂的是，对这一参数进行评价的另外三项研究[21, 74, 85]没有发现房水流量的增加。所有这些研究是在数十年前进行的，那时荧光光度测定法尚未应用，而房水流量是直接通过Goldmann方程进行测定的。计算时并未考虑葡萄膜巩膜流出量，并且假定巩膜外静脉压是正常的。此后，当使用荧光光度测定法测定房水流量[86]，发现荧光素清除率下降，这表明房水流量在发作期增加。可是，前房内荧光素的测量由于蛋白质和闪辉物质的存在有很大误差[12]。考虑到此因素，青光眼睫状体炎危象的眼压升高不大可能是由房水分泌过多引起的[72]。

第 7 章 青光眼视神经病变的发病机制
Pathogenesis of Glaucomatous Optic Neuropathy

James E Morgan 著
王 瑾 译
康梦田 校

本章概要

- ◆ 视神经是视网膜神经节细胞缺失的主要病灶点。
- ◆ 局灶性和弥漫性的视盘损伤均可产生视网膜神经节细胞死亡的特征性模式。
- ◆ 任何特定视神经的形状和结构都可能使其更易受到损伤。
- ◆ 视网膜神经节细胞死亡的启动会受到筛板水平上应力/应变和力学因素的影响。
- ◆ 全身性低血压或血管痉挛等血管因素可能会加剧视网膜神经节细胞的死亡。
- ◆ 视网膜的其他因素可能会影响视网膜神经节细胞的死亡模式；例如，在青光眼患者的视盘（ONH）和视网膜（小胶质细胞）中存在免疫细胞，以及累及先天性和反应性免疫系统。

一、背景

视网膜神经节细胞（retinal ganglion cell，RGC）缺失是青光眼的一个典型特点。弓形的视野缺损通常与视网膜神经纤维层缺损和视神经内的神经节细胞缺失相对应。一些临床观察试验证实，导致视网膜神经节细胞缺失的病理生理事件发生在视盘。继发性改变，如视盘周围视网膜神经纤维层出血、筛板后偏斜或伴有视盘凹陷发育的筛板组织缺失，均与视力丧失加重有关。

对于导致青光眼疾病进展的临床危险因素的研究，有助于帮助我们进一步了解视盘的改变在疾病发展过程中的作用。在众多危险因素中，年龄增长是最重要（但却无法治疗）的因素。而在可治疗的危险因素中，虽然有屈光不正及视盘大小的因素，但眼压升高依然是最容易被发现的风险因素。另外，有强有力的证据表明，视盘的血供可能会影响视网膜神经节细胞的存活。最近的青光眼实验和临床研究表明，免疫系统在调节视网膜损伤反应中发挥一定的作用。现在很清楚的一点是，这些危险因素之间并不是孤立发挥作用的；而是构成一个整体，各危险因素之间相互作用，共同导致了视力下降。

过去认为，导致轴突细胞缺失的病理生理过程是视网膜神经节细胞死亡产生和扩展中的单独力学或血管因素。而现代观点则认为，这些危险因素被视为一个连续的整体，每个因素都会在视网膜神经节细胞轴突损伤过程中发挥作用。因此，血管、力学和免疫学因素之间相互作用共同引起轴突损伤，而不是相互排斥。我们对导致神经损伤的这些危险因素及其相互作用的理解已经较十年前有较大提高。不仅强调了确定视盘及筛板整体结构的重要性，还强调了确定各种细胞成分在应力条件下的行为的重要性。

二、正常筛板组织：与青光眼视神经病变发病机制的相关性

人类视盘表现为巩膜上椭圆形开口，视神经通过此结构从眼内穿出然后进入球后视神经。对于构成视神经的百万轴突来说，这是一个过渡且易受损伤的区域。轴突从眼内穿出时，必须旋转90°才能从眼内合适位置穿出，并且为了贴合视神经的走行，轴突结构进行了重新排列。视神经的后方也可见到轴突的髓鞘化，因为每个轴突都被投入到一个少突胶质细胞衍生的髓鞘中，以促进跳跃性传导。视网膜中视网膜神经节细胞的独特性体在与它们是唯一能产生动作电位的细胞。产生动作电位的过程则十分耗能；对视网膜神经纤维层解剖结构的分析表明，线粒体倾向于沿着视网膜神经节细胞轴突集中分布于静脉曲张的部位[1]。因此，当某些导致线粒体功能受损的疾病出现时，视网膜神经节细胞也就特别容易受到影响。线粒体酶如细胞色素C氧化酶的分布研究表明，它们主要集中在视盘（图7-1和图7-2）[2]。

轴突在这条通路中是由复杂排列在视盘前部的胶质支持组织进行支持的，其中该支持组织与穿过筛板的小孔相连续。这些神经胶质细胞形成的通路与视网膜神经纤维层间的通路相连续。视盘被分为位于前胶原层筛板前面的神经胶质前区。在临床上作为筛板的视神经部分，筛板的薄片是由位于巩膜开口水平大约10层厚度的胶原筛板构成[3]。每个筛板上都有孔（约100μm宽），为轴突束通过提供空间。横截面观察时，这些筛板内的不同轴突束间似乎是彼此分离的。消除细胞成分和胶质前体细胞的摘要研究表明，筛板的孔洞之间有丰富的连接，并形成致密的三维孔阵，轴突束依据这种三维孔阵走行（图7-3）[4]。因此，巩膜筛板可被视为是一个网状结构，其中导致某一部位变形的任何作用力都将在整个筛板上进行传导。

三、视盘中的轴突结构：力学因素的作用

轴突通过视神经时的详细组织结构依然被广为讨论[5]。轴突束是粗略排列的，以使视网膜周边部的轴突束排列于视神经的周边部位[6]。对青光眼中筛板运动的分析表明，这些筛板围绕巩膜开口边缘（Elschnig边缘）进行旋转，其旋转方式可能对位于视神经周边部的轴突产生最大的压缩力。这一模式与临床上青光眼通常具有外周视野缺损的特征相吻合。实验性青光眼视网膜神经节细胞轴突的电镜研究证实了，轴突可能因筛板结构的变形和塌陷而受损[7]（图7-4）。

虽然这种损伤通常出现在疾病的末期，但早期出现的轴突损伤程度还尚不清楚。对单个轴突通过视盘所采取的详细轨迹分析表明，即使筛板轻微移动也可能对轴突功能产生不利影响。当追踪单个轴突的行进轨迹时，当将所有轴突群体视为一个整体时，它们会明显的偏离所观察到的预期轨迹[5、8]。这种地形"噪音"可以导致轴突数量增加，其中一些轴突走行在筛板中，从而使其对来自视盘的压力更为敏感。当考虑巩膜筛板前部和后部的尺寸差异时，会出现一定程度的轴突偏离。巩膜筛板的前部走行的是无髓鞘的轴突，而后部与成为髓鞘的轴突交界处连接。因此，筛板上孔洞的数量随深度的加深而增多，筛板深层与浅层相比，有更多供轴突走行的孔洞[3]（图7-5和图7-6）。

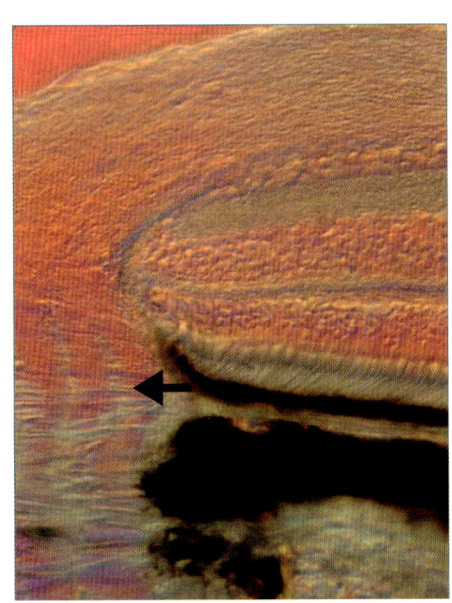

▲ 图7-1　灵长类动物视盘的微分干涉相差（DIC）图像，显示视网膜神经纤维层和筛板之间的关系

箭示位于前部的胶质前膜和巩膜筛板之间的界限（引自 Br J Ophthalmol 1998；82：6）

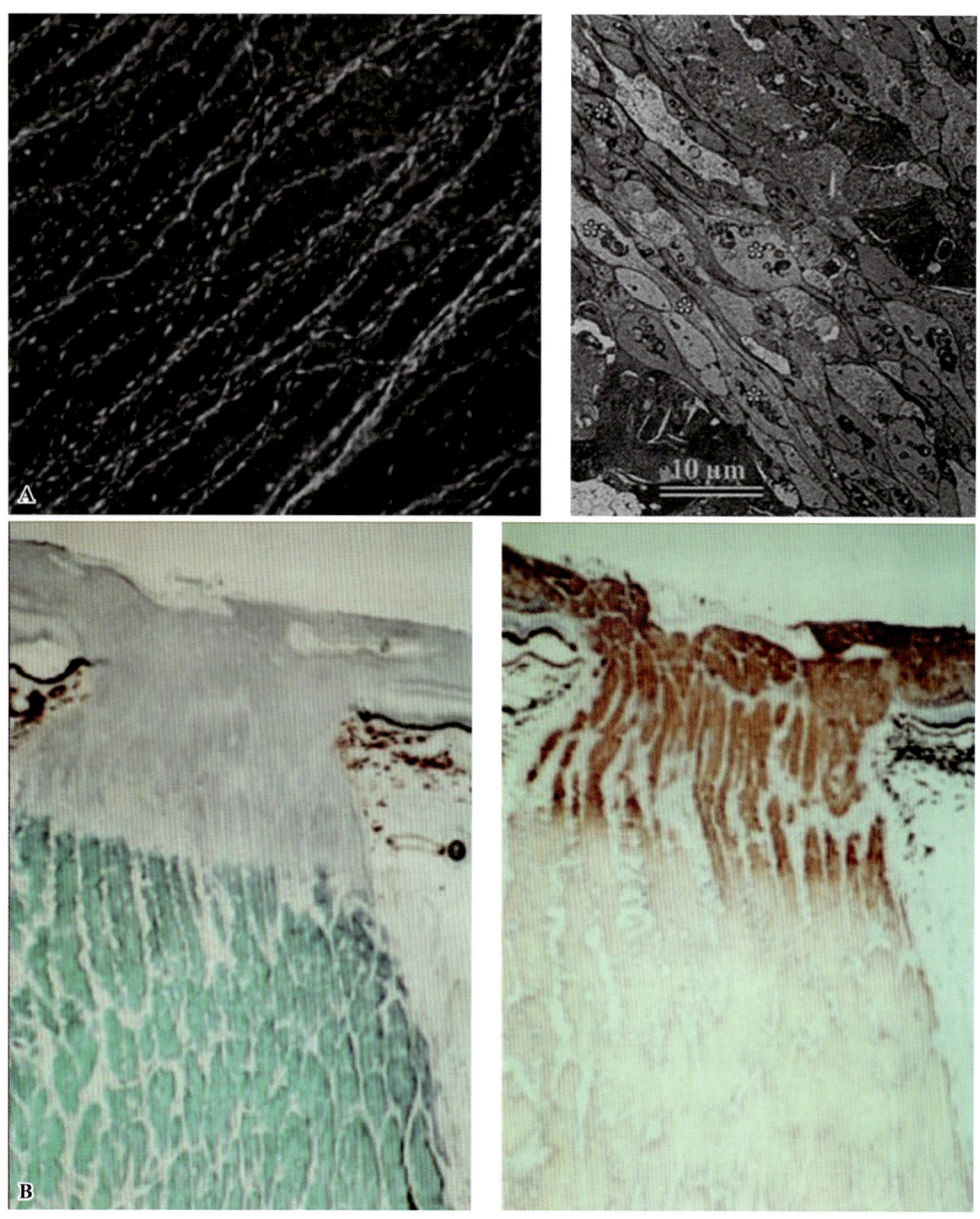

▲ 图 7-2 A. 一位 85 岁患者的整个人类视网膜的视网膜神经纤维层中的轴突静脉曲张,这些静脉曲张与线粒体和其他细胞器集中的轴突区域重合;B. 细胞色素氧化酶活性在人类视盘中的分布

图 A 引自 Wang L, Dong J, Cull G, et al. Varicosities of intraretinal ganglioncell axons in human and nonhuman primates. Invest Ophthalmol Vis Sci 2003; 44: 2–9. 图 B 引自 Andrews RM, Griffiths PG, Johnson MA, Turnbull DM. Histochemical localization of mitochondrial enzyme activity in human optic nerve and retina. Br J Ophthalmol 1999; 83: 231–235

四、筛板内星形胶质细胞的相互作用：应力与应变效果的转换

在青光眼早期，筛板出现严重变形导致轴突受压的概率很小。因此，对于疾病早期来说，无法用简单的力学模型来解释轴突的损伤。表明在筛板水平出现局部轴突扩大与线粒体积累的研究，现在似乎更可能反映出轴突的代谢需求[2]，而非总体轴突的受压。视盘的临床评估表明筛板的变形程度很小，这也得到了视盘数字成像研究的证实。但即使是在青光眼早期，轴突也会发生损伤，而我们面临的挑战是确定这种情况的发生机制。

最近几项关键性研究分析了视神经形状和作用于视盘的应力应变之间的相互作用关系。这些研究

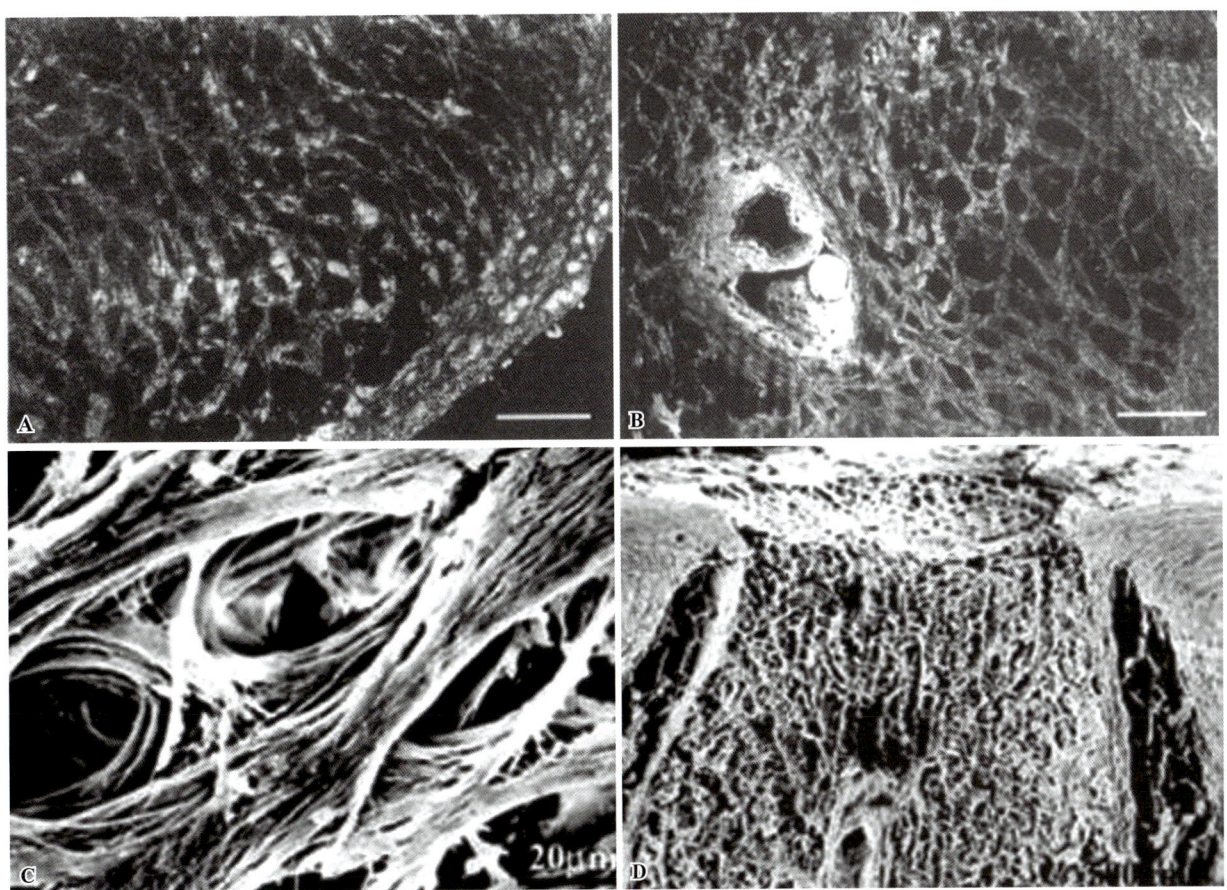

▲ 图 7-3　A 和 B. 用抗胶原 I 和 III 抗体染色的人类筛板的横截面进行的免疫荧光染色，刻度 100μm；C 和 D. 人类视盘在部分酶消化后的扫描电镜照片

图 A 和图 B 引自 Albon J, Karwatowski WS, Avery N, et al. Changes in the collagenous matrix of the aging human lamina cribrosa. Br J Ophthalmol 1995；79：368-375. 图 C 和图 D 引自 Albon J, Farrant S, Akhtar S, et al. Connective tissue structure of the tree shrew optic nerve and associated ageing changes. Invest Ophthalmol Vis Sci 2007；48：2134-2144

都基于精细的高分辨率视盘的重建，且这种重建已经可以生成关于视盘的三维计算机模型[9, 10]。然后，可对这些模型进行有限元分析，其中对走行在筛板束的力进行建模，以生成筛板的三维应力和应变图。这项工作的一个重要发现是突出了可以在筛板内形成的应力，并且在实验性眼压升高后不久就可以观察到这些改变[9]（图 7-7）。

视盘内的作用力是动态变化的，可以反映出视网膜中央动脉的搏动及其与眼压的相互作用。筛板变形的程度因年龄而异。对于年轻人，其弹性较大，可以在增加的压力消除后恢复到正常构型。而对于老年人，其眼内组织的弹性较小，且随着施加压力的降低，变形的恢复趋势减小[11]。这些观察结果都表明，筛板在轴突损伤过程中起关键作用。

最新证据表明筛板厚度会在灵长类动物眼压短期升高后增加，这与视神经动态变化的观点相一致[12]。这种厚度的增加可能是与轴突的肿胀或新结缔组织的沉积所造成的筛板自身重构有关。值得注意的是，这些数据均来源于对年轻人的观察。需要进一步的研究来确定这些变化在老年人中发生的程度。

五、视盘星形胶质细胞：将视神经应力转化为轴突损伤

星形胶质细胞是视盘中主要的胶质支持细胞[13]。它们围绕筛板束，通过一个缝隙连接网络进行连接和交流[14]，以有效地形成一个合胞体，从而为视网膜神经节细胞轴突提供一个支撑环境。插入筛板和轴突之间的这些胶质细胞和筛板束之间紧密连接，

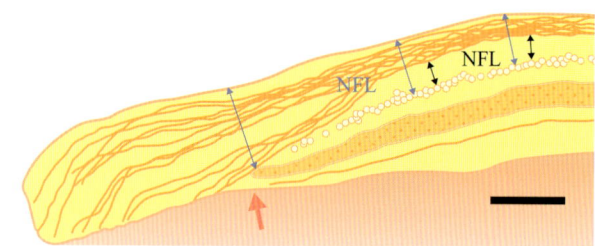

▲ 图 7-5 灵长类（猕猴）视网膜神经纤维层内的轴突路径。注意，来自视网膜神经纤维层表层的轴突在巩膜管水平分布于整个视神经

引自 Ogden TE. Nerve fiber layer of the macaque retina: retinotopic organization. Invest Ophthalmol Vis Sci 1983；24：85-98

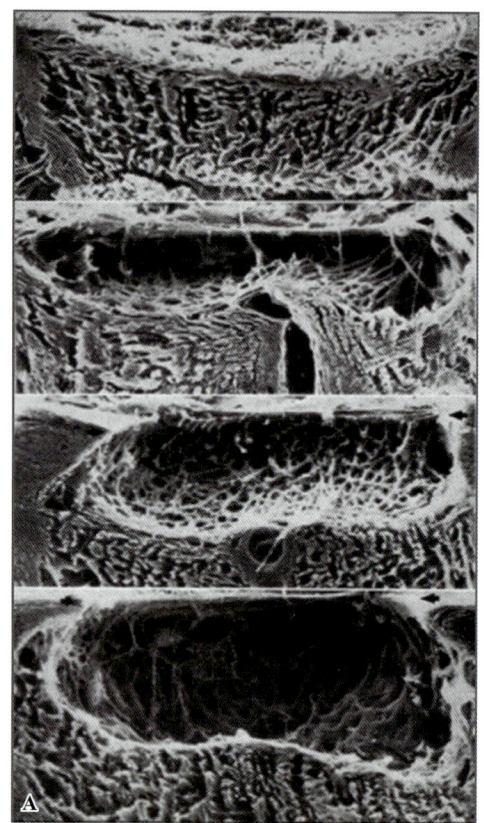

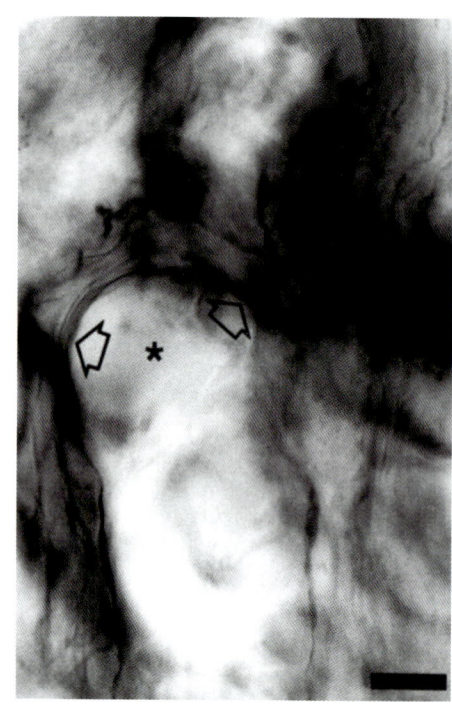

▲ 图 7-6 轴突在人类筛板中的偏离

显示单个轴突在筛板之间穿行（板的中间用星号标出）（引自 Morgan JE, Jeffery G, Foss AJ. Axon deviation in the human lamina cribrosa. Br J Ophthalmol 1998；82：680-683）

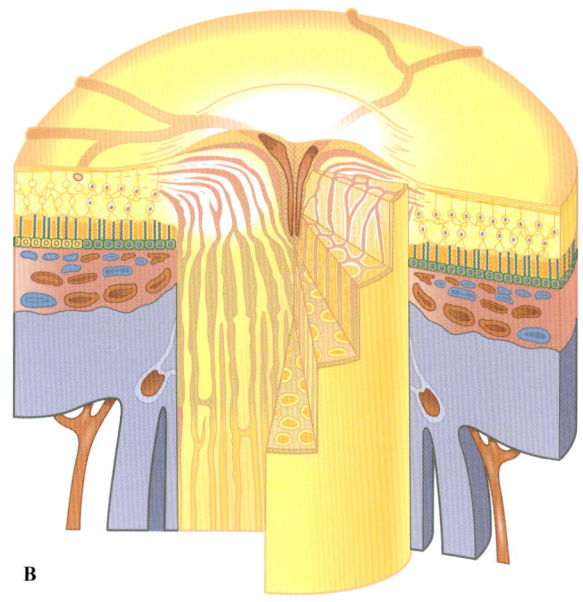

▲ 图 7-4 A. 青光眼人类视盘的扫描电镜照片，显示筛板在视神经边缘的特征性旋转；B. 基于对星形胶质细胞标记物 GFAP 染色的人类视盘前叶胶质细胞柱的方向图示

图 A 引自 Quigley HA, Addicks EM. Regional differences in the structure of the lamina cribrosa and their relation to glaucomatous optic nerve damage. Arch Ophthalmol 1981；99：137-143. 图 B 引自 Triviño A, Ramírez JM, Salazar JJ, et al. Immunohistochemical study of human optic nerve head astroglia. Vis Res 1996；A 36：2015-2028

使其能够很好地调节筛板束变化对轴突群的影响[15]。由于轴突可以传导动作电位，因此维持适当的细胞外环境以支持相关离子的变化是至关重要的。

大量实验表明，星形胶质细胞既可以对轴突具有支持作用，也可对轴突产生损伤。如果星形胶质细胞支持轴突的能力受损，那么会导致轴突应力和缺失。例如，星形胶质细胞可通过上调 NOS-2 的表达而产生有害物质如一氧化氮（NO），从而直接导致轴突损伤（图 7-8）。有证据表明，在实验性青

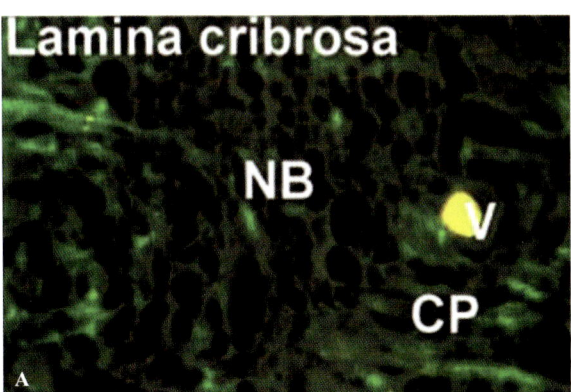

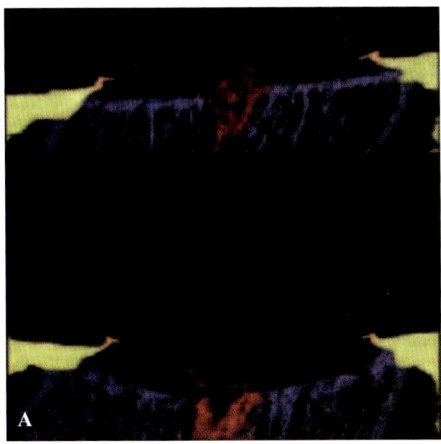

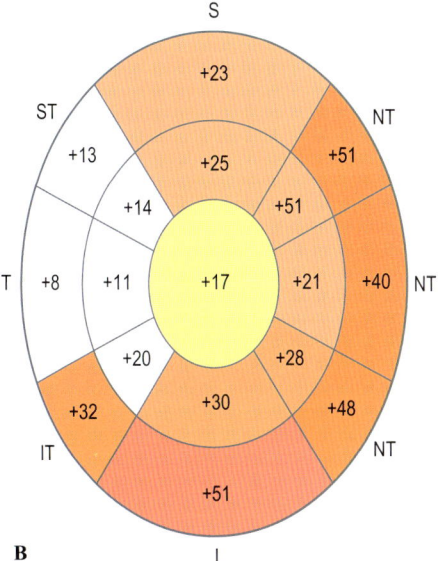

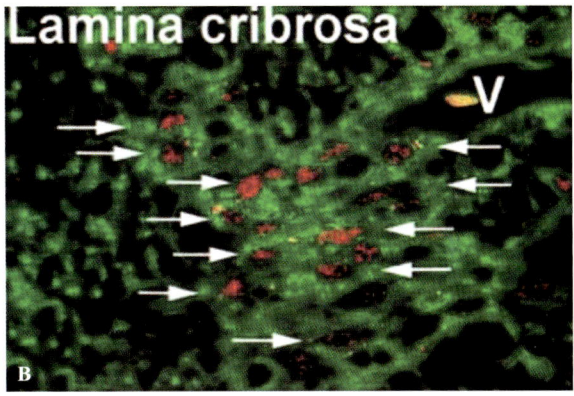

▲ 图 7-8 正常（A）和青光眼（B）视盘中 NOS-2（红色）和 GFAP（绿色）的免疫组织化学检测

NB. 神经束；CP. 筛板（经 Wiley-Liss, Inc., a subsidiary of John Wiley & Sons, Inc. 许可转载，引自 Liu B, Neufeld AH. Expression of nitricoxide synthase-2（NOS-2）in reactive astrocytes of the human glaucomatous optic nerve head. Glia 2000；30：78-86）

▲ 图 7-7 **A.** 灵长类动物视神经的数字重建，显示实验性眼压升高对巩膜筛板的影响。注意保留孔隙对齐的筛板后弓形。层板的旋转在外周神经最大；**B.** 图像显示的是灵长类动物眼压短期增加时发生的筛板增厚

图 A 引自 Burgoyne CF, Downs JC, Bellezza AJ, Hart RT. Threedimensionalreconstruction of normal and early glaucoma monkey optic nerve head connective tissues. Invest Ophthalmol Vis Sci 2004；45（12）：4388-4399. 图 B 经许可重绘，引自 Yang H, Downs JC, Girkin C, et al. 3-D histomorphometry of the normal and early glaucomatous monkey opticnerve head：lamina cribrosa and peripapillary scleral position and thickness.Invest Ophthalmol Vis Sci 2007；48（10）：4597-4607

光眼模型中，限制一氧化氮生成的药剂可以减少视网膜神经节细胞的缺失[16]。位于筛板边缘的星形胶质细胞和视神经的髓鞘部分（髓磷脂过渡区）也通过内化正常和青光眼眼内的轴突排斥而起到吞噬作用[17]。在青光眼实验中，这种作用可能会上调并且造成筛板后部轴突损伤。

除了星形胶质细胞外，还分离出了大量的筛板细胞[18, 19]。这些细胞被归类为神经胶质细胞，但其不同之处在于它们不表达胶质纤维酸性蛋白（glial fibrillary acid protein，GFAP）[19]。这些细胞呈星形，并且位于筛板内。它们对维持筛板的完整性很重要，但只局限于巩膜筛板。在实验中，细胞受到青光眼可能出现的应力和应变的影响，这些细胞可以上调 TGF-β$_2$ 等基因的表达，其中这些基因在调节筛板的重塑方面是非常重要的[19]。

六、血供：正常眼和青光眼

视盘的血供

临床研究表明视盘血供不足可能会导致视网膜神经节细胞缺失。在全身血液供应受到损伤（全身性低血压[20]）的患者中已观察到青光眼样的视盘凹陷。视神经的血供是复杂且不寻常的，因为视

网膜中央动脉不参与视盘的血供。相反，血供来自从眼动脉依次分叉出的睫状后长动脉发出的一系列 15~20 支睫状后短动脉[21, 22]。这些动脉位于巩膜组织内，在巩膜筛板水平视神经周围形成不完整的吻合口（Zinn-Haler 环）。通过对死后组织树脂铸形来研究这些血管的精确解剖特点，这些组织中的视神经血管用树脂进行浇注，然后通过周围组织的化学消化来进行暴露。小的末端动脉分支从这个 Zinn-Haler 环进入视盘，为其提供氧气（图 7-9）。

如果全身血供受损，这些末端动脉将使视神经暴露于低氧损伤的风险中；这与全身性低血压可增加青光眼进展的风险的临床观察结果相一致。患有 Raynaud 综合征等病的患者，其发生青光眼的风险似乎也略有增加。有证据表明，低眼压性青光眼患者可能会因温度变化而显示处异常的外周循环[23]。

这些观察本身并不能证明血供不足是青光眼发生发展的重要因素，但它们具有一定的说服力。临床研究报道，一些青光眼患者体内内皮素-1（一种强效血管收缩药）的水平升高。在青光眼的啮齿动物和灵长类动物模型中，导致睫后短动脉（SPCA）血管收缩的内皮素的慢性传递会造成轴突缺失，而轴突缺失的分布类似于其在眼压升高有关青光眼中的分布[24]。在小鼠青光眼模型中，内皮素表达的变化已被确定为眼压升高后最早出现的改变之一，内皮素受体拮抗药的应用所产生的抑制作用增强了对轴突的保护[25]。

七、眼压在产生轴突缺失中的作用是什么

眼压和轴突缺失之间的关系很复杂。眼压水平仍然是影响轴突整体健康的关键；即使微小的眼压差异也与青光眼严重程度相关[22]。眼压的长期波动也会影响视神经损伤的程度[26]，眼压波动越大，其视野缺损进展的风险越高。这些观察结果与筛板中的应力及应变通过细胞成分起作用并造成视网膜神经节细胞轴突缺失的观点十分吻合。现在看来，在整合眼压升高、波动与加重因素如视盘循环受损方面，非神经元、神经胶质细胞群起着重要的作用。对于任何特定的情况来说，这些因素的相对重要性会有所不同，但都可以产生相似的视神经损伤模式。

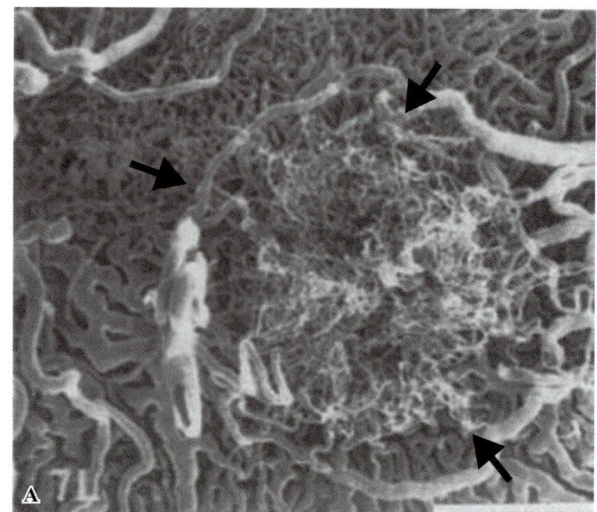

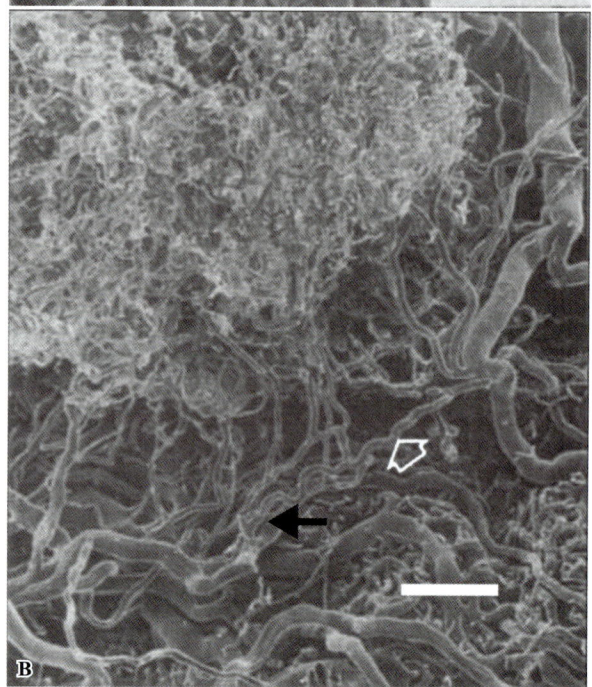

▲ 图 7-9 人类视盘血管腐蚀的扫描电镜照片

A. Zinn-Haller 的吻合环，显示（箭）睫后短血管在筛板水平进入视盘；B. 箭表示吻合口变窄的区域（引自 Olver JM, Spalton DJ, McCartney AC. Quantitative morphology of human retrolaminar opticnerve vasculature. Invest Ophthalmol Vis Sci 1994; 35（11）: 3858-3866）

八、轴突损伤如何导致视网膜神经节细胞缺失

在眼压升高对轴突解剖影响的早期研究中，揭示了在筛板受压区域的轴突膨胀[27]。这为轴突可能被损坏的方式及如何导致视网膜神经节细胞的缺失提供了一个有吸引力的假设。轴突在从与其接触的

目标区域逆向转运神经营养因子调节细胞胞体的存活和活性方面，有十分重要的作用。它们终止于外侧膝状体（LGN）及上丘，这两个部位都能够产生神经营养因子，并逆向转运到视网膜神经节细胞。这种逆向运输神经营养因子的通路受损将导致细胞的死亡。神经营养因子从这些靶位点到视网膜神经节细胞的受损运输将易于导致细胞死亡。在啮齿动物和灵长类动物青光眼视神经的视盘中建立 TRKB 受体的组织学研究[28]，支持了这一假设。然而，目前还不清楚视网膜（和视神经）中其他细胞通过局部产生神经营养因子来进行代偿的程度。青光眼实验中，脑源性神经营养因子（BDNF）水平的上调与视网膜神经节细胞缺失减少有关[29]，但需要进一步研究以确定这种效应是否持久。

九、视网膜因素在视网膜神经节细胞死亡中的作用

视网膜神经节细胞缺失本身可能会影响其他剩余存活细胞的生存能力。在这方面最令人感兴趣的说法是，垂死细胞释放谷氨酸盐对周围的视网膜神经节细胞具有直接毒性。对青光眼患者的玻璃体中谷氨酸盐水平进行的测量表明，谷氨酸盐具有选择性升高，这种升高可导致神经损伤[30]。然而，随后的研究还没有证实这种升高[31, 32]，并且现在的共识是，玻璃体中谷氨酸浓度升高不太可能是视网膜神经节细胞死亡的主要因素。这些发现并不排除谷氨酸在介导视网膜神经节细胞损伤中的作用。在实验性青光眼中，在没有玻璃体内兴奋性氨基酸水平显著升高的情况下[34]，眼压升高可能会导致谷氨酸摄取机制受到损伤[33]。

（一）线粒体因素

视网膜神经节细胞的能量需求是相当大的，可以通过线粒体在细胞体、轴突和树突的分布数量来证明。线粒体在损伤部位（筛板）的浓度与其通过确保局部 ATP 的合理供应从而保护视网膜神经节细胞免受损伤的作用是一致的。线粒体同时也是维持突触完整性的关键[35]。在线粒体功能受损的模型中（如在 OPA1 模型中），视网膜神经节细胞萎缩发生的方式与青光眼实验中的方式类似[36]。据报道，开角型青光眼患者在氧化磷酸化途径的复合物 1 中具有缺陷，在承受其他应力时可能会危及视网膜神经节细胞的生存能力[37]。光暴露，特别是暴露于短波长光后，可能通过产生活性氧中间体对健康线粒体的功能产生有害影响[38]。

（二）青光眼视神经病变的免疫学因素

临床研究表明，免疫学因素可能对青光眼视网膜神经节细胞死亡程度具有重要影响。全身性研究与产生视网膜神经节细胞死亡时的免疫系统的活化作用一致：例如，视网膜和视神经抗原的自身抗体升高[39]。这些变化是否继发于视网膜神经节细胞缺失仍然是不清楚的。在啮齿动物青光眼模型中，基于通过增强中枢神经系统（CNS）内 T 细胞保护作用的免疫调节治疗，在限制视网膜神经节细胞死亡中显示出一定的优势[40]。保护作用也延伸到 IOP 的急性升高[41]，但不能防止在更严重的视神经损伤模型中（例如通过部分视神经切断术）所产生的继发性视网膜神经节细胞缺失[42]。

人类视盘的组织学研究表明，从体循环中遗留或召集的小神经胶质细胞在产生视网膜神经节细胞死亡中具有重要作用[43]。在中枢神经系统中，小神经胶质细胞具有很重要的作用，其既有保护作用同时也具有一定的破坏性；有充分的证据表明它们在视网膜病变如葡萄膜炎和光感受器变性中的作用[44]。它们通常扮演"清道夫"的角色清除死亡或垂死的神经元碎片，但也可以通过释放细胞因子如 TNF-α 而损伤神经元细胞（图 7-10）。在实验性青光眼中，有证据表明小胶质细胞是由于眼压升高而激活的[45]。应用米诺环素等试剂可以降低这些细胞的活性，并且这可能有利于降低视网膜神经节细胞缺失的程度[46]。

最近在小鼠青光眼模型中，已发现单核细胞会介导轴突损伤，并且抑制该过程可对轴突神经起到一定的保护作用[47]。这些改变已经追踪到白细胞跨内皮迁移通路的激活，此通路可允许促炎白细胞进入视盘。随后的研究证实，放射治疗可通过降低视神经小神经胶质细胞活性起到神经保护作用[48]。这些变化和治疗效果可用于人类青光眼的程度尚未确定。

先天性免疫系统也与视网膜神经节细胞损伤的发生有关。来自青光眼啮齿动物模型的证据表明，

青光眼诊断与治疗学（原书第2版）
GLAUCOMA：Medical Diagnosis & Therapy (2nd Edition)

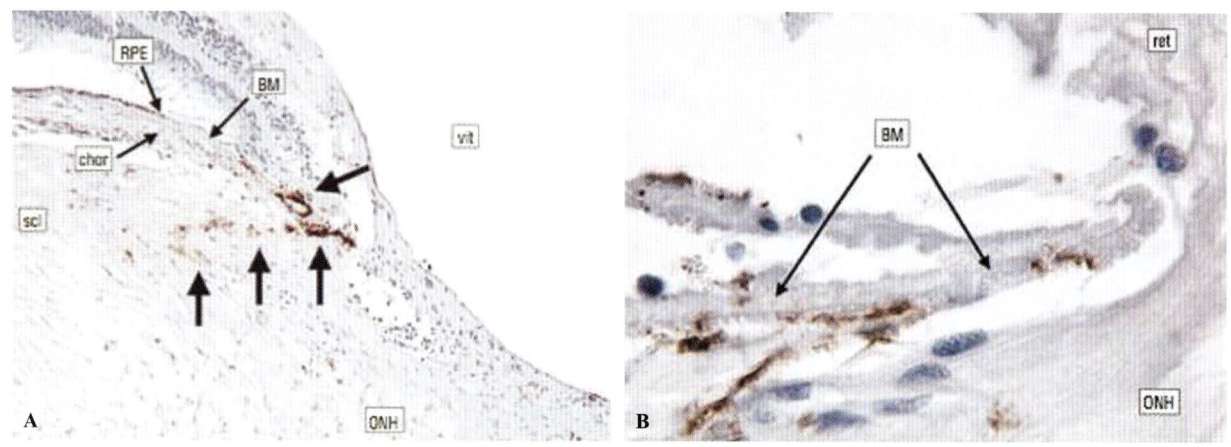

▲ 图 7-10 人类视盘中小胶质细胞的免疫组织化学检测：HLA-DR 标记细胞集群（A）和 CD45 阳性细胞（B）。细胞沿着延伸超过视网膜色素上皮层止端的 Bruch 膜聚集

引自 Neufeld AH. Microgliain the optic nerve head and the region of parapapillary chorioretinal atrophy in glaucoma. Arch Ophthalmol 1999；117：1050-1056

在实验性青光眼诱导后，可在视网膜神经节细胞层观察到 C1q、C3 和攻膜复合物（membrane attack complex，MAC）在其内沉积（图 7-11）[49]。补体激活本身是否会引起视网膜神经节细胞损伤尚不清楚。临床上，具有控制补体激活的蛋白质突变的患者［如补体抑制因子：补体因子 H（CFH）］并没有发现较高的青光眼发病率，相比之下这些突变对黄斑变性具有有害影响。据报道，CFH 水平在人类青光眼中较低，视网膜神经节细胞培养研究支持氧化损伤可以抑制 CFH 水平从而易于增加补体活化的这一假设[50]。

十、结论

我们在理解影响青光眼轴突缺失的因素方面取得了重大进展。有广泛的共识认为，筛板及其细胞元在引发轴突损伤中发挥关键作用，并随后引起了视网膜神经节细胞的死亡。筛板束与周围星形胶质细胞之间的关系为细胞因子和制剂的产生提供了一个关键点，其中这些细胞因子和制剂会损伤传导性轴突。影响轴突生存能力的因素继续增多，从而证实了青光眼视网膜神经节细胞损伤为多因素驱动。因此，受患者年龄和活性氧中间体暴露程度影响的视网膜神经节细胞的能量状态，可能为其他产生损伤的因子设定一个阈值。有越来越多证据表明有先天性和适应性免疫系统参与，其最有价值的地方在于可以提供深远、长久、具有保护作用的青光眼治疗干预措施。评估这些途径的挑战仍然存在于从动物模型到人类疾病的转化过程中。

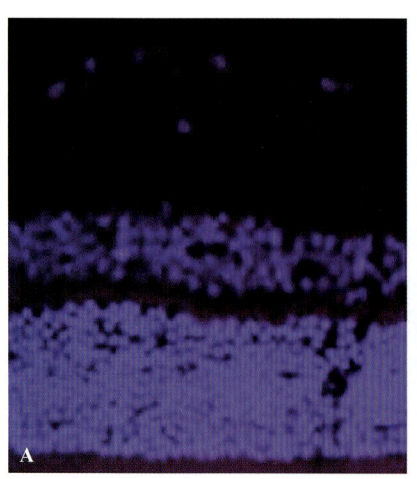
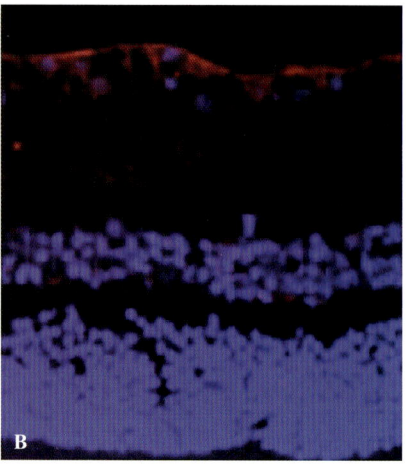

◀ 图 7-11 显示攻膜复合物（MAC）在正常（A）和高眼压（B）眼中的分布状况的免疫组织化学检测

引自 Kuehn MH, Kim CY, Ostojic J, et al. Retinal synthesis and deposition of complement components induced by ocular hypertension. Exp Eye Res 2006；83：620-628

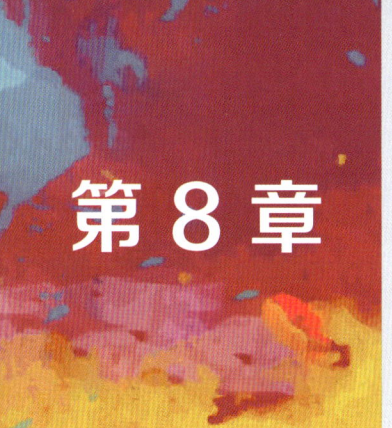

第 8 章 视盘的机械力学与重建
Mechanical Strain and Restructuring of the Optic Nerve Head

J Crawford Downs　Claude F Burgoyne　Rafael Grytz　著
王　瑾　译
康梦田　校

本章概要

从生物力学角度来看，视盘有重要意义，因为它是在强大的角膜巩膜包下的一个薄弱点。大量证据表明，筛板是青光眼视网膜神经节细胞轴突损伤的主要部位，因此青光眼性视神经病变可被视为视盘发生的轴突病变。我们将视盘生物力学框架作为青光眼病理生理学的中心机制，其中眼压不仅决定视盘内的力学环境，还介导眼压诱导的结缔组织重塑、血流减少和通过各种通路的细胞反应。

一、视盘的生物力学结构

从生物力学角度来看，视盘（ONH）有重要意义，因为它是在强大的角膜巩膜包裹下的一个薄弱点。虽然外侧膝状体、视皮质和视网膜神经节细胞（RGC）体内可能存在重要的青光眼病理生理学方面，但大量证据表明筛板是青光眼 RGC 轴突损伤的主要部位[1]。从这个意义上说，青光眼性视神经病变可被视为轴突病变，视路损伤是由于当视网膜神经节细胞轴突通过视盘离开眼内时对其的损伤[1]。视网膜神经节细胞轴突在视盘的损伤机制不明，但作者提出了一个由眼压驱动的视盘生物力学模型作为青光眼病理生理学的中心机制。

当视网膜神经节细胞轴突从眼内相对高压环境向球后脑脊液间隙相对低压环境移动时，筛板为其提供了结构和功能的支持[2]。为了在这个独特的解剖区域保护视网膜神经节细胞，高等灵长类动物中的筛板已经发展成为由柔韧的结缔组织束组成的三维（3D）网格状结构（图 8-1）。视盘由睫后短动脉滋养，该动脉穿过视盘周围巩膜滋养筛板束内的毛细血管。这种位于巩膜内和筛板内的血管系统是独特的，因为它被包裹在负载结缔组织中，不是在邻近筛板的巩膜壁内，就是在筛板束自身（图 8-1）。青光眼是一种多因素疾病，作者认为生物力学不仅决定视盘的力学环境，还通过各种途径介导与眼压相关的血流量和细胞反应的下降（图 8-2）。

考虑筛板和视盘周围巩膜的解剖结构表明，青光眼性损伤的典型"机械"和"血管"机制不可分离地交织在一起（图 8-1 和图 8-2）。例如，在结构损伤之前，单纯眼压相关的力学改变可能会通过结缔组织内毛细血管的变形来降低位于筛板部位轴突的血供。此外，眼压相关的筛板束的细胞外基质（extra cellular matrix，ECM）重塑会限制营养因子在视盘中对视网膜神经节细胞轴突的扩散。相反，筛板区血液供应的原发性不足可能会诱导细胞介导的结缔组织改变，这种改变将会削弱筛板束，使其在先前'安全'水平的眼压相关力学压力下更易出现损伤。

为了将这些概念纳入全球概念框架，作者先前已经提出视盘是一种生物力学结构[2-4]。这种范例假设眼压相关的应力（力/横截面积）和应变

069

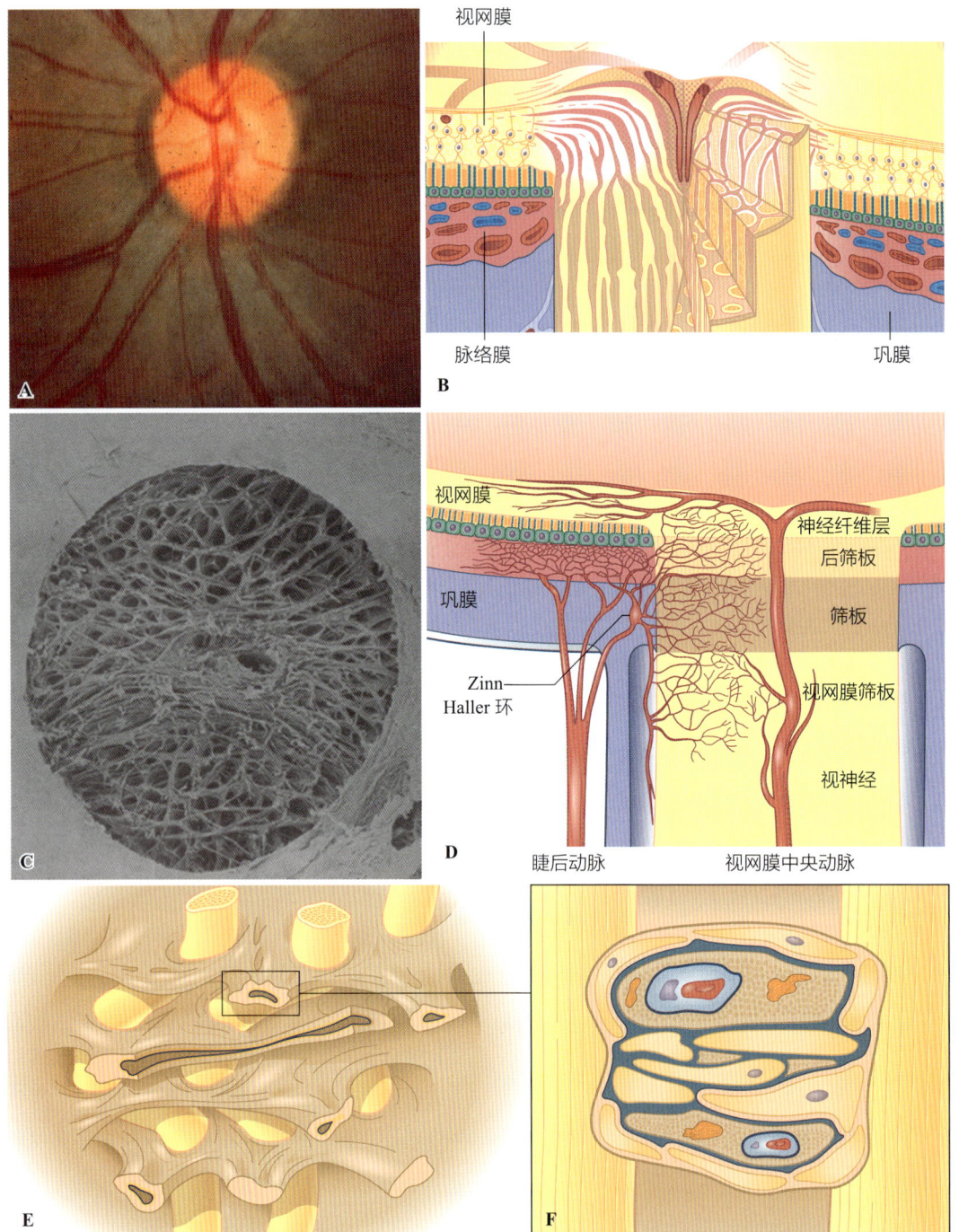

▲ 图 8-1　视盘是一个三维（3D）结构，由存在于不同尺度上的多个交互式组织系统组成。这种复杂性对于表征其力学环境是一个强大的障碍

虽然临床医师熟悉视盘的临床可见表面（A），但实际上视盘是一个动态的三维结构（在这里以截面图示出，B），其中由神经胶质柱（红色）包围的束（白色）中的视网膜神经节细胞（RGC）轴突穿过筛板的结缔组织束，其中该筛板在中巩膜管的扫描电镜（SEM）中在胰蛋白酶消化后分离（浅蓝色，C）。筛板的结缔组织的血液供应（D）来自睫后动脉和 Zinn-Haller（Z-H）环；筛板束与轴突束的关系以示意图的形式示出（E）；筛板的各个束由星形胶质细胞排列（F）。它们一起为相邻的轴突束提供结构和代谢支持。在筛板内，RGC 轴突没有直接的血供。轴突营养需要从筛板层毛细血管（柱状红色）扩散营养物质，穿过内皮细胞和周细胞基膜，穿过筛板束的细胞外基质（ECM）（斑点），穿过星形胶质细胞的基膜（粗黑色），进入星形胶质细胞（黄色），并穿过它们的凸起（未示出）到相邻的轴突（垂直线）。在筛板层毛细血管流量稳定水平存在的情况下，内皮细胞和星形胶质细胞基膜的慢性年龄相关变化，以及眼压（IOP）诱导的筛板层细胞外基质和星形胶质细胞基膜的变化可减少营养物向轴突的扩散。在晚期青光眼中，正常筛板的结缔组织（ONH 中心的矢状面；上面的玻璃体，下面的眼眶视神经）

第二篇 发病机制
第8章 视盘的机械力学与重建

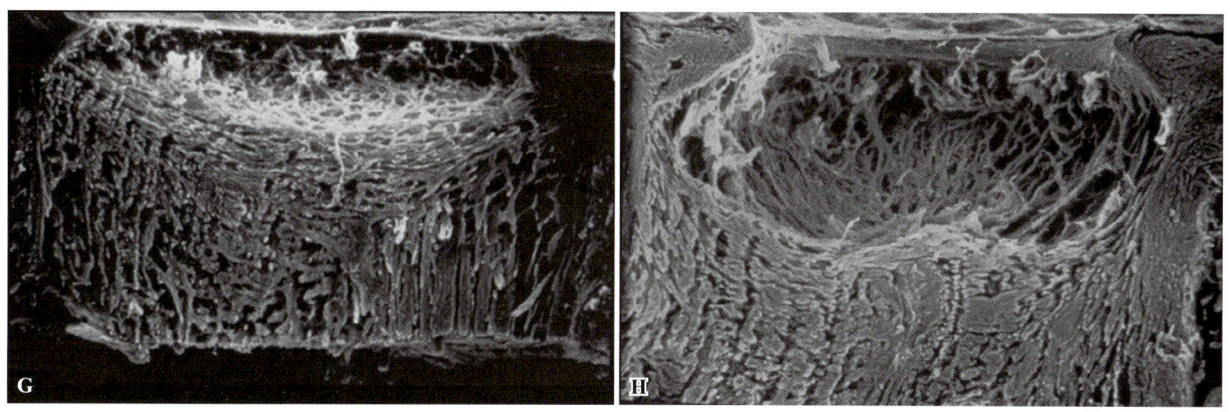

▲ 图 8-1 续
重塑并重构成杯形（G）和下陷构型（H）

（组织的局部相对变形）是视盘组织及其在所有眼压水平下血供的生理和病理生理的主要决定因素（图8-2）。这些变化不仅包括对筛板和视盘周围巩膜负载结缔组织的改变，还包括这些组织的细胞成分的改变，包括星形胶质细胞、神经胶质细胞、内皮细胞和周细胞，以及它们的基膜和在视盘内的视网膜神经节细胞轴突。它们在人的一生中经历了生理水平变化，这些变化是'正常'视盘衰老的基础。然而，急性或慢性暴露于病理生理水平因素将会导致青光眼损伤。

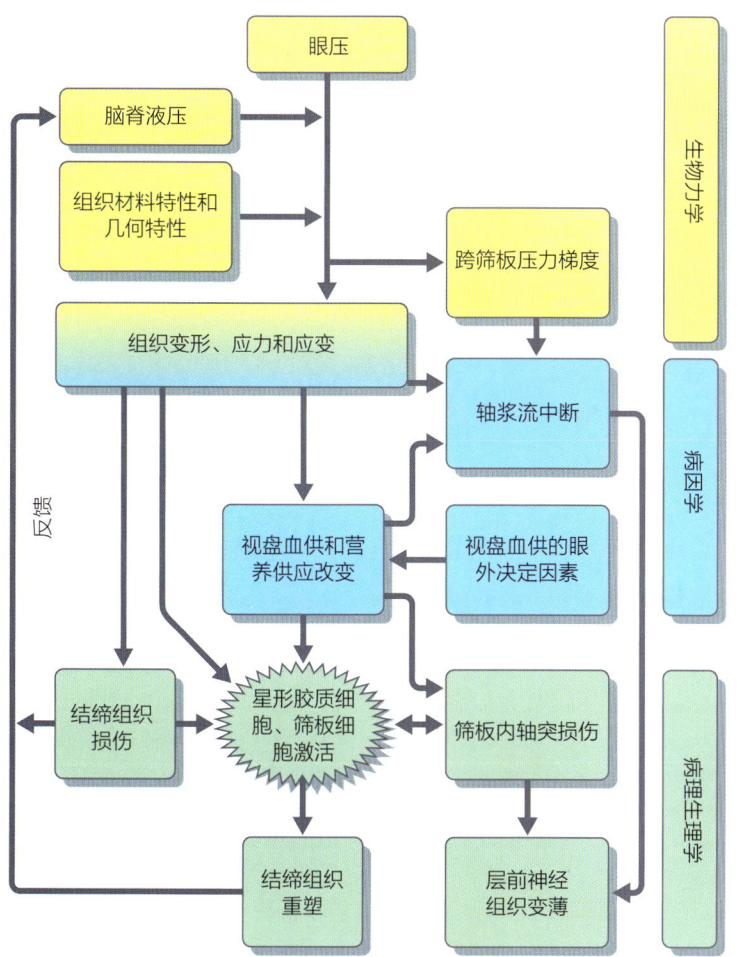

◀ 图 8-2 在所有眼压水平，眼压相关的应力和应变在视盘内持续存在

眼压力学作用于眼组织，在组织内产生变形、应变和应力。这些变形取决于眼特定的几何特性和组织的材料特性。在生物力学范例中，应力和应变将通过结缔组织硬度和扩散特性的慢性改变来改变血流（主要）和营养物质（次要）。IOP 相关的应力和应变也直接（筛板束产生）或间接（细胞介导的重塑）诱导结缔组织损伤，这驱动结缔组织重塑过程，改变组织的几何特性和对负载的力学响应。这直接反馈到眼压的力学效应（引自 Sigal IA, Roberts MD, Girard MJA, Burgoyne CF, Downs JC.Chapter 20：Biomechanics Changes of the Optic Disc. In：Levin LA, Albert DM（eds），Ocular Disease：Mechanisms and Management. London：Elsevier；2010：153-164）

071

虽然临床上降低眼压是唯一经证实的预防青光眼发生和进展的方法，但眼压在疾病发生、发展中的作用仍然存在争议。这在很大程度来源于临床观察结果，即大量眼压正常的患者会发生青光眼（例如正常眼压性青光眼），而其他眼压升高的患者则没有显示出青光眼的迹象。这可能意味着眼压（或由眼压驱动的一些因素）是青光眼的主要致病因素，并且对眼压的耐受性在不同个体之间是不同的。另一种可能性是使用罕见的快照测量的平均眼压的临床特征，未能捕捉到更大的、有害的眼压波动，这些波动部分地驱动了这些'正常眼压'青光眼患者的疾病，从而破坏了眼压—青光眼关系研究。最近的数据显示，在无限制的、清醒猴子中通过遥测进行连续眼压测量时，眼压每天和每小时波动幅度高达 5mmHg，而每秒钟波动幅度为 15~40mmHg[5]（图 8-3）。我们对人类眼压的波动，以及人眼如何对这些波动作出反应知之甚少，但所有时间点的眼压水平都有可能损伤视盘中的视网膜神经节细胞轴突。

无论是驱动青光眼性发病机制的平均眼压和（或）眼压波动，眼压相关的青光眼性视力丧失都存在广泛的个体易感性，眼压对视盘组织的生物力学效应可能在所有眼压疾病的发生和进展中起中心作用。特定患者的视盘对眼压损伤的个体易感性可能是组成组织的生物力学反应，以及由该反应驱动所产生的力学、缺血和细胞事件的功能。因此，具有组织几何特性和材料特性特殊组合的眼睛在正常眼压下可能容易受到损伤，而另一些眼睛可能具有视盘组织几何特性和材料特性的组合，其甚至可以承受高水平眼压。

在本章中，作者主要关注两个主题下的眼生物力学：机械力及其导致的变形在后极及视盘是如何分布的（生物力学）；活体系统如何对这种变形作出反应（力学生物学）。

二、视盘及视盘周围巩膜的力学环境

（一）基本工程力学概念

以下是临床医师和非工程科学家可能不熟悉的工程力学的基本术语和概念。有兴趣的读者可以通

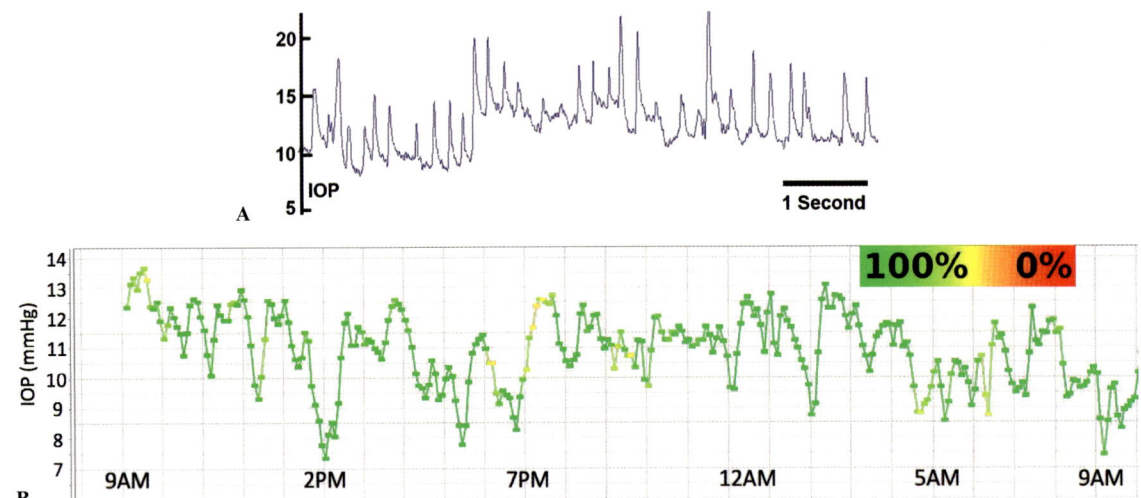

▲ 图 8-3 High- and low-frequency IOP fluctuation in the monkey (A) Screen capture of approximately 7 seconds of the continuous IOP tracing from an unrestrained awake primate showing baseline mean IOP of ~8–13 mmHg and IOP fluctuations up to 12 mmHg associated with blinks and saccadic eye movements. IOP fluctuations can be much larger and of longer duration, especially when the animal squints or is agitated or stressed. (B) Plot of the 10-minute time-window average of 24 hours of continuous IOP showing low-frequency IOP fluctuation from a single monkey. The color of the plot points and lines indicate how much data were removed from each 10-minute window after post-hoc digital filtering of signal dropout and noise. Green indicates that 100% of the continuous IOP data were used in the 10-minute average IOP plotted in each point, and yellow indicates that 50% were eliminated due to signal dropout or noise. Note the fluctuations in IOP are substantial even when the high-frequency IOP spikes seen in the top plot are averaged out

Adapted from Downs JC, Burgoyne CF, Seigfreid WP, Reynaud JF, Strouthidis NG, Sallee V. 24-hour IOP telemetry in the nonhuman primate: implant system performance and initial characterization of IOP at multiple timescales. Invest Ophthalmol Vis Sci 2011; 52:7365–75

过参考有关工程科学、材料力学和生物力学的适当教科书来更深入地探索这些内容[6, 7]。

应力是对材料或组织被施加、传递或携带的负载的量度。应力可以定义为施加到组织的力的大小除以其作用的横截面积（如压力与应力的单位相同，并且可以以磅/平方英寸或psi表示）。应力可以分解成在垂直方向（拉伸或压缩）和切向方向上起作用的分量（图8-4）。垂直分量称为法向应力，起到拉长或压缩组织的作用。切向分量称为剪切应力，其作用是使组织的形状变形（图8-4）。

由于组织通常在形状、横截面积、材料组成和负载条件方面表现出空间变化，所以生物结构内的应力可能因区域不同而有很大的不同。一些区域可承受非常小的应力，而其他区域由于接近组织坚硬过渡区或具有特殊几何特征而能耐受非常高的应力。值得注意的是，应力是一个可以计算的数学量，但不能测量、感受或观察到。此外，应力的概念作为力学载荷的数学描述并不等同于生理或代谢环境中所使用的应力的概念（如缺血或氧化应力）。

应变是由施加的应力引起的材料或组织中的局部变形的量度，并且通常表示为原始几何特性的长度变化百分比（例如，最初10mm长的线被拉伸了1mm，那么就表示应变为10%）。与应力一样，应变也可分解为法向应变分量（拉伸或压缩）和剪切（变形）分量（图8-4）。重要的是要认识到，与应力不同，应变可以通过实验观察和测量到。理解结构变形与组织构成内部应变之间的区别也很重要。虽然结构可能会在受力时表现出整体的变形，但是应变所描述的局部相对位移为组织的微变形水平（拉伸、压缩或剪切）提供了一个可测量指标。在视盘中，眼压升高可能会引起筛板的后移，但它也会同时拉伸（拉紧）构成筛板的束自身。已知局部应变会诱导细胞机械力转导[8]，并且已经证明胶原原纤维中的应变能够被动地保护原纤维不受基质金属蛋白酶的降解[9]。这两种应变驱动机制都很可能在结缔组织重塑中起重要作用。

组织的材料特性描述了其在施加的载荷下抵抗变形的能力，并因此将应力与应变（即载荷与变形）相关联。材料特性可以被认为是材料本身固有的特定组织或材料的硬度或柔性。因此，坚硬组织，例如巩膜，可以具有高应力、低应变，而等量的柔性组织如视网膜即使在低应力水平下也可能具有高应变。组织的材料特性的特征在于其成分的硬度、形态和相互作用（如弹性蛋白、胶原原纤维、蛋白多糖和细胞）。材料特性通常通过在拉伸、压缩和剪切中对材料进行严格的实验测试来确定。

材料性质通常以材料对称性（各向同性或各向异性）、载荷和变形（线性或非线性）之间关系的性质，以及它们对负载（弹性或黏弹性）响应的时间依赖性来描述。各向同性材料在各个方向上表现出相同的抗载荷性能，而各向异性材料在不同方向可表现出更高或更低的硬度性能。例如，混凝土本身可能是各向同性的，但是在制造过程中引入钢筋会产生一种各向异性的材料，对钢筋方向的拉力具有较高的抵抗力。表征材料的载荷变形或应力-应变关系也可以用线性或非线性来描述。在线性材料中，应力与应变成正比，通常是一个称为杨氏模量的常数因子。另一方面，非线性材料在应力和应变之间具有非恒定比例，因此不具有独特或恒定的杨氏模量。图8-5说明了非线性各向异性材料的行为。

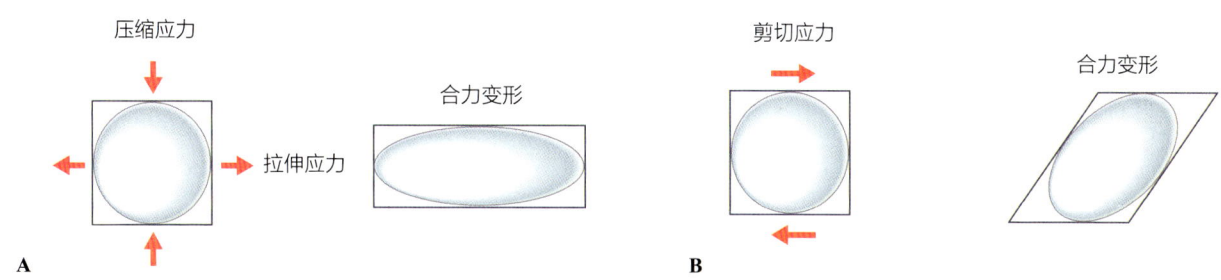

▲ 图8-4 应力和应变的法向分量和剪切分量

A. 以所示方式作用在小方块上的法向拉伸应力和压缩应力，将作用于在一个方向上拉长该区域并在另一个方向上压缩该区域；B. 作用于类似区域上的剪切应力将使该区域的形状变形

青光眼诊断与治疗学（原书第 2 版）
GLAUCOMA : Medical Diagnosis & Therapy (2nd Edition)

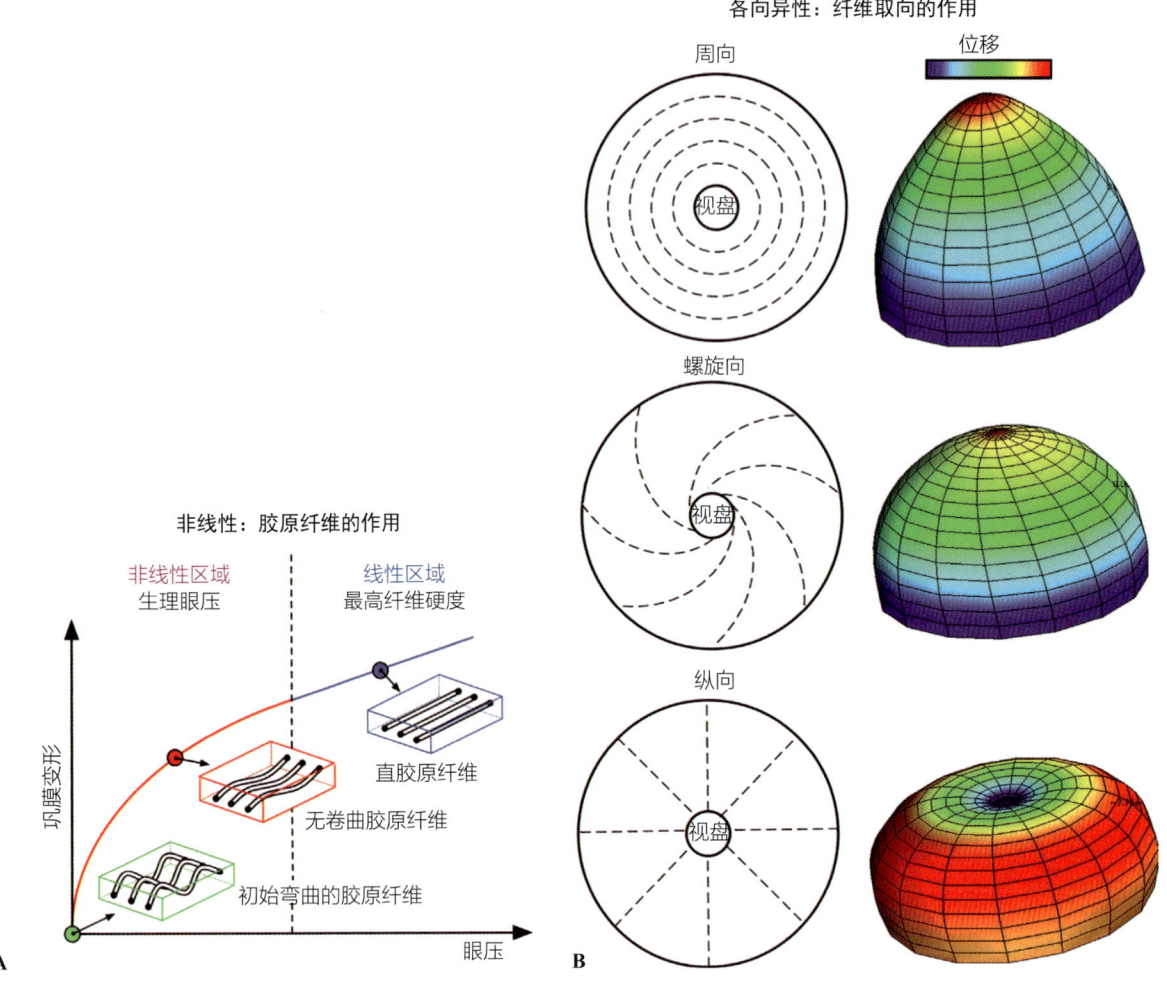

▲ 图 8-5　视盘周围巩膜的材料特性受非线性和胶原纤维取向（各向异性）的影响。与其厚度不同，巩膜的行为取决于其材料特性，而材料特性又受非线性和纤维取向的影响
A. 非线性是关于组织或结构的一种工程术语，其材料特性通过加载而改变。A 部分表明了巩膜在单轴加载（沿一个方向）时变得更硬。在巩膜的情况下，这可能是由于嵌入到周围地面基质中的胶原纤维的拉直。随着负载的对齐增加，胶原纤维开始卷曲并逐渐变直。原纤维的这种构象变化解释了随着眼压升高，从初始顺应的非线性响应到加强的线性响应的转变；B. 除了非线性外，巩膜内的胶原纤维取向（各向异性）强烈影响其力学性能。纤维取向可以是完全随机的（各向同性——未示出）或具有主方向（各向异性——显示三个理想化的情况）。示出了在环形、螺旋和纵向方向上具有主要胶原纤维取向的理想化后极的有限元（FE）模型。如位移图所示，下面的纤维取向会对给定眼压下发生的变形产生深远的影响。请注意，出于说明目的，将位移量表进行了放大

在一些材料中，载荷 – 变形响应是时间依赖性的。例如，黏弹性材料在快速负载时比在缓慢负载时表现出更高的抵抗力（类似于液压减震器的原理）。黏弹性材料还表现出蠕变和应力松弛的现象。蠕变是指材料在恒定负载下随时间变形的趋势。类似地，应力松弛是指在施加恒定位移后，材料对力学应力的承受能力随时间减小。重要的是要注意黏弹性材料的反应不一定表示力学屈服或失效（见下文）。不具有时间依赖性的材料被称为弹性材料。

最简单的材料特性描述是关于各向同性的线性弹性材料（如钢）的描述。生物软组织（如巩膜或肌腱）通常是非线性的、各向异性的、黏弹性材料，因此在更高的负载水平下表现出应变抗性增强，在特定的负载方向上更硬，并且对负载的反应呈现速率依赖和时间依赖的方式。了解生物软组织的材料特性是一项艰巨的任务，且需要大量的实验。一旦了解这种特性，组织的材料描述可以结合几何特性和负载条件来模拟整个结构的应力和应变场。

在理解软组织弹性反应潜在机制方面的最新进

第二篇 发病机制
第8章 视盘的机械力学与重建

展促进了力学模型的发展，这些力学模型试图从组织的微观结构中推导出其材料特性。力学材料模型的发展为理解眼部生物力学开辟了一条新途径，其中微观结构观察，如胶原原纤维的取向和卷曲形状，可用于估计软组织的各向异性和非线性材料特性[10]。值得注意的是，生物组织是有生命的物质，它们的物质特性不是恒定的，而是在生命历程中，不断由于老化、重塑、伤口愈合和疾病而发生变化。

生物力学中另一个有用的概念是结构硬度，它将复杂负载结构的材料特性和几何特性结合到结构抗变形的综合测量中。在角膜中，几何特性（厚度）和材料特性都会影响其结构硬度，因此，角膜对于施加在其身上的负载会产生一定的变形，而依赖于这种变形的眼压测量的准确性会受到影响。在后极部，巩膜和筛板的几何特性和材料特性均有助于结构硬度的形成，并因此决定视盘和视盘周围巩膜暴露于眼压时所产生的变形。因此，单个视盘生物力学受控于几何特性（巩膜管的尺寸和形状、巩膜厚度、区域筛板密度和筛板束的走向），以及筛板和巩膜的材料特性（硬度）。因此，由于其结构硬度的差异，暴露于相同眼压的两只眼睛可能表现出非常不同的应变场（图8-6）。

（二）视盘和视盘周围巩膜的力学环境概述

从工程学的角度来看，眼睛用于调节其内部压力，类似于一个具有流入和流出设施的容器。眼压对眼壁内表面施加一个压力负载，产生一个称为环向应力的壁内周向应力（图8-7）。这种眼压产生的应力主要由硬性胶原巩膜所承受，而更软性的视网膜和神经纤维组织承受很小的壁内应力负载，因此主要依赖于眼压相关的巩膜局部变形。在视盘中，眼压的力通过有孔的筛板结缔组织承载，这些结缔组织跨越巩膜管开口并且覆盖在视盘周围巩膜上的硬性周向胶原蛋白外环和弹性蛋白纤维上（类似于一个弹簧垫）。虽然拉普拉斯定律[7]可用于描述薄壁球形血管中的压力—变形关系，但它不足以描述眼睛对眼压变化的反应。眼部负载组织的几个特征使得视盘及其固有细胞群暴露的力学环境的研究复杂化。

第一，眼睛的三维结缔组织几何特性复杂且难以测量。例如，巩膜的厚度可以从眼中纬线到视盘周围区域变化4倍多[11]，并且筛板的三维形态比通常所理解的更具区域复杂化和个性化[13, 14]。第二，角膜、巩膜[10, 15]和筛板具有极其复杂的细胞外基质（ECM）微结构，这一微结构具有高度各向异性

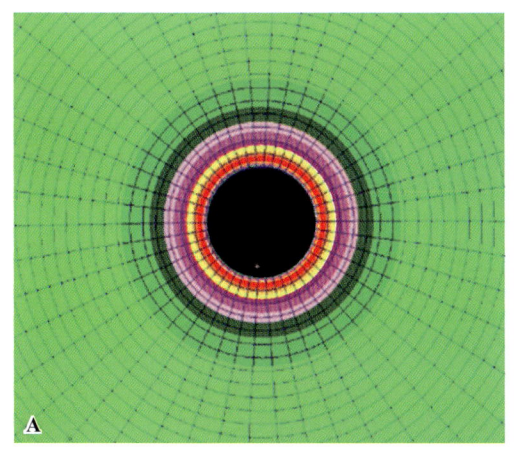 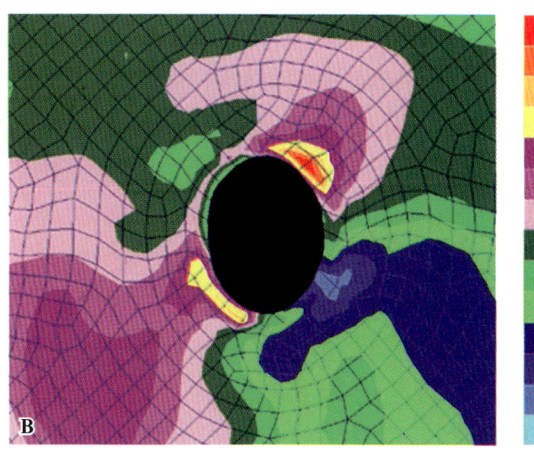

▲ 图 8-6　视盘周围巩膜的厚度，以及巩膜管的大小和形状影响视盘周围巩膜内与眼压相关的应力的大小和分布。**Von Mises** 在后巩膜和视盘的三维生物力学模型中的应力图表明应力集中在压力容器（眼睛）中的不均匀性（巩膜管）周围，并且根据视盘周围巩膜和巩膜管的几何特性而变化

A 中的理想化模型显示了在具有均匀壁厚的完美球形压力容器中的圆形管道周围的应力集中（为了可视化目的，已从这些图像中移除视盘）；B 中的模型显示了解剖学形状的巩膜管周围的眼压相关应力集中，其视盘周围巩膜厚度具有实际变化。在这种情况下，最高应力（红色）出现在巩膜最薄处，最低应力（蓝色）出现在巩膜最厚处，并且还倾向于集中在具有最小曲率半径的巩膜管区域周围。巩膜对该负载的反应由其结构硬度决定，该结构硬度是几何特性（承载负载的组织数量）和材料特性（组织的刚性或柔性）的组合

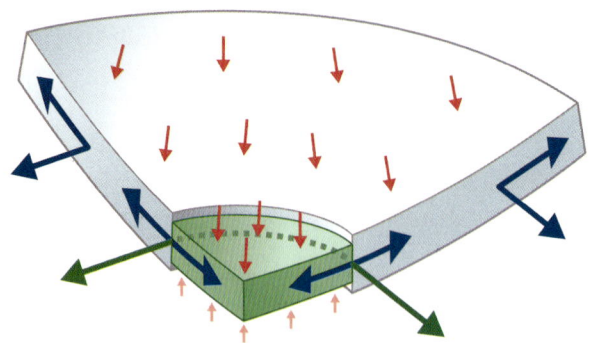

▲ 图 8-7 相对于由眼压负载引起的筛板（浅绿色）和视盘周围巩膜（灰色）中的眼压（红箭）的应力，理想球形巩膜外壳中眼压引起的应力剖视图，其中圆形巩膜管横跨更为柔性的筛板。在这种情况下，由眼压（红箭）产生的大部分应力都被转移到巩膜应力内，该应力承载在巩膜和纤维膜（蓝箭）的厚度内，其围绕巩膜管周围集中（绿箭）。注意眼压（红箭）和跨筛板脑脊液之间的压差（粉色）是筛板层间压力梯度，它在筛板表面产生净后力，在筛板前和筛板区域的神经和结缔组织内产生静水压力梯度

的胶原和弹性蛋白原纤维走向。因此，其组成材料特性的实验表征和理论／数学描述是复杂且难以获得的。第三，维持眼部结缔组织的细胞具有生物活性。因此，巩膜和筛板的几何特性和材料特性因生理（年龄）和病理（眼压相关的损伤）因素的作用而改变。第四，由于眼压的变化是非常动态的，从眨眼、揉眼睛到昼夜节律不断进行短期和长期波动，因此眼睛始终暴露在不断变化的负载条件下[5]（图 8-3）。

最后，与眼压相关的应力在视盘和视盘周围巩膜中产生的应变模式，不仅取决于不同的结缔组织几何特性和材料特性，而且还受到复杂负载条件的影响。影响该生物力学组分的重要因素包括每个组织中胶原纤维的排列和密度（硬度和各向异性）、眼压的变化率（通过组织黏弹性）和负载改变时的眼压相关应变水平（通过组织非线性）。从广义上讲，当已经存在相当大的应变和（或）如果快速施加眼压负载时，视盘结缔组织应变得更硬一些。相反，当眼压缓慢变化和（或）在低应变水平时，视盘应该更具有柔性。

（三）视盘对急性眼压升高的力学反应

值得注意的是，视盘作为结构系统对眼压升高作出反应，因此筛板的急性力学反应容易与视盘周围巩膜、筛板前神经组织和筛板后视神经的反应相混淆。此外，因为筛板位于前层神经组织下方，并且这两种组织对急性眼压升高的结构反应非常不同，所以不能从视盘的表面形态成像直接测量急性筛板变形[16,17]。最后一个容易混淆的作用是脑脊液压，其与眼压一起决定必须由筛板承担的跨筛板压差[18]。

直观地看，对于眼压急剧升高，筛板可能会向后变形。Yang、Burgoyne 及其同事从一大群双眼正常的猴子中获得三维组织学视盘重建研究，其中对这些猴子的一侧眼睛固定灌注眼压 10mmHg，而对另一侧眼睛灌注 30mmHg 或 45mmHg。结果显示，虽然急性眼压升高会导致巩膜管扩张，但在大多数猴眼中，与巩膜平面相比，筛板并未出现合力向后变形。因此，我们当前的认识是，年轻成年猴眼内视盘对急性眼压升高的总体反应是巩膜管扩张拉动巩膜平面内的筛板拉紧，从而使其更能抵抗该平面以外的后部变形[19]（图 8-8）。这些数据已经在一定程度上通过人体和猴子的体内成像研究得到证实，其中在基线和急性眼压升高后的光学相干断层成像（optical coherence tomography，OCT）中测量到了筛板的位置。虽然在某些眼中（前后）都有轻微的筛板变形，但急性眼压升高后所导致的筛板变形平均下来很小[16,17]。一项使用参数有限元模型的计算研究表明，虽然巩膜管扩张与大多数眼筛板变形之间有很强的关系，但这种关系是复杂的，并且当眼压升高时，巩膜管扩张牵拉使筛板拉紧并因此防止后部筛板变形的假说并非对所有的眼睛适用[20]。

值得注意的是，急性眼压升高缺乏明显的前后筛板变形并不意味着筛板的不应变。在这种情况下，巩膜管的扩张使巩膜平面内的筛板拉伸，在筛板束内产生大量应变。在这些相同的三维重建中估算筛板束的应变是有限元（finite element，FE）建模的输出之一，这是一项工程技术，在以下视盘的应力和应变工程模型中有所讨论。

（四）巩膜对视盘生物力学的贡献

上述数据及下文中描述的闭型分析和计算模型表明，巩膜在视盘生物力学中起重要作用。视盘周

围巩膜为视盘提供了边界条件。也就是说，视盘周围巩膜把负载和变形传递到视盘，因此，其结构硬度的特性会影响筛板变形的方式（图 8-8）。可以从上面的讨论中了解到，巩膜的柔性允许巩膜管在急性眼压升高后扩张，收紧管内的筛板束并因此增加其对抗筛板后部变形的能力。相反，巩膜硬度增加使巩膜管的扩张减小或使其无法扩张，迫使筛板用其自身结构硬度来独自承受眼压所致的压力。因此，巩膜结构硬度（几何特性和材料特性）的两个组成部分的特征对于了解眼压对视盘的影响至关重要。

1. 巩膜几何特性

人眼后极部厚度变化图[21, 22]显示巩膜厚度的极端空间变化，眼中纬线附近存在巩膜非常薄的区域（在人眼中低至 300μm）。视盘周围巩膜明显较厚（在人眼中达 1000μm）。有趣的是，由于视神经鼻斜向插入巩膜管，因此在猴眼的鼻侧象限中不存在这种视盘周围巩膜厚环。无论是自然发生还是在近视等病理状态下，视盘周围巩膜厚度的这种变化可能在评估个体对青光眼性损伤的易感性方面很重要。

2. 巩膜材料特性

已经使用巩膜条单轴试验来估计不同物种的巩膜材料性质。然而，巩膜条单轴试验在描述巩膜自然形态的非线性和各向异性反应能力方面受到限制（图 8-5），从而启发 Girard 及其同事开发一种膨胀试验方法。该方法基于具有精确眼压控制的特质巩膜壳加压装置和基于激光的电子散斑干涉计量法，来测量猴眼和人眼中整个后巩膜壳的眼压诱导的三维变形[23、24]。结果表明，后巩膜是高度非线性的（随着眼压增加硬度增加）和各向异性的（下方胶原原纤维分布是不均匀的并且在整个巩膜壳发生变化，这将会影响巩膜的方向性硬度）（图 8-9）。此外，Fazio 测量了人眼中的应变场，发现视盘周围应变力高于远离视盘区域的应变力，并且应变力在颞下象限中最高[25]。通过使用数值反拟合方法，Girard 及其同事估计了猴眼中巩膜的非线性和各向异性材料特性，并且表明巩膜随着年龄的增长硬度增加[26]，并且会针对慢性眼压升高进行重塑[27]。Grytz 及其同事使用改进的材料特性本构模型对人类供体眼进行了类似的研究[10]，结果表明，人的巩膜随年龄的增长而变硬，且与欧洲血统的人相比，非洲人的巩膜更硬[28、29]。

（五）视盘及视盘周围巩膜应力应变的工程模型

1. 数值模拟——有限元（FE）分析

试图对视盘的力学环境进行数学建模通常分为两大类——闭型解和数值模拟。在闭型解中，将工程原理用于推导可以分析的方程式，以理解所选生物参数的影响。然而，闭型解具有有限的实用性，因为它们不能捕获视盘和视盘周围巩膜组织的复杂性（如非均匀和不对称的几何特性和材料特性）。为了克服闭型解的固有局限性，研究人员经常利用

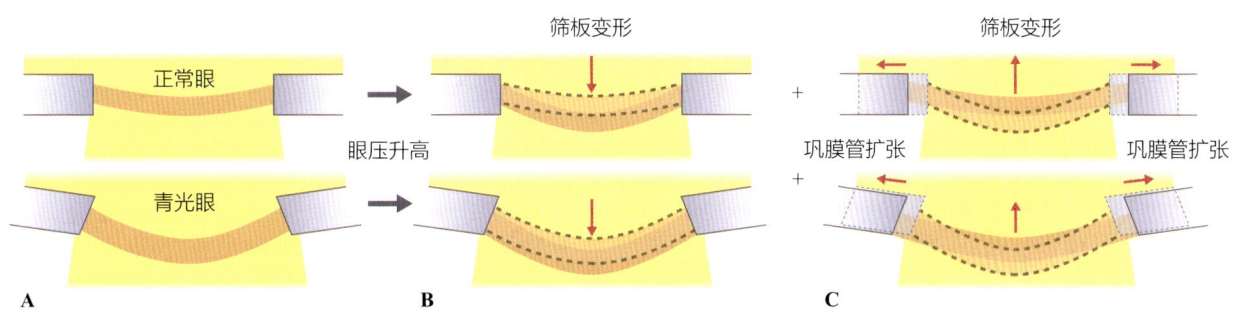

▲ 图 8-8 在正常和早期青光眼中有两种急性眼压诱导的视盘变形

视盘的矢状剖面图（A），显示正常眼（上）和早期青光眼（下）的视盘周围巩膜（阴影线）和筛板。请注意，早期青光眼的视盘几何特性经历了永久性变化，包括筛板增厚、筛板和视盘周围巩膜后部变形，以及后巩膜管扩张。在急性眼压升高时，作者认为有两种现象同时发生并且相互作用：筛板由于眼压的直接作用而向后位移（B），但是当筛板通过同时巩膜管扩张而拉紧时，大部分后部筛板层位移都会被抵消（C）。值得注意的是，尽管这些与眼压相关的变形的最终结果是筛板的少量后移，但在这种情况下，在视盘周围巩膜和筛板中都诱导了大量的眼压相关应变

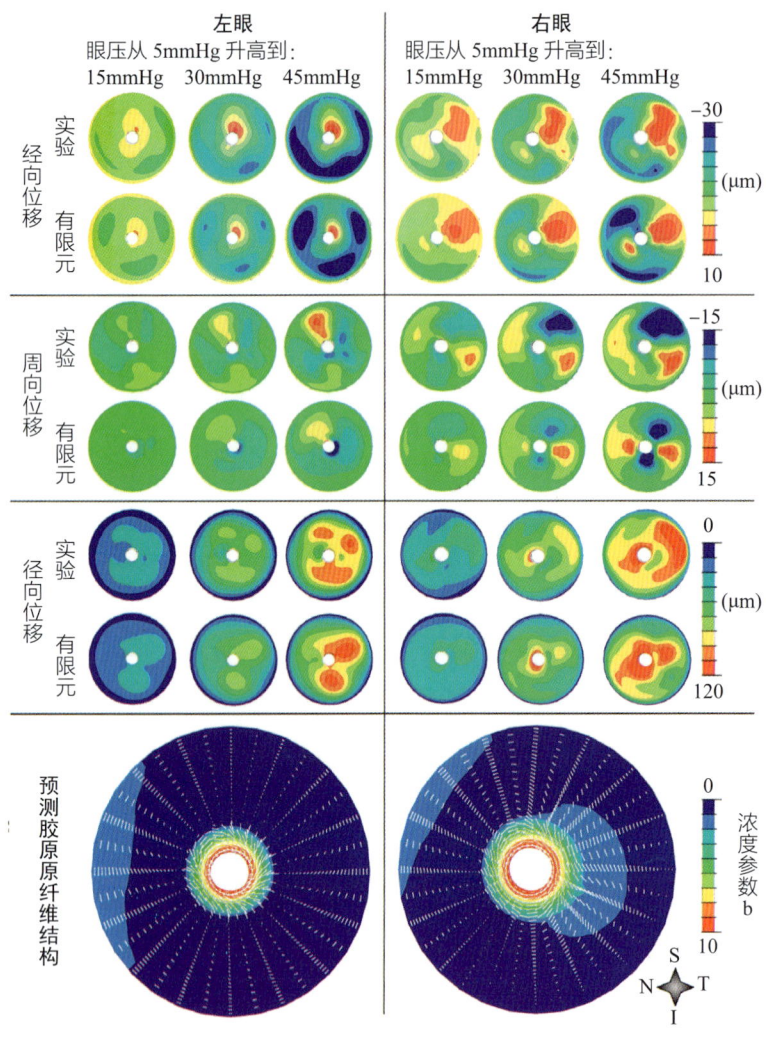

◀ 图 8-9 双眼非线性、各向异性位移行为的实验结果和有限元模型预测（均在右眼中显示），关于一个供体（81 岁）的三次眼压升高，即从 5mmHg 分别升高到 15mmHg、30mmHg 和 45mmHg

上排图各行显示了实验测量和计算预测的经向、周向和径向表面位移之间的比较。实验位移模式的不均匀性表明潜在的组织各向异性。下排图位双眼的预测胶原原纤维结构，表明胶原原纤维沿其优选方向（白线）的浓度（等高线图）。在巩膜管周围的视盘周围巩膜区域中可见一圈周向排列的胶原原纤维（经许可转载，引自 Grytz R, Fazio MA, Girard MJA, et al. Material properties of the posterior human sclera. J Mech Behav Biomed Mat 2014；29：602-617）

数值模拟方法来研究更复杂的生物系统。其中最强大的一个是有限元分析。在有限元分析中，复杂的负载结构被分解成小的、规则形状的元素（图 8-5）。计算每个元素内的应力和应变，然后将其叠加以预测整个结构的力学响应。

有限元分析的强大之处在于，其能够使用具有不同复杂程度的材料特性（例如，非均匀、各向异性、非线性或黏弹性材料描述）对具有高度复杂几何特性的结构进行建模。有限元模型所需的三个输入是要建模的组织结构的三维几何特性、模型中不同组织的材料特性，以及适当的载荷和边界条件。这些要求促进了分离和描述视盘和视盘周围巩膜三维几何特性的方法学的发展，并通过实验得出其组成材料的特性（图 8-9）。

视盘的有限元建模有两种基本方法：参数化建模和个体化建模。参数化建模涉及计算平均的应力和应变，以及几何特性不符合任何个体特定解剖结构的理想化几何特性。在这些模型中，诸如视盘周围巩膜厚度和筛板硬度等参数可以独立地变化，以测量该参数对视盘生物力学整体的影响。这是一种类似于闭型分析的方法，但分析的几何特性更加全面，结果更具有相关性和直观性。虽然参数化有限元模型的几何特性本质上是简化的，并且可以建模的情况有限，但这些研究可以让人们深入了解各个解剖元素和组织材料特性对整体视盘生物力学的贡献。

Bellezza 等使用参数化有限元建模来研究理想化的后极三维模型的力学环境[30]。在这项研究中，研究了椭圆形巩膜管在均匀厚度的球形巩膜壳内的尺寸和形状（纵横比）的影响。跨越视盘的理想化束状结构也被结合到模型中以模拟筛板。该研究表明，即使在低眼压水平下，视盘的负载结缔组织内的眼压相关应力也很大。具体而言，对于给定的眼压水平，具有较大巩膜管直径、更多椭圆形管道和较薄巩膜的模型均显示视盘和视盘周围巩膜中的应力增加。在视盘周围巩膜和视盘中，应力分别比眼压高一个和两个数量级。虽然本研究中使用的模型在材料特性和几何特性方面是理想化的，但它有助于巩固周围巩膜和视盘作为高应力环境的概念，即使在正常的眼压水平下也是如此。

Sigal 及其同事使用理想化的轴对称有限元模型，对影响视盘生物力学环境的因素进行更复杂的参数分析（图 8-10）[31]。在这些研究中，对通用模型的各种几何和材料细节进行参数化和独立改变，以评估它们对一系列结果测量的影响，例如筛板和筛板前神经组织中的应变（图 8-10）。这项工作确定了视盘生物力学的五个最重要的决定因素（按排名顺序）：巩膜的硬度、眼睛的大小、眼压、筛板的硬度和巩膜的厚度。巩膜硬度在视盘生物力学中起关键作用的这一发现特别有趣。诸如此类的参数化研究是有用的，因为它们可用于识别需要进行更深入研究的重要生物力学因素，从而缩小和集中未来的实验和建模工作。

为了解决参数化有限元模型中固有的理想几何特性和材料特性描述的局限性，可以从特定眼睛的重建几何特性中创建个体化有限元模型[32, 33]。目前，个体化建模是基于猴子和人类尸体眼睛的高分辨率三维重建（图 8-11），其长期目标是建立基于活体眼临床成像的模型，以便将其用于在青光眼临床治疗中对目标眼压进行分配。鉴于巩膜管和视盘周围巩膜的三维几何特性很大程度上决定了传递给所含视盘的应力和应变，这一点尤为重要（图 8-6 具体展示出了巩膜管和视盘周围巩膜的三维几何特性是如何改变应力环境的）。解剖学准确的三维模型是必要的，以捕捉各向异性巩膜材料特性（不同的胶原原纤维取向）和非圆形、不同视神经插入角度的巩膜管（即从鼻侧插入视神经导致更薄的该象限的视盘周围巩膜）的生物力学，以及筛板密度和筛板束方向的区域变化（图 8-12）。当对视盘进行解剖学保真度建模时，可以通过连续组织学方法或三维成像来构建组织的几何特性，并且通常通过直接力学测试来确定材料特性（图 8-9）。遗憾的是，

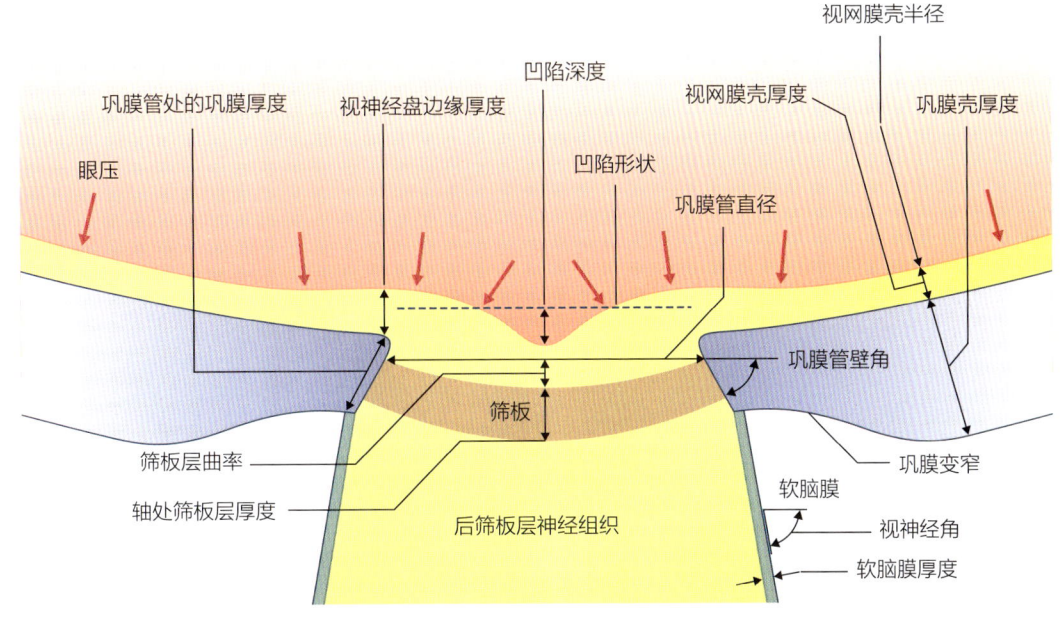

▲ 图 8-10　参数化模型可用于研究几何和材料特性因素的影响

为了模拟视盘，Sigal 及其同事创建了一个理想化的轴对称（关于前后轴对称）参考几何特性和不同的几何特性和材料特性因子，以评估它们对模型中应力和应变的各种结果测量的影响[69]。这种类型的参数灵敏度分析可用于识别在视盘的力学响应中可能最重要的组织和解剖结构。这些信息可用于将未来的生物力学研究和临床设备开发工作集中在视盘生物力学中最重要的组织和结构上（图片由 Ian Sigal 博士提供）

青光眼诊断与治疗学（原书第 2 版）
GLAUCOMA：Medical Diagnosis & Therapy (2nd Edition)

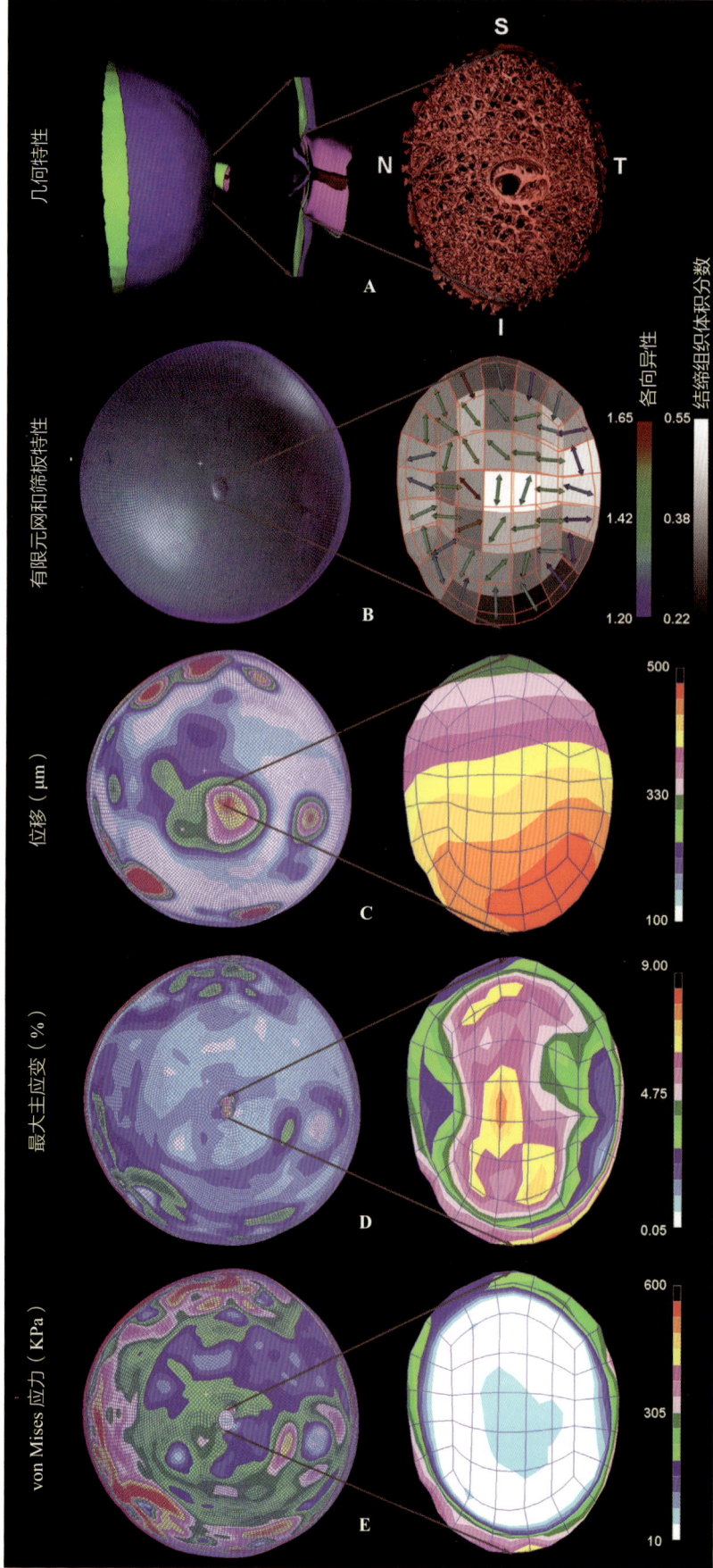

▲ 图 8-11 正常猴眼的后巩膜壳和视盘的宏观连续有限元模型的结构和结果

A. 为了构建模型几何特性，将单只眼睛的三维描绘的筛板和视盘周围巩膜（图 8-8）结合到通用解剖前的组织学测量来绘制。在每个模型中都显示了筛板结缔组织的分段三维重建（示出）。B. 几何特性中生成了一个后极连续有限元网格。根据筛板前的巩膜被赋予均匀的各向同性材料特性。表示多孔承载筛板结构的连续体元素被赋予各向异性材料特性。这些特性反映出由每个筛板有限元包围的微观结构。这一材料特性描述是使用结缔组织体积分数（CTVF）和主要筛板取向的组合来进行定义的。显示了具有较高硬度。C 至 E. 有限元结果，显示由于眼压从 10 mmHg 增加到 45 mmHg 而预测的位移、应变和应力分布。注意，在这只眼睛中，该模型预测视盘向下倾斜，沿着绘制筛筒的上下轴线的应变最高，并且巩膜承受大部分与眼压相关的应力

第二篇 发病机制
第8章 视盘的机械力学与重建

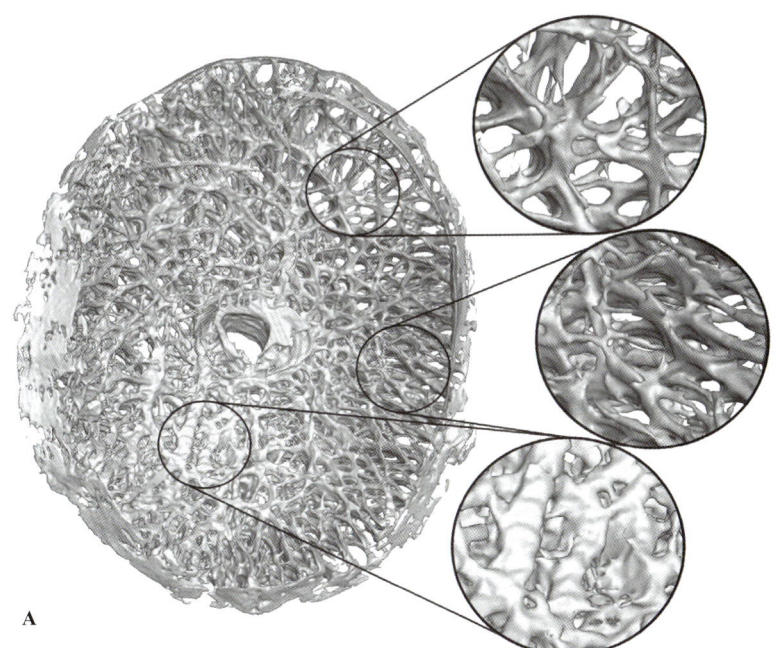

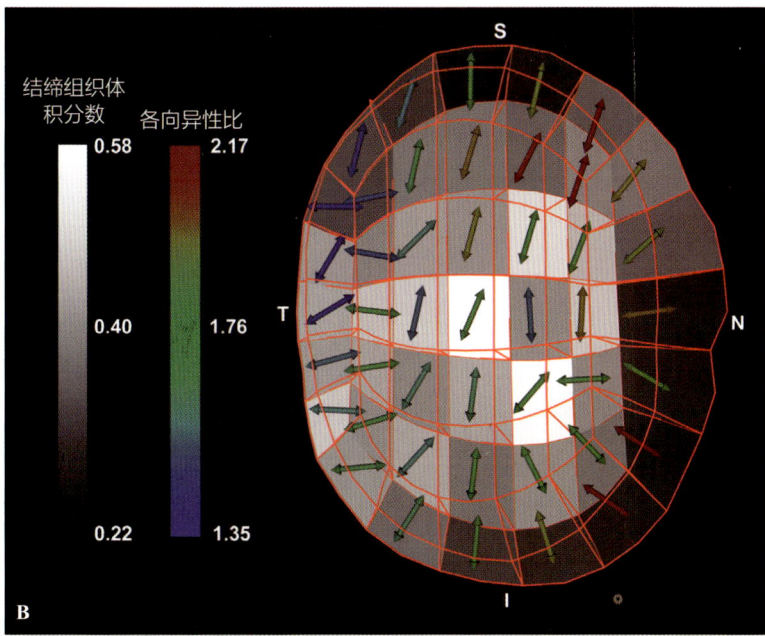

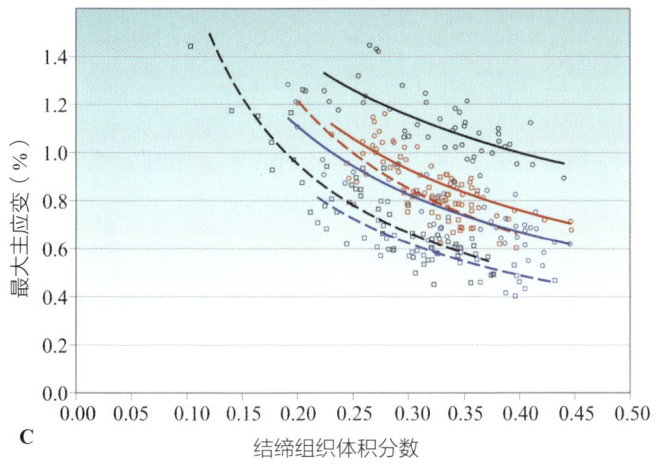

◀ 图 8-12 正常猴眼筛板层微结构的区域差异，以及区域 CTVF 和应变之间的预测关系

筛板层微结构的表征（A）利用连续体有限网格的元素边界将筛板结缔组织分成 45 个子区域（B）。每个区域的结缔组织体积分数（CTVF）以百分比进行表示并映射到背景中的灰度值。箭表示每个区域中筛板束的主要取向，较高的值（颜色编码）表示筛板束更高度定向的区域。注意，在筛板的周边区域中，筛板束被径向束缚到巩膜管壁中。有限元模型模拟显示，筛板层密度最低的区域的应变最高，而密度最高的区域的应变最低[32]（C）

081

在建模所需的分辨率下，体内筛板的成像尚不可能，并且没有可用于筛板束的实验性生物力学测试技术。因此，通常使用经灌注或浸没固定在选定眼压的眼睛来构建视盘有限元模型，然后对其结缔组织进行体外三维重建。

Burgoyne 及其同事开发了一种组织学技术，用于对个体猴的眼睛筛板的小梁结构进行三维重建，其中这些猴眼经灌注固定在不同的眼压水平（图 8-12）。得到的三维数据集形成宏观和微观尺度的视盘个体化有限元模型的几何特性。Roberts、Downs 及其同事已经开发出关于个体猴的眼睛后极和视盘结缔组织的宏观连续有限元模型（图 8-11 和图 8-12）[32]。在这些模型中，筛板微结构使用连续体方法建模，基于结缔组织体积分数和所包含的筛板微结构的主要波束方向，将各向异性材料特性分配给视盘中的每个有限元（图 8-11 和图 8-12）。结缔组织体积分数的区域变化和优势取向转化为局部取向硬度的变化，使得较高和较低孔隙率的区域分别反映出更大和更小的柔性。将区域筛板材料特性（结缔组织体积分数和波束方向）纳入有限元模型对视盘对眼压的反应有显著影响（图 8-12）。这表明筛板几何特性和结构硬度的区域变化必须在模型中进行表示，以充分捕捉视盘的生物力学行为，并表明筛板在生物学上经过优化以承受眼压引起的变形。此外，这些结果表明，区域筛板层密度与区域应力和应变显著相关，筛板层密度高的区域显示出较小的应变，低的区域表现出高应变[32]（图 8-12）。光学相干断层扫描成像具有在一定程度上解析筛板束的能力，因此区域筛板层密度可以作为相对于邻近区域增加应变的区域的生物标志物。

2. 数字增长和重塑

先前讨论的数值模拟被设计用于估计给定材料或胶原结构的视盘中的应力和应变环境。数值重塑方面的最新进展使我们能够深入了解眼睛中这些各向异性胶原结构的起源。在这些研究中，压力或应变不仅仅是预测变量，而且还用于根据重塑规则预测胶原原纤维结构（各向异性）[34]。通过允许胶原纤维基于眼压相关组织应力的最佳承载条件进行自适应重新定向，来估计生物力学诱导的组织各向异性重塑。这种数值方法用于预测视盘周围巩膜和筛板的生理胶原纤维结构[35]。图 8-13 显示了重塑模拟的不同阶段。模拟开始于胶原纤维的随机（各向同性）取向，并且结束于预测视盘周围巩膜中的周向排列的胶原纤维环和筛板周边的径向排列纤维。两种数值预测的形态均符合巩膜[15]和筛板[14]的实验观察结果（图 8-12）。数值结果表明，视盘周围巩膜和筛板的各向异性胶原原纤维结构逐渐形成，以在结缔组织中建立最佳的负载条件。此外，数值重塑模拟有助于深入了解这些潜在的胶原纤维取向对视盘的眼压相关变形的显著影响。模拟显示胶原纤维的毛细血管环保护视盘免受大的巩膜管扩张，因此保护筛板和神经管组织免受高拉应力。相反，在筛板周围的纤维的径向对齐似乎增强了筛板对抗后部变形和高横向剪切应力的能力。

实验研究表明，软组织中的胶原原纤维合成、降解和重塑受力学应力和应变的调节。此外，最近的研究结果表明，在软组织中发生增长和重塑机制，以建立和维持最佳的负载条件，这些最佳条件似乎是在胶原原纤维水平上进行定义的[9, 36]。基于这些发现，Grytz 及其同事开发了一种数值增长和重塑方法，并将其应用于视盘。这项研究预测了人眼中筛板的形成，表明筛板对于在人类视盘上建立最佳的负载条件来说是必需的（图 8-14）[37]。模拟还表明，较小的眼睛，例如啮齿动物的眼睛，由于巩膜管较小可能并不需要筛板。

3. 多尺度模拟

Downs 及其同事还使用三维重建和连续建模方法来表征和探索筛板束生物力学[38]。这种微尺度建模方法利用基于父级宏观尺度有限元模型的子结构技术来计算筛板束中与眼压相关的应力和应变场[38]（图 8-15）。该技术揭示了筛板微观结构内眼压相关性应变和应力的复杂性，而这无法通过宏观有限元建模完成。这项工作取得了一些重要成果。首先，筛板微结构中的应力和应变可能高于视盘宏观模型的预测。其次，即使在正常的眼压水平下，微观有限元模型预测，虽然大多数筛板束都在生理应变范围内，但是单个筛板束的眼压相关应变水平很可能是病理性的。再次，不同猴子的筛板束内的平均应变变化很大，并且通常取决于每只眼睛的视盘结缔组织的三维几何特性。最后，即使存在视盘，应变

卸载状态

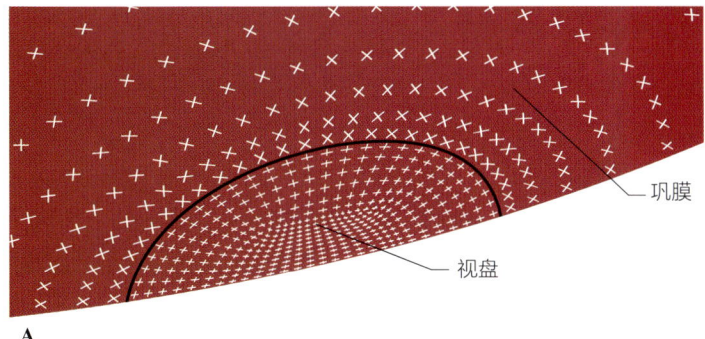

A

具有各向同性胶原纤维取向的负载状态

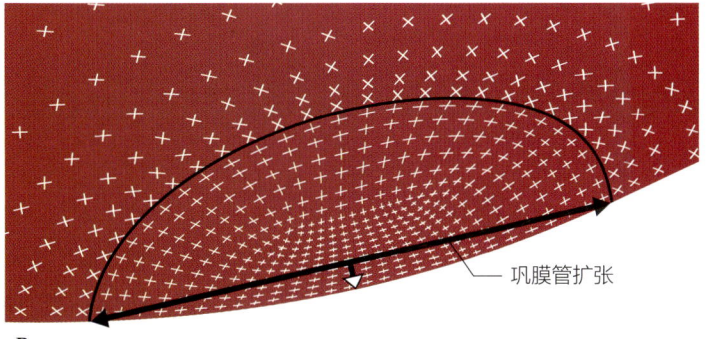

B

具有毛细血管环的负载状态

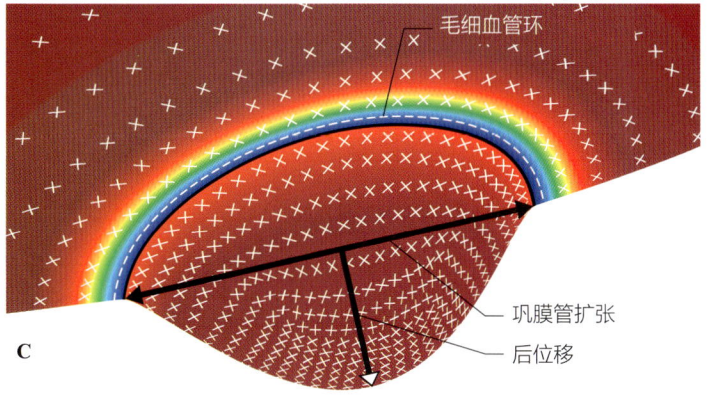

C

具有毛细血管环和径向胶原原纤维的负载状态

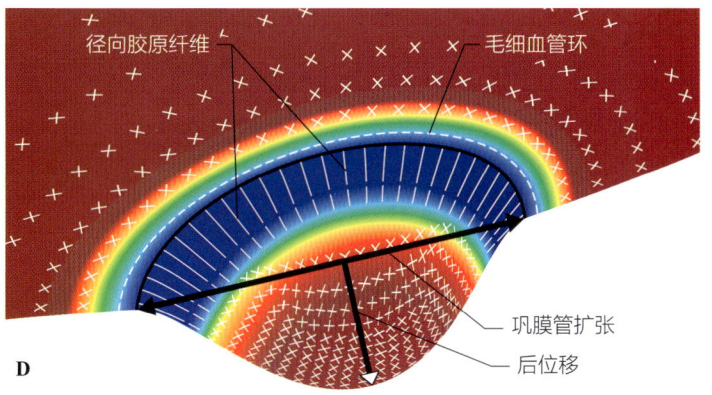

D

◀ 图 8-13 计算重塑模拟，表明视盘周围巩膜和筛板的各向异性胶原纤维结构逐渐形成，以在结缔组织中建立最佳的负载条件。所示为理想化后壳的重塑模拟的不同阶段，其主要纤维取向范围从完全随机（各向同性——深红色）到完全对齐（各向异性——蓝色）

A. 数值模型的卸载状态。最初的胶原蛋白结构最初被指定为随机（各向同性）胶原纤维结构；B. 将正常眼压负载（16mmHg）应用于具有各向同性胶原纤维取向的初始模型会导致大的巩膜扩张；C. 在模拟过程中，首先形成胶原纤维的毛细血管环。发现该环能够保护视盘免受大的巩膜扩张和拉伸力；D. 在模拟的最终状态下，预测在筛板周围会有胶原纤维的径向排列。发现这些径向纤维能够增强视盘抵抗后部变形的能力。如位移图所示，下面的纤维取向会对视盘的变形产生深远的影响。注意，出于说明目的，将位移量表进行了放大（引自 Grytz R, Meschke G, Jonas JB. The collagen fibril architecture in the lamina cribrosa and peripapillary sclera predicted by a computational remodeling 2011; 10: 371-82）

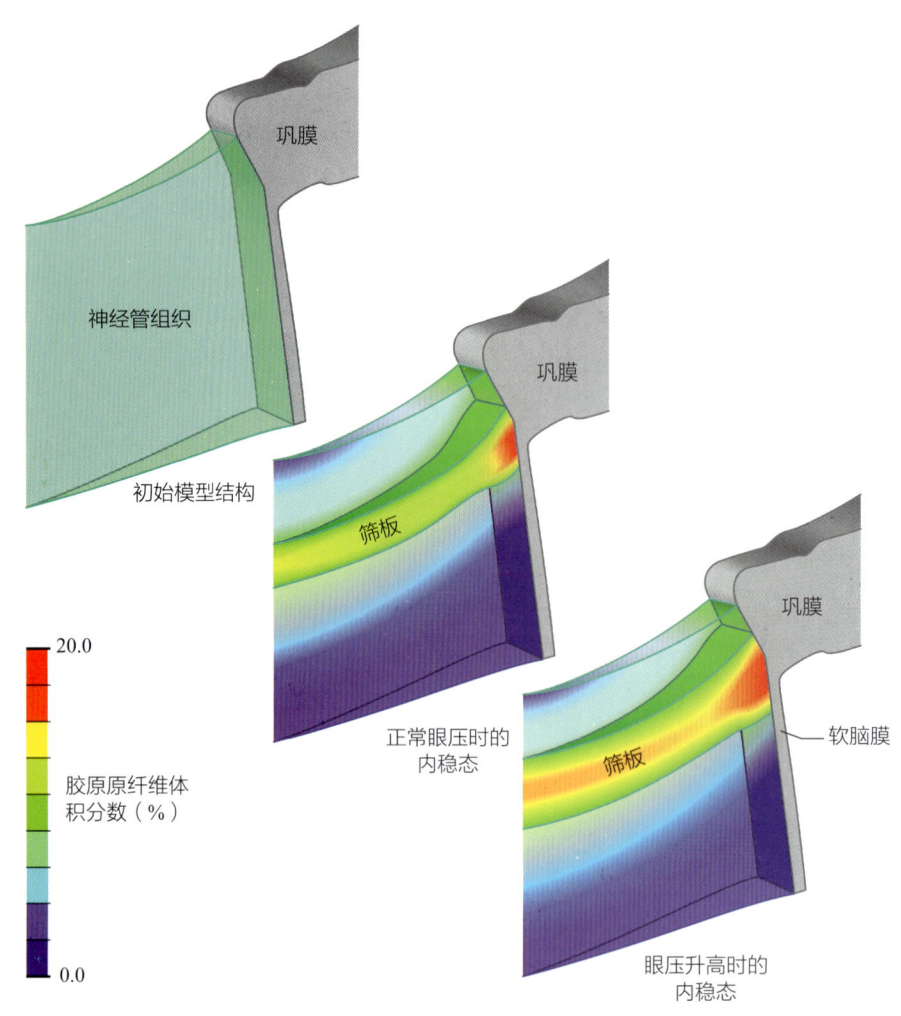

▲ 图 8-14 计算增长和重塑模拟为早期实验性青光眼中看到的筛板（LC）增厚提供了一种可能的解释

该模拟是基于最近的发现，即软组织中的增长和重塑机制似乎发生在努力维持胶原纤维水平的稳态应变水平。数值结果显示神经管组织中预测的胶原纤维体积分数，其代表前层和后层筛板组织以及筛板。将胶原原纤维密度为 10% 或更高的神经管组织定义为代表筛板。模拟开始于整个神经管组织中初始均匀的胶原纤维密度（6%），而不预先假定存在筛板。在达到正常眼压（15mmHg）的模型稳态后，该模型预测了横跨巩膜管的筛板状结构的存在，其与体内正常筛板具有相似的尺寸、形状和位置。为了在眼压升高至 25mmHg 后恢复模型稳态，该模型预测由于前和后层筛板组织中胶原纤维密度的局部增加，以及这些组织募集到筛板中，从而会导致筛板显著增厚。随着筛板增厚，筛板插入周围巩膜的边界也迁移。这些数值结果支持以下观点，即在实验性早期青光眼中看到的筛板厚度增加是由生物力学机制驱动的（经许可转载，引自 Grytz R, Sigal IA, Ruberti JW, Meschke G, Downs JC. Lamina cribrosa thickening in early glaucoma predicted by a microstructure motivated growth and remodeling approach. Mech Mater 2012；44：99–109）

也不是均匀分布的，并且集中在筛板束不太密集的区域。这种方法有可能在筛板束水平上对有关失效机制和细胞反应的假设进行测试。

对视盘进行了完全耦合的双尺度数值分析[39]，其中使用了一个简化筛板微观结构模型来研究宏观眼压负载对筛板的多孔微结构内的视网膜神经节轴突的应力和应变环境的影响。该分析结果表明，胶原纤维的毛细血管环和筛板的多孔束结构为轴突提供力学支持，它们可以在眼压升高的情况下保护轴突免受高拉伸应力的影响。然而，发现轴突组织中的剪切应力随着后筛板层插入神经管壁的眼压升高而增加，这可能会导致视网膜神经节细胞轴突在青光眼中发生力学损伤。

（六）其他急性、眼压相关的视盘变化

视盘、视网膜和脉络膜血流均受到急性眼压升高的不同影响[40,41]。这些使用微球的研究表明，一旦眼灌注压（定义为动脉收缩压加脉搏压的 1/3 减

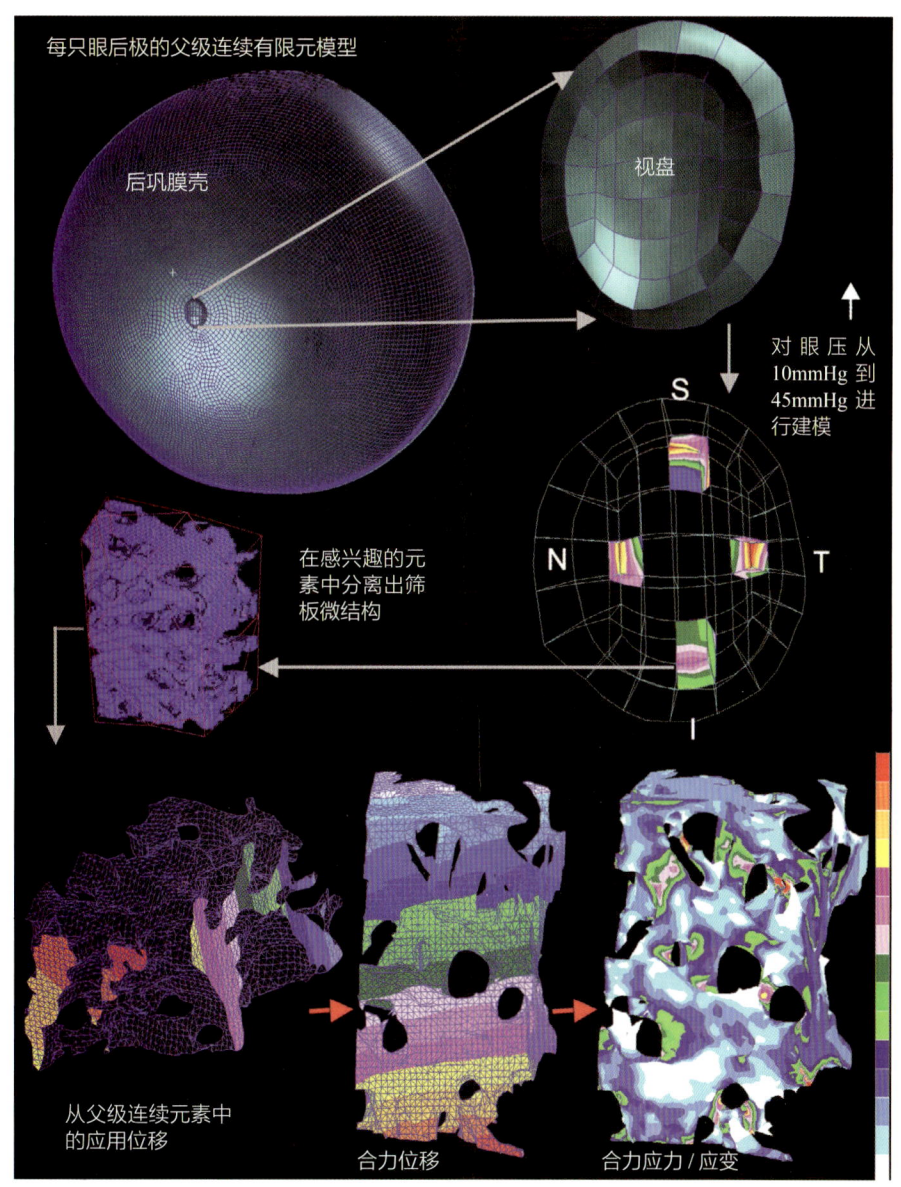

▲ 图 8-15 猴眼筛板层微结构的微观有限元模型的构建与分析

在宏观尺度连续有限元模型中没有捕获到筛板层梁水平处的应力和应变的复杂性，因为微观结构的细节被均匀化为块状材料进行描述。为了解决这一局限性，已经开发了一种子结构技术来表征视盘模型中的束级应变环境。将连续模型计算得出的位移场与单个元素边界一起使用，以对三维重建筛板的子区域的微尺度有限元模型的输入加载条件进行定义。这些微有限元模型表明，单个筛板束承受的应力和应变是高度可变和复杂的。为了预测单个筛板束的应力、模拟筛板毛细血管中血流的模型变化，以及确定筛板星形胶质细胞基底膜所承受的应变，需要对单个筛板束力学进行建模

眼压）小于 30mmHg，筛板前和筛板前层毛细血管床内的血流会优先减少。

虽然尚未建立与力学应变的直接联系，但在眼压的生理水平下[42]，在筛板中轴突运输会受损，并且在急性眼压升高后会进一步受损[43, 44]。在考虑视盘生物力学时，出现了关于这种行为的几个假设。首先，由于眼压相关的力学应变导致筛板中的孔改变构象，轴突通过这些孔的路径可能被破坏，从而直接阻碍轴浆运输。其次，筛板层区域中与眼压相关的血流减少可能损害了驱动轴浆运输的线粒体代谢。最后，轴浆运输可能对跨筛板压力梯度的大小更加敏感，并且随着眼压升高（或脑脊液压降低），静水压力梯度变大，驱动该轴浆运输的机制无法克服压力梯度的阻力（图 8-2 和图 8-7）。最近的一项

回顾性临床研究表明，脑脊液压较低的患者在相似的眼压下青光眼的患病率更高，这表明跨筛板压力梯度在疾病发病机制中很重要[45]。

总之，虽然结缔组织动力学会直接和间接地影响星形胶质细胞和胶质代谢和轴突运输，但视盘内青光眼损伤可能不一定发生在眼压相关结缔组织应变水平最高的位置，而是发生在跨筛板组织压力梯度最大和（或）轴突/血液供应/星形胶质细胞和神经胶质最脆弱的位置。需要进一步的研究来阐明在生理和疾病状态下视盘中眼压、力学应变、血流量、星形胶质细胞、神经胶质和轴突稳态之间的联系。

三、视盘的重建和重塑

（一）正常老化

在正常的眼压水平下，视盘结缔组织暴露于大量眼压相关的应力和应变（图 8-7）。我们相信，一生中经历的生理应力和应变水平会引起结缔组织和脉管系统的广泛变化，这些变化是正常衰老的核心。因此，青光眼损伤的重建和重塑（见下述）应理解为其发生在正常衰老中固有的生理重建和重塑的背景。

据报道，筛板层细胞外基质的年龄相关改变包括胶原沉积增加、星形胶质细胞基底膜增厚和筛板层和巩膜硬度增加[46, 47]。因此，老年视盘更可能具有僵硬的结缔组织。筛板层细胞外基质与年龄相关的硬化显著地重塑了视盘的生物力学环境。但老化不仅会使结缔组织变硬；它还减少从筛板层毛细血管通过细胞外基质、穿过星形胶质细胞基膜到相邻轴突的营养扩散（图 8-1）。因此，除了视盘生物力学中与年龄相关的变化的影响、筛板层毛细血管内的流量减少之外，由于从筛板层毛细血管到轴突束中心的营养物质扩散减少，老年人眼中的轴突营养可能进一步受损。

（二）早期青光眼的视盘变化

Downs 及其同事提出了一个全面的框架，用于理解与青光眼视盘凹陷相关的生物力学驱动的重塑变化[48]（图 8-2）。病理生理性应力和应变会诱导细胞合成和组织微结构中的病理变化使其超过衰老的影响，并且成为青光眼中两种主要的病理生理学的基础：①视盘的负载结缔组织的增长和（或）重塑（图 8-2 和图 8-14）；②通过各种机制对相邻轴突的进行性损伤（图 8-2）。

尚未在人类中就早期的青光眼性损伤进行过严格研究，因为具有良好特征性早期损伤的人类尸体眼睛很少见。在猴子中，在中度实验性眼压升高后，笔者描述了发生聚焦激光断层扫描检测到的视盘表面变化（临床凹陷）时，视盘和视盘周围巩膜结缔组织结构以及材料特性的以下变化：①神经管扩大和延伸[49]；②筛板后部变形和增厚[50]；③重要但不太明显的后筛板插入点向外迁移[51]和前筛板插入点向外迁移[51]；④视盘周围巩膜的弹性和黏弹性材料特性改变[27, 52]。

这些早期青光眼猴眼中筛板层厚度的增加，很可能是由于结缔组织重塑和新的结缔组织合成。筛板三维重建中结缔组织的定量显示，与对侧对照眼相比，早期青光眼的结缔组织体积增加了 44%～82%，这至少有一部分是由于将对侧组织隔膜募集到这一负载三维筛板结构中[14]。这些数据有力地支持结缔组织重塑和新结缔组织合成在神经病变的早期阶段非常活跃的这一观点。此外，Yang、Burgoyne 及其同事的研究工作表明，在青光眼进展期间，筛板在神经管中向后移动，并且该过程在疾病早期开始[51]（图 8-16）。在相对较短的猴子疾病进展持续时间内，这种筛板层迁移可以非常大。该研究中的一只动物证明，筛板层插入神经管壁可以向后移动的距离大于筛板的整个厚度（图 8-16）。在最近的综合评价中，Downs 及其同事提出了一个框架，该框架支持生物力学驱动的渐进筛板层重塑和迁移是筛板形态从正常到典型青光眼凹陷形状变化的中心机制[48]。

体内光学相干断层成像（OCT）研究中，相对于基线时的 Bruch 膜开口以及在实验性青光眼猴的急性眼压升高后测量了筛板层位置，结果发现早期青光眼中发生的筛板结构硬度发生变化。初步结果表明，与对侧正常对照眼相比，大多数青光眼的急性眼压升高 10～30mmHg 后，筛板明显更加向后变形，并且筛板层柔性与诱导慢性眼压升高后测量的峰值眼压显著相关。这表明随着青

第二篇 发病机制
第8章 视盘的机械力学与重建

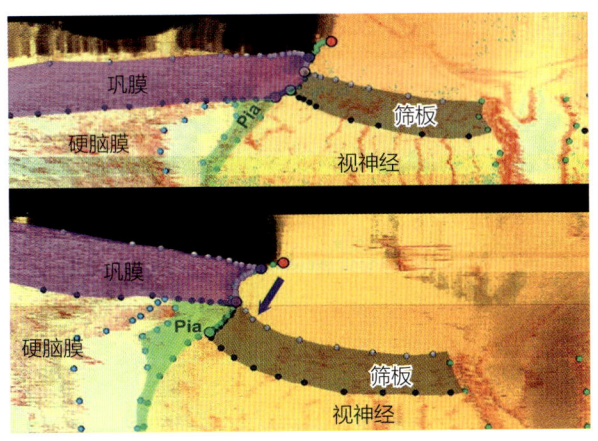

▲ 图 8-16 猴眼视盘的早期实验性青光眼损伤的病理生理学不仅包括增厚，而且还包括筛板层插入远离巩膜的区域迁移，以至于在一部分眼中实现了层状插入的完全筛板化

神经管标志（红色——神经管开口（Bruch 膜的末端）；蓝色——前巩膜管开口；黄色——前层状插入；绿色——后层状插入；紫色——后巩膜管开口）和分段结缔组织（深灰色——纤维板；紫色——视盘周围巩膜，浅绿色——软管鞘），代表性猴眼视盘的正常（上图）的下部区域和对侧早期实验性青光眼（下图）的数字部分图像。在大多数正常的猴眼中，如在这只猴子的正常眼睛（上图）中所见，筛板插入巩膜。然而，在该动物的早期实验性青光眼眼中的相同位置（下图），筛板层插入已向外迁移，使得除了筛板增厚和向后变形之外，前层和后层均有效地插入到软膜鞘内[51]。虽然已经在正常人眼中报告了层状插入软脑膜鞘的区域，但是这些发现首先表明从巩膜到软脑膜鞘的筛板层插入的主动重塑是青光眼视盘损伤的病理生理学的一部分[46, 51, 71]。这种现象对这些区域内的轴突损伤机制具有重要意义（经许可转载，引自 Burgoyne CF. A biomechanical paradigm for axonal insult within the optic nerve head in aging and glaucoma. Exp Eye Res 2011；93：120-132）

光眼的进展，眼压驱动的重塑正在改变筛板层结构硬度。猴的早期青光眼有限元建模研究支持了这一假设，并预测即使在筛管早期通过重塑增加大量结缔组织，筛板层结缔组织在此过程中也会大大减弱，从而导致与对侧对照眼结构相比，在结构上更为柔性的实质筛板[53]。这些结果为筛板层细胞外基质（ECM）中的重塑级联开始于重建过程的这一观点提供了可信度，该重建过程在疾病过程的早期会削弱组织，随后是一个巩固和硬化过程（图 8-17）。

最近的数值增长和重塑模拟使我们对局部生物力学推动青光眼视盘重塑的假设更加有信心。Grytz 及其同事进行了基于稳态控制机制的有限元模拟研究，该研究预测筛板必须增厚约 40%，以维持胶原

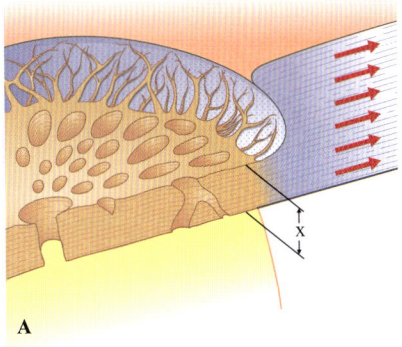

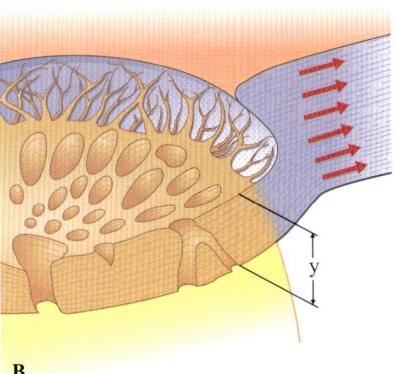

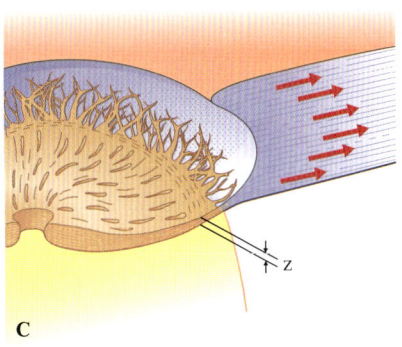

▲ 图 8-17 从正常健康到早期青光眼再到终末期青光眼的结缔组织形态的进展

A. 正常视盘结缔组织图，显示了在视盘周围巩膜中由眼压产生的筛板（x）的厚度和壁内环向应力；B. 在早期实验性青光眼中，最近的研究表明，在后巩膜管永久性扩张的情况下，出现筛板永久性后部变形和增厚（y）而不是筛板梁失效。这些变化表明在青光眼早期发生结缔组织的增长和重塑组合，但其并未伴有明显的凹陷。C. 随着疾病进展到终末期损伤，筛板压缩（z）并且出现瘢痕，筛板插入巩膜向后移动，并且巩膜管扩大到典型的凹陷形态。我们对驱动青光眼从早期可检测阶段到终末期损伤的形态学进展的生物力学、细胞过程和重塑知之甚少，但很可能这些过程继续由结缔组织内眼压相关压力的分布进行驱动，主要或通过它们对筛板束内包含的星形胶质细胞和毛细血管的影响（改编自 Burgoyne CF, Downs JC, Bellezza AJ, Francis SuhJK, Hart RT. The optic nerve head as a biomechanical structure: a new paradigm for understanding the role of IOP-related stress and strain in the pathophysiology of glaucomatous optic nerve head damage. Prog Retin Eye Res 2005；24：39-73）

原纤维水平的最佳负载条件，从而使慢性眼压升高15~25mmHg（图 8-14）[54]。他们的研究还表明，筛板的增厚主要是由于将前、后筛板组织集中到筛板中，这与先前的实验研究一致[14]。

早期青光眼细胞活动的改变已在动物模型中进行了描述，但这些研究尚未在人类中得到证实。在最近一项针对大鼠眼（具有非常小的筛板）的研究中，Johnson 及其同事使用基因组技术来表征在暴露于实验性升高的眼压后 5 周内视盘组织基因组的改变[55]。在研究的一大群动物中，一部分眼睛具有眼眶视神经轴突丧失的早期病灶期。在这些动物中，控制细胞分裂产生的基因的表达最大限度地有所提高（与损伤的后期阶段相比）及几种细胞外基质组分的基因，包括腓骨蛋白 2、肌腱蛋白 C 和基质金属蛋白酶抑制剂 TIMP-1。虽然 TGF-$β_1$ 的基因表达随着所有研究眼的损伤严重程度呈线性增加，但 TGF-$β_2$ 的基因表达在局灶性损伤的眼中最低，表明在神经病变的早期阶段 TGF-β 亚型具有差异性表达。与 TGF-$β_2$ 相似，星形胶质细胞中主要水通道蛋白（即水通道蛋白 -4）的基因表达显示出局灶性损伤出现最大限度的下调。最重要的是，他们的研究描述了一组 2 周视神经横切眼中的基因表达模式，并发现了与最严重受损的高眼压眼相似的表达模式，表明病灶组中基因表达的变化可能是眼压相关的，而不仅仅是早期轴突丧失的反映。

Howell 及其同事在 DBA/2J 小鼠中进行了研究，这是一种基于年龄相关的自发性虹膜变性和随后通过房水流出阻滞而眼压升高的青光眼啮齿动物模型。他们的研究结果表明，在 DBA/2J 小鼠中，视网膜神经节细胞轴突从视网膜神经节细胞体细胞退化到大脑。在 BAX 缺陷的 DBA/2J 小鼠中，其中视网膜神经节细胞体细胞受到保护，轴突仅从前视盘退化到大脑，而从视网膜神经节细胞体细胞到视盘的轴突节段受到保护[56]。在该组的其他研究中，对眼睛的放射治疗可以防止促炎性白细胞跨内皮移行到视神经中，从而防止对视网膜神经节细胞轴突造成可检测损伤[57]。将内皮素 -2（白细胞产生的一种破坏性蛋白）注射到受照射的眼睛中，会导致与未用白细胞阻断辐射治疗的眼睛相当的神经损伤。这项研究表明，眼压相关损伤后促炎细胞向视盘的迁移是青光眼损伤级联中的关键组成部分。

Marsh-Armstrong 及其同事在一项关于小鼠星形胶质细胞的研究中描述了一种潜在的新的视网膜神经节细胞轴突降解途径。他们的研究表明，视盘和髓鞘化过渡区星形胶质细胞和筛板后缘的视网膜神经节细胞轴突之间存在恒定的相互作用，即使在正常的小鼠眼中，星形胶质细胞也会吞噬轴突。然而，在暴露于眼压升高的眼睛中，这种吞噬过程被上调，并且可能会导致星形胶质细胞在暴露于眼压升高后直接损伤视盘区域中的轴突。

关于早期青光眼中轴浆运输和血流改变的研究才刚刚开始。Wang 及其同事最近的研究表明，猴的早期实验性青光眼中视盘的基础血流明显减少[59]。他们还报道了血流自动调节时间过程的变化[60]，表明血流的慢性变化伴随着上述结缔组织结构和材料特性的改变。这些研究共同描绘了青光眼发病机制的复杂情况，该情况涉及结缔组织、细胞和脉管系统的同时改变。将这些机制联系在一起的统一主题是视盘生物力学参与疾病级联。

（三）青光眼损伤晚期的视盘变化

关于严重后筛板变形、视盘边缘下方的巩膜管的凹陷，以及筛板的变薄和瘢痕的经典描述，主要是基于中度、重度和终末期青光眼损伤的人眼和猴眼进行的。由于这些研究描述了对眼压损伤的反应（在数量和持续时间上无法识别），因此尚未出现对各个事件的通用描述。然而，星形胶质细胞基底膜破裂和增厚，以及弹性蛋白的损伤和细胞外基质的重塑，在这些报道中是一致的[61]。假设眼压诱导的与这些组织相关细胞的合成活性的改变是这些变化的基础[62, 63]。

在 Johnson 大鼠研究中受损比较严重的眼睛中（上文），控制细胞分裂产生的基因表达也升高（与正常眼睛相比），但其程度低于局灶性损伤眼。与小胶质细胞、免疫应答、核糖体和溶酶体活化相关的基因在受到严重损伤的眼睛中均呈线性升高。包括腓骨蛋白 2、肌腱蛋白 C 和基质金属蛋白酶抑制剂 TIMP-1 在内的细胞外基质组分的基因呈非线性升高（早期损伤中升高最多，更严重时升高更少），而骨膜蛋白、Ⅳ型胶原和Ⅵ型胶原蛋白的基因呈线性升高。上文描述了 TGF-$β_1$ 和 TGF-$β_2$ 的差异性基因表达，以及水通道蛋白的非线性表达。

已经描述了在猴眼和人眼中慢性眼压升高后，筛板上的轴浆运输改变以及一系列复杂的视盘、视网膜和脉络膜血流改变。我们缺乏一套全面的工具来研究眼压和非眼压诱导的视盘血流、视盘结缔组织完整性、视盘神经胶质细胞活性和个体人眼和动物眼内视网膜神经节细胞轴突运输之间的主要相互作用。正在多个方面继续开展工作，以开发一套实验工具来对动物和人类研究中的这些变量进行评估。

已有研究表明，视盘星形胶质细胞和筛板细胞在介导筛板细胞外基质重塑反应和由此产生的轴突损伤中起重要作用。在人类青光眼及暴露于慢性眼压升高的动物模型中已经观察到与细胞外基质重塑相关的细胞活性。Agapova 及其同事表明，基质金属蛋白酶（MMPs）在患有实验性青光眼的猴眼筛板中升高，但在患有视神经横断的猴眼中没有升高[62]。已知这些化合物可以分解细胞外基质，并使细胞能够对基质进行迁移和重建[63]。

总之，这些结果支持这样一个假设，即眼压升高，也可能是细胞的力学损伤和（或）筛板区域中的血流减少，是在青光眼中观察到的显著细胞外基质重塑的基础。有趣的是，这两个机制都是由于长期暴露于眼压升高（一种生物力学损伤）而产生的，并不仅仅是轴突损伤和死亡的一个继发效应。

（四）视盘和视盘周围巩膜细胞培养的生物力学研究

一些研究已经研究了体外星形胶质细胞和筛板细胞中细胞机械力转导机制。Kirwan 及其同事已经证明，细胞生长的基质的周期性力学拉伸会在 12h 后诱导 TGF-$β_1$ mRNA 合成显著增加，并在 24h 后诱导 TGF-$β_1$ 蛋白分泌增加[64]。应用的周期性拉伸和外源性递送的 TGF-$β_1$ 都显著增加了细胞培养基中的 MMP-2 活性。

整合素是跨筛板星形胶质细胞基底膜并将细胞骨架结合到周围细胞外基质的蛋白质。因此，整合素特别适合作为筛板中的机械感觉元件。Morrison 描述了正常和青光眼人眼和猴眼中整合素亚基的位置和改变，并提出它们是青光眼筛板变形、眼压诱导的细胞拉伸和损伤、筛板结缔组织重塑和筛板星形胶质细胞介导的轴突损伤之间的重要环节。在一项体外研究中，O'Brien 及其同事已经证明，低渗膜应力激活了筛板细胞中的拉伸激活通道和 Ca^{2+} 依赖性 maxi-K^+ 通道[63]，这可能成为筛板中另一种潜在的机械力转导机制。

在其他系统中已经确定组织和细胞的生物反应强烈依赖于应变刺激的模式（张力、压缩或剪切），以及它们的大小和时间分布情况[66]。因此，确定当眼压升高时视盘组织所暴露的应变和应力模式，是非常有意义的。请注意，应变通常不是均匀的[33]，因此当筛板变形时，某些区域可能在不同模式下高度应变，而其他区域基本上不受影响。这很重要，因为对细胞的生物学效应可能更多地依赖于局部应变或应力水平而不是整体水平[67]。最终，有限元模型的应变预测和遥测眼压监测研究中眼压波动的数据，都将能够使这些实验更接近地模拟正常和青光眼人眼和动物眼的生理/病理生理状况。

四、未来发展方向

（一）临床意义

目前还没有科学的工具来预测个体的视盘在什么眼压水平下会受到损伤。如本文所述，有限元建模是一个计算工具，用于预测复杂几何特性和材料特性的生物组织在不同负载水平下将如何表现。在猴子和人类尸体眼睛进行有限元建模的目的是，了解视盘神经、血管和结缔组织结构的哪些方面对于特定视盘结构完整性的维持、营养和氧气供应，以及眼压的病理生理水平下的轴浆运输能力来说是最重要的。数值增长和重塑模拟工具的进一步发展，对于深入了解导致青光眼深刻结构变化的潜在机制及其在轴突损伤中的潜在作用至关重要。

将来，视盘的临床成像将寻求捕获结缔组织结构，以便使临床中获得的个体患者视盘的生物力学模型能够对增长和重塑的生理和病理生理水平进行预测。最终，了解眼压、眼压波动、力学应变或应力驱动重塑、全身血压，以及由此产生的星形胶质细胞和轴突线粒体氧水平之间的关系将推动对安全目标眼压的临床评估。通过连续、遥测眼压监测对实际眼压损伤进行的临床表征，将最终使我们能够理解眼睛中的生物力学负载。最后，这些用于深层（亚表面）视盘成像的有限元建模驱动目标，将很有可能能够基于筛板变形和增厚对青光眼视盘重塑进行早期检测。一旦这些筛板的改变在临床上可检测到，这些筛板改变的早期稳定性和可能逆转性都将成为大多数高眼压和所有进展眼中的新的目标眼压降低终点。一旦经过验证，预测性计算重建模拟就可以成为评估青光眼患者特异性风险和治疗策略的有用工具。

（二）基本研究方向

从工程角度来看，在获得以下有关基本和临床知识方面仍然存在很大的挑战：①眼压的组成部分及其可能具有破坏性的波动；②筛板束和视盘周围巩膜中眼压相关的增长和重塑机制；③星形胶质细胞、巩膜成纤维细胞、筛板和神经胶质细胞的力学生物学；④筛板内轴浆流的力学生物学；⑤控制睫后动脉的筛板毛细血管和巩膜以及筛板分支内血流的流体—结构相互作用；⑥年轻人和老年人眼睛中营养物向星形胶质细胞的扩散。作者预测，从这些研究中获得的知识将有助于产生针对青光眼的视盘和视盘周围巩膜的新治疗干预措施。

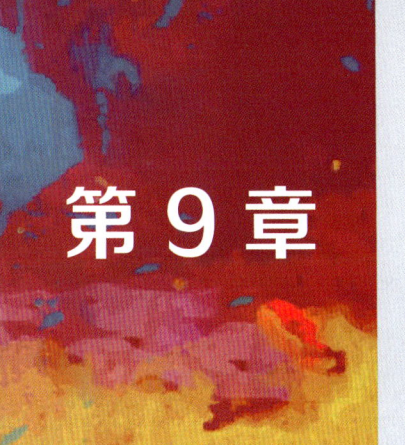

第 9 章　眼血流在青光眼发病机制中的作用
Role of Ocular Blood Flow in the Pathogenesis of Glaucoma

Ali S Hafez　Mark R Lesk　著
王　瑾　译
康梦田　校

本章概要

大量证据表明，异常的眼血流形成了开角型青光眼的病理生理学。大型临床研究将低眼灌注压与青光眼的患病率、发病率和进展联系起来。据报道，青光眼会出现视网膜、视神经、脉络膜以及眼球后血管系统和全身性血流量减少。假定的机制包括血管痉挛或血管失调、自动调节缺陷、低血压或波动血压、动脉粥样硬化以及自身免疫或流变机制，这些机制会降低眼睛对异常或不断变化的眼压和血压的适应能力。有证据表明不同的机制可能在不同的患者中发挥作用。

虽然青光眼的临床表现已得到充分描述，但导致视盘（optic nerve head，ONH）这种特殊类型损伤的确切机制尚不清楚。人们普遍认为，青光眼的损伤机制几乎肯定是多因素的[1]。但是，虽然眼压升高仍然是青光眼性视神经病变（glaucomatous optic neuropathy，GON）最常见的危险因素，但已经确定了许多与青光眼发生和进展有关的其他变量[2-7]。特别是血管危险因素已得到广泛研究[8,9]。这些因素包括全身血压改变[10-12]、糖尿病[13,14]、眼血流（ocular blood flow，OBF）减少[15-18]及血管痉挛[19-24]。

一般来说，有两种青光眼发病机制理论，即压力理论和血管理论。

(1) Muller 提出的压力理论认为，青光眼性视神经病变是眼压升高的直接后果，会损伤筛板和神经轴突[25]。

(2) Von Jaeger 提出的血管理论认为，青光眼性视神经病变是由于眼压升高或其他降低眼血流的危险因素而导致视盘血液供应不足的结果[26]。

一个多世纪以来，这两种理论都得到了各种研究小组的积极研究和辩护。

实验和临床研究都证明了眼压在青光眼中的作用，以及降眼压治疗在青光眼中的益处。然而，治疗性眼压降低并不总能阻止疾病的进展。一方面存在正常眼压性青光眼（NTG）而另一方面存在高眼压症（OHT），这表明其他因素可能直接或通过使眼睛对眼压的影响更敏感而参与到青光眼性视神经病变的发病机制中。

一、青光眼眼血流研究结果及其解释

使用流行病学、组织学和无创性临床技术进行的研究表明，眼血流不足是青光眼中的一个重要危险因素[27-33]。在众多血管理论中，据报道，视盘灌注不足与动脉粥样硬化、血管痉挛和与筛板移动相关的血管变化有关。其他提出的机制包括异常巩膜和筛板结构[25,28-32]。异常脑脊液压[33]和自身免疫机制[34]。

青光眼眼血流研究的结果难以解释，主要有以下几种原因[35]：研究作者使用不同的技术，因此测量了眼循环的不同方面；他们的研究纳入了不同阶段的青光眼患者（例如早期与晚期）；研究了不同

091

类型的青光眼，但未对其进行必要区分［例如，正常眼压性青光眼（NTG）、高眼压性青光眼（HTG）、近视性青光眼或老年性硬化性青光眼］；一些研究中纳入了激发试验，而其他研究则没有。因此，难以对可用数据进行解释，因为血流减少，至少在一定程度上，可能继发于需求减少。此外，已经在眼循环的各个部分中描述了血流改变，但除前视神经之外，其他眼睛部分中的循环紊乱是如何影响轴突和视网膜神经节细胞的存活的，目前尚不清楚。最后，通常并不对研究患者在诸如昼夜全身血压、血管失调的存在和血管活性药（如内皮素）的血浆水平等因素的全身性状态进行评估。

一般而言，研究表明，与正常人相比，青光眼患者的眼血流速度较慢。已有研究发现，视网膜、视盘和脉络膜以及眼后血管和外周循环中的血流速度都比较低。研究表明，正常眼压性青光眼患者的血流速度低于高眼压性青光眼患者。事实上，经常观察到眼血流的减少发生在损伤之前，并且青光眼患者体内其他部位的血流也可能发生异常，这表明血流动力学改变可能至少部分是原发性的[35]。而且，考虑到血管机制中可能存在的可变性，可以预期观察到血流减少的可变性。

研究还表明，与正常受试者相比，青光眼患者表现出异常的眼部和全身血管反应性，如下所述。这些观察结果可以很好地指出青光眼性视神经病变的潜在血管机制。

（一）青光眼中肉眼可见的眼部血管变化

许多眼部症状间接表明，至少在一些青光眼患者中，血流起着重要作用（图9-1）。已经描述了青光眼患者中的结膜毛细血管（如角膜缘周动脉瘤）的变化、视盘周围动脉的局部收缩、视盘出血的发生率增加[36]、视网膜血管周围神经纤维的保存[38]及睫状体视网膜动脉的可能意义[39]等。研究还表明，青光眼患者在视盘边缘可能因为缺血而出现新月形视网膜色素上皮（RPE）和（或）脉络膜萎缩性改变的可能性是正常人的2倍[40]。

（二）眼灌注与青光眼的流行病学证据

已经报道了眼灌注压（ocular perfusion pressure，OPP）与青光眼患病率之间的流行病学联系（Baltimore眼科调查[10]、Rotterdam眼科研究[41]、Egna-Neumarkt眼科研究[42]、Barbados眼科研究[43]、VER项目[44]）。在Baltimore眼科调查中，眼灌注压最低的患者，其患有青光眼的风险是正常人的6倍（图9-2）。最近，一项大型前瞻性人群研究发现低全身性血压和低眼灌注压都与开角型青光眼的发生存在密切联系[45]。在9年随访期间，低眼灌注压使发生青光眼的相对风险增加2.6倍。早期临床青光眼试验发现，低收缩压眼灌注压的开角型青光眼患者出现进展的风险几乎比正常人要高50%[46]。因此，低眼灌注压与开角型青光眼的患病率、发病率和进展密切相关[47]。结合将青光眼进展与血管痉挛[48]和夜间低血压等因素联系起来的研究[12、49]，这些流行病学数据对于我们理解眼灌注压在青光眼中的重要性有重要意义（表9-1）。

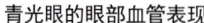

青光眼的眼部血管表现

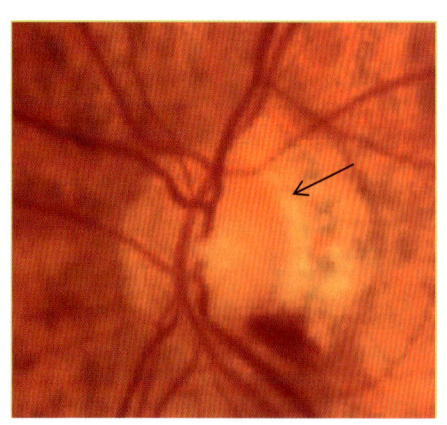
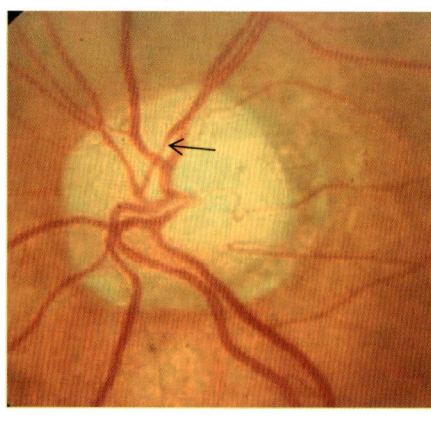

- 视盘出血
- 视网膜动脉局限性收缩（箭，右图）
- β视盘周围萎缩（箭，左图）

▲ 图9-1 青光眼的眼部血管表现包括视盘出血、周围动脉局限性收缩和视盘周围萎缩（图片由MR Lesk，MD提供）

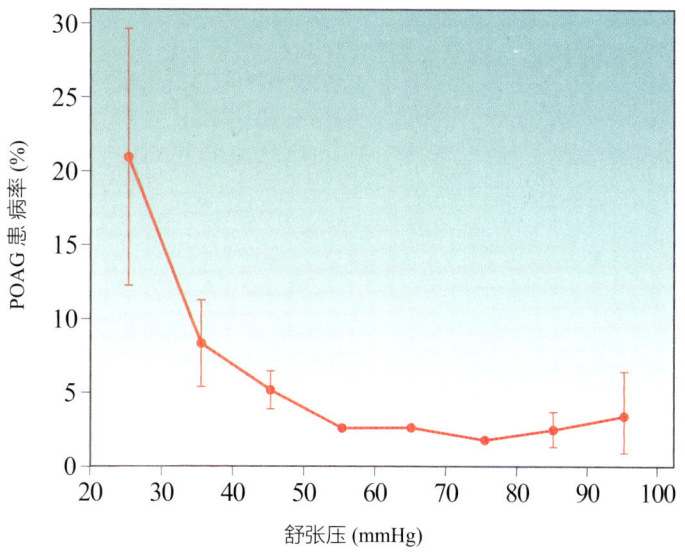

▲ 图 9-2 青光眼中的全身血管结果，显示青光眼和眼灌注压之间的相关性。眼灌注压与青光眼之间存在流行病学联系。对于眼灌注压最低的患者，其发生青光眼的风险是正常人的 6 倍

重绘自 Tielsch JM，Katz J，Sommer A，et al. Hypertension, perfusion pressure and primary open-angle glaucoma. A population-based assessment. Arch Ophthalmol 1995；113：216-221

表 9-1　原发性开角型青光眼（POAG）/ 正常眼压性青光眼（NTG）的临床血管表现

眼部
- 神经视网膜边缘火焰状出血
- 视盘周围视网膜动脉局限性收缩
- 视盘周围脉络膜萎缩
- 低眼灌注压
- 眼部血管灌注减少

全身
- 低血压
- 夜间低血压
- 手脚发凉
- 偏头痛
- 心血管疾病

二、青光眼患者眼血流减少的可能机制

理论上，青光眼患者眼血流减少有三个组成部分：①局部血流阻力增加；②眼灌注压（OPP）降低；③血液黏度增加。

青光眼局部血流阻力增加和眼灌注压降低的作用有以下几个迹象。

（一）局部血流阻力

血流阻力增加表现为血管直径减小，并受到结构变化如血管的解剖变异、血管炎或管腔的机械性阻塞（通过血栓形成或动脉硬化）的影响，或受到功能性改变如血流自动调节缺陷的影响。血管直径减小也可归因于血管壁中平滑肌细胞的可逆性痉挛。由内皮功能障碍引起的血管失调通常与青光眼有关 [26, 50]。

（二）眼灌注压

眼灌注压等于特定血管床中的平均动脉血压减去静脉压。通常静脉压略高于眼压，实际上，眼压是静脉压的一个良好指标。因此，眼灌注压可以被认为是平均动脉血压和眼压之间的压差［其中平均动脉血压 = 舒张压 + 1/3（收缩压 − 舒张压）］。

在过去 40 年中，有越来越多的证据支持视盘灌注缺陷在青光眼视神经病变的发病机制中起关键作用的这一理论。

Hayreh 的研究 [51-53] 表明，青光眼视神经病变与全身性血管疾病如高血压、高胆固醇血症、心血管疾病和糖尿病之间存在密切关联。Hayreh 假设 [54] 动脉粥样硬化患者的颈动脉、眼动脉和大脑后动脉释放的血清素会引起视盘的短暂血管痉挛，从而促进青光眼视神经病变特别是正常眼压性青光眼的发

生和进展。在他们对青光眼视神经血流异常的分析中，Flammer 和 Orgul[35] 认为动脉硬化是导致局部血流阻力增加的一个不太重要的因素，会导致视神经灌注受损。尽管 Hayreh 等的实验研究[55] 表明，动脉硬化可能会增加对眼压升高的敏感性，并且尽管一些动脉硬化患者表现出硬化型青光眼[54]，但是 Flammer 和 Orgul[35] 认为目前很少有证据表明青光眼性视神经病变与动脉硬化或其他危险因素（性别、肥胖、高胆固醇血症、吸烟、糖尿病、高血压、颈动脉狭窄）有关。他们将局部对血流的抵抗力增加归因于功能而非结构变化，即血流自动调节异常或缺陷，或血管失调。

自动调节是指器官或组织根据其功能或代谢需要调节其血液供应的能力。在完整的自动调节中，眼灌注压或代谢需求的变化与导致血管阻力增加或减少的末端小动脉的局部收缩或扩张相关，从而保持恒定的氧气和营养供应。相反，异常自动调节不仅表现为过度动脉收缩（血管痉挛），还表现为动脉扩张不足[26、56]。Drance 及其同事[24] 的观察结果证实了正常眼压性青光眼患者中血管痉挛的患病率增加。Henry 等[57] 提出了正常眼压性青光眼外周（肢体）血管自动调节异常的证据及其分子基础，表明全身缺陷可能导致视神经对青光眼视神经损伤的易感性。

据报道，视神经血流也受到眼灌注压的影响。眼灌注压降低可能是由于眼压升高或全身血压下降所致。在灵长类动物中，低血压与高血压相比，视盘血流对眼压升高的自动调节较差[58]。由于眼压的自动调节肌源性反应受眼压的影响可能小于受血压的影响，因此眼压升高引起的眼压灌注减少对灌注的影响可能大于低血压的影响[59]。虽然眼压在青光眼中作为一个危险因素的重要性已得到证实，但是关于低血压作用的实质证据正在出现。据报道，正常眼压性青光眼患者的全身性低血压患病率明显增加。

（三）夜间低血压

与稳定患者相比，进展性青光眼患者的全身血压（收缩压[60] 和舒张压[11]）均较低，特别是在夜间[12, 49]（图 9-3）。仰卧位与眼灌注压静水压增加约 15mmHg 相关，但这种增加可能不足以保护所有患者[47]。青光眼损伤与低血压之间的关系已得到多位研究作者的证实[61-65]。此外，夜间血压的波动与正常眼压性青光眼的存在和视野丧失的严重程度有

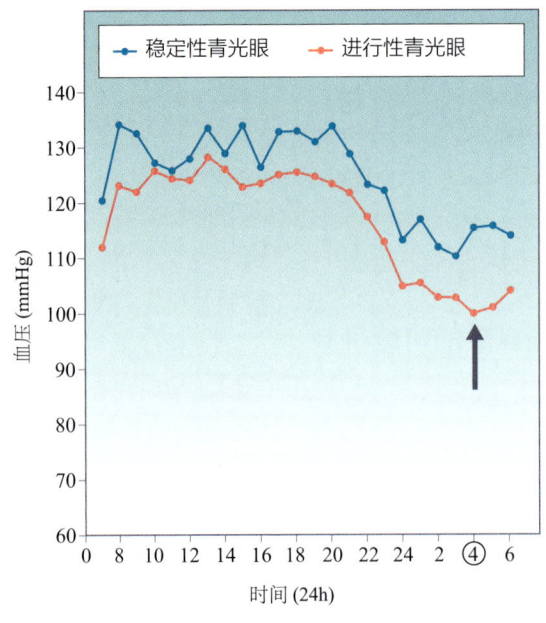

▲ 图 9-3　进行性视野丧失的夜间高血压

研究发现，与稳定患者相比，患有进行性青光眼的患者（箭）血压水平较低，特别是在夜间（重绘自 Graham SL, Drance SM, Wijsman K, et al. Ambulatory blood pressure monitoring in glaucoma. The nocturnal dip.Ophthalmology 1995；102：61-69）

关[63, 66, 67]。临床医师也应该警惕睡眠呼吸暂停可能是青光眼夜间低血压的一个伴随危险因素[68]。因此，与眼压升高一样，毫无疑问低血压是开角型青光眼的一个重要危险因素。

另一方面，据报道，与正常人相比，全身血压升高会使自动调节水平转变为更高水平。这种适应性改善了人对高血压的耐受性，但同时使个体对低全身血压的耐受性降低，并且更容易受到缺血的直接和永久性损伤。因此，慢性高血压患者在眼灌注压降低时被认为有较大的脑缺血和冠状动脉缺血风险[11]。在Thessaloniki眼科研究中[69]，接受抗高血压治疗而导致的舒张压＜90mmHg与视盘凹陷有关，如果患者没有抗高血压治疗的话，那么相同的血压与凹陷无关。总体而言，流行病学研究表明，系统性高血压可以预防年轻患者的青光眼（可能是通过改善眼灌注压），但对老年患者有害（可能是由于动脉粥样硬化或失去自动调节）[10]。临床医师需要意识到治疗系统性高血压和晚期青光眼患者存在夜间过度低血压的潜在风险，尽管没有证据支持具体的治疗指南[47]。

最后，一些研究作者研究了高凝状态对青光眼性视神经病变的作用。Drance等[1]发现正常眼压性青光眼患者具有相对高黏度，虽然后来的出版物中并没有证实这一点[69, 70]。O'Brien等[71]报道了与对照组相比，未经治疗的开角型青光眼中凝血级联和纤维蛋白溶解途径的激活。Hamard等[70]使用激光多普勒测速仪发现正常眼压性青光眼血流量减少、红细胞聚集性增加。在一项为期7年的前瞻性研究中，加拿大青光眼研究发现接受治疗的开角型青光眼患者抗心磷脂抗体升高的风险增加3.8倍[72]。可以得出结论，尽管目前还没有关于正常眼压性青光眼和开角型青光眼中是否存在流变学异常的一致性证据，但应考虑每个患者的异常情况。

三、青光眼眼血流异常的当前证据

在过去的四十年中，有证据表明视盘灌注缺陷在青光眼性视神经病变的发病机制中起着重要作用。研究报道，青光眼性视神经病变与全身血压改变、糖尿病、心血管和脑血管疾病、血管痉挛反应、年龄、高凝状态和局部血流阻力增加之间存在密切联系。

最近的技术进步使得对不同眼内组织及眼球后和外周血流中的血流量进行量化成为可能。以下部分简要回顾了目前关于视盘、视网膜和脉络膜灌注缺陷的作用，以及青光眼性视神经病变发病机制中涉及的各种因素的证据。

（一）青光眼视神经、视网膜及脉络膜血流受损

青光眼血流不足的一些主要证据来源于荧光血管造影[8, 9, 73-75]。这些研究表明，青光眼患者的视网膜循环延迟，以及视盘、视盘周围视网膜和脉络膜的灌注受损。灌注缺陷的严重程度随着青光眼的严重程度而发展，并且该缺陷与视野丧失和神经纤维层脱落密切相关[74, 75]。使用彩色多普勒成像技术[76-79]和眼动脉血流[80-83]的技术已经证明，与正常受试者相比，青光眼患者的球后血流和大量脉络膜血流均减少。通过使用单点激光多普勒血流仪，一些研究作者报道称，与对照受试者[84]和可疑性青光眼患者相比，开角型青光眼的视盘血流量减少[85]。

扫描激光多普勒血流仪（scanning laser doppler flowmetry，SLDF）也用于开角型青光眼患者和正常受试者的流量测量之间的若干比较。Michelson及其同事[86]报道，与同龄对照组相比，开角型青光眼患者的神经视网膜边缘血流量和视盘周围视网膜血流量均显著下降。神经视网膜边缘血流减少了71%，而视盘周围视网膜血流减少了49%。Findl及其同事[18]报道，与对照组相比，开角型青光眼患者的视盘杯（-46%）和神经视网膜边缘（-18%）的血流量均减少。Nicolela等[87]报道，与对照组相比，开角型青光眼患者的筛板血流明显减少，而神经视网膜边缘没有变化。

扫描激光多普勒血流仪也被用于比较开角型青光眼患者和高眼压症患者的视盘和视网膜灌注。Kerr及其同事[88]报道，与高眼压症患者相比，青光眼患者的筛板和视盘的颞神经视网膜边缘的血流量减少。使用全视野灌注图像分析，Hafez等[89]报道，与高眼压症患者和正常志愿者相比，开角型青光眼患者的视盘血流显著降低，而在高眼压和正常人之间发现的视盘血流无显著差异。

由于其搏动性，脉络膜血流也可能导致青光眼

损伤。最近有证据表明边缘组织的搏动变形与心动周期同步，并且与正常受试者相比，青光眼患者的这种变形更大[90]。目前还不知道这种推定的拉伸是否是轴突损伤的来源。

（二）眼压降低治疗眼内血流的改善

在使用局部抗青光眼药物进行治疗性眼压降低后，在开角型青光眼和高眼压症患者中对眼灌注进行了评估。通过使用不同的方法来评估眼血流，不同的研究作者已经报道了这些药物改变眼灌注的能力[91-96]。

研究人员还报道了在手术后青光眼患者持续眼压降低后，眼灌注得到改善。彩色多普勒成像显示，青光眼患者小梁切除术后球后血流动力学有显著改善[97]。脉搏式眼血流测量同样表明，在小梁切除术后眼压降低后，眼血流显著增加（29%）[28]。

还使用扫描激光多普勒血流仪在开角型青光眼中检查了视盘和视网膜血流的变化[99]。该研究是在真实临床背景下进行的，将需要治疗性眼压降低和使用高眼压的患者作为对照组。在相似百分比的治疗性眼压降低后，高眼压症组的边缘血流量没有变化，而在开角型青光眼组中，显示出 67% 的统计学显著性增加（图 9-4）。所报道的变化提供了有利于青光眼患者中视盘血流自动调节缺陷的证据。该研究还证实了青光眼患者神经视网膜边缘血流与眼压之间的密切关系。神经视网膜边缘血流与眼睛的力学特性之间也存在类似的密切关系[100]。

（三）血流吸盘诱导的眼压变化的反应

在实验动物和人类中研究了眼睛对突然眼压升高的适应能力。在动物模型和男性中使用激光多普勒血流仪[101]、彩色多普勒成像[102]和扫描激光多普勒血流仪[103]研究了血流对吸盘诱导的眼压变化的反应。通常，吸引诱导的眼压升减少了正常和青光眼眼球的球后、视网膜和视盘灌注参数。在眼压正常化后，这种血流动力学变化被逆转。

吸盘诱导的变化也被用来证明视网膜中央动脉和睫状后短动脉血流动力学和眼压急性变化之间的高度依赖关系[102]。健康人的眼压急剧升高导致视网膜中央动脉血流速度和睫后短动脉速度逐渐下降，这意味着视盘中力学和血流动力学因素之间存在密切联系。相反，研究发现眼动脉血流速度不受这种变化的影响。

（四）青光眼中视盘血流的自动调节缺陷

如前所述，尽管眼灌注压（OPP）发生变化，自动调节仍保持相对恒定的血流量，而眼灌注压又取决于全身血压和眼压。在没有自动调节的情况下，眼压和眼灌注压之间存在反比关系。眼压越高，眼灌注压越低，并且在没有自动调节的情况下，随后流向视盘的血流越低。另一方面，预期眼压的降低可改善眼灌注压，从而可增加视盘血流量。

眼灌注压的变化在日常生活中经常发生，这是由于压力和运动引起的全身血压升高、夜间全身血

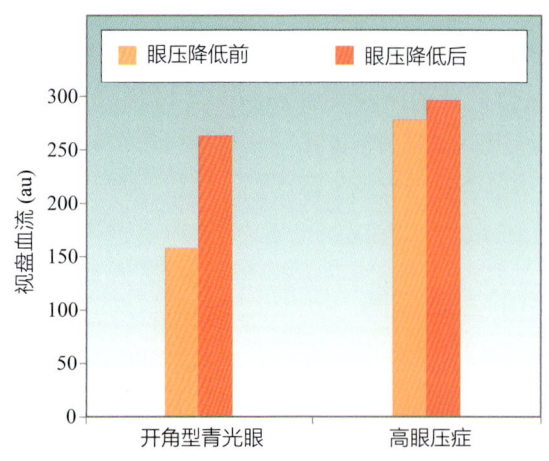

▲ 图 9-4 在治疗性眼压降低之前和之后，开角型青光眼和高眼压症组中的视盘血流的扫描激光多普勒血流仪测量
引自 Hafez AS, Bizzarro RLG, Rivard M, Lesk MR. Changes in optic nerve head blood flow after therapeutic intraocular pressure reduction in glaucoma patients and ocular hypertensives. Ophthalmology 2003；110（1）：201–210

压下降和眼压昼夜变化所致[10]。在正常情况下，如果眼灌注压的这种变化发生在生理范围内，末端视网膜小动脉的局部收缩或扩张会导致血管阻力增加或减少，从而维持组织的恒定血流量和营养供应[51]。

在正常视盘中存在完整的自动调节已经在大量实验[104-108]及临床[109-111]研究中得到证实。据报道，自动调节仅在眼灌注压的临界范围内进行，并且在眼灌注压低于或高于该临界范围时失效。已经使用各种方法在不同物种中研究了这种眼灌注压范围[104-106, 112]。在健康的猴子中，Geijer 和 Bill[104]报道在眼灌注压 > 30mmHg 时视盘自动调节是正常的。Ernest[112]在灌注压 > 50mmHg 时报道了类似的发现。据 Sperber 和 Bill 报道，自动调节故障发生在眼灌注压 < 30mmHg 时[106]，据 Sossi 和 Andersen 报道，发生在眼灌注压 < 25mmHg 时[105]，而据 Hayreh 及其同事报道，发生在眼灌注压 = 30～35mmHg 时[55]。

文献中的大量证据表明，青光眼性视神经病变（GON）可能是由于视盘自动调节的最终故障。Ernest[112]推测青光眼性视神经病变可能是由于自动调节机制的故障，通常该自动调节机制会将血流保持在足以满足组织要求的水平。他进一步推测，这种自动调节机制可能会被全身性疾病所破坏。Sossi 和 Anderson[105]同样推测青光眼性视神经病变可能是由于随着年龄的增长而获得的自动调节缺陷。Pillunat 等[113]和 Hafez 等[99]分别提出了正常眼压性青光眼和开角型青光眼中视盘自动调节缺陷的证据，而 Grunwald 等[114]报道的证据表明开角型青光眼的黄斑血流自动调节异常。Riva 等[115]报道，当使用 15Hz 单色绿光闪烁刺激眼底时视盘血流量增加，其中激光多普勒血流测量法测得正常人视盘血流增加 39.0%，高眼压症患者视盘血流仅增加 17.5%，而早期青光眼患者视盘血流增加 10.4%。据报道，闪烁刺激增加了代谢需求，并因此通过由一氧化氮释放介导的血管舒张诱导血流增加。

通常认为脉络膜不具有自动调节的能力。最近的研究提供了一些证据表明，针对健康受试者的眼灌注压变化，脉络膜具有一定的自身调节能力。在开角型青光眼患者中，这种自动调节受到严重损伤，而在眼高压症患者中，发现自动调节正常、升高或略有降低[116]。

血管失调中的假定分子作用归因于许多分子[50, 117]，包括内皮素 –1[118-122] 和一氧化氮[123, 124]。

（五）吸入二氧化碳对青光眼球后循环的影响

早期关于视网膜循环对动脉氧和二氧化碳变化的反应的研究仅限于血管直径的测量。研究报道，高氧可以减少视网膜血管直径，而低氧血症会增加视网膜血管直径[125]。后来 Riva 等[126]使用激光多普勒测速仪，测量了正常受试者在诱导高氧后的视网膜血流速度的变化。吸氧 5min 后，血流速度降低 53%，血管直径减少 12%，而计算通量降低 60%。其他研究人员也报道了类似的结果[127、128]。使用蓝视野内视刺激的研究还发现，与高氧相关的全身白细胞的速度降低，而与低氧血症相关的全身白细胞的速度增加[129]。Sponsel 等[130]也报道了，使用相同的技术将 95% 氧气与 5% 二氧化碳混合，全身白细胞的速度会增加。

诱导气体扰动也被用来检验青光眼患者显示其眼球后血管系统中有预先存在的和可逆的血管收缩，因此与正常受试者对血管活性刺激的反应不同的这一假设。在 Harris 等的一项研究中[77]，在呼吸二氧化碳（CO_2）之前和之后，对正常眼压性青光眼患者和对照受试者的眼睛进行了 CDI。研究发现，与健康受试者相比，正常眼压性青光眼患者的眼动脉中舒张末期速度的基线值较低，而阻力指数较高。当二氧化碳分压（PCO_2）升高时，对照受试者保持不变，而正常眼压性青光眼患者中的舒张末期速度增加。Hosking 等也报道了类似的发现[131]。这些研究表明，青光眼患者的某些眼眶血管中存在相对血管收缩，这可能是血管痉挛的结果，并且高碳酸血症可对其进行部分性逆转。

（六）血管痉挛和偏头痛在青光眼发生发展中的作用

据报道，青光眼患者中的外周血管痉挛患病率较高。这种血管痉挛一直与眼血流异常有关。Phelps 和 Corbett[132]在 1985 年首次提出了血管痉挛现象在青光眼视神经病变的发生和进展中的可能作用。他们发现 47% 的正常眼压性青光眼患者也患有偏头痛。1987 年，Gasser 和 Flammer[19]描述了眼部血管痉挛，其中患有不明原因的视野盲点的患者在遇冷时手指甲襞中的毛细血管反应会有异常。将手浸入冷水中这一视野盲点会加剧。他们假设患有血管痉挛倾向的患者，其眼部血管可能会表现出类似于手指毛细血管中发生的反应。1988 年，Guthauser 等[22]证实了患者的手冷病史与视野冷水试验和指甲甲襞毛细管镜检查结果之间显著的统计学关系。他们还发现视野结果与毛细管镜检查结果显著相关。

正常眼压性青光眼与偏头痛之间已经建立了强有力的联系。Drance 等[24]使用手指多普勒血流测量和冷测试表明，如图 9-5 所示，在非青光眼受试者中，26% 没有偏头痛的患者表现出积极的血管痉挛反应，而 64% 患有典型偏头痛的患者也表现出这样的反应。在低眼压性青光眼患者中，65% 的患者表现出积极的血管痉挛反应。这些发现后来得到了协作性正常眼压性青光眼研究结果的支持[48]，该研究表明患有偏头痛的青光眼患者的进展风险增加了 2.58 倍。

研究还表明钙通道阻滞药可能在进行性正常眼压性青光眼患者和潜在的血管痉挛疾病患者中发挥作用。Kitazawa 等[133]证实硝苯地平治疗 6 个月后视野会有所改善，而 Netland 等[134]对正常眼压性青光眼患者就钙通道阻滞药进行了回顾性研究，结果发现这些患者不太可能出现疾病进展。Pillunat 等[135]报道，在已知的血管扩张剂即二氧化碳再吸入期间，正常眼压性青光眼患者的眼脉动幅度增加，中央视野改善。

Shulzer 等[136]提出的证据表明，血管痉挛性开角型青光眼患者的视神经损伤与其眼压水平成正比，而动脉粥样硬化开角型青光眼患者的视神经损伤程度与眼压无关（图 9-6）。随后，Hafez 等[137]证实，视神经血流对血管痉挛性开角型青光眼患者的眼压变化比非血管痉挛患者更敏感。甚至在高眼压症中也表现出类似的关系。假设血管痉挛性开角型青光眼受试者中眼压和视盘血管痉挛之间存在相互作用。因此，该研究提供了血管痉挛可能成为视盘自动调节缺陷的证据。

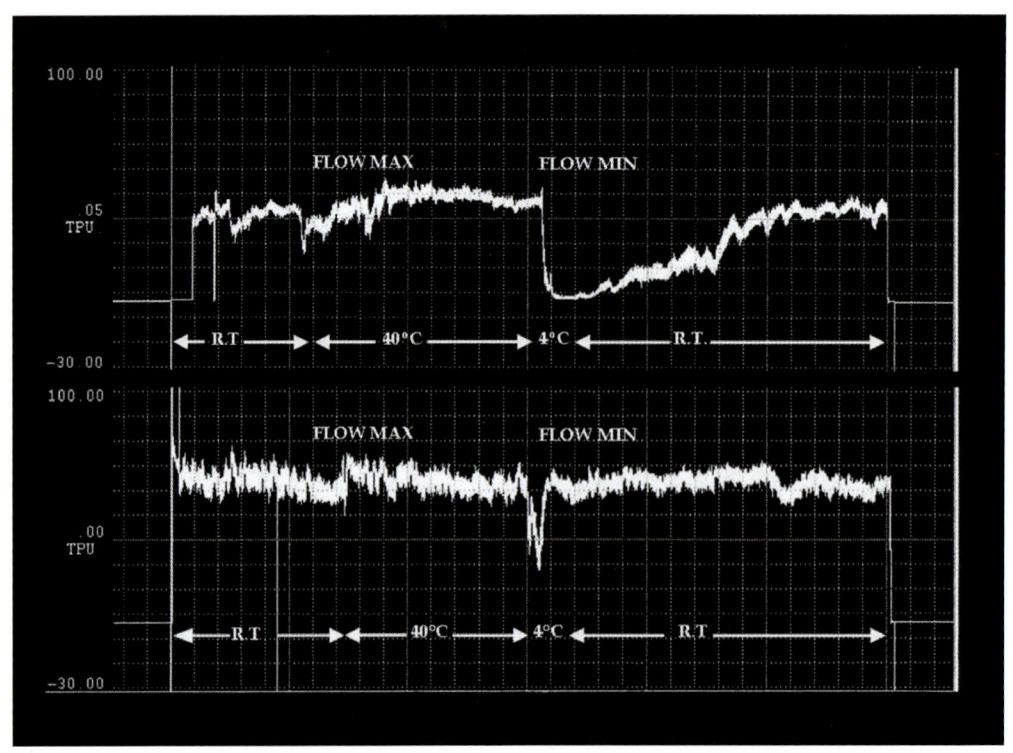

▲ 图 9-5　上排图：血管痉挛患者中的外周血流量追踪，表明在室温下基线血流较低，并且在将手浸入冷水（4℃）后血流显著减少且延迟恢复至基线水平。下排图：非血管痉挛患者中的外周血流追踪，表明在室温下基线血流正常，并且在将手浸入冷水（4℃）后血流迅速下降且快速恢复至基线水平（图片由 MR Lesk, MD；AS Hafez, MD 和 D Descovich, MD 提供）

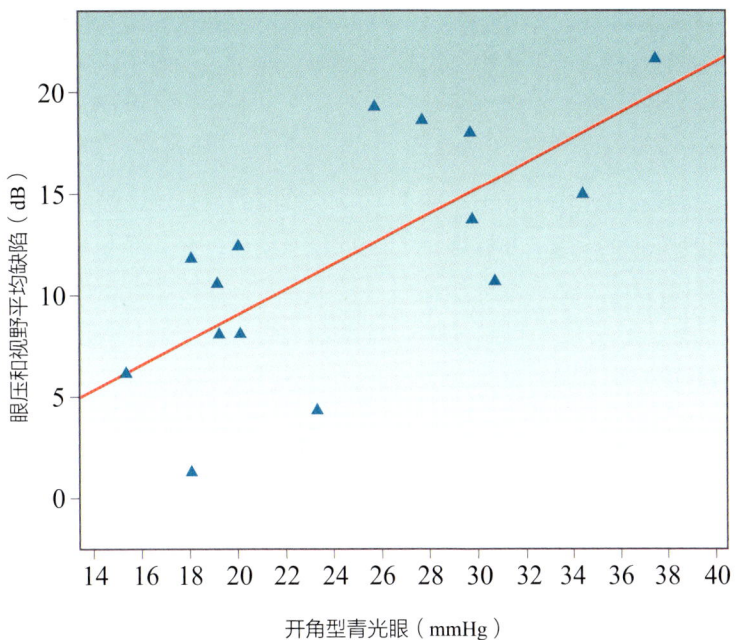

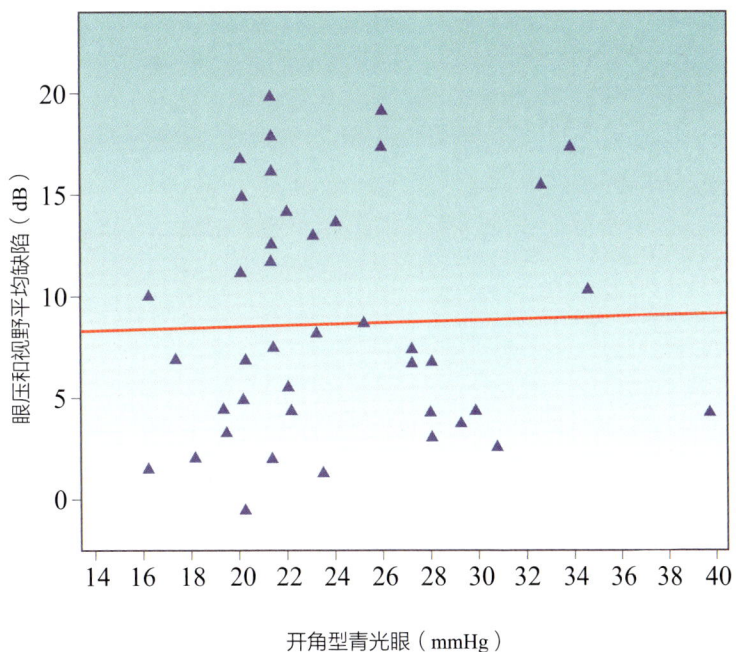

▲ 图 9-6　两种不同开角型青光眼人群中眼压和视野平均缺陷（MD）之间的相关性；血管痉挛患者（上图）和动脉粥样硬化患者（下图）

重绘自 Schulzer M, Drance SM, Carter CJ, et al. Biostatistical evidence for two distinct chronic open-angle glaucoma populations. Br J Ophthalmol 1990; 74: 196–200

四、结论

总之，临床、流行病学和实验数据都一致认为，眼灌注异常与开角型青光眼有关。绝大多数已发表的关于眼血流的研究都发现青光眼患者中眼灌注减少。血流量随着损伤的增加而减少，并且这种减少在青光眼早期和晚期都有发生。血流减少涉及眼睛的不同部位，包括视盘、脉络膜和视网膜循环，以及眼球后甚至外周血流。正常眼压性青光眼中的血流改变比高眼压性青光眼更明显，在进行性眼中比非进行性眼中更明显。在应用激发试验的研究中，开角型青光眼患者和正常受试者之间的差异在激发下更为明显。

目前的证据还表明，眼血流异常的部分原因为低眼灌注压，并且部分原因为血管痉挛和血流自动调节异常，这可能表现为其无法适应眼压升高或波动和（或）全身血压降低或波动。

第三篇
青光眼的评估
Evaluation of Glaucoma

第 10 章　眼压测量法和眼压波动　/ 102
　　　　　Tonometry and Intraocular Pressure Fluctuation
第 11 章　视野　/ 113
　　　　　Visual Fields
第 12 章　视野的长期随访　/ 129
　　　　　Long-Term Follow-Up of Visual Fields
第 13 章　功能特异性视野检查　/ 137
　　　　　Function-Specific Perimetry
第 14 章　青光眼评估的电生理学检查　/ 153
　　　　　Electrophysiology in Glaucoma Assessment
第 15 章　前房角镜检查　/ 171
　　　　　Gonioscopy
第 16 章　超声生物显微镜　/ 181
　　　　　Ultrasound Biomicroscopy
第 17 章　房角成像：超声生物显微镜与眼前节光学相干断层成像　/ 193
　　　　　Angle Imaging: Ultrasound Biomicroscopy and Anterior Segment Optical Coherence Tomography
第 18 章　中央角膜厚度和角膜生物力学对眼压测量的影响　/ 202
　　　　　The Impact of Central Corneal Thickness and Corneal Biomechanics on Tonometry
第 19 章　视盘成像在青光眼诊断中的应用　/ 209
　　　　　Optic Disc Photography in the Diagnosis of Glaucoma
第 20 章　视盘成像　/ 220
　　　　　Optic Disc Imaging
第 21 章　视网膜神经纤维层成像及计算机分析　/ 242
　　　　　Retinal Nerve Fiber Layer (RNFL) Photography and Computer Analysis
第 22 章　青光眼病程中的结构 – 功能联系　/ 259
　　　　　Structure-Function Relationships in Glaucoma
第 23 章　青光眼进展监测　/ 266
　　　　　Measuring Glaucoma Progression in Clinical Practice
第 24 章　眼部血流评价方法　/ 276
　　　　　Techniques Used for Evaluation of Ocular Blood Flow
第 25 章　青光眼遗传学　/ 290
　　　　　Genetics of Glaucoma
第 26 章　遗传流行病学　/ 299
　　　　　Genetic Epidemiology

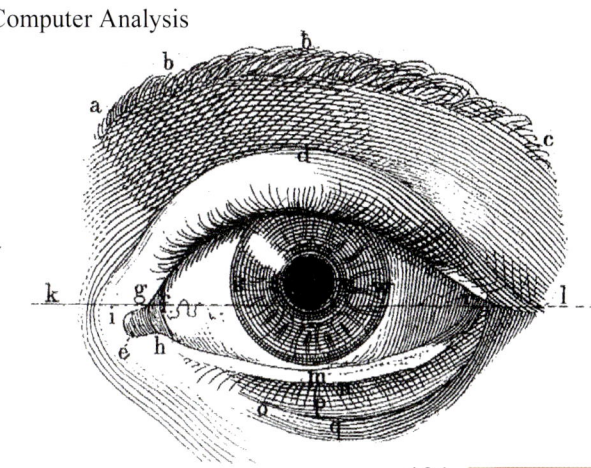

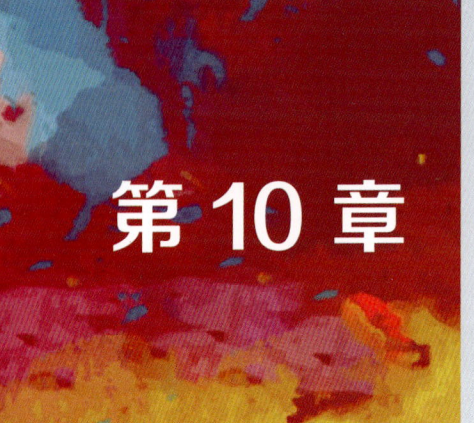

第 10 章　眼压测量法和眼压波动
Tonometry and Intraocular Pressure Fluctuation

Aachal Kotecha　K Sheng Lim　Cornelia Hirn　David Garway-Heath　著
康梦田　吴建　译
康梦田　校

> **本章概要**
> 本章描述了目前用于测量眼压的仪器的机制和理论。同时也讨论了眼压波动的深层意义。

一、概述

眼压（intraocular pressure，IOP）升高是青光眼视神经病变发生发展的最重要可变危险因素。因此，准确、精确地测量眼压具有重要的临床意义。常用的眼压计有几种，了解眼压测量原理和眼压计的测量误差来源有助于正确解读临床眼压读数。测量的"准确度"指的是测量值与真实值的接近程度；测量的"精度"指的是测量的可重复性。目前所有的眼压临床测量方法都是通过角膜来测量眼压，因此，眼压测量准确度取决于角膜的生物力学特性。这个主题在第 18 章中进行了详细讨论。测量精度可由同一观察者（可重复性系数）或不同观察者（95% 一致性限值）重复观察以进行量化。可重复性系数给出了一个值，在此值内，同一观察者观察的读数个数范围降至 95%。最近，有研究表明，除了眼压升高外，眼压波动可能是导致青光眼进展的一个危险因素。眼压测量的变化可能来自测量误差或真实的眼压波动。本章讨论了常用眼压计的操作原理，眼压测量变化的来源及临床意义。

二、Goldmann 压平式眼压计

（一）眼压计原理

Hans Goldmann 和 Theo Schmidt 在 1957 年介绍了 Goldmann 压平式眼压计（Goldmann applanation tonometer，GAT）。通过测量压平角膜固定面积所需的力来估算出眼压（"压平式"眼压计）。从经验实验和 Imbert-Fick 原理出发，推导出了最优的扁平区域。Imbert-Fick 原理表明，在封装球体中的流体压力（P）与压平球面面积（A）所要求的力（W）成正比：

$$W = PA \qquad （公式 10-1）$$

原理成立的条件是：封装液体的表面无限薄、完全弹性、干燥并且完全柔韧，唯一施加于其上的力来自于压平表面。然而，对于角膜，这些假设都不成立。Goldmann 认识到这个方程式需要进行修正，以解释某些角膜特征（厚度有限、硬度可测量及角膜前泪液膜存在毛细血管吸引力）。一种假设是，在没有角膜病变的情况下，中央角膜厚度在 500μm 左右，没有太大的变化。修正的方程包括了解释角膜对压平的抵抗力，以及泪液膜表面张力对眼压计棱镜的影响：

$$W+s=PA+b \qquad （公式 10-2）$$

其中，W 为眼压计力，s 为角膜前泪液膜的表面张力，P 为眼压，A 为压平面积，b 为角膜硬度/抗弯强度（图 10-1）。

角膜硬度和泪液膜表面张力（图 10-1）的影响在压平面积为 7.35mm^2 时近似抵消。当对这个面积

进行压平时，一个 0.1g 的力对应于 1mmHg 的眼压。

GAT 是眼压计的参考标准。GAT 是安装在裂隙灯上的，有改良版的手持型（Perkins 眼压计）。当通过裂隙灯观察时，眼压计双棱镜将荧光泪液半月板的图像分成两个半圆环。调节眼压计一侧的刻度盘，以改变施加在眼睛上的力，从而使这两个半圆环一起或分开移动。在半圆的内边缘接触时达到终点（图 10-2）。

在 1965 中首次提出尽量减少接触眼压计感染风险的策略是使用一次性眼压计棱镜[1]。另一种方法是，现有的 GAT 棱镜可以与一次性盖一起使用。使用这些改进策略的一个主要考虑因素是它们的相对精度，以及与使用标准棱镜的 GAT 一致性。

（二）眼压测量准确度及技术精密度

表 10-1 总结了使用此技术测量眼压的误差来源[2]。

其他误差来源包括"数字偏好"——对某些数字的潜意识偏好，如对以 0、5 或偶数结尾的数字的偏好；眼睑挤压（在眼压测量中尝试眼睑闭合）；患者肥胖（可能给使读数很高）；系紧的领带。

GAT 的典型重复性系数为 2.2～5.5mmHg[3]。据

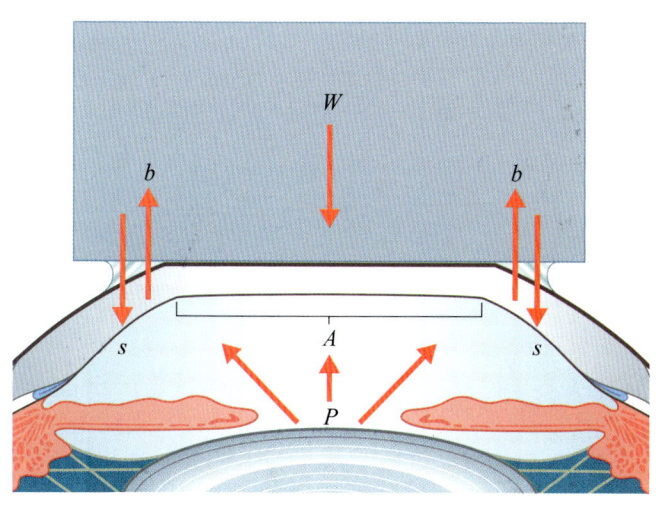

▲ 图 10-1 在压平式眼压测量中作用的力
W. 眼压计力；s. 角膜前泪液膜的表面张力；P. 眼压；A. 压平面积；b. 角膜硬度 / 抗弯强度

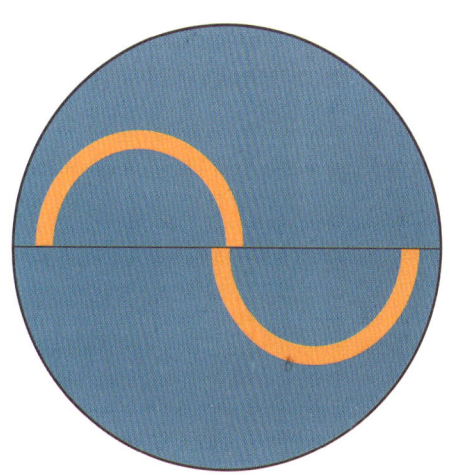

▲ 图 10-2 GAT 中正确的照准标对准

表 10-1 Goldmann 压平式眼压计的常见误差来源

误差来源	对照准标的影响	对眼压测量的影响
荧光素缺乏		低估
角膜散光（屈光度＞3度）	压平区从圆到椭圆改变	规则散光低估
		逆规散光高估
中央角膜厚度		较厚的角膜需要更大的力量来产生正确的压平面积 —— 眼压高估
角膜曲率		较陡的角膜需要更大的力量来产生正确的压平面积 —— 眼压高估
角膜上皮水肿		低估
颈部周围紧绷的衣物造成憋气 / 静脉压力增加		眼压升高
持续调节		眼压下降
视线偏离第一眼位		眼压升高，尤其向上凝视时

改编自 Whitacre MM, Stein R. Sources of error with use of Goldmann-type tonometers. Surv Ophthalmol, 1993; 38（1）: 1-30

报道，不同观察者对同批一受试者测量眼压，GAT的95%一致性界限为±（2.2～3.9）mmHg[3-5]。

研究表明，使用一次性硅胶套总是会导致眼压高估，并且与GAT测量相比，在较高眼压时误差更大[6-8]。这可能是由于硅胶罩在Galdmann棱镜上的额外重量引起了这一系统误差[2]。

使用一次性棱镜进行的眼压测量表明与GAT有良好的一致性，一些作者报道称一致性界限在2mmHg以内[6,9]；然而，也有报道称一致性界限高达4mmHg[10、11]。

三、非接触式眼压测量法

（一）眼压计原理

在20世纪70年代早期，非接触式眼压计使用空气射流来压平角膜。由于进行测试不需要角膜麻醉，它仍然是验光实践中最常用的设备。

该系统由一个中央空气室组成，两侧各有一个红外光发射器和检测器。在静息状态下，凸出的角膜散射光线，并且检测器不接收任何信号（图10-3A）。空气脉冲的压力逐渐增大，使角膜变形。在角膜压平时，角膜表面表现如同一个平面镜，将光反射到检测器上（图10-3B）。这个信号会触发关闭空气压力脉冲。

在早期非接触式眼压计中，眼压是根据喷气射流压平角膜所需的时间来确定的。随着在20世纪80年代后期引入压力传感器，眼压是根据压平角膜所需的实际空气射流压力进行测量的。非接触式眼压计使用简单，需要较少训练就能掌握。

（二）眼压测量的准确度和精度

大多数评估非接触式眼压计的准确度的研究都将该装置与GAT进行了比较。在撰写本文时，尚未发表有评估眼压准确度的测压研究数据。非接触式眼压测量是在1～3ms内进行的。因此，由心动周期引起的眼压变化是非接触式眼压计眼压测量变异性的一个重要来源。评估接触式眼压计的可重复性的研究已发现重复性系数为3～4.4mmHg[3,5]，尽管手持接触式眼压计的测量可重复性较低。

评估安装在台面上的非接触式眼压计和GTA眼压测量之间一致性的研究表明，在大多数情况下，正常眼压和青光眼患者中，这些装置之间的一致性很好，几乎没有系统的相对高估或低估[3]。然而，在更高的眼压水平下，手持非接触式眼压计眼压测量可能会有更大的差异。

（三）眼反应分析仪

眼反应分析仪（ORA；美国纽约ReHelt公司）是一种非接触式眼压计，它通过空气脉冲测量角膜变形的动态变化。将计量的空气脉冲导向角膜直到

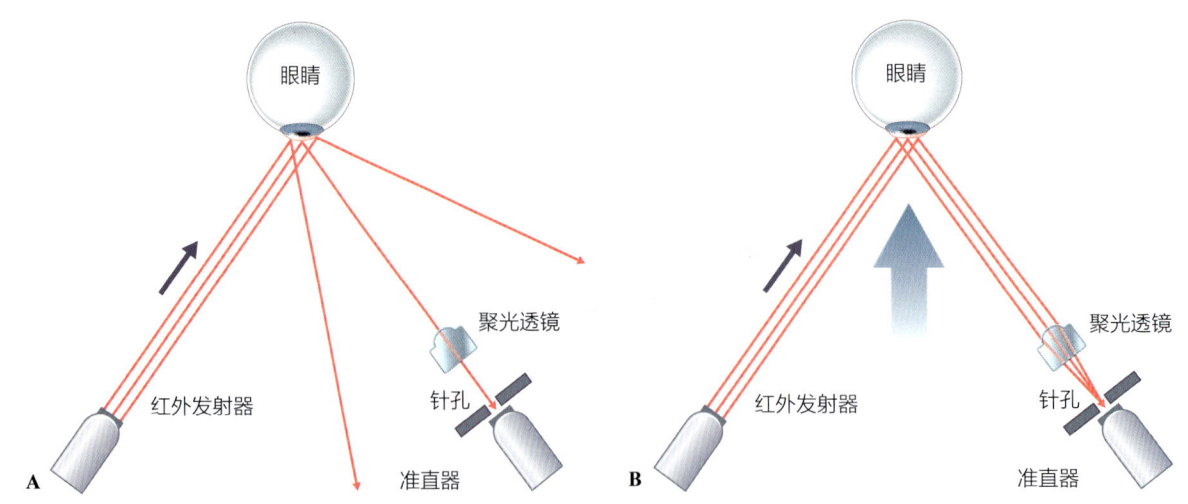

▲ 图 10-3　非接触式眼压计原理

A. 当角膜处于其正常静息状态时，从红外线光源发射的光被凸出的角膜表面散射；B. 当角膜被空气射流压力压平时，它作为一个平面反射面，使光线反射到光检测器中

实现压平。这起到了关闭空气脉冲的触发器作用。小的延时导致空气压力进一步增加，从而造成一定程度的角膜凹陷。达到峰值后，气压逐渐降低直至完全消失。该仪器测量可能出现两种情况：当空气压力升高时，压平角膜所需的力（"强制"压平，P_1）和当空气压力下降时，再次压平角膜所需的力（"脱离"压平，P_2）。"脱离"压平比"强制"压平的压力更低，这被归因于角膜的黏弹性阻尼效应。两个压平事件之间的压差称为角膜滞后性（图 10-4）。角膜滞后性是一个直接测量的角膜生物力学特性参数，并可比单独的中央角膜厚度值更能全面地描述角膜阻力对眼压测量的作用[12]。

对角膜生物力学特性进行两种测量，即角膜滞后性（CH）和角膜阻力因子（CRF）。角膜滞后性 CH 代表压平压力 P_1 和 P_2 之间的绝对差异，但 CRF 是从公式（$P_1–kP_2$）导出的，其中 k 是常数。已有研究表明，CH 主要反映角膜的黏滞性，而 CRF 更好地反映了其弹性（见第 18 章）。

（四）Corvis®ST 眼压计

最近上市的 Corvis®ST（德国 Wetzlar，OCULUS Optikgeräte GmbH）是一种非接触式眼压计，它也通过对称计量的空气脉冲对角膜变形的动力学进行测量。用一台超高速 Scheimpflug 照相机观察角膜对空气脉冲的形变响应，从而可能为角膜生物力学特性提供新的测量手段。在撰写本文时，尚未有评估测量准确度和可重复性的研究报道。

四、Tonopen 眼压计

（一）眼压计原理

20 世纪 80 年代末引入的 Tonopen 眼压计是基于 Makay-Mag 眼压计设计的。该系统包括一个直径为 1.02mm 的可移动中心柱塞，其周围有一个较大的踏板。将仪器尖端压在角膜上，激活应变计，感应柱塞产生的力，使角膜中央缩进。当眼压计的其余部分与角膜接触时，施加在柱塞上的力减小，直到柱塞与踏板齐平为止。角膜硬度的影响被转移到周围踏板上，此时施加在柱塞上的力被认为仅是眼压。这种力的变化会产生一个波形追踪，由微处理器进行分析。

（二）眼压测量的准确度和精密度

在体外测压研究中，Tonopen 在眼压水平高达 40mmHg 时表现出与传感器压力的高度一致性，当传感器将眼压设定在 > 40mmHg 时，显示出对眼压低估。在中国成人眼睛的体内测压研究中，Tonopen 平均低估了 2mmHg 的真正眼压，误差范围为 -8～+4mmHg。眼压读数的变化和真实眼压与 Tonopen 测量眼压之间的不一致性随真实眼压升高而增加。

评估 Tonopen 重复性的研究发现，可重复性系数高达 4.3mmHg[3]。在临床研究中，已证明 Tonopen 相对低估了 GAT，尤其是在更高水平的眼压情况下，而其他研究发现设备之间具有良好的一致性和最小的系统偏差[3]。

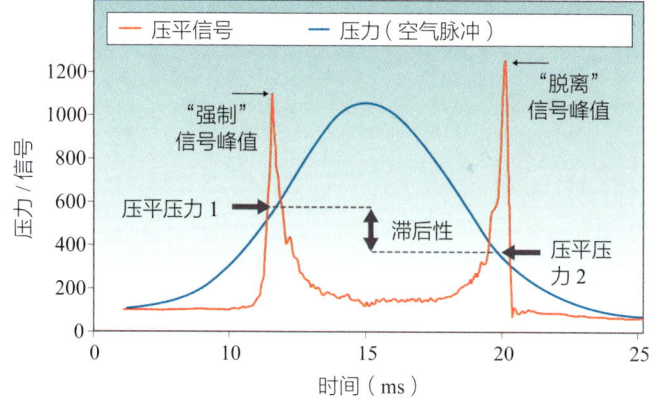

◀ 图 10-4 **Reichert ORA 的信号 / 压平图**
"强制"和"脱离"压平之间的差别被称为角膜滞后性（版权所有 © 2004 Reichert Inc.）

五、Pascal® 动态轮廓眼压计

Pascal® 动态轮廓眼压计（DCT；瑞士 Port, Swiss Microtechnology® AG）于 2002 年推出。该眼压计是一种非压平式、安装在裂隙灯上的接触式眼压计（图 10-5）。

（一）眼压计原理

压平式眼压计测量压平角膜特定面积所需的力。所需的力与眼压成正比，但读数可能受复杂的角膜生物力学特性的影响，从而导致测量误差（见第 18 章）。

动态轮廓眼压计的设计目的是开发一种无创和直接的眼压测量方法，相对不受角膜生物力学个体间变异的影响。动态轮廓眼压计测量原理是基于轮廓匹配的，它假设如果眼睛被一个轮廓分明的、紧密贴合的外壳包围，那么眼压产生的力将作用在壳壁上。用压力传感器替换壳壁的一部分能够测量这些力，因此可以测量眼压[13]。

动态轮廓眼压计具有一个轮廓分明的眼压计齿顶曲面，当角膜曲率与眼压计齿顶轮廓匹配时，眼压测量受角膜生物力学影响较小。齿顶曲面的曲率半径为 10.5mm，其接触表面直径约 7mm。直径 < 1.2mm 的压阻式压力传感器集成在轮廓表面内，从而能通过角膜测量前房液体压力。齿顶曲面安装在一个类似于 GAT 的外壳中，它提供 1g 恒定附加力。

压力传感器产生电信号，并在 100Hz 时读取眼压读数，以 0.1mmHg 的分辨率对测量结果进行记录。

舒张期眼压在外壳内的 LCD 屏上显示。眼压的动态采样生成压力曲线，从该曲线确定眼脉冲幅度（OPA）（图 10-6）。在 LCD 屏上显示的 OPA 值是平均收缩压和平均舒张压眼压的峰谷差，以 mmHg 为单位。动态轮廓眼压计提供了一种听觉信号，其音调有规律地调制，表明脉冲振荡。

眼压测量时，将一次性硅胶头放置在眼压计头上，并在患者之间更换，以防止泪液的交叉污染。由于该眼压计是接触式眼压计，因此需要局部角膜麻醉。至少需要记录 5 个心动周期，尽量记录 5～8 个周期，以产生足够质量的脉冲曲线。这可以由仪器提供的听觉信号来确定。一旦获得了适当的测量，LCD 显示器将产生眼压和眼脉冲幅度值（以 mmHg 为单位），以及"质量得分"，这与获得的脉冲曲线的质量有关。只有数值 1 和数值 2 的读数被接受，尽管 3 的质量读数也可接受，但 4 或 5 的读数应被舍弃。

（二）眼压测量的准确度和精度

在一项对 60 例接受白内障摘除术的非青光眼患者眼睛的前房内研究中，评估动态轮廓眼压计的准

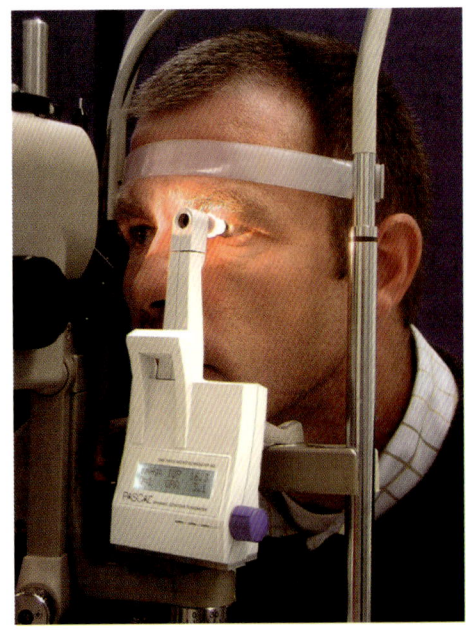

▲ 图 10-5　Pascal 动态轮廓眼压计

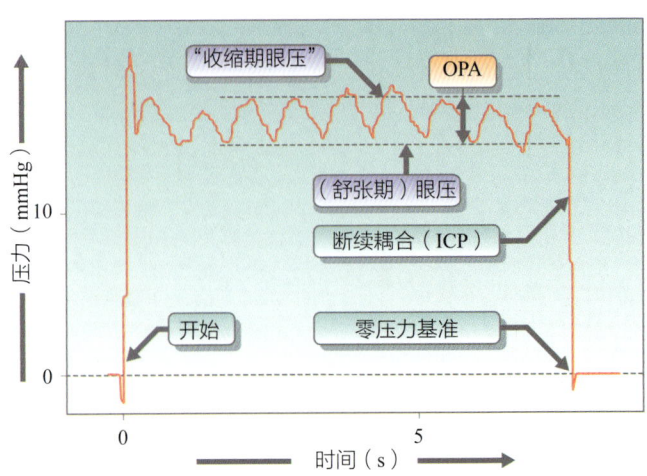

▲ 图 10-6　动态轮廓眼压计记录的压力曲线
该仪器显示舒张期眼压和眼脉冲幅度（OPA）

确度[14]。在手术前，将前房置管，并使用一个闭合的旋塞系统将眼压分部设定为15mmHg、20mmHg和35mmHg。将用手持动态轮廓眼压计装置测量的眼压测量值与用精密参考压力传感器同时测量的前房内测量结果进行比较。动态轮廓眼压计和参考值在眼压水平为15mmHg和20mmHg时有很好的一致性，然而，动态轮廓眼压计显著低估了眼压水平较高时的真实眼压。

使用安装在裂隙灯上的动态轮廓眼压计装置进行的一项临床研究显示了良好的观察者内变异性，可重复性系数为2.0mmHg[5]。对同一批受试者进行眼压测量的不同观察者来说，其95%一致性限值为±2.8mmHg。

动态轮廓眼压计眼压测量值平均高于GAT的眼压测量值，这归因于校准差异。有人认为，由于测压研究已表明GAT的眼压测量值比前房内测量值低1.2～2mmHg，动态轮廓眼压计值可能更准确[15]。动态轮廓眼压计与GAT之间的一致性限值范围很广，为±（3～5.5）mmHg[4, 16]。

六、回弹眼压计

（一）眼压计原理

眼压计家族中推行的一个较新仪器是回弹眼压计，它使用动态的机电方法测量眼压。该装置由一个螺线管推进线圈和一个位于中心轴上的传感线圈组成，其中该中心轴包含一个轻质磁化探针。瞬变电流在螺线管线圈上的应用将探针推向角膜。磁化探针的移动在系统内产生了一个由传感器监测的电压。当探针冲击角膜时，它会减速并从表面回弹；与高眼压相比，低眼压时减速较小，因此眼压越高，冲击的时间越短。

商用回弹眼压计ICare在2003年得以推广。这是一种手持式装置，不需要角膜麻醉。在打开测量按钮时，它自动读取6个眼压读数，并在显示平均的眼压数字读数之前舍弃最高和最低读数。研究表明，该仪器相对容易使用，而且对缺乏测量经验的人来说很有用。

（二）眼压测量的准确度和精度

迄今为止，尚未报道有对人眼内回弹眼压计准确度进行评估的前房相关研究；大多数研究都为评估与压平式眼压计的一致性。对于正常眼睛，ICare显示出比GAT高0.50～1.50mmHg和比Perkins眼压计高达3.5mmHg的相对正偏倚[17]。在高眼压症和青光眼中发现有相似的偏倚[18, 19]。眼压计之间的一致性限值非常大，范围为±（2.3～9.5）mmHg[19-21]。

评估学习对回弹眼压计使用影响的研究没有发现任何影响。尚未有重复性系数公布。

七、家庭眼压测量法

人们已经尝试生产可以由患者在家中操作测量眼压的装置，以便向临床医师提供临床访视期间所记录的眼压测量数据。Zeimer及其同事在1983年开发了第一个家用眼压计[22]。该系统通过一股气流将一层薄膜与患者的角膜接触，从而监测反射的光量，而患者通过按压装置后部的一个小的"球状物"来控制空气压力。反射光的轮廓随着角膜被薄膜压平而改变，并且在压平点处，系统产生一个听觉信号，让患者松开该球状物。用膜将角膜压平所需的空气压力与患者的眼压成正比。该装置要求患者自行进行角膜麻醉，因此并没有得到广泛使用。

Proview光幻视眼压计是在20世纪90年代后期开发的，它利用在压力施加到眼球上时变得可见的压力光幻视的内视现象[23]。该装置由一个弹簧压缩探头组成，它通过闭合的眼睑施加在上鼻腔区域。诱导压力光幻视所需力的大小与眼压成正比。

眼压测量的准确度和精度

在用Fresco评价光幻视眼压计并将其与GAT进行比较的研究中，GAT与光幻视眼压计的平均眼压差为−0.34mmHg（95%的一致性限值为−5.1～4.8mmHg）[23]。然而，其他作者已经发现GAT与光幻视眼压计之间的一致性较差，压力诱导的光幻视生成是否与眼压相关，或者单个眼睑阻力、巩膜硬度或光幻视阈的影响是否限制了装置的有用性，仍然不确定。

八、连续眼压测量法

人们已经尝试开发能够提供遥测数据传输的连续记录眼压的眼压测量装置。各种技术正处在开发和研究中，但在撰写本文时，Sensimed Triggerfish® Sensor（瑞士洛桑市 Sensimed AG）是唯一的 CE 标志和市售设备。

它是一种无线装置，传感器安装在软性亲水硅胶镜片中。嵌入在角膜接触镜中的是环形应变计，用以监测角膜巩膜交界处角膜曲率的变化；角膜曲率的变化被认为与眼压的变化相关[24]。Triggerfish® Sensor 是为连续记录长达 24h 的眼压波动而设计的。

因此，Triggerfish® Sensor 本身并不是一个眼压计；它不提供眼压的定量测量，而是提供以任意单位（毫伏等量单位）显示的波动曲线。尽管 24h 记录显示睡眠期间的波动曲线呈正斜率[25]，这表明眼压增加，但是参考标准眼压计获得的眼压测量值与 Triggerfish® Sensor 波动曲线之间被证明没有直接的相关性。尚未确定可能影响记录的因素。

九、眼压波动

Sidler-Huguenin 在 1898 年首次报道了眼压昼夜变化的概念，而 Maslenikow 在 1904 年对其进行了重新定义。眼压波动的影响因素尚不完全清楚。然而，在青光眼患者的治疗中，掌握眼压变化特征是必不可少的。

目前没有用于连续测量眼压的正常变化和自发波动的临床工具。在研究中，受试者在办公（门诊）时间内进行重复眼压测量，或在 24h 内接受定时的眼压测量。也有一些研究在患者醒着的时候用 Zeimer 及其同事研发的装置进行"自我眼压测量"[26]。这种模式的主要优点是患者处于自然环境中，尽管该眼压计可能不像 GAT 那样精确和准确。

在所有的研究中，眼压通常是在短暂休息后的患者中测量的，以最大限度地减少了生理和环境因素变化对眼压的影响。

最受控制的眼压测量即在 24h 内监测眼压变化和波动，是在睡眠实验室的监测条件下获得的。这有利于在夜间仰卧位患者的眼压测量，这种状态模拟了患者的生理条件。然而，即使唤醒患者进行眼压测量也可能会改变眼压的生理节律。因此，在真正的连续遥测眼压测量得到应用之前，仍然很难确定真实的昼夜眼压波动。

虽然已有关于很多眼压波动方面的报道，但峰值、平均值和范围可能是眼压波动的最重要参数。

（一）Goldmann 方程和 Friedenwald 方程

眼压波动有三类：超短期波动（几秒钟和几分钟内发生的波动）、短期波动（超过几小时和几天的波动）和长期波动（那些发生在数月和数年的波动）。

眼压波动在房水动力学和眼内容积与眼压的关系背景下能够得到最好的理解，分别由改进的 Goldmann（公式 10-3）和 Friedenwald（公式 10-4）方程进行描述。

$$F_f = (P_i - P_e)C + F_u \qquad （公式 10-3）$$

其中，F_f 为房水流速，P_i 为眼压，P_e 为巩膜外静脉压，C 为小梁房水流畅度，F_u 为葡萄膜巩膜流出量。

$$K = dP/dV \qquad （公式 10-4）$$

其中，K 为硬度系数（=0.021 mmHg/μl），dP 为压力变化（mmHg），dV 为体积变化（μl）。

在非稳态中，Friedenwald 方程解释了超短期眼压波动。这种情况包括收缩期心动周期中的脉络膜血容量增加、外眼压和 Valsalva 动作。由于巩膜硬度，这些都会导致突然眼压增高。

然而，在一个稳定的状态下，眼压可以用 Goldmann 方程进行解释。公式可重新排列

$$P_i = F_f/C - F_u/C + P_e \qquad （公式 10-5）$$

或者

$$P_i = (F_f - F_u + P_e C)/C \qquad （公式 10-6）$$

因此，稳态眼压依赖于房水流速、巩膜外静脉压、小梁流出量和巩膜流出量。这些参数的任何变化都会导致眼压改变。

这些参数中的每一个参数波动的证据是什么？

1. 房水流速

年轻健康人的房水流量平均约为 2.9μl/min。在经典的饮水试验中，短期内饮用大量水，可在超短时间内诱导血浆低渗性，并提高房水产生速率。眼压变化本身可能会在超短期内影响房水产生速率。这被概念化为"假房水流畅度"——在眼压测量中增加眼压的影响导致房水产生率降低。这种影响可能相当小，并且在荧光光度法研究中尚未被证明是显著的。

随着年龄的增长，房水流速略有下降，估计每10年减少2.4%，八旬老人中的平均房水流速水平仅为2.2μl/min[27]。

房水流量也具有明显的昼夜节律，夜间睡眠时的流速仅为早晨醒来后的50%[28]。如果其他参数稳定，早晨一醒来的眼压最高，睡眠时最低[29]。

2. 巩膜外静脉压

健康人的巩膜外静脉压为7～14mmHg[30]。该参数易受超短期和短期波动的影响，因为这是受体位影响的房水动力学的唯一组成部分。通过从坐位改变至仰卧位，巩膜外静脉压增加约3.6mmHg。反之，当体位不变时，巩膜外压力似乎相对稳定，除非在Valsalva动作期间。巩膜外静脉压变化0.8mmHg对应于眼压变化1mmHg。巩膜外静脉积液的长期波动情况尚不清楚。

3. 小梁网流出量

健康人眼的房水流畅度为0.1～0.4μl/(min·mmHg)[31]。有一些证据表明房水流畅度有昼夜变化。此外，来源于尸体摘除的眼球眼压描记或灌注表明，小梁流出阻力随着年龄的增长而增加[32]。原发性开角型青光眼、高眼压、伴有继发性高眼压的剥落和色素播散性综合征的房水流畅度降低。

4. 葡萄膜巩膜流出量

在20—30岁的年轻健康受试者中，经计算的葡萄膜巩膜流出量为总房水流量的25%～57%，并且随着年龄的增长而减少[31]。巩膜流出量在伴有或不伴有假性剥脱综合征的高眼压患者中减少，在葡萄膜炎患者中则增加。没有关于葡萄膜巩膜流出通路的昼夜变化数据。

（二）超短期眼压波动

超短期眼压波动可由收缩期心动周期、外眼压变化、巩膜外静脉压和水流量及其他（未知）因素引起。决定超短期内眼压峰值高度的最重要因素之一是巩膜硬度[33]。实验数据提示，巩膜硬度随着年龄的增长而显著增加，这导致眼压较大，而其他参数相等[34]。但眼压超短期波动的临床意义尚不清楚。

（三）短期眼压波动

短期眼压波动是在数小时或数天内发生的变化。24h眼压变化可进一步细分为日间（白天）、夜间（夜间）和昼夜节律（24h）。这种波动很可能是由房水流速、巩膜外静脉压、小梁流出量及其他因素的变化引起的（表10-2）。其中，最重要的变量是房水流速和巩膜外静脉压力。房水流速的昼夜节律模式很多年前就为人所知，并且在所有其他参数保持不变时，其对眼压有显著影响。例如，眼压在睡眠期间最低，醒来时最高，相差约50%（公式10-6），但这在临床研究中并不总是能够被证实。

一些研究已经报道了昼夜眼压曲线的数据。然而，这些眼压观察结果即使不相互矛盾，也是不一致的。原因可能包括不同的研究设计，以及在眼压测量中受试者的体位不同，因为体位对巩膜外静脉压有明显的影响，进而影响眼压。

最近，已报道了睡眠实验室条件下获得的24h习惯模式（日间坐位和夜间仰卧）、坐位和仰卧位眼压测量结果。这使得受试者的昼夜同步得以实施，并能严格控制光和暗条件；因此测量条件更可能模拟生理条件。

研究了不同人群的眼压波动，包括没有眼部疾病的年轻和老年健康受试者，中度至重度近视和远视患者，未治疗的早期青光眼患者，以及在夜间中等照度下的健康受试者。虽然各组眼压波动范围、眼压峰谷时间各不相同，但各组均呈现24h规律性眼压。然而，除非可以进行真正的24h遥测眼压测量，否则唤醒受试者会干扰睡眠期中眼压研究。对结果的解释是建立在唤醒受试者不会改变眼压节律的假设上的。

表10-2 房水动力学参数：波动的证据及其对眼压的影响

	超短期	短期	长期
房水流量	是	是	是
小梁流出量	?	?是	是
葡萄膜巩膜流出量	?	?	?
EVP	是	是	?
IOP	是	是	是

EVP. 巩膜外静脉压；IOP. 眼压

1. 正常人的昼夜节律性波动和眼压峰值

一般来说，正常的眼睛在傍晚可能压力较低（在坐位和仰卧位进行记录），并且在清晨压力最高，然后在整个日间逐渐降低。

在一项对没有眼睛疾病的健康成年人在睡眠实验室监测条件下评估昼夜波动的研究中，发现夜间仰卧位眼压比日间坐位眼压更高。峰值眼压发生在清晨起床前几小时，谷值眼压在夜间睡眠阶段最后一次测量时出现。据报道，峰值和谷值眼压的差异高达（8.6±0.8）mmHg[35-37]。

当比较日间坐位和夜间仰卧位眼压时，有证据表明，夜间眼压升高的一个重要部分可能是体位改变引起的。仰卧位升高的巩膜外静脉压的影响不太可能完全抵消生理性夜间房水形成减少。当所有测量都在坐位时进行，或者仅在仰卧位时进行，也可观察到夜间眼压升高。据报道，仅坐位和仅仰卧位昼夜眼压峰谷测量值差异分别为（3.8±0.6）mmHg和（3.8±0.9）mmHg[35,36,38]。

随着轴向长度的增加，昼夜节律波动范围减小。在习惯性眼压测量和仅仰卧测量中，近视患者的眼压峰值小于正视或远视受试者。此外，与正视眼受试者相比，眼压改变（在日间或夜间坐位与仰卧位）的体位效应在近视患者中较少，在远视患者中更多[39,40]。对于远视个体，发现仰卧位昼夜节律曲线的峰谷差值为（8.0±3.1）mmHg[40]。

老龄化似乎能够稍微推迟眼压峰值的时间，而不影响其波动范围[41]。

2. 青光眼患者的昼夜节律波动和眼压峰值

青光眼的昼夜眼压波动模式略有不同。在睡眠实验室研究中，发现早期青光眼患者的夜间眼压在惯常位置上明显高于日间眼压，青光眼患者夜间眼压升高的幅度与健康受试者相比较少，其中青光眼患者和健康受试者的日间和夜间平均眼压差分别为（2.7±0.6）mmHg和（5.0±0.3）mmHg[42]。

青光眼患者昼夜眼压波动的幅度高于健康对照组，分别为（5.9±0.4）mmHg和（4.0±0.3）mmHg[42]。

仅仰卧位测量中，青光眼患者日间和夜间的眼压均比健康受试者高，尽管青光眼患者的平均仰卧位眼压在夜间甚至下降，因为与健康受试者相比，青光眼患者的峰值眼压测量被转移到早唤醒期[42]。

原因尚不清楚，但巩膜厚度和硬度可能发挥了一定作用。

3. 高血压患者昼夜节律性波动与眼压峰值

关于高血压病患者昼夜眼压波动的研究很少。因此，很难得出任何关于眼压波动趋势的结论。Kitazawa和Horie[43]的研究似乎表明，眼压波动的平均范围与青光眼更一致。

（四）长期眼压变化

有两种方法可以评估"真实"的长期眼压波动：在数年内重复进行日间眼压曲线测量，或在数年内每天同一时间测量眼压。然而，研究更趋向于使用多次就诊时不同时间点测量的眼压标准差替代长期眼压波动，但这种方法可能更易受眼压的固有昼夜波动而不是长期波动的影响。

被视为在青光眼治疗中非常重要的长期眼压变化的另外两个参数为平均眼压和峰值眼压。

青光眼的眼压变化与临床治疗：关于长期的眼压变化是导致高眼压转为青光眼的风险因素，还是既有原发性开角型青光眼进展的危险因素，存在着相互矛盾的证据。

Drance[44]是最早提出昼夜眼压变化可能是原发性开角型青光眼进展的危险因素之一。通过家庭眼压计[45]和门诊期间[46]进行的昼夜眼压测量回顾性分析表明，眼压测量的范围和峰值与视野损害进展之间有显著关联。在一项以假性剥脱型青光眼患者为主的研究中，Bergea及其同事前瞻性地测量了为期2年（间隔为2个月）的日间眼压曲线，发现眼压波动与疾病进展有关[47]。然而，这似乎是唯一的前瞻性研究，其中多个昼夜眼压曲线已被测量。许多研究已经评估了在诊室就医之间单次眼压测量值的变化。

Medeiros及其同事研究了长期眼压波动在高眼压症转为青光眼的风险中的作用。通过控制年龄、平均眼压、中央角膜厚度、视杯视盘比率和视野模式标准偏差后，眼压波动与疾病进展无关[48]。

欧洲青光眼预防研究评估了眼压波动对高眼压症转换为原发性开角型青光眼的作用，其中眼压波动被定义为研究期内访视间的眼压标准偏差（SD）。在危险因素的多变量分析中，平均眼压与转化率显著相关

[每/mmHg 调整后的危险比（*HR*）为 1.12，95% 置信区间（*CI*）为 1.03～1.22，*P* < 0.01]，而眼压波动并不是一个显著的风险因素[49]。其他研究也发现，平均眼压水平是高眼压症转化为原发性开角型青光眼的重要危险因素，而眼压波动没有任何影响[50]。

在晚期青光眼干预研究的眼压数据事后分析中，Nouri-Mahdavi 及其同事发现长期眼压波动是视野进展的一个重要危险因素。对于欧洲青光眼预防研究，波动被定义为访视间眼压测量的标准偏差[51]。随访期间 SD < 3mmHg 的眼无病情进展迹象，而 SD > 3mmHg 的眼有明显疾病进展。在多变量分析中发现，眼压每波动 1mmHg，存在疾病进展概率就要高 31%。相反，早期青光眼诊断试验）中的眼压波动评估，没有发现眼压波动和视野进展之间具有关联性[52]。这两项研究均将随访期的平均眼压纳入多变量分析中。在早期青光眼诊断试验分析中，眼压波动也被定义为随访间眼压测量的标准偏差，但仅测量到首次检测到进展的点（或者在非进展者的情况下，测量到最后一次随访）。在有和没有进展的患者中，发现眼压波动分别为 2.02mmHg 和 1.78mmHg。多变量分析表明，平均眼压和眼压波动是进展的一个重要因素，平均眼压每升高 1mmHg，风险就会增加 11%（眼压波动随眼压水平的增加而增加）。

这两个研究之间的差异可能是研究设计和调查人群的差异造成的。与早期青光眼诊断试验分析不同，晚期青光眼干预研究分析包括识别进展后的眼压测量。此外，在晚期青光眼干预研究中的患者治疗目标是维持眼压在 18mmHg 以下，因此，临床医师可在必要时补充局部降压治疗[53]。这两点给数据分析带来偏倚，因为一旦检测到病情进展，通常就会加强治疗，从而人为地增加眼压波动。事实上，当包括进展后眼压测量时，早期青光眼诊断试验者发现，眼压波动是进展的一个重要危险因素（*HR*=1.66，95% *CI* 1.44～1.93，*P* < 0.001），而平均眼压不再重要（*HR*=0.97，95% *CI* 0.92～1.02，*P*=0.26）。

随访期间眼压波动是假性剥脱型青光眼进展的一个危险因素[54]，在行超声乳化联合小梁切除术的原发性闭角型青光眼和原发性开角型青光眼患者的眼压和进展情况的回顾性分析中，即使存在低术后眼压，访视间眼压波动也是一个重要的危险因素[55]。

眼压波动在疾病进展中的作用仍有待阐明。在最近的一项来自晚期青光眼干预研究的眼压数据事后分析中，Caprioli 和 Coleman 分析了眼压波动在仅接受一次干预的患者中作为平均眼压的影响。同样，从最初干预后 3 个月开始，直到第一次视野恶化或随访结束（以两者较早者为准）为止的所有就诊中，长期眼压变化被定义为所有眼压的标准偏差。将平均眼压等分为三类，以评估平均眼压和标准偏差之间是否存在相互作用。在平均眼压的三等分分析中，较大眼压波动对平均眼压较低的眼睛视野恶化有显著影响，但在平均眼压较高的情况下影响不大，这表明眼压波动对低眼压眼睛的病情进展有更大影响，而眼压水平对高眼压眼睛有更大影响[56]。

除平均眼压外，峰值眼压也可能对青光眼病情进展有影响。在 De Moraes 等的一项回顾性队列研究中，他们发现，峰值眼压大于 18mmHg 会增加 81% 的病情进展风险[57]。

然而，关于更长期昼夜眼压变化需要进一步前瞻性研究，以确定其是否在青光眼进展中起着重要作用。

> **聚焦 1　眼压测量与眼压波动**
>
> **Hassan El Daly**
>
> 　　在确定合适的眼压测量类型时，不仅要考虑眼压测量的准确度和精度，还要考虑眼压测量的预期目标和医疗环境。
>
> 　　根据埃及的医疗护理模式，我们在公立医院和青光眼治疗中心内设有门诊。我们在一些区域开展青光眼筛查活动，并且将临床外展服务应用于眼科管理。眼压测量类型的选择因医疗环境的不同而有所不同。
>
> 　　虽然 Goldmann 压平式眼压计（GAT）是眼压测量的标准眼压计，但其并不适用眼病筛查和外展工作，因为其需要专业的眼科医师来进行眼压测量。专业眼科医师数量匮乏限制了 GAT 的临床应用。此外，GAT 测量眼压时耗费时间较长，特别是患者数量较多或患者文化水平较低时更为明显。
>
> 　　非接触式眼压计（NCT）对青光眼筛查和临床外展工作是非常有用的，因为护士和医务助理能够用其在短时间内测量较多患者的眼压。
>
> 　　Tonopen 眼压计多用于门诊患者，医务助理一定时间内即可完成近似准确的眼压测量，但是 Tonopen 眼压计是一个需要特殊操作的精致设备，并且测量每个患者眼压时都需更换眼压计测量头橡胶套，从而导致大规模眼压测量时成本较高。
>
> 　　回弹眼压计（I.CARE）是我们使用的最新型眼压计。它可用于眼科门诊、眼病筛查和外展工作，并获得满意的眼压测量结果，而且其探针可以反复多次使用，因此成本相对低廉，可用于较大规模的人群测量。对于医务助理和住院医师，使用 I.CARE 也有一定的学习曲线。尽管眼压测量值与操作者有一定关系，但传统的 Schiotz 眼压计仍然成功用于乡村基层医疗，该眼压计测量眼压时几乎没有任何成本，并且易于家庭医生和医务助理学习使用。因此，依据眼压测量目标和医疗环境条件，选择合适的眼压计对于埃及的青光眼治疗来说至关重要。
>
> 　　由于在青光眼门诊之外没有准确的眼压测量工具，因此，无论是夜间波动、日间波动、昼夜波动，还是卧位和坐位波动，我们难以通过短期的眼压波动来评估埃及青光眼患者的进展情况。通过测量多次随访患者同一时间段的眼压，可以预估患者长期眼压波动或多次就诊期间的眼压波动。在相对固定的工作时间测量患者的平均眼压和峰值眼压，并且我们对青光眼患者的这些信息进行记录。这些被认为是眼病特别是假性剥脱综合征和房角关闭患者病情进展的危险因素。

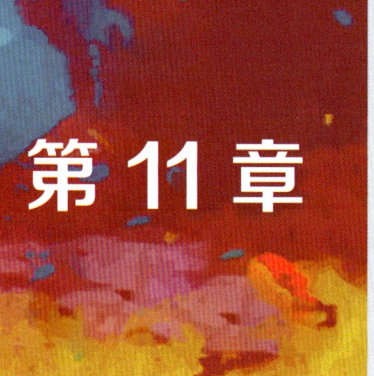

第 11 章　视　野
Visual Fields

David P Crabb　著
李　静　吴　建　译
牟大鹏　刘祥祥　李　静　校

本章概要

　　现代自动视野检查法是目前评估青光眼视野缺损的标准。尽管存在测量变异性的问题，它们仍然是我们治疗青光眼的基准，因为它们直接评估患者可以看到什么，而不是以间接的措施，如影像成像或眼内压测量。在青光眼不同新疗法的临床试验中，视野变化应该作为最重要的预后指标。

　　系统正确地检查及视野图的统计分析有助于判断患者的视野缺损是否存在或恶化。然而，视野图上的数据信息并不能代替详尽的临床解释。

一、概述

　　本章总结了在现代青光眼检测和治疗中广泛使用的标准视野测量方法。对于感兴趣的读者，可参考关于这个主题的文章，特别是 Henson[1]、Cubbidge[2]，以及 Edgar 和 Rudnicka 所著章节[3]。

　　视野仅仅是光进入眼睛、到达视网膜、刺激视觉感受器并激发光感的对应部分空间。视野检查是诊断视野障碍的一种检查技术。它对眼科医师和验光师具有重要意义，并延伸到其他医学专业，尤其是神经病学和神经外科。在目前的临床实践中，视野检查仍然是青光眼视觉功能检测和监测的核心。

　　视野检查通常测试视野中的光差敏感度。这种灵敏度反映了眼睛感知测试目标与其背景之间亮度差异的能力。光差灵敏度取决于视网膜上的测试位置和测量技术的参数，如背景光亮度和目标尺寸。正常视野在颞侧和下方，比鼻侧和上方更远离固视点。生理盲点即视神经进入眼球的位置，其中心位于距离固视点颞侧约 15° 的位置。此敏感度从视网膜的中心到周边渐渐降低，产生经典定义的"视野岛"：视网膜光敏感度的三维表征。在这个类比中，在视野岛中心有一个峰，代表从视网膜周边到黄斑中心对光的敏感性增加。视野缺损是指任何偏离视野岛的情况（图 11-1）。

　　对视野缺损识别历史感兴趣的读者可通过 Atchison（1979）的文章进行简短回顾[4]。在 19 世纪中叶，von Graefe 描述了第一个真正的视野检查和量化视野的临床检查方法。他准备了一个带有中心固定点的粉笔板和一个较大的移动照明物体，在板上记录移动照明物体从看见到看不见的位置。von Graefe 早期记录的一幅图像粗略地描绘了青光眼患者的外周视野缺损。在 1857 年，Aubert 和 Foerster 发明了一种视野计技术，使测试视标呈现在一个弧面上。通过旋转弧面来检测几个方向或子午线方向的视野。在 19 世纪后期，Landesberg 使用类似的方法来确定被正常对光敏感区域包围的点状视野缺损。Bjerrum 开发了一种切线屏幕检查法，使受试者固视在一个平坦的观测表面的中心，用来确定青光眼视野缺损的特征性弓形缺损，至今仍以

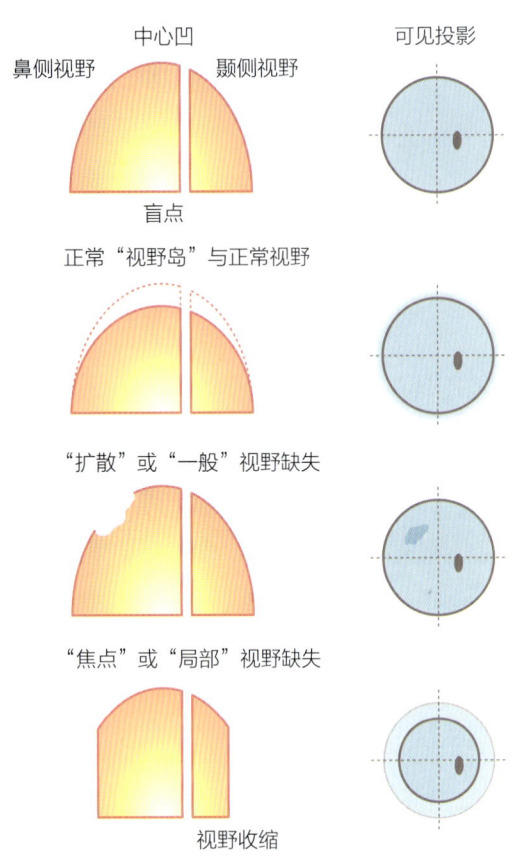

▲ 图 11-1 "视野岛"示意和视野的"投射"形式；早期青光眼的视野缺损通常是弥漫性或局灶性（暗点）

他的名字命名。在 20 世纪初，Rönne 使用这种视野检查法来确定青光眼鼻侧阶梯，这与视网膜神经纤维层的解剖结构有关。

二、手动视野检查

在 20 世纪 30 年代，随着标准化的动态视野检查法的发展，Goldmann 显著改进了使用在背景表面移动的视标来进行测量的视野检查法。这种经过精细设计的装置允许调控背景亮度和视标亮度，视标信号被投射到半球形的接收器，从"未看到"的区域移动到最初被感知到的位置。当时设计的视标已经成为标准：最小的是 Goldmann 0，视直径为 0.43°，面积为 1/16mm²。在 Goldmann 分级上，视直径大小每级增加一倍；手动和自动视野检查法中使用的标准是 Goldmann Ⅲ（0.05° 和 4mm² 面积）。在 Goldmann 视野检查法中，绘制了称为等视线来连接对视标亮度和背景亮度之间的差异具有相同灵敏度的点。这些视差产生了一个视野灵敏度等值线图。视标调控和绘图笔之间的直接机械连接提供了第一次视野测量，具有一定程度的可重复性和准确性。

Goldmann 视野检查法目前仍被广泛应用，包括在一些青光眼诊断和治疗中心（图 11-2）。通过

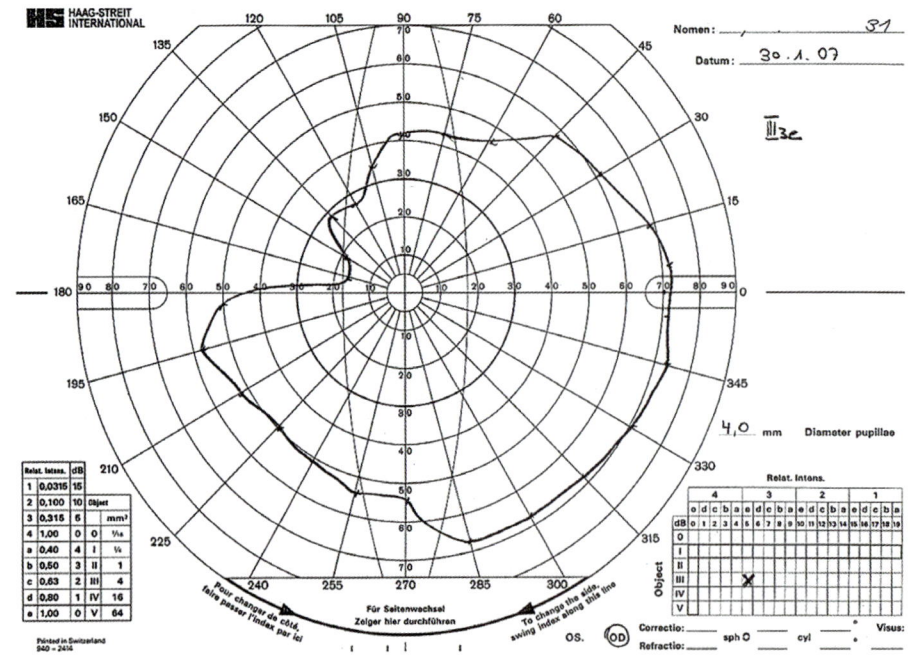

▲ 图 11-2 青光眼患者（右眼）的 Goldmann 视野检查结果
使用 Goldmann Ⅲ 视标具有显著缺失；等高线内的区域是视野的一部分

动态测试"实时改进"检测获得的高分辨率形状信息可详细描述视野缺损,这对于神经眼科诊断非常有价值。然而,动态或手动视野检查法是主观的,且极其依赖于测量者训练和经验,它更像是一种"工艺"而不是标准化的科学测量。这存在着严重的技术局限性,特别是关于移动目标的心理生理反应和空间总和效应,以及受试者对测试者的反应时间。更简单地说,测试者可能只是忽略了不重要的领域,而缺失区域的形状可能偏向于预先设想。此外,在中心区和逐渐加深的暗点边缘(如青光眼),动态测试结果的重复性较差。因此,当需要量化的、可重复的结果时,首选自动视野检查。

三、自动视野检查

如今常用于青光眼视野测量的仪器为标准自动视野检测(standard automated permetry,SAP)(图 11-3)。大量的研究证据证实,SAP 比 Goldmann 视野检查更能可靠地检测和随访青光眼的视野缺损。与手动 Goldmann 视野检查中使用的动态策略相反,这些自动化装置是静态视野测量的取样,呈现给受试者的视标不动。亮度灵敏度建立在固定的测试点矩阵上,通过改变视标强度直到每

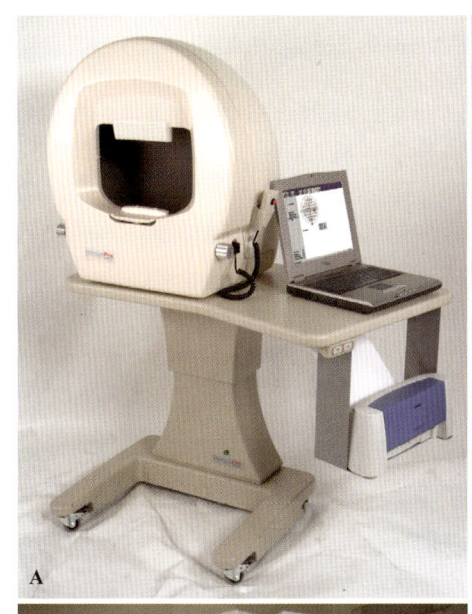
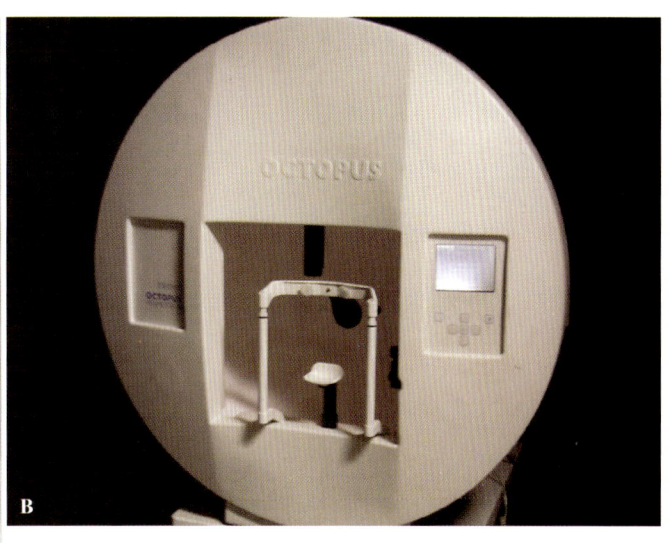
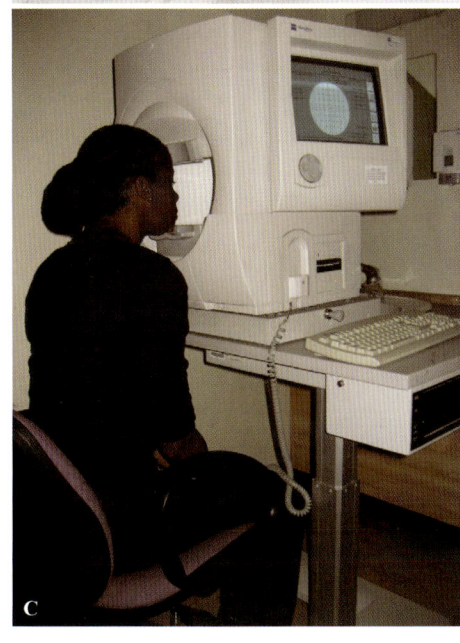

▲ 图 11-3 现代自动视野检测计的式样
A. Henson(Tinsley Medical Instruments,英国);B. OCTOPUS(Haag-Streit AG,瑞士);C. Humphrey Field Analyzer(Zeiss-Humphrey Instruments,Dublin,CA,美国)

个测试位置刚刚被看到，这一点的视标强度值被称为阈值。低于阈值的光视标将不会被受试者观察到，而高于阈值的视标将被受试者观察到。在每个测试位置的阈值灵敏度，即阈值的倒数，通常以分贝（dB）表示，表示线性尺度上光强度的对数性质，例如，0dB 代表视野检测计上最亮的视标强度，30dB 左右是"正常"值。这些值是一个相对的等级体系，在不同品牌的视野检测计内不能直接比较。

SAP 是测量青光眼视野缺失的现代临床标准，其使用不依赖于检查者的经验，原理为在视野中的网格点上产生与测量阈值相关的临床可测量数值。SAP 可分为阈上值检查，通常用于青光眼检测、筛查及阈值检查，主要用于更详细的测试，以及监测疾病恶化或青光眼进展。

1. 阈上值检查

阈上值检查方法相对较快，只简单地记录位置是否正常（看见视标）或异常（未见视标）。这是通过提供比受试者阈值（阈上值增量）稍强的视标来完成的，通常设定在 4～6dB。大多数阈上检查考虑到受试者对光敏感性随着年龄增长而下降，并且随着位置变化而变化，例如，相对于中心视野而言，周边视野的灵敏度相对降低。因此，这些阈上值使用数据库中一系列值来确定测试阈值。

一些阈上值检查试图确定受试者的唯一总体阈值，通常是通过使用几个选定测试点的全阈值检查，然后使用此信息。Henson 视野检测计是一种阈上值检查仪器；它综合改进了其他类型的阈上值检查方法，包括 HEART 算法[5] 和多采样技术[6]。

2. 全阈值检查

全阈值检查比阈上值检查能够提供更详细的信息，因为它们提示暗点的深度，而不仅仅是存在与否。然而，全阈值检查时间更久，这在临床设置和对患者需求方面具有更高要求。在全阈值检查中，每个位置都使用梯度强度进行检查。这方面的一个例子是 4-2 梯度方法的广泛使用，如 Octopus（Haag-Streit AG，瑞士）和 Humphrey（Zeiss-Humphrey Instruments，美国）视野检测计（图 11-4）。初始视标的强度取决于年龄匹配的正常值，如果这一点可见，在该位置的下一次呈现减少 4dB 强度；如果此点仍被看到，在该位置的视标再被降低 4dB

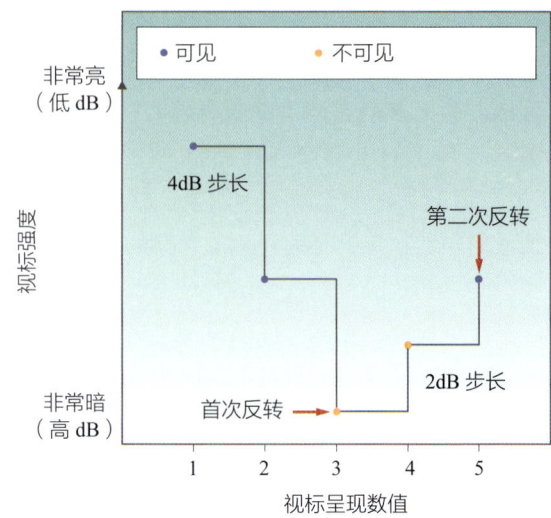

▲ 图 11-4　示意性地说明标准全阈值视野计的阶梯算法；视标强度在 4dB 的"梯度"中变化，直到第一次反转发生，随后以 2dB 的步长变化；用 Humphrey 视野检测计，在第二次响应反转发生后，最后一次显示的强度被作为最终阈值估计

的强度。如此观察，直到受试者看不到视标呈现为止。此为"第一反转"。此后的视标强度每次增加 2dB，直到受试者报告一个可见视标。此为"第二反转"。阈值通常被估计为最终和倒数第二次呈现强度的平均值，但这种最终计算会在仪器之间发生变化，可以应用 Octopus 视野检测计等进行最终校正。如果没有看到初始显示，随后的演示强度会增加 4dB，直到看到一个显示（"第一反转"），然后减少 2dB，直到错过一个显示（"第二反转"）。

全阈值最初通过视野中的 4 个位置进行估计，每个象限中的一个位置在距中心凹约 9° 处。虽然 4 个"最初"位置测量为依次进行，因视野检测计以随机顺序测量的，故梯度图上的位置对于每个位置是不同的，并且观察者不被预先告知下一个视标呈现的位置。接着对最初点附近的点进行测试，初始视标呈现设置为先前从最初点获得的阈值确定的亮度。对相邻点"螺旋式"向外测试，最终测量网格中的所有点。

全阈值是一种特殊的测量，它不是直接测量的，而是基于"是"和"否"序列的概率。此外，阈值的生理性质在测试（短期波动）和测试之间（长期波动）变化。在心理物理学中，梯度测试通常被设计成使阈值交叉多次，从而能以可接受的精度估计阈值，但以冗长的检查为代价。临床工作中难以接受过长的检查时间。多年来，许多研究的目的是开发临床有用的周边检查方法，以减少测试时间；在20世纪90年代中期，由Heijl和同事[7]开发的瑞典交互式测试算法（SITA）完成了缩短时间的同时，保持了在4-2阈值检查中观察到的精度标准。

SITA通过使用Bayesian概率原理测量接近患者真实的视阈值，减少了所需视标暴露的实际次数：这可以用一个简单的比喻来解释。在赛马中，某些马的获胜概率比其他马高，这反映在博彩公司将自己的"最爱"与"冷门选手"或"长线投注"相吻合提供的不同赔率上。这些概率在比赛开始之前就要考虑到先前的获胜形式、赛马素质和其他因素。同样，在SITA检查开始之前（在项目按下响应按钮之前!）并非所有的阈值被假定为具有相等的发生概率，它们基于预期的响应（使用诸如患者的年龄、视野中的位置和先前正常参考数据等因素）来调整。此外，像博彩市场的波动一样，建立最终响应的概率随着测试的进展而变化。在测试过程中，当患者以"是"和"否"的答案对不同观察的阈值做出反应时，特定测量阈值作为最终结果的潜在概率进行调整。可能结果的范围由似然函数来概括，似然函数被认为是所有可能的最终阈值图，其具有给出估计阈值图的最终位置和形状（图11-5）。此外，SITA使用在相邻位置上灵敏度值的先验信息，使用视野各点灵敏度之间的预期关系的生理图，调整各点的测试顺序并加快检查速度。

与用标准4-2算法的检查相比，完成SITA检查只花费大约一半的时间（大约每只眼睛7min）。值得注意的是，检查时间的减少主要缘于视野检查期间监测患者的注意力和新功能可靠性的提高。这些技术根据个人情况调整检查的节奏，同时节省了检查时间和检测算法所需时间。

SITA检查已成为参考标准测试算法，但应记住，它被设计用于青光眼，其他临床条件下使用时应慎重。"SITA Fast"是一种与"SITA标准"不同的算法：前者故意在视标呈现中使用更大的梯度变化，因此检查更快。SITA Fast在检查不能完成更长测试但却在具有较高测量变异性的受试者中有潜在作用。其他被认为更有效的视野测试算法仍处于研究中，还没有转化为仪器商品。例如，最近的进展是允许研究人员开发一个与商业可用仪器无缝合作的算法[8]，而其他研究则建议进行更多的适应性测试[9]，特别是当视野已经完全缺失的情况下[10]。

有时需要双眼视野测试来评估真正的视功能障碍或社会法律原因。例如，在英国，利用双目Esterman Test检测视野，以评估其是否具备合法驾驶资格。Esterman是一种阈上值检查，患者仅需要在视野计上睁开双眼。双眼视野的等效信息似乎可以通过合并单眼结果来实现[11]。在这个阶段，值得强调的是，一些患者难以察觉他们的视野缺损和双眼评估的重要性。虽然单独评估每只眼睛的视功能以确定青光眼的存在与否、严重程度和进展状态是至关重要的，但视觉世界是由双眼输入到大脑的信息决定的。患者对他们视野缺损的严重程度的感知通常是困难的，因为未受影响的眼睛基本上会获取所需信息[12]。研究证据表明，与患者的"更好的眼睛"相比，使用单眼测量结果进行双眼评估可更好地展示视觉功能[13]。感兴趣的读者可通过参阅Spaeth、Ramulu和Glen等的文献进行关于视觉领域和功能相关更广泛的讨论[14-16]。

四、青光眼视野缺损模式

青光眼视野缺损的模式没有简单的模式图。然而，典型的视野缺损是由视网膜神经纤维层在进入视盘时聚集在一起，来自颞侧视网膜神经纤维最易受损，从而导致在上方视野中更频繁地出现缺损。受损的神经纤维层通常在中心区（10°～20°）造成孤立性损伤，最终形成弓形暗点。早期损失的另一个重要因素是"鼻侧阶梯"，导致颞侧水平中线两侧的视网膜敏感度不对称。随着病情的进展，双侧半视野均可受累（图11-6）。其他的缺损模式也会发生，包括生理盲点的扩大，以及视野区普遍光敏度下降，但这些都是典型的非特异性表现。例如，在许多影响视觉功能的疾病中都会出现弥散性缺损，例如晶状体混浊或白内障，后者有时在随访中难以确定视野缺损是否正在加剧。

自动静态视野检测计使用各种空间网格检测不

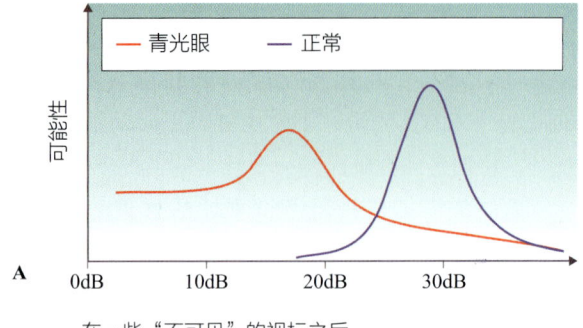
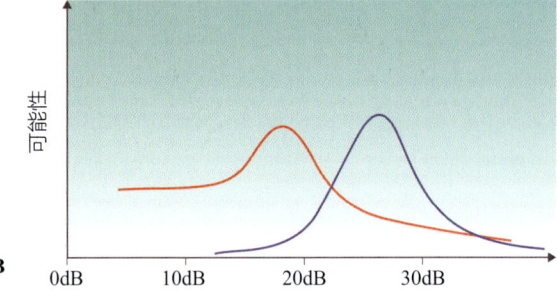
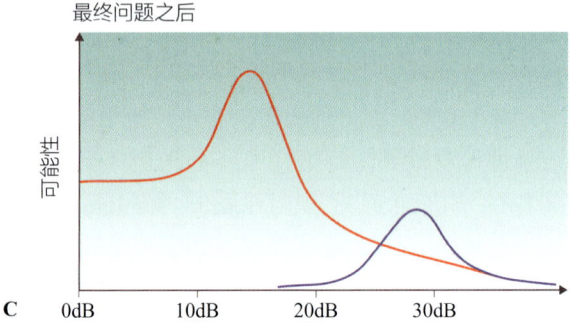

▲ 图 11-5 使用似然函数估计 SITA 阈值

示意性地说明了似然函数的使用，以有效地估计 SITA 的阈值。（A）视野中的每个点具有两个起始似然函数（在全阈值检查中，"曲线"只是简单的矩形，所有的响应都是相同的）。正常响应曲线开始具有较高峰值，但两种功能的形状随着患者对不同强度视标作出反应而改变。例如，图 B 显示出在一系列视标后没有看到的曲线是什么样的，从而表明患者的反应更可能落在青光眼曲线之内；在出现更多的未见反应后，青光眼似然函数占主导地位，阈值从曲线上的某个位置估计，通常是曲线峰值，但是与相邻位置（C）相比，可以进一步调整该阈值

同模式视野缺损。一般 Humphrey 视野检测计（称为 30-2）的常用测试模式是 6°～30° 分离点的"正方形"网格，或者图 11-6A 所示的 24-2 模式（仅在鼻部缺损区域测试到 30°）。各种不同的配置被用于筛选阈上值视野检测的算法，其中重要的是评估缺损的空间范围，Henson[1] 对此所著的综述讨论可供参考。Octopus 视野检测计使用与 Humphrey 视野

检测计相似规则的空间网格，但刺激分离点不同。在终末期青光眼中，有时在 Humphrey 视野检测计使用 10-2 个空间网格，将黄斑区覆盖到 10°，点间距为 2°。这里的要点是缺损检测是由暗点大小和视野检查分辨率来确定；某些测试青光眼的检测模式已经成为固定的"金"标准，因为检测点越少，检查时间越短。其他类型的视野检查，检查中至远侧（超过 30°）的区域，适用于广泛的视网膜和视神经病变，包括视网膜营养不良和晚期青光眼。最近针对这些视野区开发自动的临床测试有了新的进展[17]。

五、测量变异性

视野检查是判断视野缺损对视觉功能的影响，因此是青光眼评估的基石。然而，尽管自动视野检测技术有了进步，但测试的主观本质仍然存在——毕竟，它完全依赖于一个可靠回答问题并按下按钮的检测对象。响应或测量噪声的可变性绝大多数是多因素的。首先，在单次检查中存在可变性（短期波动）：这受生理因素的影响，例如视觉灵敏度本身的大小，较低的阈值表现出更大的波动。简言之，有视野缺损的患者比正常受试者变化更大。短期波动也出现在视野的不同部分，例如，噪声随着偏心距而增加。此外，疲劳效应是一个普遍接受的短期波动因素，它往往会随着检查时间的变化而增加响应的可变性，故难以控制或测量。其他影响测量可变性的因素，包括屈光不正、镜片伪影、瞳孔大小，甚至眼睑下垂等，在一定程度上可以通过认真彻底的检查加以控制。屈光介质不透明度也影响测量，但在分析结果上的调整尝试对此进行纠正。不出所料，短期波动也随受试者反应的可靠性而变化：对于注意力不集中（假阴性错误）、"喜欢触发"反应（假阳性错误）、固视丢失问题，视野计巧妙地自动启动周边检测点可衡量患者的可靠性。总而言之，在不同的场合进行测试时会遇到长期波动的问题，这反过来又受练习效果的影响，即受试者在检查中表现得更好，经验使之更可靠，从而提高了灵敏度，这会导致错误地认为结果会变得更好！许多研究人员认为，大部分的练习是在完成前两个领域之后便完成了，而一些已发表的研究表明，性能

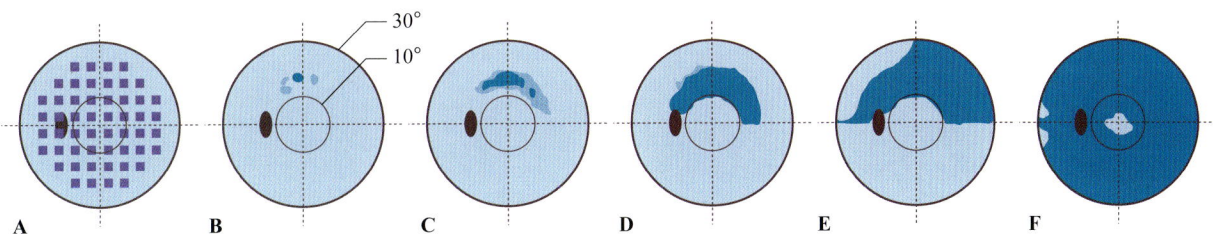

▲ 图 11-6　显示开角型青光眼视野缺损进展模式

A. 24-2Humphrey 视野检查点的位置；B. 旁中心暗点；C. 多个暗点组合形成较大的暗区；D 和 E. 弓形缺损形成并进展，最终累及周边；F. 终末期缺损，仅存小的功能性黄斑区

的改进仍然超出了这个范围，特别是当基线灵敏度非常低时。一般来说，允许每只眼睛至少进行一个训练视野测试来解释大部分的练习效果是一个好的实践方法，尤其是在为后续的测量建立基线测量的情况下。

六、视野结果解读

自动视野检查的结果通常以模式图结果的形式显示，每个仪器的结果输出形式各不相同，但几乎所有仪器的参数都具有一些共同特征（图 11-7）。代表在所有测试位置测量"原始"阈值的数字网格通常被显示为值的网格。视野的灰度提供更容易解释的图像，较暗区域代表缺损。对于阈上值检查，通常只有两种类型中的一种用符号表示，这个符号表示在那个位置的视标是否被看见（图 11-8）。

由于自动视野检测计产生数值结果，大量的统计分析已经应用于视野。视野结果的量化方法可分为三大类：单视野分析、患者反应可靠性分析和视野结果系列（进展分析）。

（一）单视野分析

基于单视野测试的分析通常将受试者的结果与正常人群结果进行比较，或使用自体比较。本节简要地总结了单视野分析，重点介绍自动视野检测的结果，特别是 Humphrey 视野检测计。其他类型的视野检测计和其他自动化仪器的单视野分析，包括广泛使用的 Octopus，也可参考 Henson 的文章[1]。

在正常视野中，灵敏度阈值会随着年龄增大和偏心距的增加而降低，这就增加了解释独立的原始值和灰度值的困难。因此，为了进一步帮助解释原始数据，Humphery 视野检测计中已经建立并存储了年龄校正的正常值（图 11-9）中。这些可从每个测试位置记录的灵敏度阈值中减去，从而得出缺损深度，有效地显示为总偏差图。这用 dB 表示，并用符号表示不同概率等级，其中特定值会出现在正常人群中。底下的符号表示与正常数据库相比，每个测试位置上被测阈值的概率值[18]。例如，一个黑色符号表明，偏离正常的点发生在不到 0.5% 的正常受试者中，因此，必须被视为高度怀疑。模式偏差网格与总偏差图相似，但是在数学上去除了视网膜灵敏度普遍降低造成的可能偏移，该调整可以使局部缺损表现得更为突出。值得强调的是，在青光眼检测中，模式衰减图是迄今为止在整个结果输出中最有用的图形显示。

与视野损失的量有关信息，以及损失是否是普遍的或局部的，汇总为一组，被称为全局指标的汇总度量。Octopus 视野检测计的主要指标是平均缺失和损失方差。现在对 Humphrey 视野检测计的相应措施进行更详细的描述。平均缺失（MD）只是从年龄校正的正常参考视野平均缺失。它是对总视野缺失的一个估计，包括广泛视野缺失和局部视野缺失。模式标准偏差（PSD）是在个别测试位置测量的阈值与正常参考值之间差值的标准偏差。PSD 估计偏差的不均匀部分。较小的 PSD 值表示在受试者视野和正常参考视野之间很接近；相反，较大的 PSD 值表示不规则的视野和具有局部缺损的区域。仪器对所有指标进行了正常人的极限评估，如果计算值超出这些极值，则给出概率陈述。这些概率水平与正常人群中特定指数值的分布相关。因此，在这种情况下，$P < 5\%$ 意味着小于 5% 的正常总体显示了更高的计算指数。这并不等同于结果

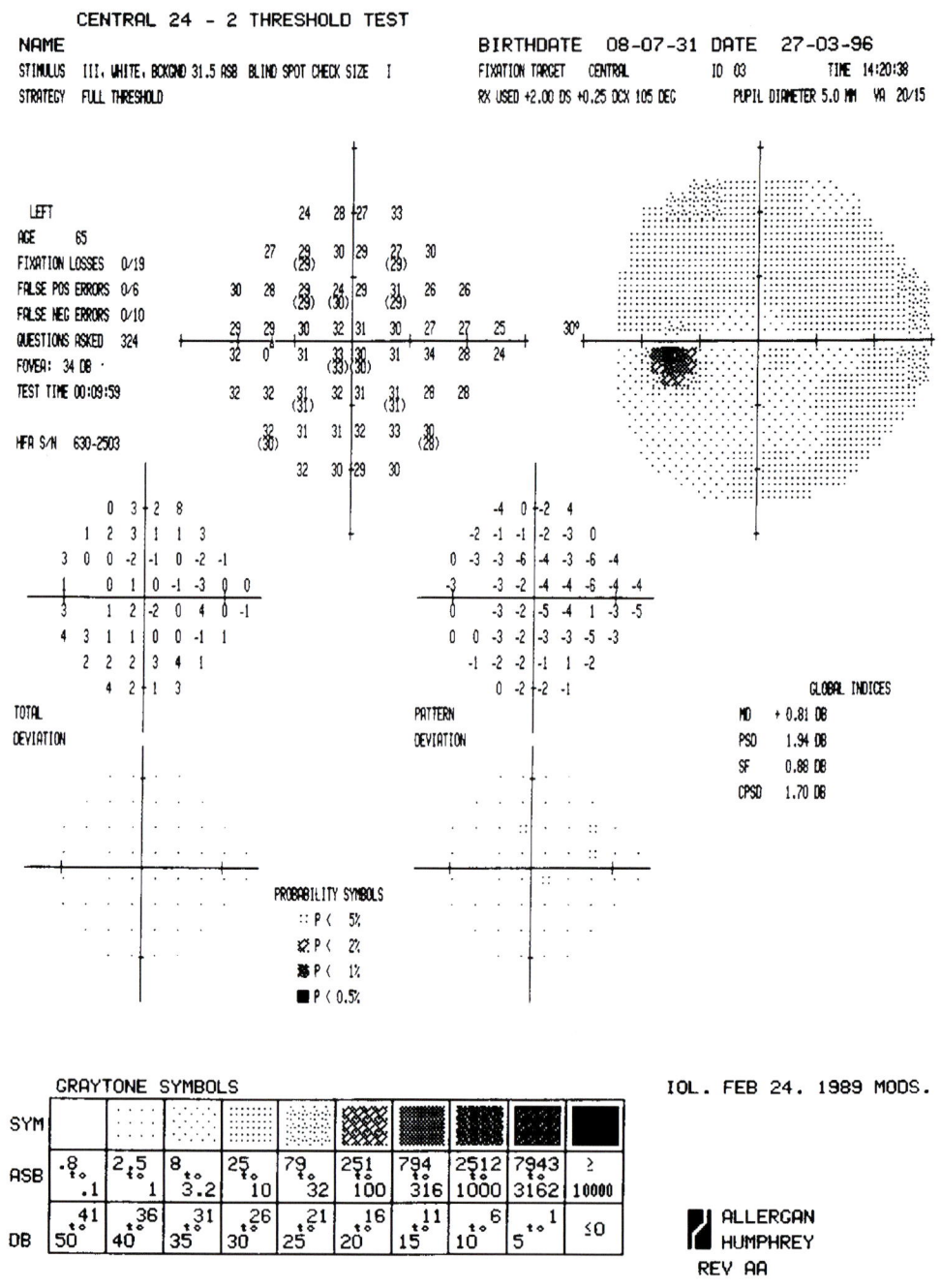

▲ 图 11-7 A. Humphrey 视野分析仪输出显示正常受试者单视野分析结果

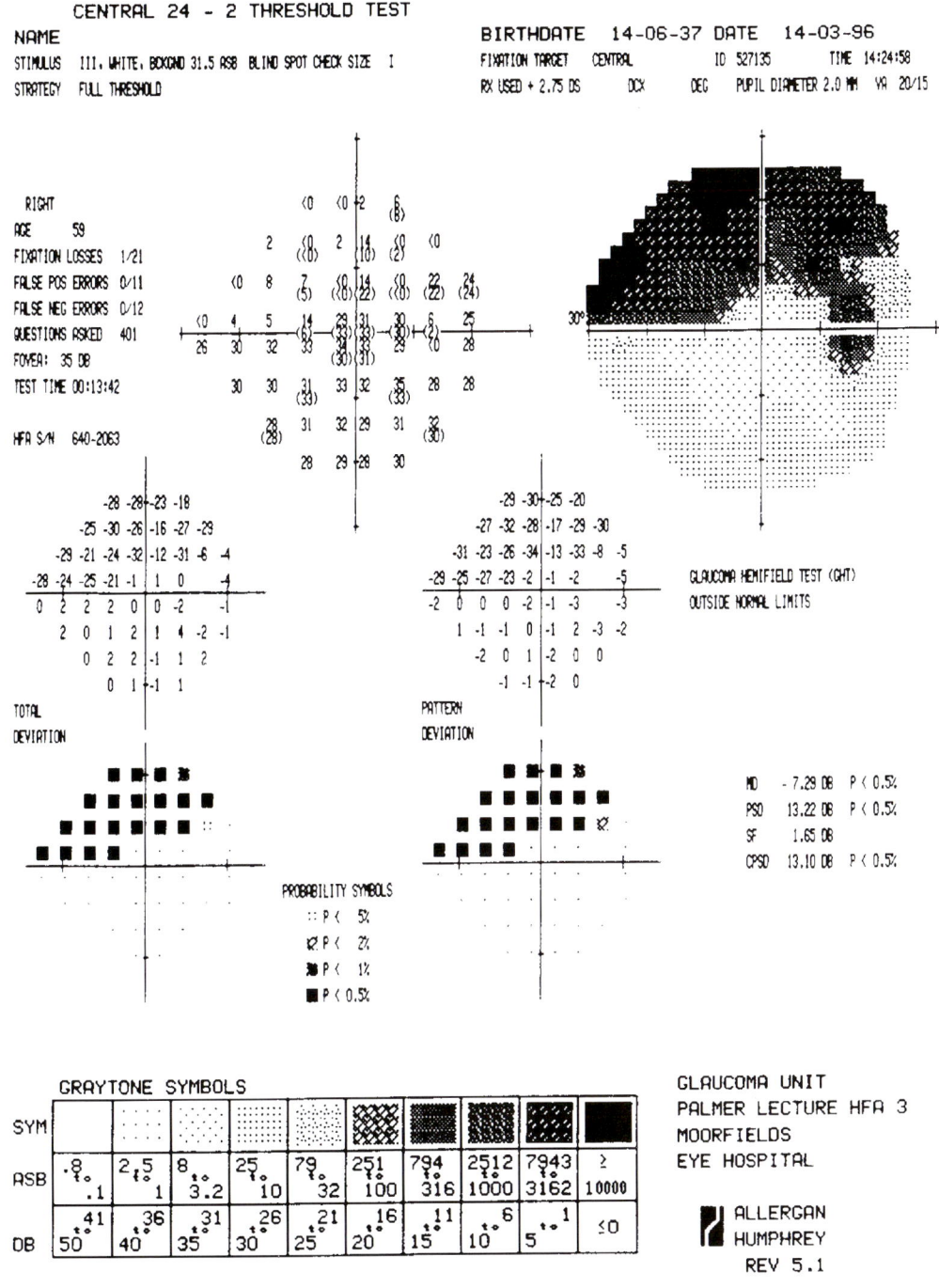

▲ 图 11-7（续） B. 一个使用全阈值 24-2 的青光眼患者单视野分析结果

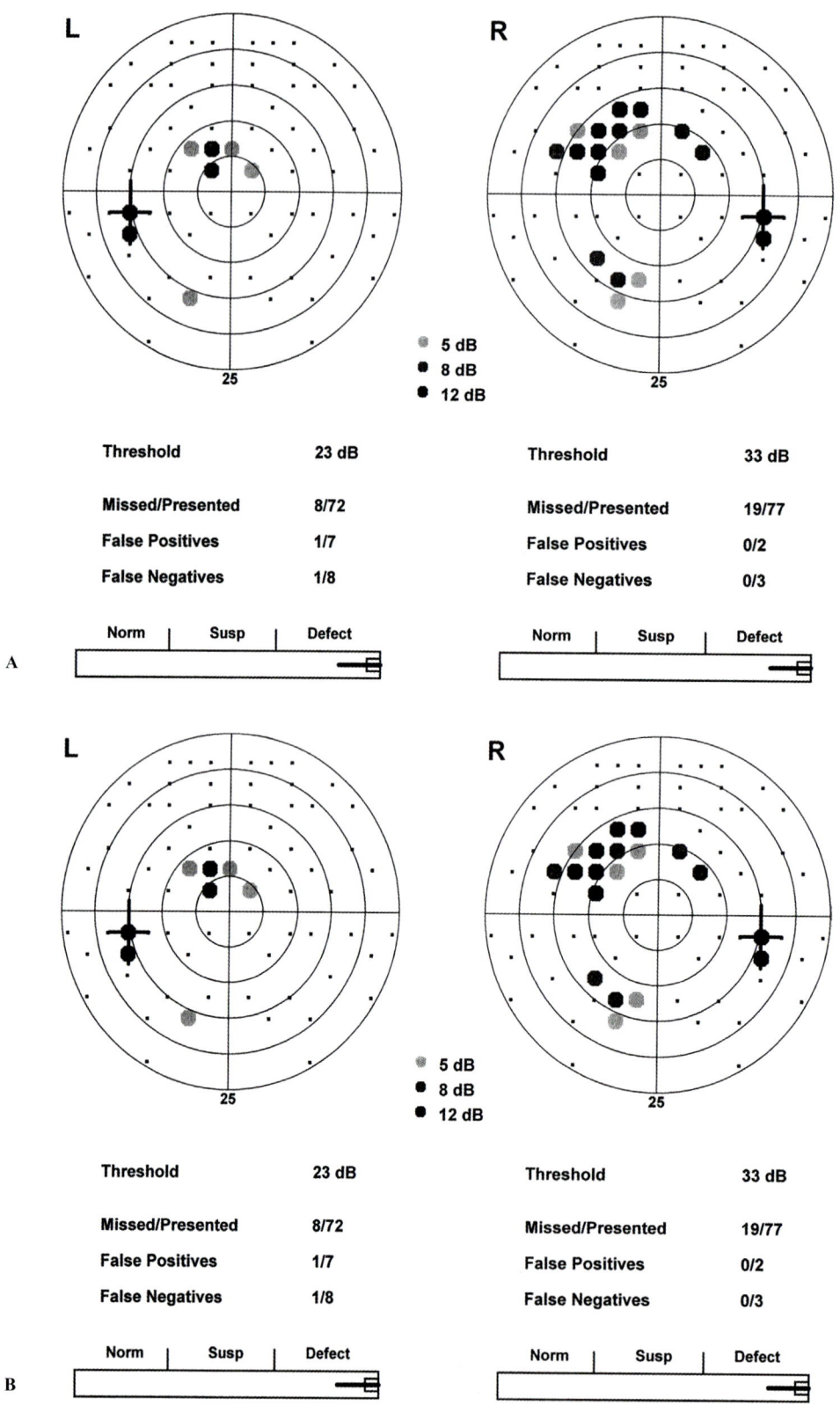

▲ 图 11-8 Henson Pro 视野检测计提供的单刺激阈上值检查结果

右眼有上方弓形缺失和下方旁中心缺损，左眼有近中心缺失，接近固视。每一个视野都是根据错过的视标数量、深度和聚类属性进行量化。在图表底部给出这一分析结果；框表示值，水平线表示置信限

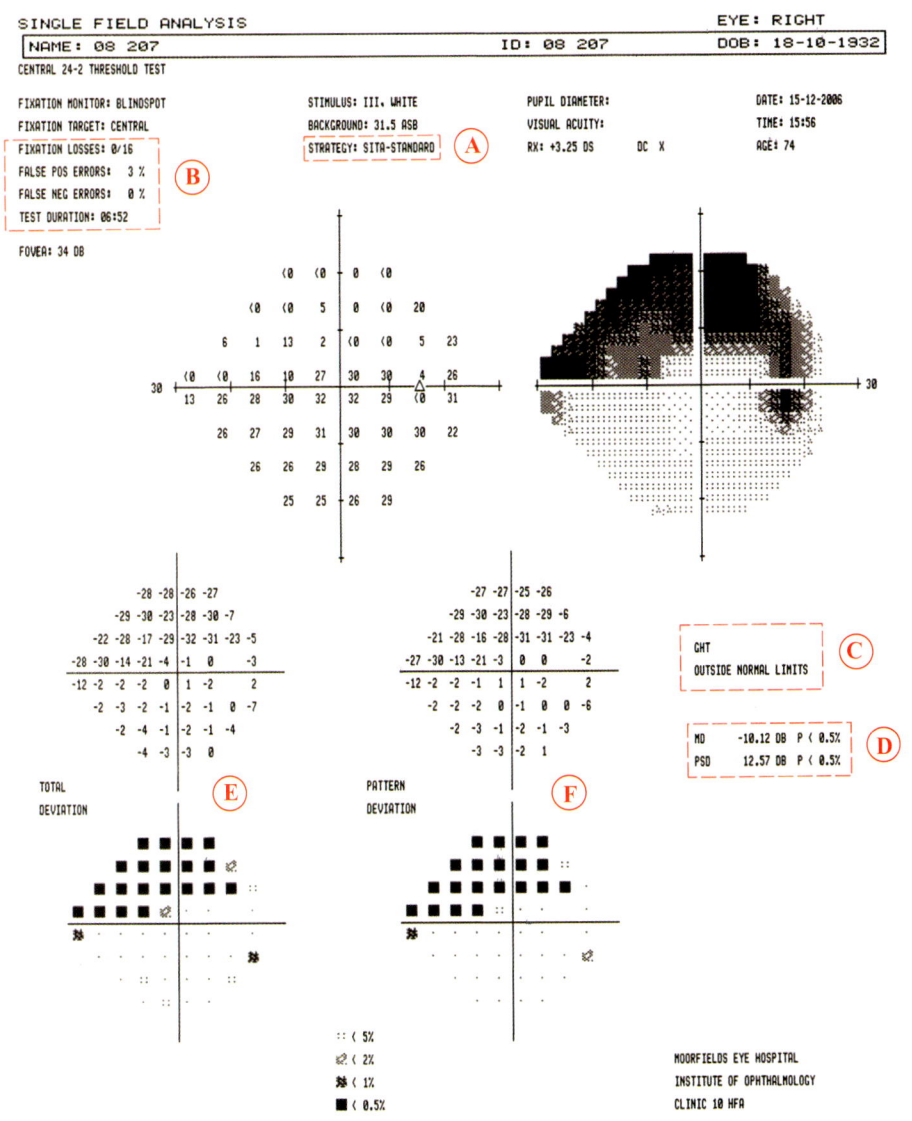

▲ 图 11-9　Humphrey 视野分析仪输出显示使用 SITA 标准程序

（A）为青光眼患者单视野分析结果；可靠性指标和测试持续时间显示在左上角（B）；GHT（C）和全局指标（D）结果显示在主灰度以下；对于这个受试者，在总偏差图（E）和模式偏差图（F）的外观上几乎没有差别；然而，后者是评估青光眼缺失图中最重要的缺失图，因为它尝试纠正由于屈光间质混浊或白内障可能出现的任何一般敏感性损失

正常的概率为 5%。与所有的汇总结果一样，全局指标是数据简化的一种形式，尽管有助于为该结果提供汇总数值时很有用，但应始终将其视为偏差图的次要因素，尤其是在青光眼缺陷的早期检测中。

此外，Humphrey 测量结果给出了用于确定单视野是否正常或有疑似青光眼缺失的青光眼半视野检测（Glaucoma Hemifield Test，GHT）结果（图 11-10）。它被设计用于检测关于水平经线的不对称性视野损失，这是青光眼损失的一个特征。基于视网膜神经纤维层的正常解剖，在 5 对对应扇区中进行分析。大多数敏感区域的年龄校正正常阈值偏差用于检测青光眼的整体损失。视野被划分为正常范围外或范围内、边界线，或视网膜敏感性普遍降低。该自动算法已被证明能够提供良好水平的灵敏度和特异性水平，用于区分青光眼和正常视野[20]，特别是考虑重复进行 GHT 时。在 Octopus 视野检查法中，Bebie 曲线是在每个位点缺失深度的累积分布，并且像 GHT 一样，被设计用来将正常视野与那些早期弥散损失的视野区分开。

青光眼诊断与治疗学（原书第 2 版）
GLAUCOMA：Medical Diagnosis & Therapy (2nd Edition)

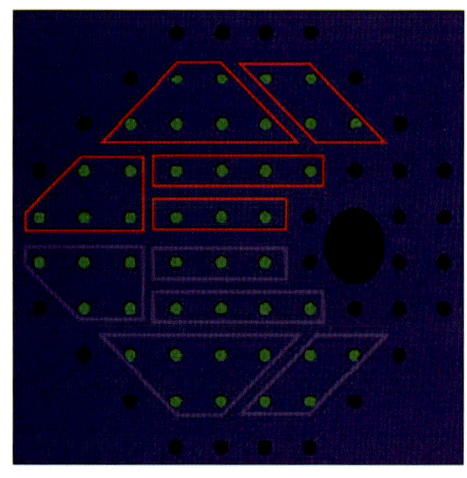

▲ 图 11-10　青光眼半视野试验（GHT）
根据视网膜神经纤维层的正常排列，选择 Humphrey 试验模式，叠加上视野中的 5 个解剖区（红色）；在每个区内，计算概率得分的总和，并与下半视野中的镜像区（绿色）进行比较。如果各区之间存在显著差异，那么 GHT 为"超出正常范围"。GHT 是早期诊断青光眼的一种合理的诊断方法

（二）可靠性指标

实际上，在检查自动视野检测计的结果输出时，应首先考虑数据可靠性。Humphrey 的全阈值程序是典型的现代自动视野检测法，在整个测试过程中执行"捕获轨迹"，以确定受试者的可靠性。这些被称为假阳性轨迹、假阴性轨迹及固视丢失。

Humphrey 所使用的视标投影系统在移动时伴有声音。在每次测试期间，声音周期性的发出，但并没有投射视标。如果受试者响应，则记录假阳性错误。在其他时间，比阈值更亮的视标呈现在已经确定灵敏度的地方。如果患者没有应答，则记录 FN 错误。因此，大量的假阳性错误可以表示"喜欢触发"的受检对象，而很大比例的假阴性错误可能反映受检对象注意力不集中或疲劳。通过 Heijl-Krakau 方法在整个试验过程中监测固视：这是在预先确定的盲点部位呈现视标。如果被看到，表明有一个固视丢失的迹象，并记录为固视丢失错误。视野有很大比例的固视丢失率，假阴性或特别是假阳性可能是不可靠的。自动视野检测计可能会提醒测试者，例如 Humphrey 视野检测计显示一个"患者低可靠性"的信息。

在 Humphrey 和 Octopus 视野检测计的全阈值测试程序中，用短期波动（short-term fluctuation，

SF）指数评估患者反应可靠性或测量变异性的附加指标。在 Humphrey 视野检测计上，SF 被计算为在 10 个预测点标准偏差的加权平均值，其中在检查期间阈值被测量两次。该方法测试时间长，提供的精度有限，并且因预选点性质的原因可能没有用处；例如，它们可能位于已知反应变异性较大的缺失区域。

在 Humphrey SITA 测试中，可靠性指标的估计方法各不相同，并且不需要额外检测即可完成，从而显著减少了测试时间。例如，根据患者的反应时间估计假阳性率，忽略过度的快速反应并重新测试。这个程序不仅能估计假阳性的反应，而且能根据个体的反应时间调整测试的节奏，并且显著提升 SITA 的测试时间。此外，假阴性在 SITA 中通过检查受试者的反应序列来估计，并且不需要额外的测试。人们认识到，Heijl-Krakau 方法受到盲点面积的正确初始映射限制，并且与投影在视盘上的区域相比，视标相对较小，这意味着患者的固视将不得不经过很长的路径来使视标脱离盲点。由于这些原因，较新的仪器已经放弃了这种方法，并使用红外线相机投射到角膜上提供注视轨迹，以监视眼球运动。这提供了在测试结束时可由测试者评估的描计图或凝视图（图 11-11）。在 Octopus 版本，如果固视在测试过程中丢失，则测试自动中断。总而言之，可靠性是重要的指标，但在确定一个受试者是否预先做好测试时，测试者的定性判断通常是有用的。技术人员的经验、白天时间及假阳性应答百分比最近已被证明是测量可靠性的主要预测因子[21]。

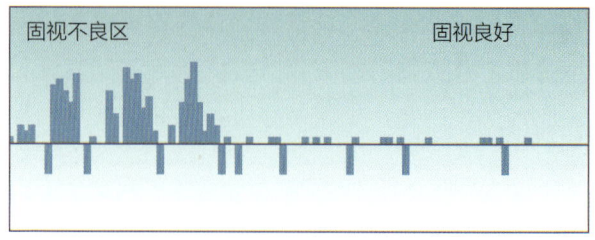

▲ 图 11-11　眼球移动举例
向上的尖峰显示眼球移动，向下的尖峰表示在视标呈现期间眨眼；这通常为结果输出底部上的描计图，可以在测试结束时复查

(三)视野进展

在一系列视野结果中,准确检测青光眼变化对于患者的临床治疗和评估哪种治疗能最有效地阻止病情进展是重要的。迟钝的、通常模棱两可的敏感度损失,以及视野结果之间的变异性使这项任务变得困难。有时,充分的随访就很容易测定,即使它很难精确量化(图11-12)。然而,在通常情况下,这要困难得多:快速观察一个基线视野的灰度图和图11-13随访青光眼患者,在不查看细节的情况下判断该视野缺失是否恶化。将任何生理变化(信号)与测试之间的变异性(噪声)区分开是很困难的。

确定视野进展的方法没有金标准[22]。此外,对于青光眼的疾病进展,没有直接或外部的测量方法来验证视野变化:目前使用光学成像技术测量结构缺失的临床设备仍然只提供真正感兴趣的生物变量替代测量,即视网膜神经节细胞计数和功能。在实践中,视野进展通常是根据临床"判断"和"经验"来确定系列视野图。以研究为目的,这种专业的"小组"通常被用作替代金标准。然而,专家之间的一致性已被证明是非常低的[23],这种方法只提供定性信息,而不是数值的变化或变化概率。

一组依赖于视野的全局指标变化估计的方法,如平均缺失值(图11-14)。然而,汇总度量在很大程度上或完全忽略了包含在视野内的详细空间信息,并且对早期局部变化不敏感。然而,它们确实提供了一种确定变化的非常具体方法:这意味着,

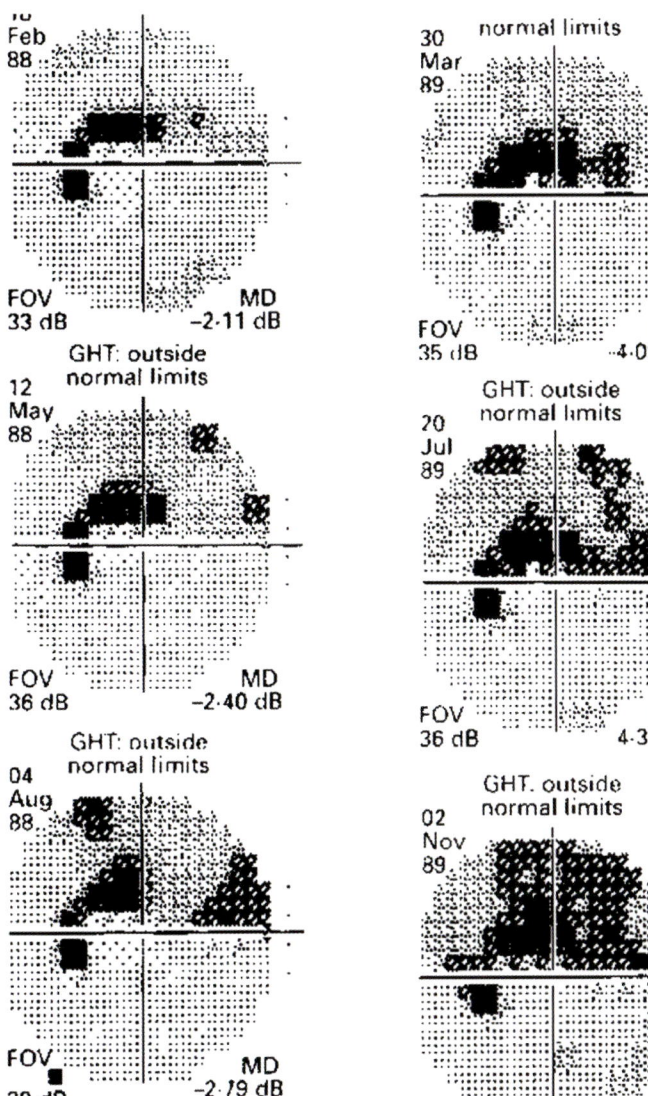

◀图11-12 同一只眼的一组Humphrey视野(灰度)显示明显的上方视野缺失进展

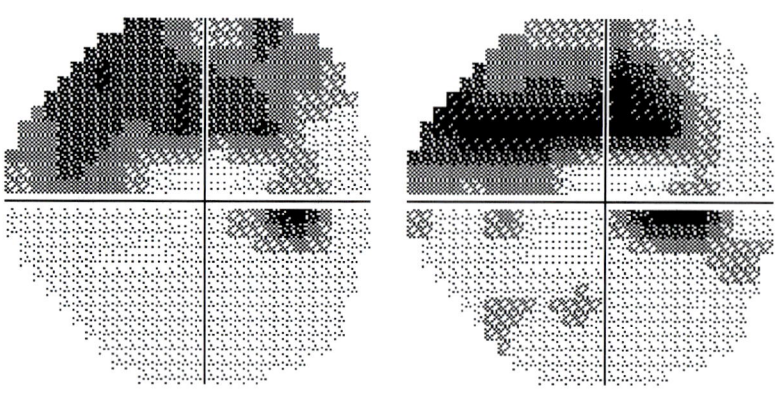

◀ 图 11-13 青光眼患者的基线和随访 Humphrey 视野（灰度）

视野缺失是否加重？不！两个视野都在同一天早上在一个非常可靠的患者身上测量！这两个视野之间的差异说明了测试间变异性的典型水平；从噪声中分离出真正的生理变化是检测视野进展的一个难题

如果一个患者在全局指标中显示出变化，那么他们几乎肯定是有进展的，有一点需要注意的是，视野普遍敏感度降低也可能仅仅是并发性白内障发病或恶化的征兆。用于评分视野的其他方法（如 AGIS 标准）已经用于临床试验，但这些"分数"与全局指标的分析具有相似属性。尽管如此，监测单个测量，如平均缺失，提供了关于视野整体变化的有用信息，并且可以提供关于视野损失速度或速率的有用信息。此外，一种相对较新的度量，称为视野指数（visual field Index，VFI），现在可以在 Humphrey 上用于估计青光眼的变化率[24]。VFI 表示视野损失量相对于参考组视力正常人群的灵敏度百分比。一个完全正常的视野将与 100%VFI 相关，而视野检测的全盲视野则具有 0% 的 VFI。为了减少白内障潜在的混杂效应，VFI 忽略了灵敏度的降低，除非它们与超出正常范围的模式偏差概率有关。此外，视野中心的位置权重更大。VFI 是最近添加到 Humphrey 的软件，很受欢迎。Artes 等[25] 最近讨论了它的优点和缺点。

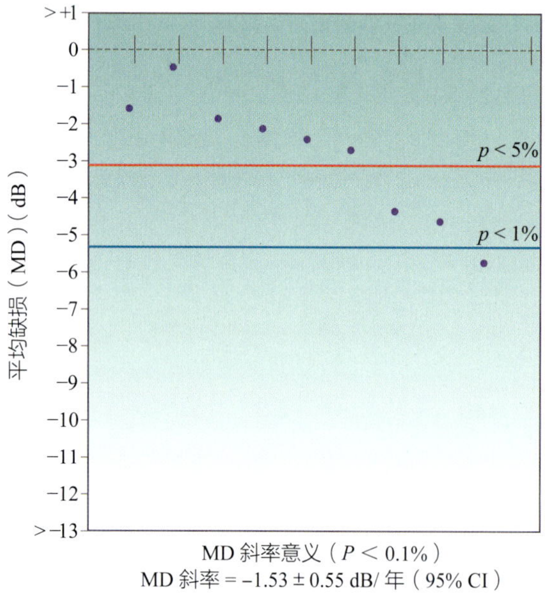

考虑到个别测试位置灵敏度变化的方法已被认为是能更准确地估计青光眼视野进展的一种手段。由于可用的软件，这些逐点方法正变得越来越容易使用，并且通常被认为对变化敏感。这些方法的一个很好的例子是青光眼进展分析（glaucoma progression analysis，GPA），它被用于量化第一个大型随机对照临床试验的进展，以评估低眼压对新发现的开角型青光眼视野缺失变化的影响[26]。该方法已被其他更近的临床试验所采用。GPA 被设计为从基线数据评估敏感度变化，并评估稳定性青光眼视野损失患者人群中获得的重复试验的经验结果变化量（图 11-15）。系列中的前三个视野中的两个被自动选择并取平均值，以给出合并的基线字段。从基线（dB）的变化被评估并显示在每个测试位置，目的是突出显示灵敏度变化超过稳定青光眼患者数据库中通常观察到的位置。该分析考虑了现场内测试点位置、灵敏度损失初始量和整个场的 MD。这些结果在 GPA 图上以符号的形式表示，在稳定性青光眼患者组中，以三角形表示出病情恶化的程度不到 5%。其他符号表示后续随访中确认的变化，并且还提供了变化的总体说明（图 11-16）。GPA 是一种"事件"型分析，每个个体

▲ 图 11-14 在 Humphrey 序列分析的结果输出中提取的 MD 与时间的关系

每个符号代表在不同随访中的 MD；MD 的恶化可以被评估为该点低于人群参考值或趋势分析，如 MD 与随时间的线性回归。在这种情况下，有明显的证据表明，患者的整体视野敏感度正在恶化

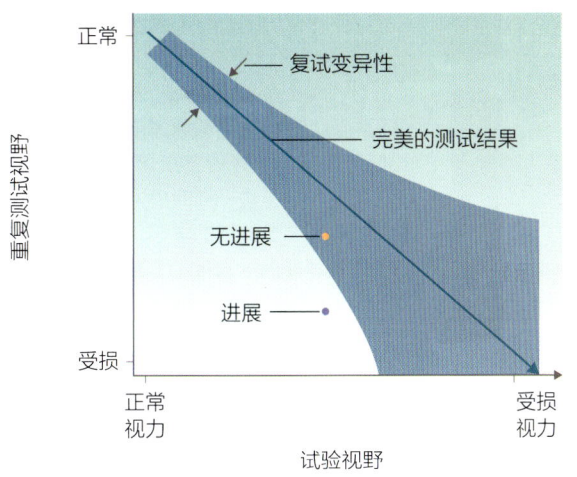

▲ 图 11-15 GPA 量化了与视野测试之间测量误差的有关变化

在重复测量时，"完美"测试结果将显示在对角线上；线周围的阴影区域表示"稳定"的青光眼。如果某个点超出了此预期误差，则表示该点为进展中。阴影区域随着视野敏感度的下降而增加：在低敏感度的视野中需要更大的变化幅度，而基线和随访之间的细微差别被标记为总体敏感度较高的视野中的变化。这些限制是根据总体数据集得出的，并不考虑患者自身的测量变异性水平

随访视野与基线相比，不使用中间测试。它也依赖于基于人口的参考数据，它用来充分描述需要超过标志变化的变异性。

在每个位置使用灵敏度值的线性回归提供了一种不同的方法。（这提供了在每点上的临床有用损失率，通过灵敏度值随时间变化的趋势来估计。）这种方法完全基于受试者自身的数据，在假定显著性之前，受试者的变量越大损失率就越高；同样的点，小噪声的缓慢恶化可能较早标记。PROGRESSOR 视野分析软件（Medisoft Ltd., Leeds, UK）使用这种方法，并以一种有用且易于解释的方式呈现结果（图 11-17）。每个测试位置用一个小条形图表示，每个测试为一个条形。每个条形的长度对应于该测试位置的灵敏度：条形越长，灵敏度越低。条的颜色与回归线斜率在该试验中的意义有关。因此，未损失的位置被视为一系列短灰色条，损失但稳定的位置被视为长系列的长灰条，并且前进位置被视为一系列逐渐延长的条，随着回归斜率变得更显著而改变颜色。最近提出了其他用于检测变化的逐点方法[28]。

逐点方法比使用全局方法更敏感，但不太具

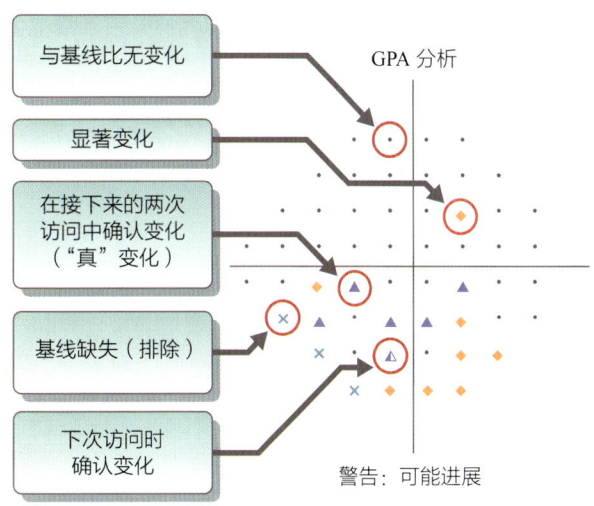

▲ 图 11-16 GPA 符号变化的总体说明

在 3 个连续的随访测试中，相同的 3 个或更多个位置中，与基线相比发生显著变化，产生"可能进展"的警报（3 个实心的黑色三角形）

体。没有证据表明，什么程度的点变化构成"真正"的进展，或者是否需要连续点来显示这种行为，是否应该在随后的字段中保持。后者很重要，因为不应该在进展由最初迹象就做出决定。该领域的研究者将继续发展更好的量化进展的方法，希望这些方法与结构措施相结合，以改善可用的临床有用数据管理工具[29]。

最近对检测进展的视野测试热点集中在一个重要的问题，即应该多久进行一次检查以检测变化。初步诊断后频繁的视野检查不仅有助于检测临床变化，而且还可以确定每一个患者的疾病进展速度，随后可以适当调整治疗方式。要注意的是，视野进程的速度（速率）在患者之间变化很大，及时发现进展需要数年来对视野精确和一致的测量。有关这方面的讨论可参考其他文献[30, 31]。

七、用户使用技巧

自动视野检查是一个简单的过程，但是在设置测试对象时，检查者应该知道许多因素。本文对此进行了简要总结。

患者应舒适坐好，告知其睁开眼睛。应该鼓励受试者正常眨眼；太多的受试者会不自然地盯着而不眨眼，这会抑制良好的测试性能。虽然测试是自动化的，但如果仔细地咨询患者并仔细地解释测试

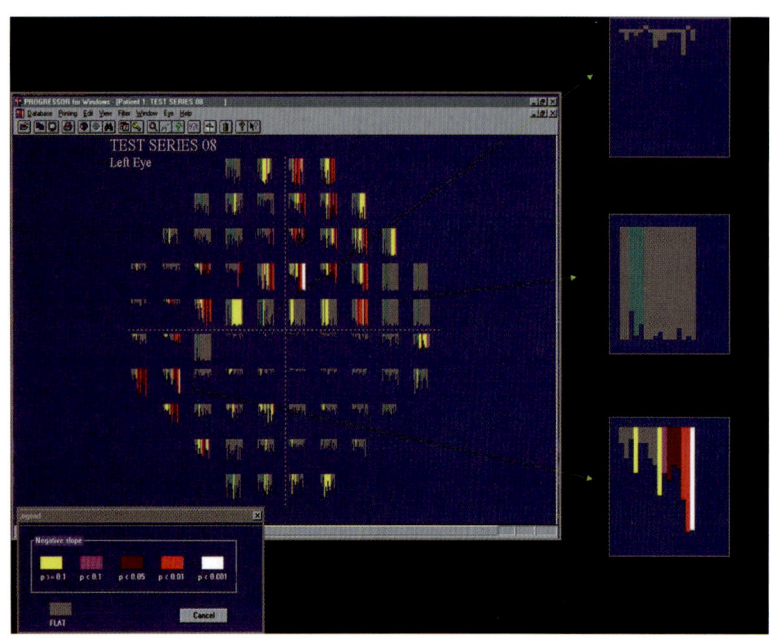

◀ 图 11-17 PROGRESSOR 软件展示了一个渐进性视野缺失患者的左眼 16 系列视野的分析；每个位置用条形图表示，每个条形图从左到右表示该系列中的一个视野；较长的条是缺陷，较短的条接近于正常的灵敏度；暖色表明，这一点的损失率具有统计学意义；有相当多的证据表明，在上半部视野和靠近生理盲点下方有明显的进展

过程，特别是固视的重要性，可以获得更好的结果。一个重要的信息是，当测试结果可靠性差时，应及时停止测试并重新开始，而不是在等待测试完成后在结果输出的可靠性指标上出现明显的标志。如果受试者使用他们自己的校正和正确的屈光度，那么测试的其他方面对结果的质量有实际影响。Henson、Cubbidge 和 Chauhan 等提供了良好的实用建议[30]。

患者疲劳是视野测试的一个大问题。疲劳效应对视野结果的经典呈现是三叶草图案，其中患者在测试开始时已经测试了 4 个主要点后感到疲劳（图 11-18A）。由于这个原因，第二只眼睛的检查通常会比第一只眼睛稍差。因此，在随访期间进行一系列视野检查时，记住眼睛测试顺序保持不变是很有用的。在老年患者中可能存在眼睑下垂情况（图 11-18B），这通常在最后一个视野表现出一种假象，在这些情况下，应在测试之前采取预防措施，如使用舒适的胶带。

在解释视野结果方面最重要的技术技巧是永远不要基于一个测试结果做出临床决策！必须进行重复的视野和随访视野检查，以确认或验证任何类型的临床决策。请记住，对于青光眼，模式偏差图是结果输出中最有用的图形工具。所有的统计分析都应结合受试者的可靠性指标和测试者的总体感觉来解释受试者的测试表现如何。

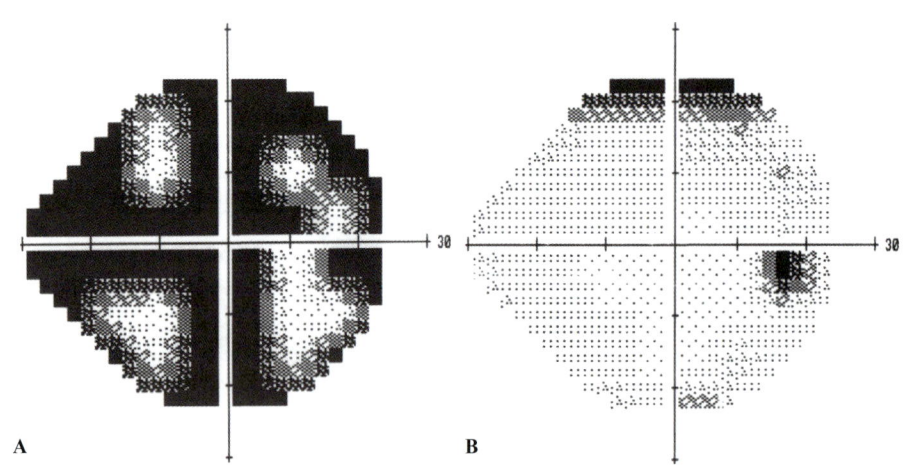

◀ 图 11-18 疲劳效应对视野测试的影响

A. 视野的灰度图，显示明显的三叶草形，表明在测试过程中疲劳；B. 受试者的眼睑伪影表现为较高的视野灰度

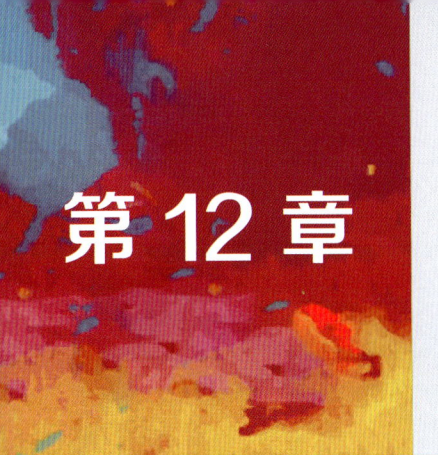

第 12 章 视野的长期随访
Long-Term Follow-Up of Visual Fields

Rizwan Malik　Balwantray C Chauhan　著
李　静　辛　晨　吴　建　译
牟大鹏　李　静　校

> **本章概要**
>
> 视野的长期随访是必要的，以估计患者的变化率和制订相应的治疗方案。
> 区分重复测量的变异性与真正的视野恶化仍然是临床医生面临的主要挑战之一。
> 计算机软件，如 GPA，PROGRESSOR 和 PeriData 可以帮助临床医生确定视野进展。
> 未来识别视野进展的改进技术可能是基于个体而不是群体对重复测量变异性的估计。

一、概述

使用静态自动视野检查（static automated perimetry, SAP）检查视野仍是最常用的评估青光眼功能缺陷的方法。视野的测量参数与患者的视觉相关生活质量密切相关，并且是该疾病视觉损害的重要预测指标[1]。

在临床上，会使用 SAP 的系列检测来确定视野是否变化，从而可以针对患者个体定制随访和治疗策略。因此，长期随访患者视野对于监测病情变化非常重要，因为患者病情恶化率完全不同（图12-1）[2]。

评估视野的改变是一项具有挑战性的工作，原因有很多。首先，真正的变化很难与变异区分。第二，变化的测定取决于检测进展所用的方法。"基于速率"的方法涉及分析视野随时间变化的趋势（图 12-2），而"基于事件"的方法表明是否发生了预先确定的变化（图 12-3）。

本章的目的是概述如何使用 SAP 监测可疑或确诊的青光眼患者，并重点介绍在临床实践中围绕此目的进行 SAP 的主要问题。

二、青光眼视野进展的本质

有关青光眼视野缺损的空间演变的文献几乎完全基于动态视野检查的结果[3-5]。随着 SAP 的发展，在许多预定义点的视野敏感性的客观测量已导致引入统计学方法来量化视野的异常情况。在动态视野检查中，异常表现为等径线或暗点到特定靶点的收缩，而 SAP 的异常通常表现为视野异常点簇。

青光眼中存在多种视野缺损[3, 5, 6]。早期青光眼的弥漫性敏感性丧失（表现为动态视野检查中的等径线收缩[7]）仍存在争议，与随后的 SAP 报道不一致[5, 8-11]。局部暗点的出现可以先于一个波动敏感区[4]。现有缺陷可逐渐变大或变深。视野的进展可表现为一个已知暗点的扩大，或在一个相对正常的视野区域出现一个新的暗点[12]。涉及鼻侧阶梯的视野缺损是超过半数患者的最早缺陷，其中上方视野比下方视野更易受到影响。Werner 和 Drance 发现排在第一位的视野缺损类型是旁中心暗点和鼻侧阶梯（51%），其次是孤立的旁中央缺损（26%）、孤立的鼻侧阶梯（20%）和扇形缺损（3%）[4]。视野缺损

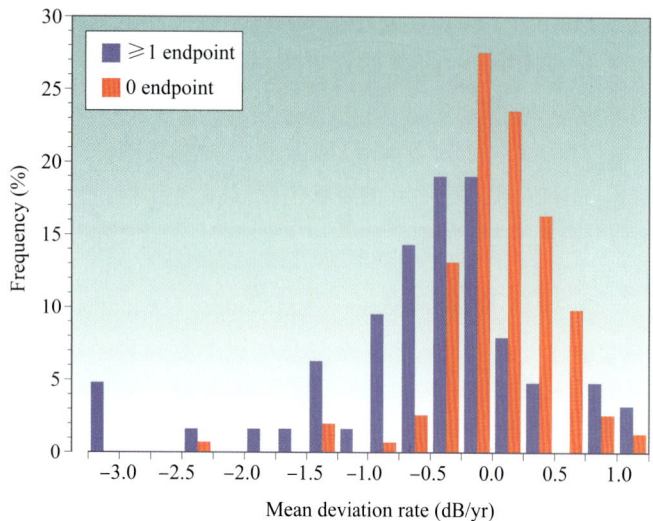

◀ 图 12-1 Rates of visual field ,VF, change(MD/y)for patients reaching a pre-defined VF endpoint (blue bars)and thoise not reaching the endpoint (red brrs) in the Canadian Glaucoma Study[2]. In eyes reaching an endpoint ,the rate is highly variable and ranges from −3.0dB/y to 1.0dB

Reprod uced, with permission, from Chauhan BC, Mikelberg FS, Artes PH, et al. Canadian Glaucoma Study：3. Impact of risk factors and intraocular pressure reduction on the rates of visual field change. Arch Ophthalmol 2010；128：1249–55

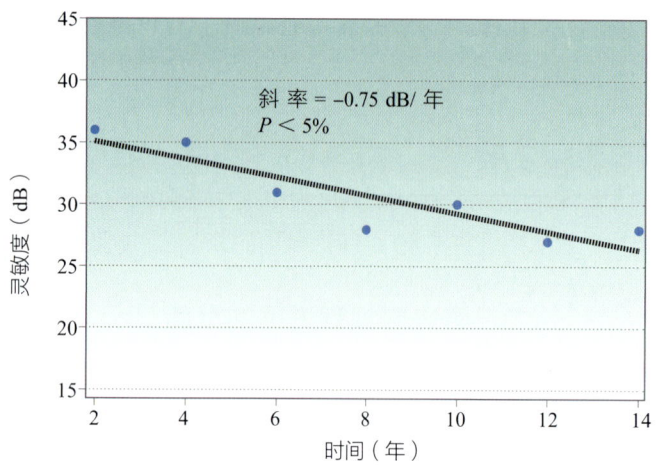

◀ 图 12-2 用于评估视野变化的基于速率的方法，随时间变化的敏感性趋势

变化通常是由一条最佳拟合线（回归线）表示。直线斜率和斜率的意义（在统计上与零不同）是回归的概括度量

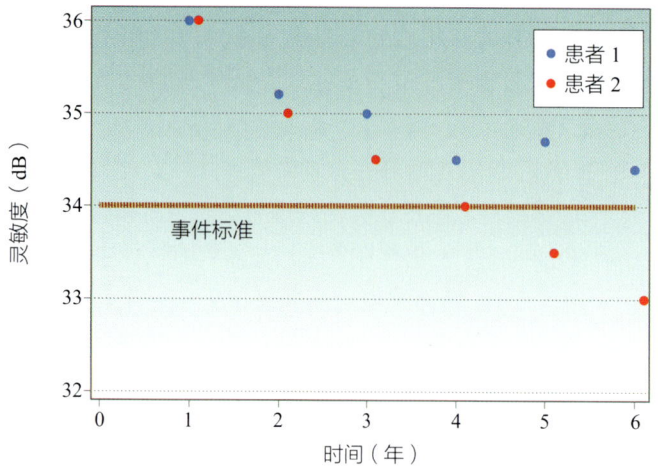

◀ 图 12-3 基于事件的检测进展的方法使用预定义的标准来定义事件

在下面的示意图中，选择性下降到 34dB 已被选定为一个事件。患者 1 和患者 2 都有恶化的敏感性，但只有患者 2 通过这一标准进展

进展的有价值数据来自 Hart 和 Becker 的研究，他们随访了超过 1000 名患有高眼压或青光眼的患者，有些人已经超过 10 年 [3]。用动态视野检测视野缺损，并用静态视野检查验证。当第一次出现明显的缺损时，缺损往往是波动的，随着时间的推移，缺损变得越来越大。生理盲点的扩大、鼻侧阶梯和 Bjerrum 暗点是最常见的最早期的缺损，随着时间的推移，扩展呈弓形缺损。早期缺损出现较慢，一

且出现，进展更迅速。从静态视野检查证实，进展往往发生在既定暗点的区域，而不是视野的正常区域[13]。

三、视野变异性

重测变异性是指重复视野试验结果的变异性，而无任何疾病状态的真正变化。区分真实的视野恶化与变异性仍然是临床医生的主要挑战之一（图12-4），并且统计方法如量化给定灵敏度的预期变异性，可以帮助临床决策。

图12-5A示出了基线灵敏度为20dB的位置的复测值范围示意图。重测值的第五个百分位数为11dB，第九十五个百分位数为25dB（图12-5B），因此95%置信区间为14dB。简单地说，如果在这个位置上的未来灵敏度值在11~25dB之间，就无法从统计上区分基线值（20dB）。在不同的基线灵敏度范围内复测的95%置信区间见图12-5C。当敏感性较高时，复测变异性下降。

在实践中，可以通过平均测试来减少测试–再测试变异性的影响。Humphrey视野分析器（HFA）的青光眼进展分析（guided progress analysis，GPA）使用前两次检查的平均值作为比较未来检查的基线。

当测量的变化超过测试的极限–再测试变异性时，更可能发生真正的青光眼功能改变。因此，了解影响变异性的因素可以帮助临床医生确定视野缺损，这些缺损可能是渐进性的。影响测试–复测变异性的因素包括灵敏度和视野偏心率。在健康的眼睛中，重测的变异性在较大的偏心率最高，而在黄斑中最低[14]。在30°偏心位置，变异往往是最高的优势视野[14]。此外，测试–再测试变异性随着敏感性下降而增加[15]。换言之，随着视野区域的损坏，测量可变性增加[15,16]。这表明，随着缺损的加深，确定真实变化变得越来越困难。在个体水平上，即使在相同的测量灵敏度下，变异性也可以在患者之间完全不同[17,18]。因此，对个别患者的变异性估计，变异性的总体测量很可能不是很好的替代方法。

假设在患者中变异性相同的进展方法，如GPA（以下讨论），可能错误地标记具有更高可变性的患者进展（比从人口估计预测值要高），或者未能识别变异率低于预测值的患者的真实变化。

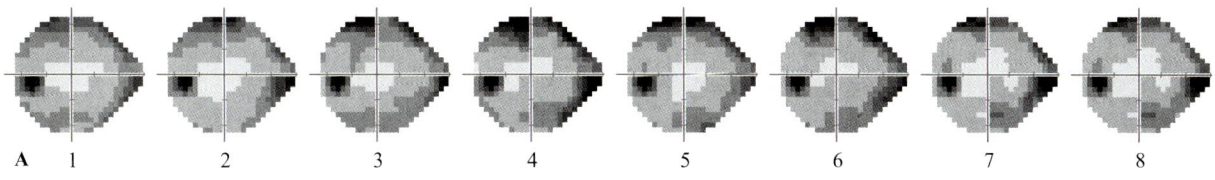

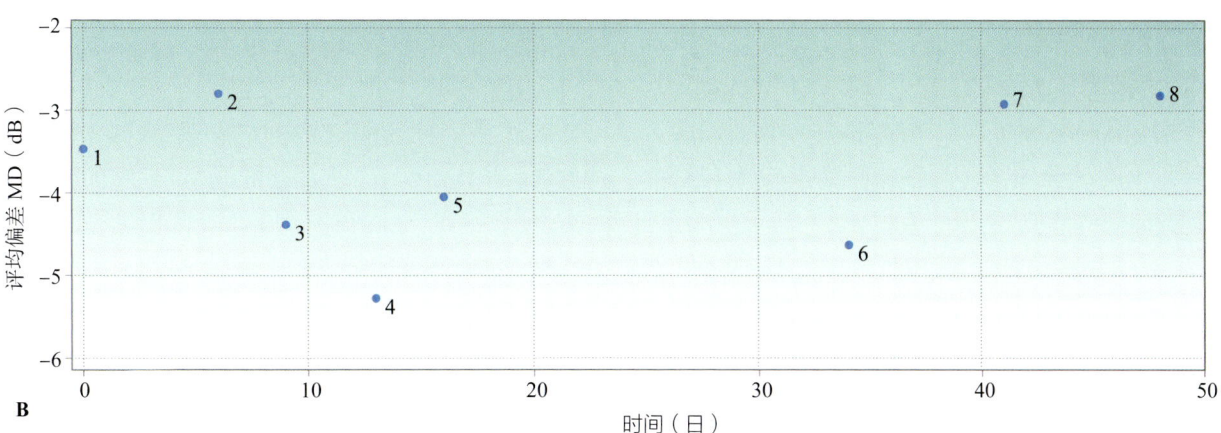

▲ 图12-4 患者的视野在50d内的灰度（A）和平均偏差（B）

这个例子显示了测试–再测试变异性，定义为在无显著青光眼改变的情况下视野的变化。随后进行的续试验时间短，患者眼内压得到控制，在此期间临床稳定（图片由Paul Artes，MD提供）

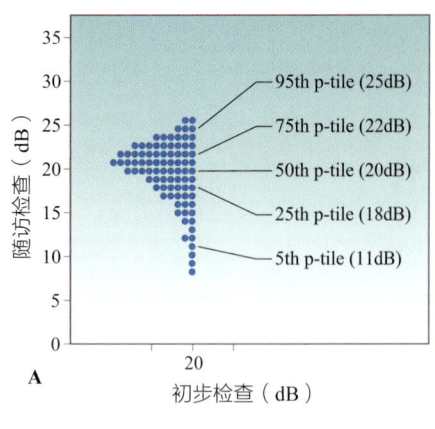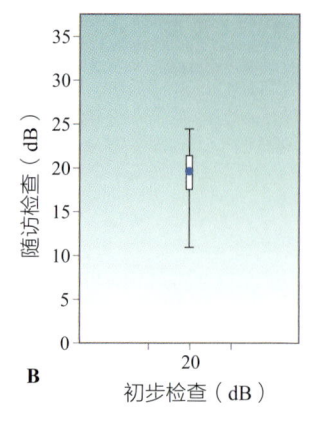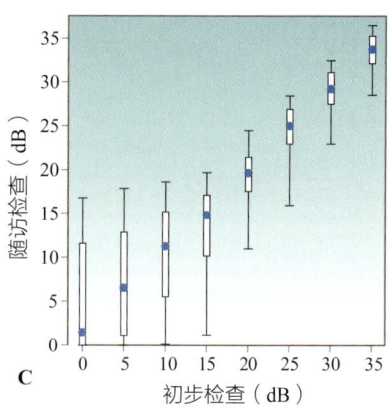

▲ 图 12-5 视野的变异性

A. 显示初始测试灵敏度为 20dB 的患者检测位置上的复测值；B. 重测值的第 9 个至第 95 个百分位数（p-tile）范围为 11~25dB；C. 初始测试灵敏度在 0~25dB 范围内的复测值范围

四、监测患者的实践方面

（一）患者因素

已知各种因素影响变异性。有些人可能受经验论者的影响。患者应该知晓，大约只有一半的刺激将被看到。这样的说明可以减少焦虑和假阳性反应[19]。额外的建议包括安静轻松的气氛、患者的舒适度和测试期间定期的言语激励[20]。

疲劳效应在视野检查中得到了很好的描述[21]，并且随着时间的延长，会导致敏感性下降。测试距离应注意屈光误差的定位和校正。折射模糊可以给出不准确的阈值[22, 23]，并且在测试之间使用正确和一致的光学校正可以最小化这种测试来源，即重测变异性。

（二）试验参数

通常用于评估中心 30° 视野的自动视野计空间测试模式包括 HFA 的 30-2 和 24-2 网格，其包含 76 个测试位置、24-2 测试位置和 59 个位置的 Octopus 周界的 G1 网格。

24-2 网格在中心 10º 内只有 8 个点，并不太适合于测试近乎固定的损伤患者。10-2 视野网格在中心 10º 内具有 68 个点，增强了黄斑缺损的空间信息。同样，Octopus 周边的 M1 程序有 59 个测试点，其中大部分位于固定 10° 以内。视场检查的测试参数应根据给定患者视野缺损的严重程度而定。

Goldmann Ⅲ度刺激（直径 0.43º）通常用于临床视野检查。然而，可以调整刺激的大小，以改善测量的动态范围。对 Goldmann Ⅲ度刺激降低或不敏感的患者，通常对 Goldmann Ⅴ度刺激 24（直径 1.72°）具有可测量的灵敏度，因此仍可以用视野监测一些晚期视野缺失的患者。

五、临床中视野随访检查的频率

确定患者视野随访检查的时间间隔和频率是近期青光眼研究领域的一个重要课题[25-27]。青光眼患者视野检查的最优频率是指以最少的检查频次即可确认患者视野是否进展（进展速度）或稳定。检测患者某种变化的（统计）能力取决于检查的可变性和检测频率。从临床角度看，视野随访检查的首要任务是要筛查出视野损害进展快的患者。统计建模分析表明，基于最初 2 年内 6 次视野检查结果的变化情况（即平均变异度）是检测出视野快速进展患者的重要依据[27]。

关于视野随访频次的研究显示，大部分青光眼患者每年接受少于 2 次的视野检查。一项回顾性研究显示，36% 青光眼患者每 12 个月接受一次视野检查，60% 青光眼患者每 18 个月接受一次视野检查[28]。另一项研究也显示类似的结果，少于半数的青光眼患者每 18 个月接受一次视野检查[29]。

英国国家健康与临床优化研究所（NICE）建议根据患者既往视野检查结果是否稳定，以及眼压是否维持在目标眼压水平，建议患者每 2~12 个月接受一次视野检查[31]。如果患者眼压较高和视野进展的患者，则需每 2～12 个月接受一次视野检查。如果眼压达到或低于目标眼压且视野平稳，则需每 6～12 个月接受一次视野检查。欧洲青光眼协会建议青光眼患者在确诊后的 2 年内，需要接受 3 次视野检查，已确定其视野进展情况[32]。通过计算机模拟模型，则需要患者每半年接受一次视野检查，以确定其视野进展情况[25]。初步临床实验结果显示，可根据患者既往视野进展情况，个性化地制定视野检查的频次，更利于对患者的随访[33]。

六、视野随访策略

临床医生间对视野是否进展的评价标准存在差异，因此开发一些计算机辅助分析软件可提高对视野进展评价的客观性，降低变异度。计算机软件对视野进展判别的一致性要明显优于临床医生[34]。GPA 是一种基于多次视野检查结果自动判断视野进展趋势的软件。PROGRESSOR（Medisoft Ltd, London, UK）和 PeriData（PeriData Software GmbH, Huethe, Germany）也是两个目前商用的视野进展评价软件。这两种软件易于将视野检查结果转化为可供计算机分析的数据，易于临床医生在线解读视野结果，并可将结果写入电子病历系统。

GPA 基于青光眼不同时期视野变化特点设计的，比较患者视野随访结果与基线结果的差异，以此评价患者的视野进展情况。模式偏差值（pattern deviation，PD）代表在校正被试者年龄和平均敏感度下降因素后的视野受损程度。当模式偏差值的改变超过系统默认的测量误差范围时，即认为此患者存在视野损害进展（见第 11 章）。

获得 GPA 至少需要 3 次视野结果，两次基线检查和一次随访检查结果。GPA 结果的每一个标志点代表此位置的视野 PD 值变化与测量误差范围间是否存在统计学差异（＜5%）[20]。空心三角表示单次随访结果中该点 PD 值的变化超出测量误差范围；半实心半空心三角表示该点 PD 值的变化在连续两次视野随访结果中均超出测量误差范围；实心黑色三角表示该点 PD 值变化在连续三次随访结果中均超过随访误差。GPA 报告中标志点的解读方式见图 12-6。

如果相同的 3 个点在连续 2 次随访视野检查中均提示 PD 值显著变化，则 GPA 报告提示此患者视野"可能进展"；如果相同的连续 3 次随访视野检查中均提示 PD 值显著变化，则 GPA 报告提示此患者视野"很大可能进展"。

PROGRESSOR 利用逐点线性回归方法评价视野敏感性随时间的变化程度。单次分析结果中，视野中的每一测量点均以"条"显示。"条"的长度代表视野缺损的程度，长度越长表示此点视野敏感性下降越明显。"条"的不同颜色代表基于逐点线性回归分析的视野进展大小。灰色条代表无明显进展，粉色、棕色、红色和白色的条形分别为基于统计学分析此点代表视野敏感性变化程度占总变化范围的 10%、5%、1% 和 0.1%（图 12-7）。

PeriData 的报告中显示视野发展趋势，易于临床医生解读（图 12-8）。对于某一视野检测结果，PeriData 输出以一个对应视野检测点的颜色缺陷图。如果该点测量敏感度接近正常值，则以绿色表示；如果此点的敏感度明显下降，则以暗色标记。每个测量点的降低程度用箱线图表示。黑线表示平均灵敏度随时间的变化趋势。该软件还以地形图的方式展现视野中每个检测点的变化情况。

七、利用视野总体参数评价视野进展

整体指数，如平均偏差提供了便于评估视野总体损害程度的指标[37]。然而，使用整体指数进行监测可能会导致有价值的空间信息损失。视野指数（visual field index，VFI）是用于评价视野进展的新指标。可在 Humphrey 视野分析仪的 GPA 软件中获得（图 12-9）。与平均偏差不同，VFI 更好地反映中央视野情况，更有效地消除白内障对视野检测结果的影响[35]。因此，只有当视野出现明显异常和模式标准差低于 5% 时，VFI 才会改变。VFI 反映视野缺损量，即与正常视野相比，此测量视野的缺损程度。如果此次视野结果与正常视野相似，VFI 为 100%，如果此次视野结果存在大范围损失，VFI 接近为 0。一项研究对 100 只青光眼平均随访 8 年，结果显示 VFI 可以有效预测患者视野进展趋势[36]。但是在早期青光眼 VFI 检测不敏感，相较而言平均偏差可以更好地反映青光眼早期患者的视野损害程度[37]。

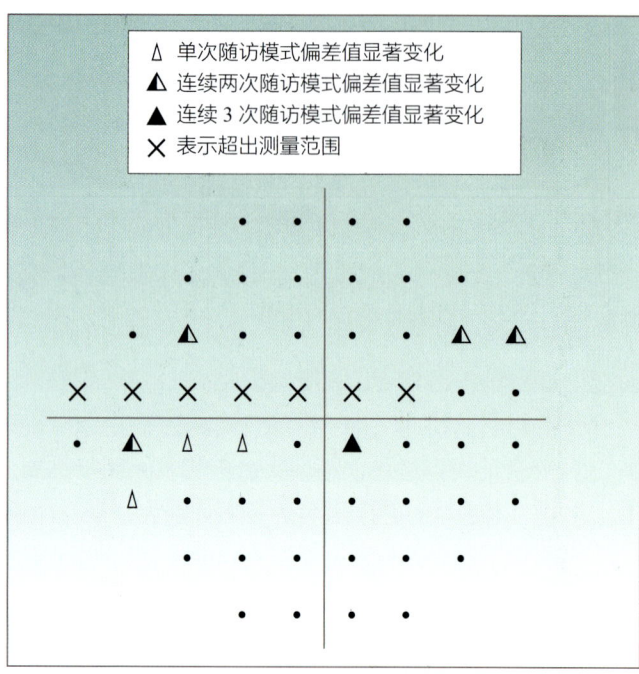

◀ 图 12-6 Humphrey 视野分析仪导出的青光眼进展分析报告

三角形代表模式偏差值的变化是否超出检查误差范围。空心三角表示单次随访结果中该点 PD 值的变化超出测量误差范围；半实心半空心三角表示该点 PD 值的变化在连续两次视野随访结果中均超出测量误差范围；实心黑色三角表示该点 PD 值变化在连续三次随访结果中均超过随访误差

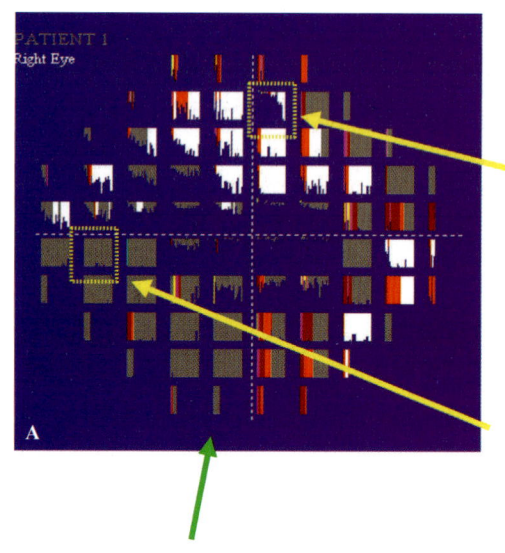

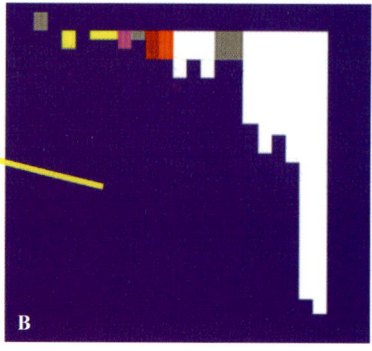

竖直条的长度随着时间的增加而增加，表明灵敏度下降。条带颜色表示 P 值对灵敏度变化率的统计学意义：（$P<10\%$，粉红色；$P<5\%$，褐色；$P<1\%$，红色；$P<0.1\%$，白色）

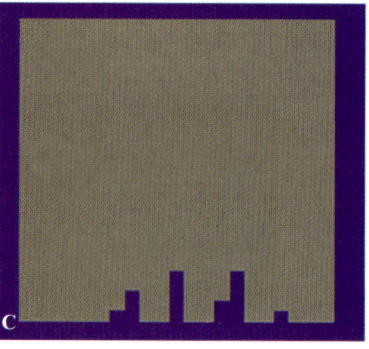

稳定敏感的位置。长条表示敏感度下降，而灰色表示位置稳定

（A）患者右眼的 PROGRESSOR 输出。输出显示每个位置的图块，分别对 2 个选定的位置进行解释（B 和 C）

▲ 图 12-7 PROGRESSOR 分析结果

A. 利用图像显示每个视野测量点的变化情况；B. 显示一个代表性视野进展点的进展细节。"条"的长度表示视野敏感性下降的幅度。颜色表示视野敏感性下降的统计显著性；C. 显示一个代表性视野无进展点。随时间推移，"条"的长度无显著变化。灰色表示视野敏感性无显著变化（由 Medisoft Ltd., UK 提供）

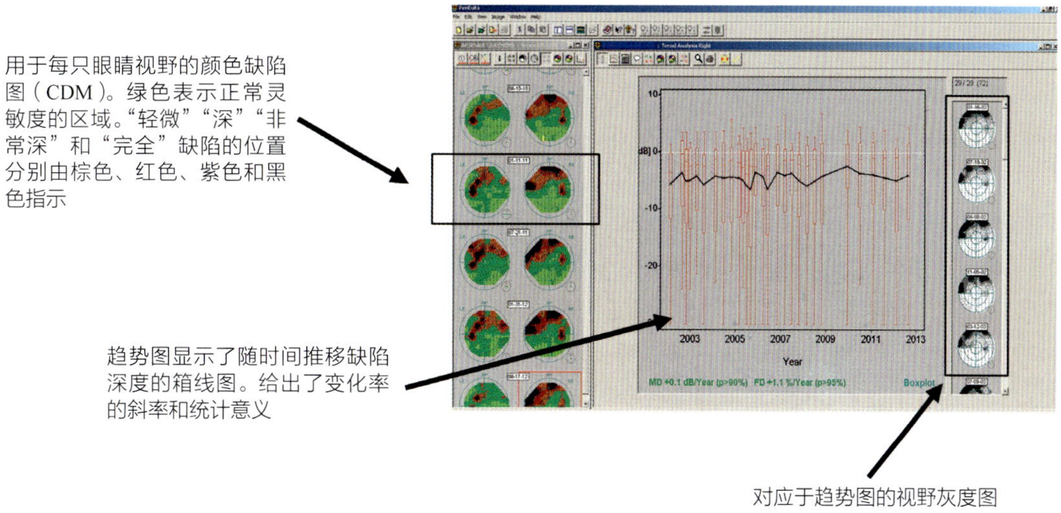

第三篇 青光眼的评估
第12章 视野的长期随访

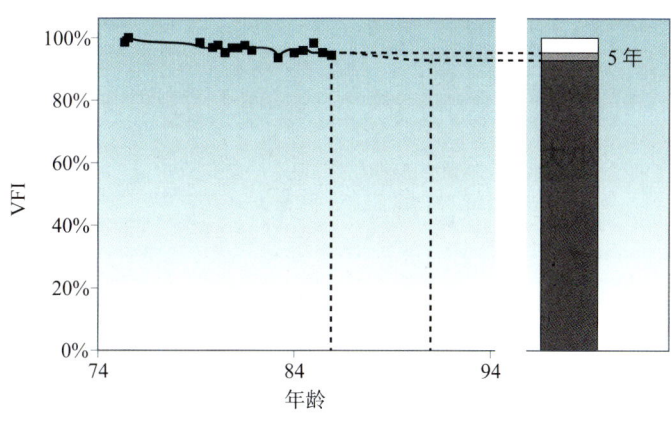

用于每只眼睛视野的颜色缺陷图（CDM）。绿色表示正常灵敏度的区域。"轻微""深""非常深"和"完全"缺陷的位置分别由棕色、红色、紫色和黑色指示

趋势图显示了随时间推移缺陷深度的箱线图。给出了变化率的斜率和统计意义

对应于趋势图的视野灰度图

▲ 图 12-8 PeriData 报告
以地形图方式展示某一患者视野敏感性下降和视野进展情况

进展率：−0.4%±0.2%/年（95% CI）
P＜1% 斜率显著

▲ 图 12-9 视野指数（VFI）
VFI=100% 代表正常视野，VFI=0% 代表视野完全受损。利用 STATPAC 软件基于 Humphrey 视野分析结果推断 VFI 的 5 年预测

八、青光眼临床试验的决策工具和研究终点

在青光眼进展的临床试验中，利用明确的视野数据作为研究终点更有利于对研究结果的分析和判断。基于视野进展与不进展的二元结果，可以利用以事件为依据的研究方法开展青光眼临床试验[38-43]。实际上，如果以某一特定数值划分连续变量参数，如将其定义为进展或不进展，以事件为依据的研究

方法也可用于分析连续变量参数。

与青光眼临床试验设计不同，临床医生需依据患者视野的进展程度，比如基于患者目前视野进展程度，预测以此速度进展，在患者有生之年视野的受损程度，进而制订相应的治疗策略。与视功能明显受损相关的危险因素包括患者年龄、诊断青光时所处的疾病程度及视野进展程度。图 12-10 显示 2 名青光眼患者的视野进展程度。蓝线代表一名 50 岁患者，诊断青光眼时已处于疾病晚期。绿线代表

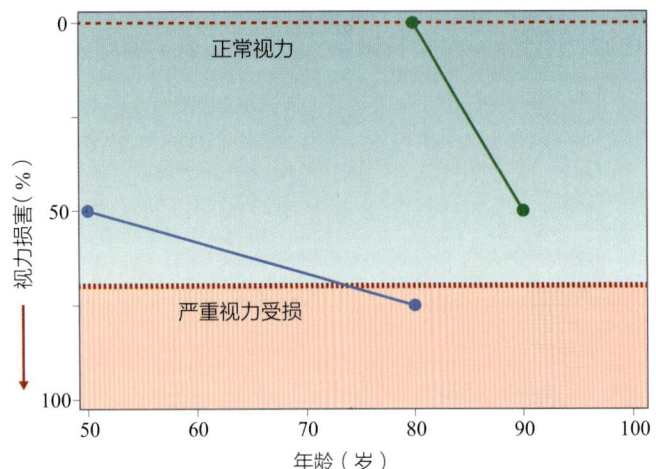

▲ 图 12-10　患者年龄、诊断时的病情程度和视野进展程度与视力受损风险的关系
蓝线代表一名 50 岁视野严重受损，但视野进展相对稳定的晚期青光眼患者。绿线代表一名 80 岁视野轻度受损，但视野损害进展较快的患者

一名 80 岁患者，诊断青光眼时尚处于疾病早期。虽然相对年轻的患者视野进展相对缓慢，但是相较于老年患者，其有生之年视功能严重受损的风险明显增高。因此与临床试验不同，对青光眼患者的个体治疗要考虑每个个体的自身特点。

九、未来发展方向

未来研究发展的方向是旨在改进评价 / 量化不同患者间视野检查个体差异的有效方法，以及建立预测视野进展的有效模型。

点式线性回归是最近发展起来的一种分析方法。不同于其他通过对个体间的总体变异性来估算回归概率的方法，该方法是基于对患者自身数据的个体化统计。在点灵敏度分析的基础上推导出 P 值。将视野数据和患者视神经结构作为两个因素纳入到贝叶斯框架中构建视野进展预测模型，获得了喜人的研究结果 [44, 45]。简言之，真正的青光眼视野进展及进展速度，可以结合测量所得的视野变化，以及通过一系列结构检查进行预测 [44]。利用此方法可准确预测大部分患者的视野进展速度。

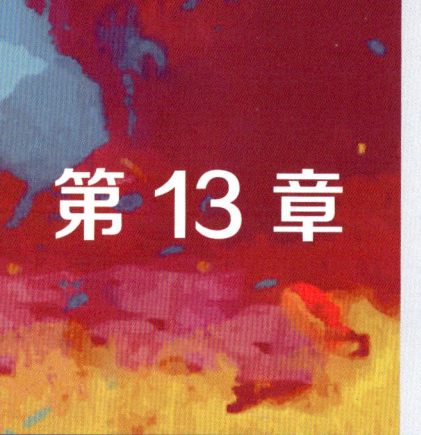

第13章　功能特异性视野检查
Function-Specific Perimetry

Felipe A Medeiros　Luciana M Alencar　著
吴　建　译
牟大鹏　校

> **本章概要**
>
> 尽管标准消色差视野检查仍然被认为是青光眼功能评估的金标准，但功能特异性视野检查可以为功能丧失的早期诊断提供几个便利条件。硬件和软件升级已经克服第一代视野计的一些局限性，但仍有必要进行前瞻性队列研究，以便更好地指导临床医生如何将这些新的视野检测仪器的结果纳入临床实践。

一、概述

不可逆视野缺损是青光眼视网膜神经节细胞（retinal ganglion cells，RGC）损伤的最终共同特征。多年来，RGC 的功能评价仅依赖于标准消色差视野检查（standard achromatic perimetry，SAP），也被称为标准白色视野检查。然而，尽管 SAP 仍然是青光眼最常用的视野评估方法，但组织学和临床研究表明，在许多情况下，只有当大量神经节细胞丢失时，SAP 上的视野缺损才可检测到[1-3]。这些发现表明，SAP 对青光眼的早期结构损伤相对不敏感，这促使人们对发现能够检测早期功能损失的心理物理测试进行研究。

一些因素似乎与 SAP 相对早期 RGC 损伤的相对不敏感性有关，包括视野数据的对数换算、测试的变异性和人类视觉系统的潜在问题。光可被几乎所有的 RGC 感知，然而更具体的特征，如对比敏感度、运动感知和色觉则由 RGC 不同亚群感知。特定 RGC 亚群传输视觉信息的不同特征，通过刺激目标细胞亚群的方法，这一认识现已被用于开发青光眼视野评估的功能特殊性视野测试。

人类视觉系统概述

光到达视网膜后，被感光器（视锥细胞和视杆细胞）感知并传导电信号到双极细胞。然后，双极细胞传导电信号至视网膜神经节细胞，视网膜神经节细胞将电信号发送到与视觉相关的大脑中枢。RGC 轴突形成视神经和视觉通路，通过突触传导至与丘脑的外侧膝状体（LGN）神经元。

人类视网膜有 3 组不同的视锥细胞感光器。每种视锥细胞对特定范围光谱具有最大的敏感性：蓝色视锥细胞对短波长刺激（440nm，蓝色带）最敏感；绿色视锥细胞对中等波长（530～540nm）刺激最敏感；红色视锥细胞对长波长（560～580nm）刺激最敏感。黄色光被认为是对红色视锥细胞和绿色视锥细胞的刺激，而不是对蓝色视锥细胞的刺激，而白色的视觉感知是所有类型的视锥细胞成比例刺激的结果。功能存在重叠，因为即使特定类型的感光细胞对某一颜色更敏感，它仍然对整个可见光谱中的其他波长有一定的敏感性。3 种不同类型视锥细胞对确定波长的刺激比例产生特定颜色的概念[4, 5]。信息发送到 RGC 之后，使用对立的两种颜色机制（蓝黄和红绿色）和一个消色差机制（光暗）进行处理[6]。红色-绿色的对立发生在红色和绿色视锥细胞之间，蓝色-黄色对立发生在蓝色视锥细胞和红色视锥细胞的组合之间。

视网膜神经节细胞主要是根据投射到外侧膝状体核的位置而分类的。RGC 有几个亚群，它们在形态和生理上都是不同的（表 13-1）。parasol 神经节细胞位于整个视网膜，占所有 RGC 的 10%。它们投射到大细胞视觉通路，也被称为 M 细胞。它们有大的胞体，大的轴突和大的树突（图 13-1）。这些细胞具有运动知觉，具有高时间和低空间分辨率，高对比敏感度和立体视觉[7]。微小神经节细胞（也被称为 P 细胞）最多，占视网膜中所有神经节细胞的 80%，并投射到 LGN 中的小细胞层。它们的数量比 parasol 神经节细胞的数量增加了约 7∶1，并且在视网膜中央的比例可能增加到 30∶1[8]。它们以较低的对比敏感度、静态立体视觉和模式识别来支持中心视觉敏锐度、低时间和高空间分辨率。M 细胞对不同波长的宽带光产生反应，而 P 细胞传递颜色信息（红绿色）和形状[9]。

第三类细胞也被分出，对应于小的双层蓝色神经节细胞，以前被认为属于微小神经节细胞的一类（2 型 P 细胞，而现在是 K 细胞）占所有 RGC 的 10%[10]。这些神经元位于 LGN 的主要层内部和之间，构成了粒状细胞系统。这些 K 细胞几乎只介导蓝黄信号[10-12]。大多数其他类型 RGC 的情况仍不清楚。如上所述，每个系统传达视觉信息的不同特征，但是由于 SAP 使用静态消色差刺激，所以被认为非选择性地调用所有系统。由于 RGC 之间存在相当大的功能重叠，并且在给定视网膜位置的覆盖中也存在冗余，所以许多邻近的细胞被 SAP 中使用的刺激类型同时刺激。因此，即使有大量的神经节细胞死亡，信号仍然被传递，并且早期的损失可能不被检测到[13]。相反，功能特异性视野检查试图通过评估不同细胞亚型处理的

表 13-1 M、P、K 细胞通路特征

	M 细胞	P 细胞	K 细胞
RGC 亚群	parasol RGC	微小 RGC	双分层（蓝色）RGC
所有 RGC 百分比	10%	80%	9%
投影到 LGN	大细胞层	小细胞层	层间
最敏感的	运动知觉、对比敏感度、宽频带光感	中心视力，红绿对比	蓝黄对比

RGC. 视网膜神经节细胞；LGN. 外侧膝状体细胞

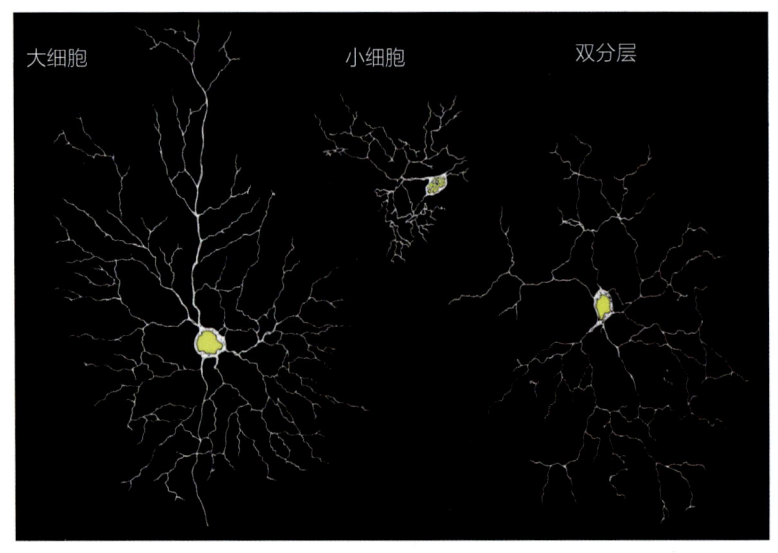

◀ 图 13-1　不同类型视网膜神经节细胞示意图

注意胞体、轴突和视野覆盖的不同大小

特定视觉功能来分离神经节细胞亚群。当单个亚群通过功能视野检查被独立检测时，相对较少的细胞同时被测试。因此，在给定视网膜位置的覆盖范围内细胞的冗余也较少，而可能掩盖"神经节细胞损失"的反应重叠也较少。因此，特定RGC通过这些测试进行评估时，早期青光眼的损伤更容易检测。

针对特定的RGC亚群，已经开发了几个功能特异性视野检查，包括倍频技术视野检查（frequency-doubling technology perimetry，FDT）、短波长自动视野检查（short wave length automated perimetry，SWAP）和高通分辨视野检查（high-pass resolution perimetry，HPRP）。SWAP需要通过短波长视锥细胞从粒状细胞途径检测，并且只通过蓝黄神经节细胞进行处理。FDT和各种形式的运动视野检查针对大细胞途径的parasol神经节细胞。HPRP被认为选择性地针对小细胞系统的微小神经节细胞[14]。研究表明HPRP与SAP相比几乎没有提供额外功能，且检测青光眼损伤的能力比SAP差。由于这个原因，这项测试基本已弃用[25]。最近的一些研究也质疑SWAP比SAP有更早发现损伤的能力，并且也随着时间的推移而逐渐减少使用此检查。SWAP和FDT的详细描述如下。

二、短波长自动视野检查（SWAP）

短波自动视野检查（SWAP）是一种用于评估短波长敏感色觉系统的视野测试。SWAP将整个视网膜-神经-皮层通路中的短波长敏感通路独立分离。SWAP作为视觉测试的发展动机是基于显示青光眼患者存在色觉缺陷的原始报告[15-17]。

短波长敏感色觉系统起源于视网膜中具有短波长（蓝色）视锥细胞的受体水平。这些视锥细胞向蓝色锥体双极细胞发送投射，然后投射到小双层视网膜神经节细胞。小双层视网膜神经节细胞投射到外侧膝状体的层间（粒状细胞）层。它们负责编码和传输与蓝-黄相对应的信息，蓝色激活系统，黄色抑制系统。短波视锥细胞和粒状细胞通路最近才从小细胞性的"色觉系统"中分离出来，证据表明这些细胞比P细胞更大，并将轴突投射到LGN的层间，而不是小细胞层[10-12]。小双层视网膜神经节细胞占视网膜神经节细胞数量的大约10%，稀疏分布在视网膜上。

SWAP能够检测早期功能丧失，不由于小双层细胞在青光眼中首先受到影响，而是因为它只检测一种类型神经节细胞，减少了冗余。当短波长敏感通路被隔离时，即使小部分的细胞受到影响时，也可能出现缺陷。因为即使其他细胞类型在给定的视网膜区域中仍然起作用，它们也不能接收到特定的刺激，直到这种刺激比正常变得更加明亮。

（一）作用方式

SWAP最初是将SAP改进，并且它可以用Humphrey视野分析仪（HFA；Carl-Zeiss Meditec，Dublin，CA）和Octopus1-2-3视野计（HaagStreit，Interzeag AC，Schlieren，瑞士）进行检查。与常规视野计不同，它使用窄带蓝光刺激和黄色背景照明（表13-2）。所呈现的蓝色刺激的峰值波长440nm，近似于S视锥细胞的峰值响应，并且具有GoldmannV度刺激。这些视锥细胞通过双极细胞向蓝黄视网膜神经节细胞发送信号。在实际测试之前，患者应首先在明亮的黄色背景（100cd/m^2）下进行至少3min的适应，使中等波长（绿色）和长波长（红色）锥体反应降低，并抑制视杆细胞活动。在SWAP中使用的目标需要较大，主要是因为其亮度较小并且测试需要的刺激更大[18]。这些神经纤维反应较慢，该系统的潜以视力仅为20/200。检查结果以对数单位表示，相对阈值0dB（10 000apostilb）。测试的所有其他方面都与传统SAP相同。

表13-2 标准消色差视野计（SAP）和短波长自动视野计（SWAP）参数的比较

	SAP	SWAP
刺激大小（Goldmann/度）	Ⅲ/0.47°	V/1.8°
刺激色	白色	蓝色
刺激持续时间（ms）	200	200
最大刺激亮度（cd/m^2）	10 000	65
背景色	白色	黄色
背景亮度［cd/m^2（asb）］	10（31.5）	100（315）

SWAP（或蓝黄视野检查）与传统 SAP 一样使用相同的设备，具有相同的通用程序。在 HFAII 上的 30-2、24-2、10-2 模式和黄斑阈值（中心 5°）可通过相似程序获得。它使用的策略也与 SAP 相似，即全阈值、FASPTAC 和最新的 SWAP-SITA。Octopus101 和 300 系列（默认为 311，但可选 301）也提供蓝黄色视野检查，可在 G1、G2、32 和 M2 程序中提供动态和趋势为导向的视野检查（TOP）策略。

（二）SWAP 的临床说明

图 13-2 显示了用 Humphrey HFAII 视野计获得的 SWAP 测试的输出结果。与 SAP 相似，统计软件包（STATPAC Ⅱ）将结果与年龄相关的正常受试者进行比较，并提供同样的数值和概率图。在检查过程中，固定与常规视野检查相同，提供固定损失指数。然而，即使稳定的中央固视，一些患者仍会出现增加的固定损失指数。这是由于固定损失指数通过在盲点上重复刺激来监测，并且 SWAP 使用的刺激更大，盲点较小的受试者仍可探测视标。这种情况既可通过关闭固定监视器，也可通过减小所使用的刺激来处理。眨眼和眼球运动将显示在输出结果的底部。捕获试验用于测试应答的可靠性，提供假阳性和假阴性指数，这些指标分别指在没有目标和靶阈上错过目标时的响应。

每个测试位置均会提供灵敏度值，并在其旁边显示相应的灰度图。然而，SWAP 打印输出的灰度模式可能会产生误导。该规格使用与 SAP 相同的转换因子。然而，由于蓝色视锥细胞的视觉感知能力降低，SWAP 的灵敏度阈值通常比 SAP 低 1.5～2.5dB。这使得在正常人中，SWAP 与 SAP 的深灰度图也有差异，如图 13-2 所示。虽然在 SWAP 上的灰度图可能表现为灵敏度分散性损失，但从年龄校正阈值显示显著偏差的概率图看起来更类似 SAP。

总图和模式偏差图，以及全局指数（MD - 平均偏差、PSD - 模式标准偏差、SF - 短波动和 CPSD - 校正 PSD）遵循 SAP 相同的原则。打印输出结果还显示了青光眼半视野试验（GHT）的结果，比较和评估上下半球之间的不对称性。然而，需要注意的是，SWAP 测试中正常受试者往往表现出比 SAP 上显示的结果更为明显的不对称性。更常见的是，下半球将表现出比上半球更高的灵敏度阈值，且差异随着偏心率的增加而增加[19]。这些发现的原因尚不清楚。

总体而言，SWAP 测试结果的解读应该遵循与常规消色差视野检查相同的原则。然而，晶状体混浊对 SWAP 结果会造成显著的敏感性损失（见下文），应更加强调模式偏差图和测量局部损失或不对称性的指数，如 PSD 和 GHT。

（三）优势与局限

1. 功能损伤的早期检测

SWAP 一直是众多研究的焦点。有证据表明，在一些患者中，SWAP 可能比 SAP 更敏感地检测出青光眼导致的早期功能缺陷。两个独立的实验室进行的队列研究表明，与 SAP 相比，SWAP 可能提前 3～5 年发现异常，并且预示 SAP 缺损的发生和发生位置[20-22]。Johnson 等对 38 例高眼压患者随访 5 年[22]。在研究开始时，所有患者都有正常的消色视野，9 例患者出现异常 SWAP。随访过程中，研究开始时 SWAP 异常的患者出现 SAP 缺损，这些 SAP 缺损位置与先前 SWAP 缺损位置相同。在整个随访过程，SWAP 正常的患者均出现 SAP 缺损。虽然这些结果表明 SWAP 在检测早期功能损害方面的能力强于 SAP，但是，此研究受试者是基于正常 SAP 招募的。这可能使结果有利于 SWAP 的敏感性，因为 SAP 异常但 SWAP 正常的患者被排除在研究之外。事实上，后来的研究发现，一些患者 SAP 缺损在 SWAP 之前。一项更大的，包括 416 例高眼压患者的纵向研究显示，在最终发展为青光眼的 24 只眼睛中，SAP 首先发生变化，仅有 2 只眼睛在 SWAP 中首先出现缺损[23]。此外，基于结构（即基于视盘外观定义青光眼，并且不使用视野）分层患者的精准研究观察到与 SAP 和 SWAP 有相似的敏感性[24, 25]。

由于其具有检测早期功能损害青光眼的潜在能力，SWAP 历来被用于可疑青光眼患者的视功能评估。已发表的研究显示，8%～30% 具有正常 SAP 结果的高眼压患者在 SWAP 测试时具有视野缺损，结果取决于所用的标准和被评估人群的具体特征。

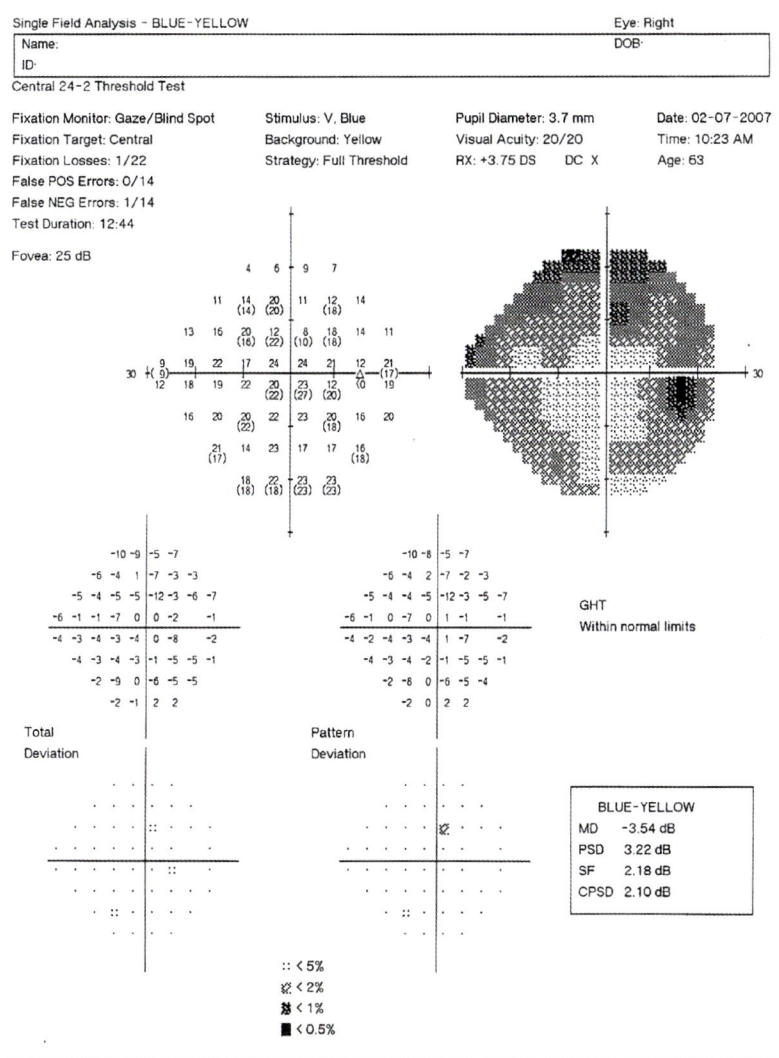

◀ 图 13-2　一个健康者的 SWAP 检查结果（Humphrey HFAII 全阈值）

请注意较暗的灰度图。然而，总体偏差和模式偏差图的分析及全球指数都正常

此外，具有高青光眼风险的高眼压患者与低风险的高眼压患者相比，SWAP 缺损率更大。图 13-3 显示高风险的高眼压患者，SWAP 上检查有缺损，而 SAP 没有。Medeiros 等研究表明[26]，薄角膜（青光眼已知的危险因素）患者与厚角膜相比[27]，SWAP 缺损率显著增高。在另一项研究中，Sample 等将 SAP 正常的可疑青光眼患者依据视杯/视盘比率和眼压水平纳入风险组[21]，他们观察到高风险组和青光眼组患者 SWAP 缺损高于中、低风险组。

有趣的是，即使用 SWAP 评估高眼压患者视野缺损的患病率高于 SAP，两种检查对新缺损发生率的测试结果十分相似。这支持了两种测试识别潜在损伤的理论相同，但是 SWAP 可以在较早的阶段发现缺损[28]。图 13-4 显示 1 例青光眼患者，SWAP

识别其视野缺损早于 SAP 数年。重要的是，大多数异常的视野标准是基于 SAP 制定的，可能不是理想的 SWAP 标准。

在视野缺损的青光眼患者中，SWAP 缺损通常比 SAP 更大和更深[20, 21, 29]。一项研究显示，在进展期的受试者中，SWAP 缺损比 SAP 检测的缺损大 3~4 倍[20]。在一些研究中也证实 SWAP 与青光眼损伤结构检查具有更高的相关性。青光眼性视神经病变结构损伤患者往往比那些没有证据表明视神经损害的患者有更高的 SWAP 缺损率[30]。此外，SWAP 和视网膜神经纤维层或视盘成像技术之间的相关性已被发现强于 SAP[31, 32]。

2. 进展性损伤的检测

SWAP 也被评估其检测损害进展的能力。一些

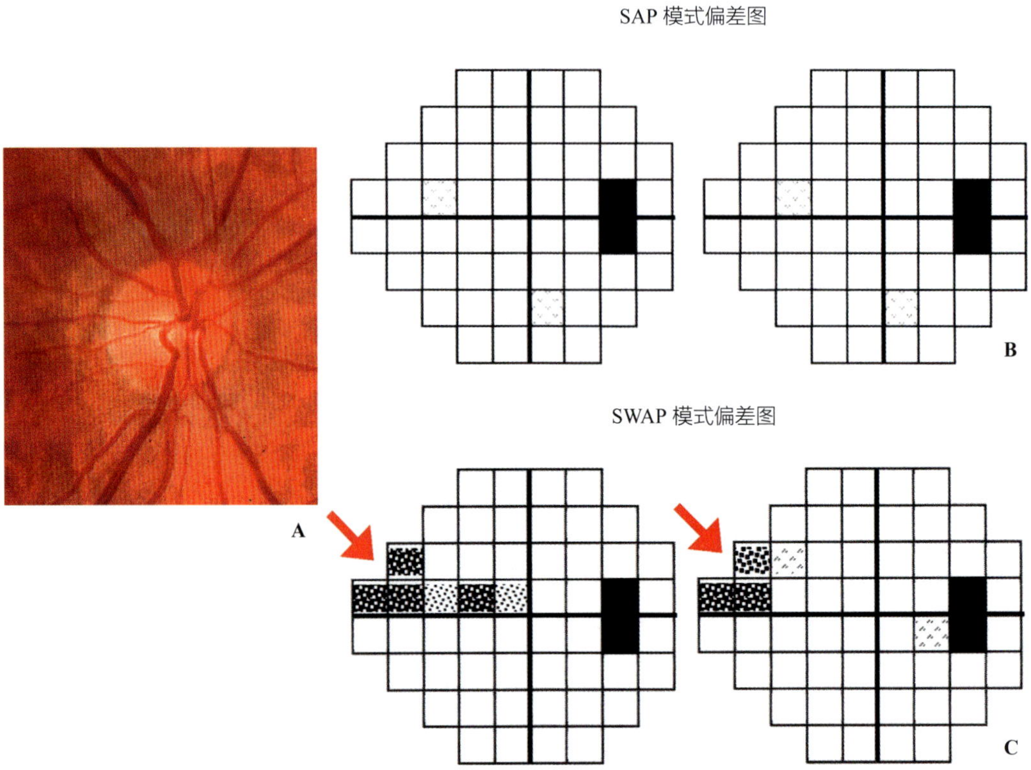

SAP 模式偏差图

SWAP 模式偏差图

▲ 图 13-3 高风险的高眼压患者同时接受 SWAP 和 SAP 检测

患者眼压为 28mmHg，薄角膜为 496μm。盘沿和视网膜神经纤维层（A）未显示任何明显的缺损证据。虽然 SAP 视野仍在正常范围内，但在 SWAP 视野模式偏差图显示出鼻侧上方缺损（C），这在随后的检查中得到证实

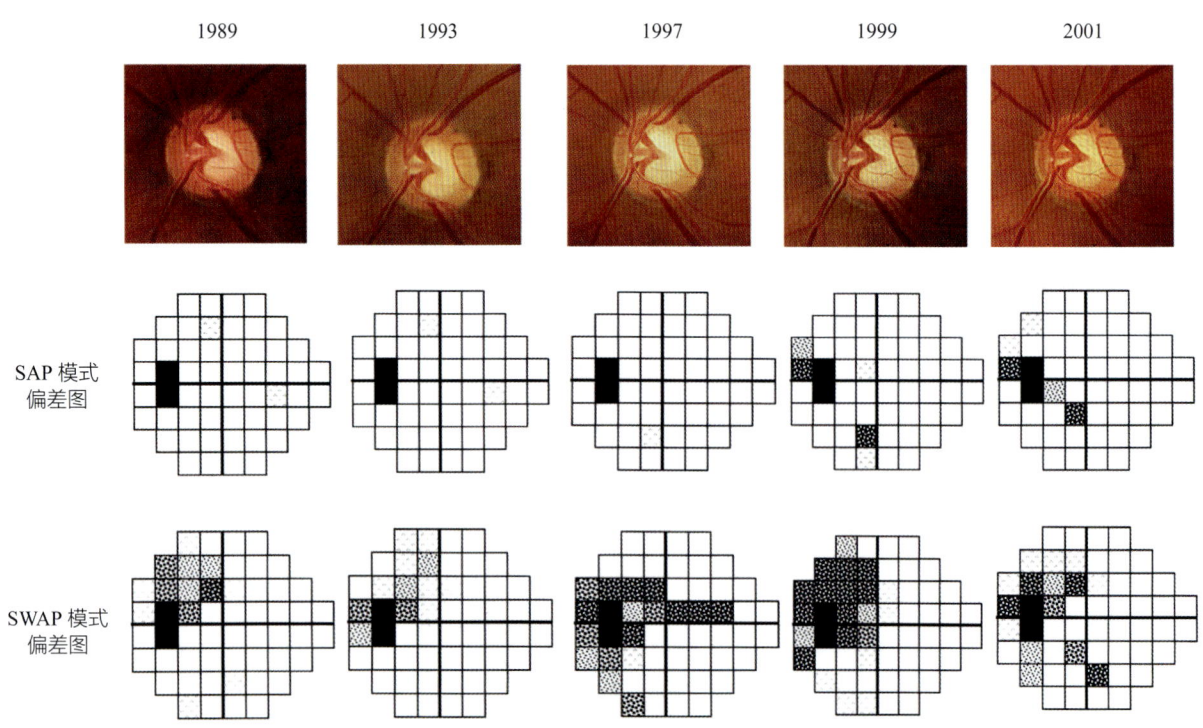

▲ 图 13-4 1 例随访超过 10 年患者的视盘照片（SWAP 和 SAP 测试）

随着时间的推移，在视神经的鼻侧、颞侧上和颞下扇区可见进行性盘沿变薄。在 SAP 检测前 10 年，SWAP 检测可见相应可重复的视野缺损

研究表明，与 SAP 相比，可提前 1~3 年检测到进展[20, 29]。此外，在已经呈现青光眼视野缺损的眼睛中，SWAP 进展率已被证明比 SAP 更快[20]。SWAP 缺损似乎也与青光眼患者视神经盘结构改变密切相关[30, 33]。此外，与 SAP 相比，SWAP 已被证明在评估视神经外观随时间发生变化患者的功能损害进展时具有更高的敏感性[34]。

3. 局限性

SWAP 全阈值策略的一个重要限制是测试持续时间较长，它比全阈值 SAP 长约 15%，每只眼睛花费大约 10~15min。虽然 SWAP-SITA 测试的引入极大地克服了这一局限性，但 SWAP 的黄色背景和蓝色目标仍然比白色测试更难识别，这可能会增加患者的疲劳和不适感。当开始使用 SWAP 进行随访时，也必须考虑可能的学习效应。即使对以前有 SAP 经验的患者，仍然要考虑 SWAP 的学习效果。

灵敏度阈值测量的变异性是评价视野检查的一个重要考虑因素。变异性通常可分为短期和长期两部分。短时变异性是指在同一检查期间重复测量时，视野上同一点的阈值变化；长期变异性是指在没有临床可检测的病理变化的情况下，随着时间的推移，在检查中发生的重测变异。SWAP 的短期变化（或短期波动）已被证明比 SAP 高 25%~30%。对于长期变异性，对正常受试者和稳定青光眼患者的研究已经表明，全阈值 SWAP 策略具有比 SAP 高约 0.55dB 的变异性[35, 36]。更大的变异性可能使得视觉功能的随机变化及青光眼损伤的真正进展更难以区分。然而，这种更大的可变性需要考虑检测灵敏度的显著增加。事实上，尽管这种变异性增加，一项研究表明，SWAP 上出现缺损比 SAP 上出现缺损更可能在后续测试中持续存在[28]。实际上，对缺损的证实十分必要，因为假阳性结果在所有视野检查中均十分常见，随后的试验中发现多达 86% 的初始异常结果未得到确认[37]。与常规视野检查一样，任何在 SWAP 测试中看到的进展证据都应该通过进一步的检查来确认。

视觉功能互换评估的另一个限制是老化晶状体对测试结果的已知影响。老化晶状体可能会因为核白内障初期发展而变为黄色，它像一个蓝色滤光器，可能占 SWAP 阈值测量变异的 63%[38]。白内障的影响通常表现为敏感性的弥散性降低。因此，在 SWAP 测试中观察到的任何扩散性敏感性下降都应该谨慎解释。由于青光眼缺损通常在局部，因此评估 SWAP 测试中是否存在局部缺损的图和指数非常重要，例如模式标准偏差和模式偏差图[20, 22, 29, 39-42]。

SWAP 测试的另一个缺点是，在病情更进一步发展的情况下，尤其是白内障患者，测试受到视野动态范围的限制。即使在调整透镜效应之后，如在模式偏差图上，与 SAP 相比，目标的感知亮度仍然较低。在晚期病例中，患者甚至无法识别最亮的目标，并且由于这种狭窄的动态范围，该测试可能不够灵敏，不能准确监测青光眼病情的进展。因此，对于具有进一步视野缺损的受试者，一般应采用常规 SAP 进行随访。

（四）瑞典交互式阈值检查 - 短波自动视野检查（SWAP-SITA）

SWAP-SITA 是短波长自动视野检查和瑞典交互式阈值检查的组合。它已经被开发出来试图减少全阈值 SWAP 的一些缺点。全阈值策略使用阶梯策略测试视野中的每个点，逐渐降低刺激亮度值，直到患者不能再看到它们为止。虽然通常是准确的，但是这个过程是非常耗时。SITA 策略在视野的确定位置上对阈值进行猜测，并且在初始估计亮度上下改变刺激亮度，直到获得实际阈值。这些值基于可能的视觉高度，来自中心凹阈值（在测试开始之前测量）、患者的年龄和视野中相邻点获得的结果。连续的监测和刺激强度在测试期间进行调整。SWAP-SITA 24-2 阈值字段通常可以在平均 3.6min 内获得，减少了传统 SWAP 全阈值测试 30%~50% 的时间[42]。此外，与 SAP 患者的学习曲线与视野缺损相比，SWAP-SITA 较小[43]。先前的全阈值策略对学习效果非常敏感，在第五次测试中观察到了改进[44, 45]。图 13-5 显示了在青光眼患者上进行的 SWAP-SITA 测试的打印输出结果。

SWAP-SITA 与传统全阈值 SWAP 测试结果的相关性良好，但需要进一步细化。与全阈值 SWAP 相比，SWAP-SITA 表现出更高的正常阈值灵敏度，导致更大的动态变化，潜在地增加了使用 SWAP 测试的受试者数量。SWAP-SITA 也呈现较小的个体间差异[46, 47]。尽管较窄的正常范围可能导致更敏感的概率图，但仍需研究证实这一假说。此外，尽管研究者已经研究全阈值 SWAP 的最佳异常标准，但目前没有关于 SWAP-TITA 最佳异常标准的研究。在最近的一项研究中，Polo 等[48] 观察到全阈值 SWAP 的最适异常标准为四点聚集（$P < 5\%$）或三点聚集（$P < 1\%$）。

与全阈值 SWAP 和 SAP-SITA 相比，SWAP-SITA 识别出与其他两个点相似的异常点，其优点在于更少的测试时间[46]。然而，一些研究表明，对于青光眼疑似患者和青光眼早期患者的视野异常，SWAP-SITA 检测不比 SAP-SITA 更灵敏[46, 49]。在一项包括 286 例青光眼视神经病变患者和 289 例健康对照者的大型研究中，SWAP-SITA 与全阈值 SWAP 显示了相似结果[49]。SWAP-SITA 检测青光眼患者早期功能损害和进展的能力仍需纵向研究评估。

三、倍频视野检查（FDT）

顾名思义，倍频技术（FDT）视野检查意味着检测倍频刺激的对比灵敏度。这被认为由大细胞

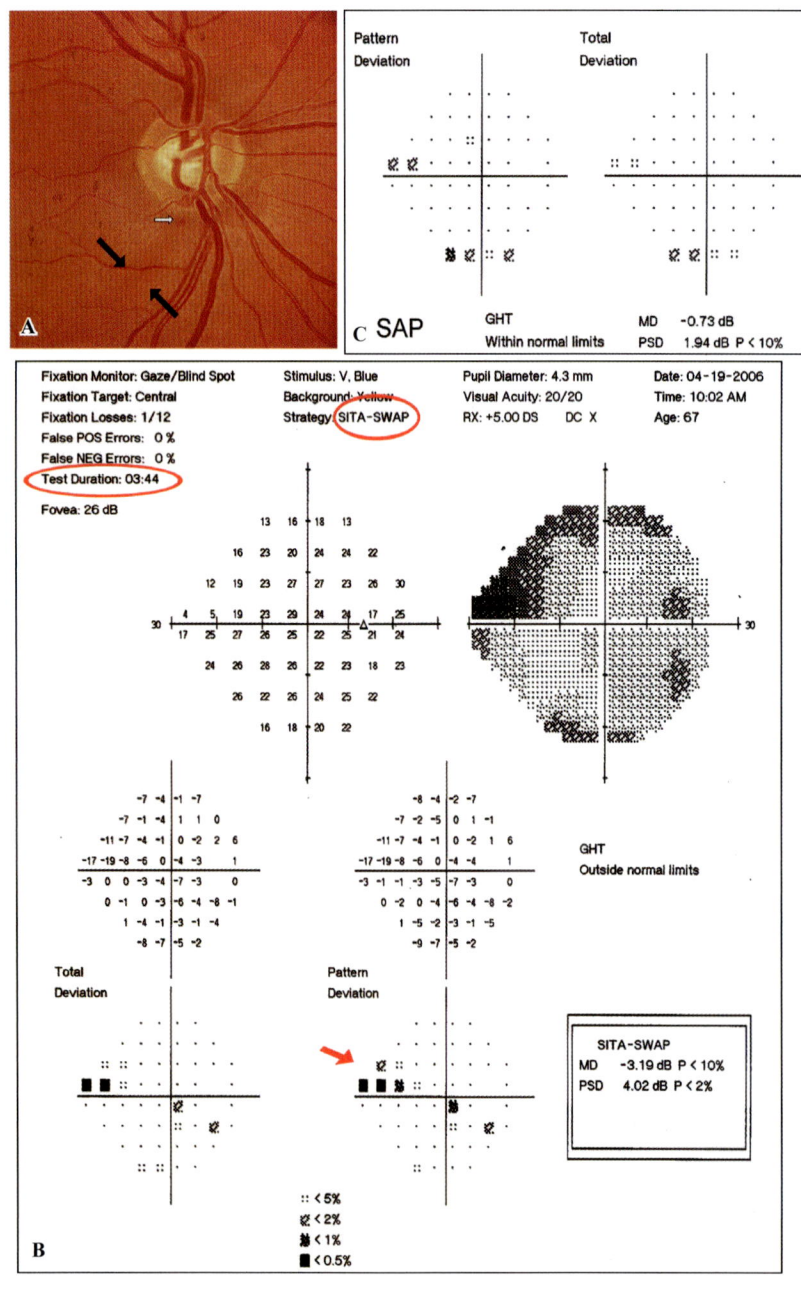

◀ 图 13-5 来自青光眼患者的 SWAP-SITA 检查异常结果

A. 视神经下方盘沿变薄，相应视网膜神经纤维层缺失（黑箭）和少量出血（白箭）；
B. SWAP-SITA 结果显示了一个明确的鼻侧上方缺损，对应于颞侧下视神经损伤；
C. 虽然 SAP 检查显示鼻侧上象限有两个可疑异常点，但其他测试指标仍在正常范围内

视网膜神经节细胞中一个被称为 My 的细胞亚群介导。My 有非线性响应的特性。My 细胞占所有 M 细胞的 15%～25%，占所有 RGC 的 3%～5%，即使小比例 My 细胞受到影响，也会出现缺损，因为特定视网膜位置的细胞重叠减少[50, 51]。事实上，一些独立研究表明，FDT 在区分青光眼患者与正常人方面具有很高灵敏度和特异性。其结果可以预测青光眼疑似患者未来发病情况和 SAP 评估功能损失的位置[52-59]。

（一）作用方式

FDT 刺激是一个 10°×10° 的大方形，由黑白条组成，在 25Hz 的频率下进行快速反向闪烁。空间倍频错觉是由于低空间正弦光栅快速（0.25 周/度）闪烁而产生的。在快速交替的黑白条带使得眼睛感知 2 倍的条形刺激（图 13-6）。在正常眼，它会在一定程度的对比下发生，这与 My 细胞的功能状态有关[50, 52]。然而，一些学者认为，在这种对比阈值下，所有的大细胞都可能对这种类型的刺激作出反应，而另一些人认为这是视网膜和皮层机制结合的结果[60]。

FDT 视野（Humphrey-Zeiss 系统视野，Dublin, CA，Welch Allyn 倍频技术，Skaneateles Falls, NY）既可以使用超阈值策略（C-20-5 和 C-20-1，覆盖中心 20°），也可使用阈值策略（N-20 的中心 20° 和 N-30 延伸到鼻侧扇区）。用 C-20 和 N-20 测试 17 个点，在每个 10° 象限和 4 个中心 5° 圆形目标进行测试。对于 N-30，在鼻侧上方测试两个附加点，总计 19 分。阈值策略需要 4~5min，而超阈值模式检查每只眼睛时间小于 1min，并且较多用于青光眼筛查[55, 61]。这种设备是便携式的，便于技术人员和患者使用。受试者可使用他们自己的远距离眼镜，当他们能够看到线条时，必须按下响应按钮。这种测试被认为抗模糊效果高达 6 屈光度。

对于阈值策略，该仪器使用改进的二元搜索阶梯阈值过程，呈现最大 720ms 的刺激，并改变对比度，以评估感知到的最小对比度。在第一个 160ms 期间，刺激对比度从 0ms 逐渐增加到选择的对比度。如果没有看到刺激，则保持在 400ms 的这种对比度，然后在最后 160ms 期间逐渐减小到 0ms。刺激间隔随机变化到 500ms。

筛查程序 C-20-5 根据预期的正常年龄调整后的 5% 概率水平呈现预期对比度的刺激。如果检测到刺激，则设备移动到下一个位置；如果刺激错过，则在 5% 概率水平上重复呈现，然后在 2% 和 1% 概率水平上重复。结果显示，$P \geq 5\%$，表明刺激在 5% 个概率水平上的初始或重复呈现；$P < 5\%$，表明刺激在 5% 水平上错过了两个时间；$P < 2\%$，表明刺激在 2% 水平缺；$P < 1\%$，表明在 1% 水平上的刺激缺失，99% 个正常人是可检测的。C-20-1 比 C-20-5 更特异，但比 C-20-5 敏感，因为它从 1% 的概率水平开始。使用阈值模式可以获得更好的灵敏度和特异性值。

（二）FDT 的临床说明

图 13-7 显示了青光眼患者获得的全阈值 FDT 检查的输出结果。与常规视野计一样，全阈值 FDT

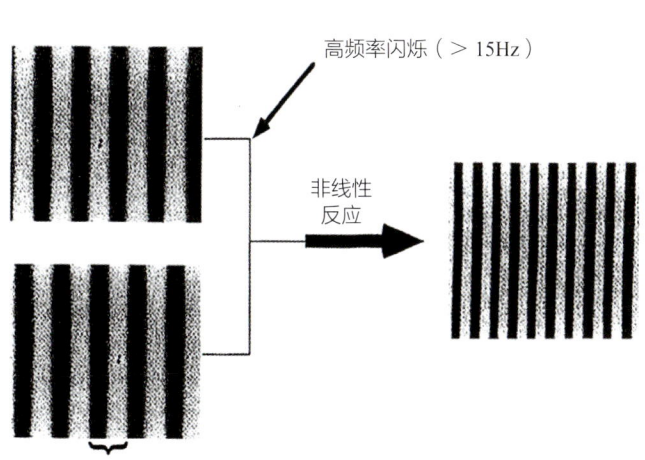

◀ 图 13-6　频率倍增现象示意图
快速交替的黑白带使眼睛感知 2 倍的条带。这一现象被认为由大细胞通路的非线性视觉机制感知
（*译者注：原著似有误，已更改）

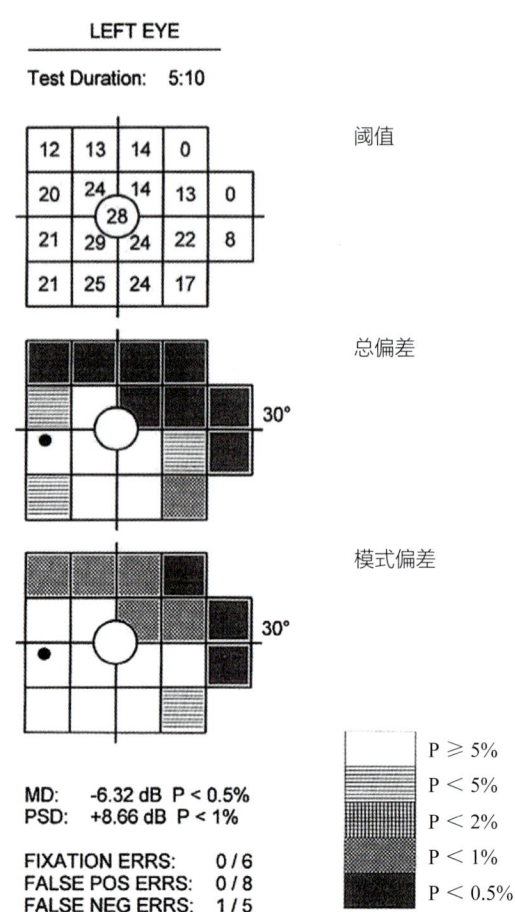

▲ 图 13-7 青光眼患者的全阈值 FDT 检查结果

与常规视野计相似，全阈值 FDT 给出原始灵敏度值、总偏差图和模式偏差图。全局指数平均偏差（MD）和模式标准偏差（PSD），以及可靠性指标，显示在打印输出结果的底部

同时给出原始灵敏度值和概率图。将结果与来自内部数据库的年龄匹配的正常个体进行比较后，统计分析软件包提供总体和模式偏差图，以及全局指数平均偏差（MD）和模式标准偏差（PSD）。检测可靠性，并显示出与传统 SAP 视野检查相似的指标：固定丢失、假阳性和假阴性。

FDT 视野检查异常值标准尚未建立，因而提出了几种不同的标准[62]。Quigley[55] 发现，不论缺损的严重程度如何，区分青光眼和正常眼的最佳标准是存在两个或多个位置的异常缺损，该标准灵敏度为 91%，特异性为 94%。他的研究还发现，FDT 异常点的严重程度与青光眼损伤的相关性较总异常点数差。一些学者还提出，检测出一个异常点时，FDT 就应该被认为是异常的。然而，这个标准导致特异性较低。因此，其他研究人员建议使用包括测试区域内所有对比度等级的分数[53, 58, 61, 63]。使用这样的分数，Patel 等[63] 发现 FDT 中的得分结果与 SAP 所定义的缺损之间强相关性。与此相反，据另一项研究报道，评分系统和简单的单异常点标准之间的有效性差异十分有限。事实上，无论使用哪一个标准，需要确认缺损在后续的测试中可重复性。

（三）优势与局限

1. 功能损伤的早期检测

先前研究表明，FDT 视野在检测青光眼患者损害上具有很高的灵敏度和特异性[52-55, 57, 61, 63, 65-67]。然而，这些研究大多只纳入 SAP 发现青光眼视野损失的患者。在评估和比较检测功能的研究中，有一个独立于被评估测试的疾病诊断参考标准十分重要。在一项比较青光眼诊断测试的研究中，Sample 等以视神经外观作为诊断本病的参考标准[66]，认为 FDT 与其他测试如 SAP 和 SWAP 相比诊断准确性更高。

在怀疑患有青光眼的患者中，FDT 也被证明能够在 SAP 之前检测出功能丧失[68-70]。图 13-8 显示 1 例患者接受 FDT 检查，早 SAP 几年检测到视野缺损。Medeiros 等[59] 的前瞻性队列研究对 105 例青光眼疑似患者随访了大约 3.5 年。所有患者在研究开始时的 SAP 评估视野都正常，基于视盘外观和眼压水平判断为可疑青光眼。在基线上，105 例患者中的 24% 有可重复的异常 FDT 结果。在随访期间，16% 患者出现了可重复的 SAP 视野异常。基线的 FDT 检查异常能够预测未来 SAP 视野缺损的发病和位置。在调整其他危险因素后，基线时 FDT 异常的患者比 FDT 正常患者（图 13-9）更易在随访期间发生 SAP 视野进展异常。Landers 和同事们进行的前瞻性研究也证实了这些发现[71, 72]。在最近的一项研究中，Fan 等[73] 研究了 60 例仅一只眼睛检测出 SAP 视野缺损的青光眼患者，观察了 SAP 视野正常眼 FDT 视野的准确性。在他们的研究中，基

第三篇 青光眼的评估
第 13 章 功能特异性视野检查

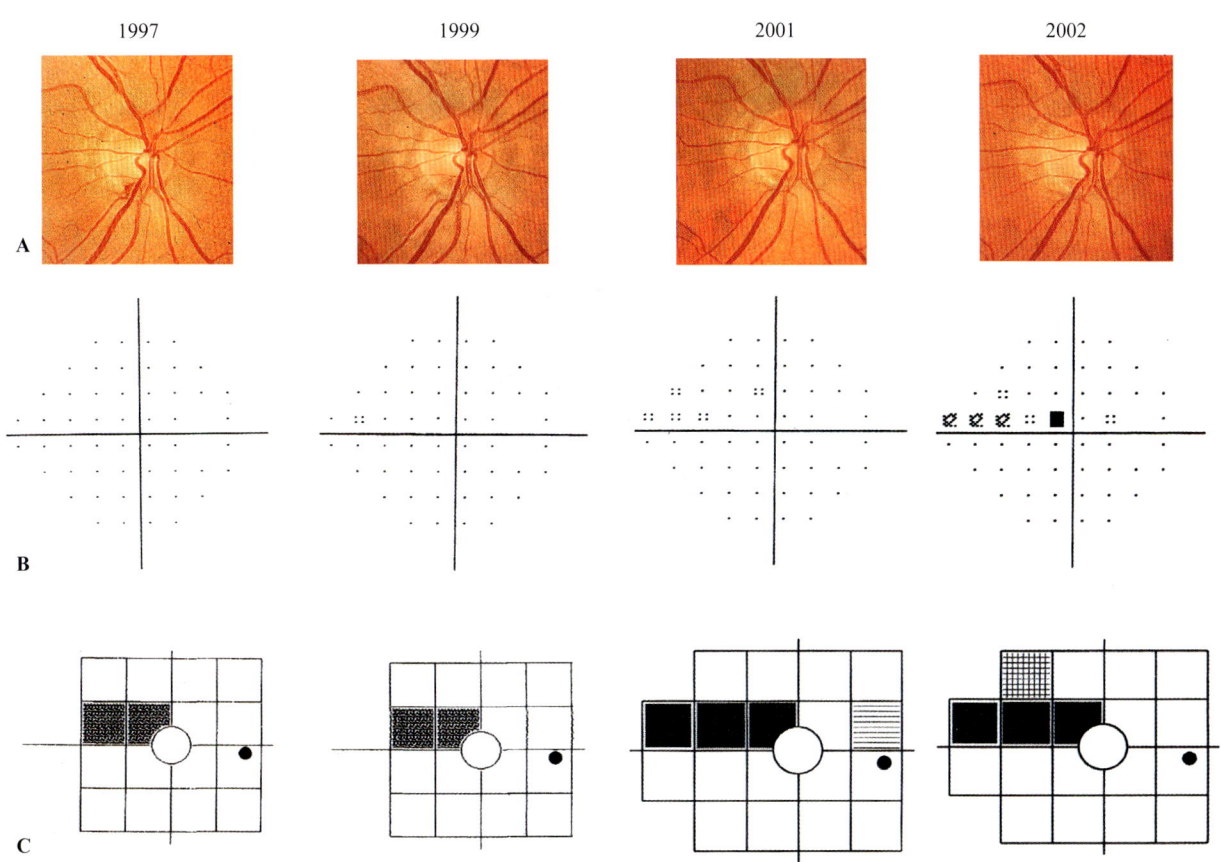

▲ 图 13-8　1 例患者接受 5 年随访的眼底照片（SAP 和 FDT 检查）

视盘在颞侧下方区的盘沿呈进行性变薄（A），但 SAP 视野直到 2002 年仍保持正常（B）。在 SAP 缺损前几年，通过 FDT 可在鼻侧上方发现缺损（C）

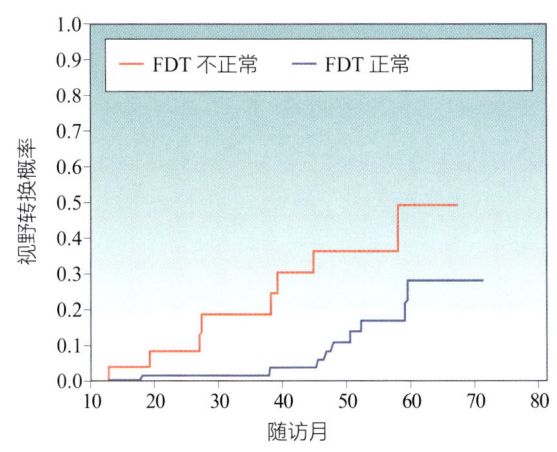

▲ 图 13-9　基线 FDT 检查异常患者和 FDT 检查正常患者视野异常的累积率

改编自 Medeiros et al. Frequency doubling technology perimetry abnor-malities as predictors of glaucomatous visual field loss. Am J Ophthalmol 2004；137（5）：863–71

线 FDT 异常（SAP 正常）的眼睛中，在随访期间有 1/2 发现异常 SAP，FDT 正常眼均未出现 SAP 异常。这些研究表明 FDT 有可能成为青光眼早期诊断和风险评估方法。

2. 倍频视野计筛查青光眼

倍频视野计因其便携性、易用性、测试时间短、灵敏度高、特异性强等优点，被认为是青光眼的一种潜在筛查工具[52, 74]。与 SAP 和 SWAP 相比，倍频视野检查（FDT）的变异性似乎更小。因此，FDT 的异常结果仅需要较少的检查来证实[75-77]。由于介质透明度、瞳孔直径和屈光误差影响较小，可能导致变异性较小[75]。

最近，一项大样本研究评估了 FDT 筛查青光眼的能力[78]。该研究通过 SAP-SITA 和视盘立体摄影确定准确的青光眼诊断。本研究对超过 5000 位 40 岁以上患者进行评估。FDT 对已确诊青光眼的敏感性和特异性分别为 55.6% 和 92.7%[55, 61, 69]。其敏感性低于以前的医院内研究,但是与文献报道的先前研究相比,这项研究中的107名青光眼确诊患者属于早期阶段。

3. 渐进损伤检测

有证据表明,FDT 可比 SAP 提前检测视野缺损。在一项前瞻性临床研究中,Bayer 和 Erb[68] 发现,FDT 确定了 74% 青光眼患者存在 SAP 视野缺损进展。FDT 能平均早于 SAP12～24 个月检测出进展。在另一项前瞻性纵向研究中,Haymes 等[79] 随访 65 例青光眼患者,每 6 个月行 SAP 和 FDT 检查。使用不同的标准来评估进展,FDT 检测到 31%～49% 的患者进展。SAP 能够检测到 35%～49% 的进展。只有 15%～25% 被 FDT 和 SAP 同时检测到。进展的标准包括使用几个不同的分数进行青光眼变化概率分析和线性回归分析。尽管两种试验的分析方法都有不同的进展率,但 FDT 能够比 SAP 检测出更多患者的进展。此外,当患者在两种测试中都进展时,大多数情况下,FDT 发现异常要早于 SAP。

4. 局限性

先前版本的倍频视野检查计的主要限制是刺激尺寸相对大和视标数量较少,导致较差的空间分辨率和局部缺损检测能力降低[80,81]。此外,数量较少的视标不能很好地评估随着时间推移的渐进性损害,限制了该仪器在青光眼随访方面的应用。最近发布的 FDT 矩阵视野计已经解决了这个局限(见后述)。

通过 FDT 获得的阈值灵敏度值似乎受白内障影响,尽管与功能特异性视野检查(如 SWAP)相比影响程度较低。白内障术后,青光眼患者和正常人的敏感度值均有提高[82]。因此,在评价 FDT 检查时,需要考虑白内障疾病诊断。

(四)FDT 矩阵

FDT 矩阵(Carl-Zeiss Meditc, Dublin, CA)是 FDT 最新的商业化版本。与以前版本的技术相比,除了相同测试之外,它还提供了一个新的附加程序。在新的测试模式中,FDT 矩阵利用比原始 FDT 更小的光栅来实现标准的 24-2 和 30-2 测试模式,这些模式与 SAP 相同。刺激是一个 5°×5° 方形(原来的一半),空间频率为 0.5 个周期/度,时间频率为 18Hz。第一代 FDT 能够评估仅 17 个或 19 个测试位置的对比灵敏度,而 FDT 矩阵可以评估 54 个(24-2)或 69 个(30-2)位置。FDT 矩阵更易受光学散焦的影响,在测试前应纠正屈光不正[83]。图 13-10 显示了用标准 FDT 和 24-2 FDT 测试青光眼。

FDT 矩阵使用最大可能阈值 Bayesian 策略,称为 zippy 估计的序贯测试(ZEST)。简言之,所呈现的第一刺激强度是基于群体概率密度函数(PDF)的平均值。对于每个位置,后续刺激是基于患者先前反应后的修正 PDF。该 POF 决定了患者看到刺激的可能性,考虑到反应的内部变化性。这种测试策略已被证明可减少测试 – 再测试的变异性,并将测试时间减少 40%～50%[84-86]。在 FDT 矩阵中,Bayesian 策略在每个测试位置都有固定数量的呈现并且先前概率密度函数平坦,以减少测试的持续时间,保持相似的精度和可靠性[84,85,87]。测试时间与 FDT 矩阵略低于 SAP-SITA,平均测试时间为 5～6min。然而,学习曲线仍存在,特别是对于没有做过视野检查的患者[88-90]。

由于其进入市场较晚,只有少数研究评估了 FDT 矩阵的诊断能力[91-94]。在 Sakata 等[94] 的研究中,与 SAP-SITA 相比 FDT 矩阵能够检测更多青光眼患者的视功能异常,尽管两个检查之间的差异没有统计学意义。这些结果与在相同人群中比较 SAP-SITA、SWAP-SITA、模式视网膜电图和 FDT 矩阵的研究结果一致。这项研究包括 83 只健康眼睛和 92 只青光眼眼,诊断仅基于视盘外观,而不是视野。在这项研究中,Tafreshi 等[95] 发现了 FDT 矩阵的精度最高,在 ROC 曲线下的面积为 0.818。Racette 等[96] 也观察到 FDT 矩阵比 SAP 更能区别健康眼和青光眼。在该研究中,FDT 矩阵的最佳参数是在总偏差图中所触发的点个数小于 5%(ROC 曲线下的面积为 0.774),与 PSD 相比,得到相似结果。其他研究人员在不同人群中也获得了类似结果[97,98]。然而,其他相关研究并没有发现这些检查的性能差异[24,93,99,100]。

而更重要的是,比较诊断性仪器的研究应该考虑到疾病严重程度对测试性能的影响。不同试验的

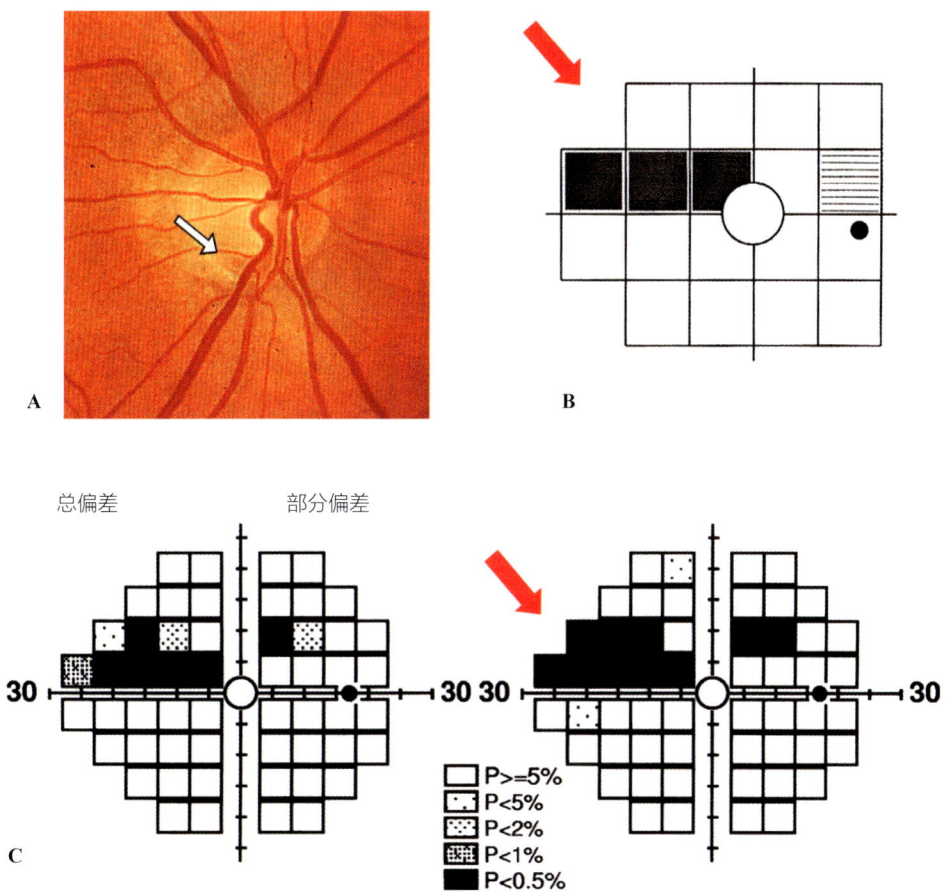

▲ 图 13-10　一个典型的鼻部阶梯患者常规 FDT（B）和 FDT 矩阵 24-2（C）
视野缺损和下方变薄（A）。与常规 FDT 相比，FDT 矩阵（C）上显示的缺损为鼻上弓形缺损

诊断能力比较可能受青光眼损伤严重程度的影响。例如，一个特定的测试可能在疾病的早期阶段更敏感，而另一个测试可能对中晚阶段更敏感。因此，重要的是认识到诊断性检查与疾病严重程度之间的关系，并评估这种关系如何影响不同检查结果。如果在比较各种检查时忽视疾病严重程度的影响，显著的性能差异可能会被掩盖。Medeiros 等[91] 比较了 FDT 矩阵和 SAP-SITA 诊断青光眼的能力，考虑了疾病严重程度对测试性能的影响。211 例患者的 370 只眼参与测试；174 只眼（110 例）有青光眼视神经病变，196 只眼（101 例）视力正常。所有患者均在 6 个月内接受 FDT 24-2Humphrey 矩阵和 SAP-SITA 视觉功能测试。作者发现，FDT 矩阵与 SAP-SITA 相比，对早期青光眼损伤的检测效果显著。也就是说，对于较小的视盘丢失的患者（如共焦扫描激光检眼镜检查），FDT 矩阵比 SAP-SITA

表现得更好（图 13-11）。然而，对更严重患者，FDT 矩阵的性能与 SAP 相比无显著不同。

FDT 矩阵是一种很有前景的青光眼功能损失早期诊断工具。然而，需要进一步研究该仪器对于纵向评估青光眼损伤进展的能力。

四、仪器比较

一些研究比较了不同功能视野计在相同人群中的表现。Sample 等[25] 评估了 246 例个体的 SAP-SITA、全阈值 SWAP、FDT 和 HPRP。根据视盘外观和眼压，将这些受试者分为正常组、高眼压组或青光眼组。青光眼组中 54% 眼 SAP-SITA 正常，90% 眼至少有一个功能特异视野检查异常。总体而言，同等特异性水平，FDT 检测青光眼视神经病变的灵敏度高于其他检查。与其他功能检查相比，FDT 矩阵也显示出对疾病早期更高的准确

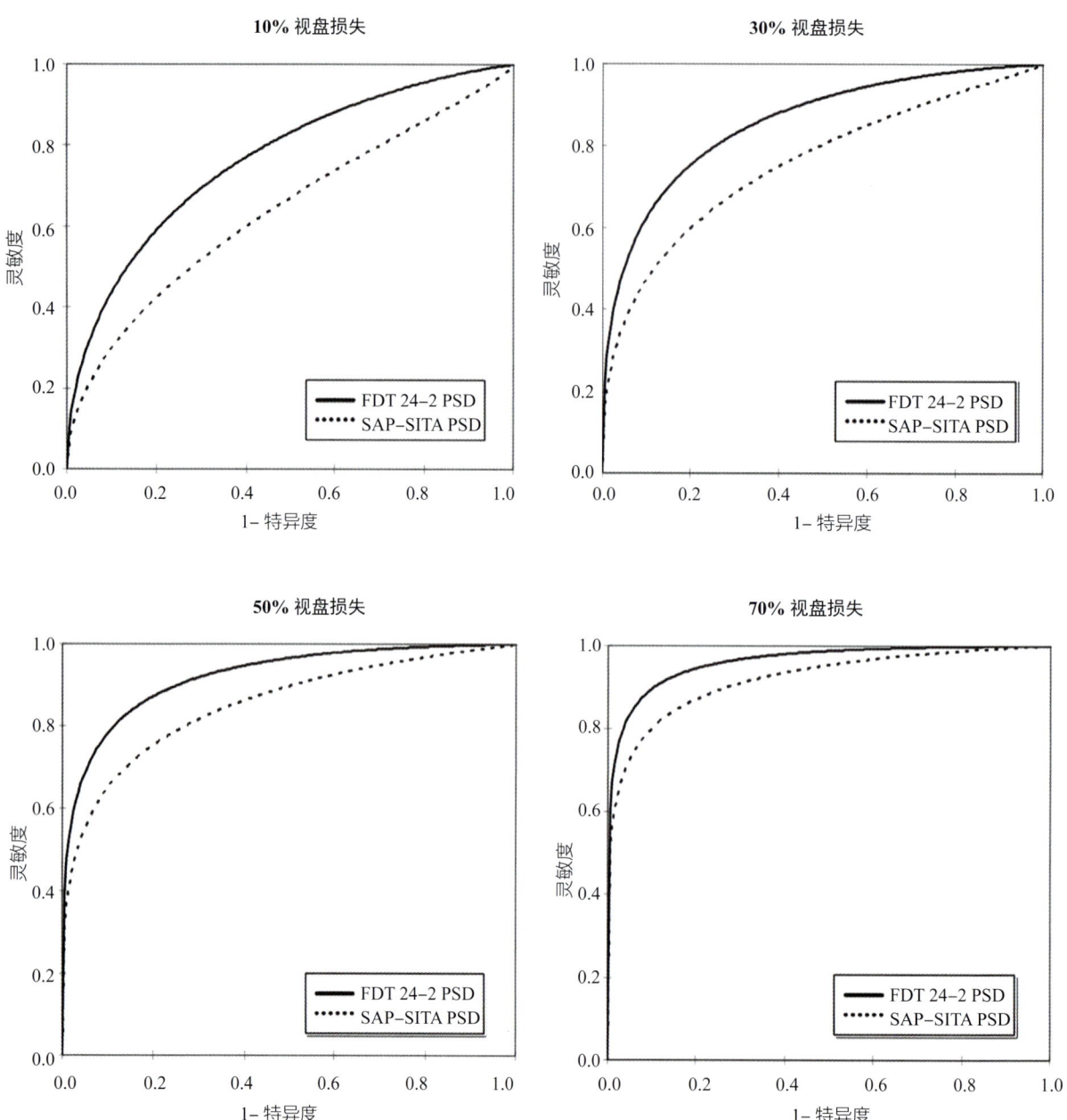

▲ 图 13-11　用于区分健康人青光眼视神经病变患者的 SAP-SITA PSD 和 FDT 矩阵 24-2 PSD 的受试者工作特征（ROC）曲线
ROC 曲线显示视盘缺损不同百分比。较大的 ROC 曲线下的区域表明更好的诊断性能。值得注意的是，ROC 曲线下的面积对于 FDT 矩阵 24-2 比 SAP-SITA 更大，这种差异在疾病的早期阶段更为明显（较小视盘缺失情况下）（引自 Medeiros, et al, IOVS, June 2006, Vol. 47, No. 6）

性[24, 91, 96-98]。然而，值得注意的是，不同检查适用于青光眼视神经病变的不同病变（图 13-12），将各类检查结合可以提高灵敏度，特异性无较大改变[25]。多个检查均显示异常时，缺损位置相同。不同检查刺激不同类型的神经节细胞，这可以证明青光眼中存在非选择性神经节细胞丢失。但是，并不是所有的缺损都可在改变检查方式时被确认。重复相同的视野检查时，异常视野检查结果被证实的概率更高。然而，使用另一 SAP-SITA 或 SWAP-SITA 检查验证先前 SAP-SITA 检查的异常结果时具有相似的准确性。SAP 异常组中，10% 在重复的 SAP 检查中未被确认，23% 未被 SWAP 证实，而

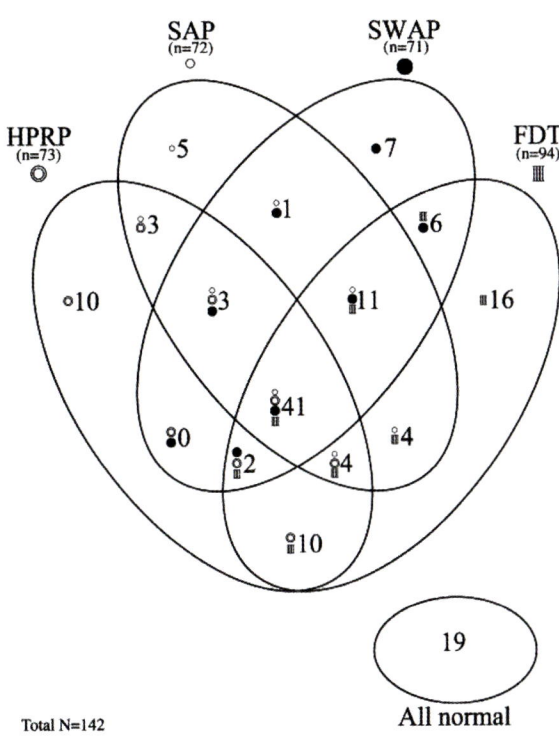

▲ 图 13-12　Venn 图显示在一组患有青光眼视神经病变的患者中 SAP-SITA、全阈值 SWAP、FDT 和 HPRP 检查视野缺损结果的总体一致性

异常基于 PSD 指数判定，所有测试特异性均为 80%（引自 Sample, et al. IOVS, August 2006, Vol. 47, No. 8）

SWAP 异常组中 16% 未被 SWAP 再次确认，20% 例未被 SAP 证实[24]。

图 13-13 显示一位青光眼患者的所有视野检查评估结果。只有少数研究在同一人群中比较了 SWAP-SITA 和 FDT 矩阵。一项研究根据视盘的形态选择了 174 例青光眼患者和 164 例对照，并且发现 SAP-SITA、SWAP-SITA 和 FDT 矩阵的敏感性之间没有显著差异，特异性为 95%[24]。此结果在一项类似的研究中并未得到证实。该研究依据 OCT 而不是立体摄影诊断青光眼。在这项研究中，Liu 等[101] 观察到，在相同的特异度下，FDT 矩阵比 SWAP-SITA 能更敏感地检测青光眼视野缺损。

五、结论

尽管 SAP 仍然被认为是青光眼视野功能评估的金标准，但功能特异性视野检查在早期诊断功能缺失时具有优势。升级的硬件和软件已经克服了这些仪器第一代的局限性，但仍需前瞻性队列研究，为临床医生提供这些新仪器在临床实践中的指南。不同患者可能在不同检查中表现出可重复的异常。检测早期青光眼视野缺损的金标准并不是单一检查。

SAP-SITA

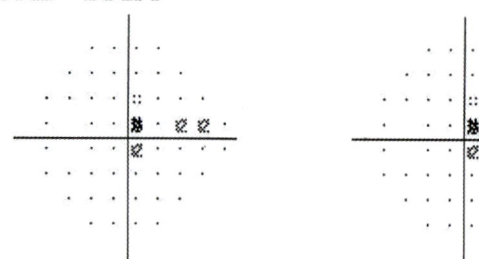

GHT
Within normal limits

MD   −1.13 dB
PSD   1.61 dB

SWAP-SITA

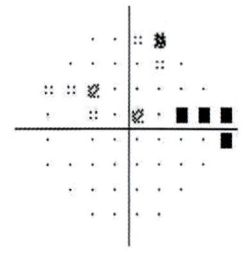 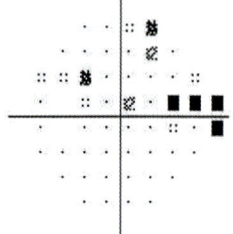

GHT
Outside normal limits

MD   −3.60 dB P＜10%
PSD   5.53 dB P＜0.5%

FDT

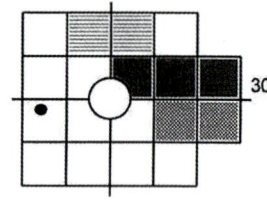 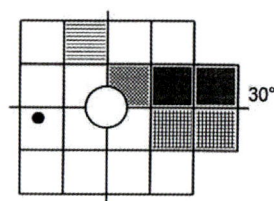

MD: −3.54 dB P＜5%
PSD: +5.43 dB

FDT Matrix

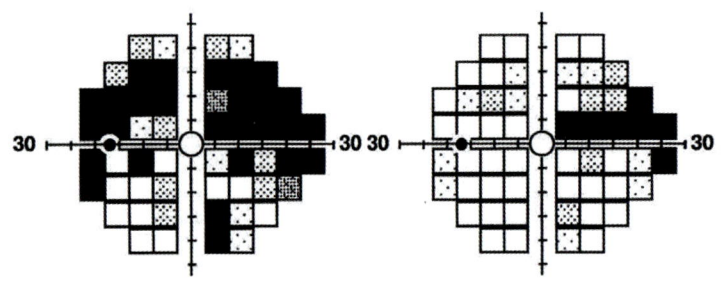

GHT:
Outside normal limits

MD: −10.96 dB P＜0.5%
PSD: +5.26 dB P＜0.5%

HPRP

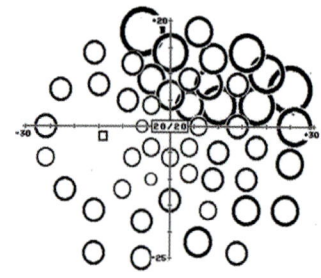 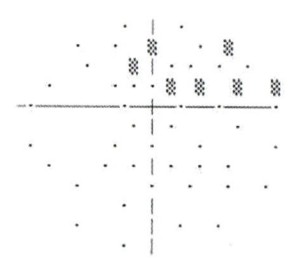

◀ 图 13-13　青光眼患者 SAP-SITA 和功能特异性视野检查的测试结果

虽然 SAP-SITA 在鼻侧上象限显示了可疑的点群，但总体指数和 GHT 仍在正常范围内。相反，来自功能特异性视野检查（SWAP-SITA、FDT、FDT 矩阵和 HPRP）的结果显示鼻侧上象限有更明显的缺陷

第 14 章 青光眼评估的电生理学检查
Electrophysiology in Glaucoma Assessment

Stuart L Graham　Brad Fortune　著
刘　妍　译
牟大鹏　校

本章概要

电生理学检查为青光眼 R 患者的视功能评估提供了一种有价值的辅助手段，可以用于视功能的客观评定。传统的视网膜电图（ERG）主要用于检测外层视网膜的功能，因而在青光眼视神经缺损的评定中意义不大。然而负后波（phNR）是一种源于自视网膜映内层，很有前景的 ERG 组成，值得进一步研究。一直以来，普遍认为 PERG 来源于视网膜神经节细胞，可以反映青光眼的视功能损害，但是传统的 PERG 并不能提供与视野损害相对应的检查结果。应用多通道双极记录方法，多焦 VEP（mfVEP）能够检测出与受试者主观视野中局部缺损相对应的脑皮质的电波异常，并且两者对应关系很明确，因而 mfVEP 能够客观检测出青光眼患者的视野缺损。多焦 ERG（mfERG）在青光眼的动物模型中有应用，但到目前为止在视野缺损的患者中还不能建立与缺损部位对应的异常波形。

在临床中，PERG、mfVEP 这些电生理学检查既可支持协助青光眼的诊断，又可排除一些有主观视野缺损的非青光眼患者。在青光眼早期及一些具有青光眼高危因素的患者中，这些检查能够比其他检查更早地检测出功能上的损害，因而为早期青光眼的治疗提供依据。当两次视野检查结果不一致，变化较大或者出现了超预期的改变，电生理学检查可以帮助医生和患者消除疑虑，从而避免过度治疗。在临床中，后一种情况通常发生在相当大一部分视野检查困难的患者中。医生无法理解患者形态学检查与功能学检查上的不一致，因而对许多视野损害超预期的患者，医生都建议其去做 CT 或 MRI 检查。在极少情况下，当主观与客观检查均与视盘改变不相符不成比例时，应进一步怀疑其他病理性改变（如颅内肿瘤），并因此考虑行 CT 或 MRI 检查。

MfVEP 是一种新的、可替代的视野检查方法。即使是第一次检查，患者也很容易配合，接受性强。未来这种方法有希望发展成一种可检测青光眼患者视功能损害的客观检查方法。随着信号检测技术的发展势必会提高检查的可重复性，并进一步减少检查时间，在青光眼患者的视功能评价中为临床医生提供一种有价值的辅助检查手段[1,2]。

一、概述

青光眼电生理学检查方法

两种最常见的视觉电生理学检查方法是视网膜电图（electroretinogram，ERG）和视觉诱发电位（visual evoked cortical potential，VECP）。无论作为检查工具还是为了研究目的，两种常见检查方法都已经在临床青光眼患者中有所应用。通过在角膜或球结膜上放置传导纤维或线状电极而导出记录 ERG。一个或多个表面皮肤电极，如小的金属盘状电极，通过导电膏或导电凝胶放置在枕部头皮上，引导记录到 VECP（通常简称为视觉诱发电位或简称 VEP）。ERG 和 VEP 都是视觉刺激引出的一种复合电场电位，刺激有闪光或翻转的棋盘格。两种信号都是事件相关电位，因此在刺激与反应之间需要特殊的专业设备同步记录。许多现有记录系统可以完成检查，并完成其他一些必要的功能，如数据储存、数据分析和生成报告等。以下部分介绍 ERG 和 VEP 在临床应用中最常见的几种类型，每种类型的介绍都侧重于其在青光眼患者诊断中的应用。关于 ERG 和 VEP 信号起源、分析、记录技术及设备的详细介绍请参照其他有关视觉电生理的常见文献书籍[1,2]。

1. 全视野闪光 ERG

全视野或标准闪光 ERG 在临床中应用时间最长、应用范围最广。对于单一弥漫闪光，相应的反应形式由视网膜的适应状态（暗或明适应状态）和刺激闪光的强度决定。在暗适应状态下，微弱的闪光（人类心理物理学阈值的 2 个对数单位以内）产生单向阳性反应，如图 14-1 底部的蓝色波形。这个宽大平滑的峰被称为暗适应 b 波，是视杆双极细胞产生的电波。随闪光强度的增加，出现小的负向电位，称为 a 波，主要为视杆感光细胞的反应。随着闪光的再增强，a 波变得更强更陡峭，并且沿 a 波升支和 b 波升支出现振荡电位（OPs）（橙色波形）。当出现充足的背景光时，就可以产生明适应反应，相同的闪光刺激产生弱一些的 ERG 波形（图 14-1 顶端的红色波形），波形的 a 波反应视锥光感受器及超极化（off 细胞）双极细胞的情况，并且一定程度上可以反映第三级视网膜神经元的情况。明适应反应 b 波，主要由去极化（on）和超极化（off）双极细胞产生，暗适应 OPs 主要依赖于内丛状层反馈循环产生。全视野 ERG 反应中没有成分显著依赖于完整的视网膜神经节细胞（RGC）功能。因此 ERG 对青光眼的诊断意义不显著，我们并不奇怪。

许多报道显示全视野 ERG 在青光眼的诊断中意义不大[3-5]，与正常人群的平均值比较仅表现为轻度的振幅降低和（或）潜伏期延迟，人群分布的大量交叉个体间的变异使得很多青光眼患者的检查

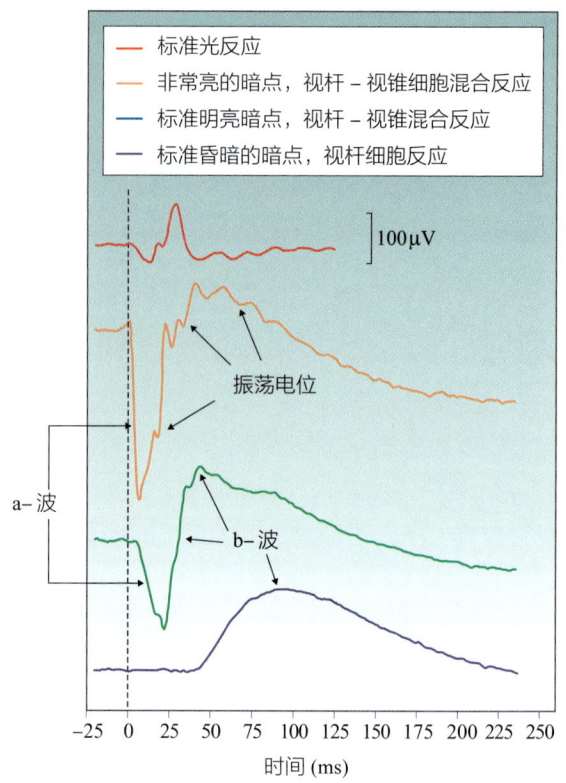

▲ 图 14-1　正常全视野闪光 ERG

底部蓝色波形曲线为暗适应闪光反应，闪光强度比标准闪光强度低 24dB（标准闪光强度由国际视觉电生理协会推荐，ISCEV），用于评价视杆细胞视觉通路功能；绿色波形曲线是暗适应状态下对标准闪光的反应，橙色曲线是用比标准闪光强 20dB 闪光刺激引出的反应波形；两者均为最大混合反应，反应暗适应状态下视杆细胞和视锥细胞的共同活动；顶部的红色曲线是明适应状态下对标准闪光的反应，视杆细胞被背景光抑制，这样可以将视锥细胞反应分离出来，因而此曲线反应视锥细胞功能

结果尚在正常范围内[6-8]。与图形 ERG（PERG）[9]相比，全视野闪光 ERG 对青光眼患者的诊断并不敏感。如前，ERG 的各种成分主要来源于外层视网膜信号，因而对青光眼诊断不敏感就不奇怪了。

很多研究发现视神经损害的患者 OPs 是正常的，震荡电位振幅对青光眼检测并不敏感。Wagner 和 Persson[11]发现，在单侧青光眼患者中，PERG 出现异常但 OPs 正常。然而，也有一些研究报道在人类和实验性青光眼的动物模型中出现了 OPs 波组数量的减少[12,13]。

2. 暗适应阈值反应（Scotopic Threshold Response，STR）

在对猫[24,15]、大鼠[16]、小鼠[17,18]和猴子[19,20]

的实验中，对暗适应全视野 ERG 的仔细研究发现，非常微弱的接近于心理物理学暗适应阈值的光刺激可以反映内层视网膜的活动。相应的这种 ERG 反应称为暗适应阈值反应（STR）[14]。在一些视神经截断[18]、急性高眼压[23, 24] 和实验性青光眼[20, 25] 的动物模型中发现，尽管记录 STR 需要一定的技术，但它对检查视网膜功能异常还是敏感的。图 14-2 表明一例实验性青光眼小鼠模型中 STR 波形振幅的选择性缺失（底端红色波形），但是更强的闪光刺激和明适应 ERG 检查发现，小鼠的对照眼（蓝色波形）和实验性慢性高眼压眼（红色波形）之间没有区别，几乎重合。

在早期青光眼患者中已开展暗适应阈值的检查。然而，在人类青光眼患者中并没有发现选择性的 STR 异常。事实上，与猴子或小鼠相比，人类的 STR 可能对 RGC 的丢失并不敏感。关于 STR 还需要进一步的研究。

3. 暗适应负后波（photopic negative response, PhNR）

近年来研究发现在青光眼的应用中，全视野 ERG 中的一个特征性的成分比上述 ERG 中的其他成分更有前景。因为这个成分是 b 波峰后缓慢出现的负向成分，因而称为暗适应负后波（PhNR）[29]。无论对患者还是对医生来说，PhNR 的记录都比 STR 容易。有证据表明 PhNR 依赖于完整 RGC 功能的存在，尤其是正常视网膜 RGC 主导的峰值活动，因而更有可能在青光眼患者中受到影响[29-32]。在猴子玻璃体内注射河豚毒素阻断峰值反应，图 14-3 显示了猴子明适应 ERG 的变化。在相对未被影响的 a 波和 b 波后面缓慢出现的负向成分（50~150ms），即 PhNR 出现了大幅度的减少。在对其他视神经疾病的研究中，包括视神经钝挫伤、缺血性和感染性视神经病变[33, 34]，与其他 ERG 成分相比 PhNR 受到了更显著的影响，证据支持 PhNR 的可应用性。

其他研究者也评价了青光眼患者中 PhNR 的应用价值。一项 11 名青光眼患者的小样本研究中报道 PhNR 与 PERG 的减少是相关的。在一项有 18 名青光眼患者参与的研究中发现，在青光眼患者检测中 s-锥细胞 PhNR 比 PERG 更敏感[36]。然而，也有一篇报道认为，无论在暗适应 ERG 还是明适应 ERG 中，后来出现的负向成分在人类对照组和青光眼患者组之间均无差别[37, 38]。

近来更多研究表明 PhNR 振幅与一些主要的结

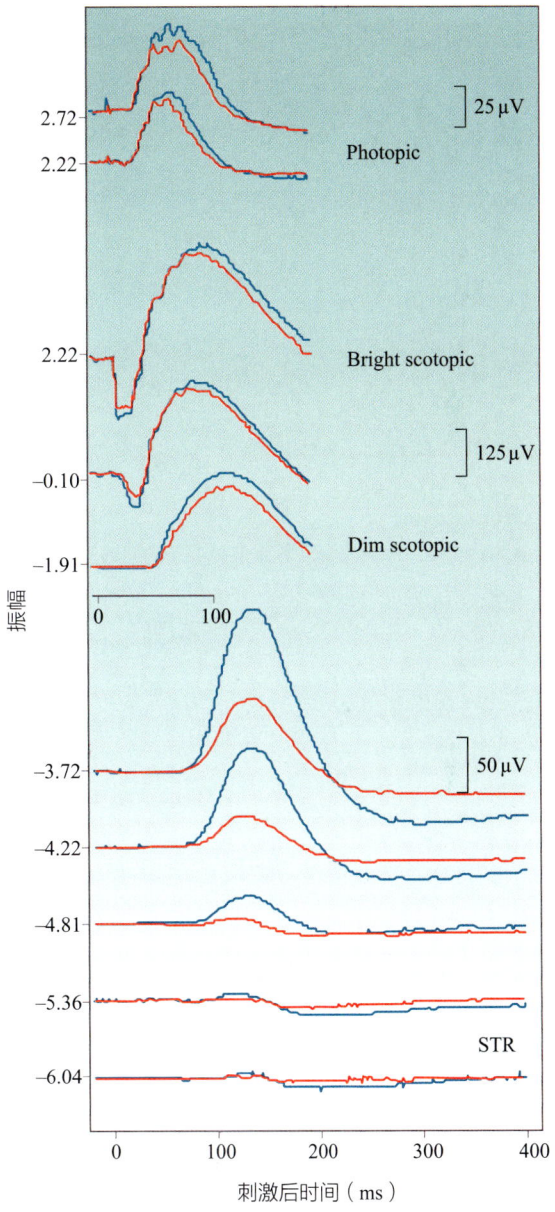

▲ 图 14-2 一例实验性小鼠动物模型在不同刺激光强度下引出的全视野 ERG 反应（单侧慢性高眼压持续 5 周），红色为试验眼的波形，蓝色为对照眼

此例小鼠模型中，STR 振幅选择性缺失（红色曲线，微弱闪光刺激，底部），而更强闪光刺激和明适应 ERG 在对照眼和试验眼之间没有明显区别（比较标注为暗光暗适应、亮光暗适应和明适应的曲线）[引自 Fortune B, Bui BV, Morrison JC, Johnson EC, Dong J, Cepurna WO, et al. Selective ganglion cell functional loss in rats with experimental glaucoma. Invest Ophthalmol Vis Sci 2004 Jun；45（6）：1854-62]

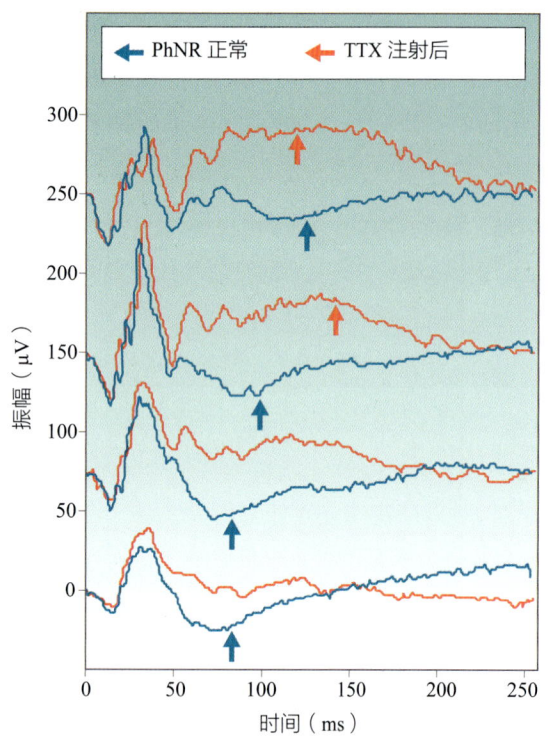

▲ 图 14-3 球内注射河豚毒前后猴子的明适应 ERG
引自 Exp Eye Res. 2004 Jan; 78（1）: 83-93

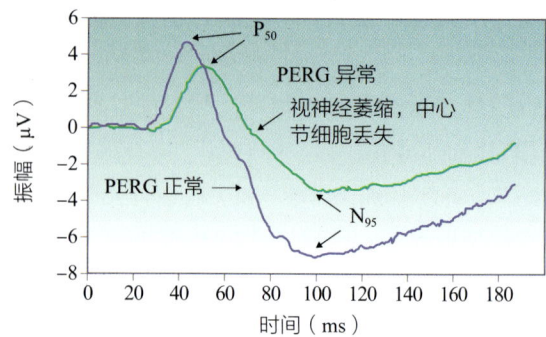

▲ 图 14-4 一例正常恒河猴瞬时 PERG 反应曲线（蓝色曲线）

正常瞬时 PERG 由起始 50ms 的阳性峰（P_{50}）和 95ms 的负向成分（N_{95}）组成。在双侧视神经萎缩和中心节细胞丢失的猴子中（绿色曲线），PERG，尤其是 N_{95} 成分明显降低，而全视野闪光 ERG 正常 [引自 Fortune B, Wang L, Bui BV, Burgoyne CF, Cioffi GA. Idiopathic bilateral optic atrophy in the rhesus macaque. Invest Ophthalmol Vis Sci. 2005 Nov; 46（11）: 3943-56]

构参数相关，如视盘旁神经纤维层厚度、视网膜节细胞层厚度、盘沿面积及杯盘面积比等[39-42]。

4. 图形 ERG（Pattern ERG, PERG）

图形 ERG（PERG，图 14-4）是对图形刺激产生的一个小的双向信号，起源于内层视网膜[43-48]。PERG 反应由黄斑产生，并且对图形空间频率的变化敏感，有迹象表明，该反应起源于感受器下一级神经细胞。

更多来源于对猫[49]、猴子[50]和人的研究得到确切证据表明，PERG 反应起源于内层视网膜成分。将猫、猴子和人的视神经截断后对图形刺激的反应消失，而全视野闪光刺激的反应仍能正常引出。电流来源密度分析也表明，对图形刺激产生的 ERG 是由视网膜最内层产生的电流形成的，位于内丛状层中间与视网膜神经纤维层之间[52, 53]。相反，对全视野光刺激的基本反应则来源于视网膜远端部分的源接收器。结构与功能上的相关性也表明图形 ERG 反应起源于近端的视网膜。

与上述相对应，在实验性 RGC 损害[56, 57]后检测到了变化的 PERG 反应，如实验性青光眼[31, 54, 58]、

人类青光眼[11, 59-62]、高眼压眼[62, 63]和其他视神经疾病[64, 65]，而这些动物或人都能引出正常的闪光 ERG 信号。无论临床还是实验研究[44, 46, 47]，均有大量文献支持 PERG 是评价 RGC 功能最好的电生理检查工具之一。

图 14-4 是一例猴眼的正常单次 PERG 波形。图形快速翻转可以得到类似正弦波的稳态反应波形。正常的单次 PERG 图形先在 50ms 左右出现一个起始的正向峰（P_{50}），然后在 95ms 处出现一个更强的负向成分（N_{95}）。对于双侧视神经萎缩和中心 RGC 缺失的猴子，PERG 大幅减低，尤以 N_{95} 成分为著（绿色波形图 14-4），而全视野闪光 ERG 正常[65]。图 14-5 是一例非人类的灵长类青光眼动物实验结果，分别为眼压升高的第一周和第二周时检测到的 PERG, phNR 和多焦 ERG（mfERG）变化（5B）。

追溯到 20 世纪 80 年代的研究发现，在青光眼患者中已经发现了 PERG 的异常[60, 61, 66-73]，包括 P_{50}, N_{95} 振幅和潜伏期的异常，二者的总和（$P_{50}+N_{95}$）减少，每个也分别减少。看起来两个成分在青光眼患者中都有减少[9, 46]，但 N_{95} 受影响更显著（见 Holder 综述[47]）。在高眼压眼中的研究结果并不一致，一些研究报道无 PERG 的改变，而另一些研究进一步证实潜伏期的延迟，伴或不伴振幅的减少。一项研究报道了 206 例高眼压眼，40% 出现了

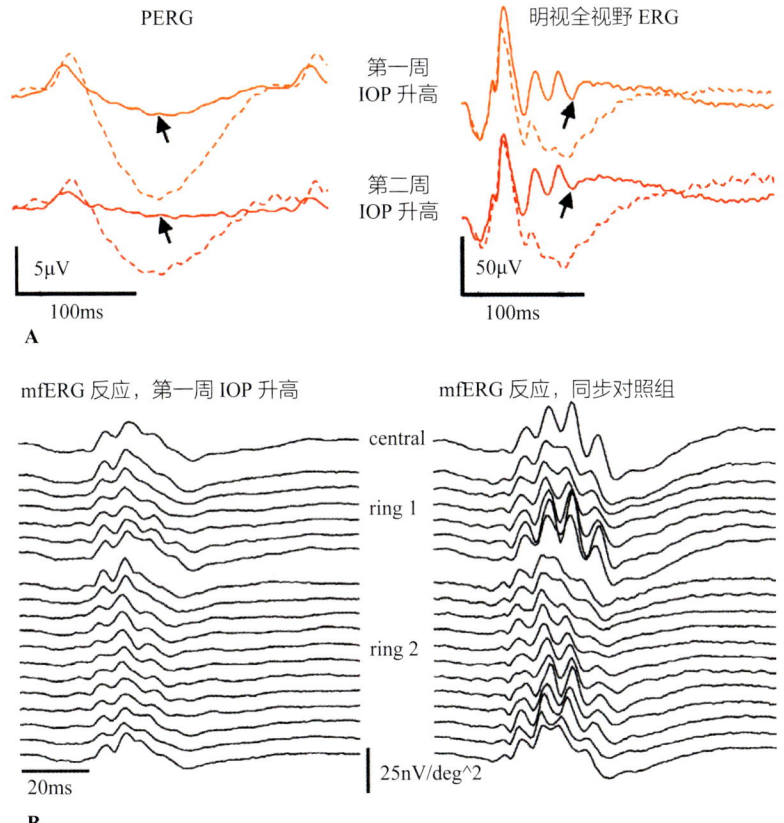

图 14-5 分别在眼压升高的第一周和第二周检测 1 例非人类灵长类实验性青光眼动物模型的瞬时 PERG 反应、PhNR 反应（A）和 mfERG 反应（B）

A 组左侧上方为眼压升高一周后测量到的 PERG，下方为眼压升高两周后测量到的 PERG，分别与正常 PERG 图形对比；A 组右侧为 PhNR 的变化；B 组是眼压升高一周后检测的 mfERG，左侧为试验眼，右侧为对照眼

PERG 的异常。Parisi 等最近报道了一项研究，高眼压眼出现 PERG 异常率非常高，其中 85% 的眼出现了 P_{50} 潜伏期的延迟，69% 眼出现了 P_{50}-N_{95} 振幅的降低[75]。

有研究者尝试应用环形刺激或半视野 PERG 刺激在地形学上将图形 ERG 的变化定位，并取得了一定的成功。PERG 刺激与共焦激光扫描检眼镜（SLO）相连，将刺激按照每个象限范围投照到眼底，检测 34 例青光眼患者，检测的敏感性为 82%，特异性为 80%。把视野分为 9 个区域，应用倍频刺激记录出 PERG，此种多区域倍频 PERG 对中晚期青光眼的检出率为 100%，检测高风险可疑青光眼患者，发现 67% 受试者出现异常[77]。

近来对高眼压患者的前瞻性纵向研究[63]表明 PERG 能够提前一年预检确诊出青光眼患者，敏感性为 80%，特异性为 71%。这进一步证实 PERG 的改变早于标准自动视野计检查，这一结论已经在许多横断面的研究中有报道证实。然而还应该注意到 PERG 对可疑青光眼患者的预测诊断价值并不十分确切，仍然存在 20% 的误诊率。正常人和青光眼患者检查结果的变异性[78, 79]，以及一些视网膜末梢神经元[79]之间的混杂因素，最终限制了 PERG 在青光眼患者中的诊断作用。但是任何 PERG 明显降低的可疑青光眼患者都应该引起重视，并严密随访。

5. 图形视觉诱发电位（pattern visual evoked potential, VEP）

学者一致认为，青光眼患者传统闪光 VEP 和图形 VEP 都是异常的[80-82]，但很多青光眼患者都不能成功引出 VEP，并且 VEP 在青光眼患者早期诊断中的特异性不高。视网膜接受刺激在相应的视皮层产生 PVEP[83-86]。通常用于检测 PVEP 的刺激方式是小的统一标准化的棋盘格，这是另一个倾向于检查视网膜中心区反应的因素[87, 88]。青光眼患者以周边视野损害为主，这就限制了 PVEP 的应用。

个体内部 VEP 振幅变异大，因而大部分研究关注 VEP 潜伏期的改变。一项对开角型青光眼和高眼压症患者的年龄相关队列研究表明，与正常人相比开角型青光眼患者中 50%，高眼压症患者中 25% 出现了潜伏期的延迟。VEP潜伏期延迟与视野损害相关，并且与视杯视盘比、视盘苍白程度相关[89]。其他研究团队也报道了VEP的延迟，与正常受试者比较，高眼压怀疑青光眼的受试者中出现了P_{100}波15～20ms的延迟[90]。Parisi等报道对青光眼的检测，VEP潜伏期具有100%的敏感性[75]。

对428例原发开角型青光眼和可疑青光眼患者的回顾性研究发现闪烁光VEP减低，并与视杯大小和视野损害程度相关，但与峰值眼压无相关性[91]。在单眼激光诱发青光眼的猴子中图形VEP有振幅的降低，但没有相位转换[54]。

已经发现与正常眼或高眼压眼相比，青光眼患者闪光VEP中P1波振幅降低，并且与视盘大小和视野缺损相关[92,93]。虽然校正年龄因素后青光眼患者（平均偏差8.9±5.3）的亮度对比图形VEP在振幅和潜伏期上的变化不大，但颜色对比图形VEP却检测出了异常[94]。

虽然传统VEP无论闪光还是图形刺激都能反应青光眼的疾病进展，但不同研究得到的结果却各不相同，因此传统VEP并不能精确可靠地诊断和监测青光眼的疾病进展，尤其是对早期青光眼患者。

二、视网膜电图和图形视觉诱发电位（ERG/VEP）的多焦点记录技术

Sutter和Tran[95]改良了视觉电生理的刺激方式及记录技术，使用多个焦点同时刺激并同时有效计算出每个局部刺激对应的反应波形。目前，几种不同的电生理学系统在市场上有售。典型的视觉刺激由阵列排列的六边形（或飞镖盘）组成，闪光刺激或图形刺激位于每个六边形内，或者由位于飞镖盘的每个小组成单位中。刺激区域的面积可以根据视网膜或视皮质划分。这意味着每个六边形或飞镖盘的小组成单位离中心越远面积越大，这与受刺激视网膜上的视锥细胞密度成比例，或者与VEP记录中的皮质放大作用成比例（图14-6）。对于图形刺激，在视野内的每个检测部位应用两个对立的飞镖盘图形刺激进行二元伪随机序列变换。应用此序列，每个刺激显示画面的飞镖盘图形有50%可能翻转（如每15ms）。

每个输入画面（刺激点）根据相同的伪随机二元m序列及时调整及时转换。这使得交叉相关核的计算受邻近刺激部位的影响很小（低水平"污染"），也保证了序列视觉刺激之间非线性相互作用的特色[95,96]。一阶核与传统刺激反应相似。而二阶核显示连续闪光刺激时线性系统中预期总和反应与实际记录到的反应之间的差别。换句话说，它是对视觉系统时间非线性特性的测量。二阶核的每级反应（slices）代表连续刺激时观察到的非线性特性。由于人类视觉系统即表现为时间的非线性特性，这种非线性分析技术很重要。因而，此技术可以展现出视觉系统的这些特征。

每个个体刺激可以应用不同的伪随机序列来驱动，比如应用不同的二元或三元序列，并应用随后的交叉相关提取出局部反应[97]。后面的技术不能用

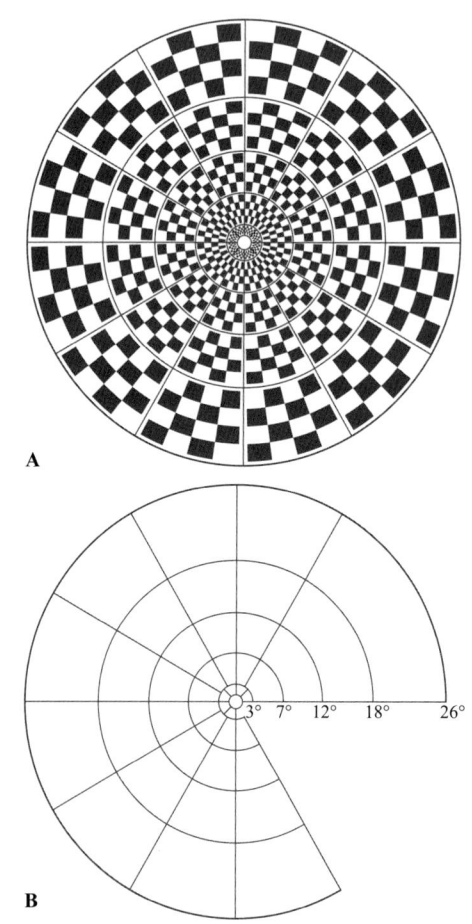

▲ 图14-6 典型的多焦点视觉刺激
A. 为多焦点图形VEP的刺激图形，类似一个飞镖盘，按照皮质反应的大小相应，每个刺激单位包含16个黑白格；B. 为每个刺激单位的离心率情况

第三篇 青光眼的评估
第14章 青光眼评估的电生理学检查

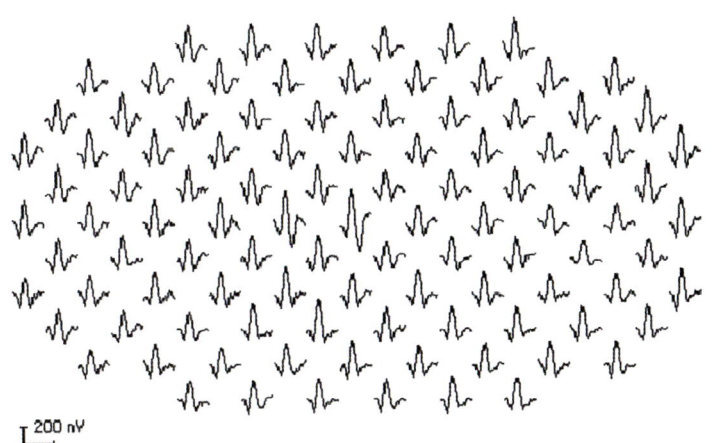

◀ 图 14-7 正常多焦视网膜点图阵列图
注意中心凹的反应信号更强一些（VERIS）

于高阶核检查。

多焦点记录技术优势在于能够记录到详细的多焦闪光 ERG，信号的振幅可以地形图分布的方式表现出来，而不是来源于整个视网膜的平均反应（图 14-7）。很多疾病 mfERG 振幅都可明确显示出外层视网膜的损伤部位（Hood[98]、Lai[99] 等综述）。通过改变刺激方式为黑白相间的三角形，根据伪随机序列翻转，可以记录到图形 mfERG。

除了 mfERG，此技术可用于记录对闪光和图形刺激产生的多焦点皮质反应，这样就产生了多焦点 VEP（mfVEP）[100]。因为整个视野中的每个反应更一致，因而图形刺激的 mfVEP 优于闪光刺激 mfVEP。图 14-8 显示一例图形 mfVEP，刺激图形大小与皮质放大作用成比例。

尽管有几项解剖学和视野学研究证实青光眼造成了神经节细胞的弥漫性损害，但大多数青光眼患者特征性的视野损害在空间上还是分布于中周视野

内[101]。正是因为青光眼视野损害的局部性特征，多焦技术的发展引起了大家极大的兴趣，因为相比于 ERG 和 VEP，它的优势在于能够将局部的损害通过地形图表现出来。

三、青光眼患者的多焦点技术

（一）多焦点闪光视网膜电图（mfERG）

高空间分辨率和高敏感度的多焦视网膜电图能够检测出外层视网膜的病理性改变[98, 99, 103]。基础研究表明，mfERG 类似于相应刺激视网膜部位的全视野 ERG 的明适应反应，这使得应用 mfERG 能够有效评价外层视网膜功能[104-106]。与全视野 ERG 相同，mfERG 波形各部分来源于视锥细胞和双极细胞。

也有一些证据很值得关注，表明 mfERG 中有来源于内层视网膜神经元和内层循环系统的成分，包括 RGC（视网膜神经节细胞）及其产生的

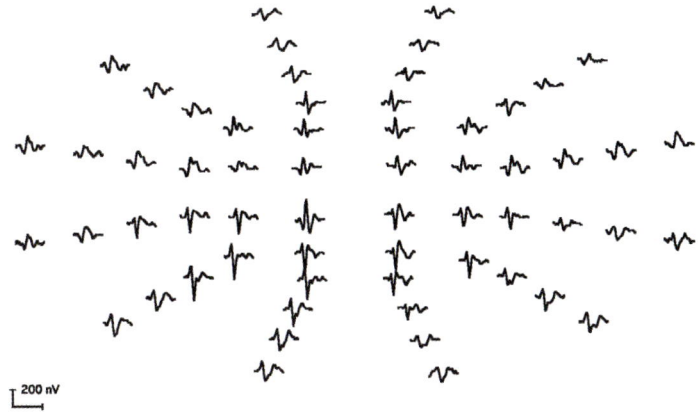

◀ 图 14-8 正常组合后的多通道 mfVEP，采用双极记录（VERIS）

动作电位[32, 57, 65, 105, 106, 109-113]。除了有来源于局部内层视网膜的成分外，mfERG 也反应来自视盘的成分。例如由 Sutter 和 Bearse[114] 首先提出的视盘成分（optic nerve head component，ONHC），他们认为 ONHC 代表 RGC 神经元的活动，并且由视盘周围产生[112, 114]。在每个正常 mfERG 结果阵列中都存在着鼻颞侧不对称，ONHC 理论相对合理地解释了这种不对称。

在最初对人类青光眼患者和非人类灵长类动物实验性青光眼[111, 113, 123] 研究中，均显示 mfERG 异常[109, 115-120]。然而这些异常指标与视野中相应部位的损害并不存在空间上的相关，至少与那些传统指标无相关性，如峰-谷振幅值、潜伏期和振幅密度等[117, 120, 122]。一个可能的解释是 RGC 的丢失导致了 ONHC 的减少，ONHC 的潜伏期根据反应部位变化，而其余的局部 mfERG 反应成分在整个视网膜范围内均保持一致。因而，ONHC 的丢失或减少导致局部复合波形出现形状上的改变，这种改变与损害位置对应。进而，采用快速闪烁光刺激，在正常眼中仅引出了相对小的 ONHC 成分[123, 124]。因而早期和进展期青光眼患者的闪烁光 mfERG 仅出现很微小的变化[109, 115, 117-120]。更令人吃惊的是，即使多焦图形翻转 ERG 也并不能大幅度提高青光眼的诊断：虽然青光眼患者有中度的图形 mfERG 异常，但正常人与青光眼患者之间有很大的交叉，而且青光眼患者的损害并不与视野的损害部位、程度相关[122, 125, 126]。

Sutter 及其同事们改良了 mfERG 的刺激模式，从而在正常眼中引出了相对强一些的 ONHC[123, 127, 128]。此种 mfERG 刺激使青光眼性的 ONHC 异常变得更加明确。关于人类[124, 127, 129] 和实验性青光眼的动物实验中[124, 130]，一些初期的研究证实了这个假想。然而在临床中却发现，应用这种刺激方式结果变异很大，阻碍了其在青光眼患者中的应用[131]。

到目前为止，mfERG 技术在青光眼患者中的应用还是有限的[117-120, 122, 129, 131]，但有几项研究已经有力地证实了在非人类灵长类动物中，青光眼和其他 RGC 损害性疾病可应用 mfERG 检测。为什么猴子的 mfERG 比人类的 mfERG 含有更多的 RGC/ONHC 成分，这还是未知的。

（二）多焦点图形视觉诱发电位（mfVEP）

将视野损害细节以地形图的方式体现出来，多焦图形 VEP 是第一个被描述为具有此功能的电生理检测方法[100]。在视野损害区域出现明确的 mfVEP 信号减低。采用与皮质放大作用成比例的刺激方式和合适的电极记录位置，可以记录到 20°～26° 视野内的 mfVEP[100]。几个研究团队已经证实了此种记录系统与记录技术的有效性[133-138]。

多通道记录、校正的过滤设置、电极位置和结果波形的分析等已经改良了 mfVEP 技术的应用。与常规额枕电极的放置相比，靠近枕骨隆突和跨枕骨隆突的双极电极可以记录到更强的反应信号（额枕电极放置记录到的信号在上半视野中很微弱）。增加一对水平电极记录可以检测到更多的信号，这些信号应用单纯的垂直电极记录很微小（Klistorner[139]，参看图 14-9）。这可能是视野在皮层的投射方式造成的，上半视野投射到距状裂的下部，远离枕骨部的电极记录，而且其细胞极化方向也与下半视野不同。这就解释了为什么青光眼患者记录到的全视野 VEP 变异性大，取决于视野损害的分布与表面电极的关系。上半视野的损害并不能造成传统 VEP 信号的显著改变（图 14-10）。

普遍认为 PERG 和 mfVEP 是两种能够诊断青光眼的主要电生理学检查，因而以下我们详细描述这两种检查方法。

（三）PERG 技术

PERG 是对缓慢翻转的棋盘格图形刺激产生的反应，受试者固视中央，棋盘格大约 10°～20° 宽。对于缓慢短暂翻转的刺激 PERG 是短暂的，得到一个双向波形，比常规 ERG 的振幅要低很多（4μV 与 400μV 的比较关系，图 14-4 与图 14-1）。PERG 也可用彩色图形记录（红/绿或者蓝/黄），但得到波形的振幅更小[142]。目前已经发布了国际统一的记录标准（ISCEV 标准化，见 http://www.iscev.org//standards/index.html）。PERG 对视物模糊和视网膜照度敏感，因而屈光不正，屈光间质混浊和瞳孔大小都会影响检测结果。

瞬态 PERG（图 14-4）由一个出现在 25ms 的小负向波（N_1）和一个出现在 50ms 的大的正向峰（P_1

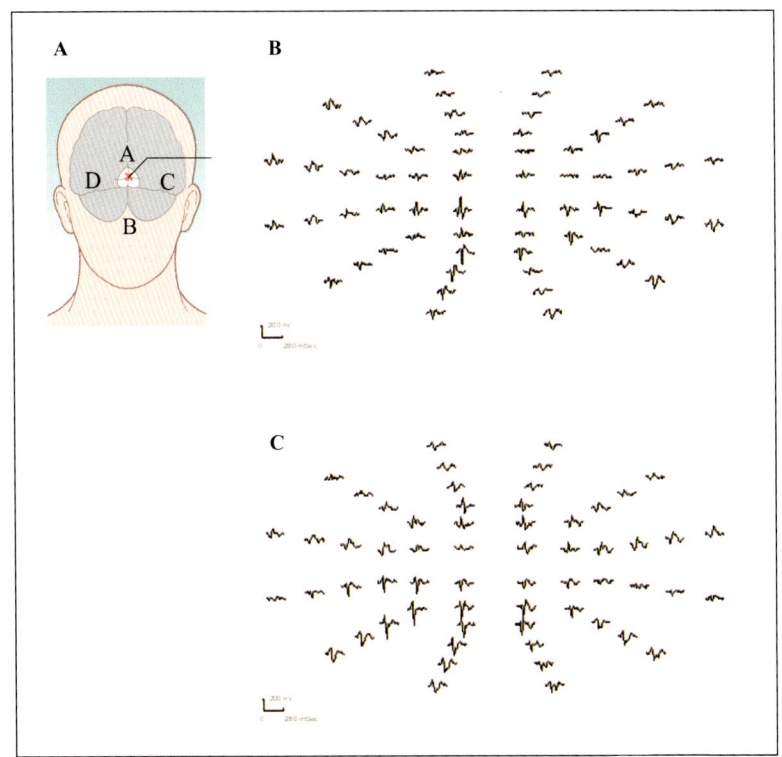

图14-9 应用至少2个斜向通道记录产生的波形图阵

A. 多通道mfVEP电极放置方式（Klistorner和Graham[139]），AB为垂直通道，CD为水平通道，斜向通道可以通过连接两个点产生；B. 为垂直通道得到的波形图；C. 为水平通道的波形图，注意到某些区域的信号，尤其是沿水平线分布的区域通常是由两条正交垂直通道内记录到的信号强。所有通道的信号整合在一起得到最终的波形阵列图如图14-8（图A引自Klistorner A，Graham SL. Objective perimetry in glaucoma. Ophthalmology. 2000；107：2283-99）

或P_{50}）组成。后面在95ms时出现另一个负向波（N_2或N_{95}）。图形翻转频率加快时，每秒大于10次时，N_{95}被P_{50}遮蔽，生成稳定的周期重复波形。

（四）多焦点VEP技术

1. 刺激与记录

许多研究应用相似的电生理方法记录，但国际上尚无统一标准。研究者们也应用了以下公司的产品：VERIS系统（Electro-Diagnostic Imaging, Inc., Redwood City, CA）、AccuMap（ObjectiveVision, Sydney, Australian——已停产）、Retiscan系统（Roland Instruments, Wiesbaden, Germany）、MetroVision（MetroVision, Perenchies, France），SHIL多焦点成像系统（Scottish Health Innovations, Ltd., Glasgow, United Kingdom）。

通常应用阴极射线管（CRT）显示屏给予视觉刺激（22英寸，高分辨率）。随着刷新率的提高，也可以应用液晶显示屏和等离子显示屏（作者尚未发表实验数据）。最常用刺激由紧密相连的60个部分组成（图14-6），每个部分大小随离心率加大由视皮层情况决定，这样以便每个部分刺激相同面积的视皮质[56, 143]。从而每个刺激得到的信号大小都相似。图14-6插入部分表明刺激部分大小与视野的关系。每个刺激部分由16个黑白相间的棋盘格组成，每个小黑白格也随离心率改变大小。每个小黑白格由伪随机序列控制交替翻转，这样二元输入序列通过交叉相关数字输出即可计算出每个刺激单位的信号。

受试者保持舒服的姿势坐在椅子上，并保持固视飞镖盘的中心，可以观察到任何中心固视的随机改变，这时要提醒受试者保持中心固视。这项功能即可以监视受试者固视，也可以帮助受试者保持注意力集中。距离屏幕的距离通常为30cm，这样总体刺激范围为52°视角。所有受试者需要矫正视近时的屈光不正。瞳孔不能散大，并且单眼逐一记录。

信号放大倍数为100 000倍，记录的带通为1～100Hz。近些年的研究应用更窄的数字滤过，1～30Hz，甚至1～20Hz。在VERIS系统中，必须完整记录m序列，每次刺激30s，共需要8min或16min。AccuMap系统中，每记录55s为一段，要校正结果，然后继续下一段，直到记录到可接受的稳定的信号（通常要6～10段）。如果噪音太大或者伪迹多，则排除记录的段，不参与结果计算。

至少需要记录2个交叉通道，选择视野中每个刺激单位的最大反应。然后形成一幅组合的波形振幅图。例如图14-9应用至少2个斜向通道记录产生的波形图阵，与图14-8的相似。可以计算出每个信号的振幅和潜伏期，并与正常数据库对比，同时也要计算双眼间的非对称性。

四、优势与局限性

PERG和mfVEP对于视功能的检测都可以成功提供有价值的客观信息。主观检测视功能的局限性众所周知。老年患者难以理解和配合主观检查，而且很多患者记录时容易紧张。近来研究表明，作为金标准的视野检查（Humphrey SITA 程序全阈值视野检测）[144]，在正常人中第一次检测的特异性仅为38%，而第二次检测可达到73.7%。

（一）PERG

对于电生理检测来说PERG技术相对简单，因为它不需要散大瞳孔，也不需要明暗适应，因而对患者来说容易完成。但它确实需要角膜接触电极（或下睑电极），所以它是微创检查。

PERG个体间及个体内部变异性大，这限制了PERG的临床应用[145]。应用标准化记录可减少变异[146, 147]。P_{50}后N_{95}分化缺失可能提示与视神经疾病相关，而不是视网膜疾病[47]。

PERG仅提供中心视野的总和反应信号，并不能将异常部位定位，这也限制了PERG在青光眼患者检测中的应用。另外PERG检查需要受试者具有良好的视力，因而任何导致视网膜成像模糊的因素均会影响结果的判读，如角膜上的泪膜问题、晶状体玻璃体混浊等。

已有报道，糖尿病、视网膜疾病、老年黄斑变性、视神经疾病、弱视和阿尔茨海默病（Alzheimer's）均可检测到异常的PERG。外层视网膜疾病也可产生显著异常的PERG，这意味着如果节细胞的远端细胞异常也会明显影响到PERG。

（二）mfVEP

应用多通道记录mfVEP，视野内所有区域的反应可组合在一起提供一幅客观的视功能图[133, 134, 136, 139, 140, 148]。将每个信号与正常人的数值相比可以得到概率图（图14-11）。应用此技术敏感性可大于90%，这由界定异常的标准和青光眼的严重程度决定[134, 136, 139, 140, 148-151]。然而与振幅相比，mfVEP的潜伏期并没有与视野的缺失存在良好的相关性[152, 153]。

双眼间的不对称性分析对于检测早期视野改变很有意义[149, 154]。如果没有病变或者弱视，左右眼视野区内接近豹纹状皮质所产生的信号是相同的。然而，当两眼间的视野缺失对称，或者对进展期青光眼检测病情较轻的眼视野损害时，双眼间的非对称分析就不可靠了。因而需要检测每个眼的振幅变化，并与双眼间不对称分析相结合。

mfVEP需头皮电极记录，属于非有创检查。不需要放大瞳孔，但需要明适应、避光检查。检查时间比初次视野检查时间长（如SITA程序），不算放置电极的时间每只眼睛需要检查8min。mfVEP也可以用于其他视神经病变，如视神经炎[154-157]或缺血性视神经病变[133]。也有对视皮层损伤患者mfVEP变化的研究[158-160]，也有研究将mfVEP用于评价儿童视野[161]。

为减少mfVEP在临床中应用的限制性，在以下方面应达成共识：电极放置位置的标准化，减少信号噪音伪迹的方法，中心固视的控制和数据分析方法等，其中电极放置的位置是产生个体间变异的主要原因。目前，同一个人先后两次测试所得振幅的变异性约为10%～16%，这种变异在信号微弱的区域更加明显。这就限制了mfVEP在进展期青光眼中的应用。提高可重复性并提高结果分析的意义，就需要提高信噪比（signal-to-noise ratios，SNRs）。

有一项研究显示瞳孔大小对信号振幅的影响很小[162]。但瞳孔散大会引起轻微的潜伏期改变，如果对潜伏期意义大的疾病进行研究时，要考虑到瞳孔大小的影响（如视神经炎等）。

白内障和屈光间质混浊能降低中央区的反应振幅[163]，越靠近周边影响越小。对于中心视力差但仍可以保持中心固视的受试者是有可能记录出mfVEP的，就是困难一些，而且结果的阐述也要谨慎。相比PERG，VEP信号可被其他视网膜病变影响，因而对于青光眼患者并不是一个特异性的检查。

第三篇 青光眼的评估
第 14 章 青光眼评估的电生理学检查

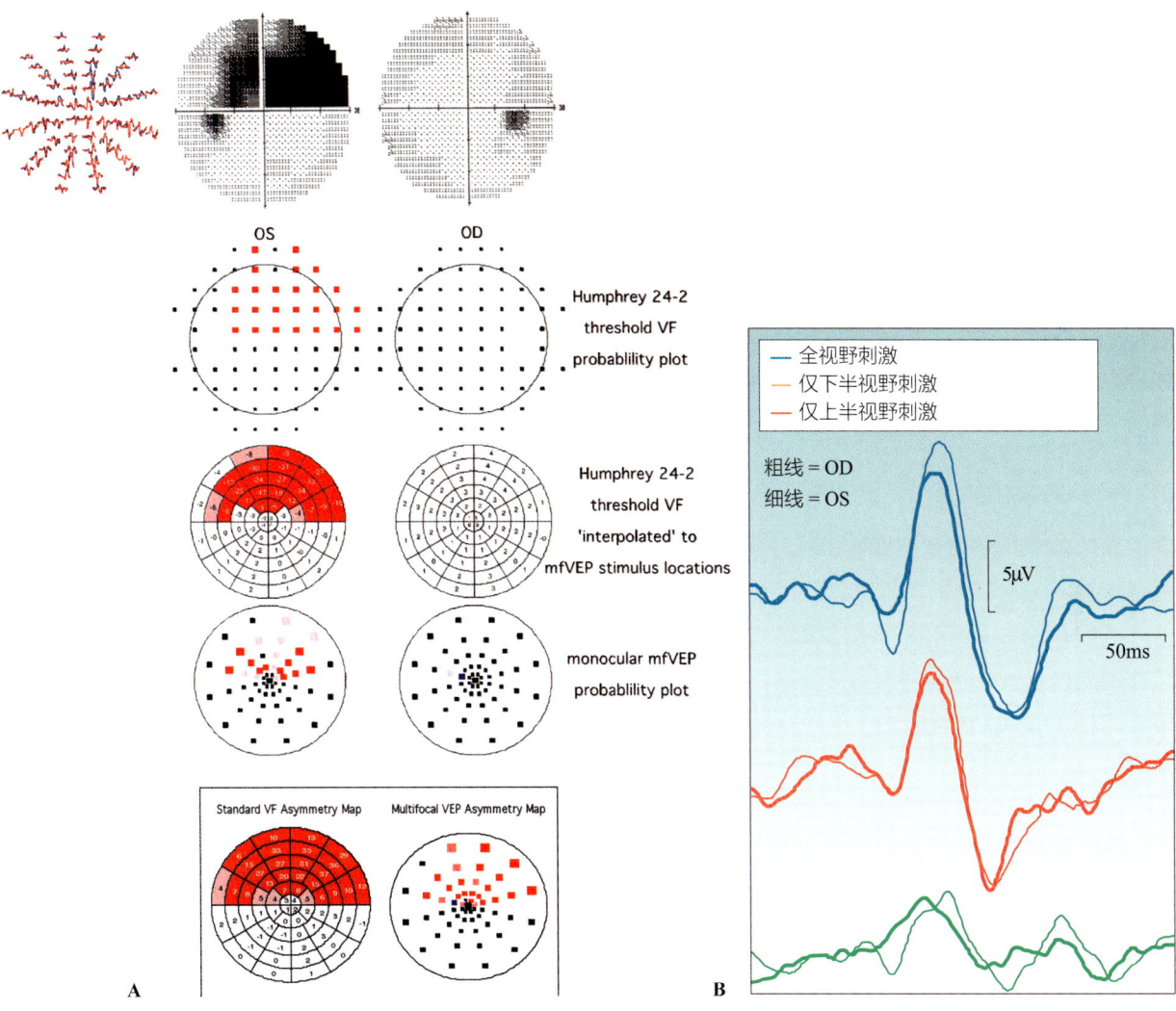

▲ 图 14-10 1 例原发开角型青光眼患者视野损害与 VEP 信号变化的关系

A. 患者 mfVEP 与 Humphrey 视野 30-2 程序结果的比较（上方为双眼视野灰度图，左侧为 mfVEP 结果，右眼波形为蓝色，左眼波形为红色）。此患者左眼上方弓形暗点伴鼻侧阶梯，右眼视野大致正常（如最上方的灰度图和第二行的模式偏差概率图所示）。第三行图为 mfVEP 检查的灰度图。第四行为单眼 mfVEP 信噪比的模式偏差概率图，可以看见左眼上半视野内的暗点，右眼上半视野内也有两个相邻点出现异常。双眼间比较图（第五行）显示视野与 mfVEP 都出现上半视野内的显著异常（左侧是视野检查的双眼间比较，右侧是 mfVEP 检查的双眼间比较图，红色代表左眼）。B. ISCEV 标准 VEP 波形（第六行成对的波形图）显示双眼的 VEP 都是正常的（粗线描记波形为右眼，细线为左眼），没有或很微小的双眼间不对称。如预期一样，上下半视野分别刺激记录 VEP，可以看到下半视野刺激得到的波形如第七行所示，VEP 反应的振幅，形状和潜伏期都相等，均在正常范围内，而上半视野的刺激也得到两眼间相同的波形，并且都在正常范围内，尽管上半视野内两眼之间的视野有很大差别。此病例可以说明常规 VEP 检查应用于青光眼患者会经常漏掉一些很严重的青光眼视野损害（引自 Fortune et al. Invest Ophthalmol Vis Sci 2002；43E-Abstract 2126）

应用虚拟现实护目镜或者分屏刺激可以同时记录双眼 mfVEP[164]。此技术的优势在于因为双眼间同时记录，所以每只眼的记录条件完全相同，这样双眼间的对比分析（对称性分析）就变得更加有意义。当然这种记录方法在一些隐斜视或双眼固视角不同的患者身上应用还存在局限性。在黄色适应背景下给予蓝色图形刺激（不是图形翻转模式），可

以记录到蓝黄 mfVEP[165, 166]。蓝黄 mfVEP 旨在检测细胞通路的情况（Koniocellular pathway）。此种方法对暗点的检测比传统黑白 mfVEP 更敏感（敏感性达到 92.2%），而且与标准自动视野计检查有很好的相关性。但蓝黄 mfVEP 优于标准 mfVEP，其更可能的原因是图形给予刺激在空间上更稀疏分散，亮光对比度也低，这些原因本身就可以提高检测的

163

敏感性[167, 168]。

五、参考人群

对于 PERG，每个实验室要建立自己的数据库，因为 PERG 随年龄增长振幅降低潜伏期延迟，因而需要按照年龄分层建立数据库。

对于 mfVEP，检查方法和分析方法等都由应用的检查系统决定。AccuMap 有国际化的 200 个正常受试者的正常数据库，并且在电极位置等方面也有明确的规定。因为应用去除 alpha 节律的相关脑电波振幅可将信号成比例缩放[97]，因而成人的正常数据库并不需要匹配年龄因素。对于儿童到青少年早期的 mfVEP，近年研究发展快，因而需要正常人群数据库[161]。

对于 VERIS 系统，每个检查者各自设置的检测条件不同，需要记录参考人群的数据。如果除了振幅还应用了 SNRs 评价结果，年龄匹配就不那么重要了。

六、与其他检查的比较

（一）PERG

青光眼患者 PERG 减少，但不同研究得出不同的 PERG 敏感性。在一项研究中，对 43 例青光眼患者和 43 例正常对照人群进行了广泛的心理物理学检测，包括标准 ERG 和 PERG 检测，结果表明，PERG 比其他任何一项其他 ERG 检查都更有效[9]。通过 ROC 曲线分析，PERG 的 N_{95} 振幅得分 0.89，敏感性为 85.4%，特异性为 87.8%。

然而在另一项研究中对 203 例青光眼患者进行了心理物理学和电生理学检查并进行了多变量分析，青光眼的严重程度以视盘和视神经纤维层情况界定，而不是根据视野和眼压情况决定，结果表明，心理物理学检查比 PERG 或蓝 / 黄 VEP 都更有优势[110]。

Bach 等尝试提高青光眼患者的 PERG 检出率，对视角 0.8° 和 16° 的稳态 PERGs 引入了一个比值（Freiburg 范例）[86, 63]。这个比值的应用解决了 PERG 振幅个体间的变异问题。青光眼患者小视角的刺激图形 PERG 更易改变。他们报道一组高眼压症患者的 PERG 结果，但研究中 67 例 OHT 患者中仅有 4 例最后确诊为青光眼，这就限制了结果的分析，导致难以得出结论。ROC 曲线分析，检查的特异性为 88%。最近 Parisi 等报道 PERG 在青光眼患者中的敏感性高达 100%，在高眼压症（OHT）受试者中也有很高的异常率[75]。

（二）多焦点视觉诱发电位（mfVEP）

一项回顾性研究应用 AccuMap[TM]V1.3 系统连续检测 436 名青光眼和可疑青光眼患者 12 个月[137]。检查结果与自动视野计相比较，另外亚组内以立体视神经成像系统检测杯盘的立体形态作为另一个疾病严重程度的参考标准。mfVEP 改变与疾病的严重程度相关，并且与 Humphrey 视野的 MD 指数相关（r=0.78）。已经有青光眼视野损害的患者 mfVEP 检测的敏感性为 97.5%（早期青光眼为 95%，Humphrey 视野 MD < 6dB），而低风险可疑青光眼患者 92.2%mfVEP 正常。当以视杯视盘形态为青光眼异常的诊断标准时，mfVEP（80.6%）与 HVF（81.9%）的敏感性相似，但 mfVEP 的特异性更高（89.2%vs.79.5%）。mfVEP 对评价视野缺失严重的患者意义更大，与临床上杯盘比的情况相关性更强。

Hood 等已经证实 mfVEP 振幅与主观视野光敏感度相关[133, 171]。在一项对 50 例早期青光眼患者（MD < 8dB）的研究中发现自动视野检查结果与 mfVEP 之间检查结果很一致，74% 视野内有小局部损害的患者两项检查结果一致。mfVEP 的结果比自动视野检查结果受损更严重一些。同一组研究人员对 50 例正常人、25 例高眼压症和 25 例可疑青光眼患者检测 mfVEP，所有受试者主观视野正常。mfVEP 在正常人、高眼压症和可疑青光眼患者中的异常率分别为 4%、16% 和 20%[172]。这种比例与上面提到的 Graham 的研究结果相似[137]。

在另一项最近的研究中，研究了 185 例高眼压症和早期青光眼患者 [自动视野平均 MD 为（0.3 ± 2.1）dB，平均 PSD 为（2.3 ± 1.9）dB]，mfVEP 与 SAP（标准自动视野计）的诊断相似。无论诊断标准是视盘立体形态还是 HRT Moorfield 回归分析，两者的诊断率均一致。然而两项检查结果之间可以吻合一致的仅有 80%，这表明两者可以检测到不同性质的功能损害。而且检测出的功能缺损与视盘形态上的改变一致性差一些，表明早期青光眼患者形态与功能上的异常并不完全一致。

mfVEP 与客观 HRT 比较发现，HRT 描述的形态学与 mfVEP 检测出的功能改变之间存在有限的相关性（图 14-12）。HRT 与 Humphrey 之间的相关性与此相似。

MfVEP 信号的动态范围比主观视野窄，尤其对一些晚期视野改变的患者。这意味着随时间的发展，可检测到的变化数量是有限的[174]。

也有一些对可重复性的研究表明此技术可用于一些进展期青光眼患者的视功能分析[174-176]。由于每次检查之间仍然存在显著的变异性，因而要达到统计学上显著性差异则需要数值上更大的改变。有趣的是，有报道 mfVEP 的短期变异比 SAP 小[174]。然而当短期变异与动态范围相关时，尚不清楚到底哪项检查可以检测出进展期的视功能改变。目前为止，尚无可靠的 mfVEP 软件处理系统。

七、数据的存储和恢复

PERG 数据存储于计算机内，记录几分钟后信号平均，即得到了正常的反应波形。通常在实践中重复检测一次得到 2 条相同的记录结果，这两个结

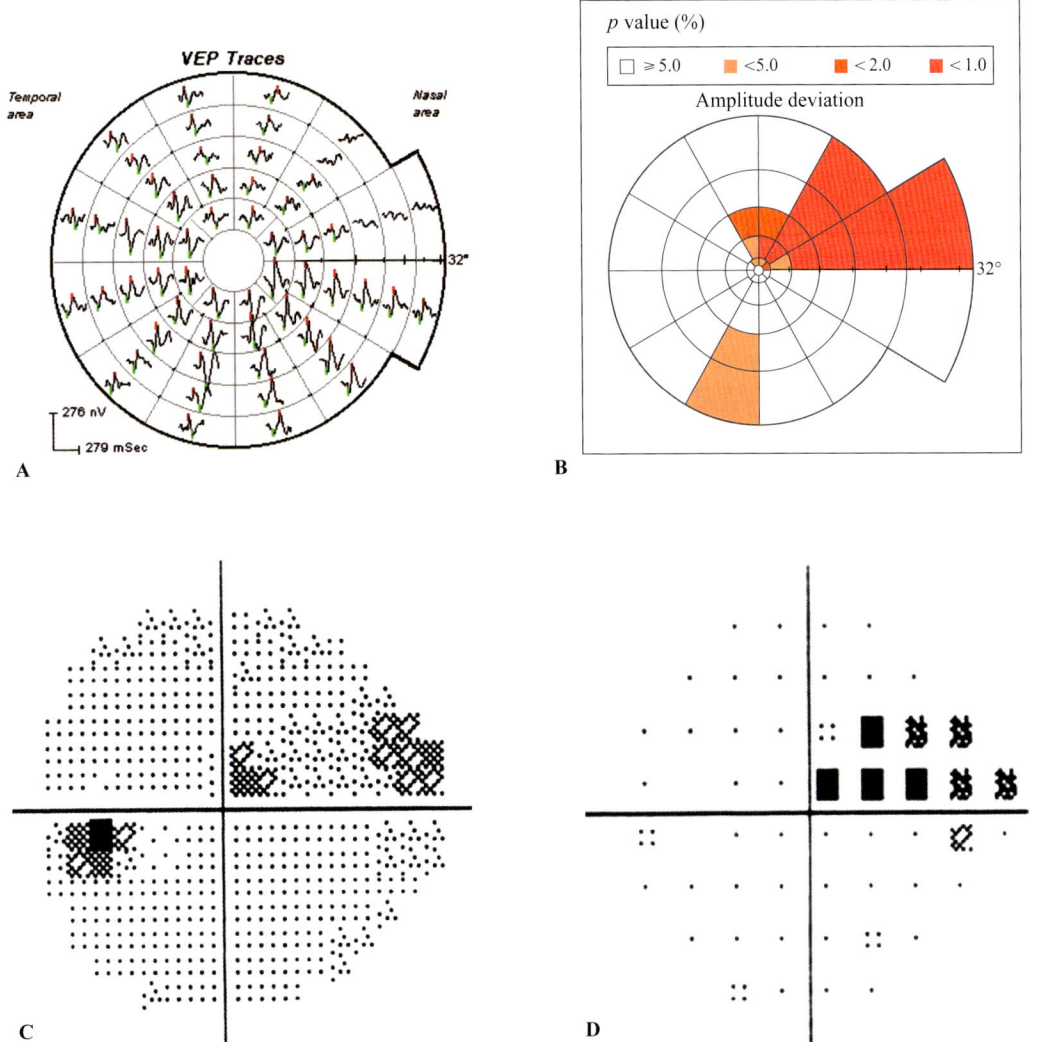

▲ 图 14-11 mfVEP 结果中上半视野内的弓形暗点：曲线分布图和概率图（图 A 和 B，Klistorner），Humphrey 视野计的灰度图和模式偏差概率图

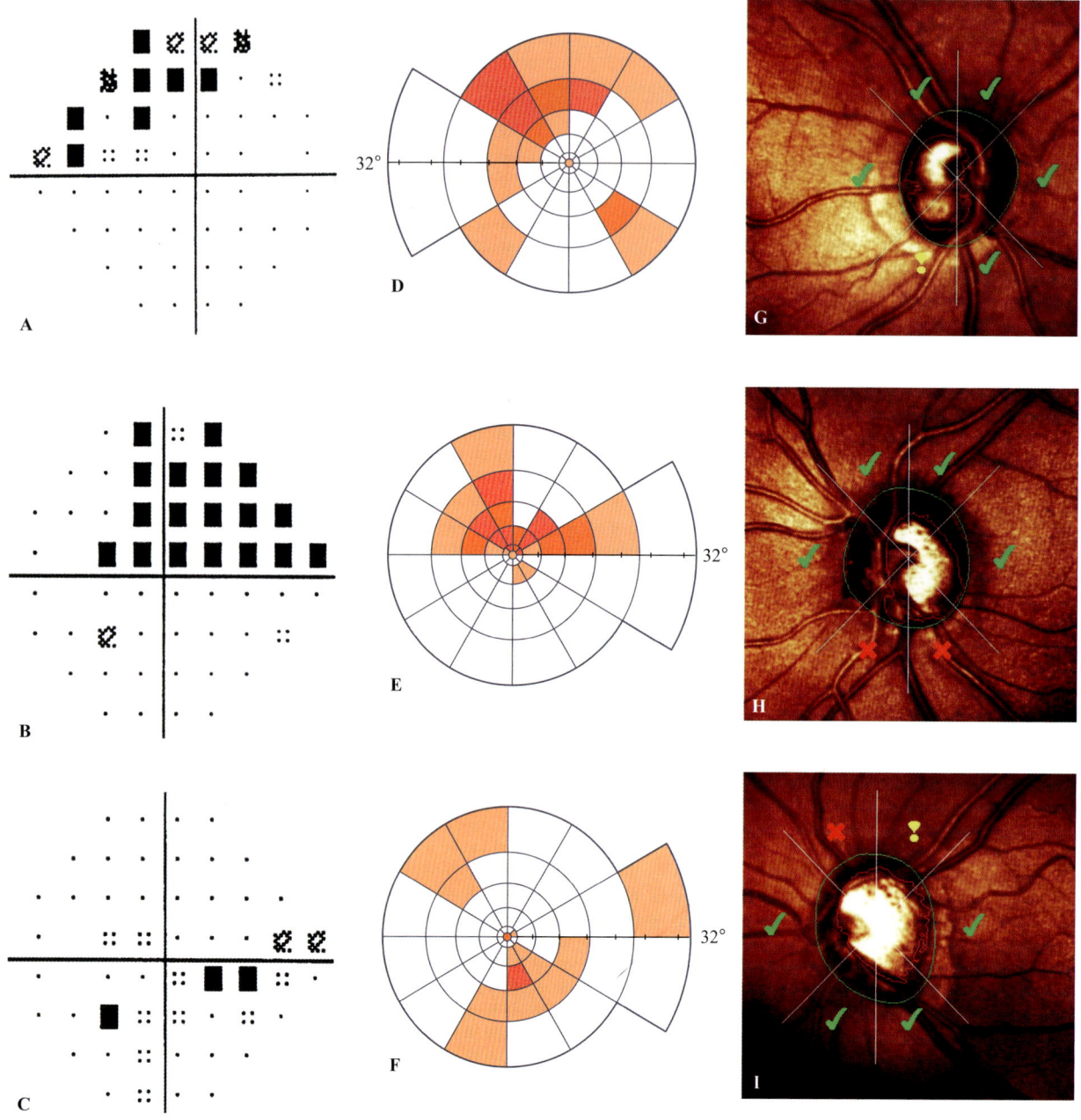

▲ 图 14-12 1 例青光眼患者主观视野（Humphrey）、客观视野（AccuMap）和视盘成像图（HRT）
表明在两种视功能检查和形态学检查之间存在着复杂的对应关系

果可互相比较，并进行离线的平均分析。

mfVEP 的数据存储于计算机中，计算机中同时有每个受试者的个人档案，以及每个通道记录到的原始信号，这些信号数据可输出到外部软件如 Excel 或 MATLAB 中进行数据分析。在大多数系统中，需要手动输出数据，系统不能自动将几个通道整合在一起[140]。

八、打印数据以及结果分析

PERG 的打印由所用的电生理设备决定，通常为包括 P_{50} 峰和 N_{95} 谷的标准波形。稳态 PERG 应用傅里叶分析技术通常得到正弦波形，可以得到峰谷值。

VERIS 记录 mfVEP 会打印出每个通道的波形阵列图（图 14-9），要得到最终结果需要将每个通道的原始数据输入 Excel、MATLAB 或其他相似的程序内，再重新将各通道的每个结果结合在一起得到最终结果[140]（图 14-8）。也可以由操作者将所选择区域或每一环的信号平均，但后一种方法需要谨慎使用，因为不像 mfERG，mfVEP 波形会因为皮质的情况而改变波形的形状，这样会使一些相反的信号互相中和，从而失去部分数据。在同一个放射状方向上的波形平均通常要考虑到信号的波形形状、极性和时相。

AccuMap 可打印出一幅合成后的标准波形阵列图（图 14-13 和图 14-14），还可打印出振幅概率图、两眼间振幅非对称性分析图和潜伏期偏差图。

九、伪迹问题以及如何防止伪迹

所有电生理检查方法都需要受试者放松，舒适地坐在椅子上，房间内没有明显的干扰噪音及外来光源。我们发现记录 mfVEP 时，受试者的下巴轻轻抬起，来自颈部肌肉的噪音干扰就会减少，并且背部直立比驼背的姿势要好。

记录 PERG 时，电极和眼动产生的噪音是主要的。应注意电极位置的放置，尤其对金箔电极。后者本应该是一次性的，但目前经常被多次使用，导致最终影响到记录的质量。记录前应检查电极及导线的阻抗。记录时紧密监测并及时去除噪音干扰信号很重要。通常记录的每段之间患者可眨眼睛，但在每段的记录过程中应尽量减少瞬目。局部润滑剂可帮助受试者忍受电极的不适感，提高记录结果的质量。

记录 mfVEP 时，如果受试者注意力不集中或昏昏欲睡，则会提高 α 节律（alpha rhythm），这会干扰记录结果，减少可重复性，产生假阳性结果。在一部分年轻受试者中会发生这种情况，所以解读结果时识别 α 节律很关键。一项关于固视任务的研究[177]表明设置固视任务，使患者精神集中以减少 α 节律的重要性。困难的固视任务可以提高信号的振幅，减少 α 节律。

其他一些干扰包括高频和低频噪音，主要来源于心电图（ECG）（图 14-15A），后者对结果曲线的影响不明显，但其能减低信号噪音比例（信噪比）。AccuMap 记录完成后可提供噪音水平分析，如果噪音水平很高会影响到结果解读，系统会发出警告提示。

人群中个体间振幅的变异大可通过以下方法减小，应用基于 EEG 水平缩放比例的方法[97]，或者分析结果时不用峰谷值参数而采用信噪比这个参数[140]。这些方法也可以减少男女之间的性别差异，并且似乎也减少了年龄因素的影响[169]。如果没有按比例缩放，正常的变异太大，一些微小变化的病例就会出现大幅度的统计学改变。

mfVEP 作为一种客观视野的检查方法，其应用的局限性主要还是个体内部的可重复性差，以及记录时的噪音大，噪音大会产生假阳性结果。同时还需要患者的配合度高。记录中检查技师识别噪音的经验并及时干预也很重要。Hood 等报道了应用 VERIS 系统在记录后的结果分析中检测噪音和 α 波的方法。

十、应用者的技术要点

操作技巧已经在伪迹部分提及。目前 mfVEP 技术尚处于发展阶段，不同检查系统及不同的研究者之间都存在着一些微小的差异。但必须注意到以下因素对结果影响很明显，包括电极的数量与放置位置、通道数量，以及结果分析时的整合方法。滤过带通的设置可能不同，并且潜在影响到噪音水平及潜伏期。即便排除以上各种不同，不同的记录系统本身就会产生不同特征的信号，因而振幅和潜伏期都没有可比性。随着技术的发展，既然患者接受不同系统的检测，很可能把各种不同方法整合在一起，建立新的统一标准。

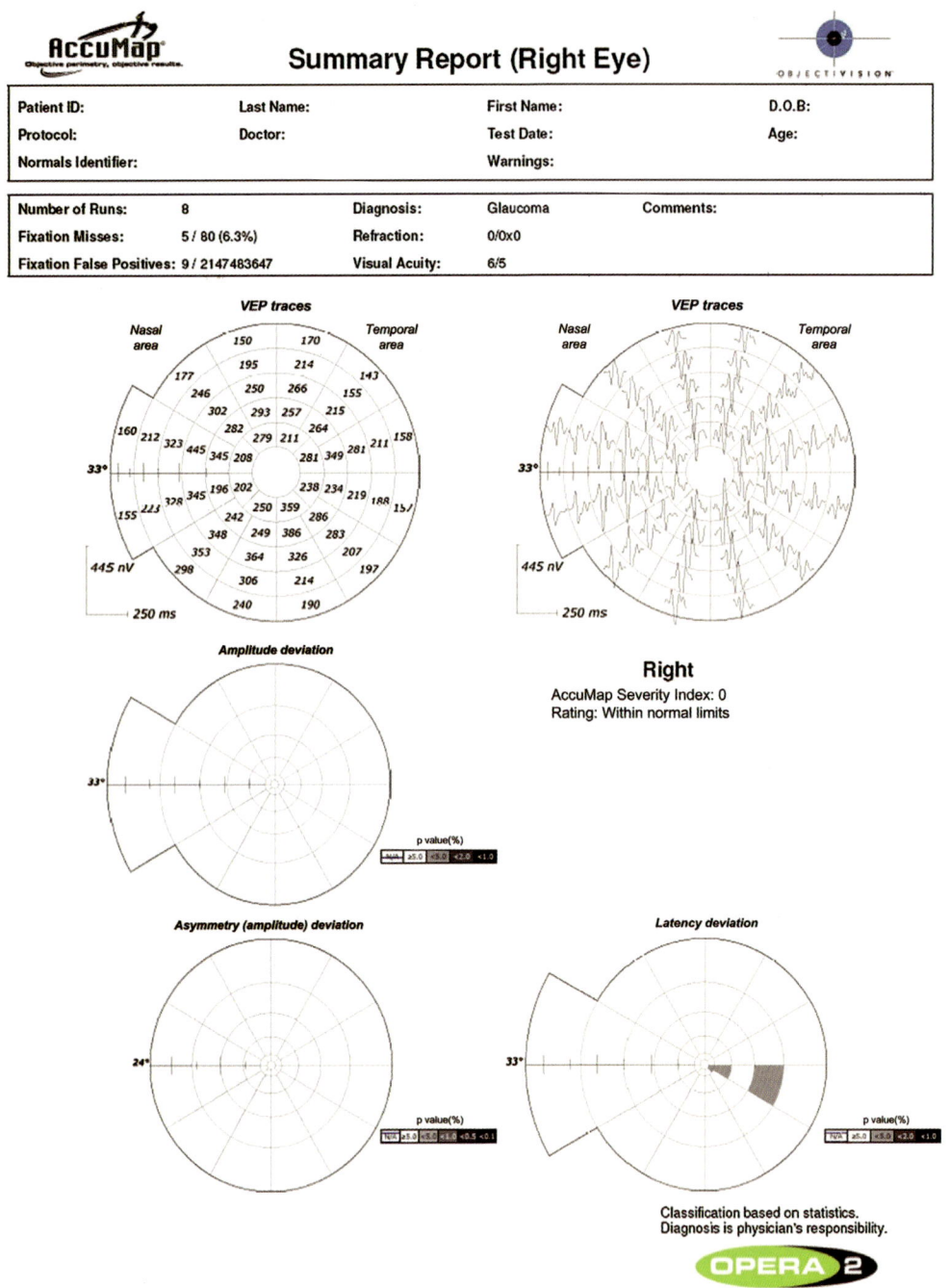

▲ 图 14-13 1 例正常人的 AccuMap 打印结果

上方左侧是实际波形图，右侧是原始信号波形图。与正常数据库比较的单眼振幅模式偏差概率图，潜伏期偏差概率图和双眼间非对称性概率图

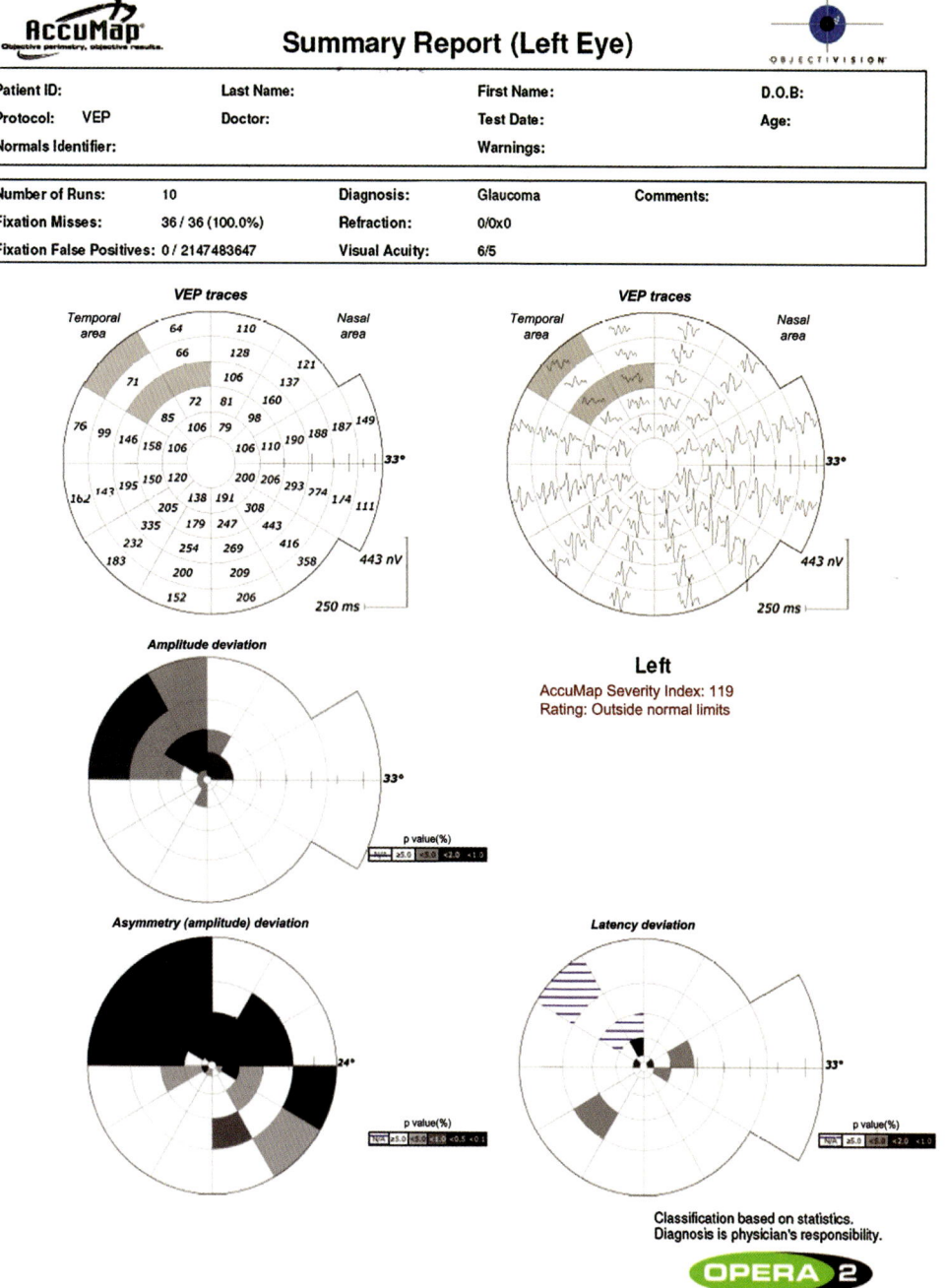

▲ 图 14-14 1 例青光眼患者的 AccuMap 打印结果

单眼振幅模式偏差概率图显示上方弓形暗点，双眼间非对称分析显示下方早期的视野损害

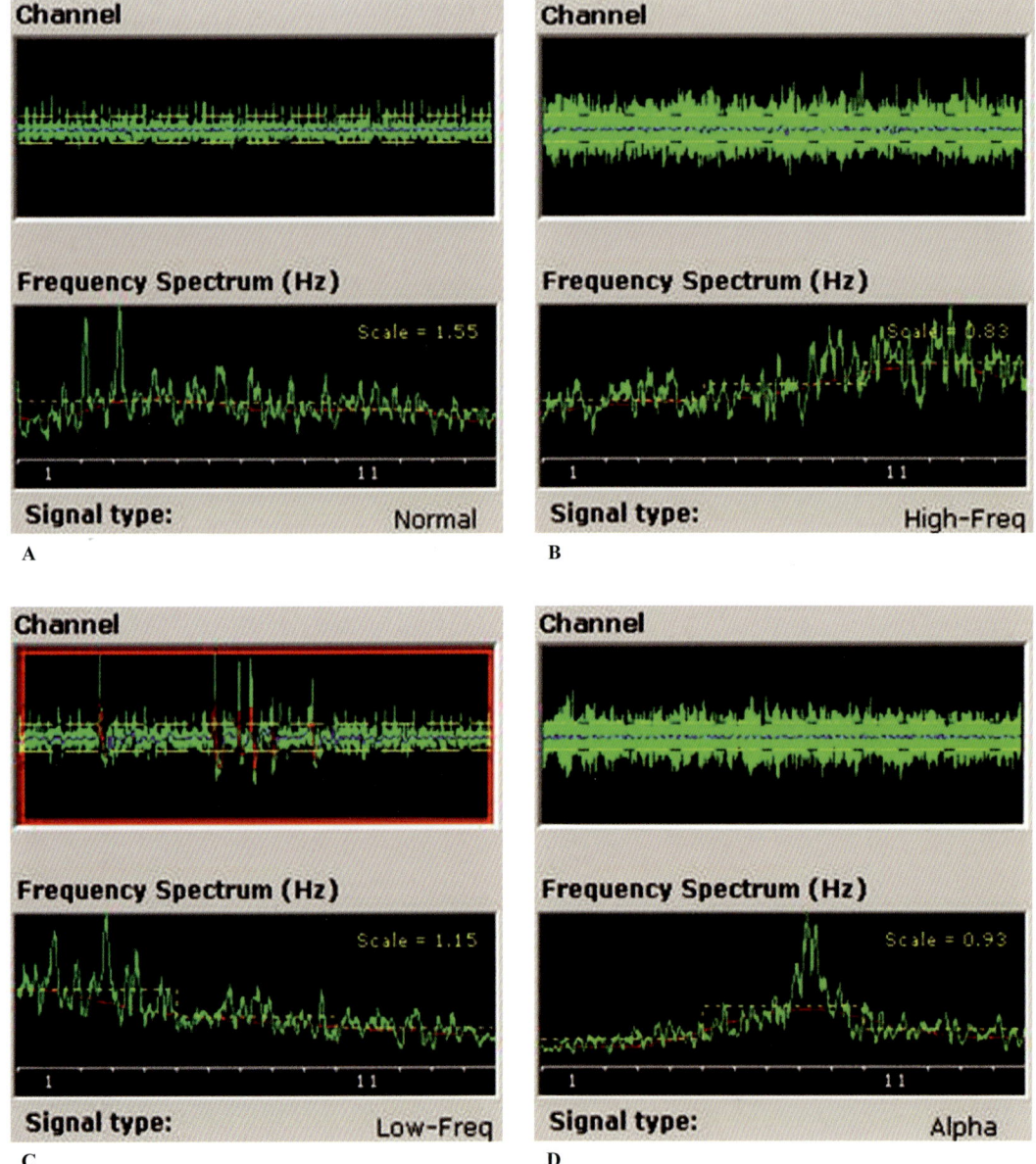

▲ 图 14-15 傅立叶分析鉴定的噪音伪迹

A. 正常频率信号，可见自始至终存在脑电图节律的干扰；B. 高频率噪音，一般由电极接触不良或导线问题造成；C. 低频噪音，由眼动或肌肉活动造成；D. α 节律

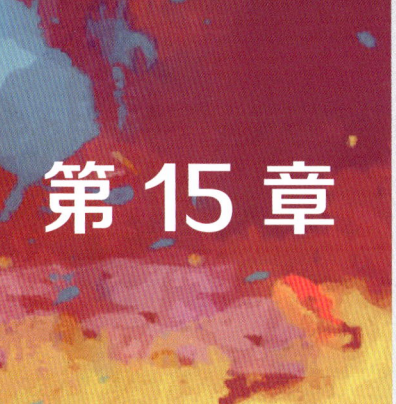

第 15 章　前房角镜检查
Gonioscopy

John F Salmon　著
王冰松　译
牟大鹏　校

本章概要

前房角镜检查是一种允许对前房结构进行可视化检查的临床技术。它是青光眼患者检查的重要组成部分。如果没有进行前房角镜检查，原发性闭角型青光眼和继发性眼压升高的原因可能被忽视。间接前房角镜检查是最常用的技术，它提供了相反角度的镜像。个体的前房角结构需要确定，巩膜突的位置是最重要的解剖标志，因为它在不同的眼睛有一个恒定的外观。前房角宽度分级是检查的重要部分。Shaffer 分级是最常用的房角分级系统。压陷式前房角镜检查可区分房角是否为贴附性关闭或永久性前粘连性关闭。在前节裂隙灯检查中可能不明显的病理学发现包括周边前粘连、新生血管、色素沉着和房角后退等。

一、要点

- 需要对所有青光眼患者进行前房角镜检查。
- 未能检查房角是青光眼或高眼压患者漏诊的最常见原因之一。
- 检查者需要熟悉正常的房角解剖学。
- 个体的前房角结构需要确定，巩膜突的位置是最重要的解剖标志，因为它在不同的眼睛有一个恒定的外观。
- 压陷式前房角镜检查可区分房角同位性关闭和永久性周边前粘连。
- 虹膜突起正常，不应与周边前粘连相混淆。
- 原则上，任何横跨巩膜突到小梁网的血管都是异常的。
- Shaffer 分级系统的房角宽度分级赋予一个数值等级（4-0），每个等级与房角解剖描述、房角宽度和隐含的临床意义相关。
- Spaeth 分级系统描述了房角入口、周边虹膜膨隆程度和虹膜附着点。
- 在前节裂隙灯检查中，病理学的发现可能不明显，包括周边前粘连、新生血管、色素沉着和房角后退。

二、概述

前房角镜检查是一种允许前房结构可视化的临床技术。角膜后表面与虹膜前表面之间的夹角构成前房角。前房角镜检查可将青光眼分为两组：闭角型青光眼和开角型青光眼[1]。因为对于每种类型的青光眼的治疗必须是有效的，所以确定通过小梁网房水流出阻抗的机制非常重要。

前房角镜检查是一种对使用技巧要求很高的检查方法，也是青光眼检查的重要组成部分。如果要做出正确的诊断和治疗，重要的是能够可视化前房角。青光眼患者不正确诊断的一个常见原因是临床医生忽略了前房角镜检查，认为患者必定具有开角机制，因为前房裂隙灯检查并没有显示房角狭窄、眼部炎症、新生血管形成或以前外伤的迹象。如果不进行前房角镜检查，可能会漏诊慢性闭角型青光眼和其他类型的继发性青光眼。只有对每个青光眼患者进行前房角检查，临床医生才会熟悉可能存在的各种正常和异常的结果。

三、前房角镜检查的历史背景

Trantas 在 1907 年首次看到了前房角，通过压陷角膜缘能够检查球形角膜患者的房角。Salzmann[2] 在 1914 年描述了第一个前房角镜，5 年后，Koeppe[3] 改进了设计。Trorcoso[4] 改进了前房角镜检查，采用能够利用房角镜对房角放大和进行照明。在 1938 年，Goldmann[5] 引入了现今使用的前房角棱镜。现代的房角分级最初是由 Barkan[1] 在 1938 年提出的，在 1949 年由 Sugar[6] 详细阐述。

四、光学原理

由于房角结构发出的光线在角膜前泪膜的前表面进行全反射（图 15-1），因此无法通过的角膜直接完整的显示前房角。通过将泪膜-空气界面更换为一个新的泪膜-房角镜界面，前房角镜可消除全反射。前房角镜有两种基本形式：直接前房角镜检查法，能直接观察房角；间接前房角镜检查，提供相反角度的镜像，是目前最常见使用的技术。

五、前房角镜

（一）GOLDMANN

这是一个接触面直径约为 12mm 的间接前房角镜。前房角镜检查镜倾斜 62°。相对容易掌握，它提供了一个极好的可视化房角。它也稳定了眼球，因此适合于氩激光小梁成形术。因为透镜接触表面的曲率比角膜陡峭，所以需要与角膜具有相同折射率的黏性耦合物质来弥合角膜和镜面之间的间隙。使用耦合物后，患者视物模糊，眼底检查受影响。因此，在进行前房角镜检查之前，应进行视野检查、检眼镜检查或视盘照相。原始的 Goldmann 透镜有 3 个反射镜。为激光小梁成形术设计了具有 1 个反射镜（图 15-2）和 2 个具有抗反射涂层的反射镜，从而能够同时显示更宽的前房角。Latina 镜（图 15-2）

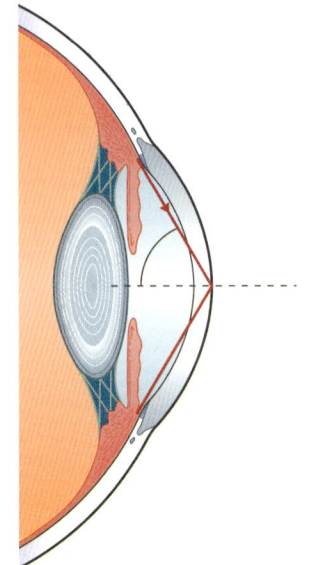
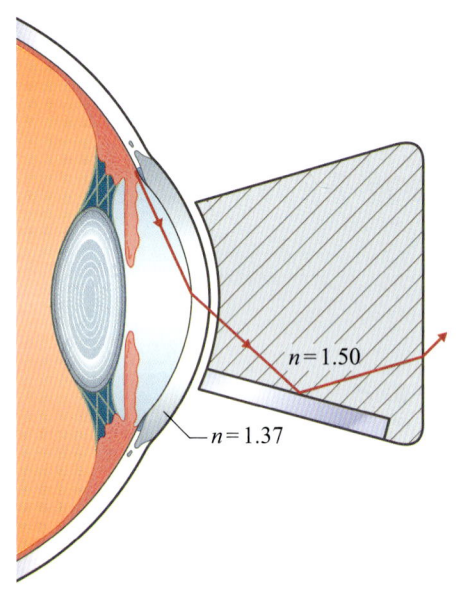

▲ 图 15-1 前房角镜光学原理
n = 折射率；i = 入射角

是专为选择性激光小梁成形术而设计的。大的 63° 反射镜产生明亮的图像。1× 放大倍率保持稳定的激光光斑尺寸，用于精确的激光能量传递。

（二）ZEISS 房角镜

它和 Posner 和 Sussman 类似，是安装在手柄上的间接四面房角镜（图 15-3）。透镜的接触表面直径为 9mm，曲率比角膜平坦，可免于使用耦合物。所有 4 个镜面呈 64° 倾斜。泪膜提供足够的接触材料和润滑。这使得房角检查快速且舒适，更为重要的是，不干扰后续的眼底检查。4个反射镜使整个房角以最小的旋转被可视化。该透镜可用于压痕前房角镜检查（见后述），但由于它不能稳定眼球，因此不能用于激光小梁成形术。

（三）KOEPPE 房角镜

这是一个可用于直接诊断的圆顶形状房角镜，它有几种大小（图15-4），很容易使用，并提供了一个全景的角度。因此，它在同时比较不同部位的房角时特别有用。此外，当患者处于仰卧位时，前房可能略微加深，可能变得更容易观察房角。当与手持式显微镜结合使用时，它提供了更大的灵活性，允许对直接和反向照明的房角结构进行各种细微检查。它不能与裂隙灯一起使用，因此不能提供与裂隙灯相同的清晰度、照明和可变功率。

六、前房角镜技术

（一）GOLDMANN 房角镜

应该告知患者镜头会接触眼睛，但仅引起轻微的不适。患者还应始终保持双眼睁开，不要在镜头进行压陷检查时向后移动头部。局部麻醉药滴入下穹隆结膜。将耦合剂（如卡波姆凝胶）注入透镜杯中。嘱患者抬起头，将镜体下缘片置入下穹隆（图15-5），然后迅速按压角膜，使偶联剂不要溢出（图15-6）。然后让患者用另一只眼睛注视前方。用一个镜面来可显示房角。最初，镜子放置在12点钟位置，以观察下方房角，然后顺时针旋转。裂隙光束应为 mm 宽，当观察不同位置时，通常最好使光

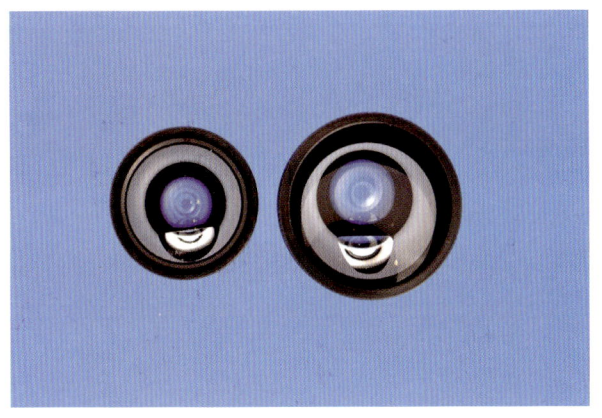

▲ 图15-2 Galdman 单面房角镜（左）和 Latina 房角镜（右）

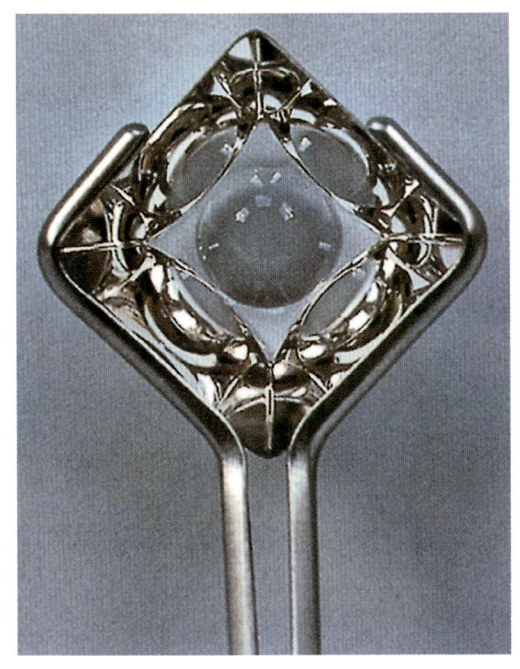

▲ 图15-3 Zeiss 四面前房角镜

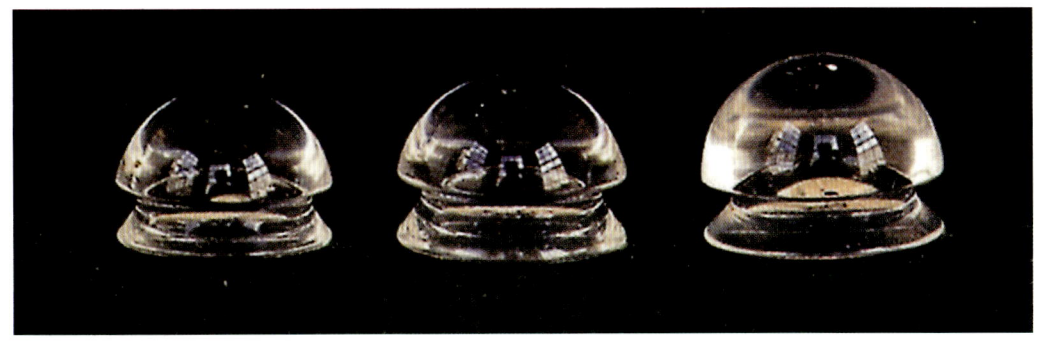

▲ 图15-4 Koeppe 房角镜

青光眼诊断与治疗学（原书第2版）
GLAUCOMA : Medical Diagnosis & Therapy (2nd Edition)

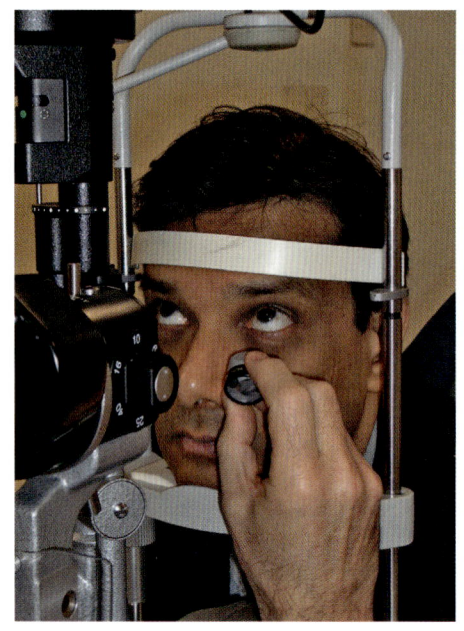

▲ 图 15-5　放入房角镜

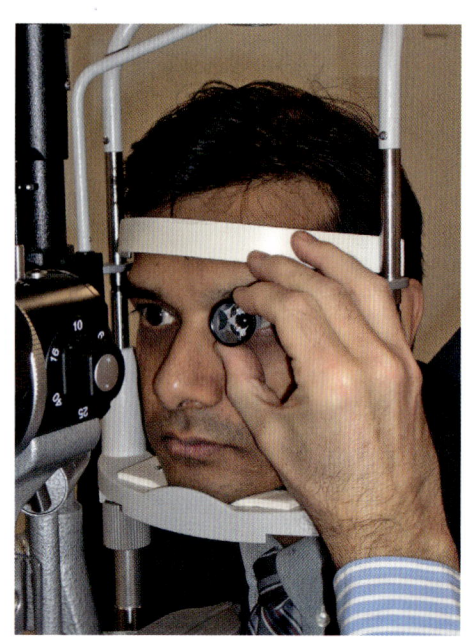

▲ 图 15-6　放入房角镜

束旋转，以使其与镜面成直角。该透镜的镜像布置使得观察到的图像角度被颠倒，但不交叉。（镜中看到的结构在180°之外，但左右细节并没有改变）。当房角的结构被一个膨隆的虹膜遮挡时，可以通过让患者看向镜子的方向来"越过膨隆部位"。当虹膜的平面是平坦时，患者应被要求将目光从镜子移开，以便获得与虹膜平行的最佳图像。这对于激光小梁成形术是非常重要的。

对于不能在裂隙灯下进行检查的人来说，可以通过直接前房镜来观察房角[7]。

（二）ZEISS 房角镜

前面步骤与 Goldmann 前房角镜检查相同，但不需要耦合剂。患者一直向前看。在裂隙灯观察下，房角镜直接放置在角膜的中心。只需要与角膜轻轻接触，因为过度的压力会无意中扭曲房角结构。房角的每个象限用对侧的镜面（图 15-7）来观察。眼底的中心可以通过镜头中心观察。压陷房角镜检查可通过向后压角膜进行（图 15-8）[8]。这将迫使房水进入前房角，迫使周边虹膜向后。如果房角仅由虹膜与角膜之间的贴合而关闭，则该房角将被强制打开，从而可观察到房角隐窝（图 15-9）。如果房角由于周边虹膜和角膜之间的粘连（粘连性关闭）完全封闭，它将继续保持关闭。

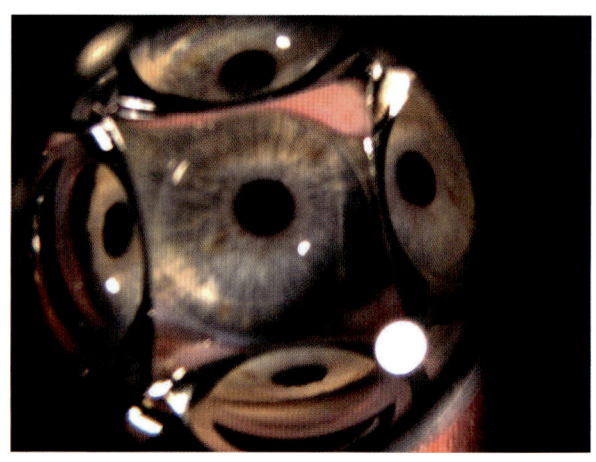

▲ 图 15-7　VOLK 四面前房角镜

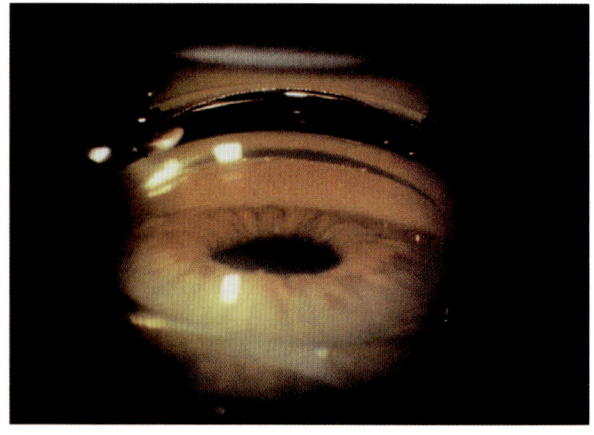

▲ 图 15-8　压陷房角镜检查
压陷前全房角闭合，轻轻按压角膜可加深前房，并能看到小梁网

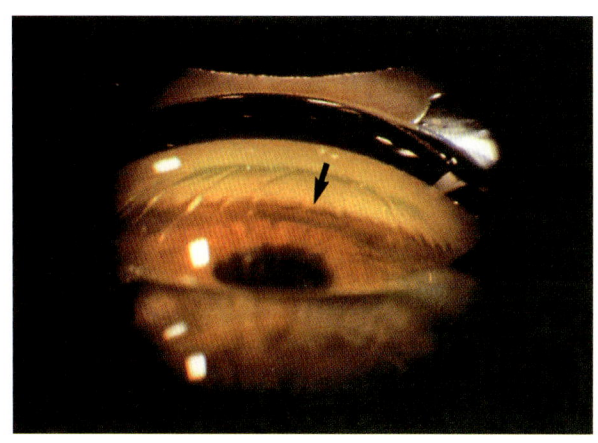

▲ 图 15-9　压陷房角镜检查
随着压陷，整个小梁网变得可见（箭）；注意角膜中的褶皱

如果是部分粘连性关闭，部分房角将被打开，而部分将保持闭合。

（三）KOEPPE GONIOSCOPY

患者仰卧位，头部朝向检查者，眼睛注视着检查者的鼻子。检查者右手拇指和食指持有镜头检查右眼，左眼拇指和食指持有镜头检查左眼，将镜头置入眼睑。生理盐水或黏稠的 1% 甲基纤维素用来填充 Koeppe 透镜与角膜之间的间隙。使用双目显微镜和 Barkan 照明器检查房角。

（四）前房角镜的消毒

前房角镜是一种潜在的感染源，应以与眼压计头相同的方式消毒。已经研制出了允许诊断镜头与消毒液保持接触的容器。

七、前房角结构的识别

检查者熟悉房角的正常解剖结构是很重要的。每个房角结构都应该被识别（图 15-10 和图 15-11）。

（一）睫状体带

房角最后方的结构呈粉红色、暗褐色、石灰质灰色。它的宽度取决于虹膜附着点的位置；远视眼趋于狭窄，近视眼趋于更宽。房角隐窝表示虹膜插入睫状体时的倾角。

（二）巩膜突

这是巩膜的最前部和睫状体纵行肌的附着部位。巩膜突位于小梁后方，窄而致密、常有光泽的白色带。它是最重要的标志，因为在不同的眼睛中具有相对一致的外观。

（三）小梁网

这从巩膜突延伸到 Schwalbe 线。后部功能性色素沉着部分位于巩膜突旁，呈灰蓝色半透明外观。前部无功能部分与 Schwalbe 线相邻，呈白色。小梁色素沉着在青春期前是罕见的。在老化的眼睛中，它不同程度累及后部小梁，特别是下方小梁。褐色眼睛的小梁色素沉着更明显。

（四）SCHWALBE 线

这是最前面的结构，表现为不透明的线条。解剖学上表现为 Descemet 膜的外周终止端和小梁的前界。在正常的眼睛中，常可看到角膜缘周在角膜内表面的一个模糊区。在间接房角镜镜下，裂隙灯光束的角膜平行六面体在这一点会合。

（五）SCHLEMM 管

这可以在非色素房角中被识别，为小梁深侧的稍暗的线。有时，如果压迫巩膜上静脉，使巩膜上静脉压超过眼压，则可在该管内见到血液。

（六）虹膜突

这些是虹膜前表面的小范围延伸，它们插入巩膜突水平，并在不同程度上覆盖睫状体（图 15-12）。它们存在于正常眼睛的 1/3 左右，在儿童时期和棕色眼睛中最为突出。随着年龄的增长，它们趋于萎缩，失去连续性。

虹膜突不应与周边前粘连混淆，周边前粘连是更广泛的，代表虹膜和房角结构之间的粘连。然而，不适当的激光小梁成形术所引起的细微星状前粘连是很容易被误认为是虹膜突。

（七）血管

在正常的眼睛中经常可见在房角隐窝的基底上辐射运行的血管。房角血管在大约 2/3 的蓝眼睛和 10% 的棕色眼睛中可见。作为一般原则，任何横跨巩膜突到小梁网的血管都是异常的。

八、房角宽度分级

房角宽度的分级是眼科检查的重要组成部分。

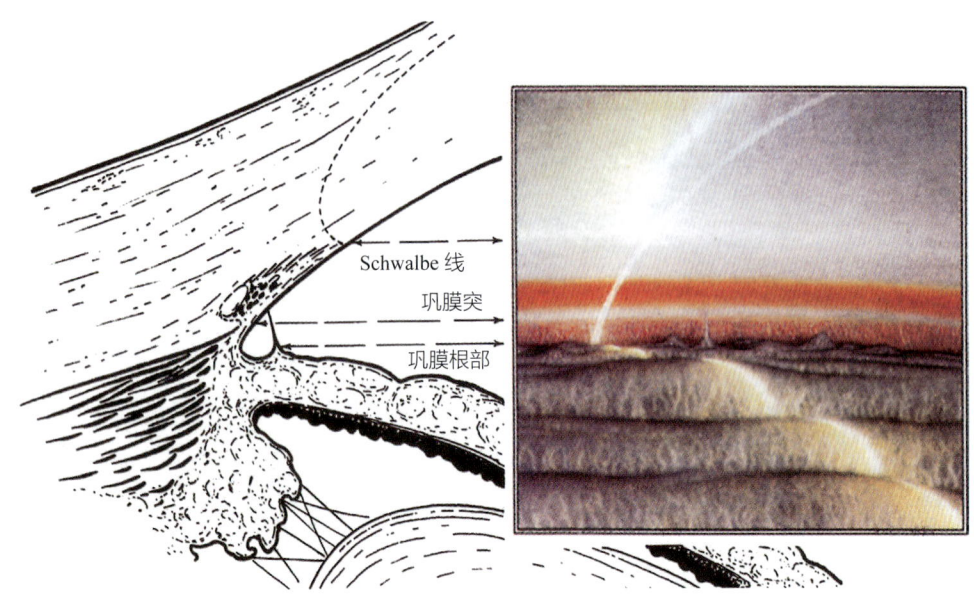

▲ 图 15-10　正常房角结构

转载自 Wallace LM Alward, from Clinical Atlas of Gonioscopy, Wolfe, 1994

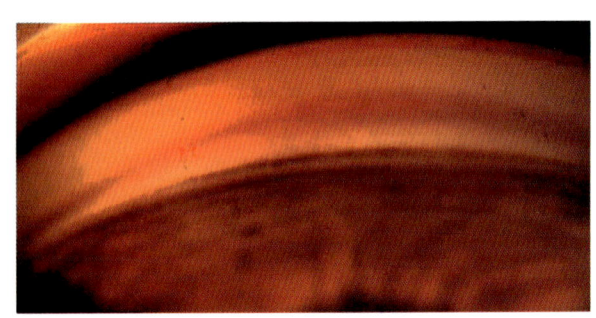

▲ 图 15-11　正常开角

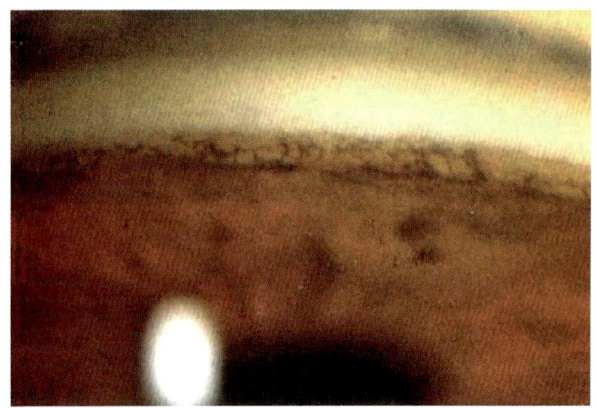

▲ 图 15-12　虹膜突是一种正常的变异

主要目的是评估房角的功能状态，闭合程度和进一步关闭的风险。重要的是要确定以下内容

- 房角的几何宽度，单位为度。
- 外周虹膜的形状和轮廓。
- 最后端可见结构。
- 外周前粘连的存在。
- 小梁色素沉着量。

（一）SHAFFER 分级系统

Shaffer 系统记录了画在小梁内表面和虹膜前表面上的两条假想的切向线与小梁周围距离的 1/3 处的圆弧角度[10]。在实践中，根据不同房角结构的可见度对房角进行分级。该系统为每个房角分配一个数值等级（4-0），并给出相关解剖描述、房角宽度和隐含的临床意义的临床解释（图 15-13）。

- 4 级（35°～45°）是近视眼和无晶状体的最宽房角特征，睫状体清晰可见，不会闭合。
- 3 级（25°～35°）是一个开放的房角，其中可以观察到巩膜突；它也不会闭合。
- 2 级（20°）是一个适度狭窄的房角，仅可观察到小梁网；房角有可能关闭，但可能性不大。
- 1 级（10°）是一个非常狭窄的角度，只有 Schwalbe 线，也可能是小梁的顶部可以识别，房角关闭有可能不关闭，但风险是高的。

- 裂隙房角没有明显的虹膜角膜接触，但不能识别房角结构，这类房角有极大的危险即将关闭。
- 0级（0°）是由于虹膜角膜接触引起的房角关闭，不能识别角膜止端。用Zeiss房角镜进行压陷前房角镜检查有助于区分同位性房角关闭与粘连性房角关闭。

（二）SCHEIE 分级系统

SCHEIE 分级系统基于可见角度结构的范围，目前并不常用。Ⅰ～Ⅳ级的设置与 SHAFFER 分级系统相反[11]。

Ⅰ级是最宽的角度，可以轻松观察睫状体。

Ⅱ级是一个开放角度，其中至少可以识别巩膜突。

Ⅲ级是一个中等窄的角度，其中只有前部小梁网可见。

Ⅳ级房角关闭。

（三）SPAETH 系统

虽然 Shaffer 系统是非常有用的，但是房角隐窝的结构可能过于复杂和变化，从而难以由单个特性进行有效描述[12]。应该识别形态的至少3个不同方面（图15-14）。

- 房角入口。
- 周边虹膜膨隆。
- 虹膜的附着点。

因为这些特性是独立变化的，每个都单独进行描述。

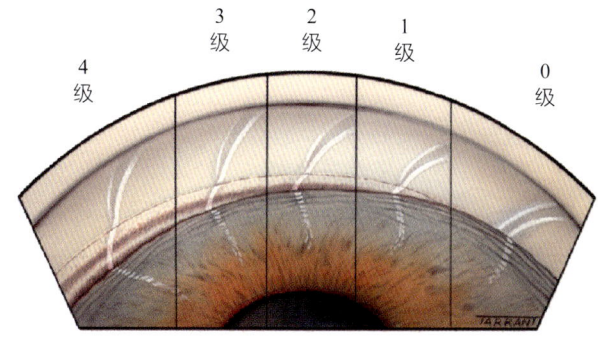

▲ 图 15-13　Shaffer 分级系统

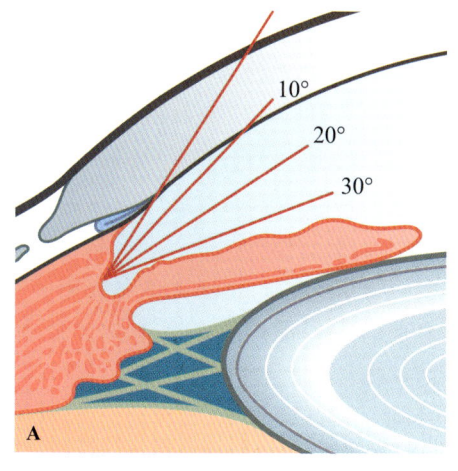

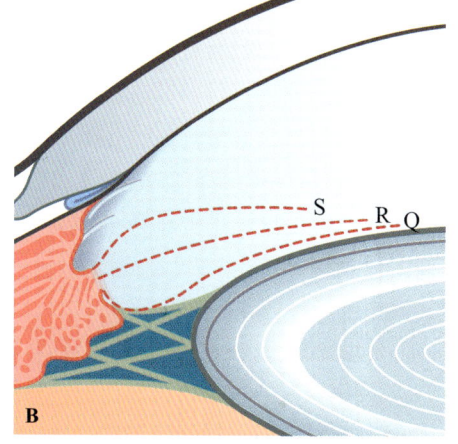

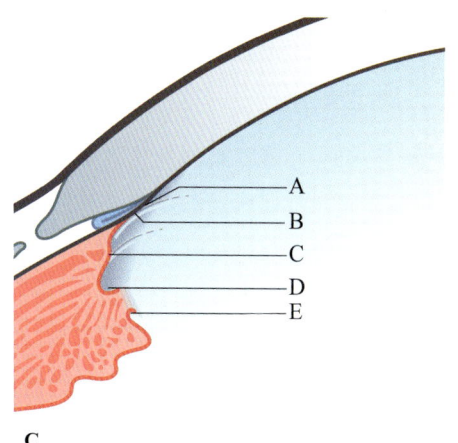

▲ 图 15-14　Spaeth 评分系统 (见正文)

- 房角隐窝入口的角度是前房深度的函数。参考点是与小梁网的内表面相切的线。然后，通过与距离虹膜最远端约 1/3 的距离的虹膜前表面的切线构成的角度来估计房角宽度。然后用角度表示房角宽度。

- 周边虹膜的曲率如下。
  - R = Regular 规则的，虹膜从其根部有规则走行，没有明显的向前或向后膨隆。
  - S = Steep 陡峭的，虹膜从其根部膨隆，呈陡峭、凸起的曲线。有明显虹膜前凸，增加了房角关闭的风险。
  - Q = Queer 后凹，在无晶状体眼、晶状体半脱位、高度近视和色素分散综合征中，周围虹膜明显后凹。
- 虹膜可以在字母 A 至 E 所示的 5 个不同位置附着。
  - A = Above，在 Schwalbe 线前，房角完全关闭，周边虹膜和角膜 Schwalbe 线之前接触。
  - B = Behind，在 Schwalbe 线后，周边虹膜在 Schwalbe 线之后和角膜接触。
  - C = 巩膜突，虹膜根部位于巩膜突。
  - D = Deep，表示房角隐窝较深，其中前睫状体可见。
  - E = 表示房角很深，这使得睫状体绝大的部分可见。

只有 C、D 和 E 是正常的，而 A 和 B 始终是病态的。

九、病理变化所见

重要的是对所有青光眼和青光眼疑似患者进行前房角镜检查。异常前房镜的发现及其原因有 4 个方面。

- 周边前粘连。
- 过度色素沉着。
- 血管异常。
- 房角后退。

（一）周边前粘连

外周前粘连（peripheral anterior synechiae，PAS）是虹膜根与小梁网的粘连（图 15-15）。区分 PAS 和正常变异的虹膜突是很重要的，PAS 是虹膜中由小梁网粘连而隆起的部分。PAS 可由同位房角关闭、爬行房角关闭、炎症、新生血管膜、迁移角膜内皮细胞（ICE 综合征）和创伤引起。

原发性房角关闭是眼前部的一种解剖紊乱，其特征是由于虹膜附着于小梁网导致部分滤过角永久关闭（图 15-16）。随后的眼压升高会导致与慢性开角型青光眼无法区分的视神经损害。这种类型的青光眼比开角型青光眼更常见，是东亚和东南亚亚洲老年人可预防性失明的最重要原因[13]。慢性闭角型青光眼的治疗与慢性开角型青光眼有显著差异。

由于白细胞沉降，炎性的周边前粘连常呈宽基底型，并且在下方房角处优先形成（图 15-17）。ICE 综合征的周边前粘连可在 Schwalbe 线前推进，在其他情况下不常发现（图 15-18）。

（二）色素播散

小梁网色素过多见于色素沉着综合征、色素性青光眼、假性剥脱综合征、葡萄膜炎和外伤，可继发于黑色素瘤和色素上皮囊肿，也可能是假晶状体色素散失的一个特征。

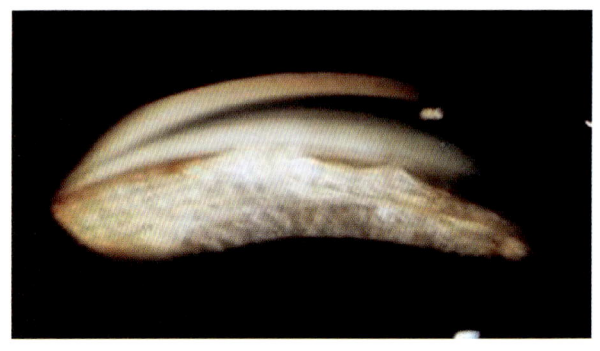

▲ 图 15-15 周边前粘连

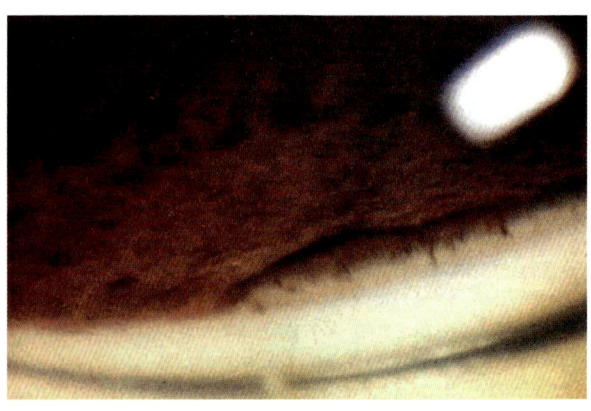

▲ 图 15-16 慢性闭角型青光眼

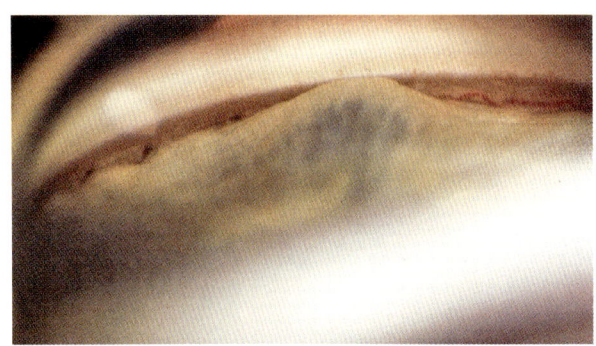

▲ 图 15-17 炎性前粘连形成于下方房角

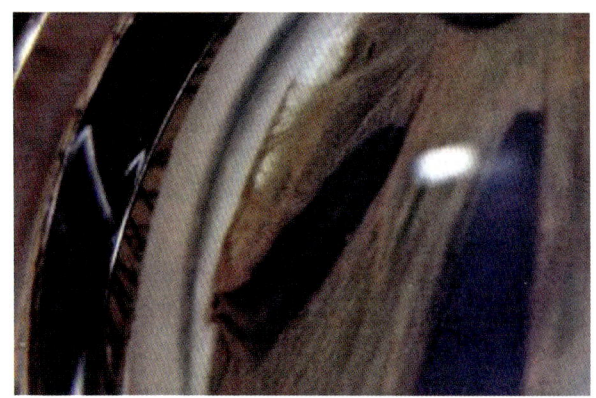

▲ 图 15-18 在 ICE 综合征中的前粘连可先于 Schwalbe 线前方

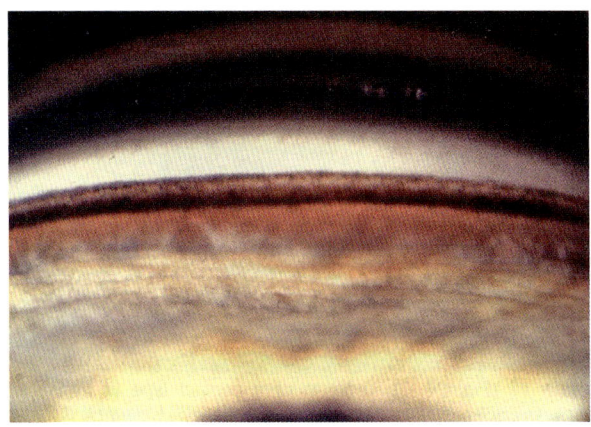

▲ 图 15-19 色素沉着综合征小梁色素沉着

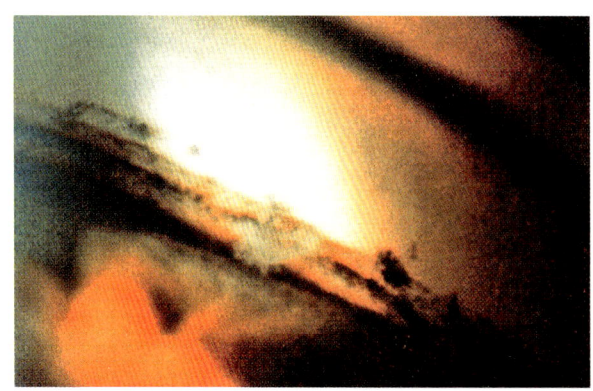

▲ 图 15-20 片状小梁色素沉着和假性囊膜剥脱物沉积
转载自 E Michael Van Buskirk，from Clinical Atlas of Glaucoma，WB Saunders，1986

色素播散综合征通常是一种双侧疾病，其特征是从虹膜色素上皮中释放色素颗粒，并沉积在整个前段，包括小带和睫状体。眼压升高是由小梁间间隙的色素阻塞和小梁网的损伤引起的。前房角镜检查显示宽的开放房角，其周围虹膜凹陷和小梁色素沉着（图 15-19）。色素沉着最明显的后部小梁，并形成一个密集带，均匀地覆盖整个圆周小梁网。Schwalbe 线多数色素沉着，在下方 Schwalbe 线色素沉积较重，逐渐过渡到上方可见无色素沉着。偶尔，下方 Schwalbe 线前可见细小色素沉积[14]。

在假性剥脱综合征，前房角镜检查显示小梁色素沉着，通常在下方最明显（图 15-20）。色素分布位于小梁表面，呈斑片状分布。在 Schwalbe 线上或前面的一条扇形色素条带也经常可见。在小梁网内可见假性囊膜剥脱物，在某些情况下，房角可能变窄。由于这种青光眼的进展比原发性开角型青光眼更迅速，前房角镜检查可为诊断提供早期线索，因为色素播散的征象可先于假性囊膜剥脱物的检出[15]。

（三）新生血管形成

在正常房角可能也会观察到血管。然而，一般来说，任何横跨巩膜突到小梁网的血管通常是异常的。在急性视网膜中央静脉阻塞患者中，忽略前房角镜检查有明显的漏检前段新生血管的风险[16]。在早期形成新生血管的患者中，即使在房角镜上的轻微压力也足以使这些新生血管簇塌陷并使其不可见。在糖尿病患者中，房角新生血管早于虹膜新生血管的情况并不常见。在 Fuchs 异色性虹膜睫状体炎患者的房角可以看到新生血管[17]，这些血管可以跨过巩膜突至小梁网（图 15-21）。

如果房角镜压迫巩膜上静脉，有时巩膜上静

脉压超过眼压，有时可以看到 Schlemm 管内血流。Schlemm 管内血流的病理原因包括颈动脉海绵窦瘘和硬脑膜分流、Sturge–Weber 综合征和上腔静脉阻塞。

（四）创伤

前房角镜检查对那些曾经有过钝挫伤的患者尤为重要。房角后退、小梁网剥离和睫状体离断只能通过前房角镜检查来确定。此外，通过使用此技术可以观察到在房角处存在小异物。这些发现具有重要的法医意义。

房角后退的特征是睫状带明显变宽。可见巩膜裸露，巩膜突为闪亮白线（图15-22）。将房角的异常区域与同一眼内的正常房角进行比较，并将异常眼与相对正常眼进行比较是非常重要的。房角后退是眼钝挫伤最常见的体征，约9%的患者会发展为青光眼晚期并发症[18]。由于氩激光小梁成形术在这些病例中通常不能成功控制眼内压，因此对外伤性房角后退性青光眼的诊断是重要的。此外，房角后退性青光眼是小梁切除术后滤过泡失败的一个重要危险因素，而房角后退通常意味着在滤过手术中应使用抗代谢药物[19]。

在外伤性睫状体脱离的患者中，前房浅而眼压低（图15-23）。通过使用压陷前房角镜，可确定离断的确切位置。目前用于缝合睫状体离断的所有方法都依赖于对确切位置的了解。

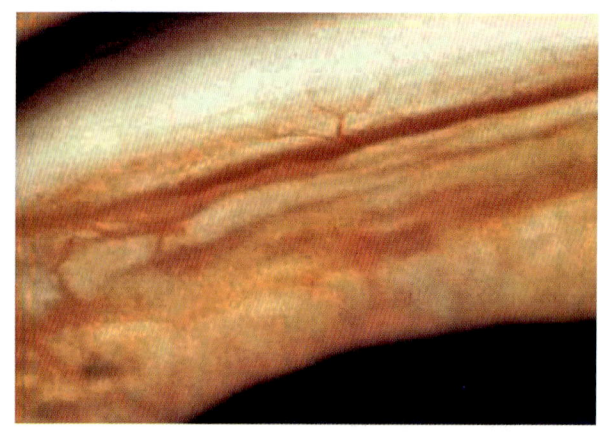

▲ 图 15-21　房角的精细血管

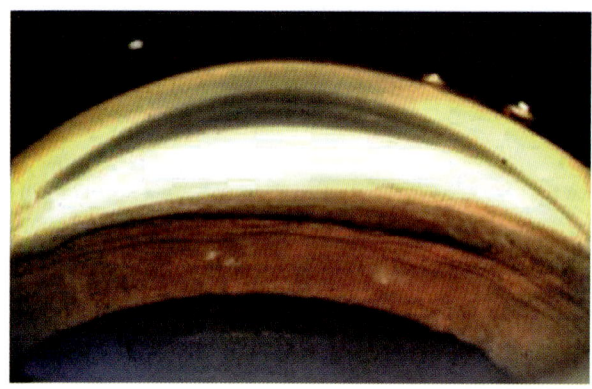

▲ 图 15-22　房角显示睫状体带宽窄不规则

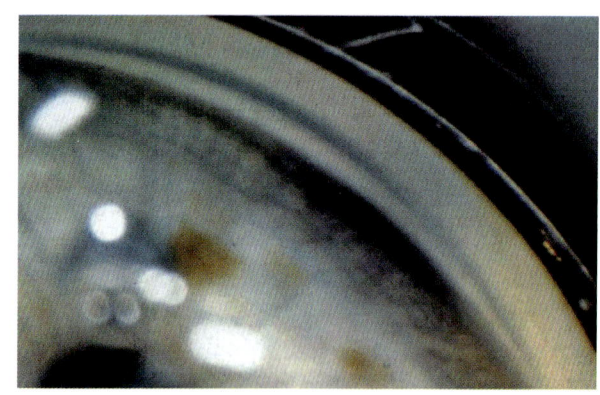

▲ 图 15-23　外伤性睫状体脱离

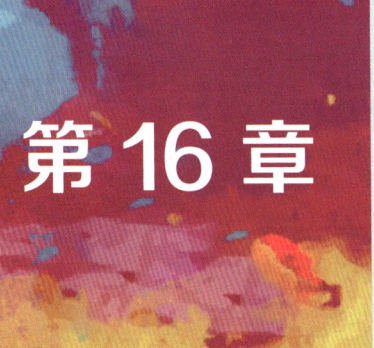

第 16 章　超声生物显微镜
Ultrasound Biomicroscopy

Giorgio Marchini　Piero Ceruti　Roberto Tosi　Gabriele Vizzari　著
王冰松　译
裴雪婷　校

本章概要

超声生物显微镜（UBM）是一种可以对眼前节形态结构特别是虹膜后结构进行清晰成像的影像学诊断技术。UBM 的高分辨率图像增进了人们对多种眼病，特别是青光眼的发病机制理解。UBM 图像用于阐明高褶虹膜综合征的病因，两次论证了关于论证房角关闭的假说，证实了色素播散综合征存在反向瞳孔阻滞理论，证实了睫状环阻滞是恶性青光眼的主要发病机制。此外，UBM 还可用于检查滤过手术的效果，分析失败的原因。

一、超声生物显微镜仪器

临床传统超声检查的常用频率为 1～10MHz。检查成像的局限性在于需要提供最大分辨率与超声波能否穿透组织之间的矛盾。频率是超声检查的关键参数。随着频率的增加，超声波衰减更快，穿透性越差，但分辨率越高。超高频（40～100MHz）超声成像换能器的发明促进了超声生物显微镜（UBM）技术的产生。商用仪器（图 16-1）使用 50MHz 的换能器，它在分辨率（轴向分辨率为 25μm，横向分辨率为 50μm）和穿透深度（5mm）两方面之间有良好兼顾。UBM 检查探头（图 16-2）由铰接臂支撑，该铰接臂可以帮助操作者控制扫描探头的重量。该仪器包括 3 个组成部分：① 一个操作屏幕，图像显示部分（5mm×5mm 图像，每秒扫描帧数为 8 帧）和优选设置；② 控制装置，包括手控制器、光笔、脚踏开关；③ 图像存储选择装置。

二、新型高分辨率 UBM

高频超声成像换能器的不断更新换代，不断制造出新的回声装置，使探头的分辨率不断提高。所有这些仪器在探头的频率、穿透毫米数、每秒帧速方面均有所不同。下面介绍几款目前市场上高分辨率 UBM 产品（表 16-1）。

VuMAX Ⅱ 是 Sonomed 的产品（Sonomed, Inc., Lake Success, NY），它提供了多种频率的选择（10MHz、20MHz、35MHz 和 50MHz）。其中 35MHz 的探头具有较高的穿透率和每秒帧速，其分辨率类似于或高于使用相同频率的其他仪器。

Quantel Aviso（Quantel Medical SA, Clermont-Ferrand, France）是一种多频装置，具有 50 MHz 探头。Aviso 的分辨率相当高，但穿透深度最大为 8min，焦点范围比 VuMAX Ⅱ 窄。

Paradigm P60（Paradigm Medical Industries,

---

*.利益声明：所有作者声明他们在手稿的任何方面都没有财务利益，他们没有从正文中引用的公司获得任何费用。

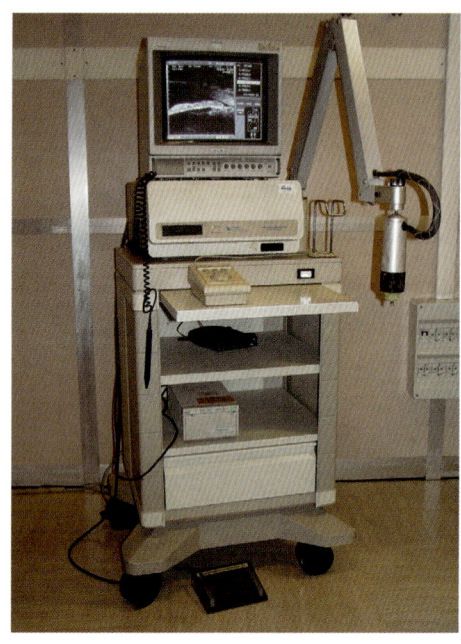

▲ 图 16-1　UBM model 840（Zeiss-Humphrey, San Leandro, California）

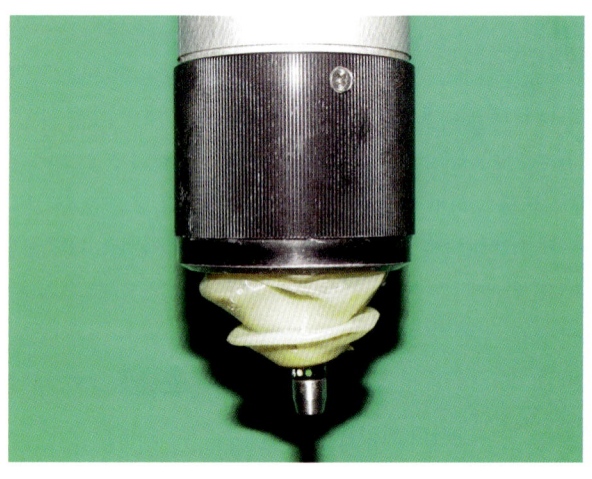

▲ 图 16-2　传感器尖端细节

表 16-1　使用相同硬件的高分辨率 UBM 的主要特点和差异

	VuMAX II	Quantel Aviso	Paradigm P60	HF35-50 OTI
探头频率 (MHz)	35	50	35	35
穿透深度 (mm)	15	8	15	13
每秒帧数	22	8	12	6

Salt Lake City，UT）是一个新的装置，35 MHz 探头可以显示较高的分辨率和较为广泛的穿透性，并且每秒帧速比 P40 版本的每秒帧速也更快。而 P40 版本的 50MHz 探头虽然分辨率更高，但穿透性方面仅覆盖 5mm×5mm 检查范围。

HF35-50 高频超声 OTI（Ophthalmic Technologies Inc.，Toronto，Ontario）也使用 35MHz 探头，但分辨率和每秒帧速低于其他几款仪器。

三、检查技巧

UBM 的眼科检查技术与传统的 B 超检查眼前节的浸泡技术相似（图 16-3 和图 16-4）。使用矢状面和横截面检查眼球。UBM 操作者不断调整方向，以使瞄准光束精确定位，并产生清楚解释病变过程的最佳图像。值得注意的是，当超声波束以垂直方式撞击界

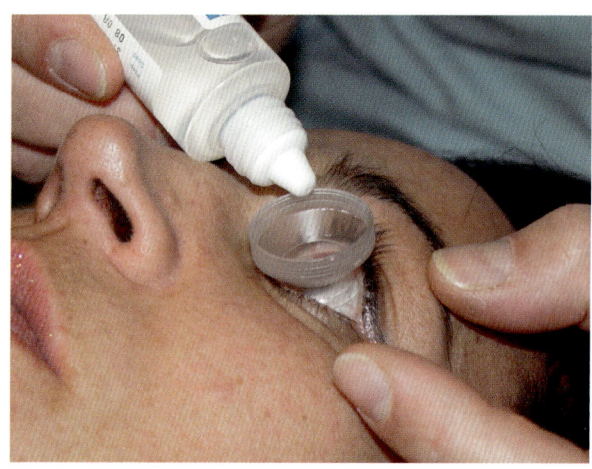

▲ 图 16-3　滴入表面麻醉剂后，将甲基纤维素倒入眼杯内

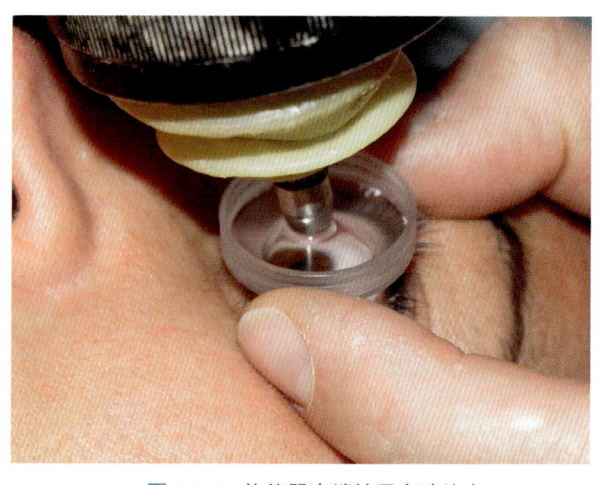

▲ 图 16-4　换能器尖端放置在液体中

面时，产生最大的反射声波返回到换能器，可获得最佳图像。操作者手腕的简单扭转会产生一个非常扭曲的图像，这在眼内结构的检查中应当避免。

四、测量参数

青光眼研究中的测量参数与临床实践

UBM图像有助于定性了解多种眼部疾病的发病机制，并可以准确测量眼部结构。

测量参数如下[1]。

- 角膜厚度（CT），角膜上皮和内皮之间的距离（图16-5A）。
- 巩膜厚度（SD），巩膜突位置的巩膜厚度（图16-6C）。
- 前房深度（ACD），从角膜内皮面到晶状体前表面的距离（图16-5A）。
- 房角开放距离（AOD 250和AOD 500），从距巩膜突250μm或500μm处的小梁网垂直于虹膜表面的长度（图16-6A）。
- 小梁网睫状突距离（TCPD），从距离巩膜突500μm处垂直于虹膜向睫状突延伸的距离长度（图16-5B）。
- 虹膜睫状突距离（ICPD），代表睫状沟，在测量TCPD的同一条线上，测量虹膜后表面至睫状突的距离（图16-5B）。
- 虹膜距离（ID1、ID2和ID3）。ID1连接距离巩膜突500μm的小梁网到睫状突（TCPD）

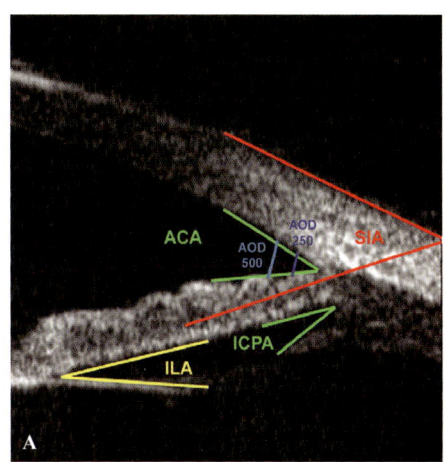

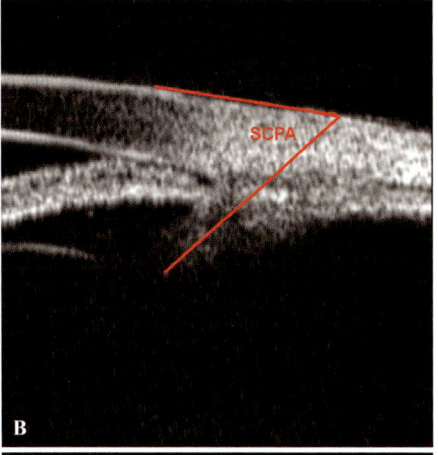

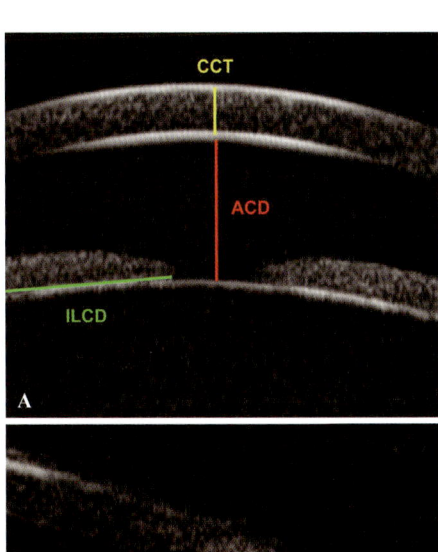

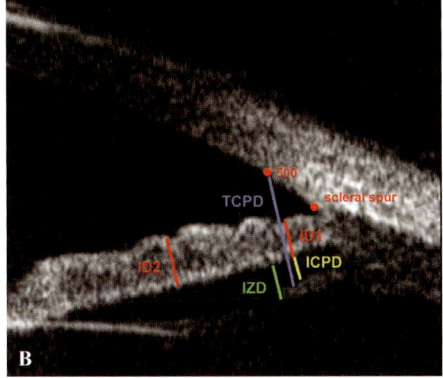

▲ 图16-5 主要线性测量参数

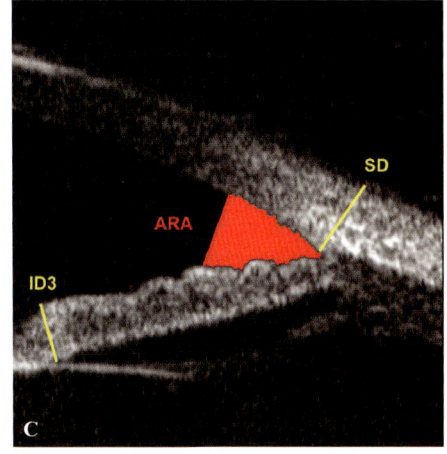

▲ 图16-6 房角测量参数

的这条线上，虹膜前表面到后表面的距离。ID2 距离巩膜突 2mm 点位置，测量虹膜厚度。在虹膜边缘附近最厚点测量的虹膜厚度为 ID3（图 16-5B、6C）。

- 虹膜悬韧带距离（IZD），在睫状突末的点到虹膜后表面的垂直距离（图 16-5B）。
- 虹膜晶状体接触距离（ILCD），虹膜与晶状体接触面的长度（图 16-5A）。

虹膜-角膜引流角度测量参数如下。

- 前房角（ACA）（θ1），以虹膜沟的尖端为顶点，连结小梁网内表面距离巩膜突 500μm 的点及与其垂直的对侧虹膜点为两边形成的夹角（图 16-6A）；
- 虹膜晶状体角度（ILA）（θ2），虹膜后表面与晶状体前表面相交的角（图 16-6A）；
- 巩膜虹膜角（SIA）（θ3），虹膜与巩膜表面相切的角度（图 16-6A）；
- 巩膜睫状突角（SCPA）（θ4），睫状突与巩膜表面相切的角度（图 16-6B）；
- 房角隐窝面积（ARA），由虹膜前表面、角膜内皮，以及从距离巩膜突 750μm 垂直于角膜内皮到虹膜表面的直线划定的三角形区域面积（图 16-6C）。

同一个检查者测量结果的可重复性高（表 16-2）。检查者之间的可重复性较低与解剖标志的选择不同有关。

同一研究者分析一个图像的多次测量结果的重复性高，而同一研究者分析同一切面的多次检查图像时重复性低。

五、UBM 与青光眼

（一）原发开角型青光眼

UBM 在青光眼中的主要应用是定量测量前房角宽度，作为房角镜下定性评估的补充（图 16-7）。使用 ACA（θ1）来评估房角宽度。房角开放的测量随着虹膜扩张状态的变化而不同。此外，周边虹膜曲率的细微变化和主观测量变化会导致不同位置的测量值存在微小差异。房角的定量线性测量（AOD 250 和 500）已经被设计来控制诸如虹膜扩张之类的变量，并提高房角开放定性估计的重复性和精

表 16-2 2 项研究确定了 10 个 UBM 参数的变异系数[3, 4]

UBM 参数	CV 值 %	
	Tello 等[3]	Marchini 等[4]
ACD	0.3~0.5	1.4
ACA	4.5~11.1	12.4
TCPD	1.8~4.7	5.9
AOD 500	5.1~9.2	8.0
ID 1	3.7~8.3	10.5
ICPD	3.7~6.7	15.6
IZD	2.6~7.1	6.6
ILC	2.9~3.3	14.2
SCPA	—	8.6
SIA	—	7.5

CV < 10% 表明重现性良好

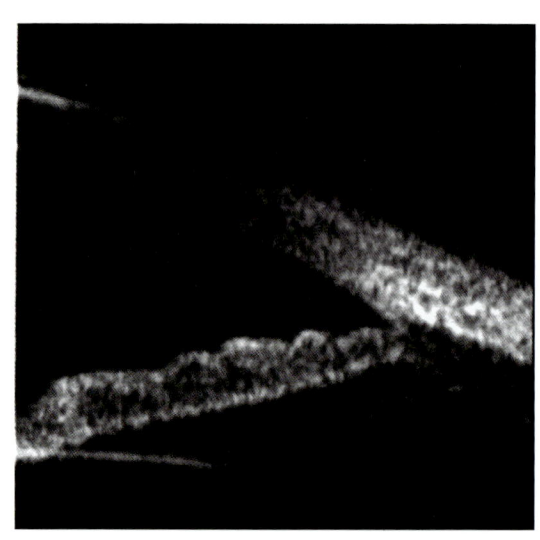

▲ 图 16-7 开角型青光眼患者的典型 UBM 图像

度。即使使用定量方法，当使用小眼杯进行 UBM 检查时，房角的评估的可靠性也容易低。由于杯状物造成的无意的角膜压痕可导致超声生物显微镜下虹膜角膜角被人为增宽[5]。

（二）色素播散综合征与色素性青光眼

在色素播散综合征（pigmentary dispersion syndrome，PDS）和色素性青光眼中，超声生物显微镜获得的高分辨率图像为其发病机制的研究提供

第三篇　青光眼的评估
第16章　超声生物显微镜

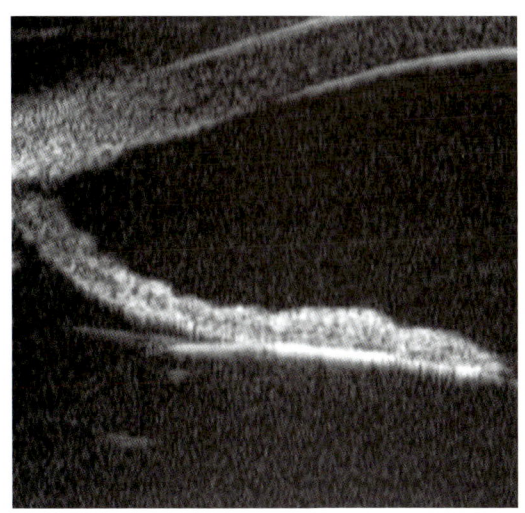

▲ 图 16-8　PDS 患者外周虹膜后凹陷和 ILCD 增加

了重要数据。大多数 PDS 患者的 UBM 图像显示周边虹膜后凹，虹膜晶状体接触距离 ILCD 增大，睫状突紧贴外周虹膜后表面，悬韧带很可能与虹膜色素上皮接触（图 16-8）[6]。然而，也存在一些 PDS 患者并没有明显的虹膜凹陷，ILCD 也不大，推测这些患者进行 UBM 检查时，引起虹膜凹陷的力较弱。有些作者认为近视力时 UBM 检查的虹膜角膜角和虹膜凹陷是色素播散综合征与色素性青光眼及对照组之间差异最具鉴别性的参数[7]。近年来，人们提出了一种新的发病机制，即由于前部悬韧带较长，止于晶状体前囊中央，即使没有虹膜后凹，也会导致悬韧带与虹膜后表面色素上皮的摩擦而引起色素脱失。这种特殊的解剖变异通过瞳孔边缘和中央虹膜的轮辐状透照试验阳性而证实[8]。UBM 证实了反向瞳孔阻滞理论，这意味着前房和后房的压力差暂时逆转，后房压力高于前房，产生虹膜后凹，导致虹膜-悬韧带接触，由于机械性摩擦引起色素脱失。这一理论意味着平衡前后房压力的周边虹膜切开术和局部应用缩瞳药物可产生两个腔室的压力均衡。临床观察和 UBM 检查均证实，激光周边虹膜切开术后虹膜后凹和虹膜晶状体接触明显减少（图 16-9）[9]。此外，UBM 检查还发现，调节[10]、眨眼[11]和运动[12]可出现虹膜后凹，应被视为 PDS 的可能发病机制。

（三）假剥脱综合征与假剥脱性青光眼

对于假性剥脱综合征（pseudoexfoliation syndrome，

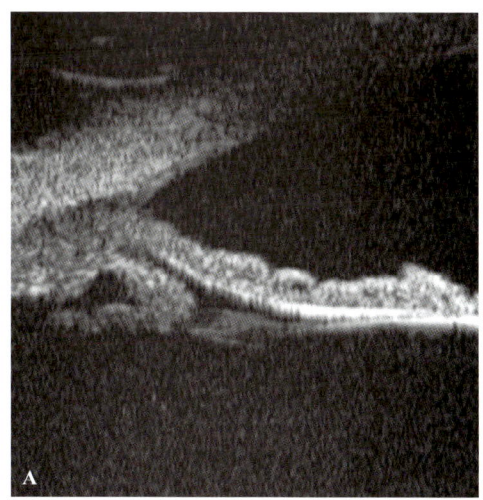

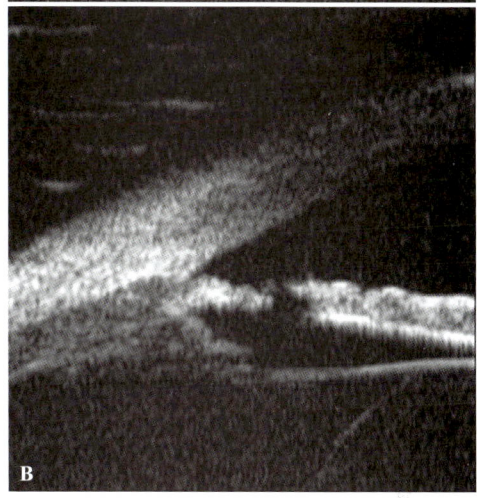

▲ 图 16-9　PDS 患者激光周边虹膜切开术后虹膜凹陷和虹膜晶状体接触减少
A. 术前；B. 术后

PXF）引起的青光眼，超声生物显微镜检查能够发现剥脱物质，表现为小的高反射区域，分布于瞳孔边缘、晶状体前表面、前房角和角膜内皮后[13]。一小部分的 PXF 青光眼表现为急性房角关闭，UBM 检查提示瞳孔缘的剥脱碎屑导致了瞳孔阻滞，引起急性房角关闭，剥脱碎屑引起的瞳孔阻滞可存在虹膜后粘连，也可无虹膜后粘连，其中一部分合并悬韧带松弛引起的晶状体半脱位[14]。此外，UBM 检查在罕见的晶状体真性囊膜剥脱的诊断中也具有重要价值[15]。

（四）闭角型青光眼的发病机制

UBM 检查有助于分析闭角型青光眼的房角关闭机制。在 20 世纪 60 年代末，生物学特征研究显示，原发性闭角型青光眼（primary angle-closure glaucoma，PACG）患者的眼前段解剖特征与健康眼睛相比存在很大差异。青光眼的角膜直径较小，角膜曲率半径较小，角膜曲率半径较小，中央和周边前房深度较浅，晶状体厚度较大，前晶状体曲率半径较小，晶状体位置更靠前，眼轴较短，晶状体厚度/眼轴长度比较大[4]。只有一小部分具有解剖学倾向的眼睛会在一生中发展成 PACG。这些解剖学学特征构成了发生房角关闭的关键要素，没有这些解剖特征则不会发生房角关闭。UBM 检查可精确测量前房角面积这一参数，进一步证实了生物学特征性因素在青光眼研究中的重要性。我们对正常人、急性 PACG 的间歇期和慢性 PACG 患者进行 A- 超测量和 UBM 检查，研究结果显示，房角宽度在急性 PACG 的患者中最窄，平均为 11.7°，这与 Shaffer 分类一致，Shaffer 分类将 10° 确定为房角关闭的危险边缘（图 16-10）[4]。在慢性 PACG 患者中房角宽度没有那么窄，平均值为 19.8°，而正常人房角宽度为 31.2°。小梁网睫状突距离（TCPD）和巩膜睫状突角度（SCPA）的测量结果也具有差异。TCPD 包含了虹膜区域的宽度，它是每只眼睛的特征性参数。TCPD 和 SCPA 直接受睫状突位置的影响，这可以通过测量 SCPA 来获得。SCPA 测量值在 PACG 眼中比正常人中更窄。这说明闭角型青光眼患者的睫状突位置更靠前，向前旋转，同时晶状体位置也更靠前。同样，测量 TCPD、ICPD、IZD 和 AOD 500 的结果显示，PACG 患者均较正常人显著减小。在我们的研究人群中，没有发现虹膜厚度在正常人和青光眼患者之间有任何显著的差异，也没有发现虹膜增厚减小房角宽度，增加房角关闭的风险。巩膜虹膜角 SIA 的测量显示，从正常眼，到慢性 PACG 眼，到急性 PACG 间歇期眼的测量值逐渐降低，虹膜膨隆程度增强。瞳孔阻滞的发生概率与虹膜膨隆程度成正比，这一发现可以解释瞳孔阻滞机制在青光眼发病中所占的比例，PACG 患者的睫状突前旋，晶状体厚度更大且位置更靠前，因此虹膜晶状体接触距离（ILCD）也更大[16]。当虹膜根部接触到小梁网时，前房角发生关闭。闭角型青光眼三个主要的房角关闭机制包括瞳孔阻滞、房角结构拥挤（高褶虹膜综合征）和睫状环阻滞（后部阻滞型青光眼）。

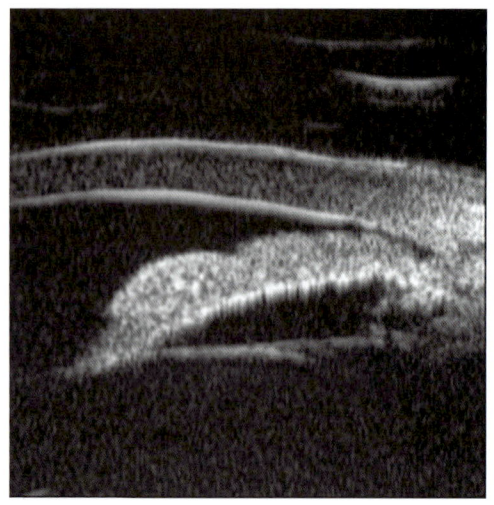

▲ 图 16-10　UBM 观察 PACG 患者瞳孔阻滞引起的房角狭窄

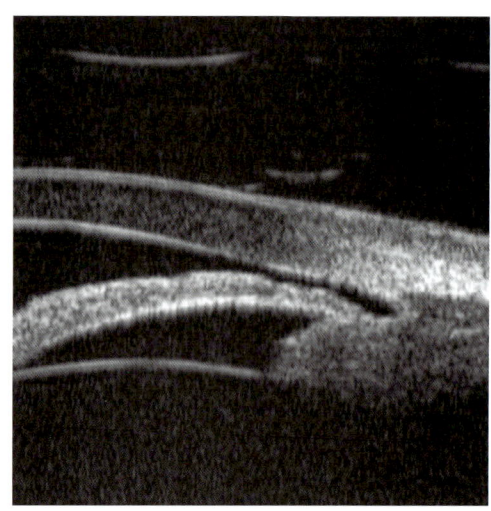

▲ 图 16-11　相对瞳孔阻滞与膨隆型虹膜

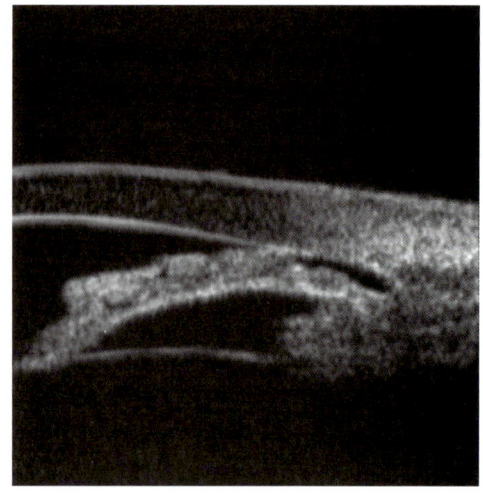

▲ 图 16-12　虹膜根部接触小梁网前的外周角膜

原发性闭角型青光眼患者除了房角窄外，虹膜更薄，小梁网睫状突距离更短。而急性原发性闭角型青光眼患者的房角隐窝最为狭窄[17]。

1. 瞳孔阻滞

UBM 可以推断房角关闭的发生机制（图 16-11）[18]。首先，虹膜膨隆引起陡峭的周边虹膜接触到小梁网前的周边角膜（图 16-12）。在这个接触区域后面，房角隐窝处仍有一个开放的隧道，它位于虹膜和小梁网之间（图 16-13）。然后，随着接触面积的增大，虹膜根部被推挤到小梁网上，最终导致了房角关闭（图 16-14）。激光周边虹膜切除术后，急性或慢性原发性闭角青光眼患者的虹膜 – 晶状体接触距离增加，虹膜 – 晶状体夹角减小。然而，前房深度并没有显著改变，提示瞳孔阻滞不是急性原发性房角关闭的唯一机制[19]。在原发性闭角型青光眼患者中，年龄越大、前房深度越浅，越容易导致虹膜膨隆，发生瞳孔阻滞。因此，UBM 可用于预测前房角关闭的风险[20]。

2. 高褶虹膜综合征

UBM 被用于阐明高褶虹膜综合征的原因（图 16-15）。在这些患眼中，虹膜的典型特征是前表面平坦，在小梁网水平处形成一个锐利的转角，从而产生一个特别狭窄的房角凹陷。瞳孔散大时，周边虹膜组织的体积增大，在有限的房角空间中阻塞房角，导致房角关闭。与瞳孔阻滞引起的房角关闭不同，拥挤的房角结构导致从房角隐窝的顶点开始房角关闭，直接产生完全的房角阻塞。UBM 显示具有高褶虹膜综合征的眼部特征，包括睫状突前位、前旋，与周边虹膜的后表面部分接触，睫状沟消失，虹膜根部支撑的产生。因此，即使在虹膜周边切除术（或 YAG 激光虹膜切开术）后，虹膜根部也不能与小梁网分离（图 16-16）[21]。眼前节 OCT 只能采集了高褶虹膜构型的间接征象，而 UBM 直接证实了睫状体引起的虹膜根部压陷[22]。UBM 也证实了白内障术后高褶虹膜综合征虹膜贴附仍然存在[23]。高褶虹膜综合征的患者在暗室和毛果芸香碱给药后 UBM 显示 TCPD 保持不变，说明虹膜厚度是导致房角狭窄唯一的因素。最后，UBM 还可发现虹膜囊肿引起的假性高褶虹膜构型，这是由于虹膜后的多个虹膜囊肿将虹膜抬高，导致前房角的狭窄关闭（图 16-17）[24]。

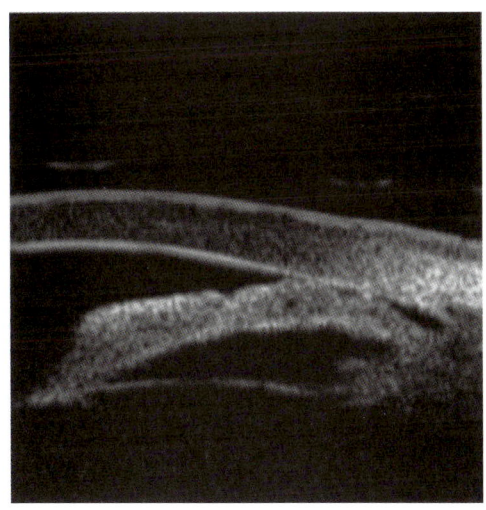

▲ 图 16-13　不完全闭角。房角隐窝产生开放的隧道，位于虹膜和小梁网之间

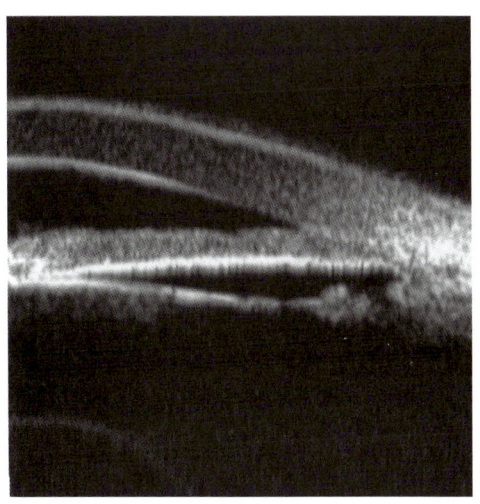

▲ 图 16-14　完全性小梁网阻塞

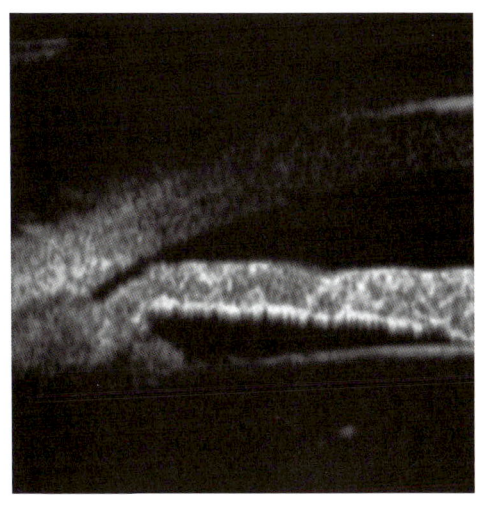

▲ 图 16-15　高褶虹膜综合征

3. 恶性青光眼（房水迷流或睫状环阻滞性青光眼）

睫状环阻滞是恶性青光眼的主要发病机制。恶性青光眼的发病机制是由于晶状体或人工晶状体眼在晶状体赤道部、悬韧带和睫状突区域的房水流出受阻，而导致房水迷流入玻璃体腔。睫状突水肿前位是睫状环阻滞中重要的始动因素。以上因素导致晶状体或人工晶状体被向前推挤，前房深度变浅甚至消失，房角关闭[25]。因此，恶性青光眼也被称为房水迷流性青光眼。UBM 观察到前房变浅，睫状突前旋至虹膜后，小梁网被晶状体边缘（图 16-18）或睫状突阻塞（图 16-19）[26]。

4. 脉络膜水肿与青光眼

睫状体脉络膜水肿引起的闭角型青光眼是一种临床表现，它发生在一定条件下，包括各种炎症性疾病、药物的使用（托吡酯、乙酰唑胺、甲唑胺、甲氧苄啶、磺胺甲噁唑）、视网膜脱离手术、视网膜静脉阻塞和青光眼手术中。UBM 检查显示其睫状突和虹膜围绕巩膜突向前旋转，引起房角关闭的机制（图 16-20）[27, 28]。

六、UBM 在青光眼研究中的应用

UBM 除了可用于多种疾病的诊断，还可以辅

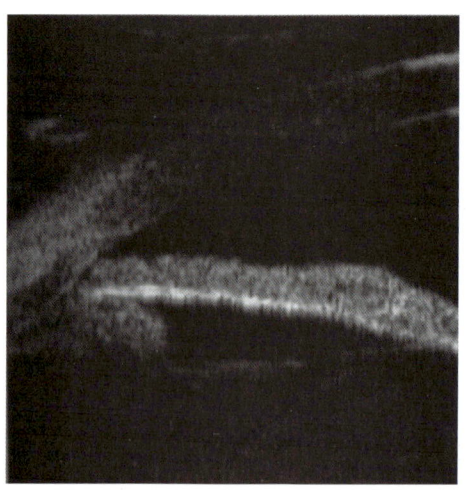

▲ 图 16-16 高褶虹膜综合征伴有特别狭窄的角隐窝
睫状突向前的位置和旋转与虹膜的周边部分接触，导致睫状沟闭合，虹膜根部形成支撑，因此即使在虹膜切除术的情况下，虹膜根部也不能脱离小梁

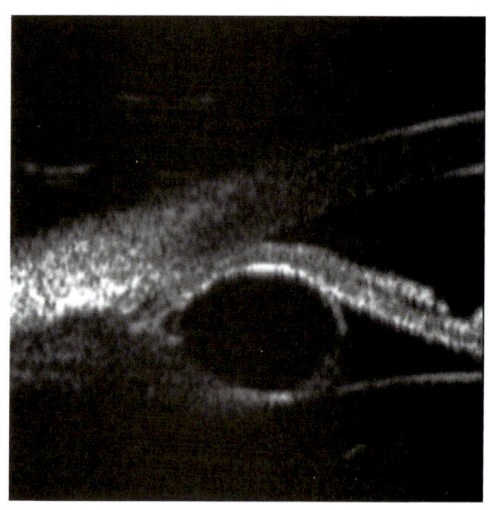

▲ 图 16-17 虹膜睫状体囊肿引起的房角关闭
虹膜呈假平台状

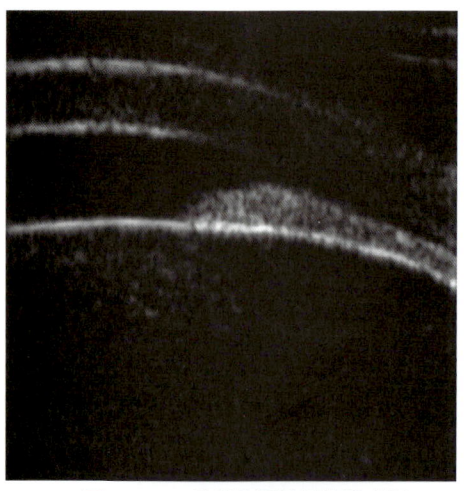

▲ 图 16-18 晶状体源性恶性青光眼
前房变浅，睫状突前旋转，晶状体边缘引起小梁闭合

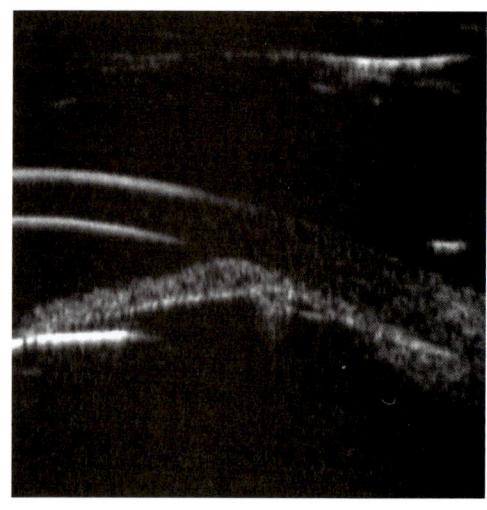

▲ 图 16-19 假性白内障恶性青光眼
人工晶状体位于前方，将周边虹膜推向角膜。睫状突向前移位，睫状沟消失

助治疗。许多青光眼患者接受激光治疗，如激光周边虹膜切开术、周边虹膜成形术和睫状体光凝术，这些技术的有效性需要对解剖结构精确定位。

（一）虹膜切开术

UBM 可以显示虹膜、晶状体和睫状突之间的相互关系。了解这些信息可帮助我们选择激光周边虹膜切开术的治疗位置。在虹膜 – 晶状体接触面积较大时，激光位置要更靠近周边，而在睫状突肥大，抵抗力强的患者，激光位置要更靠近中央。UBM 检查是检测激光周边虹膜切开术后眼前节结构相对变化的有效工具，前房角增宽、虹膜膨隆程度降低，虹膜晶状体接触面积增加（图 16–21）[29]。高分辨率扫描图片可判断疗效不佳是手术位置的选择存在问题或激光治疗操作存在的问题。（图 16–22 和图 16–23）[30]。

（二）虹膜成形术

激光虹膜成形术，主要用于高褶虹膜的患者，使周边虹膜变平变薄，拉开房角。UBM 显示了激光治疗后眼前节结构的变化。超声检查的高分辨率 UBM 图像可清晰显示周边虹膜表面的烧灼点（高反射区）和房角的部分开放[1]。

（三）睫状体光凝术

UBM 用于眼科研究和临床实践。睫状体光凝术的疗效与激光探头在睫状突上的定位密切相关。UBM 检查可以明确光凝治疗的正确位置（图 16-24），避免由于睫状突的定位不准确导致治疗失败[31]。此外，UBM 检查还可以显示睫状体光凝术后，治疗部位的形态和结构的变化[32]。

七、UBM 与青光眼的手术治疗

（一）滤过手术

UBM 的高分辨率图像可用于检查滤过手术效果，判断手术失败的原因。对于小梁切除术，UBM 检查可以清晰显示房水引流通路：滤过内口、巩膜滤过通道间隙和滤过泡（图 16-25）[33]。此外，UBM 在滤过效果的判定上具有重要作用。利用 UBM 检查图像所显示超声内反射的不同影响，提出了一种新的滤过泡分类体系：L 型（低反射

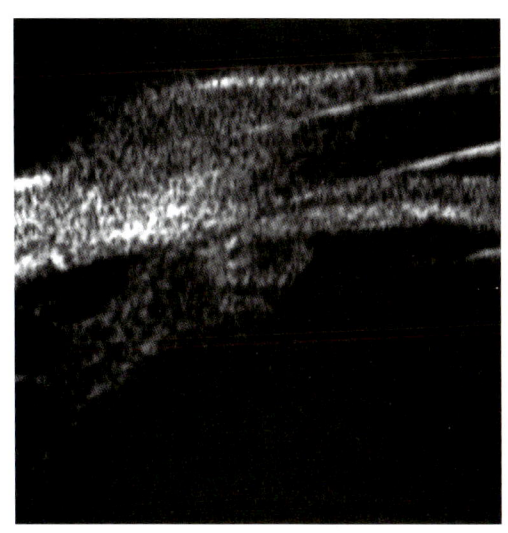

▲ 图 16-20 睫状体脉络膜积液所致闭角型青光眼
葡萄膜积液导致睫状体脱离，睫状突和虹膜环绕巩膜突发生前旋

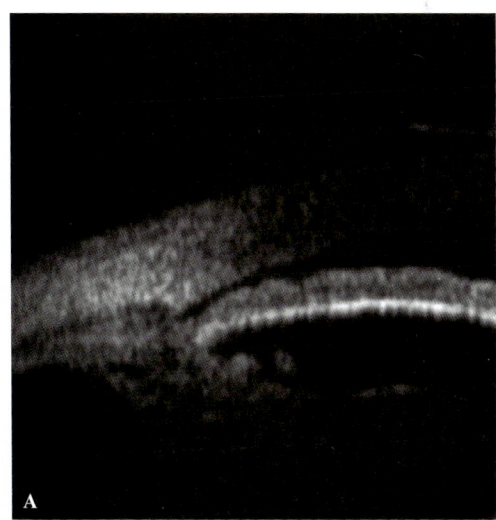

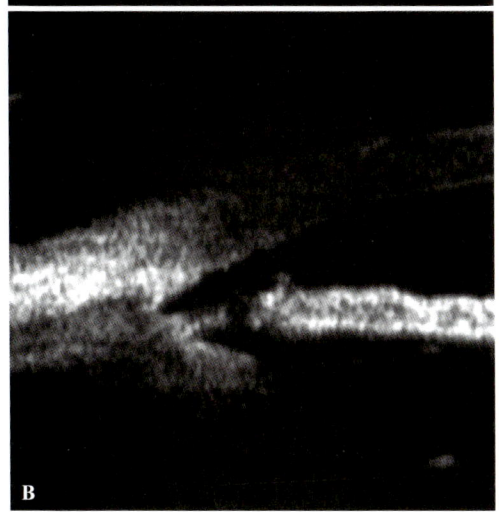

▲ 图 16-21 激光虹膜切开术后角度的超声物显微评估
A. 相对瞳孔阻滞的狭窄角度；B. 同一眼激光虹膜切开术后前房角扩大和虹膜轮廓凸出度降低

型)、H 型(高反射型)、E 型(包裹型)具有高反射囊壁，F 型(扁平型)具有高结膜反射率[34]。这一分类与滤过手术后的滤过泡功能具有很好的相关性[35,36]。

(二)非穿透性手术

UBM 可用于分析深层巩膜切除效果，最常见的术式是非穿透性手术治疗，可以观察到小梁网 - 狄氏膜结构，将前房与巩膜内减压空间分开(图 16-26)。此外，UBM 的高分辨率图像解释了非穿透滤过技术引流房水的机制。UBM 检测到的回声表现为结膜滤过泡(结膜下滤过)、巩膜组织在减压区旁边的低回声区域(巩膜内滤过)，以及脉络膜睫状体上腔的低回声区(葡萄膜巩膜滤过通道)[37]。

(三)青光眼引流植入术

UBM 的高分辨率图像是检查青光眼引流植入术有用工具。UBM 可检测到结膜下滤过泡(图 16-27)，引流管进入前房位置的闭合情况，验证引流管开口及其与下一个解剖结构的连接(图 16-28)[38]。此外，UBM 能够检查一些罕见的引流管位置异常引起的并发症，这是传统的超声技术无法检测到的，例如由于滤过旁渗漏引起的滤过术后低眼压[39]，或者晚期管腔内缝线的迁移[40]。

八、先天性青光眼

UBM 可以显示原发性先天性青光眼前房角、

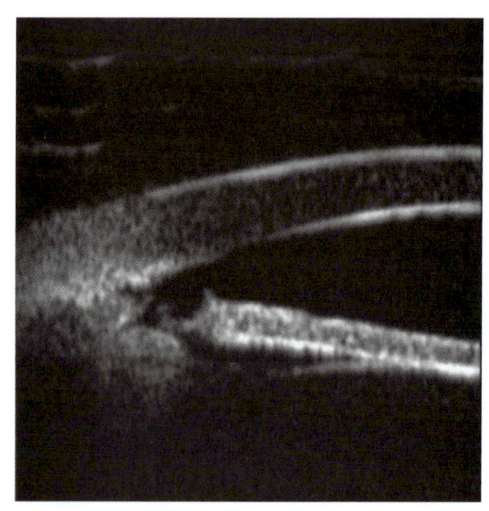

▲ 图 16-22 在不正确的周边位置进行虹膜切开术

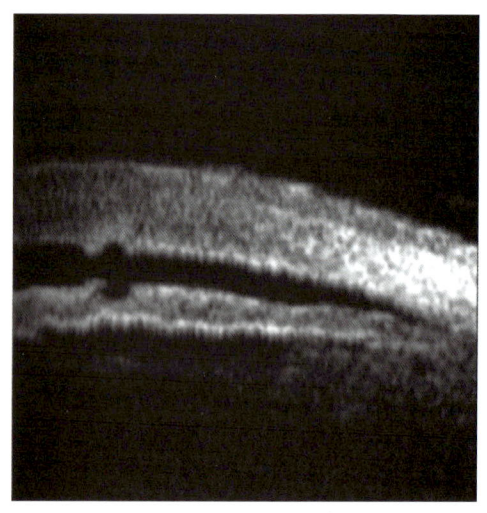

▲ 图 16-23 不完整虹膜切开术
由于激光束聚焦不准而导致内皮损伤

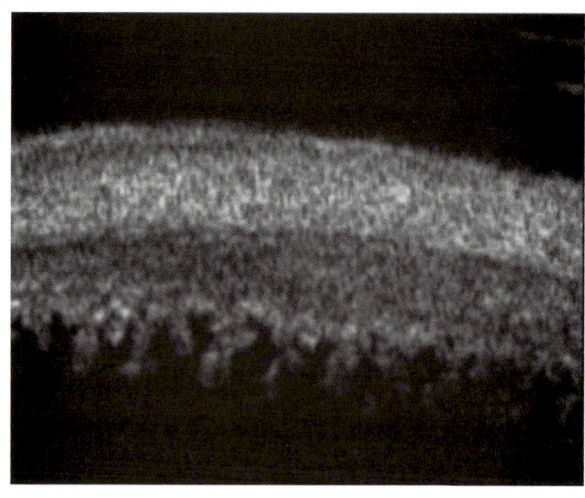

▲ 图 16-24 经睫状突横切面显像

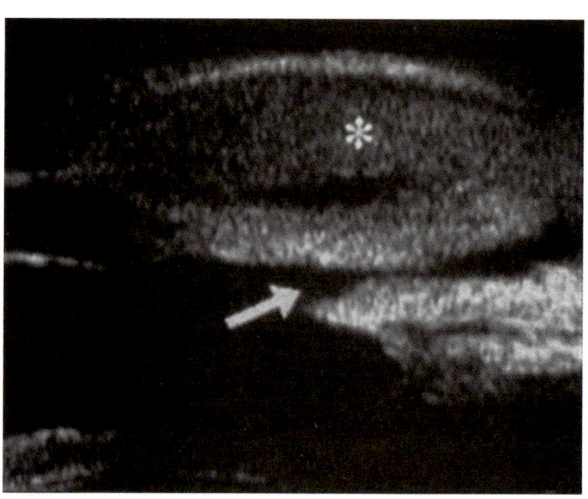

▲ 图 16-25 1 例功能性滤过手术
周边虹膜切除术水平的 UBM 扫描。箭表示与前房和结膜下间隙直接连通，该区域内含有小梁的组织被切除。滤过泡(*)清晰可见

第三篇 青光眼的评估
第 16 章 超声生物显微镜

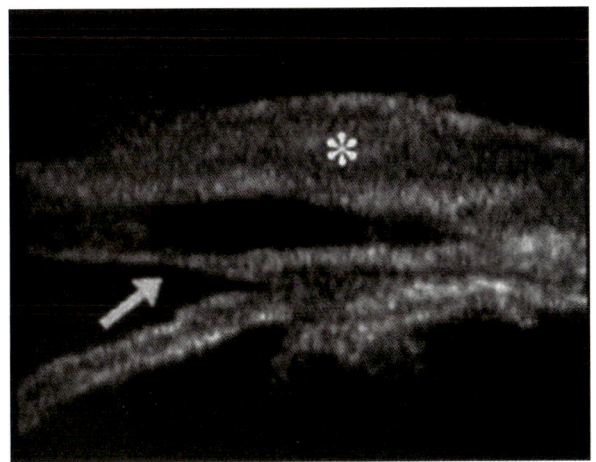

▲ 图 16-26 非穿透性手术
深部巩膜切除加透明质酸植入物的 UBM 图像。后弹力小梁膜（箭）将前房与减压腔分开，形成滤过泡（*）

▲ 图 16-28 Baerveldt 植入物
UBM 扫描在排水管水平，可检测到导管进入前房的位置及其与下一个解剖结构的连接。高分辨率图像显示腔内有缝线。这项技术用以暂时阻塞引流管和防止术后早期低血压

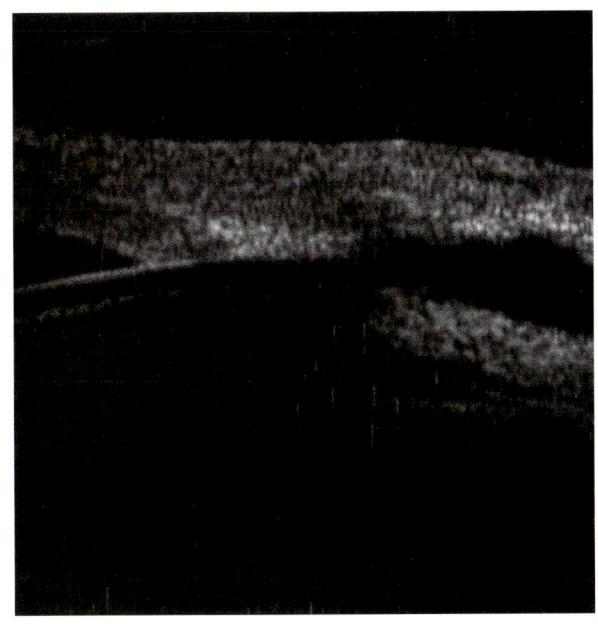

▲ 图 16-27 Baerveldt 植入物
UBM 显示的是引流管，它在前房和结膜下间隙之间建立了直接联系

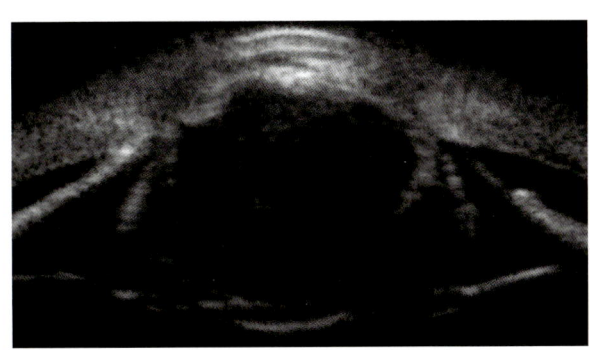

▲ 图 16-29 完全性角膜混浊 Peters 综合征
UBM 显示晶状体球形，前房缺失并伴有角膜 - 虹膜 - 晶状体粘连，右侧有部分虹膜缺损

虹膜、睫状体和巩膜的发育不良。原发性先天性青光眼的虹膜厚度和睫状体大小明显小于正常对照组。睫状体薄、伸长、虹膜角膜角异常组织和虹膜后表面的睫状体异常插入是原发性先天性青光眼的共同特征[41, 42]。此外，UBM 可用于诊断完全性角膜混浊眼的 Peters 综合征（图 16-29）。

九、外伤性青光眼

眼外伤后，UBM 可用于评估虹膜角异常。房角后退是 UBM 的特征，即虹膜附着点的后移位和睫状体带的扩大，巩膜和睫状体之间的界面没有中断[43]。睫状体从其位于巩膜突的正常位置脱离（图 16-30）[44]。UBM 还可识别眼前节外伤患者隐匿性小带损伤。术前诊断小带断裂可减少术中并发症的发生[45]。

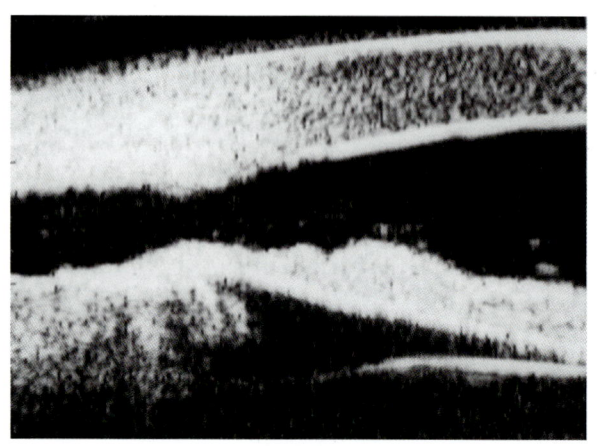

▲ 图 16-30 睫状体裂的 UBM 像
注意睫状肌纤维与巩膜突的分离

十、Schlemm 管研究

术中应用高频（85MHz）UBM 探头来显示 Schlemm 氏管和小梁网在 Schlemm 扩张术中的扩张，这是一种非穿透性青光眼手术，包括 Schlemm 的扩张和拉紧[46]。

十一、UBM 及其他眼前段成像技术

目前有几种技术可用于眼前节的成像，包括 OCT（Visante，Carl Zeiss Meditec AG，Jena，Germany）、扫描 Scheimpflug（Pentacam，Oculus，Lynnwood，WA，usa）和扫描裂隙灯系统（Orbscan，Orbtek，Salt Lake City，UT，USA）。所有上述光学系统都受限于光学系统不透明度的存在，无论是正常解剖结构（虹膜、巩膜）或病理学（前房积血、色素性病变）的不透明都影响成像。在扫描过程中，它们也自然地通过提供固定目标和眼睛的光学图像来进行校准，这在除了 Artemis（ArcScan Inc.，Golden，Colorado，USA）之外的超声系统检查中并非如此。光学系统还提供了眼前节的高速 3D 扫描，便于角膜厚度和前房尺寸的生物特征分析。尽管存在上述的替代成像技术，UBM 仍然是所有虹膜平面后结构和空间可视化的唯一技术。

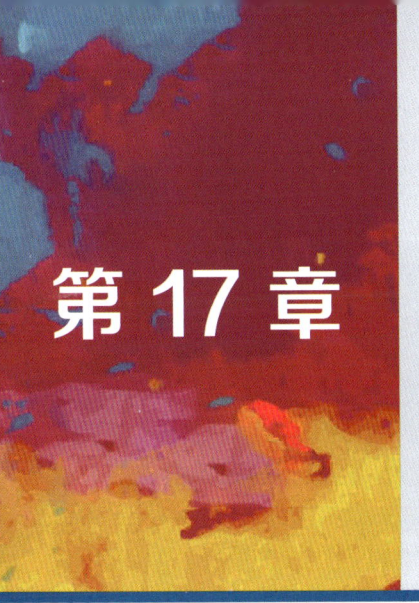

第 17 章 房角成像：超声生物显微镜与眼前节光学相干断层成像

Angle Imaging: Ultrasound Biomicroscopy and Anterior Segment Optical Coherence Tomography

Gus Gazzard　Winnie Nolan　Pavi Agrawal　著

王冰松　译

王冰松　校

一、概述

眼成像设备使我们能够以新颖的方式观察其他检查方法看不见的结构，并更好地量化已经可见的结构（图 17-1）。青光眼患者的眼前节结构可能被血液或不透明角膜遮蔽，在这些情况下，超声生物显微镜（UBM）或眼前节光学相干断层成像（AS-OCT）可能有所帮助：例如，通过水肿的角膜观察阻塞的引流管[1]，定位眼内隐匿异物[2]，或检测低眼压下睫状体脱离（图 17-2）。眼前节成像也有助于评估小梁切除术的滤过泡[3]和青光眼引流装置的位置（图 17-3）。在闭角型青光眼中，眼前节成像的影响最大。

房角闭合的诊断完全依赖于前房角特征的可靠评估和虹膜小梁接触的检测。此前，这都依赖于直接前房角观察。前房角镜检查不可避免存在主观性和观察者之间的重复性差的限制。客观、可量化和可重复的前房角测量是闭角型青光眼检查方法的巨大进步。之前已经设计了许多分级系统和技术，以获得来自前房角镜的量化数据，但是均具有再现性较差的问题。用 UBM 和 AS-OCT 获得的截面图像都提供了房角结构的新视图。这些图像允许客观分析和更全面的房角形态描述，使主观分级系统趋于简化。这些仪器最终补充，而不是取代房角镜检查。房角镜仍然是一个必不可少的工具，可以评估房角色素沉着，血管等，并能指导解释图像。

二、超声生物显微镜（UBM）

（一）作用方式

所有的超声成像依赖于声波通过组织的传播，以及它们从不同声阻抗组织之间的界面反射。声脉冲的产生和回波的检测都是由换能器进行的，其物理特性（直径、焦距等）部分地决定了可用的分辨率[4, 5]。

反射声波遵循几何光学定律。从检测到的反射和反向散射声音的时间来建立亚表面组织界面的信息。声音的速度在生物组织中是相当恒定的（1540～1560m/s），所以时间可以简单地转换为行进的距离。所构造的图像的分辨率取决于所使用的声音频率和脉冲持续时间：更高频率的声音（因此较短的波长）允许更精确的测量。这导致可达到的分辨率和穿透深度之间的基本权衡。较高频声音被组织吸收而衰减较快。10MHz 信号的最大穿透率在 60MHz 时下降到 5mm，但横向分辨率从 600μm 增加到 60μm。轴向分辨率取决于脉冲持续时间，脉冲宽度随着波长的增加而缩短（例如在 10MHz 时为 190μm，在 100MHz 时为 40μm）。信号衰减也随组织密度而变化，例如巩膜比虹膜衰减更多，而人工晶状体会投射声影[5]。

大多数医用超声成像的波长为 3.5～5 MHz，传统的眼科设备运行在 10MHz，相比之下，UBM 使用 50～100MHz。实际上，这意味着详细的睫状体

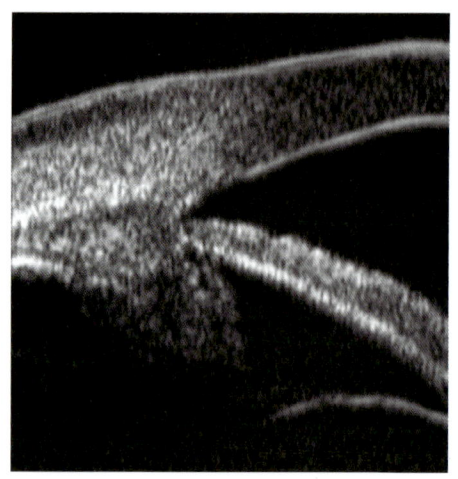

▲ 图 17-1　正常开放房角的 UBM 扫描

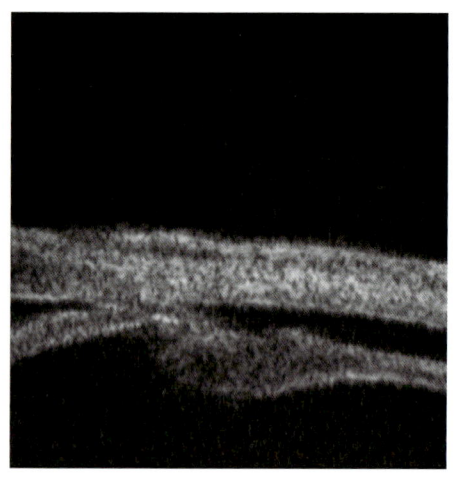

▲ 图 17-2　睫状体脱离的 UBM 扫描

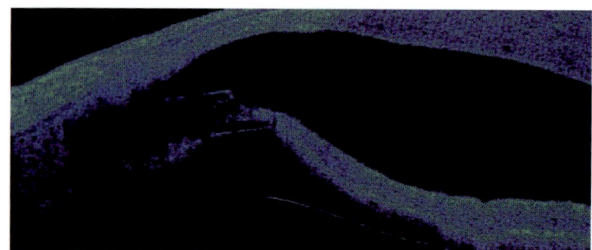

▲ 图 17-3　AS-OCT 显示虹膜阻塞的 Baerveldt 管（由 Keith Barton, MD FRCP FRCOphth FRCS 提供）

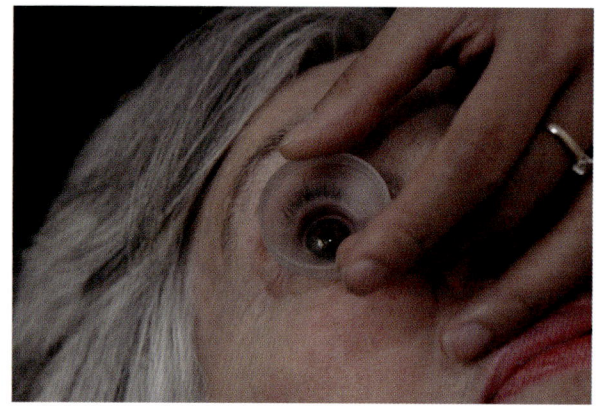

▲ 图 17-4　用于仰卧位 UBM 扫描的水浴

和虹膜成像是可能的，但后晶状体表面是不可见的。现代机器提供了不同波长的可互换探头，用于不同结构的成像，例如 100 MHz 用于角膜成像和 50 MHz 用于房角成像。

当探头垂直于关注的组织界面时，实现最大的信号强度并因此获得最佳的图像质量。不同的机器使用不同的方法。"Paradigm" 和类似的模型最初使用于水浴，患者仰卧移动探头（图 17-4 和图 17-5）。最近的版本将一个水浴放置在一个小的移动探头周围（图 17-6）。在眼部和在垂直位置上的探头之间使用黏性耦合凝胶（图 17-7），虽然这不是真正的非接触。

另一种方法是 "Artemis"，患者面朝下置于水浴中，探头跟踪角膜的曲线，进行全角膜缘到角膜缘扫描，该方法更多针对的是屈光手术市场。

（二）优势与局限

UBM 的最大优点是它图像的高分辨率（25μm 轴向，50μm 侧向），良好的组织穿透力（包括睫状体），并具有自动化图像分析软件的技术。UBM 的扫描时间足够短，可提供良好的实时视频，可以直接存储为数字视频。良好的睫状体和虹膜穿透意味着在 AS-OCT 上显示模糊的晶状体襻或虹膜睫状体囊肿清晰可见。它也可以在近黑暗中进行。这使得它可用于高褶虹膜、虹膜睫状体肿块继发性房角关闭或脉络膜积液的影像学检查 [7]。

然而，UBM 存在局限性。在超声换能器探头和眼表面之间需要耦合介质，需要局部麻醉。早期的机器依赖于患者仰卧和水浴，这存在使眼球凹陷和房角变形的风险（图 17-4）。目前尚不清楚仰卧位对晶状体位置和房角形态的影响。

精确的定位对于可重复的纵向比较是重要的。这在仰卧位是棘手的，但在直立位置更困难，虽然它避免了潜在的眼球扭转，但仍然依赖于操作者的经验及患者的合作，以获得良好的 UBM 图像。照

第三篇 青光眼的评估
第 17 章 房角成像：超声生物显微镜与眼前节光学相干断层成像

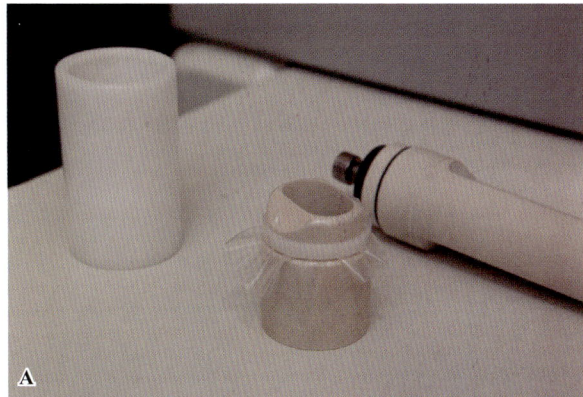

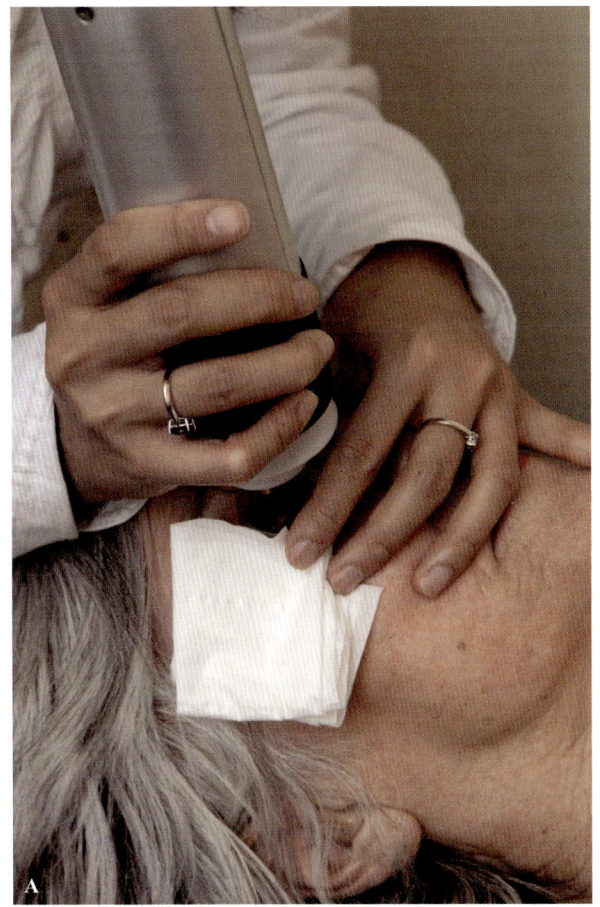

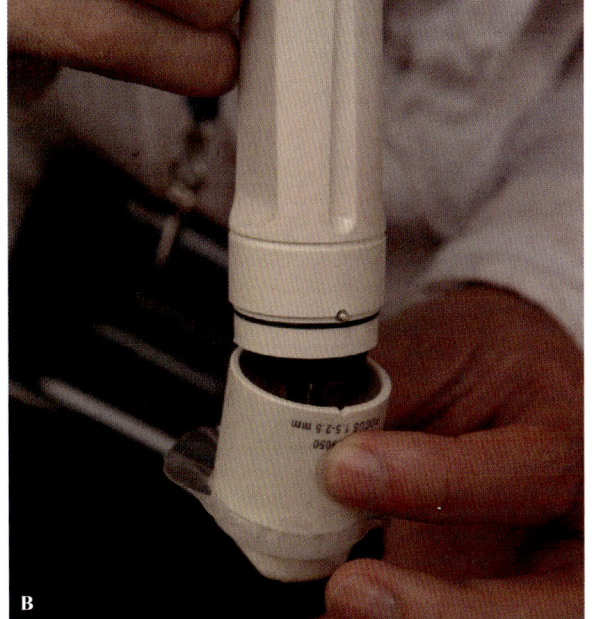

▲ 图 17-6 新型 UBM 探头垂直位扫描

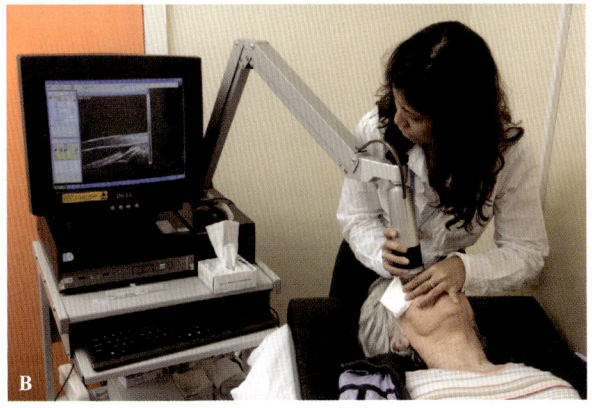

▲ 图 17-5 仰卧位 UBM 扫描

明也是一个问题，因为房角打开与否可能与照明显著相关（图 17-8）：当需要直接观察患者眼球和屏幕时，在完全黑暗的房间操作是困难的。相反，AS-OCT 的最大优点是在黑暗扫描中及更切实的非接触。

（三）数据解释、数据存储和仪器打印

早期仪器中的图像存储和归档特定的数据文件的软件是烦琐的。现在更方便，以一般图片格式简

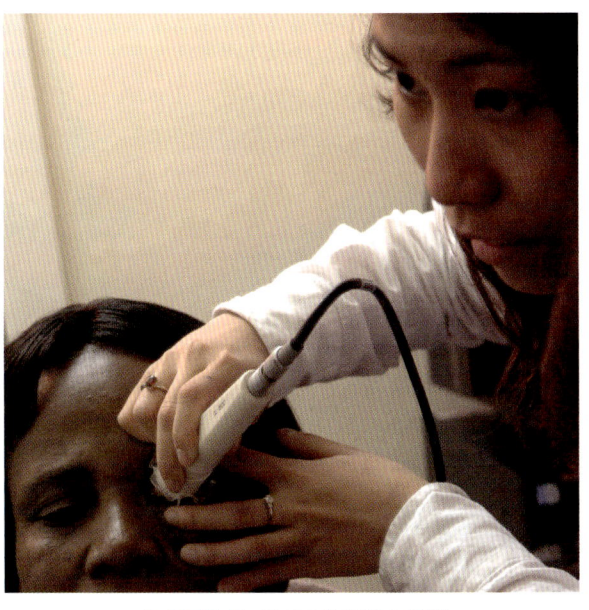

▲ 图 17-7 UBM 患者直立扫描

195

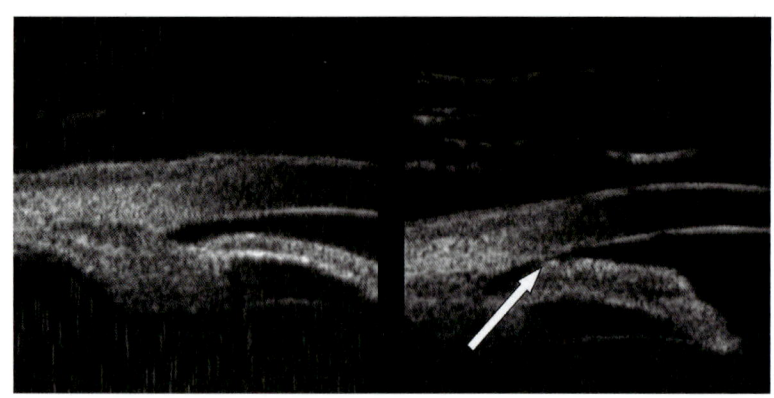

◀ 图 17-8 UBM 扫描在明亮光线下开放但在黑暗中关闭的房角

单输出。在处理和存储方面的持续改进同时伴随着更灵活的用户界面。

图片的简单解释一般不需要处理，但成像的真正优势在于客观的数值测量的可能性。屏幕上的卡尺直截了当，但容易出现测量误差，特别是当试图测量两个曲面之间的夹角时。各种图像分析程序可用于自动分析 UBM 房角图像（如 UBMPro 2000[6]），现在被纳入仪器软件（图 17-9）。这要求用户指定巩膜突作为可靠的标志性结构。软件包含多个房角宽度的测量方法，如房角隐窝面积、房角开放距离、虹膜根部巩膜突的距离和虹膜睫状突距离等。

房角隐窝面积（ARA）表示虹膜与小梁网（TM）之间的空间与巩膜突距离的整体测量值，而房角开放距离（AOD）只是在特定距离（通常定义为垂直于 TM/ 角膜）的测量。Ishikawa 通过在距巩膜突连续距离 AOD 上推导回归线，定义了两种周边虹膜构型的测量方法。这些派生变量随不同的干预而变化，例如周边虹膜切开术与毛果芸香碱使用[6]。超声生物显微镜在评估前房角时也显示出与前房角镜检查良好的一致性[8]。

（四）常见的伪影以及用户的技术提示

几种常见的伪影可能会降低 UBM 图像质量，最常见的是耦合介质中的气泡。较大的气泡引起显著的反射（图 17-10），信号衰减会导致远端结构的遮蔽，而较小的气泡则会导致图像质量的整体下降。不良图像的一个特殊原因是被困在探头表面的气泡，可以用棉球去除。人工晶状体、引流装置管和其他回声密集结构也会导致声影，尽管这在房角成像中不是问。

超声换能器从垂直于探头的组织界面接收最强的信号。斜入信号较弱，清晰度较差。当检查几个不同的弯曲结构如角膜和虹膜时，直角的区域将清晰地显示，而离轴部分将变得模糊（图 17-11）。可能需要一系列图像来捕捉角膜或虹膜的全部曲线。为了避免这种情况，"Artemis" 自动跟踪探头穿过角膜表面的弧形，以保持垂直扫描位置，尽管这会牺牲一些用户控制。

其他潜在的误差源来自扫描条件。眼杯被用来盛放耦合流体，这可能压缩眼球和人为地打开一个关闭的房角。东亚地区经常发现小眼睑，可能需要使用"儿科"眼杯，偶尔未能成像上部角度。光

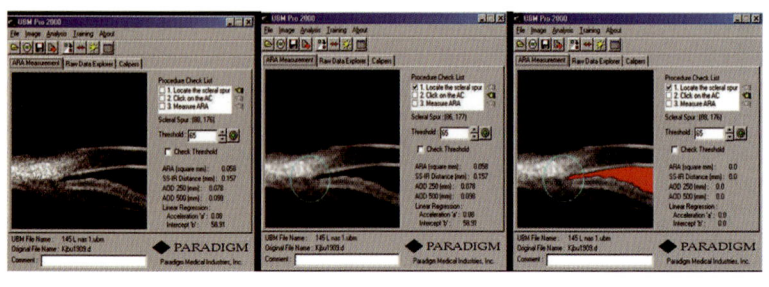

◀ 图 17-9 UBMPro 2000 图像分析软件用于房角评估

第三篇 青光眼的评估
第 17 章 房角成像：超声生物显微镜与眼前节光学相干断层成像

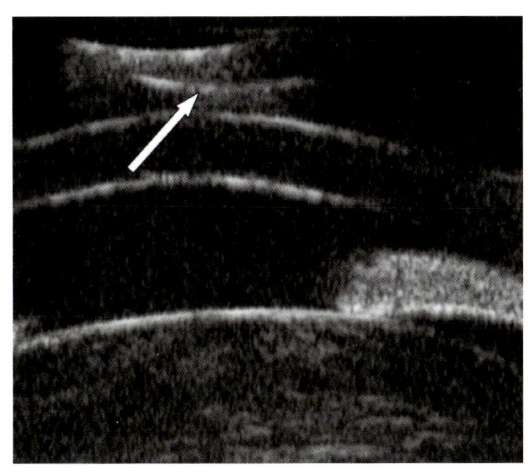

▲ 图 17-10 UBM 图像中引起伪影的大气泡

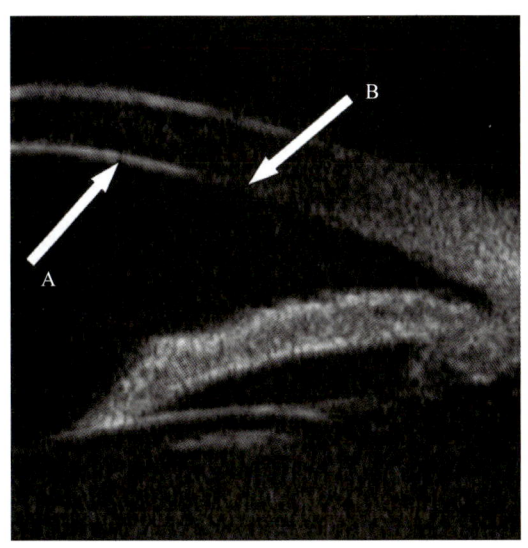

▲ 图 17-11 当结构垂直于（箭 A）探头时给出更强的信号否则较弱（箭 B）

照条件同样可影响房角状态，就像前房角镜检查一样，明亮的检查室会引起瞳孔缩小，可使一个狭窄的房角开放。瞳孔缩小也作为近三联征的一部分发生，因为在可能的情况下使用一致的远距固定物似乎是明智的。房间照明、患者的固定和调节应保持恒定，特别是在进行定量评估时。

完全表面麻醉当然是必要的，因为任何眼睑痉挛都不可能在不戴眼罩的情况下进行扫描，实际上，Bell 现象使上方房角成像困难。高质量图像的最可靠的技术仍然是患者仰卧（并且头部支撑和稳定），小心放置眼罩，使用耦合介质。检查者通常坐在患者的头部，肘部支撑着，可以清楚地看到监视器。

三、眼前节光学相干断层成像（AS-OCT）

（一）作用方式

光学相干断层成像（OCT）技术采用低相干光干涉测量获得眼部组织的活体横截面图像。使用光代替声音（与 UBM 相反），光束照射在眼睛的结构上，并且对结构反射回的光线进行分析，从而产生实时图像。使用波长为 830nm 的光可获得黄斑在内的眼后节图像。最近，该技术可通过使用较长波长（1310nm）的光更好地可视化眼前节。在这种波长下，非透明组织（如巩膜）和高光照功率的增加可以使眼前节高分辨率成像。图像以每秒 8 帧（每秒 2000 A 扫描）的速度获得，横向分辨率和轴向分辨率分别为 15μm 和 8μm。这种波长使视网膜免受这种高功率模式的光损伤。与 UBM 相反，AS-OCT 不需要与眼睛接触。AS-OCT 主要用于屈光手

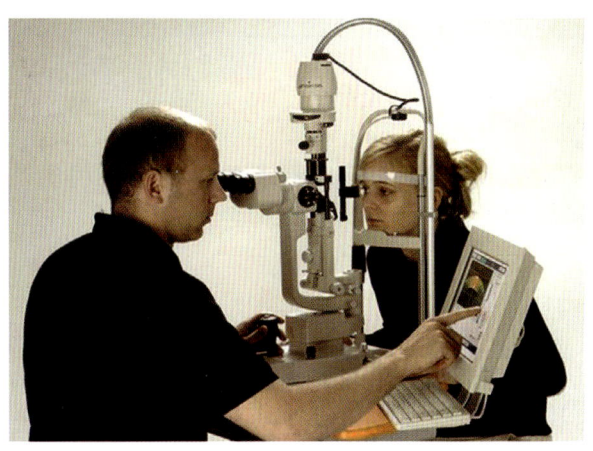

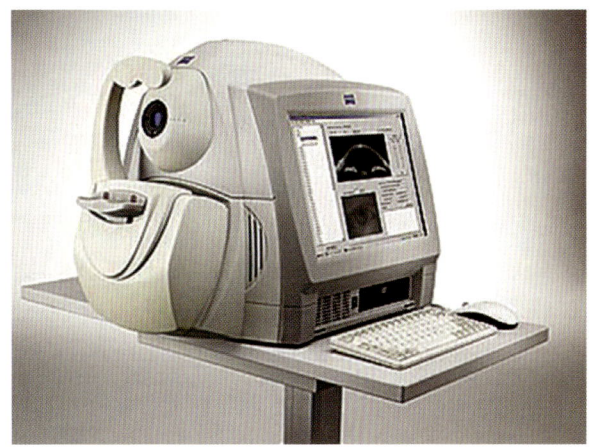

▲ 图 17-12 Heidelberg 和 Zeiss AS-OCT 两种仪器都可以在屏幕上测量角度

术，用于评价激光屈光手术和有晶状体眼人工晶状体植入前后的角膜和眼前节。它可获得详细的横截面图像，这意味着它可作为诊断原发性房角关闭的工具。虽然眼前节成像不能取代直接可视化的前房角镜检查，但它确实提供了一个更舒适和客观的手段来定性和定量评价房角。

目前有许多商业化的 AS-OCT 机器，都有优点和缺点，Visante TD-OCT（Carl Zeiss Meditec Inc., Dublin, CA, USA）是一个独立的 AS-OCT 设备（图 17-12 底部），裂隙灯 OCT（SL OCT）（Heidelberg Engineering, Dossenheim, Germany）是一个附加到裂隙灯的 AS-OCT（图 17-12 顶部）。其他机器如 RTVue FD-OCT（Optovue Inc., Fremont, CA, USA）和 Cirrus HD-OCT（Carl Zeiss Meditec Inc., Dublin, CA, USA）。Visante 使用 1310nm 的波长，每秒获得 2000 次 A 扫描，前节扫描宽度为 16mm，

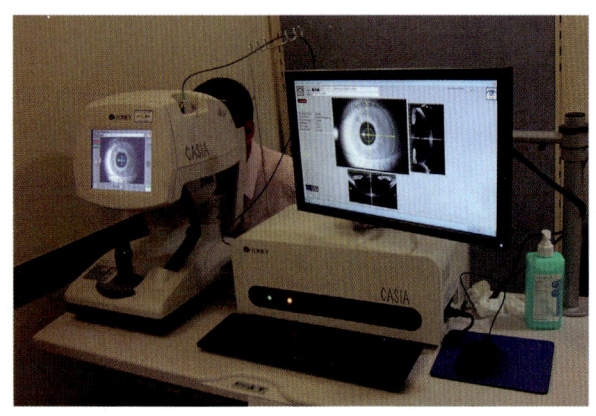

▲ 图 17-13　Tomey 三维频域 AS-OCT

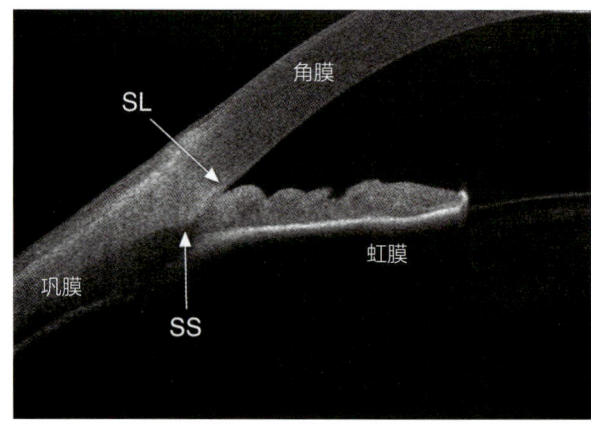

▲ 图 17-15　高清晰度 AS-OCT 图像显示房角关闭眼巩膜突（SS）和 Schwalbe 线（SL）

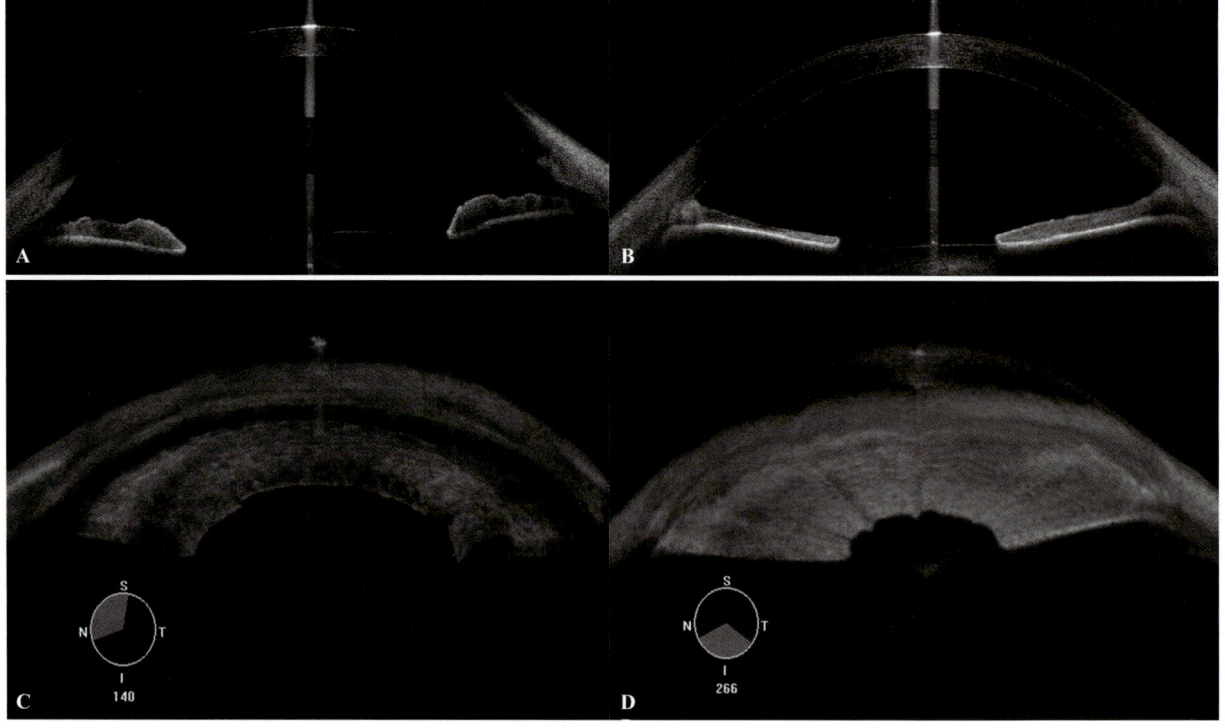

▲ 图 17-14　CASIA SS-1000 AS-OCT 的横截面（A 和 B）和三维显示（C 和 D）
A 和 C 为房角开放；B 和 D 为 360° 周边前粘连房角关闭

第三篇 青光眼的评估
第 17 章 房角成像：超声生物显微镜与眼前节光学相干断层成像

扫描深度为 6mm，轴向分辨率为 18～25μm。

CASIS SS-1000（Tomey，Nagoya Japan）是最近开发的市售频域 OCT（图 17-13）。改进的扫描速度（每秒 30000 次 A 扫描）意味着前节可以在 128 个横截面（每 512 个 A 扫描）中成像。可以产生虹膜和前房角的三维显示（图 17-14A-D），巩膜突和 Schwalbe 线可见（图 17-15）。

（二）优势与局限

AS-OCT 的主要优点是不需要与眼球接触，图像采集时间快，并且机器易于操作。它还提供了前房和房角结构的实时横截面视图，使临床医生能够观察虹膜、晶状体和角膜之间的动态关系。定量和定性数据可以客观地收集和分析，比房角镜的观察依赖性要小得多，并且可重复性更高。因为 AS-OCT 是一种非接触式，它比用前房角镜和超声生物显微镜（UBM）更舒适。这意味着在临床随访中可以频繁重复检查，而不会给患者造成不适和痛苦。

AS-OCT 技术的重要的作用主要有两个方面：第一是诊断工具，它可以用来诊断或确认房角关闭（图 17-16A）。AS-OCT 与前房角镜的比较研究发现，AS-OCT 比房角镜更能观察到房角关闭，尤其是在上象限和下象限[10]。AS-OCT 优于前房角镜的特点是不需要可见光照射在眼睛上以获得图像，并且对眼球没有压力。这两个因素使静息房角解剖结构的畸变较小。在原发性闭角型青光眼（PACG）患病率较高的人群中，AS-OCT 可用于医院或社区内的疾病筛查。AS-OCT 的另一个应用是评估激光虹膜切开术和其他干预对房角解剖的影响。许多房角关闭的患者激光虹膜切开术后房角没有加宽[11]，需要额外的治疗，如虹膜成形术或晶状体摘除术。在 AS-OCT 中获得的前房的横截面图像中更容易看到虹膜、小梁网和晶状体之间的解剖关系的变化（图 17-16A 至 C）。

AS-OCT 的一个显著局限性是它不能显示虹膜后表面和睫状体的细节（图 17-14 和图 17-16）。虹膜后色素沉着和睫状上皮阻碍了红外光的通过，从而不能在闭角患者（特别是虹膜切开术后残余房角关闭）对这些结构进行良好观察，这是 UBM 在确定非瞳孔阻滞机制方面，如前旋睫状体或睫状体囊肿中，优于 AS-OCT 之处。使用 AS-OCT 可能无法检测到的其他病理现象包括睫状体脱离和睫状体肿瘤。这一限制似乎对棕色眼睛而言是个更大的问题，而蓝色眼睛的人有更多的光线可以透射到后方。在某些情况下，AS-OCT 可以观察虹膜囊肿

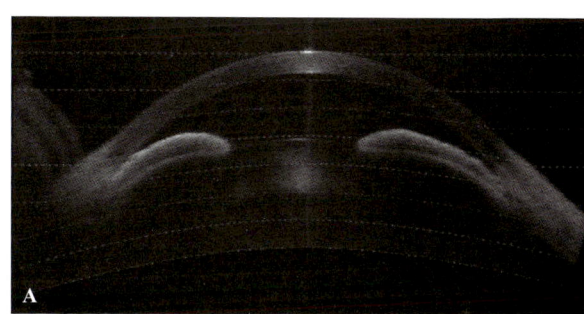
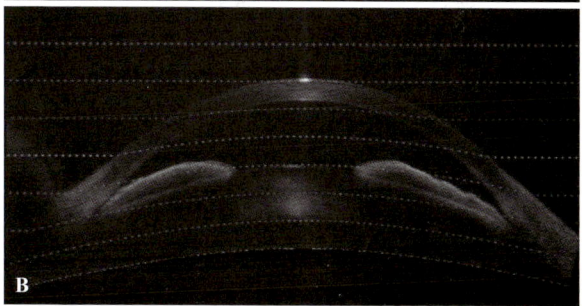
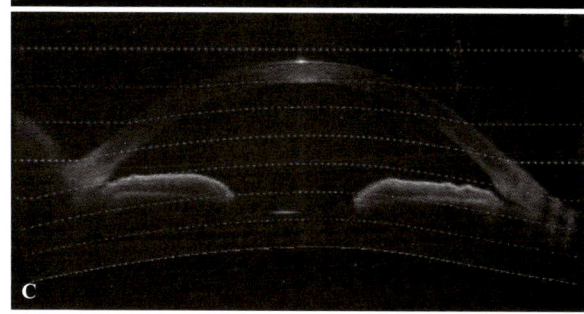

▲ 图 17-16 AS-OTC 眼睛图像

A. AS-OCT 图像显示鼻侧和颞侧的房角关闭；B. 激光虹膜切开术后同一眼的 AS-OCT 图像；C. 超声乳化术后同一患者的图像显示房角进一步扩大

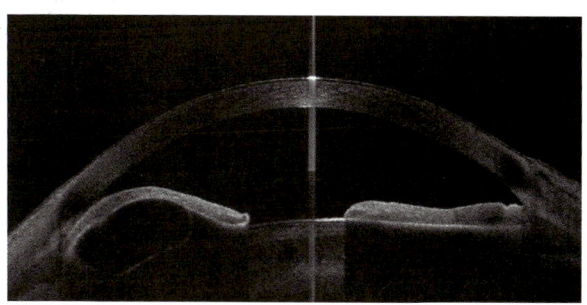

▲ 图 17-17 AS-OCT 图像显示虹膜囊肿导致周边前粘连

199

（图17-17）、虹膜黑色素瘤或睫状体积液。

AS-OCT其他局限性包括上象限及下象限可视性差，这可能由于眼睑的干扰。检查者经过实践积累经验可以减少干扰。

（三）图像分析：数据的存储和检索

Visante TD-OCT 和 CASIA SS-OCT 能够在水平或垂直经线上捕获整个眼前节的图像，并且还具有高分辨率的角膜模式，可给出更详细的单角度象限视图。扫描可处理由空气－角膜－水界面的折射效应所产生的图像畸变。扫描可导出 JPEG 或位图文件进行分析。可通过观察横截面的高分辨率扫描来进行前房和房角结构的定性评估。

前房测量参数的定量分析是使用在现代 AS-OCT 机器中的内置定制软件进行的。角膜厚度和前房深度测量由该软件提供。房角宽度可以使用卡尺测量，也可以用 AS-OCT 软件提供类似于 UBM 的房角宽度和体积的标准测量（房角开放距离、房角隐窝面积、小梁虹膜面积 TISA）（图17-18）。PACG 的最强预测因素之一是较浅的前房深度[12]。在新加坡华人眼科研究中，决定前房深度的两个最重要的因素是晶状体穹窿和后角膜弧长[13]。晶状体穹窿表示从两个巩膜突之间的水平线到晶状体前极的垂直距离，后角膜弧长被定义为巩膜突间角膜后缘的弧距。通过 AS-OCT 测量确定的其他生物特征参数与房角关闭有关，如前房宽度减小[14]、前房面积减小和前房容积减小[15]，虹膜厚度和面积增加[16]。虹膜体积测量也证明药物散瞳易发生急性闭角窄角眼。瞳孔散大后，正常眼的虹膜体积减小。了解这些特定的眼前节参数对理解 PACG 的病理生理学是重要的，可能有助于分层分析患者发展房角关闭的风险。这些参数的测量需要由 Visante TD-OCT 和 CASIA SS-OCT 机器的使用者识别巩膜突，这是半自动的，SL-OCT 机器对此可进行调整。据报道，巩膜突的位置在使用 Visante TD-OCT 获得的图像中有 28% 识别不成功[18]。

（四）用户常见的伪影和技术提示

在 AS-OCT 房角成像中引起多数问题的伪影是来自眼睑的干扰和导致图像错位的运动（图17-19）。眼睑是垂直经线成像的问题，尤其是上象限。通过患者自行眼睑运动，或由助手或操作员者抬起患者的上眼睑后，可以在垂直经线得到高质量的横截面图像。为了获得高质量的图像，患者眼睛与机器的正确对位是必不可少的。VISANTE TD-OCT 和 CASIA-SS-OCT 都有一个内置的固定目标，要求患者注视该靶点，而 SL-OCT 在操作者后面有一个外部固定点。当患者注视在这些目标上时，操作者可以进行精细调整，直到在扫描时可见明亮的轴向光束，从而确认良好的眼睛对位。然后，患者被要求保持眼睛静止，在扫描时不眨眼。

四、UBM 与 AS-OCT 比较

这两种房角成像技术产生的前节的横截面图像具有不同的局限性。虽然 UBM 仍然是唯一可靠的可确定睫状体解剖结构的非侵入性技术，AS-OCT 有更高分辨率，更容易在一个生理的位置扫描。UBM 和 AS-OCT 成像时 ACA、AOD、ARA 和 TISA 值在鼻侧和颞侧显示良好的一致性，而对于下角，UBM 和 AS-OTC 的一致性较差[19]。此

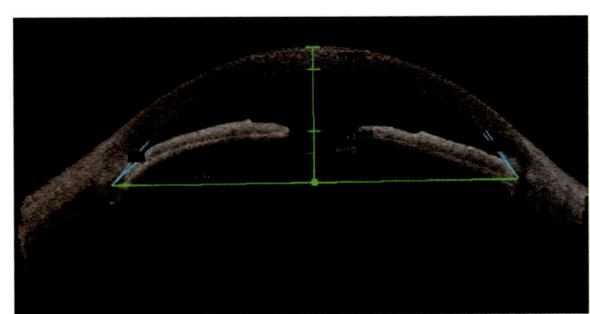

▲ 图 17-18　眼前节参数的定量分析
眼前节参数包括角膜厚度、前房深度、房角开放距离和房角宽度

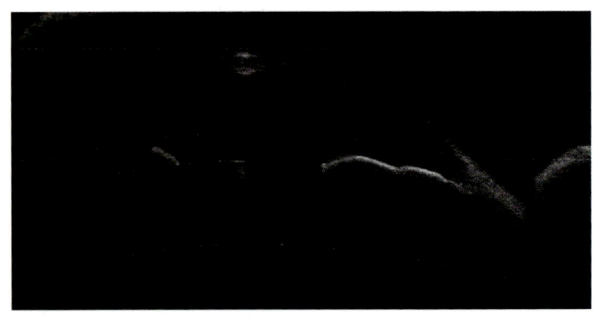

▲ 图 17-19　上睑常遮蔽上房角，尤其是在东亚小睑裂患者

外，两个仪器之间的虹膜角膜角度测量没有显示出明显的差异，但是巩膜突在 AS-OCT 更易识别[20]。

UBM 是一种成熟的技术，而 AS-OCT 具有很大的发展潜力。完全不接触的情况下，AS-OCT 也被证明是可以接受的。随着睫状体角度和插入点位置的重要性被越来越强调，UBM 仍然起着一定的作用。

五、其他技术

有其他的眼前节房角成像技术，但与 UBM 或 AS-OCT 相比，可能有局限性。

（一）SCHEIMPFLUG 和 PENTACAM

Scheimpflug 摄影给出了眼前节的光学横截面图像（图 17-20），可以推断出虹膜角膜角度。早期的机器，如 NIDEK EAS-2000 只拍摄关于视觉轴的可变角度的单一图像。较新的"Pentacam"使用围绕中心轴旋转的 5 个摄像机来建立角膜厚度、前房深度和体积以及晶状体厚度的复合三维图（图 17-21）[21]。两种装置都受到可见波长光穿透角膜缘组织的限制，从而遮盖了真正的房角。房角必须从可见的虹膜和角膜外推，这种绘制两条曲线切线之间的角度的固有变异性使得 Scheimpflug 方法不太有用[22]。

（二）扫描式外周前房深度分析仪

新的"SPAC"机器自动化采用 van Herick 方法评估前房深度，目的是快速非接触筛选大规模人群的房角关闭。它使用倾斜的白色照明光束，并具有自动图像处理软件，可导出虹膜角膜距离。有人担心，可见光波长照明光束的亮度可能会导致瞳孔收缩，从而人为地开放一个关闭或窄的房角。

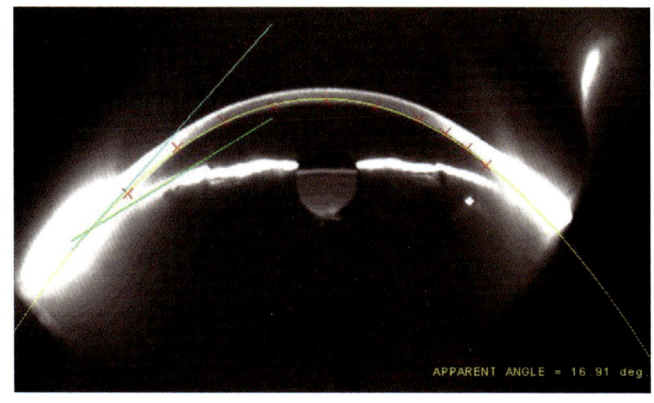

◀ 图 17-20　传统的 Scheimpflug 图像模糊
角膜缘处明亮的巩膜反射使得房角模糊

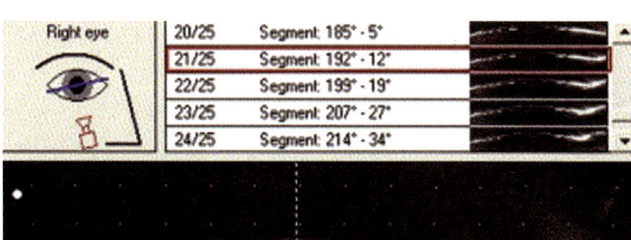

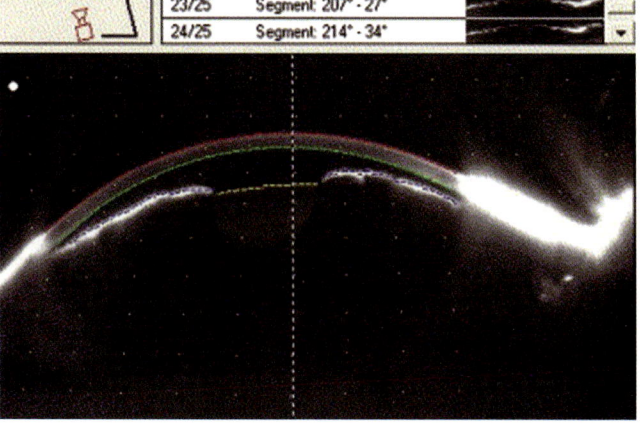

◀ 图 17-21　右眼术前 Pentacam 图像
转载自 Sharan s, Grigg JR, Higgins RA. Nanophtalmos: ultrasound biomicroscopy and pentacam assessment of angle strucres before and after cataract surgery. J Cataract Refract Surg 2006; 32: 1052-5

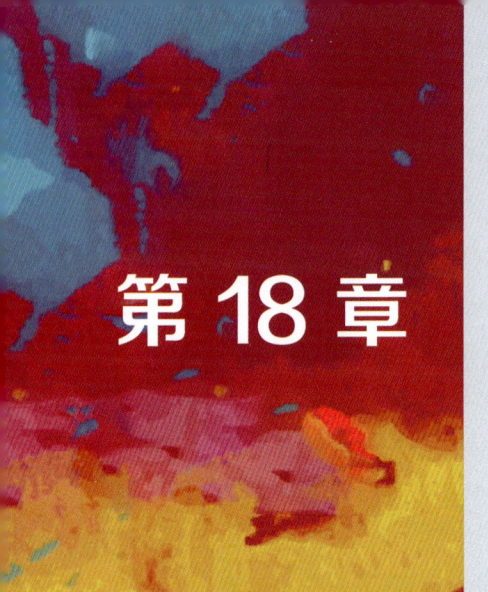

第18章 中央角膜厚度和角膜生物力学对眼压测量的影响

The Impact of Central Corneal Thickness and Corneal Biomechanics on Tonometry

James D Brandt Cynthia J Roberts 著
王冰松 译
王冰松 校

本章概要

鉴于我们对中央角膜厚度（CCT）和角膜材料属性如何影响眼压测量和青光眼风险的理解有限，临床医生如何将这些认识应用于对患者的诊疗？一个实用的建议是，可以简单地通过将角膜分类为"薄"、"平均"或"厚"来更好地治疗患者，正如对视盘是"小"、"中等"和"大"的认识很重要，这样临床医生就可据此解释相应的视盘结构。测量CCT导致许多过度治疗的高眼压患者停止治疗，而对角膜偏薄且控制明显不足的患者，治疗会逐渐升级。最终，将CCT和角膜材料属性的测量（并认识到我们现有知识的局限性）纳入到青光眼检查，这会使明智的临床医生更加有针对性地制定青光眼的治疗策略。

一、概述

自16世纪Bannister首次认识到某些类型的失明与眼睛硬度过高有关，眼压（intraocular pressure IOP）测量一直是眼科学的基石。19世纪和20世纪人们开发了许多用于估算眼压的技术，最终形成了今天广泛使用的各种电子和机械装置。大约60年前，Goldmann压平眼压计（GAT）由于其准确性、可重复性、裂隙灯检查的易用性、低成本和易于理解的物理原理而迅速被眼科界接受。由于GAT是世界上最常用的技术，本章将着重于介绍GAT和影响GAT估算眼压的人角膜的各个方面，如角膜中央厚度（central corneal thickness，CCT）和角膜的材料属性。

GAT根据将角膜顶端压平到给定区域所需的力来估算眼压。根据经验选择直径为3.06mm的平坦区域，以抵消泪膜的表面张力（倾向于使眼压计尖端拉向眼睛），以及角膜和眼睛刚性（抵抗压平性能，独立于眼压）。Goldmann和Schmidt承认他们的设计有一些局限性[1]。他们的设计是基于他们认为正常人眼具有相对恒定的CCT，在正常个体中为0.5mm。鉴于当时公布的数据较少和光学厚度计的局限性，这似乎是一个合理的假设。然而，他们承认，如果CCT偏离这个值，装置的精度将受到影响。我们现在知道CCT在一般人群中差异很大，在一定程度上影响了大多数眼压测量技术在日常实践中的准确性。其他误差来源包括角膜材料属性、Valsalva手法、散光、角膜曲率、不适当的荧光素量、眼睑挤压和对眼球的间接压力。

除了说明大多数其他广泛使用的眼压测量仪是压平眼压测量法的变化外，回顾所有的眼压测量技术超出了本章的范围。TonoPen（Reichert Technologies, DePew, NY, USA）和非接触式（吹气式）眼压测量法都是在角膜中央固定区域上测量IOP。Maklakov眼压计，仍然在东欧的部分地区使用，是一个固定力及可变面积的压平眼压计。这些技术，连同 GAT，在便携性、定位、患者接受度，以及在不同条件和 IOP 极限下的不同精度方面都有其优缺点。所有这些都在一定程度上受 CCT 和角膜材料性质的影响。Pascal 动态轮廓眼压计（DCT；Zeimer Ophthalmic Systems AG，Port，Switzerland）似乎是眼压测量受角膜参数影响最小的眼压测量方法[2, 3]。最近有关这些眼压测量方法及其与 GAT 一致性的系统回顾可能对感兴趣的读者是有用的[4]。

二、角膜中央厚度对眼压测量的影响

1975 年，Ehlers 在对正常进行白内障手术的眼睛插管时，证实了 CCT 对 GAT 的效应理论，并将角膜厚度与 GAT 误差相关联[3]。他发现当 CCT 为 520μm 时，GAT 最准确地反映了真实的眼内 IOP。他的文章中所载的表已被广泛地解释为，与此标准值相差 ±100μm，IOP 必须调整 ±7mmHg。Ehlers 的数据集仅基于斯堪的纳维亚人的 29 只眼睛，所测 CCT 的范围有限这一点没有得到广泛认可。

随后用现代压力传感器进行的插管实验证实了 Ehlers 的发现，但具有明显的"校正"因素[6, 7]。接受白内障手术的人通常比年轻人具有更硬的角膜。从理论上讲，较硬的角膜比软角膜具有更强的 CCT 和 GAT 测量误差之间的相关性[8]，因此在白内障手术中从插管得到的"校正"是不可推广的。许多研究者已经证明，CCT 在其他正常个体中的差异远大于 Goldmann 曾经的预见；不同种族和民族之间 CCT 存在差异[9-11]，可能导致正常眼压性青光眼和高眼压患者的错误分类[12, 13]。

高眼压治疗研究

高眼压治疗研究（OHTS）的结果使 CCT 在青光眼患者，尤其是高眼压症患者的治疗中的重要性得到重视。在 OHTS 参与者中，非裔美国人的角膜比白种人的角膜要薄，OHTS 队列中 25% 的 CCT 值高于 600μm[9, 14]。如果使用 Ehlers 的约 7mmHg/100μm 偏离标值 520μm 修正，那么高达 50% 的 OHTS 受试者进入时的校正眼压值等于 21mmHg[9]。最引人注目的是，多变量基线特征模型被发现可预测哪些 OHTS 患者会发展青光眼，CCT 被证明是最有价值的[14]。这些发现已在欧洲青光眼预防研究（EGPS）中得到证实[15, 16]，合并的 OHTS/EGPS 风险模型中 CCT 是青光眼风险的主要组成部分[1]。在 OHTS 中将修正因子应用于 IOP 数据并不能改善预测模型的性能[18]，这表明 CCT 在模型中是独立运行的。

这些结果表明，根据 GAT 的错误眼压估计，许多患者在青光眼风险方面被错误分类。显然，许多具有 GAT 测量升高但没有其他发现提示青光眼的个体，其可能具有更低的"真实"眼压，并且不需要治疗或增加青光眼监测。诊断青光眼患者的 CCT 测量也是有用的，随着 OHTS 的发表，研究者已经探讨了 CCT 在已诊断青光眼患者中的作用，并且普遍发现 CCT 对这些患者也有显著的影响。

三、不同种族人群角膜中央厚度的差异

在 OHTS 的多变量预测模型中，视杯视盘比值和 CCT 的种族差异解释了疾病风险的种族差异，去除了非洲裔美国人本身作为一个危险因素[14]。一些研究者提供了进一步证，证明非裔美国人作为一个群体，他们角膜倾向于比白种人的角膜更薄。

由于发现非洲裔美国人 OHTS 受试者的角膜比白种人 OHTS 受试者更薄，所以在全球范围内进行了数十次生物特征调查，其中约有 30 000 名参与者被仔细鉴定。以人群为基础的 Los Angeles Latino Eye Study 发现，在西班牙裔患者的 CCT 介于非洲裔美国人和白人人群之间（表 18-1）[26]。总结了许多以人口为基础的调查，并证明了 CCT 与色表型之间的联系。

四、角膜中央厚度 – 眼压测量伪像，还是更多

OHTS 和其他研究的结果提出了 CCT 对青光眼风险的影响是否仅仅归因于其对眼压测量的影响，或有其他因素？也许可以测量眼睛结构属性之间的生物联系，例如角膜的厚度或材料特性（如弹性模量），以及筛板和视盘周围巩膜的结构 / 变形性 / 生理学。

OHTS 和其他研究表明，CCT 与青光眼风险或疾病严重程度之间存在联系，不能将眼压测量结果与潜在的生物风险分开。在 OHTS 中，最初的眼压主要基于 GAT；在 OHTS 和 CCT 和青光眼的回顾

表 18-1　不同种族的角膜中央厚度（CCT）

种族	研究数量	参与人数	CCT 平均值 ± 标准差 (μm)
澳大利亚土著人	2	280	513 ± 31.5
南亚人	6	8437	517.9 ± 33.2
非洲土著人	6	1320	524.5 ± 35.6
东南亚人	4	2459	530.8 ± 35.8
非洲移民	11	1905	530.8 ± 35.8
白种人移民	16	5040	546.2 ± 34.2
拉美裔	5	2071	546.7 ± 33.7
欧洲白种人	9	5588	548.6 ± 34.5
东亚人	13	3524	551.4 ± 33.5

改编自 Dimasi DP, Hewitt AW, Kagame K, et al. Ethnic and mouse strain differences in central corneal thickness and association with pigmentation phenotype. PLoS One 2011;6:e22103

性图表分析中，医生的治疗决策在很大程度上取决于 GAT 结果。

OHTS 研究的是最初没有青光眼损害的患者，与之形成对比的是早期青光眼治疗试验（EMGT）研究，后者在登记时纳入有青光眼损伤的受试者[28]。与 OHTS 一样，EMGT 在所有参加者完成注册后不久测量了 CCT。OHTS 和 EMGT 之间的两个根本性差异（至少从区分眼压测量伪像与 CCT 相关的潜在生物学联系的观点来看）在于，EMGT 随机化患者不考虑入组眼压，并且治疗组中所有受试者都接受标准化激光小梁成形术和 betaxolol 治疗，这种设计最小化了眼压测量伪像对医师行为的影响。

在一篇分析 EMGT 参与者 5 年青光眼进展的危险因素的分析中，Leske 等报道，CCT 不是一个重要的预测进展因素[29]。然而，在分析长期 EMGT 数据之后，Leske 和同事们发现，在更高的基线 IOP 中，更薄的 CCT 是进展的重要危险因素［HR=1.42（1.05～1.92）/40μm］，而在较低基线 IOP 中并非如此[30]。

五、角膜不是一块塑料——材料性质的影响

角膜的弹性、生物力学性能的量化，在理论上被证明比曲率或厚度对眼压测量的误差有更大的影响[8]。目前对角膜厚度的研究和临床关注很大程度上是由于测量角膜中央厚度（CCT）的能力，而目前缺乏测量角膜弹性的商业设备。这可被认为与 Goldmann 在 20 世纪 50 年代对角膜曲率变化引起的潜在误差的关注类似，因为这在他研发眼压计时可在临床测量角膜曲率的变化，而不能测量角膜厚度。正常人群 CCT 可能与角膜弹性呈正相关，在病理情况或角膜手术后更为复杂。

杨氏弹性模量定义为应力（单位面积荷载）与应变（单位长度位移）之比。因此，对于给定应力，具有低模量的材料比具有高模量的材料表现出更大的变形。文献中报道角膜杨氏模量的实验确定值相差很大，范围从 0.01～10MPa[31-33]。所报道的实验数据的变异性巨大，最可能是由于实验技术的变化。此外，大多数用于实验测试的角膜为死后的高龄角膜，因为原始的年轻角膜一般用于移植而不是研究。一般年龄范围内正常人群的角膜弹性分布尚未确定。然而，众所周知，角膜随着年龄的增长而变硬。在没有手术或角膜疾病，成年期 CCT 非常稳定[34]。相比之下，Kotecha 和同事们已经表明，由眼部反应分析仪（ORA；Reichert Technologies, DePew, NY, USA）测量的生物力学特性和 GAT 误差随年龄而改变[35, 36]。由于青光眼是一种与年龄相关的疾病，因此有理由认为年龄、眼压和眼压测量伪像相关因素（如角膜水化、胶原交联和其他生物力学特性）之间有着密切的关系。基于人群的眼压研究数据显示年龄的作用是矛盾的，Baltimore 眼科调查没有发现相关性，而 Barbados 眼科研究和 Beaver Dam 眼科研究发现有关系[38, 39]。如果"真实"的眼压在一般人群中是稳定的，那么即使在没有 CCT 改变的情况下，角膜硬度增加可能是许多研究中观察到的眼压增高的原因。

区分弹性和黏弹性也是很重要的。角膜对外加力的弹性响应没有时间依赖性分量，该响应仅是所施加力的大小的函数。另一方面，黏弹性响应具有时间依赖性，这意味着施加力的大小和速率将影响角膜响应。虽然没有商业技术能在体测量角膜弹性，ORA 声称可提供测量角膜黏弹性的技术。ORA 输出两个参数，角膜滞后（CH）和角膜阻力因子

（CRF）。这两个参数在本质上都是黏弹性的，并且两者都不能被准确地解释为弹性。然而，CRF 是经验得出的与中央角膜厚度相关[40]，因此是被"加权"的弹性，即使它仍然受角膜的黏弹性性质的影响。具有低角膜滞后性的材料可以具有高或低弹性模量，这取决于相关黏度。因此，将低滞后解释为低弹性或低黏度是不准确的。Condon 和同事研究表明，由 ORA 测量的角膜滞后与青光眼风险独立相关[19]，并且最近显示滞后性与小梁切除术后眼轴长度的减少有关[41]。

六、屈光手术后的角膜

屈光手术后测量眼压的眼压变化进一步增加了眼压测量的复杂性和对角膜材料性质的理解。一些研究已经表明，屈光手术后测量压力的平均变化是负值，但是使用多种方法测量眼压的变化范围很大，从 +10mmHg 到 -10mmHg[42, 43]。近视手术后，曲率和厚度都减小，但是测量的压力通常会增加。在数学上，这只能用当前模型解释为弹性的增加，这是极不可能的，并且与实验证据相矛盾。因此，目前的模型不足以解释屈光手术的情况。假定角膜屈光手术后测量眼压时被破坏的是厚度均匀和特性均一。屈光手术后，已知近视手术最薄的区域的最大组织消融急剧改变厚度轮廓，不能满足现有的模型中使用的数学假设。此外，在板层切削过程中存在的瓣将角膜分成不同性质的区域。Chang 和 Stulting 认为角膜板层瓣对 LASIK 角膜的承载特性没有贡献[43]。结合不同患者伤口愈合的不确定性，屈光手术显然改变了已经很复杂的生物力学结构，需要更多的研究来理解。

七、临床实践的启示

越来越多的证据表明，CCT 是一个重要的眼部参数，应该在临床实践中测量，大多数眼科医生对患者进行厚度测量，但不知道该怎么处理这些信息。如何在日常实践中使用 CCT 测量并不简单，研究者对是否存在一个充分验证的"校正算法"存在着广泛的分歧。如果没有一个有效的算法，临床医生不能使用这些数据。当厚度测量被添加到 OHTS 中时，许多人相信 CCT 在 OHTS 中的影响主要是通过 CCT 作为 GAT 测量的干扰因子产生作用[9]。值得注意的是，尝试使用 GAT 和 CCT 的每一个公布的"校正模型"来建模和调整 OHTS 的 IOP 数据，迄今都未能消除来自 OHTS 多变量模型的预测因子 CCT 的影响[18]。

如上所述，角膜的几种工程模型表明[8, 44]，角膜的生物力学特性［黏弹性参数和（或）杨氏模量］的变化可能使 CCT 对 GAT 测量的影响相形见绌，如图 18-1 和图 18-2 所示。这些模型表明，如果角膜的材料性质是恒定的，CCT 中位数 400~600s 的变化可能仅解释与"真实"（直接测量）IOP 的差异约为 ±4mmHg，而角膜材料性质的变化（CCT 恒定）可解释与"真实"眼压差异 ±10mmHg 的原因。例如，一个 625μm 的角膜可能与一个亚临床水肿而增厚的角膜完全不同。较厚的、轻度水肿的角膜（例如，早期的 Fuchs' 角膜营养不良）实际上可能导致错误的 GAT 眼压估测值低于真正的眼压。由于 CCT 和材料性质在个体之间不同，这些参数对压平眼压测量误差的相互依赖性在任何群体研究中都产生变异性。例如，图 18-3 显示具有较低弹性模量角膜的眼压测量受 CCT 的影响转小，而具有较高

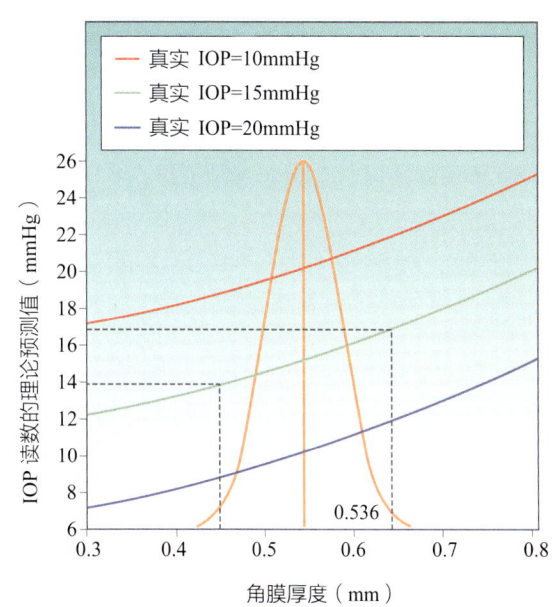

▲ 图 18-1 角膜厚度对 IOP 值的单独影响

角膜越厚，测得的压力就越大，而角膜越薄，测得的压力就越低。潜在误差：中等（引自 Liu J, Roberts CJ. Influence of corneal biomechanical properties on intraocular pressure measurement: quantitative analysis. J Cataract Refract Surg 2005; 31(1): 146-55）

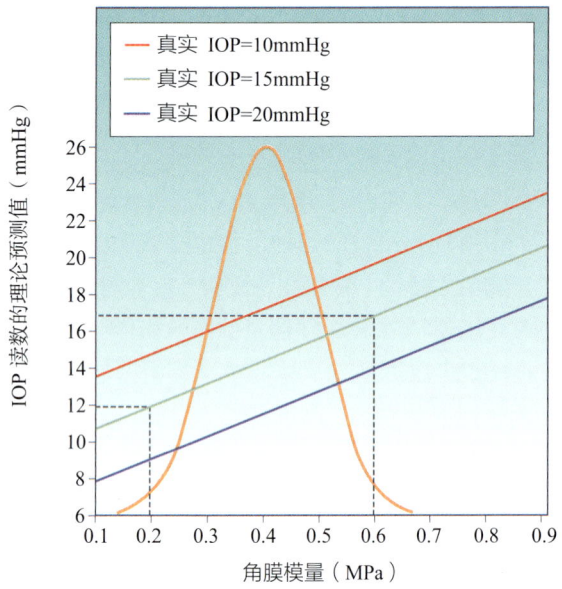

▲ 图 18-2　角膜生物力学性质对 IOP 值的单独影响
角膜越硬，测量到的压力越大。潜在误差：巨大，≥ 10mmHg（引自 Liu J, Roberts CJ. Influence of corneal biomechanical properties on intraocular pressure measurement: quantitative analysis. J Cataract Refract Surg 2005；31(1)：146-55）

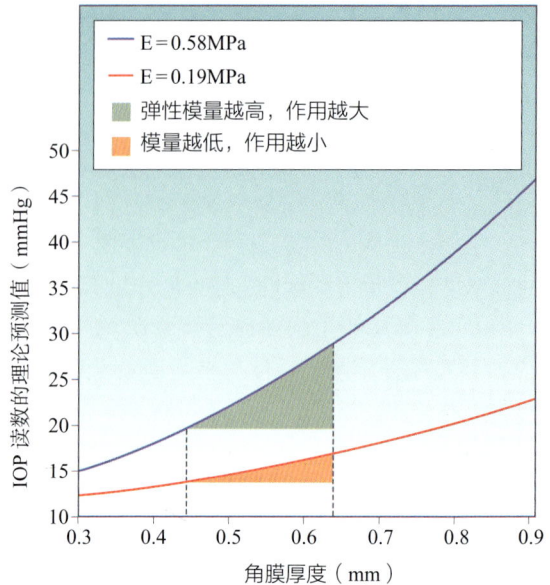

▲ 图 18-3　角膜弹性和角膜厚度对 IOP 值的影响
CCT 的作用取决于杨氏模量（引自 From Liu J, Roberts CJ. Influence of corneal biomechanical properties on intraocular pressure measurement: quantitative analysis. J Cataract Refract Surg 2005；31(1)：146-55）

弹性模量的角膜受影响转大。这有助于理解眼压测量受年龄、患病或手术的影响。

在由插管实验产生的线性回归分析中，正如许多数据点位于回归线之上一样，线上方的数据点需要向下修正，低于"校正"的数据点向上修正。在试图通过固定的线性校正列线图校正单个患者获得的 GAT 测量值时，眼科医生在校正的幅度和方向上都可能是错误的。

厚角膜导致眼压过高的可能性较大（或在薄角膜的情况下眼压被低估），但个别患者的测量误差的程度不能单独从 CCT 确定。随着眼压的增加，角膜和巩膜都变得更硬，因此在同一患者中，在一系列 IOP 之间，GAT、CCT 和"真实"眼压之间的关系是不同的，这增加了另一层复杂性。

> **聚焦 1　青光眼专家需要了解角膜生物力学**
>
> **Zisis Gatzioufas 和 Farhad Hafezi**
> 　　在过去的十年中，越来越多的证据表明，视盘结缔组织（尤其是视盘周围巩膜和筛板）在眼压下的响应，无论其大小如何，都可以直接和间接地影响视盘的生理学和病理生理学 [1]。考虑到巩膜和筛板的生物力学与角膜生物力学的相互作用，青光眼的"生物力学理论"有助于全面了解眼球的整体生物力学特性，提示有必要研究角膜 - 巩膜生物力学，以加深我们对青光眼视神经损伤的病理生理学认识。Thornton 等的体外研究证明，视盘周围巩膜环的硬化降低了视盘 / 筛板复合物对眼压升高的生物力学敏感性，并且可能代表青光眼神经保护的新机制 [2]，支持青光眼的"生物力学理论，强调角膜巩膜生物力学对青光眼病理生理学的巨大影响。
> 　　此外，已有大量文献证明，角膜生物力学行为的评估对于青光眼监测和治疗是必要的，因为角膜材料性质的测量不同程度地影响了眼内压估计 [3]。近年来，已经开发了现代技术能够准确地分析在体角膜生物力学，为角膜生物力学轮廓的数学描述和数值量化提供额外的工具。眼部反应分析器（ORA，Reichert Ophthalmic Instruments, Depew, NY, USA）和 Corvis ST（OCULUS Wetzlar, Germany）是新型的喷气系统，实现精确的眼压测量，不受角膜相关的影响，同时能够实时在体评估角膜生物力学。
> 　　如今，眼科医生尤其是角膜和青光眼专家在日常临床实践中遇到反映角膜"整体"阻力的指标，诸如角膜滞后（CH），它代表角膜组织的黏性阻滞能力，以及角膜阻力因子（CRF）。这些指标的监测和解释对于青光眼专科医师来说并不是没有临床意义。已经证实，低 CH 与青光眼进展的高风险，以及开角型青光眼患者的青光眼视野损伤快速进展密切相关 [4, 5]。此外，低中心角膜厚度和低 CH 与青光眼损害严重程度的增加有关，而低 CH 也促进视野损害 [6]。有趣的是，新诊断的 CH 值较低且角膜较薄的原发性开角型青光眼患者具有较大的视杯视盘比和视盘较深，与眼内压值和视盘大小无关 [7]。

> **聚焦 1　青光眼专家需要了解角膜生物力学（续）**
>
> 　　许多研究表明，角膜滞后和角膜阻力因子在几乎所有类型的青光眼中都降低，这表明角膜生物力学的临床重要性普遍存在于整个青光眼进程。然而，尽管有证据表明，加强视盘周围巩膜硬度可能对青光眼的发展起到保护作用[2]，但在胶原交联技术的帮助下加强巩膜是否会有效和安全地阻止青光眼的发病尚不清楚。
>
> 　　目前，角膜生物力学的在体评价能够提高青光眼进展的风险评估，从而导致青光眼监测和治疗的优化。在不久的将来，记录和分析角膜生物力学特性的方法不仅可以作为青光眼专家的额外诊断工具，而且也将青光眼诊断和随访引入新的时代。
>
> **参考文献**
>
> [1] Strouthidis NG, Girard MJ. Altering the way the optic nerve head responds to intraocular pressure – a potential approach to glaucoma therapy. Curr Opin Pharmacol 2013;13(1):83–9.
> [2] Brown KE, Congdon NG. Corneal structure and biomechanics: impact on the diagnosis and management of glaucoma. Curr Opin Ophthalmol 2006;17:338–43. Review.
> [3] Thornton IL, Dupps WJ, Roy AS, et al. Biomechanical effects of intraocular pressure elevation on optic nerve/lamina cribrosa before and after peripapillary scleral collagen cross-linking. Invest Ophthalmol Vis Sci 2009;50(3):1227–33.
> [4] Medeiros FA, Meira-Freitas D, Lisboa R, et al. Corneal hysteresis as a risk factor for glaucoma progression: a prospective longitudinal study. Ophthalmology 2013;120(8):1533–40.
> [5] De Moraes CV, Hill V, Tello C, et al. Lower corneal hysteresis is associated with more rapid glaucomatous visual field progression. J Glaucoma 2012;21(4):209–13.
> [6] Congdon NG, Broman AT, Bandeen-Roche K, et al. Central corneal thickness and corneal hysteresis associated with glaucoma damage. Am J Ophthalmol 2006;141(5):868–75.
> [7] Prata TS, Lima VC, Guedes LM, et al. Association between corneal biomechanical properties and optic nerve head morphology in newly diagnosed glaucoma patients. Clin Exp Ophthalmol 2012;40(7):682–8.

> **聚焦 2　测量角膜生物力学在临床的应用**
>
> **Christopher KS Leung**
>
> 　　角膜生物力学影响眼压的测量，并为角膜扩张和青光眼的发生发展提供了线索。然而，目前对角膜弹性的理解主要来自于用动物或人类供体角膜组织进行的体外测量，用扩张测量法、充气试验、超声技术和角膜压痕法测量。受角膜肿胀和组织退化的限制，体外测量不太可能是准确的。虽然因缺乏测量体内的应力（负荷）和应变（位移）反应仪器，角膜生物力学研究一直很模糊，但有两种临床装置可用于收集与角膜生物力学特性相关的信息。眼部反应分析仪（ORA, Reichert Inc, Depew, NY）在 2005 年被引入，以测量从内向（P_1）和向外 P_2）压平响应于准直空气脉冲产生的信号轮廓，并报告差异 P_1–P_2（mmHg）作为角膜滞后性。角膜迟滞表示角膜的黏性阻尼效应，这是由角膜的"加载"和"卸载"过程中的应力和压力响应所决定的。在没有揭示拉伸应力和应变关系的情况下，用 ORA 获得的角膜滞后解释仍然是模糊的。然而，低 ORA 角膜滞后已被证明是圆锥角膜和青光眼进展的危险因素[1]，与眼内压无关[2]。
>
> 　　超高速 Scheimpflug 相机（Corvis ST, Oculus, Arlington, WA）是 2011 年引入的一种可视化角膜生物力学的新方法。该仪器响应于对称计量的空气喷口（尺寸：3.06mm；压力：60mmHg），以 4330 帧图像/秒的速率捕获角膜变形。通过对多个横截面角膜图像的逐帧分析，超高速 Scheimpflug 摄像机量化角膜变形幅度、内外角膜压平长度和速度。最近的一项研究表明，一组正常和青光眼的眼压变化由中央角膜厚度影响的为 2.7mmHg，而由角膜变形幅度引起的同一队列中眼压的变化为 6.1mmHg[3]。这一发现与 Liu 和 Roberts 进行的数学建模研究相一致，表明在 Goldmann 压平眼压测量中角膜生物力学比中央角膜厚度更具影响力。然而，超高速 Scheimpflug 摄像机仅测量角膜位移，而不是测量变形过程中的相应载荷。角膜弹性和迟滞的直接测量是不可能的。
>
> 　　目前正积极进行的研究仪器开发，以在体测量角膜的应力和应变关系。角膜表现出黏弹性行为，因此应力-应变曲线是非线性的。基于角膜压痕的原理，在实验研究中已经表明，在体测量角膜切线模量（应力的瞬时变化率作为应变的函数）是可行的。该技术有望在不久的将来被改进并转化为临床应用。
>
> **参考文献**
>
> [1] Luce DA. Determining in vivo biomechanical properties of the cornea with an ocular response analyzer. J Cataract Refract Surg 2005;31:156–62.
> [2] Congdon NG, Broman AT, Bandeen-Roche K, et al. Central corneal thickness and corneal hysteresis associated with glaucoma damage. Am J Ophthalmol 2006;141:868–75.
> [3] Leung CK, Ye C, Weinreb RN. An ultra-high speed Scheimpflug camera for evaluation of corneal deformation response and its impact on intraocular pressure measurement. Invest Ophthalmol Vis Sci 2013;54(4):2885–92.
> [4] Liu J, Roberts CJ. Influence of corneal biomechanical properties on intraocular pressure measurement: quantitative analysis. J Cataract Refract Surg. 2005;31:146–55.
> [5] Ko MW, Leung LK, Lam DC, et al. Characterization of corneal tangent modulus in vivo. Acta Ophthalmol 2013;91(4):e263–9.
>
> **声明：**CL 已获得 Oculus（华盛顿州阿灵顿）的研究支持。

> **聚焦 3　角膜生物力学新技术的临床应用**
>
> **Zisis Gatzioufas**
>
> 　　众所周知，中央角膜厚度、角膜曲率、眼轴向长度和角膜硬度是传统 Goldmann 压平眼压测量（GAT）的重要误差来源，Goldmann 压平眼压被认为是临床眼压测量的"金标准"[1]。如今，越来越多的证据表明，角膜生物力学行为的评估对于青光眼的监测和管理是必要的，因为基于角膜材料性质的眼压测量方法，使眼压的估计受到不同程度的影响[2]。直到最近，角膜生物力学的研究仅在体外是可行的，而体内分析所需的技术不可用。然而，近年来已经出现了新的方法能够在体实时分析角膜生物力学，从而增加我们对正常眼压及青光眼角膜生物力学特性的了解。将来致力于发展现代技术，以实现不受角膜相关属性影响的精确眼压测量。由于在角膜生物力学领域的深入不断地研究，已经设计出商业上可用的医疗器械，这有助于在体实时地对角膜进行生物力学筛选。
>
> 　　眼部反应分析仪（ORA, Reichert Ophthalmic Instruments, Depew, NY, USA）是第一个在临床实践中提供角膜生物力学的实时评估的设备。ORA 利用快速空气脉冲来诱发角膜变形，用红外光电系统记录角膜动态的向内和向外运动[3]。
>
> 　　角膜由于其生物力学特性而显示出抗变形能力，而在诱导角膜变形过程中的能量吸附延迟了向内和向外压平的发生，导致向内运动压平压力（P_1）与外侧运动压平压力（P_2）的差异。P_1 和 P_2 的平均值提供了 Goldmann 相关的眼压（IOPG），而这两个压力值之间的差异被称为角膜滞后（CH）。CH 代表角膜组织的黏性阻尼能力，由角膜基质中的糖胺聚糖（GAGS）和蛋白聚糖（PGS）的黏度所产生。此外，ORA 还计算了角膜阻力因子（CRF），这表明角膜的"整体"阻力。最后，ORA 估计角膜补偿 IOP（IOPCC），其不受角膜因素的影响，这不同于其他的眼压测量方法（如 GAT）。然而，这些经验参数的确切性质还不能完全理解，对它们的解释需要进一步的研究。
>
> **参考文献**
>
> [1] Whitacre MM, Stein R. Sources of error with use of Goldmann-type tonometers. Surv Ophthalmol 1993;38:1–30.
> [2] Brown KE, Congdon NG. Corneal structure and biomechanics: impact on the diagnosis and management of glaucoma. Curr Opin Ophthalmol 2006;17:338–43. Review.
> [3] Luce D. Determining in vivo biomechanical properties of the cornea with an ocular response analyzer. J Cataract Refract Surg 2005;31:156–62.

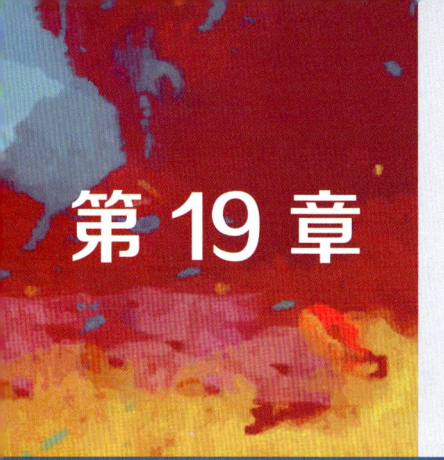

第 19 章　视盘成像在青光眼诊断中的应用

Optic Disc Photography in the Diagnosis of Glaucoma

Jost B Jonas　　Alain M Bron　著

林彩霞　译

裴雪婷　校

本章概要

虽然成像技术的最新发展已经极大地提高了我们通过横向和纵向定量评估视盘和视网膜神经纤维层参数的能力，但是视盘成像在青光眼患者治疗方面依然很有帮助，尤其是摄影技术能够真实地呈现视盘的颜色并且在将来随访中依然可用。

一、概述

视盘成像是在临床检查视盘保持不动的最佳状态下拍摄的视盘、视盘周围区域及视网膜神经纤维层的临床检眼镜检查区域，照片可以被无限次地反复观察。视盘成像或临床检眼镜检查评估青光眼视神经病变的经典形态学征象。可以通过视盘参数来评估的特征包括视盘的大小和形状，盘沿的大小、形状和苍白程度，与视盘面积相关的视杯大小，视杯的构造和深度，视杯视盘的直径比及面积比，中央视网膜主干血管在筛板表面穿出时的位置，片状出血的存在和位置，视盘旁脉络膜视网膜萎缩的发生、大小、形态和位置，弥散和（或）局部视网膜小动脉直径的减小，以及视网膜神经纤维层的缺损情况[1]。对这些参数的评估有助于青光眼视神经损伤的早期发现，青光眼患者的随访，以及不同类型慢性开角型青光眼的鉴别诊断，并为探索青光眼视神经纤维丢失的发病机制提供线索[1—34]。

二、视盘大小

视盘面积在个体间不是恒定不变的，在正常高加索人群中显示出约 1∶7 的个体间变异性

（图 19-1 至图 19-3）[1, 14, 22]。视盘面积与年龄（超过 3—10 岁时），性别和身高等无相关性[1]。屈光度在 ±5D 之间时，视盘大小与屈光不正无相关性。与屈光度正常眼相比，高度近视眼的视盘大小明显增大，高度远视眼（屈光度大于 +5D）的视盘明显变小[1]。视盘的大小与种族相关。白种人具有相对较小的视盘，其次是墨西哥人、亚洲人及非洲裔美国人[1, 22]。人们可能推断视盘的大小随着种族决定的色素沉着而增加。一项针对白种人的研究没有发现视盘大小和虹膜颜色具有相关性，这表明，在一个种族内，视盘大小和色素沉着不相关[1]。

基于视盘面积的类高斯分布曲线，非常小的视盘或"小视盘"，以及非常大的视盘或"大视盘"可以根据形态测量学来进行定义。大视盘可以分为原发性大视盘和继发性大视盘。原发性大视盘的大小与出生后的生长发育无关，是独立的，或仅与屈光不正具有轻微的相关性。原发性大视盘可以进一步分为"无症状的原发性大视盘"，没有任何形态或功能缺陷，以及"有症状的原发性大视盘"，具有形态及功能的缺陷，如视盘小凹和"牵牛花综合征"。原发性大视盘与角膜大小具有轻微的相关性：视盘越大，角膜越大，角膜前曲率半径越大。与原

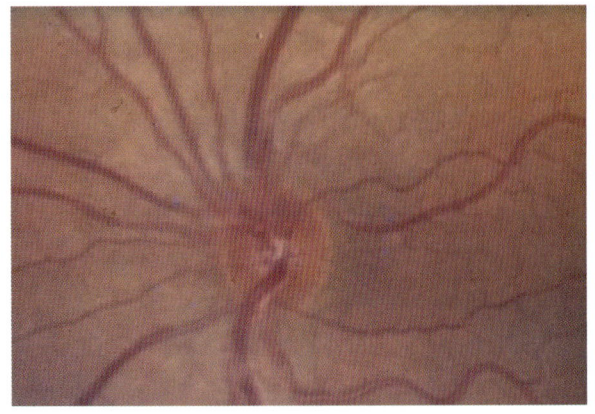

▲ 图 19-1　其他方面正常的小视盘

注意：无视杯；视盘生理性的不清晰及视盘边缘的轻微隆起的微小性；无视盘旁萎缩；视网膜小动脉直径不明显

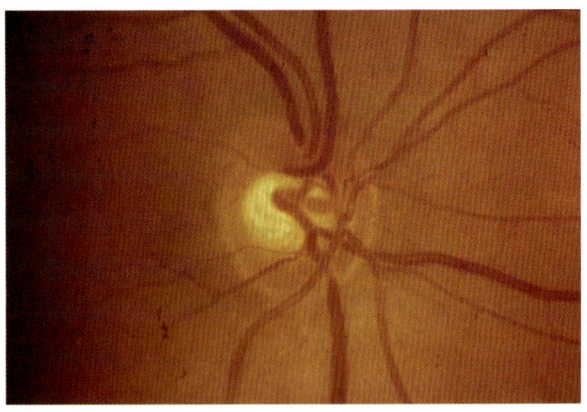

▲ 图 19-2　具有圆形深视杯的中等大小的正常视盘（也在颞侧视盘区域）

注意：盘沿的生理形状（ISNT 法则）；中等大小的视杯与视盘大小的生理关系；无视盘旁萎缩；不明显的视网膜小动脉直径；良好的视网膜神经纤维层可视性

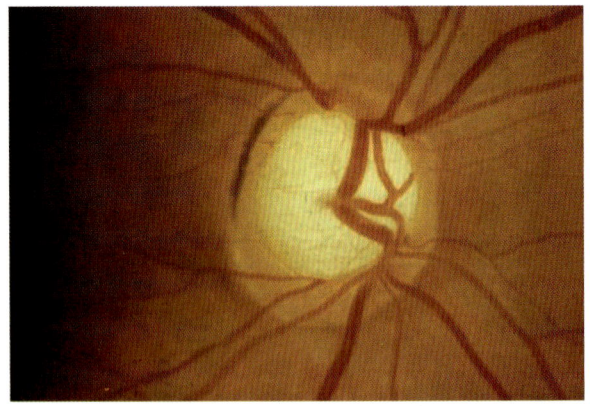

▲ 图 19-3　具有环形深视杯的正常大视盘（也在视盘颞侧区域）（"原发性大视盘"）

注意：盘沿的生理形状（ISNT 法则）；大视杯与视盘大小的生理关系；视杯的深度；无视盘旁萎缩弧；不明显的视网膜小动脉直径；一般的视网膜神经纤维层的可视性

发性大视盘相比，获得性或继发大视盘的大小在出生后变大，并发生在高度近视眼中。他们可进一步分为原因不明的原发性高度近视和由先天性青光眼导致的继发性高度近视。在两种继发性大视盘的亚型中，视盘大小与近视度数呈正相关。因为高度近视患者近视屈光不正随着年龄的增长而增加，高度近视眼的继发性大视盘的大小也会随着年龄的增大而逐渐增加[1]。

视盘大小的个体差异在形态发生和病理方面很重要。在形态发生方面很重要，这是因为与较小的视盘相比，大视盘具有的盘沿面积更大，视神经纤维更多，每平方毫米的视盘面积上神经纤维拥挤程度较低，筛孔数量更多及总筛孔面积更大，孔间结缔组织面积与筛板总面积比率更大，睫状视网膜动脉数量更多，视网膜光感受器细胞和视网膜色素上皮细胞更多，并伴有较大的视网膜表面积及眼球水平径和垂直径较长[1, 15]。由于视神经异常和疾病与视盘大小有关，因此视盘大小的变异性是至关重要的。视盘玻璃膜疣、假性视盘和非动脉炎性前部缺血性视神经病变在小视盘中更常发生。视盘小凹和牵牛花综合征在大视盘中更常见。动脉炎性前部缺血性视神经病变及视网膜血管阻塞的患眼通常具有正常大小的视盘[1]。

在青光眼中，原发性开角型青光眼包括青少年型原发性开角型青光眼、年龄相关性萎缩型原发性开角型青光眼和因色素播散综合征（色素性青光眼）引起的继发性开角型青光眼的视盘大小正常。在伴有高度近视的青光眼中，包括高度近视型原发性开角型青光眼，视盘异常大。这些继发性大视盘被认为是由后极部眼底的近视性牵拉而导致的[1]。在青光眼视神经病变的诊断中，视盘大小的评估是至关重要的，因为视盘的大小与视杯及盘沿的大小有关。视盘越大，视杯和盘沿越大。因此，大视盘中的大视杯是正常的，而在非常小的视盘中，即使是个小视杯也提示青光眼性视神经损伤[1]。

视盘分析中已经讨论过哪种视盘组织构成视盘边缘。视盘可被视为具有两层结构，在 Bruch 膜中有一个孔，第二个孔在巩膜中（视神经巩膜管）。由于 Bruch 膜中的孔并不总是与巩膜上的孔完全重合，但可能稍微移向颞侧，Bruch 膜可能悬垂到视盘的鼻侧，在视盘旁颞侧区域，Bruch 膜可能碰触不到视盘边界，留下一个没有 Bruch 膜、视网膜色素上皮和脉络膜毛细血管的区域，这个区域被称为视盘旁的 γ 区[28]。

三、视盘形状

视盘呈竖椭圆形，其垂直径比水平径长约 7%~10%[1]。最大视盘直径几乎与视盘垂直径一致，水平径几乎等于视盘最小直径。以前的研究显示，视盘最短与最长直径之间的比率介于 0.64~0.98，与 1∶1.15 的个体间的差异相对应。视盘水平与垂直径的比率介于 0.70~1.37（变异率为 1∶1.96）。这表明，仅从数字上看，由水平径与垂直视盘直径之比和视盘最小与最大直径之比所测得的视盘形状的个体间变异要小于视盘面积的个体间变异性。

在 20 岁之后，视盘形态与年龄、性别、左右眼、体重及身高等均不相关。异常的视盘形状与较大的角膜散光和弱视具有显著的相关性。弱视与拉长的视盘形状和高度角膜散光密切相关（$P < 0.05$）。尤其是在儿童，在常规检眼镜检查中发现有异常形状的视盘时，应进行角膜曲率计测量或角膜地形图检查，以排除角膜散光，从而防止弱视的发生。视盘直径最长的方位通常是角膜散光的轴位。此外，视盘倾斜的眼睛可表现出类似于颞侧偏盲的视野缺损，这可能与视网膜鼻下方区域的色素减退有关[1]。

在近视屈光度小于 -8D 的个体中，正常眼和青光眼的视盘形状差异不显著（$P > 0.20$）[1]。在原发性开角型青光眼的个体间或同一个个体双眼比较中，视盘形状与盘沿面积和平均视野缺损均无相关性。这提示青光眼易感性与视盘形状无相关性。作为一个变量，视盘形状对于青光眼的诊断和发病机制并不重要。这对于近视屈光度小于 -8D 的眼睛是有效的。但是，当考虑到中央视网膜血管主干穿出筛板位置与青光眼性盘沿丢失位置之间的距离关系，由于视盘形状影响视盘边上的盘沿与中央视网膜血管主干之间的距离，视盘形状的评估变得非常重要[1]。

在高度近视眼中，视盘的形状更椭圆，更细长，并且比其他任何组的视盘位置更倾斜（图 19-4）[1]。

近视屈光度 > -12D 较近视屈光度介于 -12D~-8D 的近视眼患者视盘形状的异常更明显（$P < 0.05$）。这提示在高度近视眼中近视性牵拉导致的继发性大视盘在各个方向上对视盘作用的牵引力不同，较其他经线相比，某些经线方向上的牵引力更强。人们推测，由于高度近视眼中视盘明显和不规则的牵拉变化使高度近视眼对青光眼性视神经纤维丢失更易感，表现为即使正常眼压情况下，也会发生青光眼视神经纤维损伤[1]。高度近视眼视盘周围巩膜凸缘的明显变薄，可能是高度近视眼的青光眼易感性增加的另一个原因[29]。

四、盘沿大小

作为视网膜神经纤维和视神经纤维延伸到视盘的等价物，盘沿组织是检眼镜检查时评估视神经的主要目标之一[1, 3~6, 12, 22, 25]。盘沿大小在个体间不是恒定的，它与视盘视杯等类似，在个体间具有很大的变异性。它与视盘面积相关：视盘越大，盘沿越大。随着视盘面积的增大盘沿的面积增加，这在没有视杯的眼睛中最明显，在具有一个颞侧扁平斜行视杯的眼睛中较明显，在具有环形深视杯的眼睛中最不明显。盘沿面积与视盘面积的相关性与视盘大小、视神经纤维数量及筛孔数和筛孔总面积的正相关关系相符合。表明与具有小视盘的眼睛相比，具有大视盘的眼睛具有更大的解剖储备能力[1, 15]。个体间盘沿大小变异的可能原因是不同的神经纤维数量，胚胎形成和退化视网膜神经节轴索之间的不同

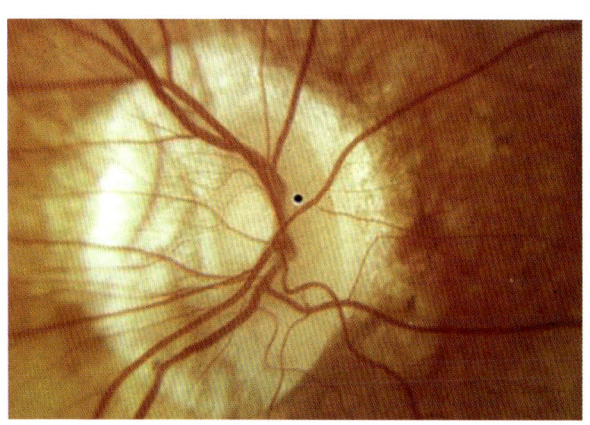

▲ 图 19-4　在高度近视和其他方面正常的眼睛中的大视盘（"继发性大视盘"）

注意：异常的视盘形状；浅视杯；盘沿的生理形状（ISNT 法则）

关系，视盘内神经纤维的密度不同，不同的筛板结构，视网膜神经节细胞轴突的直径不同，整个视盘组织内神经胶质细胞的比例不同，抑或还有其他因素。盘沿内的神经纤维按视网膜排列。研究表明，靠近视盘的神经节细胞轴突位于视盘中央，而来源于周边视网膜的神经节细胞轴突位于视盘的边缘。对应于视网膜神经纤维层中的神经纤维分布。

由于正常人群中盘沿面积的个体间变异性较高，正常人与早期青光眼视神经损害患者的重叠程度较高[1, 3~6, 12, 22, 25]。这使许多定量参数的诊断敏感性低。为了获得更高的诊断能力，在整个视神经盘中测量的盘沿可以被分解成盘扇区，颞下和颞上盘扇区具有比整个盘沿更高的预测能力。其原因是在疾病的早期至中晚期，上下盘沿区域更容易丢失[1]。

五、盘沿形状

在正常眼中，盘沿具有特征性的结构（见图19-1至图19-3）[1]。以垂直的椭圆形视盘和水平的椭圆形视杯为基础。下方的盘沿面积通常最宽，其次是上方、鼻侧，最后是颞侧区域（ISNT法则）。盘沿特征性的形状对诊断高眼压性青光眼在出现白到白视野检查视野缺损之前的早期青光眼视神经的损害具有重要意义[1]。盘沿的生理形状与视网膜小动脉的直径相关。在颞下血管弓中的视网膜小动脉比在颞上血管弓中的宽；颞下区域的视网膜神经纤维束的可见度明显比颞上区域的高；小凹（0.53±0.34）mm 的位置位于视盘中心下；与颞侧和鼻侧的扇区相比，下方和上方区域的筛孔较大和孔间结缔组织的数量相对较少；眼球后视神经中的粗细神经纤维分布是细的神经纤维位于视神经的颞侧。虽然盘沿在视盘下方最宽，但通过视盘中心凹中心水平线上方的盘沿面积大于该线以下的盘沿面积。可以用视盘中心凹位于视盘的颞下方和生理盲点位于视野中央固视点的颞下方来解释。它对应于在视野中，下半视野较上半视野具有更高的敏感性差异[1]。

在青光眼中，视盘所有区域的盘沿均可丢失，但是在疾病的不同阶段表现在不同的区域上（图19-5）[1, 3-6, 12, 22, 25]。在具有中等青光眼损害的患眼中，盘沿丢失主要集中在颞下及颞上视盘区域。在

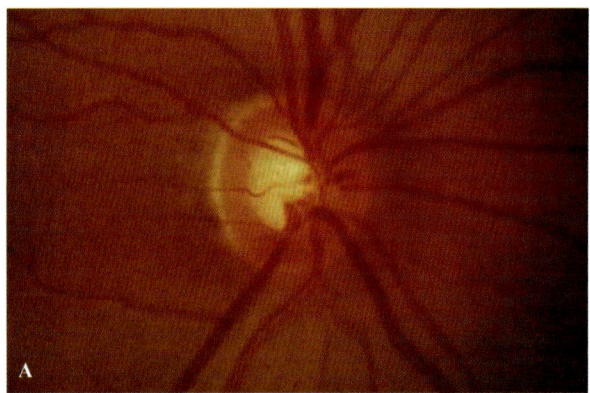
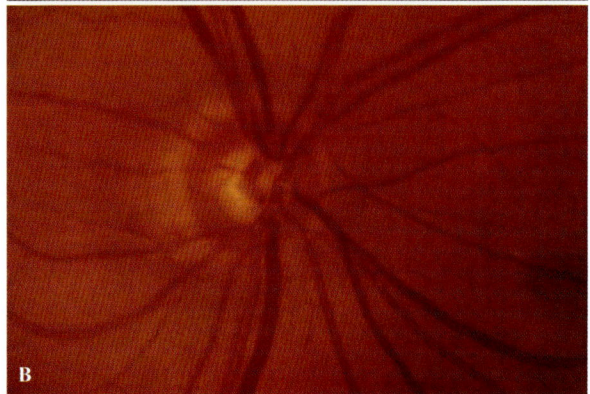
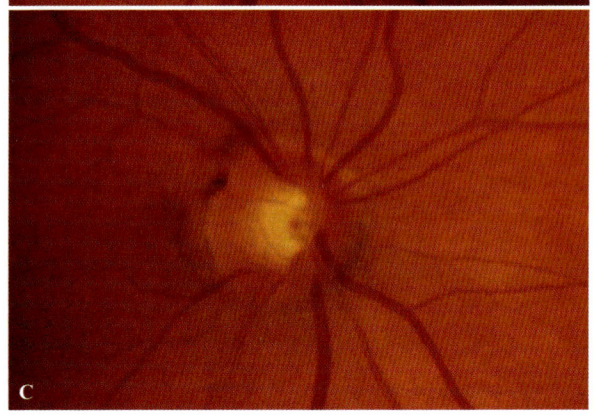

▲ 图 19-5　盘沿形状异常的青光眼视盘

在所有的视盘区域盘沿宽度或多或少与ISNT法则相矛盾。11点钟位的局部视网膜神经纤维层缺损（C）

具有中度进展青光眼萎缩的患眼中，颞侧水平视盘区域具有最明显的盘沿丢失。在进展明显的青光眼中，残余的盘沿主要位于鼻侧视盘区域，鼻上方的盘沿区域较鼻下方的盘沿区域大。这种盘沿分布（颞下-颞上-颞侧水平-鼻下-鼻上）与视野缺损的进展相关，青光眼早期表现为鼻上方视野缺损，绝对期青光眼在颞下方视野可见一个颞侧视岛。这提示青光眼的早期诊断，尤其要检查颞下及颞上盘沿有无青光眼的改变。然而，要注意青光眼

的盘沿丢失大都是弥漫性的，发生在视盘的所有区域，根据疾病的不同阶段，盘沿的丢失稍有轻微的位置偏向性。此外还需注意，INST法则诊断的准确性只有在区分早期青光眼和正常眼才是有效的。对于明显进展期的青光眼，ISNT法则诊断的准确性明显下降。

以前的研究显示了可能与青光眼盘沿丢失的相关因素如下。

- 盘沿的生理结构，下方及上方的盘沿宽度较鼻侧及颞侧的盘沿宽。
- 筛板内表面的形态，视盘的下方及上方区域筛孔大小及筛孔与孔间结缔组织的比率较颞侧及鼻侧的大；筛孔面积与视盘总面积的比值高时容易遭受青光眼视神经损伤。
- 青光眼的扫描电子显微镜照片显示筛板的青光眼性向后弯向外面主要发生在下方及上方视盘区域。
- 筛板的解剖，视盘的周边较厚，神经纤维束在穿越筛板时有轻微的弯曲，此处的神经纤维束较中心的更容易受损。
- 按照视网膜神经纤维粗细的区域分布，细的神经纤维来自黄斑中心凹，走行于视盘的颞侧，较来自于眼底周边部的粗神经纤维不易发生青光眼性视神经损害，导致下方、上方、鼻侧更容易发生青光眼性神经纤维损害。这解释了为什么青光眼性盘沿丢失后期才发生在视盘颞侧水平，该区域的神经纤维层厚度较颞下方或颞上方的区域均薄。存在争议的现象是严重进展期的青光眼的残余盘沿主要位于视盘的鼻侧，是较粗的视网膜神经节细胞轴突在较后期受累。
- 视盘上距视网膜中央血管主干穿出筛板的远近是青光眼盘沿丢失模式的另一个参考指标。距视网膜中央血管主干穿出筛板的距离越远，盘沿的丢失和相应视野中的视野缺损就越明显。考虑到视网膜血管主干在竖椭圆形视盘鼻上象限的稍偏心位置，可以推断青光眼进展性盘沿丢失的顺序一

定程度上与该区域到视网膜血管主干的距离相关。该区域距视网膜血管主干的距离越远，越容易出现盘沿的丢失。由此推论，具有不典型视网膜血管主干位置或异常视盘形态的青光眼患者表现出不同的盘沿结构改变[1]。

与青光眼性视神经病变不同的是，非青光眼性视神经损害不常与盘沿丢失相关。因此，盘沿的形状改变不明显[1]。

六、盘沿苍白

视盘变得苍白，尤其是盘沿组织，是视神经损伤的典型体征。非青光眼性视神经病变的盘沿苍白程度较青光眼更为明显。换言之，如果盘沿看起来较苍白，那么非青光眼性视神经病变的概率高于青光眼。因此盘沿苍白是区分青光眼和非青光眼性视神经病变的体征之一。在青光眼中，整个视盘苍白度的增加主要是由于视杯凹陷增大而导致的视杯苍白。

七、视杯大小与视盘大小的关系

与视盘和盘沿相似，视杯也显示出高度的个体差异（图19-6、图19-1至图19-3）[1, 3-6, 12, 22, 25]。在正常眼中，视盘和视杯的面积呈正相关：视盘越大，视杯也越大。在青光眼的形态学诊断中，应该考虑到这个特点。如果没考虑到小视盘正常情况下

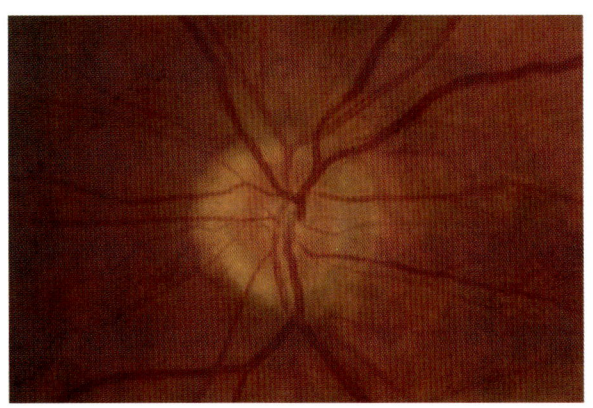

▲ 图19-6　青光眼小视盘（左眼）：假性正常的青光眼性小视盘小视杯

注意：小视盘，小视杯；异常的盘沿形状（不符合ISNT法则）；降低的视网膜神经纤维层的可视性

是没有视杯的，那么早期或中度进展期的青光眼性视神经损害在具有小视盘及较小杯盘比的眼中很大程度上会被忽视。具有小视盘和假性正常但其实是青光眼的小视杯检查通常会在视盘周边区表现出青光眼性异常，例如视网膜神经纤维层的可见性下降，弥漫性或局部性的视网膜动脉管径变细，以及视盘旁脉络膜视网膜萎缩弧。相比之下，如果视盘其他方面检查正常，盘沿正常，那么大视盘大视杯不应该诊断为青光眼。

相比于青光眼，除了患动脉炎性前部缺血性视神经病变后的眼睛，非青光眼性视神经损害眼的视杯通常不会出现明显增大[1]。相应的，非青光眼性视神经损害眼的盘沿也不会明显变窄。除了视盘旁萎缩弧，视盘苍白和视杯深度，视杯面积扩大也是区分青光眼和非青光眼性视神经损害的一个重要体征。有一个例外是，巨细胞动脉炎性非青光眼性视神经损害可表现出青光眼性视杯，但是没有视盘旁萎缩弧扩大[31, 32]。

八、视杯的结构及深度

在正常眼中，视杯的形状呈水平椭圆形，水平径较垂直径长约8%。视杯的水平椭圆形结合视盘的垂直椭圆形解释了正常的盘沿结构，较宽的区域在视盘的下方和上方，较窄的区域在视盘的颞侧和鼻侧。除了面积，在检眼镜下，也用深度来描述视杯。在正常眼中，视杯深度依赖于视杯面积，间接地依赖于视盘大小。视杯越大，其深度越深。在青光眼中，视杯加深取决于青光眼的类型及眼内压的水平。半定量研究显示，在具有高最低眼压值的青光眼中，例如青少年型原发性开角型青光眼和由于外伤导致的前房角后退的继发性青光眼，可以发现最深的视杯。考虑到所有类型的开角型青光眼，在具有高度近视的原发性开角型青光眼和具有与年龄相关的萎缩性原发性开角型青光眼中，视杯大多很浅。在青光眼中，视杯的深度与视盘旁萎缩的程度轻度负相关，较深的视盘，视盘萎缩弧较小。这尤其表现于具有高最低眼压值和最高眼压值的青少年型原发性开角型青光眼和局灶性正常眼压性青光眼，这两种类型的青光眼可以显示出相对深而陡峭的视杯和不明显的视盘旁萎缩弧。

九、杯盘比

由于垂直椭圆形的视盘和水平椭圆形的视杯，正常眼水平方向的杯盘比大于垂直方向（图19-1至图19-3，图19-5）[1~3, 6, 12, 22, 25]。不到7%的正常眼的水平杯盘比小于垂直杯盘比，即水平杯盘比比垂直杯盘比大于1.0。在早中期进展青光眼，垂直杯盘比的增加快于水平杯盘比的增加，从而导致水平杯盘比比垂直杯盘比小于1.0，这对于青光眼的诊断很重要。

杯盘比是视杯的直径比视盘的直径，因此杯盘比的大小取决于视盘和视杯的大小。高度的视盘和视杯直径之间的个体变异性决定了正常人群的杯盘比介于0.0~0.9。由于视盘面积和视杯面积的相关性，杯盘比在小视盘中较小，在大视盘中较大。因此，在具有大视盘的眼中，异常大的杯盘比可以是生理性的，在具有小视盘的正常眼中，平均大小的杯盘比是不常见的。在青光眼视神经损害的诊断中，需要考虑杯盘比个体间的变异性及其对视盘大小的依赖性。具有大视盘的生理性大杯盘比的眼不应被过度诊断为青光眼，具有高眼压、小视盘，平均或低的杯盘比不应被漏诊而仅仅诊断为"高眼压"。除非是两眼杯盘比的非对称性伴随有两眼视盘大小的非对称性，否则两眼杯盘比的非对称性>0.2时表明青光眼性视神经损害[33]。用视盘网格分析可能有助于杯盘比的估计。

杯盘比指视杯的直径比视盘的直径，与被检眼的光学介质、眼底照相机或其他仪器的放大倍率无关。这表明不需要用校正眼及相机放大倍率来校正杯盘比。水平杯盘比与垂直杯盘比的比值也与视杯及视盘的大小无关。

十、中央视网膜血管在筛板表面穿出的位置

如前所述，青光眼盘沿丢失的局部易感性部分地依赖于其距视网膜中央血管从筛板穿出部位的距离[1]。距离视网膜中央血管出口的距离越长，青光眼盘沿丢失越明显，相应象限的视野丢失越明显（图19-7）。因此，视网膜中央血管出口的位置可以是影响视盘区域青光眼视神经纤维丢失的局部易感

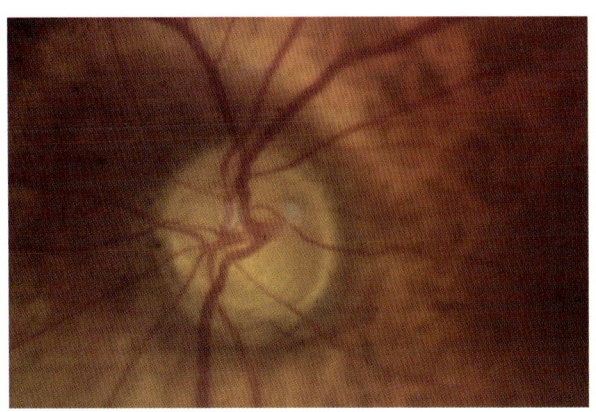

▲ 图 19-7 青光眼视盘（左眼），具有异常的盘沿形状（颞上盘沿最宽）和位于颞上方视盘区域的异常视网膜中央血管出口位置

注意：鼻侧视盘旁萎缩区域最大与鼻侧盘沿丢失在空间上具有相关性

性的几个因素之一。同样的，另一项研究表明，有颞侧睫状视网膜动脉的开角型青光眼比无颞侧睫状视网膜动脉的开角型青光眼保留有较大的中央视野（和颞侧盘沿）。因此，在具有异常盘沿结构的青光眼中应该注意视网膜中央血管在筛板上穿出的位置及异常的盘沿形状[1]。

视网膜中央血管出口距离与青光眼损伤位置之间的关系对于视盘周围萎缩也可能是有效的。最近的研究发现与正常眼相比，视网膜中央血管出口距离越远，青光眼视盘周围的萎缩弧越大。这些结果与视盘内青光眼盘沿丢失和视盘边缘外视盘周围萎缩弧扩大的空间关系一致[1]。

十一、视盘出血

视盘边缘处的裂隙状或火焰状出血是青光眼视神经损害的特征[1, 12]。视盘出血在正常眼睛中很少发生，在约 4%~7% 的青光眼患者中有视盘出血。视盘出血发生的频率从青光眼的早期阶段到中晚期阶段不断增加，到很晚期阶段其频率再次减低。一项研究表明，在视盘或无盘沿缺损的区域不会发生视盘出血。在早期青光眼，视盘出血通常位于颞下或颞上视盘区域。视盘出血与局部的视网膜神经纤维层缺损、盘沿切迹及中周部的视野缺损有关。

在最近的以人群为基础的研究中，大约 1.2% 的受检者具有视盘出血。视盘出血的发生与青光眼视神经损伤（$P < 0.001$）及年龄（$P=0.008$）密切相关。约 19% 的视盘出血发生在青光眼中，约 9% 的青光眼患者发生了视盘出血。高眼压性青光眼和正常眼压性青光眼患者的视盘出血频率差异不显著（$P=0.44$）。[34]

由于不同类型的开角型青光眼视盘出血频率不同，因此视盘出血的评估有助于青光眼类型的区分。视盘出血最常见于局灶性正常眼压性青光眼患者。青少年型的原发性开角型青光眼、年龄相关性萎缩性原发性开角型青光眼及高度近视原发性开角型青光眼患者的视盘出血检出率较低。然而，在所有类型的慢性开角型青光眼中都可以发现视盘出血，这说明在所有这些青光眼类型中可能存在与视盘出血相关的病理机制。

十二、视盘旁脉络膜视网膜萎缩

检眼镜下，视盘旁脉络膜视网膜萎缩可分为中央的 β 区和外周的 α 区（图 19-8）[1, 10, 21, 25, 27]。外周区（α 区）的特征是不规则的色素减退和色素沉着，并伴有脉络膜视网膜层变薄。它的外侧与视网膜相邻，在其内侧与一个以可见的巩膜和脉络膜大血管（β 区）为特征的区域相接触。内侧区（β 区）的特征是视网膜色素上皮和脉络膜毛细血管层的明显萎缩，透见脉络膜大血管和巩膜，脉络膜视网膜组织变薄，在其外侧区与 α 区相邻，在其内侧区与视盘旁的巩膜环相邻。如果两个区域都存在，β 区总是比 α 区更靠近视盘。

在间接和直接的临床组织学比较中，β 区与视网膜色素上皮细胞的完全丢失和视网膜感光细胞的计数明显减少显著相关[1, 13]。α 区相当于视网膜色素上皮中的色素不规则。相应地，β 区对应于心理物理学上的绝对暗点，而 α 区对应于相对暗点。

在正常眼中，α 区和 β 区最常见于颞侧水平区且范围是最大的，其次是颞下区和颞上区，很少见于鼻侧视盘旁，且范围是最小的。α 区几乎存在于所有的正常眼中，因此比 β 区更常见（正常眼中的平均频率为 15%~20%）。α 区和 β 区需与高度近视眼的近视巩膜新月和"视盘倾斜"眼的下方巩膜新月区分开来。在组织学上高度近视眼的近视巩膜新月与非高度近视眼的青光眼 β 区不同。在近

青光眼诊断与治疗学（原书第2版）
GLAUCOMA : Medical Diagnosis & Therapy (2nd Edition)

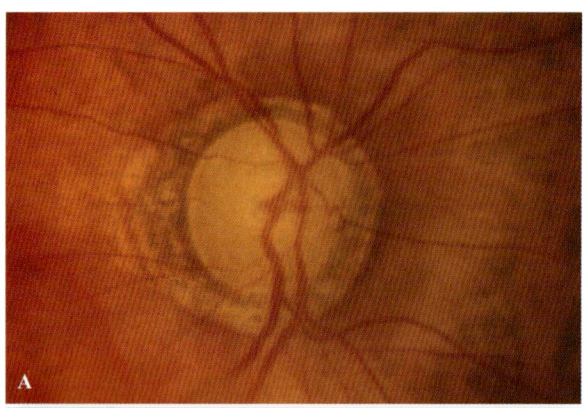
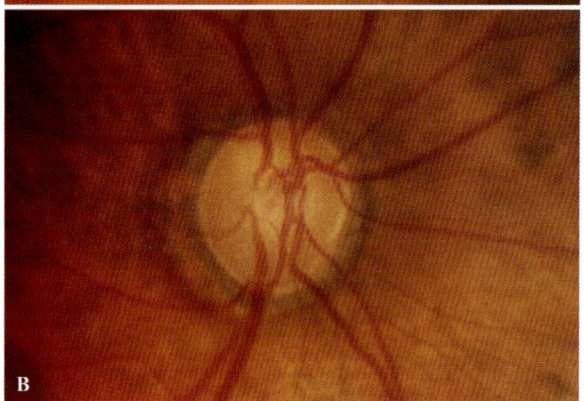
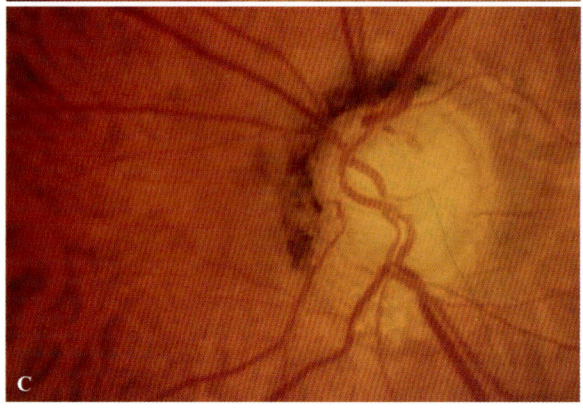

▲ 图 19-8　青光眼视盘伴视盘旁萎缩

α 区有不规则的色素沉着（外侧区）；β 区可见巩膜和脉络膜大血管（邻近视盘周围巩膜环）

损伤严重程度的体征显著相关，如盘沿丢失、视网膜血管直径变细、视网膜神经纤维束的可见度降低和视野缺损。当环绕整个视盘时，大的 β 区也称为"晕轮青光眼"，常伴有明显的豹纹状眼底，浅的青光眼视杯，相对较低的视盘出血频率，可检测到的局部视网膜神经纤维层缺损、同心性的盘沿丢失，以及正常或几乎正常的眼压。在空间上，视盘旁脉络膜视网膜萎缩的位置与视盘内盘沿的丢失相关。在萎缩大的区域具有明显的盘沿丢失。

在临床研究和高眼压性青光眼猴子的实验研究中，视盘旁萎缩的位置差异与盘沿面积和平均视野缺损的位置差异显著相关[1, 10, 21, 25, 27]。研究认为，视盘旁萎缩频率增加和面积扩大与盘沿面积减小、视网膜神经纤维层的可见度降低、视野缺损的增加、全视野闪烁仪测得的对比敏感度降低和由回波描记的球后视神经直径减少等显著相关。最近的随访研究显示，视盘旁萎缩弧的扩大进展，尤其是 β 区，提示高眼压症患者出现早期青光眼的表现。相应的，视盘旁萎缩弧的存在和大小与高眼压青光眼患者视神经和视野损伤的进展相关。

与青光眼视神经病变相反，非青光眼性视神经损伤不会导致视盘旁萎缩弧的扩大。这表明视盘旁萎缩是可以区分青光眼和非青光眼性视神经损伤的体征之一。

最近的组织学和临床研究表明，除了 α 区和 β 区，在视盘旁还可能检测到 γ 区和 δ 区。γ 区定义为在 Bruch 膜末端没有到达视神经边缘时，视神经巩膜管的边界（定义为软脑膜内侧的眼内段）和 Bruch 膜末端之间的区域。δ 区位于 γ 区的内侧，在该区域，50μm 以上直径的血管消失，其最小长度为 300μm[28]。

与视网膜中央血管干的位置和视盘盘沿的局部丢失之间的空间对应相关性类似，视网膜血管干穿出筛板的位置与视盘萎缩弧的位置的空间对应性也有报道。距视网膜中央血管主干的距离越长，β 区越大。到目前为止，导致这一现象的原因还不清楚。

十三、视网膜动脉直径

青光眼和非青光眼性视神经病变的视网膜血

视巩膜新月区，只有内界膜和其下方的视网膜神经纤维层或其残余物覆盖在巩膜上，然而在青光眼的 β 区，Bruch 膜和脉络膜位于视网膜残余物及巩膜之间[1]。

正常眼和非青光眼性视神经萎缩眼的 α 区和 β 区在大小、形状和出现的频率方面没有显著性的差异。与正常眼相比，青光眼视神经萎缩患者的这两个区域明显增大，并且 β 区的发生频率更高。两个区域的大小和 β 区的发生频率与指示青光眼视神经

管弥漫性狭窄[1]。在青光眼中，血管直径随着盘沿面积的减少、视网膜神经纤维层可见度的降低和视野缺损的增加而减小。由于在非青光眼性视神经损害如下行性视神经萎缩和非动脉炎性前部缺血性视神经病变中血管直径也减少，因此推测血管直径的普遍减少是视神经损伤的表现，但不是青光眼的特征。从发病的角度来看，这表明血管直径的减少不是青光眼视神经纤维丢失的原因，但部分原因是视网膜浅层对血供的需求减少[1]。

除了弥漫性变窄外，在有视神经损害的眼中，如非动脉炎性前部缺血性视神经病变和青光眼，还可见到视网膜小动脉的局部变狭窄。正常眼视网膜小动脉的局部狭窄程度随着年龄的增加而显著增加。这种现象在视神经萎缩眼的发生率明显高于正常眼。青光眼和非青光眼性视神经损伤眼在局灶性狭窄的严重程度上没有显著性差异。在正常眼压性青光眼和非动脉炎性前部缺血性视神经病变眼中，局灶性小动脉狭窄比其他组略明显一些。然而，这些差异没有显著性。在青光眼组中，如果视神经损伤处于晚期，则视网膜小动脉的局部狭窄程度更为明显。最近的一项研究对眼底照片和荧光素血管造影进行了比较，结果发现视神经萎缩眼视盘周围区域的视网膜小动脉的局部狭窄是血管管腔的真正狭窄，而不是由于伪影造成的[1]。

十四、视网膜神经纤维层的评估

在正常眼中，视网膜神经纤维层（retinal nerve fiber layer，RNFL）的可见度在区域上呈现出不均匀的分布[1, 2, 5, 9, 11, 12, 16, 17, 26]。将眼底分成 8 个区域，神经纤维束在颞下方可见度最高，其次是颞上方、鼻上方，最后是鼻侧区。它在上、下、颞侧水平和鼻侧水平区域的可见度最低。相应地，视网膜小动脉直径在颞下方视盘边缘处最宽，其次是颞上视盘区域、鼻上区，最后是鼻下视盘区域。它与位于视盘中心的水平线下方的小凹的位置一致，并与盘沿结构相一致，在颞下方视盘区域最宽，其次是颞上视盘区域。RNFL 的可见度随着年龄的增加而降低。这与年龄相关的视神经纤维数量减少有关，每年从最初为 140 万个视神经纤维的总体中损失 4000～5000 根纤维。正常 RNFL 的特征对于诊断继发于视神经损伤病变眼的 RNFL 改变很重要。

RNFL 的局部缺损定义为朝向或接触视盘边缘的楔形缺损，而不是纺锤形缺损。如果缺损明显的话，可以在眼底颞侧区看到一个宽基底。典型缺损通常发生在约 20% 或更多的青光眼中，也可发生于因其他原因，如视盘疣、弓形虫病视网膜脉络膜瘢痕、有棉絮斑的缺血性视网膜病变和多发性硬化引起的长期视盘水肿或视神经炎后等导致的视神经萎缩的眼中。由于正常眼无局部 RNFL 缺损，因此它们的存在暗示着病理性的异常情况。

在青光眼中，局部 RNFL 缺损的发生率从早期青光眼阶段到中晚期青光眼损害阶段不断增加，到具有明显青光眼改变的阶段时其发生率再次下降。在具有非常严重的视神经损伤的眼中，由于所有眼底区域的视神经明显丢失，局部 RNFL 缺损通常检测不到。在视盘边缘的局部 RNFL 缺损附近，经常会发现盘沿切迹，有时会发现视盘出血和视盘旁脉络膜视网膜萎缩弧（图 19-9）。局部 RNFL 缺损常在视盘出血后的 6～8 周内出现。它们表明局部的视神经损伤。

对于视盘旁的不同区域，局部 RNFL 缺损最常见于颞下区域，其次是颞上区域。在鼻侧眼底区域，局部 RNFL 缺损很少见。这可能是由于在正常眼中，鼻侧眼底的 RNFL 较颞下和颞上眼底区域的

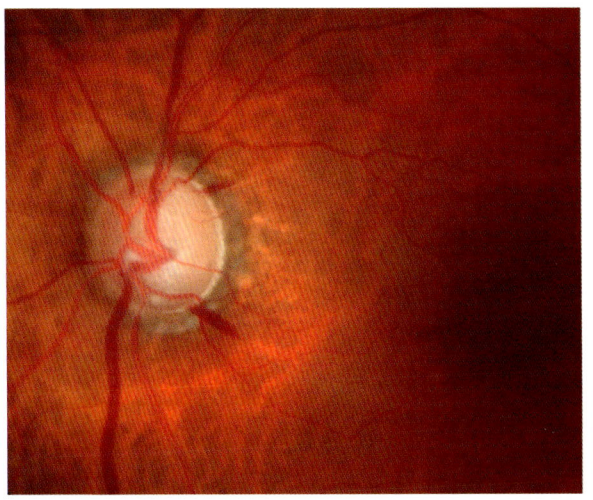

▲ 图 19-9　青光眼患者左眼颞上和颞下楔形视网膜神经纤维层缺损

在缺损边缘可见两个火焰状出血，小动脉局部狭窄可见血管异常

更难检测到。在生理性 RNFL 较薄的眼底区域，局部的 RNFL 缺损也较厚 RNFL 区域更难检测到。目前还不清楚筛板的形态，比如下方、上方的筛孔较大，颞侧、鼻侧的筛孔较小等，是否在局部 RNFL 缺损的发展中起一定的作用。

除了局部的 RNFL 缺损外，在视神经受损眼内也会出现视神经纤维的弥漫性丢失[1, 2]。这导致 RNFL 的可视性下降。Quigley 等切断猴的眶部视神经，观察发现术后 1 个月 RNFL 的可视性开始消失，到术后 4 个月时完全消失。检眼镜下，弥漫性 RNFL 缺损比局限性缺损更难检测到。使用关于最佳 RNFL 可视度的眼底区域序列是有帮助的。在眼底没有被发现存在 RNFL 不规则缺损的眼中，颞上方 RNFL 较颞下方 RNFL 更容易出现问题，因为颞下方 RNFL 缺损最容易被发现。RNFL 主要在颞下眼底区丢失。这个体征在检眼镜下就可以检查到而不需要应用复杂的技术。它也有助于评估视网膜血管是否清晰和锐利可测。视网膜血管通常埋入到 RNFL 中。在弥漫性 RNFL 缺损的眼中，视网膜血管仅被内界膜覆盖，从而具有可视度更佳和更锐利的视网膜血管图像。在视神经损害的诊断中这是一个很重要的参考。

鉴于 RNFL 在评估视神经异常和疾病中的重要性及检眼镜评估的可行性，在每次检眼镜检查时都应检查视网膜神经纤维层[1, 2, 5, 9, 11, 12, 16, 17, 26]。尤其是在视神经的早期损伤中。进一步证实 RNFL 可以较常规的计算机视野检查更早地发现青光眼视神经损伤。这对于在青光眼中发现伪正常但有小视盘和小视杯的病变具有重要意义，也有助于鉴别伪青光眼的具有大视盘大视杯的正常眼。在晚期视神经萎缩眼中，其他检查技术如视野更有助于视神经损害的随访观察。

最近在成像技术方面的改进，尤其是频域光学相干断层扫描的发展，明显改善了 RNFL 的评估技术，一些人的推测基于频域光学相干断层扫描的 RNFL 检查可能成为检查视神经的主要工具。

聚焦 1 视盘检查的标记

Michael A Coote, Jonathan G Crowston

准确的评估视神经及相关的视网膜神经纤维层是眼科医生重要专业技能之一。因为视盘改变通常是青光眼的最早临床表现，未能检测到这种变化将会错失防止青光眼视力丧失的良机。以人群为基础的研究也显示了未能早期诊断青光眼概率是很高的。在以墨尔本为基础的 VIP 研究中，近一半的未确诊病例以前就诊过眼科。这些数据清楚地显示了视盘评估和青光眼诊断是不理想的[1]。

在临床上教学视神经检查是困难的，通常需要更长的时间来获得学生的反馈及检查的视盘来获得经验。我们创建了青光眼视神经评估 GONE）项目来解决这些问题。可以免费在网上运行 GONE 项目，该项目包含一套精心创建的图像集用来检测 9 个视盘参数。除了评估一些练习用的视盘，参加测试的个人需提交答案并与同行的判断进行比较。GONE 的一个优势是有 3000 多个结果，所以基准是由一个庞大而多样的群体创建的，而不是由一小部分教师创建的（www.gone_project.com）。

我们无须对视神经检查的变异性感到惊讶。视神经的可见部分是一个高度可变的结构，具有一系列正常范围的参数。无论是在临床工作还是使用影像，我们区分正常或异常的能力是有限的。但是这不应该削弱我们的理解，好的技术能够提高检出率。在 GONE 项目中，我们的结果已经表明，增加青光眼方面的临床经验可以提高视盘评估的准确性[2]。

技能的提高不是被动地发生——对于那些已经工作的人来说，正规的学习过程可能不会被接受，但是标准技术水平要求可能作为一个替代品[3]。在这种情况下，"标准"意味着立即向患者提供反馈，与其他医生比较结果是怎样的以及同阶段其他医生的平均结果是怎样的。例如，期望一个实习生具有与青光眼专家一样的技能是不合理的——实习生需要进行两个方面的比较：同阶段医生和专家。

患者期望检查他们的临床医生具有"必要的技能"，具有客观地检测技巧并获得反馈。"必要技能"仅由标杆定义。

参考文献

[1] Taylor HR. Glaucoma: where to now? Ophthalmology 2009;116(5):821–2.

[2] Kong YXG, Coote MA, O'Neill EC, et al. Glaucomatous optic neuropathy evaluation project: a standardized internet system for assessing skills in optic disc examination. Clin Exp Ophthalmol 2011;39(4):308–17.

[3] Hawkins SC, Osborne A, Schofield SJ, et al. Improving the accuracy of self-assessment of practical clinical skills using video feedback – the importance of including benchmarks. Med Teacher 2012;34(4):279–84.

聚焦 2 视盘照相在青光眼诊断中的作用

Remo Susanna Jr

几十年来，青光眼视盘评价的金标准一直是视盘立体照相的定性评价，最典型的是用 35mm 的幻灯片或其他以胶片为基础的媒介。最近，已经推出了使用激光技术或偏振光来对视盘和（或）视网膜神经纤维层成像的自动化视盘分析仪[1]。

有趣的是，最近两篇文章通过使用照片和数字图像设备对视盘的评估进行了比较，得出了类似的结论。Reus 等得出一个结论：一般而言，眼科医生能够用视盘照片检测出青光眼。常见的成像设备在视盘分类方面优于大多数临床医生[2]。

Vessani 等还发现，所有成像技术的诊断能力优于普通眼科医生对视盘的主观评价，但青光眼专家的诊断优于所有设备一起做出的判断[3]。

与数字影像设备相比，视盘摄影有其自身的优点和缺点。

视盘摄影的优点如下。

1. 类似于临床检查，临床医生容易解释。
2. 全彩色有助于区分视杯和苍白区。
3. 更好地检测视盘出血。执业医生在随后的照片评估中识别诸如视盘出血等特征并不少见。此外，照片能够分析视神经的解剖结构随着时间的变化。
4. 有助于检测视盘旁萎缩弧。
5. 技术稳定。
6. 与其他成像设备相比，成本更低。
7. 可以很容易地看到筛板，并可以看到获得性视盘小凹和拉长的筛孔。前者较后者对青光眼的检测更为重要。获得性视盘小凹的存在表明这些视盘更容易进一步恶化。筛孔拉长的诊断价值较低，在晚期青光眼中更为常见。

视盘摄影的缺点如下。

1. 定性，而不是定量描述。
2. 观察者间的变异性。
3. 准确的解释需要高品质的照片。
4. 很难用照片来发现细微的变化。
5. 需要特殊的手持镜头来观看和解释。

可以利用多种方法实现视盘立体摄影。一种常见的技术是在曝光时稍微移动相机的角度拍摄两张相同的眼底照片。然后可以用廉价的立体镜查看器或类似设备观看所得到的照片。此外，可以使用 Nidek 3-Dx 照相机或类似的相机同时获得立体照片。比较拍摄立体照片序列的 Zeiss 视网膜照相机的 30° 视野和 15° 视野，Barry 等发现 Nidek 相机的立体分离效果更好[6]。

总之，数字图像设备和视盘立体照片的技术互补，共同提供青光眼视盘的最佳评估手段。

参考文献

[1] Stone RA, Ying G, Pearson DJ, et al. Utility of digital stereo images for optic disc evaluation. Invest Ophthalmol Vis Sci 2010;51(11):5667–74.
[2] Reus NJ, Lemij HG, Garway-Heath DF. Clinical assessment of stereoscopic optic disc photographs for glaucoma: the European Optic Disc Assessment Trial. Ophthalmology 2010;117:717–23.
[3] Vessani RM, Moritz R, Batiz L, et al. Comparison of quantitative imaging devices and subjective optic nerve assessment by general ophthalmologists to differentiate normal from glaucomatous eyes . J Glaucoma 2009;18:253–61.
[4] Radius RL, Maumenee AE, Green WR. Pit-like changes of the optic nerve head in open-angle glaucoma. Br J Ophthalmol 1978;62:389–93.
[5] Susanna R. The lamina cribrosa and visual field defects in open-angle glaucoma. Can J Ophthalmol 1983;18:124–6.
[6] Barry CJ, Eikelboom RH. The Centre for Ophthalmology and Visual Science, The University of Western Australia: 2 Verdun Street, Nedlandy, WA; 2000. 6009.

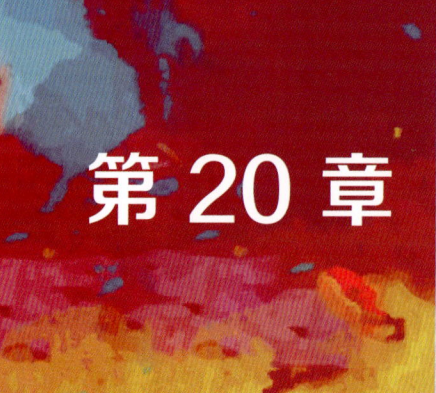

第 20 章 视盘成像
Optic Disc Imaging

Naira Khachatryan Christopher Bowd Felipe A Medeiros Linda M Zangwill 著
林彩霞 译
裴雪婷 校

> **本章概要**
>
> 视盘成像仪器正在迅速发展。这些仪器提供可重复的、客观的视盘测量方法,有助于临床医生发现青光眼的视神经损伤和变化。临床医生需要了解每种仪器的优缺点,因为高质量的信息能够被用于青光眼的治疗决策中。能够自动化评估青光眼性视神经改变的仪器尤其有用。如图 20-7 所示,如果单纯依赖于一种检查结果是否异常进行判断,一些青光眼的改变可能会被忽略。任何一种仪器检测青光眼损伤和变化的能力都有局限性,因此这些仪器技术需要结合临床检查和视功能检测来使用。

一、概述

青光眼是一种以特征性的视盘和视网膜神经纤维层 (retinal nerve fiber layer,RNFL) 改变的进展性视神经病变,常发生在特征性的视野缺损之前。虽然视盘评估是青光眼治疗的基础,但视盘的临床检查是主观的,可能不精确。此外,有证据表明,许多眼科医生在临床实践中既不常规检查视盘,也不进行视盘成像[1,2]。视盘成像仪器已经发展为可以客观的和可重复性的进行视盘检查,这些信息有助于临床医生诊断和监测青光眼的结构改变。临床医生有必要了解所使用技术的优点和局限性。本章将回顾 Heidelberg 视网膜断层扫描仪 (HRT,Heidelberg Engineering,Heidelberg Germany) 和光学相干断层成像技术(时域和谱域)的视盘地形图成像技术,重点在于临床实践中恰当地应用这些技术。

二、Heidelberg 视网膜断层摄影

(一) 简介 / 拍摄的模式

自 1992 年以来,共聚焦扫描激光技术已经应用于青光眼的检测。共聚焦扫描激光技术(包括一个 670nm 的二极管激光器)可以测量多个视网膜高度平面,每个高度平面都具有非常浅的景深。在连续多平面上获得的多个共焦切片(多个 Z 平面上的 XY 测量)的组合提供了一个从筛板到视网膜前表面的视网膜高度的三维重建。对于当前版本的 Heidelberg 视网膜断层扫描仪(HRT II/HRT 3),扫描以视盘为中心,以每毫米 16 帧的扫描速度获得不同数量的切片。不同的眼睛扫描深度介于 0.5~4mm,图像视野是 15° 时,产生 384×384 个图像元素。在约 2s 内获得 3 次连续扫描,并自动组合以提高重复性,每次检查提供视网膜高度变异性的测量结果。

(二) 可重复性

之前的研究表明,前一代 HRT 仪器具有良好的

第三篇 青光眼的评估
第20章 视盘成像

可重复性，其测量参数的变异系数约为2%～10%，青光眼的变异性稍高于正常眼[3-5]。最近的结果显示，新一代HRT加入的改良一致性技术和信息图像质量预警，当前HRT3软件的可重复性更好[6]。其他研究报道了包括使用非标准参考平面[7, 8]和图像改善/图像处理技术[9]以提高重复性的先进技术。虽然结果有效，但这些技术尚未被纳入当前的HRT软件中。

（三）数据分析、打印和解释

1.视盘的检查结果和打印报告

HRT提供了便于图像采集、存储、检索和分析的综合软件。每个图像的视网膜地形图用立体测量参数来描述。这些立体测量参数利用视盘边缘信息，而这些信息在基线检查时在巩膜环内边缘画轮廓线来手动确定的。在随访检查中轮廓线会自动画出。许多立体测量参数是基于一个标准参考平面来计算的，该标准参考平面设置在沿着视盘颞侧边缘的5°扇形区的平均轮廓线高度（视网膜高度）；该区域最不易受青光眼进展的影响，因此被认为随着时间的推移变化最小。立体测量参数包括视盘面积（轮廓内面积）、盘沿面积（参考平面以上的轮廓内面积）、视杯面积（参考平面以下的轮廓内面积）、盘沿体积、视杯体积、平均视杯深度、平均轮廓高度、间接测量的视网膜神经纤维层（RNFL）厚度和视杯形状。其中的几个参数与种族特异性的规范数据库（图20-1和图20-2）进行了比较。除了描述性的立体测量，"OU报告"上也提供了来自于Moorfields回归分析（Moorfields regression analysis, MRA）分类技术的结果。MRA将整体和局部盘沿面积的测量结果（参考平面相关）与考虑了视盘面积和年龄的标准数据库进行了比较[10]。

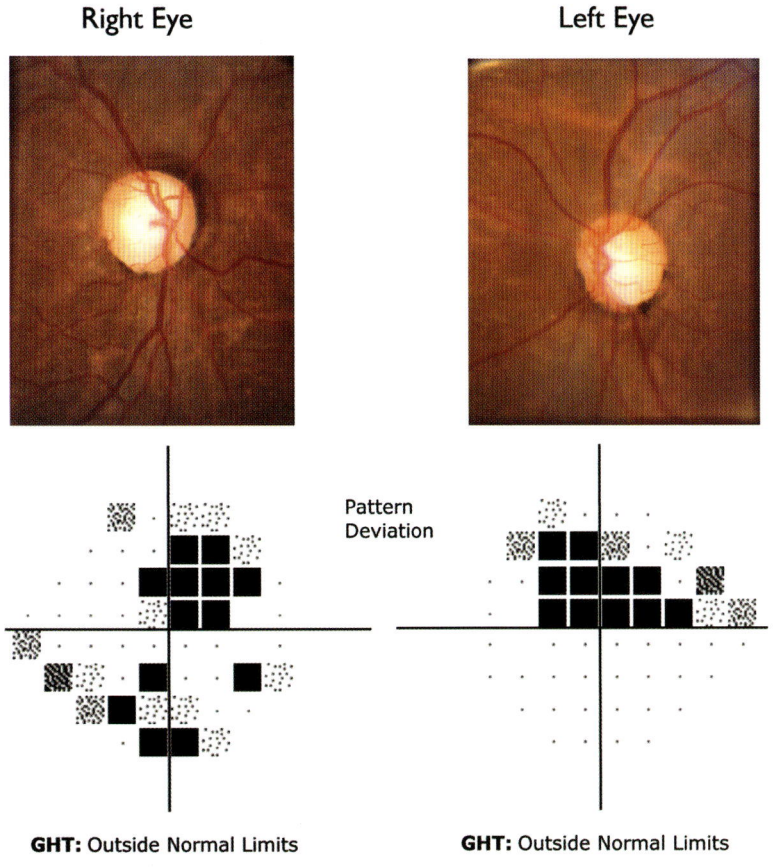

◀ 图20-1 一位72岁的女性青光眼患者（青光眼患者1）的视盘照片和标准的自动视野计模式偏差概率图

右侧视盘显示鼻上和颞下方的进展性盘沿变窄，伴有相关的颞下RNFL缺损。右侧视野表现为下方弓形缺损及旁中心暗点。左侧视盘表现为颞下进展性的颞下盘沿变窄，视野表现为相应的上方弓形缺损。同一患者的HRT和OCT结果如图20-2至图20-4及图20-15所示

221

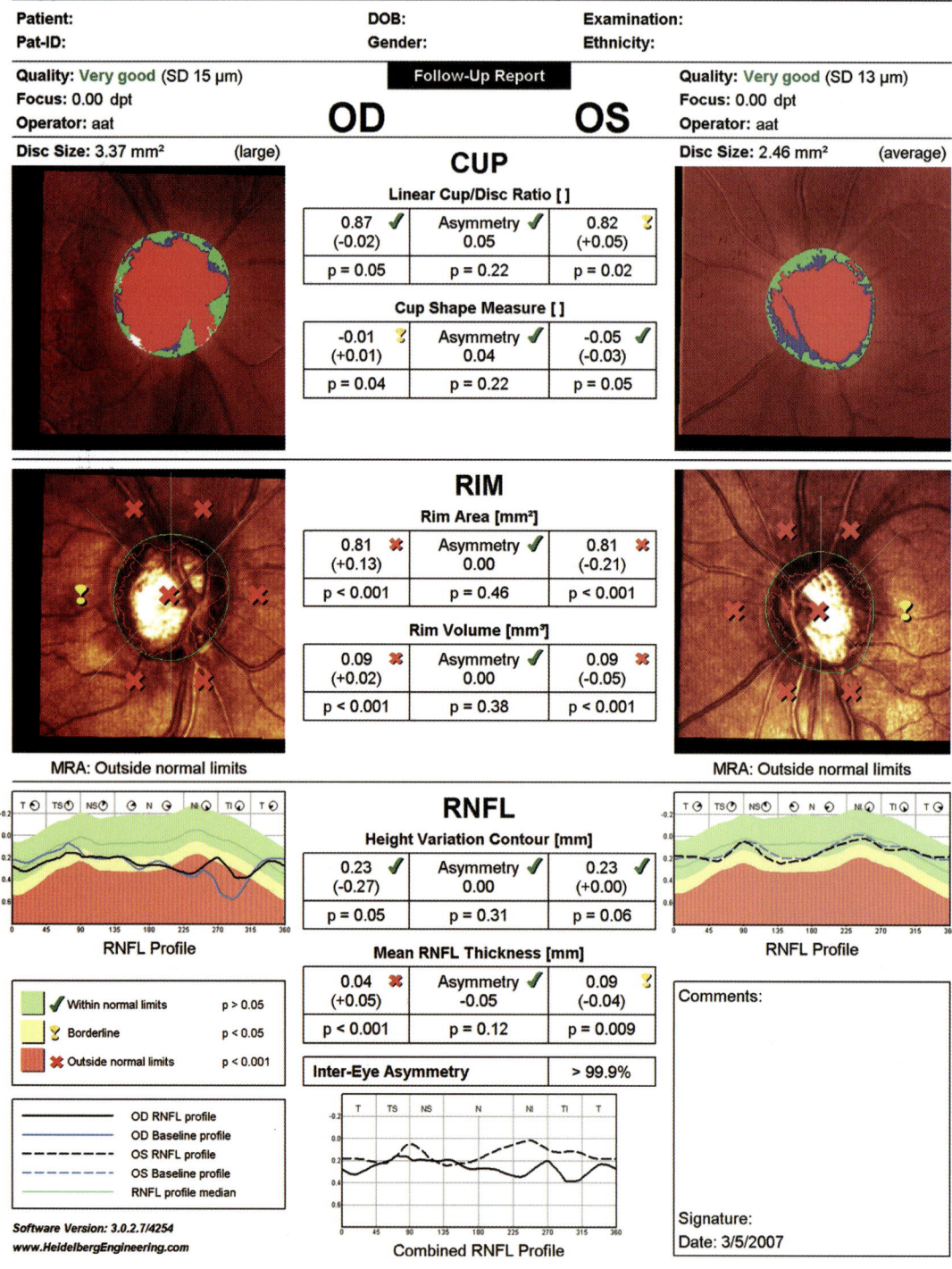

▲ 图 20-2 青光眼患者 1 的 "OU 报告"

以简洁明了的格式提供了双眼的检查信息。三个重要特征的测量，视杯、盘沿和视网膜神经纤维层，来记录青光眼视神经病变。视杯由线性的杯/盘比和杯形测量表示，盘沿由盘沿面积和盘沿体积表示，视网膜神经纤维层由高度变化轮廓和平均视网膜神经纤维层厚度表示。对于其中的每一个参数，分为在正常范围内（绿色检查）、边界（黄色警示区）、正常范围外（红色检查）和不对称程度（两眼之间的差异）几类。视网膜神经纤维层剖面图上的黑线显示了个体沿轮廓线的视网膜神经纤维层厚度。剖面图上的背景显示了正常范围外、边界和正常范围内的值以及相应年龄、视盘大小和种族的平均值的绿线。此外，还提供了区域性 MRA 结果，报告描述了整个 MRA 的结果。对于这些眼睛，盘沿面积和体积低于正常界限，在大多数扇区和整个区域，MRA 的结果超出正常界限，对于右眼，视网膜神经纤维层剖面图显示出与立体照片中可见的一致性的颞下缺损（图 20-1）

青光眼概率评分（glaucoma probability score，GPS）用一个基于 5 个参数（视杯大小、视杯深度、盘沿陡峭度、水平视网膜神经纤维层曲率和垂直视网膜神经纤维层曲率）的几何模型来描述视盘/视盘旁视网膜的形状（整体和局部）[11]。然后用相关向量机分类器[12] 对这些参数进行解释，输出的结果描述了眼睛患有青光眼的概率（基于来自正常眼和青光眼的培训数据）。该技术不依赖于操作者绘制的轮廓线或参考平面，因此与操作者无关（图 20-3）。两种分类技术的结果均显示为"正常范围内""边界线"或"正常范围外"，以及相对于正常数据的 6 个视盘扇形区的数据。

2. 改变的检测分析和可获得的打印报告

可以使用商业上可用的 HRT 以多种方式测量随着时间的推移出现的变化。首先，线性回归分析，将基线时的所有立体测量参数统一化为零，从而可以观测随时间的推移各个立体测量参数的相对变化（图 20-4）。第二，可以将基线检查的立体测量参数与随访检查的进行比较。"随访报告"显示 MRA 的分析结果和立体测量参数的差异（图 20-5）。第三，与基线检查相比，可以进行基于视网膜高度的局部变化的复杂分析。地形变化分析（topograhic change analysis，TCA）使用以超级像素为基础的超级像素方差分析的方法（1 个超级像素等于 4 个像素）[2]（图 20-6）将基线和随访图像之间的视网膜高度的变化与构成基线图像的 3 幅图像之间的视网膜高度的变化进行比较[13]。使用 HRT 3.0 软件，三维对准算法将图像与基线检查的图像对准，以便于进行这种分析。与基线相比，超级像素改变明显的被标记为红色（视网膜高度降低）或绿色（视网膜高度增加）。在与青光眼改变相关的区域（如颞上和颞下盘沿）中，连续红色像素簇（无论是原始数据还是以视盘面积的百分比计数）很可能预示着青光眼的进展。可以使用"簇变化分析"打印输出（图 20-6）这些簇的体积和面积随时间的变化。绿色超像素所代表的视网膜高度增加的原因尚不清楚，可能是青光眼性改变的视盘的重塑或是 1 型统计误差。在手术或服用降低眼压的药物后视网膜的高度显示出增加[14, 15]。

随着时间的推移，又提出几种 HRT 检测视盘变化的方法[7, 16-21]。这些技术从相对简单的图像内变异和图像间变异的立体测量参数[16] 的比较到基于最早在神经影像（统计影像图，SIM）发展起来的以模拟为基础的比较[18]。在一个研究中，SIM 分析的敏感性和特异性与模拟和真实病例中的 TCA 分析进行比较[18]。在模拟病例中，SIM 的敏感性和特异性优于 TCA。在实际病例中，与 TCA 相比，SIM 能识别出更多的视野前期青光眼。最近开发的变化检测技术与 TCA 和 SIM 进行比较的结果显示，新技术显示出相似或更好的操作性能，并减少了能够辨认出变化的随访检查次数[19-21]。在此书写作时，这些新技术都没有被纳入目前可用的 HRT 软件中。

（四）诊断的准确性

总体来说 HRT 的诊断准确性良好（如文献 [22]）。简而言之，根据 HRT 测量结果、纳入病例青光眼的严重程度及研究的其他特征，区分具有和不具有视野缺损青光眼之间的接受者操作特征曲线下的面积（AUROC）为 0.85～0.95。例如，AUROC 在试图检测具有青光眼性视野改变的眼睛时可能会大大降低。最近的一些研究表明，GPS 的诊断准确性与 MAR 的相似[23]。然而 GPS 发现早期青光眼的敏感性要比 MRA 好得多[23]。研究显示，有相当一部分的眼睛（高达 5%）不能用 GPS 分析（由于算法的失败）[23, 24]。之后的一项研究报告显示，MRA 和 GPS 都强烈受到视盘大小的影响，这两种分类器在有小视盘的眼睛中表现出较差的敏感性，并且在有大视盘的眼睛中表现出较差的特异性（尽管这一发现可能部分地是由于样本偏倚造成的）。另一项研究显示，视盘大小对 MRA 和 GPS 的影响在局部比在整体更为强烈[25]。本研究还描述了青光眼严重程度对 GPS 和 MRA 的影响。可预见的是，敏感性随疾病严重程度的增加而增加（根据标准自动视野计进展青光眼干预研究评分进行定义）[26]（也参见文献 [24]）。至少有一项研究报道视盘大小对 GPS 或 MRA 的敏感性没有影响[27]。值得注意的是，在具有小视盘的眼睛中诊断准确性低并不意味着发现随着时间的推移，在这些眼睛中出现的变化的检出能力也低。最后，最近的一项研究显示 HRT 区分可疑（主观确

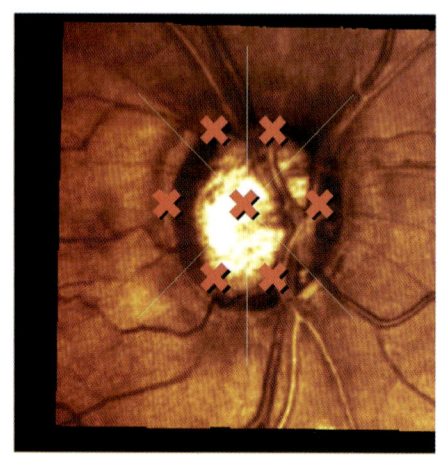
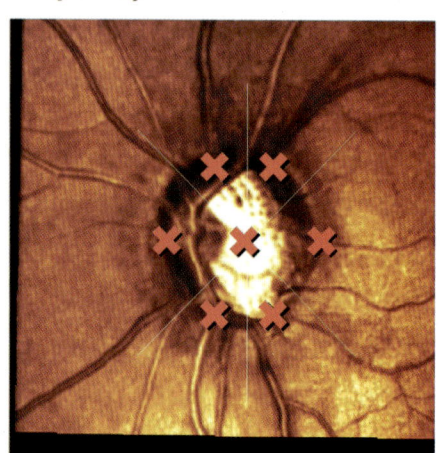
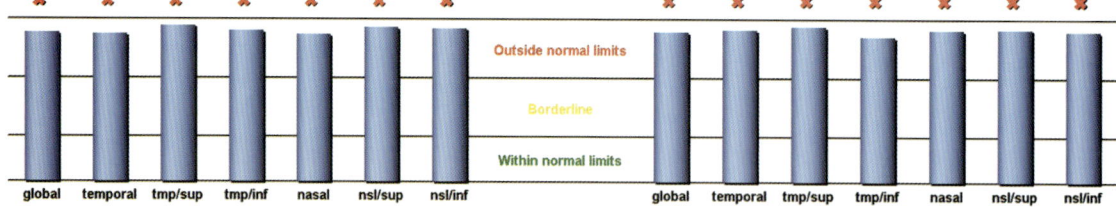
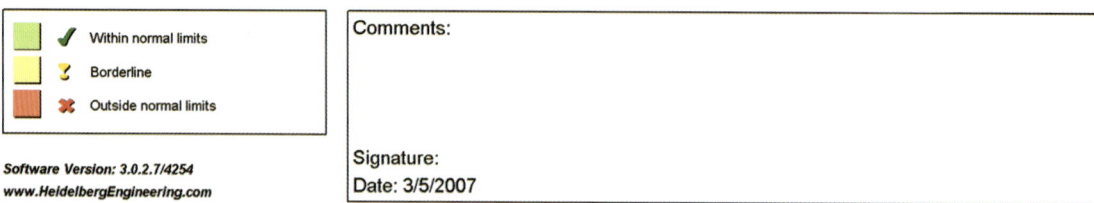

▲ 图 20-3　青光眼患者 1 的 GPS 报告

以类似 MRA 报告的方式将整体 GPS 和局部 GPS 的结果归类为正常范围外、边界或正常范围内。此外，在整个和（或）每个预先定义的部分，GPS 模型中使用的 5 个参数中的每一个参数值视情况而予以提供。这些眼的所有 GPS 扇区和 GPS 整体结果都在正常范围之外

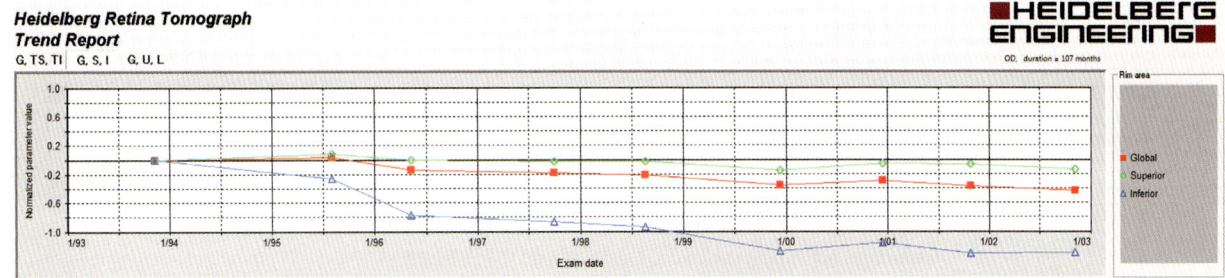

▲ 图 20-4　青光眼患者 2 的"趋势报告"

以时间作为 X 轴，以标准化的盘沿面积参数值作为 Y 轴，显示了整体（红正方形）、上方（绿色菱形）和下方（蓝色三角形）扇区盘沿面积随时间的变化情况。每个图的基线值定义为零，随着青光眼的变化，参数值降低到零以下。在下方扇形区有明显的盘沿变薄

定的青光眼性视神经病变，GON）与青光眼的能力（GON 和异常视野）低于区分健康眼与青光眼的能力[28]。

图 20-7 突出显示了用 TCA 清晰检测到的盘沿和视网膜神经纤维层的变化，而 MRA 和 GPS 在对青光眼患者 2 进行长达 10 年的随访后将其归类为边界或正常范围内。如果一个人依赖 MRA 或 GPS 分类进行分析，明显的青光眼变化将被忽略。

（五）常见的伪影及如何避免

质量好的 HRT 图像视盘居中性佳、照明良好，动度小，聚焦清晰。在图像采集期间，HRT 3 软件可以显示扫描质量的实时信息。操作者在扫描期间可见到一个图像质量指示条，如果指示条是黄色或红色，说明质量存在问题；绿色条表示扫描质量良好。该软件能够自动确定扫描深度，精细调整焦点，并舍弃因眨眼或大幅度的眼球运动而产生的有问题的扫描系列。该软件连续扫描直至获得 3 个质量良好的扫描系列。此外，"图像质量评分"是建立在调节状态、相机距离、眨眼、固视丢失、图像亮度、眼球运动、图像照明和眼球漂移等指标基础上的。基于这些标准，屏幕上显示的信息指示图像的质量是"好""可接受"，还是"差"。如果被标记为"差"，软件会提示如何提高图像质量的建议。自动图像质量评价提供"图像质量评分"，该评分系统根据平均地形图标准偏差将扫描分为"优"（≤10μm）、"非常好"（介于11～20μm）、"良好"（介于21～30μm）、"可接受"（介于31～40μm）、"差，试着改善"（介于41～50μm）和"非常差——只记

录"（50μm 以上）。质量评分显示"差"和"非常差"的图像应该重新拍摄（图 20-8），同时建议对标准偏差大于 30μm 的图像也应重新拍摄。虽然绝大多数眼睛都可以在不散瞳的情况下进行扫描，但散瞳和（或）使用人工泪液可以提高图像的质量。如果重复拍摄后图像的质量仍没有改善，那么应谨慎地解释视盘的测量和分析结果。值得注意的是，自动图像质量评估系统也会出错，一些质量差的图像没有被发现。例如，即使标准偏差小于 40μm，但由于聚焦不好、光照不均匀或血管重影等所致的扫描质量问题，图像仍然无法使用。因此，在进行临床决策之前，对图像质量进行主观评价是至关重要的。

图 20-9 举例说明了在 TCA 分析中包括一个低质量扫描图像的影响。因为低质量的基线扫描结果是不准确的，TCA 从基线确定了"显著可重复的变化"。通过排除低质量的基线扫描，颞侧和颞侧上方的变化不再存在。

玻璃体漂浮物在反射图像上表现为暗区，如果位于视盘边缘内，则会导致立体测量参数的计算误差。自动图像质量评估可能无法识别玻璃体漂浮物。要求患者眨几次眼和（或）将其头部向左或向右移动，常常会导致玻璃体漂浮物改变位置或移出 HRT 拍摄视野（图 20-10）。

如果扫描的照明非常不均匀，应重新拍摄（图 20-11）。在有些情况下，取景框架出现，这是由于相机和眼睛之间的距离太大，角的位置显得更暗，则自动图像质量信息给出改进扫描的建议。一般而言，不均匀的照明和黑色边缘框架可以通过摄像机在适当距离处采集具有良好聚焦的图像来消除。

225

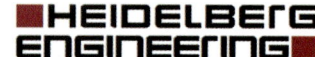

▲ 图 20-5 青光眼患者 2 的随访报告

显示了 TCA 从基线以来的显著变化（左上），MRA 结果（右上）、立体测量随时间的显著变化（左下），并将随访中的轮廓线高度与基线（右下）进行比较。此外，立体测量参数的标准值与此次检查中的正常范围外的测量结果用粗体来表示

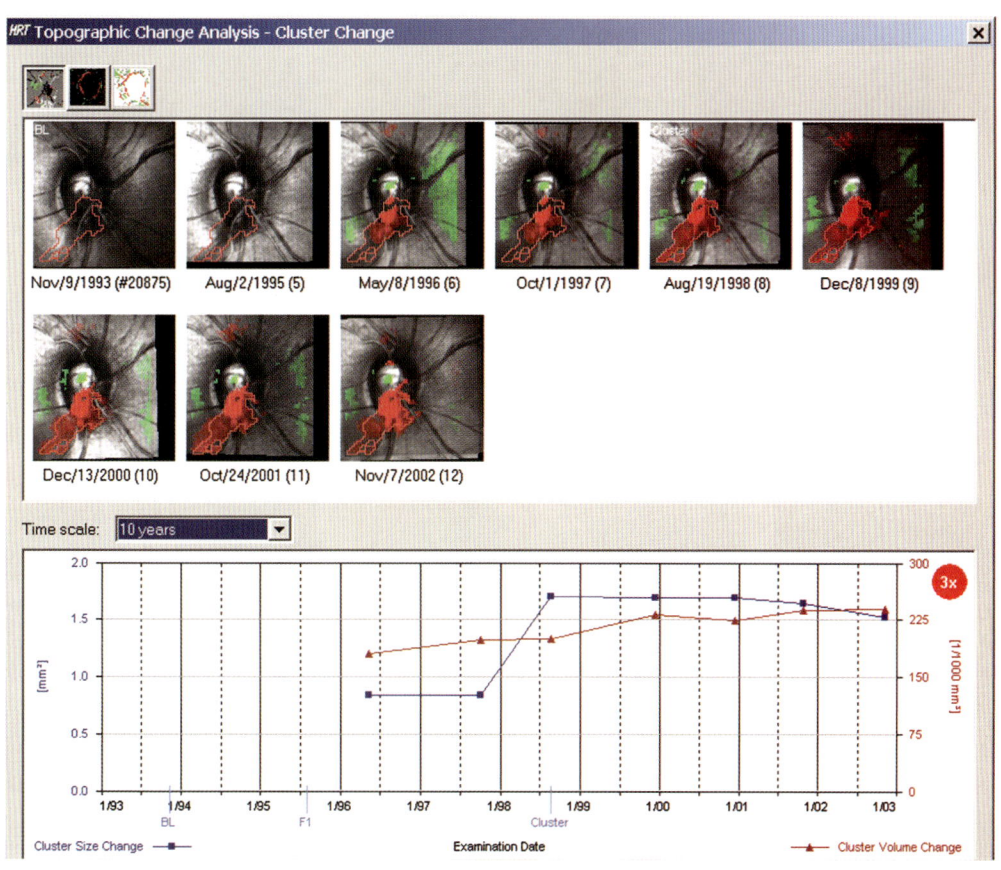

▲ 图 20-6　青光眼患者 2 的 TCA 群集变化报告

显示以超像素表示的可重复视网膜高度变化的红色超像素（减少）大于基线反射率图像（顶行）的变异性。TCA 集群变化报告描述了所选集群的体积（红色）和大小（蓝色）的总变化，并绘制出这些变化随着时间的推移的变化（底部图）

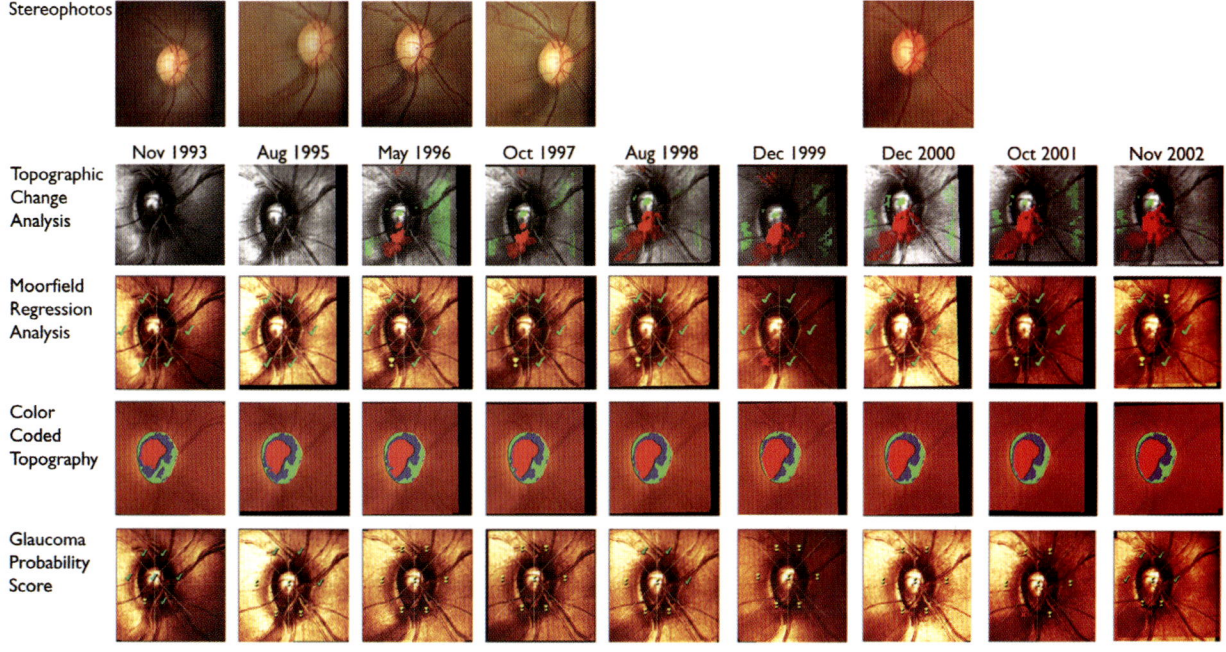

▲ 图 20-7　青光眼患者 2 的立体照片

显示被检测到的 TCA 分析的逆时隙 RNFL 缺陷的大小的增加。颜色编码的地形暗示下缘变薄。MRA 和 GPS 主要是在正常和边界限制的后续行动。如果依赖 MRA 和 GPS 自动分析，变化可能已经错过

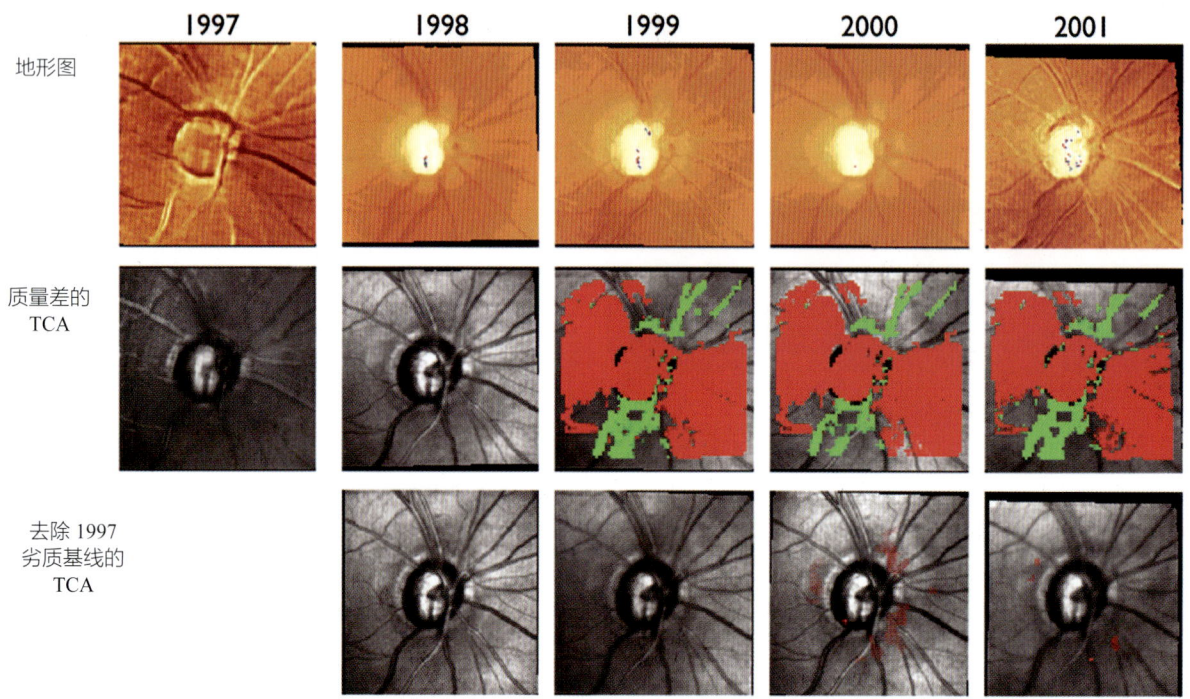

▲ 图 20-8　眼球 HRT 图像质量比较

顶部：标准偏差＞50μm 的质量差的地形图。请注意地形图和反射图像上的颗粒样外观和 3D 图像上不规则（嘈杂）的视网膜表面。底部：同一只眼的标准差＜20μm 的质量良好的图像

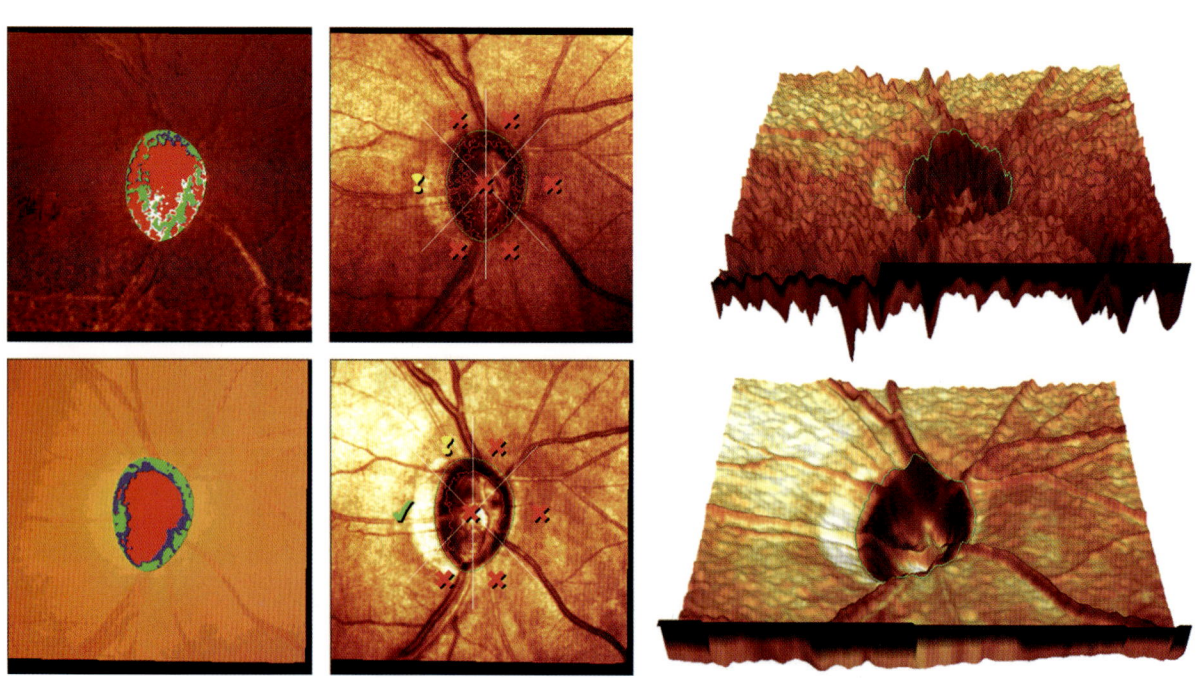

▲ 图 20-9　在 TCA 分析中包括质量差的基线图从而导致检测到假阳性改变
去除质量差的基线图像从而降低了显著变化的区域

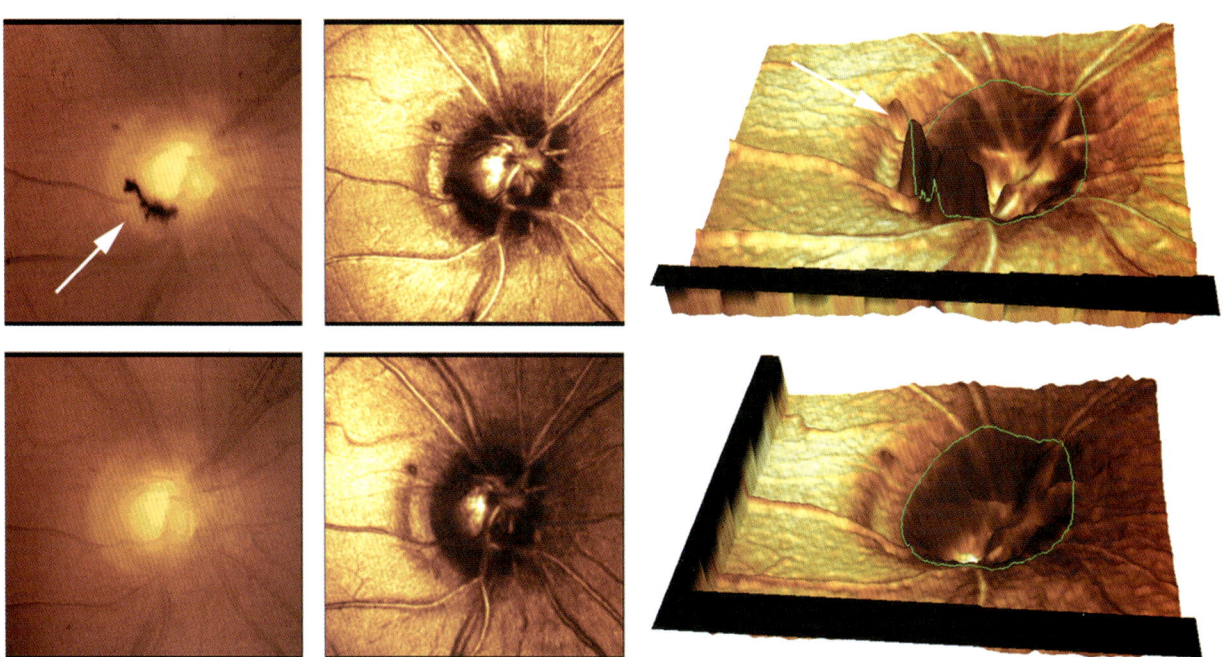

▲ 图 20-10 玻璃体漂浮物在反射图像上的显示

顶部：地形图的轮廓线上方有一个浓密的飞蚊漂浮物。注意突出显示在 3D 图像轮廓线的高度（箭）。底部：同一眼漂浮物位置漂移的图像

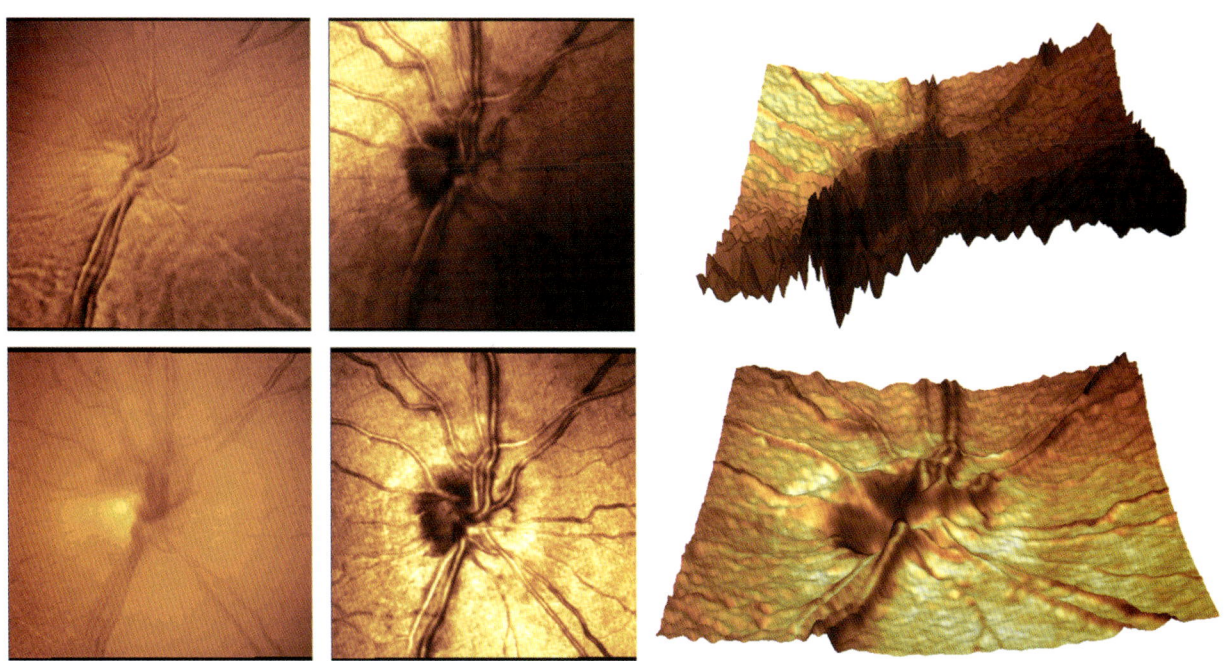

▲ 图 20-11 照明对 HRT 图像质量的影响

顶部：一幅质量差的地形图，照明不均匀，右下角处有一些框架和相对高的标准偏差，其值为 40μm。质量控制可能将这个标准偏差归类为"可接受"，但显然不可用于分析。底部：同一眼的质量好的图像，其标准差为 12μm

（六）优势和局限性

HRT 的主要局限性是多次测量都依赖于一个参考平面，该参考平面基于用户定义的轮廓线的放置。这一事实使得客观测量在某种程度上有些主观，因为即使有经验的检查者设定的轮廓线也是有差异的（对于有争议的结果，见文献 [30, 31]）。轮廓线和参考平面无关的 GPS 分类器的引入是一个显著的改进，因为它可以让检查者独立分析，并倾向于类似或优于参考平面依赖的 MRA。

另一个 HRT 的可能的局限性是，立体测量可能受到眼压升高的影响（例如文献 [14]）。这一发现表明，在评估 HRT 图像随着时间推移的变化时，眼压波动应予以考虑。然而，另一项研究表明，与无波动的对照组眼相比，眼压波动 5mmHg 或 20% 平均水平，对立体测量和视网膜高度（用 TCA 评估）的影响无统计学意义。

HRT 的优点包括其在图像采集期间的实时质量控制，用于检测青光眼及其进展的复杂分析软件，以及其庞大的种族特异性的标准数据库，已被证明提高了某些病例，但并非全部病例的诊断准确性[33, 34]。

三、时域 OCT

（一）简介 / 拍摄的模式

光学相干断层扫描（optical coherence tomography，OCT）是一种能够在体内和体外均能获得高分辨率眼部结构切面图像的成像技术[35]。OCT 的工作原理类似于超声的原理，但是用光代替声音来获得高分辨率的眼部结构图像。不同眼部组织结构的位置距离和大小可以通过测量相对于参考光束从不同结构反射回来的光所需要的时间来确定。

时域光学相干断层扫描仪（TDOCT，Stratus-OCT，Carl Zeiss Meditec，Dublin，CA）包括评估视盘地形图对青光眼的治疗。视盘扫描由 6 条辐射状线性扫描组成，其以视盘为中心形成一个辐条状的图案。为了进行整个视盘的测量，OCT 在扫描中间自动地将视盘边缘确定为视网膜色素上皮 / 脉络膜毛细血管层的末端（图 20-12A）。一条直线连接两侧视网膜色素上皮的边缘，参考平面置于该线前

150μm 处的一条平行线（标准视杯位置）。盘沿定义为位于参考平面上方的区域，而视杯定义为位于该平面下方的区域。视盘地形图（图 20-12B）上视盘边界，对应于视网膜色素上皮的边缘，用红色表示，而视杯用绿色表示。

（二）可重复性

TD-OCT 视盘测量的可重复性较好，其组内系数通常在 0.80 左右或高于 0.80[36, 37]。青光眼的重复性可能差于正常眼，可以通过散瞳来提高青光眼或老年人的重复性。

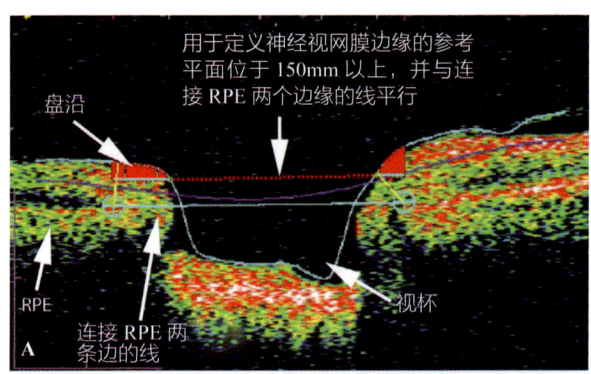

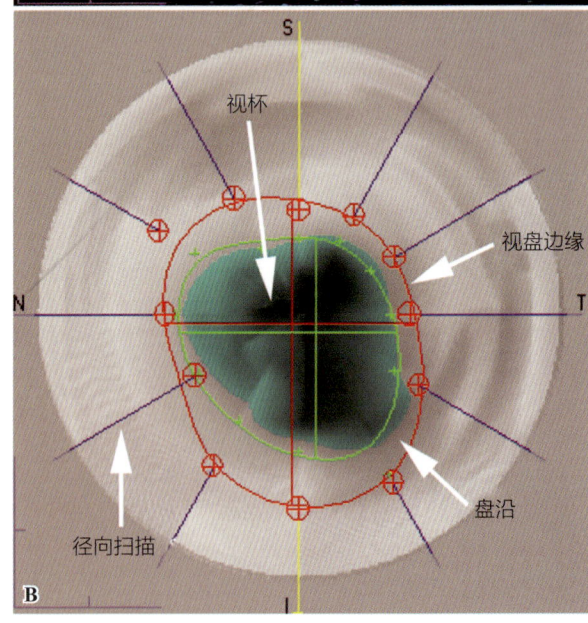

▲ 图 20-12 视盘的时域光学相干断层扫描图
A. 视网膜色素上皮层（RPE）可被识别为深层的红色反射。蓝色直线连接两侧的 RPE 边缘。在该直线 150μm 以上且平行于该线处建立一个参考平面。盘沿定义为位于该参考平面上方的红色区域，视杯定义为位于该平面下方的区域；B. 视盘地形的二维表征。视盘边缘用红色表示，视杯边界用绿色表示

(三) 数据分析、打印和解释

视盘的检查和报告打印

OCT 软件可以进行图像采集、存储、检索和分析。在标准的视盘分析报告上，该软件自动地计算几个视神经乳头地形参数并以彩色编码的地形图和视盘地形图一起给出报告（图 20-13）。共提供两组参数。其中一组 5 个参数对应于单条放射状扫描分析，检查操作者选择 6 条横截面放射状扫描线中的 1 条进行计算分析。第二组 8 个参数对应于视盘的分析结果，其包括来自所有 6 条放射状扫描信息及其之间的扫描信息。

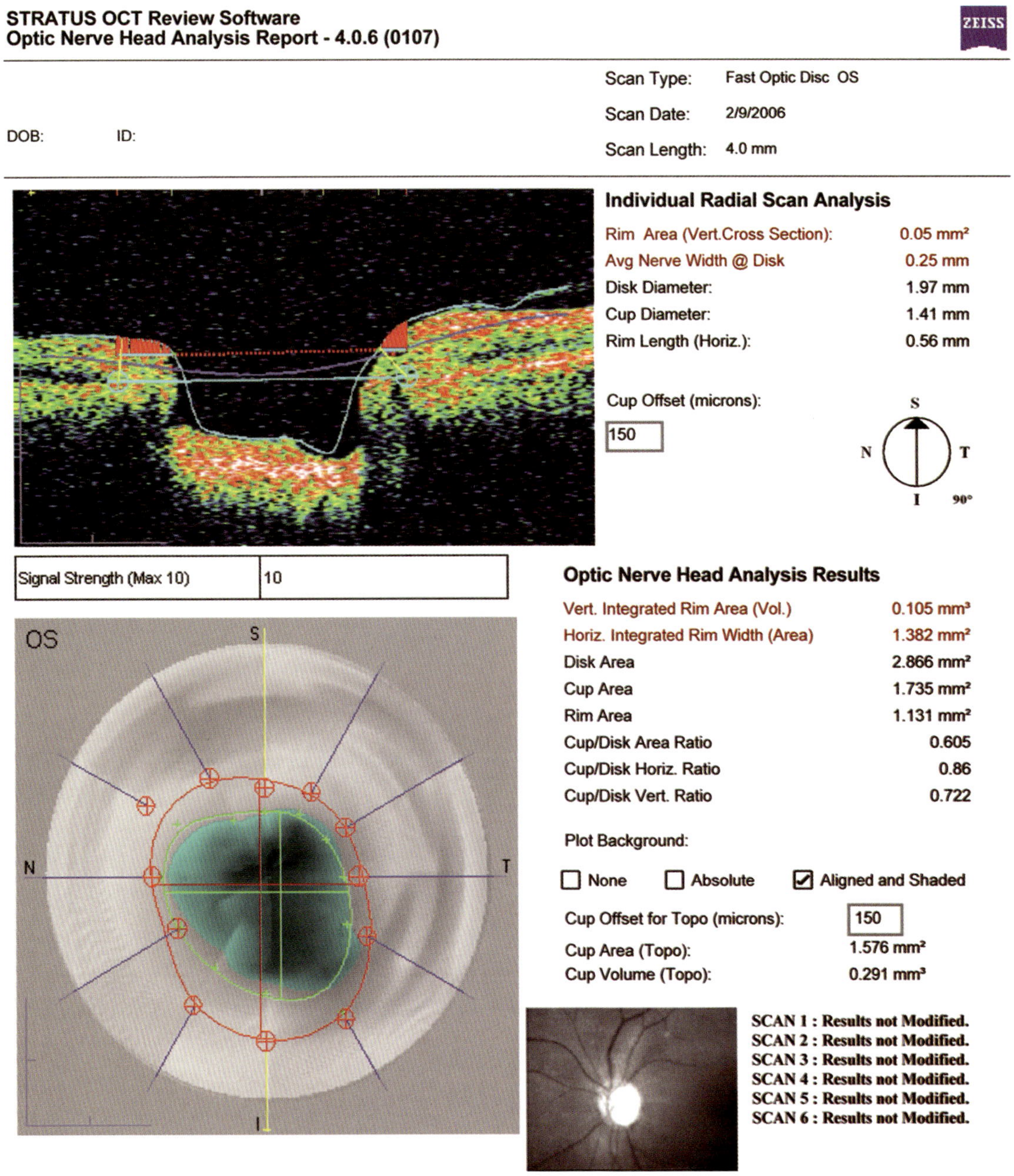

▲ 图 20-13 青光眼患者 1 的视盘分析报告

显示彩色编码图（上）、地形图（下）、单个放射状扫描分析（基于输出报告上的单个扫描分析在地形图上显示为黄线）和视盘分析结果（基于所有的放射状扫描信息以及扫描之间的信息组成的地形图）。测量用于分析的放射状扫描线的分析参数，盘沿面积，视盘处的平均神经宽度，视盘直径，视杯直径和盘沿长度（水平）

(四)诊断的准确性

几项横断面研究评价了 Stratus TD-OCT 视盘参数检测青光眼损伤的能力[38-43]。研究显示，有青光眼视野缺损的眼睛和正常眼睛之间的这几项参数具有显著的差异。然而，在两组受试者的个体测量结果表现出相当大的重叠。在一项研究中，AUROC 曲线的分析表明，所有地形参数表现相似（除了视盘面积），范围介于 0.84~0.88。特异性为 95% 时，参数杯/盘面积比具有最高的灵敏度。研究表明杯/盘面积比也具有较高的重复性，因此，这个参数在青光眼的诊断评估中很有用。正如人们所料，在 AUROC 曲线中，视盘测量的敏感性和特异性受疾病严重程度的影响，如 OCT 视网膜神经纤维层的测量所示[44]。

所有 TD-OCT 参数之间的比较显示，在发现具有视野缺损的青光眼患者方面，视盘参数跟 RNFL 厚度一样好，并好于黄斑厚度测量。更重要的是，一些研究表明，视盘和 RNFL 厚度的结合可以提高仪器检出青光眼的能力[38-43]。

(五)常见的人工伪影及预防方法

良好的 OCT 扫描应具有足够的信号强度并以视盘为中心。对于 Stratus TD-OCT 来说，信号强度 ≥ 7 的扫描通常是良好的，而扫描信号强度 < 5 通常是不可接受的（图 20-14）。对于两者之间的值，核查彩色编码地图上的视网膜色素上皮层是否是夹杂有白色斑点的清晰的红色很重要。为了评估扫描是否是以视盘为中心，检查者应该查看计算机屏幕上以及打印输出的眼底图像。偏心扫描可导致盘沿和视杯尺寸的不正确测量。

除了评估信号强度和中心定位，操作者还应仔细检查算法中的失败，该算法通过检查每一张 6 种颜色编码的地图（每个放射状扫描 1 张）来检测视网膜/视盘边界。通常，用作视盘分析，在进行必要的校正之后，6 张地图中的至少 5 张的扫描质量应该是可接受的。如果在某一特定地图上发现视网膜/视盘边界定义不正确，用户可以手动调节表面的灵敏度。表面灵敏度值（范围 0~20）决定了作为前表面的反射率阈值。通过增加表面灵敏度，在定义表面时可以更好地忽略潜在的伪影和噪声（图 20-15），或者可以通过点击和拖动计算机屏幕上的点来修改视网膜色素上皮边缘的位置。观看地形图上不太可能的视盘形状也有助于确定 OCT 算法是否正确地识别视盘边缘。

另一个误差来源于在 TD-OCT 视盘扫描的彩色编码图上显示为蓝线的自动定义的玻璃体视网膜/视盘表面。自动 OCT 算法偶尔失灵，将上覆的纤维组织或玻璃体混浊物错误地视为视网膜或视盘表面（图 20-15）。增加灵敏度阈值通常可以使机器忽略上覆的组织，并正确地识别视网膜/视盘表面。在有些情况下，有必要调整视盘边缘和表面敏感性，从而确保正确地评估视盘地形。

(六)优势和局限

Stratus TD-OCT 分析的优势包括使用单个仪器评估视盘地形和 RNFL 厚度（和黄斑厚度）的可能。如前所述，来自不同扫描区域的参数的组合提高了青光眼损伤的检测能力。视神经边界的自动划分是另一个优势。然而，自动算法经常无法正确地检测出视盘边缘。此外，视盘边缘的自动划界可能受视盘旁萎缩区的影响，通常在青光眼中这些区域比正常眼大。这些视盘旁萎缩区已被证实与视网膜色素上皮和脉络膜毛细血管的萎缩有关。同一患者视盘边缘划界的改变（由于视盘旁萎缩面积的增加）会混淆视盘地形测量随时间变化的解释，限制了该仪器检测进展性青光眼视盘损伤的能力。

目前还不清楚 6 个放射状扫描之间的插入值对整个视盘分析结果有多大影响。通过插入算法可能会错过局部盘沿或视杯的改变。

四、频域 OCT

(一)简介/拍摄的模式

频域（SD-OCT）（也称为傅立叶域 OCT）[45-50] 自 2007 年以来被商业化用于青光眼的检测。其操作原理类似于 TD-OCT，但是 SD-OCT 仪器利用光谱分离探测器和通过傅立叶变换测量光谱的后散射，而不是相对于参考平面的位移。这产生了更高的帧传输速率和更快的傅立叶变换算法，使得扫描视盘、RNFL 和黄斑时具有比时域 OCT 技术更高的分辨率[51, 52]。与时域 OCT 仅有一款商业化机器

第三篇 青光眼的评估
第20章 视盘成像

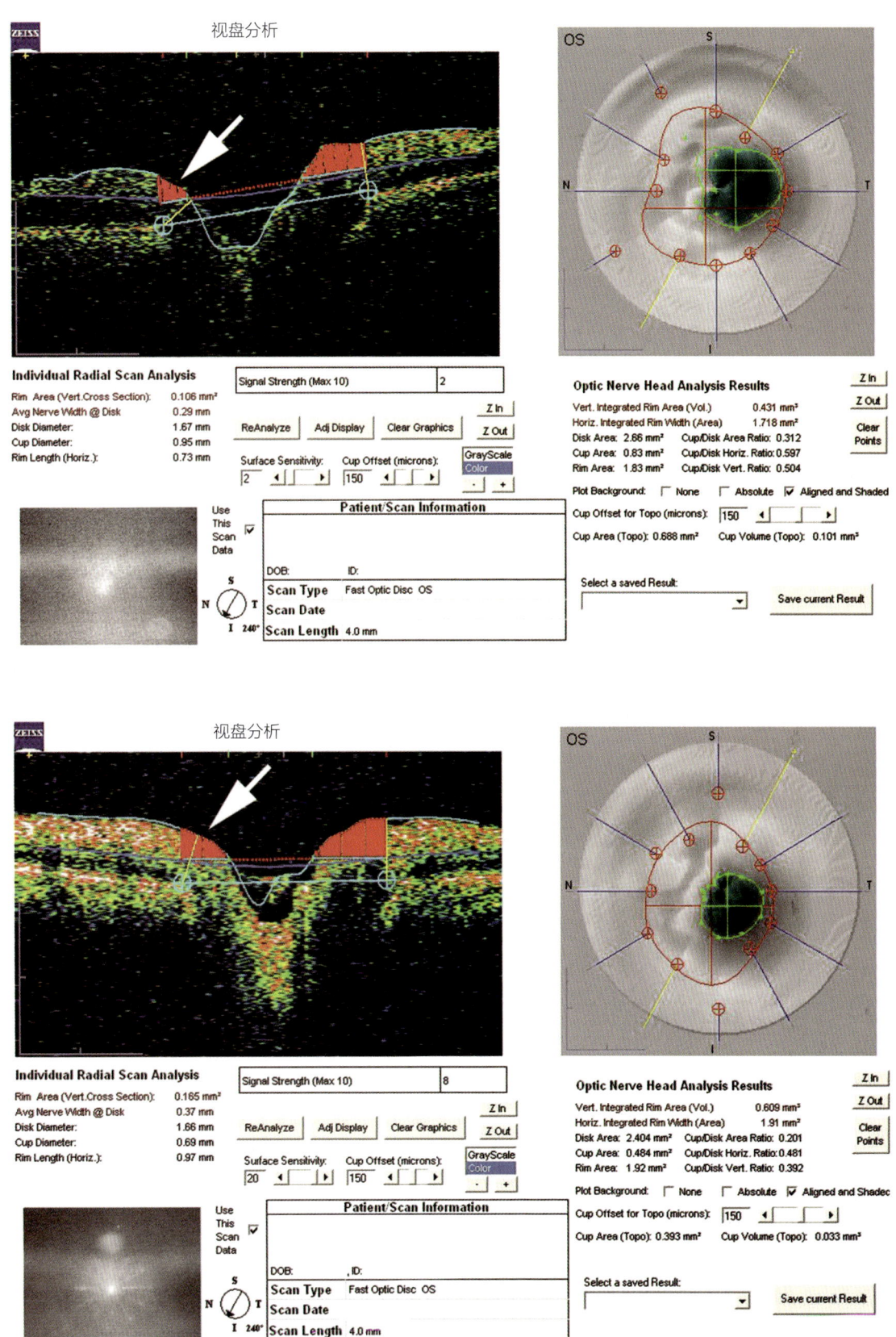

▲ 图 20-14 信号强度对眼底 OCT 扫描质量的影响

顶部：质量差的视盘扫描。注意低信号强度值（2）。视网膜层，包括视网膜色素上皮，几乎看不到，视盘边缘定义不清。底部：后续一张扫描的信号强度为 8。注意扫描质量良好的较大的盘沿面积（箭）

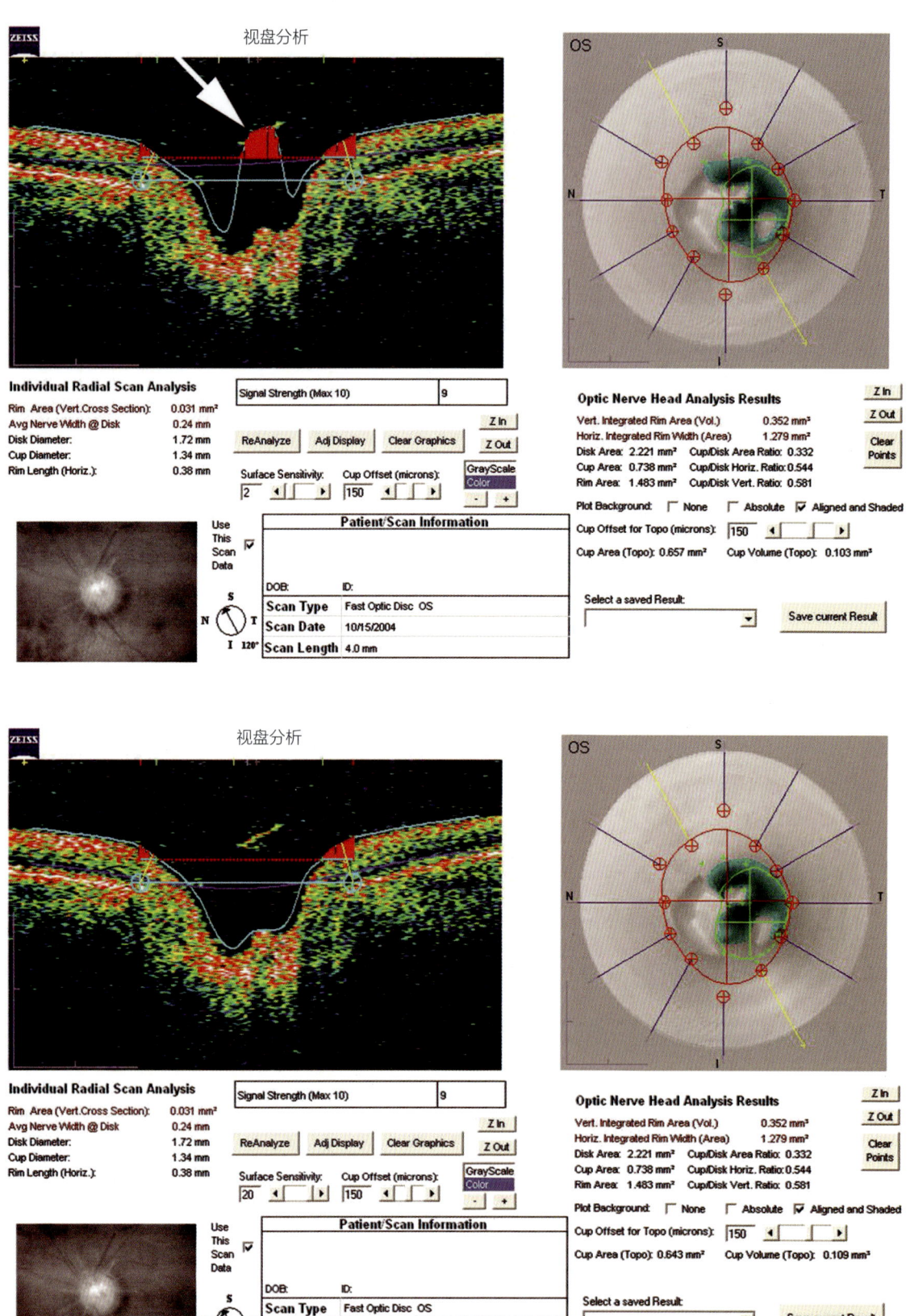

▲ 图 20-15 自动 OCT 算法的失误示例

顶部：由于存在上覆玻璃体混浊（箭）而导致的视盘表面的错误确定。底部：改变灵敏度阈值后的同一扫描

相比，世界范围内有多个品牌的频域OCT机器被批准应用于临床。设备的技术规格多种多样，并且更新迅速。总的来说，这些仪器具有比时域OCT快60～100倍的连续二维扫描速度（从30 000～40 000+线性扫描/秒），具有比时域OCT高2～3倍的轴向分辨率（一些被用于临床的仪器达到约4μm）。视盘的3D高分辨率扫描（图20-16），可以自动区分和测量视杯、视盘、盘沿的参数。此外，现在可以利用Bruch膜开口作为稳定的和客观的（即基于可检测到的解剖结构）参考平面来描述这些组织。每个SD-OCT提供多个内置扫描模式选项，用于视盘成像。此外，目前使用增强的深度成像（EDI）技术，可以测量人类的脉络膜、层间和层状结构[53~58]。商业化SD-OCT扫描仪的光穿透深度通常可以捕获筛板前表面和相邻视盘周围的巩膜，两者对视盘的生物力学有显著影响[56, 59-66]。

（二）可重复性

一些研究已经研究了视盘测量的可重复性。使用Cirrus HD OCT和RTVue进行研究，青光眼和正常眼视盘参数的测量具有良好的可重复性，组内相关系数（ICC）范围为0.93～1.0[67-70]。整体来看，SD-OCT比TD-OCT表现出更好的组间和组内可重复性[37, 71]。

（三）数据分析、打印和解释

1. 视盘的结果和报告打印

SD-OCT打印报告以一种简单明了的方式给出了临床相关的定性和定量的视盘参数信息。总体上，对大部分的视盘、视杯和盘沿的参数进行了测量（图20-17）。与HRT和时域OCT一样，SD-OCT仪器利用标准数据库来识别超出正常范围的扇区和测量值。大多数仪器使用红色、黄色和绿色编码方案，红色表示超出正常范围外（测量值落在标准数据库的1%处）；黄色表示边界值（测量值落在标准数据库的5%处）；绿色表示在正常范围内（测量值落在标准数据库的95%内）；白色表示标准数据库最厚的1%处的测量值（图20-17）。在打印报告上会给出图像质量评分。考虑到目前比较常用的仪器为例，主要以批准在美国使用的两款仪器，即RTVUE傅立叶域（FD）-OCT（Optovue Inc, Fremont, CA）

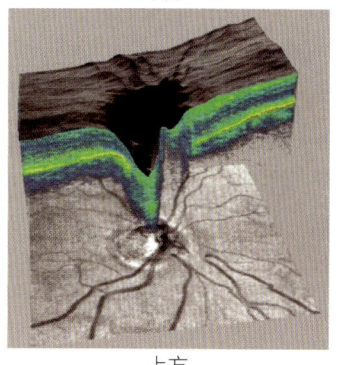

▲ 图20-16 可以使用SD-OCT获得视盘的三维扫描

和Cirrus高分辨（HD）-OCT（Carl Zeiss Meditec, Dublin, CA）的打印报告为例。

2. 改变的检测分析和获得的打印报告

SD-OCT良好的可重复性提示，它能提高我们检测出视盘变化的能力。自动趋势和基于事件的进展分析是可用的（图20-18），并且通过复杂的配准算法和统计方法（如统计图像映射）快速改进。例如，RTVU-ONH MAP青光眼进展报告显示每次扫描多达4次扫描（1次基线和3次随访扫描）（图20-18A）。基线扫描和末次随访扫描之间的变化量为每个RNFL和视盘参数自动计算。Cirrus导向编程分析提供视盘和RNFL事件和趋势分析，识别比标准数据更大的测量变异性变化。垂直杯盘比的变化率自动提供颜色编码，指示变化是否在预期的变化率之外（图20-18B）。在报告中通常包含颜色编码表，包括视盘地形图和RNFL测量的差异。

（四）诊断的准确性

一些研究评估了SD-OCT视盘参数检测青光眼损伤的能力。3个最佳的ONH参数是杯/盘面积比、杯/盘垂直比和盘沿区域。AUROC在0.8～0.95，取决于疾病的种类和严重程度[73-81]。如SD-OCT RNFL测量所示，在青光眼早期诊断时，SD-OCT视盘参数可能导致AUROC较低[82]。

很少有研究调查患者的相关因素（如眼部并发症）对SD-OCT视盘测量参数准确性的影响。研究表明，与非近视眼相比，近视眼SD-OCT的诊断准确性可能较低，这通常与视盘倾斜和视盘萎缩弧相关。

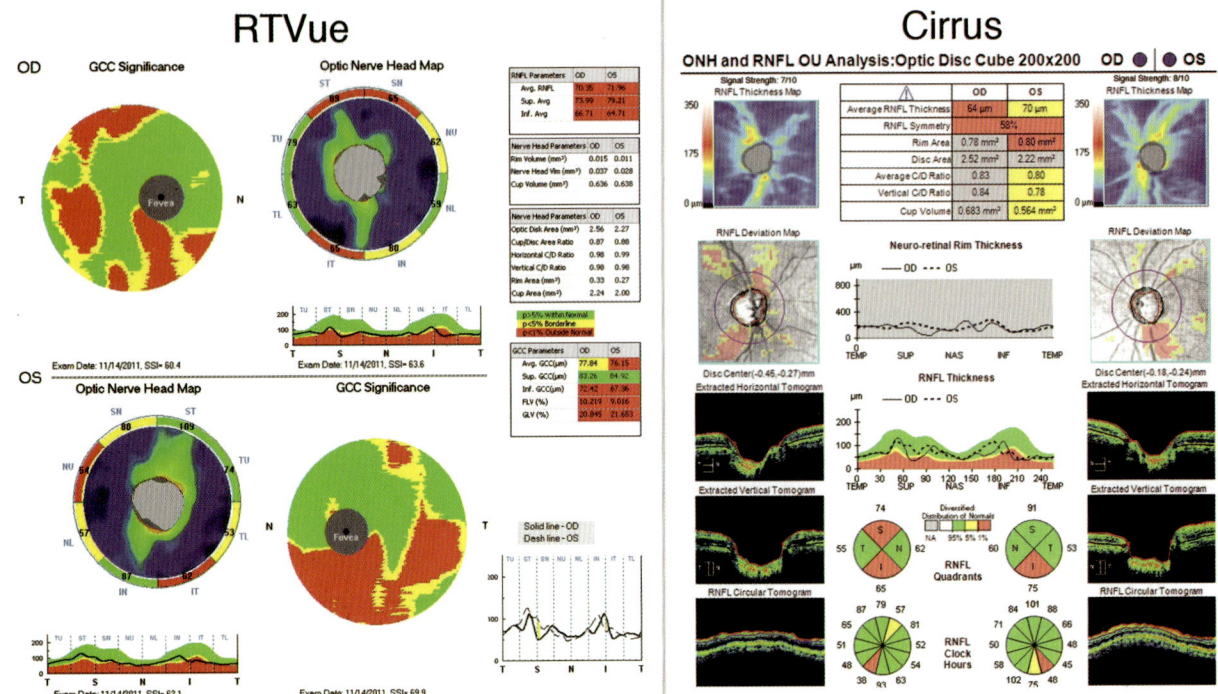

▲ 图 20-17 青光眼患者 2 的视盘扫描的 SD-OCT 报告

通常包括视盘形态和视网膜神经纤维层测量以及特定仪器质量评分。Cirrus（右）和 RTVue（左）的报告都有视盘图、RNFL 厚度图和 TSNIT 图，突出了垂直方向的黄色和红色的沙漏形状，显示典型的弓形 RNFL 图案。此外，两个 SD-OCT 仪器报告都包括具有视盘参数测量的表，包括视盘面积、盘沿面积、视杯体积、杯 / 盘比，以及用颜色代码表示的测量值是否在正常范围之外的表。Cirrus 还包括 RNFL 偏差图和眼底图像，可以显示杯和盘的边界，与标准数据库比较后的 RNFL 计算结果用不同颜色表示出来。RTVUE 在一张报告上提供视盘和黄斑厚度扫描结果

（五）常见的人工伪影及怎样预防他们的出现

SD-OCT 仪器为操作者提供扫描质量的反馈。每个制造商给出的图像"质量评分"体系有所不同（1～100 或 1～10），但都基于信号强度、信噪比进行评估。仪器制造商给出图像质量可接受或不可接受的报告。检查者和临床医生负责阅读和解释报告，以确定扫描结果是否能够用于临床决策。此外，自动质量评分体系并不能 100% 识别质量差的扫描图像。基于软件的质量评分体系常常不能评判出解剖结构识别错误，视盘中心位置错误和很多其他问题的错误。检查者和临床医生分析报告时也必须了解自动质量评估的局限性，并且能够识别质量评分不高的扫描。当结果质量评分低于制造商的建议或存在其他质量问题（如下述）时，检查者应重新进行扫描。

1. 运动的伪影

当在图像采集过程中正在成像的物体移动，而在图像重建过程中静止时，会出现运动产生的图像伪影。SD-OCT 仪器克服运动伪影的方法有所不同。一些，如 Spectralis（Heidelberg Engineering, Heidelberg, Germany）依赖于在图像采集过程中的眼睛跟踪系统。其他仪器依赖于采集后处理，以减少运动伪影的影响。微眼跳可能是运动伪影最常见的原因。在微眼跳期间，在随后的二维扫描（及在单个二维扫描内的不同线性扫描之间）的眼睛位置可以显著改变，并且可能导致局部图像血管分裂（即非连续的）[85]（图 20-19）的出现。头部运动可导致视网膜层出现波状外观。眨眼伪影表现为视网膜图像层中清晰定义的分层消失，所有图像层都受到影响。

2. 阴影

眼部吸收光的部分可能导致 OCT 图像上的组织被光学遮蔽。最常见的是玻璃体漂浮物（图 20-20）和血管，特别是那些来自中央视网膜血管干的分支

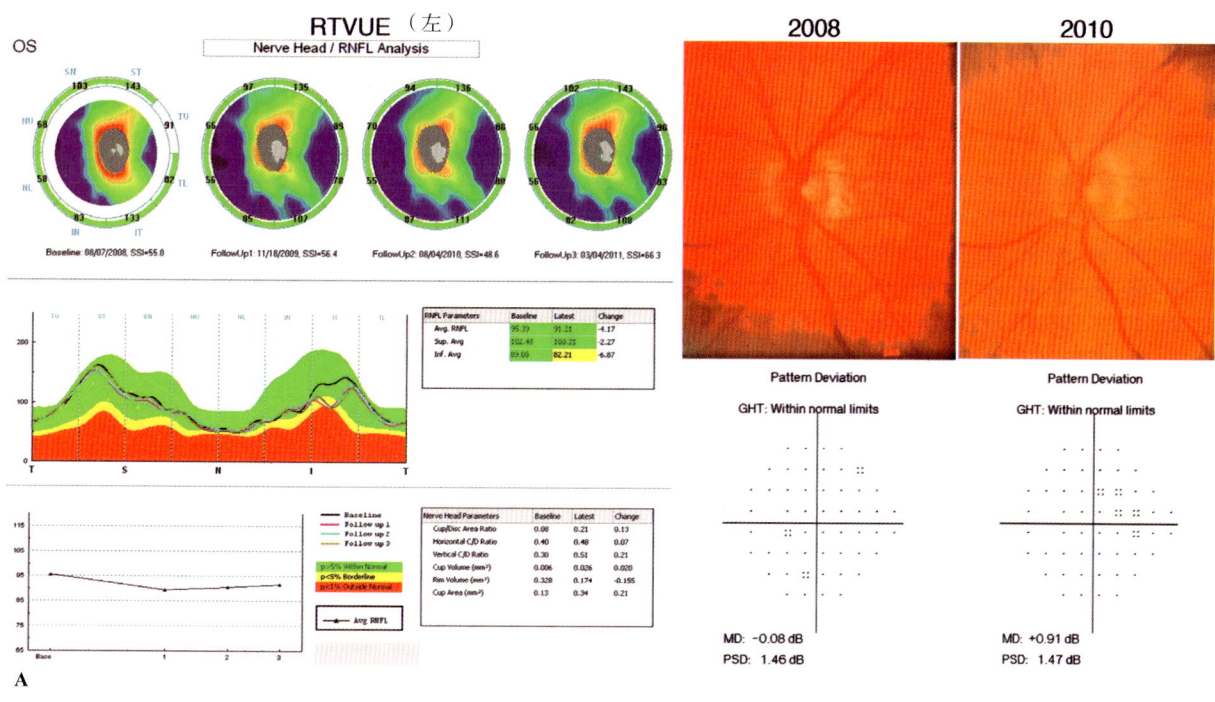
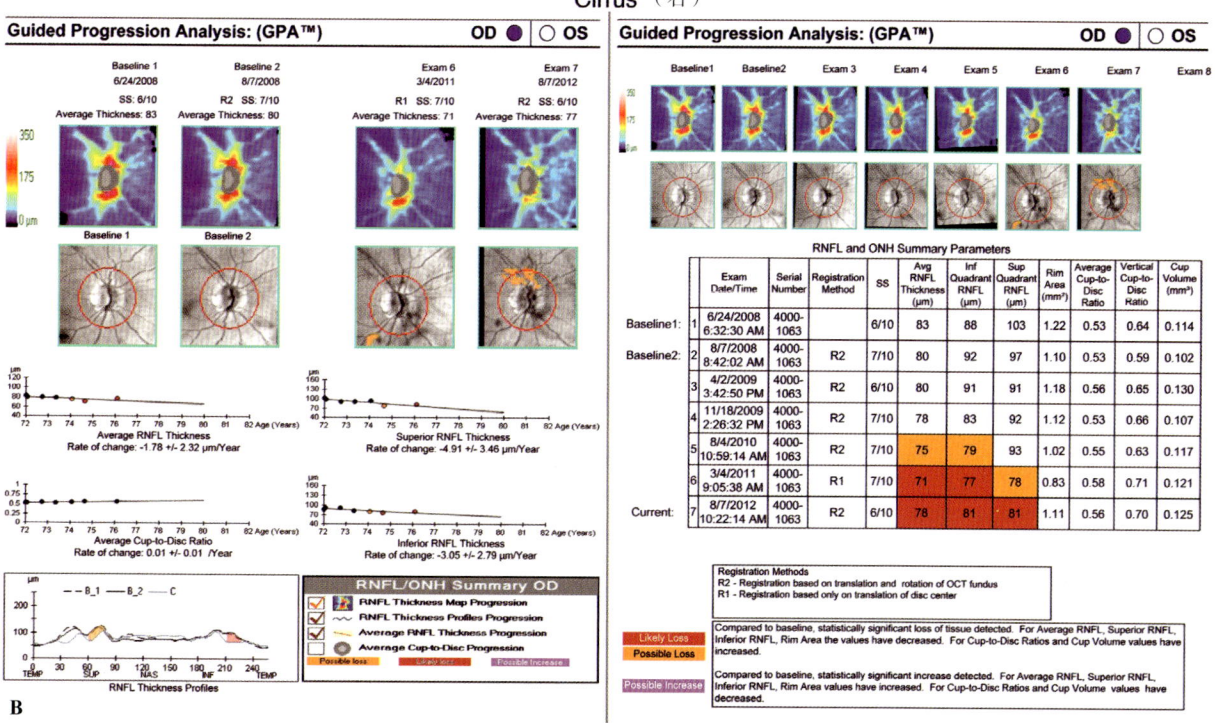

▲ 图 20-18 高眼压患者 3 的视盘扫描的 SD-OCT 报告

A.（右）2008 年和 2010 年照片显示视杯扩大。视野检查表明没有视野缺损的证据（PSD 和青光眼半视野测试在正常范围内）。RTVue 进展分析包括 4 个检查日期，从 2008 年的基线检查来看左眼并无青光眼进展的迹象，右侧是随访图像。TSNIT 图表明随着时间的推移，下方的 RNFL 发生变化。报告的右侧包括 RNFL 测量表（上图）和视盘形态参数表（下图），提示随着时间的推移，杯深和盘沿变薄。RNFL 的平均厚度趋势随时间变化的变化相对较小。B.Cirrus Guided Progression Analysis（GPA）的报告。第 1 页（左）显示了在影像进展地形图（顶部）上的下方楔形 RNFL 缺损的发展，以及相应处 RNFL 厚度变化图上用红色（中间）表示的在两次基线及随访研究中具有明显改变。从提供的变化率来看，平均杯盘比比率和下方的 RNFL 厚度的趋势分析表明，随着时间的推移也发生了显著的变化（红色实圆圈）。GPA 分析报告的第二页（右）提供了多达 8 个检查的信息，其中包括 RNFL 和 ONH 杯和盘缘测量表。红色填充的格子表明平均杯盘比比率和下方的 RNFL 厚度有显著的变化。第二页还提供了有关分析中使用的方法的注册信息

青光眼诊断与治疗学（原书第2版）
GLAUCOMA : Medical Diagnosis & Therapy (2nd Edition)

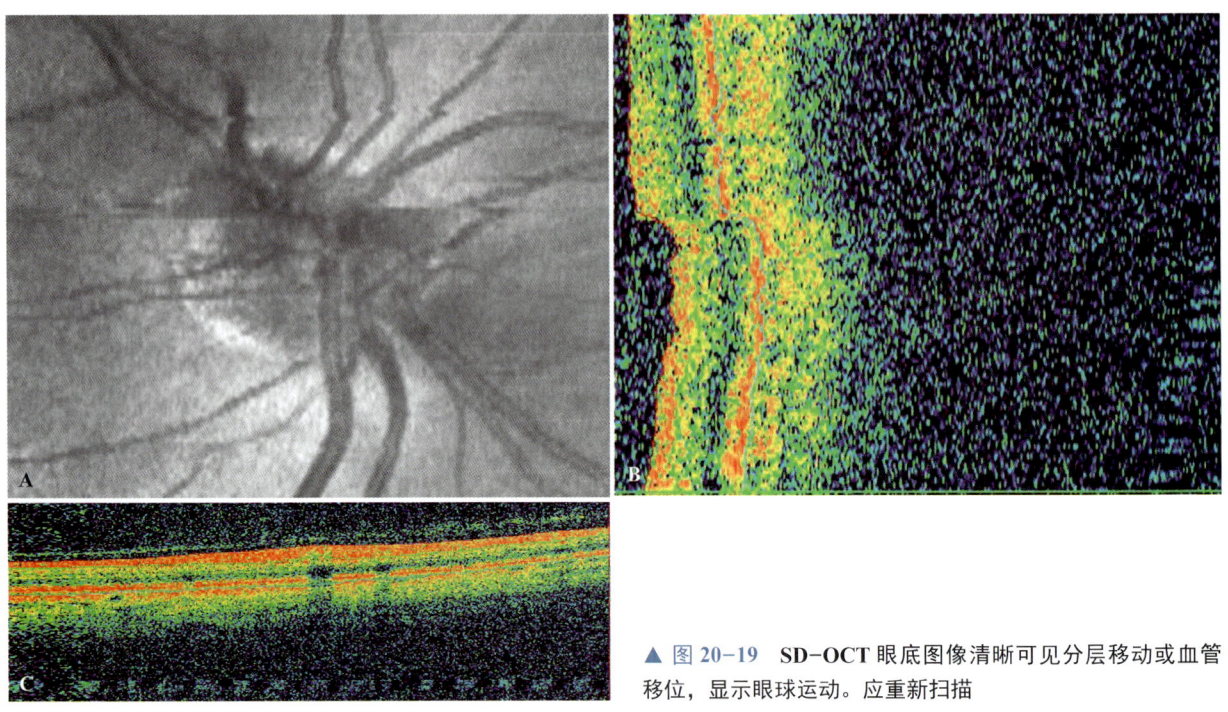

▲ 图 20-19　SD-OCT 眼底图像清晰可见分层移动或血管移位，显示眼球运动。应重新扫描

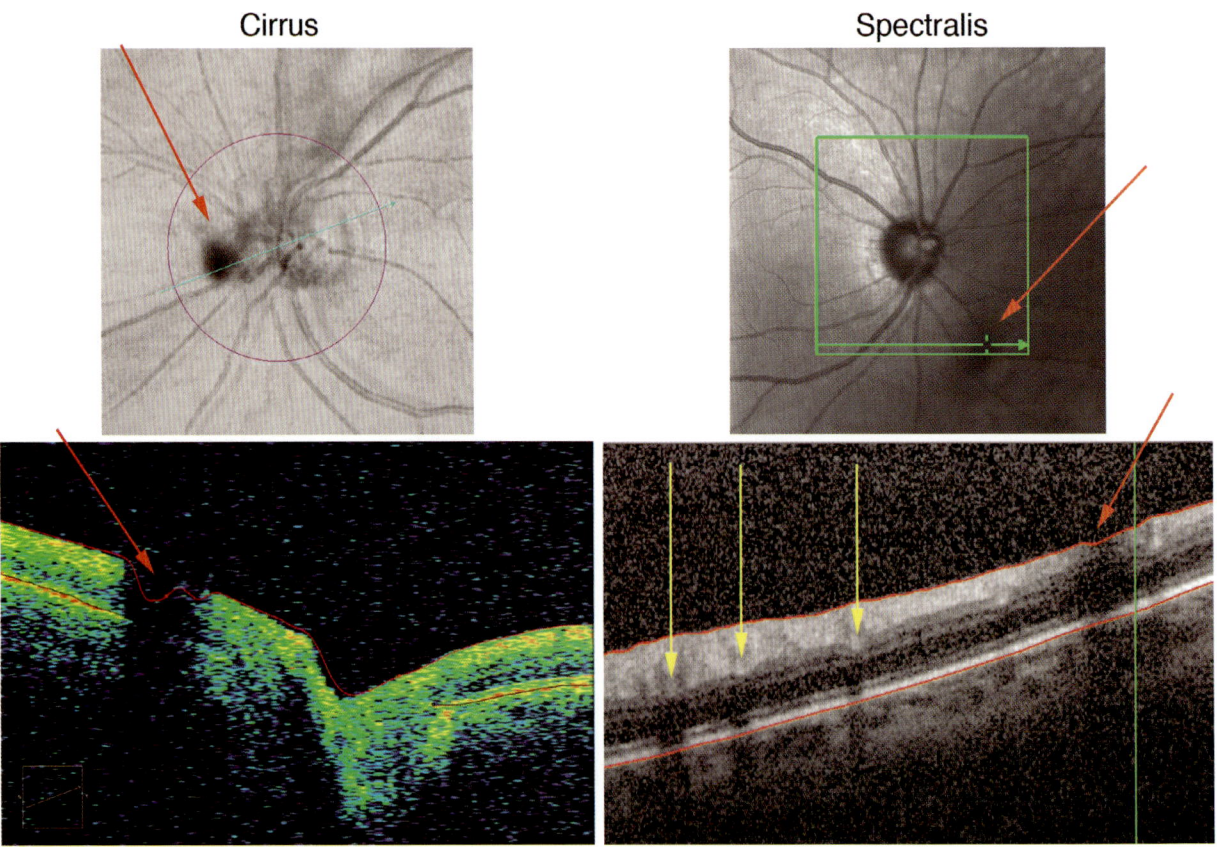

▲ 图 20-20　SD-OCT Cirrus（左）和 Spectralis（右）眼底图像，在视盘的鼻侧外面有密集的漂浮物（红箭）。用浮标（红箭）和血管（黄箭）标记 SD-OCT 扫描的阴影/信号丢失

238

血管。区分阴影效应和实际的组织破坏是很重要的。就玻璃体漂浮物而言，比较 OCT 图像与眼底照片可以帮助识别造成视网膜光学阴影的成分。

3. 差的信号强度引起的分层失败

差的信号强度可以是扩散的或局部化的。在扫描中，当信号明显不好的比例较大时，质量评分通常较低。然而，如果低信号强度仅出现在相对较小的扫描比例中，总体质量分数仍然可以在可接受的范围内（图 20-21）。信号强度差可能导致基于算法的组织分层失败。图 20-22 显示了左眼视盘中失败的分层算法。质量控制软件不能自动检测到分割算法失败。大多数 SD-OCT 仪器能够在某些图像上编辑分割线，但不能编辑所有的图像。

4. 错误的视盘检测及错误的视盘参数分类

图 20-23 显示了在手动校正视盘位置之前和之后一系列视盘检测的错误。很明显，视盘分界的误差将产生形态记录的错误变化。大多数 SD-OCT 仪器能够手动编辑，以确保 Bruchs 膜开口被准确识别。

（六）优势和局限性

使用 SD-OCT，图像捕获速度更快，分辨率更高，并且减少了运动伪影。眼动跟踪系统的合并可以校对和再现扫描，基于软件的技术可用于体积校正和扫描校正，并具有降低测量可变性和改进长时

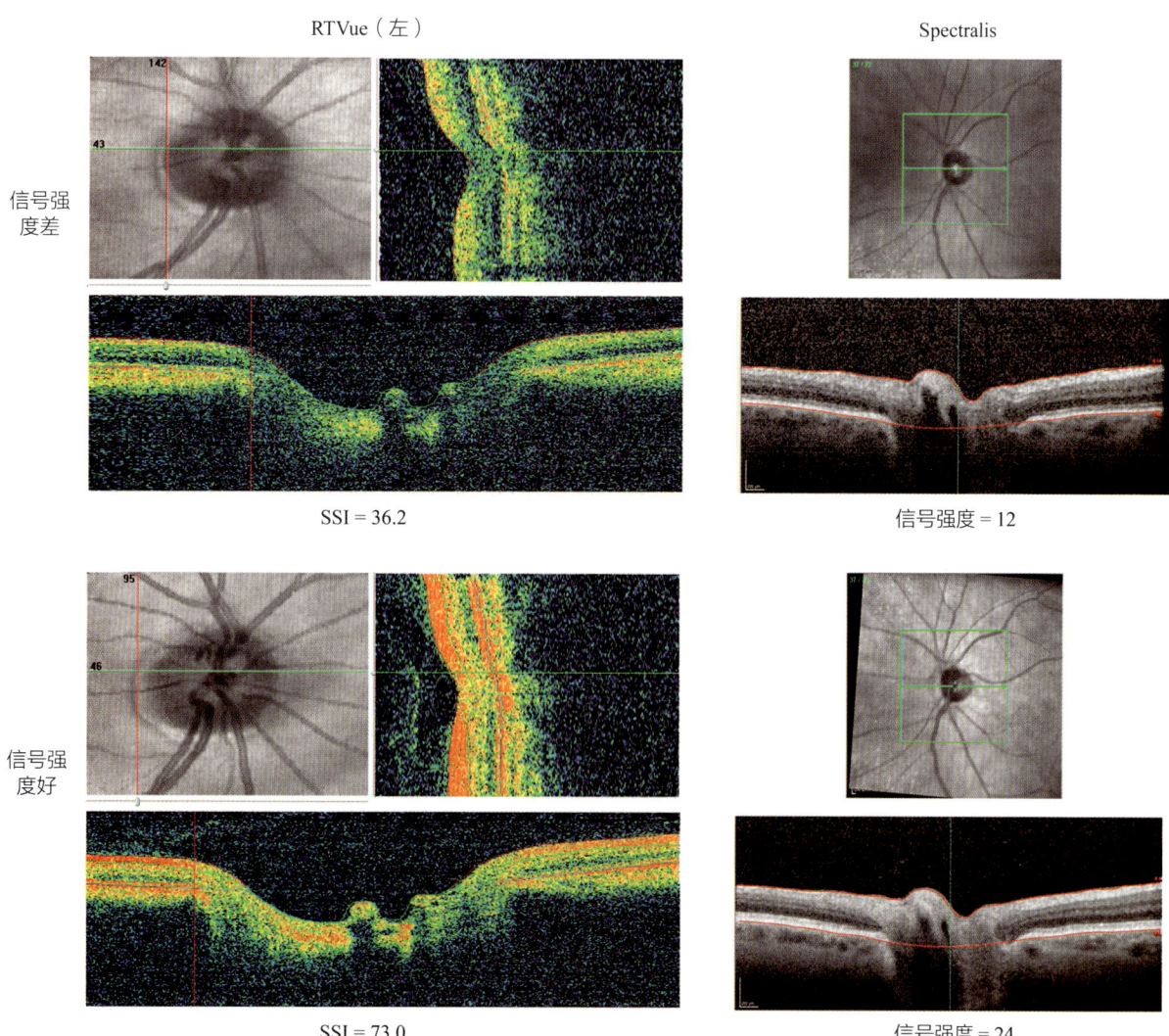

▲ 图 20-21　**SD-OCT 对同一眼睛扫描的信号强度比较**

SD-OCT RTVue（左）和 Spectralis（右）同一眼睛扫描信号强度差（上方）和良好的信号强度的图像（下方）。信号强度低的应重新扫描，以提高扫描质量

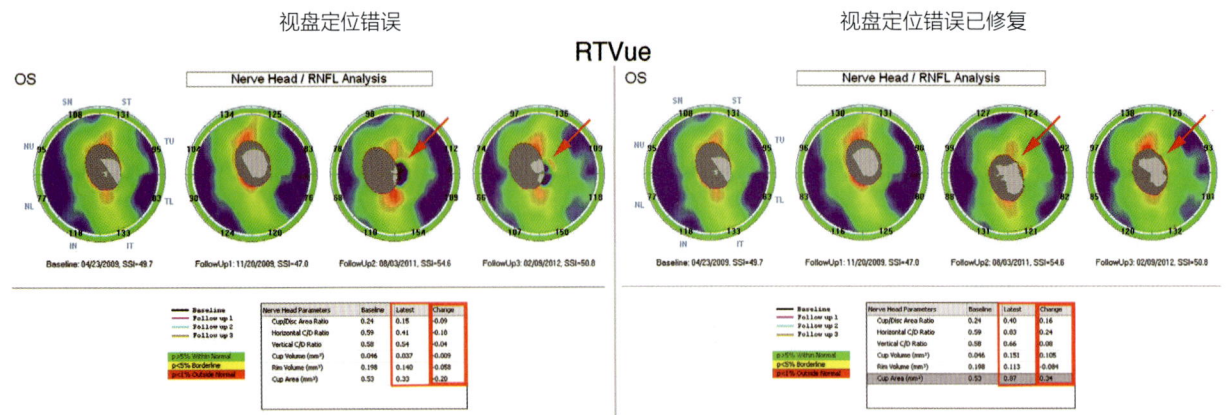

▲ 图 20-22　在高质量扫描中，视盘分界中的软件错误导致视盘和视网膜神经纤维层改变的错误指示
（左）最后两次扫描的视盘分界是错误的。（右）视盘分界结果的校正

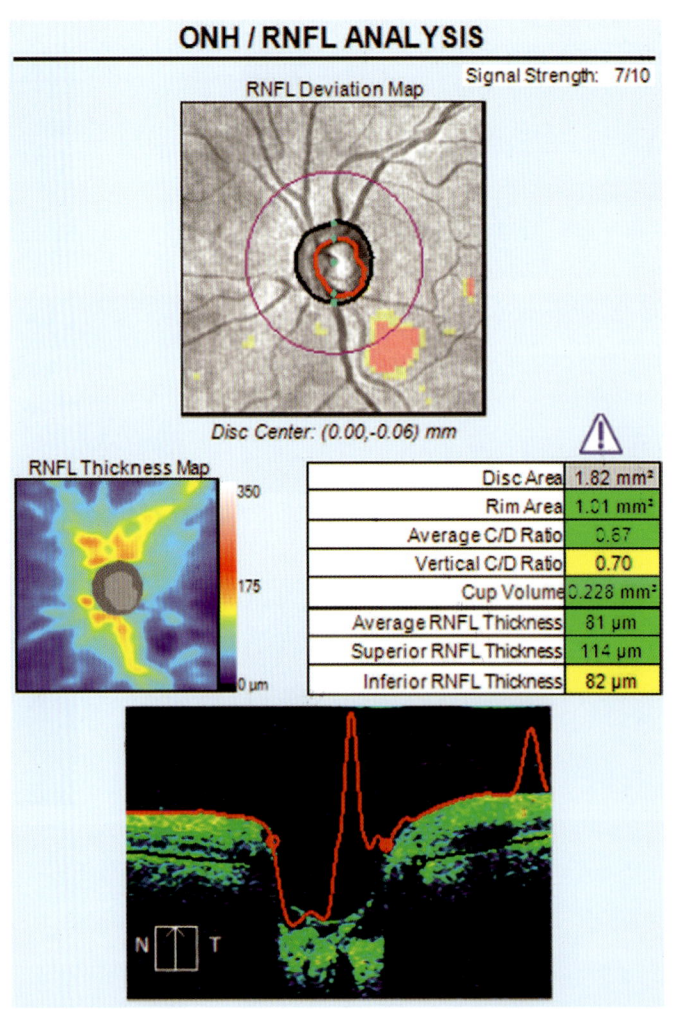

▲ 图 20-23　在视杯中心的分辨失败导致错误的视杯和神经视网膜盘缘面积测量

间跟踪的可能。使用 Bruchs 膜开口来定义视盘盘缘的自动化新技术也有助于提高测量的一致性，而不考虑 ONH 的形状或表型如何。

此外，所有 SD-OCT 设备都包含复杂的软件，该软件向检查者提供实时图像质量信息，将每个检查结果与标准数据库进行比较，并将跟踪图像与基线图像进行自动连续检测。值得注意的是，这些系统正在迅速发展，并且通过软件更新很可能克服一些当前的局限性。

增加扫描速度、图像分辨率和可视化更深层次结构的功能存在一些缺点。SD-OCT 三维高分辨率系统比时域系统更昂贵。虽然问题比其他仪器少，但在小瞳孔或屈光间质混浊的患者中，图像的质量可能会降低。由于仪器光谱分辨率有限，与深度相关的灵敏度下降，使得图像质量在较深区域的检查中迅速下降。

SD-OCT 仪器不仅在硬件上存在差异，而且在分辨组织的编程和软件分析方面也不同。因此，一个 SD-OCT 的绝对测量值与另一个 SD-OCT 的绝对测量值虽然高度相关，但不可互换。因此，采用新的 SD-OCT 技术辅助长期临床治疗策略是具有挑战性的。这是因为用现有技术获得的测量可能与用新技术获得的测量结果不兼容[87-90]。

（七）频域 OCT 和时域 OCT 的比较

一些研究表明 SD-OCT 比 TD-OCT[89,91,92] 具有相似或稍好的诊断准确性，但是，由于 SD-OCT 测量比 TD-OCT 的重复性更好，SD-OCT 在进行跟踪测量时可能优于 TD-OCT[93]。研究表明，在用各种 SD-OCT 设备获得的绝对测量值中，RNFL 测量对青光眼检测的诊断准确性相似[94-97]。可能是因为虽然在不同仪器上测量绝对 ONH 的值不同，但是这些差异可能不会影响诊断的准确度。

（八）新发展

OCT 技术的两个最新发展包括自适应光学的 SD-OCT 技术和频域扫描 OCT。自适应光学技术通过减小视网膜上的光束的光斑大小来动态地调整成像源的光学特性，以提高 OCT 的横向分辨率。优势是较小结构的可视化，但以聚焦深度为代价（即在不同深度同时聚焦是不可能的）。频域扫描 OCT 使用更长波长的激光（1050nm，相比于 SD-OCT 的约 850nm），以增加组织穿透性，理论上能更好地呈现脉络膜、巩膜和筛板，比 SD-OCT 具有更优的信号深度（图 20-24）。

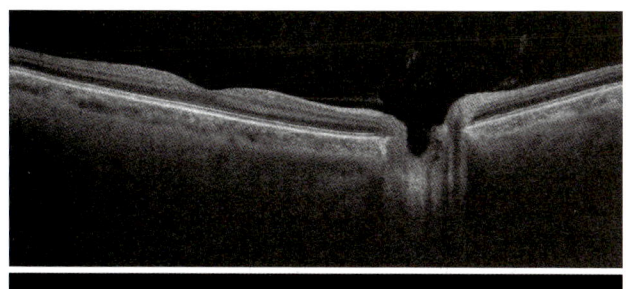

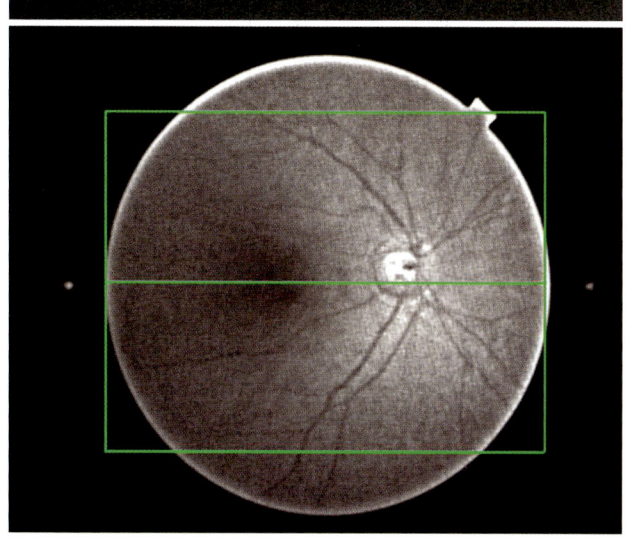

◀ 图 20-24 在一次扫描中的频域扫描光学相干断层扫描（OCT）广角图像，包括视盘和黄斑

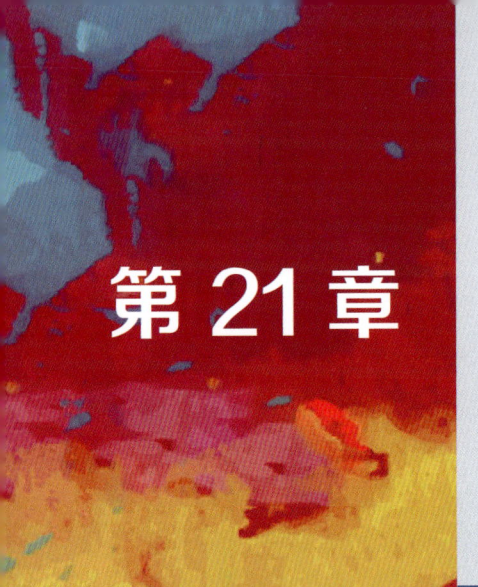

第21章 视网膜神经纤维层成像及计算机分析
Retinal Nerve Fiber Layer (RNFL) Photography and Computer Analysis

Neil T Choplin　E Randy Craven　Nic J Reus　Hans G Lemij　Howard Barnebey 著

张　青 译

卿国平 校

> **本章概要**
>
> 视网膜神经纤维层（RNFL）分析是青光眼病情评估的重要组成部分，实际上，RNFL是青光眼损伤的靶组织。通常结构损伤先于功能损伤，本章中描述的技术可以检测到青光眼自然病程中最早出现的组织损伤，并多在视野改变之前可检测到进行性RNFL损失[1]。随着人口老龄化及预期寿命的增加，青光眼的早期诊断及其进展的监测管理日趋重要。RNFL评估分析在青光眼随访管理中发挥着重要作用，有助于青光眼早期诊断、治疗和随访，并降低视力丧失的风险。

一、概述

青光眼或可疑青光眼患者的初步评价及随访监测包括眼压测量、视盘评估（结构评价）和心理物理学测试，如自动视野检查（功能评价）。视神经纤维的轴突包含在视网膜神经纤维中，青光眼视神经病变自然病程涉及视网膜神经纤维层（RNFL）中轴突的丢失。研究证实，RNFL损伤出现先于视盘可观察到的"视杯"改变，在可重复出现的视功能丧失之前可能已经发生显著的RNFL缺失[2, 3]。因此，RNFL的检查和记录是青光眼诊疗管理中的重要组成部分。在视功能丧失发生之前检测到结构损伤极为重要，由此我们才能给予患者及时适当的干预治疗。

本章将针对多种RNFL评估方法进行讨论，这些技术通常基于RNFL的解剖学和物理特性来提供RNFL定性和（或）定量信息。表21-1为RNFL分析评价技术的总结。

二、无赤光眼底照相

临床上可以通过对RNFL检查识别青光眼性缺损[4-6]。RNFL对红光不可见，而短波光不能穿透RNFL组织而被视网膜的浅层组织反射，因此在无赤光或绿光背景下更易于识别RNFL[7]。此外，只有在相对清晰的屈光介质和高对比度的眼底背景下才能更好地观察RNFL改变，患有白内障和轻度色素沉着的眼底难以发现RNFL变化，可散瞳后使用直接检眼镜的无赤光或者裂隙灯手持式前置镜（更优选择）进行眼底检查；裂隙灯下前置镜眼底检查可提供更为放大的、广阔的眼底立体视野。

即使在屈光介质清晰及深色眼底背景情况下，在临床检查中也可能难以观察到RNFL。眼底照片最大限度地提高了RNFL的可视性，为研究RNFL细微改变提供了可能。

Airaksinen及其同事很好地描述了RNFL成像

表 21-1 RNFL 分析评估技术总结

技 术	设 备	原 理	优 势	劣 势
检眼镜检查	直接检眼镜或裂隙灯手持式前置镜	利用 RNFL 反射率；利用无赤光（绿色）使能见度得到提升	设备随时可用，屈光介质透明及深暗色眼底背景下（高对比）可以清晰地观察到 RNFL 裂隙和缺损	屈光介质混浊或眼底轻度色素沉着时（低对比度）难以观察到 RNFL 缺损
成像技术	使用无赤光过滤器的眼底相机，高对比度眼底胶卷或数字照片	与检眼镜相同	屈光介质透明及深暗色眼底背景下（高对比）可以清晰地观察到 RNFL 裂隙	需要熟练眼底照相技师，散瞳，屈光介质清晰，高对比度的深暗色眼底，眼底胶卷长期存放可能失效
视网膜轮廓分析（地形图）	Heidelberg 视网膜断层扫描仪（HRT，Heidelberg Engineering）	共焦激光扫描检眼镜，利用反射光原理	易于操作，无须散瞳，无须标记视盘边界，特异性好	设备昂贵，灵敏度较低，无法有效区分 RNFL 与其他组织与其他结构
频域 OCT	多个制造商	用干涉法分析反射光及背向散射光	可区分视网膜各层组织，与组织学相关	设备昂贵
偏振激光扫描仪	GDx-Pro（Carl Zeiss Meditec）	对偏振激光通过自然双折射的 RNFL 组织发生的延迟值进行测量	易于操作，无须散瞳，有大样本正常值数据库，唯一的 RNFL 特异评价技术，高分辨率和高重复性	设备昂贵，需要对眼前节双折射进行校准补偿，为 RNFL 的相对测量值

技术[8]。该技术使用了具有佳能 CF-60Z 广角相机（拍摄角度为 60°，内置蓝色的滤光片）或 Zeiss 眼底照相机（配有 Allen 立体分离器，2.5 倍放大系数，柯达 Wratten 58 号过滤器）。使用高分辨率黑白柯达 Panatomic-X 胶片拍摄图像，提供高对比度显影，并以约 9 倍的放大倍率打印。这些胶卷目前可能不再使用。当前可用的后置相机以数字方式捕获图像，将其转换为无赤光，并使用各种可用的软件包进行图像增强，以最大限度地提高对比度。

然而，RNFL 具有可视性，它相对于深层组织的反射性及纤维排列的趋向性赋予其独特的外观。健康的 RNFL 略微模糊，从视盘呈放射状条纹。正如解剖结构所示，RNFL 从视盘颞侧发出，并呈弓形条纹状排列（图 21-1）。青光眼 RNFL 缺损有 3 种不同的表现形式：裂隙状、凹槽或楔形缺损（图 21-2），以及弥散（普遍性）性损害（图 21-3）。相对于更具反射性的周围健康组织，局灶性 RNFL 缺损显得更为"暗淡"，因此更易于检测。

既往大量研究已证实，RNFL 眼底成像在评估青光眼视神经损害中的临床应用。Quigley 等[6]在 84% 的视力丧失眼中检测到 RNFL 缺损，而仅 3% 的正常眼出现 RNFL 缺损。他们还证实，13% 的可疑青光眼（无视野损害）存在 RNFL 缺损，并且以局限性 RNFL 缺损多见，而视野缺失眼以 RNFL 弥

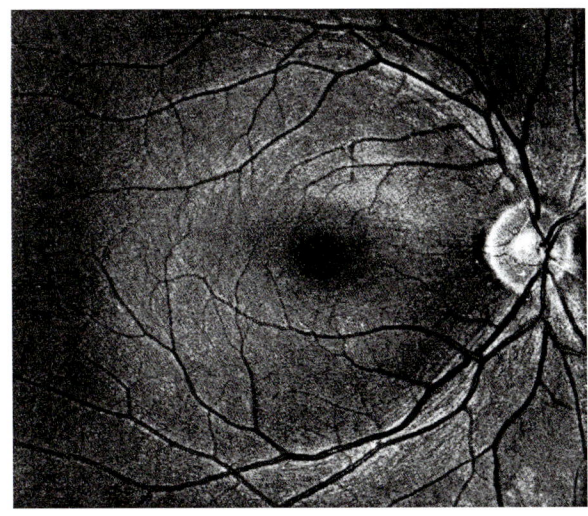

▲ 图 21-1 正常视网膜神经纤维的无赤光眼底照片
请注意视盘发出的高反射弧形束（引自 Airaksinen PJ, Nieminen H. Retinal nerve fiber layer photography in glaucoma. Ophthalmology 1985; 92: 877-9）

漫性缺损多见。在一项类似研究中，Airaksinen 及其同事[9]研究发现：51 例青光眼患者中有 48 例表现出 RNFL 异常（弥漫性 RNFL 缺损多见）；52 例高眼压患者中 27 例和 29 例正常人中 5 例出现 RNFL 异常（局限性缺损多见）。在对 RNFL 的评估中，Sommer 等[10]证明，RNFL 眼底评估的敏感性约为 80%，特异性为 94%。这些研究强调了 RNFL 评估作为青光眼视神经早期损害（视野前期）评价指标的重要性。

三、共焦激光扫描检眼镜：RNFL 地形图分析

共焦激光扫描检眼镜是一种用于评估视盘三维结构的技术，已在第 13 章中进行了描述。市售的激光扫描检眼镜由 Heidelberg Engineering 公司制造，称为 Heidelberg 视网膜断层扫描仪（HRT）。最新版本 HRT 3 是一款共焦激光扫描检眼镜，可对视盘、视杯、视网膜神经盘沿和 RNFL 进行客观量化的测量。

HRT 3 利用反射光在不同层次的视神经和周围毛细血管区域的深度成像机制，在 15°×15° 视野（正视眼大约 4.1mm×4.1mm）上创建三维复合图像。HRT 3 通过分析位于视盘边缘的高度值捕获 RNFL 信息，该高度值由用户标记并称为轮廓线。在视盘边界绘制轮廓线后，轮廓线上的高度值用于确定 RNFL 完整性。视盘上下极中 RNFL 较厚，因此与视盘的鼻侧和颞侧相比，上下极高度值相应更大。在健康眼中，由颞侧开始，依次由上方、鼻侧、下方、颞下围绕视盘移动，RNFL 呈双峰分布。这种双峰模式是由轴突向视神经汇聚时纤维排列不同所致。该双峰模式由 HRT 3 等高线中的高度值捕获。除了提供视盘边界的高度值，HRT 3 通过从高度值中减去参考平面来提供 RNFL 厚度估计。参考平面定义为位于视盘、颞侧处的轮廓线下方 50μm 处，平行于图像表面的延伸平面。绘制视盘轮廓线后，将自动确定参考平面，用于计算各种 HRT3 立体参数，包括 RNFL 厚度值和 RNFL 横截面积值。

Yucel 和同事[11]比较了 10 只猴眼中同一眼 RNFL 密度的组织学测量值和 HRT 测量值发现，许多 HRT 指标与视神经纤维数量计数显著相关。特

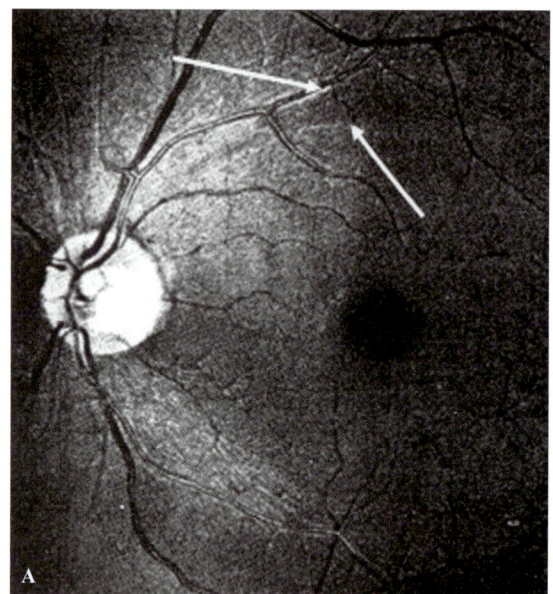
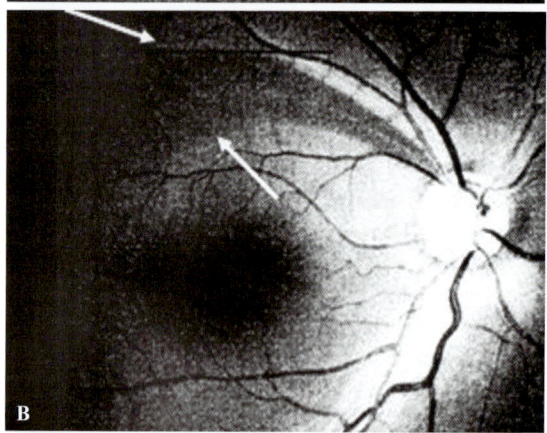
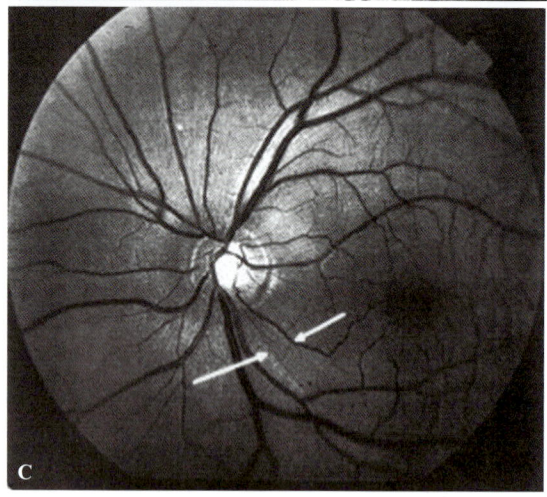

▲ 图 21-2　局灶性 RNFL 缺损示例

裂隙状缺损（A），凹槽或楔形缺陷（B 和 C）。中间（B）图例为高度数字化增强以显示对比度。（C）中示例为数码彩色相机捕获并转换黑色和白色信号。RNFL 缺损显得较为暗淡（在白色箭之间），与更具反射性的正常神经纤维形成鲜明对比（图 A 引自 Airaksinen PJ, Nieminen H. Retinal nerve fiber layer photography in glaucoma . Ophthalmology 1985; 92: 877–9）

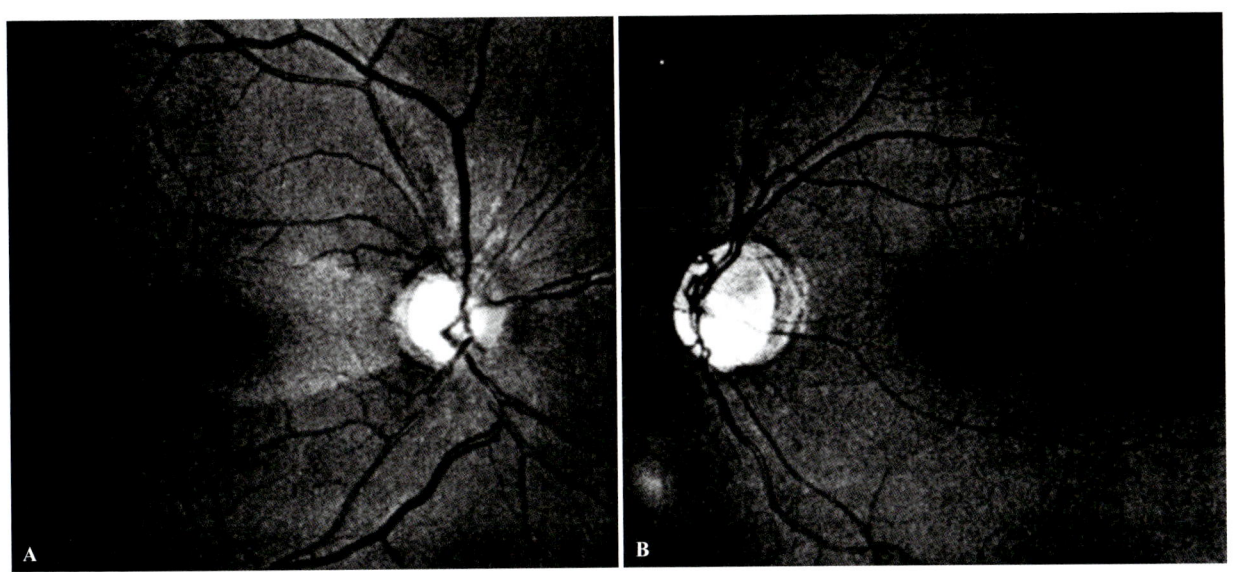

▲ 图 21-3　RNFL 的弥漫性（A）和全视网膜（B）萎缩

注意（A）图：残留 RNFL 视盘黄斑束（引自 Airaksinen PJ, Nieminen H. Retinal nerve fiber layer photography in glaucoma. Ophthalmology 1985；92：877-9）

别值得注意的是，RNFL 厚度值和 RNFL 横截面积与神经纤维数量高度相关。Zangwill 及其同事在后续研究中证实了 HRT 检测中 RNFL 测量的诊断准确性[12]。他们证实在区分正常对照和青光眼患者时高度均值和 RNFL 值的诊断准确性较高。

HRT 3 通过软件输出及打印报告为用户提供双眼 RNFL 定量信息。图 21-4 是 HRT 3 的打印输出报告示例。双眼打印报告分为 3 个主要部分：顶部为视杯分析，中部为盘沿分析，底部为 RNFL 分析。右眼的信息显示在报告的左侧，左眼信息显示在报告右侧。在报告中间是对所有 HRT 测量参数（包括 RNFL）的不对称分析。在 RNFL 部分中，沿着视盘边界的高度值以图形显示，围绕视盘，从颞侧开始，依次沿上方、鼻侧、下方，回至颞侧（TSNIT）移动（TSNIT 图）。该部分称为 RNFL 轮廓图。在健康眼中，RNFL 轮廓线通常呈现双驼峰外观。

在青光眼中，当神经节细胞及其轴突丢失时，RNFL 轮廓曲线变得更为平坦。健康眼 RNFL 的正常值范围叠加在图形轮廓线上，有助于评估 RNFL 是否异常。正常范围以绿色阴影区域显示，健康眼的 RNFL 厚度值位于该区域内。该区域显示为 95% 的正常值范围作为参照，位于绿色区域之外的值提示可能存在 RNFL 丢失。

除了 RNFL 轮廓图之外，还提供了两个 RNFL 参数：平均 RNFL 厚度参数和高度调制参数。使用参考平面来计算 RNFL 厚度值，平均 RNFL 厚度是基于图形轮廓线的 RNFL 厚度均值，通过从图形中取最大值与最小值之间的差来计算高度变化，由于健康眼中 RNFL 峰值呈现"双峰"形态，因此高度变化的差异十分明显。在青光眼中，随着 RNFL 曲线的轮廓变得更平坦，高度变化的差异减小。通过与标准数据库的比较，与参数值相邻的概率值（p 值）可提供信息协助临床医生判断参数是否处于正常范围。如果参数值落在 95% 正常范围内，则显示绿色信号，提示参数位于正常范围内；如果 P 值低于 5%，则出现黄色感叹号以提示结果位于"临界值"；如果 P 值低于 0.1%，则出现红色"X"，表示该值超出正常限值。与 RNFL 轮廓图一样，所有参数基于相应人种的正常值数据库，并根据年龄和视盘大小进行调整，以实现测量值与正常值的比较。输出报告的中间图表为右眼和左眼的 RNFL 轮廓图，提示双眼之间的对称性。虽然青光眼累及双眼，但是一眼往往比对侧眼进展更为迅速，对称性比较有助于疾病的早期诊断。

HRT 3 将患者值与标准数据库进行比较，以提高诊断准确性。通过校准可能影响正常值范围的

245

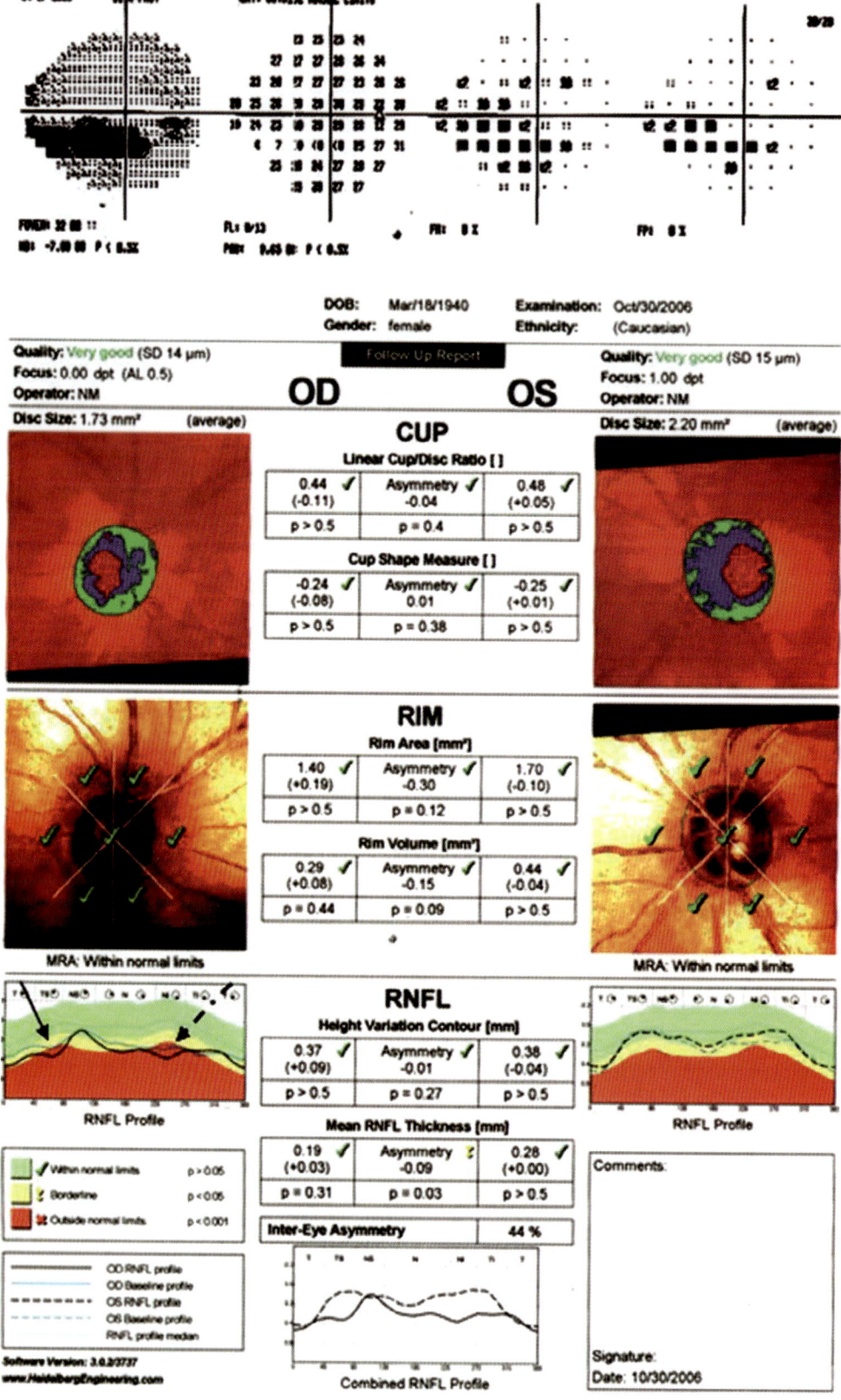

▲ 图 21-4　HRT3 扫描激光地形图 RNFL 缺损评估示例

该青光眼患者地形图可见明确的下方弓状暗点（左）。视盘分析各项参数基本正常。报告下方的 RNFL 轮廓图显示上方 RNFL 值缺损超出正常值范围（实心黑色箭），对应于视野缺损处。另外，下方 RNFL 异常（虚线箭），而相应的视野区域尚未出现缺损

混杂因素（例如年龄和视盘大小）获得 HRT3 的各项优化测量值。通过校正年龄和视盘大小，优化的 HRT 3 正常值数据库增加了青光眼诊断的准确性。正常值数据库中，受试者的年龄范围为 18—80 岁，包含屈光不正眼 ±6D 以内）。HRT 3 内置特定年龄的正常值数据库，可用于与患者实测值与预测值的比较，作为判断实测值异常概率的衡量标准。HRT 的前一版本（HRT 2）在 Moorfield 的回归分析（MRA）中使用了这一概念，它将视盘分成 6 个扇区，并将每个扇区的盘沿厚度与数据库进行比较，作为 RNFL 的间接测量值。该分析高度依赖操作员对轮廓线的定位，软件使用轮廓线来确定视盘边缘所在位置。HRT 3 仍可使用这一分析方法。HRT 3 的新功能是计算青光眼概率分数（GPS）。该算法评估视盘形状（视杯大小、视杯深度和盘沿陡峭度）的 3 个测量值和 2 个盘周 RNFL 形状（水平和垂直 RNFL 曲率）的测量，并评估测量青光眼患病概率。GPS 计算不依赖于任何操作员设置的轮廓线或参考平面。在一项研究中，将视野缺损的青光眼患者 MRA 与 GPS 进行比较，结果显示，GPS 的敏感性为 77%，MRA 的敏感性为 71%，GPS 的特异性为 90%，MRA 的特异性为 92%。

本文其他章节讨论了利用 HRT 2 的 RNFL 轮廓图监测青光眼性视神经病变进展的相关研究。迄今为止，未见报道 HRT 3 的 RNFL 轮廓图随访研究。

四、光学相干断层成像

光学相干断层成像（OCT）基于相干干涉测量法的原理，形成类似于超声波的横截面图像。OCT 使用 Michelson 干涉仪——超级发光二极管产生的光线被分成两束，一束投射至视网膜表面产生反射，另一束投射至参考反射面，比较两者之间的差异。由光电探测器收集光信号，光电探测器将信号转换为 A 型扫描或 OCT 图像。通过执行多次 A 超线性扫描以产生 B 型扫描的二维图像，由此精确地显示视网膜和视网膜神经纤维层组织横断面图像。由于视网膜各层组织的反射率不同，探测器收集到的不同组织反射回来的光信号存在时间延迟，该时间延迟长度代表组织的实际厚度。OCT 与共焦扫描激光断层扫描的不同之处在于它精确地显示了各层组织的结构，且不像扫描激光偏振仪那样受到眼前节组织偏振现象的影响。

OCT Ⅲ 成像系统（Stratus OCT，Carl Zeiss Meditec, Dublin, California, USA）是第一个获得商业许可的 OCT 系统。它使用低相干光穿透组织及相机并对反射图像进行分析。这种 40nm 宽带光与其他成像设备中使用的高相干光不同。获取的图像表示来自单点处某一深度大约 500 个信息点。将 100 次扫描集合在一起以产生组织的线性横截面。横截面图像是对应于反射信号强度的颜色编码。"暖"色调类似红色和白色对应于高反射区域，例如视网膜色素上皮（RPE）和视网膜神经纤维层（RNFL）。"冷"色调类似蓝色和黑色对应于低反射区域，表示神经节细胞、光感受器和脉络膜。测量精度在 10μm 量级，不需散瞳即可获得良好的图像。操作技术、角膜干燥、晶状体表面和屈光介质混浊等均可影响图像质量。

Stratus OCT 是"时域"OCT，其中每次 A 型扫描的任一数据点是通过移动参考反射面获得连续深度信息，由于眼球运动，该过程相对耗时，且获得信息量有限。时域 OCT 已经在很大程度上被频域 OCT（有时称为"傅立叶"域）所替代，频域 OCT 的参考反射面保持固定，并且一次可获得完整的 A 型线性扫描图像，所得数据由光谱仪分析，通过傅里叶变换，A 型扫描每秒可超过 20 000 帧。频域 OCT 可达到约 5μm 的更高分辨率，且可在短时间内多次进行 B 型扫描，因此可以三维成像。时域 OCT 单次测量仅能获得视盘周围圆环上的 RNFL 厚度值；频域 OCT（SD-OCT）可生成以视盘为中心的网格状厚度值。市场上有多种商用的频域 OCT，包括 Cirrus（Carl Zeiss Meditec）、RTVue（Optovue）、Spectralis（Heidelberg Engineering）等。

图 21-5 是使用 SD-OCT 扫描的正常眼 RNFL 示例。输出报告显示双眼结果。患者视杯不对称，RNFL 评价有助于分析大视杯是否为 RNFL 丢失所致的病理性视杯改变。输出报告的顶部为 RNFL 厚度图，其中每个像素的 RNFL 厚度值用颜色表示，较暖的颜色（红色、橙色和黄色）表示较厚的 RNFL 厚度值；较冷的颜色（蓝色、黑色）表示较薄的 RNFL 厚度值。RNFL 偏差图将厚度图与标

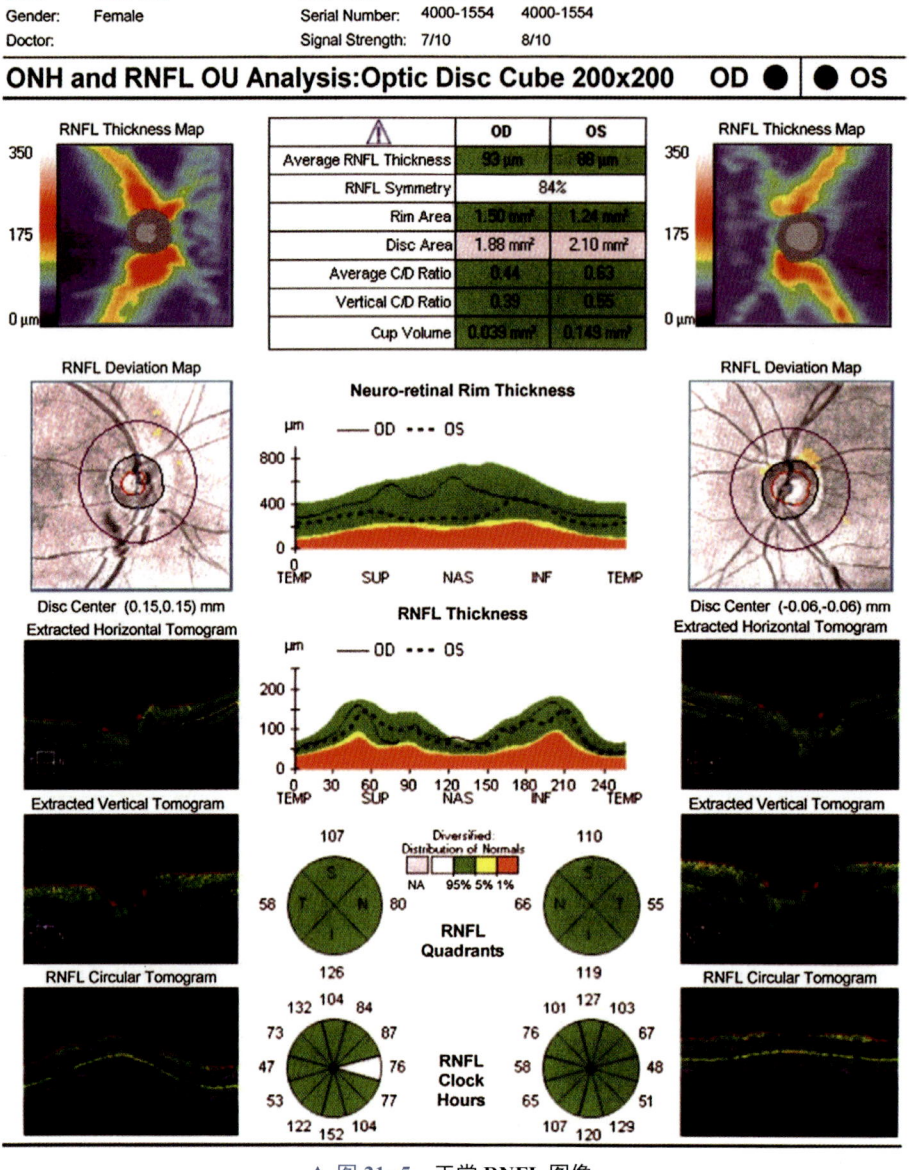

▲ 图 21-5 正常 RNFL 图像

该图表明 RNFL 评价有助于病情分析，患者双眼视盘不对称，右眼小视盘及视杯，双眼视野和神经节细胞计数正常，平均 RNFL 和 TSNIT 图非常相似，表明左眼 RNFL 丢失的概率很低

准数据库进行比较。下方图像是水平断层扫描图及垂直断层扫描图，提供了视盘地形。最后为提取的 OCT 图像。该图像在页面中间提供了 RNFL TSNIT 图。每个厚度图之间的表格分别比较双眼之间的 RNFL、视盘及视杯参数。视神经-视网膜盘沿厚度图显示了双眼之间的视杯对称性。下方是 RNFL TSNIT 图——在同一图中进行双眼比较。最底部的绿色圆图表示按区域和钟点划分的 RNFL 厚度。图 21-6 来自单眼 RNFL 丧失的患者。

除了 RNFL 分析，OCT 还被用于评估视盘和黄斑厚度。因超过 50% 的视网膜神经节细胞位于黄斑处，因此黄斑厚度分析可间接评估青光眼损伤。尽管上述分析并非本章所述主题。但是，Manassakorn 及其同事[14]在利用时域 OCT 评价青光眼的最佳诊断方法时发现，如果下方象限 RNFL 变薄，低于 92.5μm，则与青光眼有很高的相关性。如果 RNFL 厚度在 92.5～119.1μm 之间，视盘分析有助于判断青光眼。如果垂直杯盘比 > 0.59，青光眼可能性为 89%，如果杯盘比 < 0.59，则正常的可能性为 92%。如果下象限 RNFL 厚度 > 119.1μm，则正常的可能性为 88%。

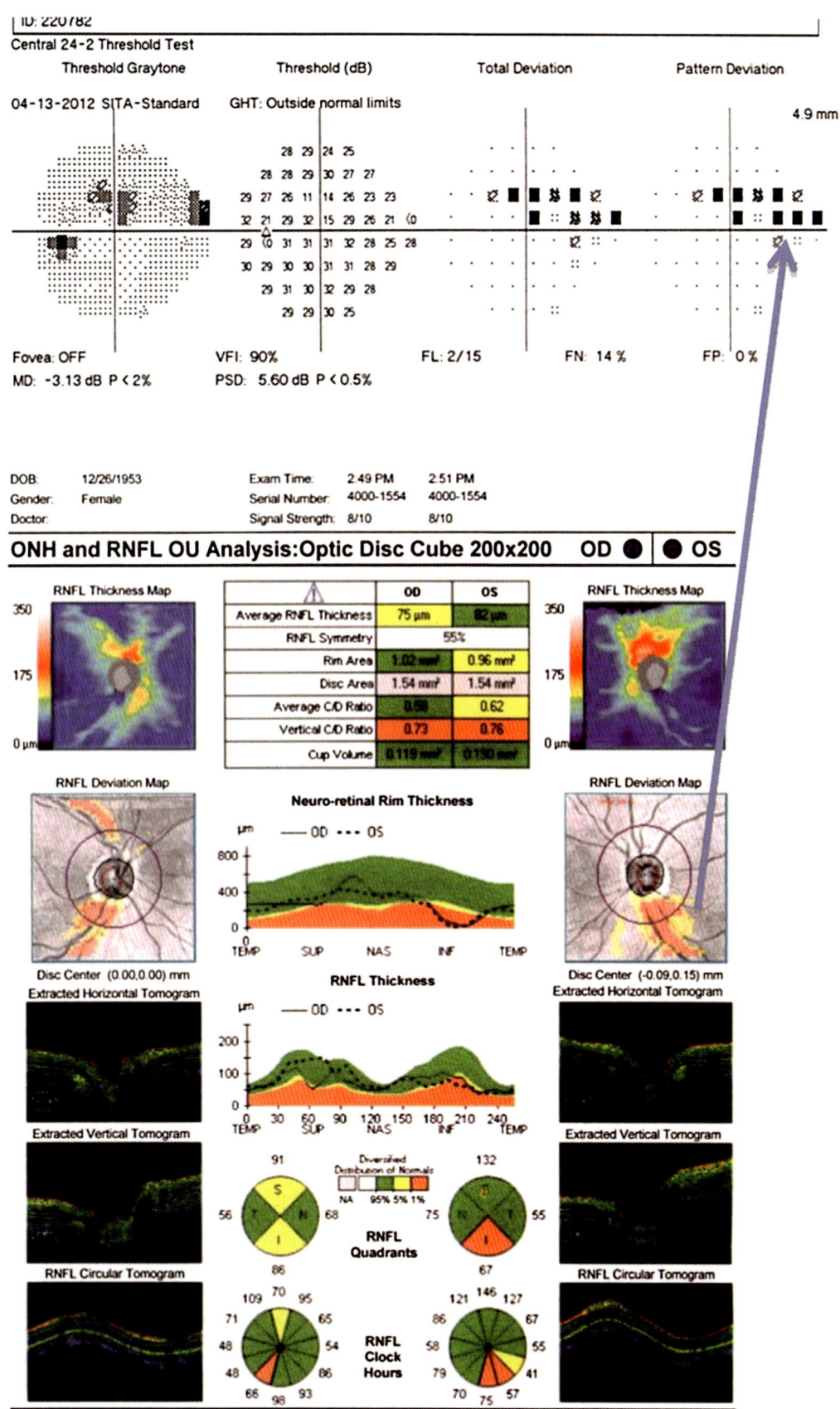

▲ 图 21-6 双眼下方 RNFL 束缺损示例

左眼下方大部分、颞侧部分 RNFL 缺损；上方 RNFL 成弓形缺损，颞侧旁中心 RNFL 丢失

Wollstein 及其同事[15]评估了 37 例青光眼患者和 37 例非青光眼患者的、视盘和黄斑 RNFL。他们发现，在受试者操作特征曲线下面积中，黄斑为 0.08，RNFL（平均值和下限）为 0.93，视杯 – 盘沿区域为 0.97，水平径盘沿宽度为 0.96，垂直径盘沿宽度为 0.95。因此，对于该群体，青光眼诊断敏感性较高者为水平和垂直径盘沿宽度，其次为 RNFL。检测方法的最终选择因研究不同而有所差异；许多研究者选择同时进行视盘分析和 RNFL 分析。

研究证明 OCT 在测量 RNFL 厚度方面具有较高的可重复性。SD-OCT 的优点是可获得大量定量及可重复的数据。青光眼的横断面诊断瓶颈之一在于个体间存在较大的视盘和 RNFL 差异。上述仪器可提供同一受试者纵向测量结果的比较，从而确定疾病的进展程度。这些光学设备具有高空间分辨率，可测量随时间而变化的细微结构改变，这些变化太过微小，无法通过传统的手段（如眼底成像）检测到。但是，要检测到真正的组织改变，结构变化需超过测量可变性才可被检测到。测量的可变性是通过多次扫描同一层面来计算。通过横截面连续成像，对超出变异范围的结构改变值进行自动测量，并评估可重复性，以确认该变化为真实存在的结构改变。简单变化分析只是通过减法记录基线测量的变化量。较新的基于统计分析软件可检测超出测量变异度的数值变化，并显示 RNFL 改变区域。后述将列举这种"进展指导分析"的范例。

五、扫描激光偏振测量

扫描激光偏振测量是一种根据微管双折射的特性来评估 RNFL 的技术，微管是支撑神经纤维的微小圆柱状结构[16]。微管在 RNFL 中成平行排列，偏振激光由此穿过时正交波之间产生相移被称为延迟。微管数量越多，SLP 测量的延迟量越大，表明此处存在更多的神经纤维。尽管延迟以角度 θ 测量，延迟以微米表示，从临床意义看，基于灵长类研究显示一度角度偏移对应于约 7.4μm 的 RNFL 厚度[17]。

通过扫描激光偏振测量法检测的延迟信号分别来自于眼前节和 RNFL，眼前节组织中，角膜与晶状体也具有一定程度的双折射特性。为了实现 RNFL 的定量测量，必须去除眼前节延迟信号。最新市售扫描激光偏振计是 GDx PRO（Carl Zeiss Meditec, Inc., Dublin, California, USA）。该仪器配有可变角膜补偿仪（VCC），可以对眼前节双折射效应进行特异性补。VCC 补偿后的 RNFL 测量结果与青光眼患者无赤光眼底照片[18]，以及青光眼及非青光眼猴眼的立体视盘照片中的 RNFL 外观相一致[19]。

当使用 GDx 进行测量时，不需散瞳，在照明环境下，让受试者将头部置于面罩中，注视内部固视灯，近红外激光（波长为 785nm）以 40°×20° 的角度（水平 × 垂直）扫描眼底。每只眼进行 2 次扫描成像，首先确定眼前段双折射，第二次用调整后补偿对视网膜成像。Zhou 和 Weinreb 描述了眼前段双折射补偿的评估方法[20]。在该方法中，进行眼底扫描之前，首先将仪器的补偿器设置为零延迟。黄斑 Henle 纤维层的光感受器轴突的垂直径与眼前节组织的双折射之间相互作用，形成蝴蝶结状的延迟图案（图 21-7）。专用算法根据该延迟轮廓确定眼前节双折射值（以慢偏振轴和幅度描述）。然后软件自动校准眼前节补偿器。获得第二次扫描后，可以通过眼特异性角膜补偿，在 20°×20° 视野内以 128 像素 × 128 像素的分辨率估计患者的 RNFL 厚度。视盘边界由仪器软件标记，可在眼底反射图像中手动调节视盘椭圆轮廓。该软件首先定位一个测量圆，以该椭圆为中心，宽度为 8 像素（在正视眼中约为 0.4mm），内径为 54 像素（在正视眼中约为 2.5mm）的圆环中进行测量。根据该频段下的延迟值，软件计算出 6 个参数。

在所有 GDx 参数中，NFI（神经纤维指标）是最佳的青光眼诊断评价参数[21]。NFI 由内部算法专门训练，以区分健康眼和具不同严重程度的青光眼[22]。NFI 提供单一数值（范围 1~100）代表 RNFL 的整体完整性。基于线性支持向量机的机器学习获得 NFI 评分。分数越高，青光眼可能性越大。GDx 的 NFI 参数对青光眼的诊断准确性非常好，敏感性为 91.7%，特异性为 95.0%，总体准确度为 93.2%[23]。研究已证明，HRT 和 OCT 在区分健康眼和青光眼时具有相似准确度[24-26]。有趣的是，普通眼科医师对视盘进行立体分级相比，基于 GDx 和

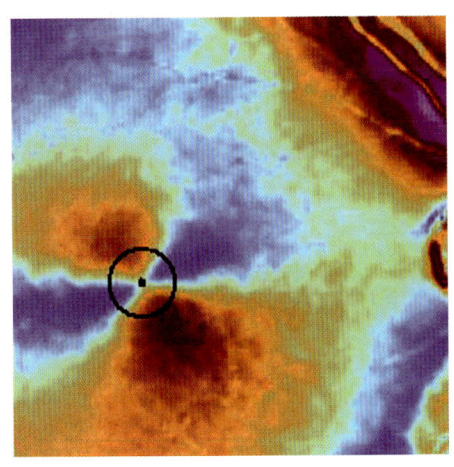

▲ 图 21-7　眼前节组织双折射的测量

在扫描激光偏振测量的第一阶段，将前段补偿器设置为零延迟，通过软件分析黄斑双折射延迟图案。较暖的颜色（红色、橙色）代表延迟较高的区域，而较冷的颜色（蓝色、黑色）代表延迟值较小的区域。Henle 层由中心凹周围的光感受器延伸而成，通常呈现均匀双折射特性。由于未补偿眼前节双折射，黄斑延迟图像呈现"蝴蝶结"外观。该软件分析模式首先确定眼前节双折射的大小和方向，并自动设置补偿器以去除延迟信号部分。经过适当补偿校准后，黄斑图像模式呈现均匀蓝色

HRT 测量的自动分析软件可能具备更好的青光眼诊断效能[27]。

在临床实践中，GDx 不仅为临床医师提供 NFI 评估数据，还提供主观评估报告，与 NFI 相比，这些参数可能更好地区分健康眼与青光眼。通过前瞻性评估延迟图，可以主观地分析青光眼是否存在进行性 RNFL 损失。迄今为止，关于 GDx PRO 检测青光眼进展的研究尚不多见。PRO 之前的版本被称为 GDx VCC；虽然未经证实，但这两个版本的 RNFL 成像及青光眼诊断效能可能同样出色。GDxPRO 具有 RNFL 延迟量变化的自动统计分析功能，可用于检测随时间推移的渐进性损害（见后述）。

GDx 为用户提供双眼 RNFL 输出报告（图 21-8）。在报告中，左侧为右眼检测结果，右侧为左眼检测结果。报告定都为眼底的反射图像，用于定位及图像质量评估。向下为神经纤维厚度图，所示为 20°×20° 视野的延迟图像测量值。明亮的暖色调代表较厚 RNFL 区域；深暗的冷色调代表较薄的 RNFL 区域。健康眼中，视盘上下方毗连血管处的组织延迟值最高，呈现较亮颜色。健康眼中 RNFL 外观分布变异性较大。青光眼中，毗连血管处组织延迟现象缺失，在视盘颞上、颞下盘沿处尤为明显。模式偏差图表示测量值与正常数据库的对比。低于正常值下限的测量值会被标记，该图的测量结果可与 Humphrey 视野的总体模式偏差概率图相关联。报告底部的 TSNIT 图（结果中的神经纤维层）表示视盘周围的延迟值（显示为彩色暗线）。以视盘为中心测量环内的数据，在反射和延迟图像中均有显示。在 TSNIT 图中，正常的 95% 范围显示为阴影区域。中间底部 TSNIT 图形显示叠加的双眼视网膜神经层厚度图，可进行双眼间比较。绿色和紫色图分别代表右眼和左眼。打印报告顶部的中心位置为 TSNIT 参数。正常范围内的参数以绿色印刷体显示；异常值则在彩色背景上以白色像素显示。TSNIT Average 参数表示整个测量圆下方的平均延迟值。上方平均值和下方平均值参数分别表示上下扇区测量圆下的平均延迟值。参数 TSNIT Std. Dev 表示测量圆下方的延迟平均值的标准偏差。双眼对称性系数描述了双眼 TSNIT 图之间的对称量。与其他参数不同，参数表底部 NFI 指数无颜色编码，以 1～100 之间的数字表示。

如图 21-8 中所示，在健康眼的延迟图像中，在视盘上方和下方较厚的血管周围总是存在较大量的延迟。偏差图通常无像素标记区。健康受试者的鼻侧区域偶尔出现的一些假阳性标记像素，通常不具有临床意义。TSNIT 图显示双峰模式。尽管 TSNIT 图的外观可能在受试者之间存在很大差异，但该图通常在正常范围内（由阴影带表示）。双眼 TSNIT 图是对称的，这可在"双眼神经纤维层"图中观察到。健康眼 NFI 通常低于 35，该图所示：双眼 NFI 为 14。

青光眼患者通常由视盘颞上及颞下开始出现 RNFL 缺损，RNFL 缺损类型分为局限性、楔状或弥漫性。在青光眼的延迟图像中，尤其是视盘颞上、颞下极，邻近较厚的血管附近会发生延迟信号的消失。偏差图显示了视盘颞上、颞下区域的标记像素（$P<0.5\%$ 和 $P<1\%$）。轻、中度青光眼患者颞上、颞下的 TSNIT 图通常低于正常范围。此外，由于青光眼往往一眼病情进展更甚于对侧眼，因此，TSNIT 图在颞上和颞下区之间通常是不对称的。健

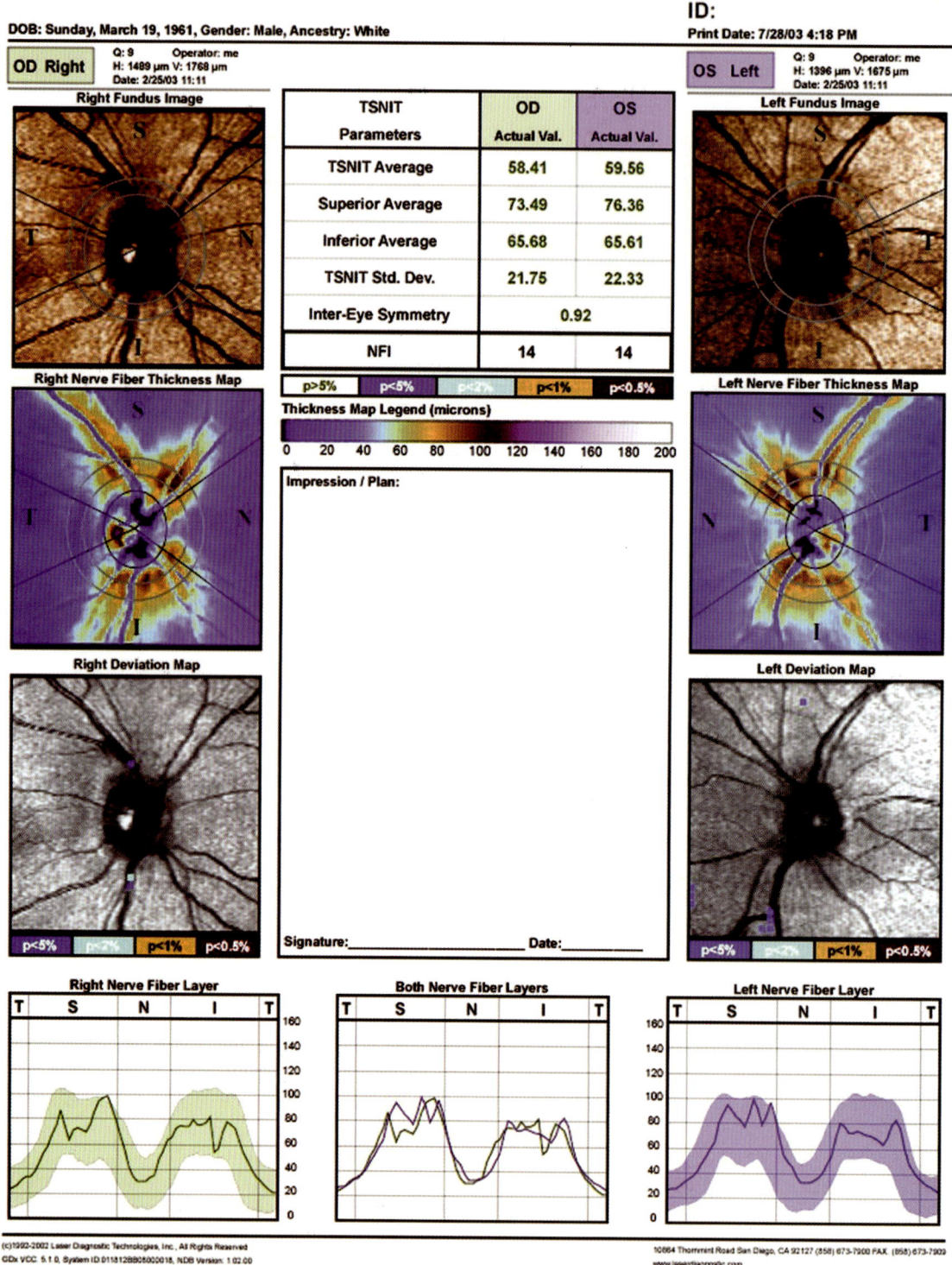

▲ 图 21-8 GDX 输出报告，双眼正常

康眼中也可出现鼻侧 RNFL 的不对称性，因此鼻侧不对称性并无特异性。晚期青光眼患者 TSNIT 图可能是平坦的。在青光眼中，NFI 通常为 35 或更高。由于 NFI 参数仅用于检测和表征青光眼引起的 RNFL 整体损失模式，因此某些 RNFL 局部缺损不能被 NFI 识别；局限性 RNFL 异常可在原始数据中，或在偏差图和 TNSIT 图·（尤其是与对侧眼比较时）中检测到。

图 21-9 和图 21-10 为青光眼患者的 GDX 报告。图 21-9 患者右眼延迟值整体丢失——暖亮色区域趋于暗色。另外，上下方区域显示大量像素标记。TSNIT 散点图显示上下方区域 RNFL 信号显著低于正常范围。异常参数标记为红色。NFI 指数 86，显著高于 35。左眼显示颞上至视盘的粗大血管周围的延迟信号消失，在模式偏差图同样可以观察到该区域异常，TSNIT 曲线图出现颞上区域显著低于正常范围。双眼 RNFL 轮廓不对称，此外，数个参数被标记为异常，NFI 指数为 52。

图 21-10 显示一位青光眼患者出现右眼颞下盘沿局限性、楔状 RNFL 缺损。请注意延迟图像中 RNFL 缺损的锐利边缘。TSNIT 图显示局限性延迟值急骤下降，轮廓线在正常范围外。然而，部分参数仍多在临界值范围（$P < 5\%$），NFI 指数仅为 27，左眼未出现 RNFL 缺损，延迟图、模式偏差图无标志，所有参数都位于正常范围内。

图 21-11 为 GDX 诊断为青光眼的另一例患者。GDxVCC 内置 540 例健康人和 271 例不同病程的青光眼患者数据库。数据库包含亚洲、非洲裔美国人、白种人及西班牙裔。年龄区间在 18—80 岁，屈光度 –8.4～+5.5D。正常值数据与受试患者的比较通常基于年龄分层。对比分析的结果显示于模式偏差图及参数表。此外，正常值数据库及青光眼数据库也被用来训练 NFI 参数。

GDX 可获得基于视盘为中心的、聚焦均匀、无运动伪影的高质量图像。GDx 成像质量的自动检测程序可协助研究者评估高质量图像。在青光眼诊断及随访管理中，盘周 RNFL 评估需以视盘为中心。另外，离焦测量可能会影响 GDX 测量的延迟值，因此聚焦是获得良好图像的关键。照明不足可能产生测量噪音，有时无法检测到延迟信号。检查者可以检查受试者是否上眼睑遮盖瞳孔区，头部是否置于面罩内。尽管每次扫描时间仅为 0.7s，受试者眼球运动仍可影响扫描质量。轻微的眼球运动对测量的影响可忽略不计，较大的眼球运动可导致扫描图像的一侧出现黑色条纹，而需重新扫描。

白内障如后囊下白内障、密度增高的核性白内障，可影响测量。在某些情况下，无法获得可靠的测量结果。白内障术后患者的眼前节延迟值发生变化，需要对其重新校准。由于技术限制，GdxVcc 还不能直接精确测量低于 –10D 或高于 +5D 的屈光不正患者，需予软性角膜接触镜矫正屈光度。GDxPro 具有自动对焦功能。

由于盘周萎缩弧中的毛细血管反射信号易被检测器错误识别为双折射信号，图像显示为大量高反射延迟信号，因此大范围的盘周萎缩弧患者 RNFL 评价并不准确。GDxVcc 软件可在定位视盘边界时，将测量环扩大至盘周萎缩弧以外，以便计算萎缩区域之外的参数和绘制 TSNIT 图。对于较大的直径测量圆，标准数据会自动调整。

玻璃体中的漂浮物会吸收偏振激光，进而影响 RNFL 的测量，这种伪影显示为暗区，模式偏差图可能标记为异常。

在视网膜色素脱失、高度数的老年近视眼中，SLP-VCC 图像信噪比较差，大约 7% 的受试者可观察到非典型延迟图像。增强角膜补偿用于改善类似情况的 RNFL 形态学评估。该算法引入预设测量偏倚，将测量值转换为灵敏度更高的数值，从而更易被仪器检测，然后将预测偏差值进行数学算法处理。增强角膜补偿是 GDxPro 的标准角膜补偿方法。与传统 VCC 比较，增强角膜补偿在 RNFL 评估及青光眼诊断效能方面更为出色。

GDxPRO 内置 GPA 算法对于 RNFL 缺损的进展进行监测，GPA 算法包含多种统计方法，对于 RNFL 厚度变化的趋势及进展速度进行描述。

如果在基线中检测到统计学显著的改变，系统自动认定为可疑改变，而被标记为橙色；如果在随访中该部位的改变仍然出现，则为 RNFL 缺损并标记为红色。趋势分析以线型图表示，提供 3 个参数（TSNIT 均值、上方均值、下方均值）数年后的预测值及其可信区间。结果见于"眼底进展地形图、TSNIT 进展曲线图"。图 21-12 所示为某青光眼患者数年间 RNFL 缺损变化趋势。图 21-13 所示，某青光眼患者前瞻性随访，系列图片未见进展性改变。

致谢

在本章一版中，作者对 Michael Sinai 博士在编写材料方面所给予的帮助表示感谢。

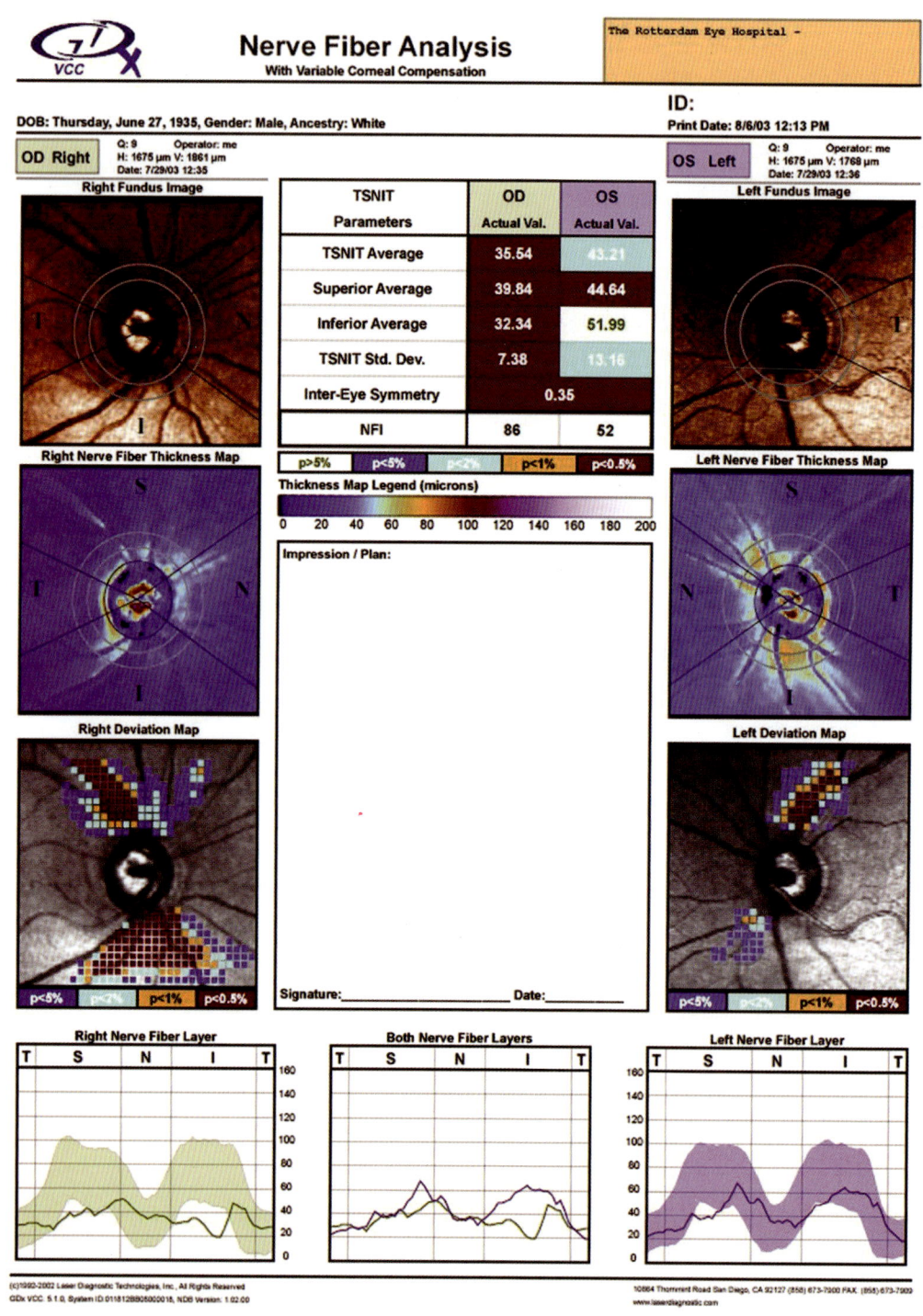

▲ 图 21-9　GDx 报告显示右眼弥漫性 RNFL 缺损及左眼中度 RNFL 缺损

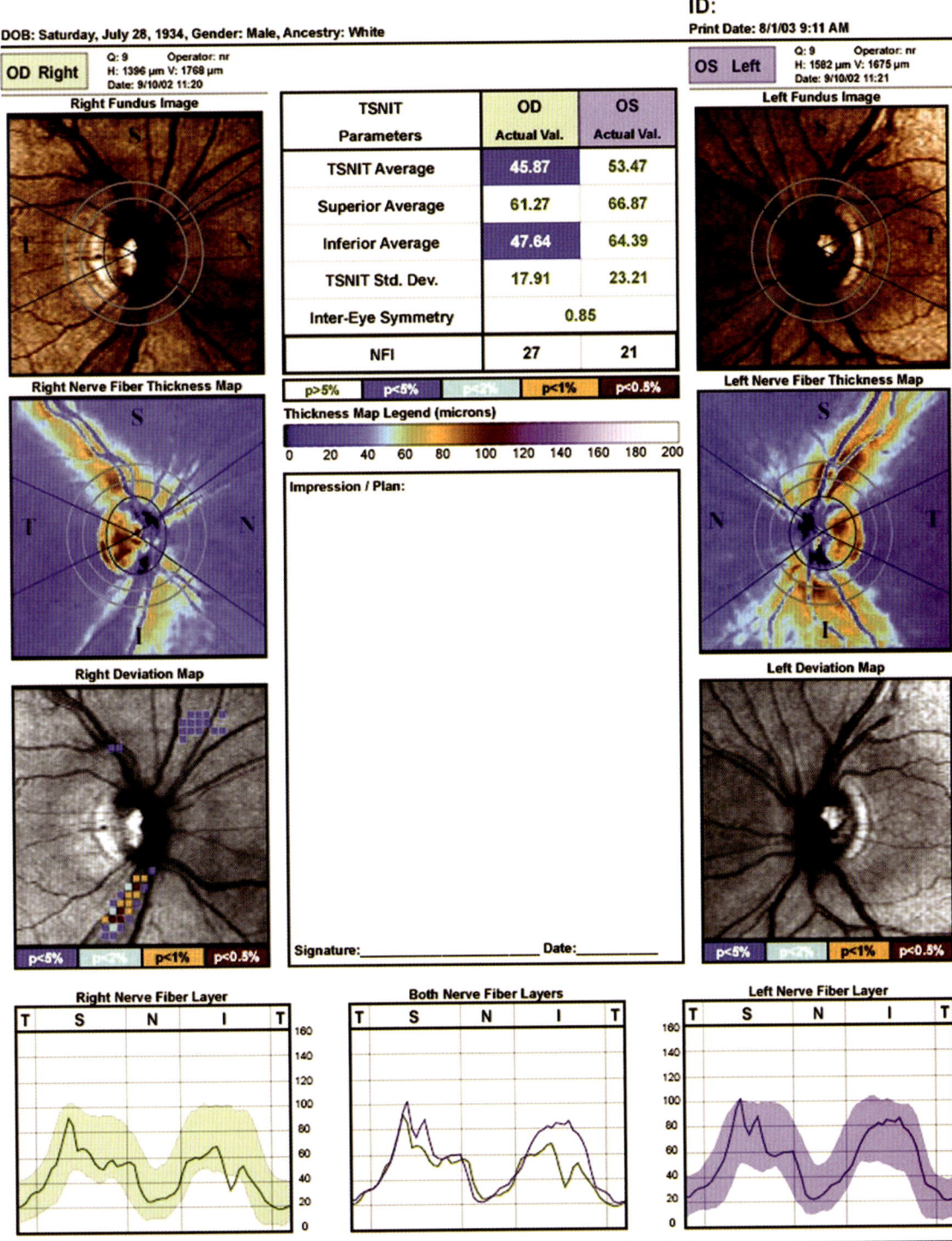

▲ 图 21-10　GDx 报告显示下方区域 RNFL 呈楔状局限性缺损
注意延迟图及偏差图

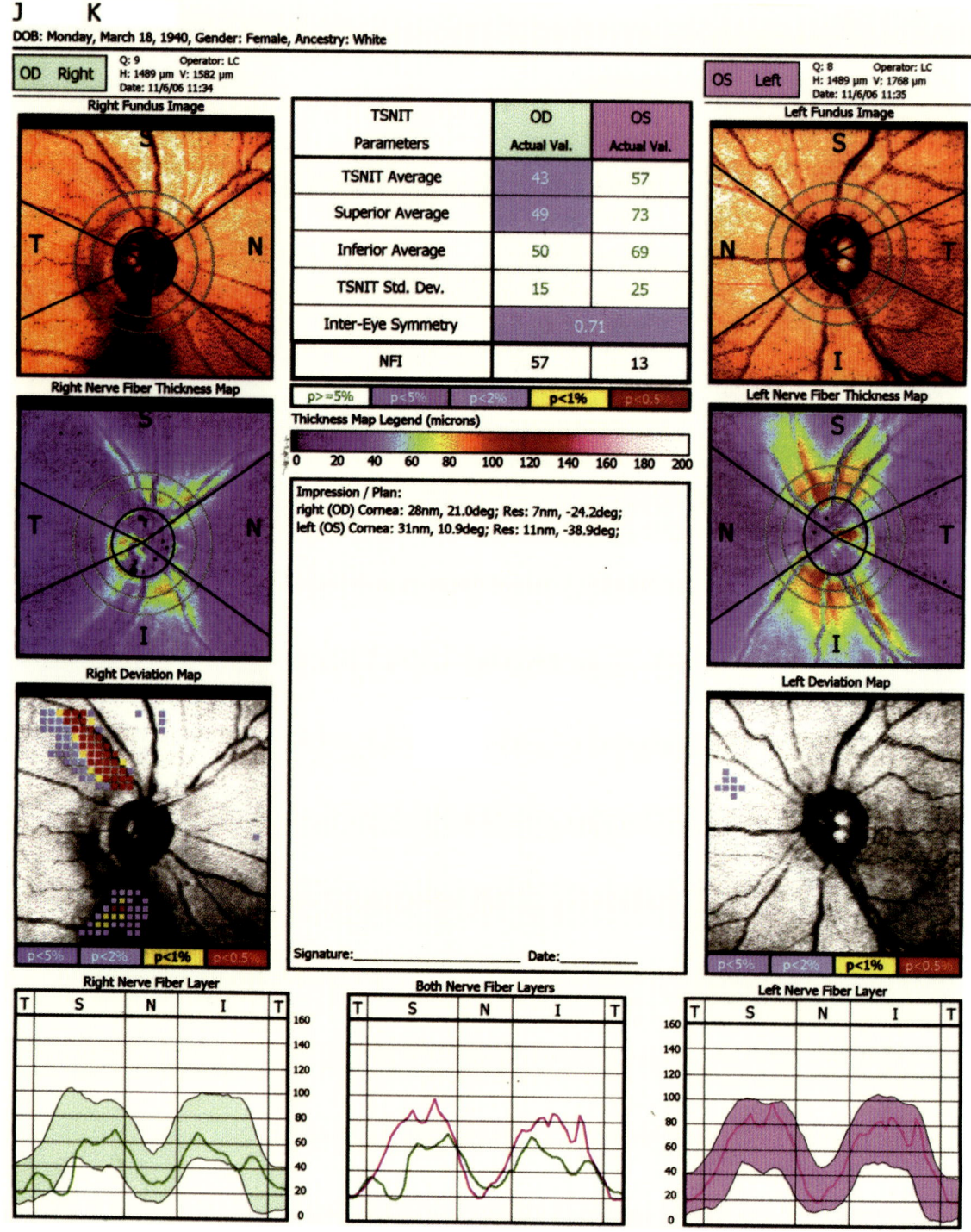

▲ 图 21-11 选自图 14-4 同例患者，右眼中度青光眼性视神经损伤

该患者上方 RNFL 缺损与视野检查中的下方弓形暗点相对应，尽管上方视野尚未出现损害，但该患者下方 RNFL 丢失，提示结构损害可能先于功能损害

▲ 图 21-12 所示 GDx 的进展分析报告（GPA），表示 RNFL 缺损进展情况分析
Carl Zeiss Meditec 的 Cirrus OCT 提供类似的分析软件

青光眼诊断与治疗学（原书第 2 版）
GLAUCOMA : Medical Diagnosis & Therapy (2nd Edition)

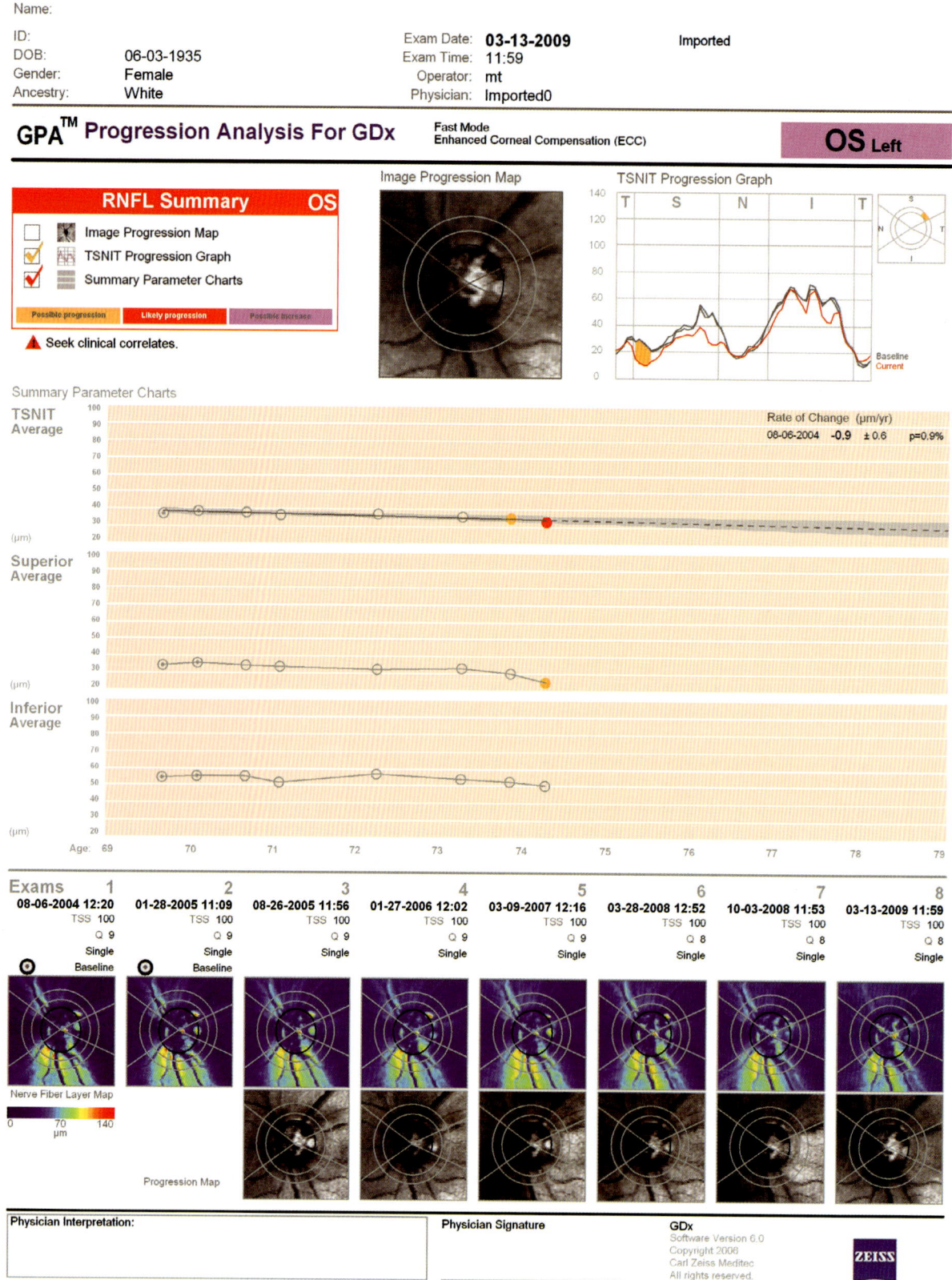

▲ 图 21-13　所示 GDx 的 RNFL 缺损进展情况分析，随访时间内未出现 RNFL 改变

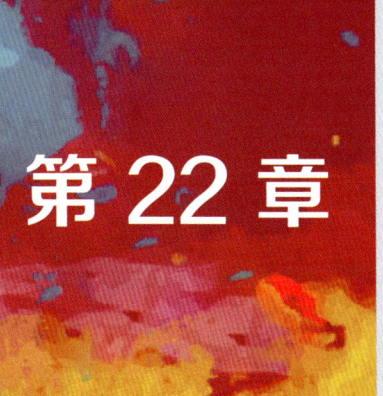

第 22 章　青光眼病程中的结构 – 功能联系
Structure–Function Relationships in Glaucoma

Rizwan Malik　William H Swanson　Marcelo T Nicolela　著
张　青　译
卿国平　校

本章概要

- 理解功能 – 结构（SF）关系有助于医生判断疾病严重程度，并了解功能 – 结构分离现象。
- 影响青光眼功能 – 结构关系的三因素：单位、变异性、结构功能参数的测量范围。
- 分析结果 – 功能关系的主要统计学方法：简单线性（Hood-Kardon）模型，非线性（Harwerth）模型。
- 了解结构 – 功能的对应关系有助于医生将不同的视神经损害区域与相应视野损害范围进行"匹配"。

一、概述

视盘结构损害及视野等功能损害是青光眼诊断及病程分级的依据。结构性评价可提供视神经网膜盘沿面积、视网膜神经纤维层厚度、视网膜神经节细胞厚度等参数。临床上广泛使用功能性检查评估视觉系统的完整性，包括视力、视野、色觉及眼电生理检查。表 22-1 所示为青光眼诊诊断随访中常用的结构及功能性检查。

"结构 – 功能关系"可指任一结构与功能参数之间的联系，临床中最为常用的是指盘沿面积或视网膜神经纤维层厚度与标准自动视野之间的关系。青光眼结构及功能性损害与特征性神经元损伤密切相关，由此导致相应地神经节细胞及轴突丢失，在青光眼自然病程中理应观察到两者的相关性[1]。学术界公认青光眼结构 – 功能损害之间存在相关性，但是关联的性质及强度仍存在争议[2-4]。

本章主要介绍青光眼结构 – 功能损害的临床相关性及其影响因素。

二、结构 – 功能关系的临床意义

结构 – 功能关系的研究不仅具有纯粹的学术意义，同时兼具重要的临床价值。

（一）有助于更好地理解疾病的自然病程

判断青光眼病情严重程度是确定靶眼压、预测青光眼视神经损害进展程度的依据。然而，青光眼病程分级是青光眼诊疗管理中的难点，对于视野损害可变性或结果不可信者尤为困难。因此判断视野损害与视盘损害程度"相匹配"，有利于结果判断。

部分青光眼患者视盘形态相同，视野损害却不尽相同。部分具有青光眼视神经损害的患者视野正常，少数无明显视神经损害的患者却具有重复出现的青光眼性视野损害（图 22-1）。对于已确诊的青光眼患者，判断结构和（或）功能损害是否进行性发展成为随访管理中的难点。在临床实践中，仅有少数患者具有良好的结构 – 功能损害对应关系而促进临床决策[5]。理解青光眼病程中结构 – 功能损害变化的联系有助于提升医生应对不同临床状况的能力。

表 22-1　青光眼患者的结构 - 功能性检查方法

视盘的结构性检查		视盘的功能性检查	
检　查	示　例	检　查	示　例
视盘立体照相	Donaldson 照相 Nidek 3Dx 照相	视力	小数视力，LogMAR 视力
视盘形态测量法	Discam	对比敏感度	Pelli–Robson 对比敏感度
扫描激光检眼镜	海德堡视网膜断层扫描仪，HRT	视野	标准自动（非彩色）视野检查 倍频视野检查 高分辨率视野检查 运动视野检查
偏振激光扫描仪	GDx	色觉	石原彩色板
光学相干断层扫描仪	时域（Stratus OCT3） 傅立叶/频域 OCT（Heidelberg Spectralis, RTVue, Ciruss）	瞳孔测量 电生理	相对性瞳孔传入障碍 ISCAN 瞳孔测量系统 图形视网膜电图 多焦点视觉诱发电位 闪光 ERG

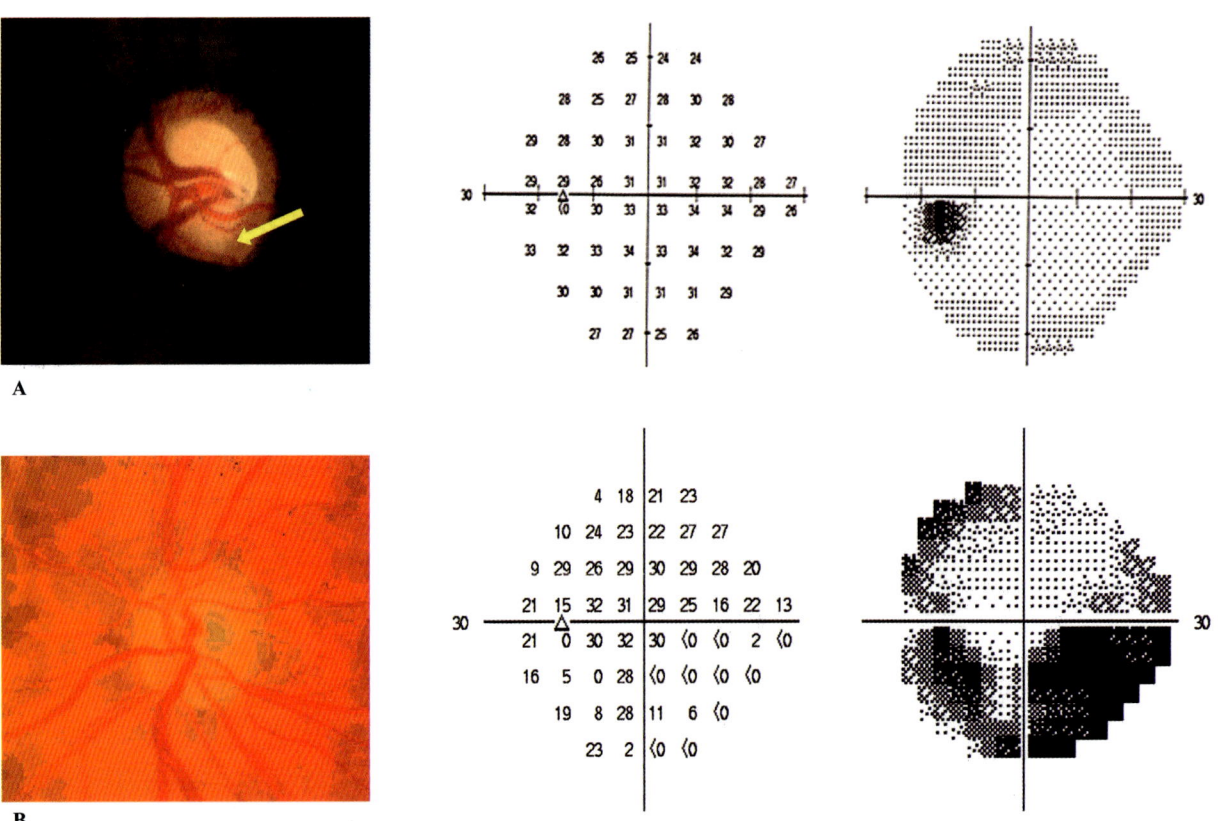

▲ 图 22-1　临床实践中的结构 - 功能联系。上图所示为 2 例青光眼患者左眼的静态自动视野及彩色眼底像
A. 该患者具有明确青光眼性视神经损害，下方盘沿切迹（白箭）及局限性视网膜神经纤维层缺损（黑箭），视野正常；B. 该患者为小视盘，无明显青光眼性视神经损害，但视野缺损重复出现

（二）青光眼功能性检查的优化

研究已证实青光眼的视盘结构参数与视野指数之间存在曲线关系[4, 6, 7]。也就是说，在病程早期，特定的结构性损害引起较小的视野损害，而在病程晚期，极少的结构损害亦可引起较大的功能性损害。图 22-2 所示为视野光敏度缺损与视网膜神经节细胞丢失之间的经验模型，可见两者成曲线形（图 22-2A）及线性（图 22-2B）关联[8]。

在病程早期，相对于曲线关系，在结构-功能的线性模型中视野变化（d值）趋势更为明显。因此，部分研究者主张优化结构性检查，以获得更好的结构-功能线性关系[4]，在青光眼病程早期，线性模式下，相同的结构变化可以预测出相对较大的功能损失。对于变异度相同的情况下，较大的变化比较小的变化更容易被识别。将青光眼自然病程中结构-功能损害关系转化为线性模式有利于疾病的早期发现。

（三）设计适当的临床试验终点

青光眼为慢性进展性疾病，视野作为试验的研究主要终点，可变性大是青光眼临床试验难以实施的瓶颈问题。对于不同病程中结构-功能关系的评价有助于研究者选择诸如结构性参数等更为经济适宜的研究终点。

三、结构-功能关系的推论假说

使用横断面数据对功能检查的敏感性进行推断，是建立在一系列假说的基础上。首先，假设横断面研究中的结构-功能联系可反映两者关系的纵向变化。换而言之，例如某患者 RNFL 厚度由 90μm 下降至 50μm，等同于 2 名 RNFL 厚度不同的患者（分别为 90μm 及 50μm）之间的差异。其次，假设结构性参数真实反映了活体人眼神经节细胞的测量值。然而，目前尚无可靠数据证实这些假说。盘沿面积、RNFL 参数及神经节细胞的关联研究均来自于动物眼，而动物眼中三者之间联系并非完全理想[9, 10]。

四、结构-功能关系的研究进展

Read 和 Spaeth 指出不可脱离眼底视神经评价进行视野评估[11]。研究显示早期视神经受损时动态视野可正常[12, 13]。静态标准视野计提供量化指标，并将视野指数曲线图与来自视盘照相的平面测量结果相对照。近年来结构学检查也有较大的进展，共焦激光显微镜相关研究证实，视野与视网膜神经盘沿具有相关性[4, 14, 15]。偏振激光扫描仪与光学相干断层扫描

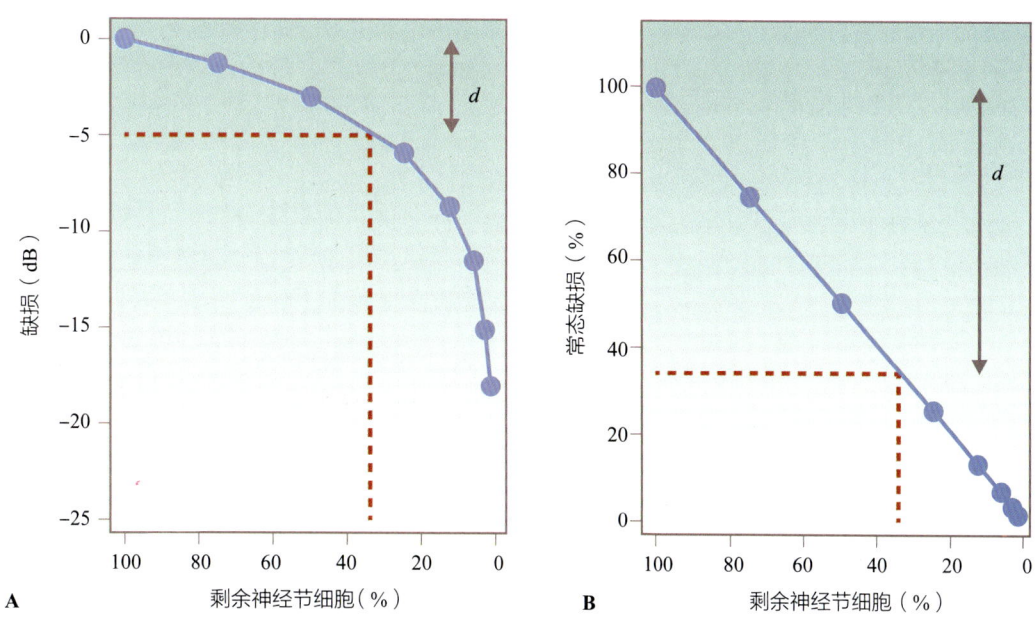

▲ 图 22-2　神经节细胞丢失与视觉场敏感度之间的关系
A. 线性；B. 神经节细胞丢失与视觉场敏感度之间的非线性关系。d. 对于给定数量的神经节细胞丢失

仪相关研究证实，视野与视网膜神经纤维层间具有相关性[16-18]。

与以往公认的观点不同，目前的观点支持视野缺损前不会发生大量神经节细胞丢失[19]，这个观点由少数尸眼的组织学研究证实，青光眼的神经节细胞组织学计数低于健康眼的神经节细胞平均计数。（进一步说明请参见文献[20]）

五、结构 – 功能分离现象

大量临床研究[21-23]及前瞻性研究[5,24]证实，青光眼视功能受损前已出现结构损害，反之亦然，仅有小部分患者同时出现结构及功能损害。研究结果与临床经验相悖，在临床实践中，视野损害的青光眼患者通常可查及视神经损害。这是因为，在上述研究中出现"结构或功能改变"的患者很大程度上取决于试验设计之初的入选人群特征及"改变的定义标准"。例如，在高眼压治疗研究中，很大一部分患者首次出现视野进展而无视神经损害[25]。高眼压治疗研究基线人群中多数患者杯盘比较大而局部模式偏差值降低，提示试验之初有可能纳入的是早期青光眼而非高眼压人群。

评价一组患者的结构 – 功能损害时需拟定相似的特异度。在同等的特异性水平上对不同的检测进行评估时，敏感性通常较为相似，但这些检测在识别患者类型方面却存在实质性差异[5,24,26,27]。

六、结构 – 功能关系的影响因素

影响青光眼结构 – 功能关系的因素较多，示例如下。

（一）测量单位

视野灵敏度通常以对数单位（分贝，dB）测量，而结构参数以线性单位（mm²或μm）测量。在疾病大部分的自然病程中，视野测量值（dB）和结构参数（μm或mm²）之间呈曲线形关系。这种非线性关系可以部分归因于功能参数的对数测量单位和结构参数的线性测量单位。以两个任意参数 x 和 y 作图。如果 x 和 y 之间的关系是线性的，则 x 和 log（y）之间的关系将是非线性的（图 22-3A）。分贝并非视觉系统特征性单位，它首先应用于测量声音强度，代表特定长度电话线的声功率损失。SAP 分贝等于 1/10 个 Log 单位。如果分贝标度未进行对数化处理 [如 1 / 朗伯（Lamberts）]，则结构参数与分贝之间的线性关系较为明显（图 22-3B）。

（二）研究人群

图 22-4 所示为视野光敏感度与 RNFL 厚度关系。图 22-4A 所示为 52 例（健康受试者及青光眼患者）数据。图 22-4A 所示结构 – 功能联系似乎呈现非线性型，实际上，曲线（多项式）函数有很好的拟合优度。图 22-4B 所示为相同数据集的子集，纳入大于 RNFL 厚度正常值下限者（＞80μm），结构 – 功能间无明显关联。因此，结构 – 功能关系取决于所研究人群的疾病范围[28]。在疾病的早期阶段证明两者的线性关系有助于促进青光眼的早期发现[29]。

（三）变异性

从结构变量预测功能变量主要存在 2 个变异来源（反之亦然）：个体间变异及同一个体不同测量间变异（重复性）。受试者间的变异性是指不同个体测量的可变性。通过拟定的视野光敏度，预测 RNFL 厚度，变异范围可在 2 倍以上[2]。重复测量变异是结构和功能测量不精确性的主要来源。另一个复杂因素是视野测量的"方差异质性"（变异性在整个疾病范围内不是恒定的，随着灵敏度的降低而增加）[30,31]。

结构和功能测量均受人为因素的影响。视野测量可能受到屈光性视物模糊、散射光、眼睑伪影、学习曲线和视疲劳等影响。结构性检查可受到屈光介质模糊、屈光不正、图像校准和眼球运动，以及其他组织结构伪影（如血管遮挡和后玻璃体脱离）等影响。

（四）动态变化

在终末期青光眼中，无论是视野检查还是电生理检查，大多数功能参数可降至接近零的水平。然而，即使在晚期疾病中，结构参数仍可保留最小的基线残留值（图 22-5）[32]。这种残留归因于视盘或神经纤维层中的支持性组织和血管。某些结构 – 功能关系的当代统计模型试图解释非神经元因素的影响[2,3]。

第三篇 青光眼的评估
第22章 青光眼病程中的结构-功能联系

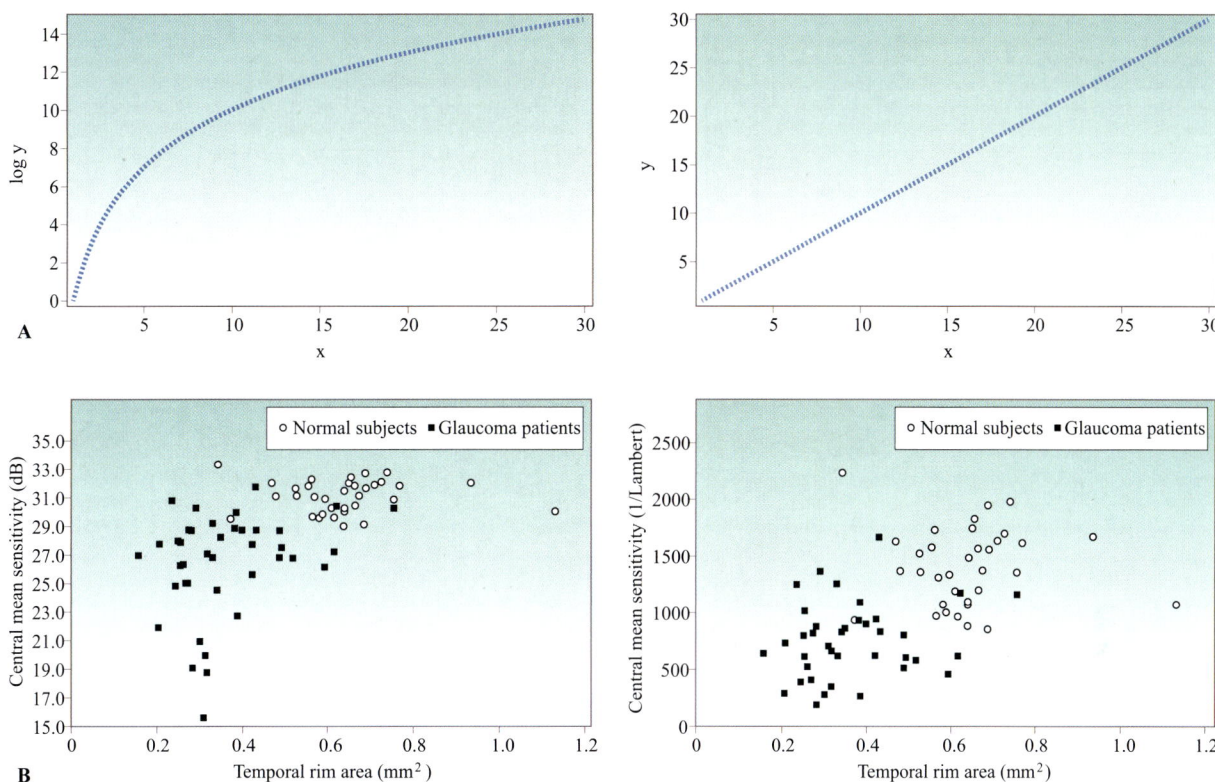

▲ 图 22-3 The curvilinear structure–function, SF, relationship can be explained by units for visual field, VF, measurement. (A) If the relationship between two arbitrary measures x and y is linear, the relationship between x and log y is curvilinear; (B) it follows that the curvilinear SF relationship can be made more linear by converting the logarithmic units for VF sensitivity into linear units.

From Garway–Heath DF, Holder GE, Fitzke FW, Hitchings RA. Relationship between electrophysiological, psychophysical, and anatomical measurements in glaucoma. Invest Ophthalmol Vis Sci 2002; 43(7): 2213–20.

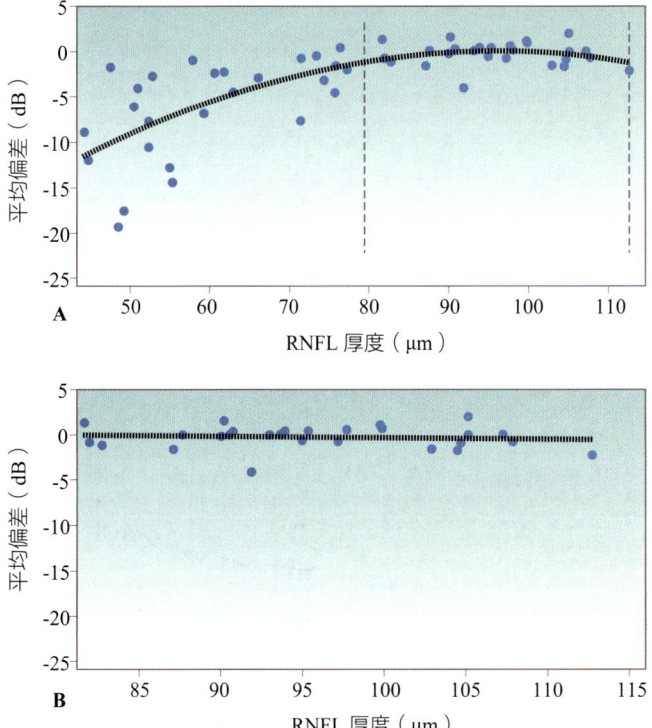

◀ 图 22-4 疾病严重程度对结构 - 功能关系的影响
A. 在涵盖疾病严重程度的各个阶段时，结构 - 功能联系呈现曲线型；B. 当疾病严重程度被限制在一定范围内，结构 - 功能之间无明显的关系［范围限定在（A）中的虚线范围］

七、结构 – 功能关联模型

描述结构 – 功能关系的最为广泛认可的 2 个模型：分别是（Hood-Kardon）简单线性模型[2]和（Harweth）非线性模型（图 22-6）[3,33]，另外尚有其他模型[8,34]。

（一）Hood-Kardon 简单线性模型

与早期研究人员的预测相似，当结构与功能参数均以线性单位绘制时，该模型假设两者之间存在线性关系。换句话说，F 灵敏度（dB）与 RNFL 厚度（μm）之间呈曲线关系（图 22-6）。该模型还考虑了 RNFL 厚度的（非神经性）成分，并假设随疾病阶段而这些成分的改变是恒定的。

该模型基于以下假设：首先，RNFL 厚度达到视野光敏感度较高水平的"上限"；其次，在健康眼中，RNFL 厚度的非神经成分近似 RNFL 厚度的 1/3。

（二）Harweth 非线性模型

Harwerth 推导出以神经节细胞计数预测猴眼视野光敏感度的系列功能函数。两者关联的斜率随固视距离（偏心率）而变化，函数斜率随偏心率增加而增加[33]。最近通过模型校正，可由人眼视野和 RNFL 测量预测视网膜神经节细胞和轴突计数[3]。该模型主要假说基础为，慢性青光眼患者和急性青光眼猴模型的视野光敏度与神经节细胞密度之间的关系类似。

八、结构与功能的地形图关系

将视野测量值与视盘的结构参数相关联，首先要了解视野定位如何在空间上与神经视网膜盘沿和周围神经纤维层相关。从临床角度来看，与相应视盘改变区域相对应的视野变化更易被确认。最为广泛使用的对应图是由 Garway-Heath 等推导的（图 22-7）[4,35,]。其他研究亦有简要描述[36,37]。正常眼压性青光眼患者的离散型 RNFL 缺陷与 24-2 视野的位置有关[35]。关于对应关系的描述性研究结果类似[3,38,39]。应该注意的是，视野位点在每个视盘扇区中分布

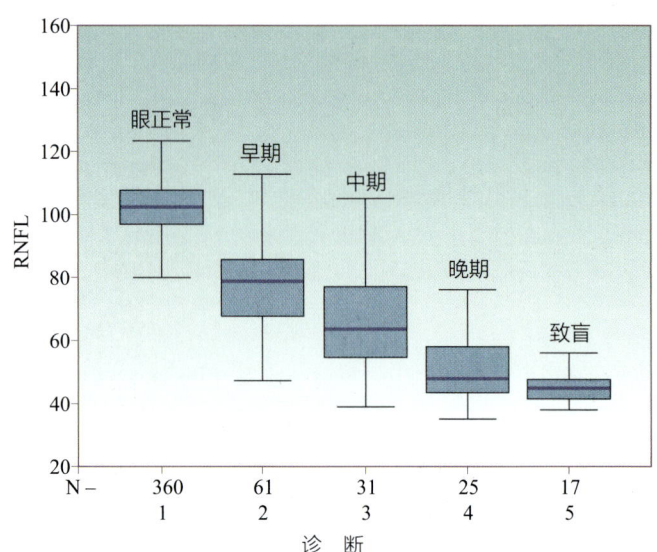

▲ 图 22-5 已发表的关于青光眼损失不同阶段 RNFL 厚度的研究数据

在青光眼致盲患者中，RNFL 的残余厚度平均约为 45μm（引自 Sihota R, Sony P, Gupta V, Dada T, Singh R. Diagnostic capability of optical coherence tomography in evaluating the degree of glaucomatous retinal nerve fiber damage. Invest Ophthalmol Vis Sci 2006; 47(5):2006–10）

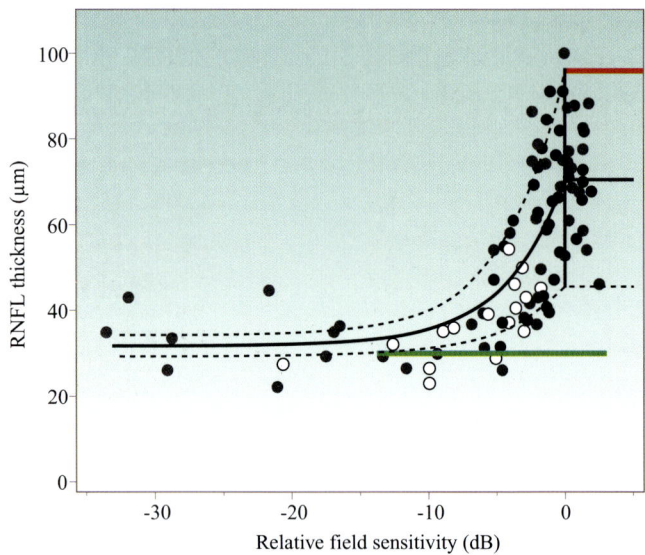

▲ 图 22-6 所示 Hood-Kardon 模型描述的结构 – 功能关联
该模型有一个基线，在该基线水平以下（约为 40μm，绿线），RNFL 厚度不会下降。RNFL 厚度也有上限水平，当视野光敏度正常（相对光敏度 ≥ 0dB，红线）时不会增加

不均，由于视野采样局限，鼻侧视盘相对代表性不足（图22-7）。

九、黄斑区的结构与功能

黄斑对于维持正常视力的完整性至关重要，一旦青光眼视神经损害累及黄斑，视觉质量将迅速下降。

通过最新成像技术可间接测量视网膜神经节细胞层厚度，这些进展使黄斑视野检查及该区域的结构-功能关系重新成为研究热点。黄斑独特的结构极具研究价值。黄斑包含视网膜[40]中大约1/3的神经节细胞，是探索青光眼结构损害研究的理想焦点。此外，黄斑区域可获得与视野相对应的视网膜RNFL或GCC复合体厚度的精确测量，与之不同的是，周边视网膜最佳的结构替代参数是视盘周围RNFL。将视野定位与中心10°以内视网膜进行点对点关联时，需要考虑视网膜神经节细胞（通过Henle纤维）相对于其上的光感受器的位移[40]。

许多研究发现青光眼患者黄斑中视网膜神经节细胞厚度异常，已有证据显示这些缺陷可能经常被24-2视野检测遗漏。在关于黄斑的结构-功能关系的综述中[41]，使用RNFL和视网膜神经节细胞，以及内丛状层（IPL）厚度和视野进行测量，发现黄斑弓形缺损多与上方视野缺损相关。可能是因颞下视盘的狭窄区域向黄斑突出所致。中央凹7°范围以内，考虑到RGC位移后，局部RGC+IPL厚度与视野具有很好的相关性[42]。

十、未来的发展方向

随着眼相干断层扫描（OCT）及更高分辨率的成像设备迅猛发展，我们对视盘解剖结构的认识也不断深入。临床上所见的视盘边界在频域OCT（SD-OCT）图像上并无单一的解剖学对应关系。从SD-OCT图像衍生的较新解剖学标志物［如Bruch膜开口（临床上肉眼不可见）］来测量视盘参数如盘沿面积可能更为精确。成像采集和分析技术的改进可使结构-功能关系的评估更为精确，例如通过中心凹位置校正视盘-黄斑倾斜，以及垂直于Bruch膜平面测量盘沿面积等。

根据眼轴、视盘倾斜度，以及相对于视盘中心的黄斑中心凹位置等参数可定制个体化"结构-功能"对应图，减少结构-功能关联的不精确性[43]。

目前尚无理想的评估结构和功能之间关联的统计方法。直线拟合被称为普通最小二乘法回归，它是最常用的回归方法，但它并不适用于包含显著变异数据的2个数据集。开发更好的统计方法是评估结构-功能关系的未来主要的研究任务之一。

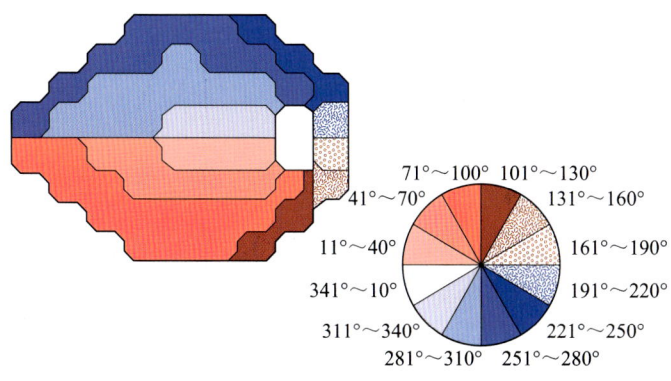

◀ 图22-7 "Garway-Heath"结构-功能对应关系图
由英国伦敦眼科研究所 D F Garway-Heath 教授提供

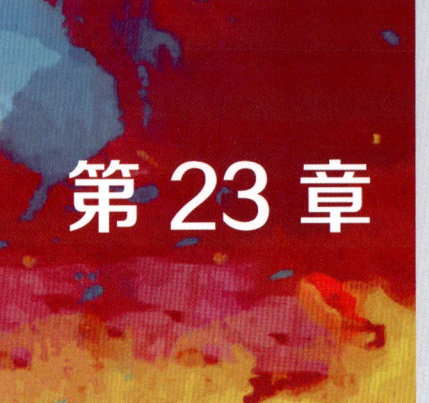

第 23 章 青光眼进展监测
Measuring Glaucoma Progression in Clinical Practice

Brian J Song　Joseph Caprioli　著
张　青　译
卿国平　校

本章概要

青光眼是一种慢性进行性视神经病变，由于视神经的病理结构改变而导致特征性视野缺损。疾病进展监测及风险分级方法是临床决策的依据。近年来随着技术的显著进步，我们对青光眼结构和功能进展的监测能力大幅提升，但结果显示青光眼结构－功能损害之间的关系呈非线性关系、非同步发展。新的疾病进展预测模型有望纳入这些因素，协助临床医生更好地制定青光眼治疗方案。

一、概述

青光眼是一种进行性视神经病变，包含视神经的特征性结构改变以及相应视野功能损害。青光眼可导致不可逆的视力丧失，青光眼防控重在早期诊断和筛查。即使在理想的条件下，早期青光眼的筛查效率也仅为中等效果[1]。研究表明，青光眼视力丧失与日常活动障碍，以及车祸和跌倒的风险增加有关[2-5]。

因此，对疾病进展及视功能恶化速率的预判与青光眼早期诊断相比，具有同等甚至更为重要的临床意义。临床医生面临的难题是如何正确判断患者病情是否保持相对稳定或迅速进展。尽管如此，通过预测青光眼病情进展速率，临床医生能够更好地估计何时干预以及如何干预，以预防患者生命周期中所发生视力残疾（图 23-1）。

未来青光眼进展的速度与多种因素有关，包括年龄、种族和眼压[6-13]。虽然多种青光眼危险因素已被证实，但眼压仍是唯一可治疗、可改变的危险因素。在青光眼患者的随访管理时，切记疾病病程因人而异，且疾病进展通常被诸如测试变异性等混杂因素所掩盖。大型临床试验中如早期临床期青光眼临床试验（EMGT）和正常眼压性青光眼协作研究（CNTGS）[14-16]证实，在青光眼视力丧失的自然病程中存在个体差异。最近的研究报道了治疗后青光眼疾病进展的相关数据[17, 18]。

在理想情景中，临床上可能通过结构变化和功能损害的关系判断疾病进展程度。然而，通常情况下，结构－功能的渐进变化呈现非线性、非同步变化，因此需要根据患者病情进行综合评估。结构－功能关系之间的分离现象不仅被测试变异性所掩盖，同时受到不同的算法和尺度的影响[19]。青光眼是一种进行性疾病，在整个疾病的不同病程中，疾病发生进展的速率不同，切记避免将患者病情状态简单区分为"稳定"与"更差"。更为重要的是，适当评估进展速度（以及治疗后进展率变化），才能依据患者生命周期正确制订治疗方案。

二、青光眼进展监测中的结构参数

青光眼可导致不对称进行性视神经损害[20]。视网膜神经纤维层病理性损伤可导致视盘特征性改变，最终引起不可逆性视功能丧失。健康眼的

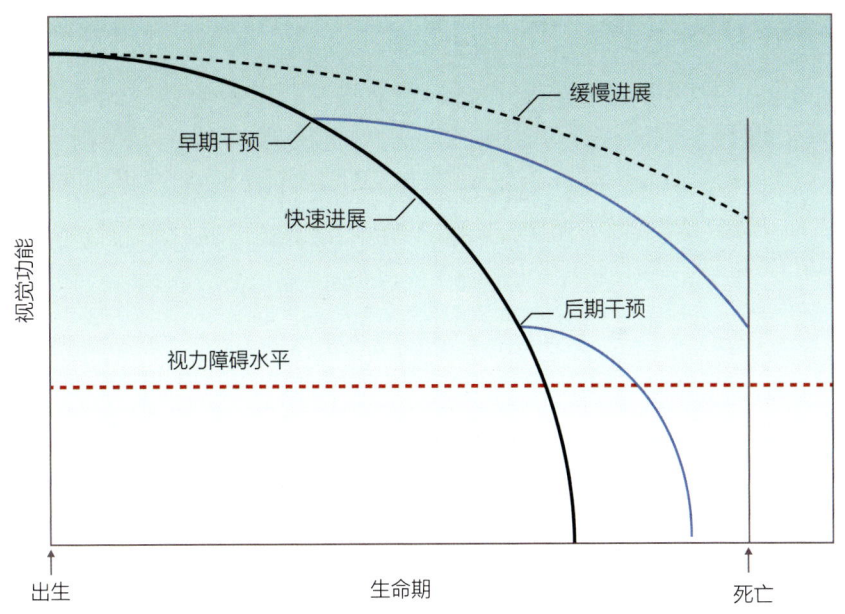

▲ 图 23-1　青光眼视功能损害进展速率与患者寿命的关系，以及干预如何改变进展速度

RNFL 从视盘辐射状发出，在青光眼自然病程中，可以看到多种 RNFL 损失的特征模式，这些特征模式可能与健康眼 RNFL 的分布模式有关[21]。视神经盘沿组织损害可以局限性方式发生，引起局部切迹，或者发生弥散性、同心圆视杯改变。垂直或倾斜型视盘易患青光眼性视神经损害，尤其在颞下盘沿处[22]。随着青光眼病程进展，颞侧盘沿变薄，鼻侧盘沿通常最后累及。轴突丢失，筛板组织后退位移、萎缩塌陷而致视杯加深[23]。

Quigley 及其同事首次发现，在视野缺损之前可能已丢失高达 40% 的视网膜神经节细胞[24]。此外，具里程碑意义的高眼压症治疗研究（OHTS）发现，超过一半的患者在视野缺损发生之前已经存在青光眼性视神经改变[25]。然而，早期筛查中 RNFL 改变可能比视盘改变更为显著。研究显示，较彩色视盘评估相比，连续无赤光照相评估 RNFL 更为灵敏。一项针对高眼压患者的纵向队列研究表明，在视野缺损发生前 6 年内已经出现 RNFL 缺损[26,27]。因此，至少目前临床上可确定，结构损伤通常在功能丧失之前。

与功能性检查相比，结构性检查更客观、舒适[28]。即便如此，目前临床或眼底成像通常难以检测到视盘或视网膜神经纤维层（RNFL）的细微变化。视盘或 RNFL 评估可分为定性及定量评估。视盘立体成像被公认为是随访结构性进展的金标准，通过视盘立体连续成像可实现结构变化的定性测量。在不同时间点捕获和比较连续视盘立体照片，可定性地评估视盘水平的改变是否为稳定、缓慢、中等或快速变化。此外，研究已证明视盘照片观察到的结构变化与视功能预后相关，可预测未来视功能衰退[29]。

图 23-2 描绘了在连续时间点的视盘不同的变化速率。尽管极具实用性，但视盘成像仍存在缺点。照片质量可在不同时间点发生变化，照明差异和成像角度产生的伪影，难以判断视神经是否稳定或者发生微妙变化。获得高质量照片需要训练有素且经验丰富的摄影师。此外，研究已证实，青光眼专家使用立体视盘照片评估进行性视神经变化时，具有较好的观察者间一致性[30]。

眼科技术的最新进展推动了视盘和 RNFL 定量评估成像技术的广泛应用。共焦扫描激光检眼镜（CSLO）是用于视盘分析的计算机化技术，它基于来自聚焦激光束的反射光在视网膜各点处产生二维图像。如果在连续的组织平面中扫描一系列 CSLO 图像，则产生视神经的三维图像（共焦扫描激光断层摄影），实现视盘形态的定量测量，并与可选参考平面相比较，如视盘面积和视杯面积。在这些参数中，盘沿面积与标准自动视野的平均偏差具有高

青光眼诊断与治疗学（原书第2版）
GLAUCOMA : Medical Diagnosis & Therapy (2nd Edition)

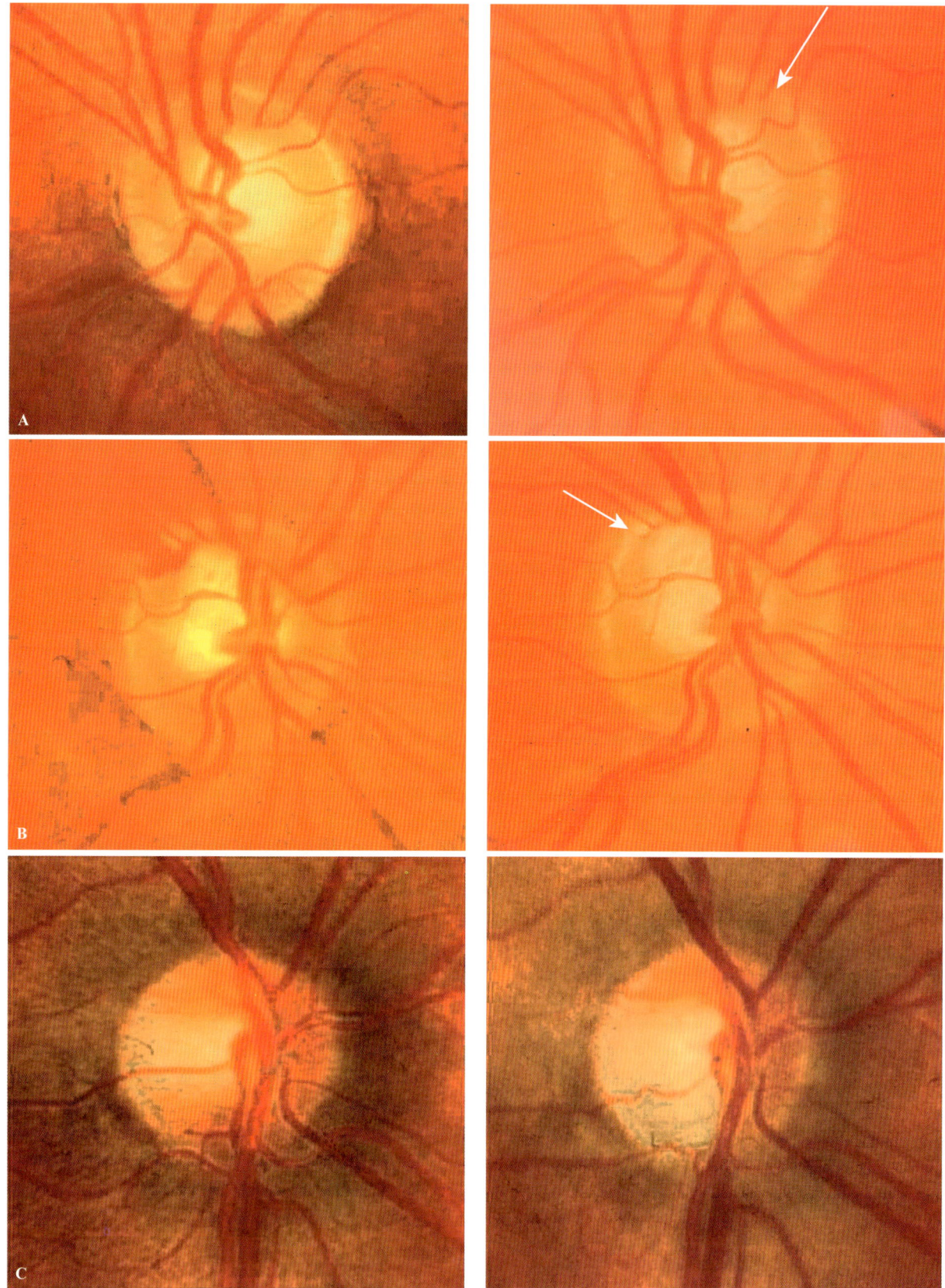

▲ 图 23-2　眼底照片所示为随时间变化的不同程度的视盘改变

白箭显示视神经盘沿变薄区域。A. 如白箭所示，轻度进展：随访 8 年，上方盘沿逐渐变窄；B. 中度进展：颞上视盘出血，4 年后该区域盘沿变薄；C. 快速进展：1 年后垂直 C/D 比值迅速增大

度相关性，而对于平均偏差随访变化速率，视盘面积和视杯体积则更具代表性[31]。海德堡视网膜断层扫描仪（HRT）Ⅱ和Ⅲ（Heidelberg Engineering; Heidelberg, Germany）两种仪器基于上述技术评估视盘形态。

HRT的视盘的地形图变化基于项目分析或趋势分析。基于项目分析是通过对视盘边界内的像素簇变化的概率分析来完成的。地形变化分析（TCA）是利用HRT从一个时间点到另一个时间点的随访变化的主要方法，算法中创建了显著变化元素的大小及位置集。TCA使用颜色编码方案显示随访图像与基线测量值的比较，以确定差异是否在正常变异的95%可信区间内，或判断是否具有统计学意义。相反，HRT的趋势分析使用线性回归分析报告归一化结构参数的变化，可提供结构性参数，如盘沿面积和视杯体积的变化速率等。（图23-3）最近的报道表明，纵向HRT数据的线性回归图可能有助于量化结构变化率[32, 33]。然而，一些研究显示，HRT和立体视盘照片之间检测疾病进展的一致性最多为中等，为提出HRT和立体视盘可能识别不同类型的结构变化提供可能[34, 35]。然而，一项前瞻性研究发现，TCA对于进行性青光眼视盘改变的识别率等同于视盘立体照片的专家分类法[36]。

除了视盘之外，结构性参数如RNFL可通过2种技术测量：共焦扫描激光偏振测量或光学相干断层扫描（OCT）。GDx VCC（图23-4）及最新版本的GDxPRO（Carl Zeiss Meditec, Inc; Dublin, CA, USA）是专用于测量RNFL厚度的2种型号的共焦扫描激光偏振仪。GDx利用RNFL的双折射特性，偏振光在照射RNFL时发生改变，由此获得视盘边缘周围的同心圆中RNFL厚度[37]。该设备通过角膜补偿器来校正角膜和晶状体所致的偏振极化现象[38, 39]。将测量数据与规范数据库进行比较，以识别变薄的异常区域。可通过进展分析软件Guided Progression Analysis（GPA）软件进行指标及趋势分析，该软件显示平均RNFL厚度以及RNFL各扇区随时间的纵向变化。在一项使用相关系数模型评估进展者和非进展者中眼压和RNFL厚度参数之间关系的研究中，GDx的RNFL厚度改变与视盘立体成像和SAP具有高度相关性[40]。

OCT的成像模式是通过使用低相干干涉测量法，测量来自眼组织结构（如视神经和黄斑）的反向散射光来产生反射图像。第一代OCT依次测量来自组织及参考臂反射回的光波延迟差，以再现图像，被称为时域OCT（TD-OCT）[41]。时域OCT图像及数据采集速度较慢，图像分辨率受

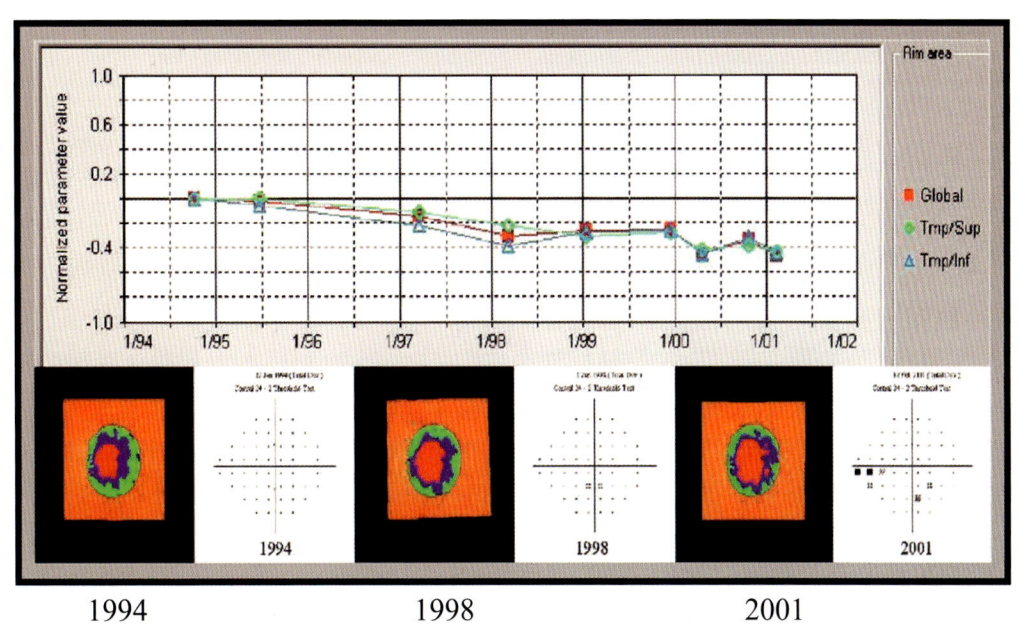

▲ 图23-3 HRT的趋势分析显示在视网膜神经盘沿的改变在7年内缓慢进展

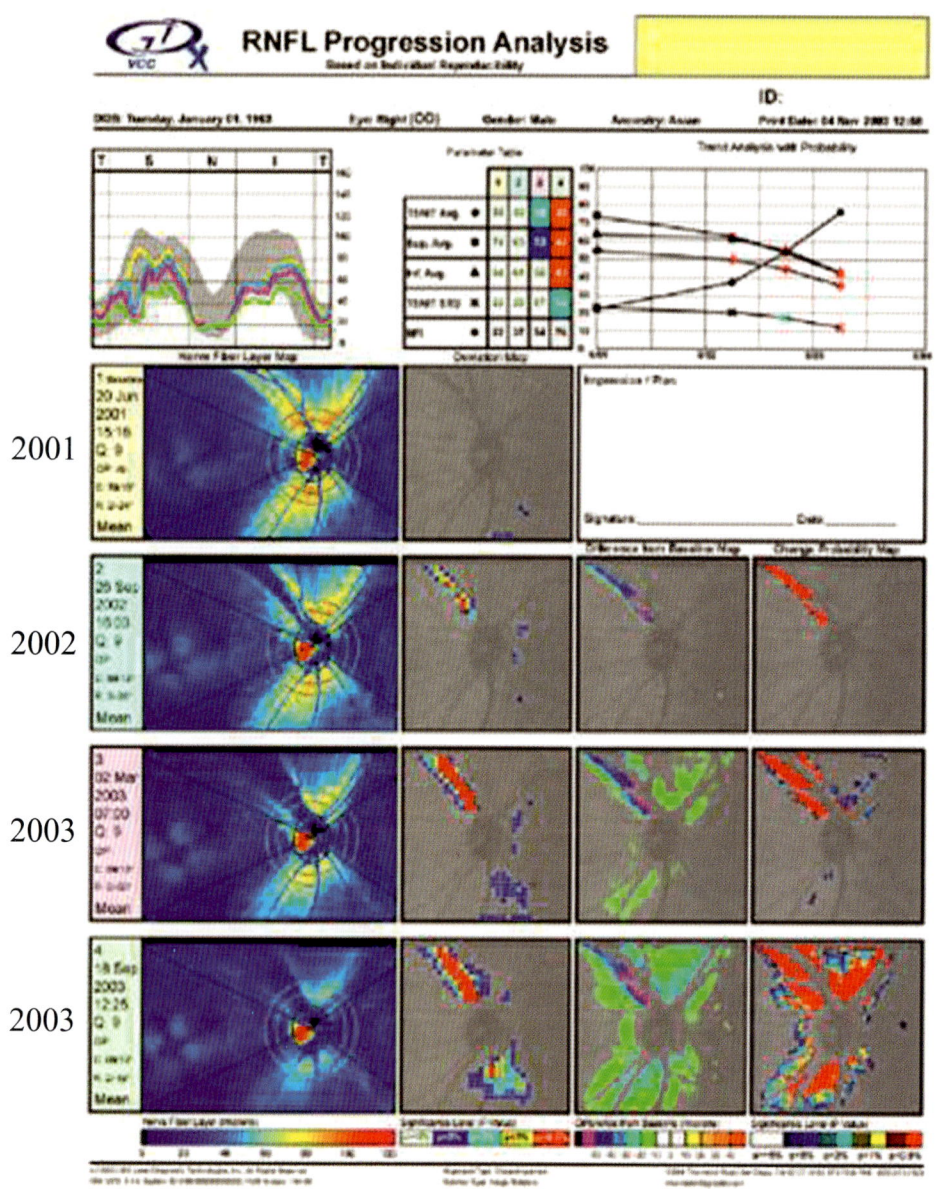

▲ 图 23-4　GDx VCC 的神经纤维层偏振测量显示：视网膜神经纤维层变薄，仅仅 2 年时间内快速进展

到限制。尽管存在这些局限性，仍有一些研究证明，TD-OCT 可准确测量 RNFL 厚度，并且具有良好的重复性和青光眼诊断效能[42-47]。目前广泛应用的频域 OCT（SDOCT）使用傅里叶变换计算图像数据，同时计算来自不同光波的延迟差。图像采集更为快速，分辨率明显改善，有助于限制眼球运动伪影的产生。最终测量结果与年龄匹配的标准数据库进行比较后，以区分青光眼和非青光眼。应注意的是，目前标准数据库尚未考虑其他混杂因素，例如种族、屈光不正和视盘大小。与 GDx 类似，Stratus OCT（Carl Zeiss Meditec, Inc. Dublin, CA, USA）也利用 GPA 提供进展趋势分析，以监测 RNFL 随时间改变而发生的厚度变化。通过连续测量 RNFL 绘制回归线，斜率表示每年 RNFL 变化率（μm）（图 23-5）。尽管已经证明 GPA 可有效识别个体 RNFL 丢失，以及随着时间推移的 RNFL 损失率，但也有研究发现 GPA 与视野进展的一致性有限[48]。

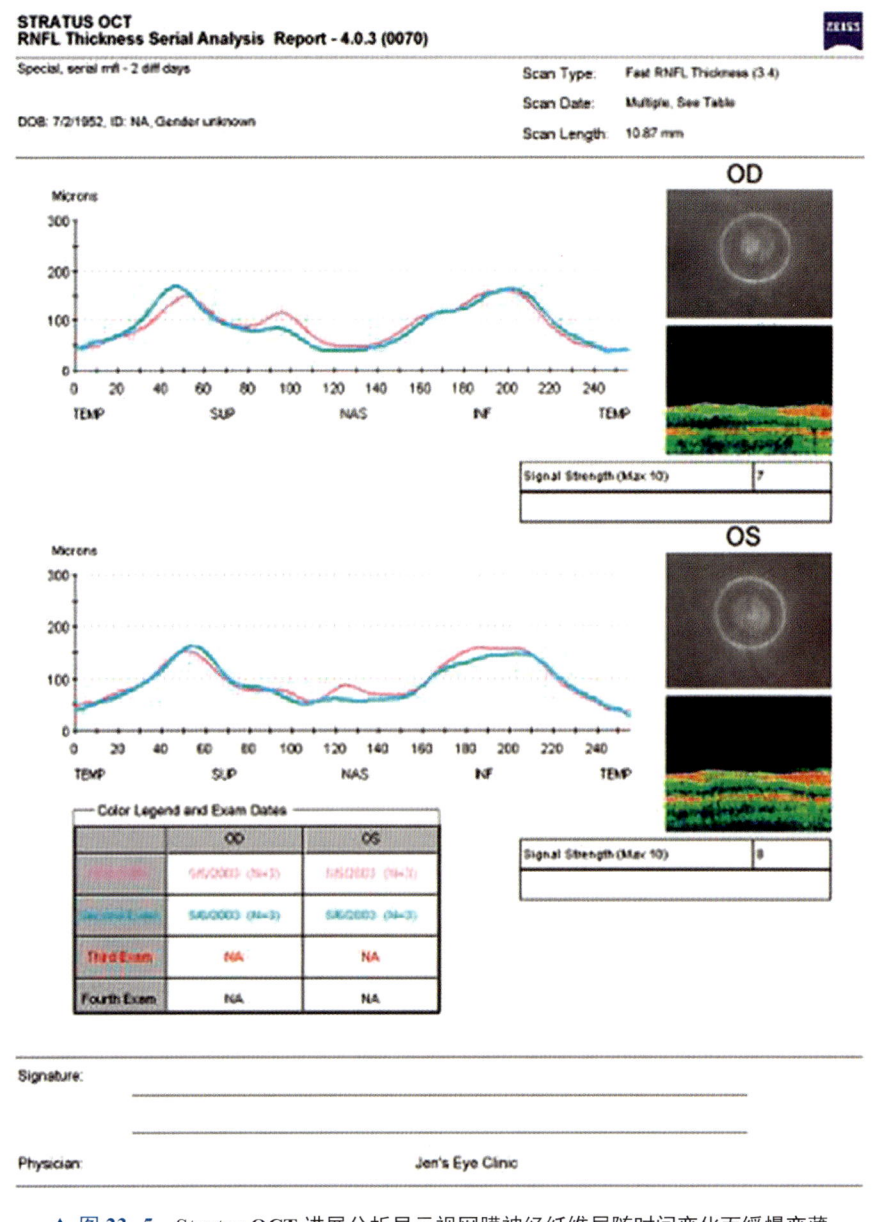

▲ 图 23-5 **Stratus OCT 进展分析显示视网膜神经纤维层随时间变化而缓慢变薄**
不同的颜色代表不同的访问日期，回归分析显示：RNFL 厚度随时间推移的变化量

三、青光眼进展的功能性检测

尽管临床证据表明结构变化先于功能丧失，但某些研究发现，部分患者可首先检测到功能性损伤[49-52]。早期视野评估是通过手动动态视野检查进行的，方法是将移动已知刺激从测试对象的非观察区域（阈值下）到观察区域（超阈值），并绘制这些点与固视点的关系[20]。然而，随着时间的推移，手动视野检查如典型的 Goldmann 视野计，已经被自动视野计所取代，自动视野计重复性提高，且不依赖于观察者的操作技术。标准白色自动视野检查（SAP）已成为评估青光眼患者视野及跟踪视功能进展的首选技术。此外，计算机化测试策略，如瑞典交互式阈值算法（SITA）的开发，在不影响数据质量的情况下缩短了测试时间。此外，还有 2 种较少使用的自动静态视野评估方法，如倍频视野检测（FDT）和短波长自动视野检查（SWAP）。

使用标准自动视野评估功能的重要性源于基于临床试验数据的潜在预测价值。EMGT 研究发现基线平均偏差可预测青光眼进展率，而 CNTGS 或

OHTS 研究发现平均偏差不能预测病情进展[6, 8, 12]。然而，基线模式标准偏差（PSD）可预测 OHTS 未来进展[8]。近年来，Gardiner 及同事使用线性回归模型证明基线平均偏差与未来青光眼进展率直接相关[53]。

然而，视野检查的局限性是众所周知的。首先，视野结果存在可变性，敏感性和特异性不足以及缺乏足够的外部验证等问题[54, 55]。视野检测缺损及病情进展速率的能力取决于在既定时间段内的检查训练次数。事实表明，大幅度变化所需要的测试数少于较小变化率，因为即使测试次数有限，快速变化也会显现出来[56]。

多项测试有助于限制噪声，而确认性测试有助于验证真实信号，从而克服与长期波动的相关问题。图 23-6A 和 B 分别示出了低度和高度 LTF 视野差异。针对这些问题，有临床意义的视野变化应该是青光眼特征性的、超过测试噪声（不同患者有不同的测试噪声）、持续的或可重复的变化。

使用以下两种方法之一完成视野进展的评估：基于事件分析或基于进展趋势分析。事件分析用于确定从一个时间点到另一个时间点是否存在视野变化；趋势分析具有额外的优点，即不仅提供关于视野变化横断面信息，还提供关于视野变化进展率的信息。两种类型的分析均需要重复性确认，以确定任何感知变化是真实疾病进展的结果，而非人为因素或短长期波动。基于事件分析的评分系统已经在临床试验中获得验证，例如晚期青光眼干预研究（AGIS）和早期青光眼治疗协作研究（CIGTS）[57, 58]。临床中更为广泛使用的是青光眼进展概率分析（GCPA），是一种基于事件的统计分析，内置于 Humphery 分析仪（Carl Zeiss Meditec Inc. Dublin，CA，USA）。GCPA 需要 2 个基线视野，以确定后续视野点状变化是否位于青光眼患者变异的 95% 可信区间内[59]。2005 年，Humphrey 视野分析仪的青光眼进展分析是基于 EMGT 的标准制定的，EMGT 将进展定义为连续 3 次测试中出现 3 个

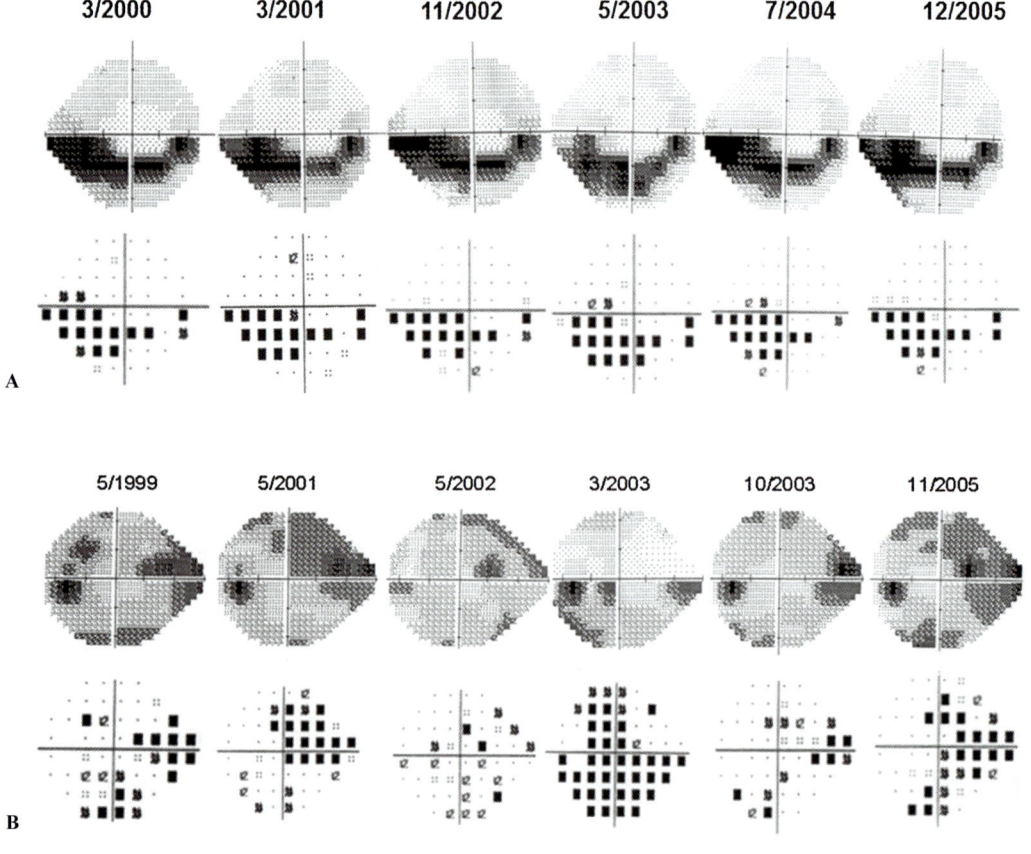

▲ 图 23-6 分别显示连续视野的低度和高度长期波动，所示为灰度图和模式偏差图

或更多个测试点的恶化[60]（图 23-7）。青光眼进展分析通过模式偏差概率图来减少白内障和其他非青光眼疾病对测试结果的影响，解决了 GCPA 的一些局限性，但它仍然只是横断面分析，而未提供有关进展率或进展趋势的信息。

为弥补上述局限性，研究人员开始探索基于各种回归分析的数学模型。在一项用于评估视野进展的替代统计方法的研究中，Nouri-Mahdavi 及其同事发现，逐点和聚类多元回归分析结果与逐点单变量回归分析结果，以及研究者观察结果具有一致性[61]。Humphrey 视野分析中通过最小二乘法线性回归的类似方法开发出趋势指标——视野指数（VFI）。Bengtsson 和 Heijl 首次报道了这一概念，用于估计青光眼总体视野进展率[62]。VFI 是一个基于模式偏差的年龄校正、标准化指数，总结了每项测试的全局视野状况，然后将这些点进行线性回归分析，中心测试点在指数得分中的权重较大，范围从 0%（盲）～100%（正常）。另一可用与 Humphrey 视野分析的，类似于进展趋势算法的软件是 Progressor 软件（Medisoft, Inc.; London, UK），它对一系列视野进行逐点线性回归分析，确定斜率并生成线性图形[63]。每年大于 −1.0dB 且 $P<0.1$ 的测试点被定义为发生显著进展。

在解释结果和确定是否存在进展时，应考虑到整体视野指数（如 VFI）受到对视野缺损位置不敏感的限制。克服这一定位问题的一种策略是根据 RNFL 的分布对点进行聚类分析，或根据具有青光眼视野损失特征的相邻簇进行聚类分析[20]。在 Humphrey 视野分析仪中，青光眼半视野测试（GHT）利用了聚集点的概念，在 RNFL 的正常解剖基础上，按扇形比较上半视野和下半视野之间的差异。

目前的功能性视野评估方法并非没有限制。对于视野前期患者，由于目前视功能检测不能重复其视野缺损，检测和监测病情进展极具挑战性。患者因素，如疲劳和保持固视能力可影响测试间的可变性和准确性。研究表明，一些患者会出现"学习效应"，随着时间的推移视野检查可能有所改善[64-66]。测试时，患者的疲劳会因人为因素导致平均缺损值的恶化[67-69]。无法保持固视是另一个重要的干扰因素，可导致假阴性率及短期波动增加[70]。因此，为克服此类缺点，不依赖于固视的视功能测试将是未来视野检测发展的理想选择。

四、进展预测新模型

研究者提出了较多青光眼进展预测模型和算法，均有其优缺点，包括疾病分期系统、临床诊断，以及基于事件的分析和进展趋势分析[71-73]。所

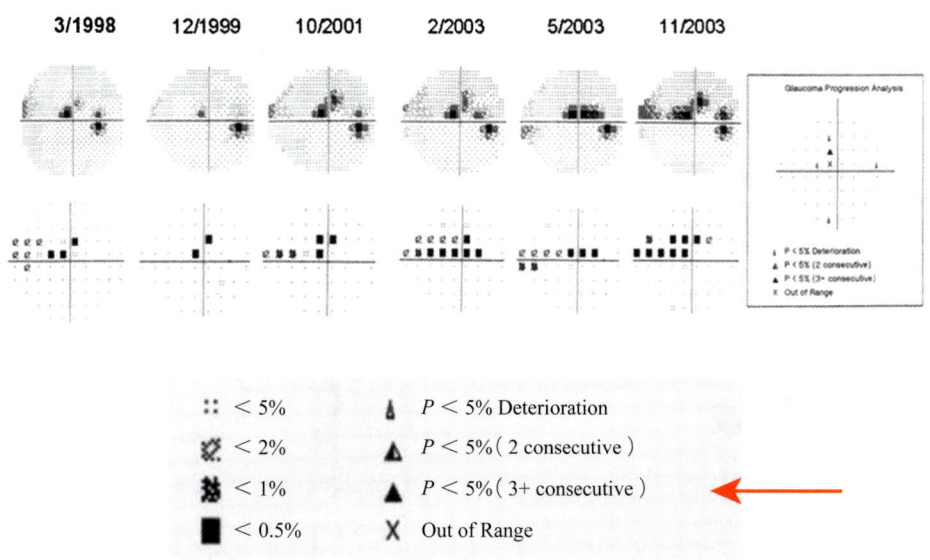

▲ 图 23-7 青光眼进展分析：以特定符号及相应"*P*"值表示进展程度具有统计学意义的暗点
将基于事件发生的图示方法集成于 Humphrey 视野分析仪中，以确定视野缺损进展是否存在

有模型都有其优缺点，仅有进展趋势分析被证明其有效性。最近的研究热点是开发更准确的模型来预测青光眼的进展[54, 74]Medeiros及其同事报道了一种模型，试图阐明结构-功能间相关性的纵向变化速率。研究者们使用贝叶斯分层建模来整合随时间变化的VFI进展率和共聚焦扫描激光偏振测量法测量的平均RNFL厚度，并将这些结果与青光眼诊断创新研究（DIGS）434只眼的队列中的常规最小二乘法回归分析结果进行比较。通过将两种类型的数据整合到贝叶斯模型中，与普通的最小二乘法回归分析相比，显示进展的眼睛比例明显更高。

另一个模型可能更准确地模仿青光眼视力丧失，它将视野测试点分离成更快和更慢衰变速率的区域[54]。虽然视野缓慢衰减的空间位置可以代表青光眼性视野损失，但它们更常代表屈光介质混浊及其他非青光眼性疾病[75]。识别视野恶化的缓慢和快速空间成分有助于区分伪影与真正的青光眼进展。使用从AGIS收集的389例患有原发性开角型青光眼的患者数据，Caprioli及其同事对单个视野测试位置进行线性、二次和指数模型回归分析[54]。结果发现，指数模型不仅能最好地表示视野衰减率，而且通过将视野的各个空间点分离成更快和更慢的成分，可以更容易地识别快速进展的患者。此外，通过指数拟合和外推所做的预测可以用来以适当的置信区间对未来视野损失进行逐点预测。图23-8为上述快速与慢速衰减的视野图例。这个模型还具有如下优点，即：不依赖于与标准数据库的比较，并最大限度地减少了年龄和屈光介质不透明等混杂因素的影响。

尽管最近开发出上述青光眼进展的新型模型，但结构和功能变化之间的差异仍然存在，可能是由于疾病病程性质而非测试方法所致。在比较CSLO和SAP的回顾性分析中，发现结构-功能的纵向关联是平行的，表明在HRT Ⅲ测量中，视野进展眼未显示出显著盘沿面积丢失[76]。这些研究提示，在监测青光眼进展时需要及时监测结构和功能改变。

五、将病情进展率纳入临床实践

最终，预防视力残疾的目标取决于临床实践中正确地判断病情进展速率。青光眼治疗指南建议将评估进展速率作为常规青光眼治疗的一部分[77]。尽管结构和功能变化并不总是有良好的关联性，但它们在青光眼检查中互为补充，可用于监测这一复杂疾病病程中的不同方面。结构和功能检测对疾病进展的检测能力因疾病不同阶段和所使用的特定仪器而异[48]。随着青光眼结构成像的可靠性和可重复性不断提高，该技术提供的信息有助于临床医生做出更明智的病情判断及进展预测。

从功能性检测的角度来看，需要连续的定量视

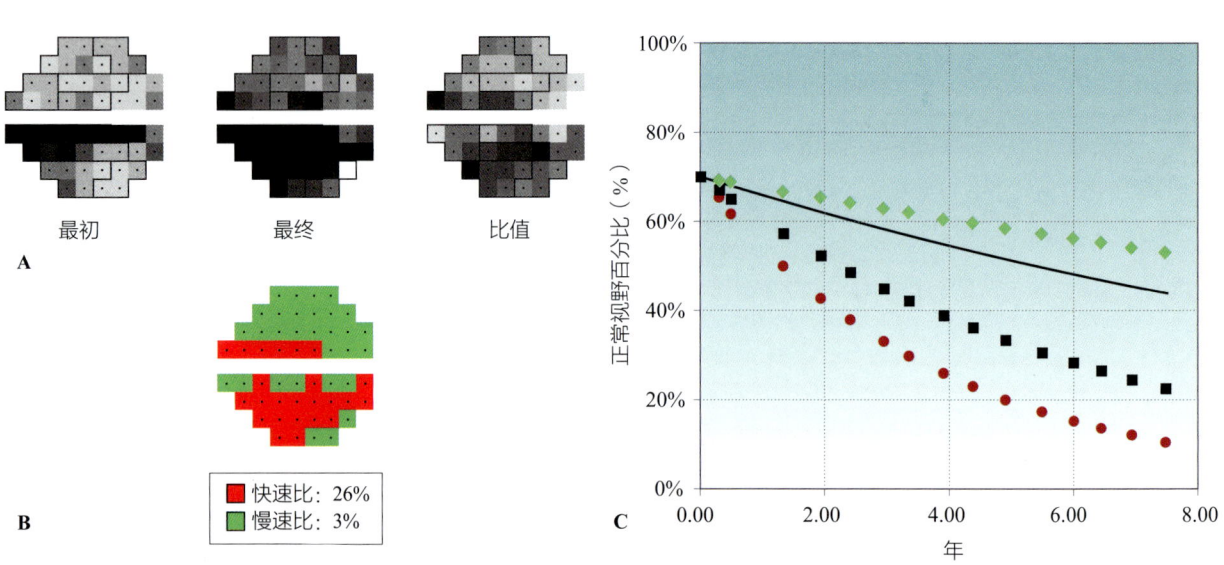

▲ 图23-8　视野显示测试点衰减的快慢比值，并以图形方式标注随时间变化的不同衰减比值的测试点

野检测来正确预测疾病进展，指导后续治疗。必须进行多次视野检测，至少进行 2 次测试以建立基线视功能，共约 6 次或更多次测试，在统计学上才足以检测出每年至少 2 次分贝的视野损失率[78]。虽然有多种视野测试方法可用，但测试策略不应混合。通过使用一致且经过验证的测试策略（如标准自动视野中使用的 SITA 标准协议），可以更好地进行前后比较，从而更准确地预测进展速度。当检测到显著性视野变化时，仍然建议通过重复检测及整合结构性参数来进一步确认。

最终，通过整合结构和功能数据，可将需积极治疗的"快速"进展者与"缓慢"进展者区分开来，尤其对于老年人而言，后者可能更适用于保守治疗。如何更好地利用结构和功能检测中获得的信息，探寻进展预测更为可靠的生物标志物及方法，仍需进一步研究。

第 24 章　眼部血流评价方法
Techniques Used for Evaluation of Ocular Blood Flow

Ali S Hafez　Mark R Lesk　著
辛　晨　译
卿国平　校

本章概要

眼部血管病变是青光眼重要的发病机制之一。准确和有效评价正常人眼和青光眼患者眼部血流灌注情况的方法，是研究这类血管性疾病在青光眼发病过程中作用的必要技术前提。目前，评价眼部血流的方法种类众多。不同的检查方法，测量不同部位眼部血流循环的情况。本章将就测量眼血流状态的不同检查方法的原理、有效性及优缺点进行比较和综述。

一、彩色多普勒成像

彩色多普勒成像（color Doppler imaging，CDI）是基于超声检查，通过探测由眼球后血管血流运动导致的反射的声波频率变化，即多普勒效应，测量球后血管的流速。CDI 主要用于测量眼动脉（ophthalmic artery，OA）、视网膜中央动脉（central retinal artery，CRA）和供应视神经鼻侧及颞侧区域的睫状后短动脉（short posterior ciliary arterie，SPCA）。基于对球后血管解剖结构和多普勒信号波形特征的认识，可以具体定位出眼球后的不同血管，通过分析血管的多普勒光谱特征分辨血管中血流方向[1]。由身体中心向 CDI 探头侧运动的血流通常为动脉，在 CDI 图像中标注为红色。而远离 CDI 探头向身体中心部运动的血流为静脉，在 CDI 图像中标注为蓝色。同时 CDI 检查可获得血流速度 – 时间图。在图形中可以清晰分辨波峰和波谷。测量波峰值，即收缩期波峰速率（peak systolic velocity，PSV）和波谷值，即舒张末期速率（end–diastolic velocity，EDV）。PSV 和 EDV 可用于计算阻力指数（resistivity indices，RI）=（PSV–EDV）/PSV（图 24–1），这是 CDI 检查中可重复性最高的一个参数。

与正常人相比，开角型青光眼[2]和正常眼压青光眼[3]患者，球后血管的 PSV 和 EDV 减小，RI 值增高。在视野损害进展和眼压控制不良的青光眼患者，球后血流速度的基础值降低[4]。相反，小梁切除术后眼压显著下降的患者，球后血流系数均有所提高[5]。

（一）优点

CDI 是一种无创、操作简单的检查方法。可准确测量球后大血管，如眼动脉和视网膜中央动脉的流速。CDI 的普及率越来越广，进一步推动其成为评价球后血管血流状态的有效方法。

（二）局限性

1. CDI 可测量血管内的血流速度，而非血流量。如果不知道血管的直径，就无法计算出血流量。血管局部变窄导致血流灌注不足，但在 CDI 检查中可能会表现为血流速度增快[6]。

2. CDI 测量的可重复性取决于测量血管的管径和血管与测量探头间的夹角。CRA 的测量可重复性水平与每次测量部位的选择有密切相关性[8]。测量

第三篇 青光眼的评估
第 24 章 眼部血流评价方法

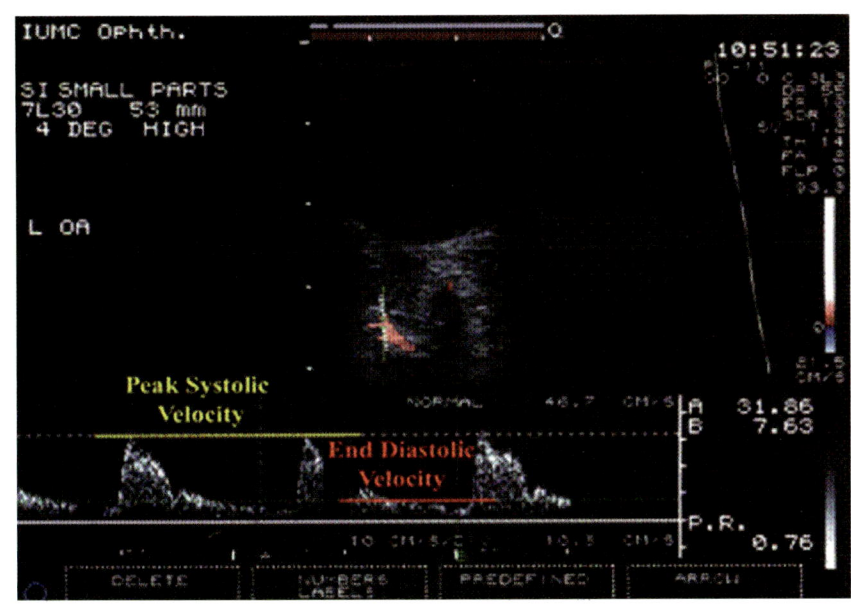

◀ 图 24-1 彩色多普勒检查可显示出眼动脉收缩期峰值和舒张末期血流速度
图片由 Alon Harris MD, Indiana University 提供

部位选择的可重复性取决于测量者的经验，对于初学者而言，存在一个较长的学习曲线。

3. 计算出的 RI 是否与在体状态下真正的 RI 相一致，目前尚无定论。

4. CDI 不能精确测量出供应视神经的小血管流速（如睫状后短动脉）[7]。文献报道，SPCA 测量的可重复性明显低于 OA 或 CRA。

5. 在不同个体间，球后 SPCA 的数量、大小和位置存在较大差异[9]，而且 SPCA 可能缠绕在一起，因此很难被 CDI 准确测量。

6. 由于眼动脉的血流量与睫状后端动脉供血量间无显著相关性，而睫状后动脉是视神经血供的主要来源，因此眼动脉流速和阻力下降并不能说明供应视神经的血流量下降[6]。

二、搏动性眼血流分析仪

供应眼部的动脉血流量随心动周期的变化而变化。心动周期中，供应眼部的血流量发生变化，血流量的差异导致脉络膜在心动周期中血充盈量的不同，导致眼压也随着发生变化。因此，在心收缩期，眼部供血量和眼压均最高，而在心动舒张期最低。

搏动性眼血流量（pulsatile ocular blood flow, POBF）（图 24-2）为心收缩期测量的眼血流量的脉动成分，约占总体眼部供血凉的 75%~85%[10]。搏动性血流量主要反应脉络膜循环和部分球后血流搏动情况。

Langham POBF 技术[11-13] 基于持续性眼压记录，计算出心动周期中眼压变化的搏动幅度。Langham POBF 仪由压平眼压计和与其相连接的微型计算机，微型计算机记录下眼脉冲压。利用眼压脉冲波的幅度可量化分析眼容积的变化，据此计算出每个心动周期中眼血流供应量的变化。

研究显示，相较于正常人，开青患者和高眼压症患者 POBF 显著下降[14-16]；相较于低危患者，高危高眼压患者的 POBF 下降[17]。

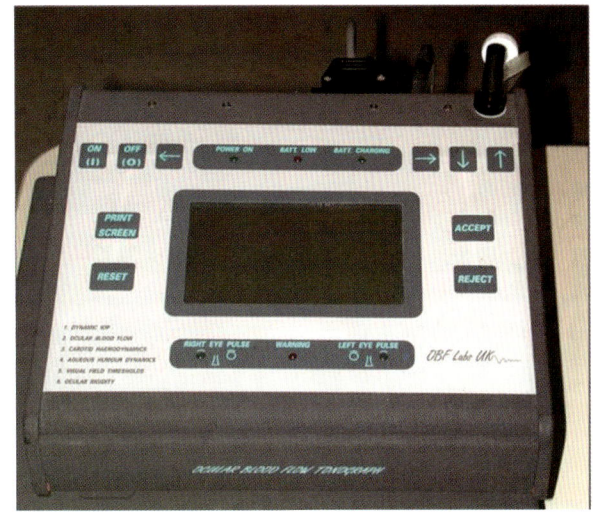

▲ 图 24-2 搏动性眼血流分析仪

277

（一）优点

POBF价格适中，非接触，操作简单。测量过程不需要受检者屈光间质透明及持续固视能力。相较以往的仪器，最新的POBF测量仪器更为小巧、便携，测量结果更为可靠。

（二）局限性

1. 对于POBF结果的解释是基于以下假设[18]：首先，眼压的波动仅来源于每个心动周期中，进入眼血流量差异多导致眼容积的变化；其次，不存在眼血流的逆向流动；第三，每个个体的压力-容积曲线（眼球硬度）相同；第四，静脉系统引流量平稳，不存在脉动现象。

2. POBF仅能表示眼血供中搏动式供血量的多少，而不能表示非搏动式的供血量。目前尚不能明确眼血供中以搏动方式和非搏动方式供血量的比例，这一比例可能在不同个体中存在差异。

3. 搏动式/非搏动式血供比例并非常数，它将随着收缩期血压和眼压的变化而发生变化。因此，POBF并不能代表眼部整体供血量的变化。

4. 多种因素，如体位[14, 15]、眼轴[19]和心率[20]，可影响POBF测量结果。因此在比较不同受试者POBF时，应考虑分析相关影响因素。

三、用于测量眼底搏动的激光干涉仪

测量眼底搏动的激光干涉仪是另一种测量眼部搏动式血流供应量的方法。此方法通过测量由心脏搏动导致的角膜和视网膜前表面位置的移动量来反映眼部搏动式的血流供应量[21]。

以二极管激光（783nm）为光源，将光线投射入眼内，收集经过不同光学界面反射后的光线。由角膜前表面和视网膜表面反射回来的光线形成相干光。一个心动周期中，这两条相干光形成的相干图像的差异源自于眼部血管的节律性充盈变化。利用电耦合（charge-coupled device，CCD）红外相机可以记录上述由于血管节律性充盈所导致的由角膜和视网膜前表面反射所产生的相干光图像变化。

一个心动周期中，角膜和视网膜所形成相干图像间距离的最大值，称为眼底搏动幅度（fundus pulsation amplitude，FPA），代表心收缩期，由脉络膜血液充盈所引起的视网膜表面位移。

研究显示，在正常人眼，此技术具有很好的可重复性，组间相关系数可达0.95~0.97[22]。一些研究显示，FPA与气动眼压计所测量的眼压之间存在显著的相关性[23]。

（一）优点

FPA是一种非侵入性、快速和简单的检查方法。测量眼底搏动幅度精度可达微米，可重复性好。

（二）局限性

1.FPA测量的距离变化中包含角膜运动造成的变化，估计角膜运动所产生的距离变化可占总体距离变化的20%。

2. 虽然FPA获得数据速度迅速，但数据分析耗时较长

3. 与POBF相似，PFA只能测量出脉络膜血流变化中的搏动性变化的部分。

四、荧光造影和吲哚青绿造影

将荧光素钠从肘静脉注入，染料到达眼部血管并能形成眼底荧光素图像（图24-3）。正常情况下，由视网膜血管内皮细胞及视网膜色素上皮细胞间的紧密连接构成视网膜血房水屏障，可阻止血管内的荧光素通过血管壁深入到组织内。

荧光造影在一定程度上有助于对视网膜和视神经血液循环状况的认识和了解。但对于了解脉络膜循环帮助不大，因为脉络膜毛细血管壁的窗样结构，无法阻挡荧光素钠的渗出[24]。吲哚菁绿（Indocyanine green，CG）造影有助于观察脉络膜循环。ICG可快

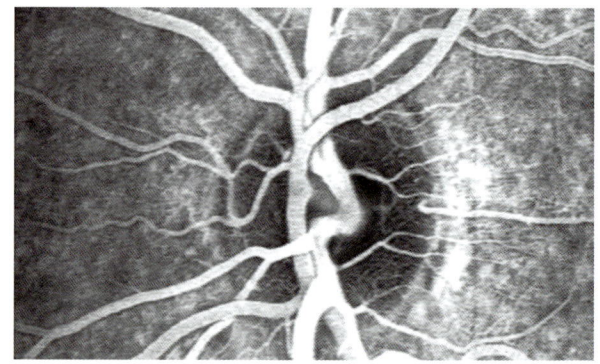

▲ 图 24-3 视盘及视盘周围视网膜的眼底荧光血管造影图像

速地、完全地与某些蛋白结合，形成分子较大的化合物，因此较难通过窗样的脉络膜毛细血管壁。

荧光造影和ICG造影提示，青光眼患者存在灌注不足的问题[25-32]。血管造影显示，青光眼患者视神经区出现充盈缺损现象，提示该区域缺血[26,27]。这种视盘充盈缺损在青光眼患者最为明显，在高眼压整的患者也可出现，在正常眼很少发现[28]。在青光眼患者，也会出现视网膜和脉络膜充盈时间延长，以及动静脉时间延长的现象[31,32]。文献报道，视网膜循环下降主要出现在开角型青光眼患者，而脉络膜循环下降主要出现在血压正常的青光眼患者。

（一）优点

利用计算机，可以逐帧分析荧光素和ICG造影图像，量化分析视盘，视盘周围视网膜及脉络膜的血流动力学参数[33,34]。共聚焦技术可以进一步辅助测量荧光素充盈率和荧光充盈缺损面积[33]。

（二）局限性

1. 荧光素和ICG造影图像质量有限，不能有效描绘出视盘和脉络膜的循环过程。同时荧光素和ICG造影图图像分辨率有限，不足以清晰显示多层堆叠排列的视盘血管。视盘表面视神经纤维层内的视网膜毛细血管结构完全遮盖其深层的脉络膜毛细血管结构。

2. 依据单次血管造影结果评价眼部血液循环状况的可靠性不高。

3. 视盘荧光素表现变异较大：视盘荧光素显影大部分来源于表层的视网膜毛细血管，小部分来源于深层的睫状血管及视盘周围脉络膜组织的着染[35]。

4. 充盈缺损出现或消失的重要性：造影图像中可能会由于眼灌注压短暂下降，而导致出现一过性的组织充盈缺损[36]。

5. 某些患者在注入染料后可能会出现一过性的系统性低血压，引起动静脉充盈时间延长。因此不能真实反映被检者真实的眼部血流动力学状况。

五、激光多普勒流速测量计

1842年，澳大利亚物理学家Christian Doppler首次描述了多普勒效应。多普勒效应指有某物体发出的光波或声波，由于相对于观察者运动方向不同而产生的频移。

1972年，Riva研究小组首次利用多普勒技术测量出血管中红细胞的流速[37]。

使用激光多普勒流速测量计时，将激光投射到某一特定血管表面后反射的光线包含两中成分：由静态组织（如血管壁）发射的光线，以及由动态组织（红细胞）所反射的光线。这两种组织发生的光线会发生干涉，改变光探测器所采集到的光信号。由光探测器采集的光信号经过快速的傅里叶转化后，即获得多普勒频移频谱（Doppler shift frequency spectrum，DSFS）。DSFS与血管中流动的红细胞速度成正比[38,39]。

眼压变化可影响激光多普勒流速测量计的测量结果。眼压升高或降低后，红细胞速率也随之发生变化，并逐渐恢复至正常水平，此现象被称为是眼血流的自主调节[39]。

（一）优点

激光多普勒流速测量（laser Doppler velocimetry，LDV）是一种非接触性的、快速定量测量视盘和视网膜大血管中央红细胞流速的方法。双向LDV检测，可测量红细胞流速的真实值，而单向LDV仅能测量红细胞流速的相对值。

（二）局限性

1. LDV所测量的为血管内红细胞的流速，而血管内血流量还应考虑所测量血管的直径。

2. 视盘毛细血管内红细胞的聚集力也会影响LDV的测量结果。

六、激光多普勒血流仪

1992年，Riva等首次搭建单点激光多普勒血流仪（laser Doppler flowmetry，LDF）[40]。与血流测速仪不同，LDF测量激光投射的大血管间毛细血管床内血流量。

LDF也是基于多普勒效应设计的。采用的激光光源波长为160μm。将激光投射到视盘或脉络膜特定部位。LDF可连续采集数据数分钟，由光探测器计算出DSFS。LDF可测量红细胞的相对速率和投射区移动的红细胞总量，由此推算出流经组织的血流量。

利用此技术可以推算视盘盘沿视神经组织或筛板的微循环情况（图 24-4）。将光线投射到黄斑区（此区域无内层视网膜循环），可推算出黄斑区下方脉络膜的血流情况。使用不同波长的激光，可测量出视网膜大血管间的视网膜血流情况。

一些生理研究利用 LDF 测量视盘[41]、视网膜[42]和脉络膜[43]的血流情况。研究显示，利用 LDF 可检测出，在某些生理刺激下，如吸入不同气体、刺激神经元和某些药物作用所引起的眼部血流量改变。与正常人相比，青光眼患者[44]和无典型视野改变的可疑青光眼患者[48]，利用 LDF 测量的视盘血流量下降。LDF 所测量的视神经血流灌注量减少的程度与青光眼患者视野进展间存在显著相关性[45]。

（一）优点

LDF 是测量一定时间内，个体内眼局部血流量变化的有效方法。LDF 敏感性高，重现性好，响应时间短。LDF 可有效的测量单次成像过程中眼血流量的变化，如闪光刺激、气体吸入、压力急性改变或急性药物治疗所引起的眼局部血流量改变。

（二）局限性

1. 不能对仪器进行校准，测量的数值单位为相对单位。

2. 虽然 LDF 的理论穿透深度为 1000μm，但在实际组织中，LDF 的实际穿透深度为 400μm。因此在正常视盘中，仅能测量出视神经纤维层的视网膜循环[6]。而在青光眼患者，由于视盘盘沿神经纤维层大量丢失，因此 LDF 测量的主要为深层 SPCA 的血流情况。

3. LDF 仅能对较小的区域进行成像研究，但实际测量的组织范围并不明确。因此很难就不同个体间，LDF 测量出眼底血流量进行比较。LDF 仅适用于同一个体，在不同时间点或不同刺激条件下，同一扫描部位血流量的比较。

七、激光扫描多普勒血流仪（SLDF）

激光扫描多普勒血流仪（Heidelberg retinal flowmeter，HRF，Heidelberg Engineering GmbH，Heidelberg，Germany）是一种非接触的，集激光多普勒血流仪和激光扫描技术的检查设备（图 24-5）。它可测量短时间内由不同组织部位反射的总光亮。其成像系统包括一个扫描光源，并获得各部相连组织部位的血流动力学参数。这是一个共焦成像系统，利用焦平面的光线成像，而一直由轴平面发出的光线[46-50]。

SLDF 使用波长为 780nm 的红外二极管激光为光源，光源功率 200μW。视网膜成像面积为 2.7mm×0.7mm，扫描范围内横向扫描线 64 线，每条扫描线包含 256 个扫描点。图像分辨率可达 10μm。每幅图像完成线扫 128 次，耗时约 2.05s。

每一个扫描点（像素点）经快速傅里叶转化后，将 128 个信号幅度值（时间函数）转化为功率谱（频率函数）[47,48,50]。最终形成一个二维的扫描范围内的组织微血管灌注地形图，以相对值的方式，计算出成像区域内血流速度、组织容积和血流速度（图 24-6）。

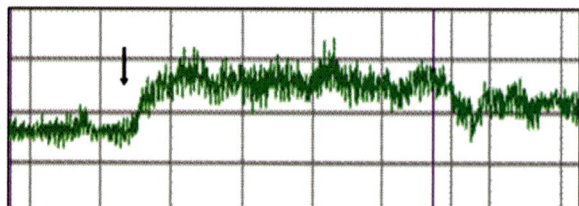

▲ 图 24-4 利用 LDF 测量正常人眼盘沿视神经纤维层
黑色箭指示出现闪光刺激，紫色线标记闪光消失。LDF 记录时间为 80s，流速单位无标记。（图片由 M Wajszilber, MD, AS Hafez, MD 和 MR Lesk, MD 提供）

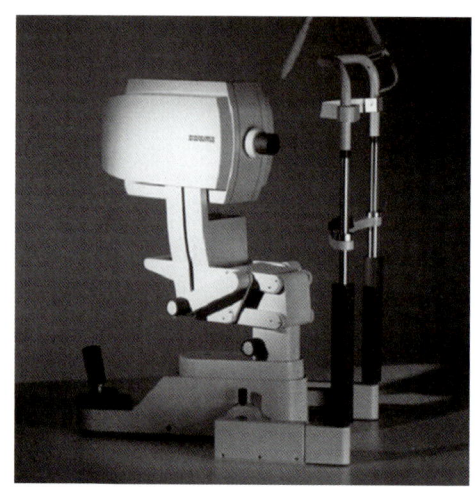

▲ 图 24-5 海德堡视网膜血流仪（HRF）

SLDF 自动全视野灌注图分析软件（AFFPIA），通过降低灌注地形图像异质性和矫正由心跳所引起的图像搏动噪声，可增强对 HRF 图像的计算分析能力[51]。利用此软件可消除因错误亮度信号或眼颤所产生的像素信号，也可清除直径大于 30μm 的视网膜血管所产生的噪音信号，由于这些大血管血流速度快，超出了 SLDF 所能测量的流速范围极限（400Hz）。SLDF 的图像分析是基于成像范围内所有有效像素点像素值的平均值，而非取决于分离的目标研究热点区（图 24-6）。

研究显示，当将光源管线聚焦于组织表面时，SLDF 在组织内的有效测量深度为 300～400μm[52]。Wang 等利用荧光微球估计，扫描激光多普勒血流仪在猴眼的穿透深度。他们认为，当光源聚焦于视盘盘沿神经纤维层表面时，SLDF 主要测量视盘表面区域的灌注血流，这些血流主要来自 CRA 的视盘浅层血管。但在青光眼患眼，由于盘沿组织明显减少，因此 SLDF 所测量到的视盘血流量主要是来源于 SPCA 的深层血管组织。

（一）有效性和可重复性

许多学者通过试验，评价利用 HRF 量化分析视网膜和视盘血液灌注水平方法的有效性。Michelson 和 Schmauss 报道[47]，在利用吸盘改变眼内压的条件下，SLDF 所测得血流量与眼灌注压呈现显著的线性相关关系。有学者同时利用激光多普勒血流仪和 SLDF 对单个视网膜测量点的血流量进行测量，

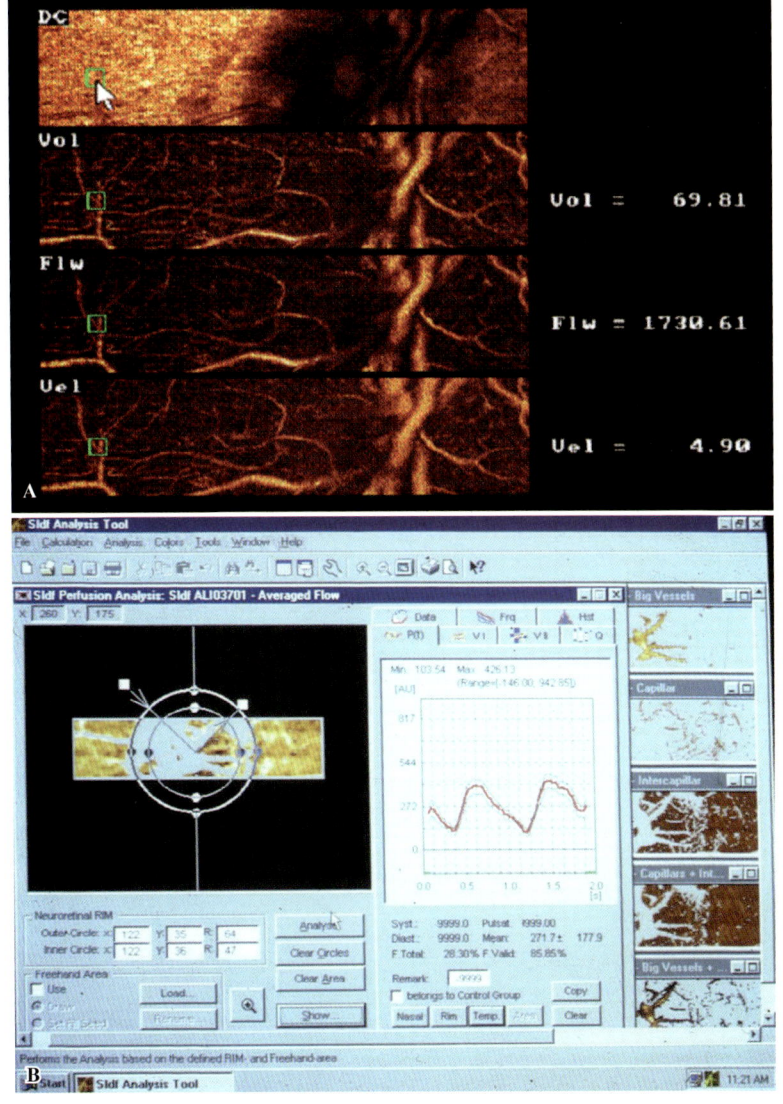

◀图 24-6　HRF 灌注图

A. 图中显示标准的 10×10 像素的测量范围及组织容积、血流量和血流速度相对值。B. 显示去除视盘表面直径超过 30μm 血管后，视盘神经纤维层的 SLDF 全视野灌注分析图像。图中勾画出视盘和盘沿边界

结果显示，在正常眼和青光眼中，上述两种方法测量的血流量间存在显著的线性相关性[48]。以一定的流速向玻璃毛细管内持续灌注脱脂乳作为流体模型，利用HRF测得的流量与脱脂乳的实际灌注量间存在显著的线性相关性[53]。其他研究也提示，HRF血流量测量适用于描述血气分级变化对视网膜血流动力学的影响。

在一定范围内，HRF测量的再现性得到验证。HRF的测量原理及眼部血流的解剖特点在一定程度上限制了HRF测量有效性。采用10×10像素测量区域，HRF在正常人同一视网膜部位的测量可重复性指数为0.84[47]，而在视网膜不同部位间的测量可重复性指数为0.62~0.82[48]。而在盘沿部位血流量测量方面，在正常人眼部同一测量部位测量的可重复性指数为0.47，而在青光眼患者为0.36[55]。利用流量直方图和逐像素点分析的方法，分析这个血流灌注图像，可使不同测量部位所测得的视网膜血流值的变异系数由30.1%降至16.3%[56]。使用AFFPIA软件对单张血流图像进行分析，在正常人视网膜不同部位间，血流量测量值的可重复性指数为0.74[51]。这与使用原始HRF软件中测量窗进行分析的可靠性区间范围相一致。Lester等利用HRF比较分析视盘和视盘周围视网膜的血流灌注情况，结果显示，利用HRF测量视网膜血液灌注量的可重复性优于对视盘区的测量[57]。另一方面，Hafez等报道，利用连续5幅血流灌注图像的平均数据作为最终测量值，在青光眼患者盘沿视神经纤维层不同部位血流量测量值的差异系数仅为9.7%[58]。

利用SLDF测量，发现相较于正常人[59-61]和高眼压患者[62, 63]，开角型患者视盘和视盘旁视网膜的血液灌注量下降。接受有效降眼压治疗的青光眼患者，盘沿视网膜神经纤维层血流灌注量将显著改善[64]。

（二）优点

SLDF是非侵入性的快速检查方法。可以显示视网膜和视盘整体血供情况，为选择有效研究部位提供线索。AFFPIA软件有助于分析较大范围的盘沿视神经纤维层及视盘旁视网膜的血供情况。

（三）局限性

1. 图像采集时间约2s。在图像采集过程中轻微的眼震可能会干扰多普勒频移信号。利用AFFPIA软件可去除眼震的影响。

2. 临床非显著的屈光间质混浊，特别是后部核性白内障将严重影响图像质量。

3. 由于在测量过程中缺乏对侧眼的固视，因此单眼患者无法完成检查。

4. 对成像部位的主观性选择可能是产生测量变异的重要原因。不同图像间，测量窗选择的轻微差异都有可能导致测量值间出现较大差异。AFFPIA软件可以在很大程度上克服上述问题。

5. SLDF对图像采集过程中因眼组织屈光间质导致投射至眼底的光线强度变化十分敏感。相较于视网膜，SLDF对视盘低反射更为敏感。

6. 由于成像盘沿神经纤维层和视盘周围视网膜与成像筛板时的焦平面存在差异，因此在评价视杯和盘沿血供时，应考虑到对投射焦平面的调整。

7. 对于SLDF图像的精确分析耗时耗力，需要长期的经验积累。

八、激光散斑成像／血流图

激光散斑利用光相干原理来评价眼组织的血液循环情况。当相干光经漫射面散射后，就可看到形成的干涉图像。激光散斑技术采用波长为808nm的激光为光源，将光线投射到眼底组织，利用CCD红外相机采集图像。

经组织散射后的激光可形成散斑图像，以每秒512帧的速率进行扫描，利用图像传感器收集图像[65]。计算出相邻两幅散斑图像间的差异值。对每个像素进行积分，以获得任意单位的归一化模糊值，即血流速度的定量指标。

日本学者利用激光散斑血流图，对接受小梁切除术的青光眼患者视盘进行成像。结果提示，视盘表层的血液循环并未发生显著变化[66]。

（一）优点

激光散斑具有非接触、无创伤、快速成像等优点。可成像视网膜和视盘表层的血供情况。该技术可用于随访同一眼，相同成像区域在不同时间点的血流变化情况。

（二）局限性

1. 此技术只能测量源于 CRA 的视盘表面的血供情况。并不能反映出源自于 SPCA 的深层组织的血供情况。

2. 归一化模糊测量并不能清晰反映血流情况。

3. 由于散斑成像效果不仅受血细胞流速影响，也受到激光反射模式的影响，因此到目前为止，并没有评价激光散斑成像个体间差异的研究。

4. 关于激光散斑成像的研究目前多用于论证技术本身的有效性，以及对同一眼、同一成像部位治疗，或基于某种条件刺激前后自身血供状态的比较。如果预使用激光散斑技术对于不同成像眼或同一成像眼不同成像部位图像间的差异，对实验结果的解释应十分谨慎。

九、视网膜血管分析仪

视网膜血管分析仪（Retinal vessel analyzer，RVA；Imedos，Jena，Germany）由眼底照相机（FF 450；Carl Zeiss Meditec）、用于实时监视眼底情况的眼底录像设备，以及载有用于分析血管直径软件的计算机系统构成。利用 RVA 可以连续在线测量每个包含视网膜血管图像中的血管直径，每秒可读取图像 25 次。

开始 RVA 检查时，将受试者注视点调节到视盘的位置，并放置在监视器屏幕的中央。检查者将一个四方形图框放置于拟分析血管直径的视网膜关注区域上。将一个长方形的光标（长约 0.5mm）放置于，在实验过程中预观测血管直径变化的部位。RVA 可自动测量光标标示出范围内血管直径的变化（图 24-7）。

研究显示 RVA 具有较好的可重复性。同一天内不同时间点的重复测量变异系数为 1.3%～2.6%，不同天测量的重复变异系数为 4.4%～5.2%[68]。

RVA 可以灵敏的探测出，在药物作用下研究区域视网膜血管直径的变化[69]。同样，也有研究利用 RVA 观测到吸入 100% 氧气后视网膜血管直径的变化情况[69, 70]。

（一）优点

1. RVA 可以连续监测视网膜血管直径的变化情况，同时获得位置和时间函数。

2. RVA 可以同时测量同一视网膜血管不同节段或不同视网膜血管直径的变化情况。

3. 成像过程中轻微的眼球运动会影响投射到视网膜表面光线强度，但投射光线轻度对 RVA 的影响并不大。因眼球运动或眨眼运动所造成的干扰图像阶段，在 RVA 进行数据分析时将被自动清除掉。

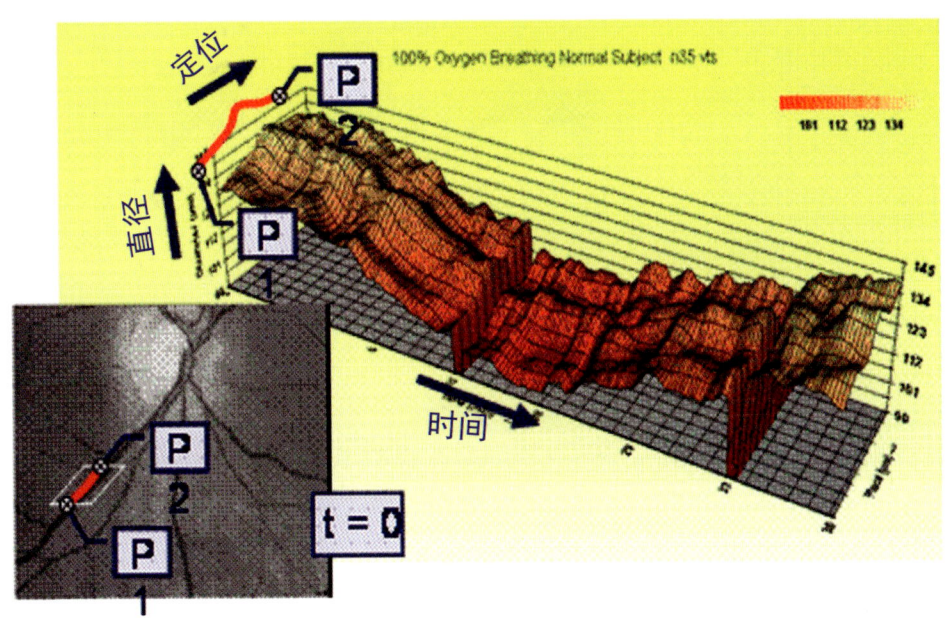

◀ 图 24-7 视网膜血管分析仪

RVA 检查监视器上呈现的眼底图像，光标标示出拟进行直径测量的血管部位（左下方），三维数据表中显示的是在成像 38s 内，光标标记区视网膜血管直径的变化过程（图片由 Ines Lanzl, MD, Munich, Germany 提供）

4. 眼底图像将被储存于磁盘中，可以在离线状态下对全部成像视野内的血管直径进行分析和测量。

（二）局限性

1. RVA 不能测量出视网膜血管直径的绝对值，因此会限制其在横断面研究中的使用。

2. RVA 仅能用于测量血管直径，而不能测量血流速度和血流量。

十、双向激光血流计

双向激光血流计（CLBF100，Canon，Tokyo，Japan）可测量视网膜大血管内血柱直径、血流速度和血流量。

双向激光血流计以激光多普勒测速计为设计原理[71]，包含眼底相机和 2 个低强度激光光源，其中一个光源用于测量视网膜动脉血流速度，另一个光源用于测量视网膜血管直径。由眼底相机内置的二极管激光光源发出的 675nm 波长红光用于测量流速。光线被血管内血细胞散射，发生多普勒频移，被固定角度放置的光探测器同时收集。计算机光谱仪自动分析 2 个光学探测器同时收集的光线，并计算出血管内的血流速度。计算机每秒测量 50 次，共持续测量 2s。543nm 的氦氖激光器发出绿色激光，并垂直投射至目标血管表面，用于测量血管直径。基于对兴趣血管内血流流速测量和血管直径测量，可精确计算出成像血管中真实的血流流速（μl/min）（图 24-8）[72]。CLBF 内置有固视目标、血管追踪系统和瞳孔中央定位装置，这些部件可辅助在 CLBF 检查过程中持续监测目标血管，使光线持续透视于目标血管表面，提高测量结果的准确性。

既往研究证实，CLBF 具有较好的测量可重复性[73, 74]。在正常人，利用 CLBF 测量视网膜血管血流量的重复性测量变异系数为 16.4%[73]～19.3%[74]。CLBF 适用于比较和评价不同时间点血管内血流量的情况。但到目前为止，尚无利用 CLBF 对比分析正常人、高眼压症和开角型青光眼患者视网膜血管

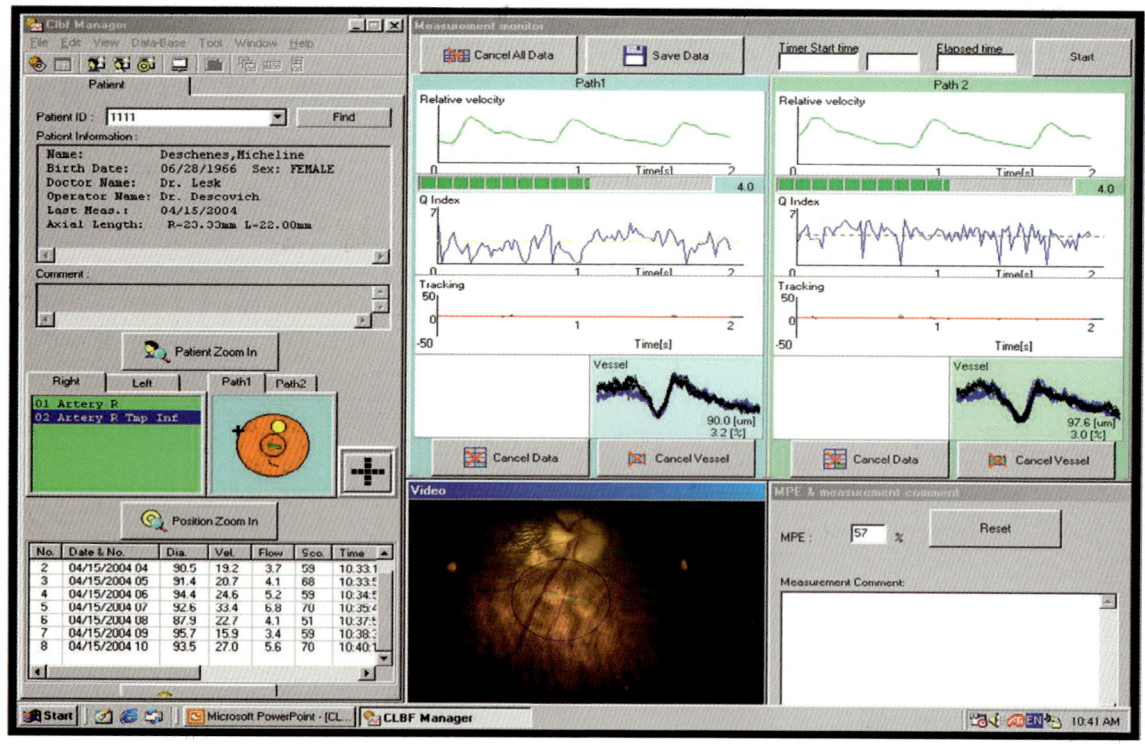

▲ 图 24-8　利用 CLBF 测量颞下视网膜动脉的血流量，中下方眼底图中标记出用于追踪的视网膜血管部位
上排中间及右侧的图像中，绿色的曲线代表 2s 内，血液流速随心动周期的变化情况。V 形曲线代表血管直径随心动周期的变化情况。中间的图形为通过连续测量所获得的血管血柱直径、血管中央血流速度和血流量的代表性图形结果（图片由 D Descovich, MD, A Hafez, MD 和 MR Lesk, MD 提供）

血流量的报道。

（一）优点

1. 在进行血管直径测量时，机器会按照操作者输入的受检者眼轴情况和 CLBF 测量的屈光状态，自动矫正屈光状态和眼轴长度。

2. 在眼底成像中会对每次测量的血管部位进行自动标记，有助于就不同测量时间点所获得的图像进行比较。

3. 仅当机器内置软件评价的"Q 指数"达到合格评分后，才能获得最终的多普勒曲线。

4. 由于 CLBF 可以同时测量血管直径和血流速度，因此 CLBF 是目前唯一一个可量化测量视网膜血流的方法。

（二）局限性

1. 由于利用 CLBF 对不同个体成像时，较难对分析计算的视网膜血管部位进行统一，因此较难开展人群研究。

2. 当两个血管距离过近时，CLBF 作自动分析时，可能会忽略其中一个，直接调至下一个血管。

十一、蓝视野内视刺激

蓝视野内视刺激法利用监测血管内白细胞的流动状况来评价视网膜血流量。当受检者注视中心波长为 430nm 的弥散蓝光时，可以观测到黄斑区周围毛细血管内白细胞的运动情况。通过计算机模拟上述白细胞的运动情况，并要求受检者将计算机模拟的粒子速度与其在蓝色区域看到的粒子速度相匹配。当两者情况一致时，则可推测出黄斑周围毛细血管的灌注情况。这个方法有 Riva 和 Petrig 最早提出，可作为一种主观评价黄斑区周围毛细血管内白细胞运动速度和密度[75]。

使用蓝视野内刺激法，文献报道开角型青光眼患者黄斑区血流的自主调节功能下降[76]。白细胞流速下降的幅度与视野缺损的幅度间存在显著正相关[77]。

局限性

1. 此成像技术基于黄斑区毛细血管直径固定不变的假说。

2. 此检测技术需要受检者确认运动的白细胞数量。因此其测量准确性受视网膜生理及病理状态的影响较大。

3. 此技术的测量结果依赖于受检者对检查项目本身的理解和配合程度。

4. 不同个体间的检查结果存在较大差异。此检测方法只能提示黄斑周围毛细血管的血流情况。

十二、视网膜血氧仪

视网膜血氧仪是一种利用数字成像手段，无创性地测量视网膜组织血氧饱和度的方法。视网膜血氧仪由标准的数字眼底照相机和分光器构成。将对氧敏感和对氧不敏感的光波投射眼底，并利用不同滤片滤过成像。采用视网膜血氧仪内置的分析软件，可以追踪反射光沿整条血管的路径，连续测量整条血管和不同节段血管内血液对光线的吸光度或光密度[78]。

研究显示，对某一波长光线的吸收比率与此段视网膜血管血流量相关，同时与此段血管内血液的血氧饱和度存在线性负相关性。

（一）优点

血氧仪是一种非接触的检查方法，可以用于研究青光眼患眼的眼部组织代谢情况。视网膜血氧仪是目前唯一可测量视网膜血氧饱和度的方法。

（二）局限性

视网膜血氧仪是相对较新的检查方法，相关研究不多。受检者眼部屈光间质的混浊将严重影响其测量效果。

十三、多普勒光相干成像技术

多普勒光相干成像技术（optical coherence tomography，OCT）是基于投射光线遇到血管内运动的红细胞发生后向散射，依照光线发生多普勒频移的原理设计的。这种由于运动细胞所产生的多普勒频移，可使所产生的相干图谱发生相位信号的改变。收集相邻 A 扫描之间或 B 扫描之间相位差值，即形成多普勒 OCT 图像[79]。

频域 OCT 的出现大幅提高 OCT 的扫描频率，为实现分析心动周期中视网膜血管多普勒频移信号提供可能[80]。

保持血流速度与OCT探头间固定夹角θ是利用多普勒OCT测量血液流速的前提。能够实现该测量目标的最小扫描数量是由沿成像血管所获得的双平行或多个平行的扫描平面间的距离决定。Wang研究小组最近建立了一种新的双环扫描模式（double circular scanning pattern，DCSP），环形扫描视盘全周血管，每秒扫描4次。利用2s内采集的数据计算出视网膜静脉的血流量。

实验室中，利用校准泵以固定速率向微导管内注入液体。利用多普勒OCT测量微导管中液体的流速，结果显示，多普勒OCT测得的液体流速与真实的液体灌注流速间的差异不超过10%。利用多普勒OCT测量正常人和青光眼患者视盘血流量的变异系数分别为10.5%和12.7%[82]。

（一）优点

多普勒OCT测量视网膜分支血管的流速可精确到微升/分钟。利用多普勒OCT每秒可完成多次测量，基于多次测量结果最终得出血流速度的平均值。基于OCT断层图像，可同时获得成像血管直径的信息。

（二）局限性

1. 多普勒OCT是一种较新的成像技术，尚需大量临床试验证实其有效性。

2. 多普勒OCT主要用于测量视网膜大血管的流速。

3. 眼球不自主运动会引起血管走形角度的测量误差，延长多普勒OCT的成像时间。

十四、动态轮廓眼压计和眼脉冲振幅

动态轮廓眼压计（dynamic contour tonometry，DCT）为一种非接触性的，持续性眼压测量装置。DCT基于以下工作原理：当眼压计凹面与角膜之间力达到均匀分布时，施加于眼压计上的压力即等于眼内压。利用压阻式压力传感器测量眼内压时，不会造成角膜形变。利用DCT可以记录下测量时间内，呈正弦分布的脉动式的眼压波动情况。将一个波动周期内，最高眼压与最低眼压间的压差定义为眼脉动幅度（ocular pulse amplitude，OPA）[84]。

眼压的脉动式搏动特征源自于在心动周期中，心输出量的周期性变化导致泵入眼部血流量也呈周期性波动。OPA可能在一定程度上反映了眼部灌注压的搏动状态。

以往文献报道，与正常人相比，开角型青光眼患者和正常眼压青光眼者眼部OPA振幅下降，高眼压症患者眼部OPA振幅增大[85, 86]。OPA振幅下降与中重度的视野缺损相关[87]。

（一）优点

在不同检查者间或同一检查者不同检查时间点，OPA检查的可重复性好。OPA测量值不受中央角膜厚度和角膜地形图变化的影响。

（二）局限性

虽然有文献报道OPA与青光眼间存在关联性，但OPA与眼部供血间的相关性上不明确，需要更多实验加以阐释。

十五、外周血血流量测量

青光眼患者血流异常提示眼部血流和外周血流之间可能存在一定的相关性。以往文献报道，青光眼患者存在血管痉挛和血管调节功能异常。因此下文将对评价外周血血流状况的方法加以总结。

利用显微镜观察甲襞毛细血管状况[88]和利用LDF测量指定部位血流量[89]是评价外周血流状况常用的两种方法。

利用显微镜可观察到甲襞毛细血管内的细胞成分，通过检测和录制这些细胞的运动情影像，可以大致分析出末梢毛细血管的流速。冷激发试验（将甲襞区域暴露于-15℃冷空气中60s）可使存在血管痉挛患者的甲襞毛细血管内红细胞流速显著下降。这种红细胞流速减缓的显现在有些患者特别明显，甚至出现血流停滞的现象。当甲襞区域1条或少数可见的毛细血管发生闭塞，且持续时间超过12s，则可认为此处血管发生轻微的血管痉挛。

激光多普勒血流仪（Laser Doppler flowery，LDF；Fransonic systems Inc.，Ithaca，NY）是另一种利用低强度激光束照射甲襞血管成像的方法。通过分析由甲襞血管反射回来的光线所造成的多普勒频移，计算出成像部位血管的血流量。Drance 等的研究结果，为利用 LDF 测量甲襞血管血流量方法的可行性和定义毛细血管痉挛反应提供理论基础[90]。

通常选择中指下端的甲襞组织作为观察和评价末梢血循环状态的研究部位。在获得指端稳定的血流图像后，将被检手放置于温水（40℃）中 2min，再将手放置于冰水（4℃）中 10s，最后将手置于室温条件下 10min（恢复期）。在这个过程中，持续监测指端的血流情况，并通过接口将所采集的图像传输到计算机中。如果最大血流量超过最小血流量 7 倍以上，则认为此区域的血管发生痉挛。如果测量区域血管的基线值较低，冷刺激后血流量进一步减少，也可作为发生血管痉挛的征象（图 24-9）。

外周血血流量研究提示，血管痉挛可能在青光眼视神经病变的发生和发展过程中发挥一定作用。在青光眼患者，甲襞毛细血管[91]和皮肤末梢循环[92]的血流量均显著下降。

（一）优点

在检查过程中，被检者不需要固视目标，眼部屈光间质混浊也不会影响测量结果。

（二）局限性

1. 利用 LDF 测量指端血流量较易受指端运动和受试者活动，如谈话等因素的影响。因此在进行 LDF 检查时，应对检查环境进行严格的控制。

2. 虽然以往研究报道青光眼与外周血流量减少相关，但外周血流量与眼部血液供应量间的相关性目前尚不明确，需要进一步研究阐明。

十六、动物实验的方法

下文简要介绍了一些侵入式的，可用于评价眼部血液供应状况的检查方法。

1. 氧张力测量法。利用磷光体成像激素测量血管内氧分压，同时利用放置于视盘前或视盘内的微电极测量血管外组织氧分压。两者的差值即为组织的氧张力值[93]。

2. 微球测量法。可利用无标记、放射性标记或非放射性染料标记的微球来评价动物眼部和视盘的血流状况。

3. 碘安替比林自显影法。有文献利用此方法评价动物眼视网膜、脉络膜和视神经的血流情况，并展示视盘和筛板区血流的自主调节过程[94, 95]。

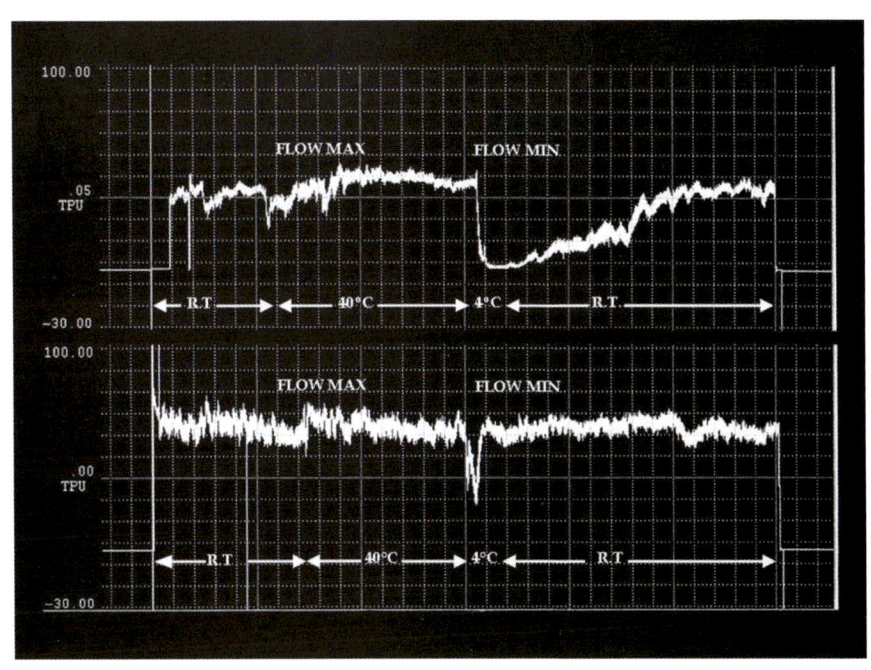

▲ 图 24-9　激光多普勒血流仪测量甲襞毛细血管血流量的变化情况比较

正常人（下方曲线）和存在血管痉挛患者（上方曲线）在指端受到冷刺激后，甲襞毛细血管流量发生变化（此图由 R Bizzarro，MD、AS Hafez，MD 和 MR Lesk，MD 提供）

4. 不稳定脂质体法。将含有荧光染料的热敏脂质体胶囊注入静脉，利用激光热脉冲融化胶囊后释放出含有燃料的脂质体，标记血流状况[96]。

5. 氢清除法。将微电极插入恒河猴眼部筛板内，通过测量氢饱和组织中氢气的清除率推算出视盘血流量[97]。

6. 氪消除法。氪消除法可用于测量视网膜血管及脉络膜毛细血管的血流情况，但不能用于视盘血流的研究[98]。

7. 新型的 40-MHz 超生生物显微镜脉冲多普勒探头可用于测量大鼠不同眼组织的血流情况。但由于穿透深度有限，仅适用于大鼠，不适用于人眼[99]。

十七、评价眼部血流量的各类检查技术的局限性和结果解读

由于测量眼部血流时会遇到这样或那样的问题，因此目前用于实现这一测量目的的方法很多，也开展了大量的动物实验和临床试验。但每种方法仅能就眼部血流状况的某些特征进行评价和测量，因此在解读其测量结果时，应特别注意各自检查方法的测量局限性。

许多方法能够测量血管内血细胞的流速或荧光素在血管内的持续时间。由于不能精确测量出所测量部位血管的直径或血管床的血容量，因此并不能直接推算出测量血管内真实的血流量。另外一些方法能够测量出血管相关的一些生理学指标，如血液内或组织内氧特征等。这些方法并不能直接测量血流量，而是通过测量视网膜或视盘组织的耗氧量或代谢率来反映高眼压对视网膜和视神经的影响。

荧光血管造影仍然是临床中了解视网膜血流状况的最常用的检查方法。虽然通过技术改进荧光血管造影可部分实现量化分析，但目前该方法仍主要用于定性地了解视网膜的血流状况。彩色多普勒检查和眼脉搏幅度测量时常用的定量测量方法。虽然研究显示上述两种方法的测量指标在青光眼患眼中均有改变，但每种方法仅能反映眼部血流动力学某一方面的情况。CDI 测量眼动脉和 CRA 的可重复性最高，阻力指数是根据测量出的血管流速而推导出的指标。SPCA 是视神经血供的主要来源，但 CDI 对于 SPCA 流速测量的可重复性较差。眼脉搏幅度测量可测量脉络膜血流的脉动幅度，但其并不能反映视网膜的总体血供情况。

光波／声波通过运动物体后可产生频移现象（即多普勒效应）被广泛用于测量视盘、视网膜和脉络膜的血流量。由于可以精确测量出视网膜血管的直径和流速，故利用多普勒效应测量视网膜血流量较为准确。但对于视盘血流量的测量，无论使用激光多普勒血流仪还是 SLDF，由于光线的穿透深度仅为 400μm，因此仅能测量视盘表层神经纤维层的血流状况。目前尚无可用于测量视盘筛板前组织和筛板组织血流量的可重复性和准确性均较好的方法。

眼部血流测量方法得到不断完善和改进。如多普勒超声和多普勒频域 OCT 的出现。一些研究小组在眼底光谱成像方面也取得了突破。通过测量视网膜代谢副产物，间接反映视网膜缺血状态的测量方法也在不断地研究中。这些新技术大多处于试验阶段，其临床使用价值尚需进一步探讨。这些新型测量技术的涌现和实验结果的不断丰富，有助于人们对于眼部血流状况。及其在疾病过程中变化情况的了解。同样在解释这些测量数据时，也应特别注意每种研究方法的测量原理和局限性。

聚焦 1	实用性

Charles E Riva, Benedetto Falsini

几十年的发展，涌现出大量可用于人眼血流量测量的非侵入性的检查方法[1]。临床理想的测量方法应该具备以下特点：测量可重复性好、准确性高、对早期病变的探测敏感好。测量的空间分辨率应能够完成对视网膜、视神经和脉络膜血管系统离散部位的测量。它的时间分辨率应快于分辨血管组织在不同生理刺激下血流量调节的时间间隔。其次，此测量方法的放置和使用条件应适应于临床诊室条件。目前所有的人眼血流测量设备均仅能部分满足上述条件。

聚焦1 实用性（续）

视盘低血流灌注是青光眼患者最早期可观测到的危险因素[2]，因此可以早期探测出视盘缺血状态对青光眼患者而言尤为重要。虽然存在一些局限性（如不能测量血流量的绝对值，不能测量视盘深层组织的血流灌注情况等），在本文所介绍的各种测量方法中，基于运动血细胞反射光线后所产生的频移现象原理建立的激光多普勒血流量仪（LDF）和激光散斑血流成像法，均可在一定程度上反映视盘血流状况，以及血流在一些生理刺激条件下所发生的调节性变化[3]。在临床使用这些检查方法过程中，需要受试者的良好配合。由于盘沿组织大量缺失、散瞳困难、屈光间质混浊和固视困难等原因，因此较难利用上述方法评价青光眼患者血流供应的状况。再者，由于视盘血流的测量值取决于组织的散射特点，因此在正常人与青光眼患者的测量值间存在较大的重叠区。近期新出现的多普勒OCT，在理论上克服LDF的测量缺陷[4]，但仍需进一步实验证实其对青光眼的诊断和预测的有效性。

由于较难测量到视盘血流的绝对值，因此研究者们倾向于通过引入生理性刺激因素（改变眼灌注压或闪光刺激），通过观察刺激前后血流的变化来了解受试者视盘的血流情况。研究显示在青光眼患者，视盘血流的自主调节能力受损。然而，评估这些反应的技术仍需进一步完善，才能在实际临床工作中得到广泛应用。

参考文献

[1] Harris A, Shoemaker JA, Cioffi GA. Assessment of human ocular hemodynamics. Surv Ophthalmol 1998;42(6):500–33.
[2] Flammer J, Orgül S, Costa VP, et al. The impact of ocular blood flow in glaucoma. Prog Retin Eye Res 2002;21:359–93.
[3] Riva CE. Laser Doppler techniques for ocular blood velocity and flow. In: Schmetterer L, Kiel JW, editors. Ocular Blood Flow. Part 7. Heidelberg: Springer, 2012. p. 123–47.
[4] Jia Y, Morrison JC, Tokayer J, et al. Quantitative OCT angiography of optic nerve head blood flow. Biom Opt Express 2012;3:3127–37.

聚焦2 血流量的测量值

Alon Harris, Brent Siesky, Andrew Huck, Annahita Amireskandari, Leslie Abrams-Tobe

开角型青光眼是多种因素导致的特征性视神经病变，其致病危险因素存在个体差异。除外眼压，眼部血流灌注压下降和眼部血流受损也是造成青光眼发生和发展的危险因素[1]。早期实验即显示视网膜、脉络膜和球后视神经缺血与开角型青光眼存在相关性[2]，但缺血程度在发病和进展过程中所发挥的作用程度目前尚不明朗。

目前开展大量关于眼部血流和青光眼相关性的研究，以期能更好地了解血流灌注不足在青光眼发生发展过程中所发挥的作用。开角型青光眼在不同人群中的发病率存在较大差异，如在非洲裔人群和糖尿病患者中开角型青光眼发病率显著增高，也为眼血流与青光眼相关性研究提供了较好的人群样本。

相较于欧洲裔，非洲裔中开角型青光眼的发病率增高6倍，发病时间更早，进展更快，严重程度更高[3]。虽然从流行病学的角度已证实，非洲裔和欧洲裔间开角型青光眼发病率、患病率和病程进展程度间存在显著差异，但是导致不同人种间差异的原因目前尚不明确。文献报道，在非洲裔人群中，动脉压和其他血管性疾病，如糖尿病、心血管疾病和卒中的发生率显著增高[3]。这些血管系统的异常可能也会影响眼组织的供血，导致开角型青光眼发病率增高。Siesky等比较欧洲裔和非洲裔人群中开角型青光眼患者球后血流灌注参数，结果显示尽管两类人群在年龄、眼压和视野缺损程度上无显著差异，但是非洲裔患者的眼部血供下降[4]。此研究结果提示，血管因素可能在非洲裔患者青光眼发病过程中发挥了更为重要的作用。对血管性因素的研究可能为探索不同人种间开角型青光眼发病率差异提供有力的理论支持。

糖尿病患者血管功能异常，导致多器官和组织发生严重的血流灌注不良相关性并发症，其中就包括眼睛。研究认为，血管调节功能异常是导致微血管病变的主要原因，如视网膜病变和神经病变[5]。近期研究显示，与单纯开角型青光眼患者相比，合并糖尿病的开角型青光眼患者眼部血流灌注压下降和球后血流量减少[5]。以上研究均提示在糖尿病和非糖尿病患者中，有不同的因素参与的开角型青光眼的发病过程。

虽然目前血管因素作为危险因素导致青光眼发生的具体机制尚不明了，但是在某些特定人群，眼部血管相关参数异常确实在青光眼病理性进展过程中发挥重要作用。越来越多的研究支持此观点。缺乏测量金标准和纵向的随访观察研究限制了我们对于血流异常是导致青光眼发生与发展的重要危险因素的推测。此领域的研究，可能为青光眼筛查和寻找新的青光眼治疗靶点提供依据。

参考文献

[1] Weinreb RN, Harris A. World Glaucoma Association Consensus Series – 6. Ocular blood flow in glaucoma. Amsterdam, the Netherlands: Kugler Publications; 2009.
[2] Harris A, Kagemann L, Ehrlich R, et al. Measuring and interpreting ocular blood flow and metabolism in glaucoma. Can J Ophthalmol 2008;43:328–36.
[3] Racette L, Wilson MR, Zangwill LM, et al. Primary open-angle glaucoma in blacks: a review. Surv Ophthalmol 2003;48:295–313.
[4] Siesky B, Harris A, Racette L, et al. Differences in ocular blood flow in glaucoma between patients of African and European descent. J Glaucoma 2013 Jun 25. [Epub ahead of print].
[5] Shoshani Y, Harris A, Shoja MM, et al. Impaired ocular blood flow regulation in patients with open-angle glaucoma and diabetes. Clin Ophthalmol 2012;40:697–705.

第 25 章 青光眼遗传学
Genetics of Glaucoma

Yutao Liu　R Rand Allingham　著
贾红艳　译
卿国平　校

本章概要

人类遗传学领域的发展指引我们鉴定出与不同类型青光眼相关的遗传多态性位点。这些遗传多态性位点的发现帮助我们了解了孟德尔遗传模式和复杂遗传模式的青光眼遗传构成。我们目前正处于遗传研究的历史性时刻，多样的科技手段联合助力我们揭示健康和人类疾病，包括青光眼遗传机制。全基因组关联研究（GWAS）、外显子组和全基因组测序、检测组织表达和基因调节等多种手段，将从根本上改变我们对青光眼致病机制的认知。为了充分利用以上研究，对青光眼患者眼部样本进行全面的研究是十分重要的，以便进行未来的功能基因组学研究、基因表达研究、通路研究和表观遗传学研究。最终，这些知识将拓展我们对导致青光眼的不同分子通路的了解。这些青光眼相关的基因和通路的发现将促进我们针对这种常见致盲眼病的患者开发更加有效的诊断和治疗方法。

一、概述

青光眼作为世界范围内最常见的不可逆性致盲眼病，被定义为视网膜神经节细胞进行性缺失，进而导致特征性的视神经萎缩和视野缺损。长期以来，人们在特定的家族中观察到青光眼存在遗传易感性。大量的基因和染色体位点已经被确认[1]。目前我们清楚青光眼存在广泛遗传学异质性，每一种青光眼亚型对应多个基因和遗传多态性位点。换言之，不同基因的改变可能导致相同的临床表型，而在另一些病例同一个基因的多态性改变可能导致实质完全不同的表型。尽管存在这些困难，在加深理解青光眼的遗传学基础方面，我们还是取得了显著的进展。

下面是对青光眼相关基因的描述，以及对一些青光眼亚型的讨论，这些亚型可能具有遗传性，但没有确定具体的基因。

二、原发性开角型青光眼

超过 20 个染色体位点同原发性开角型青光眼（POAG）相关联（表 25-1）。在这些位点中，来自 3 个致病基因的突变已经被鉴定出来，包括 GLC1A 位点的 *MYOC* 基因［编码肌球蛋白样蛋白（myocilin）］、GLC1E 位点的 *OPTN* 基因［编码视神经病变诱导反应蛋白（optineurin）］和 GLC1G 位点的 *WDR36* 基因［编码 WD 重复结构域 36 蛋白（WD repeat domain 36）］[2-4]。据估计，这三个基因的突变导致 4%~6% 的 POAG 病例[5]。绝大多数的 POAG 病例没有表现为简单的孟德尔遗传规律，而是遗传和环境因素共同作用的"复杂形状遗传"。

（一）肌球蛋白样蛋白性（MYOCILIN）

MYOC 是第一个被确认的 POAG 致病基因[4]。*MYOC* 基因突变导致 POAG 的常染色体显性遗传

表 25-1 报道的原发性开角型青光眼的连锁位点

位点名称	染色体定位	基因
GLC1A	1q21～q31	MYOC
GLC1E	10p15～p14	OPTN
GLC1G	5q22.1	WDR36
GLC1O	19q13.3	NTF4
GLC1B	2cen～q13	
GLC1C	3q21～q24	
GLC1D	8q23	
GLC1F	7q35～q36	
GLC1H	2p16.3～p15	
GLC1I	15q11～q13	
GLC1J	9q22	
GLC1K	20p12	
GLC1L	3p22～p21	
GLC1M	5q22.1～q32	
GLC1N	15q22～q24	
	2p14	
	2q33～q34	
	3p21～p22	
	10p12～p13	
	14q11	
	14q21～q22	
	17p13	
	17q25	
	19q12～q14	

模式。同疾病相关的 MYOC 基因突变导致青少年型或成年早期型的 POAG，后者与高眼压及临床重型 POAG 相关[6]。MYOC 基因定位在染色体 1q25，对应着 GLC1A 位点。该基因的蛋白产物 myocilin，之前曾经被命名为"小梁网糖皮质激素诱导反应蛋白"（TIGR）。MYOC 基因包含 3 个外显子。MYOC 基因编码 myocilin 蛋白，其 N 末端同肌球蛋白这种肌肉蛋白具有序列同源性，同时 C 末端有一个保守的嗅素样结构域。绝大多数同青光眼相关的 MYOC 基因突变都位于第三个外显子，该外显子包含嗅素样结构域[7]。myocilin 蛋白不仅存在于绝大部分的眼部组织中，同时也存在于绝大部分的身体组织中[8]。迄今为止，已经有 70 余个与疾病相关的 MYOC 基因突变被确认[7]。总的来说，这些突变大约可解释世界范围内 3%～5% 的 POAG 病例。这些突变导致 POAG 发生的致病机制是目前的热点研究领域，并且存在几个不同的假说[9]。

总体上，myocilin 的正常生理功能目前还不清楚。在培养的小梁网细胞中，当激素暴露时 myocilin 会出现反应性的表达急剧增高[10]。激素应用的同时也增加了眼内压。因此，一个理论是野生型 myocilin 表达增加可能是激素诱导性高眼压症中眼压增高的原因。然而，在一个 myocilin 表达增加了 15 倍的小鼠模型中却未能诱导出青光眼[11]。因此，myocilin 表达的增加看起来并不会导致眼压的升高。针对 myocilin 功能的另一个理论是野生型的 myocilin 可以对抗眼内压增高。然而，没有 myocilin 蛋白表达的基因敲除小鼠没有发生眼内压增高或青光眼[11]。

由于 myocilin 的过度表达和完全缺乏都不能引起青光眼，所以 MYOC 基因突变可能通过功能获得性机制导致眼压增高和青光眼发生。一个这样的假说是突变的 myocilin 被错误折叠，积聚在小梁网细胞中，不被分泌，并且阻碍正常 myocilin 的分泌。这些错误折叠的蛋白质累积可导致负责去除无用蛋白产物的细胞器功能障碍，导致蛋白质的进一步累积，最终导致细胞凋亡。在体外，这是通过过度激活一种称为"未折叠蛋白"（UPR）反应的正常细胞保护机制而发生的。在携带青光眼相关 myocilin 突变的转基因动物模型中，突变的 myocilin 蛋白积聚在前房角，抑制正常 myocilin 的分泌，但与没有突变的对照组相比，最终不影响眼压[11]。然而，其他研究人员发现携带相同突变的小鼠模型，眼压略有升高（大约 2mmHg）与视网膜神经节细胞丢失和视神经轴突变性相关，这被认为与青光眼改变相一致[12]。最近 Zode 等报道了一个携带 MYOC 基因 Y43H 突变的转基因小鼠模型[13]，证实内质网应激与 POAG 发病相关，可能是 POAG 患者临床治疗的一个靶点。

最近，myocilin被证明与被称为外泌体的囊泡的脱落有关。在其他组织中，外泌体包含参与自分泌/旁分泌信号通路的多个配体，从而作为囊泡可能在小梁网内稳态过程中发挥作用[14]。已知疾病相关myocilin突变能阻止细胞释放myocilin，并减少正常房水中myocilin的存在[15]。myocilin突变是否通过干扰常规房水流出途径中的肌球蛋白相关外泌体释放和相关旁分泌信号传导而导致小梁网功能障碍尚待确定。然而，无论其机制如何，显而易见的是，阐明myocilin在POAG发病机制中的作用对理解该疾病的病理生理学将是至关重要的。

（二）视神经病变诱导反应蛋白（OPTINEURIN）

视神经病变诱导反应蛋白（OPTN）是第二个被发现的基因，其基因多态性变异与原发性开角型青光眼的常染色体显性形式相关[3]。这种类型的青光眼发生于中年，通常与POAG的正常眼压类型相关[3]。该基因位于染色体10p14，与GLC1E基因座相对应。该基因包含3个非编码外显子和13个编码外显子，产生一个577个氨基酸长度的蛋白质产物。Optineurin在小梁网、无色素性睫状体上皮、视网膜，以及许多眼外组织中被发现[3]。

许多研究检测了青光眼人群中optineurin的突变率。根据最初的文献报道，在54个遗传性POAG家族中发现16.7%存在OPTN基因的改变[3]。在随后的研究中，对1048例青光眼患者进行筛查，在一个家族性正常眼压性青光眼患者中发现一个OPTN基因的序列多态性变异E50K[16]。然而，考虑到家族性正常眼压性青光眼的罕见性，估计该变异仅占所有原发性开角型青光眼的不到0.1%。另一个多态性变异M98K与20%的日本正常眼压青光眼患者之间也存在关联[16]。尽管这个变异也在9%的日本对照组中被发现，然而这个差异是具有统计学显著意义的[16]。大多数其他研究没有发现OPTN突变与POAG之间存在显著关联。在大多数情况下，该基因突变占POAG患者的1%。

OPTN基因突变与家族性正常眼压性青光眼有关[17]。首次报道的E50K突变仍然是在遗传研究中发现的一致性最好的突变。在青光眼诊断时，携带该突变的正常眼压青光眼患者比无该突变的正常眼压青光眼患者更年轻，杯盘比值更大，并且具有更少的盘沿[17]。携带该突变的患者也有更高的滤过手术率，并且更可能在视野检查方面出现进展[17]。

目前关于optineurin在青光眼中作用的证据表明其具有神经保护作用。已发现其在体外可保护细胞免受肿瘤坏死因子（TNF）-α介导的细胞凋亡[18]。然而，在转基因小鼠模型中，optineurin在转化生长因子（TGF）-β1诱导的细胞凋亡过程中无保护作用[19]。研究者还发现optineurin是胞浆蛋白而非分泌蛋白，并且在视网膜神经节细胞中含量最高[19]。

OPTN可能与RAB8、肌球蛋白Ⅵ和转铁蛋白受体相互作用[1]。OPTN基因的E50K突变增加了其与TBK1（TANK结合激酶1）的结合，以调节TNF-α及其促凋亡作用[20]。在视网膜神经节细胞过表达携带E50K突变的OPTN基因，抑制了OPTN向细胞核的转移，损害了线粒体膜的完整性，导致外源应激性细胞凋亡。Park等最近的一项研究发现，与野生型相比，携带E50K突变的OPTN过表达导致人视网膜色素上皮细胞和RGC5细胞系转铁蛋白摄取的损伤更加明显，提示E50K突变影响蛋白转运[21]。据报道，E50K突变小鼠[22]表现为整个视网膜的大量凋亡和变性，导致视网膜厚度减少约28%。这种突变破坏了OPTN和RAB8之间的相互作用，提示OPTN参与了视网膜变性退化过程。还有报道称，在日本人群中，OPTN基因的突变可导致家族性肌萎缩侧索硬化症（ALS）。ALS特异性的OPTN基因突变消除了NF-κB活化的抑制作用。野生型和携带E50K突变的OPTN基因对NF-κB活化则无此作用。看起来，OPTN可能对视网膜神经节细胞起主要作用，增加细胞凋亡的易感性。这与myocilin突变导致眼压增高的效应不同，optineurin是通过这种机制导致视网膜神经节细胞死亡。

（三）WD重复结构域36蛋白（*WDR36*）

第三个被发现与原发性开角型青光眼相关的基因是*WDR36*，它是一个包含23个外显子的基因，编码一个951个氨基酸长度的蛋白质产物[2]。该基因定位于染色体5q22.1的GLC1G位点。该基因的mRNA转录本已经在多种身体组织中被发现，包括心脏、胎盘、肝脏和肾脏，以及整个眼球结构[2]。

目前尚不清楚 WDR36 基因的多态性变异是否为 POAG 的病因，或者是否将它们描述为青光眼的调节子更恰当。在最初家族中发现的突变（D658G）在澳大利亚人群中与青光眼无关[23]。在另一项研究中，发现了 WDR36 基因的 30 多个序列变异，但是这些多态变异在患者和对照之间没有一致性分离[24]。然而，WDR36 基因的多态变异与更严重的临床程度相关联，提示 WDR36 可能作为 POAG 的修饰基因发挥作用[24]。

此外，有证据表明，WDR36 基因可能不是 GLC1G 位点内唯一的青光眼相关基因。建立起 GLC1G 位点与染色体 5q 之间连锁关联的原始 POAG 家系后续没有发现任何一个 WDR36 致病基因突变[25]。这增加了在该染色体区域内可能有两个与 POAG 相关基因的可能性。

三、POAG 的全基因组关联分析

全基因组关联研究（genorne-wide association study，GWAS）使研究人员能够在成百上千个个体中检测成百上千个单核苷酸多态性（SNP）与疾病或特征的关联[26]。GWAS 的研究设计范畴包含病例 - 对照研究、队列研究和临床试验。GWAS 使得对 POAG 和 POAG 相关性状的遗传因素的寻找发生了变革。在 GWAS 目录（www.genome.gov/gwastudies）中可以看到大量与疾病相关的遗传变异，包括几种主要的眼部疾病，如年龄相关性黄斑变性、剥脱性青光眼和 POAG。在不同人群中，已经开展了大量针对 POAG 的 GWAS 研究。

（一）小窝蛋白基因 1 和基因 2（*CAV1/CAV2*）

Thorleifsson 等开展的一项重要的 GWAS 研究在欧洲人群中确定了 SNP 位点 rs4236601 与染色体 7q31 的明显关联[27]。这种关联已经在 2 个其他数据集中被重复：一个其他的白种人数据集和一个亚洲人（中国人）数据集。相关联的 SNP rs4236601 位于两个基因小窝蛋白（caveolin）1 和小窝蛋白 2 之间的基因间区域。*CAV1/CAV2* 在小梁网和视网膜神经节细胞中表达。这些基因参与了细胞质膜微囊的形成，后者是无处不在的细胞质膜细胞器，起着大分子囊泡转运体的作用。目前还不清楚这个多态性改变如何与 POAG 的易感性相关。然而，值得注意的是，OPTN 和 MYOC 似乎也参与了囊泡的转运[22]。尽管在最近报道的两项研究中这个位点与 POAG 的关联没有被重复，但没有被重复很有可能是由于样本量有限（< 1000）。然而，另一个超过 2000 个样本的更大的研究证实了该位点与 POAG 的相关性[28]。

（二）周期蛋白依赖性激酶抑制因子 2B（CDKN2B）

CDKN2B 位于染色体 9p21，与 CDK4/CDK6 形成复合物阻止 CDK 激酶的激活，从而控制细胞周期 G1 的进程。CDKN2B 的表达受 TGF-β 诱导。最初在视盘参数的 GWAS 研究中发现它与 VCDR（垂直杯盘比）相关，后来通过候选基因研究发现，它与 POAG 风险相关。这种关联现在已经在另外几项 GWAS 研究中得到验证[29, 30]。有趣的是，最强的关联是在那些没有眼压升高史的 POAG 病例中。值得注意的是，CAV1 调节有丝分裂信号传导，并与 *CDKN2B* 基因附近的 *CDKN2A* 基因协同作用。该位点还与心肌梗死、颅内动脉瘤、糖尿病、乳腺癌、子宫内膜异位症和胶质瘤有关。然而，目前尚不清楚该遗传位点是如何导致如此广泛的疾病。

（三）跨膜与卷曲螺旋域 1（TMCO1）

TMCO1 位于染色体 1q22-q25。最近 Burdon 及其同事在 GWAS 研究中发现 TMCO1 与 POAG 有关[29]。进一步分析提示，TMCO1 变异与 POAG 诊断的年龄有关。最近的一项报道发现，位于 TMCO1 的 SNP rs7555523 与 IOP 相关。*TMCO1* 基因的纯合突变导致颅颌面畸形、骨骼异常和精神发育迟滞综合征。尚不清楚携带 *TMCO1* 基因突变的患者是否存在罹患 POAG 的更大风险。根据细胞类型的不同，*TMCO1* 基因编码的蛋白定位于高尔基体、内质网或线粒体，其可能参与了视网膜神经节细胞的凋亡。

（四）染色体 14q23 位点

在一个大型 GWAS 研究中，首次报道染色体 14q23 区域的变异与垂直杯盘比相关[31]。该位点在最近的 GWAS 研究和几个候选基因研究中，被发现与 POAG 的患病风险相关[30]。这些变异位于 *SIX1*（Sine Oculis homeobox 1）和 *SIX6*（Sine Oculis homeobox 6）之间的基因间非编码区。*SIX1* 同果蝇基因 "*sine oculis*" 类似。"*sine oculis*" 基因的突变导致视觉系统发育不良。人类的 *SIX1* 突变导致耳聋和鳃 - 耳 - 肾综合征（OMIM 113650）。*SIX6* 基因的突变可引起小鼠和人类的无眼畸形。*SIX6* 在发育中的视网膜和视神经中表达。

（五）DNA 拷贝数变异

据报道，DNA 拷贝数变异（copy number variants，CNV）在许多的人类遗传疾病，例如自闭症和精神分裂症中起着重要作用。CNV 是指与参考基因组相比，基因组区域的 DNA 拷贝数的变化。一项研究发现家族性正常眼压性青光眼的 *TBK1* 基因（TANK-binding kinase 1）存在重复性[32]。TBK1 与 OPTN 相互作用，因此，在其他 POAG 和正常眼压性青光眼病例中，验证这一发现将是非常有意义的。另一篇论文报道，在 POAG 患者中鉴定出 *GALC* 基因的一个杂合缺失突变（半乳糖神经酰胺酶）[33]，这些 CNV 使得 POAG 的风险增加了 5 倍。这些变异在大约 1% 的白种人 POAG 病例中被发现。有趣的是，*GALC* 的纯合缺失突变会导致 Krabbe 病，大多数患者都会发生视神经病变和视力丢失。这些研究证实，CNV 可能在 POAG 发病机制中发挥重要作用。

四、色素播散综合征和青光眼

色素播散综合征（pigment dispersion syndrome PDS）在 1949 年由 Sugar 和 Barbour 首次报道，PDS 的特征是色素在整个眼前节沉积，包括角膜、虹膜、小梁网和晶状体，并伴有相关的中周部虹膜透照缺损（图 25-1）。PDS 通常中青年发病，男性比女性多见。PDS 发病通常与近视有关，常双侧发病。人类的 PDS 可能是散发性的，或以常染色体显性特性遗传。在 4 个常染色体显性疾病家族中，遗传连锁分析证实与染色体 7q35-q36 的一个标记位点有关。PDS 的基因尚未被鉴定出来。

PDS 表现出不完全的常染色体显性遗传模式。

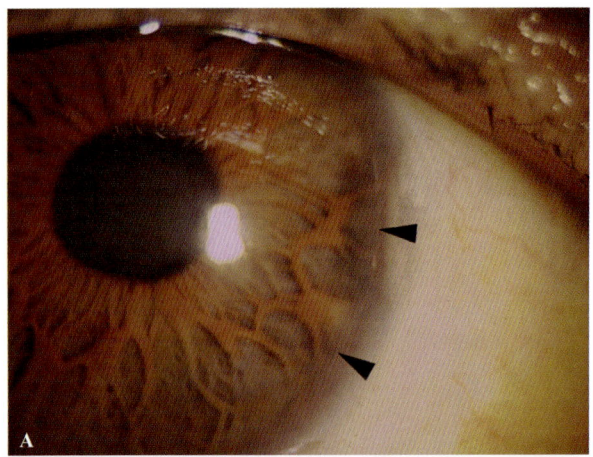
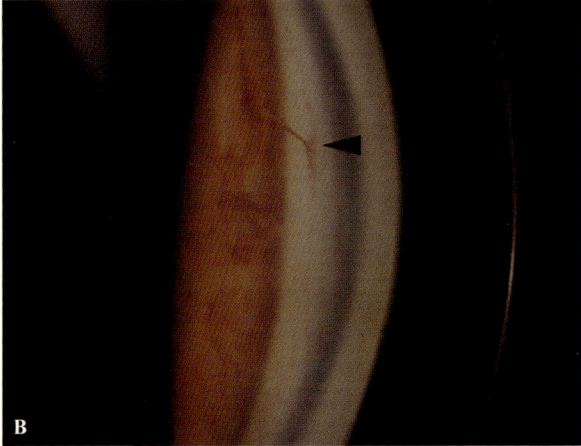
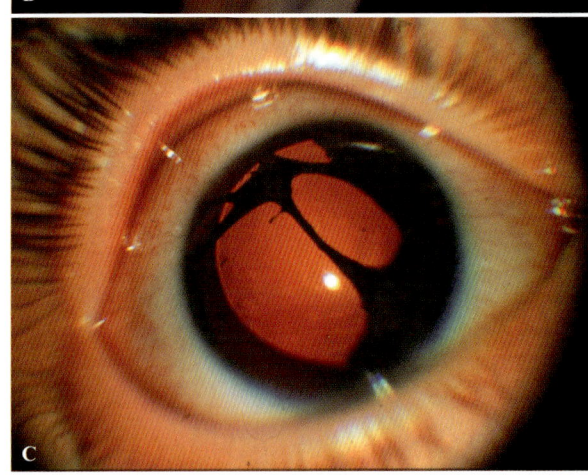

▲ 图 25-1 Axenfeld-Reiger 综合征的疾病谱
A. 后胚胎环（三角）；B. 房角镜照片显示虹膜 - 角膜粘连，虹膜条索黏附在后胚胎环上（三角）；C. 一个更严重的病例伴有虹膜发育不良和瞳孔异位（A 和 B 由 Joseph Halabis 提供，均为右眼）

有人认为，高达 50% 的色素播散患者可能发展成青光眼。然而，这可能是一个高估，因为 PDS 通常是无症状的并且往往未被诊断。青光眼的发病机制可能是通过色素释放到房水中造成小梁网的损伤，从而导致眼内压升高。

色素性青光眼的动物模型已经鉴定出来，即 DBA/2 J 小鼠[34]。在这种色素播散模型中，至少有 2 个基因相互作用导致青光眼，即 *Tyrp1*（酪氨酸酶相关蛋白 1）和 *Gpnmb*（糖蛋白 NMB）；此外，还有其他尚未定义的基因可改变这些小鼠的青光眼的严重程度[34]。这两个已鉴定基因的蛋白产物，*Tyrp1* 和 *Gpnmb* 参与了黑素体的稳定。有趣的是，这两个基因似乎都没有在人类色素性青光眼中起作用。

五、囊膜剥脱综合征和青光眼

剥脱综合征（exfoliation syndrome，XFS），也称为假性囊膜剥脱综合征，其特征是纤维物质在整个眼前节沉积，特别是在晶状体、虹膜、小梁网和睫状体上（图 25-2）。最终发展为青光眼的 XFS 患者的百分比很难确定。一项研究调查了明尼苏达州剥脱综合征和青光眼的患病率。在这项研究中，剥脱综合征的患病率约为 26/100 000，而剥脱青光眼的患病率约为 10/100 000。根据这些数据，大约 40% 的剥脱综合征患者会发展为剥脱性青光眼（exfoliation glaucoma，XFG）。女性 XFS 的发生率较高（76%），XFS 的发生率随着年龄的增长而增加。尽管 XFS 导致 XFG 的机制尚不清楚，但青光眼的严重程度与小梁网和 Schlemm 管内壁中发现的剥脱物质量之间存在相关性。

在一项开创性的研究中，北欧人群的 GWAS 研究确定了 XFS 和 XFG 的遗传病因[35]。在冰岛和瑞典人群中，Lysil 氧化酶样 1 基因（*LOXL1*）编码区的 2 个多态性位点与 XFS 和 XFG 有关。*LOXL1* 位于染色体 15q24，是弹性蛋白纤维形成所必需的多种酶之一。这种蛋白修饰弹性蛋白原，后者是组成弹性蛋白的基本原料，催化单体交联形成弹性蛋白。有趣的是，在剥脱物中发现的纤维物质许多成分来自弹性纤维体系，包括弹性蛋白和弹性蛋白原。这些变异位点与 XFS/XFG 之间的关联已经在全球多个群体中被广泛重复。*LOXL1* 变异位点和 POAG 之间缺乏相关性，证实 XFG 和 POAG 在遗传学上是不同形式的青光眼。已经确定，与剥脱相关的 *LOXL1* 单核苷酸多态性都没有功能。因此，疾病的发病机制仍有待确定。

六、先天性青光眼

出生时出现的青光眼称为先天性青光眼。通常，婴儿或幼儿表现为眼睛增大（牛眼）、角膜混浊、畏光和溢泪（图 25-3）。体格检查也可发现 Descemet 膜断裂所致的 Haab 纹。传统上，男孩患病的概率是女孩的 2 倍，绝大多数病例都是双侧受累。大多数家系的遗传模式为常染色体隐性遗传，因此在近亲结婚人群中发病率增加。欧洲的平均发病率为 1∶10 000；报告的最高发病率为 1∶1250，属于东欧的一个民族，即罗姆人，主要分布在斯洛伐克。

（一）CYP1B1

在已发表的报道中 3 个遗传位点与原发性先天性青光眼相关，分别为 GLC3A、GLC3B 和 GLC3C。*CYP1B1* 基因位于染色体 2p21 上的

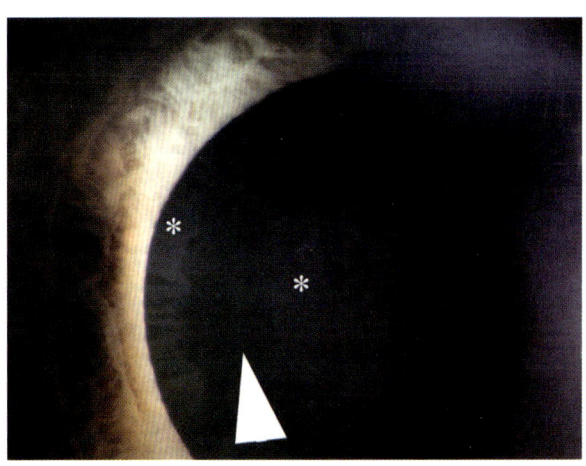

▲ 图 25-2 假性剥脱综合征
注意晶状体前表面假性剥脱物的沉积（星号）。虹膜运动所致的透明区域（箭头）

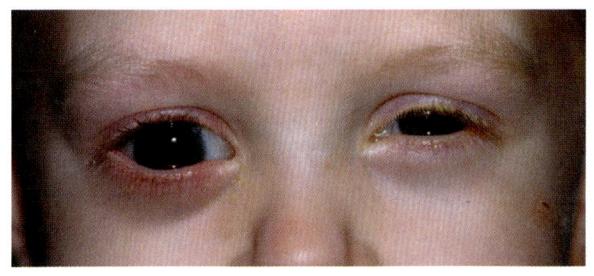

▲ 图 25-3 先天性青光眼
注意不对称牛眼（图片由 Sharon Freedman MD 提供）

GLC3A 位点，编码细胞色素 P450 蛋白，细胞色素 P4501B1[36]。蛋白质细胞色素 P4501B1 的命名指的是 P450 超家族 1 家族，B 亚家族，多肽 1。细胞色素 P450 蛋白构成了一个蛋白质超家族，参与多种内源性和外源性化合物的代谢。

原发性先天性青光眼人群中 CYP1B1 基因的突变发生率因研究人群而异。在沙特阿拉伯和斯洛伐克的罗姆家族中，几乎所有的原发性先天性青光眼病例都发现了 CYP1B1 突变。巴西的突变率为 50%，印度尼西亚为 30%，日本为 20%，这提示先天性青光眼的其他主要遗传因素尚未确定。

CYP1B1 参与雌激素代谢，即 17β- 雌二醇的代谢，以降低雌激素的活性。在体内，其主要表达于内分泌调节组织，如乳腺组织、子宫和卵巢。在眼部，它表达于内睫状上皮、晶状体上皮、视网膜神经节细胞层、内核层以及角膜上皮。

CYP1B1 突变的多样性及小鼠敲除模型提示功能丧失机制[37]。也就是说，缺乏正常的 CYP1B1 基因导致了原发性先天性青光眼的表型。由于这种蛋白参与了雌激素代谢，因此可能是这些突变引起的雌激素活性增加导致前房角不能正常发育[37]。

有趣的是，在青少年开角型青光眼患者中也发现了 CYP1B1 基因突变。在一项研究中，发生率为 5%。这表明原发性先天性青光眼和青少年开角型青光眼都在 CYP1B1 基因突变的表型谱中。

CYP1B1 基因变异可能在肌球蛋白相关青光眼中扮演修饰基因的角色。在一个常染色体显性肌球蛋白青光眼家族中，CYP1B1 变异的存在与疾病的早期发病相关。只有 MYOC 突变的患者平均发病年龄为 51 岁，而同一个家族同时携带 MYOC 和 CYP1B1 基因突变的患者发病年龄为 27 岁。

CYP1B1 突变的不完全外显也曾被报道。在沙特阿拉伯少数家系中，只有一半携带 CYP1B1 基因突变的患者具有原发性先天性青光眼表型。这一发现提示修饰位点的存在。由于有一半携带"患病"基因型的患者表现为原发性先天性青光眼，这提示这个修饰基因座可能是以常染色体显性模式发挥作用。

一个 CYP1B1 敲除小鼠模型证实了修饰基因座的存在。与酪氨酸酶基因正常的 Cyp1b1 敲除小鼠相比，酪氨酸酶基因也有缺陷的 Cyp1b1 敲除小鼠有严重的眼引流结构发育不良。给予酪氨酸酶产物（左旋多巴），使得酪氨酸酶缺陷小鼠发育不良更轻微。这表明酪氨酸酶基因是小鼠 Cyp1b1 基因的修饰物。然而，未发现酪氨酸酶是人类 CYP1B1 基因的修饰物。

（二）LTBP2

LTBP2，潜在转化生长因子 β 结合蛋白 2（LTBP2），位于 GLC3C 基因座，3 个不同的研究报道其与 PCG 相关[1]。3 个 LTBP2 突变被报道为移码突变或无义突变。LTBP2 包含 36 个外显子，编码一个多域结构的基质蛋白。LTBP2 是 TGF-β 潜伏复合物的成员，与纤维蛋白 -5 结合并调节弹性纤维的组装。LTBP2 的 N 端区域具有与 β1 和 α3 整合素相互作用的结合位点。LTBP2 是 TGF-β 潜伏复合物的一个成员，同时是参与细胞黏附的微纤维的结构成分。

七、发育性青光眼

青光眼可能与眼睛发育缺陷有关。前节发育不良是一个广泛的术语，包括眼睛的许多发育缺陷。前节发育不良为三大类：Axenfeld-Reiger 综合征、无虹膜和 Peters 异常。从青光眼的角度来看，这些疾病可以归为一类，因为它们都会导致青光眼，后者继发于眼睛排水结构（小梁网和 Schlemm 管）的发育缺陷。一般来说，这些疾病是常染色体显性遗传。

Axenfeld-Reiger 综合征本身指的是一组疾病谱，表现为 Schwalbe 线前移（后胚胎环）、周边虹膜 - 角膜粘连、虹膜基质发育不良和瞳孔异位（图 25-4）。全身异常包括牙齿和骨骼异常。无虹膜指双侧虹膜部分或完全缺失（图 25-5）。此外，患者可能有角膜和晶状体异常，以及黄斑中央凹发育不良。Peters 异常患者表现为中央角膜混浊，这与虹膜角膜或晶状体角膜粘连有关，并且没有后弹力层（图 25-6）。

除了这些眼前段发育不良综合征，一种全身发育性疾病，指甲 - 髌骨综合征（NPS）也与原发性开角型青光眼有关。全身表现包括指甲发育不良、

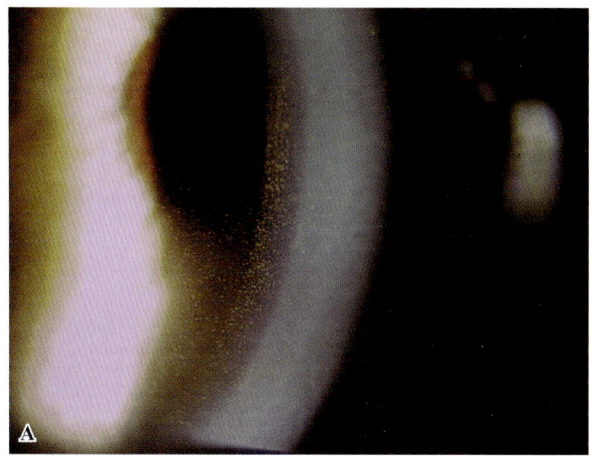

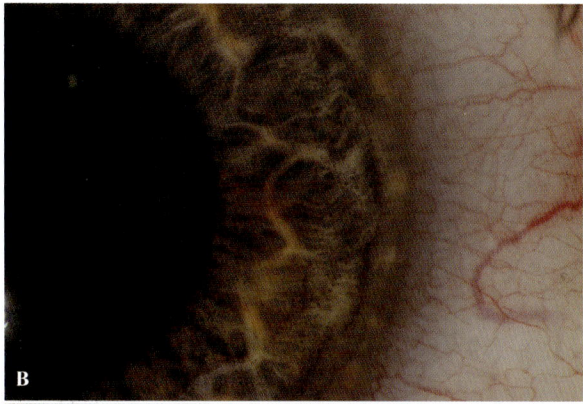

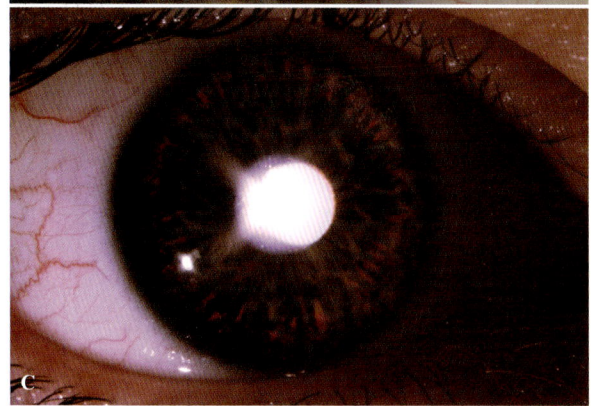

▲ 图 25-4 色素播散综合征

A. Krukenberg 梭 – 角膜内皮表面的色素沉积；B. 虹膜前部色素沉积；C. 虹膜中周部透照缺陷。（A 由 Joseph Halabis 提供，右眼）

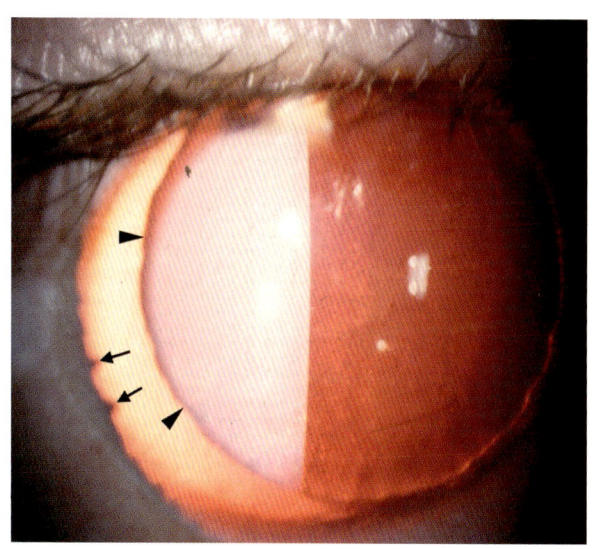

▲ 图 25-5 无虹膜

虹膜缺失和可见睫状突（箭）。注意晶状体的边缘（箭头）

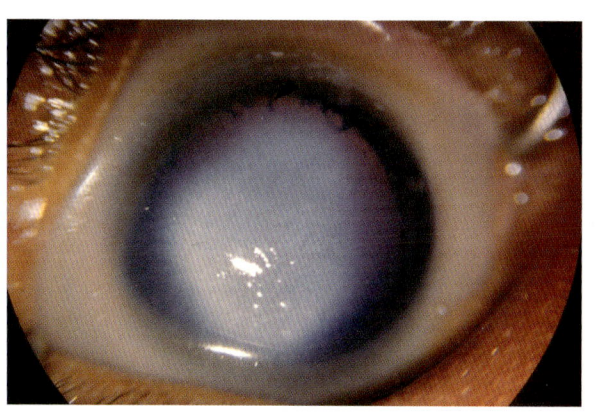

▲ 图 25-6 Peters 异常

中央角膜混浊。注意上方的虹膜角膜粘连

髌骨发育不良或缺失，以及肾脏疾病。尽管青光眼与这种疾病有关，但没有特征性眼部表现。表型包括多个虹膜凸起、角膜厚度增加和（或）视网膜神经纤维层厚度增加。

这些罕见形式的青光眼更适于接受传统的遗传分析，因为其发病年龄早，易于诊断，并且在多代人中出现多个受影响成员。因此，已经鉴定出许多发育性青光眼的基因，这些基因包括 *PITX2*、*FOXC1*、*PAX6*、*LMX1B*、*PITX3*、*MAF* 和 *FOXE*[38]。这些基因中许多是转录因子，调节发育通路中的许多基因。这些基因的突变会干扰细胞信号和细胞外基质信号，后者是眼睛正常发育所必需的[38]。

八、闭角型青光眼

原发性闭角型青光眼是第二常见的青光眼类型。全世界超过 1600 万人罹患此病。确切的发病机制有待明确。研究提示，*Vav2/Vav3* 缺失小鼠表现出一种疾病过程，包括虹膜 – 角膜角关闭和相关的眼内压升高。这些小鼠出现视网膜神经节细胞丢失和视杯增大。在原发性闭角型青光眼患者中未发

现 *VAV2/VAV3* 基因突变。另一项小鼠研究报道表明，*Prss56* 基因（蛋白酶，丝氨酸，56）突变的小鼠改变了眼轴，并且其表型与 ACG 相似[39]。人类的 *PRSS56* 基因突变显著缩短了后部小眼畸形患者的眼轴长度。最近的一项 GWAS 研究[40]报道了 3 个基因同 PACG 的显著相关：*PLEKHA7*（Pleckstrin 同源结构域包含蛋白 7）基因的 rs11024102、*COL11A1* 基因的 rs3753841 和位于染色体 8q 上的 *PCMTD1*（蛋白 –L– 异天冬氨酸 O– 甲基转移酶域包含蛋白 1）基因和 *ST18*（肿瘤抑制 18）基因之间的 rs1015213。这些基因在 PACG 患者中的作用仍有待确定（见第 30 章房角关闭的聚焦）。

闭角型青光眼也常见于真性小眼球患者，这是一种眼球轴长度明显缩短和巩膜增厚的病症。真性小眼球以常染色体隐性或显性模式遗传。在真性小眼球患者中发现了 2 个基因的突变，分别是 *MFRP*（膜性卷曲相关蛋白）和 *VMD2*（卵黄状黄斑营养不良 2 或 bestrophin）。另外 2 个基因座已被定位到染色体 11p 和染色体 2q11–q14，但没有鉴定出致病基因。导致房角关闭的机制尚未被阐明。

聚焦 1 日本人的观点

Fumihiko Mabuchi

原发性开角型青光眼（POAG）在临床上分为高眼压型青光眼（HTG）和正常眼压型青光眼（NTG）。增高的眼内压是 HTG 的主要特征，而 NTG 眼压始终在统计学正常人群眼压范围内。全基因组关联研究确定了几种与 POAG 易感性增加相关的遗传变异，它们可被分为 2 种类型。一种是眼内压相关的遗传变异，另一种是非眼内压相关的遗传变异。眼内压相关的基因变异与眼内压升高有关，并且推测与 NTG 相比，HTG 患者眼内压相关的基因变异将占主导地位。非眼压相关的遗传变异与视神经或视网膜神经节细胞的易损性相关，而这些与眼压无关，例如与视网膜神经节细胞凋亡、近视和视神经循环相关的遗传变异。据推测，与 HTG 相比，NTG 患者的非眼内压相关基因变异占主导地位。在日本人群中，POAG 患者的 NTG 患病率极高 92% 的 POAG 患者有 NTG，只有 8% 的 POAG 患者有 HTG）[1]，这提示同其他种族人群相比较，日本人群中与眼内压相关的遗传变异率更低，而非眼内压相关的遗传变异率更高。与此相反，在黑人人群中，HTG 在 POAG 患者中的发生率更高，这表明同其他种族人群相比较，黑人人群中与眼内压相关的遗传变异率更高，而和非眼内压相关的遗传变异率更低。事实上，Jiao 等报道染色体 2p 上的遗传变异对非洲加勒比人群 HTG 易感性有重大影响[2]，被认为是与眼内压相关的遗传变异，因为从家系研究中确定受累个体的平均眼内压（26.7mmHg）高于未受累个体的平均眼内压（17.0mmHg）[2]。然而，在日本人群中，这些基因变异与 HTG 和 NTG 之间没有显著的相关性[3]。因此，该基因座被认为同日本人群中 POAG 患者 HTG 患病率较低相关。另一方面，toll 样受体 4（TLR4）、S1–RNA 结合域 1（SRBD1）和长链脂肪酸家族成员 5（ELOVL5）的遗传变异与日本的 NTG 相关[4, 5]，它们被认为是非眼内压相关的遗传变异。然而，在非洲加勒比地区人群中，这些基因变异与 POAG 没有显著相关性[6]。因此，这些基因变异被认为是导致日本人群中 POAG 患者 NTG 高患病率的原因。不同种族间 POAG（包括 NTG 和 HTG）的患病率不同，这可能反映了 POAG 易感基因的不同遗传背景。

参考文献

[1] Iwase A, Suzuki Y, Araie M, et al. The prevalence of primary open-angle glaucoma in Japanese: the Tajimi Study. Ophthalmology 2004;111(9):1641–8.

[2] Jiao X, Yang Z, Yang X, et al. Common variants on chromosome 2 and risk of primary open-angle glaucoma in the Afro-Caribbean population of Barbados. Proc Natl Acad Sci U S A 2009;106(40):17105–10.

[3] Mabuchi F, Sakurada Y, Kashiwagi K, et al. Lack of association of common variants on chromosome 2p with primary open-angle glaucoma in the Japanese population. Proc Natl Acad Sci U S A 2010;107(21):E90–1.

[4] Shibuya E, Meguro A, Ota M, et al. Association of Toll-like receptor 4 gene polymorphisms with normal tension glaucoma. Invest Ophthalmol Vis Sci 2008;49(10):4453–7.

[5] Writing Committee for the Normal Tension Glaucoma Genetic Study Group of Japan Glaucoma Society. Genomewide association study of normal tension glaucoma: common variants in SRBD1 and ELOVL5 contribute to disease susceptibility. Ophthalmology 2010;117(7):1331–8 e5.

[6] Cao D, Jiao X, Liu X, et al. CDKN2B polymorphism is associated with primary open-angle glaucoma (POAG) in the Afro-Caribbean population of Barbados, West Indies. PLoS One 2012;7(6):e39278.

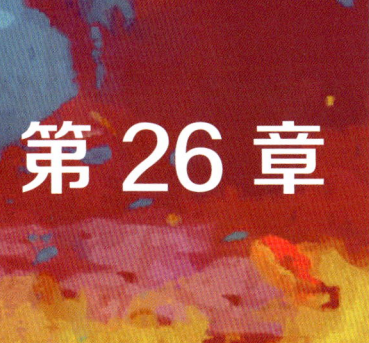

第 26 章　遗传流行病学
Genetic Epidemiology

Cristina Venturini　Leonieke Me Van Koolwijk　Catey Bunce　Ananth C Viswanathan　著

贾红艳　译

石　砚　校

> **本章概要**
> - 很明确，原发性开角型青光眼（POAG）的发生有遗传的成分。
> - 大家一致认为，大多数的 POAG 是一种复杂遗传疾病。
> - 连锁和关联研究帮助确定了疾病相关位点，但研究结果之间存在不一致，还有很多问题有待解释。
> - 进一步的工作需要涉及众多学科的大规模合作研究，并且可能侧重于数量特征。
> - 揭示 POAG 的遗传成分可能会阐明该疾病的病理生理学，并对成千上万视力丧失个体的治疗和预防提供极大的帮助。
> - 对遗传流行病学家来说，POAG 复杂的遗传病因是一个难题，但更大规模的合作和改良的统计及科技发展意味着这一领域正在取得进展。

在 2014 年，青光眼的病因仍然有待确定。尽管已经证实存在遗传成分，但要揭示这一遗传成分被证明是困难的。因此，人类遗传学家、实验室科学家、流行病学家、统计学家和临床医师目前已将他们的专业知识整合到一个称为"遗传流行病学"的科学分支中。

遗传流行病学研究基因如何在人群中产生疾病。它不同于两个密切相关的研究领域：一是不同于经典流行病学，因为需要明确考虑遗传因素；二是不同于医学遗传学，因为它强调基于人群的研究。遗传流行病学还研究基因和环境的联合作用，包括将疾病的生物学整合入其概念模型中。遗传流行病学越来越关注常见疾病。例如眼科常见疾病，包括年龄相关性黄斑变性、近视和原发性开角型青光眼（primary open angle glaucoma，POAG）。

在这里，我们思考了遗传流行病学中使用的方法，并讨论了 POAG 遗传学的当前和未来的前景。

POAG 的遗传研究很重要，原因有两个：第一，鉴定基因及其生物学途径可能帮助阐明目前知之甚少的疾病病理生理机制。这为青光眼治疗的发展提供了新的方向。第二，通过了解这些基因，以及通过预测 POAG 的发病或进展，我们能够创建用于诊断和预后的 DNA 检测。这可能对 POAG 尤其有价值，因为许多患者只有在出现显著和不可逆的视野损伤后才被诊断出来。早期治疗可以预防或延缓这种损害。此外，许多不必要地反复出现在青光眼门诊的"疑似病人"，通过 DNA 测试可能会免除定期监测的负担。

要更好地了解 POAG 病因的途径，首先要调查易感性是否有遗传基础，并评估这种遗传易感性的量级和类型。

一、POAG 的遗传易感性

（一）POAG 是遗传病吗

POAG 遗传基础的证据支持来自许多家族病例、流行病学研究和双生子分析。据报道，家族史是 POAG 发生的一个重要危险因素，与普通人群相比，POAG 患者的一级家庭成员患此病的风险增加了 10 倍[1]。此外，POAG 的患病率研究显示出显著的种族差异[2-5]。尽管环境因素可部分解释这一差异，但遗传因素可能发挥重要作用。单卵双生子中 POAG 的高度一致性进一步支持了 POAG 的遗传倾向[6]。

除了少数具有明显孟德尔遗传模式的家族性病例外，POAG 通常被认为是一种复杂疾病。常见的复杂疾病是由遗传易感性个体的环境暴露引起的。单凭遗传因素和环境因素都不足以引起这种疾病。倾向阈值理论为理解复杂疾病的病因提供了线索。图 26-1 显示了一个理论变量的分布，该变量代表了获得疾病的可能性。遗传和环境因素决定了个体在这种倾向分布上的位置。个人在没有许多危险因素的情况下，具有良好的保护因素组合，将处于分布的左侧；遗传和环境风险因素组合不利的个人将处于分布的右侧。倾向变量超过临界阈值的人将会患病。

（二）POAG 的数量性状遗传

POAG 的病因学复杂性可通过对表型定量特征的离散研究来降低，这些数量性状包括杯盘比、盘沿面积、视网膜神经纤维层（retinal nerve fiber layer RNFL）厚度、眼内压（intraocular pressure，IOP）和中央角膜厚度（central coneal thickness，CCT）。这些数量性状可能有更简单的遗传起源，因此可能更容易阐明。此外，它们不要求个体被主观地分类为"患病"或"未患病"，因此不易被错误分类，而后者是 POAG 研究中的一个主要问题。另一个优点是数量性状，也可在没有青光眼的个体中进行研究，这意味着这种方法大大增加了可用于遗传研究的个体数量。

据报道，加性遗传效应对 POAG 数量性状的变异有显著影响。IOP 的遗传度估计值为 0.29～0.50，C/D 比值的遗传度估计值为 0.48～0.80，RNFL 厚度的遗传度估计值为 0.48～0.82[7-12]。CCT 的遗传度估计值为 0.95，这表明 95% 的变异是由基因的影响造成的[7, 13]。这些高遗传度预测支持应用数量性状策略来发现 POAG 的新基因。

然而，上述分析仅提供所有基因组合加性效应的信息。为了评估基因发现的可行性，可以通过混合分析方法对一个数量性状进行研究，以寻找一个可以解释其变异的主效基因。这种分析采用最大似然法，通过与无主效基因的空模型相比，评估主效基因效应的证据强度。此外，它评价了主效基因对表型总体变异的贡献。例如，对参加 Blue Mountains 眼科研究的 3654 名患者的眼压数据进行了混合分析[14]。数据集的最佳拟合模型由 3 种分布的集合体组成（图 26-2），这与决定眼压的主效基因存在相一致。据估计，这一主效基因占眼压总变异数的 18%。图 26-2 中的中间分布包含杂合子，即携带一个野生型（正常）等位基因拷贝和一个罕见（IOP- 增加）等位基因拷贝的个体。

眼内压值可能超过 3 个剩余标准差（图 26-2 中的蓝线），这一分布的平均值来自纯合子个体：IOP < 18mmHg 的个体来自具有 2 个野生型等位基因拷贝的个体，IOP > 33mmHg 的来自具有 2 个罕见等位基因拷贝的个体。前一组为 IOP 高于图 26-2 中最左侧分布平均值 3 个剩余标准差（绿线）的个体，对应于 IOP > 23.5mmHg 的眼内压值。后一组是 IOP < 18mmHg 的患者，原因已经讨论过。

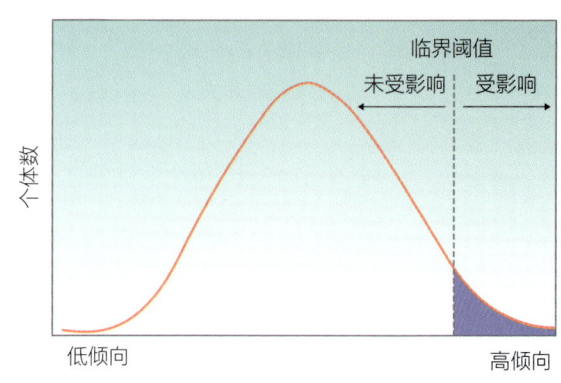

▲ 图 26-1 复杂疾病的倾向阈值模型

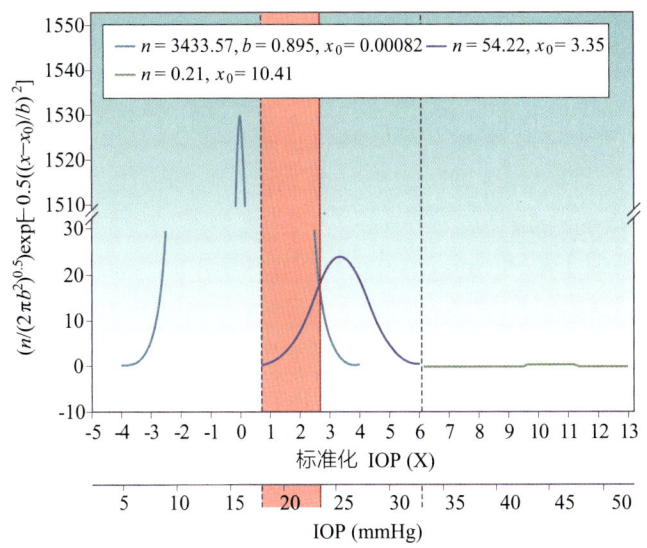

▲图 26-2 蓝山眼科研究中 IOP 的混合分析 [16]

该图显示了经混合分析后最适合人群 IOP 数据的模型。它由 3 个正态分布组成，每个正态分布包含 n 个个体，平均值为 x_0，共有标准差 b。蓝线位于中间分布平均值的 3 个标准差处，包含杂合子。更极端的 IOP 值（IOP < 18mmHg 或 IOP > 33mmHg）可能来自纯合子。绿线与最左侧分布的平均值（IOP =23.5mmHg）相差 3 个标准差。为了关联性研究的目的，最好比较具有至少一个风险等位基因拷贝的个体（位于绿线右边，即 IOP > 23.5mmHg）和没有拷贝的个体（位于最左侧蓝线的左边，即 IOP < 18mmHg）

二、连锁研究

参数连锁分析和非参数连锁分析方法都被用来鉴定 POAG 易感基因的染色体位置。我们解释了这些方法的原理，并考虑了它们在 POAG 遗传学中的作用。

（一）青光眼的单基因型连锁分析

参数连锁分析研究了家系中遗传位点的共分离。其基本原理是，在一条染色体上非常靠近的 2 个基因座有很高的可能性被一起遗传下去。2 个基因座在染色体上的距离越远，它们在减数分裂期间发生重组的可能性就越高。这将结束它们的共分离。不同染色体上的位点独立分离。因此，2 个位点分离在一起的概率就是它们之间遗传距离的一个度量。同样，遗传标记和疾病分离的概率是衡量该标记和疾病基因之间遗传距离的指标。在大多数情况下，重组会频繁发生，这表明疾病基因和标记物之间相距很远。然而，由于距离的接近，一些标记往往不会与疾病基因发生重组，这被称为与疾病基因连锁。

用遗传标记对整个基因组进行标记，并观察它们与一个家系疾病的共分离，可定位疾病的基因。遗传标记与疾病之间遗传连锁的可能性（与无连锁的无效假设相比）通常表示为优势对数（logarithm of the odds, LOD）值。高、阳性的 LOD 值（传统上，> 3）是连锁的证据，而低、阴性值（< 2）是无连锁的证据。

尽管大多数的 POAG 病例被认为有复杂的病因学，但是研究 POAG 的单基因遗传类型有助于我们更好地理解复杂病例。首先，在这些单基因遗传类型中已鉴定的位点和基因也可能影响了更常见 POAG 类型的易感性。其次，它们可能为 POAG 的病理学、疾病机制和信号通路研究提供线索。相较于处理复杂疾病的方法，POAG 单基因遗传类型的优势在于，参数连锁分析方法更加直接和更成熟。然而，家系中的参数连锁分析可能会因 POAG 的迟发而变得复杂：患者的父母通常已经死亡，而他们的孩子还太小，无法表现出疾病。

14 个 POAG 位点被 HUGO 基因组命名委员会分配了一个 GLC1 标识（GLC1A~GLC1N）（图 26-2）。大多数研究涉及大家系中的一小部分，其中疾病作为常染色体显性性状分离。GLC1A、GLC1J、GLC1K、GLC1M 和 GLC1N 在罕见的早熟型 POAG（JOAG）家族中被鉴定出来。典型的 JOAG 在 35 岁之前发病，表现为高眼压，经常需要手术治疗。JOAG 通常表现为常染色体显性遗传，而不是复杂遗传。JOAG 位点可能也导致对常见的成年型 POAG 的易感性。这一点已经被 GLC1A 位点的 *MYOC* 基因证实。其他 JOAG 位点在成人病例中的作用尚未得到充分评估。

（二）复杂类型青光眼的连锁分析

2000 年，Wiggs 等发表了第一个针对成年发病的 POAG 患病同胞对的基因组筛选结果[15]。他们最初研究了来自 41 个主要是白种人家庭的 113 个患病的同胞对。家庭规模从 1 对受累的同胞到 9 个受累的个体不等。由于系谱结构的多样性，他们使用了 3 种不同的分析方法来评估连锁关系：参数 LOD 值分析、非参数受累亲属对和非参数受累同胞对分析。他们发现了 25 个染色体区域，这些区域至少有一种分析结果是阳性的。这些区域用额外的标记物和 69 个其他的同胞对进行随访。使用 182 对受累同胞对家系集进行同胞对分析，确定了位于染色体 2、14、17 和 19 的提示连锁位点（图 26-3）。

作为 Barbados 原发性开角型青光眼家系研究（BFSG）的一部分，对 146 个非洲裔家庭进行了全基因组扫描[16]。与 Wiggs 的研究一样，该研究选择了多种分析方法来评估结果。通过模拟研究估计显著性水平。参数连锁分析表明，2 号和 10 号染色体上可能存在 POAG 相关基因，LOD 值 > 3.0。非参数患病亲属对分析支持 2 号染色体的连锁，但没有显示 10 号染色体连锁的任何证据。2 号染色体位点以前并未发现与 POAG 相关。10 号染色体位点与 OPTN 基因相近。然而，该基因的测序没有发现任何致病性改变，提示该区域的另一个基因导致了连锁的结果。

在一个大家系中，通过非参数连锁分析确定了一个 POAG 位点（GLC1L）[17]。之前对这个 6 代遗传的 Tasmanian 家系的研究检测到了 MYOC 基因的突变。然而，24 个受累的家庭成员中只有 9 个携带该突变。这提示存在遗传异质性，表明至少有一个其他基因在这个家系中决定了 POAG 的易感性。参数连锁分析方法未能定位 POAG 的染色体区域，这可能是由于遗传异质性和家族信息不全所致。随后采用了非参数策略。发现了 3 号染色体短臂上的一个疾病位点，其中 11 个受累的家庭成员共享相同的祖先等位基因。有趣的是，其中 7 个人也携带了 MYOC 基因的突变。这项研究结果提示了 MYOC 基因和 3 号染色体位点之间可能存在相互作用，尽管由于数目太少，不能用明显的证据来证实这一点。

（三）数量性状连锁分析

以上研究表明，POAG 的数量性状具有高度遗传性。这表明，数量性状连锁分析可能是识别 POAG 新基因的有效策略。2005 年，Duggal 等在 Beaver Dam 眼科研究的一个亚群中，对眼内压进行了全基因组连锁分析[18]。在 218 个同胞对中采用改良的 Haseman-Elston 回归方法，研究者发现了 2 个眼内压的提示连锁区域，位于 6 号和 13 号染色体上。这两个位点之前都未曾在 POAG 的全基因组扫描中被鉴定出来。Beaver Dam 眼科研究扩大队列的全基因组连锁分析确定了染色体 2、5、6、7、12、15 和 19 上的 7 个感兴趣区域。具有最强连锁证据的区域位于 19 号染色体的短臂，该区域曾在 4 项关于血压的全基因组研究中被确认。这可能表明存在一个共同的基因调节眼压和血压，这两个数量性状已经被证明是相关的。另外，19 号染色体上的这个区域可能包含 2 个邻近的基因，它们独立地控制眼压和血压。2 号染色体上的连锁峰与青光眼位点 GLC1B 非常接近。该位点在 1996 年通过经典连锁分析在 6 个青光眼家族中被确认[19]。最近在 Tasmania 州青光眼遗传研究的一个扩展谱系中证实了这个位点[20]。令人惊讶的是，两项研究中的青光眼患者的眼压都被视为正常或轻微升高。

在一个扩展的 Tasmania POAG 家系中也进行了数量性状分析，该家系此前在一些（但不是全部）受累家系成员中发现了 MYOC 基因的一个突变与 3p21~22（GLC1L）区域的连锁[17]。方差组分连锁分析确定了眼压的一个新位点。在 10 号染色体上，LOD 评分为 3.3[21]。这项研究首次报道了杯盘比的遗传位点。在 1 号染色体上发现该性状的提示连锁位点，最大 LOD 值为 2.3。在方差组分分析中将 MYOC 突变状态作为协变量后，眼压和杯盘比的连锁峰值均大大降低。这可能表明 MYOC 基因与数量性状位点相互作用。针对这一单一家族的不同研究反映了 POAG 基因发现的复杂性。

我们已经认为数量性状可能有助于 POAG 的基因发现研究，因为它们可能具有更简单的遗传背景，不容易被错误分类，并且可以在人群中进行研究。然而，潜在的缺点可能与它们的临床

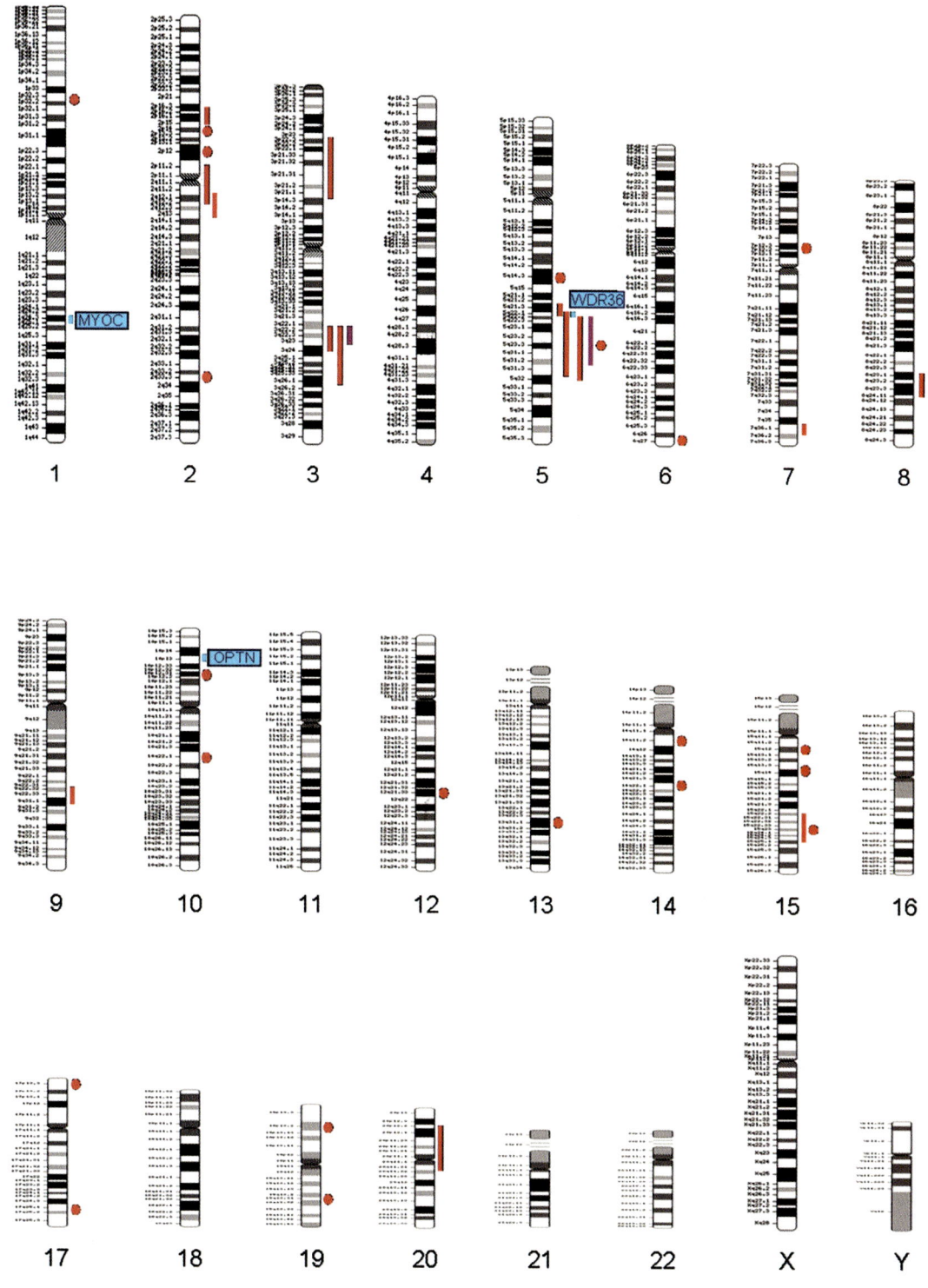

▲ 图 26-3 与 POAG 连锁的染色体区域

红线代表了通过单个大家系分析确定的连锁区域。单倍型分析确定了线的边界。紫色线系对应于同一群体中的重复或精准位点。红点代表基于人群（家系）研究的最大 LOD 值。3 个被确认的基因以蓝色显示。每个染色体的参考编号按从上到下的顺序排列，3 号、5 号和 15 号染色体的参考编号也按从左到右的顺序排列

相关性有关。在普通人群中发现的眼压调节基因真的会导致 POAG 的发生吗？显然，在数量性状位点被确定后，其在疾病发病中的作用需要彻底评估。目前已发表的眼压数量性状连锁研究的一个弱点是，没有一个能够考虑 CCT。CCT 是眼压测量的潜在混杂因素[22]，也是 POAG 的潜在危险因子[23]，并且已被证明具有高度遗传性[13]。因此，至少在某种程度上，所识别的位点可能控制的是 CCT 而不是眼压。

迄今为止，连锁研究已经揭示了 25 个以上的 POAG 位点，从而明确该疾病的复杂本质（图 26-3）。然而，对于这些位点中的绝大多数，还没有一个基因被鉴定出来。我们应该如何解释这些连锁结果？而且，这些结果如何指导未来的基因发现研究？在这方面，我们可以学习其他复杂疾病的研究，在能够被重复验证的位点中寻找基因被证实是成功的。CFH 基因和 LOC387715 基因就是分别在 1 号和 10 号染色体上 2 个被重复检测出的位点上被鉴定出与年龄相关性黄斑变性有关[24-27]。

POAG 的许多连锁区域尚未被重复。这可能是由于多个基因参与了 POAG 的发病。这也可以用不同的研究设计来解释。孟德尔连锁方法可以识别罕见的、具有高度外显突变的位点，而非参数方法则针对那些常见的、具有低外显多态变异的位点。这些位点可能相同，也可能不同。此外，在不同群体中进行的研究证实，不同的基因可能参与了 POAG 的发病。最后，一些位点可能是假阳性结果，而其他未能证实的研究可能是假阴性。

三、遗传关联研究

与典型的连锁遗传概念不同，关联是传统流行病学中一种公认的方法。关联研究可评估一种疾病是否与某一人群中的一个潜在危险因素有显著关系。遗传关联研究能评估一种疾病可否与一个群体中的一个遗传变异有显著关系。关联不是一种特殊的遗传现象，它只是一种关于等位基因共现的统计陈述。当患病个体所携带特定风险等位基因频率高于人群预期疾病和等位基因频率时，该疾病与遗传变异之间则存在关联。

（一）候选基因分析

许多 POAG 的遗传关联研究已经进行。候选基因方法关注的是预先指定的感兴趣区域内的遗传变异之间的关联。这些候选基因是通过不同的策略筛选出来的。最常见的是通过从（假设）参与 POAG 发病机制的反向推理进行选择。由此带来了在调节眼部血流（一氧化氮合成酶和内皮素 –1 相关基因）[28-30]、房水流出（肾素 – 血管紧张素系统基因）[31, 32]、凋亡（肿瘤蛋白 p53 基因）[33, 34]、免疫系统（白介素 1β 和肿瘤坏死因子 α 基因）[35, 36]和神经变性（载脂蛋白 E 基因）方面的基因关联研究[37-40]。这些研究中许多研究结果不一致，同时这些基因在 POAG 病因中的作用仍有争议。这种方法的一个潜在缺点是，每一种病理生理机制都可能是由许多基因引起的，这些基因的作用可能受到环境、其他基因或复杂基因网络的影响。因此，从这种机制逆向研究一个或一组潜在基因可能是基于过于简单的模型。

或者，一个候选基因可能由于与其他致病基因的同源性而被选择。MYOC 基因超过 90% 的突变位于第三外显子的嗅素结构域。Mukhopadhyay 等利用生物信息学方法寻找具有保守的嗅素结构域并在眼中表达的 myocilin 蛋白相关蛋白[41]。由此，他们确定了 Noelin-1 和 Noelin-2 基因是潜在的 POAG 候选基因。此后，在日本受试者中进行了一项针对 Noelin-2 基因（OLFM2）的关联研究[42]。发现了一个可能的致病突变，同时提示，常见遗传变异通过与视神经素基因的相互作用促进青光眼表型的形成。这些结果仍然需要在日本和其他国家的人群中验证。

第三组潜在候选基因是与相关疾病发病机制有关的基因。这些疾病可能是包含青光眼的复杂综合征，也可能是与青光眼有相似表型的疾病。一个例子是 OPA1，它是导致常染色体显性视神经萎缩的基因[43, 44]。与青光眼类似，视神经萎缩是由视网膜神经节细胞变性引起的进行性视神经病变。临床上的相似性，加上 OPA1 在视网膜神经节细胞和视神经中表达的发现，使 OPA1 成为一个很有前途的候选基因[45]。由于没有升高的眼压，OPA1 被假设最有可能与正常眼压青光眼相关。OPA1 基因的遗传变异确实与正常眼压性青光眼有关，但与白种人患者的高眼压性青光眼无关[46, 47]。一项对日本受试者的研究证实了这一点，但研究显示，在高眼压性青光眼患者组中，OPA1 变异与诊断时的年龄显著相关[39]。在韩国和非裔美国人中，OPA1 变异与正常眼压性青光眼之间的联系是不可复制的[48,49]。这一类别的第二个例子是 CYP1B1。基因关联研究表明，该基因不仅与先天性青光眼有关，而且还与青少年或成人发病的高压性青光眼有关[50,51]。

关联分析可用于进一步研究先前确定的连锁区域。可通过上述方法选择连锁区域内的候选基因。因此，对 ACE 基因[31] 和 NOS3 基因[29]（位于 GLC1F 位点附近）[52] 进行了关联研究。或者，该方法可以对整个连锁区域的密集标记集进行关联分析。

该方法成功地识别了年龄相关性黄斑变性的危险因子即补体因子 H 和 LOC387715 基因中的变异[24-27]。

（二）全基因组关联分析

在全基因组关联研究（genome-wide association study，GWAS）中，分析一组密集的沿着整个基因组分布的标记与疾病或数量性状的相关性。2007 年，青光眼的第一次 GWAS 发现了 LOXL1 基因的 2 个常见外显子核苷酸多态性改变，解释了欧洲人群中囊膜剥脱性青光眼的很大一部分病例[53]。囊膜剥脱性青光眼是一种继发性青光眼，房水流出被细胞外纤维（剥脱）物质阻塞。数据提示，LOXL1 与眼前段微纤维物质沉积的积聚（剥脱综合征）密切相关，而与继发性青光眼的发病无关。随后对白种人、非洲和亚洲血统人群的研究证实了 LOXL1 与剥脱性青光眼的相关性，不支持与其他青光眼亚型（如原发性开角型青光眼）的相关性[54-57]。后者已经发表了 4 篇 GWAS 文章（表 26-1）。通过对 1263 例患者和 34877 名来自冰岛的对照者研究发现了 CAV1 和 CAV2 基因附近的一个常见变异[58]。这两个基因在小梁网和视网膜神经节细胞中均有表达。一项对 545 名青光眼患者和 297 名爱荷华州对照者的研究无法复制该区域与青光眼的关联[59]。尽管这一发现可能表明该区域并非所有人群中的一个强危险因素，但后一项研究没有足够效力检测出任何效果更为温和的危险因素。最近一项在美国白种人群中进行的研究证实了 CAV1-CAV2 区域与青光眼的关联性，并进一步表明这种关联性主要存在于女性中[60]。第二次青光眼 GWAS 在 827 名日本患者和 748 名对照组中进行，并确定了 3 个假定的位点，尽管这些位点都没有达到全基因组的显著性[61]。在印度人群中的病例 – 对照研究不能复制 3 个日本基因座中任何一个与青光眼的关联[62]。在不同人群中的下一步研究应进一步阐明这些变异在青光眼中的作用。日本人群中的另一个 GWAS 发现，正常眼压青光眼（NTG）与 SRBD1 基因中的一个常见变异之间存在全基因组的显著关联，这一发现在日本 POAG 和 NTG 患者的独立人群中得到了复制[63,64]。最后，Burdon 等在一组有严重青光眼视野缺失的患者中进行了一次 GWAS，并确定了 POAG 的易感位点 TMCO1 和 CDKN2B-AS1[65]。他们在一组独立的进展期 POAG 患者和两组病情较轻的患者中验证了他们的发现，提示选择极端表型的方法可能是识别复杂疾病易感基因的有效方法。

除了这些病例 – 对照研究之外，基于人群的 GWAS 还确定了青光眼相关数量性状的染色体区域（表 26-1）。白种人群中的两个 GWAS 独立地确定了位于 10 号染色体 ATOH7 基因附近与视盘大小相关的位点[66,67]。其中一个研究，发现该区域还与独立于视盘大小的 VCDR 相关联[67]。尽管在动物研究中，已经发现 ATOH7 参与了视网膜神经节细胞的形成，但 Macgregor 等的 GWAS 研究是首次将此基因与人类视神经病理学联系起来[66]。随后在印度裔和马来血统的新加坡人群中的 GWAS 中，证实了亚洲人中 ATOH7 与视盘面积的关联，提示在不同种族中存在决定视盘大小的共同遗传途径[68]。

另一个感兴趣的染色体区域是由 Ramdas 等[67] 报道的与 VCDR 相关的 CDKN2A/CDKN2B 位点。这两个基因都参与细胞周期调控。在有严重青光眼视野缺失的患者中进行的 GWAS 重复检出了该位点，提示同一基因可能影响垂直杯盘比（vertical cup-disc ratio，VCDR）的正常变异和发展为严重青光眼的风险[65]。这些发现支持以下假设：定量性状例如 VCDR 的研究，在健康个体中可能有助于鉴定青光眼的易感基因。为了评估与视盘参数相关的遗传变异是否与青光眼相关，6 个病例 – 对照研究（总计 N=3161 例青光眼病例和 42 837 例对照）进行了 Meta 分析[69]。在评估的 8 种变异中，与青光眼之间具有统计学意义显著关联的是 CDKN2A/CDKN2B（鉴定和 VCDR 相关)、*SIX1/SIX6*（鉴定和 VCDR 相关）和 *ATOH7*（鉴定与视盘面积和 VCDR 相关）。随后的一项针对美国白种人开展的 539 名青光眼病例和 336 名对照的研究证实了 *CDKN2A/B* 和 *SIX1/6* 的关联[70]。在这项研究中，*ATOH7* 与青光眼没有独立关联。但是，已确定 *ATOH7* 与 *SIX1/6* 之间存在显著的相互作用，因此，携带 *SIX1/6* 风险基因型的人如果也携带与较大视盘面积相关的 *ATOH7* 基因型，则他们更有可能罹患青光眼。这表明，如先前提示的那样，大的视盘面积本身并不一定是青光眼的危险因素[71]，但是当伴随介导 VCDR 的危险因素时，它会显著增加患青光眼的风险。尽管这种特殊的相互作用需要重新确认，但这项研究说明在发现基因之后，除了重复验证以外，其他后续必要步骤之一是，研究与环境因素及其他基因的相互作用。相互作用被认为在青光眼的发展中起着关键作用。因此，阐明任何相互作用可能会非常有助于我们了解其复杂的病因。

眼内压是 POAG 的主要危险因素，也是目前青光眼治疗的唯一靶点，GWAS 已确定了 2 个位点[72]。第一个位点与 *TMCO1* 位点重叠，后者是以前在一个严重青光眼视野缺失的病例中被确定的。这一发现再次提示，相同的遗传因素可能导致表型的正常变异和极端变异（即疾病的风险），这支持使用数量性状策略来鉴定常见疾病的基因。第二个位点是 *GAS7*，该基因先前提示与细胞重塑有关。在对欧洲人群的 4 项病例 – 对照研究进行的 Meta 分析中，发现 *TMCO1* 和 *GAS7* 与青光眼相关联。这两个基因在涉及青光眼的眼组织中大量表达，并且与已知的青光眼疾病基因在功能上相互作用。

中央角膜厚度（CCT）是青光眼相关的危险因素，最近对超过 20 000 名欧洲和亚洲血统人群的 Meta 分析，确定了 16 个新位点[73]。欧洲人群中，所涉及的基因有 *COL5A1*、*AVGR8*、*FOX01*、*AKAP13*、*ZNF469*、*FNDC3B* 和 *LRRK1-CHSY1*，而亚洲血统组的基因是 *COL5A1*、*AKAP13* 和 *ZNF469*。在欧洲和亚洲人群中，与 CCT 相关的位点共同解释了欧洲人 8.3% 的加性方差和亚洲人 7% 的加性方差。应用独立的病例 – 对照集评估 CCT 相关位点与青光眼的相关性，表明 *FNDC3B* 基因座也与 POAG 相关。

四、未来发展

上述基因发现研究的明确结论是 POAG 是一种复杂疾病。已经确定了许多位点。这些位点（其中的任何基因）对青光眼发病机制的特殊贡献尚待阐明。此外，POAG 已知遗传组成的主要部分仍无法解释。因此，进一步的研究应旨在阐明已鉴定的基因的作用，以及鉴定新基因。

首先，我们应该发现哪些遗传变异解释了已鉴定的关联，验证它们在不同种族群体中的作用，研究基因 – 基因和基因 – 环境的相互作用，并探讨基因型 – 表型的相关性。所识别的关联背后的潜在原因可能是基因表达的任何调控元件，这可以通过评估遗传变异是否与附近基因的表达相关联来揭示。

鉴定新的 POAG 基因的未来策略可能旨在鉴定具有较小效应的常见遗传变异（根据"常见疾病 – 常见变异"假说）。如果许多常见变异，每一个都有很小的影响效应，那么可能共同占据 POAG 遗传组分的很大一部分，应该进行更大规模的 GWAS。逻辑上的第一步是对多个研究组当前可得到的 GWAS 数据进行 Meta 分析。然而，这种方法的局限性在于种族、表型异质性的差异，这归因于不同研究之间采用不同的测量方法，以及青光眼的诊断标准不统一。更准确和标准化的表型可能会为将来的研究开辟新的前景。

为了鉴定罕见变异，必须对整个基因组进行测序。尽管大样本人群的全基因组测序或全外显子组测序目前很昂贵，并且仍然面临各种方法学问题，但这些可能会在不久的将来成为基因发现有前途的方法。在我们达到这一步之前，已经提出了各种更可行的临时设计方案[74]。首先，有多个受累个体的家系应进行测序。由于（非常）大的 POAG 家系在之前的研究中可获得，因此这可能是一种合适的方法。第二，具有极端特征的个体应该被测序。不仅要定量观察青光眼特征的极端情况，而且考虑高眼压和正常眼压青光眼作为视神经易损性的极端情况。第三，重点可能应放在候选区域，例如任何重复的连锁发现或 GWAS 识别出的位点。

表 26-1 POAG 的全基因组关联研究和相关的数量性状

基 因	定 位	相关特征	参考文献
CDC7/TGFBR3	1p22.1	视盘大小	Ramdas WD，PLoS Genet 2010；6：e1000978
		视盘大小	Khor CC，Hum Mol Genet 2011；20：1864–1872
TMCO1	1q24.1	进展期 POAG	Burdon KP，Nat Genet 2011；43：574–578
		IOP	Van Koolwijk LME，PLoS Genet 2012
ZP4	1q43	POAG	Nakano M，Proc Natl Acad Sci USA 2009；106：12838–12842
SRBD1	2p21	NTG	Meguro A，Ophthalmology 2010；117：1331–1338
FNDC3B	3q26～31	中央角膜厚度	Lu Y，Nat Genet 2013；45：155–163
		OAG	Lu Y，Nat Genet 2013；45：155–163
ELOVL5	6p21.1～p12.1	NTG	Meguro A，Ophthalmology 2010；117：1331–1338
CAV1/CAV2	7q31	POAG	Thorleifsson G，Nat Genet 2010；42：906–909
CDKN2A/CDKN2B/CDKN2B-AS1	9p21.3	VCDR	Ramdas WD，PLoS Genet 2010；6：e1000978
		进展期 POAG	Burdon KP，Nat Genet 2011；43：574–578
COL5A1	9q34.2	中央角膜厚度	Vitart V，Hum Mol Genet 2010；19：4304–4311
		中央角膜厚度	Lu Y，Nat Genet 2013；45：155–163
PLXDC2	10p12.31	POAG	Nakano M，Proc Natl Acad Sci USA 2009；106：12838–12842
ATOH7	10q21.3～q22.1	视盘大小和 VCDR	Ramdas WD，PLoS Genet 2010；6：e1000978
		视盘大小	Macgregor S，Hum Mol Genet 2010；19：2716–2724
		视盘大小	Khor CC，Hum Mol Genet 2011；20：1864–1872
SCYL1/LTBP3	11q13.1	VCDR	Ramdas WD，PLoS Genet 2010；6：e1000978
DKFZp762A217	12q21.31	POAG	Nakano M，Proc Natl Acad Sci USA 2009；106：12838–12842
AVGR8	13q12.11	中央角膜厚度	Vitart V，Hum Mol Genet 2010；19：4304–4311
		中央角膜厚度	Lu Y，Nat Genet 2013；45：155–163
DCLK1	13q13.3	VCDR	Ramdas WD，PLoS Genet 2010；6：e1000978
FOXO1	13q14.1	中央角膜厚度	Lu Y，PLoS Genet 2010；6：e1000947
		中央角膜厚度	Lu Y，Nat Genet 2013；45：155–163
SIX1/SIX6	14q23.1	VCDR	Ramdas WD，PLoS Genet 2010；6：e1000978
LOXL1	15q24.1	囊膜剥脱性青光眼	Thorleifsson G，Science 2007；317：1397–1400

（续表）

基　因	定　位	相关特征	参考文献
AKAP13	15q25.3	中央角膜厚度	Vitart V，Hum Mol Genet 2010；19：4304–4311
		中央角膜厚度	Lu Y，Nat Genet 2013；45：155–163
LRRK1-CHSY1	15q26～3	中央角膜厚度	Lu Y，Nat Genet 2013；45：155–163
SALL1	16q12.1	视盘大小	Ramdas WD，PLoS Genet 2010；6：e1000978
ZNF469	16q24.2	中央角膜厚度	Lu Y，PLoS Genet 2010；6：e1000947
		中央角膜厚度	Vitart V，Hum Mol Genet 2010；19：4304–4311
		中央角膜厚度	Lu Y，Nat Genet 2013；45：155–163
GAS7	17p13.1	IOP	Van Koolwijk LME，PLoS Genet 2012
BCAS3	17q23.2	VCDR	Ramdas WD，PLoS Genet 2010；6：e1000978
CHEK2	22q12.1	VCDR	Ramdas WD，PLoS Genet 2010；6：e1000978
CARD10	22q13.1	视盘大小	Khor CC，Hum Mol Genet 2011；20：1864–1872

POAG. 原发性开角型青光眼；IOP. 眼内压；NTG. 正常眼压青光眼；VCDR. 垂直杯 / 盘比

总之，我们对青光眼的发病机制知之甚少，目前青光眼治疗的唯一目标是降低眼内压。遗传学研究现在及将来对于阐明青光眼的致病机制至关重要，并为开发最终可预防成千上万人失明的新治疗策略提供线索。

五、结论

POAG 的复杂遗传病因是遗传流行病学家难以破解的难题。尽管已经有 25 个以上的染色体区域与该疾病有关，但目前仅鉴定了 3 个基因。这些基因在普通人群中仅在少于 5% 的病例中对 POAG 起作用。因此，能够解释更大比例病例的基因有待被确认。

遗传连锁和关联分析是寻找新基因的 2 种主要方法。由于更准确、更标准化的表型分型，以及更复杂、更便宜的基因分型，这些方法可能会在不久的将来取得更大的成功。随后将需要进行分子和生物学研究来解决病理生理机制，并进行基因分布和基因型 - 表型相关性研究，以便将这些发现合理地转化为眼科实践。

电子数据库信息

在线人类孟德尔遗传（Online mendelian inheritance in man，OMIM），www.ncbi.nlm.nih.gov/sites/entrez?db=omim，MYOC [MIM 601652]、OPTN [MIM 602432]、WDR36 [MIM 609669]、OPA1 [MIM 605290]、CYP1B1 [MIM 601771]、ACE [MIM 106180]、NOS3 [MIM 163729]、APOE [MIM 107741]、CFH [MIM 134370] 和 LOC387715 [MIM 611313]。

聚焦 1　青光眼的家系筛查

David A Mackey

尽管已鉴定出许多与青光眼有关的基因，但目前仅了解是否有青光眼家族史是全面管理绝大多数青光眼患者和普通人群个体的最有用信息。

原发性开角型青光眼（POAG）是在 GLC1A 位点和 myocilin 基因被确认之后，在 20 世纪 90 年代被描述为一种遗传性疾病。同样，在 GLC3A 基因 CYP1B1 被发现之后，我们确定了先天性青光眼前节发育不良和闭角型青光眼的家族特性。但是，在大多数青光眼患者中尚未发现任何已知基因的突变。

青光眼的家族性和青光眼的家庭内聚集提示存在其他基因。具有 POAG 一级亲属的个体的青光眼患病风险是 22%，是人群风险（约 2.3%）的 10 倍[1]。尽管不主张对青光眼进行人群筛查，但筛查一级亲属（母亲、父亲、姐妹、兄弟）患病的个体是合理的。一项研究表明，通过筛查一级家庭成员，鉴定出未诊断的青光眼病例的比率为 1/19[2]。如果确定了其他亲属，则有必要对下一组一级亲属进行遗传筛查。

当患有先天性青光眼的孩子的父母计划再生育一个孩子时，CYP1B1 的基因检测是合理的。如果识别出突变，则可以提供产前、出生前或新生儿测试和方案咨询。如果孩子出生有危险因素，则可以提供早期的密切监视和治疗。如果在 POAG 和青少年开角型青光眼（JOAG）的个体中发现 myocilin（和其他潜在基因）突变，则可以对一级亲属进行测试[3]。如果其中一个被鉴定为携带疾病相关突变，那么他们的一级亲属也可以接受测试。没有发生此种突变的孩子患青光眼的风险低，则不需要接受检查。

将来可能会进行人群遗传筛查，而青光眼是基因检测的数千种疾病之一。在此期间，这是一个快速发展的领域。随着全基因组 SNP 标记和测序成本的大幅度降低，许多非青光眼风险的个体目前正在接受确定的青光眼基因突变的检测。

在人群规模上使用此信息将需要对建议的青光眼基因、青光眼突变和风险 SNPs 进行可靠性分析。需要改进与这些相关的风险的研究，然后需要进行临床试验，以根据遗传信息来评估最佳治疗方法（图 1）。

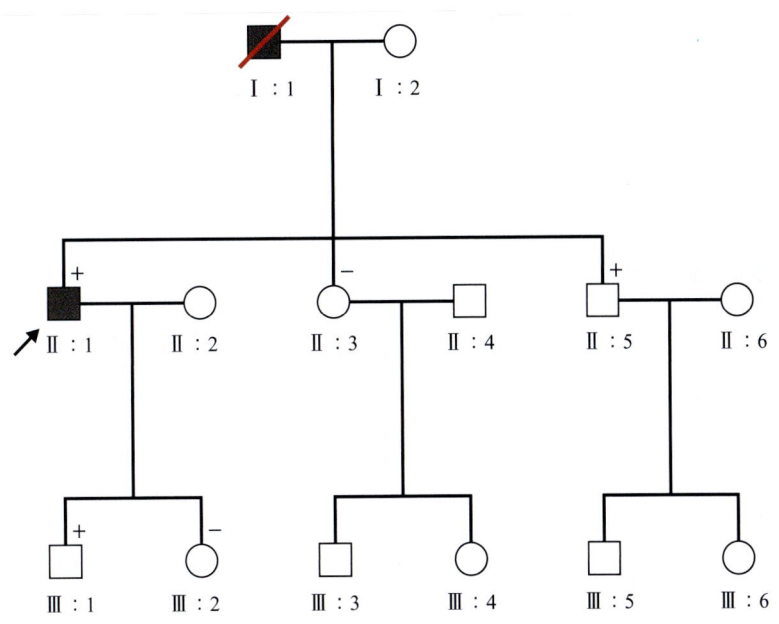

▲ 图 1　对患有青光眼的 65 岁先证病例（Ⅱ：1）的家庭进行级联筛查

该患者的父母、兄弟姐妹和孩子应该接受检查。如果他的姐妹（Ⅱ：3）或兄弟（Ⅱ：5）临床患病，则应对他（她）们的孩子在适当的年龄进行检查（通常为 40 岁左右，具体取决于诊断年龄和其他影响家庭成员的严重程度）。如果鉴定出 DNA 突变（以 + 号表示），则应邀请一级亲戚进行测试。如果他们是未受累的携带者，则通常应每年对其进行监测；如果他们不携带突变，那么他们的孩子就不需要进行 DNA 检测（如姐妹的孩子）。如果他们确实携带突变，则应该对其后代进行检测 [如兄弟的孩子（Ⅲ：5）和（Ⅲ：6）]。在这个家系中，这个突变很可能来自祖父（Ⅰ：1），追踪祖父的兄弟姐妹的后代是必要的

参考文献

[1] Wolfs RC, Klaver CC, Ramrattan RS, et al. Genetic risk of primary open-angle glaucoma. Population-based familial aggregation study. Arch Ophthalmol 1998;116:1640–5.

[2] Staffieri SE, Ruddle JB, Kearns LS, et al. Telemedicine model to prevent blindness from familial glaucoma. Clin Exp Ophthalmol 2011;39:760–5.

[3] Souzeau E, Goldberg I, Healey PR, et al. Australian and New Zealand Registry of Advanced Glaucoma: methodology and recruitment. Clin Exp Ophthalmol 2012;40:569–75.

聚焦 2 波士顿研究

Louis R Pasquale

在复杂疾病中发现基因与环境之间的相互作用是具有挑战性的，因为基因的作用有限，应在临床症状显现之前对环境暴露进行测量。此外，在足够大的样本上同时收集基因型和环境暴露数据可能较困难，故难以证明统计学上具有显著性的基因 – 环境相互作用。然而，正如作者所指出的那样，环境诱因在遗传易感人群中引起复杂疾病。实际上，研究特定环境暴露区域内基因与原发性开角型青光眼（POAG）之间的关联可以对疾病的发病机制提供重要的见解。雌激素对一氧化氮合成酶 3（由 *NOS3* 编码）的上调作用，以及雌激素水平在 POAG 中的下降作用使 *NOS3* 多态与女性生殖健康相互作用，成为有吸引力的 POAG 候选复合决定因素。我们证明，对于携带 *NOS3* 基因 –T786C 的 TT 基因型和具有完全功能性 *NOS3* 活性的女性，绝经后激素（postmenopausal hormone，PMH）的使用与降低高眼压 POAG 的风险有关。另一方面，在携带一个或两个 C 等位基因的女性中，未发现 PMH 使用与高血压 POAG 之间存在反比关系[1]。我们还证明了月经初潮年龄与 POAG 中 *NOS3* 标记多态（*rs3918188*）之间存在强烈的相互作用，强调了雌激素对 POAG 中一氧化氮（NO）信号传导的影响[2]。

在 POAG 中发现的基因与环境之间的相互作用促使我们研究可溶性鸟苷酸环化酶（soluble guanylate cyclase，sGC）α1 缺陷型小鼠的眼表型。sGC 是由 α 和 β 亚基组成的异二聚酶，是 NO 的细胞内受体。缺少 sGC α1 亚基的小鼠对 NO 供体化合物未能表现出视网膜血管舒张的反应[3]。更重要的是，它们出现了年龄相关的眼内压升高和视神经病变。有趣的是，一项来自"青光眼基因与环境研究"的候选基因关联研究表明，*GUCY1A3/GUCY1B3* 基因组区域变异与女性 POAG 患者初次旁中心视力丧失之间存在关联[3]。经过多重比较校正后，该结果仍然具有显著性。*GUCY1A3* 编码 sGC α1，*GUCY1B3* 编码 β1。sGC α1 基因敲除小鼠可能类似于 POAG，与旁中心视力丧失和系统性血管调均有关[4]。有趣的是，*GUCY1A3* / *GUCY1B3* 基因组区域中的一个变异与在国际联盟发现的血压标记物有很强的连锁[5]。除了进一步支持雌激素依赖性 NO 信号通路在 POAG 中发挥作用这一观点外，这些动物研究和基因关联分析还强调了两个要点。首先，除了使用与青光眼有关的数量性状作为 POAG 的替代以外，另一种发现这种疾病新的遗传生物标记方法是内表型分析。通过聚焦患有异质性疾病患者的亚分组，新的遗传信号可能会出现。其次，研究结果提示，系统生物学方法可有助于从与 POAG 这样复杂疾病相关的遗传流行病学中获得发现。

参考文献

[1] Kang JH, Wiggs JL, Rosner BA, et al. The relation between endothelial nitric oxide synthase gene variants and primary open-angle glaucoma: Interactions with gender and postmenopausal hormone use. Invest Ophthalmol Vis Sci 2010;51:971–9.

[2] Kang JH, Wiggs JL, Abdrabou W, et al. Reproductive factors and NOS3 variant interactions in primary open-angle glaucoma. Molecular Vision 2011;17:2544–51.

[3] Buys ES, Ko YC, Alt C, et al. Soluble guanylate cyclase: an emerging therapeutic target in primary open angle glaucoma. PLoS One 2013;8:e60156.

[4] Park SC, DeMoraes CG, Teng CC, et al. Initial parafoveal versus peripheral scotomas in glaucoma: risk factors and visual field characteristics. Ophthalmology 2011;118:1782–9.

[5] Ehret GB, Munroe PB, Rice KM, et al. Genetic variants in novel pathways influence blood pressure and cardiovascular disease risk. Nature 2011;478:103–9.

第四篇
青光眼的分类
Types of Glaucoma

第 27 章　如何定义全球性青光眼　/ 312
　　　　　Definitions: What is Glaucoma Worldwide?

第 28 章　高眼压症　/ 325
　　　　　Ocular Hypertension

第 29 章　原发性开角型青光眼　/ 333
　　　　　Primary Open-Angle Glaucoma

第 30 章　原发性闭角型青光眼　/ 349
　　　　　Primary Angle-Closure Glaucoma

第 31 章　剥脱综合征及剥脱性青光眼　/ 359
　　　　　Exfoliation Syndrome and Exfoliative Glaucoma

第 32 章　色素性青光眼　/ 367
　　　　　Pigmentary Glaucoma

第 33 章　正常眼压性青光眼　/ 379
　　　　　Normal-Tension Glaucoma

第 34 章　儿童青光眼　/ 388
　　　　　Childhood Glaucomas

第 35 章　继发性闭角型青光眼　/ 401
　　　　　Secondary Angle-Closure Glaucoma

第 36 章　葡萄膜炎性青光眼　/ 409
　　　　　Uveitic Glaucoma

第 37 章　新生血管性青光眼　/ 423
　　　　　Neovascular Glaucoma

第 38 章　其他继发性青光眼　/ 432
　　　　　Other Secondary Glaucomas

第 39 章　外伤性青光眼　/ 444
　　　　　Post-Traumatic Glaucoma

第 40 章　青光眼与眼内肿瘤　/ 454
　　　　　Glaucoma and Intraocular Tumors

第 41 章　母斑病中青光眼及相关临床状况　/ 460
　　　　　Glaucoma in the Phakomatoses and Related Conditions

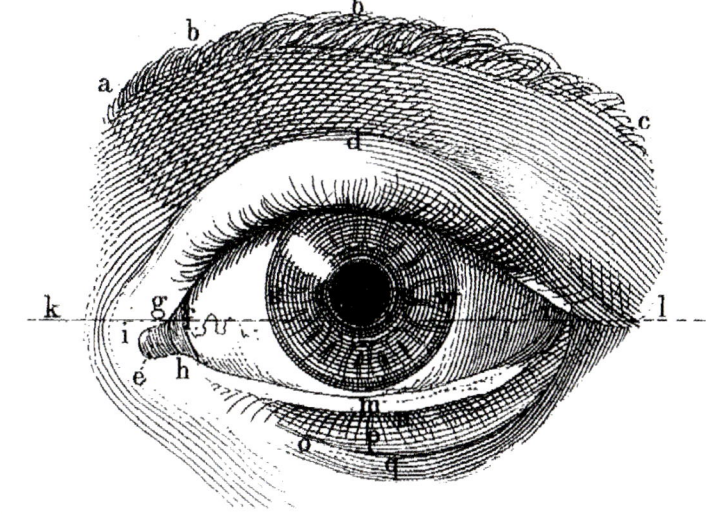

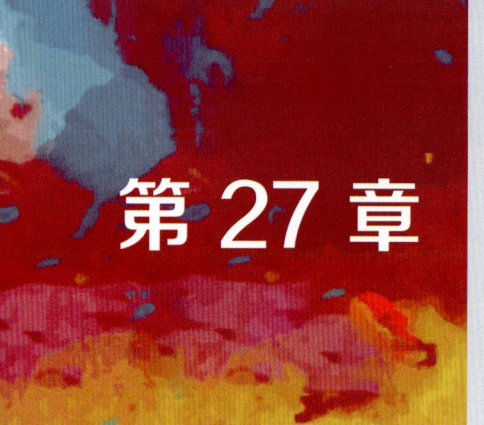

第 27 章 如何定义全球性青光眼
Definitions: What is Glaucoma Worldwide?

Geogrel Spaeth   Michael Waisbourd   著
孙芸芸   译
石　砚   校

本章概要

　　本章重点讨论与青光眼定义有关的两个不同问题：首先是经典意义上的定义；其次是根据青光眼对世界人口的重要性来定义。只根据医生通常考虑的眼部生物学特征，例如眼内压或视神经的外观来定义青光眼，而不从青光眼产生的影响方面来考虑青光眼的生物学定义，是没有意义的。

　　青光眼是一个过程，其并不仅是出现视盘切迹或凹陷等特征性的表现，还是渐进性变化的过程，病程进展速度可变。青光眼的病因多种多样，如遗传缺陷[1, 2]、小眼球、局部应用皮质类固醇、外伤、糖尿病、遗传性综合征和各种眼部疾病等均可能导致青光眼。除了青光眼确诊患者外，某些仅发生于青光眼患者身上的临床表现也可被认为处于青光眼疾病进展过程中，如获得性视盘凹陷等，或出现青光眼发病的前兆（特定的基因缺陷、眼压升高至 40mmHg、前房角关闭等）。

- ◆ 当存在明确的临床表现，且病程存在进展，则可确诊患者青光眼。
- ◆ 当存在明确的前兆，则患者为青光眼临床前期。
- ◆ 当青光眼表现可疑或提示有明确进展，则高度怀疑青光眼。
- ◆ 该术语是目前用法和新共识的混合体[3]。

　　青光眼对于不同人群的重要性存在显著差异，并且这种差异在不同地区、不同时间、不同个体之间，甚至相同地区，也会有所不同。总的来说，知道如何照顾自己、受过教育的富裕人群知道青光眼是一种疾病，但它不太可能使他们失去视力。相比之下，那些受教育程度较低和贫困的人，如果疾病发作，则很有可能因青光眼而双目失明，从而受到疾病折磨。

　　令人深感不安的是：①超过 50% 的青光眼患者甚至从未被诊断过；②其中很多仅被诊断为视力丧失，因为他们生活在不重视健康与保护视力的国家，或生活在根本没有足够的资源来提供适当的医疗护理。除非全世界人民分配资源的方式发生变化，否则这种情况不可能大幅改善。

　　此外，重要的是，青光眼进程的唯一重要性，在于它可以（在某些个体中）导致残疾。不幸的是，目前青光眼致残的状况在世界上每个国家都经常发生。因此在决定如何分配研究、培训和患者的护理的资源时，以及在决定治疗措施的风险和获益时，都必须要时刻谨记青光眼的致残性。

一、概述

想要讨论青光眼全球性的影响，首先需要了解青光眼的含义。令人遗憾的是，在这方面几乎没有一致意见[4-21]。只要"青光眼"的定义，包括对预期结果的定义发生混乱，或者更糟糕的是，相互冲突，就不可能尽快实现预期目标。

要考虑让青光眼全球性影响这件事变得有意义，就必须考虑该病对个人和社会的影响。对于个人而言，视力丧失可能是毁灭性的，它会导致患者丧失独立性、感到孤独、丧失自理能力、收入减少、缺乏尊重、失去或至少需要重新调整朋友和支持，以及造成各方面的缺陷和降低生活质量。许多调查发现，视力丧失是人类最可怕的不幸事件之一。然而，尽管如此，仍要谨记，对不幸的恐惧本身就可能会导致更多的不幸。在处理诸如青光眼等疾病时，需要考虑到患者可能出现的这种恐惧和与之相关的生活质量下降的影响。此外，人们很少考虑的是，由恐惧引发的行为，无论是患者还是有意防止失明或从其存在中受益的人的行为。例如，为什么有些人会如此热衷于治疗那些既没有残疾表现也没有明确会发生残疾的人，你要知道，这时会有数百万美元将流向那些销售和提供治疗的人。"青光眼"对个体的影响比通常考虑的要广泛和复杂得多。

从社会角度来看，青光眼的影响与社会经济因素有关。这很难直接计算，因为它不仅仅会产生直接的花销，还涉及很多间接成本，如对家庭的影响和之前提到的所有其他方面，包括丧失独立性。同样重要的是，整个社会的优先事项问题。健康是需要优先考虑还是放在其次？照顾残疾人对社会有重要意义吗？

关于"定义"的讨论，应该在最广泛的背景下进行。具体来说，青光眼对于个人和社会来说，在大多数特定和广泛的意义上究竟意味着什么？

任何关于青光眼定义的考虑，都必须包括两个不同的方面：第一，与实体相关的术语；第二，实体的重要性。

二、术语

青光眼仍然属于人类严重问题的原因之一是，"青光眼"这个词本身的含糊性。青光眼的含义随着时间的推移缓慢变化。旧的含义往往持续数代。即使在个人身上，也不可能强制改变思想，更不用说整个人群。目前对于大多数医生来说，一直认为青光眼已有100多年的历史，特别是作为"高压疾病"，诊断仍然是基于眼压水平（IOP），并且治疗仍然根据IOP水平而改变，全世界都是这样。青光眼的全球定义是IOP大于特定眼压水平的情况，通常为21mmHg或24mmHg（因为21mmHg是IOP高于平均值的两个标准偏差的上限，而24mmHg是标准偏差，通常认为平均眼压在正常范围内，然而，这个值本身取决于人群和测量方法）。

在19世纪，疾病通常根据平均值偏离来定义，如血糖、血压、体温或眼压。这种定义疾病的方法清楚地反映在医生和患者使用的词语中。"正常"等同于平均值，"异常"等于偏离平均值，通常偏差意味着超过两个标准差。这种定义疾病的方法可以进行统计和定量分析，并且比之前认为生病就是一个人失去正常功能或感觉不适，以区分健康和疾病的思想领先一步。在19世纪之前，疾病是基于个体特征，如疲劳、疼痛或其他症状或体征，或特殊实体的特征（如皮肤或结膜变黄）。基于这种判断健康和疾病的新方法，通过对欧洲和美国的人口进行健康调查，获得了疾病的生物标志物信息。具体而言，总体人群平均眼压约为15mmHg；因此，这个水平被认为是"正常的"，由于IOP水平的增加与"青光眼"特征的视野缺损之间存在明显的相关性，因此认为青光眼仅由IOP升高引起[5,6,9]。美国Brau和Kirber[22]和德国的Leydhecker等[9]进行了约10 000人以上的大规模调查，他们认为28mmHg的眼压是异常的。像其他人一样，眼科医生也想要一个"正常值"和一个可作为判定是否异常的界值。由于多种原因，最后确定15mmHg为正常值，>21mmHg为异常值。医学文献和词典等多种来源的定义，都将青光眼视为一种高眼压疾病，其临床表现仅仅是压力升高的结果。基于此，青光眼的定义很清楚，它是一种眼内压高于21mmHg的病症。眼压升高的临床表现，包括不同程度的疼痛与眼部炎症，如角膜水肿、部分患者的瞳孔扩张或晶状体前表面混浊、大多数人的视盘凹陷，以及与角膜水肿或视神经损伤相关的各种形式视力丧失。

早在20世纪初，有人质疑眼压与青光眼之间的关系，并指出在一些个体中，青光眼样变化，尤其是视神经和视野的变化，是在没有高眼压情况下发生的，而在其他人中，发现也有人眼压明显持续升高，但不会引起视神经变化或视野丧失[23]。在19世纪与20世纪之交，各个中心进行的研究本应该使眼科医生质疑眼压与青光眼间的简单关系。由Iowa大学的Armaly牵头联合圣路易斯、波士顿和旧金山的多中心研究明确发现，眼压升高，但视神经或视野没有明显损伤的个体，在未经治疗的情况下，5年内并不都会出现青光眼改变[24]。事实上，只有约5%的受试者从"高眼压"转变为"青光眼"。英国、日本、斯堪的纳维亚和最近美国的其他研究，也得出了类似的结论[25-28]，Hollows和Graham对威尔士州芬代尔市的40岁以上人群进行的研究中，检查了他们的视神经、视野与眼压[29]，发现大约1/3的患者表现为典型青光眼，其眼压在所谓的"正常范围"内。这些研究最终证明，无论眼压水平如何，都不可能单纯用眼压来排除青光眼，并且除非眼压水平远远高于以前认为的正常值，否则也不可能单纯用眼压来确诊青光眼。所需的青光眼诊断的确切眼压水平尚未明确，但肯定不是21mmHg，也许是30mmHg、40mmHg，甚至是50mmHg。

当眼压不再是用来确诊青光眼的唯一特征时，人们便会寻求其他青光眼明确的临床特征。包括各种诱发试验（饮水、睫状肌麻痹、荧光素血管造影和对皮质类固醇等各种药物的反应[30-35]）、房水易流出度（所谓的房水引流系数）、典型视野缺损[36]，或视神经和视网膜特征性改变[23, 37-53]。这些检查中最好用的是典型的视野缺损。事实上，许多人认为，如果不能证明有明确的视野缺陷存在，那就不能确诊青光眼。而有些人则对此提出质疑，他们认为大多数个体的视神经改变先于视野改变[38, 40]。正如，患者心电图异常且提示冠状动脉大部分闭塞，但该患者没有疼痛或呼吸短促的症状，说这个人患有心脏病难道是不恰当的吗？毕竟，疾病的含义来自于"disease"一词的前缀"dis-和词根 -ease"，意为错误的或远离。因此，疾病的定义应为一个人感觉不舒服的状况。但一个没有任何症状的人会患有疾病吗？答案显然是"是的"，即可能存在疾病的前兆症状，但可以没有表现。在这种情况下，认为这个人不健康或使用患病这个词是有道理的。

视盘或视网膜发生何种特征性变化，才足以说明这个人患有青光眼？这个问题在此病的晚期阶段相对容易回答。然而，在早期阶段，正常视神经和发生微小损伤的视神经通常难以区分。确诊青光眼的患者眼底没有表现出青光眼的特征，或者反过来，无青光眼人的眼底表现出了青光眼的特征，那么如何才能有效地确定青光眼的存在呢？目前教科书中最常使用的定义之一是，青光眼是一种视神经病变[14]。一些作者要求增加"至少部分与眼压相关的术语"，而有些人则认为不应添加。这种区别可能有助于考虑与前房角闭合相关的青光眼等情况。在此，要区分窄房角（即房角比正常窄）、因虹膜前粘导致的房角完全或部分关闭，及存在周边虹膜前粘连且有视神经损害的闭角型青光眼。对于急性前房角关闭眼压迅速上升至80mmHg的患者，该怎么命名呢？这样的患者多表现为剧烈疼痛、突然失明，并经常出现恶心和呕吐，但大多没有视神经病变，因此依目前的诊断依据，该人不应该被诊断为闭角型青光眼，只能说有"房角关闭"。但是，该说法似乎不能充分描述患病情况。

如何定义青光眼这一问题，其解决方案可能在于将青光眼视为一种眼组织以特定的方式受损的过程。这种损伤往往是进行性的，并且至少部分与眼内压有关。这个定义表明，不可因任何特定的单一发现而诊断青光眼，例如眼压高于25mmHg，甚至30mmHg，除非该患者眼压持续异常。此外，该定义强调病情的进展性和演变性，提示患者可从没有青光眼症状开始，并且病程进展的快慢取决于不同个体。作者还提出，不是眼组织只要有损伤就能诊断青光眼，而是特征性损伤，例如视盘切迹。

本章涉及广泛的全球性青光眼的定义，如今明确的是，在这方面还没有达成共识。在一个城市内，不同的眼科医生对青光眼的定义也有所不同。其结果是流行病学数据、治疗适应证、预期疗效，以及各种治疗成功或失败定义的混乱。近年来随着对青光眼发展理解的不断提高，已经有了新的发现。发现如果 IOP 超过 21mmHg，传统上被用作新的定义。只要继续使用这种定义青光眼的方法，青光眼的定义将继续改变，青光眼是什么和意味着什么的疑惑将继续存在。相比之下，是否有可以接受青光眼的定义是一个过程，一个可以看到特征性改变的过程，随着新的发现被描述则可以进一步完善青光眼的定义，但不会改变其基本性质。

总之，青光眼是一种以特殊方式损伤眼组织的过程，损害以不同的速率进展，并且至少部分与眼内压相关，适当的治疗常常是有效的。目前人们已认识到，对于刚刚给出的定义，并没有达成共识；更令人不安的是，人们对于任何定义都没有达成共识。对于当今世界上许多（可能是大多数）眼科医生而言，青光眼仍意味着"眼压升高"。只有在认识到青光眼的任何特定属性（例如压力、房水流出系数或视神经损伤）都不能充分且不足以诊断青光眼时，这种不幸情况才有可能发生变化。直到我们能不从单一改变来定义青光眼，我们才可能达成共识。

但是，青光眼定义的一个更重要考虑因素与实体的重要性有关。医师们从医生角度定义青光眼。然而，更有针对性的是，青光眼需要从患者的角度来定义（也就是说，那些受病情折磨的人），因为青光眼的重要性在于它可能导致痛苦和残疾[54, 55]，图 27-1 就描述了这种情况。该图表示青光眼是一种进行性病症，在不同的个体中进展不同，并且在一些个体中可能导致残疾。Lee 等已经轻松展示了一种准确的评估方法[56]。青光眼进展过程的图表，使事实可视化和概念化，若患者的视盘损伤微小，处于视盘损伤可能性量表中 1-4 级（图 27-2）时，除非先前已经检查了该患者的视盘且已经注意到发生了变化，否则无法确定是否存在实际进展[57, 58]。

然而，在黄色区域，青光眼进展毫无疑问是存在的。在这里，这个人毫无疑问有青光眼表现。尽管如此，这样的人仍然不知道自己已进展到青光眼早期，因为损伤轻微难以感觉到症状。而当一个人的表现进入红区时，其青光眼症状表现明显时，患者多出现了某种类型的残疾。我们所面临的挑战是要防止患者在去世前病情进展入红区，或者如果已经进入红区，要防止病情恶化。理想的目标是：①仅仅预防症状性损害，避免任何预防发生这种症状的不必要的治疗；②修复已经存在的所有损害。

图 27-1 强调青光眼定义的重要性，强调了青光眼的真正关注点，是它可能对某些患者致残。

本章的下一部分，将讨论青光眼定义的具体内容：具体而言，它对个人和社会文明的重要性，在这些文化中，它会破坏个人生活质量和社会文明。

三、全球性青光眼的意义

目前关于青光眼影响的现状可以用两句话来说明，另外两句让这种影响更加尖锐，同时也提出了解决方案。

1. 比起死亡，许多人更害怕失明。
2. 青光眼是世界上不可逆性盲的首要原因。
3. 目前可用的诊断和治疗，可以预防大多数青光眼引起的失明。
4. 防治青光眼导致的失明，会改善世界的社会经济状况。

（一）青光眼致失明

诊断青光眼和有效治疗的根本问题在于最大可能保留青光眼患者的视力，这取决于疾病本身的表现方式和医生对其治疗方式的多样性考虑。原发性急性闭角型青光眼可在数小时内引起严重的症状和失明，治疗方法完全不同于慢性开角型青光眼，后者从疾病早期发展到有症状所需的时间经常数年，

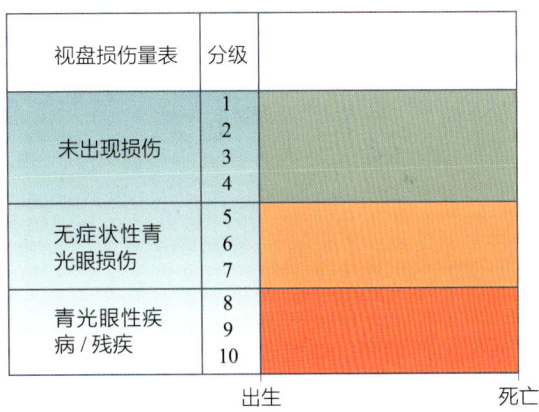

▲ 图 27-1 青光眼图，描述了青光眼进展过程
y 轴，从无损伤到青光眼晚期损伤；x 轴，青光眼进展的持续时间。在大多数情况下，这被简单地视为预期寿命

DDLS 分级	视盘盘沿最窄宽度 小视盘 <1.50mm	视盘盘沿最窄宽度 平均视盘尺寸 1.50~2.00mm	视盘盘沿最窄宽度 大视盘 >2.00mm	DDLS 分级	示例 1.25mm 视神经	示例 1.75mm 视神经	示例 2.25mm 视神经
1	0.5 或更多	0.4 或更多	0.3 或更多	0a			
2	0.4~0.49	0.3~0.39	0.2~0.29	0b			
3	0.3~0.39	0.2~0.29	0.1~0.19	1			
4	0.2~0.29	0.1~0.19	少于 0.1	2			
5	0.1~0.19	少于 0.1	少于 45° 时为 0	3			
6	少于 0.1	少于 45° 时为 0	46°~90° 时为 0	4			
7	少于 45° 时为 0	46°~90° 时为 0	91°~180° 时为 0	5			
8	46°~90° 时为 0	91°~180° 时为 0	181°~270° 时为 0	6			
9	91°~180° 时为 0	181°~270° 时为 0	超过 270° 时为 0	7a			
10	超过 180° 时为 0	超过 270° 时为 0		7b			

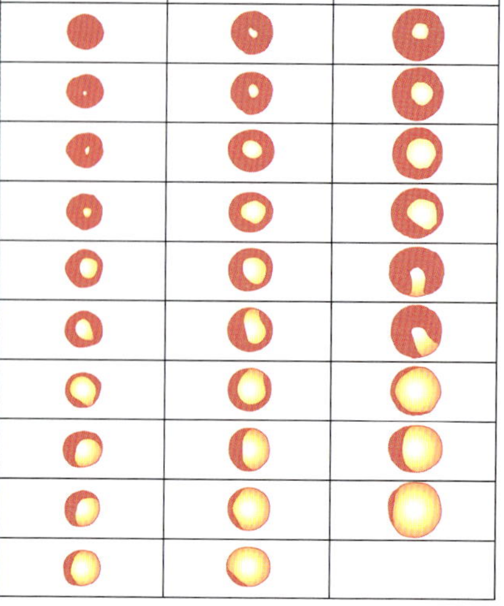

▲ 图 27-2　视盘损伤可能性量表（DDLS）可作为青光眼图中青光眼神经损伤的量度（图 27-1）

视神经损伤的程度是在矫正视盘大小后基于视盘最窄点的宽度，或者视盘盘沿的丢失程度来测量的。对于小视盘，平均大小的视盘和大视盘，均在该图对应列中列出了实际测量值。第 1 列表示 DDLS 的阶段，第 5 列表示对应不同视盘大小给出的 DDLS 阶段。用第 1 列给出的量级代替已不再合适。最后 3 列是 10 个不同阶段的图示例，提示视盘的大小如何影响分级。例如，平均大小视盘的杯盘比为 0.6 时，视杯稍微偏心，视盘盘沿宽度大约为视盘盘沿：视盘比 1.5，则分级为 4 级。若为大视盘，即便表现类似，杯盘比约为 0.6 且稍微偏心，则分级为 3 级，而小视盘分级为 5 级。分级时只需要知道平均大小视盘的 10 个阶段的特征即可。对于大于平均值的视盘，则在平均大小视盘的等级基础上降低一级，而对于小于平均值的视盘，则增加一级

甚至很多年。最后，某一个与青光眼早期损伤有关的表现，尤其是眼压升高，相对常见但通常不会导致失明。因此，一种类型青光眼的检测和治疗策略并不适用于其他类型，但这个词的单一性背离了这一事实，即对这种疾病采取多管齐下的方法至关重要。

类似的困难与人们在宏观和微观方面的生物差异有关。例如，在西班牙人中，眼压随着年龄的增长而增加，青光眼的发病率也随之会增加（约从 40 岁时的 1% 到 80 岁时的 24%）；相反，在日本，眼压随着年龄的增加而下降。非洲西印第安人开角型青光眼的眼压似乎非常难控制，并且通常会导致失明，而这种情况似乎并不是斯堪的纳维亚人开角型青光眼的典型特征。欧洲人的原发性闭角型青光眼似乎与中国人的发病机制不同，而且虹膜周切术的疗效也不同。在概括有关诊断、治疗或公共卫生战略的结论之前，必须认识到这些基本生物学方面的差异。然而，并不是说因此不可能进行适当的诊断和治疗，而是要认识到生物学的多样性，要求诊和治疗也要使用生物学上适宜的方法。

文化差异叠加在生物多样性上，使对青光眼重要性的理解更加复杂。如果良好的自我照顾是常态，并可得到良好的设施，那很少有人会因青光眼而失明，而当自我照顾不良且设施不可用时，因青光眼失明的人就会很常见。

（二）不必要的视觉损失

100 年前，有些患有青光眼的患者会迅速失明，而其他患者虽然没有有效的治疗方法，但从未出现过明显的视觉丧失。如今仍然存在迅速失明的青光眼患者，但也有许多人都是轻度青光眼或治疗有效。

不幸的是，过去青光眼经常导致失明的现象在今天仍然被用来解释这样的一个事实，即青光眼是世界上不可逆性盲的主要原因。使用"不幸"一词，是因为它是一个事实，即适当使用当前可用的知识和设施，就可以避免大多数人因为青光眼而导致失明。具体说来，没有一个欧洲人会因为原发性闭角

型青光眼而丧失视力；只需要对窄房角的患者做到易于获得且安全的检查——房角镜检查，继而进行适当的 Nd：YAG 激光虹膜切开术。这对于非洲或中东的人来说同样有效，尽管虹膜切开术在这些人中并不容易完成，且激光后护理也必须更加谨慎。对于亚洲人来说，预防房角关闭似乎更困难，并且可能需要摘除晶状体。晶状体摘除非常安全，但并不是没有偶发的并发症。据目前所知及所能做的，因闭角型青光眼而失去视力的欧洲人的比例应该低于 0.1%，而在亚洲人中，这一比例可能高达 5%。关于最常见的青光眼类型——原发性开角型青光眼，最近的两项随机对照临床试验表明，经过适当的护理，几乎所有早期或中期青光眼患者都可以避免其恶化[56, 59]。晚期青光眼患者不含在这些研究中的任何一项，并且在这种情况下，预防其恶化会很困难，有时甚至是不可能的。另外，第三个随机对照试验有力支持了治疗方式很重要的观点。具体说来，青光眼治疗的早期表现中使用的治疗方案仅对该研究中约一半的人有益[60]。

总结：青光眼会导致诸多的个人、家庭、国家和社会的痛苦，而这种痛苦几乎是完全可以预防的。那这样一种几乎完全可以预防的状况，为什么还可以继续在世界上造成这样严重的破坏呢？

（三）青光眼导致视力丧失的影响

青光眼对个体造成视力丧失的影响，取决于视力损害的严重程度、视力丧失的类型、患者可得到的各种外部与内部支持体系，以及该患者所处的文化环境，这些因素的相互作用是复杂的。下文是关于青光眼在世界不同地区重要性的讨论。

四、不同地域中青光眼的意义

（一）澳大利亚和太平洋

1. 澳大利亚

澳大利亚人口有 2300 万，拥有 800 多名执业眼科医生。患者可由全科医生或验光师转诊给眼科医生。验光师可能会监测眼科疾病，其中获得资质的验光师可能会与眼科医生合作继续负责患者的抗青光眼药物治疗。澳大利亚 40 岁以上人群中开角型青光眼（open-angle glaucoma，OAG）患病率为 1.7%[61, 62]，在 80 岁以上的人群中为 10%。2005 年 OAG 的总花费约为 19 亿澳元，估计在 2025 年增加到 43 亿澳元[63]。澳大利亚土著人占人口的 2%。最近的一些研究表明，白种人青光眼相关基因的引入可能会增加患病率[65]，但报道显示，虽然假性囊膜剥脱（pseudoexfoliation，PXF）的患病率很高，但青光眼的患病率却非常低[64]。与其他地方一样，澳大利亚 50%~60% 的青光眼病例未被诊断[61, 62, 66]。塔斯马尼亚州的青光眼遗传研究，强调了家族史作为青光眼危险因素的重要性，该研究发现 60% 的 OAG 是家族性的[67]。家族性青光眼比散发性疾病更严重[68]，这强调了教育患者重视鼓励家人定期检查眼睛，以促进早期诊断的重要性。前列腺素类似物是优选的一线药物[69]。新西兰眼科医生认为，两种药物为最大量药物治疗，而在澳大利亚则为三种。氩激光小梁成形术的使用，在十年前有所下降，但选择性激光小梁成形术的引入导致了小梁成形术的兴起。总体而言，在 1994—2003 年期间，澳大利亚进行的手术和激光小梁成形术数量有所下降[70]，社区对青光眼基本知识严重认识不足[71]。虽然 70% 的人口调查样本表示听说过青光眼，但是只有 22% 的人可以给出合理的描述。即使已被确诊的青光眼患者也存在明显的误解，一半以上的人认为症状会提醒他们有关恶化的前兆，而且大多数人不知道局部用药产生的系统性不良反应。这项研究强调了眼科医生在提供有关青光眼信息方面的重要性，以及患者对书面信息的强烈偏好。

2. 太平洋

太平洋地区有近 800 万人口，从西部的巴布亚新几内亚分散到东部的库克群岛。大多数人获得医疗和眼科服务的机会非常有限，青光眼的患病率尚未确定。导致失明的主要原因是白内障、屈光不正、外伤和糖尿病。医疗受限于花费、治疗的可获得性，以及无症状疾病治疗依从性的挑战。手术通常是最适合的治疗方式。斐济太平洋眼科研究所正在与皇家澳大利亚和新西兰眼科医师学院和新西兰弗雷德霍洛斯基金会合作，培训该地区的眼科医生、护士和技术人员。

(二)巴西

巴西是一个对比鲜明的国家。在 1.8 亿巴西人中，只有 20% 的人能够获得保险支付 / 私人医疗服务。其余 80% 则依靠公共卫生系统获得援助。不幸的是，公共卫生系统尚未完成青光眼的早期检测。在坎皮纳斯大学进行的一项研究中，首次接受检查的青光眼患者中有 52% 单眼失明，33% 双侧失明[72]。这些人没有受过良好的青光眼教育，而且大多数患者无法负担昂贵的治疗费用。即使有新的抗青光眼药物出现，由于经济原因，公立医院的青光眼手术数量仍然很高。尽管存在这些困难，但在公立医院接受治疗的患者，即使每次就诊必须等待 2~3h 才能见到医生，也仍然温和、谦虚，并且很少抱怨。为了表示对医生的感谢，他们经常会送给医生各种各样的礼物。医生与患者之间的沟通很困难，因为患者无法理解医生的指示。因此需要努力改善患者教育[73]，同时鼓励他们恰当地照顾自己。自费患者是一个完全不同的群体，被极度宣教这种疾病，他们会利用互联网获取有关青光眼治疗最新进展的信息。在这群人中，由于使用新的更有效药物，抗青光眼手术量显著减少，治疗费用对他们来说无所谓。另一方面，巴西的自费病患要求很高。他们对医生的关注和时间要求高，不仅要求讨论他们的疾病，还要谈论他们的生活、家庭和事业。在巴西，自费患者期望眼科医生每次就诊至少陪伴他们 20~30min，如果是由助手或访问学者看护时，他们会表示失望。

(三)智利

智利约有 1700 万人口，估计约有 17.5 万人患有青光眼。青光眼最常见的类型是原发性开角型青光眼（POAG），其次是 PXF 和闭角型青光眼。护理费用通过政府或私人计划支付。护理质量各不相同，但目前许多中心拥有优秀的专业团队和设备。不幸的是，并不是每个人都可以享受这种类型的护理，但是使用权和质量都在改善。智利从北向南绵延 2650mi，因此去看医生可能是一个问题。在偏远的社区，有智利眼科学会和其他团体经营健康诊所。这些措施对白内障尤其有效，许多治疗也针对青光眼。大多数智利青光眼患者都难以负担药物的费用，许多人根本买不起。在许多情况下，手术是他们的最佳选择。智利大多数人对青光眼是什么并没有概念，但认识正在不断提高。这可能是受益于 2008 年开始举办的每年一次的青光眼认知活动。近年来，智利的社会和经济状况有所改善，对包括青光眼在内的全民公共卫生产生了积极影响。今后仍有许多挑战，但智利似乎正朝着青光眼患者获得更好疗效的正确方向前进。

(四)中国

中国拥有 13.7 亿人口，是全球失明的重担。到 2010 年，原发性闭角型青光眼（PACG）的数量已达 675 万，其中 10% 的患者因青光眼而失明。过去 20 年的流行病学研究数据有些矛盾，但最近的研究表明，POAG 和 PACG 的患病率分别为 2.1% 和 1.5%[74-79]。尽管在中国青光眼是导致失明的主要原因之一，在过去 10 年中，它并没有像白内障一样得到政府的关注[80]。中国有大约 2.3 万名眼科医生，其中只有不到 1000 人是青光眼专家，他们大多数都位于城市。另一方面，中国有 2383 个眼科机构，其中 66% 位于缺乏眼科专业人员和如裂隙灯等基本设备的农村。对于青光眼的认识不足，超过 2/3 的患者在首次就诊时就出现晚期或终末期青光眼[75, 81]。中国的眼科医生常常因为太忙而不能为新患者提供全面的检查。压平眼压测量法和散瞳检眼镜检查也不是常规进行的。眼压测量通常由非接触眼压计（NCT）和在农村地区的 Schiotz 眼压计测量。根据 NCT 读数的 IOP > 21mmHg 或 C/D 比值 > 0.6 的结果就诊断为青光眼[82, 83]。超过 95% 的中国人是有保险的，但这种保险仅覆盖 2% 的医疗服务，但这个比例在世界上是 22%。保险主要是退还住院费用，无法提供眼科门诊治疗和随访。小梁切除术后 4 年随访率低于 15%。关于青光眼治疗，毛果芸香碱和噻吗洛尔是首要选择，患者可以在任何药房继续购买眼药水。由于长时间使用毛果芸香碱，固定缩小的瞳孔很常见。小梁切除术仍然是青光眼患者的主要手术，不过目前也有一些其他手术，如非穿透性小梁切除术[84]。如何利用有限的资源和设施来解决青光眼相关的失明问题，尤其是来自 PACG 的问题，仍然是未来十年中国医疗保健领域的一个重大挑战。

（五）前苏维埃联盟

1. 乌克兰

乌克兰的医生主要在国有医疗中心工作（占整个系统的99%）。医生人数比欧洲国家高36%~48%。乌克兰的医患比为每1000名居民中就有4.4名医生（欧洲国家每1000名居民中有3.2名医生）。然而，这并不代表患者可以更方便的见到专家，特别是在较小的社区。无论患者总数如何，乌克兰的眼科医生只会获得固定工资，医生缺乏提高服务规模和质量的动力。患者对青光眼的认识很低。当乌克兰居民需要医疗护理时，他或她根据其居住地区就诊于相应的医生或综合医院。虽然乌克兰宪法赋予每个公民在国有中心免费享受医疗服务的权利，但由于医疗保健部门的财政赤字和整体经济状况，实际上很多服务并非免费。乌克兰目前的医疗保健系统被认为效率低下且资金严重不足[85]。

2. 白俄罗斯

试图解决医疗保健系统融资问题，白俄罗斯当局没有效仿其他欧洲国家，去设置强制性医疗保险制度和私营医疗服务部门。白俄罗斯共和国境有的仍然是以中央化为特征的国家医疗体系。与波兰相比，医院护理和治疗水平较低。此外，在药物可用性方面也可能会遇到问题。

3. 立陶宛

在立陶宛，青光眼是老年人最严重的眼科问题之一。据估计，大约有10%~12%的患者接受了青光眼治疗。居住在立陶宛五大城市附近的患者可以获得专科护理，而农村地区的专家和诊断设备却很少。

4. 拉脱维亚

在拉脱维亚，公共医疗中心雇用医务人员的收入与国家标准相比较低，而且与他们的职责和专业地位不相称，这使他们感到挫败和不满。因此，出于经济原因，越来越多的专家开始转向私人诊所或直接出国。因为患者需要支付医药费、材料费、餐饮费、床上用品和护理服务付费，所以大多数人都无法承担医疗服务中高昂且非正式的费用。

5. 爱沙尼亚

继2004年加入欧盟后，爱沙尼亚彻底改革了医疗体系。2010年，63%的爱沙尼亚人认为爱沙尼亚的医疗质量"良好"。与前几年相比，2005—2008年期间，虽然积极意见的比例有所增加，但近年来，这种指数保持不变。近年来，爱沙尼亚抗青光眼药物的使用明显增加，尤其是前列腺素类似物。爱沙尼亚的前列腺素类似物在2006—2009年间增加了2倍。近年来，爱沙尼亚抗青光眼药物使用的变化反映了目前青光眼治疗的趋势。与北欧国家相比，2008年人均使用抗青光眼制剂排名第三，紧随挪威和瑞典之后。考虑到人口年龄的增加，可以预测到未来会有更多的青光眼患者和使用抗青光眼制剂的人，尽管近年来药物使用的快速增长应该会减缓[86]。

（六）埃塞俄比亚

根据提供给东非的数据估计，埃塞俄比亚人口为9080万，预计约有90万人患有青光眼，每年新增病例有36 000[87]。在123名眼科专科医生中，约有60%在首都亚的斯亚贝巴工作。目前只有2名执业青光眼专科医生和2名在培训的专科医生。由于青光眼的性质、眼科护理服务的不足和不易获得、医疗专业人员甚至眼科保健专业人员缺乏关注，以及公众意识水平很低，使青光眼患者在单侧或双侧失明后才会注意到这个疾病。对一家三级医院青光眼患者组成谱的研究显示，41%的患者由于晚期青光眼而单侧或双侧失明。POAG和PXF青光眼是所有青光眼最常见的类型[88]。在埃塞俄比亚，青光眼是一种被忽视的致盲疾病。不过，为了解决这个问题，在过去5年中，他们也开展了一些活动（在卫生机构和通过大众媒体进行的文学和健康教育），以提高公众和青光眼患者对该疾病的认识。结果，青光眼检查的人数急剧增加，它还改善了患者在随访和接受治疗方面的依从性。在青光眼药物中，噻吗洛尔和毛果芸香碱已经使用了数十年，而适利达在过去的5年中也已经开始使用。但是，这些药物并不是在全国各地都能获得。小梁切除术是以下患者的治疗方式的主要选择：来自远方的患者，就诊时眼压高于30mmHg的晚期青光眼，要减少花费、随访及依从性不好的老年患者。由于抗纤维化药物也并不是全国各地都能获得，因此除了一些大中心外，并不常用。总之，尽管努力提高公众对青光眼的认识，但因经常不能得到诊断和治疗，它仍然是埃塞俄比亚失明的主要原因。

（七）欧洲

欧洲有 51 个国家和 8 亿多人口，如果包括俄罗斯，它将覆盖从格陵兰到俄罗斯联邦太平洋沿岸的整个区域。因此存在着巨大的政治、社会经济和文化差异。关于医疗保健，西方国家有很高的标准，但仍有一些贫困人口。中欧和东欧社会主义政权的垮台极大地影响了这些地区健康护理的提供，总体而言，这些国家的医疗质量是多种多样的，中欧地区正在更成功的经济转型中，人均眼科医生数量很大，但分布不均匀。在许多国家，由国家医疗机构雇用的医生薪水过低，这可能会降低他们的积极性。国有和私人医疗保健服务都有，患者通常支付一定比例的青光眼治疗费用[89]。青光眼是欧洲一个重要的健康问题，约占成年人口的 1%~2%。随着人口老龄化，青光眼患者人数将增加[90]。

在西方国家，青光眼是继年龄相关性黄斑变性之后，第二位导致失明的主要原因。在东欧，白内障是视力损害的最常见原因[89]。直接医疗护理的费用取决于青光眼的严重程度，在发达国家，病情严重患者的平均年费用为 712~1065 欧元[91]。

在英国（人口约为 6000 万人），青光眼医疗护理的直接成本每年超过 1.5 亿，并且由于使用了新的抗青光眼药物而不断增加[92]。然而，青光眼手术的数量正在减少[93]。青光眼的间接成本（如住院护理、社会支持、康复、残疾福利、交通运输、生产力丧失、过早死亡）甚至更高[94, 95]。青光眼对生活质量的影响与疾病的严重程度相关。例如，青光眼早期的患者常常担心户外活动受损和不能驾驶。在患有严重疾病的患者中，最关注的方面则是失去中心视力和阅读能力的可能性[96]。欧洲国家的社会、经济和家庭支持水平有很大差异。医疗保健系统和患者特征（如性别、年龄、教育程度）影响医患沟通[97]。在东欧和南欧，仍然实行家长式医学，给患者的信息较少，也不需要书面同意（即接受口头同意）。在大多数国家，诉讼并不是一个大问题[98]。晚期发现[99]和不良的社会经济背景[100]是青光眼失明的主要风险因素。超过 50% 的青光眼患者不知道自己的病情。因此，西方国家经常讨论筛查青光眼的可行性和成本效益问题，但目前欧洲没有筛查方案。尽管欧洲地区差异很大，但政治气氛促进了专业人士之间的合作。欧洲青光眼协会（European Glaucoma Society，www.eugs.org）就是这种合作的一个很好例子。

葡萄牙拥有 1050 万人口，有 8 所医学院校和眼科住院医师培训项目，均在州立大学开设。在 900 名眼科医生中，他们大多数在公共和私营部门都有工作。青光眼患者很少接受青光眼专科医生的治疗。通过国家卫生服务（National Health Service，NHS），所有公民都能在初级保健医生处就诊，初级保健医生可以将患者转介到通常配备齐全的公立医院眼科专科进行诊治；唯一的问题是等待时间。葡萄牙大约有 10 万人患有青光眼，主要是 POAG。患者支付其青光眼药物治疗费用的 10%，而收入极低的患者支付 5% 的费用，其余的由联邦政府共同支付。尽管对药物的依从性通常较差，但高眼压症往往会过度治疗。小梁切除术占 56%、深层巩膜切除术占 14%、睫状体破坏性手术占 13%、引流阀植入术占 3%。公立医院的青光眼患者通常较穷，得到的信息也不够，治疗依赖医生进行决策。虽然中上层阶层的人通常都有私人健康保险，但对青光眼的认识也仅限于知道青光眼与眼内压有关，以及青光眼会导致失明。一些眼科医生也有类似的观点。人们患有青光眼但自己并不知道的情况很常见。因此，葡萄牙还有很大的改进空间。

波兰有 3800 万居民。自 20 世纪 90 年代初以来，波兰的医疗保健体系随着政治转型也发生了转变（私人医疗保险的引入，一些诊所的私有化，以及同时为公共和私人保险系统的患者提供服务的新私人诊所出现）。中央统计局（GUS）的调查表明，2004 年波兰约有 417 000 名青光眼患者，而 2010 年预测到 2035 年发病率将增加 35%，达 600 000 名患者。

据波兰医师协会提供的数据显示，截至 2012 年 2 月，每百万居民中约有 110 名眼科医生在执业。与欧洲五大州相比，波兰在眼科医师人数方面位居前列；但这并不能确保所有居民能够平等地就诊于专家。眼科医生通常在大城市才有，较小城市的患者必须到 30、50 或 100 公里以外的地区就诊。波兰西部地区（医疗保健水平和可用性更好）与苏联国家接壤的东部地区之间也存在差异。对与青光眼相关的风险认识不足，使老年人经常错过或重新安排他们的随访，或者眼药水用完后就停止使用。眼科诊所面临资金不足、装备不足的问题。眼科医生继续使用 Schiotz 眼压计或非接触式眼压计监测，不使用前房角检查进行常规检查，并不检查视盘就根据基线眼压开始青光眼治疗。在波兰 POAG 人群中进行的研究表明，约 30% 的青光眼患者对其疾病耐受不佳，老年患者或具有初级或职业教育水平的患者不接受他们患有该疾病。患者经常放弃各种活动，如阅读（42%）、旅行（20%）和运动（14%），因为患者相信这有助于保护他们的视力。

（八）印度次大陆

印度是世界上人口第二多的国家，人口超过 12.1 亿（按照 2011 年人口普查），超过世界人口的 1/6[101]。根据印度青光眼协会的统计结果，青光眼是印度第三大失明原因。到 2020 年，该国青光眼患者预计将占世界青光眼人口的 20%（1600 万）[102]。90% 以上的青光眼患者未被诊断，与发达国家的 40%~60% 相反[103]。印度 70% 的人口生活在农村和非正式的环境中，由于地理、社会、经济或性别等因素，这些人无法获得高质量的医疗服务，农村地区的人均医生比降低了约 6 倍。印度的医疗保健资源虽然充足，但还不够（大约 15 000 名眼科专家）。印度的大多数眼科医生（70%）位于城市地区，只能满足其 23% 人口的需要[103, 104]。近 50% 眼科医生的手术实践少到可以忽略不计。由于患者没有按时或根本没有就诊，或者由于眼科医师没有诊断出来，导致的青光眼诊断不足。大多数患者不了解预防性眼部护理的重要性，而有些患者则无法获得专业的眼部护理。美国和欧洲现有的大多数医疗、激光和外科手术疗法现已在印度开展。许多仿制药现在可以以相对实惠的价格提供给贫困阶层。由于 37% 的印度人口总数低于贫困线，考虑到终身需要，药物费用仍然无法负担得起。此外，很大一部分盲人居住在医疗设施不便的农村地区。患者和医生之间的关系与西方世界的关系大不相同。在这里，患者相对更多地信任医生。只有少数城市受过教育的患者尝试从其他来源（如互联网）获取信息，或从护理人员那里获得关于其疾病和（或）治疗方法的更多信息。大多数印度患者，特别是农村患者不希望成为决策过程的一部分，或者不了解可能涉及的风险。他们宁愿把它留给医生做出决定；但在印度，认知失调也足以成为以后的潜在问题。

（九）伊朗和阿富汗

1. 伊朗

在伊朗，据估计成年人的青光眼患病率为 1%~2%[105-107]。伊朗人对青光眼及其对视力的威胁缺乏认识。在德黑兰的一项以人群为基础的研究中，80% 的青光眼患者并不知道自己的病情[105]。伊朗的公共或私人组织没有检测青光眼的筛查项目。伊朗人口为 7500 万，其中有 1500 名眼科专家和 20 名青光眼专家在执业。眼科医生没有均匀分布在全国各地，他们大多数在大城市中进行。生活在偏远地区的人们无法去眼科医生处就诊，因此可能因为一个简单的眼睛问题就要前往其他城市。大多数青光眼专家在大学附属医院工作，眼科医生同时在他们自己的诊所、私立医院或医学院附属的医院工作。根据官方数据，超过 90% 的伊朗人至少有一种医疗保险，但医疗保健的支出仍然高达 55%[108]。大多数私立医院不接受保险，患者必须自己支付治疗的全部费用，但在私立医院支付更多的钱并不一定能保证获得更好的医疗服务，只有几家大学附属医院和私立医院提供最先进的眼科护理。在大学附属医院工作的医生比私立医院和诊所的医生收入低，这可能会降低他们帮助患者学习如何照顾自己的积极性。大多数伊朗眼科医生不进行全面的眼科检查，包括眼压测量、视盘检查和房角检查。正因为如此，青光眼的早期症状常常被忽略。当测量眼压时，通常使用非接触眼压计，这可能会高估角膜较厚个体的眼压，并导致不必要的过度治疗。此外，眼科医师可能会错误解释视盘的图像结果。即使眼压正常，患有近视、青光眼以外的视神经病变和生理性大视杯的患者，可能会被误诊为青光眼并接受治疗。

2. 阿富汗

过去 3 年的暴力和战争严重摧毁了阿富汗的医疗体系。该国有关青光眼管理的数据很有限。阿富汗大约有 3000 万人，其中超过 45% 的人年龄在 15 岁及以下，年龄在 65 岁及以上者只有 2%，预期寿命为 46 岁。大约 75% 的人生活在农村，遵循传统的生活方式，大约 80% 的人没有接受过眼科服务。阿富汗有 110 名眼科医生，超过 50% 位于该国中部地区，主要在喀布尔。西南地区的医疗服务水平特别低，平均每 275 万人只有 1 个眼科医生。在阿富汗只有不到 50% 的白内障手术采用人工晶状体植入。沙眼是导致失明的主要原因，影响着 1.5%~2% 的阿富汗人[109]。由于阿富汗的预期寿命较短，所以相比预期寿命较长的国家，青光眼不是他们关注的主要健康问题。

（十）以色列

以色列是一个拥有大约 780 万人口的多民族国家，约有 750 名眼科医生，他们通过医院部门、保健组织和私人开设的诊所提供眼科服务，大多数治疗都是为所有公民提供补贴，不论他们的经济状况如何。眼科诊所，不管是公共的还是私人的，都会提供基本的诊断、简单的治疗流程和后续服务。医院部门，无论是公立的还是私立的，都提供先进的诊断流程、激光和外科治疗，并进行临床研究[110]。在以色列大约有 8 万~9 万例青光眼患者，其中有 4000~5000 人是法定盲人。1999 年，青光眼成为以色列新诊断的可预防性失明的第二大病因，到 2008 年青光眼降为第三位，首要原因是年龄相关性黄斑变性，其次是糖尿病性视网膜病变。这一变化的部分原因在于过去 10 年新诊断的可预防性失明大大减少[111]。这种下降的一个可能解释是以色列青光眼学会采取的行动使公众意识到早期诊断和治疗的重要性。以色列是一个拥有来自不同大陆移民的新移民国家，青光眼患者包括不同种族的人。最常见的青光眼类型是原发性开角型青光眼，其特征与世界各地的白种人相似，有两个亚种群尤其值得关注。一大批来自苏联的移民，在 20 世纪 70 年代使总人口增加了约 20%，其中 PXF 青光眼的患病率尤为突出，尤其是在 USSR 北方地区的人中。PXF 青光眼在 20 世纪 90 年代的埃塞俄比亚移民中也很普遍。在以色列 780 万人口中，有 20% 是穆斯林阿拉伯人，关于他们的青光眼患病率和临床特征的信息尚较缺乏。目前正在进行的与美国国立卫生研究院合作的临床试验将提供有关这方面的信息[112]。尽管人口结构复杂，并面临着每一个年轻国家都要面临的挑战，以色列仍保持着高水平的青光眼诊断和治疗水平。

（十一）日本和韩国

在日本，失明致残这一问题很严重，主要原因之一是当地只有 20% 的青光眼患者被确诊。此外，正常眼压青光眼的患病率也远高于其他已经研究过的区域。经调查研究，眼科疫学普查研究的患病率接近 4%。此外，日本人的眼压趋向于更低，在 13~14mmHg 之间，并且随着年龄的增长日本人眼压升高的程度也小得多，这些重要的差异都需要了解[113-115]。在日本，青光眼的经济成本估约为 9 亿 2000 万美元[116]。韩国的医疗系统很难在患者身上花较多时间，这使对青光眼患者的护理变得复杂。由同一眼科医生进行随访就是一个挑战。医生帮助患者学会照顾自己的能力受到时间、金钱和文化的限制，在这种文化中，患者往往只是听从医生的建议而很少去理解，医生寻找简单、快速的诊断方法。只有提供更多医生与患者相处时间的医疗系统和鼓励患者自我护理的医疗文化相结合，才能进一步改善患者自我护理的现状。

（十二）墨西哥

据估计，青光眼影响着 2%~4% 的墨西哥人（60 万~125 万人）。与世界其他地区一样，青光眼是公认的公共健康问题，也是不可逆失明的主要原因之一，这给患者的经济、劳动和生活质量造成了极大影响[117]。Gilbert 及同事[118]记录了墨西哥城三个眼科中心青光眼类型的比例：原发性开角型青光眼占 40.6%、疑似青光眼占 17%、原发性慢性闭角型青光眼占 8.2%、新生血管性青光眼（NVG）占 6.3%、高眼压（OHT）占 5.9%、PXF 青光眼占 5.7%。另外，男女患病比例为 1.5∶1。

(十三) 北非和沙特阿拉伯

个人文化和社区文化极大地影响了青光眼在北非的情况。这些文化对检测、治疗和疾病进展都有影响。健康教育的缺乏、健康保险体系的不合适及不足、筛查项目的缺乏，以及医生培训的不到位和不专业，都会阻碍疾病的检出和治疗。在发展中国家，青光眼（占5.7%）是仅次于白内障（占45.2%）和沙眼（占25.7%）的第三大致盲原因[119-122]。尚无有关青光眼患病率和发病率的流行病学研究。由于尚不完全了解的原因，先天性青光眼问题在中东尤为突出[123,124]。青光眼是该地区较为常见的疾病，60岁以上者的患病率约为15%。大量首诊就因青光眼绝对期或晚期而视力丧失或致残的患者，体现了在与这个疾病斗争中社会经济因素的作用和健康项目的缺失。在一个私人诊所中，超过40%的青光眼患者在第一次就诊时就有一只或两只眼睛为晚期或绝对期青光眼。这种视力丧失对患者的生活方式、预期寿命和经济生产力的作用是巨大的。许多青光眼患者在他们40岁以后再也不能开车或工作。在公立医院和私立医院，以及公共和私人诊所的青光眼诊断和治疗，依然缺乏便于诊断和随访的医疗设备和补给。与白内障或屈光手术诊所相比，青光眼诊所吸引的投资要少得多。青光眼对患者和医生来说，都是一种名声不佳的疾病（患者被失明的恐惧支配，医生则明白该病不但没有视力提高的可能，还有许多手术并发症），很多眼科医生避免在私立诊所治疗青光眼患者。由于缺乏转诊策略，许多患者不管病情是否被控制，仍停留在眼部用药。过度简化是许多眼科医生的原则：如果眼压很高，就滴眼药水；如果眼压没有反应，就做小梁切除术。巩膜瓣和结膜瓣紧密缝合，以避免低眼压和前房并发症。如果术后眼压升高，让患者重新去滴眼药水。这样，眼科医生就不太可能处理到可怕的威胁视力的并发症，而患者也显然不会损失太多。

在沙特阿拉伯，眼科护理集中在拥有高质量护理水平的主要医疗机构。然而，青光眼对人口的影响仍然是巨大的，因为不是每个人都能得到护理，并且随访仍然是困难的。在沙特阿拉伯，青光眼导致了3%的40岁以上的人群失明[119]。较好的社会和个人经济状况加上广泛的私人保险制度，为该国更好的医疗保健提供了保证，政府和私人组织对医疗领域的投资也越来越高。然而，个人与社区文化在很大程度上影响了医疗保健项目，这使城市地区的患者被迫远离适当的医疗服务。这些地区的大部分人口没有保险，并且通常被引导到公立医院，这些公立医院在医生、患者、行政机构和设施方面的问题，与埃及、中东等国家相同。

(十四) 撒哈拉以南非洲

青光眼在撒哈拉以南非洲地区，仍然是一个毁灭性的、经常被忽视的问题。许多患者进入眼科诊所，在诊断时至少有一只眼睛因青光眼失明[125]。青光眼的类型有一定的区域差异，但大多数患者为开角型青光眼[126,127]。与其他地区的同龄人相比，这一人群出现青光眼的年龄更小、进展更快，并伴随着晚期青光眼的视力丧失[127-130]。这些患者都是在他们30~40岁时被诊断的，而他们恰恰是社区的主要劳动力。失明的代价，对家庭而言是收入的损失，对社区而言是人力的损失。这加剧了已经存在的贫困的恶性循环。该地区的青光眼治疗很艰难[131]。药物治疗超过3年所需的费用与手术治疗的费用差不多，而手术治疗无疑是治愈和长期控压的选择[132]。由于花费和因远距离、不便的公共交通，以及药物短缺等问题，导致患者依从性差，用药物治疗开角型青光眼仍存在很多问题。欧洲和美国的指南主要遵循前列腺素或固定联合制剂作为一线治疗。在我们的人群中，激光小梁成形术的地位仍有待评估，因为尽管其效果可能不够或不长，但或许可作为一个初始的治疗[133]。

在非洲，手术已被建议作为第一线治疗，以丝裂霉素C为辅助的小梁切除术已被认为是滤过手术的黄金标准。较新的证据可能支持手术应该更提前，但是对要养家糊口的人来说，晚期青光眼手术的花费、专业知识的缺乏和对并发症的恐惧，有时会鼓励患者继续使用药物（有时只是部分有效）。尽管青光眼的发病率和患病率很高，但在非洲青光眼的治疗仍极其有限，这是人类的悲剧，也是撒哈拉以南非洲的主要健康问题。

致谢

感谢以下个人对本章的帮助：Bruno Faria, MD, Research Fellow, Wills Eye Institute, Myunk Douk Ahn, Professor of Ophthalmology, Catholic University, Seoul, Korea; Augusto Azuara-Blanco, MD, Queens Medical Centre University Hospital, Department of Ophthalmology, Nottingham, England; Thomas M Bosley, MD, Head of the Division of Neurology, Cooper Universi^r Hospital, New Jersey; FitalP Costa, MD, Director, Glaucoma Service, University of Campinas, Brazil; Associate Professor of Ophthalmology, University of Campinas and University of S&o Paulo, Brazil; Tarek Eid, MD, Associate Professor of Ophthalmology, Magrabi Eye & Ear Center, Jeddah, Saudi Arabia; Oluwatosin Smith, MD, Assistant Professor, University Medical Center, Department of Ophthalmology, Jackson, Mississippi; Professor Ravi Thomas, MD, Director, t V Prasad Eye Institute, L V Prasad Marg, Banjara Hills, Hyderabad, India; Shigeo Tsukahara, MD, Chairman Emeritus, Department of Ophthalmology, Yamanashi Medical University, Tamaho, Yamanashi, Japan, Jo&o Franga Lopes, MD, Centro Professional Santa Paula, Santiago, Chile, AbebaT. Giorgis, MD, Assistant Professor of Ophthalmology, Addis Ababa University, Addis Ababa, Ethiopia, Beatriz Eugenia Patino Romirez, San Juan Bautista School of Medicine, Mexico, Parul Ichhpujani, MD, Assistant Professor, Government Medical College, India, Mohammad Reza Razeghinejad, Associate Professor of Ophthalmology, Shiraz University of Medical Sciences, Shiraz, Iran, Patrycja Krzyanowska- Berkowska, MD, PhD, Department of Ophthalmology,

Wroclaw Medical University, Wroclaw, Poland, Antonio B. Melo, MD, Braga, Portugal, Lan Lu, MD, Union Hospital, affiliated with Fujian Medical University, China, Moshe Lusky, MD and Naama Hammel, Rabin Medical Center, Tel Aviv University, Israel, Trevor Carmichael, MD, Chair, and Oluwatosin Smith-Adesanoye, University of the Witwatersrand, Joahnnesburg, SouthAfrica, CatherineM. Green, MD and Hugh R. Taylor, MD, Chair, Melbourne School of Population Health, The University of Melbourne, Australia

第 28 章 高眼压症
Ocular Hypertension

Ian F Pitha　Michael A Kass　著
孙芸芸　译
石　砚　校

本章概要

青光眼是世界上主要的致盲眼病。到目前为止，唯一被证明可降低开角型青光眼发生率和减缓青光眼发展可干预的危险因素，仍然是高眼压。在诊断之前，必须进行彻底检查，以排除眼压升高的继发性原因。必须考虑附加性危险因素，以评估每个患者发展为青光眼的概率。开始治疗的决定应建立在患者的风险概况、年龄、医疗状况、预期寿命和偏好的基础之上。治疗高眼压可使青光眼进展风险降低 50% 以上，且其首先应以降低 20%～25% 的眼压为目标。患者在出现视盘出血这种增加风险的变化时，应进行随访观察。已治疗和未治疗的患者，在出现提示青光眼的结构和功能损害时，也都应进行随访；若出现上述症状，则应开始或加速治疗。

一、概述

青光眼是世界上第二大常见致盲原因[1]。全世界约有 700 万人因青光眼失明[2]，这个数字预计在 2020 年增加到 1100 万人[3]。仅在美国，与原发性开角型青光眼（primary open-angle glaucoma，POAG）相关的直接医疗费用估计为每年 286 万美元[4]。当原发性开角型青光眼的间接费用和治疗高眼压（ocular hypertension，OHT）的费用也被考虑进去时，总成本显著增加。青光眼性视力丧失是不可逆的，但早期发现和治疗能保持患者视力，并减少晚期疾病所需的费用[5]。高眼压是原发性开角型青光眼进展的重要危险因素，也是目前唯一可干预的因素。对高眼压的检测和适当治疗可预防和减缓原发性开角型青光眼的进展。

二、定义

高眼压症被定义为经标准临床试验后、无结构和功能损伤的眼内压升高。高眼压症患者必须是房角开放，且没有眼部或系统原因引起的眼压升高。虽然遗传因素对眼压的影响正在显现，但基因检测尚不影响高眼压的诊断。高眼压定义的阈值多样，笔者将使用 ≥ 21mmHg 的眼压作为本章中高眼压的定义。

50 多年来，Goldman 眼压计一直是诊断的金标准。虽然其他眼压计可能有优于 Goldman 眼压计的潜在优势（如受角膜厚度影响更小），但目前还不常用。我们将把对眼压的讨论限定在 Goldman 眼压计的测量值上。

三、患病率

不同人群高眼压的患病率不同。在蓝山眼科研究中，49 岁以上的澳大利亚患者的 OHT 患病率为 3.7%[6]。同样，在 40 岁以上的墨西哥裔美国人中，OHT 的患病率为 3.56%[7]，相反，巴巴多斯眼科研究中的非洲加勒比人群的 OHT 患病率为

12.6%[8]。随着年龄的增加，OHT 患病率显著增加。在弗雷明汉眼科研究中，65 岁以下的白种人中眼压＞21mmHg 的占 6.2%，75 岁以上的则为 8.7%[9]。据估计，亚洲人几乎占全世界青光眼人口的一半。在一些亚洲国家，原发性闭角型青光眼和正常眼压青光眼比原发性开角型青光眼更为常见[10]。印度南部 40 岁以上的患者 OHT 患病率为 1.1%[11]，日本 40 岁以上的患者 OHT 患病率为 0.9%[12]。

四、患者评估

（一）临床病史

当患者出现 OHT 时，必须全面了解其全身和眼部病史。临床医生必须对患者的总体健康状况和预期寿命有一个良好的认识，以便做出正确的诊断、计划后期的随访，并决定是否进行预防性治疗。如果患者不能提供详细的病史，可联系家庭成员或患者的家庭医生以获取更多信息，重要的是要确定患者是否有眼压升高及治疗的病史。必须排除眼压升高潜在的继发性原因，如外伤或葡萄膜炎等。临床医生必须知道患者正在使用哪种局部或全身药物，因为它们可能升高或降低眼压。特别重要的是，确定患者是否正在使用可以升高眼压的糖皮质激素，包括吸入性糖皮质激素和局部糖皮质激素。应注意既往玻璃体内注射的病史，因为它们可能与眼压升高有关[13]。患者也应该对能降低眼压的药物提出质疑，如全身性 β 受体拮抗药。

临床医生应该询问患者高血压、低血压、心脏病、阻塞性睡眠呼吸暂停和贫血的情况，因为所有这些因素都可能影响视神经的健康。心血管疾病的知识在为患者选择眼部降压药物时也很重要。原发性开角型青光眼家族史，在评估患者从高眼压发展为青光眼的风险时也很重要。

（二）临床初步检查

必须进行完整的眼科检查，寻找眼压升高的原因，并确定青光眼早期损害。必须进行精准的验光，并确定最佳矫正视力，以便进行视野检查和对之合理解释。此外，角膜曲率测量对于某些视神经成像是有用的。传入性瞳孔阻滞可能预示着由于早期青光眼或其他疾病引起的细微视神经损伤。裂隙灯检查可显示色素播散、假性剥脱、虹膜炎或外伤的症状。出现上述病症或状况的患者，他们的眼压升高有着不同的发病机制和预后。检查晶状体也很重要，因为晶状体混浊会影响视野测试。患者也应经常进行前房角镜检查，以排查房角关闭或引起眼压升高的其他原因。临床医生必须检查患者是否有房角退缩、小梁网色素沉着增多、周边前粘连，或窄房角等情况。高眼压患者的中央角膜厚度也应测量，因为这有助于预估进展为开角型青光眼（open-angle glaucoma, OAG）的风险，并可能影响其眼压读数。

初次对眼压升高患者进行评估时，应仔细检查视神经和视网膜神经纤维层，以确定基线状态并检测出已存在的青光眼性损伤。青光眼性视神经病

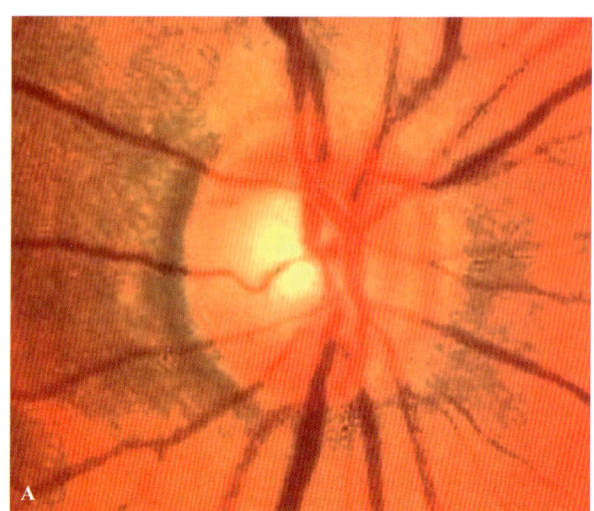

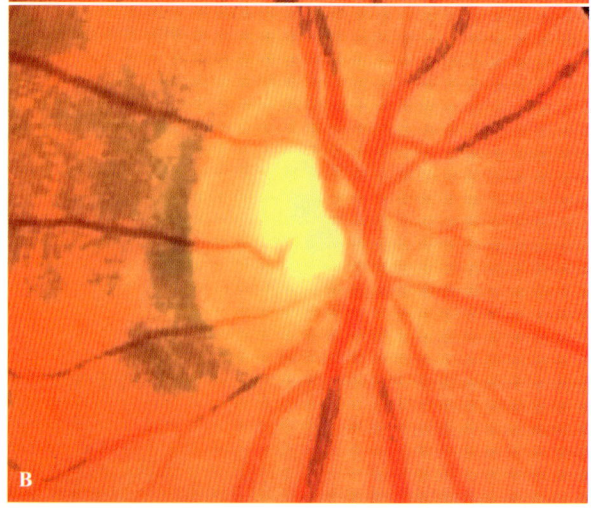

▲ 图 28-1　上方视盘盘沿局限性变窄（上下对比）
引自 https://vrcc.wustl.edu/disc.html, 2010 ©VRCC. 版权所有

变的早期症状可能包括局部（图 28-1）或盘沿的广泛变窄（图 28-2）、视盘表面血管方向的突然改变[14]、视盘的不对称性、视盘出血、以及神经纤维层的局部性或弥散性缺失。获得最初时的立体视盘照片也是重要的，这样在未来的检查中就可以评估视神经损伤的进展。立体照片也有助于绘制视盘神经边界成像检查，如海德堡视网膜断层扫描（Heidelberg retinal tomography, HRT），并能显示出在最初的临床检查中错过的重要发现[15]。许多临床医生在第一次或第二次问诊时也做基线 HRT、GDx 成像，或光学相干断层扫描（optical coherence tomography, OCT）。很多专家都认为这些疗法是有用的，因为它们可以检测出青光眼的细微进展，然而一些研究表明，仔细对比视盘照片，在检测进行性视杯凹陷时，具有相似的敏感性和特异性[16, 17]。

测量杯盘比有助于预测疾病恶化的风险，因为杯盘比较大的患者，患原发性开角型青光眼的风险更大。视神经评估是主观的，研究表明，青光眼专家们对杯盘比的评估经常不同[18]。另一方面，当杯盘测量标准有了明确定义时，青光眼专家和技术人员还是可以较一致地对杯盘比评级。例如，在高眼压治疗研究（OHTS）中，只有 1% 的读数相差超过 0.2 个视盘直径（DD）[19]。杯盘比测量的可重复性随着杯盘比的增大而降低。杯盘测量在 0.1DD 和 0.6DD 之间的可重复性最高[19]。

一些研究表明，视盘盘沿可能比杯盘比能更好地预测青光眼进展。虽然可以从立体视盘照片上人工计算盘沿区域，但是计算机化的测量使这种确定性更快、更具可重复性[20]。

每例高眼压症或青光眼患者，都应进行基线视野检查。许多患者表现出视野检查中的学习效应，因此，经常需要 1 次以上的视野检查来确定基线情况。标准自动视野计（Standard automated perimetry, SAP）是最常用的明确基线情况的诊断工具，然而，它对神经节细胞的类型不具有选择性。其他视觉功能测试，如倍频视野检查（frequency doubling perimetry, FDT）可检测到受早期青光眼影响的神经节细胞群，并且能够先于 SAP 检测到视野缺损[21, 22]。

五、进展为青光眼的风险

一般认为，每年有 1%～2% 的高眼压症患者进展为原发性开角型青光眼。然而，发病率变化很大，因为它取决于被追踪患者危险因素的特征、检查方法，以及对开角型青光眼的定义。尽管高眼压症始终被证实是进展为开角型青光眼的一个预测因素，但在前瞻性研究中发现，只有极少高眼压患者进展为开角型青光眼。眼压没有升高的患者也经常被诊断为开角型青光眼。重要的是去了解为什么有些高眼压患者，会发展为原发性开角型青光眼，而

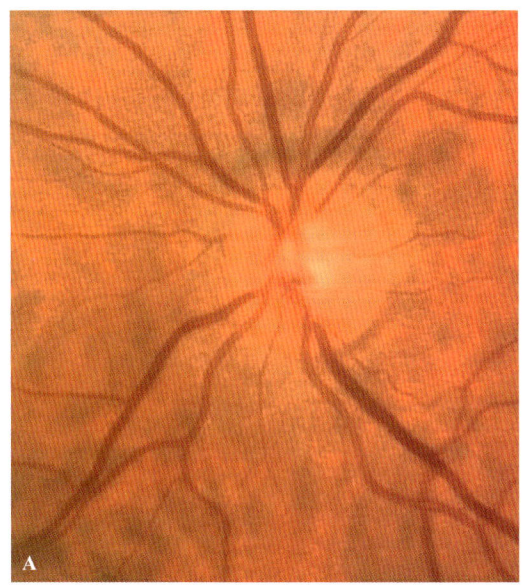
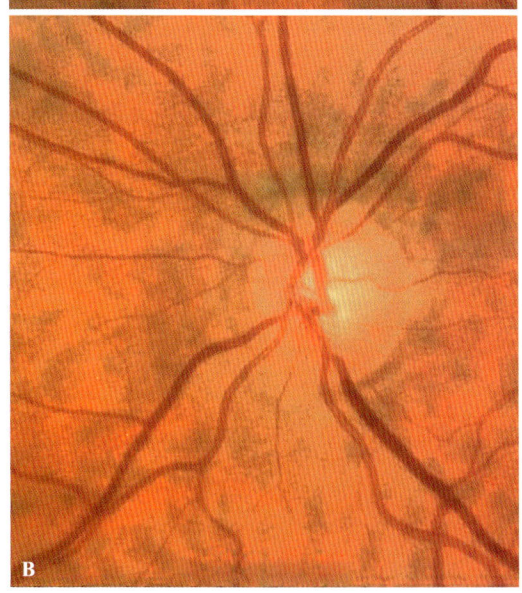

▲ 图 28-2　弥漫性视盘盘沿变窄（左右对比）
视盘盘沿的渐进性变窄是进展为青光眼的一个标志。引自 https://vrcc.wustl.edu/disc.html. Copyright 2010 ©VRCC. 版权所有

有些不会。对眼压的临床反应不同可能是由患者内在因素不同导致的，包括固有的神经保护因子、视盘的显微解剖结构、免疫反应和视神经血流的差异。但是，对这些因素的临床测量目前还不属于标准检查。我们必须依靠临床病史和检查，来评估患者进展为青光眼的风险。

患者进展为开角型青光眼的风险，可以从临床和人口学变量来估计。高眼压症治疗研究（OHTS）和欧洲青光眼预防研究（EGPS）都是纵向随机临床试验研究开角型青光眼的预测因素。两项试验均发现，年龄大、中央角膜薄、杯盘比大、眼压高、视野的模式标准偏差大[23, 24]，都是进展为青光眼的独立危险因素。据 OHTS 报告，两只眼睛的眼内压不对称，还可能增加青光眼进展的风险[25]，EGPS 则发现基线杯盘比不对等，预示着开角型青光眼[24]。基线杯盘比增大、杯盘比不对等，以及初始视野上模式标准偏差提高，都可以被视为早期青光眼的征兆，而不是危险因素。没有以前的照片或视野作比较时，临床医生必须依靠初始评估来对开角型青光眼进行预测。根据 OHTS，虽然非裔美国人的遗传增加了进展的风险，但这种增加的风险可能归因于非裔美国人偏薄的角膜和较大的杯盘比。其他研究表明，较小的视盘盘沿和较大的视盘旁萎缩弧都会增加进展成青光眼的风险[26]。据报告，进展为开角型青光眼的附加危险因素还包括家族史、低收缩压和低眼灌注压[27, 28]。

可综合各个因素来评估进展为开角型青光眼的风险。例如，角膜较厚（＞588μm）和眼压为 22mmHg 的患者在没有治疗的情况下，5 年内的进展风险仅为 2%。眼压相同但角膜较薄（＜555μm）的患者，在 5 年内有 17% 的进展风险。如果患者同时具备这两个危险因素，即眼压＞26mmHg，角膜厚度＜555μm，风险在 5 年内会增加到 36%[23]。图 28-3 显示，在 OHTS 和 EGPS 的研究中，进展为青光眼的风险是如何随着眼压增加和中央角膜厚度（central corneal thickness，CCT）减小而增加的。图 28-4 显示，基线垂直杯盘比和中央角膜厚度是如何影响青光眼进展速率的。CCT 影响眼内压的读数，角膜越薄读数越低，角膜越厚读数越高[29]。还没有证据表明，经 CCT 校正后的眼内压有助于预测开角型青光眼的风险[30, 31]。

Mansberger[32] 和 Medeiros 等[33] 研发了基线因素预测的方法，以帮助评估高眼压症患者 5 年后进展为青光眼的风险。利用 OHTS 和 EGPS 的方法，可以估算 5 年内从 OHT 进展为青光眼的风险（表 28-1）[34]。

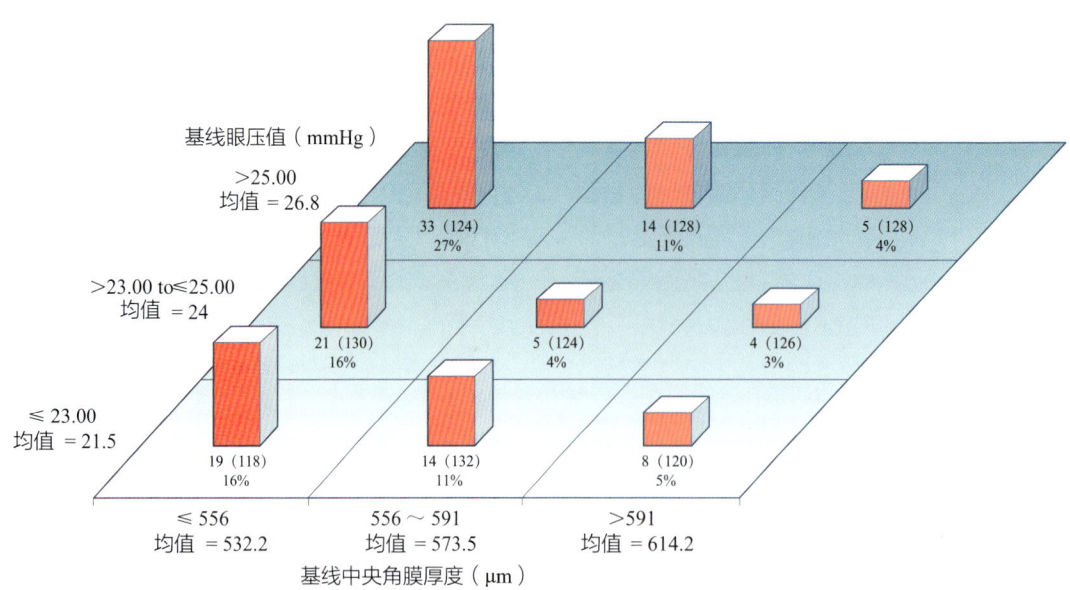

▲ 图 28-3　该图显示了 OHT 患者角膜中央厚度和基线 IOP 对青光眼进展的累积效应

这些结果是分析 OHTS 和 EGPS 的汇集数据得出的（引自 Data presented in Ocular Hypertension Treatment Study Group, European Glaucoma Prevention Study Group. Validated prediction model for the development of primary open-angle glaucoma in individuals with ocular hypertension. Ophthalmology 2007; 114:10–19）

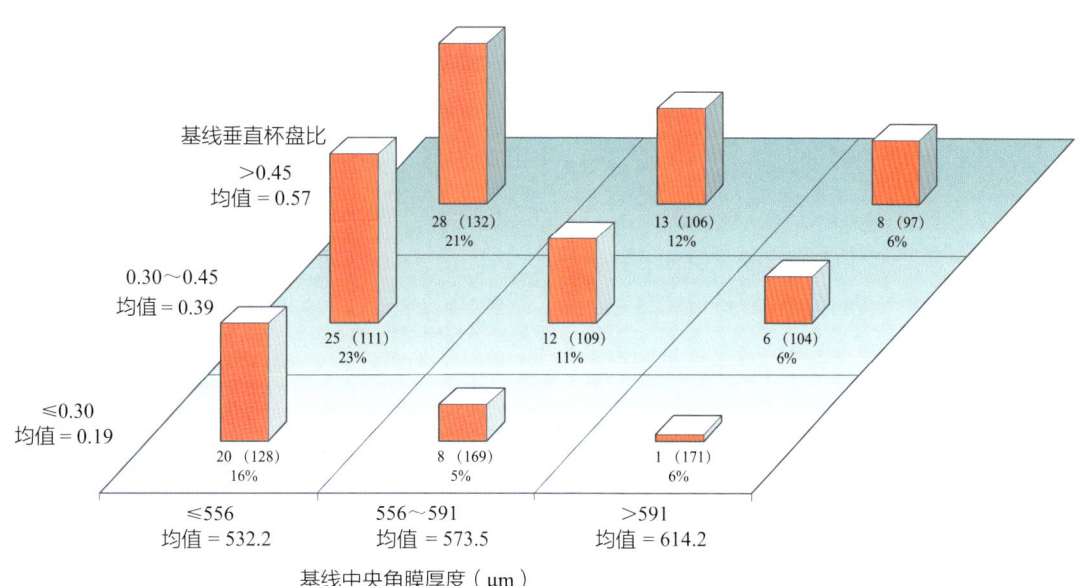

▲ 图 28-4 该图显示了 OHT 患者角膜中央厚度和杯盘比对青光眼进展的累积效应

这些结果是分析 OHTS 和 EGPS 的汇集数据得出的（引自 Data presented in Ocular Hypertension Treatment Study Group, European Glaucoma Prevention Study Group. Validated prediction model for the development of primary open-angle glaucoma in individuals with ocular hypertension. Ophthalmology 2007；114：10-19）

表 28-1　从高眼压进展到青光眼的危险因素

基线预测因子	基线预测的积分				
	0	1	2	3	4
年龄（岁）	＜45	45～55（不含）	55～65（不含）	65～75（不含）	≥75
平均眼压（mmHg）	＜22	22～24（不含）	24～26（不含）	26～28（不含）	≥28
平均 CCT（μm）	≥600	576～600	551～575	526～550	≤525
垂直杯盘比	＜0.3	0.3～0.4（不含）	0.4～0.5（不含）	0.5～0.6（不含）	≥0.6
平均 PSD（db）	＜1.8	1.8～2.0（不含）	2.0～2.4（不含）	2.4～2.8（不含）	≥2.8
总和	0～6	7～8	9～10	11～12	＞12
预估 5 年风险	≤4.0%	10%	15%	20%	33%

这张表使临床医生可以预测 5 年内患者从高眼压症进展到青光眼的风险。每个风险因素都会增加患者的总积分。总积分可用来估计 5 年内的进展风险。引自 Data presented in Ocular Hypertension Treatment Study Group, European Glaucoma Prevention Study Group. Validated prediction model for the development of primary open-angle glaucoma in individuals with ocular hypertension. Ophthalmology 2007；114：10-19.2007, American Medical Association. 版权所有

六、检测进展

对高眼压患者进行随访期间，必须定期评估视神经和视野，以确定是否存在青光眼早期损害。OHTS 证实，青光眼早期迹象更可能通过视神经外观的变化，而不是视野变化被检测到。然而，有些患者是首先检测到视野变化[35]，在其他一些患者，上述两种变化可能同时发生。早期损伤发现的顺序很大程度上依赖于评估方法和损伤阈值。辅助成像检查，如共焦扫描激光检眼镜、扫描激光偏振仪和光学相干断层扫描仪，现在都被更频繁地用于评估开角型青光眼的进展[36]。虽然这些检查方法有用，但它们不能代替视野检查和视盘的三维评估[37]。因为不管有没有用眼部降压药物，青光眼都有可能发生进展，因此即使是正在治疗中的患者，密切观察也是必不可少的。

七、进展的结构性证据检测

评估视盘变化常用的方法是视盘照片。将放大数倍的立体照片并排比较是一种非常有效的检测早期边缘变薄的方法。包括 HRT、GDX 和 OCT 在内的多种额外检查手段，都能够测量视盘结构和视网膜参数，例如视盘盘沿面积和神经纤维层厚度。可以跟踪这些参数以帮助识别进展。通常，有必要进行重复测试，以确保变化不是出自正常的检查误差。不同检查方法之间的一致性可以增强确认临床发现的信心，然而，这些检查之间也会出现差异，并使检测进展更加困难。重要的是，要确定视盘或神经纤维层的结构变化是否与视野的变化有关。

仔细检查视盘看其是否出血，可能有助于监测进展的迹象。视盘出血对高眼压患者来说意味着视野恶化的风险增加了 125%（图 28-5）[38]。

在标准视野计出现明显变化前，至少有 25% 的视神经节细胞已丢失[39]；因此，许多临床医生在寻找更敏感的青光眼损伤标志。在视野检查看到变化的 6 年之前，就发现 60% 的 OHT 患者具有神经纤维层损伤（图 28-6）[40]。神经纤维层的检查最初要么使用无赤光眼底检查，要么使用特殊的神经纤维层照片来完。OCT、GDX 或 HRT 等新技术可以量化神经纤维层的损失。

八、视野进展的检测

视野检查离不开患者有效的合作，且易受学习效果和检查误差的影响。在 OHTS 中，在一次异常和可靠的视野检查之后，86% 的人第二次检查是正常的。而在连续两个异常且可靠的视野检查之后，40% 的人下一次检查是正常的。三次异常的视野检查和视野变化与视神经外观的变化一致是确定 OHT 进展为青光眼的临界标准。在视野检查中观察到的高可变性使检测进展具有一定的挑战。

被选作评估视功能的检查设备类型可能影响临床医生检测进展的能力。新视野技术对早期视野缺损的恶化更敏感[41]。OHTS 表示，在某些情况下，SAP 的变化甚至发生在视盘变化之前。另一些研究表示，PERP 和 FDT 等视功能测试可能比 SAP 更早发现进展[21, 22, 42]；然而，是否应该将这些测试推荐

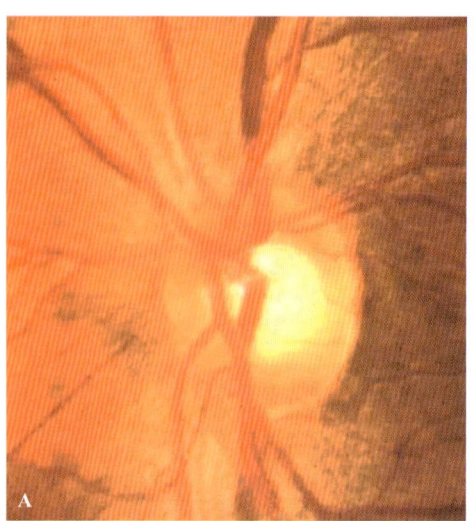

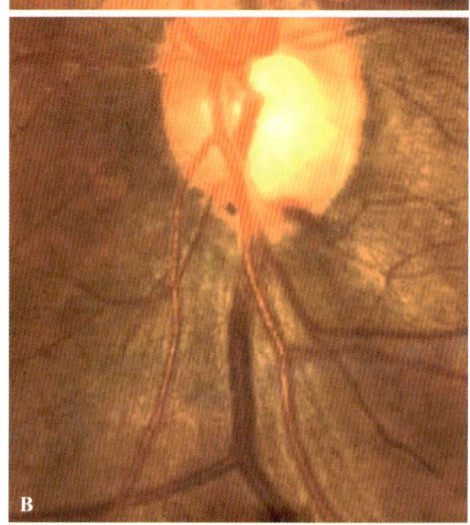

▲ 图 28-5　约 5 点半钟方位到 6 点钟方位，视盘盘沿局部变窄，相应区域神经纤维层楔形丢失和视盘出血
引自 https://vrcc.wustl.edu/disc.html, 2010 ©VRCC. 版权所有

给所有 OHT 患者尚无答案。无论技术如何，如果在视功能测试中看到变化，一定要重复测试，以确认该变化可再现。

有不同的视野分析方法用于检测进展。OHTS 将参与者的视野结果和与年龄匹配的正常对照者进行比较。基于概率分析通过与正常数据库的比较给出进展的定义。或者，可以通过分析视功能随时间的变化率（如青光眼进展分析）来检测进展[43]。基于趋势的分析提供了另一种监测视野进展的方法[44]。在趋势分析中，线性回归用 dB/y 来确定进展速度。可以使用逐点线性回归分析确定全局指数（如平均偏差和模式标准偏差）或个别测试位置的变化速度。

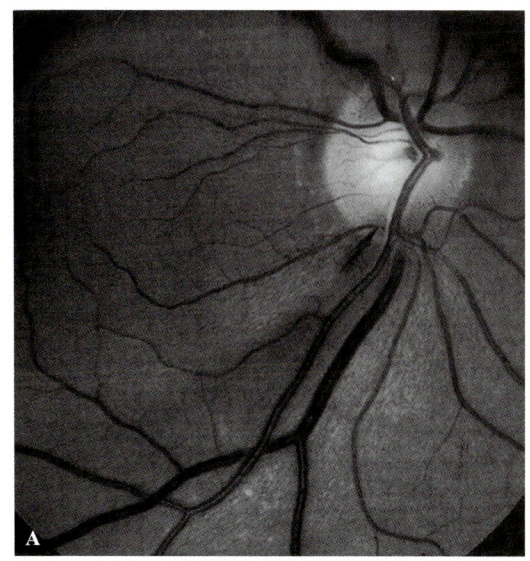 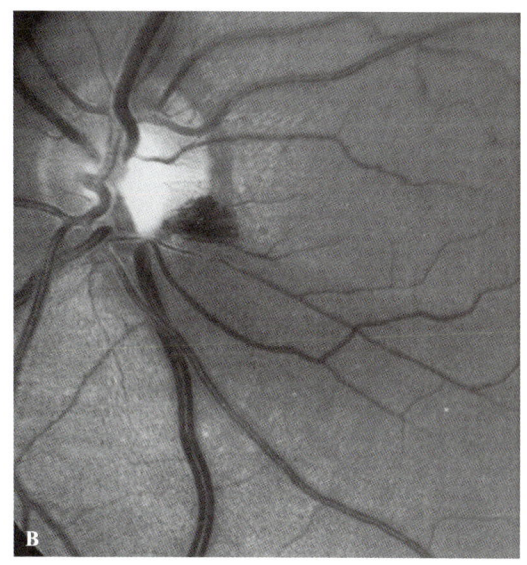

▲ 图 28-6 无赤光眼底照片中神经纤维层的丢失及视盘出血
图片由 Rhonda Curtis、CRA、COT 提供

九、治疗

在决定是否对 OHT 患者进行治疗时，必须考虑许多问题，包括患者进展为青光眼的风险、患者对治疗的态度、患者年龄、健康和预期寿命。患者从 OHT 进展到 POAG 的风险应分为低危、中危、高危 3 个等级。低危患者几乎不需要治疗。预防性治疗可能对一些中危至高危患者有益，但不需要治疗所有这些患者，因为他们当中的大多数不会进展到 POAG。中危至高危患者应被告知进展风险、治疗的潜在风险和益处。对于有些眼压升高的患者来说，对青光眼的焦虑可能会动摇他们治疗的决定。一些 OHT 患者可能倾向于继续接受眼部降压药物，尽管他们患青光眼的风险相对较低。一些临床医生认为，如果规定必须治疗，患者更有可能复诊。

暂不治疗的决定是基于一种假设，即治疗可以在最早的青光眼损害迹象显露时再开始。这种观察下的等待意味着患者要继续视野和视盘的复查。有些患者可能有眼球震颤的情况，这就使检查变得困难。在这种情况下，临床医生可能更倾向于建议治疗，因为在实质性损害发生之前很难诊断青光眼。此外，一些患者可能还有其他病症，如一只眼睛血管闭塞的病史，尽管 5—10 年内发展为 OAG 的风险较低，也理应治疗。类似地，可以对单眼患者或风险相对较低的年轻患者进行治疗。另一方面，观察下的等待更适合预期寿命短的患者。重要的是，对这些患者进行系列的眼底照相和视野的随访，以确保实现维持患者有用视力一生的目标。

OHTS 表明，在 5 年和 10 年的随访中，与无治疗相比，OHT 的药物治疗将进展为青光眼的风险降低了 50%[35, 45]。这种降低在所有 3 类人群均一致，且在进展为青光眼风险最高的患者身上绝对风险降低的最多（表 28-2）。OHT 的常规治疗是药物治疗。局部前列腺素类似物或 β 受体拮抗药是最常用的药物。各种各样的药物和越来越多的无防腐剂制剂为临床医生找到对大多数患者安全有效的药物提供了可能。在个别特殊情况下，除了药物治疗，还可以考虑氩激光小梁成形术或选择性激光小梁成形术。

成本效益分析表明，对每年有 2% 进展为青光眼的风险的 OHT 患者进行药物治疗是划算的[46]。随着人口老龄化，OHT 变得越来越普遍。当老年人开始治疗时，预期寿命会影响成本效益。如果重新分析成本效益并且考虑预期寿命，那么一个每年有 2% 风险进展为青光眼的 OHT 患者要达到成本效益的阈值，必须具有至少 18 年的预期寿命[47]。青光眼专家的一项调查报告显示，OHT 开始治疗的阈值是每年 4.6% 的进展风险，当使用风险计算器时，这个风险降低到 3.4%[48]。这些阈值均高于 2% 的临界值，然而，作者建议综合考虑患者的健康状况、预期寿命、偏好和进展为青光眼的风险，来做出治疗判断。

OHT 的药物治疗成本巨大。2005 年度平均每年用于降低 20%～25% 眼压的药物花费为 465 美元[46]。药物治疗还包括患者的时间和额外检查，这进一步增加了治疗费用。另一方面，青光眼可能引起的视力损害会对患者产生重大影响，这也给社会造成巨大的经济负担。

表 28-2　治疗与未治疗的 OHTS 者中 10 年间 POAG 的发病率

	POAG（95%CI）	
	10 年内未治疗	治疗 10 年
低度风险 a	7%（4%～11%）	4%（2%～5%）
中度风险 b	18%（13%～26%）	8%（6%～10%）
高度风险 c	42%（32%～54%）	19%（15%～23%）

CI. 置信区间
a. 进展为 POAG 的基线风险低于 6%
b. 进展为 POAG 的基线风险为 6%～13%
c. 进展为 POAG 的基线风险高于 13%。
改编自 The 10-year incidence of glaucoma among patients with treated and untreated ocular hypertension. Arch Ophthalmol 2011; 129: 1630-1631

十、治疗目标

一旦决定治疗的患者，就应该确立一个眼压范围或是眼压下降百分比的目标值。在高眼压症治疗研究中，眼压降低 20% 可使青光眼的发病率降低 50% 以上[35, 45]。目前的药物可使大多数患者的眼压降低 20%～25%。尽管每日使用前列腺素类似物能达到该目标，但可能还是需要额外的眼科药物。有些患者尽管眼压降低了 20%，仍将发展至青光眼阶段，因此，对于高危患者来说，最好将眼压降低的目标定得更高。跟踪治疗患者时，需要观察恶化的迹象，如视盘出血。若患者尽管治疗了还是发展为原发性开角型青光眼，应降低他（她）的目标眼压，加强并坚持治疗。

十一、随访频率

OHTS 和 EGPS 显示最初的青光眼变化可首先在视野或视神经中检测到。因此，对结构和功能参数变化的定期跟踪尤为重要。

在高眼压症的管理中，随访频率有很大不同。通常，若患者从高眼压发展到原发性开角型青光眼的风险为低到中度，则每年进行 1 次检查。若低到中度风险患者正在接受降眼压的药物治疗，那么随访频率将随患者的治疗反应而变。如果达到眼压降低的目标值，可每 6～12 月随访 1 次，但是，如果没有达到眼压降低的目标值，则意味着更频繁的随访（每 3～6 个月 1 次）。高危患者的观察性等待应包括每 3～6 个月随访 1 次。正在治疗中的高危患者如果已经达到眼压降低的目标值，就每 6～12 个月进行 1 次随访，如需要进一步降低眼压，就每 3 个月进行 1 次随访。

OHTS 的方案，包括每 6 个月 1 次的视野检查。如果患者的风险因素少，进展风险低，那么 1 年 1 次视野检查比较合适。另一方面，对风险因素多、进展风险较高的患者应更频繁地进行监测。对特定的高危患者来说，应每月进行 1 次视野检查。

每次就诊时，都应检查视盘和神经纤维层。必须仔细寻找视神经外观、视盘出血和神经纤维层变薄的变化。最初的立体视盘照片对于检查视神经随时间出现的变化至关重要。每年用 OHT、HRT 或 GDX 等仪器做视盘与神经纤维层成像，并进行智能分析可以帮助检测视神经和神经纤维层的细微变化。如果临床检查怀疑有早期变化，应重复进行拍片或视盘成像再做定论。

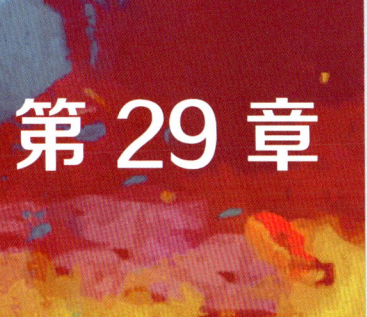

第 29 章　原发性开角型青光眼

Primary Open-Angle Glaucoma

Albert S Khouri　Robert D Fechtner　著
孙芸芸　译
石　砚　校

本章概要

原发性开角型青光眼（POAG）是最常见的开角型青光眼，也是全世界致盲的主要原因。发展到原发性开角型青光眼的危险因素已经明确。对于视力残疾风险最大的患者来说，更好地了解危险因素有助于他们在疾病进展之前进行更具针对性的积极治疗。对原发性开角型青光眼的治疗仍限于通过药物、激光手术或外科手术方法来降低眼压。大多数临床试验已经证明了降低眼压的好处。

原发性开角型青光眼的病因尚不清楚，眼压升高可能是因为房水通过小梁网流出时的阻力增加。然而，一些房水分流或减少小梁网阻力的外科手术效果并不非常显著，这表明房水下游流出路径可能有其他问题存在。此外，即使眼压值正常，患者也可能出现青光眼性损伤，且亦有患者可耐受高眼压而不发生青光眼相关的损伤。我们对青光眼的易感性了解甚少。

由于初期多无症状，原发性开角型青光眼的诊断和治疗仍是一个挑战。一旦患者出现明显症状，基本已处于疾病晚期。目前还没有适合的简单筛查手段。最好的检测方法仍然是全面眼睛检查，但这种资源并非普遍都能获得。由于原发性开角型青光眼的损伤不可逆，所以眼部治疗应着眼于维持足够的视功能，以保证生活质量。

一、概述

青光眼是不可逆性视力丧失的主要原因。这种潜在的致盲性疾病，是与眼压升高紧密联系的进行性视神经病变。由于原发性开角型青光眼早期无症状，所以往往在不可逆视觉损伤发生以后的疾病晚期才被诊断出来。在患者感觉功能受损之前做出诊断才能最好地保持视力。通常，这种诊断是根据特殊的视神经改变或精神物理测试中的异常做出假定性诊断。随着时间推移记录到疾病进展时，诊断确定性会越高。随着全球风险评估的发展、诊断工具和技术的完善，我们早期发现疾病的能力也不断提高。这让临床医生可以尽早为患者提供较好的治疗选择。前瞻性随机对照试验，如青光眼早期症状试验（Early Manifest Glaucoma Trial）、青光眼治疗联合研究（Collaborative Initial Glaucoma Treatment Study）和晚期青光眼预防研究（Advanced Glaucoma Intervention Study）等，都提供了关于自然病程、危险因素和治疗结果的关键数据。临床试验结果将在后面的章节中讨论。

二、患病率

有学者对 POAG 在不同年龄段的患病率和联合国的世界人口预测进行了分析，预计到 2020 年将有 5900 万人患 POAG，590 万患者将因 POAG 而双目失明，青光眼将成为全球第二大致盲原因[1]。

在2002年世界卫生组织关于视力受损的人数和原因的报道中提到，已有超过16100万人发生视力损伤，其中12400万人视力低下，3700万人失明。在2004年发表的该报道中，青光眼导致大约450万人失明。这些数字代表了20世纪90年代初以来的第一次全球性评估。这些情况在不同国家和地区间的差异显著，世界上超过90%的视障人士生活在发展中国家。尽管白内障仍然是世界上所有地区（除了最发达国家以外）与年龄相关的主要致盲原因之一[2]，但青光眼是全球范围内的第二大致盲原因，年龄相关性黄斑变性（AMD）则位列第三[3]。

青光眼的患病率受很多因素的影响，尤其是年龄和种族，一些基于人群的研究发现，患病率随年龄增长而增高[4-9]。50—80岁，青光眼患病率随年龄增长会增加5~10倍。然而此类研究中75岁以上的人不多，大部分人相对年轻，因为年龄越大的人越难被带去做筛查和眼科检查[10]。

众所周知，与白种人相比，黑人POAG的年龄校正患病率更高[4]。在巴尔的摩眼科调查中，黑人的患病率在1.23%（40—49岁的人群）到11.26%（80岁以上的人群）之间，而白种人的患病率则为0.92%~2.16%。在最近的索尔兹伯里眼病评估青光眼研究中，共有1233个人进行了眼科检查[10]，73—74岁白种人的POAG患病率为3.4%，75岁以上则上升到9.4%；而73—74岁黑人的POAG患病率为5.7%，75岁以上者的患病率则大幅上升到23.2%。可见，75岁以上的黑人比同年龄的白种人POAG患病率更高。这些发现对公共卫生计划和筛查方案的制订具有重要意义。这可能也反映出不同的种族遗传基础和对疾病易感性，患病数据直观反映了当前的状况。随着人口模式的转变，患病率也将相应地发生改变，而疾病负担和疾病的筛查亦会发生变化[11]。

三、危险因素

风险评估影响医生对青光眼患者的治疗方法，因此越来越多的风险评估着重考虑青光眼进展的危险因素。之所以要辨别青光眼的危险因素，是为了找出青光眼进展和症状性视力丧失风险最大的患者，因为这会对他们的生活质量产生不利影响。从这个意义上说，青光眼呈现出一种异常情况，其中一些假定的危险因素实际上是该病早期的病理改变，例如视杯扩大等。

眼科医生治疗早期青光眼的患者，经常面临应如何确立积极的治疗目标的困境。并不是所有青光眼患者在预期寿命内都会出现症状性视力丧失，有许多青光眼患者在有生之年都能看得见。简单地说，风险评估应该使我们能够识别出那些青光眼进展速度快、可致盲的患者。运用我们从纵向研究中学到的知识，将有助于制订个性化的风险评估方案。

文献经常描述"青光眼的危险因素"，却不指定它是疾病发生的风险还是疾病进展的风险。为了更好地理解这个问题，有必要将青光眼的病程理解为一种范围，从先前健康的、没有检测到视神经损伤（目前技术无法检测到的损伤），到早期检测到损伤没有或仅有早期无症状的视力丧失，再到更严重的损伤程度和失明。我们也不应该假定所有的危险因素在疾病的各个阶段保持不变。高眼压症和青光眼患者的风险评估，一直是某些文献研究的主题[12-14]。

一些危险因素可以通过患者的病史，如年龄、种族和病史采集来确定，而其他因素可以通过临床检查和眼压、视神经杯盘比等检查来检测。用来证实危险因素的证据强弱程度不等（表29-1），已经确定了几个从高眼压进展到青光眼的危险因素，

表29-1 青光眼危险因素的证据力度[14]

危险因素	证据力度
视盘变化	强
眼压升高	强
年龄增长	强
非洲血统	强
确认的家族史	中
糖尿病	适度
高血压	适度

引自 Fechtner RD, Khouri AS. Evolving global risk assessment of ocular hypertension to glaucoma. Curr Opin Ophthalmol. 2007 Mar; 18(2): 104–109. PubMed PMID: 17301610

这些将在另一章中详细讨论。下面我们将集中讨论与 POAG 及其进展密切相关的危险因素[15]。最近，有一个用来预测治疗后青光眼患者视野转归的风险模型，这可能有助于客观评估视野进展的风险。

（一）视盘

视盘的外观改变可能是最重要的危险因素和诊断标志，总的说来，大多数患者的青光眼都是由它的变化确定的。由于现阶段在视盘成像技术和生物学差异上的局限性，明确规定一个视盘参数作为危险因素仍有困难。然而，强有力的证据表明，自身杯盘比的增加就是青光眼进展的危险因素[16,17]。杯盘比增加是代表危险因素，还是一种尚未被发现但已存在的青光眼损害，这个问题还有争议[18]。结构性损伤早期检测的局限性，使这一问题很难彻底解决。在高眼压症治疗研究中发现，共焦激光扫描检眼镜（CSLO）的参数可预测 POAG 的发展（危险比的 95%CI，2.92~3.74）[19]。在一项比较不同成像方式（共焦激光扫描检眼镜、光学相干断层扫描、激光偏振光扫描仪）的研究中发现，视盘的异常和视网膜下神经纤维层厚度的减少，可以预测疑似青光眼和青光眼患者的视野进展[20]。正常眼压青光眼的协作研究（Collaborative Normal Tension Glaucoma Study）表明，视盘出血与青光眼进展的速度有关，而高眼压症治疗研究（Ocular Hypertension Treatment Study）发现[21]，视盘出血的高眼压症患者进展为 POAG 的风险高 6 倍（95%CI 3.6~10.1；$P < 0.001$）[22]。

（二）眼压

眼压（IOP）是青光眼进展最重要的危险因素之一[16,23-26]。眼压高到一定程度就可能致病。目前还不清楚什么程度的眼压致病风险最高。青光眼进展与眼压较高有关，与正常人（6%）相比，昼夜眼压波动和双眼眼压差大的情况在 POAG 患者（36%）身上更为常见[27]。研究发现，即使在校正年龄、种族和视野损伤之后，昼夜眼压波动和数天的眼压差，仍是导致疾病进展的重要危险因素［相对危险度（95%CI）分别为 5.69（1.86~17.35）和 5.76（2.21~1498）］[28]。一项随访了 8 年的青光眼早期表现的研究证实了之前的发现，即眼压升高是青光眼进展的一个重要因素，且眼压每升高 1mmHg，危险比增加 11%（95%CI 1.06~1.17；$P < 0.0001$）[29]。在另一项调查眼压波动与视野进展的关联研究中，单因素分析发现疾病进展与平均随访眼压、眼压波动和眼压峰值有关，而多因素分析发现只有眼压峰值与进展有关（OR 值 1.13，$P < 0.01$）[30]。

（三）年龄

有确凿的证据表明，原发性开角型青光眼（POAG）的患病率和发病率随着研究对象年龄的增长而上升[26,31-33]。这在其他基于人群的研究，如视觉障碍项目[34]和巴巴多斯家族研究中也被证实了[35]。在洛杉矶拉丁裔眼科研究中，高龄意味着 POAG 的进展（每 10 年 OR 值为 2.19，95%CI，1.74~2.75；$P < 0.001$）[9]。由于青光眼是一种进行性疾病，老年人风险更大是说得通的。

（四）种族

在原发性开角型青光眼人群中，非洲裔美国人所占的比例是白种人的 4~6 倍[4,36]。平均而言，非洲裔美国人患 POAG 的年龄也比白种人更早。其他研究也表明，黑人青光眼的患病率显著高于其他种族[10,37]。在洛杉矶拉丁裔眼科研究中，拉丁美洲人 POAG 的 4 年发病率高于非西班牙裔白种人，但低于非洲加勒比地区（2.3%；95%CI 1.8%~2.8%）[38]。

（五）家族史

青光眼家族史会增加个人的患病风险。虽然确切的遗传模式尚不清楚，但 POAG 是一种多因素的、多基因疾病。一些研究将家族史作为青光眼的危险因素加以仔细研究。塔斯马尼亚的青光眼遗传研究，对比了家族遗传性 POAG 患者与散发性 POAG 患者的人数，发现前者在确诊时明显比后者年轻，而且病情更严重[39]。这一发现肯定了个体化筛查的价值，特别是对有阳性家族史的人。

青光眼患者的自我表述可能是不可靠的，在鹿特丹研究中家族史是通过直接检查亲属而不是通过患者自我表述来确定的[40]。研究发现，有家族史的青光眼患者在 80 岁时的整个生命的青光眼绝对风险比无家族史的患者高 10 倍（22% 与 2.4%）。巴巴多斯对开角型青光眼的家庭研究调查了黑色人种中POAG的遗传，通过对患病者家属的直接检查发现家族史也是青光眼的重要危险因素[35]。巴巴多斯眼病研究在9年的分析中发现，家族史是青光眼明确的危险因素（相对危险度，2.4；95%CI 1.3～4.6）[33]。然而，家族史并不能解释所观察到的患病率情况，表明非遗传因素在青光眼的总体发生中也起着重要的作用[23]。

（六）糖尿病

多项研究探讨了POAG与糖尿病之间可能的关系。与非糖尿病患者相比，POAG的患病率在糖尿病患者中更高（4.2%比2%；$P=0.004$）[41]。在蓝山眼病研究中，青光眼患病率和高眼压症在糖尿病患者中更常见（两者的OR值和95%CI分别为2.12，1.18～3.79；1.86，1.09～3.20）[42]。其他关于青光眼治疗的前瞻性研究发现，糖尿病患者病情进展的可能性更大[43, 44]。

巴尔的摩眼科调查发现，青光眼和糖尿病之间的关联较弱（年龄-种族校正后的OR值为1.03；95%CI，0.85～1.25）

研究发现对于参加研究之前就被确诊为POAG的患者，POAG患病与糖尿病呈正相关（OR值为1.7，95%CI，1.03～2.86），这表明医疗系统的选择偏差可能会使得某些研究得出糖尿病与POAG正相关的结果[45]。而高眼压症治疗研究的结果表明，事实上自我表述的糖尿病患者进展到POAG的风险更低（多因素分析的危险比为0.37，$P < 0.05$）[23, 24]。在对高眼压症治疗研究和欧洲青光眼预防研究联合数据进行的分析中，糖尿病并没有被纳入疾病的预测因素。蓝山眼病研究报道称糖尿病（诊断为病史或空腹血糖水平升高）与青光眼之间存在显著的一致性关联[42]。糖尿病对发生POAG的影响仍存在争议[46]。

（七）高血压

在蓝山眼病研究中，患青光眼的参与者比无青光眼的参与者更容易患高血压：65.7%（95%CI，56～74.8）对45.4%（95%CI 43.8～47.1）[47]。虽然据报道血压升高与POAG呈正相关[48]，但基于大规模人群的弗雷明汉眼科研究[49]和巴尔的摩眼科调查未能证实该关联。然而，收缩压和舒张压与POAG呈正相关。年龄调整数据表明，收缩压>130mmHg的人POAG患病率更高。低灌注压（血压-眼压）与POAG的患病率密切相关，低灌注压最小的患者，POAG的患病率在6倍以上[50]。

（八）其他危险因素

据文献报道，近视、假性剥脱、偏头痛、视网膜血管直径等多种因素都被列为危险因素。OHT或POAG患者的近视患病率似乎也不断提高。在一项研究中，60%从OHT进展为青光眼的眼睛患有近视[51]。在北京眼病研究中，近视屈光度超过-6.0D的高度近视者，其青光眼患病率明显高于低度近视组（-0.5D～-3.0D）或正视眼组[52]。有证据表明假性剥脱是青光眼进展的危险因素[43]。偏头痛已被报道为青光眼进展的危险因素[53]。蓝山眼病研究在校正年龄、家族史、糖尿病、高血压和杯盘比后发现，视网膜中央动脉狭窄与POAG的高风险有关（校正后的OR值为1.77；95%C 1.12～2.79）[54]。

四、发病机制

尽管POAG是最常见的青光眼类型，但其发病机制尚不清楚。相应地，POAG定义为一种无明确病因的原发性疾病。根据目前的定义，每个被确定为能引起青光眼的原因，都被列为继发青光眼，而不是POAG。他们最终都走向视网膜神经节细胞的损伤和丢失[55]。有几项进展理论已被提出，但仍然存在争议。其中包括视神经损伤的血管理论和机械理论。

房水外流阻力异常和小梁网不同程度的改变，均有报道。这些组织异常包括胶原结构、小梁网间隙、邻管结缔组织和内皮细胞功能异常[56, 57]。施莱姆管的塌陷已被认为是POAG房水流出阻力增加的一个因素[58]。很难解释各种组织学性状及其对房水流出阻力和眼压的影响。流出系统的不同组成部分在调节眼压方面的作用，和系统的分段变异性使其无法简单解释[59]。随着房水流出的控制和眼压反馈调节新模型的提出，对房水外流复杂机械-传导机制的认识也不断发展[60]。眼前节OCT的最新进展帮我们更好地研究了从施莱姆管到巩膜浅层静脉丛的常规流出道的组成[61]。

五、遗传

DNA 相关技术的进步使我们对眼科疾病遗传学的认识有了巨大的飞跃。2003 年人类基因组计划（旨在识别人类 DNA 中全部大约 25 000 个基因，并确定构成人类 DNA 的大约 30 亿个碱基对的序列）和 2005 年国际人类基因组单体型图计划的完成加速了这一进展[62-64]。也许，之所以一直以来找不到 POAG 基因，与 POAG（尽管被认为是一种单一疾病）并不是由单一的"表型"变异组成有关。例如，一些 POAG 患者在眼压处于正常范围的情况下，仍会出现视神经损伤，而其他人在高眼压的情况下才会出现上述损伤[65]。

遗传因素在 POAG 的病理生理学中有着重要的意义。比如，myocilin 就与青少年开角型青光眼和 POAG 有关。尽管已经在 POAG 患者中发现了超过 40 种不同的 myocilin 突变，作为整体，这些突变仅与 3%～4% 的 POAG 患者有关[66]。其他 POAG 基因序列变异也已发现，但总体来讲，它们只能解释少数的 POAG 患者[67, 68]。Beaver Dam 眼病研究以人群为基础，对 486 个系谱进行眼内全基因扫描，使用回归模型实现了连锁分析，并且在染色体 2、5、6、7、12、15 和 19 上识别了七个候选基因位点。其中有两个区域（染色体 2 和 19）尤为重要，因为这两个区域都被确定为血压的潜在连锁区域[69]。在其他人群中验证这些初步发现，将有助于识别可能控制眼压的基因。

六、诊断

（一）疑诊与确诊

检测青光眼视神经病变或相应的特征性视野损伤是进行诊断的基础。在随访和治疗期间，对患者进行结构和功能性检查是有效的。检测到任何一种指标的变化，都不仅仅意味着疾病的进展，还可以明确 POAG 的存在，但诊断 POAG 不必再等到出现结构和相应的功能异常。例如，在高眼压症治疗研究中[24]，对于那些发现进展为青光眼晚期的患者，其中 55% 患者的诊断是基于眼底立体像的变化，35% 是基于可重复性检查出的视野缺损，另有 10% 的患者是基于并发的眼部缺陷。经典的视盘改变，如大的杯盘比等，可能在 POAG 和正常受试者之间有很大的重叠。视野灵敏度和检查的表现会随时间而波动，可疑结果在复测时经常消失或减弱。青光眼的诊断通常是根据特征性视神经或视野结果推测的。一旦出现该疾病的细微迹象就能检测，才能对大多数患者进行明确的诊断。

（二）POAG 体征

通过视盘的临床检查来诊断或排除青光眼是有挑战性的，因为患者与正常受试者视盘的外观和杯盘比存在生理性的变异。但随着时间的推移，观察对象视盘的变化是一个更敏感的疾病进展指标。某些检查结果对 POAG 有很强的提示作用，即使在观察中，它们单一的存在也意味着疑似青光眼的诊断。这些观察指标中有神经纤维层（NFL）缺陷、视盘盘沿出血和视盘切口或相对变窄（图 29-1 至图 29-3）。ISNT 规则有助于正常眼和青光眼视神经之间的辨别，在正常眼睛中，视盘盘沿通常遵循一种特征性构型，其中下方盘沿（I）最厚，其次是上方盘沿（S），然后是鼻侧盘沿（N），而颞侧盘沿（T）最薄，因此是 ISNT 规则。虽然这是一个有用的指导，但并不普适于健康的眼睛。这一规则在青光眼诊断中的应用也受到了挑战[70]。对许多患者来说，当视觉损伤被发现时，青光眼视神经病变可能已是晚期（图 29-4）。

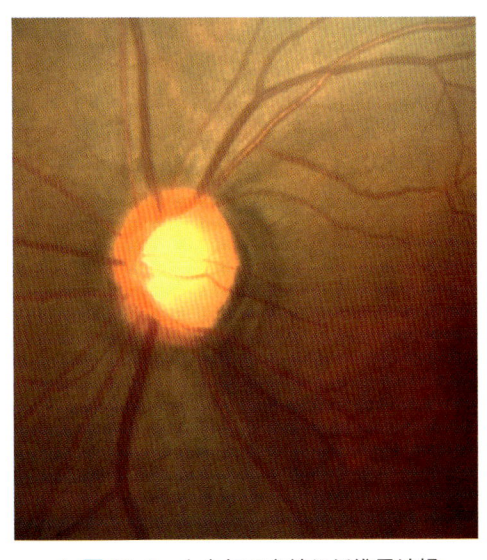

▲ 图 29-1　上方与下方神经纤维层缺损

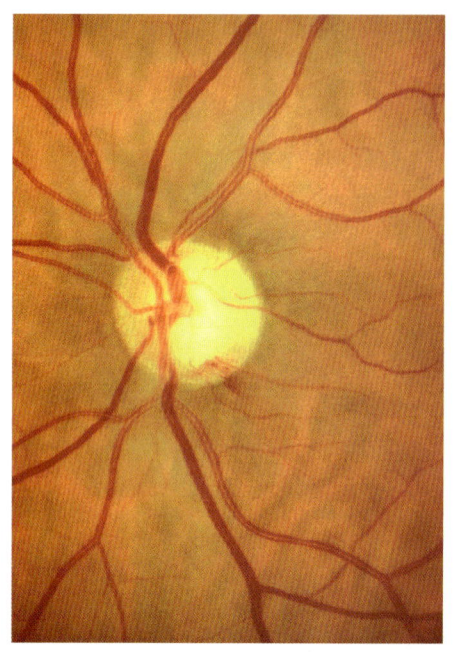

▲ 图 29-2　视盘下方盘沿线状出血、盘沿变薄及相应的神经纤维层缺损

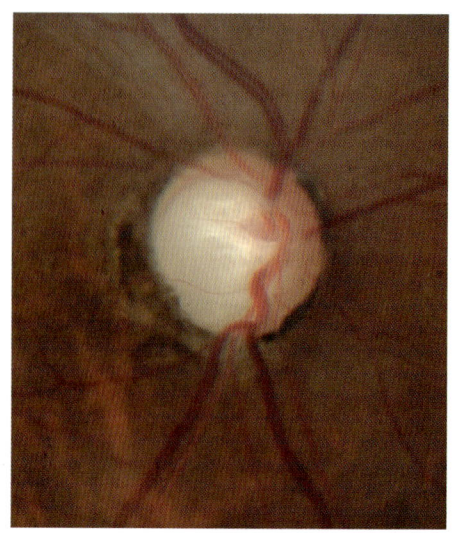

▲ 图 29-4　晚期青光眼性视神经病变

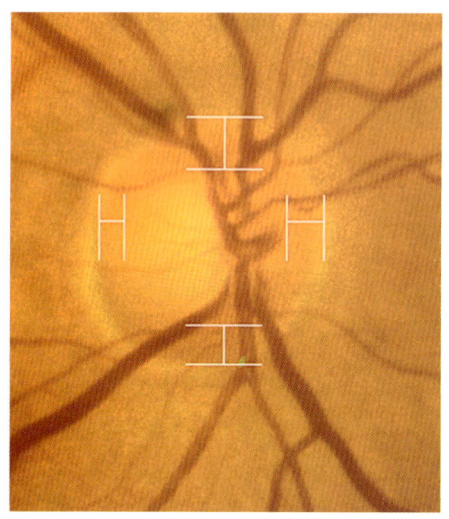

▲ 图 29-3　早期 POAG 患者视盘 4 个极的盘沿相对厚度。注意下方盘沿是窄的，不符合 ISNT 规则

微镜和手持式透镜（通常为 78D 或 90D）对视神经进行立体评价，另外也有不太常见的方式，比如通过对立体视神经图像进行评估等。虽然立体视盘照相一直被认为是一项非常有用的检查，但在眼科检查向其他数字成像技术过渡的情况中，眼底照相在大多数临床情况中变得不太实用（见下文）。

如前所述，青光眼的基本病理过程是神经节细胞轴突的丧失。视盘盘沿的外观和视杯的表现反映了轴突损失的量。一种有用的临床检查方法，应包括视神经评估的五个参数，视盘大小、视盘盘沿形状、视网膜神经纤维层、视盘周围萎缩弧，以及视盘出血的存在[73]。目前已发现与青光眼相关的大量临床特征（表 29-2），然而，其中似乎没有一个特征普遍地存在于所有患者中。因此，将眼底结构异常与视功能改变综合考虑判断，并对这些指标进行随访观察，仍然是必要的。

（四）功能缺陷

视野是原发性开角型青光眼诊断和治疗的主要检查。可重复的视野缺损可证实青光眼的诊断。某些视野缺损模式通常是青光眼典型表现，如弓状缺损和鼻侧阶梯（图 29-5 和图 29-6）。视野缺损的进展可能是疾病恶化最常见的指标。然而，视野检查通常对微小变化并不敏感，并且真实的进展通常反映了神经组织的显著损失。重要的是要认识到，并非所有在敏感视野检查中检测到的缺陷，都有可重

（三）结构异常

目前已证明，在视野缺损出现之前，可能已经发生明显的视神经损伤[71]。在一项研究中，首次检测到视野损失时，88% 的视神经照片中有神经纤维层缺陷，其中 60% 的眼睛在视野损伤前 6 年就出现了神经纤维层缺陷[72]。视神经的立体镜检查可对结构进行详细的评估。临床上，最常用裂隙灯生物显

表 29-2 青光眼常见的视盘和神经纤维层临床表现

临床表现	描述
杯盘比	增加，通常 > 0.6 眼睛之间的不对称，通常 > 0.2 垂直比增大，通常表示下方或上方视盘盘沿的丢失
视盘盘沿	切迹或局部损失 苍白 颞侧视盘盘沿倾斜很常见，并不是特征性的标志
神经纤维层	局部楔形缺损 可以在疾病晚期出现弥漫性神经纤维层缺损 通常与线状出血有关
血管	视盘线状出血 血管屈膝样改变合并其下的视盘盘沿丢失 刺刀样血管 局限性或弥漫性血管狭窄 晚期视杯凹陷可致血管鼻侧倾斜
视盘旁萎缩弧	常见但并非青光眼特异性改变

复性，且提示病理性青光眼性的进展。

在出现视野缺损之前，诊断出青光眼的情况较少见。但在出现视野丧失之前发生复发性视盘出血的患者除外[74, 75]。采用静态技术的标准自动化视野计（Standard automated perimetry，SAP）几乎完全取代了动态手动视野检查，这在很大程度上是因为自动化检查的便捷性和可实现视野缺损的定量测量。除了白色-白色 SAP 之外，还存在一些其他自动视野检查和算法，用于诊断和检测青光眼的进展，这些技术包括短波自动视野计（SWAP）和频率双重技术视野计（FDT）。各种功能测试在检测青光眼和青光眼进展中的效果是多变的[76]，然而，SAP 仍然是自动视野检查中最常用的临床检查。

简而言之，诸多证据表明 SWAP 可以比 SAP 更早地检测到视野缺损，其敏感性和特异性分别约为 88% 和 92%。但是，在标准算法速度下执行 SWAP 测试可能会需要很长时间。用于 SWAP 视野检查的瑞典交互式阈值算法（SITA）缩短了与完全阈值测试相比的测试时间，并且当特异性为同等程度时，其检查效能相似[77]。SWAP 对硬核等晶状体混浊也很敏感。除此之外，与 SAP 相比，它显示出了更大的长期波动，因此难以用于评估准确的疾病进展。而使用 FDT 视野检查显示，它检测中度和晚期青光眼的敏感性和特异性超过 97%，对早期青光眼的敏感性为 85%，特异性为 90%。在一项研究中，FDT 与青光眼检测中的 SAP 相当，并且与 SWAP 相比具有更高的敏感性[76]。由于 FDT 视野检查时间短且受屈光间质混浊和瞳孔大小的影响较小，因此可能被当作筛查工具[78]。在一项对比研究中发现，它在检测青光眼方面的表现与 SAP 一样，但在临床上尚未得到广泛应用。

（五）辅助检查

本书其他部分详细介绍了青光眼相关的功能和结构性检查。以下是青光眼诊断和随访中使用的检查概述，有些临床医生会不断采用新的检查，并淘汰基于旧技术的检查，这可能会不利于后期随访，因为一种计算机辅助成像技术的结果，通常无法转换为更新的技术，此时必须建立新的基线。

立体照相

视盘立体照相可以客观记录视神经的改变[79]，并且对系列照片进行比较，是一种强有力的比较工具[80]。它已被用作主要临床研究的重要观察指标。数字成像技术的应用在眼科学中变得越来越普遍，并且几乎取代了胶片。数字眼底照相机已被广泛应用，并且已开发出更新的立体数字眼底照相机。数字成像可以对获得的图像质量进行即时反馈。在评估青光眼视神经病变时，胶片和数字成像似乎具有可比性，基线视神经的高质量图像可以检测微妙的结构变化[81]，像临床研究和远程眼科学中应用的一样，数字图像可以传输到阅片中心，并且不影响临床解释或图像质量[82]。此外，数字图像还可以使用软件驱动的数字滤波器分析数字图像，以加快图像的归档和临床评估[83, 84]。

（六）其他成像技术

1. 激光偏振光扫描仪

该技术通过将激光束照射到视网膜上，并评估反射光束的偏振或延迟的变化，来测量盘周神经纤维层（NFL）厚度。

激光延迟是由于神经节细胞轴突中神经管的双折射特性。对角膜双折射进行个体化补偿。GDx

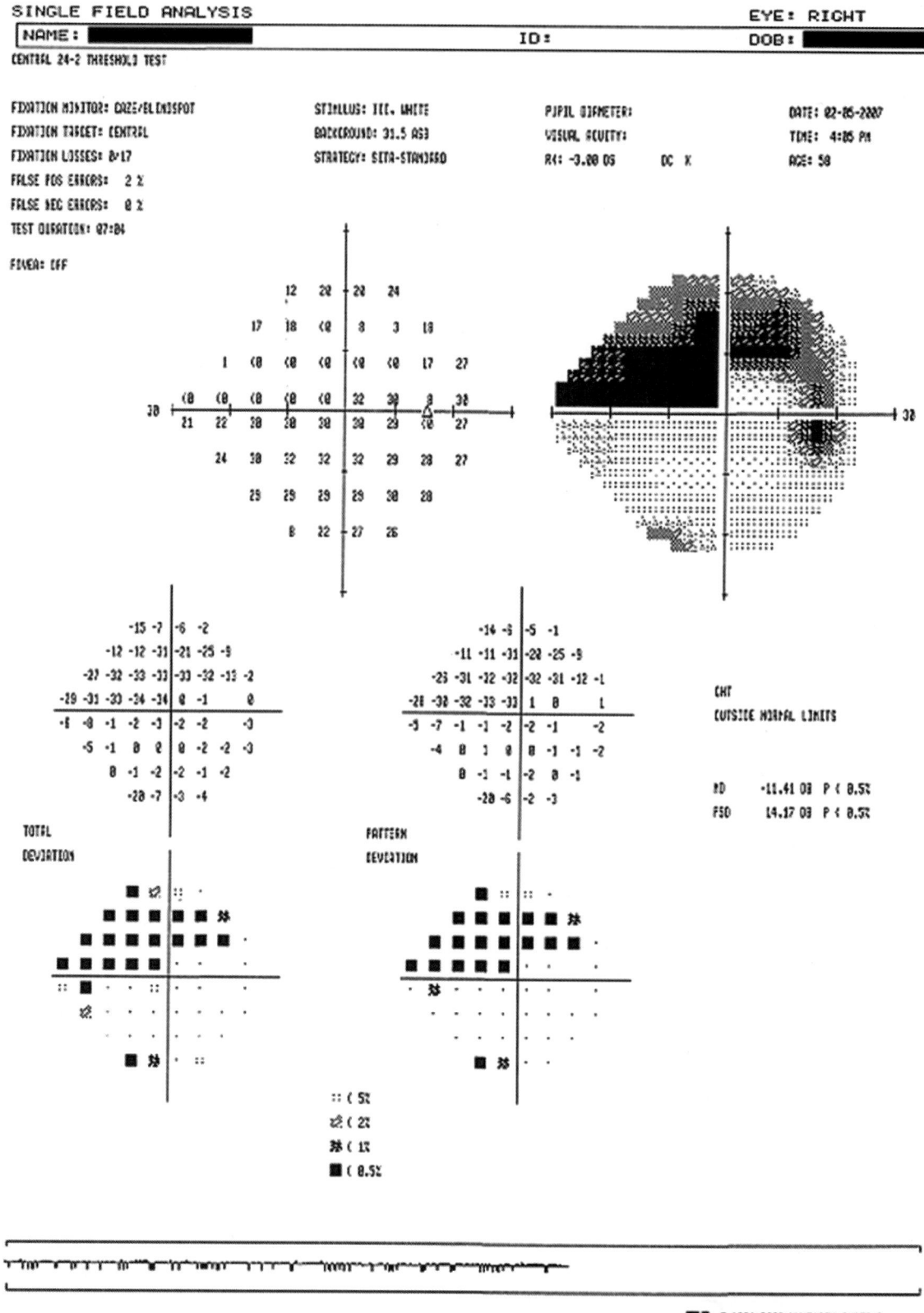

▲ 图 29-5 标准自动视野检查提示经典的视野弓状缺损

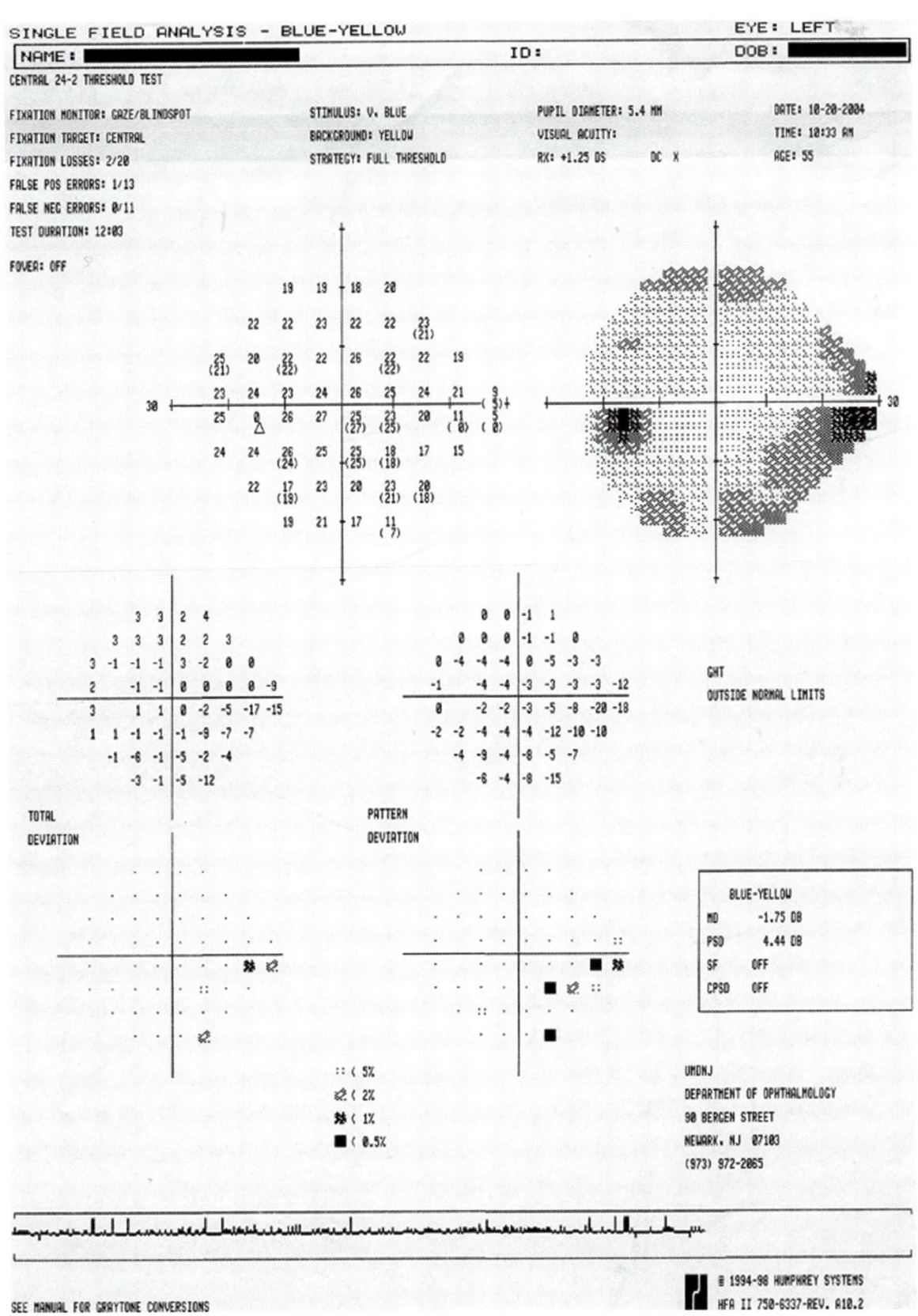

▲ 图 29-6 短波自动视野检查提示早期下方鼻侧阶梯状视野缺损

（CarlZeiss Meditec，Inc.，Dublin，CA）利用扫描激光偏振测量法产生视盘周围视网膜的高分辨率图像。NFL 厚度沿着盘周直径为 3.2mm 的圆测量。上极和下极具有最大的 NFL 厚度，并且当以图形方式绘制厚度时，这通常表现为在正常眼睛中的"双驼峰"图案。

使用该技术进行的测量与青光眼损伤和视野缺损密切相关[85, 86]。自从引入更新的 OCT 仪器（见下文）以来，这种技术的使用较少。

2. 激光共聚焦扫描分布

激光共聚焦扫描分布的原理是通过单个针孔照射视神经和视网膜，并让从关注点返回的光穿过针孔然后被检测到。要对平面而不是点进行成像，必须逐点扫描该平面中的点阵列，从而产生光学平面或截面。海德堡视网膜断层扫描仪（Heidelberg Engineering GmbH，Heidelberg，Germany）通过重建多达 64 个扫描图像平面来创建分布图像。由操作员放置轮廓线，并对图像执行一系列分布分析。最新的 HRT 3 软件基于整个分布图像的三维建模执行自动分析。构造 ONH 形状的三维模型不需要手动放置轮廓线，也不需要用于分析的参考平面[87]。人们发现许多 HRT 参数与 POAG 的病情进展有关，包括较大的杯盘比、平均杯深、视杯体积和视盘盘沿面积和体积[88]。

3. 光学相干断层扫描

近年来，OCT 可能已经成为视网膜神经纤维层（RNFL）最广泛采用的成像方式。该技术的物理原理与超声波的物理原理类似。光学相干断层扫描使用从视网膜反射并由干涉仪检测的近红外光，测量反向散射光的波长。当它穿过包括 RNFL 的视网膜层时，这提供了基于低相干激光的光学后向散射形成的组织轴向交叉截面图像（A 扫描系列）。横向和轴向分辨率由眼睛的光学系统和光源的波长带宽决定。利用光谱域 OCT，采用宽带光源，其允许光谱仪同时记录所有波长的信号，然后将其转换为空间信息（时域不可能）。这可以改善分辨率和图像采集速度，从而减少眼睛运动伪影。同时也可以重建三维截面（ONH 周围的立方体）和改进的图像配准。作为参考，虽然时域 OCT 具有每秒获取几百个轴向扫描的能力（受到内部镜子的旋转速度的限制），但是频域 OCT 每秒可以获得数万到数十万个轴向扫描。这一转化将 5~7μm 范围内的分辨率大大提高。

青光眼算法测量，以视盘为中心的一圈 RNFL 厚度，并可重建 ONH（图 29-7）。视盘算法通常依赖于预定的参考平面，该参考平面设置在视网膜色素上皮上方的某一距离，然后将测量结果与参考或标准数据库进行比较。因为与参考数据库比较将决定结果的意义，所以临床医生必须认识到参考数据库在各种商业可用单元上的差异和局限性。制造商在不同 OCT 单元上可用的数据库受试者特征，排除标准和检查参数在表 29-3 至表 29-5 中进行了总结。使用这些仪器对杯盘比和视盘盘沿面积这样的参数，以及 NFL 测量可以提高诊断青光眼的准确性[89]。

上述每种技术在 POAG 进展的诊断和评估中，都有各自的优点和局限性。临床医生不应仅依靠成像设备来诊断或定期检查患者。关注患者个体的临床评估得出检查结果的解释才是最准确的。

七、治疗方案和治疗顺序

POAG 治疗的选择通常取决于疾病所处的阶段、发生损害时或损害继续进展的眼压水平，以及患者终身视力残疾的风险。虽然评估终身风险仍然存在挑战，但我们对全球风险评估的理解仍在不断发展。目前 IOP 是唯一可通过治疗改变的风险因素，可通过药物、激光手术或外科手术降低眼压。初始治疗的选择取决于许多因素，但主要取决于疾病的严重程度、眼部和系统因素，以及患者的经济条件和生活方式，所有这些因素都会对为个体患者制订最佳治疗策略的决策过程产生影响。在美国，大多数患者都会先接受局部药物治疗。最近更常见的是患者会考虑把选择性激光小梁成形术作为一线治疗。如果治疗目标未得到满足，则需要进行外科手术治疗。最大药物治疗的概念在不断发展[90]，对于一些患者来说，它可能代表一种固定联合制剂，含或不含前列腺素类似物。关于青光眼治疗的全面讨论超出了本章的范围，这将在其他章节中进行详细讨论。

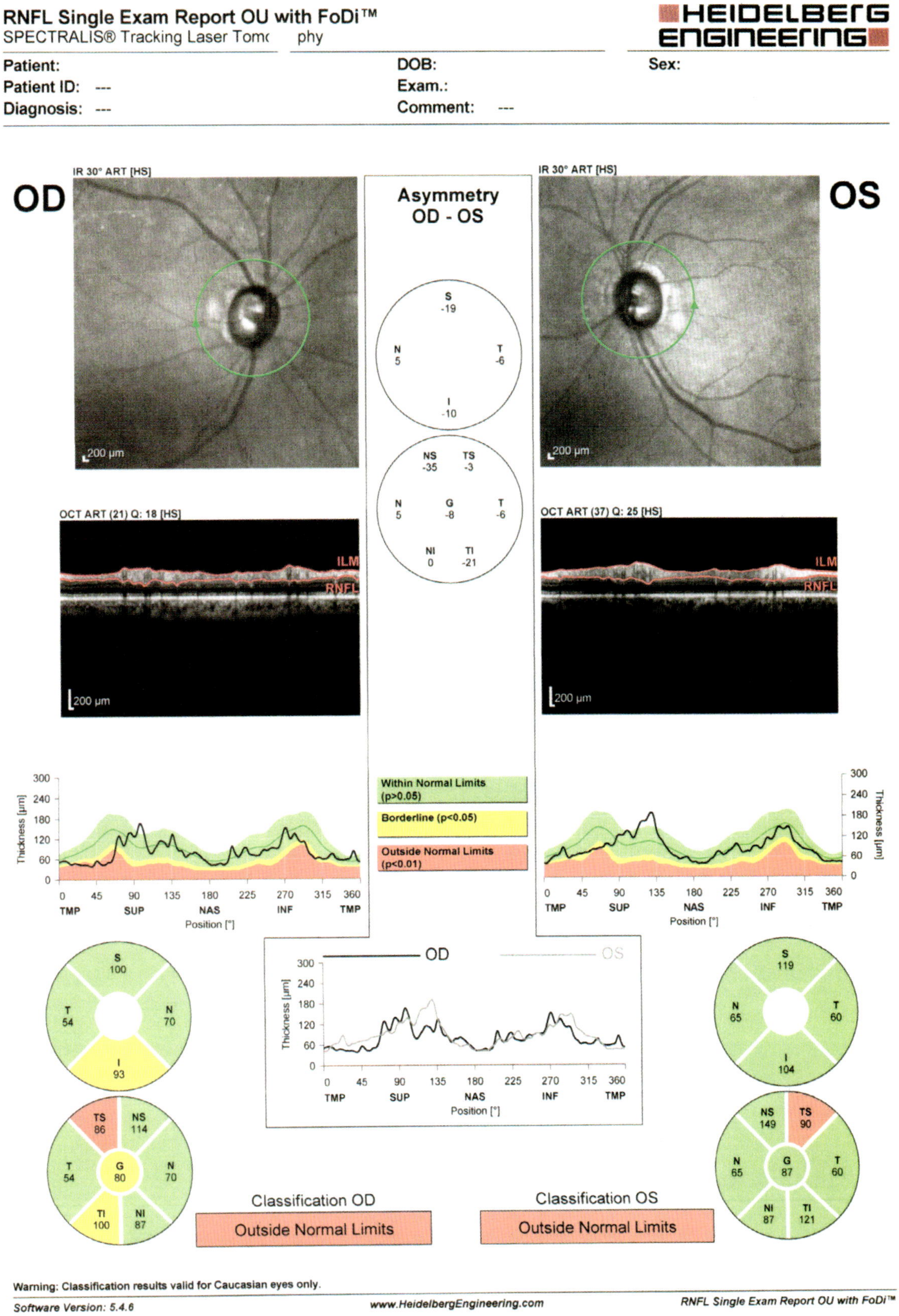

A

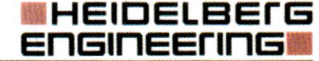

▲ 图 29-7　OCT 示青光眼患者双眼神经纤维层的局限性缺损

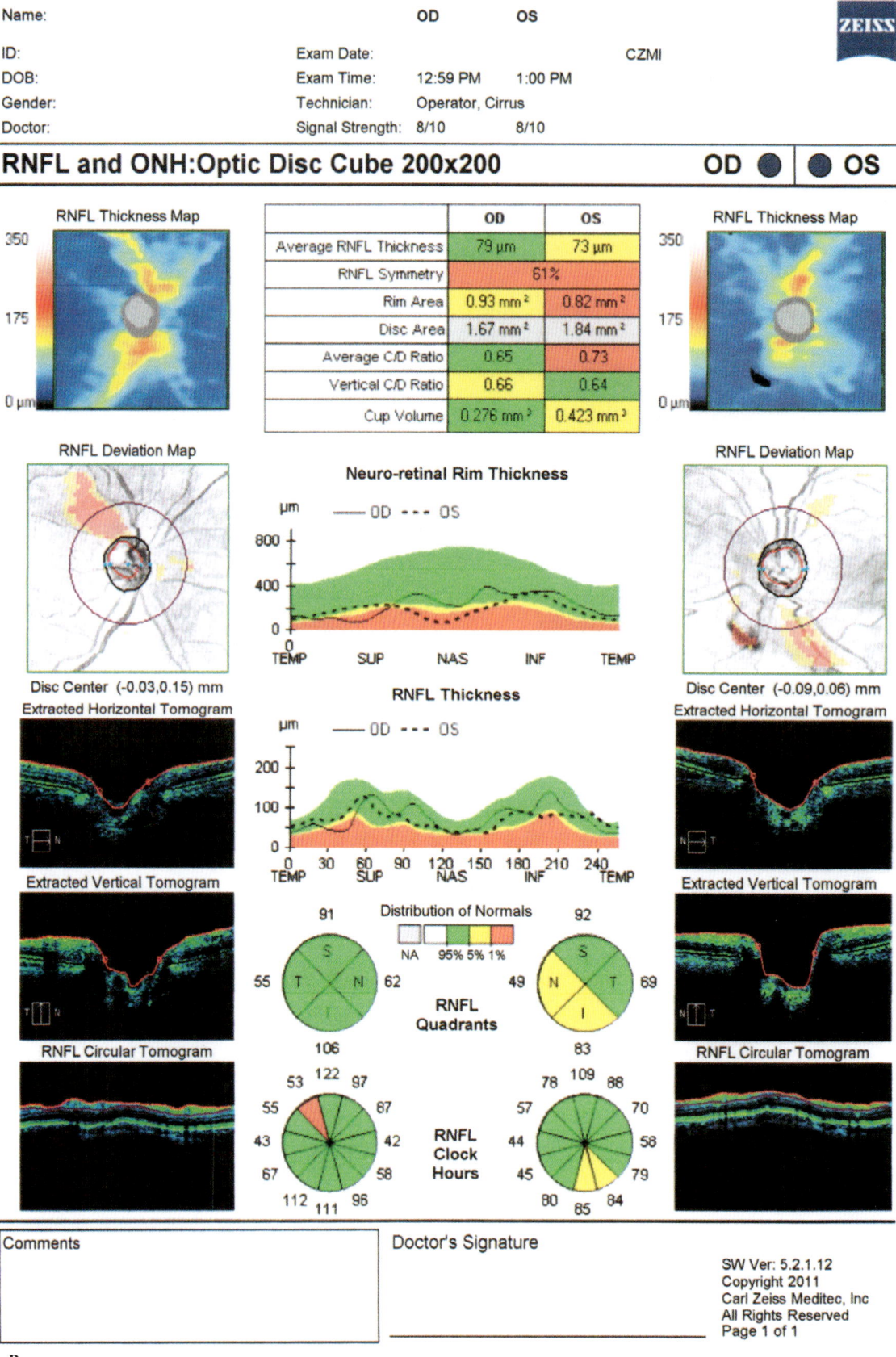

▲ 图 29-7 （续）OCT 示青光眼患者双眼神经纤维层的局限性缺损

表 29-3 光学相干断层扫描仪的受试者来源数据库（制造商）

	RT Vue	Cirrus	Spectralis
研究地点	11 个全球数据（最初招募 15 个）： 美国 6 个 日本 3 个 印度 1 个 英国 1 个	美国 6 个 中国 1 个	德国 1 个
#受试者	480 人	284 人	201 人
受试者种族	白种人 非洲人后裔 西班牙 亚洲 印度人 其他	非洲人后裔 中国人 欧洲人后裔 西班牙裔	白种人
受试者年龄	18—84 岁	19—84 岁	18—78 岁
意义（包括局限性）	神经纤维层厚度 神经节细胞复合体（GCC） 黄斑视网膜厚度	视盘周围神经纤维层厚度 视盘立体扫描下的神经纤维层厚度 视神经参数 黄斑神经节细胞 + IPL 厚度 黄斑区视网膜厚度	神经纤维层厚度

表 29-4 光学相干断层扫描仪的数据库排除标准（制造商）

	RTVue	Cirrus	Spectralis
眼部既往症者	• 活动性眼部疾病 • 先天性异常 • 结构性窄房角 • 青光眼或疑似青光眼 • 糖尿病视网膜病变 • 6 个月内进行过单纯白内障手术 • 其他内眼手术史	• 玻璃体视网膜疾病 • 12 个月内进行过单纯白内障和（或）屈光手术 • 任何复杂的眼科手术 • 弱视 • 青光眼、高眼压症，青光眼疑似患者 • 房角关闭、视盘出血 • 眼部感染或发炎	• 青光眼 • 玻璃体、视网膜或脉络膜病变，以及视神经病变 • 任何眼内病变 • 之前进行过内眼手术（白内障手术除外）
内科病史	• 白血病 • 艾滋病 • 痴呆 • 多发性硬化 • 动脉硬化	• 白血病 • 艾滋病 • 痴呆 • 多发性硬化 • 糖尿病 • 难以控制的系统性高血压	• 糖尿病
家族病史	青光眼一级亲属		
药物	羟氯喹或氯喹		

表 29-5　光学相干断层扫描仪数据库检查参数

	RTVue	**Cirrus**	**Spectralis**
屈光度（排除）	外部球镜 +/- 8 D，柱镜 +/- 2 D	外部球镜 –12 D 到 +8 D	外部球镜 –7 D 到 +5 D
眼压	< 22mmHg	< 22mmHg	≤ 21mmHg
视敏度	单眼最佳矫正视力 ≥ 20/30	Snellen 表，任何眼不低于 20/40	0.7 或更好（约 20/30）
视神经和视网膜神经纤维层	视盘的外观未被用作排除标准	无视盘出血，神经纤维层缺损	视盘正常表现 –2 个检查者确定
视野	正常 Humphrey SAP（< 25% FN、FP、FL） 正常 GHT（Octopus 视野正常也可）	普通 Humphrey 24-2 视野（15% 或更少 FN、FP、FL）（30-2 程序正常也可）	FDT、Octopus 或 Goldman 视野检查正常的视野

（一）目标眼压

建立眼压控制范围的上限，认为该范围内的眼压不会进一步的损伤视神经，这一眼压被称为"目标 IOP"[91]。虽然研究可以确定不会导致疾病进展的眼压水平[92]，但目前尚没有明确的算法能帮助医生判定在任何一个特定的患者身上，低于某一眼压值时可以避免视神经进一步损伤。目标 IOP 通常根据临床医生的经验和临床研究结果数据提供的知识来确定，这仍然主要是一个个体的主观过程。如果是青光眼进展发生在预设的"目标范围内"，那么目标 IOP 应进一步降低。尽管目标眼压非常低，但患者仍可能会进展。我们必须认识到，某些患者的疾病损害可能存在非眼压依赖性因素。

通过量表评估青光眼的轻、中、重的严重程度，对选定目标眼压是有帮助的。根据最新的美国眼科学会 2010 年发表的临床指南，青光眼的严重程度可分为以下几类。

轻度：视神经异常与 PPP 中定义的青光眼一致，但标准自动视野检查示视野正常。

中度：视神经异常与 PPP 中定义的青光眼一致，且标准自动视野检查示视野缺损限制在半个视野内、同时位于固视点 5° 范围外。

重度：视神经异常与 PPP 中定义的青光眼内容一致，且标准自动视野检查视野缺损发生在双侧视野，且 / 或至少在半侧视野中位于固视点的 5° 范围内[93]。

大量证据表明，初始目标眼压应比治疗前眼压低至少 20%[24, 92, 94]。对于疾病晚期或病情迅速恶化的患者，建议进一步降低目标眼压[95]。

（二）药物治疗

经济和监管问题决定了医生为患者开出何种降眼压药物。局部用前列腺素类似物和 β 受体拮抗药是最常用于降低青光眼患者眼压的滴眼液。局部用前列腺素因其有效性更高，给药方便（每日 1 次）和优异的全身安全性而被列为首选。同期其他类型的局部用药，包括 α_2 受体激动药、碳酸酐酶抑制药和较老的拟副交感神经药。口服碳酸酐酶抑制药也有效，但它可能引起的全身不良反应更多。如果药物不能降低眼压，可将其转换为同一药理学类别中的另一种药物。简化治疗有助于患者避免复杂治疗方案带来的负担。如果单一药物能有效降低眼压，但未达到目标压力，则可采用联合治疗或改用其他合适的替代疗法。有各种固定联合制剂可供选择。这样虽然方便，但这些不能使组分的浓度或剂量频率个体化。最后，青光眼充分的药物治疗，需要高度的治疗依从性。

药物治疗的坚持

坚持是随着时间推移持续使用处方药，而持久性是随着时间的推移始终如一地使用处方药物。治疗的坚持和持久性对于预防视力丧失，和随之而来的功能丧失与生活质量下降至关重要[96]。依从性通常被定义为患者遵循医生的建议。在最近的医学文献中，像"坚持"和"持久性"这种模糊的词已被青光眼治疗的"依从性"所代替[97, 98]。降低滴眼药方案的复杂性，有助于提高青光眼治疗的依从性、坚持和持久性。然而，这种关系绝不是直接的。

众所周知，患者对慢性药物坚持的水平是可变的，并且难以在各个医学领域进行测量[99]。坚持研究难以进行，并且充满了潜在的偏倚。关于不同药物方案如何影响坚持的证据也是混杂的。滴眼方案的复杂化与坚持性变差相关[100, 101]，或并不导致坚持的改变[102]。一篇研究青光眼治疗方案坚持的综述发现仅有 29 项研究报道了患者对治疗的不坚持，认为应当谨慎对待临床指南的结论[103]。然而，人们普遍认为，患者会优先选择较低频率滴眼、相对简单的治疗方案，且依从性较高[59]。从这个意义上说，固定的联合制剂可以为患者提供更好的便利。如果从单瓶中滴一滴滴眼液，就可以达到从两个独立瓶子中用两滴滴眼液的功效，那对患者的益处是显而易见的。

（三）激光和外科手术

激光小梁成形术在无法或不愿使用药物的开角型青光眼中被认为是一线治疗，或者在一些可能很有效的疾病中，如假性剥脱或色素性青光眼。激光小梁成形术作为药物治疗的辅助手段，可额外降低眼压；而有时也可作为等待滤过手术过程中的一种临时控制眼压的方法。与最初用药物治疗的眼睛相比，最初用氩激光小梁成形术治疗眼睛的眼压降低了 1.2mmHg[104]。选择性激光小梁成形术（532nm Nd：YAG 激光）似乎与氩小梁成形术在降低 IOP 的疗效一样，并且至少在一些患者中，重复进行时亦有效[105-107]。

外科手术在控制眼压方面同样可以发挥作用。通过创建窦口（小梁切除术）或使用小型引流装置，可以在巩膜瓣下实现向结膜下空间的房水引流。其他降低 IOP 的方式包括非穿透性青光眼手术，施莱姆管成形术、小梁旁路装置、脉络膜上腔分流术和其他新型装置等。本教材的几个部分致力于全面讨论青光眼的药物和手术治疗。

八、部分重要的 POAG 临床研究

目前对 POAG 进展风险和治疗结果的了解，很多来自国家眼科研究所（www.nei.nih.gov）支持的大型前瞻性临床试验。高眼压症治疗研究（OHTS）主要侧重于量化高眼压症患者发生 POAG 的危险因素。其他临床试验，如早期青光眼表现研究（EMGT）和协作初始青光眼治疗研究（CIGTS）研究了治疗新诊断 POAG 患者的长期效果。晚期青光眼干预研究（AGIS）招募了药物治疗无法有效控制的 POAG 患者，并评估了小梁切除术和氩激光小梁成形术不同干预措施的长期结果。各项研究总结于表 29-6。

（一）EMGT

主要目的是比较药物治疗对晚期 POAG 或不治疗对新发现 POAG 进展的影响，测量 IOP 降低的程度和探索可能影响青光眼进展因素。EMGT 是与瑞典隆德大学合作进行的，该研究在瑞典医学研究委员会支持下开展，共有 255 名开角型青光眼患者随机分配到接受氩激光小梁成形术加外用倍他洛尔的治疗组及无立即治疗的对照组（129 例治疗；126 例对照），每 3 个月对他们随访 1 次。6 年后，53% 的患者青光眼进展。基线至第一次随访结束时，每 1mmHg 眼压的降低会导致青光眼进展的风险降低 10%（风险比 =0.90，每 1mmHg 眼压的降低；95%CI，0.86～0.94）[43]。在最近一项中位随访时间为 8 年（范围 0.1～11.1）的研究中，68% 的患者青光眼发生了进展。与之前的研究结果相似，IOP 升高是青光眼进展的一个重要因素，每增加 1mmHg 的 IOP，危险比就增加 11%（风险比 =1.11，95%CI，1.06～1.17，$P < 0.0001$）。然而，眼压波动与进展无关（风险比 =1.00，95%CI，0.81～1.24，P=0.999）。[29]

（二）CIGTS

该研究比较了新诊断的 POAG 患者行常规局部药物治疗或立即行滤过手术治疗的长期效果[108]。CIGTS 是一项随机对照试验，共纳入 607 名眼压 ≥ 20mmHg，且已有视神经损伤和（或）视野缺损的患者，接受阶梯式药物治疗方案或滤过手术以控制其青光眼。所有患者术后均进行检查，并在治疗后 3 个月和 6 个月进行随访，此后每 6 个月进行 1 次。随访 5 年的结果显示，两组的 IOP 均从基线开始显著且持续下降，手术组的 IOP 比药物组低 2～3

个点。手术组在研究的前3年视野损失和视力丧失更重，但这些差异在随访的第4年和第5年基本消失。手术组的白内障摘除比例比药物组更多。手术组的眼部局部症状更多，但大多数症状在3年以上的随访中消失；而药物组则伴有各种全身症状。CIGTS的结果认为，不应改变原发性开角型青光眼患者初始治疗中正进行的治疗方法[109]。

（三）AGIS

在晚期青光眼中，单独使用药物通常不会将IOP降低到设定目标。随着时间的推移，许多患者需要多种治疗干预来控制他们的青光眼。AGIS评估了初始药物治疗失败的青光眼中，再接受小梁切除术和氩激光小梁成形术的长期结果[110]。共有789只眼睛被诊断患有晚期青光眼，所有患者均按照标准化方案进行至少5年的随访，以确定视功能丧失程度、治疗失败率、并发症发生率和额外治疗的需求。

符合条件的眼睛被随机分配到两个干预组中。

1. 先进行小梁切除术，如果小梁切除术失败则接着进行氩激光小梁成形术（ALT），如果ALT失败则进行第二次小梁切除术（TAT）。

2. 先进行ALT手术，如果ALT失败则接着小梁切除术，如果第一次小梁切除术失败则接着进行另一次小梁切除术（ATT）。

抗纤维化药物被用作小梁切除术的辅助手段，但仅限于之前进行过外科手术的患者。

经过10年的随访，AGIS结果显示黑人和白种人从两个治疗组中的获益是不同的。在黑人患者中，行ATT方案者最终视功能损伤较轻。18个月后，在白种人患者中，TAT治疗组发生视野损伤的比例较低，这种差别在8~10年间开始增大，并具有统计学意义。在黑人和白种人患者中，TAT治疗的患者平均IOP降低更显著，并且小梁切除术的首次干预失败率显著低于小梁成形术。单侧视野损伤至相当于法定盲的十年累积发病率，在黑人（ATT组11.9%、TAT组18.5%）和白种人（ATT组9.9%、TAT组7.3%）中都不严重。因此，虽然黑人和白种人患者两种治疗均会降低眼压，但就长期视功能而言，黑人患者ATT组更好，白种人患者则在TAT组更好[94]。

100%的随访中IOP均低于18mmHg患者，视野缺损评分与基线的变化几乎为0，而只有50%的随访中眼压低于18mmHg的患者，估计在随访中存在0.63单位的视野缺损评分恶化（$P = 0.083$）[92]。因此，尽管AGIS结果并未严重影响当前的临床实践，但IOP效应的分析证明了低眼压对视野恶化的保护作用。

表29-6 部分重要的POAG临床研究

研究	目标	干预	随访	结局
OHTS[24]	IOP降低20%	药物	5年	POAG的可能性：治疗组为4.4%，未治疗组为9.5%
CNTGS[111]	IOP降低30%	药物与手术	7年	青光眼进展：治疗组为12%，未治疗组为35%
EGMT[43]	见方案	小梁成形术（360°）+倍他洛尔 每日2次	5年	POAG进展：治疗组45%，未治疗组62%
CIGTS[108]	见方案	药物与手术	4年以上	在药物和手术治疗的患者之间视野损失没有显著差异
AIGS[94]	见方案	氩激光小梁成形术（A）和小梁切除术（T）序列治疗：ATT和TAT	10年（进行中）	视觉功能在黑种人的ATT序列中更好，在白种人的TAT序列中更好

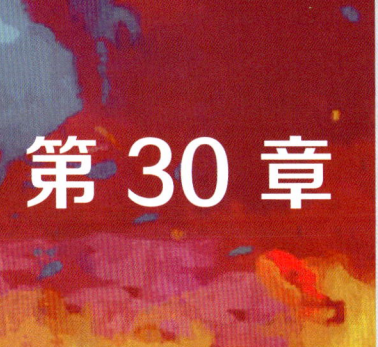

第 30 章　原发性闭角型青光眼
Primary Angle-Closure Glaucoma

Paul Foster　Alexander Day　Sancy Low　著
孙芸芸　译
石　砚　校

本章概要

- 原发性闭角型青光眼（PACG）是一种比原发性开角型青光眼更具视觉破坏性的疾病。
- 原发性闭角型青光眼导致的失明占全世界青光眼所致失明的一半。
- 大多数房角关闭是无症状的。
- 原发性闭角型青光眼在欧洲人群中比既往认为的更常见，并且在没有得到房角镜检查的证据之前，所有新发的原发性青光眼病例都应该考虑是否为房角关闭导致。
- 老年人、女性和亚洲人是 PACG 的高风险人群。
- 眼部生物学风险因素包括晶状体较厚、晶状体位置靠前、眼轴较短，所有这些都会导致前房较浅。
- 激光虹膜切开术和激光虹膜成形术在疾病早期有效。
- 晶状体手术在治疗原发性闭角型青光眼方面具有潜在作用。

一、概述

青光眼是世界上不可逆性盲的主要原因。青光眼失明的病例中有一半是由原发性房角关闭引起的[1]。先前广泛使用的分类体系阻碍了对其病因和自然病程的理解，以及有效治疗策略的制定，该分类体系过于强调"急性"作用下眼压剧烈波动的重要性。这一方法的改变源于一项涵盖南非、中国台湾和蒙古人的人群研究，研究发现闭角型青光眼的大多数病例是无症状和慢性的。这一事实对于理解该病如何检测和治疗至关重要。虽然急性发作是眼压突然升高的一种极其令人沮丧（但短暂）的表现，但如果有适当的医疗处置，它们在许多情况下不会造成永久性视力丧失（见第 1 章和第 47 章）。

原发性房角关闭是由于诱发前就存在的解剖结构和激发的生理反应导致，有时可由外源性因素引发[2]。在原发性闭角型青光眼（PACG）中，青光眼性视神经病变是由于虹膜小梁网接触（ITC）导致房水流出的物理阻塞或小梁网退行性变化引起 IOP 升高的直接后果。ITC 是由于前段解剖结构异常导致，而继发性房角关闭最常发生于葡萄膜炎、虹膜新血管形成或医源性处理等。与 PACG 相关最广泛认可的解剖学特征是浅前房，通常也存在眼前节拥挤等其他生物学特征。ITC 是一种直接影响眼部生理功能的解剖现象。PACG 的这些解剖学特征表明，可以对整个人群或高风险人群进行筛选，并对其提供预防性治疗。然而，最近一项关于蒙古前房深度筛查和预防性激光周边虹膜切除术的研究，未能显示 6 年内 PACG 发生率降低，且随访失败率很高[3]，中国正在进一步研究预防性激光周边虹膜切开术的疗效[4]。

虹膜切除术和虹膜切开术，是在小梁网发生损伤前处理瞳孔阻滞、房角关闭的有效方法。瞳孔阻滞是造成大约 75% 房角关闭病例的主要因素，在其他情况下，非典型的眼前节非瞳孔阻滞机制，如虹膜高褶和周边虹膜拥挤等则起主要作用。在这些情况下，激光虹膜成形术或局部毛果芸香碱可有助于病情的治疗。而晶状体源性和睫状环阻滞在发病机制中并不常见，此时用药物散大瞳孔和晶状体摘除是适当的初始治疗。此外还应进行其他药物的补充治疗。最终，在所有病例中，眼压控制是首要目标，目的是保护视觉功能免受青光眼性视神经病变的影响。在更晚期的病例中，可能需要通过晶状体摘除、小梁切除术、引流阀植入或睫状体破坏等手术干预。房水逆流是一种公认的并发症，然而现代手术技术，包括采用抗代谢药和应用可调节缝线使初期水密闭合，可以减少其在大多数病例中的发生。

二、定义和分类

青光眼分类的方法根据预期目的而变化。最广泛使用的分类体系需要明确病因和机制，明确成人青光眼是继发于另一种眼部或全身的疾病，还是原发的，同时明确其是否存在房角关闭的情况，该体系既符合逻辑又适用于临床和研究目的。然而，该分类体系不能明确闭角和开角机制的区别。如果房角镜检查显示狭窄但仍开放的房角，则通过该方法会误认为一个无症状的患者为开角型。由于原发性开角型青光眼是排除性诊断，那么这种方法就是错误的。既往研究发现用于诊断房角关闭的流行病学阈值（"闭合"的房角，定义为至少 3/4 的象限内无法看到后部小梁网），这使诊断为房角关闭的患者明显减少[5]。

目前对房角关闭进行分类的方法有几种，涵盖机制、症状或分期方法等。其中，教育媒体中强调最多的（在临床实践中应用也最广泛）是症状存在与否。闭角可称为"急性"和"慢性"，通常与亚急性或间歇性结合，预示发作的自我中止或缓解症状。已知的是，一旦患者一只眼睛有过急性发作，对侧眼发生类似发作的风险较高。这种观察结果和"急性"房角关闭虽然是一过性的，但症状鲜明这一事实，通常在潜意识中会认为这种有各种症状的疾病比慢性无症状的疾病要更严重。然而现在出现的情况可能恰恰相反，越来越多的患者因急性发病症状明显得到有效治疗，而无症状的房角关闭通常更晚发现，导致至少一只眼出现晚期视力缺损。这些事实表明基于症状的分类系统是不合适的，因为它无助于指示预后或确定适当的治疗策略。

基于房角关闭自然病程，建立了一系列根据不同解剖学危险因素而创建的现代方法：可关闭的房角（可疑原发性房角关闭：PACS），到有小梁网损伤/功能障碍（通常是眼压升高或外周虹膜前粘连）证据的原发性房角关闭（PAC），以及发生结构性和（或）功能性青光眼性视神经病变的原发性闭角型青光眼（PACG）[7]。表 30-1 对此进行了概述。

表 30-1 原发性闭角型青光眼自然病程的概念性阶段

阶 段	定 义
可疑原发性房角关闭	虹膜小梁网接触（ITC），视盘、视野正常。眼压正常，无 PAS，无症状
原发性房角关闭	ITC + 眼压升高、PAS，或典型症状
原发性闭角型青光眼	ITC + 视盘的青光眼性结构改变，或青光眼视野缺损

三、患病率、发病率与地理差异

（一）发病率

发病率是新出现的疾病发生率，是评估症状持续时间短的这类疾病负担的良好指数，如急性房角关闭。在这种情况下，它表示为新发病例数/10万人·年，通常是针对 30 岁及以上的人群。患病率表示在特定时间点受影响人的比例，用来衡量慢性、不可治愈疾病（如青光眼性视神经病变）的更合适的标准。有几个国家和地区研究了有症状的（"急性"）房角关闭的发生率，包括：芬兰[8]、克罗地亚[9]、日本[10]、以色列[11]、泰国[10]、新加坡[12, 13]、中国香港[14]。矫正年龄和性别后每年的发生率，从芬兰的 4.7 人/10 万到新加坡华人的 15.5 人/10 万。图 30-1 所示，东亚人（来自新加坡华人、中国香港人和日本人）的发生率最高；印度、泰国和马来人发生率较低[10, 13]。欧洲人的发病率最低[8, 9]，这些研究中反复提到老年人、女性是"急性"房角关闭的危险因素。最近对来自英国医院事件的统计（HES）数据分析表明，在过去的 11 年中，急性闭角的发生率似乎减少了一半，这归因于对闭角机制的更多认识、超声乳化晶状体手术和激光周边虹膜切除术的增加等综合影响[15]。中国台湾的数据也证实了这一点，其中发现白内障手术率与急性房角关闭引起的入院率呈负相关[16]。之前在英国的分析结果也显示，PACG 发生率的降低与接受白内障手术的患者比例增加有关[17]。

关于从一类疾病到另一类疾病进展速度的数据（如房角关闭病例中青光眼视神经病变的发生率）很少。格陵兰因纽特人的一项研究发现，高风险者 10 年内房角关闭的发生率达 16%，在这 12 例病例中，10 例为女性[18]。印度南部进行的另一项研究，对最初基于人群的流行病学研究中纳入的受试者，5 年后再次进行检查。这提供了房角关闭自然病程的重要数据。在房角较窄的人群中，22% 的患者出现了前粘连或房角关闭（分别为 2∶1）[19]。初次检查时确定房角关闭的患者已建议进行激光虹膜切开术，在 5 年的随访期内，检查的 28 人中有 8 人患有青光眼性视神经病变；9 个接受了 LPI 治疗的人中有 1 人（11%）进一步加重，而 19 个拒绝 LPI 治疗的人中有 7 人（37%）进一步加重[20]。

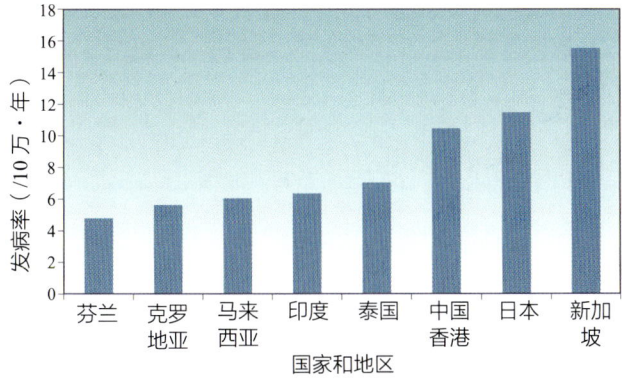

▲ 图 30-1　芬兰[8]、克罗地亚[9]、日本[10]、以色列[11]、泰国[10]、新加坡[12, 13]、中国香港[14] 的有症状（"急性"）房角关闭发病率。年龄和性别校正后的年发病率从芬兰的 4.7/10 万人到华裔新加坡人的 15.5/10 万人。图中数据均为 40 岁以上中老年人

（二）房角关闭的症状

在解释上述发病率数据时，重要的是要认识到大多数是在症状发作后确定的。假设压力突然升高的症状非常严重，受影响的个体将会立即到医院就诊。然而，在新加坡，发现时间的中位数为 3d，有些人等待时间超过 3 个月才就诊[12]。此外，在亚洲人群中，只有 25%～40% 的房角关闭病例能够回忆起伴随急性压力升高的症状，这意味着发病率研究中的数据可能不到原发性房角关闭发生率的 1/4。欧洲人也可能存在类似的情况。

如今普遍认为有症状的"急性"房角关闭可迅速致盲。然而，对于患有 PACG 症状性发作患者的视觉预后的描述表明，60%～75% 的患者恢复后可没有任何视盘或视野的损伤[24-26]。新加坡症状性房角关闭后眼压控制的一项回顾性研究显示，42% 的患者仅通过激光虹膜就可以成功治疗。其余 58% 需要额外治疗，33% 的患者接受了小梁切除术[27]。这可能表明，以数年而非数月来衡量时，预后可能不那么乐观。然而，在对居住在明尼苏达州罗切斯特市的欧洲人进行的一项研究中发现，在诊断时未失明的患者中，5 年后 PACG 单眼失明的概率为 4%[28]。这些似乎说明对疾病的症状及时发现并予以适当处置，不一定会导致灾难性的视力丧失，预防失明的真正挑战在于识别并有效治疗无症状的慢性房角关闭。

（三）患病率

与发病率数据一样，通常认为房角关闭（有或没有青光眼性视神经病变）不是欧洲人的主要问题。最近一项关于流行率模型的系统评价发现，欧洲 40 岁以上人群中，PACG 的患病率为 0.4%[29]，这是先前估计值的 2~4 倍[1, 30]。由于寿命的延长，2010—2020 年期间，英国 PACG 患病率预计增长 19%、欧洲增长 9%、美国增长 18%。同样在非洲，认为房角关闭并不常见[31]。然而，种族异质性意味着对疾病模式的全面普遍化可能不正确。例如，在南非共和国，祖鲁人的房角关闭很少，而在 Temba 地区的黑种人群体中，发现房角关闭的青光眼患病率为 0.5%[32]。在东南亚，源于欧洲和非洲的开普马来人群中，40 岁以上的人群房角关闭的患病率为

2.3%（合并或不合并青光眼）[33]。而在非洲的房角关闭人中，超过 68% 的患者无症状的[28]。

在亚洲人中，原发性房角关闭（PAC）的患病率相对较高。表 30-2 给出了新加坡、蒙古、日本和中国人的可关闭房角、PAC 和 PACG 比较。在蒙古国，91% 的青光眼病例以前未被诊断过，而在中国广州和新加坡，分别有 57% 和 79% 的 PACG 病例被诊断过。

1. 对中国的影响

中国的人口目前超过 10 亿，这意味着青光眼患者的数量将不可避免地很大。然而，直到现在，中国基于人群的青光眼流行病学数据很有限且质量参差不齐[34, 35]。利用蒙古国和新加坡的数据对中国做出谨慎的推断，估计 40 岁及以上的人有 940 万人存在青光眼性视神经病变。同一项研究表明，约有 520 万人（55%）至少有一只眼睛失明，而双眼都失明的约有 170 万人（18.1%）[35]。PACG 可能是中国人双眼失明的最重要原因（91%）。大约有 2800 万人具有易患 PACG 的解剖学特征（窄房角），并且这 900 万人具有明显的房角关闭，表现为虹膜周围前粘连或眼压升高[36]。

2. 印度的患病率

人们普遍认为，PACG 在印度人群中比欧洲人更常见[30]。然而，最近的两次人口调查提供了相互矛盾的数据。在印度南部的 Vellore，30—60 岁的人群中，PACG 的患病率为 4.3%。检测到的所有 PACG 病例均为慢性病例，这使 PACG 的发生率约为 POAG 的 5 倍。但是，在邻近的海德拉巴，在 30 岁或以上的参与者中，未发现 PACG 和未发生青光眼的可关闭房角分别占 0.7% 和 1.4%。随着年龄的增长，这两种疾病的患病率均明显增加。只有 33% 的 PACG 之前被确诊过，12 例中只有 1 例（8%）进行过周边虹膜切开术。PACG 至少造成 42% 单眼失明。PACG 患者中大多数（83%）患者为慢性疾病[38]。海德拉巴人和韦洛尔人之间 PACG 患病率的差异，在某种程度上可能在于定义的不同，尽管这可能不是唯一的原因。从这些研究中可以得出的结论是，同在其他亚洲国家中一样，PACG 在印度人中比欧洲人更为常见，而且多倾向于无症状。

四、病因和机制

原发性房角关闭是虹膜与小梁网的解剖学位置异常和生理反应相结合的结果，这些特征导致 ITC 和继发性 IOP 升高（见第 15～17 章）。可能至少有 3 种机制导致 IOP 升高。首先，"总体" ITC 产生"症状性"房角关闭，继而迅速导致眼压升高。由于人口中 ITC 的人数远远超过患有急性发作的人数，因此可能在症状性发作之前就已经有长期的 ITC 了。

其次，持续的贴附性 ITC 或前段炎症的发作（如可能伴随房角关闭症状发作），可能导致虹膜和小梁网之间形成粘连性瘢痕，进而阻碍房水流出。从印度的纵向研究来看，似乎贴附性关闭（可能导致间歇性压力升高）和永久性粘连关闭都能够阻滞房水流出，导致青光眼性视神经病变[19]。

第三种，ITC 在长时间内引起虹膜和 TM 之间的摩擦接触可能改变了 TM 的正常结构，进而影响其功能。该机制是由印度的一项研究提出的，他们

表 30-2 东亚国家原发性闭角型青光眼患病率

	日 本	新加坡	蒙古国	中国**
可关闭房角（PACS）	*	6.3%（4.9～7.6）	6.4%（43～8.5）	10.2%（8.6～11.8）
PAC	1.3%（0.9～1.7）	2.2%（1.4～3.1）	2.0%（1.3～3.1）	2.4%（1.6～3.1）
PACG	0.6%（0.4～0.9）	0.8%（0.4～1.2）	0.8%（0.4～1.7）	1.5%（0.9～2.1）
青光眼导致单侧失明的情况	5%	50%	75%	43%

括号中给出 95%CI。可关闭房角的数字包括 PAC 和 PACG。PAC 的数字包括 PACG

*.没有对所有受试者进行房角镜检查

**.年龄在 50 岁及以上的受试者，其他数字为年龄≥40 岁的受试者

搜集了小梁切除术患者的小梁网组织学标本。在无症状病例中，可以看到 TM 结构的巨大变化。这些存在与周边虹膜前粘连（PAS）形成的区域，但关键的是，它们也存在于没有发生 PAS 的区域。这些结果证明，低等程度的 ITC 足够引起 TM 的功能退化[39]。最近，学者对来自日本 PACG 患者的小梁切除术标本进行了组织学研究，发现施莱姆管的闭塞与手术前的房角关闭程度显著相关，表明 PAS 或 ITC 是施莱姆管闭塞的原因。这些变化表明，PAS 或 ITC 反过来减少房水的流出，导致进行性施莱姆管内皮功能障碍和闭塞、小梁网线粒体功能下降和小梁束融合。无论之前是否发生过急性房角关闭，施莱姆管似乎是大多数损伤的主要区域。这与传统观点相反，传统观点认为导致 PACG 中 IOP 增加的原因是小梁网水平的房水流出系统受损，而不是施莱姆管[40]。

导致 ITC 发生的机制可以被归为 4 个不同的类别，每个类别都位于比以前更加靠后的位置。作用于原发性前房角关闭的主要机制是瞳孔阻滞，尽管对瞳孔阻滞的基础仍有争议，但人们普遍认为它是瞳孔开大肌和瞳孔括约肌同时作用的结果。当瞳孔处于中间扩张位置时，这会产生合力，其矢量或多或少垂直于晶状体表面。该理论是 Map-stone 提出的药理学激发试验的解剖学基础，局部使用毛果芸香碱和去氧肾上腺素诱导可疑房角关闭患者的眼压升高[41]。其他机制，按解剖学顺序来讲，包括前部非瞳孔阻滞（也称为虹膜高褶）、晶状体源性和晶状体后力量的作用。后两者通常被视为由于晶状体的大小或位置的变化而发生的继发性过程，或由于大的玻璃体腔出血或诸如气体填塞等医学原因引起的眼后节占位作用。

最常见的令人误解的机制是前部非瞳孔阻滞，其包括虹膜高褶导致的房角关闭。虹膜睫状体和晶状体赤道部的超声生物显微镜成像表明，虹膜高褶现象是由睫状突前部改变引起的，导致周边虹膜前贴，且在虹膜切开术后仍无法开放的狭窄房角（图 30-2）[42]。然而，这种描述过于简单化。对激光虹膜切开术后房角宽度没有增加的 ITC 病例进行更详细分析，发现虹膜前房角的多个特征与 PI 反应差相关，包括特别窄的角度、较厚的虹膜、虹膜插入睫状体的位置更靠前和更严重的睫状突前位[43]。后来的这些发现可能为预测哪些病例将从激光虹膜切开术中获益，而哪些不会，提供信息。

在症状性房角关闭中，存在解剖学上狭窄房角完全闭合继而眼压升高的外部诱发因素并不常见，而最常见的情况是，用于诊断或治疗目的的药物引起瞳孔散大。症状性 PAC 的发病率有明显的季节性，并且在极端温度时最高[8, 11, 12, 44, 45]。有人提出，坏天气会鼓励人们待在室内，导致"全城的暗室诱发实验"。

也有研究发现，症状性 PAC 的发病率与前 1 个月的太阳黑子数量之间存在关联[12, 46]。

口服和雾化药物与症状性房角关闭的发作有关。这些药剂往往作用于自主神经系统，通过局部或全身的交感神经或副交感神经丛发挥作用，这些药物包括雾化的异丙托溴铵和沙丁胺醇[47]。三环类抗抑郁药（如阿米替林和丙咪嗪）与房角关闭有关，主要是通过抗毒蕈碱作用介导的易感患者瞳孔散大[48]。帕罗西汀是一种选择性 5-羟色胺再摄取抑制药（SSRI），具有弱的抗毒蕈碱作用，并且也与房角关闭有关[49]。也有研究报道，在使用西酞普兰（具有抗毒蕈碱和 5-羟色胺能作用的 SSRI）后，有患者发生双侧房角关闭[50]。治疗膀胱不稳定的抗胆碱能药物也可导致房角关闭[51]，特定的感冒和流感治疗药物也可引起[14]。然而，用于诊断或治疗目的的药物性瞳孔散大，可能是最常见的诱发事件。

原发性房角关闭不仅是因为前段解剖异常所导致，某些生理性因素也会导致 PAC[52]。这最初是通过 UBM 检查发现的，研究发现与对照组相比，PAC 患者双眼从亮处到暗处时，前房更浅、局部用毛果芸香碱后前房开放更少。Quigley 提出，正常虹膜的作用像"海绵"一样，通过瞳孔散大时减少细胞外液至房水中，来减少其体积[53]。另有一项 OCT 研究提供了更多的生理性异常证据，发现往 APAC 患者的对测眼滴入 1% 的托吡卡胺或 10% 的去氧肾上腺素后，虹膜体积显著增加，然而其在年龄和性别匹配的对照组中却显著降低[54]。最近的前节成像研究中发现，从亮处到暗处时，既往急性房角关闭患者的对侧眼虹膜体积显著增加，房角开放的程度显著减少，而大多数 PACS 患者则与之相反[55]。

青光眼诊断与治疗学（原书第2版）
GLAUCOMA: Medical Diagnosis & Therapy (2nd Edition)

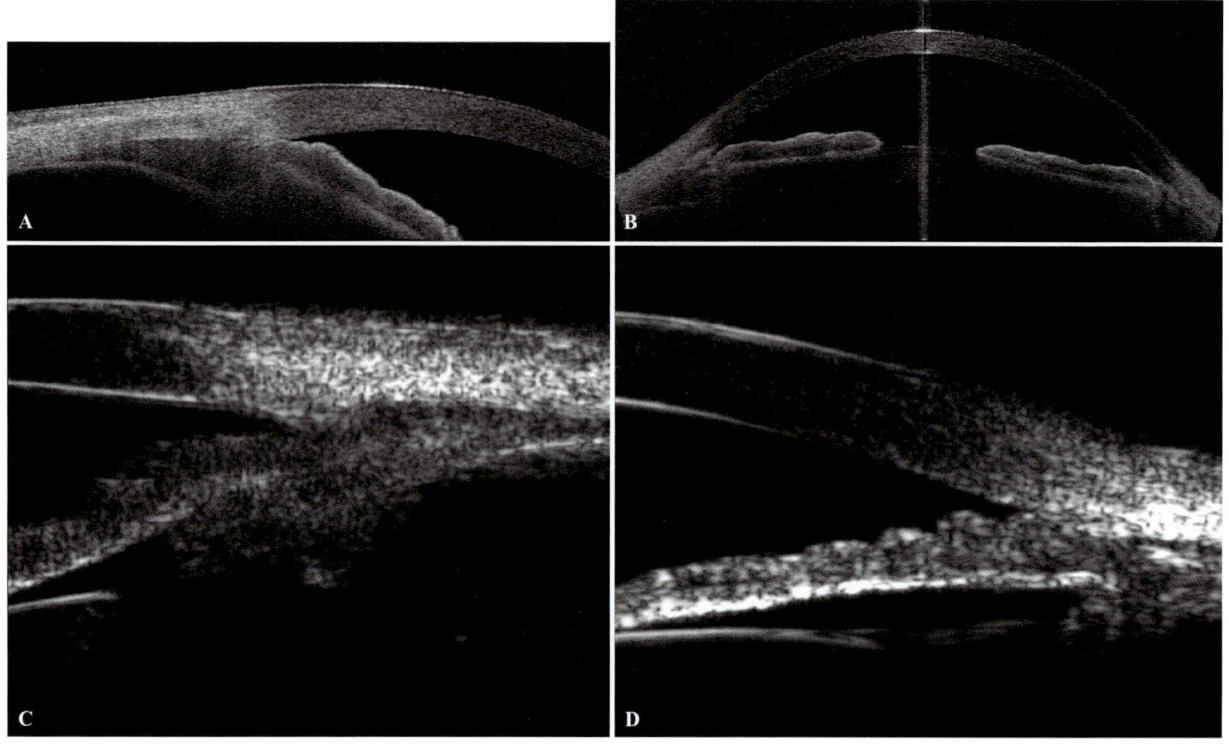

▲ 图 30-2　图像显示眼部高褶虹膜构型和房角关闭

对于存在高褶虹膜出现症状性的房角关闭，须有明显的或被认为会间断出现的虹膜小梁网接触（ITC）。A. 高分辨率的眼前节光学断层扫描仪（AS-OCT）在偏中心注视时，显示虹膜小梁网接触至巩膜突水平。注意临近其根部的周边虹膜第三个成角。虹膜色素上皮形成的高反光白线代表虹膜平面，它是平的，提示没有虹膜膨隆；B. AS-OCT 显示 A 图中同一只眼前节水平横断面。最后一个虹膜卷有点突出，这一现象在激光虹膜切开术后残留 ITC 患者的房角镜下较常见；C. 超声生物显微镜（UBM）这只眼在激光虹膜切开术后瞳孔阻滞消失、房角开放，但是肥大的睫状体位于虹膜后表面。虹膜睫状体沟关闭是高褶虹膜的标志性解剖改变，也是激光虹膜切开术开放贴附性关闭房角失败的主要原因；D. 这一 UBM 示激光虹膜切开术未能打开房角。平坦的虹膜色素上皮提示没有虹膜膨隆的成分。然而，在小梁网附近的虹膜几乎是中央虹膜的 2 倍厚。而且，虹膜插在睫状体前的巩膜表面。在这个病例中，因为虹膜睫状体沟存在，所以虹膜肥厚和虹膜前插是残留 ITC 的原因。这是非瞳孔阻滞性房角关闭的不同类型，不同于"经典"的虹膜睫状体沟消失的虹膜高褶机制

五、危险因素

（一）人口因素

高龄、女性、亚洲血统和社会剥夺[56]是公认的房角关闭的危险因素。新加坡全岛发病率研究将这些危险风险进行了量化：女性［相对风险（RR）=2.4］、中国血统（RR=2.8）和年龄在 60 岁或以上（RR=9.1）[12]。这些因素中的大多数可用眼部生物学参数的趋势来解释，这是高度遗传的[57]。研究显示，中国 PAC 或 PACG 患者的一级亲属遗传到窄房角的相对危险度为 7.7[58]。

眼部生物学参数

眼轴长度　通过超声生物测量，Lowe 证实房角关闭者的眼轴长度比正常人短[59]。一项中国的研究发现，急性房角关闭患者的眼轴长度比无症状房角关闭患者的短，该两组患者的眼轴长度均小于正常人[60]。同样地，印度的一项对急性、亚急性和慢性房角关闭人群眼球长度的研究发现，所有房角关闭组的眼轴长度都比与其年龄性别相匹配的对照者短[61]。

前房深度　浅前房是房角关闭的主要危险因素。与人口统计学相关的因素（年龄、性别、民族）均与浅前房相关，女性的前房浅于男性，研究发现（男性比女性前房深 0.16mm）这一差异在因纽特人中非常显著[62]。在蒙古国人中，虽然具体差异的大小随年龄而变化，但女性前房浅这一现象也很明显。在迄今研究的所有人群中，房角关闭患者的前房往往比无房角关闭的人要浅。总

之，房角关闭患病率更高的种族前房深度往往更浅[63]。然而，这一观点并不被普遍接受，有学者建议继续寻求其他眼部生物特征参数来解释中国人群中 PACG 的高患病率[64]。这种差异可以由一个事实来解释，即那些对比不同人群房角关闭风险的研究，仅考虑了轴向上的（中央）前房深度，而角膜缘前房深度可能是比中央前房深度更能反映出房角关闭的风险。评估角膜缘前房深度最常用的是 Van Herick 技术（图 30-3），用窄光束垂直指向颞侧，前房最周边部分的深度可由与其邻近角膜厚度的对比来分级[65]。精密的 Van Herick 分级能可靠地反映前房角镜检查得到的房角宽度[66]。

晶状体位置和厚度 晶状体的位置和厚度决定了前房的深度。因此，这些因素在确定房角关闭风险方面很重要。Lowe 创立了相对晶状体位置的概念，并可通过公式计算（RLP），计算公式为：晶状体位置 = 前房深度 +1/2（晶状体厚度）眼轴长度。

他发现房角关闭组的前房深度比正常对照组浅 1mm。据计算，66% 的这种差异是由于房角关闭组的晶状体位置更靠前导致，33% 是由于他们的晶状体更厚导致。在同一组患者中，原发性房角关闭者的眼轴长度明显短于正常的眼轴。此外，正常眼的眼轴长度与晶状体厚度成反比关系，原发性房角关闭眼中则没有该情况。眼内结构发展不协调是原发性房角关闭的一个重要特征[67]。在欧洲，有学者发现晶状体厚度和晶状体前表面曲率明显相关，且眼轴长度与晶状体曲率呈负相关，且随着年龄的增长晶状体曲度增加[68]。

（二）屈光不正与房角关闭

虽然原发性闭角型青光眼多为远视眼，但这并不是一个不变的关联[69]。对存在可关闭房角的新加坡人的研究数据显示，其中 41 人右眼为远视、15 人近视、9 人为正视眼。当研究 PAS 患者时，为 24 个远视、16 个近视、8 个正视。在澳大利亚，Lowe 发现 127 个原发性闭角型青光眼中，有 7 个近视（5.5%）、42 个正视（33%）、78 个远视（61.4%）[69]。来自新加坡的数据显示，有 23% 的人被认为有可关闭房角，而 33% 的 PAS 患者为近视。

六、诊断、鉴别与检查

对于诊断和治疗计划，其关键问题如下，首先，确定病理性房角关闭是否存在，或是否发生过，或将来是否可能发生。其次，如果存在任何这些情况，重要的是要确定为什么该房角呈现解剖学上的狭窄，这是否损坏了任何眼组织，以及这种损伤是否构成对视力的威胁。

标准的房角关闭诊断步骤仍然是通过前房角镜检查确定虹膜和小梁网的情况。病理性房角关闭是由眼压升高或周边前粘连（PAS）所确定的，而眼压升高不一定存在 PAS。动态前房角镜检查是鉴别 PAS 的关键。通常来说，使用四棱镜的前房角镜进行动态检查，不过在大多数情况下，通过反复练习后，也可以使用 Goldman 前房角镜的边缘来压迫中心角膜，以此取得相同的结果。

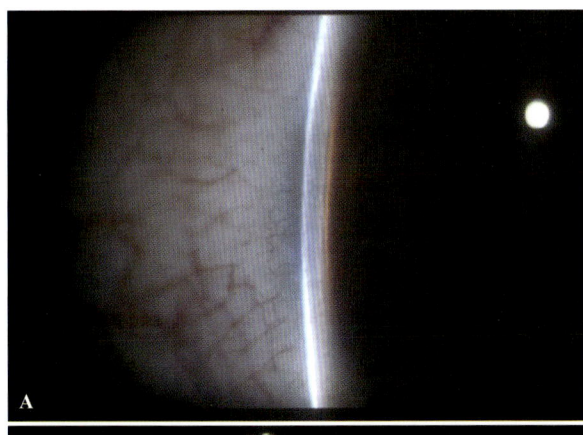

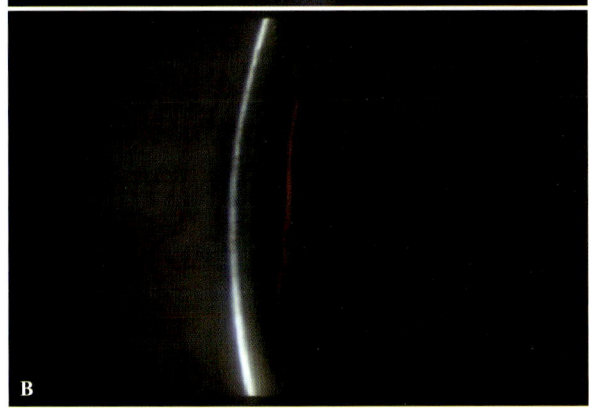

▲ 图 30-3 这些彩色照片阐述了 van Herick 技术对颞侧角膜缘前房深度的检查

一束非常窄的光束垂直于颞侧角膜缘上的眼睛表面。A. 前房非常浅，约为周边角膜厚度的 5%。该眼睛房角很窄，虹膜小梁网接触；B. 前房非常深，几乎是角膜厚度的 2 倍。该眼睛的房角很宽

在评估为何房角关闭，或是否为房角关闭高风险时，必须确定潜在的机制（见上文病因和机制）。重要的是确定可能导致急性眼压升高或 ITC 的继发性病理学改变。在年轻患者中，应考虑排除系统性和遗传性异常（如结缔组织疾病），以及眼部综合征（如 Best 病）[70]。眼压突然升高时，角膜水肿会造成房角情况评估困难，与高眼压性葡萄膜炎相鉴别很重要。偶然的新生血管性房角关闭（通常是视网膜中央静脉阻塞的结果）可能以这种方式出现。ITC 可能产生于以下情况。

- 虹膜睫状体囊肿
- 医源性玻璃体视网膜手术（早、晚）
- 眼后节占位效应（出血、肿瘤）
- 葡萄膜炎
- 新生血管形成（糖尿病、CRVO）
- 马方综合征
- Axenfeld Rieger 综合征
- 创伤（常伴有晶状体不稳定）
- 肿瘤（见第 35 章）。

使用药物[41]，或暴露于黑暗，或俯卧位，以引起房角关闭，曾被作为一种检查方法，通过检查继发眼压的升高，判断发生房角关闭风险高的人。然而，这些也被指责为浪费时间、误导人，且在某些情况下有危险性[71]。

眼前节成像已经从一个重要的研究工具演变为一种重要的辅助临床检查技术。超声生物显微镜提供角膜、虹膜和晶状体前表面的高分辨率图像，并有助于深入了解虹膜高褶的机制[42]。最重要的是，这种技术可以很好地分辨虹膜、睫状体和前晶状体之间的关系。眼前节 OCT 的出现为角膜和房角的高分辨率图像提供了非接触性检查方法。UBM 和 OCT 比前房角镜检查的优势在于这两者都不依赖于可见光，因为即便照明水平很低也可使房角开放，而在黑暗中前房角可能关闭（图 30-4）。研究表明，这使 AS-OCT 在鉴别房角关闭方面，比前房角镜检查更具优势[72]。

七、临床表现、症状和体征

原发性房角关闭若出现眼压升高，可引起青光眼性视神经损害（GON）。结果表明，与 POAG

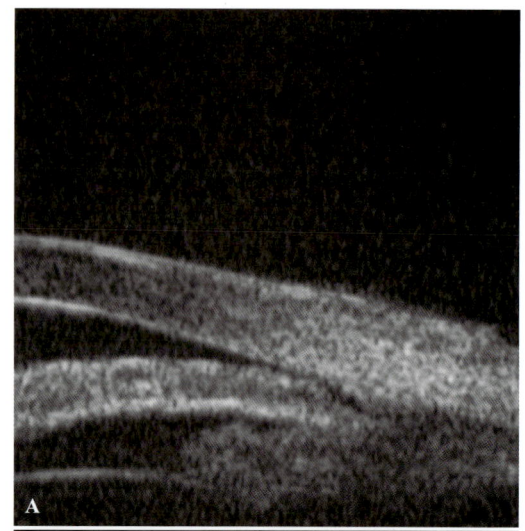
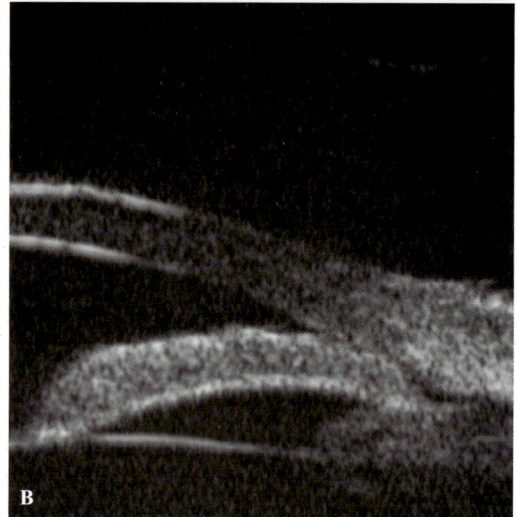

▲ 图 30-4　超声生物显微镜图像显示房角非常窄
在光线中（A），角度很窄，但仍是打开的。在黑暗中（B），虹膜与小梁网前部及周边角膜有接触。有一个小的充满房水的空间，毗邻周边虹膜和后部的小梁网。这种眼睛有瞳孔阻滞，表现为虹膜前凸起（即朝向角膜）

人群相比，IOP 和 GON 的联系在 PACG 人群中更密切[73]。这两种青光眼的视野损伤模式有所不同，POAG 的上半视野比下半视野受影响更严重，但这种改变在 PACG 患者中不太明显[74]。

视盘周围神经纤维层的厚度在急性眼压升高后的前 4 个月会显著降低[75]。闭角型青光眼还可能导致其他眼部组织受损。急性高眼压发作引起晶状体前囊下混浊（青光眼斑）是公认的。此外，出现过原发性房角关闭症状性发作的人，角膜内皮细胞数量显著低于未受影响的眼睛[76, 78]。另有一项研究指出，33% 的单侧急性房角关闭患者存在双侧角膜内皮赘疣[76]。原发性闭角型青光眼的角膜内皮显微镜检查显示,有视野缺损、CDR > 0.5、有急性房角关闭发作,或做过除了周边虹膜切除术以外手术的人,其角膜内皮细胞都明显减少[79]。出现这种结果要么与眼压升高,要么与药物或防腐剂的毒性有关,因为据另一项研究报道,POAG 和 PACG 患者的内皮细胞数量均有一定程度的减少[80]。

八、治疗选择、疗效与预后

如果房角关闭患者伴有明显影响视力的白内障,应该首选白内障手术,可有效解除房角关闭。如果患者晶状体清澈,瞳孔阻滞是房角关闭的主要机制,则激光周边虹膜切开术仍然是治疗的基础。虹膜切开术会扩大虹膜小梁角,但治疗后,20%~25% 的患者仍有残余的房角贴附性关闭[81, 82]。虹膜切开术不能有效地消除粘连性房角关闭。激光虹膜成形术可以有效治疗急性、症状性房角关闭,以及无症状性疾病患者,使眼压降低、房角宽度增加。再次强调,对于粘连性房角关闭者,这种治疗是无效的,并且可能有害。晶状体厚度和晶状体位置之间的关联表明,晶状体摘除术在治疗早期至中期房角关闭时,也应同样有效。经研究,白内障囊外摘除术和超声乳化白内障术手术,都能有效增加房角宽度和降低眼压[85, 86]。目前正在进行的 EAGLE 试验将原发性透明晶状体摘除术的疗效,与 PAC 和 PACG 中的激光周边虹膜切开术的疗效进行了比较[87]。在急性发作的 6 个月内,提倡晶状体摘除与药物联合治疗[88]。毛果芸香碱仍然是使房角开放有效的治疗药物[89]。但是应谨慎对待,因为非典型的非瞳孔阻滞机制所导致房角关闭的患者,可能会对毛果芸香碱有反常反应[90]。

一旦关闭的房角重新打开,任何需要治疗的残余眼压升高都可以像继发性开角型青光眼那样去处理。药物治疗对原发性闭角型青光眼同样有效,前列腺素已被证明在控制眼压方面优于局部使用 β 受体拮抗药[91]。小梁切除术适用于大多数原发性闭角型青光眼,小眼球或那些晶状体位置靠前的眼球除外,这些情况下发生房水逆流的风险很高。如果房水逆流可能性比较大,可选择晶状体摘除术(先做或联合)、局部睫状体破坏术或加强药物散瞳。

闭角型青光眼的预后取决于疾病发展到何种阶段。若不治疗,闭角型青光眼会导致 33%~75% 的患者失明(至少一只眼睛),而只有 11%~27% 的开角型青光眼会出现上述情况。然而,在疾病早期,激光虹膜切开术可以有效治疗大多数人(75%~80%)的解剖学窄房角。在原发性闭角型青光眼中,激光虹膜切开术通常不能很好地长期控制眼压,几乎所有病例都需要局部药物治疗,而超过 50% 需要小梁切除术。有过房角关闭急性发作的患者预后较差[92]。若单眼有过急性发作的患者,其对侧眼亦发生急性发作的风险很高[93, 94]。激光虹膜切开术可有效预防 90% 这样的眼出现长期性眼压升高[95]。

九、未来发展

虽然一致认为,应对急性房角关闭患者和原发性房角关闭患者(有或无青光眼)的对侧眼进行早期治疗,但对于 PACS 患者是否应用激光周边虹膜切开术进行预防性治疗的意见尚未统一。目前仍有诸多学者,在对那些不会发生青光眼的窄房角患者进行研究,分析其解剖学、生理学和遗传风险因素等,眼前节成像方式和大规模遗传学研究将促进这一发展。

聚焦 1　房角关闭

Monisha E Nongpiur, Eranga N Vithana, Tin Aung

原发性闭角型青光眼（PACG）的发病机制，包括多种解剖和生理因素，是一种复杂的疾病。一些流行病学和临床研究认为，PACG 与遗传因素有关，因为患者的家庭成员身上表现出该疾病的家族聚集性和更高的患病风险[1, 2]，PACG 的危险因素具有很高的遗传力，比如前房深度[3]。目前已经发现了几个与 PACG 相关的候选基因，包括基质金属蛋白酶 –9 基因（MMP9）、膜型卷曲相关蛋白基因（MFRP）、亚甲基四氢叶酸还原酶基因（MTHFR）和视网膜同源盒基因（CHX10）。但上述基因呈多态性，在不同种族中一致性差[4]。

全基因组关联研究（GWAS）的出现，增强了我们对许多复杂疾病遗传学基础的理解。通过 GWAS 方法，纳入 3771 例患者和 18551 例对照组，新发现了 3 个 PACG 易感性位点：PLEKHA7 rsl1024102（OR=1.22，$P=5.33\times10^{-12}$）、COL11A1 rsl3753841（OR=1.20、$P=9.22\times10^{-10}$），及在染色体 8q 的 PCMTD1 和 ST18 基因间的 rsl015213（OR=1.50，$P=3.29\times10^{-9}$）[5]。

虽然这 3 个基因均表达于虹膜角膜角组织中，但它们引起 PACG 的确切机制尚不完全清楚。PLEKHA7 编码 PH 结构域蛋白 7，这对于粘着连接的维持和稳定至关重要。由于粘着连接有助于控制细胞旁通透性，PLEKHA7 可能参与了与异常流体力学有关的房角关闭病理生理学。COL11A1 编码 XI 胶原蛋白的两个 α 链中的一个，且是结构蛋白，它可能通过巩膜或虹膜增加解剖风险。GWAS 的发现，为 PACG 的遗传学基础提供了令人兴奋的新视角，但对于所识别的序列变异本身是否是真正的因果变异，还是仅仅是连锁（相关）标记，仍然存在不确定性。因果变异的定位对于了解疾病发病机制的生物学过程和途径必不可少。遗传细化研究，如精细绘图和重测序可能有助于确定真正的变异。

所发现的 GWAS 突变，是适度效应量（OR 值 1.2～1.5）的常见变异，因此仅解释了 5% 的 PACG 风险。可以通过扩大 GWAS 样本大小和进行可比数据的宏观分析和 Meta 分析来扩大 PACG 基因谱，扩展到更微妙或更定量或精确的表型，并在整个基因组中测定蛋白质编码和结构变异。

总而言之，PACG 遗传学领域取得了重大进展。新 PACG 相关基因的成功发现，为疾病易感性的遗传机制提供了深入的了解。重要的是，要在这一重大成就的基础上，继续努力扩大房角关闭的遗传谱。

参考文献

[1] Lowe RF. Primary angle-closure glaucoma. Inheritance and environment. Br J Ophthalmol 1972;56:13–20.

[2] Amerasinghe N, Zhang J, Thalamuthu A, et al. The heritability and sibling risk of angle closure in Asians. Ophthalmology 2011;118:480–5.

[3] He M, Hur Y-M, Zhang J. Heritability of anterior chamber depth as an intermediate phenotype of angle-closure in Chinese: the Guangzhou Twin Eye Study. Invest Ophthalmol Vis Sci 2008;49:81–6.

[4] Shastry BS. Genetic susceptibility to primary angle-closure glaucoma (PACG). Discov Med 2013;15:17–22.

[5] Vithana EN, Khor CC, Qiao C, et al. Genome-wide association analyses identify three new susceptibility loci for primary angle closure glaucoma. Nat Genet 2012;44(10):1142–6.

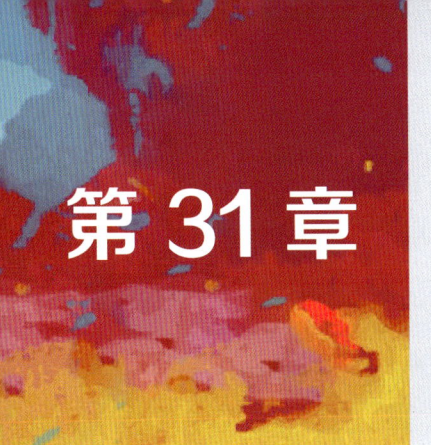

第 31 章 剥脱综合征及剥脱性青光眼
Exfoliation Syndrome and Exfoliative Glaucoma

Robert Ritch　Ursula Schlötzer–Schrehardt　R Rand Allingham　著
刘　璐　译
王冰松　校

> **本章概要**
>
> 剥脱综合征是由眼内的代谢紊乱引起，可导致剥脱性青光眼。后者是继发性开角型青光眼的严重类型，在世界范围内均有发现。剥脱性青光眼的眼压明显升高，难以控制，常常需要手术干预。

一、概述

1917 年，芬兰学者 Lindberg 首次描述的剥脱综合征（XFS）是世界范围内最常见的继发开角型青光眼的病因，在一些国家中占青光眼患者的大多数[1]。随着年龄的增长，其发病率逐渐增加，而其潜在的与其他疾病的关联性开始被发现。轻微的临床症状导致了剥脱性青光眼（XFG）的诊断常常被忽视，所以该疾病的诊治不太理想。与病因相关的眼部表现包括房角关闭、白内障、眼表疾病、视网膜中央静脉阻塞。全身性病因主要与血管病变有关，包括短暂性脑缺血发作、中风、心肌梗死、脑血管功能不全、阿尔茨海默病和听力损失。

XFG 与原发性开角型青光眼的临床表现、病程和预后有很大区别，其预后更为严重，两者治疗方法也不尽相同。XFS 通常被认为是一种复杂的多因素疾病，涉及遗传和非遗传因素的结合。最近在多个群体中的遗传学研究表明，单核苷酸多态性在 LOXL1（赖氨酰氧化酶 1）基因具有较强的遗传性，是 XFS 和 XFG 的危险因素。该病的流行病学、病因学、临床表现、青光眼的发生机制、相关因素和治疗一直是主要的研究内容，读者可以参考这些综合信息[2-4]。

二、疾病流行与影响

虽然长期以来被认为是斯堪的纳维亚半岛特有的疾病，但在挪威、爱尔兰、希腊和沙特阿拉伯等多个国家，XFS 都占据了开角型青光眼的 50% 以上。最近发现该病在南非祖鲁、埃塞俄比亚和尼泊尔也常见。据估计，全球范围内有 6000 万～7000 万人受影响，约占开角型青光眼的 20%～25%。

在所有人群中，XFS 的患病率随着年龄的增长而稳步增加。约 2/3 的患者单眼有临床表现，但在出现临床可见的表现之前，XFS 可以通过结膜活检在晶状体表面的经典剥脱物质被诊断出来，这表明在对侧眼，该疾病在被临床上发现之前，可在显微镜下被发现。这种"单眼"表现的原因尚不清楚，但它类似于葡萄膜炎，葡萄膜炎也常在临床上显现为单侧或明显不对称性。

（一）种族和地理差异

在美国，XFS 患病率一般与西欧相似。该病在白种人中比在非洲血统人中更常见（见第 1 章）。尽管在非洲被认为是罕见的，但最近的报道表明，该病在埃塞俄比亚、南非和西非大面积地区都很普遍，然而以前人们认为该病在这些地区并不存在。

该病在美国纳瓦霍印第安人和澳大利亚土著人中也很普遍。在新墨西哥，西班牙裔美国人的 XFS 发病率是非西班牙裔美国人的近 6 倍[5]。该病在日本和蒙古国普遍存在，但在中国华南地区却很少见，有必要进行进一步的流行病学研究。

局部变异也存在。在法国，XFS 在 Brittany 地区比东南部更常见，Brittany 人有凯尔特人血统。在爱尔兰和马恩岛，约占开角型青光眼的 60%，但在邻近的英国，仅占 10%。有趣的是，在 343 对已婚夫妇中，XFS 患病率（3.2%）显著高于预期（$P=0.022$），表明可能存在传染源[6]。在尼泊尔，XFS 在一个族群——古隆族中，发病率为 12%，而在有相似的年龄的非古隆族发病率只有 0.24%[7]。还有其他的例子，但原因还有待解释。

据报道，生活在低纬度地区的人（如希腊、沙特阿拉伯、伊朗），在较年轻时就可发生 XFS。Forsius 和 Luukka[8] 发现，在因纽特人中没有发现 XFS，而生活在同一纬度的拉普人患病率为 20%。生活在较高海拔的人，在两个研究中有更大的发病率[9, 10]，而第三个研究则未见发病[11]。

在一个系列研究中，与棕色虹膜相比，XFS 在蓝色虹膜的眼睛中更为常见[12]。来自美国 XFS 患病率的最新证据表明，随着与赤道距离的增加，较多的暴露于晴天、高海拔和较低的环境温度都会增加 XFS 的风险[13]。在校正地理变量之后，斯堪的纳维亚血统不再被认为是 XFS 的危险因素。这些研究表明，增加日光暴露和紫外线辐射可能在 XFS 的发病机制中发挥作用。

（二）饮食因素

饮食因素可能在 XFS 风险中发挥作用。据 Pasquale 等报道，在美国人群中，咖啡消费量与 XFS 风险之间存在关联[14]。对一个大规模前瞻性研究人群的观察发现，喝 3 杯咖啡的人与不喝的人相比，患 XFS 的风险增加。该病风险与其他含咖啡因饮料（如碳酸饮料、茶、巧克力或无咖啡因的咖啡）无关。这种关联是否存在于其他饮用咖啡因人群中尚不清楚。

三、预后

随着时间的推移，青光眼的患病风险是累积的，它发生在 XFS 眼中的频率，比没有它的患者高 5~10 倍。约 25% 的 XFS 患者出现眼压升高，其中 1/3 发生青光眼。患有 XFS 的患者由高眼压转化为青光眼或者青光眼发生进展的概率，比没有 XFS 的患者高 2 倍[15, 16]。

与 POAG 患者相比，XFS 患者测量的昼夜眼压波动更大[17]。XFS 青光眼对药物治疗效果比 POAG 更不敏感，反应时间较短，且失败更频繁。

剥脱性青光眼的临床病程较严重，预后比 POAG 差。眼压正常的 XFS 患者平均 IOP 大于一般人群，且 XFG 患者的表现，严重于 POAG 患者。在任何特定的眼压水平，XFS 的眼睛比没有 XFS 的眼睛更容易发生青光眼损伤。在诊断时，视神经损伤频率更高、严重程度更重、视野损害更大、药物反应较差，以及更频繁地需要手术干预。

四、病因与发病机制

（一）病因

除了地理集群外，支持 XFS 遗传基础的证据，包括家族聚集（见第 26 章）、两代家庭中的传播、单卵双胎中高一致性、受影响患者亲属中 XFS 风险增加、失去杂合性和 HLA 研究[18, 19]。

这种疾病似乎是常染色体显性遗传，但是晚发型和不完全外显子在遗传分析中存在相当大的问题。母系遗传、父系遗传和常染色体显性遗传都被提出。

迄今为止，一些染色体区域已经初步显示与 XFS 相关。发现 XFS 基因赖氨酰氧化酶样 1（LOXL1）中的变异体之间的遗传关联。LOXL1 基因的序列变体，催化弹性蛋白纤维的形成，与两个单独的患者群中的剥脱性青光眼的原因有关，一组患者来自于冰岛，另一组来自瑞典[20]。

LOXL1 位于 15 号染色体上，是参与弹性蛋白代谢中蛋白质的一员。最初报道的关联有三个序列变异，两个编码改变的蛋白质和 1 个位于第一内含子的非编码变异。XFS 或 XFG 的关联已被报道，一个或多个这些编码变异在每个种群研究表明，这些或其他 XFS 相关变异体在剥脱性病理生物学中起着直接的作用。

与青光眼发病风险的相关性研究，已报道 XFS

患者有两种变异基因，即 CDKN2BAS 和 8 号染色体上的基因区间[21]。这两种变异都与 POAG 中的正常眼压性青光眼有关，有趣的是，LOXL1 变异体和 POAG 之间没有相关性。最终，许多基因可能都造成剥脱表型。

一些非遗传因素，包括饮食因素、自身免疫、感染因子和创伤，也被认为与该病发生有关。值得关注的是，如果在 40 岁以下的患者中诊断出 XFS，则通常有前期创伤史，特别是对于虹膜，既往的眼内手术或在使用来自老年供体的移植物进行角膜移植之后发生。这些事件可能会触发易感个体的 XFS 过早发展，或者甚至成为可传播媒介的可能性。

看来，XFS 代表了一个复杂、多因素、迟发性疾病，发病机制中涉及遗传和非遗传的因素。

（二）发病机制

XFS 的具体发病机制和剥脱物质（XFM）的确切化学成分目前未知（见第 62 章）。通常认为是病理性纤维状基质物质慢性异常的累积，具有独特的光镜和超微结构外观[22]。

XFM 在免疫组化表现为一种复杂的糖蛋白 / 蛋白多糖结构，其具有基底膜和弹性纤维系统的表位。这些纤维由微纤维亚基组成，微纤维亚基由无定形基质包围，而无定形基质主要包含各种糖复合物，主要包含弹性纤维的表位，如弹性蛋白、淀粉样蛋白 P、玻连蛋白，以及弹性微纤维的组分，如原纤蛋白 -1、微纤丝相关糖蛋白（MAGP-1）和转化生长因子（TGF-β1）结合蛋白（LTBP-1 和 LTBP-2）。

最近，这种结构已经得到了直接的证实。液相色谱 - 串联质谱（LC-MS/MS）分析显示 XFM 由弹性微纤维组分原纤蛋白 -1、腓肠蛋白 -2 和玻连蛋白、蛋白聚糖合成蛋白聚糖和多聚糖、胞外伴侣簇蛋白、交联酶赖氨酰氧化酶、载脂蛋白 E 和其他蛋白质组成[23, 24]。

一组主要参与细胞外基质代谢和细胞应激的基因被发现在 XFS 的眼前段组织中有差异表达[25, 26]，提示 XFS 的潜在病理生理机制与弹性微纤维组分的过量生产、酶交联过程、TGF-β1 的过度表达、基质金属蛋白酶（MMP），以及其组织抑制药（TIMP）之间的蛋白水解失衡有关。细胞和氧化应激增加，细胞应激反应受损。此外，在 XFS 的早期阶段，由白细胞介素 -6 和 IL-8 水平升高所反映的低级炎症过程似乎是参与纤维化基质过程发生的主要机制[27]。

XFS 的主要遗传危险因素 LOXL1 是交联基质酶的赖氨酰氧化酶家族的成员，是弹性纤维形成和稳定特别需要的。最近的研究表明 LOXL1 的阶段性和组织依赖性表达失调，参与了 XFS 患者眼组织中异常交联的 XFM 聚集体形成[28, 29]。

（三）致病概念

基于 XFM 和纤维小带的组织化学相似性，免疫组化、生物化学和分子生物学数据为弹性微纤维发病机制提供了强有力的支持[30]，提示 XFS 是一种会影响弹性微纤维的弹力纤维增生症。现在的观点认为，弹力纤维病是应力诱发且与弹性微纤维的过度产生有关，弹性微纤维聚集成典型的成熟原纤维。该过程是各种潜在的弹性细胞通过异常酶交联发生的[4]。交联提供了稳定性，从而防止降解，并且能够允许逐渐累积。这一过程通过生长因子（特别是 TGF-β1）增加细胞和氧化应激、受损伤的细胞保护系统，以及 MMP 与 TIPM（图 31-1）之间的失衡得到了加强。

目前，LOXL1 遗传变异赋予 XFS/XFG 的风险机制，仍然难以捉摸。目前的发病机制，包括 LOXL1 表达水平失调，异常剪接事件或底物特异性改变。然而，XFS 相关的 LOXL1 基因变异似乎不影响酶活性[31]。鉴于 XFS 遗传的复杂性，必须假定额外的遗传和（或）环境因素可能影响疾病表现。氧化应激、缺氧、TGF-β1、促炎细胞因子和高半胱氨酸，是纤维化过程的候选共调控因子。事实上，使用体外细胞培养模型，所有这些因素已被证明可以 mRNA 和蛋白水平上调 LOXL1 和弹性蛋白[27]。需要进一步的研究来鉴定识别的 LOXL1 风险变体，在存在潜在的共同调节因子情况下的作用，并确定导致 XFS 发展的事件顺序。

（四）青光眼的机制

XFS 中的慢性眼压增高是由于小梁网的外流阻力增加引起的，可能是由于 XFM 阻挡了房水外流通道（见第 62 章）。尽管 XFM 的累积在全小梁

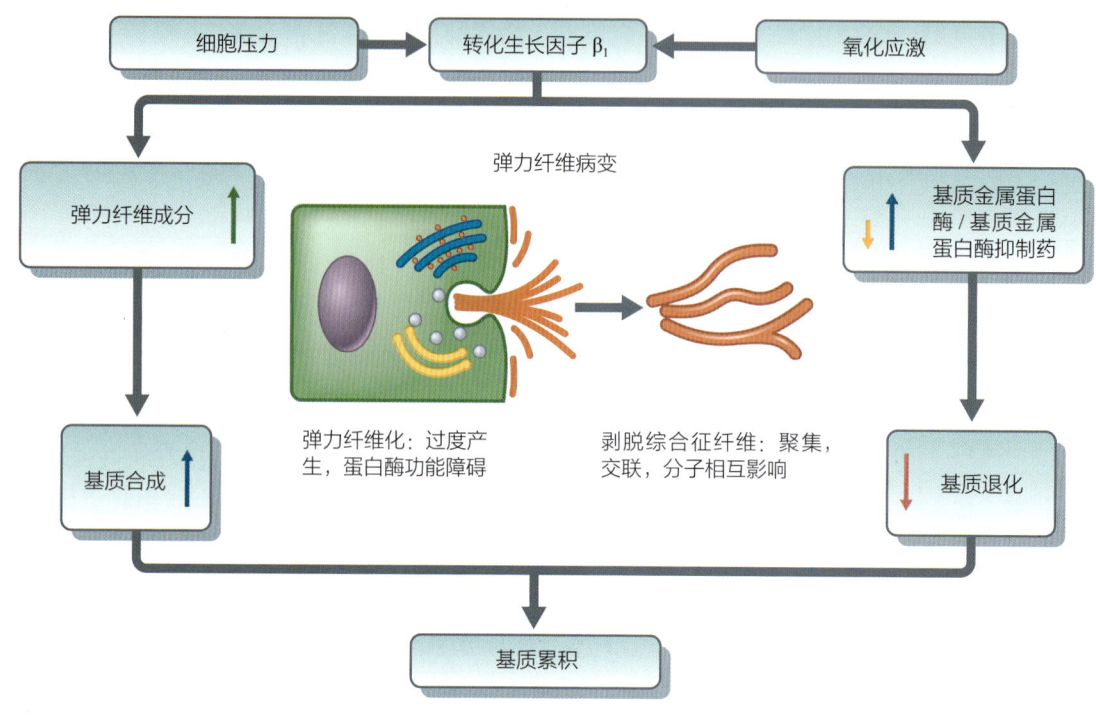

▲ 图 31-1 剥脱综合征的发病机制

网上都能被找到，但其主要位于施莱姆管内壁下方的邻近组织处积聚，这也是房水流出阻力最大的部位[32]。这个区域由于 XFM 的逐渐沉积而变厚，似乎是由施莱姆管内层的内皮细胞局部产生的。XFM 的逐渐积累与 IOP 水平，以及青光眼视神经损伤的存在和严重程度相关[33]。它也可能与 Schlemm 管的进行性退行性改变有关，包括更晚期病例的狭窄、碎裂和阻塞。这些发现表明，XFM 在网状结构中的积累，与青光眼的发生和进展之间，存在直接的因果关系，并且表明需要努力改善集液管区域流出通道，以起到治疗作用，用来维持持久性的 IOP 降低。在被晶状体及瞳孔边缘摩擦之后，XFM 团块也可能被房水冲洗，并被困于葡萄膜的孔隙之中。

小梁流出通道也可能被虹膜色素上皮因虹膜间摩擦而被释放的色素阻塞，剥脱物质起到磨蚀作用，破坏虹膜色素上皮细胞。此外，水通道蛋白浓度的升高，也和流出阻力的增加有关。种种迹象表明，色素播散在 XFS 中十分突出，可以根据瞳孔缘和晶状体前囊膜的剥脱物质沉积现象，作为早期的诊断标准：色素在瞳孔扩张后释放到前房、瞳孔区域缺失、虹膜括约肌区域透照缺陷、色素沉积在角膜上类似 Krukenberg 梭，特别是色素

沉着于虹膜表面，增加了小梁的色素沉着[34, 35]。在临床上的单眼 XFG 患者中，受累眼通常小梁色素密集。POAG 或无青光眼的眼色素沉着较 XFG 少。有较多小梁色素沉着的眼，青光眼损害更加严重。

尽管 XFG 特征是眼压高，但其他因素，例如眼及球后灌注压异常、筛板弹性组织异常等情况，可能进一步增加青光眼损害。在一项前瞻性研究中，Puska 等[36] 发现在眼压正常的 XFS 患者中，单眼受累的 IOP 在整个随访期间是正常的，视盘改变仅仅发生于受累眼，这说明剥脱过程可能是视盘改变的危险因素之一。

最近的研究表明，在 XFS 患者的前房后节组织中，LOXL1 的表达和定位与青光眼无关，提示 LOXL1 在青光眼的发生和发展中具有双重作用。前房中 LOXL1 表达增加及弹性纤维成分的增加，会引起 XFM 异常交联反应聚集体的形成，导致流出阻力增加、眼内压升高[28, 29]。LOXL1 表达下降可能导致 XFS 眼后节组织的弹性变化，特别是筛板部位，对其生物力学性能产生不利影响[29, 37]。这种 XFS 特异性的筛板弹性蛋白病，是由于 LOXL1 调节异常及弹性纤维失稳态导致的，可能会构成青光眼发展的独立危险因素，可能会使 XFS 眼更加脆

弱，更容易发生压力引起视神经损伤。这可以解释为什么当眼内压水平相同时，XFS 眼的青光眼损伤程度高于 POAG[38]。

单眼 XFS 的理由仍旧未知，而通过电镜可以发现结膜和虹膜的异常。然而，单眼 XFS 在 15 年内逐渐发展为双眼发病的概率接近 50%，这表明其他因素，无论是抑制还是刺激都会刺激第二只眼的发病[39]。一种可能通过免疫系统介导的保护机制可能存在于第二只眼中。此外，并非所有的 XFS 眼都会发展为眼压增高，而在正常眼的小梁网中，也可能发现大量的 XFM 沉积物。可能存在其他因素，例如代谢紊乱、遗传因素和疾病的持续时间，也可能会影响到 XFS 逐渐发展为高眼压和 XFG 的过程。

五、诊断、辅助检查及鉴别诊断

诊断是通过寻找典型的在晶状体前表面或瞳孔边界的 XFM 来判断的，当存在辅助性的色素性相关体征时，应怀疑为 XFM 缺失，并将患者定义为"疑似剥脱"。

（一）眼部特征

所有前节结构均受到 XFS 影响。晶状体前表面的白色物质是最重要的诊断特征。典型表现在瞳孔扩张时，可由三个不同区域组成：中央的圆盘、中间的透明区域（此区域是由虹膜在其生理偏移期间从晶状体摩擦产生的剥脱物质），以及周边颗粒区域（图 31-2 和图 31-3）。剥脱物质常被发现于瞳孔边缘（图 31-4）。

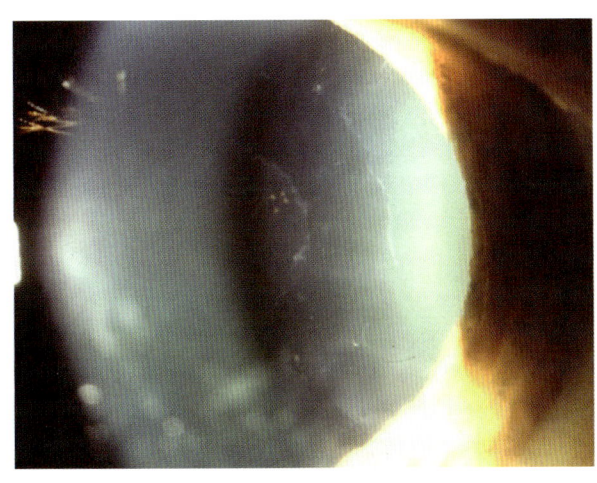

▲ 图 31-2 XFS 经典外观

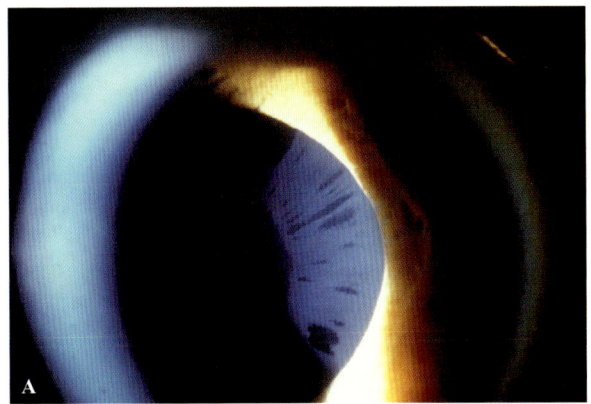

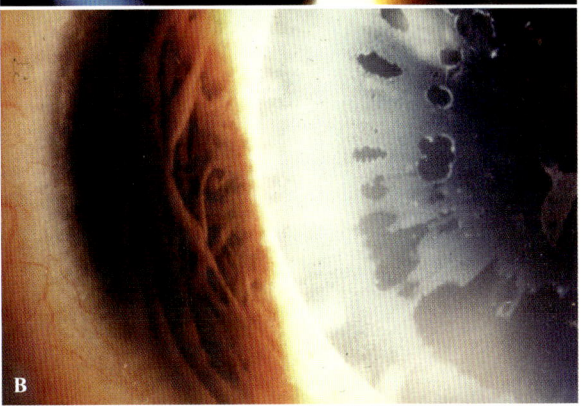

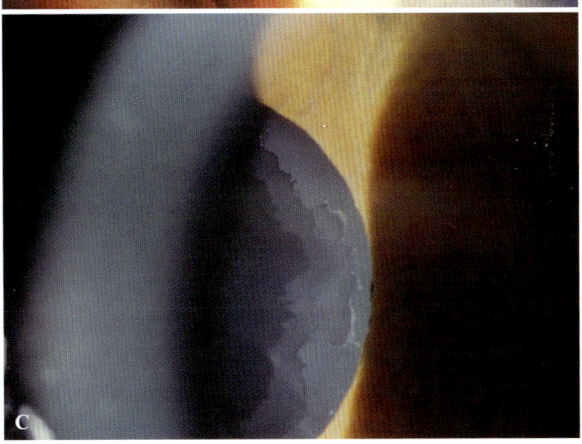

▲ 图 31-3 **A.** 比图 31-2 更早的阶段，显示了将要形成的中间透明区开始形成，虹膜偏移在剥脱物质中产生缝隙。**B.** 有一个相对均匀的中央圆盘区和清晰的透明区域已经部分形成。剥脱材料残留形成的交替联结与裂隙留在该区域。**C.** 外围区域呈颗粒状，并且有由晶状体表面上的剥脱物质的未扰动积聚导致的分层外观

XFS 不仅导致严重的慢性开角型青光眼，而且还导致晶状体半脱位、房角关闭、血－房水屏障损害，以及白内障摘除时的严重并发症（见下文）。

瞳孔皱褶、虹膜括约肌色素丢失，以及沉积于前房，是 XFS 的一个标志。当虹膜从晶状体表面刮去剥脱材料时，晶状体上的脱落物质导致虹膜色

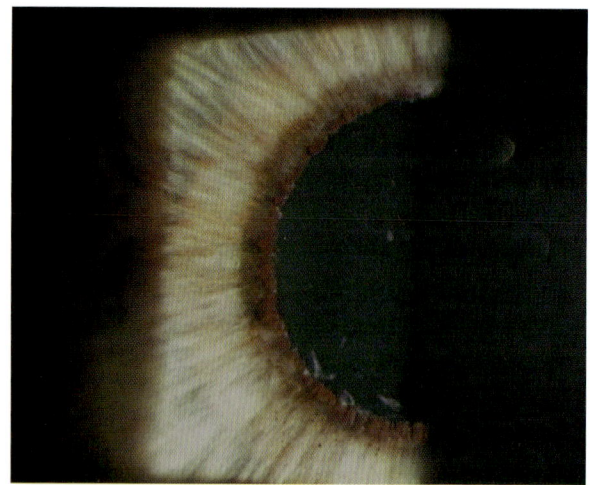

▲ 图 31-4　剥脱物质位于瞳孔边缘

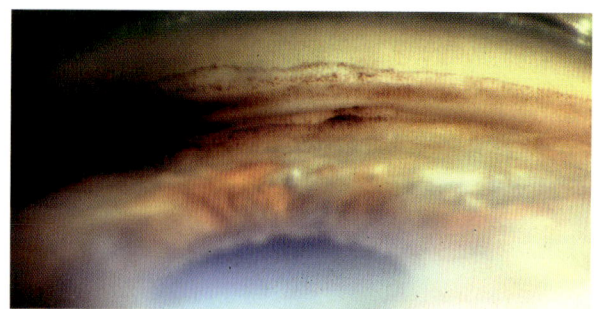

▲ 图 31-6　XFS 眼睛的典型虹膜角膜角外观

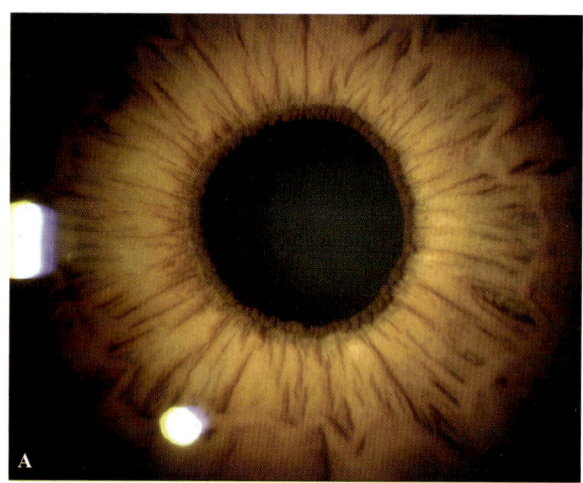

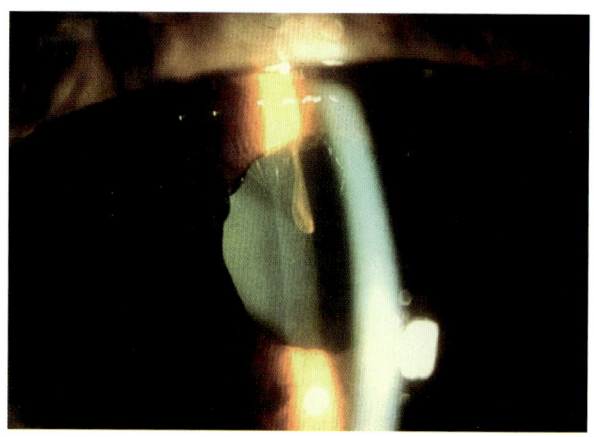

▲ 图 31-7　散瞳后前房播散的色素

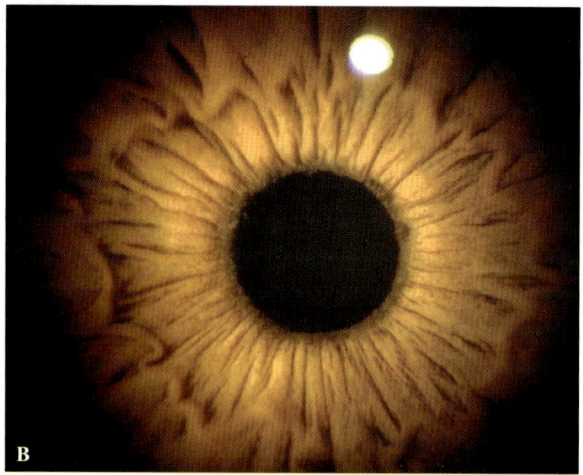

▲ 图 31-5　未受累的完整瞳孔皱褶（A）和临床单侧 XFS（B）患者的受累眼，几乎完全没有皱褶

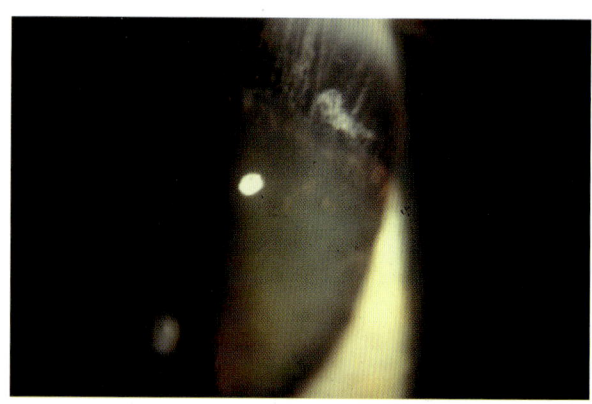

▲ 图 31-8　晶状体自然脱位眼睫状小带的广泛破坏

素上皮细胞破裂，伴随着色素分散到前房。这导致虹膜括约肌透照阳性、皱襞消失、小梁色素沉着增加，虹膜表面色素沉积（图 31-5 和图 31-6）。在散瞳后常能见到前房内的色素沉着，并可能较为丰富（图 31-7）。散瞳后可能出现明显的眼压升高，应在散瞳后常规测量 IOP[40]。

剥脱"疑似"最初的定义，是患者的一眼或两眼表现出在没有临床可识别的 XFM 情况下，在晶状体前囊或瞳孔边缘处任一眼出现一个或多个与色素播散有关的体征[34]。通过结膜透射电镜观察先前诊断为 POAG 或在 23 只疑似高眼压的患者活检标本中的 8 只有纤维剥脱物质。在没有任何临床可见眼内 XFM 的情况下，这些与色素相关的征象也和 12 个眼睑皮肤标本中的 7 个眼外脱落纤维存在有关[41]。

最早可检测到的剥脱物质存在于睫状突或睫状小带，通常发生了磨损或破裂（图 31-8）。晶状体脱位常见，可发生自发半脱位或晶状体全脱位。XFS 患者在白内障摘除时更容易发生并发症。睫状小带脆性增加白内障摘除中晶状体脱位、小带渗出或玻璃体脱出的风险，这种风险可增加到 10 倍，由于 XFS 眼散瞳不佳，容易发生虹膜后粘连。在 XFS 中，白内障超声乳化摘除术后晚期人工晶状体和囊袋偏心、囊膜收缩综合征和后囊膜混浊更为常见。

（二）眼部并发症

XFS 与白内障之间存在病因学关联。据报道，在 XFS 患者房水中抗坏血酸（一种重要的自由基清除剂）水平显著降低[42]，这表明抗氧化防御系统有缺陷。此外，8- 异前列腺素 $F_{2\alpha}$ 在 XFS 患者房水中显著增加，提供了 XFS 中氧自由基诱导作用的证据[43]。XFS 患者的血清抗坏血酸浓度比对照组低得多，丙二醛浓度远高于对照组，反映了自由基对脂质过氧化物的损伤[44]。XFS 患者房水中的平均羟脯氨酸水平更高。

剥脱综合征与眼缺血和全身血管异常有关。在临床上患者单眼发病中，虹膜缺血可以在虹膜血管造影[45]和组织病理学中检测到[46]。血管内腔通常变窄并可能消失，在晚期病例中，虹膜血管系统有明显改变。血管丢失并伴有侧支形成和虹膜低灌注，导致前房缺氧和斑片状虹膜微血管形成。血 - 房水屏障的慢性破裂，前房蛋白质水平增高。

基于采用裂隙灯检查或组织病理学检查的回顾性研究提示，在一定情况下，视网膜静脉阻塞与 XFS 相关。视网膜分支静脉阻塞（BRVO）（70 例患者 73 只眼）或视网膜中央静脉阻塞（CRVO）（49 例患者 53 只眼）的一系列研究中，73 例 BRVO 患者中有 6 例存在 XFS（8.2%），53 例 CRVO 眼中有 11 只眼存在 XFS（20.8%），而在年龄匹配的 384 只对照眼中则有 20 眼（5.2%）[47]。眼压升高和青光眼是导致 XFS 与 CRVO 相关的原因之一。XFS 与 CRVO 可能是一种常见的病理生理机制导致。怀疑是由于异常的同型半胱氨酸代谢导致的，因为 XFS 患者的血浆[48]、房水[49]和泪液[50]中同型半胱氨酸水平显著升高。

（三）全身反应

剥脱综合征是一种广泛的细胞外基质紊乱。在睫状动脉、涡静脉和视网膜中央血管壁穿出视神经时，可见 XFM 沉积。电子显微镜显示了 XFS 患者眼、心、肺、肝、肾、胆囊和脑膜上的聚集物[51, 52]。在疾病的意义上，没有明确的 XFS 与全身性疾病存在关联或与 XFS 存在相关的功能缺陷的确凿证据。然而，除了上述血管异常外，有越来越多的与特定系统性疾病相关的报道，包括短暂性脑缺血发作、高血压、心绞痛、心肌梗死、中风、无症状性心肌功能障碍、阿尔茨海默病和听力损失。在这些相关中有些存在争议，并没有如预期的那样发现明确的证据证明 XFS 患者的死亡率增加。

伴有或不伴有青光眼的 XFS 患者，眼、球后和脑血流减少。在临床单侧病例中，已报道同侧搏动性眼血流和颈动脉血流减少。彩色多普勒成像显示，XFS 患者的眼动脉、视网膜中央动脉和睫状后动脉的血流速度明显。比无 XFS 患者低。筛板和视盘盘沿的血流量随着青光眼损伤的增加而降低。XFG 患者的基底指尖皮肤毛细血管灌注较原发性开角型青光眼或对照组低，最大冷诱导时间延长、流量减少、恢复时间较长。内皮素 –1 是一种强效血管收缩药，据报道，在 XFS 患者的房水中，其水平增加。最近，在 XFS/XFG 中，随着年龄的增长，同型半胱氨酸浓度也出现较高的情况，病理性颈动脉功能和副交感神经血管发生改变，已有报道。这些发现已在最近引用的文章中进行了很好的总结[53]。

六、治疗方法

降低眼压不应是 XFG 治疗的唯一重点。了解在 XFS 中导致 IOP 升高的机制，可以允许我们开发新的、更合乎逻辑的治疗方法。

XFG 药物治疗最初的方法与 POAG 相似。它包括局部前列腺素类似物和房水抑制药。然而，考虑到青光眼对各种药物的反应，这种方法还没有特别针对 XFG 进行细化。关于 XFG 新药成功研发这方面的信息仍然有限。在最近一项交叉试验中，比较了拉坦前列素与比马前列素在 XFG 中的作用，比马前列素在所有时间点和治疗 3 个月后的平均昼夜曲线上，显示了统计学上更高的 IOP 降低（比马前列素降低 35%，而拉坦前列素降低 31%）[54]。另一项 24 小时研究显示，从未治疗 24 小时曲线基线来看，在每个时间点拉坦前列素和曲伏前列素均可降低眼压[55]，但曲伏前列素 24 小时曲线的降压效应略高（两组间平均差异为 0.5mmHg）。

Konstas 等[56] 证明了 IOP 降低的益处，建议将目标眼压标值设为 ≥ 17mmHg，以防止或减缓进行性伤害。与噻吗洛尔相比，拉坦前列素提供了更窄的昼夜眼压波动范围。

房水抑制药可降低 XFS 的眼压，但不干扰小梁损伤的进展机制，即虹膜上皮摩擦和虹膜色素上皮细胞的破坏。胆碱能药物在 XFS 中具有多种有益的作用。他们不仅降低眼压还增加房水的流出，使小梁网更快地清除并且通过限制瞳孔运动减缓疾病的进展。另一方面，房水抑制药通过减少房水的分泌，导致房水通过小梁网的流动减少。BECK[57] 提出了用房水抑制药治疗导致小梁功能恶化的提示性证据。

从理论上讲，缩瞳应该是第一线治疗。然而，许多患者患有晶状体核硬化症，并且缩瞳药可能会降低视力从而造成困扰。长期使用缩瞳药可能会导致后粘连的发展。作者发现 2% 毛果芸香碱每晚睡前应用，可以限制瞳孔运动而不会引起这些不良反应。国际多中心前瞻性试验，比较拉坦前列素和 2% 毛果芸香碱每晚睡前点眼，与噻吗洛尔或可速普特对于治疗 XFS 高眼压或青光眼的患者，结果表明 XFS 和 IOP 升高患者对毛果芸香碱和拉坦前列素点眼的 IOP 控制优于噻吗洛尔或可速普特每天 2 次的患者[58]。

由于同型半胱氨酸水平升高有很强的相关性，我们还必须考虑到 XFS 患者通过补充维生素 B_6、维生素 B_{12} 和叶酸降低血浆同型半胱氨酸水平的可能性。

（一）激光治疗

氩气激光小梁成形术（ALT）在早期 XFS 眼中十分有效。基线眼压在 XFG 中高于在 POAG 接受 ALT 的眼睛，因此 XFG 眼压的初始下降更大。初次 ALT 可以延迟使用药物治疗长达 8 年，在这些患者中占很大比例[59]。随着时间的推移成功率逐渐下降，长期成功率在 3~6 年内下降到约 35%~55%。

大约 20% 的患者在治疗后的 2 年内出现眼压突然、晚期的升高[60]。持续色素释放可能会压垮小梁网的功能重建，维持 ALT 后的缩瞳治疗可能抵消这种效应。作者发现，2% 的毛果芸香碱每晚睡前点眼，足以提供这种保护。需要进一步评估选择性激光小梁成形术（SLT）作为治疗 XFG 的有效性和安全性的 ALT 替代方案。

（二）手术治疗

小梁切除术的结果和 POAG 的比较。最近的研究发现，在晚期 XFG 或 POAG 中，应用了丝裂霉素 C 的小梁切除术比最大量药物治疗的患者可获得更好的 24 小时 IOP 控制[61]。然而，在 XFG 患者中手术并发症更为常见。在某些情况下，术前高眼压可能导致脉络膜出血或积液。薄弱的睫状小带支持可使术中晶状体移位或甚至在极端情况下半脱位。这可能导致在虹膜切除术中无意中发生晶状体损伤、玻璃体脱出或玻璃体向内口的晚期嵌顿。在 XFG 中，手术虹膜切除术后的前房积血可能是未发现的虹膜新生血管的结果。小梁切除术后，XFG 患者白内障进展的可能性增加。病情越重、病程越长，并发症发生的可能性越高。

据报道小梁切开术，其原理可能是绕过小梁网的机械堵塞[62]。类似的，Jacobi 等[63] 描述了旨在改善流出通道的小梁抽吸。

由于非穿透性手术的风险降低，深部巩膜切除术和类似手术（包括 Schlemm 管切开术）正成为一些中心的主流选择。据最近的报道显示，XFG 患者在深层巩膜切除术后的成功率明显高于 POAG 患者[64]。此外，超声乳化联合穿透性和非穿透性手术似乎不影响成功率。

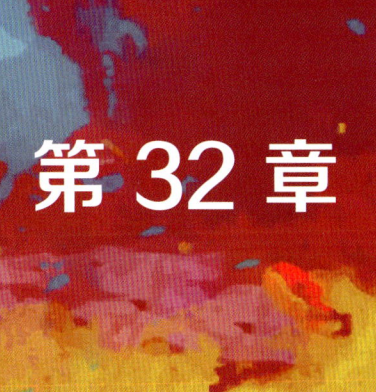

第 32 章　色素性青光眼
Pigmentary Glaucoma

Stefano A Gandolfi　Nicola Ungaro　Paolo Mora　Chiara Sangermani　著

刘　璐　译

王冰松　校

本章概要

- 色素播散综合征（PDS）和色素性青光眼（PG）在临床上并不罕见。受影响个体的同胞可发展为病理表型的高风险人群。
- PDS 和 PG 的确诊年龄小于原发性开角型青光眼或原发性闭角型青光眼的个体。
- 在 PDS 眼中，色素的活性播散是转化为 PG 的一个很危险因素。
- 两种机制使色素从虹膜后部释放：①由于虹膜根部凹陷或引起的反向瞳孔阻滞，或在晶状体前表面的虹膜松弛和较长虹膜的自发扁平化，对晶状体小带的机械性摩擦；②在某些（遗传和环境）条件下，导致虹膜色素上皮缺损。
- 对完全瞳孔散大的晶状体前表面和前房角进行检查和评估，以正确诊断。UBM 可以通过提供虹膜轮廓上的关键信息提供极为有效的帮助。
- PDS 和 PG 主要是双侧的。在不对称的情况下，需要对导致色素继发性播散的并发症进行准确的研究。
- PG 的治疗策略类似于原发性开角型青光眼的治疗策略。理论上，缩瞳药是治疗这种疾病的首选药物。更现实地说，作用于葡萄膜巩膜外通道的药物比作用于产生房水的药物疗效更好。在进行激光小梁成形术（氩激光或选择性）时必须小心，不要给小梁网输送太多能量。
- YAG 激光虹膜切开术对年龄＜ 45 岁的人群有益，其 PDS 眼睛显示为正常的眼压，凹陷的虹膜根部和转变为 PG 的风险高，定义为色素播散活动期。一旦小梁功能丧失，虹膜切开术的潜在益处就可以忽略不计。
- PDS 和 PG 眼可能会出现严重的视网膜问题。复诊时，必须在完全瞳孔散大时对视网膜进行常规检查。

一、概述

在 1949 年，Sugar 和 Barbur[1] 描述了一种青光眼的新临床表现形式，在前房和后房的多种结构上有明显的色素播散。他们命名为"色素性青光眼"（PG）。诊断三联征包括：①裂隙状的外周虹膜透照缺损；②前房角弥漫性和致密的褐色色素沉着；③角膜内皮细胞上的色素颗粒（Krukenberg 梭）。当三联征与青光眼不平行时，临床表现为色素播散综合征（PDS）。

目前，PG 被认为是一种继发性开角型青光眼，主要是由小梁网中色素逐渐增多引起。有 PDS 的眼被认为是存在未来发展为 PG 的高风险人群。

二、患病率

在多达 2.5% 的白种青光眼人群中检测到色素播散综合征（PDS）（平均年龄，男性 41.5 岁、女性 35.9 岁）[2]。目前还没有关于 PDS 性别流行的共识：一些研究报告指出 PDS 在男性中更常见，而女性则在其他类型较多。事实上，到目前为止，还没有进行过基于人群的研究。人们普遍认为，男性更容易发生向色素性青光眼的转变，最终的男女比例为 3 : 1。一些作者推测，男性报告的前房深度比女性大 15%，可为色素性青光眼的性染色体相关发病率提供一个可能的解释[3]。

据称，PDS 和 PG 几乎全部发生于白种人，尽管报道的黑人中的低流行率可能是由于误诊造成的，事实上，较厚、深色的虹膜使黑人的色素损失检测更加困难。此外，在黑色人种的眼中，小梁网色素沉着很容易被解释为正常现象。在完全瞳孔散大中检测到色素沉积到晶状体小带结构上（图 32-1），已被认为是识别黑人主动播散色素的可能手段[4]。因此，黑人中色素播散的实际患病率还远不能确定。

关于色素播散的发病年龄，没有明确的数据。

根据色素性青光眼的峰值患病率（即 20—40 岁之间）和从 PDS 转化为 PG 测量出的平均转化率（10～15 年），人们可以推测色素播散可能早在青少年时期就已经发生。但同样没有人口数据证实这一假设。

大多数受色素播散影响的眼，也受到轻度至中度近视的影响。目前还没有关于近视程度与 PDS 患病率的数据。然而，似乎有色素性青光眼的眼比色素播散综合征更容易近视。特别是，似乎屈光不正的近视程度越高，越早发病[5]。

总之，正如 Shields 所说，"被 PG 影响的典型患者，常为年轻、近视和男性"[6]。

三、自然病史和危险因素

该病的临床病程可分为 3 个阶段。

1. "活动性"色素播散期

这个阶段可以在青少年中期开始。在此阶段，色素被主动释放并开始在眼睛的前段积聚。这个阶段大多没有症状。在整个阶段，眼压（IOP）仍然正常。但是，在一些患者中通过以下环境因素可以加速色素的播散：①体育锻炼；②情绪紧张；③自发和（或）药物诱导的瞳孔散大。特别是，去氧肾上腺素诱导的瞳孔散大与一些 PDS 中前房的大量色素冲洗有关。无论如何，色素的活性播散并不总是与可测量的 IOP 增加相平行[7]。

2. 转变为青光眼期

最近，以人群为基础的回顾性研究发现，估计 10% 的 PDS 最终会在 5 年内发生 PG，15 年后发病率增加到 15%[8]。但是，有报道 5—35 岁的 PDS-PG 转换率高达 35%[9]。相反，在病例报道中，显示在经过 6 年的随访后，PDS 的 43 只眼中只有 2 眼出现了无可争议的青光眼视野缺损[10]。各个调查之间的明显差异似乎可以（至少部分）通过色素性青光眼"定义"所采用的标准来解释，范围从纯 IOP 升高到 Goldmann 手动视野检查中的一致视野缺损。大多数研究都认为，色素的"活性播散"是从 PDS 转化为 PG 的显著风险因素[11]。此外，高度近视被认为是转化的危险因素[11]。

3. 可能的"自愈"（回归）阶段

一种有趣的现象在个体中反复被描述，受色

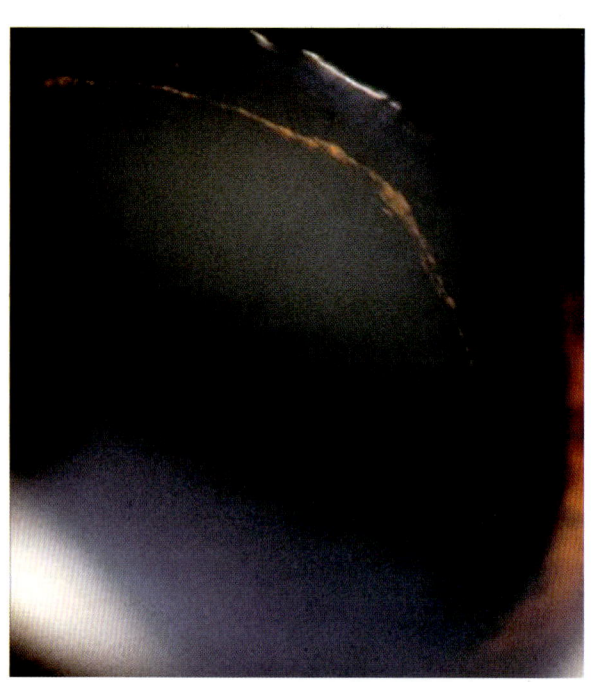

▲ 图 32-1　晶状体小带和赤道部色素沉积
在瞳孔散大时，沉积物清晰可见

素性青光眼的影响，老化后色素开始从小梁网中清除，虹膜缺损逐渐消失，并且在一些患者中，眼内压恢复至"正常"范围。这一阶段被称为回归阶段[12]。所产生的表型可能在临床上是误导性的，事实上，眼睛仍然显示出青光眼视神经病变（有或无并发视野缺损），但眼压低，患者可被标记为正常眼压性青光眼。在这些个体中，前房角镜检查特别有用，色素在上侧比下侧的象限更密集和浓密。这个标志（命名为"色素反转征"）到目前为止并不是 PG 特异性的，并且可以在色素从小梁网自发清除时检测到。

四、病因和发病机制

机械、遗传和环境因素，参与了色素播散的发病机制。

（一）机械因素

1976 年，Rodrigues 及同事在分析受 PDS 影响眼睛的虹膜标本时发现了色素上皮局灶性萎缩区域和肥大的扩张肌[13]。于是，上皮异常被认为是导致 PDS 表型的主要病变。1979 年，Campbell 在观察到虹膜透照缺损与晶状体小带纤维位置之间的一致性后，提出了一个新的理论：他假设外周虹膜的后弯可以诱导虹膜色素上皮和晶状体小带之间的反复接触，从而导致色素的播散[14]。向后弯曲的虹膜应具有一些特殊的解剖学特征：①巩膜插入点位置靠后部；②凹面与正常周边前房相比更深；③基质更软，导致对来自环境的矢量动力的抵抗力较低。超声生物显微镜（UBM）分析证实了每个特征：①PDS 中小梁网底部与虹膜插入位置之间的距离比对照眼更大[15]；②在 PDS 和 PG 中反复描述的具有更深前房的凹形虹膜轮廓（图 32-2）[16]；③在 PDS 眼中虹膜的径向宽度证明比正常长[17]，因此导致中周部虹膜相对于晶状体小带复合体有变平趋势（图 32-3）。然而，解剖特征本身并不能解释后凹的发生。必须产生后向压力梯度来触发这种现象。例如，这可能发生在眨眼期间。实际上，在眨眼期间，房水逆着正常压力梯度移动到前房中。由此产生的压力波将作用于虹膜，并向后推向晶状体小带复合体[18]。异常大的虹膜 – 晶状体小

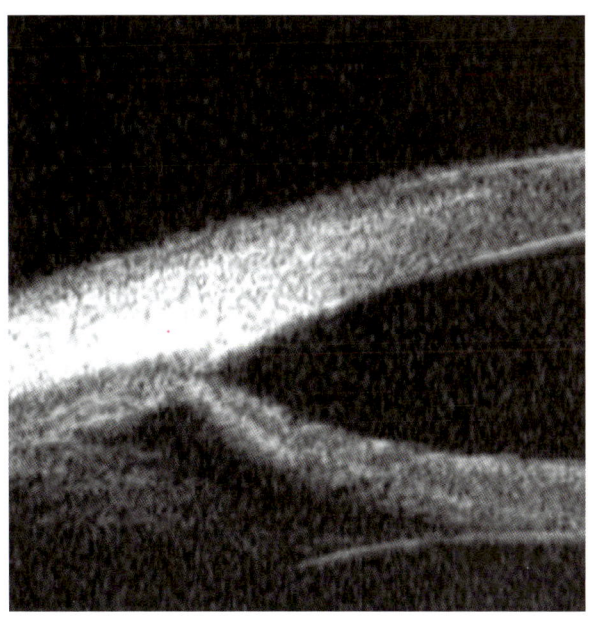

▲ 图 32-2 中周边虹膜的后凹形轮廓
UBM 图像显示的是自然发生的虹膜后弯，在受 PDS 影响的眼中可见虹膜 – 晶状体接触

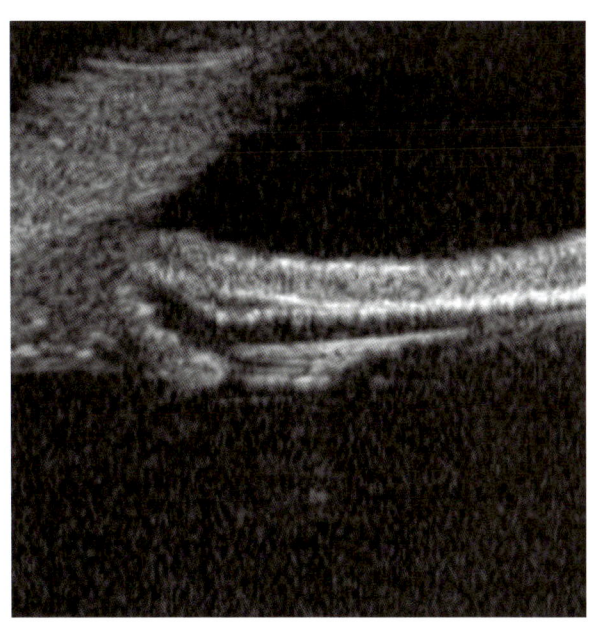

▲ 图 32-3 PG 中 UBM 轮廓的"长于正常"虹膜
虹膜到晶状体前表面变平。由于色素沉积引起的回声信号的增加，晶状体小带清晰可见

带接触将阻止两个腔室（前房和后房）之间的房水平衡。因此，虹膜将呈现更加明显的凹形轮廓，并且将促进对晶状体小带的摩擦。这已被命名为"反向瞳孔阻滞"[19]。调节和踏车运动试验也会增加晶状体凹度并形成反向阻滞[20, 21]，特别是调节似乎通

过向前移动晶状体来起作用，从而增加前房的压力（图32-4）。有趣的是，在最近的一项研究中，眼角膜后表面的较窄曲率与PDS和PG中逐渐增加的色素丧失有关。作者推测这可能导致角膜的生物力学性质不同、眨眼时变形增加、泵作用导致PDS发生反向瞳孔阻滞[22]。与在窄角中观察到的前房正向阻滞一样，通过YAG激光虹膜切开术也可以减轻反向阻滞。虹膜轮廓失去其凹面以呈现平面构型（图32-5）[23]。毛果芸香碱已被证明可以减少眨眼和调节后观察到的晶状体凹陷。毛果芸香碱还可以防止PDS在体育锻炼中观察到色素的前房播散[24]。事实上，毛果芸香碱滴注后的虹膜轮廓是凸的，而不是平面的（图32-6）。机械理论已经通过对受影响的受试者进行UBM研究得到了广泛的验证。然而，虹膜本身的后凹不足以解释色素的损失。事实上，正常的眼睛可以表现出短暂的凹面虹膜结构，而没有可见的色素播散[21]。因此，虹膜的并发症在促进后虹膜表面的色素脱失中起了确定的作用，最

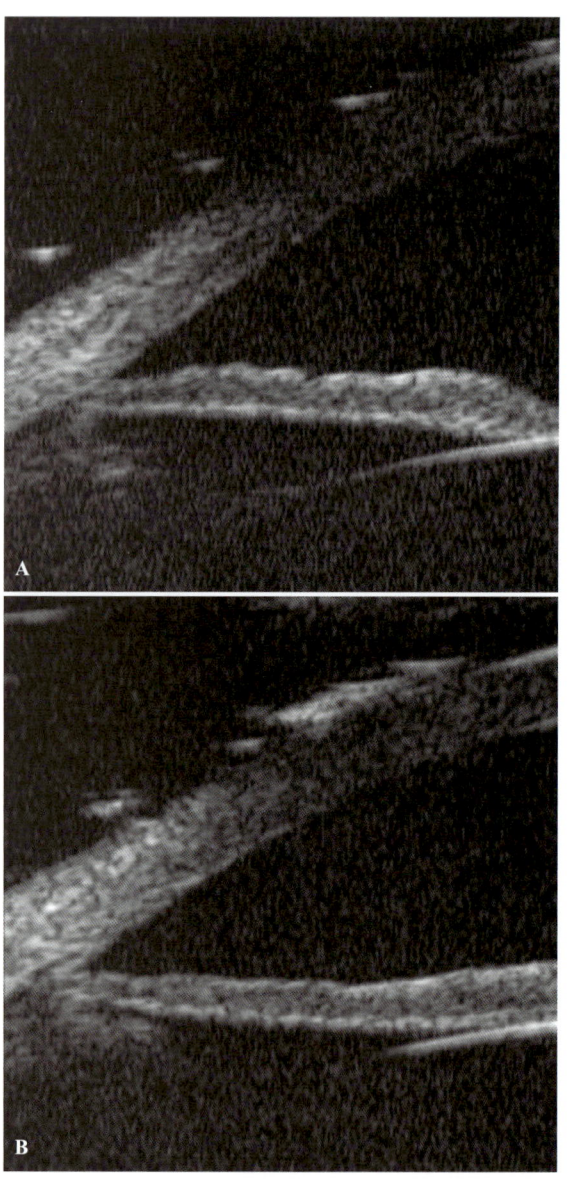

▲ 图 32-4　PDS 虹膜在基础状态下的 UBM 剖面（A），以及在对侧眼中调节状态剖面（B）

在调节状态下，可以看到一个较大的虹膜－晶状体接触形成的反向瞳孔阻滞

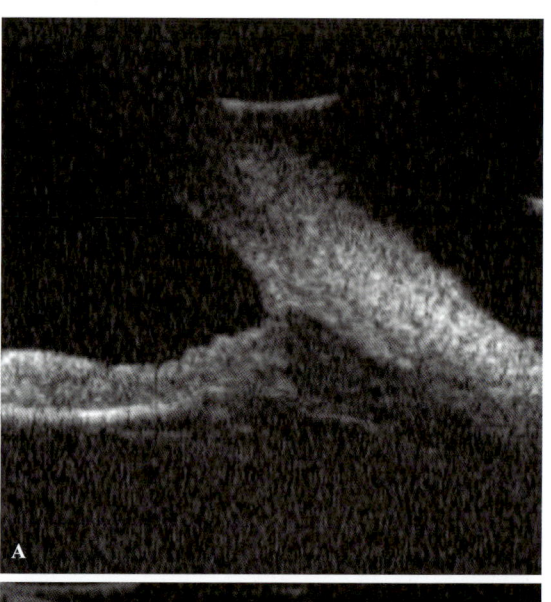

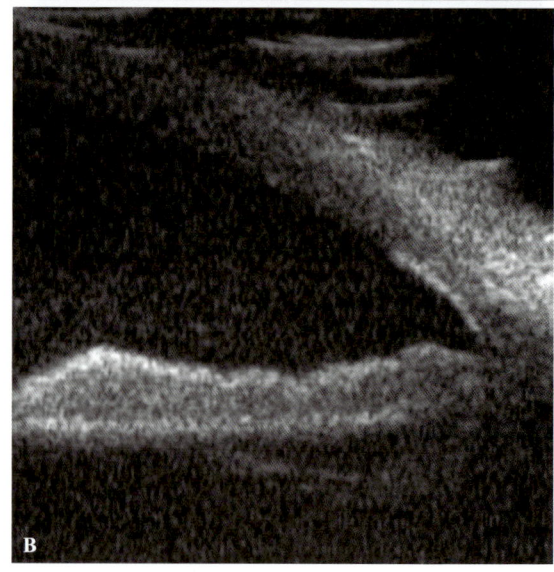

▲ 图 32-5　虹膜切开术前（A）和术后（B）的 PDS 虹膜的 UBM

在虹膜切开术后，虹膜根部变得凹陷更少并且更平坦。在小梁网上可见一种致密的高回声带，这是色素积累所致。图 32-12 显示同一眼睛的前房角

第四篇 青光眼的分类
第32章 色素性青光眼

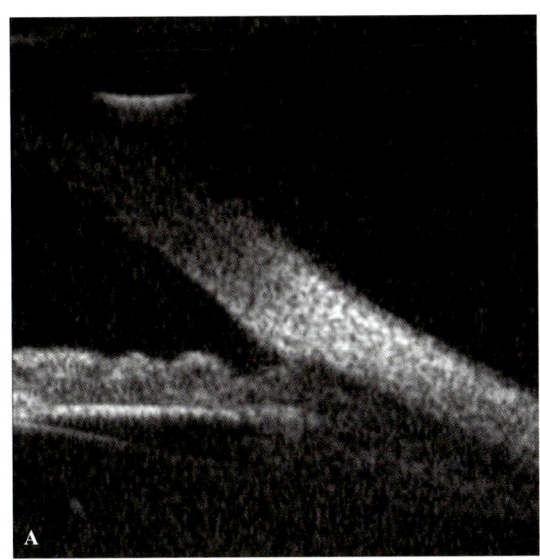
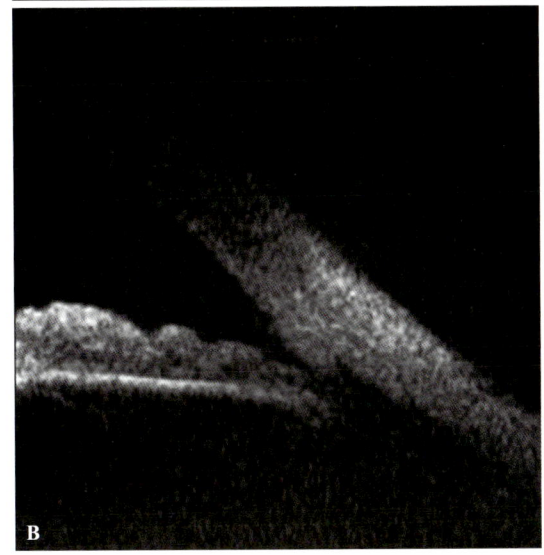

▲ 图 32-6 PG 中虹膜的 UBM 像，显示在滴用 2% 毛果芸香碱之前（A）和之后（B）虹膜后凹
虹膜变得不那么平坦，而是形成一个适度的凸起

终导致青光眼。值得注意的是，插入中央晶状体囊的长的悬韧带也可能导致瞳孔皱褶和中央虹膜上色素上皮的机械破坏，导致色素播散。

（二）遗传因素

在人类中，PDS/PG 表现出强烈的遗传相关性。在一些家族中，最初报道了疾病表型与 7q35-q3625[25] 和 18q[26] 上标记之间的联系。但迄今为止，尚未发现该基因座的致病突变。有趣的是，携带 DBA/2J（D2）基因复合物突变的小鼠会出现与人类色素青光眼表型相一致的青光眼[27]。这些基因座（TYRP1 和 GPNMB）编码黑素体膜糖蛋白，两者都参与酪氨酸酶活性；特别是 TYRP1 编码膜结合的黑素体蛋白，其酶活性参与黑色素合成[28]。黑素体的关键功能是隔离黑色素生成过程中产生的细胞毒性中间体。GPNMB 和 TYRP1 都是跨膜黑素体蛋白质和它们的蛋白质突变似乎通过允许有毒中间体从黑素体中泄漏来诱发虹膜疾病。R150X 突变破坏了 Gpnmb 通常与之相关的功能网络。新的网络，包括应激激活、磷酸化和视觉感知[29]。事实上，DBA/2J 小鼠的黑素体在结构上是异常的，一些 PDS/PG 患者中的黑素体也是如此。不幸的是，对 D2 小鼠实验所提出的候选基因的分析迄今未能在携带色素性青光眼表型的家族中发现任何明显的突变[30]。然而，在 GPNMB 和 TYRP1 中缺乏确定突变的这些家族并不能排除这些基因（或类似功能的基因）参与其他患者家族。值得注意的是，最近 Mo 和同事在 D2 突变小鼠的眼睛中发现了一些免疫畸变和持续轻度炎症的证据[31]。他们进一步提出，在人类 PDS/PG 中可能发生类似的且先前未预料到的异常，从而追踪骨髓来源细胞和眼部免疫特权在 PG 发病机制中的作用。最近，Burroughs 和同事收集了与年龄相关眼压升高的证据。在另一个 DBA/2 亚株（DBA/2NHSD）中丧失视力和对比敏感度，使这些小鼠成为色素性青光眼的合适替代模型[32]。在敲除所选基因时观察到的 PDS/PG 样表型的另一个例子是胶原 XVIII - 内皮抑素缺陷型小鼠 [ColA8a1$^{(-/-)}$]。这种胶原蛋白的缺乏改变了虹膜基底膜的特性，并导致虹膜严重缺陷。此外，胶原蛋白 XVIII 的损失会产生变化，使细胞迁移出虹膜[33]。这些细胞是巨噬细胞样细胞，能够穿透内界膜，从而影响小鼠视网膜的内层。这种现象可能会揭示一种全新的机制，直接导致该模型和（可能）人 PG 中的神经节细胞功能障碍。

（三）环境因素

轻度亚临床炎症和异常眼免疫，可能导致了人类 PDS。事实上，IL-18、NF-κB、MAPK、MMP-2、TIMP-1 和凋亡信号传导在 D2- 突变小鼠中改变组分。尤其是，IL-18 表达升高，与眼压升高和视网膜神经节细胞死亡有关[34]。至少有一些 PDS 代表炎性疾病的温和转归，它会攻击虹膜并引起青光眼（包括前葡萄膜炎）。虽然目前 PDS 中炎症成分的证据不足，但尚未对该问题进行广泛研究。事实上，在人类 PDS 患者眼睛的组织学研究中，报道了含有色素的巨噬细胞，并且可能不仅仅涉及清理色素。如果免疫基因型和炎症成分在 PDS 易感性中很重要，那么影响虹膜构型和摩擦的因素可能导致引发疾病的初始损伤（单独或通过加剧黑素体毒性的影响），或者病毒或其他创伤也可能具有相同的效果[35, 36]。

一旦色素在前房被释放，沉积在房角结构上会触发流出阻塞机制的发生。详细地说，小梁内皮细胞将摄取由色素颗粒携带的黑色素。黑色素超载会导致小梁网内胶原纤维的细胞死亡和剥蚀。然后，结构将崩溃融合，导致房水通道闭合、血流阻力增加、眼压升高（图 32-7）[37]。因此，那些小梁网尚未塌陷（从而导致眼压升高）的眼睛将主要受益于防止进一步的色素播散。事实上，一旦流出系统被击溃，即使停止从虹膜中释放色素，自发性的自我愈合，直至基础正常稳态完全恢复将变得更加困难。

五、体征和症状

开角型青光眼直到疾病进展到晚期，大多都是无症状的。患有色素性青光眼的个体有一些不同。触发急性色素播散的条件（即体育锻炼、长期持续

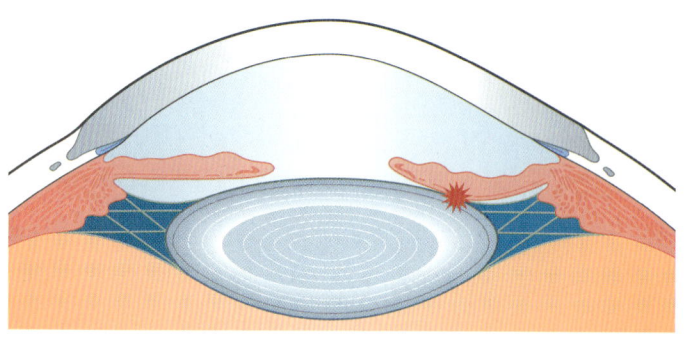

1. 中周边虹膜的后弯曲导致虹膜 – 晶状体小带接触

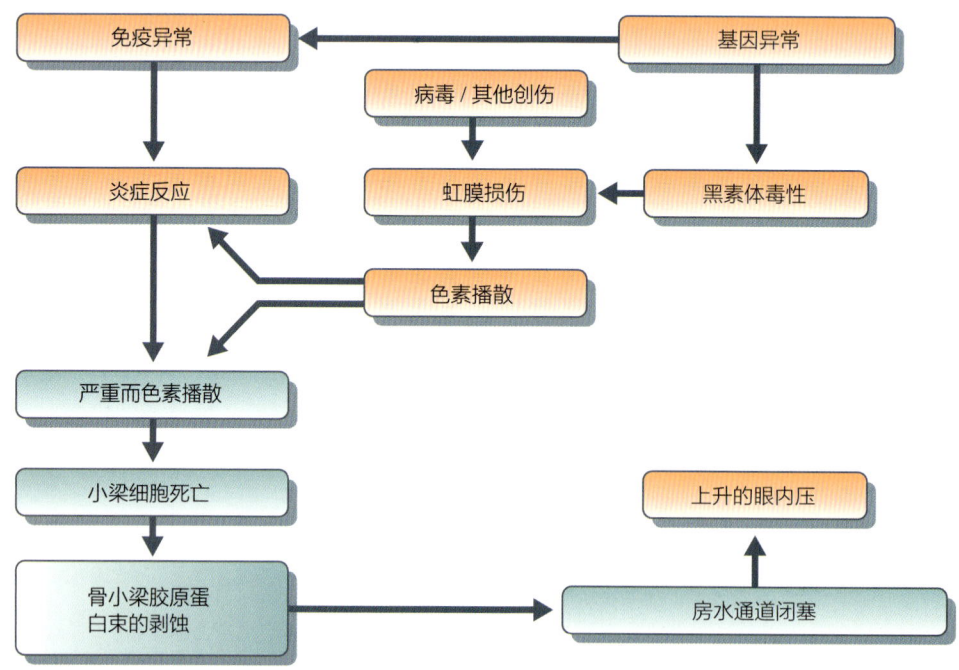

2. 虹膜 – 晶状体小带接触时能够触发色素播散

▲ 图 32-7　导致虹膜色素释放的机制的示意图和最终导致小梁血流障碍和眼压升高的机制

在晶状体小带和虹膜后面的机械摩擦，代表了最初的触发步骤。然后，色素的释放可能是多种并发症的原因，直接损害虹膜和削弱后表面的上皮细胞

在黑暗中、近距离用眼时间延长、夜间驾驶等）可伴随急性和剧烈的眼压升高。这可能会产生以下类似的症状：①围绕光源的晕圈，更为普遍；②角膜水肿引起的视物模糊。相反，具有色素播散综合征的患者，根据定义具有正常的 IOP，没有出现与其病症相关的症状，通常通过常规眼科检查而诊断，并且主要是因为并发近视，而需要进行眼科检查。

（一）前节

理论上，色素可以在眼前节的每一个结构中检测到。仔细的裂隙灯检查会发现角膜后面的色素沉积。通常，色素颗粒以垂直形状排列，以在中心角膜内皮细胞上产生纺锤状图案（所谓的"Krukenberg 梭"）（图 32-8）。这是由于房水在前房中的对流运动引起色素聚集在中心，最终被内皮细胞吞噬，改变内皮细胞的形状，从而产生多态性和多倍体。尽管存在这种现象，但在 PG 中，内皮细胞计数和中央角膜厚度均未见异常[38]。一旦患者散瞳时，也可在晶状体上看到色素沉着。与假性剥脱中色素的积累不同，据报道，PG 似乎不导致韧带结构变弱。虹膜色素的脱失造成典型的中周部、放射状、裂隙状缺损（图 32-9），可在逆向或透照后检测出，后者比前者显示出更高的灵敏度。虹膜透照缺损在中国患者中似乎不常见[39]。1990 年，Alward 及同事描述了一种视频技术，到目前为止，该技术被证明是检测裂隙灯检查结果为阴性的眼睛中虹膜透照缺损最敏感的方法[40]。通常情况下，色素颗粒可累积在前虹膜表面上，形成色素过度沉着和较薄区域的独特混合。非对称性病例常发生异色。特别明显的透照缺陷的眼，在基础条件下会表现出稍微扩张的瞳孔。如果该疾病是不对称的，临床医生将诊断瞳孔不等、虹膜异色症、"Horner 样"图像[41]。

（二）前房角

受 PDS 和 PG 影响眼睛的前房比正常眼更深（图 32-10）。Strasser 和 Hauf 在检查患有单侧 PDS 的患者时，报道受影响的眼睛中前房更深和晶状体更平坦[42]。前房角是敞开的，虹膜更向后插入。虹膜插入与巩膜突之间的距离在 0.42~0.40mm 之间，而在对照组中，距离为 0.28~0.29mm[43]。虹膜根部在前房角镜下检查时，在基础条件下和对侧眼睑的调节时都是凹形的。通常，凹面影响虹膜的中间周边部分。Mora 及其同事最近进行了前节生物测量和调节的影响[44]。在适应时，虹膜角膜角度将增大（64°~78°），虹膜凹陷将更加突出（163°~154°），虹膜与晶状体接触将增加（1.62~1.88mm）。可见小梁网上的深褐色色素带（图 32-11）。在一些受试者中，色素将覆盖整个房角结构直至 Schwalbe 线（图 32-12）。着色带可以是薄或宽的。PG 中一些表型的睫状突十分突出，导致了房角畸形的假说。

（三）后节

PDS 和 PG 眼周边视网膜常有异常。无论近视程度如何，受影响眼的视网膜脱离发生率多达

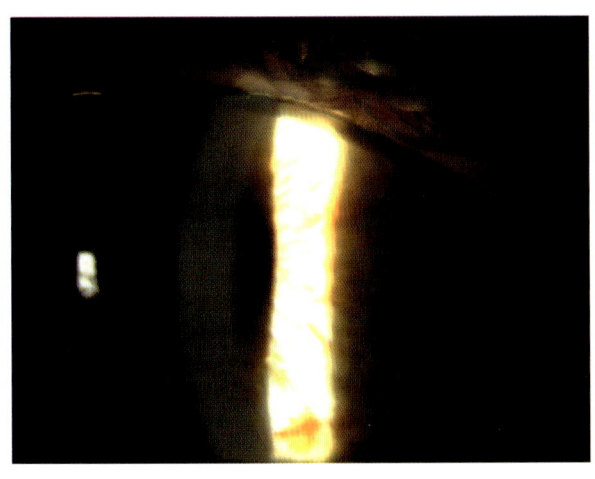

▲ 图 32-8 Krukenberg 梭
色素在内皮细胞上的沉积物垂直排列，呈现帐篷状构型

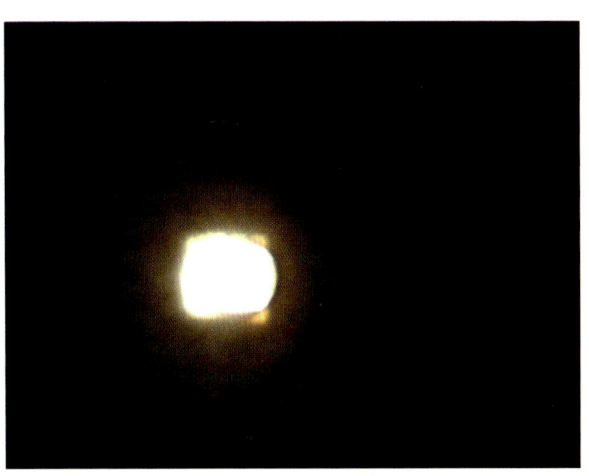

▲ 图 32-9 中周边虹膜裂隙状缺损
瞳孔透照揭示了整个虹膜周围的缺损

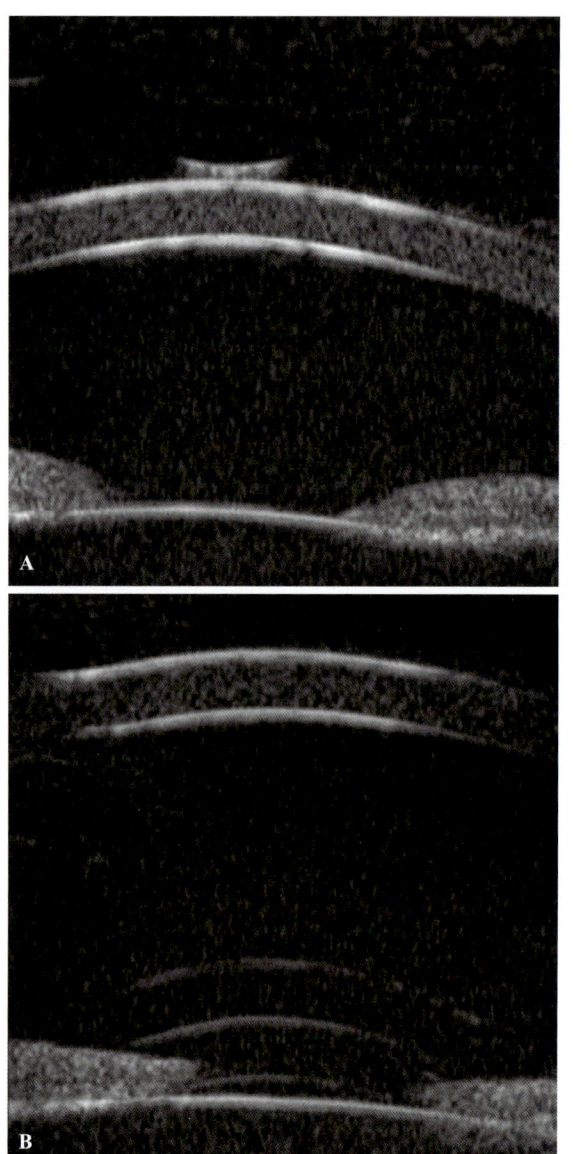

▲ 图 32-10 对照眼（A）和受 PG 影响的眼（B）的前房深度的 UBM 轮廓
PG 中深度明显增加

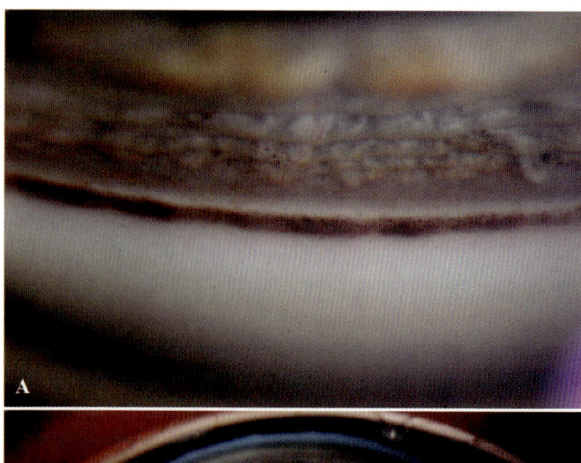

▲ 图 32-11 受 PG 影响眼睛的前房角视图
在上（A）和下（B）象限上可见一条致密的棕褐色色素。下象限上 Schwalbe 线的色素清晰可见（图片由 Tarek Shaarawy, MD 提供）

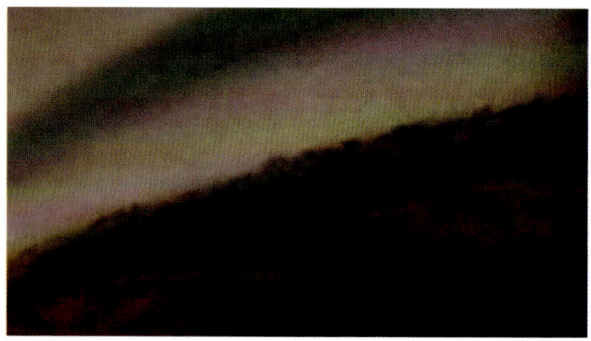

▲ 图 32-12 PDS 的前房角观察
广泛色素覆盖大部分的房角结构，该眼的 UBM 轮廓可以在图 32-5 中看到

6%～7%[45]，周围视网膜变性常见。Wesley 及同事在检查 60 例 PDS 和 PG 患者的眼底时发现，入选眼存在 20% 的孔源性变性和 11% 的全层视网膜孔[46]。这一特征强调了对受影响的患者进行定期视网膜检查（完全散瞳）的必要性。最近，一名 32 岁的男性患有双侧视网膜静脉阻塞，受 PG 影响，未治疗的眼压 > 30mmHg[47]。

六、鉴别诊断

表 32-1 总结了色素播散综合征和色素性青光眼的诊断特征。

眼压升高和前房色素颗粒散布的发生，不是 PG 色素播散所特有的，色素播散和虹膜透照缺损可以在假性剥脱（PEX）中检测到。事实上，前晶状体囊与瞳孔边缘的摩擦可引起前房色素的释放。晶状体前囊和瞳孔边界上的假性剥脱物质的沉积、

表 32-1 色素播散综合征和色素性青光眼的诊断要点

角膜	Krukenberg 梭 显微镜下内皮细胞多态性
前房	游离的色素颗粒 深度增加
虹膜	中周边裂隙样缺损 色素在前表面上的"斑片"状沉积 虹膜异色症 瞳孔不等
晶状体	晶状体前、后囊和晶状体小带上的色素沉积
前房角	小梁网重度色素沉着 Schwalbe 线色素沉积 房角开放 虹膜后插 凹形虹膜轮廓（经常但不总是）
眼后节	孔源性周边视网膜退化（如格子样变等）

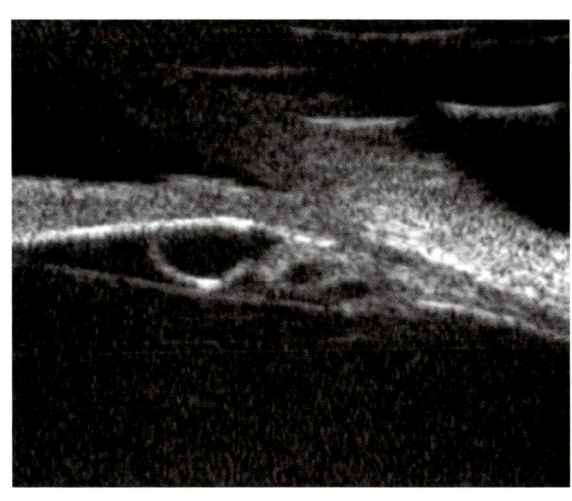

▲ 图 32-13 虹膜囊肿的 UBM 像
囊肿压迫虹膜的后表面，导致虹膜前凸

较大的年龄和典型的前房角特征，如 Sampaolesi 线，将有助于把 PEX 从 PG 中区鉴别出来。但是，这两种情况都可能发生在同一个受试者 / 眼睛中 [48]。因此，需要仔细观察晶状体（完全散瞳下）和精确的房角镜检查。

色素播散可能是由于虹膜后病变引起。虹膜和睫状体囊肿可引起色素丧失，但准确的前房镜检查和补充 UBM 研究（图 32-13）将有助于进行正确的诊断。虹膜睫状体复合体肿瘤（如黑色素瘤）可引起前房色素颗粒的释放。然而，仔细检查将不会显示 Krukenberg 梭或典型的外周透照缺陷。相反，房角会在受肿瘤的影响的节段出现狭窄 / 关闭。

继发性色素性青光眼可由不正确植入后房型人工晶状体引起，导致接触面翻转和摩擦后虹膜移位（即虹膜擦伤综合征）[49]。手术史和疾病的单侧性，将有助于与原发性 PDS 或 PG 鉴别。重申，①在有晶状体眼患者中植入后房型屈光性人工晶状体 [50]；②在无晶状体眼患者中植入背驮式人工晶状体 [51]，与继发性色素播散及最终眼压的增高有关。在每个 IOL 植入术后的情况下，UBM 被证明在指导临床医生诊断中起到关键作用。如果激光虹膜切开术或虹膜成形术未能改变虹膜轮廓，为了避免虹膜与 IOL 接触，则建议对 IOL 植入进行再次干预。最近，一名 61 岁的女性在白内障人工晶状体植入术后发生

了色素性青光眼，聚丙烯纺织纤维缝合于虹膜上的治疗被证明是有效的 [52]。

色素沉积到前房结构和升高的眼压，可发生在复发性葡萄膜炎和创伤后。再次，病史和 PDS/PG 典型特征的缺失，将有助于进行正确的诊断。

最近，一种不对称的色素性青光眼在一个受 Marfan 综合征影响的个体中被描述过 [53]。在这种情况下，上半脱位的晶状体和极端的晶状体小带无力被认为是导致继发性青光眼可能的机制。

如上所述，UBM 在研究前节异常色素释放的情况中是关键的。最近可用于研究前节的非接触式装置，例如 Pentacam® 和 OCTVisante®，可以帮助临床医生进行诊断，并跟踪治疗位于前节内的结构的影响 [54]。然而，UBM 在研究虹膜根部插入及构成和虹膜晶状体区域其他解剖结构的关系，已经被广泛证实，但需要更多的临床研究来追踪非接触器械在评价 PDS 和 PG 患者中的作用。

七、治疗选择

传统上认为色素性青光眼的治疗方法，与适用于原发性开角型青光眼的治疗方法相似。简而言之，药物治疗通常作为一线治疗方法。当药物不能准确控制眼压时，会考虑更积极的治疗方法。然而，受色素性青光眼影响的眼睛具有一些表型特征，这些表型特征可能影响药物的选择和进一步非药物治疗策略的时机。

（一）药物治疗

能够减少（如果不消除）虹膜后表面与晶状体小带接触的药物，应被认为是色素性青光眼的首选。如，胆碱能激动药（如毛果芸香碱）在过去被广泛使用。毛果芸香碱实际上可以通过缩瞳来阻断瞳孔，并通过增加房水的小梁流出来降低色素的释放。值得关注的是，长期使用毛果芸香碱与前节可检测出的色素减少，以及在某些情况下的虹膜透照缺损逆转有关[12]。不幸的是，年龄相对较低和并发近视使毛果芸香碱对患者的耐受性很差，患者会出现疼痛、近视屈光不正的短暂恶化和夜视能力差。此外，由于PDS/PG眼中孔源性病变的发生率较高，长期使用缩瞳药可能是视网膜撕裂和脱离的另一个危险因素。α_1受体拮抗药（如达哌唑、胸腺嘧啶）作为治疗选择，以避免受影响的眼发生生理性瞳孔散大。这些药物提供了保留睫状肌和通过扩张肌松弛起作用的治疗优势[55]。屈光度没有受到影响。然而，它们在眼压控制和色素释放方面的长期疗效，仍然存在争议，并且在长期使用时发生局部不良事件，如灼烧和无法忍受的充血（图32-14）。由于该疾病的性质，相对于房水抑制药应优先考虑房水流出促进药。事实上，前列腺素类似物在色素性青光眼能够十分有效地降低眼压。在为期一年的前瞻性随机对照试验中，拉坦前列素在色素性青光眼患者眼中比噻吗洛尔更有效[56]。然而，有必要强调增加葡萄膜巩膜外流的药物不会改善小梁功能或从后虹膜中持续释放色素的机制。因此，它们的作用机制可以被认为是小梁网"旁路"，使病变组织不受治疗影响。

（二）激光小梁成形术

如果前房角宽，激光小梁成形术（氩激光和选择性）可能是一个合理的选择。与原发性开角型青光眼所见相反，激光小梁成形术对患有PG的年轻人似乎更有效，此外，疾病持续时间越长，对激光小梁成形术的反应越差[57]。这与组织学数据一致，表明在年轻患者和疾病的早期阶段，大多数色素在远离小梁网的地方被回收。从技术上讲，PG患者确实需要最小的激光能量，低至300mW/点（氩）或0.4mJ/点（选择性）。特别是，房角结构中的色

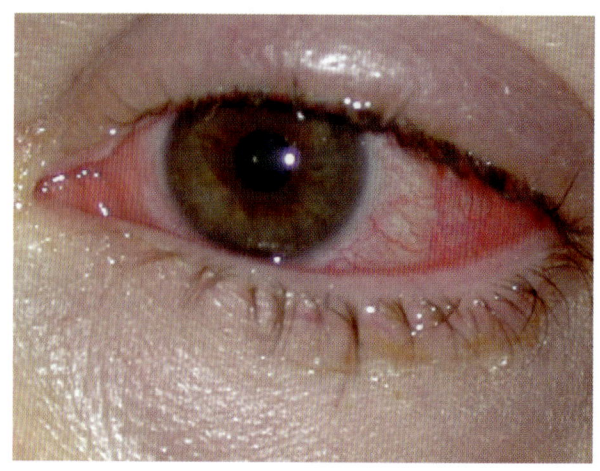

▲ 图32-14 PDS眼睛"淡褐色"虹膜，对长期使用α_1受体拮抗药的显示有毒/过敏样反应。结膜弥漫性发炎。前虹膜显示，褐色色素周围沉积物在黑色基质较少的区域

素量越大（如老年人），要传递的能量越少，从而最大限度地降低由于能量过度吸收和随后的网孔瘢痕而导致术后眼压升高的风险。在最近的非随机介入性研究中，色素性青光眼的眼睛在选择性激光小梁成形术后的最初反应显示，治疗6个月后，眼压升高2.7mmHg[58]。

（三）激光虹膜切开术

激光虹膜切开术已被证明可以减少反向瞳孔阻滞的机会。成功进行虹膜切开术后，凹陷的虹膜根将变平，从而产生角度变窄，虹膜与晶状体接触的可能性降低（图32-15）[16]。此外，Nd:YAG激光虹膜切开术导致原发性色素播散综合征患者的黑色素颗粒水平显著下降（65%）[59]。但是，进行激光虹膜切除术会在前房中释放出大量的色素。因此，必须权衡该手术的潜在益处与理论上增加的发病率。在随机、前瞻性、对照的临床试验中，激光虹膜切开术显著地降低了一系列PDS患者10年来眼压升高的发生率，这些患者的虹膜根部凹陷、散瞳后前房内有色素颗粒和基线眼压在正常范围内[60,61]。该激光在年龄<40岁效果更好：这与众所周知的由调节引起反向瞳孔阻滞的恶化一致。如果虹膜切开术证实对PDS有效，仍然显示出良好的小梁功能（假设眼压正常），一旦小梁网出现故障（即眼压已经增加），其结果仍然存在争议。在最近的一项前瞻性、随机临床试验中，对伴有色素

第四篇 青光眼的分类

第32章 色素性青光眼

在前房中可检测到色素脱失；功能正常的小梁网，在未治疗的情况下眼压依旧可控。事实上，一旦小梁网受损和眼压升高，组织中没有进一步的色素超载的益处是值得怀疑的，并且不受现有科学证据的支持。

（四）手术

当药物和激光都无法控制 IOP 时，需要进行手术。由于该疾病的特殊性，"小梁吸入"最近被研究作为 PDS 和 PG 的可能适应证。尽管 PDS 最初的成功率较高，但中期数据却令人失望[64]。因此，目前在 PDS 或 PG 中均未指示小梁吸引。由于没有关于 PG 中非穿透性手术功效的具体数据，适当的滤过手术仍然是首选。PG 患者平均比 POAG 和 PACG 患者年轻。在进行小梁切除术时，外科医生必须考虑可能的抗纤维化药物辅助用途。在进行丝裂霉素 C（MMC）手术时，应该意识到年轻近视眼患者术后低眼压的风险较高。此外，尽量减少术前浅房前房的风险，是避免玻璃体基底在周围视网膜上牵引的关键。事实上，应当记住，PG 眼有较高的外周视网膜变性和营养不良患病率，从而导致视网膜裂孔和孔源性视网膜脱离的风险更高。术后需要严密对外周视网膜进行监控。

八、治疗结果及预后

色素性青光眼的视觉预后和治疗结果的长期数据很少。

在一项回顾性研究中，23 个色素性青光眼患者中有 44% 例在 15 年的随访期内观察到视野进展。在随访期间，色素性青光眼患者激光小梁成形术的概率为 18%，滤过手术的概率为 10%。对于所有患色素性青光眼的患者而言，在最后一次检查中治疗的 IOP 为 18.0 ± 4.0mmHg。在随访期间，23 名患者中有 2 名至少一只眼睛出现失明[8]。

在接受治疗的 PG 患者中，前房内有大量的色素颗粒，青光眼损害更严重，眼压控制较差。这样的措施（至少在理论上）可以帮助了解那些预后更差的 PG 眼[65]。

目前还没有关于环境和适应性情况对诱导色素播散和长期视力预后相对风险的数据。因此，

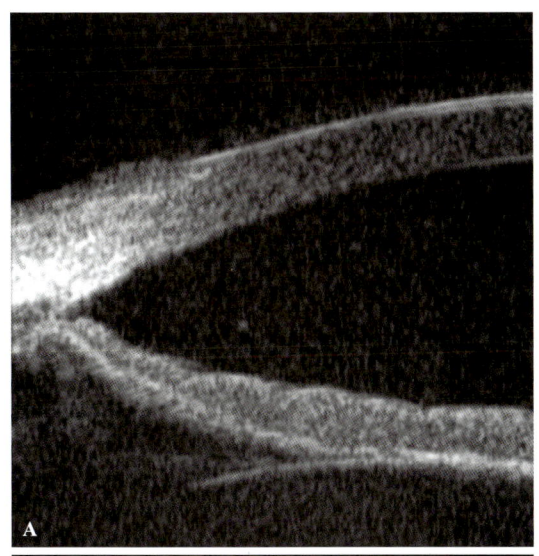
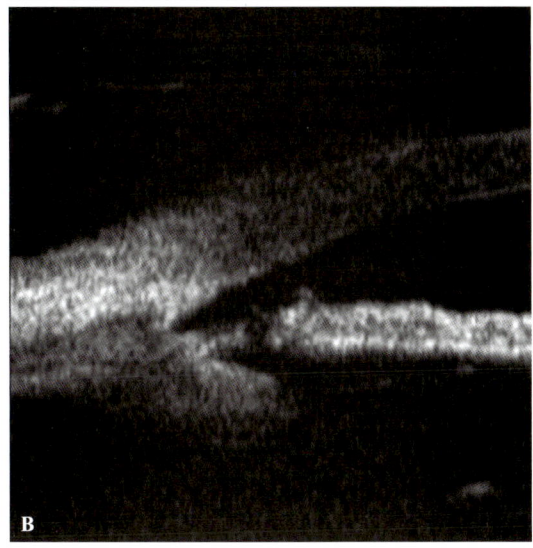

▲ 图 32-15 在 YAG 激光虹膜切开术之前（A）和之后（B），PDS 在反向瞳孔阻滞上的 UBM 像

在虹膜切开术后虹膜根向前移动，后房更大。有趣的是，激光后的动力学区域是在激光后窄房角观察到的那些具有"前向"瞳孔阻滞的影像

播散和高眼压（伴有或不伴有虹膜根部凹陷）的眼进行虹膜切开术时，对于防止转变为色素性青光眼（即视野缺损的发展）无效[62]。在一项研究性图表研究中，对 46 名接受 PG 治疗的患者进行了观察，随访时间超过 2 年，激光患者眼中的平均眼压降低了 4.0 ± 5.4mmHg，相比之下，非激光患者眼中的平均眼压为 1.9 ± 3.8mmHg（$P=0.005$），但当数据经过严格的统计分析时，差异不显著[63]。因此，在解剖可能受益于周边虹膜切开术的眼时，治疗年龄应 < 45 岁，这表明有虹膜根部凹陷；药物散瞳时，

377

①剧烈运动；②长期调节；③在视野恶化的 PG 眼中，黑暗的环境中花费时间的都远未被量化[66]。因此，在患者咨询时必须谨慎。

作为一个经验法则，在每一个患者的治疗时应该测量散瞳和（或）长期调节下的眼压。如果任何一种情况都可能引起明显的 IOP 升高，那么一旦检测到自发的 IOP 波动，就应该考虑采用更积极的治疗方法，这是其他青光眼表型中常见的治疗方法。

> **聚焦 1　色素性青光眼虹膜切开术**
>
> **Fotis Topouzis**
>
> 　　人们普遍认为，有色素播散（PDS）的眼睛可能会受益于虹膜切开术。在 PDS 患者中进行激光外周虹膜切开术（LPI）的理由，是通过均衡前房和后房压来停止色素播散，从而最大限度地减少虹膜的接触[1]。然而，与 PDS 合并 IOP 升高的患者相比，PDS 和正常眼压的 LPI 的有效性可能不同。
>
> 　　在一项前瞻性、随机、对照临床试验中，LPI 显著降低了 PDS 患者 10 年内眼压升高的发生率，其中记录了虹膜根部凹陷、前房内色素颗粒播散和基线 IOP 正常范围内[2]。值得注意的是，在年龄小于 40 岁的患者中，这种效应更大，这与年轻人调节引起的反向瞳孔阻滞加重相一致。然而，在最近的一项前瞻性、随机临床试验中，PDS 和高眼压的 LPI 对预防色素性青光眼的转化无效[3]。研究结果的差异可能与发病机制有关。具体而言，已经提出了两个致病阶段来解释没有发生青光眼的 PDS 存在和转化为色素性青光眼的后续发展[4]。在第一阶段，色素阻碍了小梁间隙。具有吞噬色素颗粒能力的内皮细胞将其从小梁流出通道中移除[5]。持续的色素播散导致内皮细胞从小梁束迁移至吞噬色素。只要小梁束被内皮细胞覆盖，流出阻塞就可能是可逆的。然而，内皮细胞的持续迁移可导致骨小梁退化和塌陷的不可逆阶段。该阶段与高眼压有关，可能表明病情不可逆转。
>
> 　　到目前为止，依赖于 LPI 对色素性青光眼作用的前瞻性、随机、对照临床试验证据有限。上述试验的结果表明 LPI 可能对 IOP 在正常范围内的 PDS 有效（表明功能性小梁网没有不可逆的损伤），年轻患者或有文献记载的虹膜悬韧带接触增加的患者有效。PDS 和高眼压症的患者从 LPI 中获益未得到证实。前瞻性、随机、对照试验需要进一步的证据，以准确评估 LPI 在 PDS 和预防色素性青光眼中的益处。
>
> **参考文献**
>
> [1] Campbell DG, Schertzer RM. Pathophysiology of pigment dispersion syndrome and pigmentary glaucoma. Curr Opin Ophthalmol 1995;6:96–100.
> [2] Gandolfi SA, Vecchi M, . Effect of a YAG-laser iridotomy on intraocular pressure in pigment dispersion syndrome. Ophthalmology 1996;103(10):1693–5.
> [3] Scott A, Kotecha A, Bunce C, et al. YAG-laser peripheral iridotomy for the prevention of pigment dispersion glaucoma. Ophthalmology 2011;118:468–73.
> [4] Richardson TM. Pigmentary glaucoma. In: Ritch R, Shields MB, editors. The secondary glaucomas. St.Louis, MO: Mosby; 1982. p. 84–98.
> [5] Gottanka J, Johnson DH, Grehn F, et al. Histologic findings in pigment dispersion syndrome and pigmentary glaucoma. J Glaucoma 2006;15:142–51.

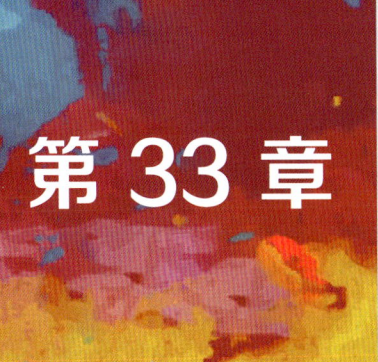

第 33 章 正常眼压性青光眼
Normal-Tension Glaucoma

Angelo P Tanna 著
刘 璐 译
王冰松 校

本章概要

- 虽然有争议，但正常眼压性青光眼（NTG）被认为是开角型青光眼（POAG）的一个亚型。由于眼压（IOP）是 POAG 的持续危险因素，NTG 的任何眼压临界值具有本质上的任意性。人群研究已经表明，约 20%~30% 的 POAG 患者眼压 < 21mmHg，除了在 NTG 的患病率要高得多的日本。POAG 是一种多因素疾病，一些疾病相关的因素很可能依赖于 IOP，而有些则不是。因此，在 NTG 患者中，非 IOP 依赖性因素在疾病过程中起着重要作用。
- 对于任何特定的患者，POAG 和 NTG 的临床表现和鉴别诊断是难以区分的，治疗策略也相似。
- 视盘出血、低眼灌注压和偏头痛史是疾病进展的重要危险因素。然而，在协作的正常眼压性青光眼研究（CNTGS）和早期青光眼研究（EMGT）中显示，大部分 NTG 患者即使没有治疗，5~6 年内仍然可保持稳定。降低 IOP 30% 的治疗可降低 66% 疾病进展的风险，但在早期青光眼视神经病变的患者中可能需要观察而不进行治疗。

一、概述

1857 年，在患有正常眼压（IOP）的患者中发生青光眼视神经病变的概念，由 von Graefe 首次描述以来一直存在争议[1]。现在已经广泛接受的是，在正常眼压水平的一些眼睛中，发生典型的青光眼视神经病变。正常眼压性青光眼（NTG）是一种视神经病变，其特征是在前房角开放、眼压正常的情况下，视盘凹陷和相应视野损失。根据基于人群的调查结果[2~4]，NTG 被认为是原发性开角型青光眼（POAG）的一部分，并且应该认识到任何基于正常或眼压升高的分离都具有本质上的随意性。为了便于讨论，开角型青光眼（OAG）在统计学上眼压水平正常，且没有其他特征的情况下，称为 NTG，而在更高眼压水平下发生的开角型青光眼，称为 POAG。

（一）正常眼压概念的科学依据

随着眼压的增加，OAG 的患病率持续增加（图 33-1）。常见的正常眼压上限为 21mmHg，基于这一概念，即该值代表平均眼压加上人口中观察到的眼压标准偏差的 2 倍[5]。这种方法存在缺陷，因为人群中的眼压分布是非高斯性的，倾向于更高的压力。任何定义 IOP 正常上限的尝试都是武断的。

虽然最好将 IOP 视为青光眼的持续性危险因素，但是将 POAG 患者与 NTG 分开进行分类可能更具优势。青光眼性视神经病变的标志是视盘凹陷。然而，因为视盘凹陷在大多数青光眼患者中具有相似的外观，认为该过程在分子或细胞水平上代表单一疾病则过于简单。视神经对损伤的表型反应仅限于少量的形态学改变：水肿、苍白和凹陷发展。

POAG 和 NTG 可能是一组具有多种病因的共同疾病，但具有共同的表型表达（视神经盘凹陷）。在青光眼的发展中起作用的一些因素可能是致病的，而其他因素可能是保护性的。某些特定的致病因素似乎在 NTG 中更为普遍，而其他在 POAG 更为常见。为了研究发病机制和治疗方法，从 POAG 中单独分类出 NTG 更具有意义。

（二）疾病患病率

NTG 的患病率在所研究的人群中各不相同。在巴尔的摩眼科调查中，对 5308 名年龄在 40 岁以上的黑人和白种人进行了一项基于人群的调查，青光眼患病率为 2.4%。在青光眼患者中，有 24% 的患者有 NTG[2]。Beaver Dam 眼病研究中（4926 名受试者）报道 OAG 总患病率为 2.1%，其中 32% 例 IOP ＜ 22mmHg[3]。在威尔士[6]、英国[7]、瑞典[8]、西印度群岛[9]、荷兰[10]和澳大利亚[11]的人群研究表明，20%～39% 的 OAG 患者被归类为 NTG。在早期青光眼筛查实验（EMGT）中，从瑞典人群筛选出招募的患者中发现，在 OAG 患者中基线 IOP ＜ 21mmHg 的为 52%（n=255）[12]。

日本 Tajimi 调查了日本人青光眼的患病率，在 3021 名年龄在 40 岁以上的受试者中进行了一项基于人群的调查[13]。OAG 患病率为 3.9%。92% 例受试者的眼压 ＜ 21mmHg，NTG 总患病率为 3.6%。不幸的是，利用与白种人和非洲人来源相同的任意截止值的有效性对于日本人群中正常 IOP 的上限是有缺陷的。本组无青光眼人群的平均眼压为 14.5 ± 2.7mmHg，低于白种人。

（三）鉴别诊断

NTG 的临床特征和鉴别诊断与 POAG 相似（表 33-1）。在任何个体患者中，在 NTG 中观察到的临床表现与在 POAG 中观察到的临床表现无法区分。任何可能类似 NTG 的视神经病变或视网膜病变也可以类似 POAG。

NTG 与其他类型青光眼的鉴别是很重要的。色素性青光眼在疾病晚期，眼压不再升高，色素播散的经典征象可能很微小，难以检测，可类似 NTG[14]，在这种情况下，疾病可能保持稳定，通常不需要治疗。原发性闭角型青光眼必须通过仔细的暗室前房角镜检查排除。仔细通过裂隙灯显微镜对继发特征进行检测，如剥脱综合征。

可以说，POAG 和 NTG 之间的区别不太重要，因为治疗策略是相似的。在无论是固有的还是屈光手术后，具有低中央角膜厚度（CCT）的眼睛中，区别是模糊的。低 CCT 是具有较高基线眼压的眼睛疾病进展的风险因素；因此，区别在具有低 CCT 和"正常"IOP 的单个患者中 POAG 和 NTG 之间可能仅仅是语义问题。

非青光眼性视神经病变，包括压迫性、侵入性或缺血性病因，可以模拟青光眼。视盘玻璃疣可引起视野缺损和视网膜神经纤维层异常，但视盘通常很小、拥挤、反常凸出，而不是凹陷。

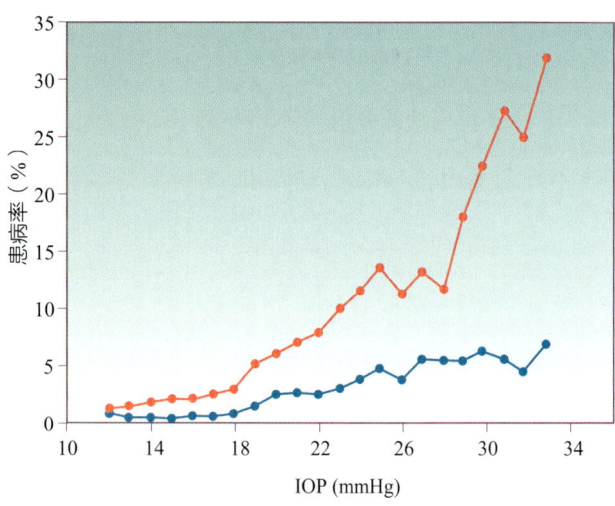

▲ 图 33-1 巴尔的摩眼科调查中，黑种人（橙点）和白种美国人（蓝点）原发性开角型青光眼（POAG）的患病率
在两组中，POAG 的患病率随眼压（IOP）升高而增加（引自 Sommer A, Tielsch JM, Katz J, et al. Relationship between intraocular pressure and primary open angle glaucoma among white and black Americans. The Baltimore Eye Survey. Arch Ophthalmol 1991；109：1090–5）

表 33–1 研究结果提示了非青光眼病的可能性

视盘苍白
双颞侧或同侧视野缺损
垂直排列视野缺损
视野缺损与视盘凹陷严重程度不成比例
不明原因视力丧失[1]
色觉障碍[1]
相对传入性瞳孔缺损[2]

这些发现可能发生在严重的[1]非对称性[2]青光眼损伤中

相对传入性瞳孔缺损在非对称性青光眼损害中并不少见[15]；然而，这一发现的存在需要额外注意非青光眼性视神经或视网膜疾病（如分支视网膜动脉阻塞）的可能性。视力下降和后天性色素障碍应引起对非青光眼视神经疾病的怀疑，但在严重的青光眼损伤情况下都可能发生。视盘凹陷的位置和程度应与视野损伤相对应。如果视野损失的程度与凹陷程度不成比例或垂直对齐，则应考虑非青光眼病变的可能性[16]。

正如视盘凹陷是青光眼的特征，神经视网膜边缘苍白是非青光眼性视神经病变的特征。在各种非青光眼性视神经病变（包括压迫、中毒、代谢、遗传和缺血性病因）中也可发生微妙的视盘凹陷；然而，它们几乎总是伴有神经视网膜边缘苍白。

具有典型的青光眼视神经病变的 NTG 患者，不需要神经影像学检查。具有上述非典型特征的患者应进行神经眼科评估。

分支视网膜血管闭塞可导致出现青光眼的视野、视网膜神经纤维层缺损，以及浅视盘凹陷（图 33-2）。如果不再存在视网膜栓子，则可能被错误地诊断为青光眼。

非动脉炎性前部缺血性视神经病变（NAION）通常导致类似青光眼视野缺损的神经纤维束视野缺损的发展。在 NAION 中，视盘凹陷很少见[17]，它在动脉 AION 中很常见[18]。

中度至高度近视的眼睛伴有倾斜的视盘和视盘周围萎缩可能会出现非进展性，青光眼样的视野缺损。而且，这些视盘可能具有凹陷的外观或者凹陷的程度难以解释[19, 20]。

在近视眼，标准自动视野计（SAP）的平均偏差随轴向长度的增加而降低[19]。近视倾斜的视盘可能在 SAP 上出现局部视野缺损，在生理盲点上方出现楔形缺损，类似弓形缺陷[21]。

在一些近视眼中，可能不清楚视野和结构上的发现是否代表非进展性异常或 NTG。在开始治疗前应仔细观察这些眼是否有进展的证据。然而，近视视盘、视网膜神经纤维层和视野通常很难监测其进展。因此，在有视野异常的眼中，可以考虑在没有证据进展的情况下开始降 IOP 治疗。

经常有人提出，在 NTG 中，旁中心视野缺损更为常见。最近的一项回顾性研究表明，与鼻阶相反的情况下，存在一个初始的旁中心暗点，与显著降低的未经治疗的眼压最大基线和较高的视盘出血检出率相关[22]。

二、发病机制与系统评价

NTG 的病理生理和病因，人们知之甚少。药

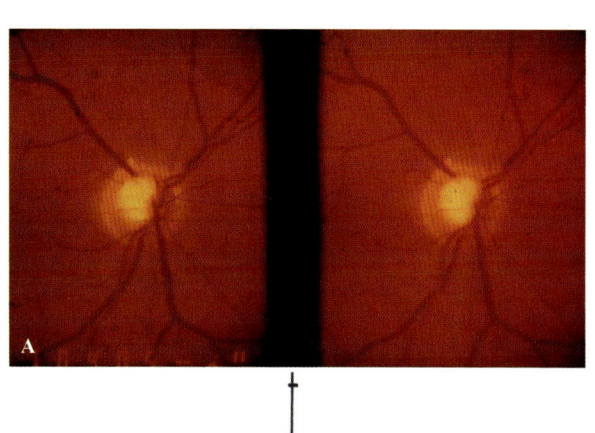

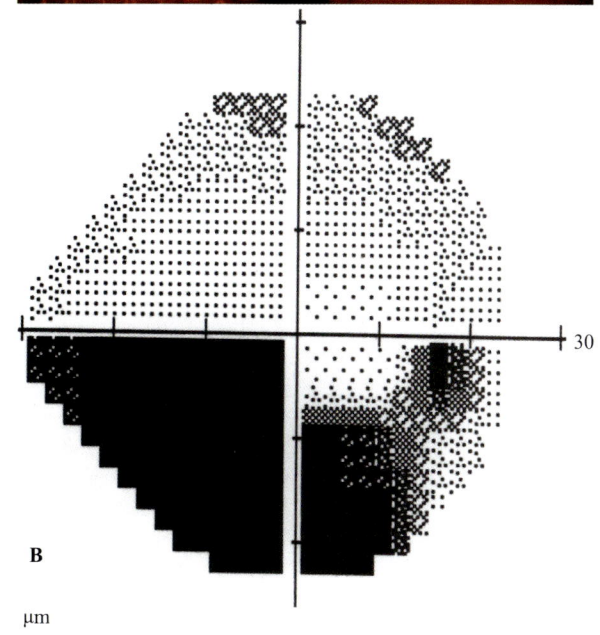

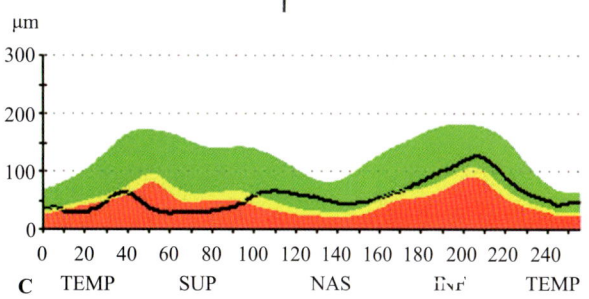

▲ 图 33-2 A. 视网膜分支动脉阻塞，在视盘盘沿上视网膜颞上动脉阻塞；B. 同一眼睛的视野显示相应致密的下方弓形暗点；C. 视盘周围视网膜神经纤维层的时域光学相干断层扫描，显示上神经纤维束的严重变薄
TEMP. 颞侧；SUP. 上；NAS. 鼻；INF. 下

物或手术降低眼压，可以降低 NTG 患者进行性青光眼损伤风险 2/3 的事实，已被视为 IOP 可能在该疾病的发病机制中起作用的证据。然而，NTG 和 POAG 都是多因素疾病，起作用的因素包括 IOP 依赖性和非 IOP 依赖性。在大多数 NTG 眼中，与 IOP 无关的因素似乎起了较大作用[4]。

在 NTG 中，已经确定了还有其他独特的致病风险因素与其相关联。然而，确认偏倚、转诊偏倚和回忆偏倚，可能导致这些疾病过程中相关因素的一些错误识别。

（一）睡眠呼吸暂停综合征

在这种情况下，睡眠期间上呼吸道的重复闭合导致缺氧、高碳酸血症和分散的睡眠。据推测，由于产生的血气异常，可能会发生血流到视神经的异常自动调节[23]，与对照组相比，阻塞性睡眠呼吸暂停综合征患者的 NTG 患病率可能显著增加[23, 24]。然而，这是有争议的，其他调查没有发现任何关联[25-27]。在具有睡眠障碍病史的 NTG 患者中，可能需要谨慎的获得多导睡眠图。即使与青光眼无关，鉴于与该疾病相关的实质性全身性疾病发病率，睡眠呼吸暂停综合征的鉴定和治疗也可能对患者有益，然而，已证明使用持续气道正压可增加 IOP[28]。

（二）血压和眼灌注压

长期以来，人们一直认为 NTG 与血压和眼血流异常之间存在关联[29-38]。在巴尔的摩眼科调查中，低舒张压灌注压（舒张压 – IOP）与青光眼患病率密切相关[29]。随后的研究证实了低眼灌注压作为青光眼患病率危险因素的重要性；然而，关于眼灌注压作为青光眼发展的危险因素研究仍存在分歧。

关于血流在 NTG 发病机制中重要性的最有力证据来自早期青光眼试验。该研究确定较低的收缩灌注压是受试者进展的危险因素，与基线眼压无关。它进一步确定了较低的收缩压是随访眼压的重要危险因素[39]。

降低血压或降低眼血流量可能使视神经更易发生或发展为青光眼的机制尚不清楚，但灌注减少可能使视神经胶质和（或）神经元素更容易受压力引起损伤，或其自身可能引起损伤，导致轴突丢失和对筛板的损伤。

（三）偏头痛与血管痉挛

Phelps 和 Corbett[40] 对 NTG 中偏头痛的发生进行了病例对照研究。他们发现 37% 的 NTG 患者有偏头痛史，高于正常人或 POAG 患者（约 22%）。然而，Lewis 等的后续研究[41] 和 Beaver Dam[42] 的研究无法证实这一发现。

偏头痛和雷诺现象与 NTG 可能的关联是间接证据，表明可能由血管痉挛或异常自动调节引起的血流异常可能在 NTG 中发挥作用。内皮素 –1（ET–1）是血管内皮衍生的血管收缩肽，被认为与几种血管痉挛疾病有关。与健康对照组相比，青光眼患者暴露于寒冷情况下，血浆 ET–1 水平显著升高，并且与寒冷诱导血管痉挛的青光眼患者的视功能下降相关[43]。冷暴露导致青光眼患者的眼血流量下降，但对照组没有[44]。与匹配的健康对照组相比，NTG 患者血浆 ET–1 水平显著升高[45]。偏头痛病史是多中心正常眼压性青光眼研究（CNTGS）进展的危险因素[46]。

（四）视盘出血

所有类型青光眼患者均出现视盘出血。然而，它们最常见于 NTG 眼中（图 33-3）。此外，视盘出血是视野恶化的主要独立危险因素[46]。视盘出血可能是视神经机械损伤的结果，特别是在筛板区，导致视盘的毛细血管受到机械损伤。据推测，在较低的 IOP 下，足够量的血液能够从破裂的血管中渗出，导致可见的视盘出血。在眼压明显升高的眼睛中，破裂的血管被填塞，导致出血量大小，临床上无法检测到。视盘出血的非青光眼原因包括糖尿病、全身性高血压和急性玻璃体后脱离。

（五）近视

强有力的证据表明，近视是 OAG 的危险因素，特别是在高度近视的情况下。研究人员已经假定了这种关联的各种解释，包括视盘灌注异常的可能性和轴向长度较长的眼睛中横跨筛状板的应力与应变增加。近视是否是 NTG 进展的危险因素，尚未确定[47, 48]。

（六）脑脊液压力

有人提出降低脑脊液压力（CSFP）是 POAG

第四篇 青光眼的分类
第33章 正常眼压性青光眼

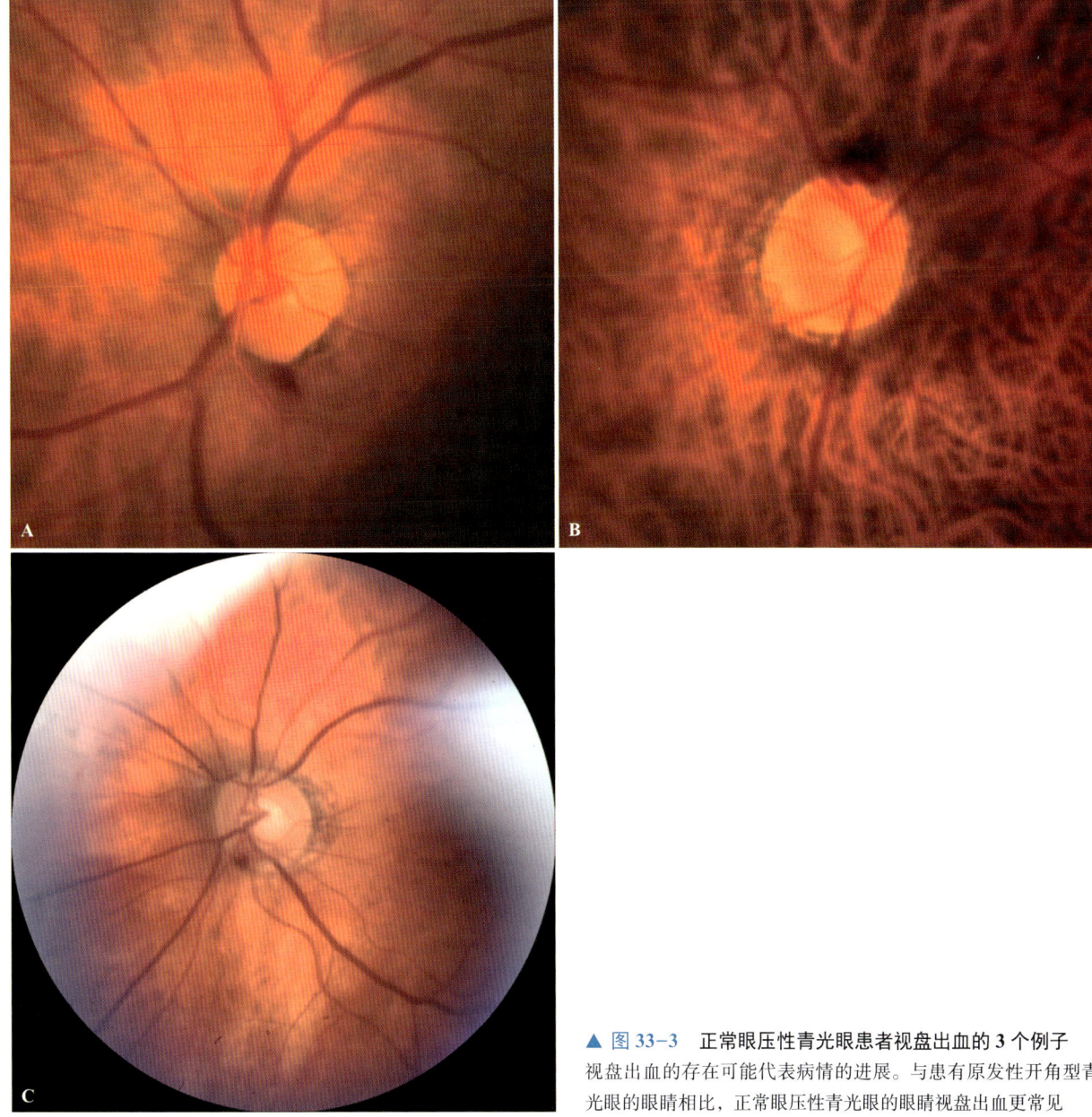

▲ 图 33-3 正常眼压性青光眼患者视盘出血的 3 个例子
视盘出血的存在可能代表病情的进展。与患有原发性开角型青光眼的眼睛相比，正常眼压性青光眼的眼睛视盘出血更常见

和 NTG 的风险因素。作用于筛板的机械力包括眼内压和 CSFP。这些压力之间的差异，即跨筛板压力梯度（TLCPG），可能是青光眼发展的重要因素，也可能是 OAG 的潜在发病机制。

对非青光眼患者和接受腰椎穿刺的 NTG 和 POAG 患者的前瞻性研究显示，NTG 患者的开放性 CSF 压力显著降低。此外，与没有青光眼的患者相比，青光眼组的 TLCPG 明显更高[49]。

眶内视神经蛛网膜下腔宽度（ONSASW）可通过磁共振成像测量，并与腰穿测量的 CSF 压力相关。一组研究人员使用这种方法证明 NTG 患者的 ONSASW 明显比 POAG 或正常对照组患者更窄，这表明 NTG 患者的 CSF 压力显著降低[50]。这些研究改变了我们对可能在 NTG 中发挥作用的相关压力的理解，并开辟了新的研究途径。

（七）夜间眼压

最近的研究表明，在正常和青光眼受试者中，峰值 IOP 最常发生在夜间，当时在习惯体位测量眼

383

压时，该体位被定义为日间（白天）的坐位和夜间的仰卧位[51]。夜间习惯体位眼压的升高至少部分归因于仰卧位巩膜静脉压升高[52]。然而，夜间眼压升高的临床意义尚不清楚。一项对韩国新诊断的NTG患者进行的大型研究表明，51%的患者的眼压峰值出现在夜间[53]。夜间眼压升高与视野损害程度无相关性。

由于仰卧位和站立位的CSFP增加，夜间眼压升高引起的TLCPG增加将被CSFP的增加所抵消。

这些研究表明，眼压升高是一个危险因素，而仅依靠日间眼压降低，可降低青光眼发展或进展的风险。

（八）自身免疫

有几份报道表明，自身免疫可能在青光眼中起作用。青光眼患者血清中存在各种抗原的自身抗体，其浓度高于健康对照组。在NTG患者中发现了热休克蛋白、磷脂酰丝氨酸、α-胞衬蛋白和其他几种抗原的抗体的存在[54, 55]。这些自身抗体可能是青光眼视神经损伤的标志物，而不是致病因素。

三、治疗

眼压降低是唯一被证明可以减缓POAG和NTG进展的治疗方法。强有力的证据表明，眼压降低可降低NTG发生青光眼视野和视盘病变恶化的风险，这一点最初设计来自于1984年的CNTGS[56, 57]。这项前瞻性、随机、对照临床试验，研究了减少IOP对NTG患者的影响，未出现任何一只眼的眼压＞24mmHg的病史。基本策略是观察患者有无进行性视野缺失或视盘损伤（进行性凹陷或视盘出血），随机化的进行治疗或观察。如果能可靠地证明，最近的进行性视野损伤或者固视受到影响，则在一开始就进行随机化。共招募230只患病眼睛，将145只眼随机分配到两个研究组中的一组：①未经治疗的观察组；②经治疗使IOP降低30%组。参与IOP减少组的眼局部使用毛果芸香碱、全身性碳酸酐酶抑制药、氩激光小梁成形术和（或）手术治疗。接受小梁切除术的眼只需使眼压降低20%。

密切监测眼睛的进行性视野损伤或视盘凹陷（视盘出血的发生不被认为代表疾病进展终点）。视野进展的初始标准在研究过程的早期被认为是非特异性的。具体而言，视觉敏感性丧失，部分是由于白内障加重引起而不是进行性青光眼引起的损伤，导致了假阳性结果。因此，研究人员制定了一套新的标准，增加了作为进展证据所需的变化幅度，并需要重复测试，以确认进展的证据，从而提高进行性青光眼的损害检测的特异性。

CNTGS的意向治疗分析显示各组之间的进展风险没有显著差异[57]。然而，治疗组白内障进展的频率更高，而非由于进行性青光眼的损害导致的视野恶化。另外，治疗组中的许多眼睛需要较长时间才能使眼压降低30%。因此，重新分析数据，对患有白内障眼睛中的视野进行检查，并且将基线视野定义为在实现IOP减少目标之后获得的视野。该替代分析表明治疗组的进展风险降低了66%。CNTGS中60%未治疗的眼睛在3年内没有进展，40%在5年内没有进展。

无论基线IOP如何，EMGT招募了255名患有OAG（POAG、NTG和剥脱性青光眼）的受试者。这些患者中约有50%患有NTG。受试者随机接受倍他洛尔加氩激光小梁成形术治疗，或未经治疗并观察。基线眼压＜21mmHg的患者，在研究过程中的进展风险显著低于IOP≥21mmHg的患者[58]。此外，在中位数为6年的随访期间，所有研究的眼睛中，包括基线眼压正常的患者，治疗与进展风险显著降低有关[12]。

（一）血压管理

低眼灌注压是青光眼进展的危险因素，这表明初级保健医生应该被告知接受系统性高血压治疗的患者低血压的风险。这需要仔细评估患者全身性疾病治疗不足的风险，以防止青光眼发展的风险。

系统性低血压的NTG患者，常有全身性并发症，如晕厥发作。此类患者应进行全身评估并考虑治疗该病症。关于增加血压的治疗策略是否有益则存在争议。

（二）降眼压治疗的基本原则

由于大部分未经治疗的NTG患者5年内并未出现视野进展，因此治疗前对轻度视野损害的NTG

患者进行密切观察是合理的。如果有证据表明患者出现了有临床意义的视野或结构进展，则可以开始初始治疗。

记录未经治疗的眼压对确定目标眼压至关重要。眼压测量应该至少在三个不同的时间点分别进行，最好包括眼压曲线测量。目标眼压一般为低于未治疗眼压值的30%。如果NTG患者没有禁忌证，前列腺素类似物是良好的一线药物；激光小梁成形术也是一种合理的附加选择；碳酸酐酶抑制药、β受体拮抗药和α2受体激动药，可作为基础或者辅助药物。

最初设计CNTGS研究时，为将患者眼压降至较低水平，许多患者进行了青光眼滤过手术。然而，初步结果表明，药物治疗（毛果芸香碱和口服碳酸酐酶抑制药）与激光小梁成形术均可有效降低眼压[59]。而有30只眼眼压下降了30%，其中只有43%需要进行滤过手术。而在EMGT研究中，如果患者基线眼压≤15mmHg，倍他洛尔和氩激光小梁成形术的固定治疗策略并不能有效降低眼压[60]。

1. 肾上腺素药物

NTG患者使用非选择性α受体激动药是否有益尚缺乏数据支持，理论上从其血管收缩特性的考虑，不推荐非选择性α受体激动药治疗NTG。

选择性α2受体激动药——溴莫尼定，广泛应用于青光眼和高眼压症的治疗。啮齿类动物研究表明，除了降眼压以外，溴莫尼定还有神经保护的特性[61]。然而，溴莫尼定神经保护作用在人类中尚未得到充分证明。

低眼压青光眼治疗研究（LoGTS）比较了溴莫尼定（每日2次）和噻吗洛尔（每日2次）的治疗效果，结果证实两种药物有着相似的降眼压效果，可降低眼压幅度约12%，但是，噻吗洛尔组的视野发展风险（39%）明显高于溴莫尼定组（11%）。由于不良反应，随机分配至溴莫尼定中有近50%的受试者中止此项研究[30]。多因素分析，校正眼灌注压因素后，溴莫尼定具有显著的神经保护作用[62]。总而言之，研究结果表明溴莫尼定对NTG患者可能有神经保护作用；然而，溴莫尼定组中较大比例的受试者中止了此项研究，这对研究结果的有效性产生严重影响。研究者也提出建议，不应按照此研究结果改变临床实践。

β受体拮抗药可有效降低眼压。β受体拮抗药眼局部使用可降低患者心率和血压，从而对NTG患者有潜在的降低眼灌注压作用[63]。此外，一项前瞻性研究纳入了131名NTG患者，其结果表明局部使用β受体拮抗药与夜间低血压相关，并且是青光眼视野进展的独立危险因素[64]。

研究表明，β受体拮抗药对POAG患者夜间的房水流出或眼压无明显影响[65]。而对于NTG患者，最好每日清晨滴一次β受体拮抗药。

2. 前列腺素类似物

前列腺素类似物有潜在的降低日间和夜间眼压的效果。既往研究表明，习惯性体位测量NTG和POAG患者眼压波动，眼压最高值出现在夜间[65]。前列腺素类似物还显示具有降低夜间眼压的效果[66]。

3. 神经保护药

降低眼压是目前唯一证明可有效降低POAG和NTG进展风险的治疗方法。神经保护治疗详细内容已在第52章探究和讨论。简而言之，两项平行、随机、对照临床以美金刚为对象的研究，其结果未发现美金刚降眼压的有效性。低眼压青光眼治疗研究（LoGTS）比较了溴莫尼定和噻吗洛尔的治疗效果，研究结果已在上述讨论。

4. 手术治疗

对于经药物和激光治疗仍然进展的青光眼患者，或者无法充分降眼压的晚期青光眼患者，应考虑先进行手术治疗。对于青光眼患者，手术干预风险应该考虑不同患者的个体化收益。有研究证据表明，小梁切除术降低20%～30%眼压，可以有效延缓青光眼视野进展速率[67-69]。一项回顾性研究观察了行小梁切除术NTG患者61眼，发现小梁切除术联合丝裂霉素C（MMC）比联合氟尿嘧啶降眼压效果更为显著。然而，随访6个月后发现，使用MMC组NTG患者视野进展的发生率更高，可能是由于MMC组低眼压发生率更高所致[67]。

四、治疗结果及预后

来自CNTGS和EMGT的数据提供了有关NTG自然史和所治疗眼睛预后的有价值信息。在EMGT中，中位数随访6年后发现，40%未治疗的NTG

患者眼睛无进展[12]，EMGT 眼基线眼压＜21mmHg 的患眼进展风险显著低于眼压≥21mmHg 的患眼[58]。

在 CNTGS 中，进展速度变化很大，一些未经治疗的患者在入组后几个月表现出进展，但约有 40% 的患者在中位数随访 5 年的观察中没有显示出进展[70]。视盘出血和偏头痛病史，是 CNTGS 进展的独立危险因素[46]。EMGT 证实了视盘出血作为进展危险因素的重要性[58]。

总体而言，虽然正常眼压性青光眼是一种不可避免地会导致失明的可怕的疾病，但现代临床试验告诉我们，大部分 NTG 患者在数年内没有进展，并且当进展确实发生时，它通常是缓慢的。此外，最重要的是，这些临床试验证明了降低 IOP 的疗法在降低进展风险方面的益处。治疗的未来进展，如神经保护可能会进一步改善这种威胁视力的疾病患者的预后。

聚焦 1　日本视角

Yoshiaki Kiuchi

由于日本正常眼压性青光眼（NTG）发病率高，日本眼科医生长期以来一直在努力阐明 NTG 引起视神经损伤的机制。Tajimi 的研究证实了日本 NTG 的患病率很高[1]，尽管最近基于韩国、中国和西班牙裔受试者人群的研究，也显示出超过 80% 患有 POAG 的眼压值正常。因此，NTG 的高患病率不仅限于日本。

多中心正常眼压青光眼研究评估了未治疗 NTG 的进展速度，发现估计平均 MD 斜率平均值为 -0.41dB/年。进展性 NTG 术后估计平均 MD 斜率，其中小梁切除术后 IOP 降至 10mmHg 也约为 -0.40dB/年。在 NTG 的情况下，与 IOP 无关的破坏因子可能是 MD 斜率的原因，其速度为 -0.41dB/年。青光眼视神经病变除了 IOP 之外，循环因子也是候选致病因素。

钙通道阻滞药（CCB）广泛用于治疗心血管疾病。CCB 扩张血管并改善循环状况。为了改善眼部血流并达到神经保护作用，已经在培养的神经节细胞和 NTG 患者中研究了 CCB 的作用[2]。虽然实验和临床研究已经显示有利的结果，医疗保险的限制阻止了 CCB 在日本诊所普遍使用。

近来，特别是成像技术光学相干断层扫描系统的最新发展，使临床医生能够检查脉络膜和视神经结构。高度近视 NTG 患者比近视对照组的脉络膜厚度明显更薄。另一项研究显示，视盘上的筛孔扩大，这些筛孔总是在视盘的上边缘和（或）下边缘发展[3]，神经节细胞神经纤维层在筛板孔上呈现缺损。青光眼与筛板上近视改变的相似性引起了青光眼和视网膜研究人员的注意。

日本青光眼协会对 NTG 进行了全基因组关联研究，以确定 NTG 的遗传风险因素。该研究将 SRBD1 和 ELOVL5 鉴定为 NTG 的新易感基因[4]。然而，日本京都的另一组研究无法复制这些结果。京都组认为 CDKN2BAS1 与 NTG 有关，但没有一种变异对高眼压性青光眼有显著意义[5]。

广岛和长崎的一个小组评估了青光眼的患病率，以及青光眼与原子弹幸存者的辐射剂量之间的关系。他们的研究结果表明，与原子弹辐射剂量相关的 NTG 患病率增加，但这些数据尚未公布。

参考文献

[1] Iwase A, Suzuki Y, Araie M, et al. The prevalence of primary open-angle glaucoma in Japanese: the Tajimi Study. Ophthalmology 2004;111:1641–8.

[2] Araie M, Mayama C. Use of calcium channel blockers for glaucoma. Prog Retin Eye Res 2011;30:54–71.

[3] Ohno-Matsui K, Akiba M, Moriyama M, et al. Acquired optic nerve and peripapillary pits in pathologic myopia. Ophthalmology 2012;119:1685–92.

[4] Meguro A, Inoko H, Ota M, et al. Genome-wide association study of normal tension glaucoma: common variants in SRBD1 and ELOVL5 contribute to disease susceptibility. Ophthalmology 2010;117:1331–8.

[5] Nakano M, Ikeda Y, Tokuda Y, et al. Common variants in CDKN2B-AS1 associated with optic-nerve vulnerability of glaucoma identified by genome-wide association studies in Japanese. PLoS One 2012;7(3):e33389.

聚焦 2　韩国视角

Ki Ho Park

在日本发现 POAG 中的 NTG 比例（92%）比西方国家高（77%），在最近的基于人口的 NAMIL 研究中，韩国人表现出相似的趋势（77%），涉及韩国中部的一个农村地区的居民[1]。40 岁以上受试者的 NTG 患病率为 2.7%。GOLDMAN 眼压测量，在筛查中的平均眼压为 13.5±2.9mmHg，NTG 眼为 14.6±3.3mmHg。平均 CCT 在 NTG（528±26μm）和 IOP＞22mmHg 的 POAG 眼（531±37μm）的与非青光眼的健康眼（530±31μm）无显著差异。

在纳米尔研究中，更高的眼压、年龄和甲状腺疾病史，被证明是 NTG 的危险因素[2]。甲状腺疾病与青光眼的关联与蓝山眼科研究的结果一致[3]，可以解释为青光眼发病机制免疫学的基础。另一项研究部分也支持这个发现，与对照组相比，韩国的 NTG 患者 IgG 与幽门螺杆菌的比例明显较高[4]。

与具有类似 VF 损失量的西方 NTG 患者相比，韩国 NTG 患者表现出更陡峭的视杯、更大的 RNFL 厚度和更薄的中央角膜厚度[4]。在非对称性 VF 丢失的韩国 NTG 患者中，仰卧位和眼部依赖性侧卧位（LDP）的眼部 IOPS 越差，仰卧眼压和眼依赖性 LDP 的眼压越高。在坐位中，较差眼和更好眼的 IOP 之间无显著差异[5]。这些研究结果表明，超出办公时间的未检测到的眼压升高可能在 NTG 的发病机制中发挥作用。

参考文献

[1] Kim CS, Seong GJ, Lee NH, et al; Namil Study Group, Korean Glaucoma Society. Prevalence of primary open-angle glaucoma in central South Korea: the Namil study. Ophthalmology 2011;118(6):1024–30.

[2] Kim M, Kim TW, Park KH, et al. Risk factors for primary open-angle glaucoma in South Korea: the Namil study. Jpn J Ophthalmol 2012;56(4):324–9.

[3] Kim JM, Jeoung JW, Bitrian E, et al. Comparison of clinical characteristics between Korean and Western normal-tension glaucoma patients. Am J Ophthalmol 2013;155(5):852–7.

[4] Kim JM, Kim SH, Park KH, et al. Investigation of the association between Helicobacter pylori infection and normal tension glaucoma. Invest Ophthalmol Vis Sci 2011;52(2):665–8.

[5] Kim KN, Jeoung JW, Park KH, et al. Effect of lateral decubitus position on intraocular pressure in glaucoma patients with asymmetric visual field loss. Ophthalmology 2013;120(4):731–5.

第 34 章 儿童青光眼
Childhood Glaucomas

Camille Hylton Annette Giangiacomo Allen Beck 著
石 砚 译
康梦田 校

> **本章概要**
>
> - 原发性先天性青光眼及其他儿童青光眼的评估和治疗，与大多成人青光眼不同。原发性先天性青光眼的首选治疗是手术，药物治疗只作为手术的辅助。青少年型开角型青光眼和继发性儿童青光眼的治疗通常是先药物治疗，当药物治疗失败时选择手术治疗。
> - 儿童青光眼中弱视导致的视力丧失很常见[1]。这些患者的弱视必须积极治疗。青光眼专家若在儿童眼科方面的经验较少，应考虑与儿童眼科专家一起制定儿童青光眼的治疗方案。这些患者可能随时因为角膜失代偿、白内障和进行性视神经损伤，以及视野缺损导致视力丢失。原发性先天性青光眼的预后最好，继发性儿童青光眼的视力预后较差[2, 3]。对于儿童时期发病的青光眼患者，终身的随访很重要。

一、概述

儿童青光眼的评估和治疗与大多成人青光眼不同。对于眼科医生来说，鉴别不同类型的青光眼患儿的症状和体征十分关键。由于在门诊检查儿童很具有挑战，经常需要全麻才能进行充分的检查。

二、儿童青光眼的评估

青光眼或疑似青光眼儿童的检查通常是从视力检查开始的。3 岁以前，视力检查包括注视和追物，3 岁以后，可以通过 Allen 图、E 字、HOTV 表、Snellen 视力表检查视力。眼球震颤提示患者的病程长和预后差。

外眼的详细检查也是评估儿童青光眼很重要的一部分。因为很多儿童青光眼可以伴面部或全身的特征（图 34-1 和图 34-2），因此眼睑、面部特征和全身外观的检查很重要。详细的询问病史能帮助评估患儿是否伴其他相关的全身异常。

在门诊对患儿进行眼压检查很富有挑战。合作的孩子能通过局部麻醉后检查眼压。而对于 1 岁以下的婴儿，只有在孩子吃奶或转移注意力时才能够检查眼压。准确的测量可使用 Perkins 眼压计或 Kowa 手持眼压计、气动眼压计或 Tonopen。Icare

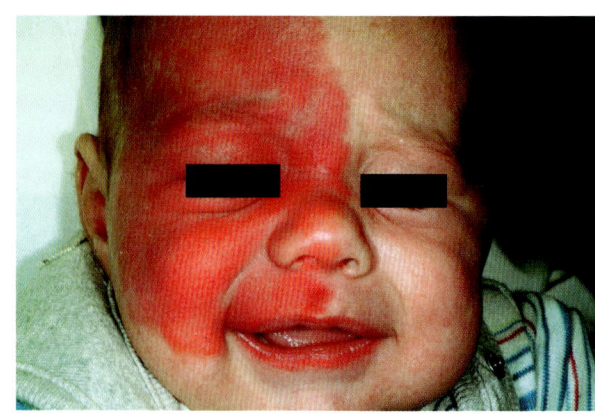

▲ 图 34-1 Sturge-Weber 综合征的颜面部鲜红斑痣
改编自 Paller AS, Mancini AJ, eds. Hurwitz clinicalpediatric dermatology. 3rd edn. Philadelphia：Elsevier Saunders；2006

第四篇 青光眼的分类
第34章 儿童青光眼

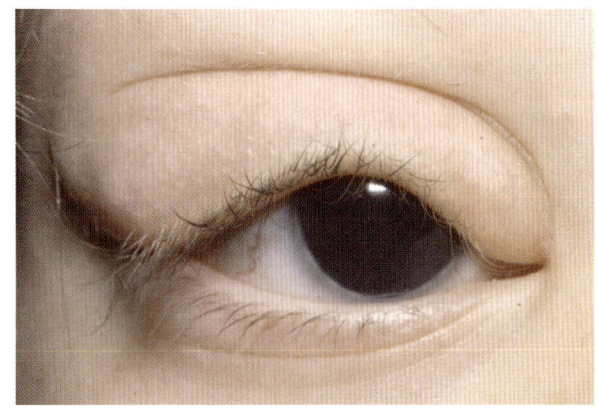

▲ 图 34-2 1 型多发性神经纤维瘤的丛状神经纤维瘤

回弹眼压计在儿童眼压测量上很有用。这种手持眼压计通过一次性微型探针，可以轻微而短暂的接触角膜来测量眼压。而且其优势在于不需要滴麻药，能减少患儿的紧张感（图 34-3）。在儿童眼科使用 Icare 回弹眼压计能减少全麻查眼压的机会[4]。其测得的眼压通常较 Goldmann 压平眼压计测量的结果会高出一点（平均 2.3mmHg）[5]。在高龄儿童中，可使用金标准的裂隙灯 Goldmann 压平眼压计测量眼压。如果儿童哭或挤眼，可能会出现假性的眼压升高。在这种情况下，最好是在全麻下刚镇静时马上进行眼压测量。大部分全麻药物（除了氯胺酮）会导致眼压下降，因此全麻检查应先检查眼压。需注意，已经证实压平眼压计会低估全麻下的儿童的眼压[6-9]。在一部分患者中发现，动态轮廓眼压计在全气动的测量结果与真实的眼内压更接近[9]。Tonopen 眼压计也被证明在儿童评估眼压的结果很可靠，且全麻下使用也很有用[6]。关于眼压计的详细介绍见第 10 章。

使用手电筒、手持裂隙灯或常规裂隙灯评估眼前节也是必需的步骤。仔细评估角膜是否有混浊、是否有后弹力层破裂形成的 Haab 纹，以及其他异常。因为眼压升高会导致角膜扩张，因此也要测量角膜直径。精确的角膜直径需全麻下测量。虹膜、瞳孔、前房和晶状体的异常也需要记录。

房角镜检查可在全麻下或配合的儿童使用裂隙灯进行检查。房角结构的识别和房角镜下的房角形态，对选择合适的手术方式很重要。房角手术，如房角切开术和小梁切开术，在明显周边虹膜前粘连的患儿中成功率较低。不管是直接（如 Kopppe 房角镜）还是间接房角镜（如 Zeiss 或 Posner 房角镜）都可以用来识别相应的解剖标志。虹膜前插是原发性先天性青光眼的典型表现，因此，记录周边虹膜插入的角度很重要。当然可能会因角膜混浊而无法清楚地观察房角结构。如果计划行房角切开术，有必要刮除角膜上皮或给予乙酰唑胺，以清晰地观察房角，详见第 15 章。

超声检查在儿童青光眼的评估中非常重要。眼轴长度测量在 3 岁以下儿童青光眼的评估和治疗中极有价值，因为眼压升高会导致眼球增长。这个年龄以后，眼球在高眼压作用下也停止继续扩张，眼轴会倾向于稳定。正常眼轴发育曲线的数据基于 1982 年 Sampaolesi 和 Caruso[10] 发表的报道（图 34-4）。在 3 岁以前，青光眼的眼轴增长比正常眼快。如果青光眼得到控制，眼轴将稳定（甚至减小）至正常的生长曲线[10,11]。对于角膜混浊、白斑或有白内障导致屈光间质不清的患儿，B 超检查对评估眼后节十分有用。

检眼镜在儿童青光眼的评估和随访中也很重要。检眼镜检查从视神经的评估开始。正常儿童的杯盘比常 < 0.3。而儿童青光眼的视杯常明显增大，且可能双眼不对称。儿童青光眼在得到有效治疗后，可出现视杯回退的现象。如果眼压下降得足够低，可见筛板的后凹回退[12]。检眼镜检查也可以帮助了解眼后节疾病（如视网膜母细胞瘤或弥漫性脉络膜血管瘤），这些可能提示其他类型的青光眼。

散瞳验光在评估和治疗儿童青光眼中也很重

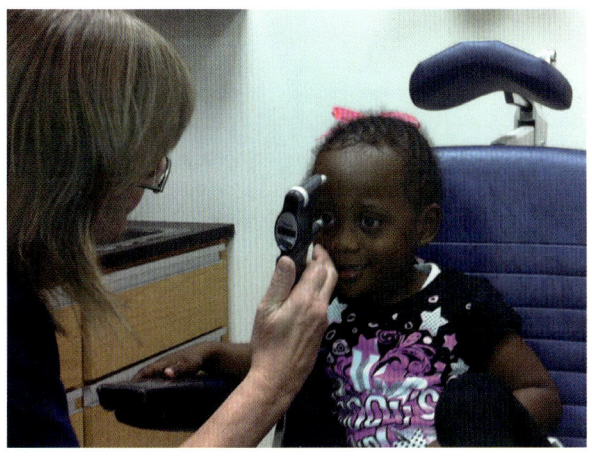

▲ 图 34-3 Icare 眼压计在儿童中的应用

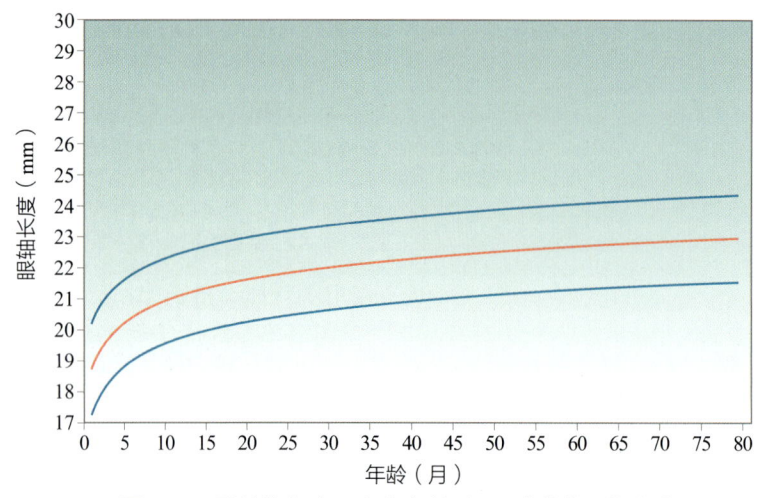

▲ 图 34-4　眼轴长度（mm）与年龄（以月为单位）的关系

两条蓝线显示正常眼轴范围，中央红线显示正常眼的眼轴均值（引自 Sampaolesi R，CarusoR. Ocular echometry in the diagnosis of congenital glaucoma.Arch Ophthalmol 1982；100：574–7）

要。眼轴明显增长的孩子表现为变性近视。眼轴增长和近视进展均可提示儿童青光眼存在进展。相反，青光眼控制后近视度数会稳定下来。此外，无晶状体的患儿远视度数减低也提示可能存在青光眼[13]。

能够进行可靠的视野检查，对于年龄足够大的患儿也将很有帮助。通常 7—8 岁的孩子可尝试进行视野检查[14]。如果自动视野结果不可靠，Goldmann 视野也通常会有较为满意的结果。

辅助检查，如视盘影像检查和中央角膜厚度测量，在获得正常儿童数据后，且在儿童中应用的较为成熟后，会体现出其价值。角膜厚度虽然在成人开角型青光眼和疑似青光眼的评估中很重要，但在儿童青光眼中的意义还不明确[15, 16]。关于中央角膜厚度复杂性的内容见第 18 章。

三、青光眼和疑似青光眼的定义

儿童青光眼的定义与成人青光眼相似，但应该考虑角膜增大和眼轴增长的表现，这在非常小的儿童中是其独特表现。儿童青光眼的定义为，存在以下任何两种表现：眼压＞21mmHg，视盘凹陷（杯盘比进行性的增大，双眼杯盘比不对称≥ 0.2，或视盘盘沿变薄），角膜改变（Haab 纹或直径扩大：新生儿≥ 11mm，1 岁内婴儿＞12mm，或任何年龄＞13mm），变性近视或近视漂移伴眼球尺寸增长的速度超过预期正常的生长速度，和（或）有与青光眼视神经损害相对应、可重复的视野缺损

（框 34-1）。

可疑青光眼的诊断为具有以下任何一项的表现：两次不同时间测眼压均＞21mmHg，怀疑存在青光眼性视盘改变，疑似青光眼视野缺损，或眼压正常但角膜直径增大或眼轴增长（框 34-1）。

四、儿童青光眼的分类

既往对儿童青光眼这一术语的定义含糊不清。由儿童青光眼研究网络（Childhood Glaucoma Research Network，CGRN，一个由治疗儿童青光眼的临床医师和研究者组成的国际团体）建立了新的

框 34-1　定义

青光眼——至少符合以下 2 项

- 眼压＞21mmHg（由检查者自行判断麻醉状态下的测量结果）
- 视盘凹陷：杯盘比进行性的增大，双眼杯盘比不对称度≥ 0.2，或视盘盘沿变薄
- 角膜改变：Haab 纹或水平直径扩大：新生儿≥ 11mm，1 岁内婴儿＞12mm，或任何年龄＞13mm
- 变性近视或近视漂移合并眼球尺寸的增长速度超过预期的正常生长速度
- 与青光眼视神经损害相对应、可重复的视野缺损

疑似青光眼——至少符合以下 1 项

- 两次不同场合测眼压均＞21mmHg
- 视盘改变怀疑是青光眼，如与视盘大小不相符的杯盘比增大
- 可疑的青光眼视野缺损
- 眼压正常但角膜直径增大或眼轴增长

分类系统，试图将命名简单化，并剔除一些术语，如发育性青光眼和青少年型青光眼（框34-2）。这个新的分类大致将儿童青光眼分为原发性和继发性。原发性儿童青光眼包括原发性先天性青光眼和青少年型开角型青光眼。

原发性先天性青光眼的诊断适用于那些单纯房角发育异常伴典型特征（如角膜混浊或扩大伴有Haab纹）的儿童，可根据患者诊断时的年龄进行分类。出生或新生儿期发病的先天性青光眼为出生时或在1月龄内发病的患儿。1—24月龄发病的患儿最多，为婴幼儿期发病的原发性先天性青光眼。青少年期发病或较晚发现的原发性先天性青光眼专指2岁以后表现出青光眼特征的儿童[17]。青少年型开角型青光眼为常染色体显性遗传的青光眼，患儿在儿童期后期或成年早期发病，无眼球扩大体征、无先天性青光眼的眼部异常或综合征。

继发性儿童青光眼同样可能出现在儿童群体中（框34-2）。主要分为四类，包括青光眼伴非获得性眼部异常、青光眼伴非获得性全身疾病或综合征、青光眼伴获得性疾病、先天性白内障术后青光眼。框34-3详尽地列出了儿童继发性青光眼的可能机制[18]。先天性白内障术后常见的儿童继发性青光眼，现在被称为先天性白内障术后青光眼。

框34-2　儿童青光眼

原发性儿童青光眼
- 原发性先天性青光眼
  - 出生或新生儿期发病（0—1月龄）
  - 婴幼儿期发病（>1—24月龄）
  - 青少年期发病或较晚发现（>2岁）
- 青少年型开角型青光眼

继发性儿童青光眼
- 青光眼伴非获得性眼部异常
- 青光眼伴非获得性全身疾病或综合征
- 青光眼伴获得性疾病
- 白内障术后青光眼

基于 Weinreb RN, Grajewski A, Papdopoulos M, Grigg J, Freedman SF. Childhood glaucoma. Amsterdam: Kugler Publications; 2013. 改编自 Walton DS. Glaucoma in infants and children. In: Nelson L, ed. Harley's pediatric ophthalmology. Philadelphia: WB Saunders; 1998

框34-3　继发性儿童青光眼

青光眼合并眼部异常
- 无虹膜
  - 先天性青光眼
  - 获得性青光眼
- Peter 异常
- 先天性眼球黑变病
- 先天性青光眼合并虹膜和瞳孔异常
- 虹膜小梁网发育不良
- 硬化性角膜
- 后部多形性角膜内皮营养不良
- 虹膜小梁网发育不良和葡萄膜外翻
- 特发性或家族性巩膜上静脉压升高
- 前部角膜葡萄肿
- 先天性小角膜伴近视
- 先天性遗传性虹膜基质发育不良
- 先天性遗传性角膜内皮细胞发育不良

青光眼伴全身性疾病或综合征
- Sturge-Weber 综合征
  - 单纯葡萄酒色斑
- Axenfeld-Rieger 综合征
- 1型神经纤维瘤病（NF-1）
- Lowe 综合征（眼脑肾综合征）
- Stickler 综合征
- 肝肾综合征
- 马方综合征
- Rubenstein-Taybi 综合征
- 婴幼儿青光眼伴智力低下和瘫痪
- 眼齿指发育不良
- 开角型青光眼伴小角膜和额窦缺失
- 黏多糖贮积症
- 13三体综合征
- 先天性毛细血管扩张性皮肤病
- Warburg 综合征
- Kniest 综合征（骨骼发育不良）
- Michel 综合征
- 非进行性单侧萎缩

青光眼伴获得性疾病
- 葡萄膜炎
  幼年性特发性关节炎
- 早产儿视网膜病
- 创伤
- 激素性
- 继发于眼内肿瘤
- 继发于新生血管

先天性白内障术后青光眼

引自 Walton DS. Glaucoma in infants and children. In: NelsonL, ed. Harley's pediatric ophthalmology. Philadelphia: WB Saunders; 1998

五、原发性先天性青光眼

1. 发病率

原发性先天性青光眼在出生活婴中的发病率约为 1/1 万[19]。在美国和英国的白种人群中发病率较低（1/6.8 万）[20]，而在巴基斯坦人中的发病率较高[21]。据报道在斯洛伐克的吉普赛人中的发病率最高（1/1250）[22]。约 80% 的患者在 1 岁内发病。约 25% 的患儿出生时或出生后不久发病，而且超过 60% 的患儿在 6 月龄前发病[23, 24]。全球先天性青光眼的男孩较女孩的发病率稍高。约 65%~80% 为双侧发病。在一些患儿中，双眼发病时的眼压可明显不同。然而，非可疑青光眼的那只眼也可能在以后的随访中出现青光眼的改变。

2. 危险因素

先天性青光眼没有明确的危险因素。大部分为散发，没有明确家族史[25]。约 10% 为家族性的，表现为常染色体隐性遗传，且具有较高的外显率[26]。目前已明确的有至少 4 个基因位点：GLC3A-D 已被鉴定出来。GLC3A 位于 2p21 区域，该区域编码 CYP1B1 基因（细胞色素 P4501B1），是与内源性激素代谢相关的基因。该基因的突变在全球均有报道，具有近亲婚配文化的族群中家族发病的概率高[26-35]。

3. 发病机制

先天性青光眼的发病机制尚不完全清楚。Barkan 提出儿童青光眼的前房角可能存在一层不通透的膜导致房水流出障碍[36]。然而，后来组织病理学的研究并没有找到这层膜样结构。最近越来越多的研究支持先天性青光眼是由于前房角组织（来源于神经嵴细胞）发育受阻引起。这种发育受阻导致虹膜和睫状体的高附止和前插。虹膜和睫状体前插进后部小梁网组织导致小梁网束压缩致密[37-39]。

4. 症状和体征

原发性先天性青光眼可表现为一种或多种典型的临床特征：溢泪、畏光、眼睑痉挛。一些家长会诉其孩子总流泪或一遇光线就挤眼。一些家长会发现明确的角膜增大或混浊，或者眼球增大。"牛眼"指的就是这种因眼压升高导致的眼球增大。3 岁前婴幼儿巩膜的胶原组织未成熟，在眼压作用下会不断拉伸扩张。

在检查时，经常可见角膜水肿伴 Haab 纹（Descemet 膜的曲线状破裂，图 34-5）。若角膜混浊明显，Haab 纹可能看不清。

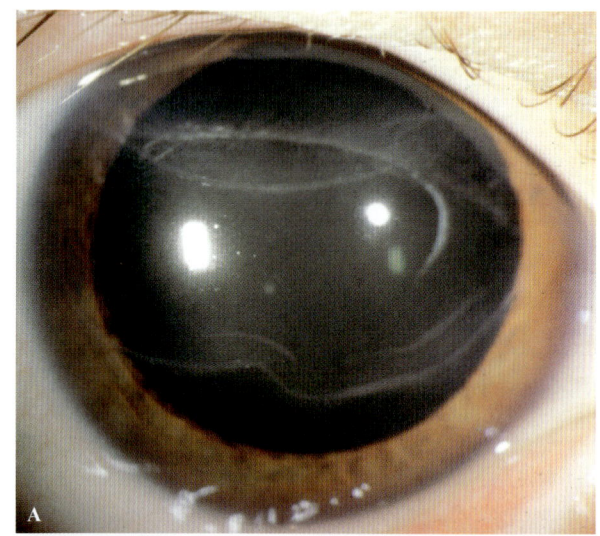

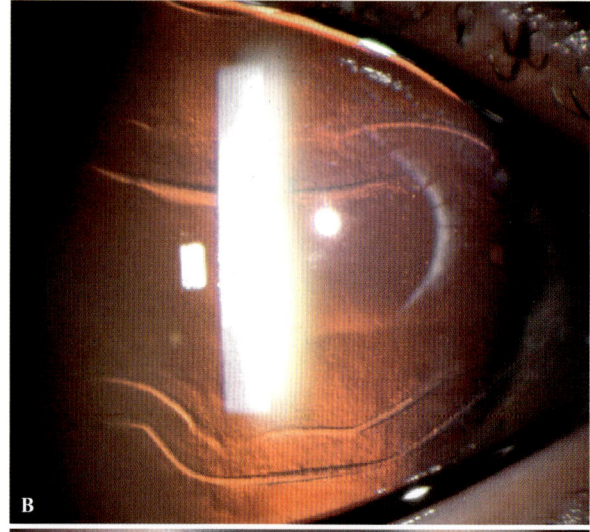

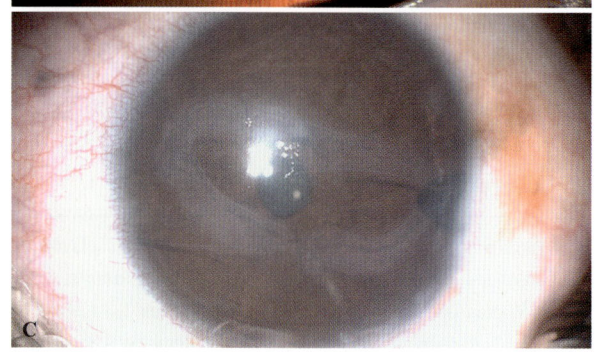

▲ 图 34-5　Haab 纹

A 和 B 引自 Krachmer JH, Palay DA. Cornea atlas. 2nd edn. St. Louis：Mosby；2006

角膜增大，新生儿＞11.5mm，婴幼儿或儿童超过12.5～13mm，都提示青光眼的可能。

房角镜下可见虹膜高附止和前插，伴不清晰的半透明的睫状体带、巩膜突和小梁网（图34-6）。

先天性青光眼儿童的眼压升高幅度不一，一些研究显示眼压升高的水平越高，预后越差[40]。

5. 鉴别诊断

原发性先天性青光眼需要跟其他可引起婴幼儿流泪、角膜增大和混浊、假性视盘凹陷等疾病相鉴别（框34-4）。需要排除其他引起溢泪的原因，如先天性泪道阻塞、结膜炎或角膜不规则等。其他引起角膜混浊的原因，如硬化性角膜、角膜迷芽瘤和角膜营养不良，也应该排除。引起角膜增大的疾病也要排除。如大角膜是一种双眼受累的常染色体显性遗传或散发的疾病，表现为角膜增大、角膜清亮、厚度正常，无青光眼的证据。此外，表现为视盘凹陷的情况也应该排除，如生理性大视杯、视盘缺损、牵牛花视盘异常。

6. 治疗方式的选择

原发性先天性青光眼通常需要手术治疗。单纯药物治疗很难长期有效。房角手术（房角切开术或小梁切开术）是经典的首选手术治疗方式。房角切开术使用房角镜直视下用房角切开刀直接切开小梁网。而小梁切开术是从外路切开 Schlemm 管，因此不用像房角切开术那样需要看清房角。小梁切开术可使用两把探针（小梁切开刀）在巩膜瓣下插入 Schlemm 管切开 120°～180°房角。也可使用 6-0 聚丙烯线在巩膜瓣下穿行全周 Schlemm 管，切开全部房角（图34-6）[41, 42]。ITrack 发光微导管也可像聚丙烯线一样用来切开 360°房角。微导管的优点在于当它在 Schlemm 管内穿行时可在外部观察到它前端的位置。小梁切开术较房角切开术最大的优势在于小梁切开术不依赖于角膜的清亮，能用于角膜混浊的病例。而房角切开术较小梁切开术的优势在于它不侵犯结膜，如果以后需要行小梁切除术，将不影响其疗效。原发性先天性青光眼中出生时发病的患儿和晚发现的婴幼儿治疗疗效均较差，但使用缝线小梁切开术的成功率会提高[43]。第20章将详细讨论这些手术方式。对于中度和重度原发性先天性青光眼，小梁切开联合小梁切除术的疗效比单度

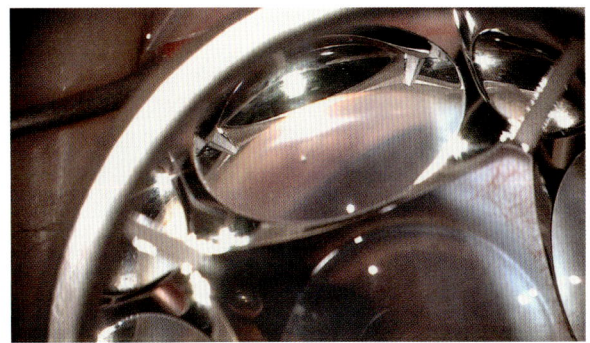

▲ 图 34-6　先天性青光眼虹膜前插患儿的手术影像，蓝色 Prdene 缝合线勾勒出 Schlemm 管

框 34-4　原发性先天性青光眼的鉴别诊断
与角膜增大相关的疾病 • 大角膜 **与溢泪相关的疾病** • 先天性泪道阻塞 • 角膜炎 • 角膜上皮缺损或擦伤 • 结膜炎 • 眼部炎症（葡萄膜炎、外伤） **与角膜水肿或角膜混浊相关的疾病** • 角膜营养不良 • 先天性遗传性角膜内皮营养不良 　－后部多形性角膜内皮营养不良 • 产伤相关的 Descemet 膜破裂 • 贮积性疾病 　－黏多糖贮积症 　－粘脂贮积症 　－胱氨酸贮积症 • 先天性角膜异常 　－硬化性角膜 　－Peter 异常 • 角膜炎 　－风疹性角膜炎 　－疱疹性角膜炎 　－泡性角膜炎 **与视杯扩大相关的疾病** • 生理性大视杯 • 视盘缺损 • 视盘小凹 • 视神经萎缩 • 牵牛花视盘综合征 • 视神经发育不良 • 其他视神经异常

引自 Vincent AL, Billingsley G, Buys Y, et al. Digenic inheritance of early-onset glaucoma: CYP1B1, a potential modifier gene. Am J HumGenet 2002; 70: 448

行房角切开术或小梁切开术的疗效要好[44]。

在儿童青光眼中，如果一次或多次行房角手术失败，大多数医生会行小梁切除联合抗瘢痕药物或引流阀植入术。如果这些手术方式也不成功，睫状体光凝术或许能帮助控制眼压[45]。

单纯药物治疗很少能控制原发性先天性青光眼。然而，药物治疗在先天性青光眼的术前及术后确实是一种重要的辅助治疗。药物治疗确实也能起到一定的降眼压作用，可用于在术前临时控制眼压。对于治疗预后相对较差的儿童青光眼，如无晶状体眼的继发性青光眼，通常应该在术前试着药物治疗。对于手术不能完全成功控制眼压的患者术后药物治疗也是有意义的。

如果需要药物治疗，可选择口服或局部使用碳酸酐酶抑制药、肾上腺能药物、前列腺药物和缩瞳药。通常，口服碳酸酐酶抑制药只在房角切开术前用于降低眼压使角膜清亮。常规口服乙酰唑胺（Diamox）的剂量为每日 5～15mg/kg。医师应该知晓可能引起的不良反应，包括代谢性酸中毒、腹泻、昏睡、食欲下降和体重不长等[46]。相反，局部碳酸酐酶抑制药则在儿童青光眼的治疗中是有效又安全的[47]。使用这些滴眼液的最大困难在于使用后会出现烧灼和刺痒的感觉，使患儿更难接受药物治疗。

局部β受体拮抗药也可作为儿童青光眼的一线或二线用药。总体来说，β受体拮抗药的使用在儿童青光眼还是很安全的[48, 49]。然而，在新生儿早期、早产儿或很小的婴儿中使用时，医师应该要慎重。用药存在气管痉挛和心率过缓的风险，并应该充分告知患儿父母这些风险。在有气道高反应疾病的患儿应该禁用β受体拮抗药。在婴儿期医生可以考虑先使用 0.25% 的制剂，再考虑 0.5% 的制剂，以减少可能出现的全身性不良反应[50]。在无法手术或使用其他药物的情况下，咨询患儿的儿科医师和（或）呼吸科与心内科的医师是有必要的。使用 2% 布林佐胺和 0.5% 的卡替洛尔的合剂通常能帮助患儿父母，因为 1 天 2 滴滴眼液就能同时给两种眼药。

α₂ 受体激动药（溴莫尼定和阿可乐定）在幼儿青光眼的使用是受限的。在幼儿中，阿可乐定比溴莫尼定的全身安全性要高[49, 51]。然而，它的疗效却要差一点，而且会出现结膜充血和过敏。溴莫尼定在婴儿会导致严重的全身性不良反应，包括呼吸暂停、心动过缓、低血压、嗜睡、严重昏睡、肌张力减退和低体温等[52-54]。它只能用于体重＞20kg 或 6 岁以上的高龄儿童[54]，如果要用这种药，应该告知患儿父母其不良反应，并让父母关注孩子的任何异常行为和表现。

前列腺素类药物能有效降低儿童青光眼患者的眼压[55]。拉坦前列素（适利达，辉瑞）已经被证明其在儿童使用的安全性，并且可成功的降眼压[56]，尽管相对成人患者其无反应率较高。在儿童青光眼中，拉坦前列素对青少年性青光眼最有效[57, 58]。

缩瞳药在儿童青光眼中的降眼压作用有限。通常情况下，只用于房角手术前或之后的缩瞳。在围术期使用缩瞳药能防止房角手术后周边虹膜粘连。在有晶状体或人工晶状体的患儿应避免长期使用缩瞳药，因为存在瞳孔后粘连的风险。然而，在先天性白内障术后使用缩瞳药可能是较有意义的治疗[8, 59]。

与成人药物治疗一样，儿童用药也可能存在依从性差的问题。依从性差可能出现在父母健康意识差或者由孩子自己点药的情况[60]。

7. 治疗效果和预后

原发性先天性青光眼的首选手术方式是经典的房角手术（见上文）。目前尚无证据证明在长期手术疗效和视力预后方面，哪一种房角手术更好。视力预后差主要是由于高度近视、弱视、角膜失代偿、白内障和进行性的视神经损伤或视野缺损。视力预后也受诊断年龄、术前角膜代偿的程度、房角手术失败，以及随访和弱视治疗的依从性低等因素的影响[42]。新生儿或出生时发病的先天性青光眼的手术疗效差，可能是因为角膜水肿和神经的损伤在胚胎期就开始了，这也可能是疾病最严重的表现[17]。婴幼儿时期发病的原发性先天性青光眼的房角手术预后和视力预后都最好。

一些研究报道了小梁切除术、引流阀植入术、非穿透性手术和睫状体破坏性手术在治疗先天性青光眼和其他儿童青光眼中的疗效。

青光眼进展导致的视力下降可以发生在任何时候，因此持续的监测很重要。一些研究显示，

37%～79% 患儿的视力可达 20/40 至 20/60[61]。

六、青少年型开角型青光眼

1. 发病率和影响

青少年型开角型青光眼是儿童青光眼中相对少见的类型，通常在 4 岁后发病。

2. 危险因素

家族性的青少年型开角型青光眼的典型遗传方式为常染色体显性遗传。5 个基因位点已经明确（GLC1A、GLC1J、GLC1K、GLC1M 和 GLC1N），但只明确了 GLC1A 位点的基因。这个基因编码肌纤蛋白，也叫小梁网诱导的糖皮质激素反应（TIGR）蛋白。

3. 发病机制

尚不清楚肌纤蛋白基因突变是如何导致青光眼的。但似乎是通过影响小梁网途径的房水外流而致病的。

4. 症状和体征

这种类型的青光眼典型的表现是无症状的，通常是眼部查体时意外发现的。尽管是双眼发病，但双眼可不对称。主要的体征是眼压增高和视盘的凹陷。房角镜下房角是正常的。不存在角膜水肿或 Haab 纹等原发性婴幼儿青光眼的典型特征。在年龄较大的患儿中，可检查到典型的青光眼性视野缺损。

5. 鉴别诊断

青少年型开角型青光眼的鉴别诊断包括其他类型的可出现在任何年龄的开角型青光眼。较晚发现的婴幼儿青光眼、激素性青光眼、外伤性青光眼和炎症性青光眼，都应该先排除后才能下诊断。

6. 治疗方式选择、疗效及预后

药物治疗是青少年开角型青光眼常用的有效治疗方式。如果失败了，房角手术、滤过手术和（或）引流阀植入术都可以考虑。

七、青光眼伴非获得性眼部异常

属于这个类别最常见的是无虹膜和 Peter 异常两种疾病。

（一）无虹膜

1. 发病率和影响

无虹膜是一种双眼疾病，表现为先天性正常虹膜缺失和周边残留不同大小的虹膜组织残根（图 34-7）。约 50%～70% 的患者会伴青光眼。然而，青光眼可能直到儿童时期或成年后才发病。

2. 危险因素

无虹膜最常见的类型是常染色体显性遗传，为染色体 11p13 上的 PAX6 基因突变所致。散发性无虹膜约占 1/3，这些与受精前或受精后不久 PAX6 基因产生新的突变有关。总体来说，无虹膜的患者中超过 50% 会发生青光眼[62]。

3. 发病机制

这些眼发生青光眼似乎跟房角镜下的房角表现有关。一种理论认为虹膜残根与小梁网的进行性前粘连导致了小梁网的阻塞。其他作者推测先天性小梁网异常可能是青光眼高发的原因[62]。

4. 症状和体征

无虹膜最常见的眼部体征为虹膜仅存残根、角膜血管翳、白内障、中心凹发育不良和眼球震颤。因中心凹发育不良视力通常很差。

散发类型的无虹膜更容易伴全身的表型，在这些患者详细询问家族史和筛查 Wilms 瘤是必要的。

5. 鉴别诊断

鉴别诊断包括虹膜缺损和其他形式伴虹膜异常的先天性青光眼。

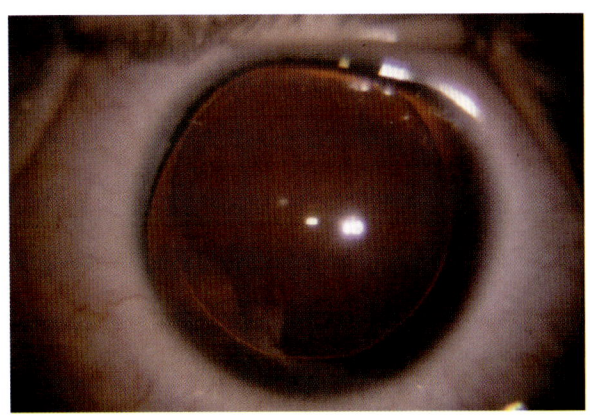

▲ 图 34-7　无虹膜的正常虹膜缺失并残留周边虹膜组织残根

6. 治疗方式选择、疗效和预后

无虹膜可尝试药物治疗。已证实对于房角明显异常的患者，通过预防性的房角手术可成功的预防其小梁网被虹膜组织阻塞[63]。难治性的病例可考虑小梁切开术、滤过性手术、引流阀植入术和睫状体光凝术。

（二）Peter 异常

1. 发病率和影响

Peter 异常在出生时就已发病。尽管双眼可不对称，甚至单眼发病，但多为双眼发病。约 50% 的患者伴青光眼。

2. 危险因素

尽管报道过 Peter 异常有常染色体显性和隐性遗传，但仍多为散发。其突变基因有 PAX6、PITX2、CYPIB1、FOXC1、FOXE3 和 B3GALTL[64]。

3. 发病机制

青光眼的发病机制还不清楚，可能与小梁网发育不良有关。在一些周边前粘连的患者，房角关闭可能是致病的原因。

4. 症状和体征

Peter 异常的典型体征是由于 Descemet 膜的缺损导致中央角膜白斑（图 34-8）。虹膜粘连可能会延伸至角膜白斑的边缘。在一些患儿会出现角膜晶状体粘连性白内障和小眼球。在少数病例中 Peter 异常可伴 Axenfeld-Rieger 综合征。如果有青光眼，则会很严重。

Peter 异常的全身表现很少。然而，双眼 Peter 异常的患者可能伴一种综合征，因此这些患者应该做基因和全身检查。

5. 鉴别诊断

Peter 异常的鉴别诊断包括其他原因的婴幼儿角膜混浊（框 34-4）。先天性前葡萄肿，可能属于一种严重的 Peter 异常，但在单眼的患者中也应该予以鉴别。

6. 治疗方式选择、疗效和预后

穿透性角膜移植被用于防治弱视。但不幸的是，这些患者的角膜移植失败率很高。而光学扇形虹膜切除术能有帮助。已证实该治疗方法的视力预后与早期角膜移植手术的相近，而且较少伴青光

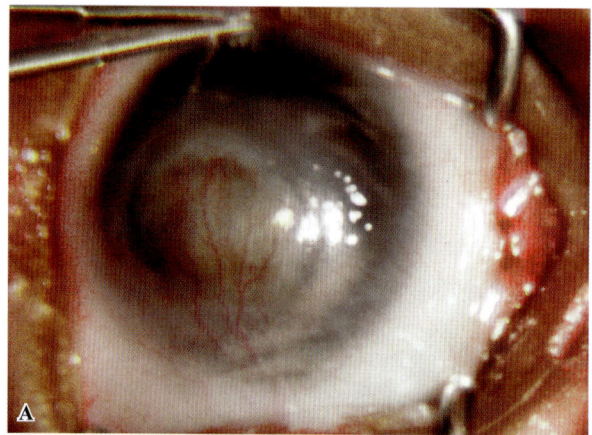
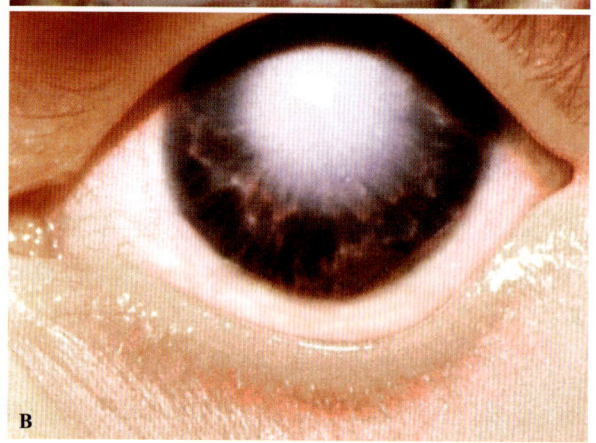

▲ 图 34-8　Peter 异常，中央角膜白斑伴（A）和不伴（B）广泛的浅层角膜血管翳

经许可引自 Krachmer JH, Palay DA. Cornea atlas. 2nd ed. St. Louis: Mosby; 2006

眼[65]。青光眼是手术最主要的并发症。病情较轻的患者可尝试药物治疗和房角手术。通常，为了控制眼压会需要行引流阀植入术和睫状体破坏性手术。这些患者的视力预后都较差[65, 66]。

八、青光眼伴非获得性全身疾病或综合征

原发性儿童青光眼可能伴全身的综合征。该类型最常见的综合征包括 Sturge-Weber 综合征、Axenfeld-Rieger 综合征、神经纤维瘤病和 Lowe 综合征。

（一）Sturge-Weber 综合征

1. 发病率和影响

Sturge-Weber 综合征（脑三叉神经血管瘤病）是一种斑痣性错构瘤病，为颜面痣（焰色痣或葡萄

酒色痣）和软脑膜血管瘤样病变相关的综合征。单侧焰色痣累及三叉神经第一和第二支，该分布区域的患者约 50% 会发生青光眼。该病是典型的单侧发病，但也有双侧发病的报道。无性别和种族倾向。青光眼可在儿童时期或之后出现。

在皮肤科确诊的单纯颜面部葡萄酒色痣的患者中，1.6% 的患者伴青光眼[67]，而在眼科中 18.3% 伴青光眼（而 Sturge-Weber 综合征的患者约 67% 伴青光眼）[68]。

2. 危险因素

该疾病的危险因素尚不清楚。无明显的遗传模式。Sturge-Weber 综合征的患者（不是单纯葡萄酒色痣的患者），如果葡萄酒色痣出现在上睑和下睑，以及有巩膜上血管瘤和虹膜异色的患者发生青光眼的风险很大[68]。

3. 发病机制

普遍认为，发病早的青光眼是因为房角发育异常，而发病晚的青光眼是因小梁网和 Schlemm 管过早老化。Sturge-Weber 综合征可能存在的血流动力学异常，会在胚胎发育的早期影响房角的发育或在疾病晚期产生影响[69]。因异常巩膜血管引起的巩膜上静脉压增高在 Sturge-Weber 综合征的青光眼患者中也有报道过[70]。

4. 症状和体征

眼部体征包括三叉神经眼部及上颌分布区域的颜面部焰色痣（图 34-1）、巩膜上血管扩张和眼底检查的弥漫性脉络膜血管瘤。房角通常是正常的，但在先天性发病的青光眼可能存在 Schlemm 管内血液充盈或其他异常表现。眼压增高可能导致婴幼儿出现角膜水肿、角膜增大或牛眼。这些体征可与流泪、畏光或眼睑痉挛的症状相关。

Sturge-Weber 综合征的全身表现包括焰色痣，可能引起单侧颜面肥大和颅内血管瘤。这些颅内病变可能与癫痫发作相关。在大脑皮质放射线成像上可见典型的钙化，即"铁轨征"。

5. 鉴别诊断

Sturge-Weber 综合征的鉴别诊断，包括其他颜面血管瘤（如毛细血管瘤）、眼皮肤黑素细胞增多症、Klippel-Trenaunay-Weber 综合征和其他类型的婴幼儿青光眼。

6. 治疗方式选择、疗效和预后

药物治疗经常是 Sturge-Weber 综合征的首选治疗。当药物治疗失败后，可尝试滤过手术或引流阀植入术。房角手术在这种类型青光眼的疗效有限[18]。Sturge-Weber 综合征的患者行手术治疗发生脉络膜渗漏的风险很大。一些作者推荐行预防性巩膜切除，但也有一些人对其必要性存在争议[71]。

（二）Axenfeld-Rieger 综合征

1. 发病率及影响

Axenfeld-Rieger 综合征是一系列疾病，最初定义是表现为 Axenfeld 异常（后胚胎环合并周边虹膜角膜粘连）、Rieger 异常［Axenfeld 异常合并虹膜基质变薄、虹膜孔和（或）瞳孔异位］，或 Rieger 综合征（Rieger 异常加上全身发育异常）。现在被认可的 Axenfeld-Rieger 综合征定义是，包括所有这些临床异常的一系列疾病。该病都是双眼发病。超过 50% 的患者伴青光眼[72]。

2. 危险因素

主要的危险因素是家族史。该病为常染色体显性遗传。数个基因已被发现，包括位于 4q25（PITX2）、6p25（FOXC1）和 13q14（REIG2）的基因。

3. 发病机制

Axenfeld-Rieger 综合征的发病机制被认为与小梁网发育不良有关，而不是周边虹膜前粘连或房角改变引起的。被广泛接受的理论是由于神经嵴来源的眼前节组织发育停滞导致的青光眼[72]。

4. 症状和体征

眼部体征包括后胚胎环（Schwalbe 线的前移）、周边虹膜条带（前粘连至 Schwalbe 线）、葡萄膜外翻、虹膜基质变薄和虹膜孔形成。虹膜改变能导致瞳孔变形或瞳孔移位（瞳孔异位），和（或）多个瞳孔（多瞳症）（图 34-9）。

全身发育缺陷包括牙齿异常（少牙或无牙）、颜面异常（特别是上颌骨发育不良伴随面中部扁平）、骨骼异常（如生长激素不足和身材矮小）、肚脐异常（如脐部皮肤残留）、心脏异常、耳聋和智力低下。

青光眼诊断与治疗学（原书第2版）
GLAUCOMA: Medical Diagnosis & Therapy (2nd Edition)

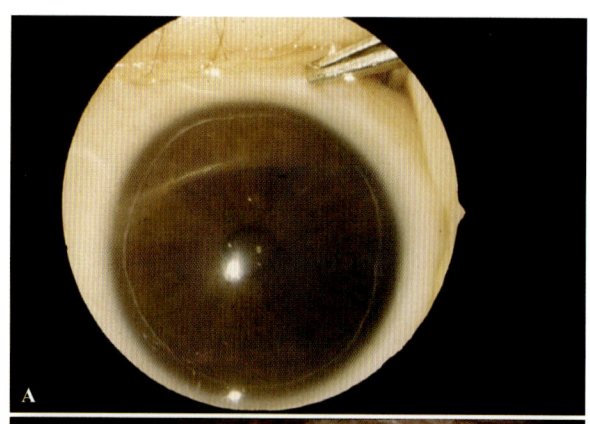

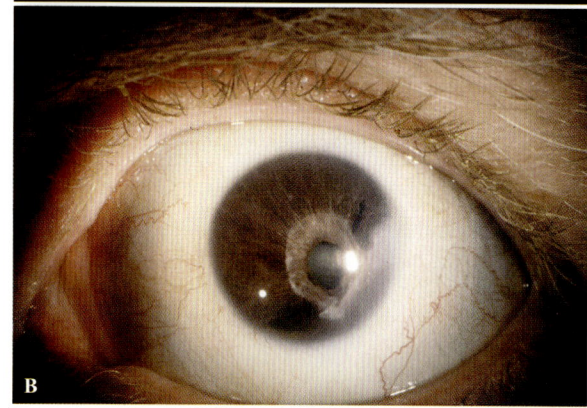

▲ 图 34-9 **A.** 后胚胎环；**B.** 虹膜发育不良，牵拉孔、虹膜角膜粘连和瞳孔异位

图 B 引自 Beck AD. Diagnosis and management of pediatric glaucoma. Ophthalmol Clin North Am 2001; 14: 501–12

5. 鉴别诊断

Axenfeld-Rieger 综合征的鉴别诊断，包括虹膜角膜内皮综合征、Peter 异常、无虹膜、后部多形性角膜内皮营养不良、虹膜房角发育不良、眼齿指发育不良、晶状体及瞳孔异位、葡萄膜外翻、葡萄膜炎性青光眼、虹膜缺损和虹膜劈裂。

6. 治疗方式选择、疗效和预后

青光眼伴 Axenfeld-Rieger 综合征的治疗，可先用药物治疗。如果药物无效，可尝试房角手术，但成功率有限。小梁切除术和引流阀植入术可能是这些患者更好的选择。

（三）1型神经纤维瘤病

1. 发病率及影响

1 型神经纤维瘤病又叫 von Recklinghausen 病，是另一种斑痣性错构瘤病。1 型神经纤维瘤病患者很少发生青光眼，然而，同侧眼睑存在丛状神经纤维瘤的患者有 50% 可能会伴先天性青光眼[8]。

2. 危险因素

最大的危险因素是家族史。该病为 17 号染色体的肿瘤抑制基因 NF1 突变，为常染色体显性遗传[73,74]。

3. 发病机制

神经纤维瘤病导致青光眼的发病机制尚不清楚，但理论上包括小梁网发育不良、房角直接被神经纤维瘤浸润、神经纤维瘤使睫状体和脉络膜增厚导致继发性房角关闭、前节角膜内皮化和可观察到的神经纤维瘤覆盖房角引起房水外流改变[74]。

4. 症状和体征

1 型神经纤维瘤病的眼部体征，包括上睑 S 形畸形（丛状神经纤维瘤，图 34-2）虹膜基质错构瘤样病变（Lish 结节）、葡萄膜外翻和眼底同侧色素沉着。Lish 结节和葡萄膜外翻直到 1 岁后才会出现。脉络膜视网膜错构瘤和视神经胶质瘤有时会存在。伴青光眼的患者，可存在明显的牛眼伴角膜扩大和水肿。

主要的全身特征是扁平、色素沉着、边界清楚的皮肤病变，叫咖啡牛奶色斑（图 34-10）。咖啡牛奶色斑可能直到 1 岁后才出现。结节或皮下的神经纤维瘤也可能存在。

5. 鉴别诊断

鉴别诊断包括先天性葡萄膜外翻和其他形式表现为牛眼和角膜水肿的先天性青光眼。其他与上睑水肿或肿物的疾病也应该排除。应该考虑行眼眶放射线检查以确定诊断。

6. 治疗方式选择、疗效和预后

青光眼伴神经纤维瘤病的治疗很难。难治的病例可选择的方式包括药物治疗、房角手术（不是常有效）、滤过手术、引流阀植入术和睫状体光凝。

（四）Lowe 综合征

1. 发病率和影响

Lowe 综合征又叫眼脑肾综合征，特征是双侧白内障和青光眼的发病率高。

2. 危险因素

这个疾病为 X 连锁隐性遗传，位点为 Xq26[75]。

3. 发病机制

青光眼的发病机制为继发性小梁网发育异常。

4. 症状和体征

显著的眼部体征是青光眼和白内障（图 34-11）。尽管眼压高、角膜增大和水肿可能较轻。针尖样的瞳孔且很难散大是该疾病的另一个特征。房角外观跟原发性先天性青光眼很相似。其他可能发生的特征有小眼球、斜视、眼球震颤和虹膜萎缩。

全身特征包括智力低下、肾性佝偻病、氨基酸尿症、贫血和易怒。

5. 鉴别诊断

应与其他导致先天性白内障和青光眼的疾病鉴别。

6. 治疗方式选择、疗效和预后

可尝试药物和房角手术治疗。一些难治病例可能需要行引流阀植入和睫状体破坏术。

九、青光眼伴获得性疾病

和成人一样，儿童也有很多类型的获得性青光眼。这些包括外伤性青光眼、激素相关性青光眼、新生血管性青光眼和继发于眼内肿物的青光眼。这些青光眼在儿童的治疗跟成人一样。儿童最特别的两类获得性青光眼是早产儿视网膜病变和青少年特发性关节炎相关的葡萄膜炎引起的青光眼。

（一）早产儿视网膜病变

1. 发病率和影响

早产儿视网膜病变与早产和出生后吸氧有关，典型的是双眼对称性的发病。早产婴儿生存率增高是早产儿视网膜病变发病率增加的原因。

2. 危险因素

主要的危险因素是早产、吸氧、低胎龄、低出生体重、脓毒病、贫血和慢性肺病[76]。

3. 发病机制

胎龄 30—32 周至出生这段时间内，是周边无血管区的血管生长迟缓期。随着发育成熟，无血管区视网膜的代谢变得活跃及缺氧诱导的生长因子释放，使视网膜新生血管形成和纤维化[76]。

早产儿视网膜病变导致青光眼的原因可能与眼前节发育异常，或晶状体后膜使晶状体和虹膜前移致房角关闭有关[77]。

4. 症状和体征

因为越早治疗预后越好，因此对早产婴儿进行散瞳眼底检查，以筛查早产儿视网膜病变很重要。

5. 鉴别诊断

儿童继发性闭角型青光眼的鉴别诊断，包括小眼症、小眼球、视网膜母细胞瘤和永存胎血管。

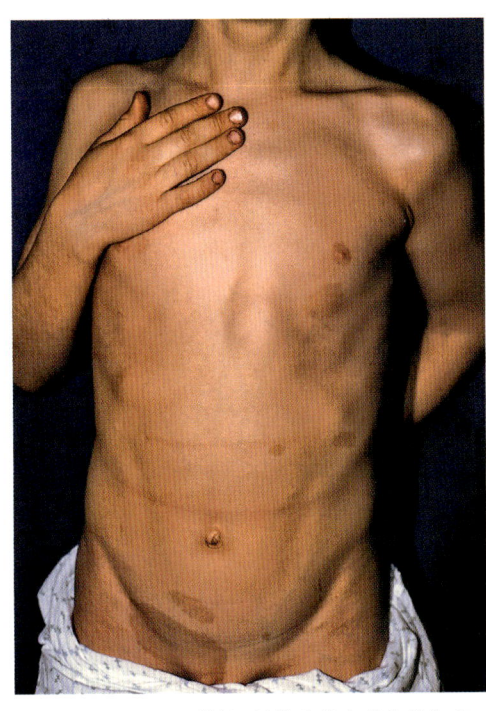

▲ 图 34-10　1 型神经纤维瘤的咖啡牛奶色斑
在儿童中，有 6 个或以上直径 > 0.5cm，在青少年中，有直径 > 1.5cm 的咖啡牛奶色斑，则应怀疑神经纤维瘤病（引自 Paller AS, Mancini AJ, eds.Hurwitz clinical pediatric dermatology. 3rd edn. Philadelphia: ElsevierSaunders; 2006）

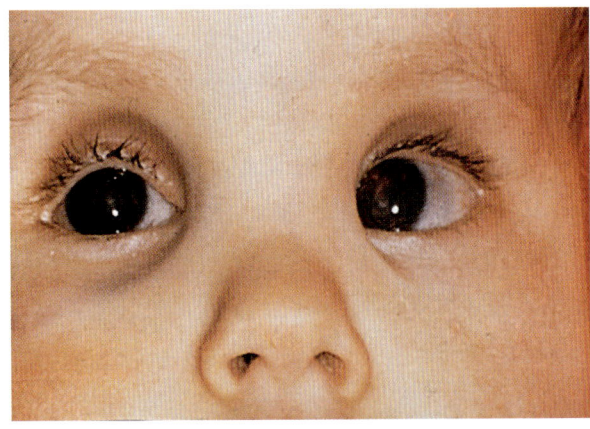

▲ 图 34-11　Lowe 综合征的青光眼和白内障
引自 with permission from Albert DM, Jakobiec FA, eds. Principles and practice of ophthalmology. 2nd edn. Philadelphia: Saunders; 1999

6. 治疗方式选择、疗效和预后

通常首先可尝试药物治疗。确认房角情况也很重要，因为它决定了在必要时该选择何种适宜手术。虹膜切开可缓解瞳孔阻滞。晶状体切除同时切除晶状体后膜也可以考虑[76]。

（二）青少年特发性关节炎

1. 发病率及影响

青少年特发性关节炎定义为16岁前发病且持续至少6周的特发性关节炎。葡萄膜炎是最常见的关节外表现，约8%~37%的患者会出现葡萄膜炎[78, 79]。葡萄膜炎的发病率在斯堪的纳维亚高于美国，在亚洲和印度更低。白内障、虹膜粘连和青光眼是最常见的并发症，青光眼的发生率为15%~19%[78, 79]。

2. 危险因素

发生葡萄膜炎的危险因素有抗核抗体阳性、诊断年龄小、女性和属于少关节型。

3. 发病机制

关节炎和继发性葡萄膜炎的原因尚不明确。

4. 症状和体征

葡萄膜炎的发病通常是隐匿的，因此如果有危险因素应该行常规筛查。

5. 鉴别诊断

需鉴别的疾病，包括结节病、Lyme病、银屑病性关节炎、青少年性Reiter综合征和炎性肠病。

6. 治疗方式选择、疗效和预后

药物治疗这些患者的青光眼通常是有效的。房角切开术和Ahmed引流阀植入手术也是有效和安全的[80, 81]。一项研究报道87%的患者双眼的视力预后很好[79]。

十、先天性白内障术后青光眼

1. 发病率和影响

先天性白内障术后继发青光眼的发病率高达75.9%（患者随访长达6年），青光眼发病的平均时间是术后4.0±4.6年[2]。没有种族和性别差异。

2. 危险因素

据报道，先天性白内障术后继发青光眼的危险因素包括1岁内摘除晶状体、小角膜（尤其是角膜直径≤10mm）、小眼球、永存胚胎血管和完全性核性混浊的先天性白内障[2]。婴幼儿无晶状体治疗研究（Infant Aphakia Treatment Study，IATS）最近的数据显示，术后随访1年，摘除先天性白内障的年龄越小和存在永存胚胎血管，其发生青光眼的概率越高[82]。

3. 发病机制

这一类型青光眼的病因尚不明确。大多数病例是开角型的机制（一项研究显示开角占93.9%）[52]。现代的晶状体摘除技术使瞳孔阻滞引起的闭角型青光眼较少见。

4. 症状和体征

该疾病典型的特征是先天性白内障和白内障摘除的病史伴眼压升高。因为青光眼通常在较大年龄时才出现，因此没有原发性先天性青光眼的牛眼和角膜特征。由于这些眼球通常较正常眼球小，可能出现相对的牛眼[12]。尽管房角镜下房角通常是开放的，但也可见一些周边虹膜粘连[52]。

5. 鉴别诊断

鉴别诊断包括其他继发性青光眼，如激素性青光眼、炎症性青光眼和外伤性青光眼。在房角关闭的患者，青光眼可能继发于其他同时存在的疾病，如小眼症、小眼球、早产儿视网膜病变或永存胚胎血管。

6. 治疗方式选择、疗效和预后

药物治疗可成功控制眼压，需要手术的患者约27%~60%[2, 83]。但这个类型青光眼的预后是有限的。在年幼的患者小梁切开术可能成功[43, 84]。可行小梁切除术，但成功率也有限。可能需要行引流阀植入术和睫状体破坏术以控制眼压。

第 35 章 继发性闭角型青光眼
Secondary Angle-Closure Glaucoma

Chaiwat Teekhasaenee　Syril Dorairaj　Robert Ritch　著
刘祥祥　译
林彩霞　校

> **本章概要**
>
> 继发性房角关闭是由多种非瞳孔阻滞机制导致，常见于眼前部"牵拉"，或是眼后部"前推"。上文已描述的几种房角关闭机制，也可以在单眼中共存。准确识别特定的发病机制对于继发性房角关闭的治疗至关重要。针对病因的药物治疗和外科手术干预效果较好。暗室前房角镜检查、生物测量、现代超声造影（UBM）和前段光学相干断层扫描（AS-OCT）对准确诊断至关重要，而诊断准确是治疗成功的基础。由于继发性房角关闭中的小梁网本质上是正常的，因此可以在发生不可逆的超微结构变化之前，早期切除粘连可以恢复小梁网的功能。

一、概述

房角关闭是由眼前节结构的绝对或相对大小和（或）位置的异常，或眼后部异常向前推进并改变眼前节的解剖结构而产生的[1]。房角关闭通常被误认为等同于瞳孔阻滞，虽然这是绝大多数的原因，但是也存在其他可能导致房角关闭的机制。然而，基于"推动"机制，必须始终假设瞳孔阻滞因素存在于任何房角关闭中，并且无论什么程度的房角关闭治疗通常都需要行激光周边虹膜切开术。原发性房角关闭包括瞳孔阻滞和高褶型虹膜等情况，其中毛果芸香碱有助于开放房角，而"继发"房角关闭则包括来源于虹膜后部的因素——晶状体相关（或晶状体诱发）房角关闭和恶性青光眼。在这种情况下，毛果芸香碱的作用是相反的，会加剧房角关闭的发生[2]。

（一）原发性房角关闭

原发性房角关闭的原因是，虹膜晶状体接触区域中相对瞳孔阻滞，限制房水从后房流入前房。房水流动的阻力在两个腔室间产生压力梯度，推动虹膜向前弯曲朝向房角（图35-1）。

（二）继发性房角关闭

继发性房角关闭是指，除瞳孔阻滞之外其他机

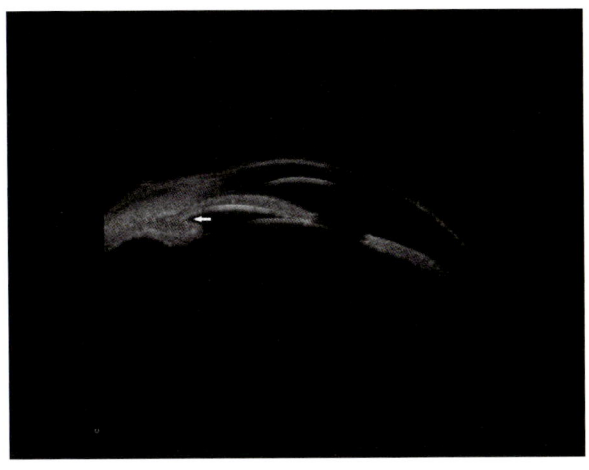

▲ 图 35-1　瞳孔阻滞的超声生物显微镜检查显示，外周虹膜的前弓形，关闭前房角，同时扩大后房的睫状沟（箭）

制导致的多种疾病。临床中，激光虹膜切开术后房角持续关闭状态表明，存在其他继发房角关闭的机制[3,4]。因此，在本章中该机制的定义为基于高褶型虹膜综合征的房角持续关闭，即前部的睫状体前推及虹膜遮挡小梁网。

继发性房角关闭可以分为前部"牵拉"和后部"推动"机制[5]。前部"牵拉"机制是指周边虹膜向前拉贴到前房角上，如虹膜角膜内皮综合征，是上皮向内生长和新生血管性青光眼或葡萄膜炎的炎症所致。在本章中将不涉及该机制。绝大多数的房角关闭是由后部"推动"机制引起的，其中周边虹膜被房水、睫状体、晶状体、玻璃体或玻璃体后面的力推动向前移位。

Ritch等描述了基于包括虹膜、睫状体、晶状体或眼后节在内的4个解剖层次病理来源房角关闭的Ritch 4点分类（框35-1）[1]。每一种机制都具有特定的临床症状，其鉴别将有助于对潜在的病理生理变化进行指导治疗。

框35-1 基于不同解剖层次病理来源房角关闭的Ritch4点分类
• 虹膜 　– 相对性瞳孔阻滞 　– 虹膜厚度和结构 • 睫状体 　– 高褶型虹膜 　　◆ 高褶虹膜构型 　　◆ 高褶虹膜综合征 　　◆ 假性高褶虹膜 　　　○ 虹膜睫状体囊肿 　　　○ 睫状体实质病变 • 晶状体 　– 扩大或膨胀 　– 脱位或半脱位 • 晶状体后部 　– 恶性青光眼 　　◆ 睫状体脱离（睫状体上腔积液） 　　◆ 房水逆流 　– 脉络膜渗漏/水肿和睫状体旋转/脱离 　– 巩膜扣带术后的房角关闭 　– 全视网膜光凝术后房角关闭 　– 视网膜静脉阻塞后的房角关闭 　– 眼后节肿瘤

二、解剖和病理生理

已经确定了一些倾向于房角关闭的解剖学参数，包括角膜直径较小、角膜前曲率半径较小、角膜后曲率半径较小、前房较浅、晶状体较厚、晶状体前曲率半径较小、晶状体位置前移，以及眼轴较短。虹膜的厚度和硬度也被认为在房角关闭的发病机制中起作用。新的成像技术模式为易发生房角关闭的生物识别风险因素增加了新的参数，包括晶状体拱高、散瞳后前房宽度、面积和体积减小、虹膜体积的动态增加或较小的减少，以及脉络膜扩张，均与房角关闭的发生有关。这些参数之间的相互作用是复杂的，并且具有个体差异性。

三、诊断的选择

房角关闭机制的准确临床诊断取决于两个主要的检查：暗室动态前房角镜检查、高频超声前房成像（UBM），以及眼前节光学相干断层扫描（AS-OCT）。

（一）房角镜

暗室动态前房角镜检查对于房角关闭的准确诊断和治疗至关重要。建议使用中间直径小于角膜的四面间接房角镜，通过在中央角膜上施加压力，房水被迫向前房角推移，从而分离虹膜角膜，且暴露隐藏的房角结构。此外，还可以观察到虹膜的动态变化。该检查必须在完全黑暗的房间内进行，以避免光反射引起的瞳孔缩小，导致人为地将周边虹膜推离房角壁。在检查过程中，将裂隙灯光束调成最窄、最短，小心地投射到房角，避免瞳孔刺激。初始检查应先检查最窄入口的上方房角（下镜）。在没有角膜压痕的情况下进行检查，同时患者朝向镜子看，从而可以很好地观察隐藏较深的凹陷。随后进行角膜压迫，以区分虹膜角膜贴附与粘连。在检查结束时，最大限度地增加裂隙灯照明，以收缩瞳孔，或者将明亮的手电筒光束投射到对侧眼中，以引起交感反应。该方法允许在周边虹膜移动时，研究其与房角结构的关系。

（二）眼前节成像

由于房角镜检查是一种需要广泛实践和经验

的高度主观技术，因此开发了许多允许对眼前节结构进行客观和定量评估的成像装置。目前，包括 UBM 和 AS-OCT 在内的两种主要成像装置能够更好帮助我们加深对房角关闭发病机制的理解。

（三）超声生物显微镜

超声生物显微镜利用高频超声波（50MHz）来获取前房角和后房中结构的人眼横截面图像，这是传统的裂隙灯生物显微镜或前房角镜检查所不能见的。由于检查不需要光照，因此可以在完全黑暗的房间中进行，从而可以动态研究虹膜构型与晶状体前表面和房角壁的关系。超声波探头的新设计改善了 UBM 检查的便利性并减少了患者的不适感。

（四）眼前节光学相干断层扫描

眼前节光学相干断层扫描利用低相干光波来获取前房的高分辨率横断面图像。由于该技术采用非接触式操作，因此它比 UBM 更舒适，并且可以在坐位时对眼睛进行成像。然而，由于不透光的原因，AS-OCT 不能对虹膜色素上皮后的结构成像。

眼前节光学相干断层扫描较前房角镜检查能够检测出更多的房角关闭[6]。在房角镜检查期间，无意间对眼球施加压力和光线进入导致的瞳孔缩小，都会导致假性房角加宽，并且两种检测技术定义房角关闭标志的不同已经被用于解释这种差异。据报道，与 UBM 相比，AS-OCT 同样可以检测房角的狭窄，并提供类似的房角、前房深度和中央角膜厚度的定量测量[7]。

虽然 UBM 和 AS-OCT 比前房角镜检查更具客观、快速和可重复性，但它们都不能取代传统的前房角镜检查。房角镜扩宽允许观察各个象限房角的全景视野，而 UBM 和 AS-OCT 一次仅限提供一个子午线（两个相对角度）的横断面图像，并且可能会漏掉局部病变。此外，成像不提供描述性病理改变。目前，这两种成像方法主要用作前房角镜检查的辅助工具。

（五）睫状体异常导致的房角关闭

1. 高褶型虹膜构型（PIC）

高褶型虹膜构型指的是，具有中心表面平坦的虹膜，邻近房角周边部分的角度急剧下降[8]。高褶型虹膜综合征（PIS）被定义为尽管曾行激光虹膜切开术，但房角关闭依然进展。高褶型虹膜是中国人房角关闭常见而重要的机制[9]。

在解剖学上，PIC 有睫状体前移，机械支撑房角附近外周虹膜，在正常的中央前房深度下出现房角狭窄，且阻止虹膜根部在虹膜切开术后远离房角壁[4]。在周边虹膜下方的睫状突前移和睫状沟消失是典型的 UBM 表现[10]。只有在行虹膜切开术时才能得出高褶型虹膜的诊断（图 35-2）。根据高褶的高度决定虹膜与小梁网的接触程度，PIS 可以分为完全型和不完全型，后者更为常见[11]。高褶型虹膜的完全型是指虹膜阻塞整个小梁网，直至 Schwalbe 线，导致眼压升高。这些情况可导致自发的急性发作，也可以在药物扩瞳后急性发作。而在高褶程度较低的不完全型中，虹膜部分地阻塞小梁网，只留上方（前部）过滤小梁网开放。房水可以通过剩余前部小梁网引流，而不出现眼压升高。

PIC 中的压陷房角镜检查或 UBM 显示出特征性的"双峰征"（图 35-3），表示在前晶状体囊中央凸起的虹膜表面和外周睫状突的前移。在患有 PIC 的眼中，为了迫使房角开放，睫状突必须向后移位。PIC 比瞳孔阻滞的患者，需要更大力量的压陷，才能开放房角。

2. 继发性（假性）高褶型虹膜

虹膜或睫状体的囊肿可引起周边虹膜的前移，并可能导致急性或慢性房角关闭（图 35-4）。房角

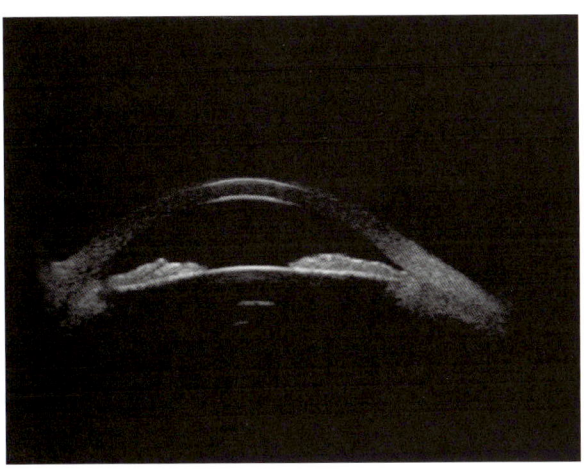

▲ 图 35-2 高褶型虹膜综合征的超声生物显微镜检查显示，在激光虹膜切开术的情况下，由睫状体前移引起的"正常"中央前房深度和虹膜小梁网接触

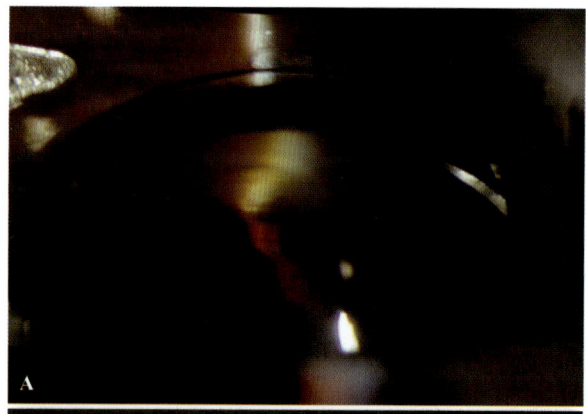
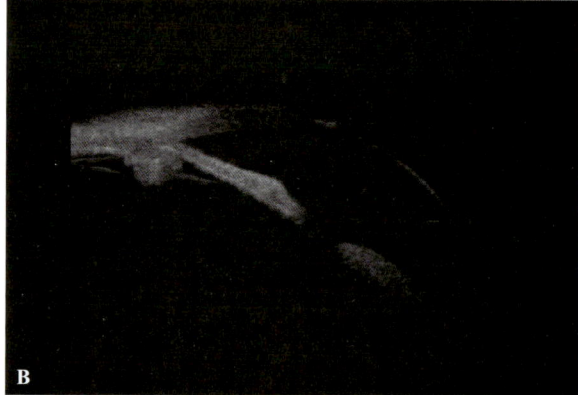
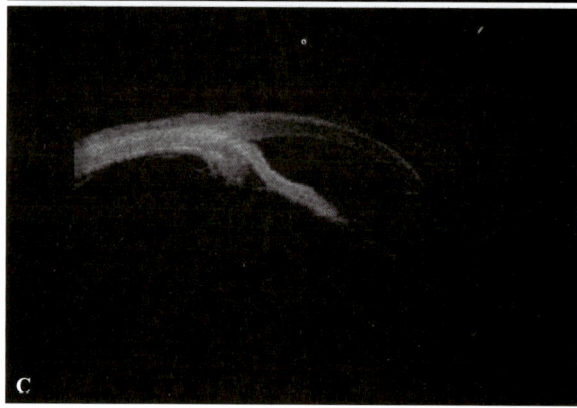

▲ 图 35-3　A. 动态房角镜检查在具有高褶型虹膜综合征的眼中产生角膜压缩线，"双峰"状虹膜轮廓和贴附房角的开放；B. 同一眼的超声生物显微镜检查显示，贴附性房角关闭，高褶型虹膜构型和睫状体前移；C. 用超声波探头眼杯按压角膜导致房角开放和"双峰"标志

的表现与经典 PIC 中看到的类似，但可能是局部的且无房角关闭。大多数囊肿在 UBM 表现为薄壁回声病变。在对 67 名年轻房角关闭的患者进行研究时，发现 8 例患有虹膜睫状体囊肿。囊肿多发并延伸到房角周边，且所有患者至少一只眼睛需要进行虹膜切开术[10]。孤立的虹膜睫状体囊肿可引起局灶性虹膜小梁网贴附，但眼压升高不常见。少数情况

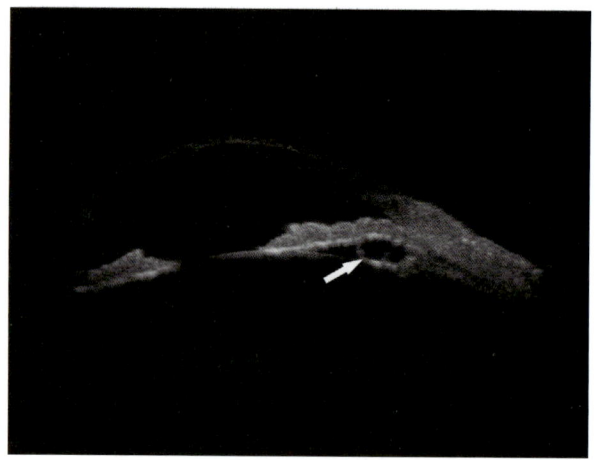

▲ 图 35-4　超声生物显微镜检查显示，一无回声区虹膜睫状体囊肿（箭），其外周虹膜向房角前移

下，睫状体的实性病变也可以引起继发性高褶型虹膜，从而导致房角关闭[12, 13]。

（六）晶状体源性继发青光眼

与眼球大小不成比例的厚晶状体或晶状体前移，均可导致浅前房和窄房角。只需要很小程度的瞳孔阻滞就可关闭本来就很拥挤的房角。晶状体半脱位或脱位也是晶状体源性继发性房角关闭的常见原因。剥脱综合征是晶状体半脱位最常见的原因。晶状体向前移位的年轻患者，通常具有潜在的原因，如睫状环阻滞，Weill-Marchesani 综合征和马方综合征，而后者是遗传性晶状体异位最常见的原因。

具有膨胀和水肿晶状体的成熟老年性白内障或外伤性白内障，可导致晶状体源性青光眼的急性发作（图 35-5）。极少数情况下，晶状体膨胀可由几种药物的特异反应诱发，包括磺胺类、碳酸酐酶抑制药、噻嗪类、利尿药、阿司匹林和托吡酯。被诱发的晶状体膨胀导致变性近视、浅前房和房角关闭。

晶状体导致的房角关闭几乎总是伴有一些瞳孔阻滞的因素。激光虹膜切开术可以更精确地评估晶状体因素的比例。晶状体前移导致的眼前节拥挤通常导致前房在中央和外周均匀变浅，而瞳孔阻滞主要影响周边前房深度。晶状体半脱位或脱位可能会出现前房深度不一致。在晶状体引起的房角关闭中，晶状体机械地支撑虹膜。房角镜检查通常会显示虹膜垂在晶状体前表面类似"火山"型（富士山征）

（图 35-6）。在正常眼睛中，由于在晶状体前表面的全内反射光，睫状突通常是不可见的。当晶状体表面前移伴随晶状体增大或移位，反射光偏离睫状突的入射角变窄，允许光线从眼中通过。然后可以在晶状体赤道后看到睫状突（图 35-6）。在动态前房角镜检查期间，需要更有力的压陷，不仅要打开贴附的房角，还要使晶状体向后移位。

UBM 或 AS-OCT 的横断面图像非常适合说明晶状体诱导的房角关闭中晶状体前表面的"火山"型虹膜覆盖。此外，还可能出现晶状体厚度增加、睫状突前旋和沿扫描轴向出现的不对称前房角构型（图 35-7）。

眼部生物测量提供关于晶状体体积与位置相关的辅助诊断信息。双眼之间生物测量的不对称可以提示晶状体诱发机制。晶状体轴向长度系数（晶状体厚度/轴向长度），相对晶状体位置［中央前房深度＋（晶状体厚度/2）/轴向长度］和晶状体穹隆[14]已经显示出与房角关闭强烈相关。这些参数量化了引起前房角拥挤晶状体质量的程度。

（七）恶性青光眼

恶性青光眼是一种多因素疾病，涉及以下部分或全部的因素：以前的房角关闭、浅前房、晶状体向前移位、悬韧带松弛、睫状体前旋或肿胀、前部玻璃体增厚和后房房水移位。

在恶性青光眼中，由于房水迷路进入玻璃体，在眼后节和眼前节间产生压力差，迫使晶状体-虹膜隔向前移动[15]。在睫状突、晶状体赤道部和前部玻璃体表面的区域中，始终可观察到几个解剖学特征。睫状突通常向前旋转，并且虹膜切除术后偶尔可观察到其接触晶状体赤道部。在有晶状体眼中，前部玻璃体面在睫状突后面异常向前推进。在无晶状体眼中，前部玻璃体面甚至可能接触或贴附到睫状突[16]。当睫状体向前旋转时，悬韧带的松弛有助于晶状体前移，将虹膜推到小梁网上。

恶性青光眼的眼部体征包括前房深度不均、近视增加、前房逐渐变浅。只有在通过激光虹膜切除术解除了瞳孔阻滞的可能性后才能确诊。虽然通常情况下，会出现眼压升高，但是一些有急性发作或药物治疗房角关闭的患者眼压可能在正常范围内[16]。

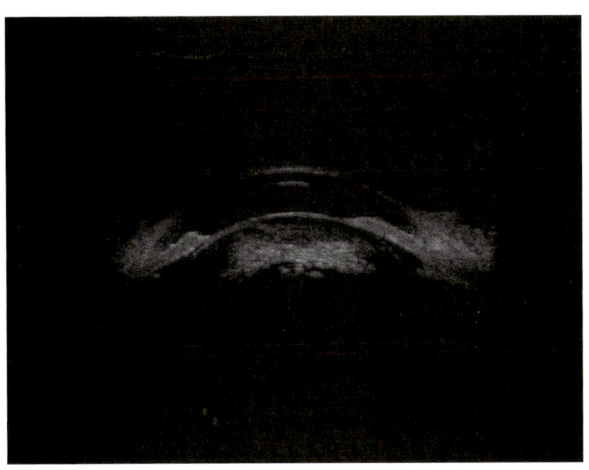

▲ 图 35-5 晶状体源性青光眼的超声生物显微镜检查显示前房浅、偏心瞳孔散大、肿胀的白内障和房角关闭

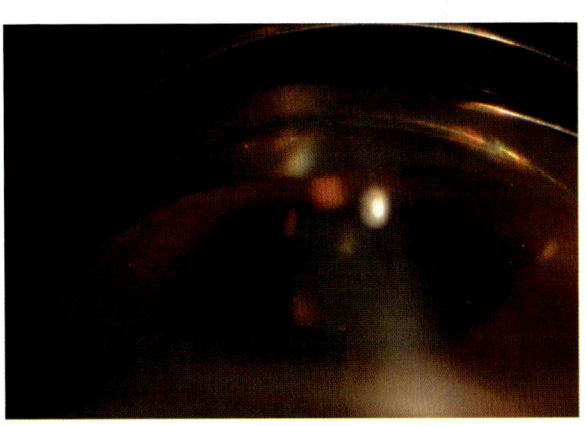

▲ 图 35-6 房角镜显示，虹膜表面覆盖在前移晶状体上，可见睫状突上的火山样外观

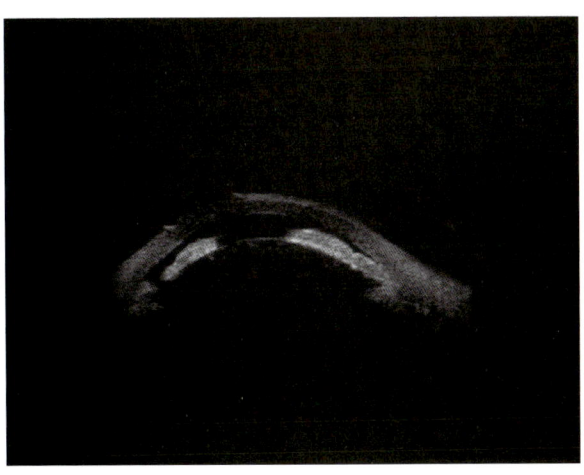

▲ 图 35-7 超声生物显微镜检查显示，前房明显变浅，虹膜覆盖扩大的晶状体，并且在激光虹膜切开术的情况下出现房角关闭

超声生物显微镜检查通常显示睫状突的前旋压迫晶状体赤道部或无晶状体眼中的前部玻璃体（图 35-8A）[17, 18]。此外，可以通过 UBM 检测到少量睫状体上腔积液（在常规 B 超扫描中可能不明显）（图 35-8B）[19]。有人提出，恶性青光眼是与轻微的睫状体上腔积液相关系列疾病的一部分，并且是导致睫状体前旋、房水迷路和眼前节结构移位的部分原因[17]。最近，脉络膜扩张已被认为是急性房角关闭和恶性青光眼中前部玻璃体移动的促进因素[20]。

（八）脉络膜积液 / 睫状体旋转 / 脱离引起的房角关闭

据报道，双侧浅前房和房角关闭与特异性的药物反应有关。具体而言，在使用托吡酯[21-23]、文拉法辛[24]、氟伏沙明[25]、碳酸酐酶抑制药和安非他酮后，患者出现了房角关闭[26]。UBM 可以明确有无睫状体肿胀和脱离的葡萄膜渗漏的潜在机制。

继发性房角关闭也可以是全身炎症性疾病的眼部表现。据报道，一个系统性红斑狼疮患者的双眼四象限、环状、脉络膜渗漏和房角关闭对药物治疗和激光虹膜切开术无反应[27]。已有 3 例 Vogt-Koyanagi-Harada 综合征患者出现双侧大量渗出性视网膜脱离和房角关闭，对激光虹膜切开术无反应[28]。

中央或半侧视网膜静脉阻塞[29, 30]，全视网膜光凝术[31, 32]和巩膜扣带术后均有继发性房角关闭的报道[33]。虽然在这种情况下，眼压可以大幅度升高，但是大多数患者通常无症状。眼部检查通常在中央和外周显示单侧浅前房，有或没有瞳孔阻滞。房角镜检查显示，房角完全关闭，通过瞳孔可以看见睫状突。这三种情况在破坏视网膜和脉络膜血管通透性，以及干扰葡萄膜的静脉引流方面具有共同的病理学特征，均导致血管内液体渗出进入玻璃体和脉络膜上腔积液，同时伴有睫状体的肿胀和前旋。这些并发症被认为是晶状体 – 虹膜隔向前移位和继发性房角关闭的原因。

更为少见的情况是，眼后节肿瘤，包括恶性黑色素瘤、视网膜母细胞瘤和后节转移性肿瘤的快速生长可以使晶状体 – 虹膜隔向前移位，导致房角关闭[34]。此外，肿瘤还可通过直接浸润到小梁网，形成粘连、前房积血和虹膜睫状体炎引起眼压升高。占位性肿物的超声成像对诊断非常有帮助。玻璃体腔穿刺抽吸可能是细胞学检查所必需的操作。

（九）继发性房角关闭的症状和体征

继发性房角关闭的临床表现与原发性房角关闭的临床表现相同，包括急性、亚急性（间歇）或慢性，具体表现取决于小梁网阻塞的程度、速度和性质（见第 30 章）。

四、治疗方案、结果和预后

不论什么原因，房角关闭治疗的目标，包括迅速降低眼压、重新开放前房角，并防止复发性房角关闭。最后，如果发生不可逆的小梁网功能障碍，则控制残余的高眼压。

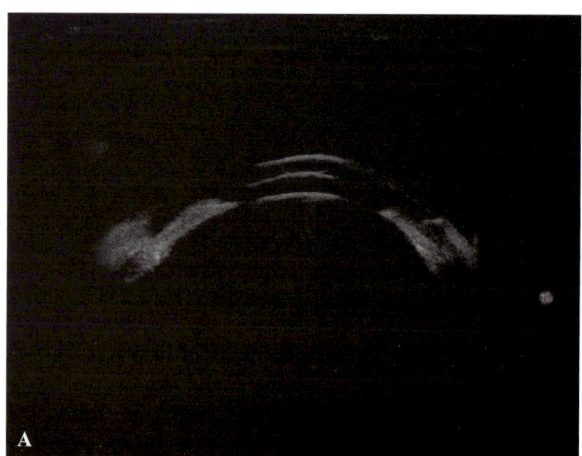
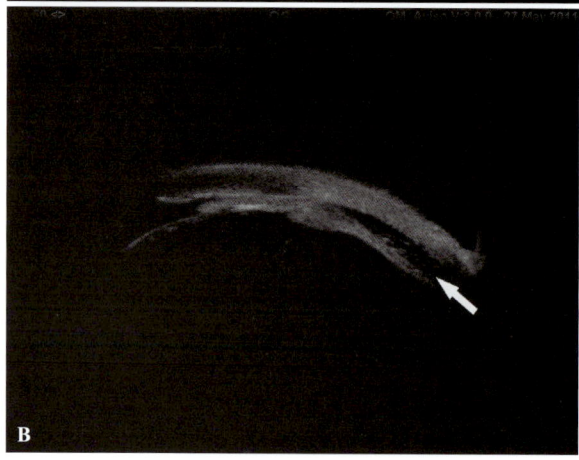

▲ 图 35-8　A. 有晶状体眼的超声生物显微镜检查显示，小梁切除术后发生恶性青光眼的原发性闭角型青光眼存在晶状体向前移动、中央前房极浅、周边虹膜角膜接触和房角关闭；B. 横向位置同一眼的超声生物显微镜检查显示，睫状体上腔积液（箭）的存在将虹膜和睫状体压平并帖附到角膜和角膜缘上

（一）药物治疗

通常，应用降眼压药物是治疗房角关闭的初始标准方案。

1. 抑制房水生成

抑制房水生成是治疗的主要方法。治疗方式包括β受体拮抗药、碳酸酐酶抑制药或α受体激动药的局部治疗。全身用碳酸酐酶抑制药可以非常有效，特别是在急性发作的眼中。局部碳酸酐酶抑制药可能加重角膜水肿，在急性发作期间应避免使用。

2. 缩瞳药

毛果芸香碱用于收缩瞳孔并将周边虹膜拉离小梁网。毛果芸香碱可以改善由瞳孔阻滞因素引起的房角关闭；然而，对于由晶状体前移、睫状体阻滞或晶状体膨胀引起的房角关闭，大量毛果芸香碱可使环形睫状肌收缩，导致晶状体前移加剧房角关闭。毛果芸香碱在急性高眼压和伴有广泛粘连性房角关闭的眼中通常无效。

3. 前列腺素类药物

据报道，前列腺素可有效降低房角部分关闭患者的眼压。然而，在葡萄膜渗漏导致的房角关闭时应谨慎使用前列腺素，因为从理论上讲，增强葡萄膜巩膜外流途径可能会加剧液体积聚。患有Sturge-Weber综合征的儿童中曾报道过与拉坦前列素或曲伏前列素相关的睫状体脉络膜渗漏[35]。

（二）周边虹膜切除术和激光虹膜成形术

所有具有房角关闭的患者，均具有相对性瞳孔阻滞的一些因素，且需要行激光虹膜切开术。在存在虹膜切开术的情况下，具有继发性房角关闭的眼通常具有持续的房角贴附。通过氩激光周边虹膜成形术（ALPI）可以消除这些眼中残余附着物贴合。由PIC和晶状体引起的房角关闭，激光治疗也是有效的。

（三）房角分离术

像原发性房角关闭、继发性房角关闭的眼中，小梁网本身是正常的。PAS长期阻塞小梁网最终会导致不可逆的超微结构变化。早期去除粘连可以恢复小梁网的外流功能。

房角分离是一种外科手术，旨在从房角壁剥离PAS并恢复小梁网功能。在房角镜直视下，将小梁网的粘连分离。这种方法在新鲜粘连的眼中非常成功。

五、特殊情况下的治疗

（一）高褶型虹膜综合征（PIS）和高褶型虹膜构型（PIC）

PIC仅需要定期的房角镜检查，以监测新的粘连形成，而PIS则需要明确的治疗。对患有PIS眼治疗的目的是改变房角构型，防止进一步发生引起慢性或急性房角关闭的PAS，以及在黑暗中间歇性眼压升高。所有PIS患者都应首先进行激光虹膜切开术，来消除瞳孔阻滞因素。如果房角关闭仍然存在，则可进行ALPI。

一项研究记录了ALPI在PIS治疗中的长期疗效。在单眼ALPI的23只眼中，20只在整个随访期间保持开放。在初始治疗后的5~9年内，剩余的3只眼逐渐出现了房角关闭。而这些眼中的房角可通过一次重复治疗即可重新开放，并保持开放[36]。

在PIS中毛果芸香碱可以有效地使虹膜变薄，并扩宽房角。应使用最低的有效药物浓度，且仅在夜间使用。需要长期使用和毛果芸香碱的相关不良反应使ALPI的单一治疗更优选。已经有报道用ALPI成功治疗了由睫状体囊肿引起的高褶型虹膜构型[37]。

（二）晶状体源性青光眼

由药物诱导的晶状体膨胀继发的房角关闭，通常对药物治疗起反应，且很少需要手术干预。在停止诱发药物后，晶状体的膨胀可以自发消退。

由膨胀性白内障、晶状体半脱位或脱位引起的房角关闭，通常对药物治疗无反应。应在所有眼睛中进行激光虹膜切开术，以消除几乎总是存在的瞳孔阻滞因素。虹膜切开术后可能需要氩激光周边虹膜成形术，来消除持续的房角贴附，并扩宽房角。据报道，在虹膜切开术和晶状体摘除术前，激光治疗可有效降低眼压[38]。对于有广泛或长期粘连闭合的眼，ALPI很可能在扩宽房角和降低眼压方面无益。

去除膨胀型晶状体是对晶状体源性青光眼的

最终治疗。如果还存在白内障，建议手术摘除半脱位或脱位的晶状体。有时，在反复发作或对药物和激光治疗无反应的情况下，可能需要摘除透明晶状体。目前先进的显微外科手术使晶状体摘除更安全、更成功。如果在摘除晶状体后粘连闭合仍然存在，则应尝试进行房角分离术[39]。

（三）恶性青光眼

1. 药物治疗

恶性青光眼的标准治疗方案如下。

(1) 散瞳-睫状肌麻痹药：应立即给予阿托品和去氧肾上腺素，以收缩悬韧带并向后拉动移位的晶状体。缩瞳可以加剧这种情况，通常是禁用的。

(2) 房水抑制药：局部 β 受体拮抗药、碳酸酐酶抑制药和 α 受体激动药用于减少房水分泌。

(3) 高渗药物：甘露醇或甘油可以缩小玻璃体的体积，并增加玻璃体的渗透性。

(4) 类固醇：局部类固醇治疗通常用于减少眼部充血和炎症。持续用该方案进行治疗直到前房加深、眼压降低，或用药达 5d。如果有效，则逐渐减量；但是睫状肌麻痹的患者应无限期地使用药物，以保持晶状体-虹膜隔后移，并防止复发。据报道，50% 的患者使用 5d 的用药方案，进行治疗是有效的[16]。

2. 玻璃体激光切除术

如果治疗不成功，则需要 Nd：YAG 激光破坏前部玻璃体。在人工晶状体和无晶状体眼后囊膜切开术后，可通过瞳孔进行该手术[40, 41]。在有晶状体眼中，尽管操作困难，但可以在睫状体和晶状体之间进行周边虹膜切除术[42]。前部玻璃体的破坏可以使逆流的房水直接进入前房。如果成功，则表现为立即加深的前房和眼压下降。

3. 激光睫状体光凝术

据报道，经巩膜激光睫状体光凝术在 Nd：YAG 激光前部玻璃体切开术失败后取得了良好的效果[43, 44]。有人提出睫状体的凝固性坏死和收缩，导致睫状突的后旋和睫状体、晶状体，以及前部玻璃体之间病理关系的消除[43]。该操作也可能导致附近的玻璃体表面的破坏。据报道，单次治疗不到 1 个象限就足够了[44]。另一方面，Nd：YAG 和二极管激光睫状体光凝术也有引起恶性青光眼的报道[45, 46]。据推测，可能与激光治疗后睫状突肿胀，导致睫状体阻滞有关[45]。此外还有报道称，通过周边虹膜切除术直接氩激光光凝治疗睫状突成功的方法[47]。

4. 手术治疗

如果无法进行激光治疗或不成功，建议进行前部玻璃体切割术。然而，在建立玻璃体腔和前房的沟通方面，单独使用玻璃体切割术通常不如联合使用晶状体囊或悬韧带的部分切除效果好[48, 49]。在有晶状体眼中，除玻璃体切割术外，可能还需要摘除晶状体联合人工晶状体植入。

5. 对侧眼的治疗

恶性青光眼的患者具有易患该病的眼部解剖结构异常。在任何侵入性手术后，对侧眼有发生恶性青光眼的相对高风险。有人建议采取一些预防措施，包括避免缩瞳、长期使用术后睫状肌麻痹药，以及预防术后浅前房。如果可行，应在手术介入前考虑用激光进行替代治疗。

（四）脉络膜积液/睫状体旋转/脱离引起的房角关闭

大多数继发于脉络膜渗漏和睫状体前移的房角关闭患者，通常对由睫状肌麻痹、类固醇、β 受体拮抗药、α_2 受体激动药和碳酸酐酶抑制药组成的药物治疗起反应。缩瞳药可能会使情况恶化因而禁止使用。前列腺素应该谨慎使用，因为它们理论上可以加剧葡萄膜渗出。如果房角关闭是由药物不良反应引起的，则必须停止相关药物。

在没有粘连形成的情况下，治疗几天后会出现眼压的自发性下降、前房加深和房角扩宽。然而，如果没有反应，可能需要进行激光虹膜切开术、ALPI 或脉络膜渗漏的引流和前房的重建。少数情况下，可能需要巩膜扣带重新定位，以减轻涡静脉的压迫。

第 36 章　葡萄膜炎性青光眼
Uveitic Glaucoma

Avinash Kulkarni　Keith Barton　著
刘祥祥　译
王怀洲　校

本章概要

- 葡萄膜炎性青光眼是一系列疾病的总称，其最终的共同结果是青光眼性视神经病变。葡萄膜炎中的青光眼与其他青光眼的区别在于其间歇性、部分医源性和非常高的眼压，如果未给予治疗，可能比原发性开角型青光眼进展得更快。
- 大多数患者年轻且处于工作年龄，而青光眼的发生则会影响他们的健康状况。需要快速诊断和高质量的护理，以长期保护他们的视力并使这些患者保持就业。
- 葡萄膜炎性青光眼的治疗需要同时对葡萄膜炎和青光眼进行仔细诊断和治疗。确定眼压升高的机制至关重要，这样才能建立正确的治疗方法。葡萄膜炎和青光眼专家共同参与的多学科协作方式，可以为患者提供最佳疗效的机会。
- 瞳孔阻滞型的急性房角关闭在葡萄膜炎中相对罕见，但具有潜在破坏性，需要紧急治疗。激光虹膜切开术效果不佳。作者们建议尽早行虹膜切除手术，而不是在有活动性炎症的眼睛中进行激光虹膜切除术。
- 需要同时进行降眼压手术和白内障手术的患者并不罕见。因此，必须决定哪个手术先做才是最佳的选择，以提供长期眼压控制。
- 最后，葡萄膜炎性青光眼患者需要终身护理和监测，这应该在配备专业人员和设备的医疗机构进行。

一、概述

早在 1813 年，青光眼就被认为是葡萄膜炎的常见并发症，具有显著的视力丧失风险[1]。1857 年，VonGraefe 报道了 20 例因周边虹膜切除术成功治疗葡萄膜炎性青光眼的研究[2]。1918 年，Elliot 将炎症病例归因于感染性原因，并假定青光眼的发生是由于房水的变化和炎症细胞和碎片引起的阻力流出增加所致[3]。Elliot 还指出，由于瘘管闭合，经过巩膜灼瘘术治疗常常失败。

感染性葡萄膜炎如今不太常见，大多数葡萄膜炎是特发性的。然而，葡萄膜炎性青光眼，包括许多具有不同预后的不同临床形式。因此，个体患者的仔细评估对于准确诊断葡萄膜炎的类型和了解青光眼的发生机制至关重要。

二、流行病学

葡萄膜炎中青光眼的患病率为 10%～20%[4-6]。因为在大多数研究中，都没有报道青光眼的诊断标准，因此这种估测不是特别准确。大多数研究还使用综合医院眼科数据，而不是初级保健或社区作为患者资料的来源。最后，对葡萄膜炎的类型、疾病持续时间和使用皮质类固醇治疗的水平没有标准化。病程，尤其是长期的病程，对患病率的影响尤为重要，一项回顾性葡萄膜炎临床研究结果，已经说明了这一点。Neri 报道了 337 例慢性葡萄膜炎的研究，1 年和 5 年的青光眼发病率分别为 6.5% 和 11.1%，但 10 年后这一比例增加到 22.7%[7]。

据报道，青少年特发性关节炎患者继发性青光眼的患病率一直很高。然而，最近一项研究对风湿病诊所新诊断的所有病例进行了检查，发现葡萄膜炎和继发性青光眼的患病率低于过去的报道。随访时间较短可以部分解释这种差异，但以风湿病门诊新诊断患者作为研究对象的前瞻性研究，比传统的基于眼科门诊的病例的回顾性研究更可靠[8]。也有一些证据表明，对于青少年特发性关节炎（JIA）治疗药物的更新，继发性葡萄膜炎的发病率可能正在下降。尽管如此，据报道，一半继发于 JIA 的葡萄膜炎患者在 20 年后仍有持续炎症[9, 10]。继发性青光眼的患病率与发病年龄和葡萄膜炎的解剖类型、病程和严重程度有关。虽然葡萄膜炎不太常见于幼儿和老年人，但这些人群更容易出现眼压升高（IOP）。儿童更容易发生皮质类固醇引起的眼压升高，且儿童葡萄膜炎更可能导致青光眼。再次强调，以 JIA 为例，Kanski 和 Shun-shin 最早观察到他们具有很高的失明风险，35% 的 JIA 合并继发性青光眼失去了所有视力[11]。令人不安的是，在最近的一项研究中，de Boer 等报道了同样糟糕的结果，44%（11/25）的 JIA 儿童患上了青光眼，3 年后 27%（3/11）患儿由于青光眼造成视力下降 20/200[12]。但是，在该研究中，顽固性青光眼主要采用碳酸酐酶抑制药治疗，而不是手术，这是现代标准的保守策略。

JIA 青光眼的预后不良，可能是由于症状出现较晚，或者儿童需要更大量局部应用皮质类固醇激素才能控制的疾病。Edelsten 等曾报道 JIA 相关性葡萄膜炎患者发生并发症的风险，如眼压升高等。在儿科风湿病诊所的研究中，葡萄膜炎严重程度较高的患者和那些治疗方案与特定诊所标准做法不同的患者，眼压升高的风险更高[13]。儿童的眼压似乎特别容易受到局部应用类固醇的影响，但与葡萄膜炎严重程度和治疗强度对 IOP 的相对影响难以区分。超过 50% 的 10 岁以下非葡萄膜炎患者，对局部应用皮质类固醇有明显的 IOP 反应[14]。值得注意的是，在儿童中，IOP 对利莫索隆（一种成人眼压升高倾向比地塞米松或泼尼松龙更低的药物）的反应，可能仍然非常显著，并且与成人地塞米松的反应相近[3, 15]。

虽然葡萄膜炎在老年人中较少见，但该年龄组更易眼压升高。在一项研究中，60 岁以上患有前葡萄膜炎的患者，1/3 的患者出现 IOP 升高[16]。

其他因素，如葡萄膜炎的慢性病程和眼前节的炎症，而不是眼后节炎症增加了眼压升高的风险[7, 17]。虹膜后粘连和 HLA-B27 抗原阳性，往往是继发性青光眼的高风险因素，这可能与它们有更严重的眼内炎症有关[18, 19]。

三、病因与发病机制

与葡萄膜炎相关的眼压升高，是由于房水流出受阻，无论是肉眼可见的虹膜异常（瞳孔膜闭、继发瞳孔阻滞、慢性粘连房角关闭），还是显微镜下可见（慢性继发性开角型青光眼和皮质类固醇诱导的眼压升高）（框 36-1）。在继发于葡萄膜炎的开角型青光眼中，由于小梁网（TM）暴露于滤过的炎性细胞、细胞因子、虹膜色素和皮质类固醇等，导致房水流出受阻。

框 36-1　葡萄膜炎中影响眼压的因素

眼压降低的因素
- 睫状体炎导致房水生成减少
- 前列腺素释放增加葡萄膜巩膜途径房水引流

眼压升高的因素
- 细胞因子（IL-1、TGF-β）对小梁细胞的影响
- 当蛋白质水平升高时，房水黏度增加
- 严重的睫状体炎时小梁网灌注不足，小梁阻力增加
- 小梁网炎
- 皮质类固醇诱导的小梁网功能障碍
- 房角关闭（瞳孔阻滞、晶状体-虹膜隔向前移位、PAS 或新生血管形成）
- 视网膜小梁色素沉积/细胞/碎片/炎性结节

（一）房水动力学和成分的变化

在急性葡萄膜炎中，IOP 经常下降，其原因被认为是睫状体炎症导致房水产生减少[20]和前列腺

素释放造成的葡萄膜巩膜外流途径房水流出增加的共同作用。这些原因同时可能导致小梁网灌注不足和传统房水流出途径的阻力升高。理论上，在葡萄膜炎发作缓解后，会出现反向性的眼压升高。小梁网培养结果表明，< 1µl/min 的小梁网灌注可能对小梁细胞存活产生不利影响[21]，从而影响小梁网功能。支持这一观点的临床研究结果，是观察到在睫状体脱离复位后经常出现不成比例的眼压升高[22]。由睫状体脱离引起的低眼压通常比急性葡萄膜炎中观察的更加极端且更持久，并且由于上述效应被认为在很大程度上是可逆的，因此低灌注不太可能是葡萄膜炎中眼压升高的唯一原因。然而，这种机制可能在严重急性前葡萄膜炎后的某些青光眼病例中发挥作用。

迄今为止，虽然通常以使用激光照射光度法来估计相对于正常水平的蛋白质含量，但是房水中蛋白结合的多样性，还是增加了在人类葡萄膜炎中准确测量房水动力学的难度[23, 24]。在葡萄膜炎的炎症消退后，持续增加的血管通透性导致房水蛋白的慢性升高，生物显微镜中表现为显著的前房反应。房水的成分，特别是黏度，影响房水流畅系数。房水蛋白质来源于正常眼睛的睫状体毛细血管[25]，但不穿过睫状上皮细胞。相反，蛋白质通过虹膜基质和前虹膜表面扩散到前房水中。在急性葡萄膜炎中，房水蛋白质也可能来自扩张的虹膜血管。正常房水蛋白浓度约为血清中的 1%，但葡萄膜炎时蛋白增加，可能达到与未稀释血清相似的水平[26]。Elliot 最初假设葡萄膜炎中房水蛋白浓度升高会阻碍房水外流[3]。在用人血清灌注小梁网尸体眼研究中，房水流畅系数减少了 42%[27]。值得注意的是，在用平衡盐溶液冲洗后观察到持续减少，表明蛋白质可能附着在小梁网上。

（二）炎症介质的作用

炎症介质在眼压升高中的作用尚不确定。CD4+ T 淋巴细胞在人眼内浸润[28-34]、葡萄膜炎的动物模型[35, 36]，以及它们在培养迁移研究中的作用[37]，意味着在其葡萄膜炎的发展中起重要作用。尽管如此，前房浸润主要由多形细胞和巨噬细胞组成。内毒素诱导的葡萄膜炎已被用作前葡萄膜炎的模型，因为诱导的前房浸润与人类前葡萄膜炎相似，其中主要为多形细胞和巨噬细胞[38, 39]。个体对脂多糖（内毒素）反应的不平衡也可能与人类前葡萄膜炎有关[40]。

细胞因子，如白细胞介素（IL-1、IL-6）和肿瘤坏死因子 -α（TNF-α）在各种葡萄膜炎实验模型的眼组织中表达[41]。小梁网中的 IL-1 活性也与原发性开角型青光眼的眼压升高有关[42]。这是否是由于 IOP 相关的小梁细胞应激所致，或者是作为致病机制的一部分，尚不清楚。

转化生长因子 -β$_2$（TGF-β$_2$）在 POAG 患者房水中以异常高的浓度存在[43]，且与 POAG 和老视眼中的房水流出阻力增加有关。TGF-β 在葡萄膜炎中的作用尚未完全阐明，但作为一种免疫抑制细胞因子，似乎在葡萄膜炎中有抑制作用[44]，因此，在葡萄膜炎的报道中，房水 TGF-β$_2$ 水平低并不奇怪[45, 46]。

最后，某些细胞因子对小梁网细胞具有化学诱导作用，并且慢性细胞因子暴露可能导致小梁网细胞减少[47]，随之而来的是房水流出常规途径的流量下降。

（三）小梁网组织结构的变化

几乎没有直接证据表明，眼内炎症对 TM 结构的影响，但来自其他继发性青光眼的间接证据表明，房水流出受阻更可能是由于小梁细胞丢失所致，而不是由于色素、碎片等阻塞引起。如色素性青光眼，其中慢性色素播散导致慢性小梁细胞耗尽[48]。邻管区 TM 细胞的丢失与小梁表面积减少有关。

（四）小梁网炎症

据推测，在 Posner-Schlossman 综合征和疱疹性角膜炎中，TM 的炎症可能是 IOP 显著增加的原因，因为眼压升高与可见的眼前节炎症程度不成比例。迄今为止，这尚未得到组织学证据的支持。

（五）皮质类固醇因素诱导的小梁网功能障碍

局部皮质类固醇是大多数葡萄膜炎患者的主要治疗方法。尽管在使用外用皮质类固醇治疗的正常受试者中，1/3 的患者眼压升高 6~15mmHg，但有一小部分患者（4%~5%）出现眼压较大幅度的升高[49, 50]，如果房水外流途径受阻，那么眼压升高的可能性增加。50% 的 POAG 患者使用皮质类固醇后，眼压升高达 15mmHg 或更高[51]，并且在葡萄膜炎中，皮质类固醇的使用可能时间更长、更频繁，甚至可能是继发性青光眼的主要原因。眼周，吸入和全身给予皮质类固醇，也可引起高眼压，但不太常见[52-55]。皮质类固醇对已经产生房水外流损伤的人群中更为明显。对于正常人，皮质类固醇诱导的 IOP 显著升高需要数周，但 POAG 患者可在数小时内出现[52]。

在用地塞米松处理的人眼前节灌注系统中观察到皮质类固醇对 TM 有许多影响。这些影响包括小梁网的增厚、小梁间隙减小、增厚的邻间组织、活化的小梁网细胞和增加的细胞外基质数量。从类固醇反应者培养细胞中可以观察到这种变化，而不反应者则不出现相应小梁网改变[56]。

据报道，在皮质类固醇诱导的青光眼中观察到增加的细胞外物质，在组织学上与 POAG 中描述的不同[57]。

肌球蛋白在皮质类固醇诱导青光眼中的作用尚不清楚。虽然 TIGR/MYOC 基因的突变可能不参与类固醇诱导青光眼，但肌球蛋白[58]是在皮质类固醇治疗的培养小梁细胞上清液中被发现[59]。似乎细胞外肌球蛋白可能与房水流出受阻有关[60, 61]。

（六）前房角解剖结构的变化

葡萄膜炎性青光眼患者的房角构型取决于房角的自然解剖学结构、先前的白内障手术、眼前节炎症的严重性和持续时间，以及炎症对睫状体形态的影响（如果存在）。大多数与眼压升高有关的葡萄膜炎病例房角是开放的，但有一定程度的色素沉积来源于先前的房角炎症反应。相当大的比例可发生周边前粘连（PAs）或房角关闭，可能是眼压升高部分或全部原因。房角关闭程度与继发性眼压升高的严重程度、发生青光眼的可能性，以及对治疗的反应性产生重要影响。

（七）葡萄膜炎导致的房角关闭

葡萄膜炎导致的房角关闭可分为两大类：瞳孔阻滞和非瞳孔阻滞（见第 30 章和第 35 章）。在后者中，由于晶状体 - 虹膜隔前移、睫状突前旋，或虹膜新生血管导致虹膜 - 小梁网的接触。如果虹膜小梁网接触时间足够长，则会形成永久性粘连（PAs）。

一部分患有葡萄膜炎的眼，具有原发性房角关闭（PAC）的解剖倾向，恰好与葡萄膜炎同时发生，在非葡萄膜炎发作的眼中，也具有类似的解剖结构。在这种情况下，葡萄膜炎发作或使用散瞳药物均可能导致房角关闭。由于 PAC 的急性发作通常与眼前节炎症相关，因此有时可能不清楚主要过程的性质。

1. 瞳孔阻滞型

瞳孔闭锁或完全瞳孔阻滞是房角关闭的可能机制，通常由于在葡萄膜炎中发生了 360° 瞳孔后粘连，导致房水完全无法通过瞳孔进入前房。瞳孔闭锁与原发性房角关闭（PAC）中的瞳孔阻滞不同，是瞳孔边缘和晶状体间的粘连导致房水流出的绝对阻塞而非相对阻塞。因此，周边虹膜（虹膜膨隆）的向前膨胀程度大于 PAC，并且可能具有夸张的外观，中央前房通常较深（图 36-1AA）。

2. 无瞳孔阻滞的房角关闭

虽然在其他类型的房角关闭中经常存在瞳孔阻滞的原因，但是眼后节炎性疾病可能是由于晶状体 - 虹膜隔前移或睫状突前旋导致房角关闭。这些机制必须与以瞳孔阻滞为主要原因的房角关闭相区别（图 36-1AB）。

3. 晶状体 - 虹膜隔的前移

当眼后节结构的扩张使睫状突、悬韧带、晶状体和虹膜前移时，发生晶状体 - 虹膜隔前移所造成的房角关闭，通常伴有前房的明显变浅，并且虹膜直接阻塞小梁网（图 36-1AC）。通常，由于这种机制导致的继发性房角关闭对激光或手术的周边虹膜切除术效果不佳，因为瞳孔阻滞并非其主要机制。

由于继发于瞳孔阻滞房角关闭的典型特征是相对较深的中央前房和凸起的周边虹膜，所以区分瞳孔阻滞与晶状体 - 虹膜隔前移的主要特征是，后者中央前房明显变浅（图 36-1AC 和 AD）。晶状体源性房角关闭有时可能是个例外。白内障在葡萄膜炎中很常见，膨胀的晶状体可能导致瞳孔阻滞和继发房角关闭。与其他形式的瞳孔阻滞相反，中央前房在晶状体源性青光眼中可能非常浅。在这种情况下可能需要使用诸如超声生物显微镜的成像技术

第四篇 青光眼的分类
第36章 葡萄膜炎性青光眼

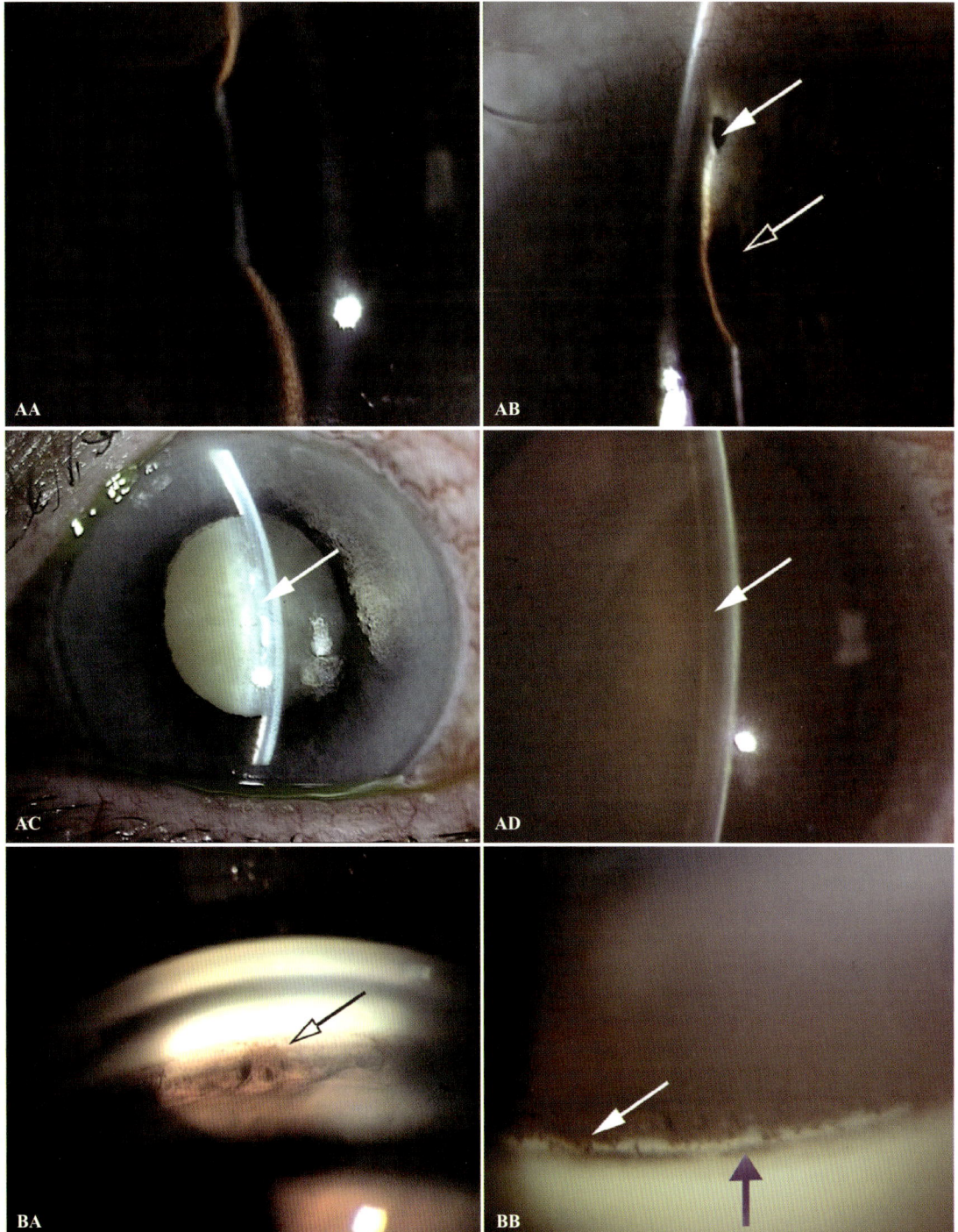

▲ 图 36-1　A. 葡萄膜炎的急性房角关闭。葡萄膜炎中的瞳孔阻滞通常是由于瞳孔关闭导致，特征是中央前房深和周边虹膜的显著膨隆（AA）。由于周切口很容易闭合和房水被局限于虹膜后，激光虹膜切开术通常效果不佳。在（AB）中患者实施了虹膜切开术（实箭），但是虹膜膨隆和瞳孔阻滞（透明箭）持续存在。必须将瞳孔阻滞与葡萄膜炎中其他房角关闭的原因区分开来，例如晶状体源性青光眼（AC）或由于玻璃体积血导致晶状体 – 虹膜膈（AD）向前移动。在两种情况下，浅的中央前房由实心箭突出显示；B. 葡萄膜炎中的周边虹膜前粘连。周边虹膜前粘连（PA）在葡萄膜炎中很常见。从前虹膜表面到 Schwalbe 线（BA）（空心箭）的桥接粘连相对不常见，但为葡萄膜炎的特异性表现。这些在其他类型的房角关闭中很少见，尽管它们偶尔会与 Axenfeld 的异常混淆。局部 PAs（BB）（白箭）在葡萄膜炎中很常见，但也经常出现在其他房角异常的情况下，例如色素沉积（黑箭）

引自 Spalton DJ, Hitchings RA, Hunter PA, et al.（eds）Atlas of Clinical Ophthalmology (3rd edn). Harcourt, London, 2008。经 Moorfields Eye Hospital NHS Foundation Trust 许可转载

来确认睫状突的位置，并测量晶状体厚度，以帮助区分晶状体源性房角关闭与晶状体 – 虹膜隔的前移。

晶状体 – 虹膜隔前移引起的继发性房角关闭的典型原因是房水逆流、后巩膜炎、视网膜静脉阻塞，或偶尔出现在广泛的视网膜光凝术后。

4. 睫状突的前旋

睫状体的前旋是继发于眼后节疾病房角关闭的另一种可能机制。这可能是由于睫状体水肿，如果它是孤立发生的，临床表现将类似于周边虹膜高褶构型，具有典型的外周虹膜表现，且不出现中央前房变浅。然而，根据作者的经验，葡萄膜炎中睫状突的前旋更常见于与严重葡萄膜炎发作和并发性低眼压相关，而不是房角关闭和眼压升高。

5. 周边虹膜前粘连

在正常情况下，长时间的虹膜小梁网接触将最终导致虹膜小梁网粘连（周边虹膜前粘连，PAs）。在眼前节炎症中，接触持续时间较短即可形成永久粘连。由于这个原因，在葡萄膜炎中 PAs 的发展可能比间歇性 PAC 的眼睛更常见。预先存在窄角的葡萄膜炎患者由于紧密的组织接近而可能具有更高的 PAs 发展风险。桥接 PAs 虽然不太常见，但特别引人注目，并且在有房角明显开放的情况下可以看到（图 36-1BA）。这些从虹膜前表面到 Schwalbe 线的宽角横穿的粘连可以造成房角关闭，看起来类似于 Axenfeld 异常，但通常数量少于后者。纤维蛋白性前葡萄膜炎的急性发作导致短暂的房角变窄时，由于暂时的瞳孔阻滞、虹膜膨隆或继发于发炎的睫状体水肿所致的睫状突前移，均可导致桥接粘连的发展。这些机制中的任何一种都可以通过成功治疗急性炎症和恢复原始房角宽度来解决，但桥接粘连不会消除，并作为一种后遗症存在。

更常见的是，PA 被视为对前部小梁网或巩膜突的广泛粘连（图 36-1BA）。一些患者表现出间断的 PAs，中间具有开放的房角或者介于两者间的色素沉积区域。IOP 升高的发展可能不仅取决于 PAs 的程度，还取决于已经出现色素沉积或累及的房角开放区域是否具有良好的功能。TM 某些区域的闭塞可能是一个明显的标志，表明 TM 作为整体已经受到炎症的显著影响。

6. 新生血管

角膜的新血管形成也可能发生在某些形式的葡萄膜炎中，例如 Vogt-Koyanagi-Harada 综合征、交感性眼炎和视网膜血管炎。到目前为止，与角膜新生血管形成最常见的关联是 Fuchs 异色性睫状体炎，与其他类型的葡萄膜上新生血管形成相比，它不会导致粘连或房角关闭，仅是在内眼手术中易引起前房积血而具有临床意义（Amsler 征）（图 36-2A）。

临床上，可能难以将葡萄膜炎中的新生血管形成与虹膜血管的炎性扩张分开。在房角中，穿过巩膜突的血管，特别是如果为环形血管，则更可能为新生血管（图 36-2B）。

四、诊断和分类

缺乏一致的葡萄膜炎性青光眼诊断标准已经混淆了对葡萄膜炎性青光眼患病率的估计（见第 30 章）。Foster 等[62] 提出了一种基于视神经病变存在与否的青光眼分类。这通常不适用于继发性青光眼。

在本章中，作者提出将 Foster 的分类用于葡萄膜炎性青光眼是合适的，即对于横断面流行病学研究，"青光眼"一词只能用于有明显靶器官损害的人。作者提出，在继发于葡萄膜炎的眼压升高中，青光眼术语应保留给那些有视神经损伤证据的人，并且在其他 IOP 升高病例中，应使用葡萄膜炎或类固醇引起的高眼压的词汇。

在诊断其他类型的青光眼时，对正常异常的区分很困难，也同样存在于葡萄膜炎青光眼的诊断上，并且可能难度更大。通常年轻患者中，眼压过高可能导致视盘成像检测到明显的结构损伤，但这种损伤在 IOP 正常以后可消失。Foster 提出，继发性青光眼诊断只用于继发性神经损伤发生的患者。然而，在不确定的情况下，可能会因为屈光介质混浊而无法检查视盘，这种情况在葡萄膜炎患者中并不罕见，那么眼压超过正常人群的 99.5 百分位，或者之前曾行过滤手术者应该被视为诊断青光眼的证据。这种例外适用于许多葡萄膜炎患者。显然未经治疗，视神经损伤的发展将是不可避免的，并且在手术后将这些患者标记为患有继发性青光眼而非高

第四篇 青光眼的分类
第 36 章 葡萄膜炎性青光眼

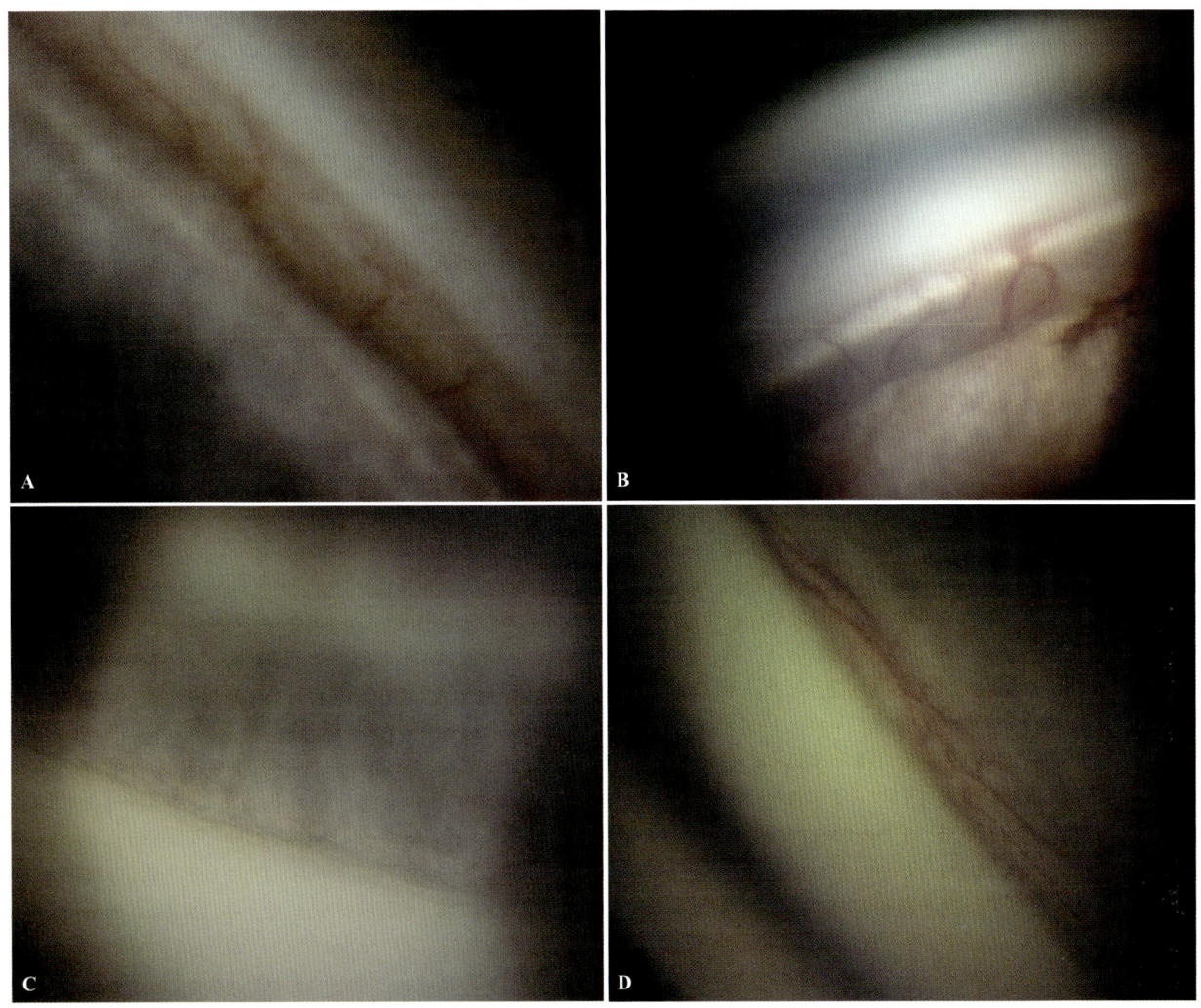

▲ 图 36-2 葡萄膜炎的房角新生血管形成

房角新生血管形成在葡萄膜炎中并不少见。在 Fuchs 异色性睫状体炎中常见的是从虹膜根部到外周角膜径向穿过房角的细血管（A）。这些仅具有临床意义，因为它们在手术中眼压减低极易出血。炎性新生血管往往更严重且也可以横跨房角（B）。这种表现与在缺血性新生血管性青光眼不同，后者的房角可能完全闭合时（C），但是在周边虹膜表面（D）的新生血管之外，没有其他证据

眼压似乎是合理的，即使手术后的视神经和眼压是正常的。

虽然 Foster 的分类用于横断面研究，但它在临床实践中也很有用。

五、临床特征与相关研究

继发于葡萄膜炎的青光眼进展到晚期是相对罕见的，因为葡萄膜炎通常具有足够的症状，以确保早期被眼科医生发现。由于这个原因，青光眼的视盘或视野损伤在就诊时通常是轻微的。一个例外是 JIA 相关的葡萄膜炎。在所有 JIA 患者裂隙灯检查成为常规检查之前，葡萄膜炎和继发性青光眼常常到晚期才被诊断。

许多通常伴有 IOP 升高综合征的准确诊断部分取决于模式识别。然而，仔细的临床观察也是必不可少的，因为 Fuchs 异色性睫状体炎、疱疹性角膜炎和 Posner-Schlossman 综合征等表现相似。详细的房角镜检查和眼底检查对于葡萄膜炎中 IOP 升高的诊断和治疗都是必不可少的。检查的目的不仅是识别上面列出的特定综合征，还要记录葡萄膜炎的类型和眼压升高的机制。

与葡萄膜炎相关的眼压升高与其他引起眼压升高的疾病不同，因为它可能在某些情况下是短暂的，而在其他情况下是慢性的。在某些人眼中，由

415

于炎症或皮质类固醇治疗，眼压升高可能只是在活动性葡萄膜炎发作期间的一个问题。而在其他情况下，由于慢性眼压升高或短期内高频率的反复发作，可能会导致青光眼性视神经病变的发展。

虽然不能准确的预测眼压升高的时间长度，但估计患者何时眼压下降是有帮助的，因为预测IOP升高的时间长短将影响其治疗的激进程度。

慢性或复发性眼压升高的病史和视神经损伤或早期视盘不对称存在是明显的指标。值得注意的是，在年轻的葡萄膜炎患者中，在存在眼压非常高的情况下，视盘不对称并不一定表示损伤，因为当眼压控制时，视盘凹陷的比例可能会逆转。在具有高IOP和健康视神经的眼中，房角的外观是可以帮助预判眼压是否会成为一个长期问题。

房角损伤的证据，例如PAs或房角色素的增加，增大了IOP升高的可能性，并且这种升高并不是短暂的。缺乏上述表现和一个开放的无色素房角更倾向于一个短暂的眼压升高（图36-3）。

除了眼内炎症的典型特征，如房水闪光、细胞、纤维蛋白和角质沉淀物之外，这里将不再详细描述，还应寻求慢性葡萄膜炎的证据。这包括虹膜结节的存在、房角新生血管形成和眼后节的疾病。前虹膜表面可见的异常结节在Fuchs异色性睫状体炎中最常见，但也是肉芽肿病的典型特征，在肉芽

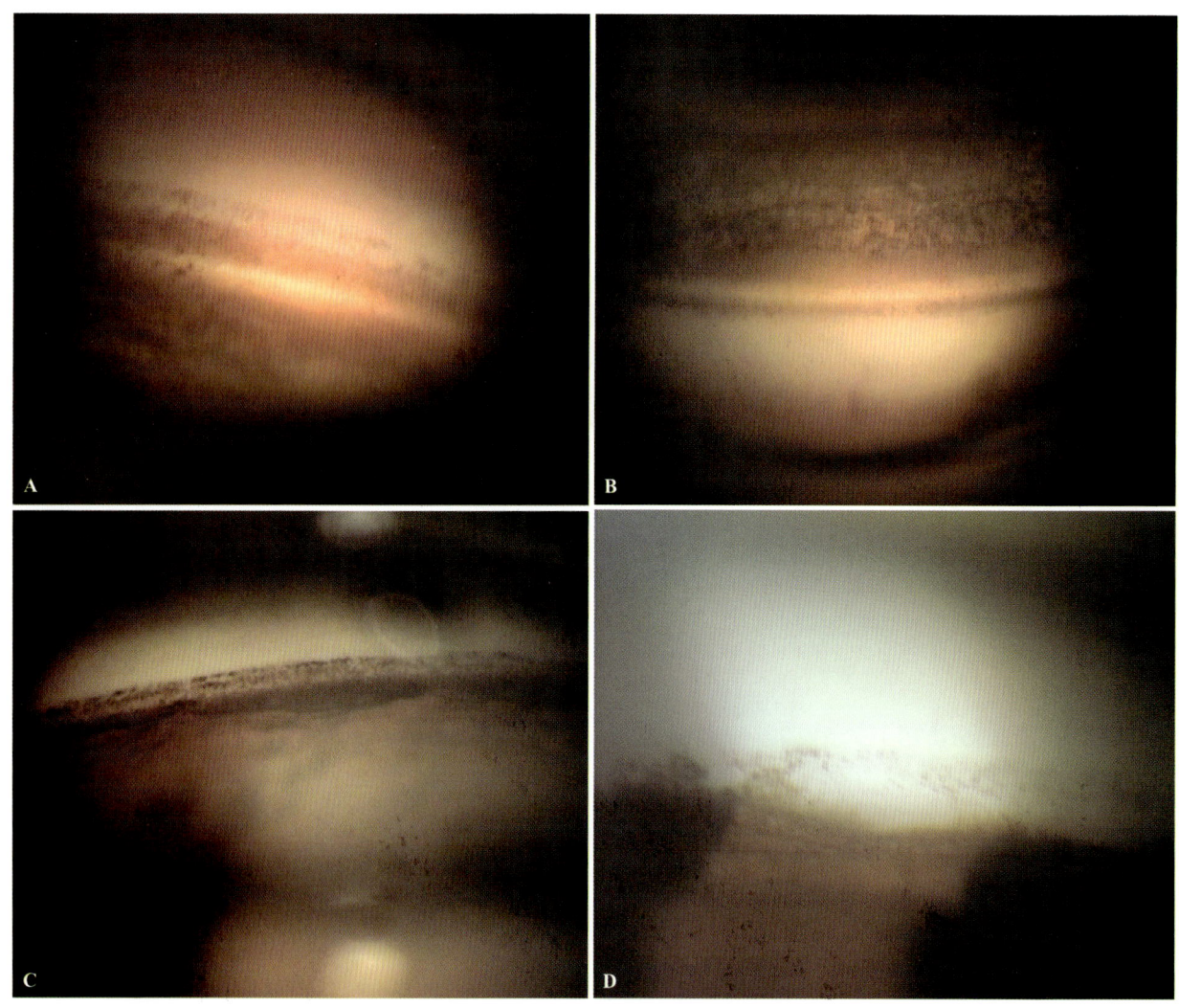

▲ 图36-3　葡萄膜炎的房角色素沉着

角膜的色素沉着在葡萄膜炎中是常见的，常见于下方，就像同一个房角的两个（A和B）。在患有严重慢性炎症的眼睛中，在下方房角中（C）中可以看到显著的色素沉积。房角色素颗粒沉积的机制不同于色素沉积（D），后者是由间歇性虹膜基底接触引起。在慢性葡萄膜炎的房角看到这些和PA同时出现并不罕见

肿性葡萄膜炎（如结节病）中，虹膜和房角也可观察到。

在某些类型的葡萄膜炎中，也可能有明显的特定体征。重要的是，某一单独特征并不是致病因素。指出与 IOP 升高相关的特定综合征发现的实例，包括角膜上皮溃疡、间质水肿和疱疹性角膜葡萄膜炎中潜在的角膜后沉着物。星状角质沉淀物、异色、脱色和虹膜基质萎缩常出现在 Fuchs 异色性睫状体炎中[63]。通常，仔细比较对侧眼的虹膜基质外观将有助于区分 Fuchs 异色性睫状体炎与其他类型的葡萄膜炎。在蓝眼睛的个体中，虹膜透照下可见虹膜脱色素的典型虫蚀外观，而在棕色眼睛中，虹膜表面纹理的差异可见于瞳孔边缘附近的结节（图 36-4）。

突然发作的症状与少数眼前节细胞加上一个或两个"前哨"角膜后沉着物的病史指向 Posner-Schlossman 综合征[64]。这三个条件实际上通常单独出现。

全面检查还应揭示相关的非眼部异常，如 Vogt-Koyanagi-Harada 综合征中的脊髓灰质炎、白癜风和结节病中的泪腺肿胀。

对比敏感度可能受到不同程度的影响。散瞳眼底检查，仔细观察视网膜周边部对于排除睫状体平坦部炎是很重要的。前葡萄膜炎中，玻璃体几乎

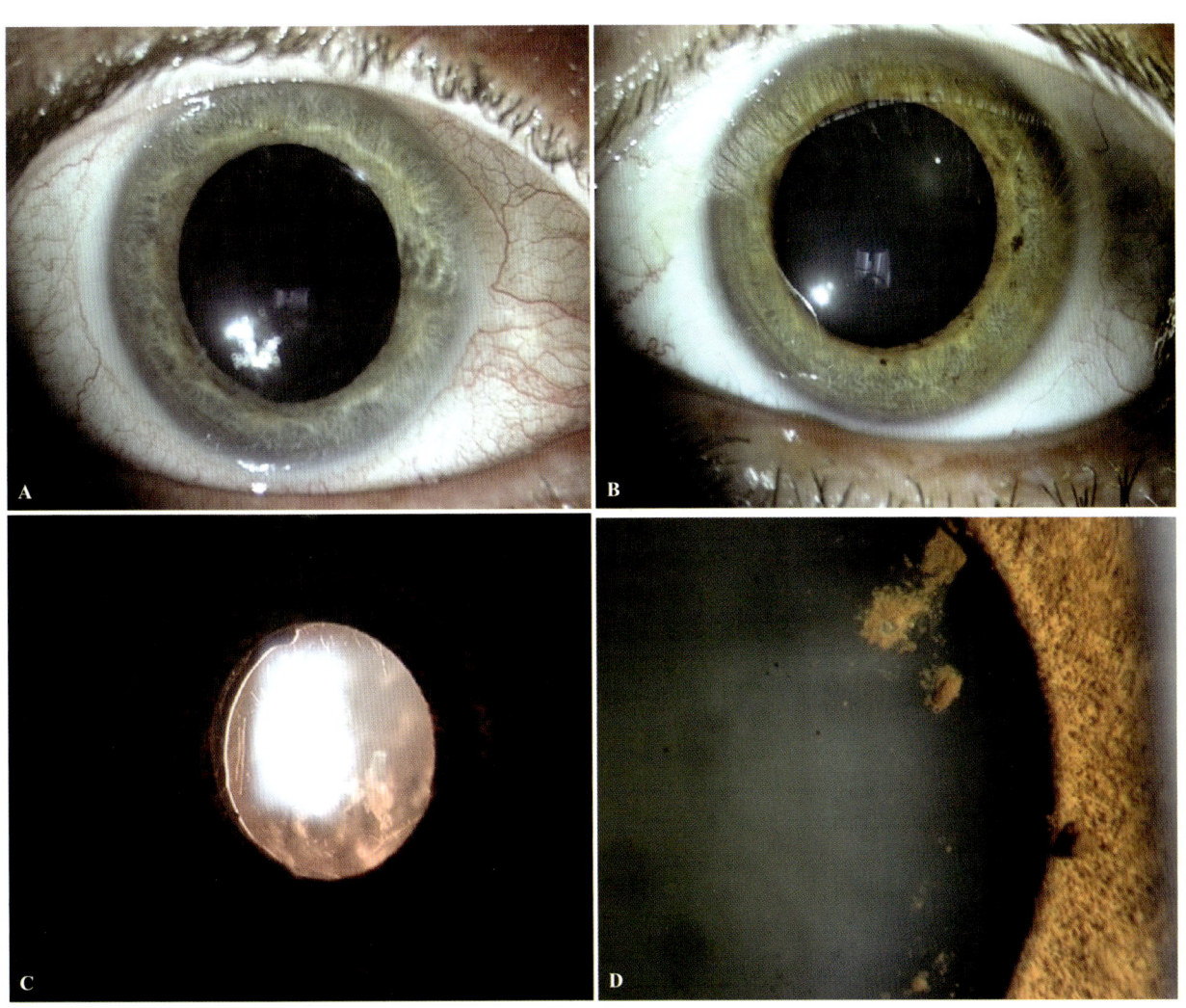

▲ 图 36-4　**Fuchs 异色性睫状体炎的诊断特征**
虽然在诊断 Fuchs 异色性睫状体炎（FHC）（A 和 B）时，需要比较双眼情况，但考虑其他因素也很重要，例如蓝眼睛 FHC（C）中弥漫性虹膜透照、玻璃体漂浮物（C）、单侧白内障或人工晶状体（C）的存在。仔细检查虹膜基质的质地也很重要，虹膜基质的质地通常与对侧眼显著不同。棕色眼睛 FHC 没有虹膜透照表现，但偶尔可以看到虹膜结节（D），虹膜基质纹理也会与对侧眼明显不同

没有迹象。应检查眼底的脉络膜和视网膜炎症的迹象，这通常使许多全身性炎症和感染性疾病复杂化。最后，即使记录的眼压正常，也应评估视盘是否有青光眼性视神经病变的迹象。

葡萄膜炎的辅助检查超出了本章的范围。在房角关闭的情况下，可能需要眼前节成像来判断确切的机制，并且偶尔在房角开放但是模糊的情况下，例如大量色素沉积，可能需要进行眼前节成像。前段光学相干断层扫描（AS-OCT）和高频超声生物显微镜（UBM）都提供眼前节房角的高分辨率图像。

当与前房角镜检查结合使用时，这些成像技术在识别有房角关闭风险方面很有价值。然而AS-OCT提供了一种方便的非接触式房角评估方法，它同时也是一种高度灵敏且可重复的技术。AS-OCT相对于前房角镜检查的一个特殊优势，是它能够呈现在黑暗中的房角状态[65]。另一方面，UBM能够成像睫状体和晶状体。然后可以在更广泛的睫状体和晶状体解剖变异的背景下，检查房角构型的变化[66]。重要的是，虽然这些成像技术有助于诊断，但不能取代角膜镜检查在房角评估中的作用。

六、治疗

（一）葡萄膜炎性青光眼的治疗

成功治疗葡萄膜炎性青光眼，需要同时治疗葡萄膜炎和眼压升高。通常，抑制炎症应该是主要目标。为了避免皮质类固醇诱导的眼压升高而不治疗葡萄膜炎通常是错误的想法，因为这可能导致炎症进一步损害TM。

皮质类固醇诱导的IOP升高可能很难被降眼压药物控制。对于仅在活动性疾病期间发生IOP升高的葡萄膜炎病例，局部药物治疗通常就足够了。然而，在其他情况下，如果没有高剂量皮质类固醇的应用，葡萄膜炎可能难以控制，此时应与葡萄膜炎专家联合治疗。葡萄膜炎专家可能能够提供免疫抑制药物，如环孢素、氧甲基苯甲酸甲酯、他克莫司、硫唑嘌呤、氨甲蝶呤，甚至抗TNF-α抗体治疗（英夫利昔单抗或依那西普），它们可在使用较低剂量的皮质类固醇激素的情况下控制炎症。

在主要由类固醇导致的IOP升高的眼中，局部皮质类固醇（如利莫索酮）也可以控制炎症，而眼压升高程度较低。

在这个特定的患者亚组中，应谨慎使用长效类固醇制剂，如球后注射甲泼尼龙、曲安奈德和眼内植入含类固醇的植入物，因为眼压效应可能持续的时间很长。不过，在必要时使用这些长效药物可以更好地控制炎症。必要时，在炎症控制的情况下，手术降低眼压通常更容易成功。

对于在皮质类固醇治疗间歇期出现眼压升高的患者，需要仔细判断葡萄膜炎再次发作的可能性和未来持续皮质类固醇治疗的必要性。相反，在某些情况下，眼压升高是由持续的炎症引起，局部皮质类固醇通过抑制炎症可能有助于控制眼压。例如疱疹性角膜葡萄膜炎和一些Posner-Schlossman综合征的病例。

（二）降眼压治疗

在对葡萄膜炎性青光眼进行眼压降低治疗时，应牢记一些具体的考虑因素。通常使用的药物可在炎症存在下，或当与类固醇治疗联用时，效果可能会有改变。没有数据比较降眼压药物对葡萄膜炎性青光眼的疗效；然而，使用一些常用的青光眼药物存在相对禁忌证。

1. β受体拮抗药

在葡萄膜炎相关的眼压升高中，非选择性局部β受体拮抗药仍然是没有禁忌证，如哮喘或心动过缓患者的首选药物。

在20世纪90年代，最初在美国，后来在欧洲和美国，许多关于肉芽肿性前葡萄膜炎的报道被认为是高浓度（大部分为0.6%，有时为0.3%）美替洛尔的不良反应[67-70]。这种情况在无防腐剂制剂中也会发生[71]，说明是药物本身的作用，因此除非没有可接受的替代方案，否则应该避免在葡萄膜炎中使用。

2. 前列腺素类似物

虽然前列腺素类似物（PGA）通常被认为在葡萄膜炎性青光眼中有效，但公开发表的数据很少。在一项研究中，在用一滴拉坦前列素后测量IOP反应[72]，观察到眼压降低幅度不大。值得注意的是，在使用非甾体抗炎药的患者中，PGA的降压作用也可能减弱[73, 74]，这种效应在非甾体类药物和α受体激动药联合应用时也被报道过[75]。

由于 PGA 在葡萄膜炎性青光眼中可诱发或加剧葡萄膜炎、房水闪光和黄斑囊样水肿（CMO），使其不能在临床广泛应用。尽管有担心，但在没有其他危险因素的情况下，PGA 治疗后很少出现前葡萄膜炎[26]。虽然不常见，但已有由 PGA 诱导葡萄膜炎复发的报道。在一份有关 4 例病例报道中，所有这些病例均在再次使用拉坦前列素时，出现复发性前葡萄膜炎，3 只眼睛曾经接受过某种形式的眼内手术，第 4 例患有创伤性青光眼，伴有晶状体半脱位和对侧眼虹膜炎病史[77]。

通过局部 PGA 治疗使静止的、先前存在的葡萄膜炎激活的可能性也不确定。在一项试图检查这种风险的回顾性研究中，对 527 名患者进行了研究，但只有 13 名患者有葡萄膜炎病史，其中 3 名患者在接受拉坦前列素治疗时被重新激活（23%）。有趣的是，9 名接受拉坦前列素治疗的活动性葡萄膜炎患者中没有 1 例观察到恶化[78]。

用 PGA 治疗增加房水闪光或 CMO 的风险似乎与前葡萄膜炎的风险相似，人工晶状体眼、无晶状体眼和其他具有某些诱发因素的出现葡萄膜炎的风险更高[79]，而没有 CMO 史的有晶状体眼的风险较低[76]。目前，患有先前存在的葡萄膜炎但没有先前的眼内手术或 CMO 史的患者，CMO 风险水平尚不确定。

PGA 可能导致疱疹性角膜葡萄膜炎的再激活或恶化，这是有科学依据的。在兔子模型中也有一些证据表明情况就是如此[80]。然而，尽管有关于拉坦前列素再次使用引发上皮性疱疹性角膜炎的报道[81,82]，但是局部 PGA 治疗患者的患病率似乎没有增加[83]。在有疱疹性角膜炎或角膜葡萄膜炎病史的患者中，最好避免应用 PGA。

3. 碳酸酐酶抑制药和高渗药物

局部碳酸酐酶抑制药广泛用于葡萄膜炎性青光眼，并且通常作为多佐胺 - 噻吗洛尔联合制剂的一部分。在一些葡萄膜炎，尤其是那些具有慢性病史和可能具有严重睫状体损伤者，如多佐胺和布林佐胺等药物可能会极大地降低眼压。虽然这不一定是使用禁忌证，但可能需要比正常剂量更低的剂量。

如果局部治疗效果不够，乙酰唑胺经常用于控制葡萄膜炎患者眼压急剧上升。对于等待手术治疗的难治性病例，联合局部用药往往特别有帮助。高渗药物（如甘露醇和甘油）很少被推荐。

4. α₂ 受体激动药

目前，选择性 α_2 受体激动药，如阿扑洛尼定和溴莫尼定，是用于治疗 IOP 升高的二线药物。同样，这些药物在葡萄膜炎中的功效尚未得到具体研究。然而，有一些证据表明 α_2 受体激动药通过前列腺素释放起作用，如果同时使用环加氧酶抑制药（大多数非甾体抗炎药），这可能会受到抑制。

5. 缩瞳药

胆碱能受体激动药，例如毛果芸香碱，最好避免在葡萄膜炎眼中使用，因为它们倾向于损害血 - 房水屏障，并加重炎症。此外，瞳孔在葡萄膜炎眼中的固定促进了后粘连的发展。

6. 散瞳药

在葡萄膜炎中经常使用散瞳药，以防止后粘连的形成，并且诸如阿托品或后马托品的有效散瞳，可有助于缓解由晶状体 - 虹膜隔前移位或睫状体的前旋引起的青光眼。但是，必须小心，因为它们也可能加剧房角关闭。

（三）手术治疗

1. 继发性闭角型青光眼伴瞳孔阻滞

由于多种原因，激光虹膜切开术在控制葡萄膜炎性瞳孔阻滞方面的效果远低于 PAC。首先，这种情况下，后房可能不是一个连续空间，可能存在广泛的虹膜后粘连，而不仅仅是瞳孔缘的虹膜后粘连（图 36-5A），广泛虹膜后的粘连（图 36-5B 和 C），将后房分割成许多小的空间。其次，虹膜和角膜之间可能存在广泛的粘连，结果激光 PI 将导致角膜内皮的损伤。即使成功地施行了激光 PI，虹膜也可能保持与角膜的粘连。最后，即使在成功的情况下，激光虹膜切开术也会在几天内闭合，造成再次的瞳孔阻滞。

因此，治疗炎症活动期的急性瞳孔阻滞，要强力散瞳，以试图破坏虹膜后粘连，加强局部皮质类固醇应用和周边虹膜切除手术。在由瞳孔纤维蛋白引起的瞳孔闭锁，可以使用前房内组织纤溶酶原激活剂注射（12.5μg）来破坏瞳孔阻滞。对于葡萄膜

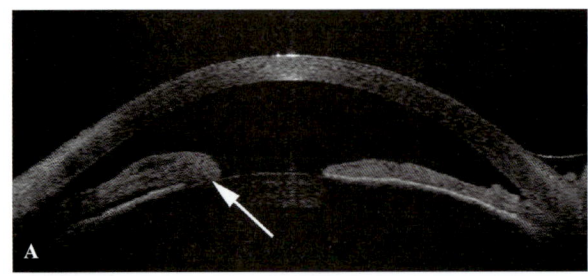
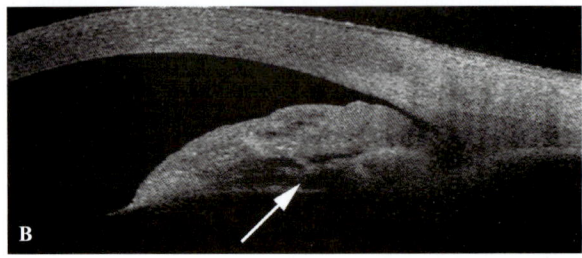
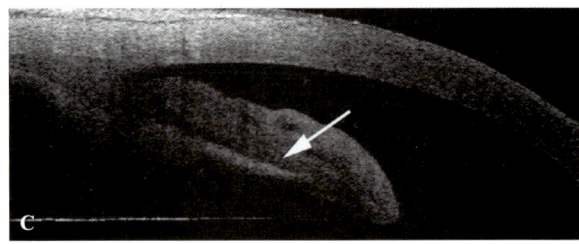

▲ 图 36-5 激光虹膜切开术在控制活动性葡萄膜炎中的瞳孔阻滞方面通常效果不佳，因为在这些眼内，后房可能不是连续的空间

可能存在广泛的虹膜和晶状体粘连，不仅在瞳孔边缘（A，箭），而且在虹膜后面（B 和 C，箭）也可能存在，因此房水可能被局限在隔离的腔隙内。其次，虹膜和角膜之间可能存在广泛的粘连，激光 PI 将导致角膜内皮的损伤

瞳孔阻滞的确定性治疗，仍然是手术虹膜切除术、粘连松解与房角分离术。通常需要用黏弹剂分离角膜和周边虹膜，以便在进行虹膜切除术之前使虹膜具有一定活动性。虹膜切除术后，应进行虹膜后粘连的分离术。将黏弹剂注入房角也可用于破坏虹膜和角膜内皮间的纤维蛋白粘连并重新打开房角防止 PAs 形成。

对于有晶状体眼患者，可考虑摘除晶状体。然而，只有当葡萄膜炎得到良好控制时，葡萄膜炎患者的超声乳化术才会成功。葡萄膜炎引起的瞳孔阻滞是相对紧急的，在尽可能充分控制炎症的同时，也应尽快进行虹膜切除术和粘连松解术，而不是等待炎症充分控制后行超声乳化术。虹膜切除术后，应根据需要加大术后局部皮质类固醇激素的使用量，或者根据需要采用玻璃体内、眼周或全身皮质

类固醇激素的使用。

2. 非瞳孔阻滞型的继发性房角关闭

由于晶状体 – 虹膜隔的部分前移，导致继发性房角关闭的治疗取决于其潜在原因，多数在其他章节中有所涉及，例如房水逆流。在慢性、继发性闭角型青光眼中，由于匍匐的 PAs 形成，在 PAC 中提倡激光虹膜切开术，这可以进一步阻止 PAs 形成。没有证据表明这对于葡萄膜炎是有益的，激光虹膜切开术的短期效果会限制任何长期益处。在 PAC 合并葡萄膜炎的患者中，如果葡萄膜炎是轻微且控制良好的，则激光虹膜切除术可能是合适的。

在慢性房角关闭中，可以通过药物治疗实现 IOP 控制，但是由于渐进的粘连性房角关闭引起的难治性青光眼，很大比例最终需要手术。在具有窄房角的远视性葡萄膜炎眼中，如果窄角是主要问题而非葡萄膜炎，则可以优先选择晶状体摘除而不是小梁切除术。

3. 继发性开角型青光眼

在具有开角的葡萄膜炎性青光眼中，手术的决定取决于 IOP 升高的程度、耐受性和对药物的反应，以及青光眼视神经病变的程度。耐受性是葡萄膜炎性青光眼中的一个重要问题，其中大量的，不可持续的药物水平，包括全身性碳酸酐酶抑制药，可能在短期内控制眼压，但不能提供真实的长期解决方案。

理想情况下，眼内葡萄膜炎应该控制至少 3 个月以后再考虑手术。而在实践中，这通常是不可实现的，因为葡萄膜炎性青光眼的手术通常是在半紧急基础上进行的。术前给予局部类固醇有助于降低术后炎症反应的严重程度，这可能是术前结膜炎症细胞群抑制的结果[84, 85]。

在特别不稳定的炎性疾病中，围术期全身性类固醇的短疗程通常是有用的（0.5~1.0mg/kg 口服泼尼松龙）。或者，在没有类固醇诱导眼压升高病史的情况下，可以给予 40mg 球后甲泼尼龙或作为长效制剂玻璃体内注射曲安奈德。

在葡萄膜炎眼外科手术或激光干预之前，应局部使用，在严重的葡萄膜炎或伴有全身性疾病，应全身性皮质类固醇激素治疗持续 1~2 周，以尽可能地减少炎症。

4. 滤过性手术

在对最大耐受性药物治疗无反应的难治性葡萄膜炎性青光眼病例中，手术往往能限制疾病进一步发展。除了无晶状体眼的葡萄膜炎、伴有前节新生血管的病例、以及患眼视功能或预后不良的患者，小梁切除术是一种合理选择。

据报道，没有联合应用抗增殖药物的小梁切除术在葡萄膜炎眼中效果不佳[86]。一项研究报道了更好的长期结果，术后5年，53%的患者在没有辅助药物的情况下实现眼压控制，78%的患者需要联合用药[87]。然而，尽管缺乏超过2年随访的研究报道，并且没有随机对照试验，但在撰写本文时，抗增殖药物的应用，特别是辅助性丝裂霉素C（MMC）的使用，仍然是大多数国际三级转诊中心标准治疗[88,89]。目前，该标准更有可能被房水引流阀植入术取代，而不是恢复到非抗增殖小梁切除术。这种潜在替代的原因在于，在一些已发表的短期研究中，即使是联合使用了MMC的小梁切除术也没有产生明显优于氟尿嘧啶（5-FU）的成功率[90-93]。

当然，病例选择对手术的成功率有着深远的影响，葡萄膜炎也不例外。可以想象，在三级转诊中心，患者接受大剂量的皮质类固醇激素治疗并且相对短期接触青光眼药物，没有联合抗增殖药物的小梁切除术的成功率可能高于预期，而在保守使用皮质类固醇的中心可能会发生相反的情况。

尽管如此，小梁切除术在葡萄膜炎中的长期作用，很可能受到炎症反复发作的挑战，似乎可能联合使用MMC使初始眼压值更低，预示着小梁切除术能更好地保留功能。这可能是由于MMC比使用5-FU或无抗增殖药物更有助于形成滤泡。

5. 白内障和葡萄膜炎小梁切除术

白内障手术会影响小梁切除术的结果[94]，这是判断葡萄膜炎行小梁切除术成功的一个主要混淆因素，因为白内障在葡萄膜炎中很常见，而小梁切除术可加速白内障的形成[95]。

鉴于单纯小梁切除术较少产生术后前房反应[96]并且比青白联合手术更成功[97]，最佳长期眼压控制的顺序应该是先做白内障手术，随后是小梁切除术。实际上，这通常不是可以计划的事情，因为两个手术的优先顺序更多地由IOP升高程度决定。在这些情况下，在过滤手术时使用抗增殖药物可能有助于抵消随后白内障手术的任何不利影响。此外，白内障手术在透明切口下完成可以最大限度地降低小梁切除术失败的风险[98]。

仔细手术操作对于葡萄膜炎性青光眼的过滤手术的成功至关重要。较年轻的患者、不稳定的房水生成，以及MMC的使用易导致早期低眼压，需要在手术时紧密缝合巩膜，以尽量减少早期引流。通过积极的术后调整缝线，去除可调缝线或激光断线，可将IOP水平控制到所需范围。手术后，应注意眼内炎症的程度和结膜滤过泡形态，使用局部和全身类固醇激素。如果没有持续的葡萄膜炎治疗指征时，局部类固醇通常持续数月，全身类固醇激素可以使用较短时间。偶尔在术后早期，如果因过度引流导致持续性低眼压，则类固醇治疗周期比常规治疗更短。

6. 引流器植入术和其他手术操作

房水引流器植入通常作为葡萄膜炎患者的首选手术。一些专家会将需要手术降眼压的葡萄膜炎性青光眼分类纳入引流器植入的指征，但许多人认为，除了葡萄膜炎之外，由于有其他风险因素，引流器植入术的成功率可能优于小梁切除术。这些因素包括继发于JIA的葡萄膜炎、先前失败的小梁切除术、无晶状体眼、硅油眼和新生血管形成（除了在Fuchs异色性睫状体炎）。

据报道，房水引流器植入术在葡萄膜炎青光眼中的降眼压效果优于其他类型青光眼。在一项前瞻性研究中，Molteno等报道了35例患者40只眼，41例植入物手术，5年后平均眼压从术前的30.86mmHg降至14.51mmHg，此时87%的手术眼压控制（IOP < 21mmHg），平均应用0.44种药物。10年随访时，有14只眼的随访数据，其中93%维持眼压控制（< 21mmHg），平均应用0.32种药物[99]。使用Baerveldt青光眼引流阀的手术成功率在短期内似乎是好的[100]。同样，Ahmed青光眼引流阀在1年时似乎取得了不错的结果[101]，尽管在一项报道的研究中，在随访的第2年成功率相当低。但目前还没有更长期的数据。

7. 非穿透性滤过性手术

小梁切除术的另一种选择是非穿透性手术，对于患有类固醇诱导的眼压升高、视神经损伤小和高眼压的患者，由于其目标眼压可能不需要非常低，非穿透性过滤手术是一种有吸引力的选择，可避免前房内操作和术后眼压过低。穿透性滤过手术后葡萄膜炎眼发生低眼压的风险更高，葡萄膜炎患者更年轻，巩膜更有弹性，因而低眼压更容易造成黄斑病变和角膜的散光。

潜在的缺点是，非穿透性手术后对于长期 IOP 控制的不确定性。

8. 前房角切开术

据报道，房角切开术是治疗儿童葡萄膜炎性青光眼的一种有效手术[102]。然而，房角切开术是一种需要相当技巧和经验的手术，因此如果术者并非平日经常行该手术，应避免行房角切开术治疗。

9. 睫状体光凝

在葡萄膜炎中最好避免使用睫状体光凝，因为这种治疗是对已经因为睫状体炎而受损的睫状体的"双重打击"，导致比其他类型的青光眼更容易发生术后低眼压[103]，并且可能导致慢性睫状体功能不全。

10. 激光小梁成形术

激光小梁成形术在葡萄膜炎性青光眼的治疗中没有作用。

要点 1　葡萄膜炎性青光眼

JR Zelefsky, ET Cunningham Jr

眼压升高在葡萄膜炎中非常常见，发生率高达 20%。我们发现根据 IOP 升高的潜在机制或原因，将葡萄膜炎性高眼压/青光眼分为 4 类，对于诊断和治疗都是有用的，任一特定患者都可能包含一种或多种机制[1-3]。第 1 类，称为炎性高眼压综合征（IOHS），涉及伴随炎症发作的眼压升高，其中特别是排除房角关闭的出现。虽然不是十分常见，但 IOHS 的出现强烈提示感染的可能，已在疱疹、弓形虫和梅毒性葡萄膜炎患者中得到充分体现。事实上，人们常说，除非另有证据，否则 IOHS 应被视为炎症病变。IOHS 的其他原因，包括类肉瘤相关性葡萄膜炎和青光眼睫状体炎危象。色素分散综合征、Schwartz-Matsuo 综合征、前房积血和晶状体诱导的葡萄膜炎都可以有类似 IOHS 的表现，并且应该在急性或复发性前房炎症情况下，IOP 急性升高的患者中明确排除。IOHS 的治疗应针对葡萄膜炎的根本原因，同时药物治疗高眼压。第 2 类，称为急性葡萄膜炎房角关闭，顾名思义，伴随着房角的部分或完全闭合，但也发生在炎症发作时。这可能是由于广泛的后粘连，产生瞳孔粘连和虹膜膨隆时发生，或在炎性葡萄膜脱离的情况下发生。尽管瞳孔粘连最常见于纤维蛋白重型前葡萄膜炎，例如 HLA-B27 或类肉瘤相关性葡萄膜炎，但在 Vogt-Koyanagi-Harada 病、交感性眼炎或巩膜炎患者中最常发生炎性葡萄膜脱离。由于非葡萄膜炎或原发性房角关闭本身可以与轻度前房炎症相关，因此，其表现可能与葡萄膜中房角关闭类似，但原发性房角关闭的特征在于没有后粘连形成、葡萄膜脱离，以及在对侧眼中的房角中有相对窄房角异常。治疗葡萄膜炎房角关闭应针对控制炎症，并且当存在瞳孔粘连时，用手术虹膜切开术或多次激光虹膜切开术改善虹膜膨隆。第 3 类，称为皮质类固醇诱导的高眼压/青光眼，可能是最常见的，与 IOHS 或葡萄膜炎房角关闭不同，往往发生在炎症发作后数周至数月。治疗通常涉及 IOP 的药物治疗，同时尽量减少皮质类固醇应用，而尽量使用非皮质类固醇免疫抑制药，包括抗代谢物、（如甲氨蝶呤、硫唑嘌呤、霉酚酸酯）、白细胞信号抑制药（如环孢素、他克莫司）、DNA 交联剂（如环磷酰胺、苯丁酸氮芥），或生物制剂（如肿瘤坏死因子 -α（TNF-α）抑制药、白细胞介素）。第 4 类，也是最后一个类别，称为慢性、混合机制高眼压/青光眼，发生在炎症发作后数月至数年，并且由持续或反复炎症产生的房水流出系统的累积损伤引起。治疗慢性、混合机制的葡萄膜炎性高眼压/青光眼通常是最具挑战性的，需要多种降低 IOP 的药物和（或）手术。

参考文献

[1] Zelefky JR, Cunningham ET Jr. Evaluation and Management of Elevated IOP in Patients with Uveitis. American Academy of Ophthalmology; 2010. FocalPoints, Volume XXVIII, Number 6, Module 3 of 3.

[2] Radhakrishnan S, Cunningham ET Jr, Iwach A.Inflammatory disease and glaucoma. In: Schacknow PN,Samples JR, editors. The Glaucoma Book: A Practical,Evidence-Based Approach to Patient Care. Berlin: Springer;2010. Chapter 41, p. 527-36.

[3] Zelefsky JR, Cunningham ET Jr. The surgical managementof uveitic glaucoma. In: Eliot D, Rao PK, editors.Surgical Management of Intraocular Inflammation andInfection. London: JP Medical Ltd; 2013. Chapter 2, p.9-13.

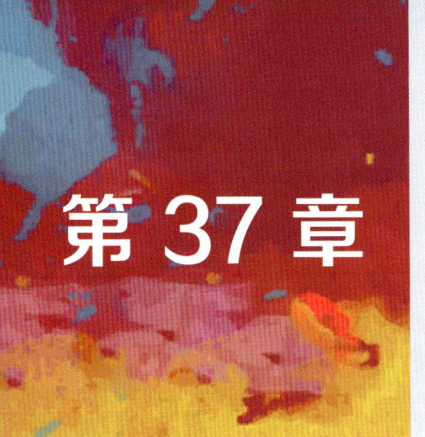

第 37 章　新生血管性青光眼
Neovascular Glaucoma

Camille Palma　Danny Kim　Arun D Singh　Annapurna Singh　著
耿云云　译
王怀洲　校

本章概要

新生血管性青光眼（NVG）是一种严重的眼部疾病，通常与视力预后不良有关。它是几种视网膜疾病较常见的并发症，尤其是视网膜中央静脉阻塞、增殖性糖尿病视网膜病变和眼缺血综合征。新生血管性青光眼的病理生理学改变主要是在虹膜表面和前房角形成新血管，其最初只是阻止房水流出，随后收缩使房角关闭形成闭角型青光眼。目前使用的药物或手术治疗的成功率很低，通过玻璃体腔注射贝伐单抗可以改善。最有效的治疗方法是视网膜激光光凝，其可改善视网膜缺氧并减缓随后的新生血管生成。NVG 治疗的目标应该是早期发现疾病，并阻止血管生成的级联反应，以防止更严重后果。

一、概述

新生血管性青光眼（NVG）最初在 19 世纪晚期被描述为进行性虹膜新生血管（NVI）和房角新生血管（NVA）形成的病症。尽管被广泛描述为充血性青光眼、虹膜红变性青光眼、血栓性青光眼和出血性青光眼，但是目前优选的术语是 Weiss 等提出的新生血管性青光眼[1]。后来发现许多全身性疾病和继发性眼病有一个共同的潜在病因：视网膜缺血和缺氧。在视网膜缺血的情况下，会引发血管生成级联反应，促进虹膜和房角处新的、脆弱、易渗漏血管生成。NVG 通过房角处小梁网上方的纤维血管膜生长，并且可以收缩引起继发性闭角型青光眼。如果不治疗，NVG 会导致晚期青光眼性视神经病变和不可逆的视力丧失。早期诊断和积极治疗都是预防这些严重并发症所必需的。

二、患病率与影响

尽管 NVG 的总体发病率和患病率尚未被准确报道，但一项回顾性研究显示，患病率为 3.9%[2]。与 NVG 相关的最常见病症是视网膜中央静脉阻塞（CRVO）、增殖性糖尿病视网膜病变（PDR）和其他病症（如眼缺血综合征和肿瘤）。大约 36% 的 NVG 发生在 CRVO 之后，32% 发生在 PDR，13% 发生在颈动脉阻塞之后[3]。鉴于发生 NVG 的潜在病因是某种形式的视网膜缺血，所以它在具有显著心血管危险因素（如高血压、糖尿病、血脂异常和吸烟史）的老年患者中更为普遍。此外，还有多种视网膜疾病和眼内/眼外疾病导致 NVG（表 37-1）。

三、新生血管性青光眼的危险因素

无论与 NVG 发展相关的是眼部，还是全身疾病，视网膜缺血是新生血管生成级联反应的起始因素。与 NVG 相关的最常见情况是，CRVO、PDR 和眼部缺血综合征[4]。

（一）视网膜中央静脉阻塞

视网膜中央静脉阻塞（CRVO）后新生血管生

表 37-1 新生血管性青光眼的易感因素

视网膜缺血	糖尿病视网膜病变	视网膜中央静脉阻塞	视网膜中央动脉阻塞
	视网膜分支静脉阻塞	视网膜分支动脉阻塞	视网膜脱离
	Coat 渗出性视网膜病变	Eales 病	早产儿视网膜病变
	镰状细胞视网膜病病变	视网膜血管炎	永存原始玻璃体增生症
炎症性疾病	白塞病	慢性虹膜睫状体炎	Vogt-Koyanagi-Harada 综合征
	交感性眼病	结节病	克罗恩病
肿瘤	虹膜黑色素瘤	睫状体黑色素瘤	脉络膜黑色素瘤
	视网膜母细胞瘤	转移	髓上皮瘤
眼外疾病	颈动脉海绵窦瘘	硬脑膜分流栓塞后遗症	颈动脉阻塞性疾病
	Takayasu 综合征	Wyburn-Mason 综合征	颞动脉炎
放射	外部光束辐射	质子束辐射	斑块辐射
手术	白内障摘除术	睫状体平坦部玻璃体切割术或晶状体切除术	巩膜扣带术

成的主要危险因素是，视网膜缺血的程度、位置和持续时间[5]。非缺血型 CRVO 中眼前节新生血管形成较罕见，而在缺血型 CRVO 中虹膜新生血管的发生率高达 60%，通常发生在 CRVO 后 3～5 个月[6]。

一项具有标志性的中央静脉闭塞研究（CVOS）证实了密切随访 CRVO 患者的重要性。CVOS 显示，15% 的非缺血性 CRVO 可在疾病发生 4 个月内，进展为缺血性 CRVO[17]。在接下来的 32 个月中，发现另外 19% 的患眼转变为缺血型，在 3 年内共有 34% 的患者由非缺血型转变为缺血型 CRVO。无灌注或缺血的发展在前 4 个月最快，并且在整个随访期间持续进展。在 16% 的患眼中存在至少两个钟点的 NVI 和或 NVA。CVOS 还发现，预测虹膜红变的最重要风险因素是视力不佳。

在 CRVO 患者的前瞻性临床和荧光血管造影研究中，20% 发展为 NVG[8]。根据荧光素血管造影证实的视网膜毛细血管无灌注程度，CRVO 被分类为缺血型或非缺血型。在广泛视网膜缺血的患眼中，发生 NVG 的风险约为 60%。我们认为早期 NVI 向 NVG 快速发展的患眼，具有发展为 NVG 的高风险。

（二）糖尿病视网膜病变

在大多数糖尿病性视网膜病变的病例中，明显虹膜红变之前，已发病多年。约 1/3 的虹膜红变患者有糖尿病性视网膜病变[9, 10]。糖尿病控制和并发症试验（DCCT）表明，严格控制血糖水平可延缓糖尿病视网膜病变的发生，并减缓进展为增殖性视网膜病变的可能[11]。最近的一项研究，在增殖性糖尿病视网膜病变患者中，睡眠呼吸障碍与新生血管相关[12]。糖尿病患者中 NVG 的总体患病率约为 2%，在增殖性糖尿病视网膜病变中超过 21%，其中虹膜红变率可高达 65%。如果糖尿病患者一只眼已发展为 NVG，且没有进行预防性全视网膜光凝术（PRP），则对侧眼发生 NVG 的风险会更高。已知眼内手术后的炎症，会增加促进血管生成因子和高通透性分子的表达。接受超声乳化白内障手术的患者，术后 12 个月糖尿病视网膜病变进展率增加 1 倍[13]。在因糖尿病视网膜病变并发症行玻璃体切割术的患者中，发生视网膜脱离者约 80% 进展为 NVG，未发生视网膜脱离的患者，约 4% 进展为 NVG[13]。

（三）眼缺血综合征

当存在慢性、严重的颈动脉阻塞时，会导致眼缺血综合征。眼缺血综合征经常被误诊为原发性开角型青光眼或 NVG 并进行治疗。通常，90% 或更大程度的同侧血管阻塞是引起眼缺血综合征所必需的。多达 66% 的患者会出现包括虹膜红变在内的眼前节改变[14]。尽管这些患者的虹膜红变发生率非常高，但眼压（IOP）通常较低或正常，可能是由于睫状体灌注受损。在虹膜新生血管形成或出血的情况下，应进行颈动脉多普勒超声检查。颈动脉内膜切除术后，通过眼科医生、放射科医生和血管外科医生的共同努力，可有效减缓眼缺血综合征的进展[15]。

（四）视网膜中央动脉阻塞

中央视网膜动脉阻塞（CRAO）后视网膜会发生缺血/再灌注损伤，在 3 个月内 18% 的病例中会发生虹膜红变，在疾病进展晚期会出现更多虹膜红变的病例[16]。在一项 33 例患者的前瞻性研究中，虹膜红变可以最早在 CRAO 后 12 天，最晚在 CRAO 后 15 周出现，总发生率为 18%[17]。5/6 个患者（占总数的 15%）后来发展为 NVG。该研究中的另一名患者出现视盘新生血管，但没有虹膜新生血管形成，发生率为 3%。通过非侵入性颈动脉检测，确定 7 名患有眼部新生血管的患者中，只有 2 名患有同侧血流动力学显著异常的颈动脉疾病。这项研究证实了之前回顾性研究的结果，即 CRAO 后眼部新生血管的发生率高于普遍认为的发生率。它还表明，在大多数情况下，颈动脉疾病不是 CRAO 后新生血管形成的原因。据报道，视网膜分支动脉阻塞也会导致 NVG，虽然这种情况不常见[18]。

（五）其他新生血管型青光眼相关性疾病

如表 37-1 所列，还有许多其他眼内和眼外疾病与 NVG 相关。眼部肿瘤如脉络膜黑色素、葡萄膜黑色素瘤和视网膜母细胞瘤，可以增加发生 NVG 的风险[19-21]。已转移至虹膜和睫状体的淋巴瘤会导致 NVG，这强调了超声生物显微镜在诊断睫状体肿瘤中的重要性[22]。一例 Fanconi 贫血患者眼部新生血管的罕见病例，还伴有 NVG、玻璃体积血、视盘新生血管和外周缺血性视网膜病变[23]。还曾报道过，一例年轻的 X 染色体相关性青少年视网膜劈裂患者出现 NVG[24]。系统性冷球蛋白血症可能与眼前节缺血和新生血管形成有关，在没有明显视网膜缺血的情况下，出现虹膜新生血管应在鉴别诊断时考虑到[25]。也曾报道过结节病与虹膜红变和 NVG 的关系[26]。

四、病因和发病机制

在缺血性视网膜疾病中，缺氧诱导血管内皮生长因子（VEGF）的产生，血管内皮生长因子是一种血管增生物质，作用于毛细血管的健康内皮细胞，刺激脆弱的新生血管形成。在视网膜极端缺氧的情况下，可用的视网膜毛细血管基本上很少。在这种情况下，VEGF 会向前扩散到最近的毛细血管区域，即虹膜后表面。新生血管从虹膜后表面发芽，沿虹膜后表面生长，穿过瞳孔，沿着虹膜的前表面，然后进入房角。一旦进入房角，新生血管及其纤维血管膜除了机械性阻塞房角外，还会将虹膜与角膜桥接起来，从而阻塞小梁网。扫描电子显微镜显示，广泛的周边虹膜前粘连形成和覆盖于虹膜前表面、融合的纤维血管膜[27]。前部虹膜的新生血管均匀地隐藏在一层临床不可见的肌成纤维细胞层下面。肌成纤维细胞为 NVG 中的房角粘连闭合和虹膜外翻提供了动力，从而继发无瞳孔阻滞的房角关闭。

五、诊断和辅助检查

对于易患 NVG 眼部疾病的患者，临床医生应进行全面的眼科检查，特别注意瞳孔边缘（图 37-1）[28]。裂隙灯和房角镜检查对于 NVI 和 NVA 的诊断是必要的。尽管 NVI 通常在 NVA 之前，但

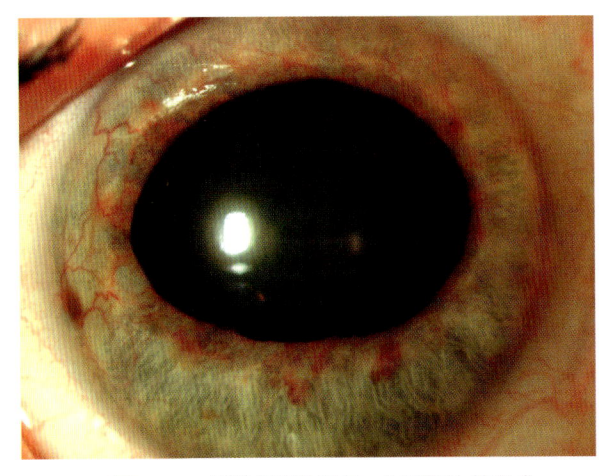

▲ 图 37-1 裂隙灯照片显示，虹膜新血管形成

偶尔可以在房角处发现新生血管，而虹膜无新生血管形成。眼前节和房角的荧光血管造影可能有助于早期虹膜红变的诊断（图 37-2）。

六、鉴别诊断

重要的是将开角阶段的 NVG 与其他类型的青光眼（如前葡萄膜炎相关的炎性青光眼，或闭角型青光眼）区分开来。这通常可以通过虹膜表面上有无新生血管进行鉴别。Fuchs 异色虹膜睫状体炎也可以在前房角出现新生血管。在闭角阶段的 NVG，鉴别诊断还必须包括虹膜异常、外周前粘连的其他原因，如眼外伤史和虹膜角膜内皮综合征等。

七、症状和体征

根据眼压升高、眼内炎症和青光眼视神经病变

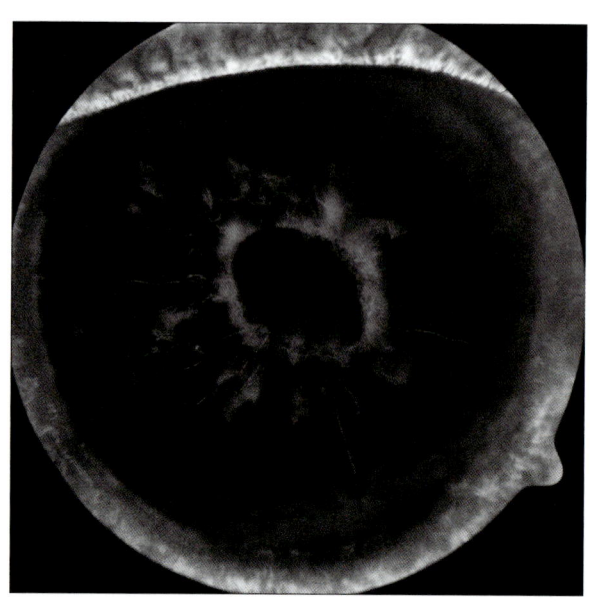

▲ 图 37-2 眼前节荧光血管造影显示，虹膜新生血管形成的渗漏

的严重程度，患者可出现各种 NVG 症状和体征，包括视力下降、畏光、角膜水肿、虹膜红变、眼压升高、炎症、前房积血和玻璃体积血。如果炎症严重或 IOP 急性升高，患者可能表现出严重的眼部疼痛、头痛、恶心和（或）呕吐。

八、新生血管性青光眼分期

典型的临床表现可分为三期：①虹膜红变期；②开角型青光眼期；③闭角型青光眼期。这几期通常在疾病进展过程中逐渐发生的。相关的临床症状和体征在本节讨论，并总结在表 37-2 中。

（一）第 1 期：虹膜红变

在这个阶段，可以在瞳孔边缘发现虹膜红变和（或）可以在房角处发现新生血管（图 37-3）。虽然裂隙灯可以观察到虹膜新生血管，但虹膜荧光血管造影已被证明在检测早期虹膜新生血管形成方面更可靠[29]。在一项随机选择的 200 个虹膜荧光血管造影的研究中，发现虹膜红变检出率达 97.2%，假阳性率仅为 1%[30]。此外，在大约 33% 的病例中虹膜荧光血管造影比裂隙灯更早地发现虹膜红变。虽然新生血管通常首先在瞳孔周围的虹膜上生成，但仍然应该进行房角镜检查，因为 NVA 有时可能出现在虹膜红变之前[31]。这一阶段眼压通常是正常的，但如果之前存在开角型青光眼则眼压可以升高。患者通常在此阶段无症状，除非出现潜在病症的并发症，例如潜在的糖尿病性视网膜病变的玻璃体积血或 CRVO 的视野丢失。

（二）第 2 期：开角型青光眼期

在这个阶段，眼压开始上升并保持较高的眼压。眼压也会突然升高引起急性青光眼发作。由于

表 37-2 新生血管性青光眼的分期

第 1 期	虹膜红变期	轻度虹膜和（或）房角新生血管形成；瞳孔边缘和（或）房角出现虹膜红变；眼压是正常的（除非已存在开角型青光眼）
第 2 期	开角型青光眼期	轻度 – 中度虹膜红变和（或）房角新生血管；增殖的纤维血管膜阻塞小梁网，减少房水流出，以及异常开角的升高眼压；眼压升高或突然升高；可能存在炎症反应；可能出现前房积血
第 3 期	闭角型青光眼期	中度 – 重度的虹膜和房角新生血管；纤维血管膜增殖和收缩，导致房角进一步关闭和葡萄膜外翻；前房积血伴有炎症反应；眼压可以升高到 60～70mmHg

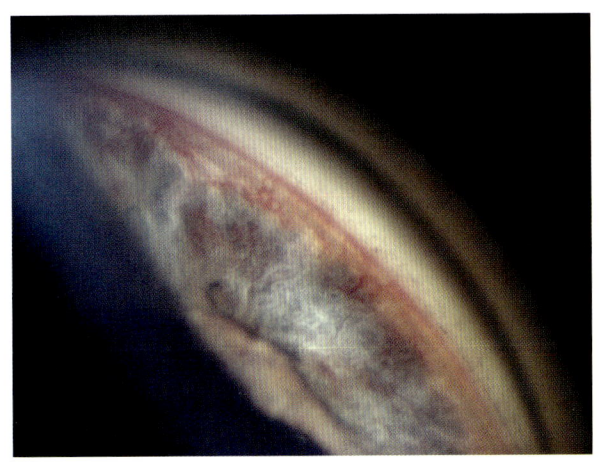

▲ 图 37-3　虹膜和房角新生血管的裂隙灯图像

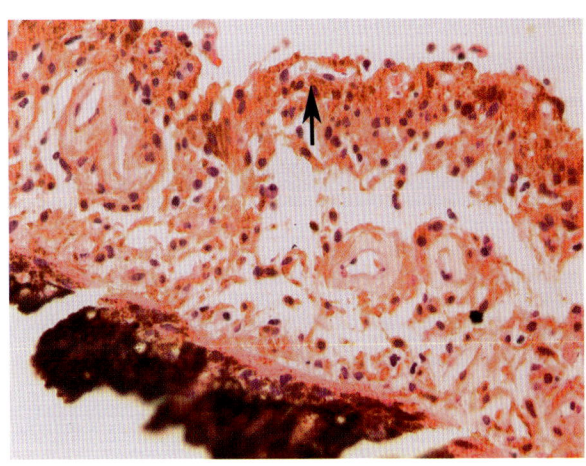

▲ 图 37-4　虹膜新生血管形成是在虹膜的前表面上形成精细的血管通道（箭）（HE 染色，40 倍）

新生血管的脆性，在此阶段也可出现前房积血。虹膜红变更突出，前房可以有一定程度的炎症反应。房角镜检查通常显示房角开放，但房角新生血管很明显。虹膜新生血管可以与房角新生血管相连续。组织病理学上，这一阶段的标志是纤维血管膜的生长，包括虹膜表面上的新生血管，其延伸到小梁网上，减少房水流出并使眼压升高（图 37-4）[32]。前房炎症反应和前房积血会加剧疾病进程。

（三）第 3 期；闭角型青光眼期

纤维血管膜的收缩导致房角逐渐关闭、葡萄膜外翻、周边虹膜前粘连形成、虹膜变平坦、反光增强。患者经常会抱怨畏光、视力下降、急性剧烈疼痛、头痛、恶心和（或）呕吐。虹膜红变通常会加重，可能出现前房积血、中度炎症反应、眼压高达 60～70mmHg、结膜充血和角膜水肿。眼底检查可以揭示视神经视杯的变化。此阶段的青光眼更加严重，通常需要手术干预。

九、治疗方案

NVG 的治疗取决于疾病的阶段和屈光间质的透明度。治疗策略集中于两个独立但相关的问题：降低眼压和减少视网膜缺血性的驱动因素。

（一）新生血管的治疗

一旦虹膜红变开始，治疗的主要目标是减少促进新生血管形成的缺血性驱动因素。最好通过全视网膜光凝术（PRP）来破坏缺血的视网膜，最大限度地减少眼睛的耗氧量，并减少释放的 VEGF。PRP 往往可以有效地使眼前节新生血管退化。

近年来，贝伐单抗（Avastin）已成为治疗虹膜红变的一种一线辅助治疗方法。初步研究报道贝伐单抗可使 NVG 和难治性眼压升高患者的虹膜和房角新生血管快速消退（图 37-5）[33-36]。Wakabayashi 等的第一个玻璃体注射贝伐单抗的大规模研究表明，IVB 合并 PRP 治疗可降低虹膜红变进展为 NVG 的风险[37]。IVB 可以稳定新生血管的活动性，如果房角仍然开放可以帮助控制眼压。如果房角粘连闭合则对眼压没有影响。另一项研究将 PRP 联合 IVB 与单独使用 PRP 治疗虹膜红变进行了比较。所有接受 IVB 治疗的患者新生血管完全消退，而单独使用 PRP 治疗组中仅有 17% 的患者达到新生血管完全消退。PRP 联合 IVB 与单独行 PRP 治疗相比，PRP 联合 IVB 组新生血管消退速度也更快[38]。有人认为联合治疗存在协同效应，可能 IVB 使新生血管消退的速度比单独用 PRP 治疗快。根据这些报道，现在推荐用 PRP 联合 IVB 治疗虹膜红变。虽然 IVB 改善了 NVG 患者的预后，但这种治疗方法也存在风险。有报道称，NVG 患者在使用 IVB 治疗后出现眼部缺血事件和 1 例急性脑卒中事件[39, 40]。在一项研究中，患有眼部缺血综合征的患者在接受 IVB 治疗后的几天内，有 50% 发展为 CRAO。抗 VEGF 药物（如贝伐单抗）可以减少血

青光眼诊断与治疗学（原书第2版）
GLAUCOMA : Medical Diagnosis & Therapy (2nd Edition)

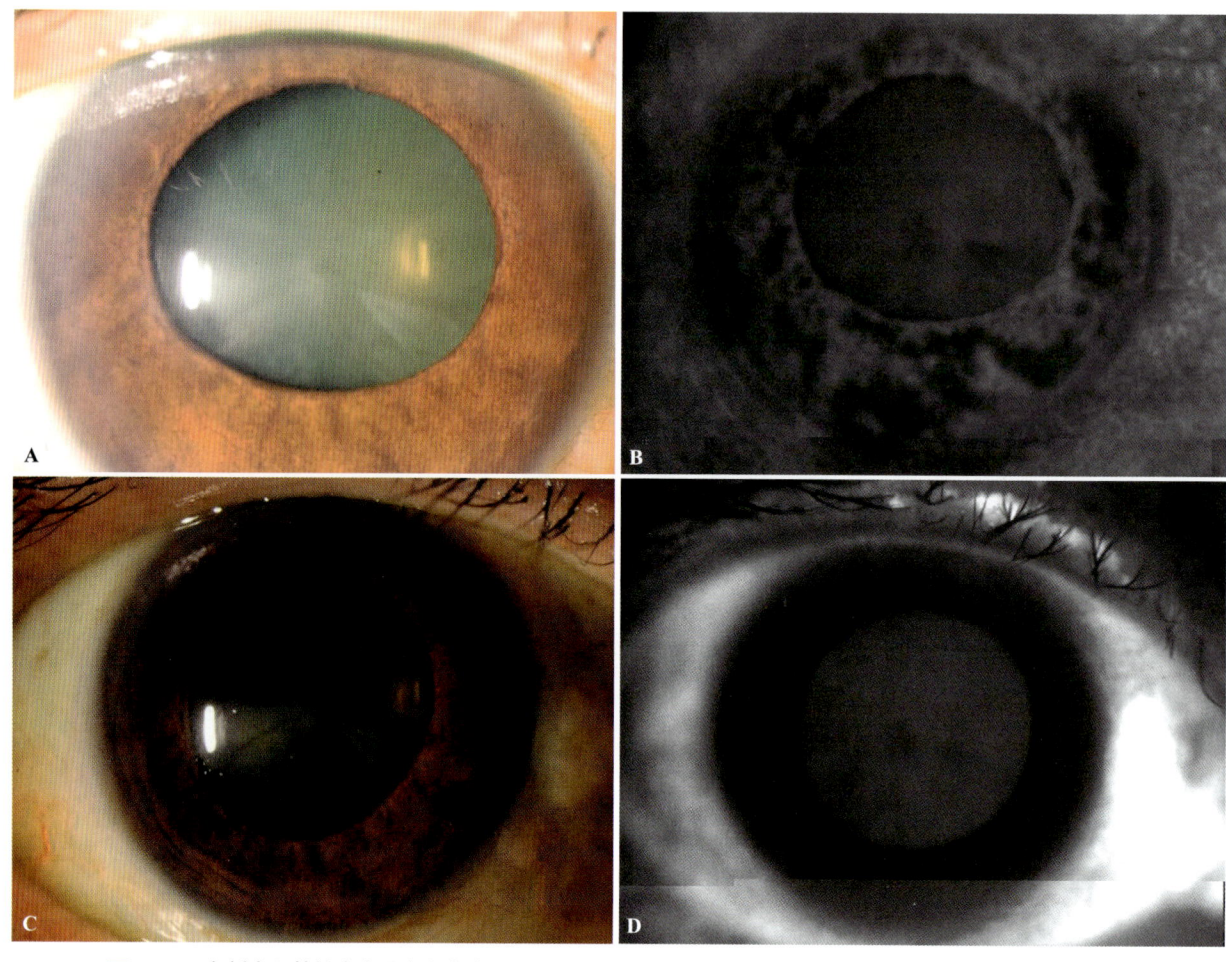

▲ 图 37-5　在新生血管性青光眼患者中使用 Avastin 之前（A 和 B）和之后（C 和 D）的裂隙灯和荧光造影照片
图片由 Eugene Eng, MD 和 Adam Reynolds, MD 提供

液流向视网膜和脉络膜。评估患者的全身性危险因素非常重要，如颈动脉供血不足、凝血功能障碍和控制不佳的糖尿病。

如果患者患有 NVI 或 NVA，且眼压正常，屈光间质的清晰程度决定了可以采取何种治疗形式（图 37-6）。如果屈光间质清晰，建议使用 PRP。周边视网膜烧灼作为对抗血管生成级联反应的一线疗法。必须完成充分的 PRP 治疗，这一点十分重要。在一项报道中，使用 1200~1600 个激光点治疗，近 71% 的糖尿病患者虹膜红变消退，而使用 400~650 个激光点治疗仅 36% 的患者虹膜红变消退[41]。另一项研究涉及 256 名 PDR 患者和 21 名患有视网膜血管闭塞且有缺血的患者用预防性 PRP 治疗，整个治疗组中只有 3 名患者发展成了 NVG[42]。

然而，在患有 CRVO 的患者中，一项 10 年的前瞻性研究显示，在没有新生血管生成的患者中行预防性 PRP，与没有行预防性 PRP 的患者相比，NVG 的发生率没有显著差异[41]。CVOS 建议在观察到两个钟点的 NVI 和（或）NVA 时行 PRP。因此，对于 CRVO 患者，标准做法是用裂隙灯生物显微镜和房角镜密切观察，并在最早出现 NVI 和（或）NVA 征象时用 PRP 治疗。

如果由于玻璃体积血引起介质浑浊，经睫状体平坦部玻璃体切割术（PPV）和眼内激光治疗可以与睫状体光凝相结合，可能是最有效的治疗方案[43]。4 例患者在行 PPV 联合眼内光凝联合小梁切除术，以及 MMC 治疗前，使用 IVB 可降低出血风险[44]。严重的 PDR 患者行玻璃体切割术联合硅油填充被认为可有效地治疗虹膜红变，因为硅油可作为眼前节和眼后节之间促血管生成因子流动的屏障[45]。另一个病历系列研究发现，活动性虹膜红变患者，行 PPV 联合眼内光凝及硅油填充后，向硅油

428

第四篇 青光眼的分类
第37章 新生血管性青光眼

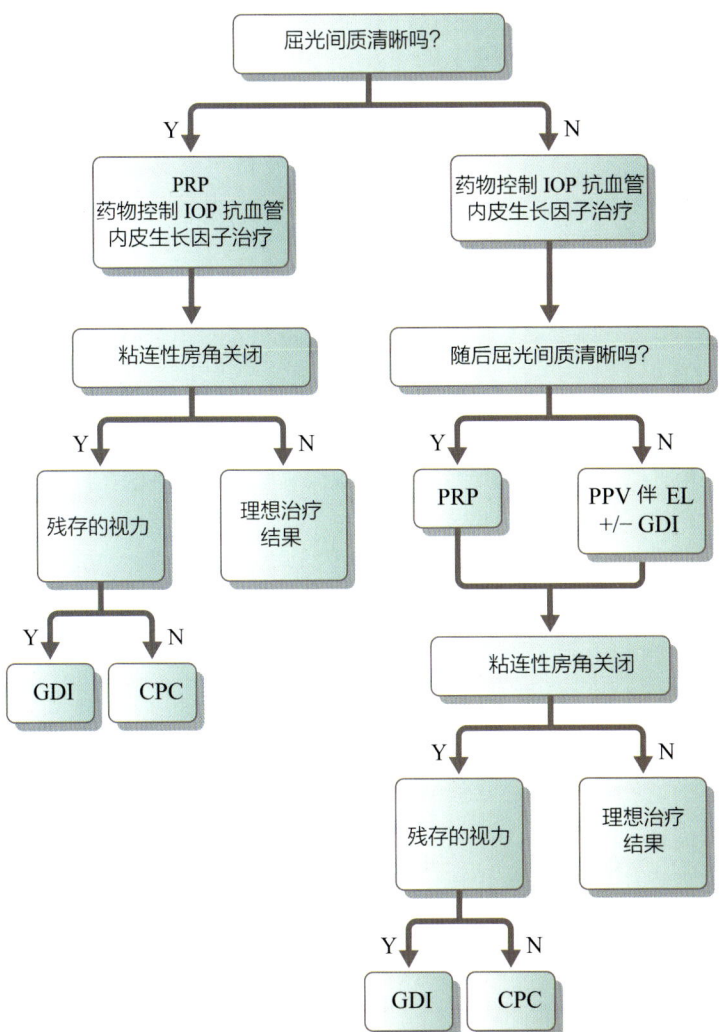

◀ 图 37-6 新生血管性青光眼的内外科治疗方法
CPC. 睫状体光凝；EL. 眼内激光光凝；GDI. 青光眼引流植入物；PPV. 睫状体玻璃体切割术；PRP. 全视网膜光凝［经许可引自 Olmos LC, Lee RK. Medical and surgical treatment of neovascular glaucoma. Int Ophthalmol Clin 2011; 51(3): 27–36］

中注射 IVB，会使 NVI 回退[46]。如果由于明显的白内障导致屈光间质混浊，应考虑行白内障摘除，术后立即行 PRP 治疗，以防止白内障摘除后新生血管加重，白内障术后新生血管可以迅猛的发展。在一项研究中，PDR 患者在白内障摘除术后，接受预防性 PRP 比未接受预防性 PRP 治疗者，虹膜红变发生的可能性低[47]。

当屈光间质不清楚时，其他治疗方式包括二极管激光光凝术（外周经巩膜视网膜二极管激光光凝术）[48]和全视网膜冷冻治疗。这两种治疗方式可以相结合，以控制青光眼并发高眼压，但这有导致术后低眼压的风险。

（二）新生血管性青光眼的治疗

一旦病情的进展超过了虹膜红变的早期阶段，并且在房角开放或关闭的情况下眼压已经升高，那么治疗的主要目标是用上述治疗方法使新生血管消退和控制眼压。

1. 高眼压的药物治疗

如果房角是开放的并且眼睛仍然具有相对有效的视力，但是眼压高于正常，则应开始药物治疗，以减少房水产生。患者可能需要碳酸酐酶抑制药（局部或全身），局部 β 受体拮抗药和（或）α₂ 受体激动药的组合来控制眼压。通常不建议使用前列腺素类似物，因为葡萄膜巩膜途径受到损伤。此外，可以应用诸如局部类固醇滴眼液和睫状肌麻痹药来控制炎症和疼痛。

2. 高眼压的手术治疗

有时，虽然房角是开放的，但单独应用药物治疗仍不能控制眼压，可能需要滤过手术、引流植入物和（或）睫状体破坏性手术的干预。大多数 NVG 患者最终需要手术干预以控制高眼压。一篇综述显示，如果追踪时间足够长，80% 的 NVG 患者需要进行青光眼手术治疗来控制高眼压，无论之前治疗如何[49]。

3. 滤过手术

滤过手术在控制与 NVG 相关的高眼压方面相对有效，但由于严重的术后炎症反应而存在失败的风险。两项研究结果表明，小梁切除术联合丝裂霉素（MMC）术后 13 个月时眼压控制成功率为 53%[50]，在 28 个月时为 66.7%[51]。另一项对继发于 PDR 的活动性 NVG 眼进行小梁切除术联合 MMC 的研究显示，术后 1 年成功率为 67%，术后 2~3 年成功率为 61.8%[52]。另一项对小梁切除术联合 MMC 治疗屈光间质浑浊的 NVG 的研究显示，平均随访 13 个月，控制眼压的成功率为 52.7%[50]。小梁切除术联合氟尿嘧啶具有较高的长期失败风险，1 年、3 年和 5 年的成功率分别为 71%、61% 和 28%[53]。

手术前进行充分的 PRP，手术成功率会有所提高[54]。对于 NVG 患者，当 PRP 与经睫状体平坦部玻璃体切割术和小梁切除术联合使用时，随访 3 年后 81.2% 患者的眼压得到有效降低，而先前未行 PRP 的患者术后 2 年仅有 18.5% 患者的眼压得到有效降低。当术前给予 IVB 时，接受小梁切除术联合 MMC 的患者前房积血减少、手术成功率增加。6 个月后 95% 的给予 IVB 的患者取得了完全成功，而在单纯小梁切除术联合 MMC 的患者只有 50% 取得了完全成功，75% 取得了不完全成功，这意味着这些患者仍然需要局部和（或）口服药物来控制眼压[55]。还有证据表明，小梁切除术联合 MMC 本身可以抑制新生血管的复发。在一项研究中，IVB 联合小梁切除术及 MMC 患者有 48% 出现复发性新生血管，但多变量分析发现小梁切除术是新生血管复发的主要抑制因素[56]。这些研究者提出术后房水流出量的增加可能会阻止 VEGF 水平的积聚，这可能会抑制前段新生血管的复发。

4. 引流物植入术

引流植入物在治疗难治性 NVG 方面取得了一些成功，特别是在常规滤过手术失败的情况下[57, 58]。许多手术操作者更喜欢使用青光眼引流植入物（GDI），因为它们术后较少发生眼内炎和滤过泡的失败。虽然 Ahmed 引流阀和 Molteno 引流阀术后初期效果相对较好，但长期结果差。在一项研究中，Ahmed 引流阀的累积成功率在术后 1 年时为 63.2%、2 年时为 56.2%、3 年时为 43.2%、4 年时为 37.8%、5 年时为 25.2%，Molteno 引流阀的累积成功率在术后 1 年时为 37.0%、2 年时为 29.6%、3 年时为 29.6%、4 年时为 29.6%、5 年时为 29.6%[59]。Baerveldt 引流物在控制与新生血管性青光眼相关的眼压升高方面也是有效的，在随访 12 个月和 18 个月的成功率分别为 79% 和 56%[60]。术前视力较差的年轻患者，存在手术失败的风险。NVG 本身是 Ahmed 引流阀植入术失败和视力预后较差的危险因素[61]。在行青光眼引流物植入术联合注射 IVB 已被证明是成功的。在一项研究中，56 只 NVG 眼接受 IVB 和 PRP 治疗后，术后炎症反应和术中、术后出血发生较少[62]。本研究还证实了之前的研究结果，只要随访时间足够长，无论初始房角状态如何，大多数 NVG 患者都需要手术干预来控制眼压。

当通过睫状体平坦部植入引流管联合经睫状体平坦部玻璃体切割术时，顽固性 NVG 患者的成功率有所提高[63]。尽管这些方法在治疗难治性 NVG 方面有些效果令人满意，但术后视力通常很差，高达 31% 的患者发展为无光感。

5. 睫状体破坏性手术

通过光凝或冷冻疗法可以通过破坏睫状体减少房水产生。在非接触性钕：钇-铝-石榴石睫状体光凝术治疗新生血管型青光眼的随访中，1 年、3 年和 6 年的成功率分别为 65%、49.8% 和 34.8%[64]。对于新生血管性青光眼经巩膜二极管睫状体光凝术可有效降低眼压[65]。然而，这些手术并非没有风险，手术风险主要包括低眼压、眼球痨和视力丧失[66]。目前，对于 NVG 治疗的标准化睫状体光凝术流程尚未建立。虽然 IOP 通常可以控制，但视力通常很差，NVG 患者的远期视力丧失率接近 50%[62]。

（三）新生血管性青光眼的晚期治疗

如果视力已丧失，建议最初用药物治疗来控制眼压，包括睫状肌麻痹药、类固醇类滴眼液，以减轻不适，如果屈光介质清晰可以行 PRP 和 IVB。如果屈光介质是混浊的，则可能需要全视网膜冷冻治疗和睫状体破坏性手术以控制 IOP。在一项研究中，对 70 名患有 NVG 但经药物及手术治疗无效的患者行经结膜睫状体光凝治疗，180d 后眼压明显降低、眼痛明显减少[67]。但是，如果视力已丧失且药物治疗无法控制疼痛和不适，可以采取更积极的治疗方法，如进行球后注射乙醇、眼内容物剜除或眼球摘除。

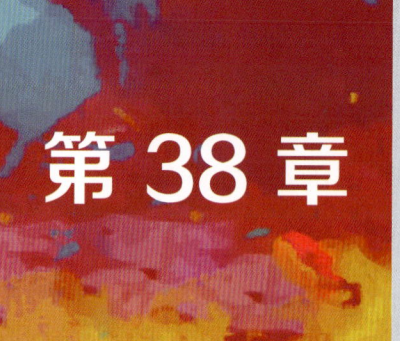

第 38 章　其他继发性青光眼
Other Secondary Glaucomas

Jody Piltz-Seymour　Tak Yee Tania Tai　著
耿云云　译
王怀洲　校

> **本章概要**
>
> 继发性青光眼是多种过程的最终结果，这些过程最终会损害小梁网引流功能并导致眼压升高（IOP）。本章涵盖了前几章没有提到的继发性青光眼，包括晶状体引起的开角型青光眼、与角膜内皮疾病有关的青光眼、皮质类固醇所致的青光眼，以及与巩膜表层静脉压升高、玻璃体视网膜疾病、上皮和纤维增殖有关的青光眼。

一、晶状体所致开角型青光眼

晶状体所致的开角型青光眼有 3 种主要形式：晶状体溶解性、晶状体蛋白过敏性和晶状体颗粒性青光眼（表 38-1）。这 3 种疾病所致眼压升高的机制不同，但最终都导致小梁网阻塞、房水流出减少。

（一）晶状体溶解性青光眼

1. 病因 / 发病机制

晶状体溶解性青光眼是一种急性开角型青光眼，由于成熟或过熟期白内障的晶状体蛋白质渗漏所导致[1]。晶状体囊袋通常会起到阻止晶状体蛋白质外漏的屏障作用。但随着晶状体变得成熟，晶状体囊袋会出现小裂隙，从而释放出高分子量的蛋白质。这些蛋白质阻塞了小梁网，导致眼压急剧上升[2]。巨噬细胞进入小梁网吞噬蛋白质，又进一步阻塞小梁网。

2. 症状和体征

虽然随着白内障的进展视力通常会逐渐下降，但晶状体溶解性青光眼的眼压会急剧升高并伴有疼痛和结膜充血。检查显示弥漫性角膜水肿、房水闪光，以及成熟或过熟的白色晶状体液化的皮质中漂浮着小的致密核。前房可以看到大量的巨噬细胞，并且可以看到明显的五彩颗粒。当晶状体脱位到玻璃体内时可以没有明显的临床表现。

3. 诊断

晶状体溶解性青光眼的诊断主要基于上述临床表现。可以进行诊断性前房穿刺术，以证明存在大量的巨噬细胞，但是通常在吸出液中缺乏巨噬细胞。通过使用微孔过滤器和相差显微镜可以增加巨噬细胞的检出率。

表 38-1　晶状体所致开角型青光眼

类型	机制
晶状体溶解性青光眼	通过未破损的晶状体囊渗漏高分子量蛋白质
晶状体过敏性青光眼	对晶状体蛋白致敏后形成的综合免疫反应导致肉芽肿性葡萄膜炎
晶状体颗粒性青光眼	残存晶状体物质和炎症细胞阻塞小梁网

4. 治疗

晶状体溶解性青光眼的治疗旨在降低眼压并使用局部类固醇药物控制炎症反应，以准备紧急白内障手术。在成熟白内障手术过程中可以使用台盼蓝等染色剂以助于撕囊。在大多数情况下，青光眼在白内障摘除后可以迅速逆转。

（二）晶状体过敏性或晶状体抗原性葡萄膜炎

1. 病因 / 发病机制

晶状体过敏性或晶状体抗原性葡萄膜炎是一种罕见的严重肉芽肿性葡萄膜炎，在创伤或手术所致晶状体破坏后发生[3, 4]。晶状体过敏其实是一种误称，因为这不是真正 IgE 介导的过敏反应。晶状体抗原性葡萄膜炎是由于对晶状体蛋白致敏后形成的综合反映，以及对晶状体蛋白的正常耐受丧失所致。组织病理学显示受损晶状体周围悬韧带有结节性浸润。

2. 症状和体征

葡萄膜炎的临床发作可能在最初损伤后的数天到数年。患者表现出结膜充血和角膜水肿。葡萄膜炎的程度可以从轻微到严重，并且可能涉及玻璃体，还可能出现前房积脓和角膜后沉着物。残存的晶状体物质是一个显著的诊断依据[3]。

眼压通常是正常的，但也可能由不同机制造成的眼压升高。炎症细胞、高分子量蛋白质、虹膜粘连可导致慢性房角关闭或瞳孔阻滞，从而影响小梁网房水外流。

3. 治疗

在不去除晶状体物质的情况下，局部类固醇对葡萄膜炎几乎没有作用，并且可能导致类固醇诱导的 IOP 升高。需要手术去除所有晶状体残留物，包括晶状体囊和人工晶状体。这些标本的病理评估对于诊断至关重要。

（三）晶状体颗粒性青光眼（残存晶状体碎片）

1. 病因 / 发病机制

晶状体囊的破坏可导致皮质和囊性物质释放到房水中，阻碍小梁网引流并导致晶状体颗粒性青光眼。这种情况多见于白内障手术、穿透性眼外伤或 Nd: YAG 激光囊切开术（图 38-1）。

2. 症状和体征

受损伤后，皮质积聚在前房，可见白色蓬松的

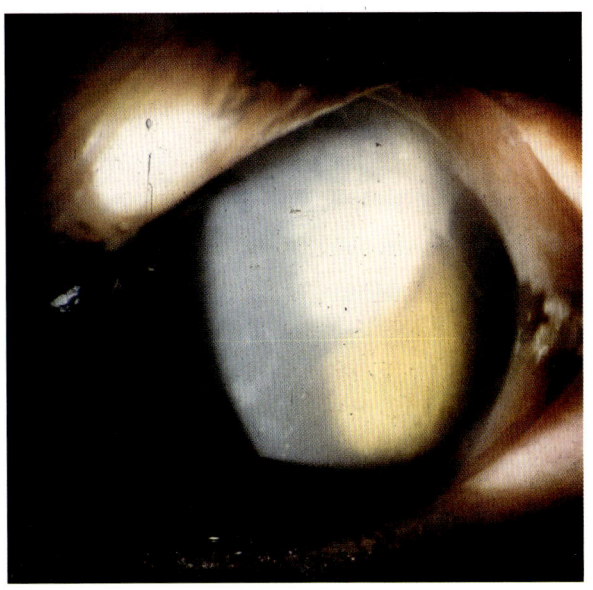

▲ 图 38-1 残存的晶状体碎片
残存的晶状体碎片引发炎症反应和小梁网阻塞

碎片，可能会发生炎症反应，导致前房浮游细胞和前房反应。随着小梁网被晶状体颗粒和炎性碎片堵塞，眼压可能升高[2]。青光眼也从虹膜粘连致房角关闭或瞳孔阻滞发展而来。房水流出道受损的眼睛更易眼压升高。

3. 治疗

药物治疗应选择抑制房水生成的药物和皮质类固醇。如果有大量残存皮质，手术清除可以更快地控制青光眼和炎症。

二、与角膜内皮疾病相关的青光眼

（一）虹膜角膜内皮综合征

虹膜角膜内皮（ICE）综合征是一组以角膜内皮生理异常为特征的疾病，导致不同程度的进行性虹膜萎缩、角膜水肿和（或）粘连性房角关闭[5, 6]。ICE 综合征在女性中更为常见，临床上是单眼发病，通常出现在 40—50 岁。没有明显的遗传特性。

这种疾病主要有 3 种表现：进行性虹膜萎缩、Chandler 综合征和 Cogan-Reese 综合征（表 38-2）。Chandler 综合征占 ICE 综合征 1/2，其他两个各占 1/4。

1. 病因 / 发病机制

ICE 的 3 种表现的共同特征是在裂隙灯检查中清晰可见角膜内皮层的细小银 / 灰色斑点[7]。内皮

表 38-2 虹膜角膜内皮综合征

综合征类型	症状和体征
进行性虹膜萎缩	瞳孔异位、虹膜萎缩、虹膜裂孔、葡萄膜外翻、周边虹膜前粘连
Chandler 综合征	角膜水肿、视力下降、疼痛
Cogan-Reese 综合征	带蒂的虹膜结节、周边虹膜前粘连

细胞的多形性和多态性可以通过镜面显微镜证实。异常的内皮细胞增殖并向前迁移至前房角和虹膜表面，导致虹膜外周前粘连。即使在角膜水肿、内皮水肿的情况下，共聚焦显微镜仍然可以显示角膜中的"上皮样"变化[8, 9]。

据推测，ICE 综合征的发生可能与病毒相关。ICE 患者血清学检测到 Epstein-Barr 病毒[10]。更有说服力的是，使用聚合酶链反应（PCR）分析检测的 25 个角膜标本中，有 16 个在角膜内皮可检测到单纯疱疹病毒 DNA[11]。

2. 症状和体征

虹膜萎缩的主要特征是瞳孔异位、虹膜裂孔和葡萄膜外翻。异常内皮层增殖会覆盖房角和虹膜。这种异常增殖膜的挛缩导致周边虹膜前粘连、瞳孔变形，以及与周边虹膜前粘连（PAS）相对位置的虹膜裂孔。虹膜裂孔也可以在没有瞳孔异位的情况下发生，并且可能与虹膜缺血有关（图 38-2 至图 38-4）。

角膜水肿是 Chandler 综合征最常见的类型特征。患者经常出现视力下降和疼痛，虹膜异常不典型。在疾病的早期阶段，角膜水肿和视物模糊不断加重。在疾病晚期，角膜水肿、视力下降和疼痛可能持续一整天。

在 Cogan-Reese 综合征中，角膜内皮的异常增殖膜挛缩在正常虹膜表面形成多个带蒂的结节。

Cogan-Reese 被称为虹膜痣综合征，因为这些结节类似于虹膜表面上的小痣。这个名称是用词不当，因为结节由正常的虹膜组织组成，在组织学上和痣没什么关系。患者可能具有多于一种以上的各种临床表现（图 38-5，图 38-4）。

大多数进行性虹膜萎缩和 Cogan-Reese 综合征会发展为青光眼，但 Chandler 综合征中青光眼可能

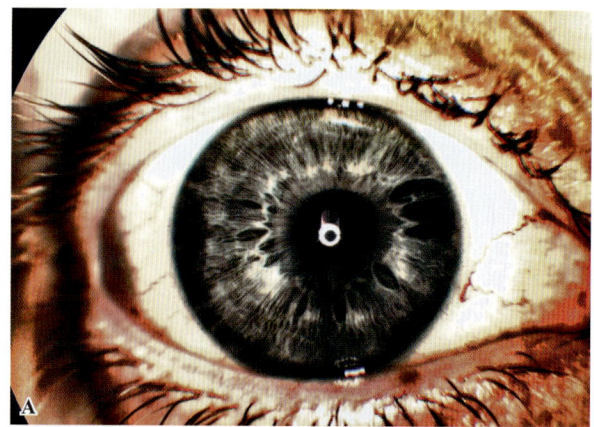
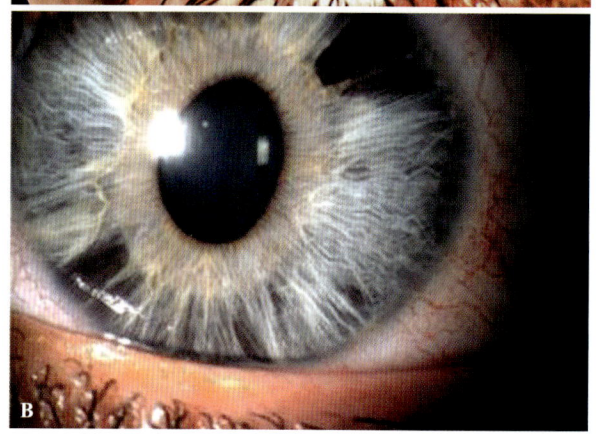

▲ 图 38-2　A 和 B. 虹膜角膜内皮综合征 / 进行性虹膜萎缩
这两名患者有虹膜萎缩的早期迹象，虹膜基质局灶性变薄，轻微虹膜异位（图 B 由 Stephen Orlin, MD 提供）

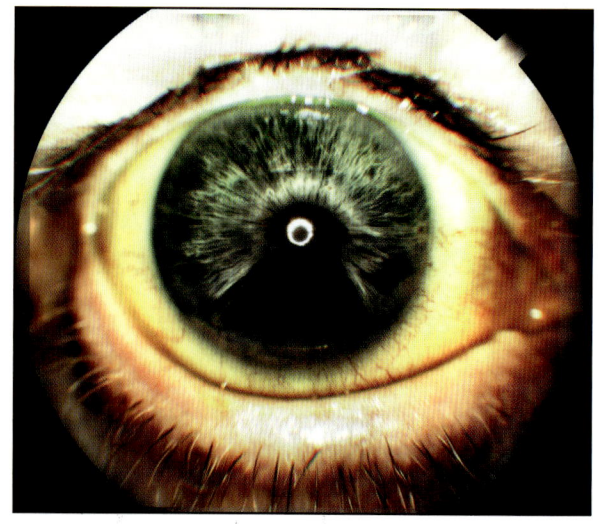

▲ 图 38-3　虹膜角膜内皮综合征 / 进行性虹膜萎缩
下部虹膜拉伸变薄，导致虹膜全层萎缩性孔（多瞳）。瞳孔异位经常出现在这个阶段，但在这只眼睛中没有表现

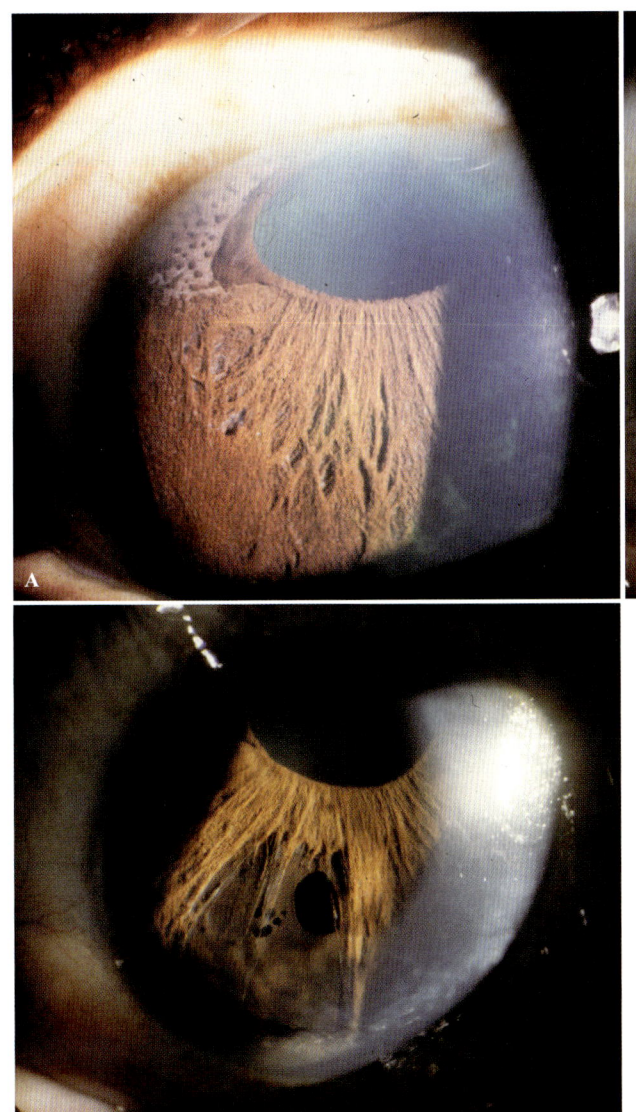
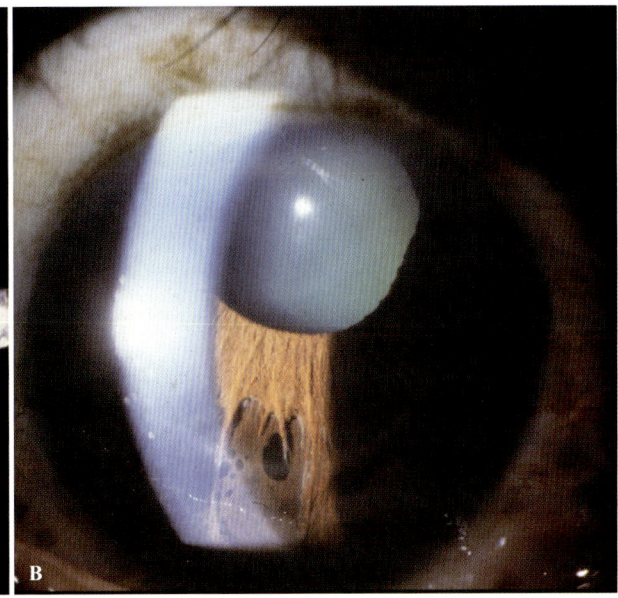

▲ 图 38-4 虹膜角膜内皮综合征

这只眼睛展示了进行性瞳孔异位、多瞳和葡萄膜外翻的经典特征。存在进行性虹膜萎缩和 Cogan-Reese 综合征的特征
A.1983 年，具有虹膜痣和葡萄膜外翻；B. 1985 年，同一只眼睛 2 年后虹膜萎缩加重形成虹膜裂孔；C. 1992 年，7 年后，虹膜继续变薄，虹膜裂孔增加

不太常见。主要因房角异常角膜内皮增殖膜和 PAS 形成导致青光眼。眼压升高与 PAS 的程度无关。眼压失控的青光眼可能会加重角膜水肿并引起疼痛加剧。

3. 治疗

角膜水肿和（或）青光眼可能需要治疗。最初可以用高渗盐水、角膜接触镜和降低眼压来治疗角膜水肿，但角膜病变最终可能需要手术。

抑制房水生成是 ICE 综合征中控制 IOP 升高的一线治疗方法。前列腺素类似物的作用是不确切的，并且激光小梁成形术没有作用。异常增殖膜可以通过巩膜造口增殖，在滤过泡内表面形成致密的膜，从而导致滤过泡失败。青光眼引流管也可能受到增殖膜的影响，一些人主张在前房、睫状沟或睫状体平坦部放置较长的管，以尽量减少失败。

4. 鉴别诊断

虹膜内皮综合征很容易与 Rieger 综合征区别开来，Rieger 综合征是一种双眼发病的显性遗传的先天性疾病，具有非进行性虹膜病变。

（二）后部多形性角膜营养不良

后部多形性角膜营养不良是一种罕见的双眼发病的先天性进行性疾病，其中角膜内皮层具有上皮样特征。角膜后弹力层增厚。它是具有不同表型的常染色体显性遗传病。

青光眼诊断与治疗学（原书第2版）
GLAUCOMA: Medical Diagnosis & Therapy (2nd Edition)

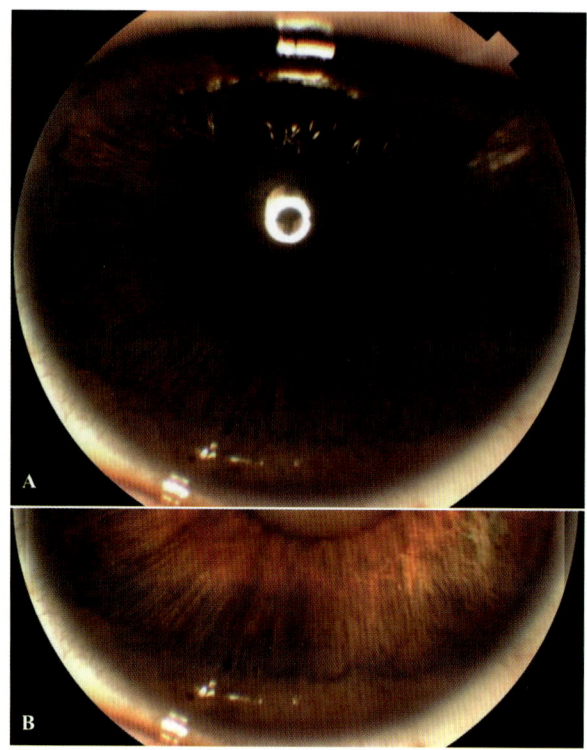

▲ 图 38-5　虹膜角膜内皮综合征 / Cogan-Reese 综合征
A. 该患者呈现高眼压，圆形中央瞳孔和角膜内皮增厚的银箔样反光。这类青光眼对药物治疗反应差。小梁切除术失败，并用青光眼引流阀控制眼压。虹膜向引流管方向变形，在接下来的8年中，虹膜表现出与 Cogan-Reese（虹膜痣综合征）一致的变化，进展开始变缓；B. 放大的下部虹膜视图显示，有蒂的虹膜结节。虹膜痣综合征的名称是用词不当的，因为带蒂区域实际上是由虹膜表面上增殖的内皮样膜牵缩形成的结节

1. 症状和体征

裂隙灯检查可见角膜后部的混浊伴角膜内皮的聚集性小泡，可以聚集成条状或地图状缺损。根据角膜受累的程度，视力可以是正常的或受损的。角膜受累是双眼的，但可以不对称。偶尔可见广泛的 PAS、瞳孔异位和葡萄膜外翻[12]。

房角镜检查可以显示虹膜插入或明显的 PAS。由于房角的增殖膜或 PAS 所致房角关闭，大约 13% 的患有后部多形性营养不良的患者会发展为青光眼。

2. 治疗

治疗类似于 ICE 综合征，使用高渗药物和抑制房水生成，可能需要青光眼和角膜手术。

三、皮质类固醇所致高眼压和青光眼

早在 50 年前人们就发现了继发于全身性皮质类固醇的高眼压[13]，之后也不断报道用于局部、眼周、眼内和吸入皮质类固醇治疗引起高眼压。大约 1/3 的局部应用类固醇治疗的患者，眼压会升高 6～15mmHg，使用类固醇的时间越长，眼压受影响的患者的百分率也逐渐增加[14]。了解其患病率、危险因素和病理生理学可能有助于临床医生预防、监测和治疗临床上的任何高眼压和相关的青光眼。

（一）危险因素

已经报道了许多皮质类固醇诱发高眼压的易感因素（框 38-1）。特别是患有原发性开角型青光眼（POAG）或可疑青光眼的患者，更可能表现出对皮质类固醇药物的反应[15]。POAG 的一级亲属也会有更大的风险。

框 38-1　皮质类固醇性高眼压的危险因素
• 原发性开角型青光眼
• 疑似青光眼
• 原发性开角型青光眼患者的一级亲属
• 既往有类固醇药物反应史
• 年龄
• 结缔组织病
• 高度近视
• 1 型糖尿病

年龄是另一个重要的危险因素。老年人比年轻人更有可能表现出类固醇反应。然而，儿童也被证明比成人表现出更强的类固醇反应，6 岁或以下的儿童反应最为强烈[16]。

此外，据报道结缔组织病患者，尤其是男性患者，其类固醇反应风险增加。患有 1 型糖尿病和高度近视的患者，类固醇反应风险也会增加。

（二）病因 / 发病机制

皮质类固醇诱导的高眼压可能是房水流出阻力增加的结果。其机制尚不清楚，但有几项研究表明糖皮质激素引起的小梁网变化，并提示具有遗传易感性[17]。

1. 皮质类固醇导致的变化

皮质类固醇通过诱导微小结构的变化，增加细胞外物质沉积，抑制蛋白酶和吞噬细胞来影响小梁网的功能。形态学变化包括小梁组织增厚、小梁间隙减少、邻管组织增厚、增加的细胞外基质（如糖胺聚糖、弹性蛋白、纤维蛋白）的沉积。此外，用地塞米松处理的培养小梁网表现出更低水平的组织纤溶酶原激活物、溶基质素和金属蛋白酶，以及降低的花生四烯酸代谢和吞噬活性。这些皮质类固醇诱导的变化可能导致房水流出道的组织碎片增加和清除减少。产生的效应就是房水流出减少，从而导致高眼压。

2. 遗传

已经提出了对皮质类固醇诱导高眼压的遗传易感性，并且已经显示几种基因在地塞米松处理的小梁网细胞中表达上调。特别是肌球蛋白基因（之前称为 TIGR 并且与 GCL1A 相同）表达活跃，因为肌球蛋白表达是由糖皮质激素诱导的，其发生的时间和剂量反应，与临床上皮质类固醇诱发的高眼压一致。然而，这个基因的确切作用知之甚少，实验研究结果相互矛盾。进一步研究肌球蛋白和其他皮质类固醇诱导的基因产物是必要的，以便更好地了解皮质类固醇诱导高眼压的发病机制和易感性。

（三）眼压反应

高眼压的发生及其严重程度受皮质类固醇的类型和效力、给药的频率和方式，以及患者易感性的影响。

皮质类固醇的效力越大，眼压升高的风险越大[18]。一些皮质类固醇药物，如氯替泼诺或氟米龙，与泼尼松龙或地塞米松相比，升高眼压的风险更小。然而，疗效较弱的药或疗效强但浓度较低的药物仍然可能导致易感个体的 IOP 增加，特别是长期使用。

局部给药比口服给药更易升高眼压，并且通常在 1~4 周内发生。更强的类固醇（如二氟泼尼酯）更可能导致眼压升高。尽管很少见，但确实有眼压的急速上升。这种急性眼压升高似乎更常见于有青光眼病史或儿童患者。重要的是，玻璃体内注射曲安奈德逐渐增多时大约 50% 的患者眼压会急剧升高[19, 20]。全身给药时眼压升高较少见，通常发生在数周至数年，但也有眼压快速升高的报道，特别是在儿童。

在停止类固醇治疗后，类固醇反应的消退时间通常与发作的时间相匹配。最常见的是，慢性类固醇反应在停止服用类固醇后 1~4 周后消退，而罕见的急性反应可能会在几天内消退。

（四）治疗

临床上皮质类固醇诱导的 IOP 升高和青光眼的治疗，与原发性开角型青光眼或高眼压治疗相似。预防和早期发现很重要。应在开始应用皮质类固醇前进行青光眼评估和基线眼压测量。开始局部或眼周治疗后，患者应在治疗首月每 2 周检查 1 次眼压，持续检查 2~3 个月，此后 3~6 个月可以进行长期类固醇治疗。重要的是，接受单剂量玻璃体腔注射曲安奈德的患者应监测眼压数月，因为部分患者在注射后 3 个月后才出现 IOP 的显著增加[20, 21]。服用全身性皮质类固醇的患者也应定期测量眼压。

可以用局部降眼压药物治疗临床上的显著高眼压。β 受体拮抗药和碳酸酐酶抑制药是有效的选择。使用前列腺素类似物来控制 IOP 已被证明与停用皮质类固醇效果一样。然而，与 α 受体激动药和缩瞳药一样，前列腺素类似物在葡萄膜炎或黄斑囊样水肿患者中相对禁忌。激光小梁成形术可有效降低眼压。在药物难以控制的病例中可能需要小梁切除术。

如果可能，一旦诊断出临床上皮质类固醇诱发的高眼压或青光眼，应停用皮质类固醇治疗。如果患者对药物治疗没有反应，可以尝试手术切除类固醇沉积的组织。皮质类固醇诱导的高眼压患者若同时患有 Cushing 综合征，那么通常在切除产生皮质类固醇的肿瘤或增生组织后眼压会逐步正常。

如果抗炎药物是必需的，换用效力较低的皮质类固醇药或非甾体抗炎药可能对控制眼压会有所帮助。将局部类固醇变为全身性类固醇也可以减轻对眼压的影响。

对于需要全身应用皮质类固醇治疗的患者，咨询具有应用免疫抑制药经验的医生可能是有用的。

在某些情况下，尽管停止使用类固醇，IOP 升高仍然可能不可逆。这更有可能发生在有青光眼家族史、类固醇使用数年或玻璃体内注射类固醇的患者。在这些情况下，治疗仍然类似于慢性开角型青光眼。

（五）小结

虽然皮质类固醇导致高眼压的机制尚不完全清楚，但已经确定了一些危险因素和反应模式。所有接受皮质类固醇治疗的患者，都应该对其进行IOP监测。在可以达到治疗效果的情况下，临床医生应该选择效力最低的皮质类固醇，且在最短时间内应用。对于高危人群尽量避免应用长效类固醇，如球筋膜下或玻璃体内注射。如果发生皮质类固醇诱发的高眼压，可以使用其他替代的抗炎药物或免疫抑制药，必要时使用降眼压药物、激光治疗和青光眼手术。

四、巩膜表层静脉压升高

巩膜表层静脉压的昼夜变化很小。已显示巩膜表层静脉压在仰卧位时增加，并且在老年患者和一些原发性青光眼患者中更高，虽然其意义尚不清楚[21, 22]。然而，有几种情况是巩膜表层静脉压病理性升高，并导致眼压明显升高，可能引起继发性青光眼。

（一）对眼压的影响

为了解升高的巩膜表层静脉压对IOP的影响，我们有必要回顾一下Goldmann方程：$P = (F/C) + Pe$。眼内压（P）取决于：房水形成速率（F），通常为$2\sim3\mu l/min$；流畅系数（C），通常为$0.2\sim0.3\mu l/(min \cdot mmHg)$；巩膜表层静脉压（Pe），通常为$8\sim10mmHg$。一个经常被引用的经验法则是，巩膜表层静脉压每升高1mm，眼压大约上升1mmHg。实际上，这种关系并不完全是一对一的，但是巩膜表层静脉压增加对眼压有直接影响。

房水流畅系数不受巩膜表层静脉压急性升高的影响，并且随着巩膜表层静脉压趋于正常，IOP也会趋于正常。然而，随着巩膜表层静脉压长期升高，房水流畅系数可能受到不利影响，即使巩膜表层静脉压趋于正常也无法恢复正常。

（二）症状和体征

尽管临床表现取决于病因，但巩膜表层静脉压升高的最一致特征是扩张和弯曲的表层巩膜血管和升高的眼压。其他症状可能包括结膜水肿、眼球突出或眼眶血管杂音。在眼压测量期间可以观察到眼压波动幅度增大。前房角镜检查可能会观察到Schlemm管充血。

（三）病因/发病机制

巩膜外静脉压增高的原因可分为3类：静脉阻塞、动静脉异常和特发性。

1. 静脉阻塞

静脉阻塞的原因包括：甲状腺眼病、上腔静脉综合征、球后肿瘤和海绵窦血栓形成。

甲状腺眼病或Graves'病是由淋巴细胞、肥大细胞和浆细胞浸润眼球和眼外肌引起的。严重的巩膜表层静脉压升高可伴有明显的突眼，以及由于静脉阻塞引起的眼眶充血[23]。

当上胸部病变阻碍头部静脉回流时，就会出现上腔静脉综合征。相关症状包括眼球突出、水肿，面部和颈部发绀，以及头部、颈部、胸部和上肢静脉的扩张。

与静脉阻塞和巩膜表层静脉压升高有关的其他病症，包括局限性淀粉样变性、球后肿瘤和海绵窦血栓形成。

2. 动静脉异常

动静脉瘘是由巩膜表层静脉压升高造成眼压升高、眼部充血最常见的原因。颈动脉海绵窦瘘可分为创伤性和自发性两种类型[24]。创伤性瘘管是最常见的，其特点是颈内动脉和周围海绵窦静脉丛之间高血流量。通过该瘘管分流血液增加血流量，造成眶压和巩膜表层静脉压高。除扩张，迂曲的巩膜静脉外，相关症状还包括搏动性眼球突出、眼眶血管杂音、眼球运动受限和眼部缺血。

自发型动静脉瘘患者没有创伤史，更多见于中老年女性。自发型分流量较小，通常以低流量间接性为特征，如颈动脉的脑膜分支与海绵窦静脉或与海绵窦相连的分支静脉之间的沟通。动脉和静脉血液的混合可降低动脉压，并增加眶压和巩膜表层静脉压。症状和体征与高流量动静脉瘘相似，但相对温和；低流量瘘管会导致巩膜和结膜血管曲张，但突眼不明显，没有搏动性眼球突出或眼眶血管杂音。许多低流量瘘管在没有干预的情况下，可自发消退（图38-6）[25]。

眼眶静脉曲张也可能导致巩膜表层静脉压增加。通常Valsalva动作会加剧静脉曲张和间歇性突眼，两次动作之间的静脉压通常是正常的。因此，青光眼并不常见，必要时采用药物保守治疗就可以了[26]。

由于表层巩膜血管瘤和动静脉瘘引起的巩膜外静脉压升高，被认为是Sturge-Weber综合征中IOP升高的一种机制。第41章将对这种综合征详细地描述。

3. 特发性

有几例特发性巩膜静脉扩张伴开角型青光眼的患者，没有突眼或已知静脉阻塞的原因（框38-2）[27]。

如果没有动静脉瘘中描述的静脉血管动脉化，那么结膜充血不会太明显。这种特发性疾病在年轻、年长患者，以及其家庭成员中都有报道。可能的发病机制包括眼外肌局部静脉阻塞、脉管系统的先天性异常和家族遗传倾向。

框38-2 巩膜表层静脉压增加的原因

静脉阻塞
- 甲状腺眼病
- 上腔静脉综合征
- 球后肿瘤
- 海绵窦血栓形成

动静脉畸形
- 颈动脉海绵窦瘘
- 眼眶静脉曲张
- Sturge-Weber综合征

特发性

眼眶彩色多普勒成像可用于区分特发性巩膜静脉扩张和可能需要有创导管血管造影检查的动静脉瘘。在患有动静脉瘘的患者中，可以观察到的特征性改变是扩张的眼上静脉血流逆行；在特发性巩膜静脉扩张的患者中，眼眶彩色多普勒成像显示正常直径眼上静脉的正常血流[28]。

（四）机制

巩膜表层静脉压升高可能通过几种机制引起青光眼，直接影响眼压、降低房水流畅系数、引起房角关闭和新生血管性青光眼。

根据Goldmann方程，急性巩膜表层静脉压升高可以直接但非线性地影响眼压。最初，房水流畅系数通常是正常；然而，随着巩膜表层静脉压慢性升高，即使在巩膜表层静脉压正常后，房水流出也会减少并且无法恢复。这就解释了为什么增加房水外流的药物在急性巩膜静脉升高的情况下作用不大，但在巩膜表层静脉压正常、IOP还未能正常的慢性病例中有作用。

据报道，在动静脉异常的情况下，可以有急性房角关闭和新生血管性青光眼，且伴有巩膜表层静脉压升高。房角关闭与涡静脉的血流瘀滞及其所致的脉络膜脱离和晶状体-虹膜隔膜的前移有关。动脉血流减少，如颈动脉海绵窦瘘，可能引起眼缺血

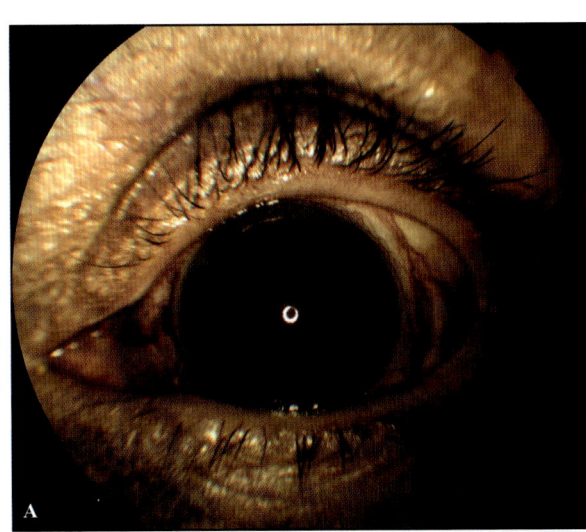

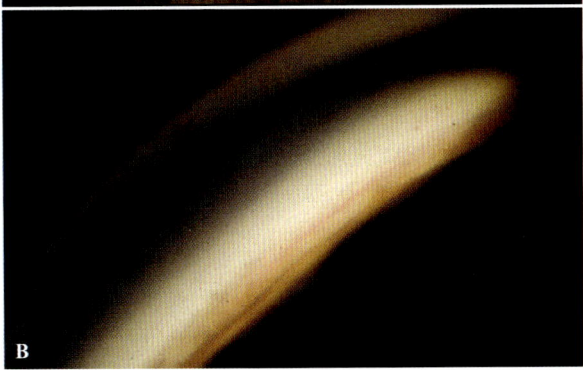

▲ 图38-6 由低流量硬脑膜窦瘘导致的巩膜表层静脉压升高
A. 突出的巩膜和结膜血管，但没有突眼；B. 在房角镜检查中观察到Schlemm管充血

和新生血管形成。也有报道认为，新生血管性青光眼是颈动脉海绵窦瘘中眼上静脉栓塞的并发症[29]。

（五）治疗

理想情况下，与巩膜表层静脉压升高相关的高眼压或青光眼的治疗主要包括治疗原发病，如甲状腺眼病、上腔静脉综合征、球后肿瘤或海绵窦血栓形成。通常只需要对 IOP 进行短期药物控制。低流量的颈动脉 – 海绵窦瘘可在诊断性血管造影术后自发好转或闭合。但是，也有些情况可能无法对原发病进行治疗；如，高流量颈动脉 – 海绵窦瘘的栓塞是有风险的，可能并不成功。

如果尝试药物治疗，包括 β 受体拮抗药、碳酸酐酶抑制药和 α 受体激动药在内的房水生成抑制药是最有效的药物。正如 Goldmann 方程预测的那样，小梁成形术或影响房水流出途径的药物不那么有效。然而，在房水流出道可能受损的慢性病例中，改善房水流出的药物可能起作用。

如果不能治疗原发病，且 IOP 仍然不受药物控制，则需要考虑行青光眼手术，或者如果眼睛视功能较差，可以考虑行睫状体破坏性手术。目的就是简单地使 IOP 正常而不是达到极低眼压。在巩膜表层静脉压升高的情况下，更可能发生一些并发症：术后低眼压、脉络膜脱离、脉络膜上腔出血和浅前房。应考虑术前应用甘露醇，预防性巩膜切开术和前房内注入黏弹剂进行预防。在滤过手术中，巩膜瓣缝合线可以在进入前房之前预先放置，或者预先将青光眼引流阀放置在巩膜瓣下。为了进一步降低术后低眼压的风险，可以中等紧密的缝合巩膜瓣，并且可以松解或者激光断线。应谨慎地使用抗代谢药物，以避免术后低眼压。如果放置引流阀，则可以考虑行外部结扎的或分两阶段植入。

（六）小结

巩膜表层静脉压升高，是高眼压和相关性青光眼的重要原因。在高眼压同时伴有结膜充血的鉴别诊断中应该考虑。原因包括静脉阻塞、动静脉异常和特发性。治疗应针对可能的原发病并用房水生成抑制药，控制 IOP。如果需要进行青光眼手术，应该尽最大努力降低术后低眼压、脉络膜渗漏、脉络膜上腔出血和浅前房的风险。

五、玻璃体视网膜和视网膜疾病

（一）房角关闭的机制

视网膜和玻璃体视网膜疾病可导致开角型和闭角型青光眼。儿童患者的房角关闭可由早产儿视网膜病、家族性渗出性玻璃体视网膜病变、Coats 病和其他先天性畸形和炎症性疾病引起。真性小眼球会由于瞳孔阻滞或葡萄膜渗漏导致房角关闭。葡萄膜层扩张的其他原因，如托吡酯高敏性、艾滋病、脉络膜脱离、脉络膜出血或视网膜中央静脉闭塞，可以通过向前推动晶状体 – 虹膜隔导致房角关闭。糖尿病视网膜病变、视网膜中央静脉阻塞、颈动脉供血不足和其他疾病可导致新生血管性青光眼。这些导致房角闭合的疾病在第 35 章讨论。

（二）房角开放的机制

1. Stickler 综合征

Stickler 综合征或遗传性关节炎眼病是一种常染色体显性结缔组织病，伴有眼、耳、面部和骨骼表现[30]，已发现与其有关的一种胶原合成中的遗传缺陷。Stickler 综合征最突出的眼部表现是高度近视、玻璃体视网膜变性和视网膜脱离[31]。近视在整个童年期间是先天性和进行性的，通常超过 10 个屈光度。Stickler 综合征的大多数患者在一只或两只眼睛中发生视网膜脱离。其他常见的眼部表现，包括白内障早发、开角型青光眼、斜视和弱视。

Stickler 综合征患者的青光眼可能难以监测。视盘通常是倾斜的和异常的。视野可能受到高度屈光不正、弱视、晶状体的变化和视网膜变性的影响而产生误差。全身表现包括过度伸展和松弛的关节、神经感觉性听力损失和口面 / 牙齿异常。关节炎通常呈进展性。应避免使用缩瞳药。

2. 血影细胞性青光眼

玻璃体中退化的红细胞可能形成"坚硬"的血影细胞。当其释放到房水中时，可以阻塞小梁网并升高眼压。玻璃体积血后最常发血影细胞性青光眼（图 38-7）（见第 39 章）。如果药物治疗不充分，可能需要手术来降低眼压。前房冲洗可以减少血影细胞并改善眼压。如果反复发作，可能需要行玻璃体切割术，以清除玻璃体腔中的血细胞。

第四篇 青光眼的分类
第38章 其他继发性青光眼

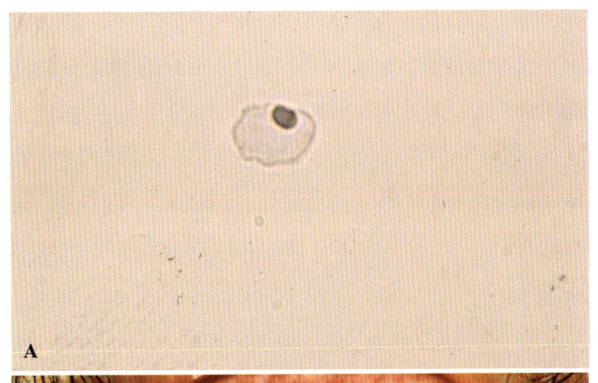
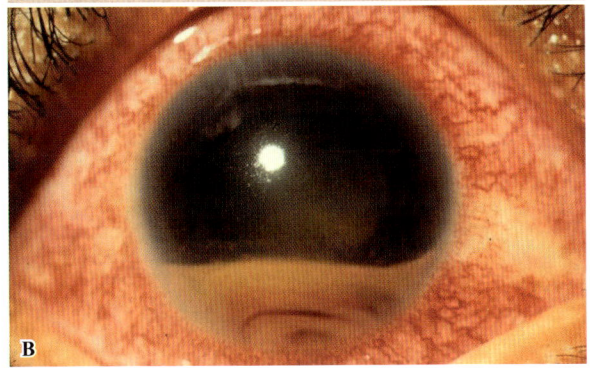

▲ 图 38-7 血影细胞
A. 血影细胞性青光眼患者的房水经光学显微镜检查可见退化红细胞；B. 血影细胞性青光眼典型的卡其色前房积血。前房积血由棕褐色的血影细胞组成

3. Schwartz 综合征

孔源性视网膜脱离通常会产生适度的眼压降低。偶尔，无青光眼病史的视网膜脱离患者也会形成一种开角型青光眼，被称为 Schwartz 综合征[32]。在 Schwartz 综合征中，光感受器外段通过视网膜裂孔释放到前房。这些色素细胞阻塞小梁网并导致眼压升高[33]。Schwartz 综合征所致青光眼在视网膜脱离修复后可消失。

六、与视网膜手术相关的青光眼

眼压升高是许多玻璃体视网膜手术最常见的术后并发症之一。术后眼压升高有几种机制，包括皮质类固醇、眼内注射、继发性房角关闭和巩膜表层静脉压升高（引起的高眼压等）。

如前所述，玻璃体内注射曲安奈德可能与皮质类固醇诱导的高眼压有关。几乎 50% 的患者都会出现高眼压，即使在注射后的几个月内不会出现[19, 20]。已有报道行玻璃体切割术同时去除曲安奈德后眼压可恢复正常[34]。新的玻璃体内类固醇植入物，如玻

璃体内注射地塞米松或氟轻松越来越受欢迎，但这些也已被证明可导致大量患者的眼压升高[35, 36]。

玻璃体内注射抗血管内皮生长因子试剂（贝伐单抗、雷珠单抗或哌加他尼）也可引起持续或非持续的眼压升高。注射时眼内压的瞬时增加是常见的，并且通常在最初的 30～60min 内恢复正常。然而，也可能会发生持续的眼压升高，需要使用降眼压药物、激光或青光眼手术继续治疗。这种持续眼压上升的病因尚不清楚[37]。

巩膜扣带手术，尤其是环扎带，可能使前房浅，导致房角关闭。主要与环扎巩膜扣带造成的静脉回流暂时受阻引起睫状体肿胀和充血有关[38]。脉络膜渗漏和睫状体前旋通常会在几天到几周内消失。临时药物治疗包括抗炎药、睫状肌麻痹药和房水生成抑制药。如果是药物治疗不成功，可能需要排出脉络膜上腔积液，或者需要调整扣带。

注入空气、膨胀气体或硅油可能会导致眼压升高和房角关闭。使用气体行视网膜复位术后立即短暂的眼压升高是常见的，可能使视网膜中央动脉闭塞，但 IOP 通常在 1h 内下降。

据报道，在经睫状体平坦部行玻璃体切割术中注入硅油后约 50% 的患者眼压明显升高。硅油用于治疗复杂的视网膜脱离，可导致开角型和闭角型青光眼。硅油崁塞在瞳孔区可以造成瞳孔阻滞、房角关闭，这个可以通过下方虹膜周切术预防或治疗（图 38-8）。如果硅油滴分散在房水中，则硅油滴会堵塞小梁网流出道，引起继发性开角型青光眼。如果是预防性的虹膜周切不成功，眼压不能用药物控制，则需要行青光眼引流阀植入术、睫状体破坏性手术或去除硅油[39]。

全视网膜光凝术后增加 IOP 的机制尚不清楚，甚至在房角开放时也会出现。也可以继发于睫状体水肿和前旋的早期或晚期房角关闭。这种形式的房角关闭通常是自限性的，需要使用皮质类固醇、睫状肌麻痹药和房水生成抑制药进行治疗。

七、上皮和纤维增殖

（一）角膜上皮植入

角膜上皮植入是前节手术或创伤的罕见且具有破坏性的并发症。它更容易在创伤、穿透性角膜

441

青光眼诊断与治疗学（原书第2版）
GLAUCOMA : Medical Diagnosis & Therapy (2nd Edition)

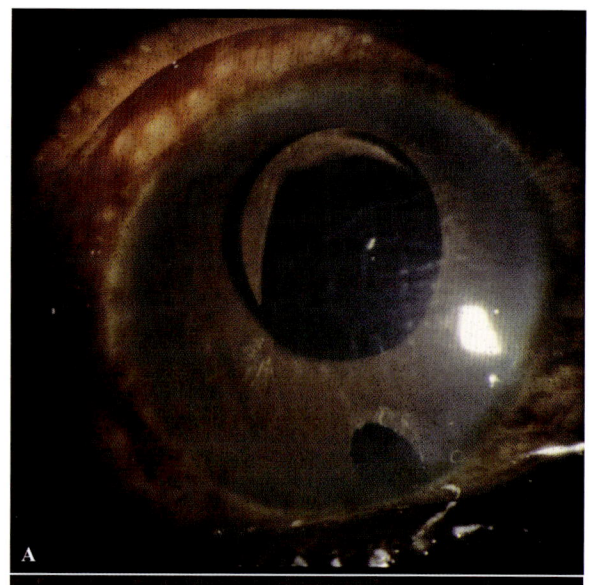

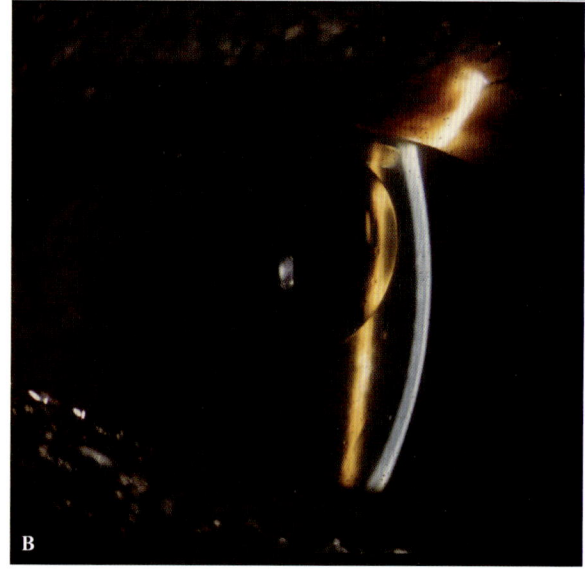

▲ 图 38-8　A. 硅油导致瞳孔阻滞。通过预防性下部虹膜切开术防止房角关闭；B. 通过瞳孔脱出的硅油裂隙灯视图

病例中可能存在角膜基质深层的血管形成。角膜上皮在前房角生长，导致 PAS 形成和小梁网坏死。瘘管可能导致低眼压，或由于瞳孔阻滞、炎症或类固醇使用而发展为青光眼。角膜上皮植入很少延伸到角膜的上半部，但它在虹膜、睫状体，以及后房结构快速生长（图 38-9）。瞳孔可能因葡萄膜外翻而变形[42]。

组织学检查可见多层的、非角质化、复层鳞状上皮，在增殖膜前缘处最厚。氩激光光凝可以帮助诊断角膜上皮植入。当用氩激光（100mW, 500μm, 0.1s）处理虹膜时，在正常虹膜上会形成界限清晰的烧伤，而在增殖膜覆盖的虹膜的区域会形成蓬松的白色烧伤[43]。

上皮也可以在前房中增殖，形成与手术或创伤性伤口相连的囊肿（图 38-10）。这些囊肿可能有相对的良性病程或快速生长、遮挡视路，或引起炎症和青光眼。如果可能的话，尽可能避免外科手术干预，因为手术可能会导致复发，且更加具有侵袭性。曾有一例通过针吸和病灶内注射丝裂霉素 C 成功治疗角膜上皮植入的病例[44]。

角膜上皮植入的预后非常差。手术干预包括用氩激光描绘虹膜上的增殖膜，摘除增殖膜所侵犯的眼内结构、前部玻璃体切割术和瘘管修复。还可将空气置于眼前节并进行冷冻治疗。手术成功率差异较大，治疗目的是尽可能保护良好的视力。

移植术或复杂手术的情况下发生，特别是手术切口设计不佳或术中有玻璃体、晶状体、虹膜或结膜嵌入[40]。随着显微外科技术的引入和手术切口设计的改进，角膜上皮植入的发生率显著降低。然而，在无缝线白内障手术后，仍然有皮植入病例的发生，可能是这些患者术后早期伤口不稳定所致[41]。

大多数角膜上皮植入的病例，在手术后 1 年内出现。结膜充血、伤口敞开、Seidel 试验阳性是明显的。可以看到被一条灰线划分的从伤口到角膜后的延展，这条灰线是增殖膜上皮的前缘。通常存在角膜水肿，但角膜后沉积物不常见。在 50% 的

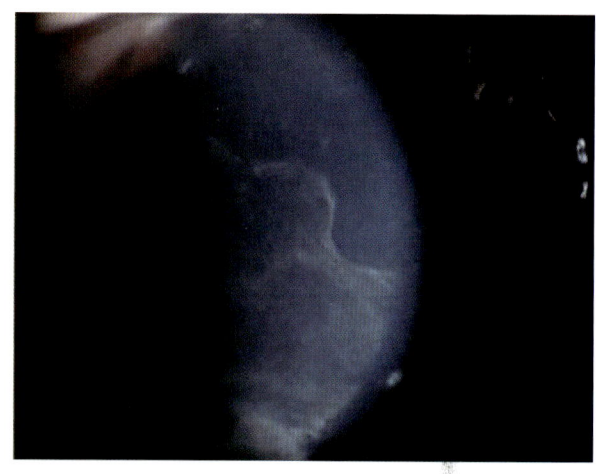

▲ 图 38-9　角膜上皮植入
上皮细胞在角膜内皮上增殖。增殖膜的前缘由一条灰线划分。增殖膜很少超过角膜的一半，但在虹膜和前房角上快速生长（图片由 Stephen Orlin, MD 提供）

442

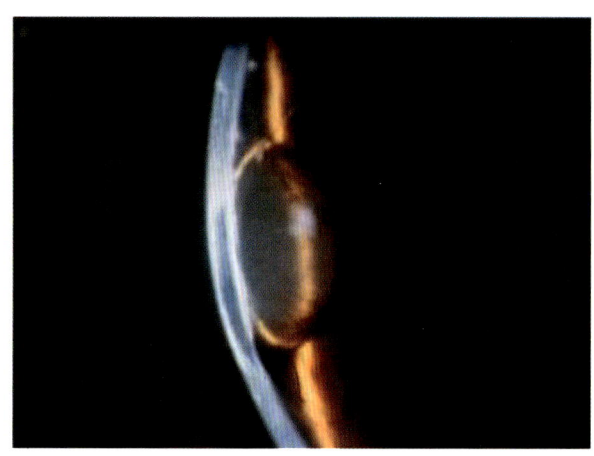

▲ 图 38-10　角膜上皮植入形成的囊肿

这种囊肿长期保持稳定，无须外科手术干预（图片由 Stephen Orlin，MD 提供）

（二）纤维植入

导致角膜上皮植入因素也可导致纤维植入。穿透性角膜移植术后纤维植入比白内障手术更常见[45]。典型表现是浅灰色增殖膜在角膜后从伤口向下延伸。增殖膜可以生长，越过房角进入到虹膜表面。

在临床上纤维植入比角膜上皮植入更多变。一些纤维植入的病例是自限性的，可自发消退，而另一些病例则发展为广泛的眼前节纤维化伴严重青光眼。在轻微的病例中，治疗的目的主要是观察和治疗青光眼、角膜水肿和炎症。对更严重的病例可以尝试行外科手术，但预后很差。

第 39 章 外伤性青光眼
Post-Traumatic Glaucoma

Brenda Nuyen　Kaweh Mansouri　Tarek M Shaarawy 著

宋　宁 译

李　静 校

> **本章概要**
>
> 外伤性青光眼是一种多因素的疾病，其导致的许多并发症是可预防的，治疗本病旨在防止受伤的眼睛及健侧眼受到更严重的损害。

一、概述

外伤性青光眼是一组具有挑战性和潜在破坏性的疾病，由于各种各样的病理机制，在创伤早期或晚期眼内压会有所增高。眼外伤可分为钝挫伤和穿通伤。临床上处理外伤性青光眼的一种有效方法，是将继发于眼球钝挫伤的青光眼分为早期型和迟发型，同时将继发于穿通伤的青光眼单独的归为一类。其他可能导致继发性青光眼的创伤包括化学损伤和手术损伤。眼压短暂或长时间的升高，小梁网及其他眼部结构受损，易导致患眼发生青光眼性视神经改变。对于眼部受伤的患者，建议终身进行定期随访，同时要特别关注任何的早期青光眼迹象，以便及早开始恰当的治疗。

二、患病率与发病率

据估计，眼外伤的发生率为 19.8%，5 年发病率为 1.6%[1]。2003—2007 年，每年 2%~6% 的外伤患者合并有眼球损伤，最常见的类型是眼球钝挫伤[2]。一项研究发现，眼球钝挫伤后患青光眼的风险，特别是闭合性的眼钝挫伤，约为 19%[3]。另一项研究发现，眼球穿通伤发生青光眼的风险约为 3%[4]。截至 1998 年 7 月，美国眼部损伤登记处的眼外伤患者年龄不足 30 岁[5]。年轻人似乎更容易受此种类型创伤的影响，男女发生比例从 3.4∶1 上升至 13.2∶1[5-7]。

眼外伤发生的原因和病情严重程度与地理条件、社会经济及文化程度有关。例如，在加利福尼亚州的洛杉矶市，暴力袭击因素占眼外伤原因的 41%[8]，而在英国[9, 10]，暴力因素只占了 1%~21%。在过去，大多数眼外伤发生于工作场所或暴力冲突环境，但近年来，发生于休闲活动和机动车事故的眼外伤数量有所增加[5]。在 32 名因运动损伤的眼外伤住院患者中，球类运动是导致眼外伤最常见的原因[11]。导致严重眼部钝挫伤的一个日益普遍的原因，是与机动车事故有关的气囊损伤[12]。

政治动荡也可导致眼外伤的发生率急剧增加，特别是在武装部队被用来对付平民时，来自催泪瓦斯罐和橡皮子弹的对眼部的伤害会格外严重[13]。

三、闭合性眼外伤

如图 39-1。钝器的撞击导致伤眼的眼前节结构发生变化。眼球在前后方向被压缩，由于眼球内液体不能被压缩，所以导致赤道方向轴向的延长。Campbell[14] 描述了 7 个眼前节组织被迫扩张并因此而受到的损害：①瞳孔括约肌外伤导致瞳

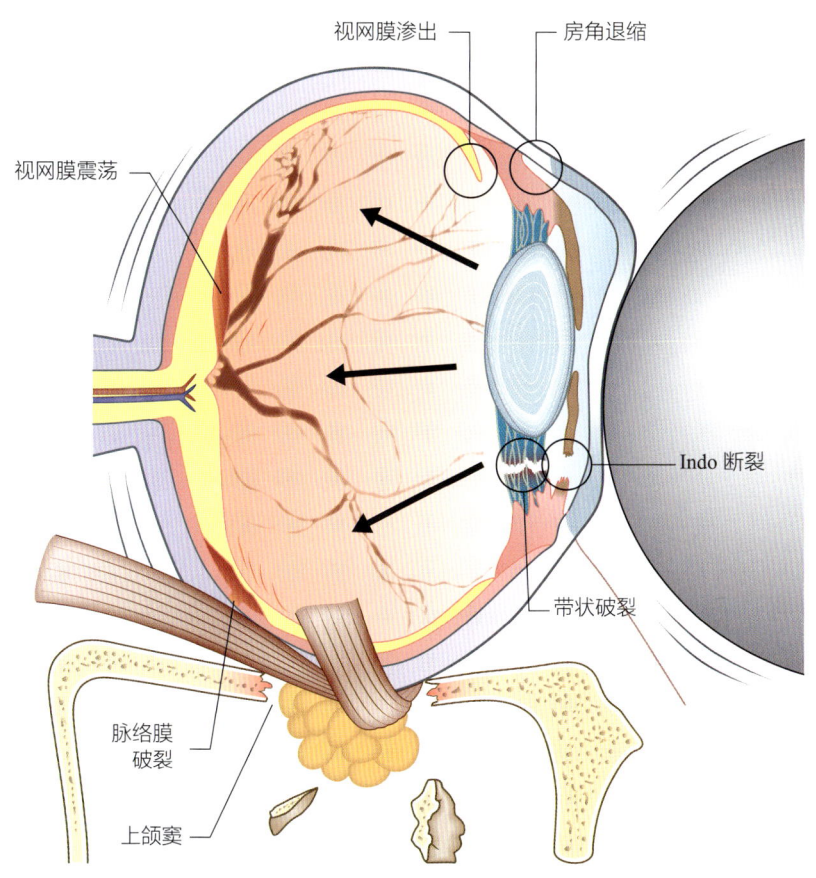

◀ 图 39-1　钝性眼外伤
箭表示作用在眼结构上的力的方向

孔形状不规则（图 39-2）；②虹膜根部，外伤导致虹膜根部离断（图 39-3）；③睫状体前部，外伤导致睫状体环形肌和纵行肌撕脱或者房角退缩（图 39-4），这是最常见的类型，并且在前房角镜上可看到睫状体带的不规则增宽；④睫状体附着于巩膜突，外伤导致睫状体分离；⑤小梁网，外伤可撕裂小梁网的前部；⑥悬韧带的附着，外伤导致晶状体半脱位或脱位（图 39-5）；⑦视网膜附着在锯齿缘处，外伤导致视网膜渗出及脱离。病变的深度和范围是可变的，受伤的类型和位置之间没有密切的关系，但是这些因素均可导致眼压的急剧或慢性升高。因此，应仔细检查眼球的每一个结构。超声生物显微镜（UBM）是非常实用的成像工具，可以用来研究创伤的各种机制[15]。

四、继发于闭合性眼外伤的青光眼发病机制

（一）早期

在外伤的早期，患者可能由于前房炎症和随后发生的睫状体生成房水的减少，导致眼压略微降低。房角结构的破坏、视网膜撕裂或隐匿性破裂可导致房水流出量增加，并进一步降低眼压。相反的情况也有可能发生：眼压升高没有对眼睛造成任何明显的损害。这种情况通常是由于红细胞、炎

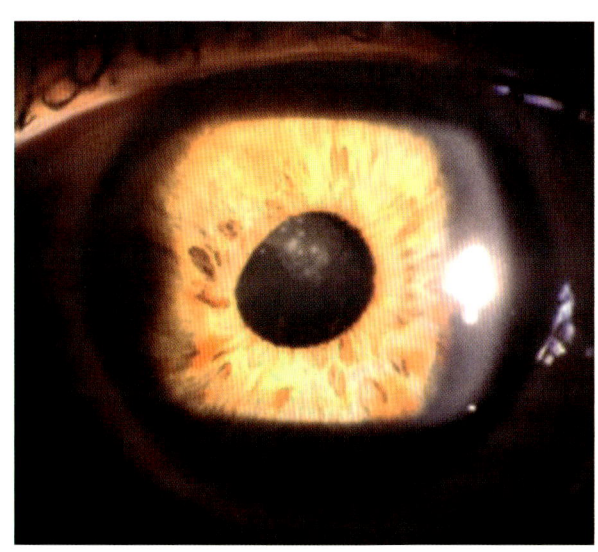

▲ 图 39-2　瞳孔括约肌破裂导致瞳孔不规则

445

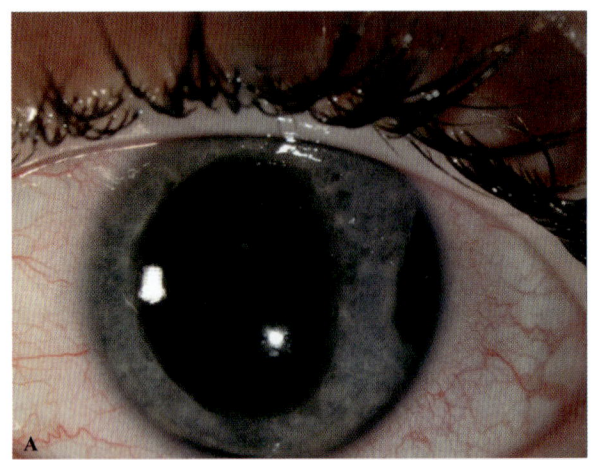

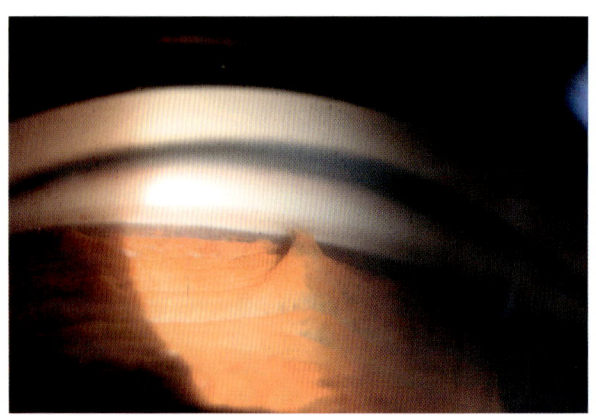

▲ 图 39-4 房角退缩和周围性前粘连
房角退缩的房角镜检查发现，睫状体结构增宽、视网膜撕裂或隐匿性破裂可导致睫状体带

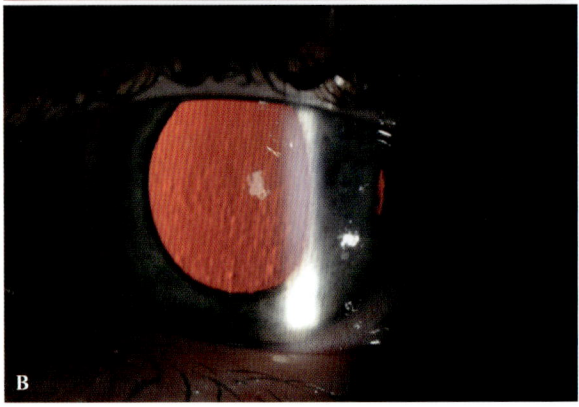

▲ 图 39-3 伤眼前后瞳孔不规则的虹膜根部离断

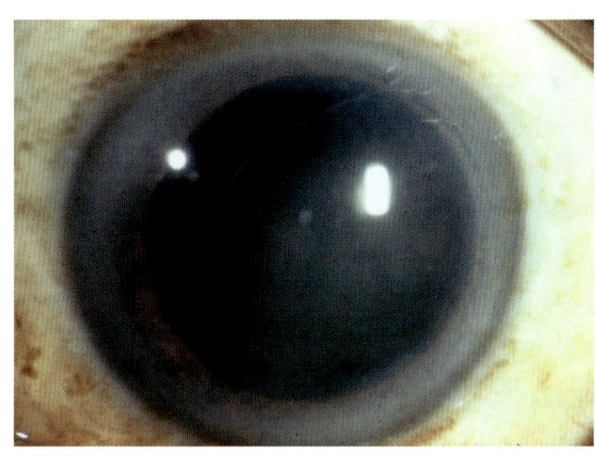

▲ 图 39-5 晶状体半脱位
钝性眼外伤后晶状体下半脱位伴带状裂开

症细胞和阻碍小梁网的碎片引起眼压短暂性升高。眼压的这种上升一般在几天或几周内就会回到基线。其他可能的机制是葡萄膜渗漏导致前房变浅和 Schwartz-Matsuo 综合征中视网膜光感受器细胞的释放，通常伴有强烈的眼压波动[16]。

房角退缩、前房积血及与晶状体相关的机制是眼钝挫伤后发生外伤性青光眼最常见的原因。

1. 前房积血

这是外伤性青光眼最常见的原因之一，前房积血被定义为血液进入前房（图 39-6）。据估计，眼外伤导致的前房积血每 10 万人中就有 12 人发生，其中男性的患病率是女性的 3～5 倍[17-21]。眼外伤导致的前房积血中，运动相关性损伤占 60%[22]。外伤性前房积血是一个重要的临床体征，同时也是视力最初显著下降和眼部组织相关损伤的重要危险因素之一。在儿童中，它可以导致不可逆性的弱视。

对眼睛的钝挫力可引起眼压的瞬时升高，作用在房角结构上的剪切力可以对房角造成机械性的破

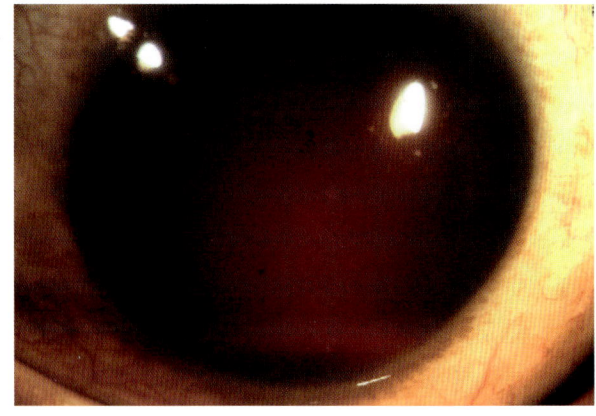

▲ 图 39-6 全前房积血
钝性眼外伤后前房内充满鲜红血的全前房积血

坏。外伤可对眼球造成压迫，晶状体-虹膜隔被迫向后移动，导致富含血管的睫状体和虹膜撕裂和变形。由于眼压升高、睫状体血管的血管痉挛和凝血

块的形成，睫状体的出血通常是自限性的。凝血块在大约 4～7 天内达到最大量。单纯的前房积血通常在 1 周左右通过纤维蛋白溶解系统可从前房清除。

客观评估前房积血的程度对于疾病的治疗和预后至关重要。目前已经提出了各种前房积血的分级方案。最简单的方法是裂隙灯下测量前房积血的高度。这是一种检测前房积血高度突然增加的敏感方法，这表明有"出血"。据报道，外伤性前房积血发生再出血的风险为 0%～38%。另一种方法是对前房内的血液量进行分级。Ⅰ级填充前房体积不到 1/3，Ⅱ级是填充前房体积的 1/3～1/2，Ⅲ级是前房填充的 1/2 到接近完全填充。Ⅳ级前房积血相当于完全填充。

清除前房积血后的早期，要及时测量眼压和散瞳查眼底（以排除创伤性视网膜撕裂、分离和脱离）。

当红细胞、相关炎性细胞或细胞分解产物阻塞小梁网时，房水从小梁网滤过减少，从而发生眼压升高和继发性青光眼。除了镰状细胞性贫血的患者，其前房中少量的红细胞可引起眼压升高，眼压升高的发生率和眼压升高的程度与前房积血的量有关[22]。健康的儿童和青少年可以耐受 50mmHg 的眼压，并且不遗留永久性视神经损伤[23]。相比之下，患有镰状细胞贫血的患者在 24h 内（Goldberg 规则）只能承受 24mmHg 的眼压，而且能够发生永久性视神经损伤[24]。镰状细胞存在于前房时，会阻塞小梁网从而阻碍房水的流出，从而导致眼压升高，可能原因是小血管中的血液停滞、红细胞的过度缺氧及镰状形态改变、血液黏度增加和血流量进一步减少。镰状细胞贫血患者由于存在镰状细胞，血管闭塞的风险有所增加，即使轻度的眼压升高，也可能会影响到视神经的血供[25]。

如果前房的深度增加，在前房的陈旧凝血块上可见一层新鲜血液（图 39-7），或者血液沉降后分散的红细胞会出现在凝血块上，则提示出现了继发性前房积血。继发性前房积血通常在外伤后 2～5d 发生，因为在此期间陈旧凝血块开始收缩和溶解[26]。再出血的潜在诱发因素包括：首次检查时眼压高（＞ 22mmHg）[26]、镰状细胞贫血[27]、非洲裔美国人血红蛋白病[28]、抗血小板和抗凝血药物的使

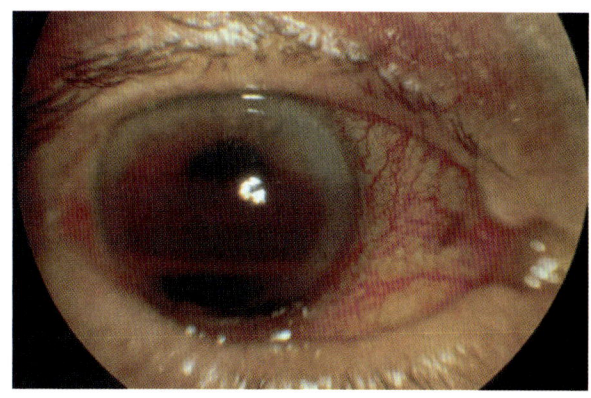

▲ 图 39-7 继发性前房出血
前房反复出血，特征是新鲜的红色血液分层在较深的血块上

用[29-31]、全身出血性疾病的恶病质状态[29]。一般而言，再次出血可导致前房积血的程度大幅增加。因此，再次出血可能会增加并发症的发生，例如眼压升高、角膜血染、视神经萎缩和周边虹膜前粘连。发生再出血的患者患青光眼的可能性＞ 50%。

前房积血的风险主要取决于眼压升高的程度、持续时间，以及再出血。在 235 例患者的一项研究中，Ⅱ级前房积血患者继发性青光眼的患病率为 13.5%，Ⅲ级前房积血患者为 27%，52% 的患者出现青光眼伴有前房积血[32]。据报道，60%～94% 的外伤性前房积血患者可出现房角退缩[33, 34]。

治疗：外伤性前房积血患者的初步评估和治疗包括立即放置眼罩、限制活动（甚至阅读）、床头抬高至 30°，若有疼痛和呕吐，用药物控制，治疗任何潜在的凝血系统疾病。如果及时稳定住患者病情进一步发展，大多数患者可以较安全地接受门诊的治疗[20, 22, 29, 35]。对于需要住院的眼外伤、疑似儿童受虐待、出血性恶病质和镰状细胞贫血病等患者，建议进行住院治疗。初次检查时出现高眼压、延迟出现或早期出现大量前房积血（前房充盈＞ 50% 或更多）的患者建议住院治疗[20, 29, 30]。

药物治疗侧重于预防继发性出血和高眼压。睫状肌麻痹药（环戊烯醇或东莨菪碱）可缓解疼痛，防止虹膜后粘连的发生[20, 29, 30]。然而，回顾性观察研究未显示睫状肌麻痹药可预防继发性出血[18, 36, 37]。局部应用糖皮质激素（如醋酸泼尼松龙）可降低再出血的风险，正如几项回顾性和非盲、前瞻性研究所报道的那样（经治疗的患者再出血的发生率为

447

0%～5%，未经治疗的患者再出血的发生率为3%～14%）[18, 20, 22, 29, 36, 38]，它们还可以预防后粘连和治疗虹膜睫状体炎。与安慰剂相比，全身应用糖皮质激素的随机试验显示出具有更好的疗效，但与局部类固醇和抗纤维蛋白溶解药相比，预防再出血的益处不确定[20, 29, 38-41]。此外，全身性应用类固醇会产生不良反应，而局部用药可避免这些不良反应的发生。因此，全身性应用糖皮质激素通常不用于治疗创伤性前房积血。口服抗纤维蛋白溶解药，包括氨基己酸和氨甲环酸，可稳定前房血栓和延迟凝血块的收缩，以减少再出血的发生率[20, 30]。据6项随机对照试验的Meta分析表明，未接受抗纤维蛋白溶解药治疗的儿童和成人患者，发生继发性出血的风险显著增高[42]。全身应用氨基己酸可能会增加血栓、体位性低血压、恶心和呕吐的发生风险。妊娠期患者和患有心脏病、肝病或肾病的患者，应该避免使用。氨甲环酸具有较少的不良反应，并且比氨基己酸更有效，但在美国不可用于治疗[20]。鉴于风险和收益之间的紧密平衡关系，全身应用抗纤维蛋白溶解药疗法通常仅用于已经呕吐1次或多次，以防止进一步再出血的患者。接受这种治疗的患者考虑到可能会发生不良反应，应在治疗期间入院。局部应用氨基己酸也被证明是一种安全有效的治疗方法，可预防外伤性前房积血的继发性出血[43]。然而，由于临床研究的结果是好坏参半的，所以并没有被广泛应用[43-45]。

外伤性前房积血患者高眼压的治疗包括局部应用房水抑制药，如β受体拮抗药和碳酸酐酶抑制药[29]。由于前房积血伴有炎症反应，应避免使用缩瞳药和前列腺素类药物。如果使用局部药物，眼压仍不受控制，高渗药物（如甘露醇）是另一种很好的选择。在镰状细胞贫血患者中，必须在最初的24h内对眼压进行积极的控制，这些患者可能需要住院治疗，以进行局部、口服和静脉内的药物治疗。由于镰状细胞贫血患者易发生代谢性酸中毒或血容量不足，通常在这类患者中应避免使用碳酸酐酶抑制药或甘露醇。据报道，湿润的角膜富含氧气，可能会降低镰状血红蛋白病患者的眼压[46]。如果在最初的24h内眼压未及时得到控制，镰状细胞贫血患者应进行早期手术干预。

约5%的前房积血患者需要手术治疗[41]。手术干预的目的是在大量前房积血（≥GradeⅢ，持续时间>10d）、早期角膜血染、采用最大药物治疗时，眼压仍不受控制的患者，应进行前房积血清除。镰状细胞贫血患者未受控制的高眼压定义为，眼压>60mmHg，且时间持续2d，或眼压>50mmHg，时间持续5d，眼压>35mmHg，持续时间7d，或眼压>25mmHg，持续时间>24h[20, 29, 30]。手术干预的其他适应证是：①存在隐匿性角膜血染；②前房积血未能在8d内消退至前房容积的50%以下（以防止虹膜外周前粘连形成）。

前房冲洗的手术技术取决于临床条件，并且在某种程度上取决于外科医生的技术。为紧急降低眼压，可以局部麻醉下在裂隙灯处进行前房穿刺术。用无菌开睑器支撑眼球，并用聚维酮消毒，在角膜缘处用一种连接在结核菌素注射器上的0.5in的30号针头进针。当注射器保持在适当位置时，缓慢吸出血性液体。如果大部分前房充满血凝块，这种方法无效。

在手术室中进行血凝块清除，使用手动灌注-抽吸系统或仅使用冲洗套管，可以通过一个或两个角膜切口进行前房血凝块的冲洗。当使用灌注抽吸不能移除血凝块时，可以通过较大的角膜切口应用玻璃体切割术探针来移除凝块和碎屑。在整个手术过程中前房稳定性非常重要。瓶子高度应该足够高，以防止眼内压变得太低而导致发生的继发性出血。手术期间眼内出血可以通过多种方式控制，瓶子高度应尽可能高，以抑制出血（输液压力为60～70mmHg，持续时间3～5min）。在初始血凝块排空后可以将黏弹剂打入前房中并使视野清亮。如果持续出血并且出血部位确定，该部位可以使用23号钝性单极性内颌针或双手双极透热疗法进行透热治疗。如果担心术后发生瞳孔阻滞或者虹膜脱垂，则可以进行虹膜周边切除术。手术无须去除整个血凝块，而是为了减少前房炎症和出血性碎片。

保护性滤过手术结合前房冲洗是不常见的，因为通常从前房移除红细胞将眼压降低后，即可处理前房积血。此外，滤过性手术可能会过多降低眼压，从而产生并发症，如脉络膜上腔积液或睫状体脱离，可能导致低血压从而继发性出血。然而，小梁切除术可以作为一种有效的干预措施，特别是对于完全性前房积血、极高眼压和青光眼损害迹象较明显的患者。镰状细胞贫血患者也可以从这种方法中受益，因为与单独前房冲洗相比，术后眼压最高值的变化较少。尽管存在的炎症和碎片量通常会导致早期滤过泡瘢痕的形成和滤过手术失败，但它为眼内压回到基线提供了足够的时间。

2. 炎症

炎症是眼外伤的主要反应之一，前房的炎性细胞、碎片或蛋白质可阻塞房水流出，以及小梁网的炎症都可诱发眼压高。这种继发性眼压升高可以在没有前房积血、房角退缩和小梁网断裂的情况下发生[3]。炎症的严重程度取决于外伤的程度，从轻度虹膜炎到严重的炎症反应，伴角膜后沉着物在前房角沉积。在外伤早期，可以看到轻度的小梁网炎症反应、角膜后沉着物和眼压的升高。由于持续性炎症反应，粘连可发生于瞳孔边缘或晶状体前囊之间，可能存在瞳孔阻滞和眼压升高。房角前粘连是闭合性青光眼发生的常见原因。

治疗：炎症通常是一种自限性疾病。建议密切监测眼压，推荐使用房水生成抑制药，同时应局部使用类固醇和睫状肌麻痹药来提高疗效。Bai等[47]治疗 17 例继发于眼外伤炎症相关性青光眼患者，系统和局部地使用皮质类固醇和非甾体抗炎药 1～2 周。结果显示，两者能够有效控制眼压，未发现明显的视功能永久性损害。然而，在 16 例炎症相关性青光眼患者中，眼压无法通过药物控制。这些患者用小梁切除术及使用丝裂霉素后，眼压能够得以控制。

炎症可使患者在外伤后 6 个月内易患青光眼。闭角型青光眼可能继发于慢性炎症，由于虹膜周边前粘连或瞳孔发生阻滞而引起[47]。首先应使用类固醇、非甾体抗炎药，以及降低眼压的药物。Nd:YAG 激光周边虹膜切开术应在瞳孔阻滞的情况下进行。当使用这些方法均不能抑制眼内压时，可以考虑滤过性手术治疗。然而，眼内和结膜炎症可以使滤过泡在滤过性手术后显著纤维化。因此，在随访期间应仔细观察滤过泡，对于失败的滤过泡，可以结膜下注射氟尿嘧啶，以抗瘢痕治疗。

3. 小梁网断裂

与小梁网相关的创伤性撕裂可以是浅表或全层[48, 49]。双侧房角镜检查是用来检测这两种类型损伤最有用的工具（图 39-8）。在损伤后早期，典型的表现包括小梁表面撕裂，通常接近巩膜突区域可见小梁网全层破裂，可见 Schlemm 管的外壁、撕裂的虹膜突和异常突出的巩膜突，若有严重的区域性出血，可看到 Schlemm 管里的小凝血块[3]。撕裂的小梁网经常会出现炎症和前房积血，也有报道过复发性出血[50]。在损伤后期，小梁网的变化在房角镜检查中难以识别。小梁网的这些变化导致房水流出阻力增加，眼压随之会增高。

治疗：建议进行药物治疗，以减少房水流出阻力，这种情况通常是自限性的，但可能需要几个月才能恢复，因此建议进行长期随访。

（二）后期发生的病变

1. 房角退缩

房角退缩相关的继发性开角型青光眼可能是外伤性青光眼中最细微但最具破坏性的青光眼类

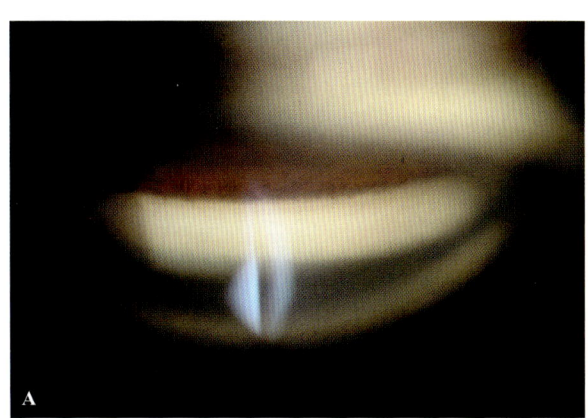

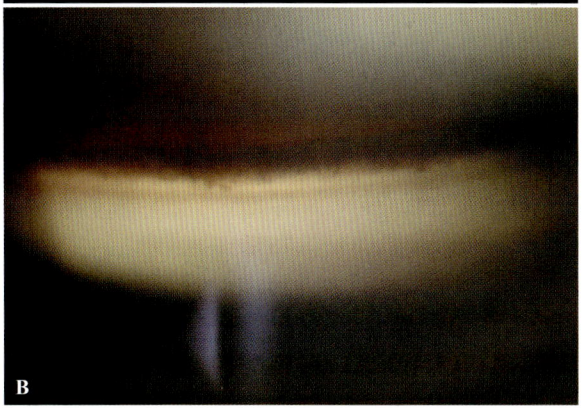

▲ 图 39-8　房角镜观察显示房角退缩

型。最初的损伤可能看起来微不足道，一开始可能不会检查出继发性青光眼。然而，几年后甚至很多年后，严重的继发性开角型青光眼有可能会持续发展，并且最终可能会影响到对侧眼。

钝器的力量作用于眼球的剪切力可导致前房内多个结构的撕裂，导致房角退缩（图39-9），从而分离睫状体肌的纵行肌群和环形肌群。在出现前房积血时，大多数眼睛应怀疑是发生了房角退缩[33]。房角退缩的迹象包括宽的睫状体带、房角隐窝局部凹陷、虹膜突撕裂和异常的白色巩膜突。房角退缩本身并不被认为是房水流出道阻塞的原因；相反，它代表的是一个由小梁网维持的隐形退行性损伤和随之而来炎症的一个可识别标志。虽然研究表明，只有7%～9%有房角退缩的患者会出现青光眼[51, 52]。但如果超过180°或240°的房角受到影响，青光眼发生的风险似乎会更大[53]。在那些青光眼的患者中，高达50%的患者最终会在对侧眼中发生青光眼[54]。因此，这些患者易患青光眼，而创伤本身可能会促使青光眼的发生。

治疗：通过药物治疗和（或）激光小梁成形术增加房水流出通常效果不好。通常先使用抑制房水生成的药物[55, 56]，当使用药物控制不佳时，需要进行手术，建议使用滤过性手术或房水引流手术。由于小梁网严重损伤，Schlemm管也可能会受到损害，非穿透性小梁切除手术对这些患者不是一个好的选择，小梁切除术联合抗代谢药物是一线的治疗方式，研究发现它与眼压降低和术后青光眼药物的最

少量使用有关[57, 58]。在视力较差的情况下，睫状体破坏性手术是一种值得选择的手术方式[59]。

2. **血影细胞性青光眼**

由Campbell首先提出[60]，在玻璃体积血的情况下，血影细胞性青光眼通常在外伤后数周发生，并且由变性的红细胞（血影细胞）阻塞房水流出通路引起。新鲜、柔韧的红细胞通常能通过小梁网，衰老的红细胞或血影细胞柔韧性及变形能力差，不易通过小梁网，从而引起眼压上升。如果没有玻璃体积血，血影细胞性青光眼可以在前房积血长期存在的情况下发生。

在裂隙灯下可见血影细胞是细小的棕色细胞，比在葡萄膜炎中看到细胞的更小且更均匀。使用术语"血影细胞"是因为这种细胞除了在组织病理学上能看到变性血红蛋白的存在（Heinz体）外，细胞整体看起来是空的。一旦这些细胞沉淀，就会形成棕褐色的假荧光酮。当新鲜红细胞和血影细胞混合在一起时，会出现"糖果条纹"标志，通常不存在角膜后沉着物。前房抽吸样本在相差或光学显微镜下可见缩小型外观的薄壁空心红细胞，可以借此来帮助诊断[61]。

治疗：大多数病例持续时间长达数月，用房水抑制药治疗足以控制眼压。当出现严重出血或眼压不足以通过药物控制的患者，可能需要进行前房冲洗或玻璃体切割术，以清除残余的血影细胞。

3. **溶血性青光眼**

溶血性青光眼是在眼内出血后数天至数周发生的继发性开角型青光眼。它是由于吞噬血红蛋白的巨噬细胞、游离血红蛋白和红细胞裂解产物阻塞小梁网而产生的。通过小梁网的溶血性碎屑的体积大小可能对青光眼的发展有影响。在前房角镜检查中，经常观察到房角是开放的，小梁网呈红褐色。

治疗：该病是自限性的，对于眼压的控制，应首选药物治疗。在难治性病例中，应前房灌洗并去除出血因素（玻璃体积血时行玻璃体切割术）。应送房水样本进行细胞学检查，以排除眼部恶性肿瘤[62]。

4. **血红蛋白性青光眼**

红细胞裂解释放出的血红蛋白通过巨噬细胞吞噬，变为游离的血红蛋白或其降解产物珠蛋白、胆红素和铁，一并从眼中消除。眼部的各种组织，包

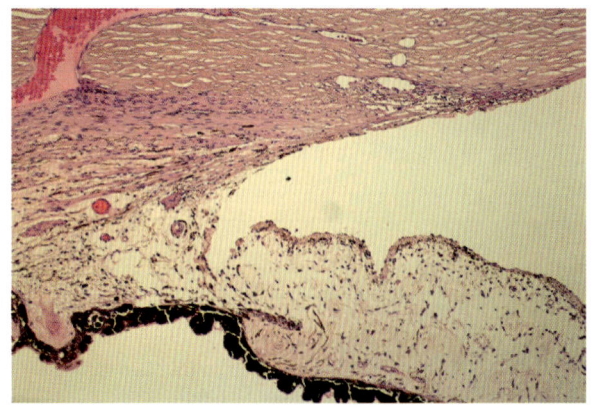

▲ 图39-9 房角退缩

睫状体挫伤。睫状体内纵行肌群、外肌纤维与内斜肌、环状肌纤维之间断裂

括小梁网的内皮细胞均吸收铁[63]。如果用于细胞内铁储存的铁蛋白系统变得饱和，则无机铁的有毒颗粒在细胞内积聚，会产生含铁血黄素沉着症。在小梁网中，退行性变化、硬化和小梁网间隙的消失密切相关。血红蛋白性青光眼是一种罕见的疾病，与眼内出血的长期病史相关，眼内长期出血使红细胞退化，并释放血红蛋白。该病可引起视网膜变性、白内障、虹膜异色和角膜血染[64, 65]。

治疗：最初的治疗包括使用β受体拮抗药、$α_2$受体激动药、碳酸酐酶抑制药和高渗药物降低眼内压。如果药物治疗失败，可能是由于晚期的周边房角损伤，滤过性手术是可以采用的。与此同时，眼内出血可能需要前房冲洗或玻璃体切割术。

5. 晶状体半脱位/脱位

眼球顿挫伤可能破坏和撕裂晶状体悬韧带，使晶状体半脱位或晶状体脱位进入前房或玻璃体腔。如果发生晶状体前脱位，则可能会发生瞳孔阻滞，从而导致房角关闭。发生晶状体后脱位（不太常见），玻璃体脱垂也可能发生瞳孔阻滞。在晶状体前脱位发生后，眼压迅速增加、视力下降、获得性近视、前房深度不对称，以及房角镜检查时房角关闭。但在晶状体后脱位的情况下，玻璃体可脱垂到前房中，虽然可能存在虹膜周边前粘连，但房角通常是开放的[66]。

治疗：在晶状体前脱位患者中，眼压高、伴随晶状体对角膜的接触、早期角膜失代偿的风险有所增加。需要紧急处理，治疗旨在通过晶状体摘除来缓解瞳孔阻滞。晶状体后脱位导致的玻璃体瞳孔阻滞不属于紧急情况，应作为开角型青光眼治疗。如果发生晶状体溶解性青光眼或晶状体颗粒性青光眼，应及早移除晶状体。如果存在瞳孔阻滞，则应及时进行激光虹膜周边切开术，以使后期人工晶状体摘除术更加安全。手术方式有晶状体囊外摘除术、超声乳化术（悬韧带正常情况下）、囊内摘除术，或采用最常见的方式，用玻璃体切割术仪器进行睫状体平坦部切除。

6. 晶状体膨胀性青光眼

眼部创伤破坏晶状体囊或晶状体纤维，可能导致晶状体吸收过多水分、体积变大，随后房角关闭。临床发现包括使用A超检查测量前房的不对称变浅，与对侧眼对比，患眼白内障致密，晶状体更厚。

治疗：最终治疗措施是白内障摘除。

7. 晶状体颗粒性青光眼

由于眼外伤导致的晶状体囊破裂，使晶状体颗粒释放到前房中，阻碍房水流出通路，损伤后眼压升高数天至数周。观察前房中的晶状体成分是晶状体前囊或后囊撕裂的证据。它们可导致慢性炎症反应，随后形成虹膜周边前后粘连。晶状体颗粒性青光眼不应与晶状体溶解性青光眼混淆，晶状体溶解性青光眼是与成熟期或过熟期白内障相关的继发性开角型青光眼。晶状体溶解性青光眼是由晶状体中的大分子量蛋白质通过囊袋渗漏引起的。这些蛋白质和吞噬这些蛋白质的巨噬细胞，阻碍房水流出通路，而不是晶状体颗粒性青光眼中的实际颗粒阻塞房水流出通路。在晶状体颗粒性青光眼中，前房抽吸物显示为晶状体皮质纤维和晶状体颗粒。

治疗：治疗包括使用房水生成抑制药、睫状肌麻痹药和局部应用皮质类固醇。如果药物控制眼压不佳，通过灌注/吸除晶状体颗粒是很必要的，以确保完全的移除炎性物质和晶状体物质。

8. 晶状体过敏性青光眼

晶状体过敏或晶状体诱导的葡萄膜炎的特征在于对晶状体蛋白的免疫反应，晶状体囊的破坏或退行性病变，导致这些抗原的释放。这种慢性自身免疫可能导致眼内肉芽肿性炎症。如果炎症严重或未经治疗，炎症细胞和碎屑可能会阻碍房水流出（开角型）。虹膜后粘连或前粘连的形成也可以提高眼内压（闭角型）。病理学用来可以证实诊断，在受损晶状体上，存在致密的多形核白细胞浸润。这种浸润的周围是肉芽肿性炎症区，由上皮细胞、巨细胞和单核细胞组成。

治疗：类固醇有助于控制炎症，但最终的治疗方式是去除晶状体和晶状体皮质。手术应该尽早进行，以减少相关的炎症和降低另一只眼睛交感性眼炎的风险。

五、穿通性眼外伤

如图39-10，钝挫力、尖锐物体和撕裂可能是眼球穿通伤的原因。眼睛的穿通性很容易被漏诊，因为它发生得很隐蔽，而且眼球异常的迹象往往是轻微的，任何高强度伤害的病史都应该引起对穿通伤的强烈怀疑。通过虹膜的后照法可以显示出异物已进入后房的征象。前房角镜检查也可以在裂隙灯检查时看不到房角处发现意外的异物。应该非常轻柔地检查眼睛，不要对眼球施加任何压力。要寻找的重要体征包括变形的瞳孔、白内障、眼表面脱垂的葡萄膜组织和玻璃体积血。应散瞳检查（如果没有头部受伤）并彻底检查是否有眼内异物，如果怀疑是眼内或眼眶异物，应拍摄眼球冠状位的眼眶X线片。

由于是开放性伤口，穿通性眼外伤后的眼压通常较低。如果没有仔细检查眼睛及眼眶，很可能引起眼内容物脱出和不可逆的损伤。

交感神经性眼炎，在未受伤的眼睛中发生慢性炎症，是任何严重的穿通性眼外伤的潜在并发症。如果不及时治疗穿通性眼外伤，则发生交感性眼炎的风险会增加，所有穿通性眼外伤应立即接受眼科专科治疗。

（一）穿通性眼外伤继发性青光眼的机制

由于周边虹膜前粘连引起的继发性房角闭合，是眼球穿通伤或酸碱烧伤患者中最常见的青光眼病理机制。

1. 没有异物残留

在开放性眼球创伤中，青光眼通常是由前房长期变浅导致的虹膜周边前粘连形成引起。另一个重要原因，是继发于炎症和瞳孔阻滞后粘连的形成，虹膜膨隆而继发性房角关闭。在这两种情况下，治疗包括通过前房的重构和适当的伤口闭合，适当的抗炎药物和术后药物性散大瞳孔来保留前房。若有虹膜膨隆，可以行激光周边虹膜切除术。

综上所述，晶状体膨胀性青光眼、晶状体颗粒性青光眼和血影细胞性青光眼也可以发生。此外，在开放性眼球外伤后，可能发生纤维向眼内生长和上皮生长。在物体穿通眼睛之后，表面组织可以通过从眼睛的外部到内部的通道而生长到眼睛中。前房的上皮化可通过几种机制，包括小梁网的生长、外周前粘连形成、小梁网黏液堵塞和瞳孔阻滞导致青光眼。药物治疗对于上皮下行增长相对无效，并且不治疗其他并发症，如继发于角膜后膜形成的角膜失代偿，用辅助冷冻疗法手术切除上皮膜很困难，但可能有帮助[67]。纤维向内生长与上皮生长相似，但往往较少是有破坏性的，通常具有自限性。

2. 有异物残留

所有穿通性损伤的患者，都应进行影像学检查，以评估任何潜在的金属异物。存有眼内异物的患者除了金属异物残留的有后遗症之外，还可能通过与前面描述的简单穿通性创伤相同的机制，导致眼压升高。异物释放的铁对小梁网有毒性作用，导致房水流出减少和眼压升高（铁质沉着症）。铜可能在眼内发生氧化，导致小梁网发生类似铁质沉着症的改变，但发生率较低（铜质沉着症）。

治疗：所有异物的治疗，包括快速清除异物。一旦存在青光眼，异物可能被包裹，取出就会变得很困难。用皮质类固醇治疗能预防产生炎症性膜状物，抗生素可以治疗眼内炎。眼压高可以用β受体拮抗药、碳酸酐酶抑制药、α₂受体激动药和高渗药

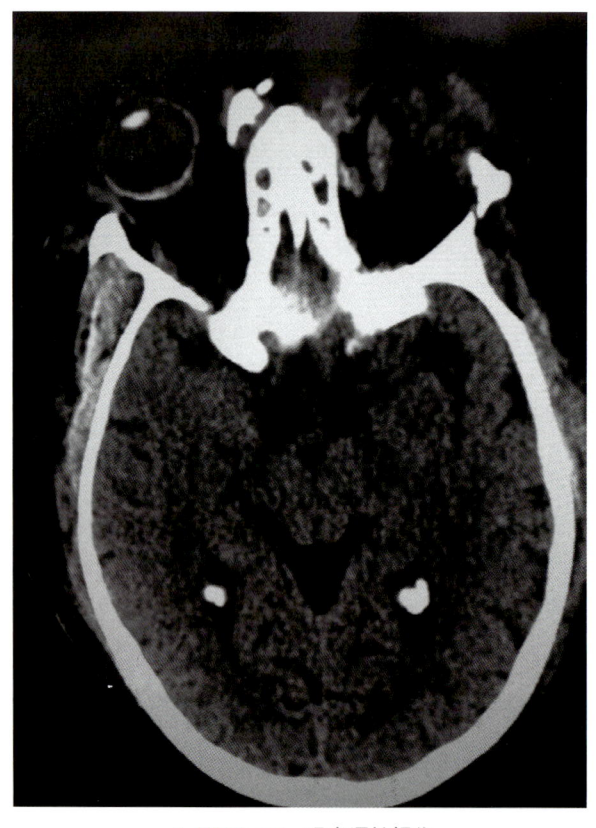

▲ 图 39-10 眼穿通性损伤
MRI 扫描显示眼部结构损伤程度

物治疗，若眼压不受控制的患者，可能需要滤过性手术。

（二）化学损伤继发性青光眼

1. 碱烧伤

碱性物质在接触眼睛几秒钟后就可渗透其内，对眼前节结构造成严重损害。这种类型的烧伤可能产生特征性的眼压变化，眼压初始快速升高是因为前列腺素介导的眼前节结构变窄和葡萄膜血流量增加[68, 69]。当睫状体受到严重损害时，房水生成会随之减少，继而导致早期和持续性低眼压，伴随而来的严重炎症反应可能导致一些患者形成前房积脓。

在损伤后数周至数月，眼前节组织逐渐重塑。最初的碱烧伤、炎症或瞳孔阻滞引起的虹膜周边前粘连形成的后遗症，可能会对小梁网造成不可逆的损伤，患者可能会由于虹膜后粘连、晶状体旋转或晶状体溶解而发生继发性青光眼。

治疗：早期阶段的眼压升高可以使用β受体拮抗药、碳酸酐酶抑制药、α₂受体激动药和高渗药物。局部药物的应用可能会抑制角膜上皮再生，因此，在这些患者中口服或静脉内用药可能是有益的，碱烧伤造成的损害主要是由于严重的炎症反应，在兔子碱烧伤后第1周应用皮质类固醇被证明是安全的，但由于存在基质溶解的风险，因此在此期间禁用[70]。口服皮质类固醇可以减少炎症反应和避免潜在瘢痕的形成，眼压的慢性升高是流出路径的直接损伤或由于严重炎症而产生粘连和瘢痕的结果，手术可能是这些患者最终选择。

2. 酸烧伤

酸性化学物质导致组织蛋白质凝固，这限制了伤口范围的扩大，如果酸浓度很高或有长时间暴露，上皮将有更多的损伤。酸性物质灼伤眼睛后眼压会升高，与碱烧伤类似，角膜和巩膜组织的收缩可能是因为眼压的最初升高，继发于酸烧伤青光眼的治疗方法类似于碱烧伤。

（三）眼科手术及继发性青光眼

眼科手术引起的并发症可使视神经易发生青光眼性变性。恶性青光眼，也称为睫状环阻滞性青光眼或房水逆流性青光眼，一个多世纪以来均被认为是眼科手术的结果，通常它被描述为闭角型青光眼手术后的并发症，但现在已发现在许多眼科手术后均可发生，甚至是一种自发性疾病。诱发因素包括手术期间房角任何程度的关闭，以及急性闭角性青光眼发作的病史、手术的类型和手术时的眼压均不属于重要因素[71]。

治疗：药物是一线治疗方式，但针对玻璃体和玻璃体前界膜液体的手术是最终治疗方式。药物治疗包括：睫状肌麻痹药、房水生成水抑制药和高渗药物。手术方式包括 Nd：YAG 激光破坏玻璃体前界膜、氩激光光凝缩小睫状突、经睫状体平坦部玻璃体切割术。最近开展的方法，称为"玻璃体切割术－超声乳化术－玻璃体切割术"，核心是玻璃体切割术减轻玻璃体腔内压力，标准的经角膜切口进行白内障超声乳化术和人工晶状体植入术，最后完成晶状体后囊、玻璃体前界膜切开和外周虹膜切除术[72]。

青光眼也可以在白内障摘除和人工晶状体摘除术（可能是由于缝合线对房角有所影响）、穿透性角膜移植术（继发于切口相关的小梁网结构破坏）和玻璃体视网膜手术后发生。因此，在各种类型的眼科手术后，必须要特别注意可能发生的青光眼性变化，并且眼压的控制方案必须针对每个个体进行安排，还必须要记住一些眼外伤的治疗，如类固醇治疗或巩膜扣带等可导致眼压升高[73]。

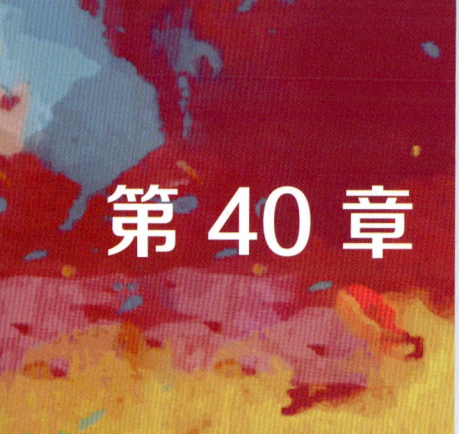

第 40 章　青光眼与眼内肿瘤
Glaucoma and Intraocular Tumors

Reena Vaswani　Kathryn Bollinger　Annapurna Singh　Arun D Singh　著
宋　宁　译
李　静　校

> **本章概要**
>
> 眼内肿瘤可以通过开角机制和闭角机制引起眼压升高。患有单侧青光眼的患者鉴别诊断中要着重考虑眼内肿瘤。
>
> 一般来说，眼内肿瘤若继发青光眼通常预后较差。

一、概述

眼内肿瘤患者的高眼压和青光眼患病率，随着肿瘤类型和位置的变化而变化。一项对 2597 名患者的调查显示：5% 的眼内肿瘤在诊断时发现眼压升高[1]。在 2597 只患眼内肿瘤的眼中，2111 只患有葡萄膜黑色素瘤，这些患者中，继发性眼压升高发生率为 3%，其中 17% 患有睫状体黑色素瘤，7% 患有虹膜黑色素瘤，2% 患有脉络膜黑色素瘤。一项对 227 例转移至眼球和眼眶肿瘤患者的调查中发现：青光眼占总数的 7.5%[2]。在另一项 256 例葡萄膜转移瘤患者的调查中发现，青光眼发生率为 5%[1]。

对 149 只眼的组织病理学和临床检查结果显示，50% 患者具有青光眼组织学证据和 23% 患者有临床意义上的眼压升高[3]。其他眼内肿瘤，例如成人白血病、淋巴瘤，以及儿童髓母细胞瘤和幼年黄色肉芽肿等肿瘤也可能引起青光眼。良性肿瘤，包括虹膜痣、虹膜囊肿、黑色素细胞瘤、黑素细胞增多症和腺瘤，也与眼压升高有关。

二、病因及发病机制

（一）开角型青光眼

眼内肿瘤引起开角型青光眼有三种机制。首先，肿瘤组织可能直接侵入前房角。黑色素瘤的所有类型，甚至黑色素痣可以延伸穿过小梁网，从而导致眼压升高[1]。当眼内肿瘤转移引起青光眼时，眼压升高的机制通常是由于肿瘤组织直接浸润小梁网（图 40-1）[1, 4]。

其次，肿瘤细胞播散至前房角可能会导致开角型青光眼。通常会发生在眼内黑色素瘤的情况下，当色素细胞播散到前房并沉淀在小梁网上时，会破坏房水的流出（图 40-2）[5]。全身黑色素瘤的眼内转移也可通过这种机制引起青光眼。此外，白血病和淋巴瘤可以侵入前房，肿瘤细胞在前房内过度沉积，引起假性前房积脓，从而导致开角型青光眼。

最后是，黑色素瘤性青光眼，特指黑色素瘤。当坏死的黑素瘤细胞被巨噬细胞吞噬时会堵塞小梁网并引起眼压升高[5, 6]。这可能与前葡萄膜黑色素瘤和后葡萄膜黑色素瘤相关。

454

第四篇 青光眼的分类
第40章 青光眼与眼内肿瘤

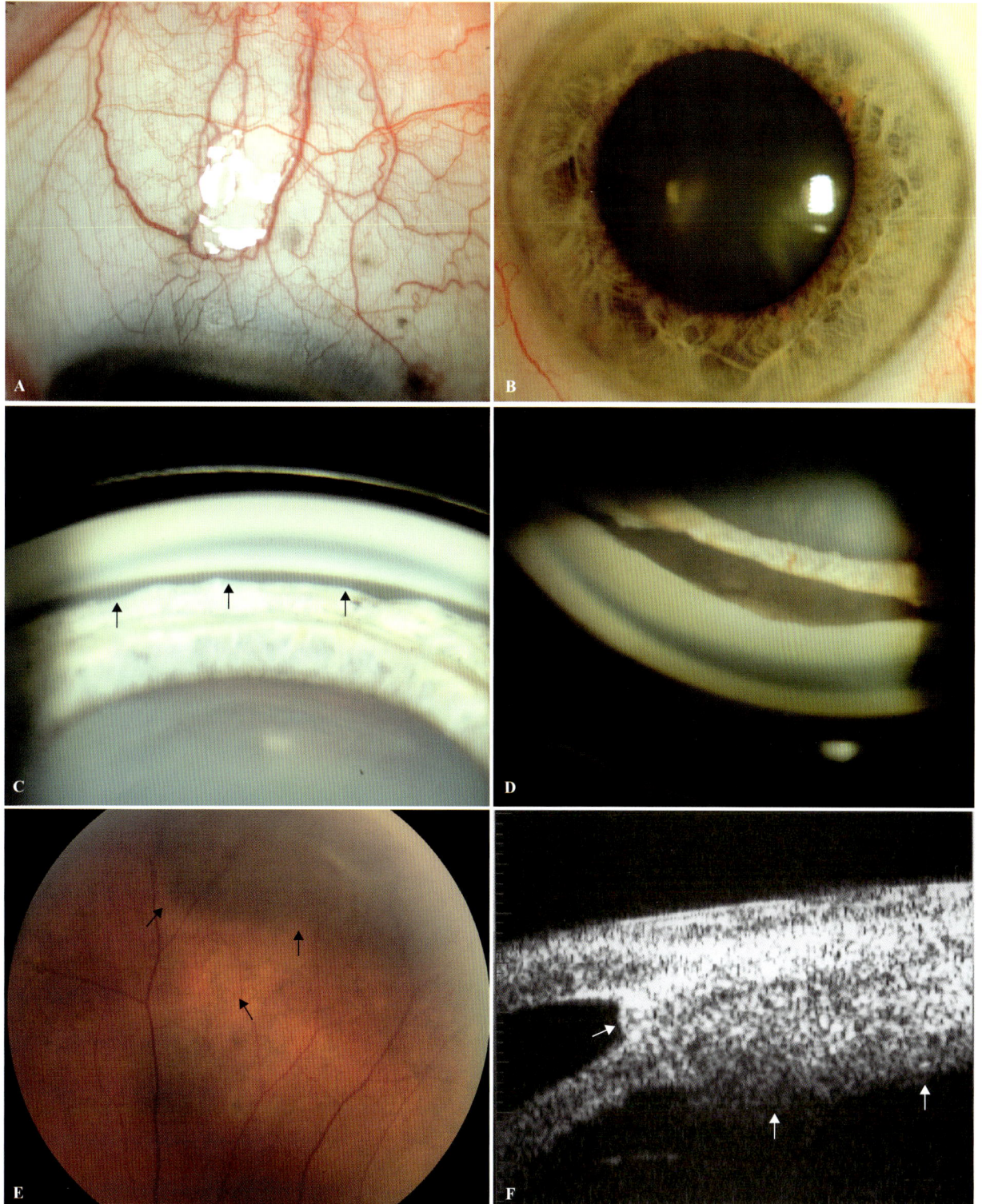

▲ 图 40-1　64 岁，女性患者，被诊断为高眼压病（左眼）

该患者眼压为 35mmHg。在外部检查中，发现前哨血管突出伴巩膜色素沉着（A）。眼前节正常（B）。在角膜镜下可见弥漫性色素（C，黑箭），肿瘤范围从 12 点钟方位至 1 点钟方位（D）。检眼镜检查发现周围脉络膜黑色素瘤（E，黑箭）。超声生物显微镜检查（F，白箭）证实睫状体和房角延长

455

青光眼诊断与治疗学（原书第2版）
GLAUCOMA: Medical Diagnosis & Therapy (2nd Edition)

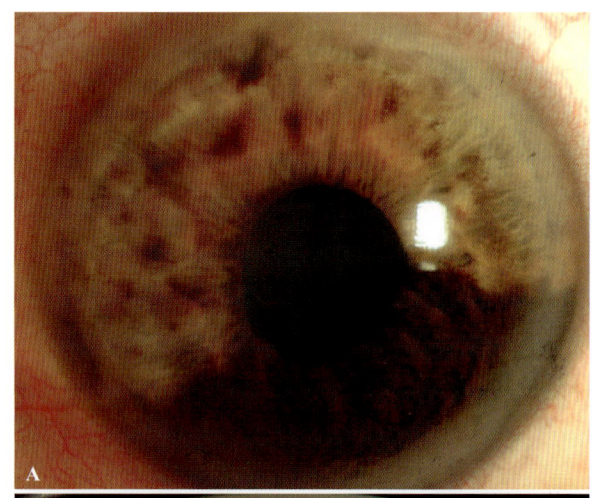

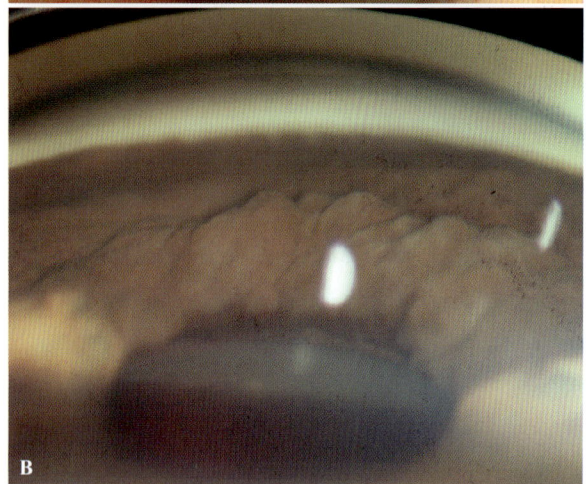

▲ 图 40-2　A. 虹膜下半部的弥散性虹膜黑色素瘤引起继发性青光眼（眼压为 26mmHg）；B. 房角镜检查证实色素在房角上播散

（二）闭角型青光眼

在眼内肿瘤患者中，前房角关闭也是青光眼的常见原因，通过三种主要机制引起。首先，患者可呈现出继发于晶状体 - 虹膜隔前移的房角关闭，这通常与眼后段肿瘤如脉络膜黑色素瘤有关，并且常伴有视网膜脱离。其次，白血病或骨髓增生异常综合征患者可发生大量视网膜下出血，从而导致闭角型青光眼[7, 8]。最后，眼前部葡萄膜肿瘤（如睫状体黑色素瘤）可导致虹膜向前移动导致房角关闭，从而闭塞小梁网及形成虹膜前粘连。

他们可能出现新生血管性青光眼，这是黑色素瘤发生闭角型青光眼的常见原因[1, 5]，也是某些非晚期眼内转移和视网膜母细胞瘤中眼压升高的机制。髓母细胞瘤可诱导虹膜新生血管的形成。用于治疗眼内恶性肿瘤的常用方式——激光，可诱导视网膜缺血，从而导致新生血管性青光眼的发生（图 40-3）。

三、诊断评估

尽管青光眼患者通常都是无症状的，但与眼内肿瘤相关的青光眼常呈现出相应的眼部症状[9, 10]。仔细检查眼科，包括裂隙灯活组织显微镜、前房角镜检查、眼球透照和眼后节检查至关重要。虹膜可以显示出黑色素性或非黑色素性病变。色素上皮细胞可以存在于前房中，提示存在前部或后部黑素瘤[5, 6]。虹膜也可能移位或晶状体半脱位或局部浑浊。虹膜的新生血管也可在裂隙灯检查中被识别。

前房角镜检查可以提示肿瘤直接侵袭前房角[1, 11]。此外，色素性或非色素性肿瘤细胞的房角播散程度可能较为显著。在继发于眼内肿瘤的瞳孔阻滞情况下，前房角镜检查可显示房角形态或可见到房角处的新生血管形成[5]。

眼球透照法可以帮助诊断眼内黑色素瘤。在使用透照法时，肿瘤会成形出阴影，而睫状体、睫状环或脉络膜是透明的[1]。在 23 例黑色素瘤的报道中，100% 的患者透照法检查都有阳性体征[12]。

使用直接和间接检眼镜检查的眼后节，可以显示与眼后节恶性肿瘤相关的脉络膜肿瘤或视网膜脱离。

只靠临床的检查来确定诊断可能是很困难的。辅助检查（如虹膜的荧光素血管造影）可以帮助区

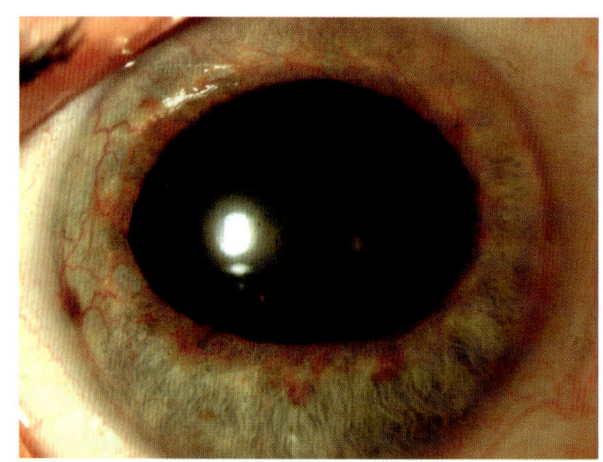

▲ 图 40-3　中等大小的脉络膜黑色素瘤在 ^{125}I 斑块放射治疗 13 个月后，发生新生血管性青光眼

分良性和恶性病变[13]。尽管超声生物显微镜可以帮助检测睫状体和脉络膜肿瘤，但这种技术无法可靠地区分良性和恶性肿瘤[14,15]。然而，超声生物显微镜通过准确检测肿瘤大小、生长和延伸的变化，可用于追踪可疑病变。这些参数在考虑手术切除肿瘤时是非常有帮助的[16,17]。通常需要通过细针抽吸进行细胞病理学或组织分析[18]。对于患有眼内肿瘤和青光眼的患者，滤过性手术通常用于治疗难治性病例，以免局部肿瘤扩散。当临床检查和超声生物显微镜检查无法诊断时，肿瘤的细针穿刺活检对于确定诊断至关重要[19]。最后，在疑似原发性眼内淋巴瘤的患者中，玻璃体切除可以提供足够多的生物样本供细胞学检查和免疫组化分析[20]。

四、儿童期青光眼的鉴别诊断

儿童期青光眼与多种先天性和发育性异常有关，其中大部分易于与眼内肿瘤继发性青光眼相区别。虹膜新生血管形成是与视网膜母细胞瘤相关青光眼的最常见原因，但它不是特异性的（图40-4）。据报道，7%视网膜母细胞瘤并伴有青光眼的初始征象是虹膜新生血管化[21]。其他疾病，如早产儿视网膜病变、永存原始玻璃体增殖、视网膜发育不良、Coats病、弓蛔虫病和婴儿视网膜脱离可形成新生血管性青光眼[22]。儿童青光眼鉴别诊断中的其他疾病包括乳头瘤病、幼年黄色肉芽肿和髓上皮瘤。

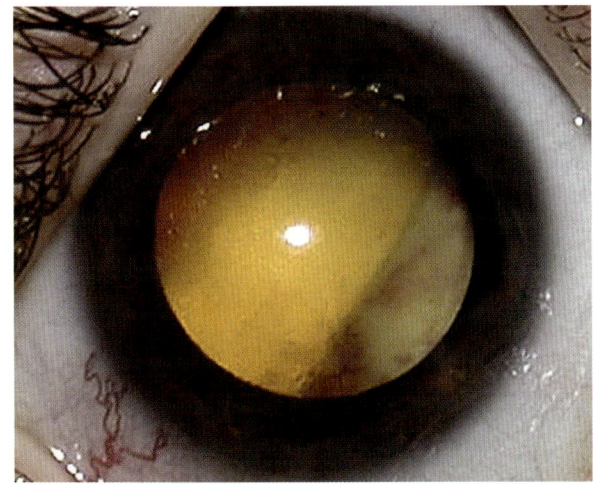

▲ 图40-4 新生血管性青光眼与E期（国际分类）视网膜细胞瘤相关
注意虹膜外翻

（一）乳头瘤病

乳头瘤病是一组先天性疾病，其特征在于视网膜病伴有全身疾病性改变，首先是神经-眼-皮肤受累。青光眼的发生与Sturge-Weber综合征、神经纤维瘤病和Von Hippel-Lindau病有关。

（二）STURGE-WEBER综合征

Sturge-Weber综合征的特征在于沿第5脑神经分布的皮肤内血管错构瘤或血管瘤。患者一般存在特征性皮肤血管瘤。这种疾病还可累及中枢神经系统，从而导致软脑膜血管瘤和脑皮质钙化。眼部检查可能会显示扩张和扭曲的巩膜静脉和扩张的结膜血管。大约50%的患者会发生青光眼，可能是由于前房的发育缺陷，或更常见的患者是继发于巩膜外静脉压升高[24]。

（三）1型神经纤维瘤病

1型神经纤维瘤病的特征是，被称为"咖啡牛奶色斑"的皮肤色素沉着病灶和周围神经系统的神经纤维瘤。眼前节可见瞳孔括约肌的瘢痕性病变，称为Lisch结节。眼内压的升高可能是由于神经纤维组织浸润前房角、虹膜新生血管或发育异常引起的[25]。青光眼更可能发生在患有上眼睑神经纤维瘤的个体中。

（四）VON-HIPPEL-LINDAU病

Von-Hippel-Lindau病的患者受视网膜毛细血管影响，若血管瘤被忽视，后续可发生新生血管性青光眼。

（五）幼年黄色肉芽肿

幼年黄色肉芽肿通常在婴幼儿中被诊断出来。这种病症的眼部表现包括虹膜色素性病变，其组织学上由泡沫细胞和可以引起自发性前房积血的Touton巨细胞组成。青光眼可继发于前房积血或由组织细胞直接侵入前房角，患有这种疾病的患者头部和颈部也有黄色丘疹性皮肤病变[26]。

（六）髓上皮瘤

髓上皮瘤是一种儿童发生的肿瘤，最常见于睫状体的非色素上皮细胞。病变可以是良性或恶性的，临床上表现为睫状体或虹膜的灰白色肿块。青光眼常继发于前房角的新生血管形成或由于虹膜向前移位和色素性肿物的形成（图 40-5）[27, 28]。

五、成人型青光眼的鉴别诊断

（一）虹膜囊肿

虹膜囊肿主要来自虹膜或睫状体的色素上皮，可能涉及房角关闭和房角开放的机制[29]。超声生物显微镜检查有助于区分虹膜或睫状体囊肿与虹膜或睫状体的恶性病变[30]。

（二）黑色素细胞瘤

黑色素细胞瘤是色素上皮的良性病变，最常影响视神经。少数情况下，这些可发生在眼前节从而影响虹膜或睫状体。黑色素细胞瘤可通过延伸至小梁网，或通过扩散的色素或坏死的黑素细胞瘤细胞阻塞前房角而引起青光眼[31]。

（三）Fuchs 腺瘤

Fuchs 腺瘤是睫状体的良性肿瘤，虹膜可有原发性或继发性病变。据报道，这些病变通过色素播散的而引起青光眼[32]。

（四）虹膜黑色素瘤

虹膜黑色素瘤通常在裂隙灯下可见为深棕色的肿块。通常情况下，在前房角镜检查中可在虹膜和晶状体之间虹膜肿块呈圆顶状隆起。在一些情况下，患者可能出现单侧青光眼和肿块可延伸至周边小梁网，这种类型的肿瘤被称为环黑色素瘤，来自于虹膜、睫状体或小梁网[11]。木薯黑色素瘤是一种罕见的前葡萄膜黑色素变异，具有苍白的结节状外观，类似于木薯布丁[33]。据报道，这些患者中有 1/3 患有青光眼[34]。

引起青光眼的脉络膜黑色素瘤通常体积较大，从而推挤晶状体 - 虹膜隔前移，伴有视网膜脱离或玻璃体积血的患者，色素可播散于玻璃体内，继发黑色素瘤性青光眼。新生血管性青光眼是该病的晚期并发症。

（五）转移性肿瘤

肺癌和乳腺癌是眼内肿瘤转移的最常见来源[35]。脉络膜是最常见的转移部位。然而，青光眼更常发生于眼前节转移性肿瘤[4]。临床上，虹膜或睫状体的转移在外观上是半透明和凝胶状的，并且可能与无色素黑素瘤无法区分。这些眼内肿瘤通常与虹膜新血管形成或前房积血有关（图 40-6）。

（六）白血病/淋巴瘤

脉络膜浸润可引起大量视网膜下出血并诱发急性闭角型青光眼[7]。眼前节受累可能导致前房积

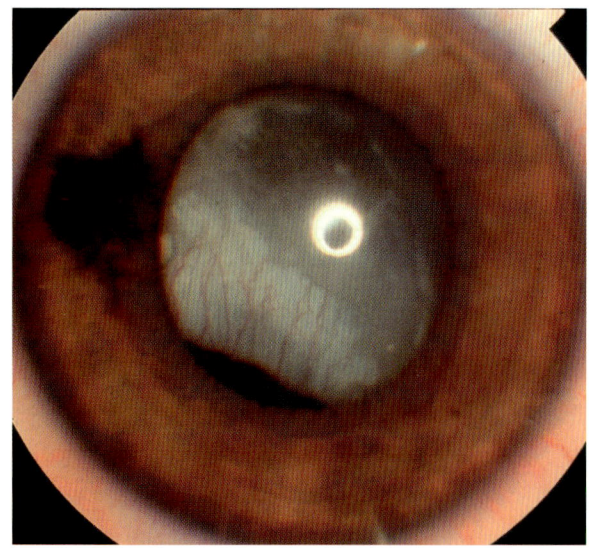

▲ 图 40-5 眼前节照片显示晶状体缺损和血管化不透明环状膜

注意睫状体区有色素沉着（引自 Singh A, Singh AD, Shields CL, Shields JA. Iris neovascularization in children: a manifestation of underlying medulloepithelioma. J Pediatr Ophthalmol Strabismus 2001; 38: 224-8）

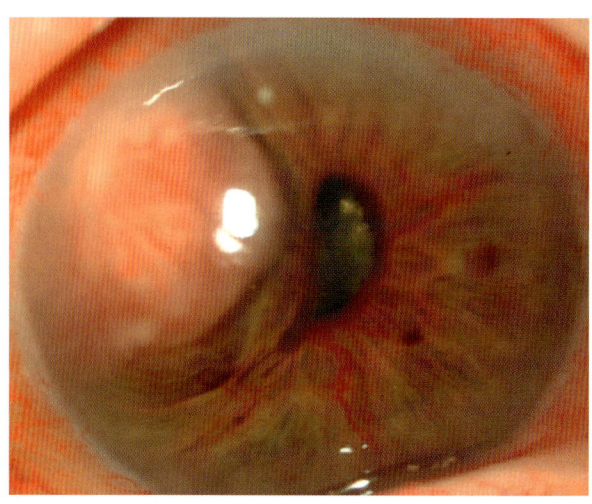

▲ 图 40-6 子宫内膜癌转移虹膜后出现新生血管性青光眼

脓或前房积血，导致开角型青光眼[36]。少数情况下，淋巴瘤可以影响眼前节并呈现为眼压升高的虹膜炎[37]。

（七）骨髓增生异常综合征 / 多发性骨髓瘤

多例骨髓增生异常综合征的报道中提示，该病患者可出现浆液性视网膜脱离和闭角型青光眼[8]，多例多发性骨髓瘤可表现为虹膜炎，其中房水样本的细胞学分析中可见肿瘤浆细胞[38]。

六、治疗措施

一般来说，无论肿瘤是手术切除、放疗还是化疗，均会使眼压升高有所改善。但是，在一些患者中，继发性青光眼对肿瘤消融无反应成为一个治疗难点[39, 40]。此外，对于葡萄膜黑色素瘤、转移癌和视网膜母细胞瘤，滤过性手术带有医源性传播的风险，不应该被尝试[41]。因此，应该使用药物作为第一线治疗方案。激光小梁成形术是这些患者的可行性替代选择。此外，一些肿瘤与色素播散有关，这些患者的继发性青光眼可能对激光小梁成形术治疗反应良好[41]。睫状体光凝术可用于某些眼内压不受控制的患者，由于它保持了前房的完整性，而且具有一定的可调节度，在这些患者中可作为治疗的理想方案[42]。最新的不穿透前房的手术方式，包括硅管成形术和深部巩膜切开术，均在这些患者中均呈现出理想的结果[43, 44]。继发于虹膜黑色素瘤的青光眼的治疗有 1 例成功的病例[45]。在许多与青光眼有关的睫状体或脉络膜黑色素瘤的患者中，最佳的治疗措施是摘除晶状体，而且对许多视网膜母细胞瘤和青光眼患者中，这也是最佳的治疗方法。

有时，非穿透性手术不成功，可考虑行穿透性手术，鉴于局部结膜炎症和放射治疗后的瘢痕形成，小梁切除术可能会很困难[46]。在 31 例眼内压升高的病例中，对前葡萄膜黑色素瘤进行质子束放射治疗和 Baervedlt 分流植入治疗后，86% 的患者使用青光眼药物可对眼内压实现有效的控制，未发现这些患者的肿瘤有局部或全身传播[47]。

治疗与 Sturge-Weber 综合征相关的青光眼需要特别注意，接受小梁切除术的患者，术中脉络膜渗漏和脉络膜上腔出血的风险可大大增加[48]。前房角切开术在一些患者中获得成功，降低了并发症发生的风险[41]。

七、预后

睫状体黑色素瘤和青光眼患者的组织病理学分析显示，房水流出通路内的肿瘤细胞及眼内压升高可导致肿瘤眼外播散[49]。小梁网环黑色素瘤患者的转移率也很高[11]。此外，脉络膜黑色素瘤和青光眼患者在发病时继发于体积大的肿瘤预后较差。关于视网膜母细胞瘤，青光眼通常与较大的肿瘤的大小相关，并且这些患者通常预后较差[50]。虹膜新生血管形成，无论是否存在青光眼，均表明预后不良。

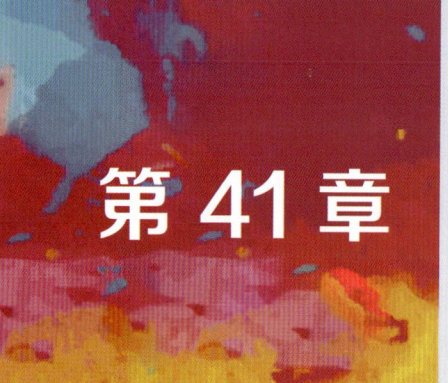

第 41 章　母斑病中青光眼及相关临床状况
Glaucoma in the Phakomatoses and Related Conditions

Chaiwat Teekhasaenee　Syril Dorairaj　Robert Ritch　著
李晓霞　译
谢　媛　校

本章概要

神经嵴是具有多种分化潜能的组织，分化为各种类型的细胞后迁徙到各处，分化的细胞包括周围神经系统、软脑膜、黑色素细胞、施旺细胞，面部和头部的骨骼和结缔组织。此外，也分化为小梁网细胞和虹膜基质黑色素细胞[1]。SWS、KTW、ODW、PPV、NF 综合征可能均为神经嵴细胞发育异常导致的，伴房角异常，导致先天性或发育性青光眼。房角切开术或小梁切除术是治疗这些因为房角异常导致青光眼的选择。除了房角结构的异常外，错构瘤，包括血管异常（SWS、KTW、PPV）、色素瘤（ODM、PPV）和神经纤维瘤（neurofibroma，NF）也与 IOP 升高有关，其 IOP 升高是由于增加的上腔巩膜静脉压（SWS、KTW、PPV）或小梁网异常（ODM、PPV、NF）所致。如果神经嵴发育异常不是那么严重，后期可继发于错构瘤并发症。

一、概述

Van der Hoeve 首次描述了斑痣性错构瘤病（"母斑病"），是一组常见的先天性遗传的多系统肿瘤，有恶化的风险[2]。该综合征最初症状包括神经纤维瘤（又称为 von Rechlinghausen 病，NF）、结节性硬化症（又称为 Bourneville 综合征）和 von Hippel-Lindau 病。关于斑痣性错构瘤病的症状还没有准确的描述，无论有遗传倾向还是恶化风险的其他先天性疾病，表现为胎记或播散的错构瘤（正常组织形成的肿瘤样团块生长在其他的位置）可能影响中枢神经系统、眼部和内脏器官的疾病也被归为该疾病，但是存在争议。这些临床表现包括 Sturge-Weber 综合征（脑三叉神经血管瘤病，SWS）、共济失调毛细血管扩张、色素失调症和痣样基底细胞癌综合征（多发性基底细胞痣综合征，Gorlin-Goltz 综合征）（框 41-1）[3]。

框 41-1　母斑病

- 神经纤维瘤
- 结节性硬化症
- 视网膜血管瘤（von Hippel-Lindau 综合征）
- 共济失调毛细血管扩张症
- 脑三叉神经血管瘤病（Sturge-Weber 综合征）
- Klippel-Trenaunay-Weber 综合征
- 色素失禁
- 多发性基底细胞痣（Gorlin-Goltz）综合征（痣样基底细胞癌综合征）
- Wyburn-Mason 综合征

只有 SWS 和 NF 与青光眼相关，其他的可能在特殊情况下会波及眼球，进而继发青光眼。有研究报道眼皮肤黑色素增多症（oculodermal melanocytosis，ODM）与 Sturge-Weber 综合征相关，ODM 是一种先天性的面部色素性错构瘤，与青光眼相关。SWS 与 ODM 共同出现的疾病（色素血管性斑痣性错构瘤病，phakomatosis pigmentovascularis，PPV），当其弥漫性波及眼部时，绝大多数会出现青光眼[4]。

二、Sturge-Weber 综合征（脑三叉神经血管瘤病）

Sturge-Weber 综合征是一种先天性异常，表现为面部毛细血管瘤（酒红斑，焰色痣），伴眼和（或）脑部血管畸形（软脑膜血管畸形）和神经功能障碍（包括癫痫发作和神经发育迟缓）。尽管有少量家系发病的报道，其散发，发病率为 1/2 万～5 万，无种族与性别倾向。在 SWS 患者中，体细胞突变导致 ECM，血管的神经支配和内皮细胞之间相互作用，影响到 SWS 患者血管系统的发育和功能异常[5]。其表现的家族性毛细血管畸形（酒红斑）和动静脉畸形与 RASA1 突变相关[6]。SWS 可能的病理学因素是原发的静脉发育不良，在妊娠 5～8 周正常表达的原始胚胎静脉丛退化失败。也有人认为是在胚胎发育过程中自发突变造成的[7]。

组织形态学上，这些综合征包括面部、眼和软脑膜的血管畸形[8]。临床的表现差异大，根据涉及的组织器官分为 3 种，所有全部涉及的器官包括软脑膜，眼和脸部；涉及两种组织器官的，则包括脸部和眼部，或脸部和软脑膜；而涉及一种器官则可能是以上三种的任何一个。

Klippel-Trenaunay-Weber 综合征（KTW）特征为四肢和脸部皮肤的鲜红斑痣，患肢和动静脉瘘中骨和软组织的静脉曲张和肥大。组织病理学研究发现，这些综合征是毛细血管、淋巴和静脉畸形的混合体，伴静脉曲张和四肢肿大。与 SWS 一样，KTW 患者脑血管畸形也与癫痫和神经发育迟缓相关。KTW 与 SWS 有诸多共同的临床表现，两种表现似乎密切相关，通常被认为是同一种疾病。

（一）系统性研究

1. 面部酒红斑（焰色痣）

面部血管畸形（酒红斑）是 SWS 的标志。在 30% 患者种表现为双侧面部受累（图 41-1）。血管畸形在出生时即出现，且随着年龄增长变得更明显。组织形态学上，为真皮和皮下组织的单层内皮

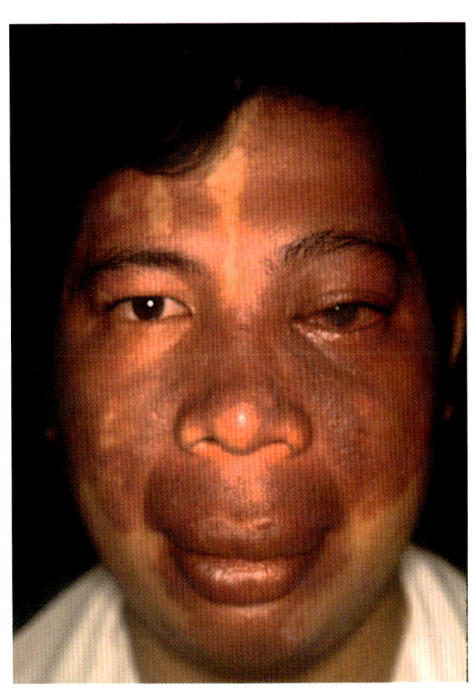

▲ 图 41-1 SWS 患者表现为双侧面部酒红斑和组织肥大，左眼发展为先天性青光眼和牛眼症，伴广泛的巩膜上静脉畸形

细胞形成扩张的毛细血管构成。这些病变通常被误认为是血管瘤。基于其自然病程、临床过程和细胞活性分析，它们实际上是血管畸形（表 41-1）[9]。

尽管 SWS 患者酒红斑典型的分布特点是三叉神经的眼和（或）上颌分支，但血管畸形的发生与神经的分布无相关性。常见的分布区域看起来仅仅是巧合[10]。酒红斑分布不一定受三叉神经的分布支配，其可以跨过面中线，延伸到头皮、脖子和肩部。

面部酒红斑不是 SWS 必需的或独特的临床表现，少数患者具有典型的神经系统表现，但是缺少酒红斑。另外，只有 3%～9% 的面部酒红斑患者为 SWS。如果酒红斑波及颜面的上半部或双侧出现，那么，发生 SWS 的概率就明显增加。

单侧面部血管畸形的位置和范围与是否波

表 41-1 血管瘤与血管畸形比较

	肝血管瘤	血管畸形
发病	出生时或稍晚些	出生时
生长	快速增殖后退化	随身体生长相称，无退化
内皮活性	细胞丰富	正常转归

及脑膜，以及波及脑膜的程度或广泛程度相关性差。但是，如果患者具有大面积的双侧面部酒红斑，那么伴双侧脑膜血管畸形和神经功能障碍的风险高[11-13]。

98%的患者具有蔓状软脑膜血管畸形。他们通常位于面部酒红斑的同侧顶枕区。畸形血管的钙离子沉积伴随着脑皮质萎缩，造成60%患者智力缺陷和精神发育迟缓。癫痫发生在85%患者。另外，对侧轻偏瘫、偏瘫和同侧偏盲都有可能发生。

2. 眼部表现

血管畸形影响到眼睑、结膜、巩膜外层、虹膜（异色症虹膜）、视网膜和脉络膜。Anderson规则：当酒红斑影响到上眼睑时，同侧的眼内结构也会被侵及[14]，当然也有例外存在。脉络膜血管畸形是最常见的眼部表现。病理检查时超过50%的患者发现侵及了脉络膜[15]。脉络膜血管畸形通常表现为弥散性且超过整个脉络膜范围的50%。如果脉络膜被广泛侵及，其表现为轻度隆起的橘黄色团块或红色的"番茄酱"样眼底。可能会发生脉络膜、视网膜脱离，以及脉络膜出血等严重并发症。

（二）青光眼

70%以上的SWS患者同时伴有同侧青光眼。青光眼发生的年龄具有两个高峰段[16]。60%患者在婴幼儿期发展青光眼，其余的发生在儿童期或成年早期[17, 18]。如果双侧都有酒红斑且侵及上下眼睑，青光眼发生率更高[19]。虹膜异色症、巩膜外和脉络膜血管畸形与青光眼有明显的相关性。所有青光眼患者仔细检查发现，均存在表层巩膜血管畸形（图41-2）[20, 21]。伴有脉络膜血管畸形的患者88%发展为青光眼。通常，当血管畸形和眼部黑变病影响到眼部时，几乎都要发生青光眼[4]。

1. 青光眼发病机制

报道的SWS患者发生青光眼可能的病理机制很多。然而，房角发育异常和上巩膜静脉压力升高是最被认可的发病机制。

先天性发育性青光眼SWS典型患者的房角镜检查，可见房角结构结构不清，其前部虹膜插入与原发性先天性青光眼表现类似（图41-3）。组织病理学研究发现，巩膜突发育异常、葡萄膜增厚，以

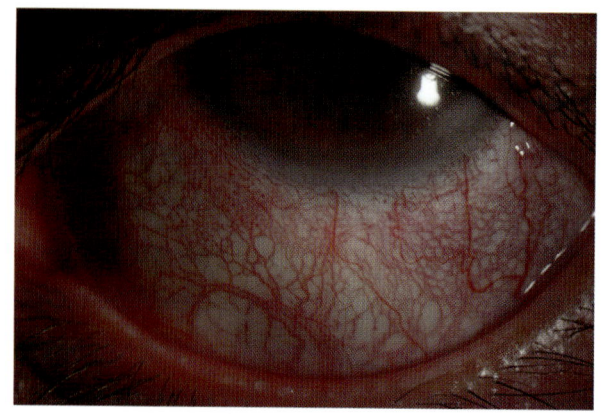

▲ 图 41-2　在儿童期青光眼的SWS中，大量相互连接的扩张毛细血管形成广泛的巩膜表层血管网，侵及角膜缘

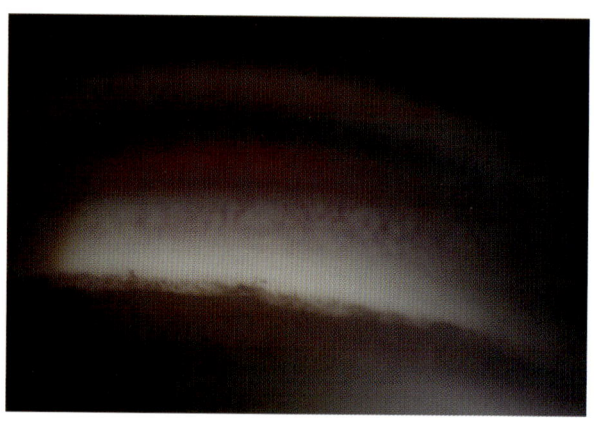

▲ 图 41-3　SWS男性青光眼病患儿房角镜检查，可见扇形前部虹膜插入、房角细节结构不清，以及角膜缘毛细血管网

及虹膜根部前移[20, 22, 23]。另外，也发现Schlemm管位置偏后和发育不全[22]。先天性青光眼60%患者表现为牛眼症[10]。然而，牛眼症不伴有IOP升高也曾被报道过。

在儿童或成年早期发生的青光眼，通常房角结构模糊。但常在这些患者房角结构观察到Schlemm管的血液回流，以及房角的巩膜上腔静脉网（图41-4）。明显升高的上腔静脉压力，在儿童青光眼患者中已被证实[21, 22]。扩张的巩膜血管和睫状体上腔积液在UBM中也被发现，提示在这些患者眼中异常的巩膜上腔静脉系统。

Weiss对SWS患者发生青光眼提出双重起源学说[20]。他认为畸形的巩膜上腔静脉导致其压力升高，是其主要的发病机制。另外，升高的上巩膜静脉压力、先天性房角畸形均会导致婴儿期青光眼患者的眼压升高。

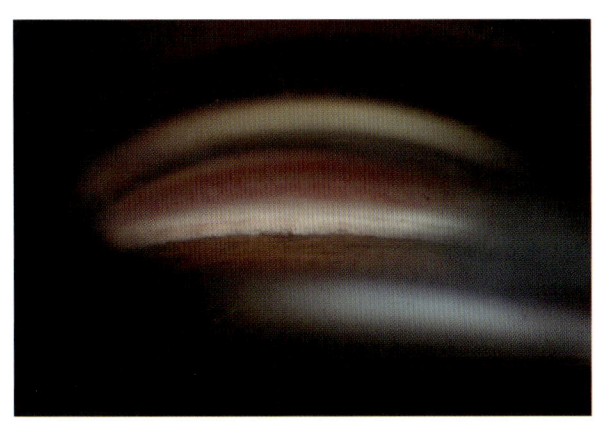

▲ 图 41-4 女性发育性儿童期青光眼 SWS 患儿房角镜检查，可见正常的房角结构、Schlemm 管内血液回流，以及扩张的角膜缘毛细血管网

超声检查发现 SWS 伴青少年青光眼患者小梁网和 Schlemm 管系统变化，与老年和原发性开角型青光眼相似[25]。巩膜上腔静脉畸形血流动力学异常，继发小梁网过早衰老也被认为参与到儿童青光眼的发病机制。

继发于视网膜下出血和视网膜脱离的闭角型青光眼在 SWS 患者中也有报道。

2. 青光眼处理

前房角切开术 / 小梁网切开术 SWS 患者合并青光眼治疗是非常困难的，且仍然是临床上的一个挑战。因为需要在麻醉下进行反复的检查、认真的术前评估、合适的麻醉计划是非常重要的。考虑到患者年幼、可能存在精神发育迟缓、系统性疾病，以及对父母依存度高，这也是一项困难的检查。如果患者有癫痫，则应术前应用抗癫痫药物控制痉挛性失调。整个过程需要多个科室之间协同合作完成，包括神经科学和儿科医生。麻醉科医生应该意识到这些患者有 SWS，因为脊髓或脑血管畸形的存在，可能会增加颅内出血或麻醉时弥漫性血管内凝血的风险。

这类患者青光眼的处理主要取决于发病年龄。前房角切开术或小梁网切开术是先天性青光眼患者的主要治疗策略。然而，原发性先天性青光眼患者和后续的滤过性手术成功率非常低。手术成功率低可能是由于未能控制上巩膜静脉压力高造成的。

3. 药物治疗

儿童期发生青光眼首选的治疗方法，应该是减少房水生成的降眼压药物。前列腺素类药物增加了葡萄膜巩膜流出通道，理论上来讲，应该避开异常小梁网流出道和异常巩膜上腔静脉系统。然而，临床研究并不推荐 SWS 患者应用拉坦前列腺素[26, 27]。而且，可能会潜在增加巩膜上腔静脉血管肿胀，如果需要手术时，会造成滤过性手术更大的风险[27]。患儿睫状体脉络膜上腔积液与应用拉坦前列腺素的相关性，也有报道[28]。

4. 滤过性手术治疗

绝大多数患者最终需要进行滤过性手术或青光眼引流阀植入术。理论上来讲，滤过性手术应该绕过巩膜上静脉系统，提高手术成功率。然而，对巩膜硬度低和牛眼症的年轻患者，滤过术中玻璃体脱出和出血并发症概率高。另外，如果存在大量巩膜上腔静脉则滤过手术后面临着过度愈合的可能，辅助的抗代谢药物通常是需要的。而且，SWS 患者进行滤过性手术，存在一个严重的风险，即大量脉络膜上腔积液和爆发性脉络膜出血。高巩膜上腔静脉压力下突然降低前房压力，可以导致脉络膜内液体快速渗出到脉络膜上腔。预防性的后部巩膜造口用于预防此类并发症[29]。然而，后续针对 17 例患者的研究证明这样的操作并无此作用[30]。术前应用降眼压药物降低 IOP，或前房穿刺缓慢放液、提前预留缝线快速关闭巩膜瓣，尝试用于预防并发症。可调节缝线缝合巩膜瓣，也认为能减少爆发性脉络膜出血[31]。

尽管有以上所有的预防措施，术后局限性的脉络膜脱离仍然是常见的。另外的，浆液性视网膜脱离发生常常伴有脉络膜渗漏。视网膜脱离通常由于眼压恢复正常后自愈。

由于 SWS 患者的小梁切除术需要面临许多严重的手术并发症，而且手术成功率低，房角切开术或小梁切开术以往是作为所有先天性或儿童期青光眼患者治疗的首选[32, 33]。联合小梁切开术和小梁切除术也被建议用于房角发育异常和上巩膜静脉压力高的患者[34]。尽管联合手术在大部分的报道中既高效又安全，但是它并没有比传统的手术操作成功率高[35]。

5. 青光眼手术植入物

青光眼引流阀在 SWS 患者的治疗中，被越来越多的应用。Ahmed 阀植入在 11 例患者中，79%

患者的 2 年后眼压 < 21mmHg[36]。在另外一项对 10 例患者研究中发现，在植入 Baerveldt 阀后随访 35 个月，发现所有眼压均 < 21mmHg[37]。尽管手术成功率让人觉得很欣喜，但引流阀的植入又有其相应的独特并发症，包括引流管角膜接触、局部角膜水肿、经角膜/结膜引流管糜烂，以及引流管退缩。与小梁切除术相似，低眼压、广泛的脉络膜渗漏，以及出血均可能发生。建议应用前房稳定装置稳定术中眼压，以减少并发症[38]。

6. 循环破坏

SWS 伴有儿童青光眼患者，采用半导体激光睫状体光凝术联合眼水治疗，有效性和安全性均得以验证[39]。然而，当患者视力有限或不适合滤过手术时，才考虑选用睫状体破坏性手术。

三、眼皮肤黑色素增多症

眼皮肤黑色素增多症（太田痣，先天性眼黑色素细胞增生症）是一种先天性异常，包括面部皮肤、眼部、黏膜色素过度沉着，沿着三叉神经眼支、上颌支，偶尔下颌支分布。色素性错构瘤可以延伸侵及眼眶和软脑膜组织。

临床上分为 3 种形式的色素过度沉着。面部皮肤和眼被侵及占所有患者中的 63%[40]。皮肤单独侵袭累计大于 1/3，少数患者仅发生在眼部。仅发生在眼部被称为眼黑色素细胞增生症（ocular melanocytosis, OM）或眼黑变病。

虽然这种情况偶尔在家族遗传中有报道，但遗传方式尚未确定。

（一）面部色素沉着

眼三叉神经分布的面部色素沉着是该病的标志。通常是单侧，也有 6% 双侧均侵及的报道[40]。80% 患者皮肤色素过度沉着影响到三叉神经眼支和上颌支。组织学研究发现，色素性错构瘤包含真皮层含有树枝状神经嵴来源的黑素细胞巢。真皮层的病变是先天性的，但是可能在以后生活中才可能被观察到。

（二）眼部表现

侵及眼球包括眼睑、睑板、结膜、巩膜表层、角膜、虹膜、瞳孔、晶状体和脉络膜。巩膜表层黑色素沉着是最常见的临床表现，且在 OM 患者中几乎全部患者均可见。散发的黑色素沉着可以发生在角膜上皮、基质和内皮细胞。虹膜弥漫性的黑色素细胞浸润导致单侧均匀增厚和增黑（虹膜异色症）。超微结构检查发现，神经嵴来源的间质细胞胞浆中可见不常见的巨大黑素小体，但是在眼球后段的色素上皮细胞中没有发现[41]。通常，与正常瞳孔相比，受到波及的瞳孔直径较小，约 1～1.5mm，且对散瞳药反应慢。团块状的黑色素细胞也可以在晶状体前囊膜观察到。前房角的过度着色经常伴随着相邻虹膜的过度着色。大量厚重的虹膜束、黑色的睫状体带、黑色素细胞聚集是典型的房角表现（图 41-5）。释放的色素小体导致角膜内皮弥散的沉状色素沉着，而且可见下方房角大量的色素沉积。脉络膜黑色素沉积导致眼底呈黑色样变。

在 ODM 患者中，也有葡萄膜、皮肤、眼眶和中枢神经系统发生恶性黑色素瘤的报道。在白种人中，这些大量的色素沉着通常被认为是癌前病变。然而，在亚洲人群中，只有少数患者发生恶性变[40]。

（三）青光眼

许多散发 ODM 合并青光眼的患者。有狗 ODM 中也可见合并青光眼的报道[42, 43]。我们连续收集了 194 例泰国 ODM 患者，其青光眼发病率为 10%[44]。青光眼表现为同侧开角型青光眼，可以发生在出生时、童年或成年后，也可能是双侧同时发生的闭角型青光眼。

所有开角型青光眼患者均有同侧色素过度沉

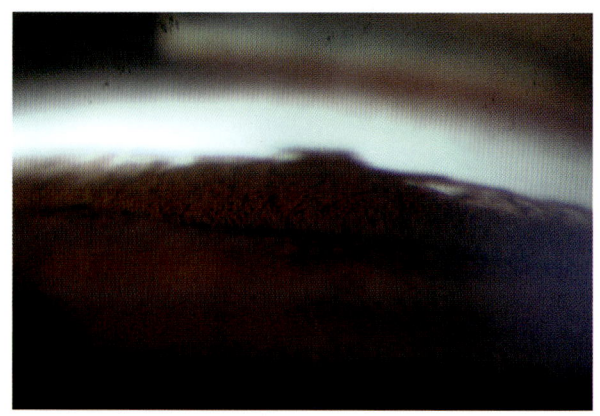

▲ 图 41-5 ODM 伴青光眼患者，在房角结构可见大量栅栏状色素沉着性黑色素细胞增多症

着，阻塞前房角。推测是由于黑色素细胞侵及小梁网导致了 IOP 升高[45]。然而，由于房角黑色素细胞增多的程度和面积与眼压升高的水平无关，也可能存在其他因素[44, 46]。ODM 伴先天性青光眼患者房角异常表现为：粗大的虹膜束覆盖小梁网，且前部虹膜插入。黑色素细胞侵入到发育异常的前房角，是青光眼的发病机制。

35% 的成年患者具有同侧前部葡萄膜炎和短暂的急性 IOP 升高[44]。合并同侧的葡萄膜炎在以往 ODM 患者中就报道过，但是两者之间的相关性仍然未知[47]。

青光眼的治疗

前房角切开术或小梁切开术是先天性青光眼的首选。成年开角型青光眼对药物反应良好的患者，很少需要进行滤过性手术治疗。降低眼压的药物和类固醇药水滴眼在降低葡萄膜炎导致的短暂 IOP 升高，疗效非常好。

四、色素血管性斑痣性错构瘤病

色素血管性斑痣性错构瘤病（PPV）是一种先天性异常，伴皮肤红斑痣和色素痣（持续存在的异常蒙古斑）。

组织学上，这种错构瘤在深部真皮层含有共存的毛细血管扩张和黑色素细胞，分别与 SWS 和 ODM 相同。皮肤血管畸形和神经细胞的并发症临床特点与 SWS 相似。虽然有关于 PPV 患者的家族谱系报道，但是通常为散发病例。

许多青光眼患者报道在非眼科的杂志上。所有的患者有面部酒红斑，以及 OM 患者报道均合并有青光眼。我们报道了 9 位 PPV 患者均发展为先天性青光眼，同时伴有弥漫性巩膜上腔静脉畸形和黑变病（图 41-6 和图 41-7）[4]。如果眼部被其中任何一种损害侵及，可能都会造成后期 IOP 升高。单独的巩膜上腔静脉畸形或黑色素上皮细胞增多均不会发展为青光眼，似乎前者比后者更容易发展为青光眼。

患者存在巩膜上腔静脉畸形或黑色素上皮细胞增多时，应进行彻底的检查，且定期随诊，以判断是否发展为青光眼。

PPV 伴青光眼的处理与 SWS 或 ODM 相似。

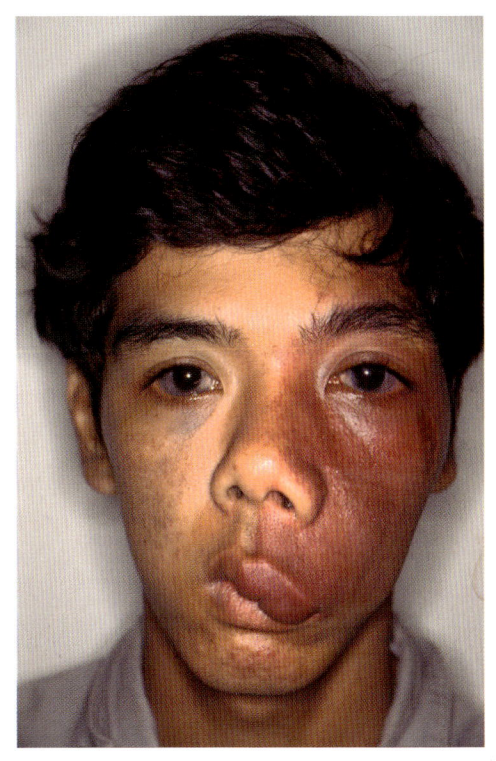

▲ 图 41-6 一位 PPV 患者，左脸表现为面部酒红斑（SWS）、双侧眼皮肤黑色素增多症（ODM），左眼发展为先天性青光眼

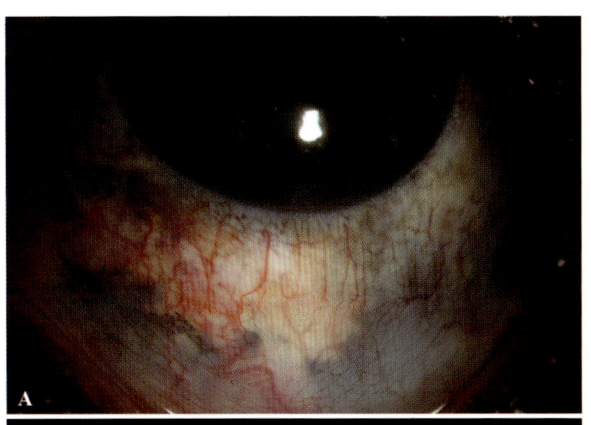

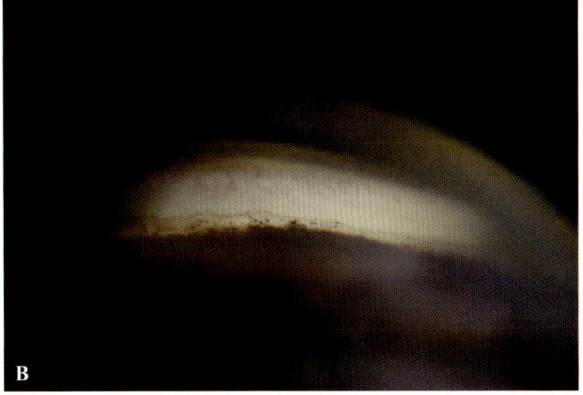

▲ 图 41-7 图 41-6 患者的裂隙灯检查（A）和房角镜（B）检查，显示巩膜和房角血管畸形和黑变病

五、神经纤维瘤病

神经纤维瘤病（Neurofibromatosis，NF）是一种先天性神经外胚层发育不良，其特征是神经嵴（尤其是周围感觉神经、Schwann 细胞和黑色素细胞）的错构瘤（神经纤维瘤）。尽管 NF 有很多种亚型，现在标准的 NF 分类主要为两类。

1 型神经纤维瘤（NF-1，Von Recklinghausen 病，周围性神经纤维瘤病）占所有类型的 90%，占活胎中的 1/3500～5000。由于大部分的诊断标志在年龄较大时才会表现出来，因此，NF-1 诊断在婴幼儿期经常会被遗漏。

2 型神经纤维瘤（NF-2，中枢性神经纤维瘤病或双侧听神经瘤）发生率明显低于 1 型神经纤维瘤病，其发生率占人群的 1/5 万。咖啡牛奶色斑、雀斑和眼睛出现 Lisch 结节在 NF-2 型患者中少见。其共同的问题是由于听神经瘤造成感音神经性聋。

尽管两种类型的 NF 均为常染色体显性遗传，且临床表现相似，但是他们的基因不同，符合完整的基因分离定律。

最终，所有的 NF-1 患者均可能会影响整个视觉系统，包括骨性眼眶、眼外肌、眶神经、眼睑、结膜、角膜、葡萄膜、视网膜、视神经、视交叉和视放射。NF-2 眼部的临床表现，包括青少年后囊膜下白内障、视网膜错构瘤，很少发生的眼运动神经缺陷和虹膜黑色素细胞错构瘤。

（一）眼睑和眼眶

NF-1 患者经常会侵及眼睑，上眼睑的外侧部位更容易发生丛状神经纤维瘤，表现为正弦或 S 型眼睑畸形（图 41-8）。由于以上造成的上睑下垂和散光，会继发弱视。同时包含单侧牛眼症、同侧面部肥大和丛生神经瘤三联征，被称为 Francois 综合征。眼眶部的神经纤维瘤可能来源于眼眶的任何神经，尤其是三叉神经。眼眶被侵及会造成眼眶和蝶骨的发育不良，肿瘤包括视神经胶质瘤、视神经周围脑膜瘤，以及神经鞘瘤。视神经鞘瘤的三联征包括视力丧失、视神经萎缩和睫状体分流血管[52]。视神经胶质瘤或眼眶神经纤维瘤可导致眼球突出。先天性蝶骨发育异常导致波动性眼球突出或凹陷，是一些 NF-1 患者的临床表现。

有研究报道，NF-1 中有结膜神经纤维瘤或角膜神经粗大。虹膜黑色素细胞错构瘤（Lisch 结节）在 90% 患者中发生，其表现为 1～2mm 虹膜无血管区域隆起结节，可分散在任何区域内，包括房角。在深褐色的虹膜中，其表现为明显的浅棕色肉芽肿结节。Lisch 结节经常在年龄较小时就表现

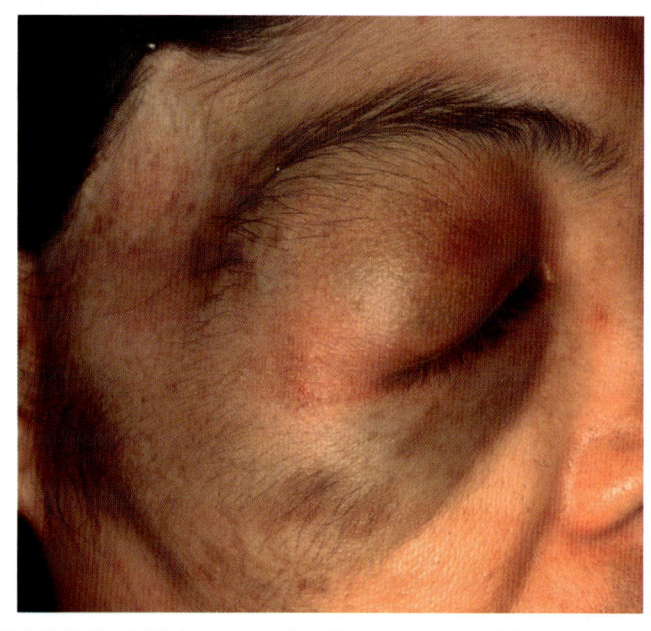

▲ 图 41-8　右上眼睑的丛状神经纤维瘤，表现为典型的 S 形畸形，同时伴多毛症、眶周色素沉着、咖啡牛奶色斑，以及继发性上睑下垂

出来，而且可以作为儿童期诊断的重要标志。此时，患儿的皮肤还无任何症状。脉络膜色素上皮错构瘤在 35% 的 NF-1 患者中可见。偶尔整个脉络膜会被弥散的 Schwann 细胞神经纤维瘤波及。UBM 显示，睫状体增厚导致房角关闭。视网膜被波及包括星形胶质细胞错构瘤、视网膜毛细血管瘤，以及伴视网膜和视网膜色素上皮错构瘤偶尔也有报道。

（二）青光眼

先天性青光眼伴 NF 相关的报道很少，绝大多数的报道少于 2 位患者。最大的眶面部 NF-1 患者研究为 13 例[48]。目前，在英文的文献报道中，NF-1 伴先天性青光眼患者不到 40 例[49]。然而，由于 NF 是一种罕见的疾病，在临床上表现出很大的变异性，因此青光眼的患病率可能被低估。许多的诊断标志在幼年时可能不明显。在大部分的 NF-1 伴先天性青光眼患者中，出生或早于其他诊断指征之前就表现为牛眼症。可能绝大部分患者初次诊断时被误诊为单眼原发性先天性青光眼。

NF-1 患者伴青光眼时可能在出生时发现，或少数情况下在儿童期被发现。13 例 NF-1 患者伴青光眼，10 位是在出生时即被发现为青光眼，而其余 3 位则在 6~13 岁时被发现[48]。先天性青光眼表现为牛眼症和丛状神经纤维瘤。然而，牛眼症可单独发生不伴青光眼。眼球扩张推测是因为神经纤维瘤局部释放生长因子所表现的局部巨大畸形[50]。

NF 患者伴青光眼的可能机制，包括神经纤维瘤的房角浸润，导致房角异常；继发于睫状肌和脉络膜神经纤维浸润的房角关闭，以及房角结构的纤维血管化和内皮化导致周边房角粘连[48, 51, 52]。

房角异常在所有青光眼患者中均可观察到房角结构异常，包括色素过度沉着、不规则的色素团块或无血管的不透明致密组织覆盖在房角结构上、虹膜前移、宽的周边前部粘连（图 41-9）。房角结构异常也出现在许多侵及眶面部的患者，发展成为青光眼，其表现为色素改变的虹膜前移，以及多发的长虹膜束。

单侧先天性虹膜领外翻是 NF-1 伴青光眼的常见表现（图 41-10）。在 8 例伴有先天性虹膜外翻和青光眼的患者中，其中 3 例伴有 NF[53]。在 13 例伴 NF-1 与青光眼患者中，虹膜领外翻占 60%[48]。对 5 例青光眼伴 NF-1 的患者中，发现所有的虹膜领外翻。然而，只有 2 个能根据临床特点诊断。NF-1 患者经常合并严重的青光眼。另外，所有的眼球都有不同程度的房角关闭，继发于前部房角结构内皮化与相关基因过表达有关[54]。

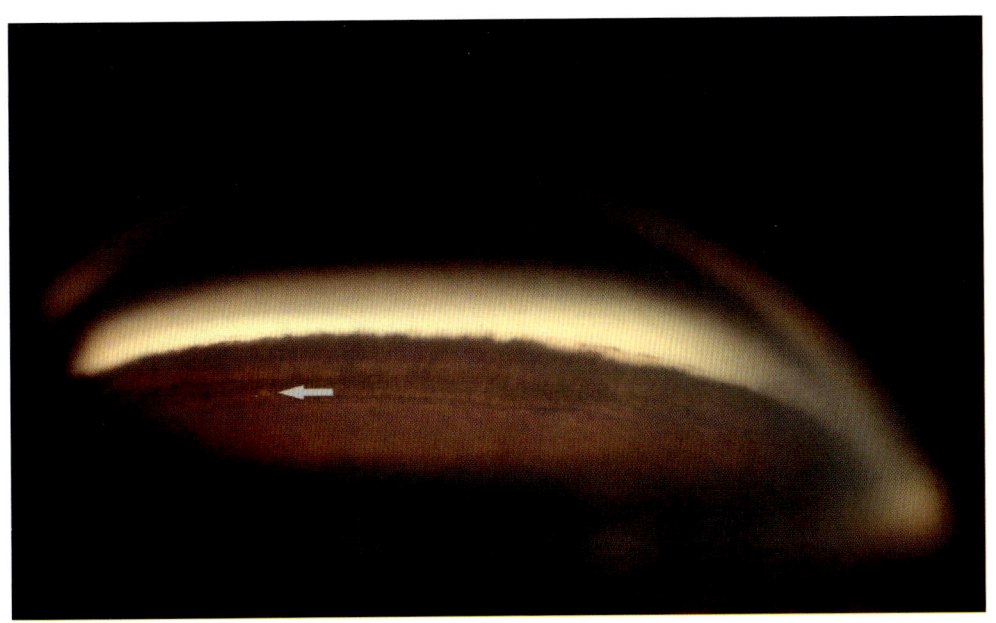

▲ 图 41-9 NF-1 伴先天性青光眼患者房角镜检查，表现为厚的色素沉着不规则组织覆盖在房角结构，和一个 Lisch 结节（箭）分布在虹膜表面

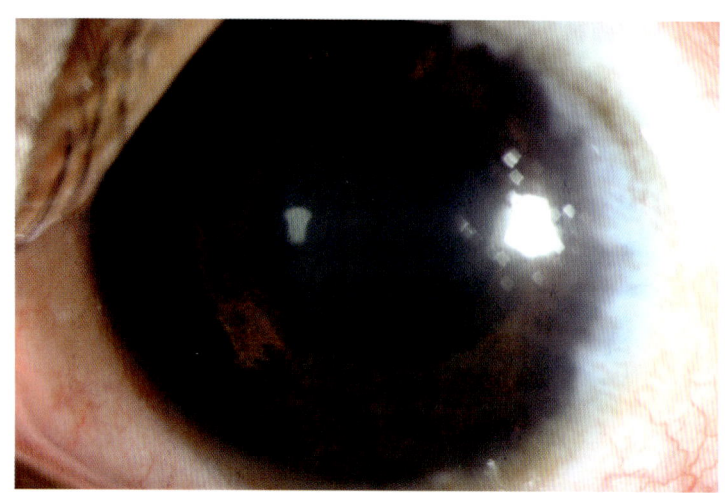

▲ 图 41-10 NF-1 伴单侧先天性青光眼患者，表现为同侧先天性虹膜外翻和虹膜发育不良

青光眼的治疗

NF-1 患者伴青光眼通常预后较差。大部分受波及眼表现为盲或法律意义上的盲。1/3 患者最终需要眼球摘除[48]。这些患者视力丧失是由于视网膜脱离、视神经胶质瘤、弱视所致。

房角发育异常的先天性青光眼行前房角切开或小梁切开术是标准的首选治疗方法。然而，新的研究表明，前房角内皮化和 PAS 形成的患者，建议行滤过性手术辅助抗纤维化药物，或植入青光眼滤过阀[54]。在一些视觉差的患者，滤过手术或青光眼阀不适用者，可考虑行睫状体破坏手术。

第五篇
治疗原则
Principles of Management

第 42 章　高眼压症和原发性开角型青光眼的疾病管理　/ 470
　　　　Management of Ocular Hypertension and Primary Open-Angle Glaucoma

第 43 章　正常眼压青光眼的疾病管理　/ 474
　　　　Management of Normal-Tension Glaucoma

第 44 章　房角关闭管理概况　/ 479
　　　　An Overview of Angle-Closure Management

第 45 章　目标眼压　/ 486
　　　　Target Intraocular Pressure

第 46 章　生活质量　/ 493
　　　　Quality of Life

第 47 章　青光眼的医学管理：成本效益分析　/ 502
　　　　Medical Management of Glaucoma: Cost-Effectiveness

第 48 章　提高生活质量：青光眼患者视力康复　/ 507
　　　　Optimizing Quality of Life: Low-Vision Rehabilitation in Glaucoma

第 49 章　降眼压药物：坚持和执行　/ 514
　　　　Ocular Hypotensive Medications: Adherence and Performance

第 50 章　治疗结果　/ 517
　　　　Outcomes

第 51 章　收益与风险　/ 530
　　　　Benefit Versus Risk

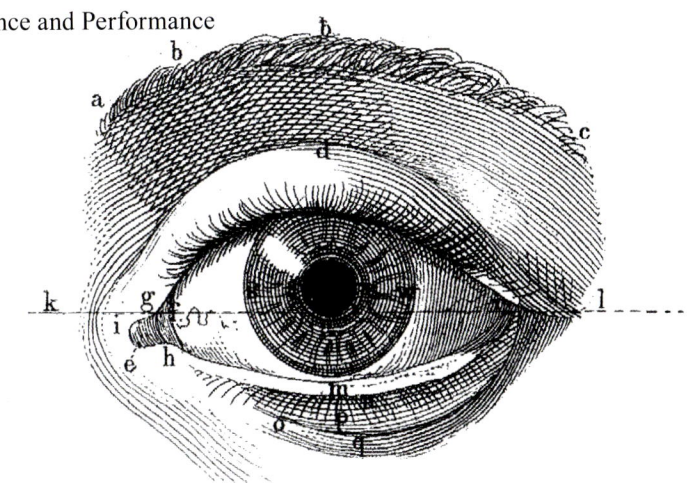

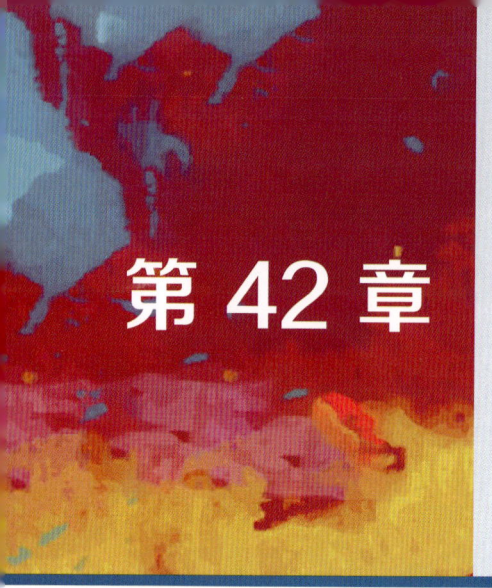

第 42 章 高眼压症和原发性开角型青光眼的疾病管理

Management of Ocular Hypertension and Primary Open-Angle Glaucoma

Roger A Hitchings, Mark B Sherwood 著
杨一佺 译
谢 媛 校

> **本章概要**
>
> 本章主要讨论了眼压（IOP）升高与原发性开角型青光眼（POAG）之间的关系，并且指出，不是所有眼压升高的患者一定进展为青光眼，POAG 患者也并不一定都伴有眼压升高。此类患者的详细处理可见第 28 章（高眼压症）和第 43 章（正常眼压青光眼的疾病管理）。高眼压症（OHT）和 POAG 的疾病管理主要在于诊断时判断疾病的风险、对任何初始治疗的反应，然后进行长期随访监测。

一、概述

本章主要介绍高眼压症和原发性开角型青光眼疾病管理的基本原则。高眼压症，定义为眼压（IOP）处于人群平均眼压两个标准差或以上，并且不伴有可见的视盘形态学改变或青光眼特征性视野缺损（见第 28 章）。通常高眼压症指眼压高于 21mmHg，但是在某些人群，高眼压症患者的眼压则可能更高（如日本人），或者低于 21mmHg。

原发性开角型青光眼（POAG）指存在视盘特征性改变，如青光眼特征性凹陷性大视杯；并且常伴视功能降低，表现为与相应解剖改变空间位置相对应的视网膜敏感度降低（见第 29 章原发性开角型青光眼）。POAG 的前房角呈开放状态，而且伴有无明显诱因的眼压升高。其他某些眼病的视盘改变或视功能缺损，可能会被误诊为青光眼；还有一些青光眼很难在早期诊断，只有看到疾病进展才可以确诊。

目前，OHT 和 POAG 的治疗还仅限于降低眼压。非眼压依赖的抗青光眼治疗的有效性目前尚未得到证实。

疾病管理需要基于风险评估以及对治疗的反应、疾病的进展速度和患者的诉求。疾病管理需要初始评估、制定目标和随访监测。本章即从这三方面按顺序分别阐述（见第 45 章目标眼压和第 51 章收益与风险）。对于除外原发因素的继发性青光眼（尤其是色素播散和剥脱综合征），该疾病管理原则同样适用。

二、高眼压症

高眼压症治疗应当考虑患者经济支出和预期收益的平衡。尽管高眼压是 POAG 明确的危险因素，但并不是唯一的危险因素，高眼压症也不一定必然发展为青光眼。OHT 的药物支出严重限制了眼部降眼压药物的广泛使用，因此 OHT 治疗的经济支出可能成为一项严重的社会问题。

(一)背景

高眼压治疗研究(Ocular Hypertension Treatment Study,OHTS)表明,在特定的受试者,持续的降眼压治疗可以减缓 OHT 进展为 POAG 的速率[1]。许多基线因素可作为预测 OHT 进展的良好指标[2]。但是,欧洲青光眼预防研究(The European Glaucoma Prevention Study,EGPS)结果却无法验证这些保护因素,这一不同的结果至少部分可以归因于研究设计的差异以及 EGPS 研究两组间的平均眼压差异较小[3]。然而,通过对两项研究中对照组(未治疗组)的结果进行比较,明确了 OHTS 研究中预测 OHT 进展指标[4],包括受试者基线年龄、眼压、中央角膜厚度、垂直方向的杯盘比和 Humphrey 视野中的模式标准偏差。

降低眼压降低了青光眼高危患者 5 年内 POAG 进展率。青光眼早期症状研究(The Early Manifest Glaucoma Trial,EMGT)中长期随访数据表明,低收缩期灌注压、低收缩期血压和心血管疾病史也是青光眼发展的预测指标,这提示了血管因素在青光眼发展中的作用[5]。

那么哪些患者应该进行治疗?Kymes 根据 OHTS 研究结果推断,眼压≥ 24mmHg 或青光眼年均进展风险≥ 2% 的患者,治疗效益较好,平均校正生命质量年的花费为 42 430 美元[6](见第 3 章青光眼治疗经济学)。

相比较而言,Thomas 和他的同事感到担忧:高眼压症的有效人群特异危险度百分比只有 8.5%,因此不会引起公共卫生干预(至少在发展中国家)(见第 51 章)[7]。公众认知和国家卫生预算在 OHT 疾病管理的资源配置中占有非常重要的地位。

(二)疾病评估

对于眼压升高的患者,首先应评估疾病进展,再决定是否需要降眼压治疗,然后制定长期随访监测计划,最后评估引起眼压升高的原发性或继发性因素,还有平均的眼压水平。基线危险因素已在 OHTS/EGPS 研究中陈述,识别危险因素有利于预测患者 5 年内风险,为患者提供合理的方案。

与患者探讨可能的风险,然后决定是否开始青光眼治疗。主要影响因素包括绝对眼压水平、青光眼家族史(特别是兄弟姐妹)、经济支出、患者的担忧和可能的依从性。

(三)随访监测

在对青光眼进行初步评估和做出治疗决策后,即开始随访监测,主要包括基线视功能、视盘与视网膜神经纤维层成像和初始治疗效果。

长期随访频率应考虑到患者的意愿和参与能力,结合每次随访青光眼的进展变化(是否转变为青光眼)。对于未治疗低风险高眼压症患者,建议随访时间为一年一次。对于目前正在治疗的高眼压症患者,建议随访时间为一年两次。青光眼影像学和功能学检测应该一年一次,以评估疾病目前是稳定的或者进展的。

三、原发性开角型青光眼

我们所想的原发性开角型青光眼(primary open angle glaucoma,POAG)是眼压升高伴随视盘、视功能改变。然而有一些 POAG 并不伴有眼压升高。高眼压症的疾病管理像名字一样相对简单,顾名思义,目的就是降眼压。但 POAG 的疾病管理则较为复杂,尤其是当患者眼压处于正常范围时(见第 33 章,正常眼压青光眼)。

(一)背景

两项包含治疗组与非治疗组的随机研究(Collaborative Normal-Tension Glaucoma Study,CNTGS)[8],(The Early Manifest Glaucoma Trial,EMGT)[9] 均证实长期降眼压治疗的有效性,但很难证明是否可以有效阻止视野进展。很多因素都使得观察药物是否具有延缓视野进展的作用变得困难,但两项试验均发现青光眼滤过术后白内障进展是主要的原因。此外,两项试验中重要亚组未治疗组视野很难随访到 5 年以上也是重要原因之一。CNTGS 中视野进展的危险因素主要包括视盘出血、女性和偏头痛,而年龄和基线眼压水平并没有包含其中[10]。EMGT 中视野进展的危险因素主要包括基线眼压偏高、剥脱综合征、双眼病变、视野平均偏差值(MD)较高、高龄和随访期内频繁视盘出血。

降低眼压也许不能阻止POAG进展，但可能会延缓POAG发展。在发展中国家，药物治疗和长期随访的经济支出较多并且较难实现，所以可以首选手术治疗。降眼压治疗的人群归因风险值（PAR）为16%[8]，因此，降眼压治疗青光眼是无可非议的。

在发达国家，青光眼患者可以选择的治疗方式则更为广泛，主要包括药物治疗和手术治疗，手术又包含青光眼手术和青光眼白内障联合手术。

（二）诊断

对于高眼压者，POAG的疾病管理首先是对疾病初步评估，其次是设定治疗目标（降眼压），然后长期随访监测。即使青光眼出现进展，但有效的疾病管理仍可避免患者在有生之年出现视觉障碍。显然，即使决定推迟治疗，青光眼患者也是诊断越早越好。

早期确定青光眼视杯及视野缺损的人群应该按照这样的方式进行疾病管理，也就是POAG诊断不依赖于高眼压。对于症状前期青光眼应在基层由卫生保健人员、全科医生、眼科医生或青光眼专家进行早期诊断。两个研究均证明，青光眼晚期的治疗花费会增加[12, 13]。此外，晚期患者对降眼压药物的反应会降低[14]，尽管眼压控制良好，但患者仍有失明的风险[15]。总之，青光眼的疾病管理可总结如下，在临床前期和疾病早期明确诊断、评估疾病、设定目标眼压和长期充足的随访监测。

四、依从性

慢性青光眼疾病长期管理最大的问题即患者对治疗的依从性[16]，治疗方案简化、宣教和自我评估会提高患者的依从性。所有的治疗措施都需要患者的配合、理解，以及了解眼压失控会导致视力障碍。近期有研究发现，青光眼患者最害怕出现视力障碍如失去驾照和失明，而对治疗方式并无恐惧[17]。

（一）疾病评估

POAG初步评估主要涉及是否有可以导致有生之年失明的危险因素：包括双眼视功能、年龄、患者依从性、双眼疾病严重程度以及是否合并其他疾病，眼部（如外眼炎症、白内障或年龄相关性黄斑变性）或全身疾病（如糖尿病）。

判断患者出现青光眼视神经损害时的眼压水平非常重要，若患者初次眼压值处于正常范围，则需要24h眼压监测。此外，患者也需要不断监测，需要不断培训以在视野检查时获得更好的可重复性（见第11章）。

（二）治疗

是否开始进行药物治疗主要取决于基线眼压水平和从非治疗研究中获得的其他危险因素。此外，还需考虑患者对可接受治疗的反应，以及降眼压药物的可用性与花费。很多正常眼压青光眼患者年龄较大，如果视野缺损程度较轻，则可以放心地观察，因为这些患者病情往往进展缓慢。其他如某些伴有眼压轻度升高的"高眼压青光眼"患者，对治疗敏感性较低，依从性较差；还有些患者无法获得或对药物耐受或者不能很好地随访，这些患者则可以考虑行激光或常规青光眼手术，或者只是随访监测。在患者的配合下，单纯进行随访监测而不治疗也是可行的选择。

任何"新"确诊的青光眼患者都需要向他们仔细介绍他们的情况，如不随访的风险以及需要定期随访。应该指导患者如何正确地使用滴眼液。

患者首先应设定"目标眼压"并进行评估，如果眼压并未控制到"目标眼压"，则需要考虑添加或更换降眼压药物（见第45章）。应对视盘和视网膜神经纤维层行基线扫描，目前视盘基线成像（立体像）是最合适的选择（见第19章和第20章）。

（三）随访监测

无论设定的目标眼压是多少，都无法完全保证阻止青光眼进展。对于所有POAG患者，无论目前是否正在接受治疗，前两年内都应密切监测。长期视野监测在发现青光眼的前两年的随访频率要高（明确青光眼进展迅速的患者）。若未出现视野进展，则随访监测可降至每年一次[18]。

应该比较视盘参数与基线水平相比是否有进展。此外，随着视盘分析软件的不断发展，视盘参数监测在青光眼随访中的地位越来越重要。

如果患者已经达到目标眼压，但疾病仍然进

展,那么医生有三个选择:①判断眼压的门诊测量值能否准确反映患者其他时间的眼压水平,这就需要评估患者依从性和日间眼压;②进一步降低眼压,可选择增加或更换降眼压药物,增加药物可采用复合降眼压药物,尽管复合药物未必能比单用药物更能达到靶眼压;③转为或增加激光小梁成形术,或滤过手术,如果采取第三种方法,有必要考虑到标准滤过手术(小梁切除术)后白内障或滤泡相关感染的情况,还应考虑到非滤过手术后眼压无法降至小梁切除术后的水平。

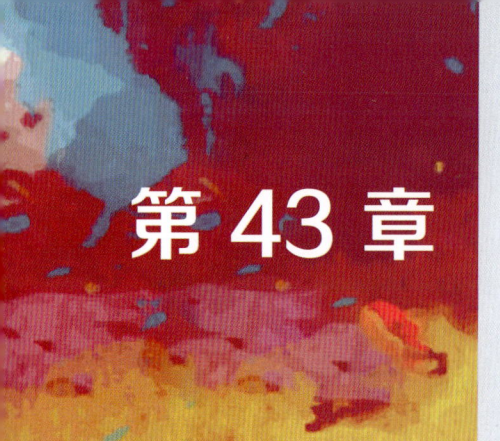

第43章 正常眼压青光眼的疾病管理
Management of Normal-Tension Glaucoma

Makoto Araie 著
杨一佺 译
谢 媛 校

本章概要

正常眼压青光眼（NTG）的治疗主要考虑视功能损害的自然进程，临床实践中局部降眼压药物对眼压（IOP）的影响以及药物、手术治疗对视野进展的影响。此外，延缓视野进展的全身药物以及改善眼血流动力学的局部和全身药物也具有临床意义。药物或手术降眼压至少可部分延缓NTG视野进展，但仍有许多患者，尽管眼压降低视野仍继续进展、恶化，这些患者对降眼压治疗反应不敏感的原因目前尚不明确。某些全身药物可能对延缓视野进展有一定的疗效。改善眼部血流动力学治疗NTG的疗效尚不明确。

一、NTG的自然病程

NTG的疾病管理首先必须了解NTG的自然病程。由于NTG患者眼压（IOP）处于正常范围，观察未降低眼压NTG患者的随访结果更容易，这也为评估治疗效果和其所需程度提供了一个理想的机会。

对于单眼视野丢失的患者，观察无视野损害的对侧眼为探究诱发NTG视野缺损的影响因素提供了一个良好的机会。NTG随访9年以后，对侧眼出现视野缺损的可能性为50%，可疑眼发展为视野缺损与其盘沿面积更小、患眼视野损害（VFD）更重有关，而与患者年龄、屈光程度和IOP无关[1]。通过比较双眼发病和单眼发病的NTG患者，结果发现NTG双眼发病的危险因素有糖尿病、既往脑血管意外和高IOP[2]。

正常眼压性青光眼联合研究组（Collaborative Normal-Tension Glaucoma Study Group, CNTGSG）和早期青光眼试验研究组（Early Manifest Glaucoma Trial Group, EMGTG）对前瞻性的随访未治疗的NTG患者，结果发现两项研究的视野的7年进展概率为50%、6年进展概率为56%[3,4]。运用线性回归模型对NTG日后的视野状态进行了准确的合理预测[5]，两组未治疗的NTG患者的预计平均偏差的平均斜率基本一致（分别为 -0.36dB/年和 -0.41dB/年）[3,4]。有研究表明，亚洲未接受治疗的NTG患者视野进展速率为 -0.24～0.37dB/年[6]。MD预计恶化率的差异较大，从无显著变化到 -2.0～-4.9dB/年[3,4]，使用预先确定的标准估计MD的速率，这些眼在随访期内的视野进展速率分别为 -0.52和 -0.90dB/年[3,7]。在上述研究中，未经治疗的NTG患者视野进展的危险因素主要包括偏头痛、高血压、无症状性脑梗死、女性、视盘出血和中央角膜厚度偏薄。此外，亚洲人种进展速度较慢[7-9]。有趣的是，青光眼家族史和青光眼治疗对NTG视野进展几乎没有影响，这表明与上述因素相比，这两项因素对NTG视野进展影响较小[8]，而年龄和IOP的影响目前还存有争议[7-9]。然而，正如下文所述，降眼压治疗可有效延缓NTG视野恶化速度。

对于未治疗[10,11]或几乎未治疗[12]NTG的回顾

474

性研究，结果表明 NTG 5 年、2.3 年和 10 年分别进展了 60%、37% 和 40%[10-12]。在既往的报告中，NTG 进展差异较大的原因可能是由于判断 NTG 进展标准的不同。横断面、回顾性或病例对照研究，NTG 进展的危险因素主要包括盘周萎缩弧（β 区）、IOP 较高且未干预、垂直的杯盘比、眼灌注压波动和视神经蛋白基因中 E50K 突变[10, 13-15]（表 43-1）。

二、滴眼剂或激光小梁成形术降眼压治疗

毋庸置疑，青光眼的治疗目标就是终身维持患者的视觉功能，有证据表明青光眼治疗至少延缓了 NTG 的进展。正常眼压青光眼协作研究表明，基线眼压 16.5mmHg 的患者通过降眼压治疗降低 30% 眼压可以延缓 NTG 进展，这些治疗主要包括药物（局部毛果芸香碱）治疗、激光小梁成形术和滤过性手术[16, 17]。然而，许多 NTG 患者眼压降低后视野缺损仍不断进展[16, 17]，这些特征在早期回顾性研究中也得到证实[19-23]。

NTG 的药物治疗 [18, 24]

1. 对平均日间眼压的影响

药物对平均日间眼压的影响对于评估滴眼剂持续降眼压效果很有帮助。NTG 患者常用降眼压药物主要包括前列腺素衍生物、β 受体拮抗药、选择性 α-2 激动药、碳酸酐酶抑制药和毛果芸香碱，其中有研究表明前列腺素类似物（拉坦前列腺素、曲伏前列腺素和比马前列腺素）、噻吗洛尔、倍他洛尔、溴莫尼定和毛果芸香碱有降低 NTG 患者平均日间眼压的作用。有研究报道，对于未接受治疗、平均日间眼压处于 13.9~18.4mmHg 的 NTG 患者，0.005% 拉坦前列腺素使用 1~6 个月可降低平均眼压约为 14%~24%[25-36]，并且患者的基线眼压越高，眼压降低的幅度则越大[26, 30]。还有研究表明，比马前列腺素可降低平均日间眼压为 16%~21%[35-37]。一项研究结果显示，比马前列腺素较拉坦前列腺素降眼压作用更强（20% vs. 15%）[35]，还有认为两种药物的降眼压作用并无显著性差异[36]，曲伏前列腺素对 NTG 患者也有相似的降眼压作用（17%~20%）[38, 39]。另外，噻吗洛尔可降低 NTG 患者平均日间眼压约 9%~13%[29, 33, 40]，但是相较于拉坦前列腺素，噻吗洛尔对 NTG 患者降眼压作用显著偏弱[29, 33]。选择性 β₁ 受体拮抗药如倍他洛尔、选择性 α₂ 受体激动药如溴莫尼定，可分别降低 NTG 患者平均日间眼压 12%~14% 和 9%~19%[27, 40-43]。相较于拉坦前列素，溴莫尼定对 NTG 患者降眼压作用显著偏弱[27]。相较于新型的降眼压药物，毛果芸香碱对 NTG 患者降眼压作用显著偏弱（2%），相差约 7%。还有研究表明，布林佐胺和拉坦前列素合并使用可产生显著的累加效应，可进一步降低 NTG 患者日间眼压约 6%[34]。

2. 药物治疗对工作时间眼压的影响

纵向研究滴眼液的降眼压作用最好开展安慰剂对照设计研究。但是绝大多数研究采用平行比较的研究设计方法，比较两种或三种实验药物，而没有设置安慰剂对照组。对于目前未接受治疗、平均眼压处于 15~17mmHg、降眼压作用无明显减退的 NTG 患者，有研究报道，1 个月或 1 个月以上的拉坦前列腺素可降低工作时间眼压幅度约为 13%~25%[35, 44-52]，比马前列腺素、曲伏前列腺素和他伏前列腺素降低眼压幅度分别为 18%~21%、14% 和 16%[35, 37, 53-55]。对于 NTG 患者，比马前列腺素较拉坦前列素降眼压作用更强[35]。如果将拉坦前列腺素无应答定义为患者 IOP 降低 10% 或更少，那么日本的 NTG 患者在开始治疗的 12 个月里，拉坦前列腺素无应答的发生率为 30%[50]，而有 25% 的患者

表 43-1 正常眼压青光眼的自然病程

预期平均进展速率 [3, 4]	MD 为 -0.36~-0.41db/ 年*
进展的危险因素 [1, 7-10, 13-15]	血管共存因素，如偏头痛、全身高血压或静息性脑梗死
	年龄、女性、遗传背景
	CCT 较薄、视盘出血
	盘周 β 萎缩弧较大
	IOP 较高
	眼灌注压波动
	盘沿面积较小或垂直杯盘比较大

*. 速率显示出相当大的变化，并且可能比 -2.0dB/ 年更快 [3, 4]
MD. 表示平均偏差；CCT. 中央角膜厚度；IOP. 眼压

IOP 降低在 30% 以上[46]，一项研究报告表明，对于未治疗的 NTG 患者平均眼压为 14.7mmHg，乌诺前列酮在 4 年时间里可降低工作时间眼压约 14%[56]。据报道，NTG 患者对于 β 受体拮抗药，如噻吗洛尔、倍他洛尔、卡替洛尔、尼普洛尔或左布诺洛尔的眼压降低率为 11%～19%[46, 48, 57-60]，对于碳酸酐酶抑制药，如多佐胺或布林唑胺的眼压降低率为 13%～20%[47, 61, 62]，对于溴莫尼定的眼压降低率为 16%～17%[45, 57]。

一些采用平行设计的研究方法比较两种或两种以上药物的降眼压作用的研究结果发现拉坦前列腺素比噻吗洛尔、倍他洛尔、溴莫尼定和多佐胺降眼压作用更强[46, 47, 57]。但是，可能由于样本量过少的缘故，药物之间的降眼压作用并无显著性差异。有研究表明，拉坦前列腺素比溴莫尼定降眼压作用更强[45]，但其他研究发现拉坦前列腺素和噻吗洛尔有着相似的降眼压作用[48]。有文献报道，对于来自日本的 NTG 患者，将 β 受体拮抗药或乌诺前列酮更换为拉坦前列腺素，后者可显著降低 NTG 患者的眼压[63-65]，而将 β 受体拮抗药更换为选择性 α_1 受体激动药如布那唑嗪，则几乎不引起患者眼压改变[66]。将 1% 多佐胺和 0.5% 噻吗洛尔合剂更换为单一种类的前列腺素类药物（他伏前列腺素、拉坦前列腺素或曲伏前列腺素），可进一步将眼压由 15.6mmHg 降至 13.6mmHg（13%）[67]。

NTG 激光治疗：有研究探讨激光小梁成形术对 NTG 的降眼压作用。结果表明激光小梁成形术合并使用毛果芸香碱，大部分 NTG 患者眼压可降低 30%[68]。另一些研究表明，激光小梁成形术合并使用局部降眼压药物对眼压作用较小[69]。选择性激光小梁成形术可降低眼压约 14%[70]。

总之，NTG 预期降眼压幅度为 10%～20%，眼部降眼压药物和前列腺素类药物，如比马前列素，除了乌诺前列酮，降眼压作用比其他种类药物降眼压作用更强。但必须指出的是，上述降眼压作用包含了 5% 的安慰剂效应[71]。

3. 药物治疗对眼部血流动力学的影响

眼部血流动力学被认为是 POAG、特别是 NTG 视神经损害的机制之一[72]。许多研究证实，拉坦前列腺素滴眼液可以改善眼灌注压和眼搏动血流[27, 32, 33, 36, 44, 45, 73]，但彩色多普勒超声显示降低 20% 眼压也无法改善球后血流动力学的情况[47]。有研究报道，眼压降低到上述同样水平，比马前列腺素对球后血流动力学也无明显影响[37, 53]。乌诺前列酮对眼血流的影响目前还存在争议，有研究使用激光多普勒血流仪测量 NTG 患者视盘血流，发现乌诺前列酮对视盘血流没有影响[74]，而其他研究则结果相反[75]。此外，研究发现噻吗洛尔对 NTG 患者的眼灌注压[33, 73]和球后血流动力学几乎没有影响[76]。而倍他洛尔对 NTG 球后血流动力学的影响，目前还存在争议。有研究认为有着积极影响，也有研究认为并无明显影响[76, 77]。目前尚无研究表明溴莫尼定对眼灌注压和搏动性眼血流有影响[27, 45]。有研究认为，联合使用卡替洛尔与拉坦前列腺素对 NTG 患者视神经血流有积极的影响，但联合使用噻吗洛尔与拉坦前列腺素无效[78]。尽管多佐胺和布林佐胺对 NTG 的球后血流动力学无明显影响[47, 77]，但多种研究表明多佐胺确实可降低 NTG 患者荧光素在视网膜动静脉通过时间[47, 61, 77]。总之，目前降眼压药物对 NTG 眼部血流动力学的影响还存在争议。

4. 降眼压治疗对视野的影响

单独使用眼局部降眼压药物治疗 NTG，患者视野进展速率的相关信息目前还相对缺乏。有研究表明，局部降眼压药物治疗 NTG，随访期内平均眼压维持在约 13.1mmHg，Kaplan–Meier 生命量表分析视野 6 年进展概率是 44%±7%[79]。正常眼压青光眼协作研究表明，局部降眼压治疗效果好的患者具有以下因素：基线期无视盘出血、青光眼家族史、无心血管疾病个人史、中度垂直视盘切迹、不伴有偏头痛的女性患者[80]。前瞻性研究显示，目前正在治疗的 NTG 患者，基线期无视盘出血是有利因素，相应的基线期出现视盘出血则是不利的预测因素[81]，噻吗洛尔和尼普洛尔对视野进展有着相似的作用。另一项前瞻性研究，通过比较溴莫尼定和噻吗洛尔对 NTG 患者视野进展的作用，发现眼灌注压偏低是目前正在治疗 NTG 患者的危险因素[82]，这与另一项回顾性研究的结果相一致，不稳定的眼灌注压是目前正在治疗 NTG 患者视野进展的危险因素[83]。患者体位从坐位到仰卧位，体位改变时眼压升高的程度也可能是不利的预后因素[84, 85]。有意思的是，一项前瞻性研究和两项回顾性研究结果显示，对于目前降眼压治疗的 NTG 患者，中等程度近视并不都是不利的，而是有利的预测因素[81, 86, 87]。

线性回归在描述 NTG 视野进展速率方面具有重要的意义[5]。回顾性研究发现，单独使用局部降眼压药物的 NTG 患者，平均眼压维持在 13～15mmHg，平均视野进展速率为 −0.4～−0.5dB/年[50, 84, 88-90]。在降眼压治疗过程中，高眼压是青光眼视野进展的危险因素[91]。两项回顾性研究发现，两组 NTG 患者分别使用 β 受体拮抗药和拉坦前列腺素进行降眼压治疗，随访阶段平均眼压维持在约 13.5mmHg，使用噻吗洛尔或尼普洛尔患者的视野进展速率约为 −0.1dB/年，而使用拉坦前列腺患者视野进展速率约为 −0.3dB/年[48, 92]，两组间视野进展速率并无显著性差异[48]。特别需要指出的是，上述研究的随访期均为 3 年。

近期研究指出，NTG 患者局部滴用 0.2% 溴莫尼定，如果不出现过敏反应，相较于噻吗洛尔更能延缓青光眼的视野进展[93]。这个研究结果是令人鼓舞的，说明局部滴眼剂有可能渗入眼球的后极部，并对神经细胞发挥非眼压依赖的积极作用（表 43-2 和表 43-3）。

三、手术治疗

小梁切开术于 20 世纪 50 年代首先诞生[20, 94]。有研究报道，NTG 患者 9 名共 13 只眼，小梁切开术术后眼压降至 12mmHg 以下能有效延缓青光眼进展[95]。尽管全层滤过手术后可将眼压降至巩膜静脉压的水平，但是如果青光眼滤过手术不合并使用抗代谢药物，甚至采用改良填塞技术的圈层滤过手术，术后的预期眼压为 11～13mmHg[96-99]。此外，如果术中使用氟尿嘧啶和丝裂霉素，可将术后眼压降至 8～11mmHg[97-105]。但是随着时间推移，即使使用氟尿嘧啶和丝裂霉素眼压也会逐渐升高，而术后眼压过低与视觉相关并发症相关[98, 105]，尤其多见于氟尿嘧啶与丝裂霉素使用后[97, 99, 105]。临床研究结果显示，相较于对侧非手术眼或术前，手术可显著延缓青光眼视野损害的进展速率[99, 101, 102, 104, 107, 108]。

通过比较手术前后视野进展速率评估手术对进

表 43-2　抗青光眼滴眼液正常眼压青光眼患者降眼压效果（% 从基线降低百分比）

滴眼液	平均日间眼压	工作时间眼压
拉坦前列腺素	14%～24%	13%～25%
贝美前列腺素	16%～21%	18%～21%
曲伏前列腺素	17%～20%	14%
他伏前列腺素	−	16%
β 受体拮抗药	9%～14%	11%～19%
碳酸酐酶抑制药	−	13%～20%
选择性 α_2 受体激动药	9%～19%	16%～17%
毛果芸香碱	7%	−
碳酸酐酶抑制药对拉坦前列腺素附加作用	6%	−
噻吗洛尔/多佐胺合剂对前列腺素类似物附加作用	−	13%
安慰剂作用	−	5%

参考文献见正文

表 43-3　药物治疗正常眼压青光眼患者预后因素

积极预后因素[80, 81, 87, 93]
- 无视盘出血
- 有青光眼家族史
- 无心血管疾病史
- 女性，不伴有偏头痛，轻度视盘出血
- 中度近视
- 眼部溴莫尼定治疗，无过敏反应

消极预后因素[82-85, 91]
- 眼压较高
- 眼灌注压较低
- 眼灌注压不稳定
- 坐位至俯卧位体位改变后眼压升高幅度

展的 NTG 的疗效。例如，一眼术前视野进展速率的平均偏差为 −1.0dB/年，术后 5 年视野进展速率的平均偏差为 −0.32～−0.44dB/年，还是显著性下降，但是术后短期随访视野并无显著进展[101, 108]。在中央视野 30 度以外的区域，下方视野对降眼压治疗效果不好[101, 104]。降眼压幅度越大，手术效果越好[99, 107, 108]，但是眼压降低幅度和视野进展之间通常并没有显著相关性[101, 102, 107, 108]。有研究表明，尽管术后眼压已降至巩膜静脉压水平，但 NTG 患者视野仍然进展。前瞻性随机对照试验表明，尽管滤过手术有较明确的术后并发症，但手术降低基线眼压约 30% 可以将视野 6 年进展率从 80% 降至 20%（图 43-1）。

四、全身药物治疗

在第 42 章也讨论过，传统降眼压治疗方法对 NTG 只能起到部分作用。这个结果是可以理解的，因为"正常"眼压比"高"眼压对视盘的机械力作用小。无论 NTG 的发病机制什么，青光眼损害的最终共同通路是视网膜神经节细胞凋亡，不仅是神经节细胞及其轴突的凋亡[109]，外侧膝状体和视皮质的神经元在青光眼视神经病变中也存在跨突触损害[110-113]。

有效药物成分很难通过眼局部药物供给视网膜神经节细胞及其轴突或视觉通路上其他神经元[114]。钙通道阻滞药长期用于治疗系统性低血压、偏头痛和某些心脏疾病[115]，也可用于治疗血管痉挛相关眼病[116]。事实上，青光眼回顾性研究纳入了全身钙通道阻滞药治疗的 NTG 患者，研究表明该药物对 NTG 患者视觉功能可能起到有益作用[117, 118]。为探究钙通道阻滞药对 NTG 潜在治疗作用，研究者研究了四种不同类型的钙通道阻滞药[119]。有研究报道，硝苯地平使用 6 个月对某些 NTG 患者视野保护有作用[120]，有些则无作用[121-125]。尼莫地平是亲脂性钙通道阻滞药，比硝苯地平对中枢神经系统活性更强[126]。有研究报道，口服剂量尼莫地平对 NTG 患者视功能有短期的有益作用[127-130]，并与视网膜血管波动振幅的增加程度有关[130]。溴长春胺的钙拮抗活性相对较弱，是中枢神经系统血管扩张性药物[131, 132]。

两项长期研究（2~3 年）主要探究溴长春胺对 NTG 患者视野的效果，结果表明溴长春胺对 NTG 患者视野进展具有有益的影响[133, 134]。尼伐地平是一种高亲脂性、对脑血管作用相对较强的钙通道阻滞药[135-137]，有研究表明服用尼伐地平 4 到 12 周，可持续改善 NTG 患者视盘或球后循环，但对全身血压几乎没有影响[138-141]。一项为期 3 年的安慰剂对照研究表明，低剂量尼伐地平不仅可维持视盘头和脉络膜血液循环 3 年以上，还显著延缓低或正常眼压的 NTG 患者的视野进展[142]。上述研究表明，钙通道阻滞药有延缓 NTG 患者视野进展的潜在作用，但目前仍难以明确这种作用是由于钙通道拮抗作用，或者是由于眼部组织血管舒张作用[120, 123, 129, 130, 133, 142]。

银杏叶提取物已广泛用于治疗外周血管病和脑供血不足[143]，对阿尔兹海默病认知功能的效果也已证明[144]。银杏叶提取物使用 4 周证明对 NTG 视野进展起到有益的作用[145]。也有报道其他非降眼压的全身药物也可能延缓 NTG 视野进展，如萘呋胺、S2 特异性 5- 羟色胺、生理性钙拮抗药镁和血管紧张素转换酶抑制药[146-149]。然而，需要特别指出的是，上述全身药物如钙通道阻滞药对 NTG 视野进展的延缓作用，仍有待于日后多中心随机对照试验的结果验证。

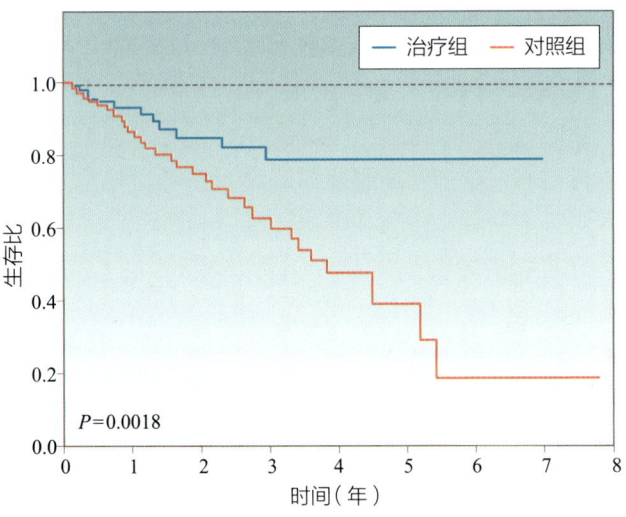

▲ 图 43-1 通过在正常张力性青光眼患者中进行过滤手术，目标眼压降低 30% 或更多的效果

引自 Collaborative Normal-tension Glaucoma Study Group. Comparison of glaucomatous progression between untreated patients with normal-tension glaucoma and patients with therapeutically reduced intraocular pressures. Am J Ophthalmol 1998；126：487–497 and Collaborative Normal-tension Glaucoma Study Group. The effectiveness of intraocular pressure reduction in the treatment of normal-tension glaucoma. Am J Ophthalmol 1998；126：498–505

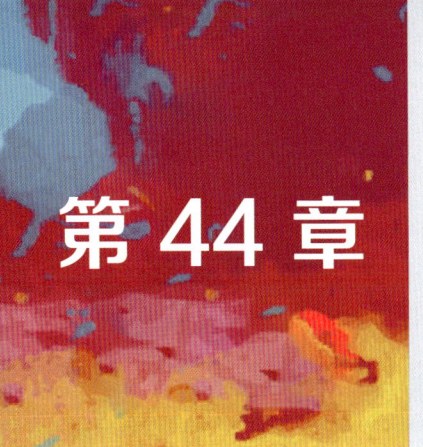

第 44 章 房角关闭管理概况
An Overview of Angle-Closure Management

Chaiwat Teekhasaenee 著
杨一佺 译
谢 媛 校

> **本章概要**
>
> 原发性闭角型青光眼是世界青光眼致盲的原因之一，目前仍是严重的公共卫生问题。尽管原发性闭角型青光眼非常严重且具有高度破坏性，治疗原发性房角关闭（PAC）仍是有挑战性且值得的。如果在小梁网出现不可逆改变和青光眼性视神经发生损伤之前及早进行适当治疗，则可能预防并永久治愈此疾病。由于多种发病机制可在同一眼中共同存在，适当治疗主要依赖于对发病机制的准确诊断。除了房角镜检查以外，眼生物测量和 UBM、AS-OCT 在评估房角方面是一个极其重要的工具。激光虹膜切除术可有效消除 PAC 瞳孔阻滞。预防性激光虹膜切除术通常应用于单眼 PAC 的对侧眼，并不适用于所有的可疑房角关闭（PACS）。非瞳孔阻滞机制眼对激光治疗的反应不佳，可发展为房角反复关闭发作或进展的原发性房角粘连（PAS）。晶状体摘除对于瞳孔阻滞和房角拥挤都很有效。随着手术技术和设备的发展，早期单纯晶状体摘除术或联合房角分离术，都越来越普遍。晶状体摘除术正在逐渐取代小梁切除术，成为难治性急性 PAC 的主要手术方式。

一、概述

房角关闭主要由于周边虹膜堵塞了前房角，从而引起眼压（IOP）升高。这种情况构成了许多不同类型的眼病，虽然其病理机制有多种，但共同特点是虹膜贴附于房角壁上。尽管多种机制可共同作用于一只眼，正确的疾病管理还有赖于对房角关闭机制的准确判断。全面的眼部病史询问和眼科检查，包括动态暗室房角镜检查、眼生物学测量、超声生物显微镜（UBM）或前节 OCT（AS-OCT），对于辨别潜在的房角关闭机制非常重要（见第 30 章，原发性角闭型青光眼，有更详细的讨论；或见第 15 章，房角镜检查；第 17 章，房角照相）。

原发性房角关闭（PAC）是房角关闭最常见形式。这个疾病破坏性较强，常导致严重的视觉障碍。

一些研究表明，PAC 在东亚地区相当常见，包括中国和印度，全球几乎一半的人口居住在那里[1-3]。预计到 2020 年，全球约有 530 万人因原发性闭角型青光眼导致双眼盲[4]。

根据疾病的病程，PAC 分为三种类型。最早期阶段，只发现房角较窄或可关闭房角等异常，称之为可疑房角关闭（PACS）。如果出现虹膜粘连和眼压升高，则称之为原发性房角关闭（PAC）。原发性闭角型青光眼（PACG）则指的是出现了青光眼视神经损害和视野丢失（见第 30 章，原发性闭角型青光眼，有更详细的讨论）。

PAC 事实上是个复杂的集合体，可表现为急性、亚急性（间歇性）或慢性的临床表现。尽管其表现各异，但这三个临床特征可以同时发生并在一眼中共存。慢性 PAC 的急性发作并不是一个少见的现象。

慢性 PAC 是 PAC 的最常表现形式，在全球致盲中具有重要的作用[1-3]。慢性 PAC 的发展，可能出现在急性 PAC 伴随周边虹膜粘连之后，更常见于无症状进行性房角关闭之后。缺乏临床症状常导致后者诊断不足，因而在许多人群中造成严重的视觉损害。

PAC 患者的眼压控制情况主要取决于小梁网损伤和房角关闭的程度。PAC 患者的小梁网本质上是正常的，在房角超微结构改变之前重新打开房角，应该可以恢复自然的房水流出通道。

PAC 患者的疾病管理主要依赖于临床表现的类型、疾病的病程阶段和潜在的发病机制。治疗目标主要包括即刻降低眼压，重新打开和修补前房角，如果小梁网出现不可逆的功能障碍，则需要控制残余眼压升高。

二、降低眼压

急性原发性房角关闭

急性 PAC 占 PAC 的 15%~45%，对视觉造成了毁灭性的威胁[1-3]。如若未接受合适的治疗，极高的眼压会迅速地导致失明。高眼压持续的时间越长，对眼部结构的损害越严重。一些影像学研究发现，房角急性关闭后视网膜神经纤维层出现显著缺损。急性 PAC 应被视为眼科急诊，需要立即进行治疗。迅速降低眼压比延迟治疗可以获得更好的视觉结果。

急性 PAC 最初使用降眼压药物治疗，包括局部 β-肾上腺素阻滞药、全身碳酸酐酶抑制药和高渗剂。局部碳酸酐酶抑制药理论上可加重角膜水肿，应当避免使用。缩瞳药在眼压较高的时候通常是无效的，应在眼压降低后使用。大量毛果芸香碱和强效缩瞳药的使用，并不比低剂量治疗方案更有优势[6,7]。此外，还可能诱发异常反应，使情况进一步恶化。对于房角部分开放的 PAC 患者，前列腺素类已经被证明能够有效地降低眼压[8]。另一项随机临床试验结果显示，对于已行虹膜激光切开术的患者，拉坦前列腺素的降眼压作用强于噻吗洛尔。除了降眼压作用，$α_2$ 受体激动药对视神经损伤动物模型还能起到神经保护的作用。然而，一项关于急性 PAC 患者的研究并没有证明相比噻吗洛尔，$α_2$ 受体激动药在保护视野方面的优势[9]。

尽管多数情况下药物治疗是有效的，但药物治疗降低眼压需要一定的时间。许多患者不得不忍受长时间的剧烈疼痛。此外，还会产生严重的药物全身副作用，包括代谢性酸中毒和电解质紊乱。激光周边虹膜成形术（LPI）和前房穿刺术已经证明比药物治疗更有效，可迅速地降低眼压和缓解相关症状[10,11]。尽管关于前房穿刺术的并发症是轻微的，但是作为有创性的操作，应该由高年资眼科医生操作。

三、前房角开放和重塑

（一）激光虹膜切开术

1. 急性原发性房角关闭

激光周边虹膜切除术是急性 PAC 合并瞳孔阻滞很确切的治疗方法。虹膜切除术只有在激光虹膜切除术无法完成时才会实行。虹膜切除为房水从后房进入前房提供了另一种途径。当前后房之间房水压力差减小后，贴附在房角的虹膜则会后退。UBM 和 AS-OCT 均证实，激光虹膜切除术后前房角显著增宽[12-14]。然而激光虹膜切除术对于房角关闭并不是总有效果，对于接触性房角关闭或近期 PAS 的患者可能最有益处。原发性闭角型青光眼合并慢性 PAS 和青光眼性视神经病变，对激光虹膜切除术治疗的反应较差，经常需要进一步治疗。关于亚洲人急性 PAC 的研究表明，行激光虹膜切除术的患者有 58.1% 可能眼压继续升高，32.7% 最终需要行小梁切除术[15]。此外，激光虹膜切除术并不总能保持长期降眼压的效果[15,16]。如果还存在非瞳孔阻滞机制（图 44-1A），则可能发生反复的急性发作和不断进展的 PAS。有研究显示 59 只急性 PAC 眼成功施行激光虹膜切除术后有 32.2% 仍然发展为进行性进展的 PAS[17]。随访期间应定期复查房角镜和眼压。

2. 对侧眼

急性 PAC 患者的对侧眼 5~10 年内有 40%~80% 的概率出现急性发作[18,19]。生物测量研究表明，相对于正常人，这些患者往往眼轴更短，眼前段更加拥挤[20]。毛果芸香碱慢性使用通常难以预防急性发作。相反，很多研究证明虹膜切除术和激光虹膜切除术可以预防大多数患者的急性发作[21,22]。因此，除非房角明显不可关闭，否则还是建议对侧眼及时行预防性的激光虹膜切除术[23]。虽然如此，激光虹膜切除术也不能完全预防此类疾病。如果存在非瞳孔阻滞机制，也可能发生进行性房角关闭或急性发作[24]。

3. 可疑关闭的房角（原发性可疑房角关闭，原发性房角关闭）

由于操作简单，患者接受程度高，激光虹膜切除术自20世纪70年代问世以来，得到广泛的普及。激光虹膜切除术每年施行的数量显著增加，不仅用于PAC、PACG及其对侧眼，还应用于PACS。有研究表明，每年施行激光虹膜切除术的数量是之前虹膜切除术的4倍以上[25]。随着激光设备的日益普及，其操作风险也相对较低，预防性激光虹膜切除术不仅在普通眼科诊所中广泛普及，而且在移动式社区筛查活动中广受欢迎。因为只有少量的PACS进展为PAC[26]，在没有对房角情况充分评估的情况下，对所有的可疑眼施行预防性激光虹膜切除术，可能会造成过度治疗。尽管激光虹膜切除术被认为是相对安全的，但操作过程也有潜在的风险，术后瞬时局部晶状体和角膜内皮烧灼是常见的并发症。角膜水肿进展则需要穿透性角膜移植，术后还可能发生无症状的睫状体脉络膜积液和进展性角膜水肿[27, 28]。新加坡的研究报道了预防性激光虹膜切除术后白内障进展[29]。然而，另一项蒙古的研究并未能证实两者的相关性。

尽管已有研究证明了预防性激光虹膜切除术对于单眼急性PAC患者对侧眼的有效性，但是还缺乏长期前瞻性研究证明其对PACS的益处。一项随机对照试验研究表明，PAC患者预防性治疗后，未能降低PACG的6年发病率[31]。以人群为基础的干预研究已经表明，尽管激光虹膜切开术可显著增加房角宽度，约1/5的PACS患者出现对应位置的房角关闭[13]。显然，激光虹膜切除术对于具有非瞳孔阻滞机制的PACS患者是不够的。因此，提倡将预防性激光虹膜切除术作为所有PACS的一种普遍的治疗方法是不合理的。PACS的治疗应该基于动态暗室房角镜检查后，对房角结果进行全面的评估。此外，UBM和AS-OCT在判断可疑房角时的作用是非常重要的[32-34]。

4. 慢性原发性房角关闭

慢性PAC常表现为PAS与接触性房角关闭共存。只有存在接触性房角关闭，才会考虑激光虹膜切除术。而广泛PAS对激光虹膜切除术治疗反应较差。正如急性PACG，多种发病机制也可能在慢性PACG中共存。存在非瞳孔阻滞机制眼虽已施行激光虹膜切除术，仍可造成PAS不断进展。

（二）激光周边虹膜成形术

1. 急性原发性房角关闭

对于药物治疗无效或无法行激光虹膜周切术的急性房角关闭患者，激光周边虹膜成形术已证明可有效地降低眼压[35]。通过一系列激光烧灼作用，拉紧周边虹膜，机械性地打开接触关闭的房角。激光治疗后1h内通常眼压迅速降低。

有研究表明，在不使用抗青光眼药物的情况下，单独LPI即可控制房角关闭急性发作[36]。另一项研究结果显示，LPI初始治疗急性PAC是安全的，甚至比全身抗青光眼药物更加有效[10]。与降眼压药物相比，患者LPI治疗后眼压下降更迅速。LPI只是短暂缓解了房角关闭急性发作，但并没有最终解决瞳孔阻滞的问题，所以激光虹膜切除术应该作为最终的治疗方法。

2. 慢性原发性房角关闭

慢性PAC中PAS和接触性房角关闭可混合存在。只有接触性房角关闭眼对LPI治疗反应良好。尽管激光房角成形术通过房角镜发挥类似的收缩作用以分离新发生的虹膜粘连，但LPI不太可能打破长期的PAS。

（三）晶状体摘除术

原发性房角关闭（PAC）是眼内解剖异常，并伴有眼前段结构的异常关系。PAC最显著的生物学特征是浅前房。尽管有很多解剖因素参与，但是前房深度主要决定于晶状体厚度和晶状体在前房的位置[38, 39]。较厚的、前移的晶状体在瞳孔阻滞和眼前段拥挤的发病机制中起着关键作用。PAC眼摘除晶状体可显著增加前房深度和房角宽度[40-42]（图44-1A至C）。

几项研究表明，无论是通过白内障囊外摘出术（ECCE）[43, 44]，或者是通过白内障超声乳化吸除术[45-47]，均可有效地打开急性发作患者附着关闭的房角，降低眼压。与ECCE相比，白内障超声乳化吸除术有以下几个优点。小切口手术可使晶状体摘除的成功率更高，炎症反应和并发症更少。颞上方透明角膜切口不影响上方的结膜，避免对之后的滤过手术造成影响。此外，术中使用黏弹剂可以加深前房，松解粘连的虹膜。然而，紧密的 PAS 和晚期青光眼性视神经病变的患者对于手术治疗的反应则不那么积极。

晶状体摘除长期以来被认为是白内障合并青光眼的治疗方法。目前，同样被应用于眼压失控的 PAC 和 PACG。据报道，急性 PAC 的初始治疗，白内障超声乳化吸除术优于激光虹膜切除术[45, 48, 49]。如果存在晶状体混浊，则可以在疾病早期就考虑行白内障超声乳化吸除术。然而，假如晶状体相对透明，是否行白内障超声乳化吸除术则更具争议。早期摘除透明晶状体治疗眼压失控 PAC，多年来一直有所争议。随着晶状体摘除手术技术和仪器设备的发展，以及有利的临床证据，透明晶状体摘除治疗 PAC 和 PACG 越来越受到普及[50]。此外，有证据表明急性发作后可迅速形成白内障[51, 52]。摘除透明晶状体控制青光眼在逻辑上和伦理上越来越被大家所接受。

急性 PAC 患者行晶状体摘除并非没有任何风险。在炎症并伴有眼压升高和浅前房眼行白内障手术，需要较高的手术技巧。潜在的手术并发症有角膜意外损伤、恶性青光眼和晶状体脱位，术后还可能出现前房反应和前房内眼压瞬间升高。因此，对于 PAC/PACG 患者的初始治疗，应遵循药物和激光治疗的标准指南。如果标准治疗仍然无法控制眼压，那么手术干预则是必要的，就应该可以考虑晶状体摘除手术。白内障超声乳化吸除合并小梁切除术，不仅难以提高眼压控制的成功率，而且与单纯的白内障超声乳化吸除术相比，术后并发症的可能性更高[53]。

（四）房角分离术

多达 60% 的急性 PAC 患者，激光虹膜切除术后眼压仍不断升高，还需要青光眼药物治疗[15, 45, 51, 54]。导致残存房角关闭的可能因素，包括延迟的初始表现、急性发作前的已存在的无症状 PAC、急性发作的严重程度以及共同存在的非瞳孔阻滞机制[55, 56]。

术后眼压的控制主要取决于小梁网损伤程度和 PAS 的程度。如果 PAS 没有得到治疗，小梁网则会发生不可逆的损害。合乎逻辑的方法，就是在房角超微结构发生变化之前，消除 PAS 并恢复小梁网的功能。相较于滤过手术开辟的人工房水流出通道，房水通过自然通道排出更具有生理性与可靠性。

房角分离术（GSL）是一种有效的手术方法，将 PAS 从房角壁剥离，并恢复小梁网房水流出通路[57]。如果 PAS 存在时间不到一年，那么该手术的成功率为 80%，并且几乎不伴有并发症。之后的研究证实了手术在减少 PAS 和改善眼压控制方面的有效性[58, 59]。手术的成功不仅取决于术前的 PAS 持续时间的长短，还取决于虹膜粘连的改善程度。

改善 PAS 的主要影响因素之一的就是透明晶状体。增厚的晶状体拥挤在前房，将虹膜挤压在小梁网上。晶状体摘除后房角分离术的手术效果更加明显。用更薄的人工晶状体（IOL）替换自然的晶状体，在前段可增加 4mm 轴向距离（图 44-1B 和 C）。增加的距离提供了足够的空间来施行房角分离术，并且降低了虹膜粘连的可能。

摘除晶状体可能会消除附着房角关闭和新发生的虹膜粘连，但不一定能消除已产生的 PAS（图 44-1B 和 C）。多达 32% 的患者在晶状体摘除联合人工晶状体植入术后，仍然有持续的 PAS，并且长期需要青光眼药物治疗[45, 46]。对于 6 个月内的急性 PAC，随后的房角分离术可有效地剥除剩余的虹膜粘连[60, 61]。房角分离术可长时间控制眼压，并可能永久治疗青光眼[60]。既往小梁网正常，近期出现虹膜粘连、房角关闭的患者，是白内障超声乳化吸除联合房角分离手术理想的选择。

四、控制眼压

（一）药物治疗

当超过一半的前房角因 PAS 而关闭时，通常需要降眼压药物的治疗。慢性 PACG 的药物治疗与原发性开角型青光眼（POAG）类似。然而，对于有广泛 PAS 眼患者，缩瞳药是无效的，还可能导致反向的眼压升高。前列腺素类，如拉坦前列腺素、贝美前列腺素和拉坦前列腺素，无论 PAS 程度如何，对 PAC 降低眼压的效果是一样的[62, 63]。据

第五篇 治疗原则
第 44 章 房角关闭管理概况

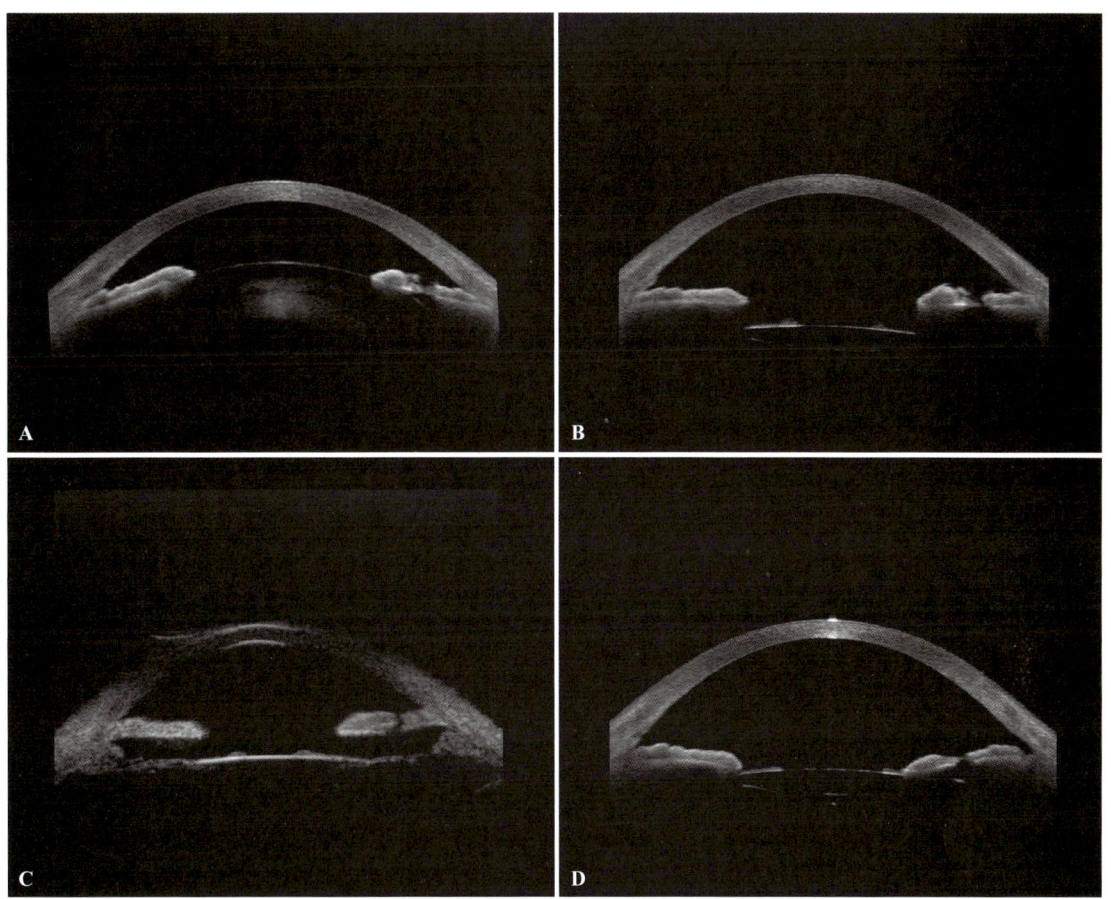

▲ 图 44-1 反复急性发作 PAC 患者 AS-OCT 和 UBM 像

激光虹膜切除术显示稳定的 PAS（A），白内障超声乳化吸除联合人工晶状体术后残存的 PAS（B 和 C），房角分离术后将 PAS 从房角后分离（D）

报道，前列腺素对 PAC 降眼压效果优于噻吗洛尔和毛果芸香碱，并提高了晶状体摘除的手术成功率（图 44-1D）。白内障超声乳化吸除联合房角分离术（phaco-GSL）被证明是安全的，并可有效地控制眼压，减少 PACG 眼的 PAS 超过了 90%[64, 65]。PACG 青光眼视神经病变的发病机制主要是由于压力引起的，因此降低眼压可阻止疾病的进展。将晚期 PACG 降低到一个非常低的目标眼压水平，正如在 POAG 中一样，其益处还有待于进一步研究。

（二）滤过手术

当房角关闭超过 270°，很难通过药物控制眼压，通常考虑施行小梁切除术[57]。然而，小梁切除术的手术结果与理想相差很远。PAC 在施行小梁切除术，可能会出现几种威胁视力的严重并发症。回顾性病例报道，药物失控的急性 PAC 患者接受了紧急小梁切除术治疗，在平均 22 个月的随访期内，只有 56.2% 的患者在不适用抗青光眼药物的情况下，眼压长期得到了有效的控制[66]。约 1/3 患者术后形成浅前房。房角关闭后房水通过人工途径排出眼外，手术成功率随着时间推移而不断降低。小梁切除术中常规使用抗代谢药物，可增加术后眼内炎和滤过泡漏的发生率。由于手术成功率较低，较易出现并发症，PAC 患者行小梁切除术治疗越来越少，并且认为不如晶状体摘除术[44]。

（三）青光眼引流物植入

现代青光眼引流物植入术在难治性青光眼的手术治疗中日益普遍。房水引流装置越来越多地用于初次青光眼手术。然而，在房角关闭和浅前房的眼中进行手术操作，技术上很有挑战性。引流管相关并发症包括引流管与角膜接触或晶状体损伤。此外，青光眼引流物植入术可引起类似于小梁切除术的并发症。对于房角关闭眼，较易发生术后浅前房和恶性青光眼。

文献中关于 PACG 患者青光眼引流物植入术的报道十分有限。研究表明，复杂 PACG Molteno 植入术后 5 年，21 只眼的眼压都有效控制到 21mmHg 以下[67]。然而，其中有 10 名患者同时行晶状体摘除手术，这可能有助于控制眼压。其中 2 名接受过多次手术的患者，在青光眼引流物植入术后出现了角膜内皮失代偿。当复杂 PACG 行小梁切除术后眼压失控，或患者拒绝行小梁切除术时，通常会考虑施行青光眼引流物植入。

（四）睫状体破坏手术

破坏睫状体对减少房水产生和降眼压是有效的。然而，睫状体破坏相关严重并发症限制了睫状体破坏手术在临床的应用，如低眼压、眼球痨和视网膜脱离。

现代激光睫状体光凝术，与传统的睫状体冷凝术相比，可以更精确地传递能量，间接损害更少。半导体二极管发出波长为 810nm 的激光，大部分被睫状体上皮细胞黑色素吸收。二极管激光睫状体光凝术并发症较少，在难治性青光眼的治疗中越来越流行。近期也有文献报道激光睫状体光凝术在视力良好的青光眼患者中使用。

据报道，5 例对药物治疗、激光虹膜切开术和激光虹膜成形术无效的急性 PAC 患者，经巩膜二极管激光睫状体光凝术是安全和有效的[68]。另一项研究也证明，巩膜二极管激光睫状体光凝术对 13 例药物无法控制的 PACG 是安全和有效的。尽管研究结果较为乐观，但仍需要长期前瞻性研究探讨 PACG 中使用睫状体破坏手术的有效性和潜在严重的并发症。目前，睫状体破坏术主要应用于视功能差，或者滤过手术无效眼。

五、预后和结局

原发性房角关闭是高度破坏性的疾病，常导致严重的视力丧失。一项中国农村的研究结果发现，约三分之二的 PACG 患者最终至少有一眼失明[70]。研究表明，与 POAG 相比，PACG 视觉障碍更为严重，预后更差[71, 72]，最终双眼失明的可能性更为常见。据估计，PACG 导致严重视力丧失的超额危险度是 POAG 的 3 倍。PACG 视野损害较 POAG 更为常见[73]。

尽管实质上 PAC 破坏性较强，但如果早发现并早期正确治疗，PAC 预后良好。研究表明，急性 PAC 治疗后，一半的患者具有良好的视力（6/12 或更好）[74]。比较治疗中的急性和慢性 PACG，后者出现视野缺损更为普遍。17.5% 的既往急性发作者出现终末期的视力丧失，而 52.8% 的慢性 PAC 无症状者出现终末期视力丧失[75]。早期诊断和治疗有症状的 PACG，可能是减少严重视力丧失的原因之一。

聚焦 1　房角关闭管理概述

Chelvin CA Sng, Paul TK Chew

　　原发性闭角型青光眼（PACG）在亚洲人群的患病率高于白种人，其具有视觉破坏性，可引起较高的致盲率。瞳孔阻滞是最常见的房角关闭机制。激光周边虹膜切除术（LPI）消除了瞳孔阻滞，通常是原发性房角关闭（PAC）和 PACG 的一线治疗方法。

　　近年来，越来越多人意识到非瞳孔阻滞机制在 PAC 发病机制中的重要作用。PAC 是多样化的，不同个体之间房角关闭机制也是不同的。我们发现眼前段成像有助于识别潜在的房角关闭机制，如瞳孔阻滞、高褶虹膜、周边虹膜肥厚和晶状体膨隆。这些机制不仅可定性识别，还可以通过眼前段检查定量区别[1]。此外，我们已证实由 10 个眼前段测量组成的算法，可计算机辅助检测主要的房角关闭机制[2]。这些发展促使形成新的观点，即 PAC 治疗应该主要针对疾病的发病机制。LPI 并没有消除非瞳孔阻滞机制，尽管采取了 LPI 治疗，仍有约 20%~30% 的 PAC 眼有贴附性的房角关闭。

　　急性原发性房角关闭（APAC）的治疗最新趋势说明，解决非瞳孔阻滞房角关闭机制的重要性。十多年前，APAC 与新加坡长期视觉不佳有关（国际有报告的 APAC 发病率最高的地区），约 1/5 APAC 患者因急性发作而失明[4]。除了 LPI，这些患者多数没有接受激光或手术治疗。近期新加坡研究报告表明，APAC 具有长期较好的视觉结局，即几乎所有的患者都保持良好的视力，只是发生了轻微的视野丢失[5]。这些结果差异至少一定程度上归功于对 APAC 的管理，越来越多的使用虹膜成形术治疗 APAC 急性发作，以及在 APAC 后提倡早期行白内障摘除。虹膜成形术和白内障摘出术解决了包括瞳孔阻滞在内的其他房角关闭机制，如高褶虹膜和晶状体肥厚。同样，消除无症状 PAC 的非瞳孔阻滞房角关闭机制也可能引起视觉结局的改善。表明无症状 PAC 的疾病管理收益的决定性证据目前还很缺乏，仍有待于进一步研究。

聚焦 1 房角关闭管理概述（续）

总之，PAC 是一种异质性疾病，不同个体间房角关闭机制也是不同的。对 PAC 治疗是针对主要发病机制，消除房角关闭的非瞳孔阻滞因素日益被提倡，但还需要进一步的评估。

参考文献

[1] Shabana N, Aquino MC, See J, et al. Quantitative evaluation of anterior chamber parameters using anterior segment optical coherence tomography in primary angle closure mechanisms. Clin Exp Ophthalmol 2012;40:792–801.

[2] Wirawan A, Kwoh CK, Chew PTK, et al. Feature selection for computer-aided angle closure glaucoma mechanism detection. J Med Imaging Health Inf 2012;2:438–44.

[3] Kumar RS, Baskaran M, Chew PT, et al. Prevalence of plateau iris in primary angle closure suspect: an ultrasound biomicroscopy study. Ophthalmology 2008;114:430–4.

[4] Aung T, Friedman DS, Chew PT, et al. Long-term outcomes in Asians after acute primary angle closure. Ophthalmology 2004;111:1464–9.

[5] Sng CC, See JS, Ngo CS, et al. Changes in retinal nerve fibre layer, optic nerve head morphology, and visual field after acute primary angle closure. Eye 2011;25:619–25.

聚焦 2 白内障和透明晶状体摘除术

Mark J Walland

显而易见的是，PACG 摘除混浊晶状体，不仅可以改善视觉，还可以降低眼压、对房角改善有所益处。

青光眼的问题是，手术干预是否能达到预期的目标眼压，而不是仅仅取得"一定程度的"降低，而且似乎很有可能——特别是如果存在显著的不可逆转的房角损伤——目标 IOP 可以更容易地通过小梁切除术来实现，而不是白内障摘除。

对于眼压失控 PACG 合并白内障患者，白内障超声乳化吸除联合小梁切除术与单独白内障手术相比，降压效果更佳，术后药物使用更少，但是手术过程更为复杂[1]。单独白内障超声乳化吸除降眼压主要是通过解除虹膜粘连和贴附性房角关闭。

透明晶状体与白内障的形态参数无差异（除了膨胀期），因此，白内障摘除所产生的好处也可以应用于透明的晶状体摘除术（clear lens extraction，CLE）。一项比较小梁切除术和 CLE 的研究表明，小梁切除术的额外的降压效果较小。每组都有少数患者在随访期间需要交替手术：即在小梁切除术后白内障摘除，或在晶状体摘除后进行小梁切除术。

本研究的纳入标准为视力≥ 20/40。具有争议的是，这个视力是否可意味着"清亮"晶状体摘除。这不仅仅是语义上的问题，因为对于房角关闭伴有 20/15 视力或无晶状体混浊的年轻患者，很难抉择是否行透明晶状体摘除术。对于那些接受屈光手术人来说，他们更易接受白内障手术，或者对于缺乏青光眼手术经验的人，几乎不困难；另一些人——担心视力可能会更差，或者无法确定在取出晶状体后无法达到目标 IOP——仍然可能更倾向于小梁切除术[3]。

在 APAC 之后，更早地选择白内障手术是合理的；对于对侧的眼睛也是如此。如果两只眼没有白内障，IOP 也不能得到充分地控制，那么从长远的 IOP 控制，CLE 与激光虹膜切除术相比是合理的。

在房角关闭程度较小的疾病（即 PAC/PACS），自然病程对治疗决策贡献巨大。虽然自然病程数据有限，但并不是所有的 PAC/PACS 患者都会进展为威胁视力的青光眼，因此手术干预的相对风险更高。必须承认，虽然很多人存在房角关闭，但是从不会表现出青光眼症状。还有很多人存在房角关闭但从未得到正式评估：事实上，其中一些人接受了白内障手术，而且几乎肯定会给人误导，即晶状体摘除可显著降低 POAG 眼压；[5] 在某些情况下，闭角型青光眼在不经意间得到预防。

这些群体可以考虑行白内障手术；另一方面，选择透明晶状体摘除术，需要对风险/收益比细致地评估，而不是仅仅通过激发房角关闭来评估。

参考文献

[1] Tham CC, Kwong YY, Leung DY, et al. Phacoemulsification versus combined phacotrabeculectomy in medically uncontrolled chronic angle closure glaucoma with cataracts. Ophthalmology 2009;116:725–31.

[2] Tham CC, Kwong YY, Baig N, et al. Phacoemulsification versus trabeculectomy in medically uncontrolled chronic angle-closure glaucoma without cataract. Ophthalmology 2013;120:62–7.

[3] Thomas R, Walland MJ, Parikh RS. Clear lens extraction in angle closure glaucoma. Curr Opin Ophthalmol 2011;22:110–14.

[4] Lam DS, Leung DY, Tham CC, et al. Randomized trial of early phacoemulsification versus peripheral iridotomy to prevent intraocular pressure rise after acute primary angle closure. Ophthalmology 2008;115:1134–40.

[5] Walland MJ, Parikh RS, Thomas R. There is insufficient evidence to recommend lens extraction as a treatment for primary open angle glaucoma: an evidence-based perspective. Clin Experiment Ophthalmol 2012;40:400–7.

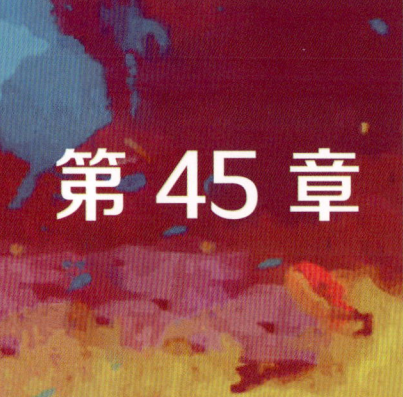

第 45 章 目标眼压
Target Intraocular Pressure

Nitin Anand **著**
杨一佺 **译**
谢 媛 **校**

> **本章概要**
>
> 目标眼压指的是青光眼经治疗后预期达到的平均眼压，目标眼压可阻止或延缓青光眼进一步进展。目标眼压只是一个估计值，其标准来源于其他研究设计。除了目标眼压以外，最新的证据表明眼压长期的昼夜波动也应被控制在最小限度以避免青光眼患者视功能的进一步损害。青光眼治疗应包含个体化目标眼压的概念。在设立目标眼压前，应采用多种方法来确定眼压、视野状态等基线参数，控制眼压的方法也应与患者青光眼的严重程度和丧失视力的可能性相对应。对于目标眼压，没有一种绝对的方法进行推导计算，也无法保证达到目标眼压即可阻止个体疾病进展。目标眼压也应随着患者眼部或全身情况的变化而灵活调整。患者的眼压到达目标眼压后还远远不够，还必须持续监测患者的视神经和视野状况。

一、概述

"目标"眼压概念的起源目前尚不清楚。但是100多年前即有学者提出，降眼压对于青光眼可能有所帮助。20世纪50年代已有研究明确正常人群眼压值范围，即平均眼压为15～16mmHg，统计学上限为22mmHg。单眼眼压高于22mmHg即可被认为是青光眼，低于该值则被认为正常。于是青光眼的治疗目标是将眼压降至22mmHg以下，即实际上的目标眼压。不幸的是，当时低眼压青光眼患者未得到相应的治疗，而某些低危高眼压症患者则不必要地暴露在药物和手术治疗的风险中。Chandler于20世纪60年代早期已观察到，应该依据青光眼严重程度设定不同的目标眼压，并认为"晚期青光眼"应将眼压控制在正常水平以下，视杯局限凹陷、局限于视盘一侧的青光眼患者对眼压的耐受稍好，而视盘形态正常的眼睛对高眼压的耐受性更强，可在数年中保持正常[1]。此后流行病学研究对"高眼压即为青光眼"概念提出质疑，因为人群中很多人伴有眼压升高，却不是青光眼，而许多青光眼患者也不伴有眼压升高。巴尔的摩眼病研究证实，尽管眼压是青光眼主要危险因素，但是却有一半的患者确诊时的眼压低于21mmHg，并且眼压水平与诊断青光眼之间并没有相关性[2]。

二、定义

美国眼科学会眼科临床指南将目标眼压定义为可阻止视盘渐进性压力性损伤的眼压测量范围的上限值[3]。欧洲青光眼协会将目标眼压定义为治疗过程中可阻止青光眼损伤的平均眼压估计值[4]。

Henry Jampel 为目标眼压设定了另一个定义，即目标眼压是不引起临床显著青光眼视神经损伤的眼压最高值[5]。此定义考虑到，只要患者视功能未出现明显损伤，青光眼视神经损伤则不那么重要。

"眼压调控"这个术语首先由 Joseph Caprioli 提出。此概念包括将眼压降低至目标眼压的范围和减少长期的眼压波动[6]。

三、设定目标眼压的基本原理

眼压是目前唯一已知的可通过调控以阻止或延缓青光眼视神经病变进展的危险因素。降眼压对青光眼治疗有益的假设一旦成立，每次开始治疗时应考虑到一项基本问题，即青光眼治疗眼压应该降低到何种程度。因此，目标眼压是青光眼的治疗目标，同时也要定期评估视神经视盘和视野参数。

四、目标眼压的设定依据

大型的前瞻性、随机多中心研究结果为目标眼压概念提供了依据，并且为患者个体目标眼压的设定提供了基础。

高眼压症

1. 高眼压症研究（OHTS）[7, 8]

这是美国的一项前瞻性多中心研究，受试者除眼压升高外，其他的眼部检查均正常，其中一眼眼压为24~32mmHg，另一眼眼压为21~32mmHg。本研究治疗组的治疗目标是将眼压降低20%。

(1) 与对照组相比，治疗组受试者青光眼进展的风险显著降低。治疗眼和非治疗眼进展为青光眼的累积风险分别为4.4%和9%。

(2) 大部分受试者的进展主要表现为视盘的改变。

(3) 90%以上的高眼压症患者5年后并未发展为青光眼。

(4) 高眼压症患者平均眼压每增加1mmHg，发展为青光眼的相对风险增加10%。

(5) 基线年龄、垂直或水平杯盘比、视野模型标准变异指数和眼压是高眼压症进展为开角型青光眼良好的预测因子。相关性最强的是中央角膜厚度（CCT）。一旦考虑到CCT，种族差异则并不是高眼压症进展的重要危险因素。

(6) CCT和眼压降低之间有一个偏弱但统计学上有意义的负相关。与角膜偏薄眼相比，角膜偏厚眼的治疗对眼压反应性较低[9]。

(7) 研究者试图将高眼压症进展与校正CCT后的眼压值相关联。他们发现使用眼压和CCT测量值是同样准确的，而不再需要使用一个校正公式来校正CCT后的眼压[10]。

2. 欧洲青光眼防治研究（EGPS）[11-13]

高眼压症患者随机地接受局部多唑胺或其他商业化的治疗方法，并且不设定特定的目标眼压。

(1) 多佐胺组患者眼压6个月的平均降低率为15%，5年的平均降低率为22%，而安慰剂组受试者眼压6个月的平均降低率为9%，5年的平均降低率为19%，且两组之间无显著性差异。

(2) 60个月后，高眼压症进展为青光眼的累计概率在多佐胺组和安慰剂组分别为13.4%和14.1%，且两组之间无显著性差异。

3. 早期青光眼研究（EMGT）[14-17]

本研究在瑞典建立了以人群为基础的眼病筛查，纳入了新发现的且未经治疗的青光眼患者。随机将青光眼患者分为治疗组和未治疗对照组。晚期青光眼患者不纳入本研究。治疗组患者均接受氩激光小梁成形术和倍他洛尔治疗，并不设定目标眼压值。

(1) 新发现患者的平均眼压为20.6mmHg，82.3%新发现的青光眼患者眼压为30mmHg或者更低。

(2) 与主动就诊的患者相比，人群筛查确诊的青光眼患者疾病偏轻（较低的视野平均偏差评分）、眼压偏低（52.9%的患者双眼眼压低于21mmHg）、患有剥脱综合征的可能性较低[17]。

(3) 与对照组（62%）相比，治疗组（45%）以视野为主要标准的青光眼进展明显降低。治疗组平均眼压降低了5.1mmHg（25%）。

(4) 眼压结果多因素分析说明了降低眼压在青光眼治疗中的重要性。随访期眼压每增加1mmHg，青光眼进展风险则增加13%。如果眼压与基线值和最高绝对值25mmHg相比降低了25%，则青光眼进展风险降低了50%。

(5) 受试者的平均视野丢失速率相当缓慢，对照组和治疗组视野每十年平均标准偏差分别为6dB和3.6dB。

(6) 剥脱综合征（PXF）是可导致青光眼的重要的危险因素[16]。

(7) 未经治疗的对照组为青光眼的发生和发展

提供了宝贵的信息。对照组纳入患者118例，并随访至少6年。对于未治疗眼，青光眼的进展速率是不同的，平均视野进展时间在剥脱综合征患者最少（19.5个月），其次是高眼压青光眼（44.8个月），再次是眼压正常眼（61个月）。视野平均偏差的进展速率在剥脱综合征患者中最快，老年人视野进展快于年轻人。年轻的眼压正常的患者6年随访过程中未发现视功能的减退[18]。

4. 正常眼压青光眼协作研究（CNTG）[19-22]

本研究为多中心前瞻性随机研究，比较了正常眼压青光眼治疗和未治疗的效果。符合研究条件的患者表现为视野进展、固定性视野缺损或新发视盘出血。患者基线眼压为药物洗脱期后10次眼压测量的平均值，平均眼压低于20mmHg，眼压最高值为24mmHg。基线三次视野检测，视力高于6/9，青光眼进展主要通过视野和视盘成像评估。目标眼压是基线眼压降低30%。治疗方式随着患者对治疗的反应逐渐增加，如药物治疗、激光治疗和最终的手术治疗。其中一半的眼睛通过小梁切除术达到目标眼压。

(1) 治疗组5年视野进展概率为20%，未治疗组进展概率为60%。治疗效果的生存分析只有在混浊晶状体摘除后才能显现出来。治疗组（35%）行混浊晶状体摘除术较对照组（14%）更多。

(2) 研究表明，在未经治疗的正常眼压青光眼中，视野进展是可变的，但是进展缓慢。随机分组之前，未经治疗的109只眼中有62只眼未出现任何进展，其余的视野显示每年降低0.2dB到2dB。最终在未经治疗的眼睛中，约一半出现局限性视野进展，但是7年中未有视野缺损的进展[20]。

(3) 青光眼进展迅速主要见于女性、伴有偏头痛和视盘出血的患者[22]；

(4) 尽管研究有很多局限性，但本研究首次报道了眼压降低30%对于正常眼压青光眼也是有益的。

5. 早期青光眼治疗协作研究（CIGTS）[23, 24]

美国多中心随机对照试验，确诊初期患者被随机分成药物治疗组和小梁切除术手术治疗组。每名患者的目标眼压是由预期的公式计算出来。

(1) 小梁切除术组平均眼压为14～15mmHg，药物治疗组平均眼压为17～18mmHg，两组视野5年丢失率无显著性差异；

(2) CIGTS研究中轻度视野缺损的患者（MD ≥ –2dB），药物治疗组和手术治疗组随后的视野进展都很小。

(3) 然而，对于视野较差（MD < –10dB）的患者，药物治疗组与手术组相比，后者的视野丢失进展更快[24]。

6. 高级青光眼干预研究（AGIS）[25, 26]

此次多中心研究主要由初始眼压较高且无法仅通过药物控制的青光眼患者组成。患者随机分入各个治疗组：氩激光小梁成形术、小梁切除术、小梁切除术（ATT）、氩激光小梁成形术与小梁切除术（TAT）。目标眼压设定为18mmHg以下，青光眼是否发生进展通过视野判定。人工晶状体眼和晚期青光眼视野缺损（MD > 16dB）的患者排除本研究。术后分析提出了以下问题。

(1) 眼压降低幅度和视野保留程度之间具有明显的相关性。

(2) 术后前3个月的随访过程中，与平均眼压低于14mmHg的眼相比，眼压高于17.5mmHg的眼视野明显进展。

(3) 与其他眼相比，6年时间内眼压低于18mmHg的眼（平均眼压为12.7mmHg）视野缺损进展的可能性较低。

(4) 降眼压的有利影响与患者的基线眼压、性别、种族和全身疾病无关。

(5) AGIS数据的多元回归模型显示，导致视野缺损进展的唯一一致性因素是长期的眼压波动。如果眼压波动幅度（6个月内眼压测量的标准差）在3mmHg以内，则视野更可能保持稳定[26]。

7. 加拿大青光眼研究[27]

本研究的研究目的是探究除眼压以外的可引起原发性开角型青光眼进展的各种危险因素。确诊初期患者的目标眼压降低30%或者更多，而既往确诊的患者则依照医师确定的目标眼压入组。患者平均随访时间为5.3年。研究发现眼压是开角型青光眼重要的影响因素，眼压每降低1mmHg，青光眼进展风险则降低19%[28]。眼压适度降低与进展期青光眼患者的进展减缓具有显著相关性。随着患者病情逐渐进展，治疗方式也在逐渐增加。当平均眼压从 18.0mmHg 降至 14.8mmHg（个体的 20%），视野的平均偏差值则从 –0.36dB/ 年降至 –0.11dB/ 年。然而，目前还没有发现可阻止青光眼进展的最低眼压值。

8. 莫尔菲洛医学研究会氟尿嘧啶（5-FU）研究[30, 31]

本研究为随机的多中心研究，目的是验证小梁切除术术中使用氟尿嘧啶，术后长期降眼压效果比安慰剂更加有效。其他研究结果主要包括以下内容（或术后分析？）。

(1) 术后 5 年，视野缺损或视神经损伤随眼压升高显著进展，从眼压低于 14mmHg 的患者进展率为 0%，到眼压高于 21mmHg 的患者进展率为 24%。

(2) 术后 5 年以后，28% 的眼出现了青光眼进展，只有 20% 的眼均出现了视盘和视野的改变。尽管平均眼压介于进展（15.1mmHg）和非进展（14.0mmHg）之间，虽然在统计学上有显著意义，但是无明显的临床意义。

表 45-1 总结了上述随机对照研究的特点。

五、目标眼压的影响因素

尽管随机对照研究表明降眼压对视野具有明显的作用，但是目标眼压仍需个体化考虑（图 45-1）。

在为青光眼患者设定目标眼压时，需要考虑的

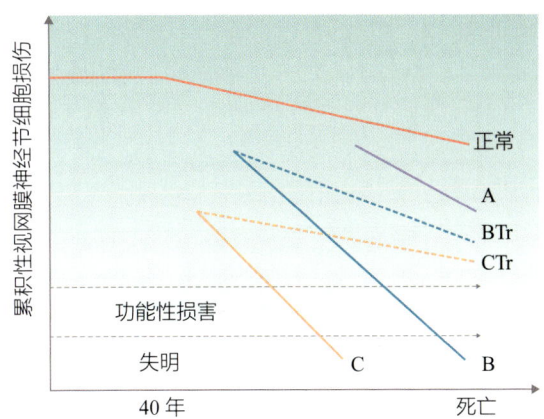

▲ 图 45-1 根据青光眼的严重程度，年龄和预期寿命定制治疗的示意图

如图所示，恶化很少是线性的，通常是阶梯状的。A. 患有早期青光眼 /OHT 的患者被诊断为生命晚期或预期寿命有限。观察无须治疗；B. 50 岁以上诊断为中度青光眼的患者，有发生功能性视力损害的风险。用药物和（或）激光治疗可以使眼压降低 30% 可以将恶化速率（BTr 线）减慢至患者从未经历视觉问题的程度；C. 晚期青光眼患者，功能丧失的显著风险。需要降低目标眼压来减缓神经节细胞损失率至正常衰老眼睛的损失率

重要因素有视盘损伤和视野缺损的严重程度、基线眼压、年龄和预期寿命（图 45-2）。

青光眼早期老年患者可能无须采取积极治疗，除非中心固视受到威胁。年轻患者则需要更密切地随访监测。对于有显著视盘改变但无视野丢失的年轻患者，设定更低的目标眼压也是合理的。

表 45-1 随机研究的特征信息

	研究人群	基线眼压（mmHg）	目标眼压或眼压降低	结 果
高眼压治疗研究（OHTS）	OHT	25	20%	4.4% 治疗组和 9% 对照组进展为 POAG
欧洲青光眼防治研究（EGPS）	OHT	23.5	无	13.4% 多佐胺和 14% 对照组进展为 POAG
早期青光眼试验（EMGT）	人群筛查 POAG	21	无	45% 治疗组和 60% 对照组出现进展，眼压降低 1mmHg，风险降低 10%
正常眼压青光眼协作研究（CNTG）	NTG	16	30%	20% 治疗组和 60% 对照组出现进展
初期青光眼治疗协作研究（CIGTS）	新诊断 POAG	28	40%（依照公式）	术后平均眼压 14~15mmHg，药物 / 激光后眼压 17~18mmHg
晚期青光眼干预研究（AGIS）	药物未控制 POAG	24	18mmHg	患者眼压 < 18mmHg，85% 患者未出现进展
加拿大青光眼研究	POAG	25	17~18mmHg	眼压降低 1mmHg，风险降低 19%

POAG. 原发性开角型青光眼

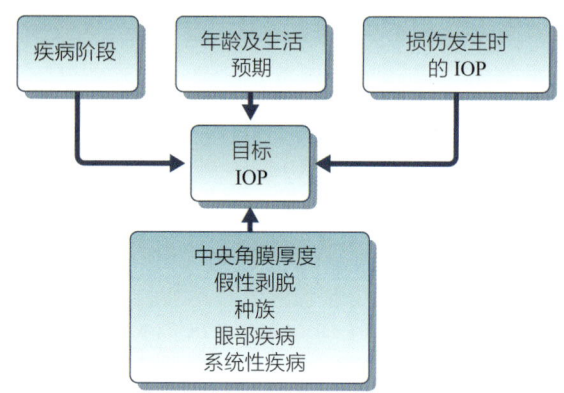

▲ 图 45-2 单独或组合的因素确定了对低目标 IOP 的需求

基线眼压：对基线眼压准确评估至关重要。理想情况下，应在开始治疗前获取患者的 24h 眼压曲线。但是临床上较难实现，最好是一天内眼压测量超过 2~3 次，然后计算 4~6 次眼压的平均值。人群研究发现青光眼发病率随眼压的升高而增加[2]。患者转化为青光眼和疾病进展的风险也随眼压的升高而增加。尽管患者在此眼压已出现青光眼损害和显著的视野丢失，但仍需要将眼压降至某个值以下，称之为目标眼压，目标眼压实际上是功能性基线眼压。还应考虑到其他因素，如预期寿命、青光眼严重程度和中央角膜厚度。

中央角膜厚度：OHTS 和 EGTS 研究结果共同表明，中央角膜厚度是进展为青光眼的重要预测因素。

相关眼部疾病：剥脱综合征可致高眼压症进展为青光眼风险增加。眼部疾病应该考虑到患者的视力。比如，对于晚期年龄相关性黄斑变性患者，降眼压治疗则对患者视力不具有有益的作用。某些情况下，手术治疗对患者没有切实的好处，只可能使患者视力变得更差，目标眼压相对于这类患者的生活质量（QOL）问题来说，应该是次要的。

种族：巴尔的摩眼病研究发现，非裔美国人青光眼整体患病率是高加索人的 4~5 倍以上[2]。OHTS 结果发现如果将中央角膜厚度纳入预测模型，种族则不是进展为青光眼的重要危险因素。但是应牢记的是，与高加索人相比，祖先来自于西非的人群青光眼发病率较高、发病较早、更易致盲[32]。

治疗的风险：青光眼的药物治疗并非毫无风险。蓝山眼病研究发现，青光眼患者的心血管死亡率与局部使用噻吗洛尔具有明显的相关性[33]，噻吗洛尔与呼吸功能受损的关系文献中也多有描述。对于高龄或者早期青光眼患者，可让患者的眼压高于目标眼压，而不是贸然局部使用 β 受体拮抗药或进行青光眼手术，这个观点是可以接受的。

全身疾病的发病率：高血压、糖尿病等全身疾病对青光眼的影响目前仍未清晰阐述。目前的研究主要关注青光眼的非眼压因素。青光眼患者存在的全身疾病，对目标眼压决策过程的实际影响相对较小，而对患者预期寿命的影响较大。加拿大青光眼研究发现，抗心磷脂抗体水平的异常升高是引起青光眼进展的重要危险因素[28]。

（一）目标眼压的局限性

严格追求目标眼压可能对患者有害。虽然青光眼治疗的目标是减缓或阻止视网膜神经节细胞死亡（和失明），但我们无法知道实现目标眼压会这样做。这只能通过连续的长期评估来确定。有时，最好接受无法达到目标眼压并停止可能对患者生活质量产生严重影响的下一级治疗。引用 Kuldev Singh 博士的一篇社论：

"连续监测青光眼相对容易，将监测值与目标进行比较，并相应地增加或减少治疗，就像遵循烹饪书中的食谱一样。持续重新思考患者疾病和就诊之间的总体健康状况及相应调整治疗相对更加困难和复杂。然而，后一种方法更有可能使患者受益。"

（引自 K. SINGH, GLAUCOMATOLOGISTS' HOLY GRAIL, OPHTHALMOLOGY 2000）

1. 眼压波动

眼压波动测量较为少见。我们几乎不了解大多数患者昼夜眼压波动的情况。很有可能的是，对于某些晚期青光眼患者，其真实眼压与测量眼压不相匹配，他们眼压的峰值可能会出现在工作时间以后——晚上或清晨[34]。不考虑平均眼压水平，昼夜眼压波动较大的患者往往会丢失更多视野[26, 35]。长期眼压波动较大（定义为从初次干预至视野恶化或随访结束期间眼压的标准偏差，无论视野恶化或随访结束哪个先出现）与青光眼的进展有关。

2. 正常眼压青光眼（NTG）

近期大规模研究并没有提供早期 NTG 或可疑

NTG患者治疗效果（就是目标眼压）的证据。回顾性研究结果表明，对于患眼出现视野丢失但未累及固视的NTG患者，对侧正常眼5年或更长时间青光眼几乎没有进展。

3. 极低的目标眼压

设定小于10mmHg的目标眼压，其意义值得商榷。通过手术合并抗代谢药物的使用，通常可将眼压降至10mmHg以下，但有术后低压性黄斑病变和滤过泡相关感染的风险。

（二）设定目标眼压

依据个人基础设立目标眼压，首先要建立真正的眼压基线值、最高值和最低值。单次眼压测量结果是不充分的，因为青光眼患者的眼压昼夜波动较大，眼压峰值出现在夜间或清晨。对于所有的患者，24h眼压监测是不可能的，也是不必要的。至少应采用4~6次眼压的测量值来建立基线眼压。早7:00~9:00之间的眼压测量值有75%的可能性接近于昼夜眼压的峰值[38]。目前有多种方法被用来获取目标眼压值。目标眼压必须根据之前提到的因素进行个性化的设定。必须强调的是，目前都采用最好的方法估计目标眼压而无法确定目标眼压的水平，如果患者的眼压低于此眼压，则视神经不会出现进一步损害。

估算方法：设定目标眼压最常见和最简单的方法是降低基线眼压30%~50%。考虑到眼压的昼夜波动和目前的眼压测量技术，眼压降低幅度应至少为20%。美国眼科学会指南的建议如图45-3所示。然而这种技术也有其局限性。例如晚期青光眼患者，如果基线眼压是40mmHg，降眼压目标是50%，这就意味着应当将眼压降低到20mmHg，但是依据AGIS研究的要求此目标眼压还是偏高[25]。因此应根据青光眼的严重程度设定特定的目标眼压[25]。我们通常将目标眼压设定低于19mmHg、15mmHg或13mmHg，最好是联合采用眼压降低百分比和眼压绝对水平的方法。表45-2表示的是18个美国青光眼专家的一致意见，他们回顾了近期所有的研究并对最初的目标眼压提出建议[39]。

目标眼压计算公式

此外，还提出了更为复杂的目标眼压计算公式，试图包含各种可能的眼压相关因素，如种族、年龄、屈光不正、视神经损伤程度和视野丢失。尽

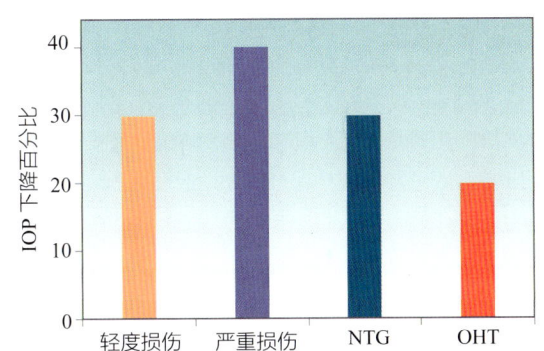

▲ 图45-3 美国眼科学会关于青光眼高眼压症降眼压推荐
引自 American Academy of Ophthalmology. Primary open-angle glaucoma. Preferred practice pattern. 2006. American Academy of Ophthalmology, San Francisco, CA

表45-2 Delphi Panel 推荐初始目标眼压

患者目前眼压最高值	首选目标眼压（mmHg）	可接受眼压范围（mmHg）	推荐眼压最低值 %
轻度青光眼	18	16~21	25%
中度青光眼	16	14~18	30%
重度青光眼	12	18~24	20%
可疑青光眼	22	18~24	20%
中度正常眼压青光眼	未确定	未确定	20%
重度正常眼压青光眼	未确定	未确定	30%

经许可改编，引自 Katz LJ. Prostaglandin as First-Line Therapy. Ophthalmology Management.2006.Lippincott, Williams & Wilkins Visioncare Group

管我们将所有能考虑到的重要逻辑合理的风险因素都包含在此公式中，但这些概念的实际应用相当有限，目前任何研究都不能证明其准确或者有效。

CGITS[23] 目标眼压计算如下。

目标眼压 = [1- (参考眼压 + 视野评分) / 100] × (参考眼压)

参考眼压是在两次基线访问过程中 6 个单独眼压测量的平均值。参考视野评分是在两次基线访问过程中，至少两次 Humphrey 24-2 视野评分的平均值。

图 45-4 展示了将眼压降至目标眼压的计算公式。

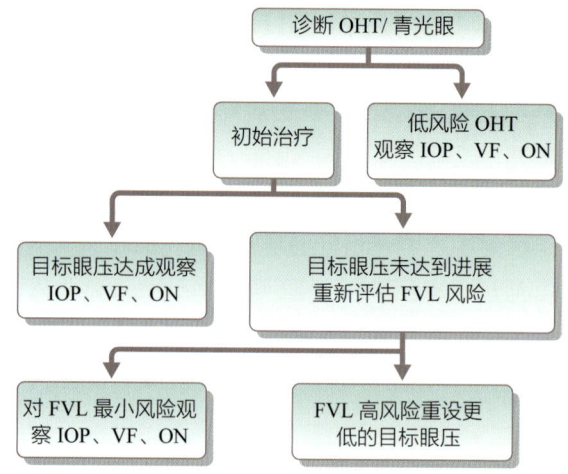

▲ 图 45-4 青光眼降眼压至目标眼压的简化计算公式
ON. 视神经；FVL. 功能性视野损失；VF. 视野

聚焦 目标眼压在临床上的优点和缺点

Henry D Jampel

目标眼压对于青光眼和可疑青光眼患者的治疗很有帮助。由于眼压（IOP）是唯一可干预的阻止或延缓青光眼损害的危险因素，因此一旦决定开始降眼压治疗，人们则无法回避一个问题，那就是眼压应该降低多少？"目标眼压"就是患者目前的眼压减去所需降低的眼压。目标眼压（或者范围，因为显而易见的是测量误差、眼压昼夜波动和患者的药物依从性，会影响门诊测量的眼压值）可以短期灵活、快速地评估青光眼患者的治疗效果。

设定"目标眼压"的概念可以让临床医生判断每一名患者的治疗目标是什么。例如，如果患者年龄偏大，设定目标眼压主要是为了保护患者的临床视功能，而不是阻止视神经形态学的改变。此外，患者病历中记录目标眼压，可以使医生立即判断患者眼压的控制情况，而不需要每次就诊时重新评估患者的基线眼压、视盘表现、视野结果、治疗风险等。病历中记录目标眼压非常有用，因为很难保证患者每次就诊时由同一名医生诊治，医生可以快速评估患者眼压控制情况。

目标眼压是一种工具而不是万灵药，并且可能会被滥用。如果目标眼压不能灵活辩证看待，反而"亘古不变"，则对患者可能弊大于利。当然，如果患者青光眼没有明确进展恶化的迹象，不应该将目标眼压降低 1～2mmHg，也不应该陷入一种误区，即在没有充分考虑到如何实现目标眼压的情况下，设立一个非常低的目标眼压。当然毫无疑问的是，设立目标眼压并不意味着可以忽略通过结构和功能检测来评估疾病的进展。目标眼压的一个重要作用是，如果青光眼正在不断进展，则应降低目标眼压，同理如果患者病情长期稳定，则应提高目标眼压并减少治疗。

目标眼压在应用方面还有很多提升空间。尽管我们通常认为已经存在的青光眼损害和出现损害时的眼压水平是目标眼压的主要决定因素，但是 Anders Heijl 很有说服力地指出，决定目标眼压的是青光眼进展速度[1]。鉴于目标眼压不断变化，Michael Boland 和作者已经开发出一个"眼压治疗阈值"计算公式（基于 OSTS 的风险计算公式），对于未经治疗的青光眼患者，该公式可评估何种程度的眼压可以开始治疗。

参考文献

[1] Heijl A. The times they are a changin': time to change glaucoma management. Acta Ophthalmol 2013;91:92–9.
[2] Ocular Hypertension Treatment Study Group, European Glaucoma Prevention Study Group. Validated prediction model for the development of primary open-angle glaucoma in individuals with ocular hypertension. Ophthalmology 2007;114:10–19.
[3] Jampel H, Boland M. Threshold to treat calculator. J Glaucoma (in press).

第 46 章　生活质量
Quality of Life

Panayiota Founti　Alexander Spratt　Aachal Kotecha　Ananth C Viswanathan　著
辛　晨　魏士飞　译
辛　晨　校

> **本章概要**
> 青光眼患者生存质量评价是一项新兴研究，对临床和公共卫生具有重要意义。
> 生活质量是一个多维度的概念，较难衡量和诠释。
> 设计良好的研究、问卷调查、行为能力评分和效用分析均有助于评价青光眼对患者生活质量的影响。
> 不同研究用于评价青光眼患者生活质量的方法不同，每种方法仅评价青光眼患者生活质量的某些方面，因此很难就不同研究结果进行直接比较。整合上述研究结果有利于全面了解青光眼患者的生活质量。

一、概述

1948 年，世界卫生组织将健康定义为"健康乃是一种在身体上、精神上的完美状态，以及良好的适应力，而不仅仅是没有疾病和衰弱的状态"[1]。

虽然人们对"健康"的定义尚存争议[2]，但健康应该涵盖身体、心理和社会三个方面的内容一直以来被大家认可和接受。医疗服务不仅应包括对疾病的诊断、治疗和监测疾病，还应包括提高患者的生活质量。因此，全面了解患者在患病后及在接受治疗过程中的感受和功能变化对医疗工作也至关重要。

由欧洲青光眼协会制定的青光眼治疗目标是以可承受的花费维持患者的视功能和生活质量（quality of life, QOL）[3] 为标准。视力、眼压、视野和视盘结构检查是青光眼的基本临床检查项目。近年来评价视野缺损进展的软件算法，用于评估视盘结构损伤的计算机成像模块和中央角膜厚度测量的临床应用越来越多，参考性也越来越重要。尽管对青光眼患者的临床客观评级很重要，但这些检查都无法反映青光眼患者对自身视功能及其对所需要完成的视力依赖性工作的满意程度。患者的自身感受直接影响到其生活质量，对患者具有最为重要的意义。

本章旨在明确生活质量的概念，介绍量化评估患者生活质量的方法。特别是详细介绍常用于评价青光眼患者生活质量的方法和重要研究的结果。本章不就这些研究结果进行过多的比较和讨论。

二、定义

世界卫生组织将生活质量定义为：不同的文化、价值体系中的个体对与他们的目标、期望、标准及与关心事情有关的生活状态的综合满意程度及对个人健康的一般感觉。一般认为：生活质量是对个人或群体所感受到躯体、心理、社会各方面良好适应状态的一个综合测量[4]。驾驶的权利、独立居住及享受生活的自由是构成"良好"生活质量的重要条件。这些条件与视力水平密切相关。

生活质量的定义说明，患有相似疾病的患者，如由青光眼导致视功能受损的患者，疾病对其自身生活质量的影响程度千差万别。由于患者生活经历和个人期望不断变化，疾病对个体生活质量的影响可能随时间的推移而发生变化。即使存在较大的个体特异性和可变性，设计精良样本充足的研究为了解青光眼对生活质量的影响提高充实有用的信息。

由于强调以患者为中心的治疗理念，目前主要通过"患者自我报告"（patient-reported outucomes，PROs）的方式评价其生活质量[5]。PRO 指不需要医生、研究者或其他人的解读，患者直接就其健康状况的方方面面进行自我评估。在其他领域，PRO 用于药品和医疗器械的临床试验中。使用视力相关的 PRO 作为评价眼科，包括青光眼患者生活质量的节点指标，目前尚存争议。

三、生活质量的重要性

全方位了解疾病对患者的影响，是提供以患者为核心的高质量医疗服务的关键[6]。生活质量评估是其中最有效的方法之一。上述信息对于临床诊疗疾病和提高公共卫生服务水平具有重要意义。

1. 生活质量研究可以帮助医师更好地了解疾病症状，分析疾病本质。有效采集与疾病相关的病史，制定最有效的治疗策略。

2. 生活质量研究可以帮助医师对新诊断的或已诊断的患者作出如下建议。如疾病可能会对患者未来生活产生怎样的影响，患者应做出如何应对和适应上述可能发生的变化。

3. 生活质量研究利于个性化治疗方案的制定，增强患者在临床决策中的参与度。

4. 生活质量研究可以帮助临床医生判断哪些患者应在治疗过程中享有特许权，哪些或者可以从康复治疗中获益。

5. 生活质量研究有助于完成临床试验中的"患者自我报告"评估。

6. 生活质量研究影响药物和手术治疗措施的成本效益分析。

7. 生活质量研究有助于公共卫生监测系统的发展。

四、青光眼患者的生活质量评估

直到 1997 年，人们才开始系统研究青光眼对患者生活质量的影响[7-9]。对青光眼患者生活质量的评估主要采用调查问卷，行为能力评分和效用分析[10, 11]。

五、调查问卷

健康调查问卷是 QOL 研究中最早使用的方法。与主观性的病史采集不同，调查问卷由一系列结构化和标准化的问题构成，是患者对健康状态自我感知的一种客观评价手段。但不是所有问卷都满足此要求。好的问卷强调其调查结果的有效性，即通过设计合理的问题，可以有效反应所要调查项目的真实状况。这种方式必须具备的一个属性是有效性，这意味着调查问卷需要被证明它可以获得它想获得的信息。在视觉相关的问卷调查研究中，好的问卷表现为问卷结果与临床客观检查结果，如视力和视野存在强相关性。

健康调查问卷大致可分为评估一般健康状况问卷，系统性疾病问卷和具体疾病问卷。这三类型问卷均被用于评估青光眼患者生活质量研究。

（一）关于一般健康状况的生活质量问卷调查

这类问卷要求患者自我评估疾病对其整体健康状况的影响。或不同疾病或同一疾病不同程度对整体健康状况的影响。其优势在于可以比较不同疾病或同一疾病不同程度对患者 QOL 的影响。但由于此类问卷着重评价患者整体健康状况，因此较难聚焦于某一类疾病对某特定类别生活质量的影响。

医学结局研究简明调查表（SF-36）广泛用于各类临床试验和评估研究中[12]。包括 36 个问题，用于评估测试者的身心健康状况，及其对测试者生理活动和社会活动的影响。SF-36 是医学研究中最常用的工具之一。

使用 SF-36 量表评价青光眼患者生活质量的结果与青光眼患者双眼视野受损程度相关性差[7, 13]。有些研究使用 SF-36 量表甚至得出青光眼患者生活质量优于非青光眼患者的矛盾结果[13-15]。

疾病影响问卷（the sickness impact profile，SIP）：20 世纪 70 年代制定此量表，主要用于评价测试者的行为能力和社会活动能力[16]。包括 136 个以是或否作答的问题，覆盖活动能力、独立能力、情绪行为、警觉行为等涵盖多个身体或者心理 - 社会功能维度。以指标定义清晰和权重合理获得广泛应用。

青光眼初始治疗协作研究（Collaborative Initial Glaucoma Treatment Study，CIGTS）使用修订版的SIP，是目前最大的随机对照临床试验之一。追踪观察新诊断的青光眼患者QOL的纵向数据。结果显示，测试者活动能力下降与新诊断青光眼间无显著关联。

（二）视觉特异性生活质量问卷

此类问卷主要用于评估患者眼部症状和执行视力依赖性任务的困难程度。问卷常就同一调查主题进行分类，并对不同分类进行统计分析。如评价白内障对患者视觉的影响，其调查分类的情况包括眼痛、远视力、驾驶能力和限制情况。视觉特异性生活质量问卷仅限于对眼部疾病所致的视觉生活质量进行评价，不适用于非眼部疾患的评价和比较。

日常视觉活动量表（The Activities of Daily Vision Scale，ADVS）：这个量表是为评价白内障患者对视功能受损的自我感知程度而设计的，包括关于近视力、远视力、眩光、日间驾驶和夜间驾驶五个子量表，共20个问题[17]。要求患者就每个子量表进行打分，从"不受任何影响"（0分）到"因视力原因终止相关活动"（5分）。研究表明，只可对近视力和夜间驾驶打分进行独立统计分析，其他三个症状间存在紧密联系。所有症状评分均与临床客观测量的密切相关[18]。利用ADVS可准确地区分青光眼患者与正常人，ADVS评分高低可反映患者视野的受损程度[19]。

VF-14：也是用于评估白内障患者视功能受损程度[20]。其包含众多视力依赖性生活和社会活动，如烹饪、阅读、上楼梯、夜间驾驶等。与ADVS一样，它要求测试者对完成每项活动的难易度进行评价。VF-14测评结果与测试者视功能较好眼的视力程度中度相关，与视功能较差眼的视力程度密切相关。青光眼患者VF-14评分与视野受损程度相关，但相关性不如ADVS问卷测评结果[7,19]。

视功能相关活动问卷（VAQ）：用于评估年老者完成日常视觉相关活动难易程度，共包含33个问题。由于此问卷中包含评估周边视力的子量表，因此被纳入CIGTS研究。研究结果显示青光眼患者整体VAQ评分与视敏度和视野均相关[15]。周边视力子量表评分不仅与视野损害密切相关，也与受损较重眼视野受损程度密切相关。

视力损害影响（The Impact of Visoin Impairment，IVI）量表：此量表主要用于评价因视力受损而导致的日常活动受限程度。最初用于评估视觉康复治疗效果[21]。共包含32个问题，涵盖各类行为和社会心理活动。虽然青光眼患者IVI评分与其移动能力存在一定相关性，但与患者视野受损程度无关。值得注意的是，1/4双眼视野范围轻度受损的青光眼患者表现出中度至重度的日常活动受限[22]，这与以往研究报道青光眼患者活动能力下降结果一致[23]。

美国国家眼科研究所视功能问卷（The National Eye Institute Visual Function Questionare，NEI-VFQ）：用于评价不同眼部疾病对日常工作和生活质量的影响。最初设计包括51个问题，后为方便使用，修改为25个问题（NEI-VFQ25）[24]。这两种版本均被广泛使用，并作为标准方法验证其他问卷的评价效果。青光眼患者NEI-VFQ25评分与其视野缺损程度相关，周边视力与NEI-VFQ周边视力量表评分一致[7,25]。青光眼患者在NEI-VFQ量表中大部分分量表的评分，如驾驶和视力依赖性活动的难度，均较低。较低的评分与视力较好眼视野的缺陷程度相关[26]。

（三）青光眼特异性生活质量问卷

这些问卷用于评价青光眼患者特有的视力障碍。问卷内容主要围绕患者视力、特定的任务和因视力下降给患者生活带来的影响。这类问卷旨在评价患者下意识克服或忽视的隐性症状。

青光眼特有症状积分法（The glaucoma symptom scale，GSS）：这个问卷是对高眼压治疗研究中所使用的症状检查表进行修改后的版本[27]，要求受试者对包括非视觉症状和视觉症状两个子量表在内的10个条目进行评分（1~5分），非视觉症状包括眼部刺痛和异物感等，视觉症状包括日间视物困难、视物模糊等（图46-1）。GSS能够有效区分青光眼患者和正常人[27]，视觉症状的严重程度与视力和视野受损程度相关。但有一项研究认为Esterman视野评分与GSS评分不相关[22]。

		是的， 非常受影响	是的， 有一些受影响	是的， 有点受影响	是的， 但不影响我	没有， 没有出现这种症状
(1)	灼烧、疼痛、刺痛					
(2)	流泪					
(3)	眼干					
(4)	眼痒					
(5)	酸涩、疲劳					
(6)	视物模糊					
(7)	异物感					
(8)	白天视物困难					
(9)	夜间视物困难					
(10)	光晕					

▲ 图 46-1 青光眼特有症状积分法（GSS）

引自 Lee BL, Gutierrez P, Gordon M, et al. The Glaucoma Symptom Scale. A brief index of glaucoma-specific symptoms. Arch Ophthalmol 1998; 116（7）: 861-6

VISWANATHAN 量表：由 Iester 和 Zingirian[28] 命名，VISWANATHAN 量表包括 10 个条目。要求受试者对每个条目给出"是"或"否"的回答（图 46-2）[29]，评价内容包括视野、视力减退状况、色觉、跌到或活动时撞到异物、因视功能放弃活动等。该量表是在 Mills 和 Drance 早期制定的评价严重青光眼患者视觉损害调查问卷的基础上进行修订的[30]。量表评分与患者视野平均偏差和模式标准差及 Esterman 视野评分一致[29]。以上结果说明该量表可有效评价青光眼导致的患者特异性活动损害。研究结果显示即使轻-中度视野损害的青光眼患者也可存在主观视力障碍[29]。

青光眼生活质量 15 项量表（Glaucoma quality of life，GQL-15）：该量表要求患者就青光眼所致的 15 个日常活动受限的程度进行评分[31]。该量表最初选择 62 个条目，经对不同程度青光眼患者和正常人进行调查，在进行主成分分析后选择了 15 个与视野缺损程度明显相关的条目，形成了 4 个子量表共 15 个条目的版本，包括暗适应、眩光、中心视力、近视力和户外移动度等（表 46-1）。GQL-15 评分和许多心理物理测试存在相关性，如对比敏感度检查、眩光测量、暗适应检查、立体视觉和 Eastman 视野评分[32]。同一研究显示，轻度视野缺损的青光眼患者即可感知明显的视觉质量异常。这与 Viswanathan 等的研究结果一致，挑战早期青光眼无症状的传统观念。

请回答如下问题：	是	否
你是否曾经觉察到视野缺损？		
你的视力在过去几年内是否下降？		
你是否遇到过逐行阅读困难的情况？		
你是否觉得所看到的物体的颜色亮度发生变化？		
你是否在活动时会撞到物品？		
你是否经常被绊倒或走楼梯困难？		
你是否因为视力原因放弃某项活动？		
你是否会遇到寻找掉落物品困难的情况？		
在阳光下或在明亮灯光下，你是否会因眩光无法看清物体？		
在由明亮房间进入暗室，你是否会长时间无法适应，视物困难		

▲ 图 46-2 Viswanathan 调查问卷

引自 Viswanathan AC, McNaught AI, Poinoosawmy D, et al. Severity and stability of glaucoma: patient perception compared with objective measurement. Arch Ophthalmol 1999; 117（4）: 450-4

青光眼症状影响量表（The Symptom Impact Glaucoma, SIG）和青光眼健康感知指数（Glaucoma Health Perceptions Index, GHPI）：这两份量表均由 CIGTS 制订和发展，用于评估和比较新诊断青光眼人群的治疗方案效果和治疗前后生活质量的变化[15]。SIG 含 4 个子量表 43 个条目，测评内容包括视功能、眼局部症状、系统症状、心理特质。受试者需要就每个条目的自身感受进行评分。GHPI 含六个条目，着重测评青光眼对躯体、社会功能的影响和担心失明的压力。这两份量表与视野评分相关性较弱，但与模拟双眼视野评分相关性较好。

除上述介绍的量表外，还有一类与青光眼治疗相关评价量表，主要用于测评青光眼治疗相关并发症、患者对治疗的满意度和依从性。例如"眼科药物治疗耐受性问卷（COMTOL）"[33]、"眼药水使用满意度调查问卷"（EDSQ）[34]、"患者对青光眼治疗方法满意度量表（TIPSS）"[35]。尽管这些量表与 QOL 相关，但它们属于 PRO，因此不在这里详细做介绍。

（四）视觉量表的评分方法：Linkert 和 Rasch 分析

视功能量表是基于教育和心理领域常用量表设计的。问题答案常设置为"正确"或"不正确"两种选项。在每个子量表中，可能涉及更为复杂的选项。计算每个子量表中选择"正确"的题目数量，可以在一定程度上反映该名受试者与其他受试者在某项能力上的差异。利用这种基于"经典测试理论"

表 46-1　青光眼生活质量调查问卷（GQL-15）

患者须知：请在量表中圈出因视力原因对从事不同活动的影响程度。1. 表示不受影响；2. 表示有些许困难；3. 表示比较困难；4. 表示困难；5. 表示非常困难。如果不是因为视力原因而不从事该项活动，请圈 0 分。
你的视力是否会给你带来困难，即便戴上眼镜进行以下活动？

	无	些许	比较	困难	非常	非视力因素没有从事这项活动
看报纸	1	2	3	4	5	0
在黑暗中行走	1	2	3	4	5	0
夜间看东西	1	2	3	4	5	0
在崎岖不平的路上行走	1	2	3	4	5	0
适应明亮光线的能力	1	2	3	4	5	0
适应模糊光线的能力	1	2	3	4	5	0
从明环境进暗环境的适应力和从暗环境进明环境的适应力	1	2	3	4	5	0
被绊倒	1	2	3	4	5	0
用余光视物	1	2	3	4	5	0
过马路	1	2	3	4	5	0
爬楼梯	1	2	3	4	5	0
撞到物体上	1	2	3	4	5	0
判断距离/步幅	1	2	3	4	5	0
寻找掉落物体	1	2	3	4	5	0
识别人脸	1	2	3	4	5	0

该量表中列出与青光眼视野缺损程度最密切相关的日常活动（引自 Nelson P, Aspinall P, Papasouliotis O, et al. Quality of life in glaucoma and its relationship with visual function. J Glaucoma 2003; 12: 139-50）

的评分方法，测试得分越高则说明受试者该项能力越强。

同样，视功能量表通过加权每个子量表的得分计算总分数，用于评价受试者的视觉质量。由于视功能量表条目的选项并不像能力测试那样存在非是即否的答案，因此有些人认为这种评分方法并不适用于视功能量表[37]。有些视功能量表采用 Linkert 评分方法，让患者就不同条目的难易程度打分。这类量表属于分类量表，比较不同个体间主观打分的情况。由于采用 Linkert 评分方法的量表只能对条目作出"正确"和"不正确"两种判断，因此随着患者病情进展将很难就条目作出有效判断。视功能问卷中每个条目都对应特定的视觉功能，不能将总体评分归因于单一的某种视功能障碍。将每个子量表评分加权平均有可能掩盖某些 QOL 体验。以色觉为例，两名患者色感觉能力同等程度下降，视功能量表评分可能相同。但如果其中一名患者是画家，这种色感觉能力下降对其 QOL 产生的影响远大于另一名患者。

另一类视功能量表是基于"项目反应理论（item response theory，IRT）"进行评分的。IRT 方法对回答的问题进行数学建模，在评价被试对某一问题的回答时，也会考虑其对其他问题的答案。IRT 方法可在一定程度上排除量表设计的主观性。IRT 方法的另一个优点是测评分数不依赖于特定的问卷，可进行内部比较。

Rasch 评分系统是 IRT 方法的一种，通常用于其他医学学科的 QOL 量表。这种评分系统考虑不同分量表间的相互关联性，比较受试者对每项任务的感知难度与实际难度水平之间的差异，因此将原始的序数得分转换为区间尺度。虽然 NEI-VFQ 和 IVI 量表采用 Rasch 评分，但由于数学计算的高复杂性，Rasch 评分在视觉量表中的应用很局限。在青光眼相关量表中，GSS 使用 Rasch 评分方法，但并未显示令人满意的测评效果。相反，使用 Rasch 评分方法的 GQL-15 在对亚洲青光眼患者的测评中获得较好效果[39]。

（五）使用调查问卷评估 QOL 的局限性

视功能调查问卷用来评估患者对完成日常生活活动能力的自我评价。是一种有效评价患者自我感知的疾病严重程度与临床客观检查结果间相关性的方法。评估青光眼对患者视功能影响的另一方法是直接观察他们对某些视力依赖任务的完成度。

六、基于行为能力的评价量表

这是新近被引入的青光眼 QOL 评价方法。要求患者完成一些日常活动的替代任务，例如阅读和定位。比较受试者完成这些任务的情况与预设定标准间的差异。在预设定标准时考虑正常人在完成此任务时困难出现的错误数、重复次数和所需时间[11]。基于行为的评价量表在很多方面优于依靠自我感知的对视力依赖任务完成难易程度的评定方法。自我评定结果取决于受试者对拟完成任务的理解、对任务本身相对难度的评价以及对完成该任务的自我能力的判定。基于行为的评价量表消除上述主观性，只关注受试者完成既定任务的实际能力。

在诊断和监测卒中和其他神经系统疾病，或评估与高龄相关的问题是常使用基于行为的评价量表[40]。在视觉质量相关研究中，行为的评价量表可用于评估老年人，年龄对视力功能的影响，或评估低视力对生活活动能力的影响。基于行为的评价量表更关注青光眼对移动能力[23]和驾驶能力的影响[41, 42]，不能充分评估青光眼对患者日常生活活动能力的影响。

视力相关的功能评估（AFREV）：这是一种新的旨在评估任何原因导致的视力损害对受试者行为活动的影响[43]。AFREV 的特点在于通过 Rasch 分析，基于不同受试者完成特定任务的能力进行打分。虽然 AFREV 不是青光眼特异性的评估方法，但在对青光眼患者的测评中，其总体评分与 Esterman 视野评分间存在强相关性。由于在青光眼晚期，中心视力尚可保存完整，因此 AFREV 中设定测评的条目多围绕中心视力进行，因此对早期青光眼患者测评效果欠佳。

视力障碍评估（ADREV）：ADREV 是在 AFREV 基础上设计的。旨在评价更多种类的视力障碍，特别是中等程度的视力障碍[44]。它利用 Rasch 分析，是一种青光眼特异性测评方法。它通过模拟 9 个日常活动，如在暗光下读书，对面部表情的识别，对运动物体的追踪和定位等。研究发现 ADREV 与双眼视和双眼对比敏感度密切相关，可用于预测青光眼患者完成日常活动的能力[45]。

基于行为能力评估量表的局限性

基于行为能力的评估量表可客观评价受试者的行为能力，优于基于患者自我感知的主观测评方法。但是由于基于行为能力的评估是在模拟条件下进行的，可能无法真实反映一个人在日常生活中的状态。除此之外，基于行为能力的测评可能受多种不可测量的因素的影响，如注意力、动机、渴望取悦或渴望误导[11]。

七、效用分析

量表通常只能评价测试者个体的 QOL，无法描述某一特征性人群的 QOL。

区别于基于受试者个人偏好打分的量表，效用理论采用综合评估的方法，从而反映与疾病状态相关的患者感受。效用分析常被用进行医疗干预措施的成本效益分析。

效用分析的评级范围为 0.0～1.0，0 表示死亡，1.0 表示完全健康。其设计优势在于不依赖于特定疾病状态，可在各种健康状态之间进行有效比较。比如，严重心绞痛和双侧视力下降 6/60 的效用值均为 0.50，表示这两种疾病状态对生活质量的影响具有可比性。效用值也可用于第三方评价，如非眼科医生和眼科医生对年龄相关性黄斑变性所导致的患者 QOL 下降的评价远低于患者本身[46]。

效用值测量方法种类多样，最常用的两种方法是时间权衡法和标准博弈法。

时间权衡法（TTO）：询问患者的预期生存年限以及为了换取良好视力愿意付出的生命年。用于交换的生命年与预期生存年限的比值减去 1，即为最终效用值。

标准博弈法（SG）：让受试者想象一种治疗方法，接受这种治疗方法受试者可能面临两种结局。结局 1：通过这种治疗方法受试者可获得完美的健康状况（在眼科疾病效用评估中指可拥有完美的视力）。结局 2：这种治疗方法无效，面临立即死亡或失明。然后询问患者在拒绝治疗之前，他们愿意冒多大风险避免死亡（或失明）。将此百分率减去 1.0 即为最终效用值。

线性等级尺度：这是一种不太常用的计算效用值的方法[47]。给患者两个"标尺"，第一个标尺顶端为"完美视力"，底部为"失明"。要求患者根据自己目前视力水平在标尺上做标记。第二个标尺顶部标为"完美健康"，底部为"死亡"。要求患者设想自己分别在具有完美视力和失明情况下所处健康状况，并分别在标尺上做标记。利用图 46-3 的方法，将受试者在"失明至完美视力"标尺上标定的数值换算到"健康或死亡"标尺上，获得视力依赖性 QOL 评分。

可利用效用值评价青光眼患者 QOL。一项纳入 191 名青光眼患者和 46 名疑似青光眼患者的研究发现，只有 22% 的青光眼和 11% 的疑似青光眼患者

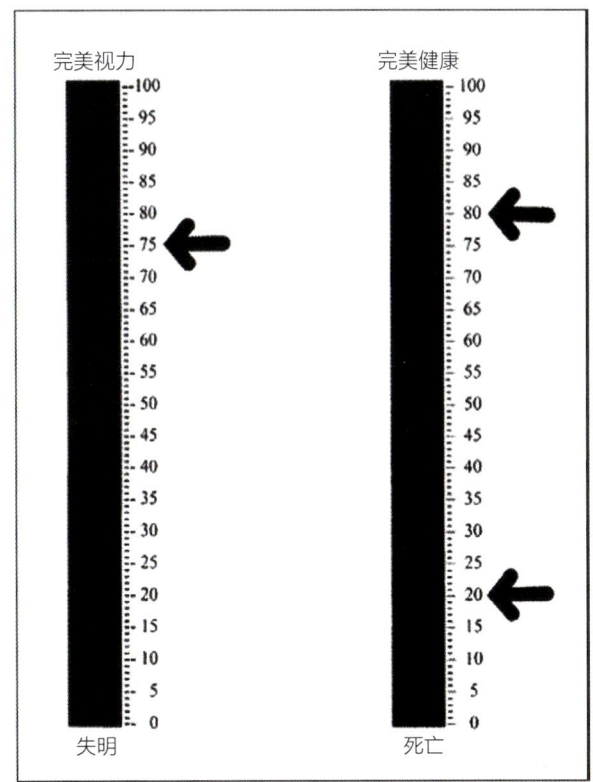

▲ 图 46-3　线性等级尺度

在图示里，患者就其目前视力水平打了 75 分（左侧标尺），患者想象其处于完好视力或失明的状况下，在右面标尺中分别就自神身体状况打分（"80 分"和"20 分"）。将患者在视力水平标尺中标定的分值移到右面的标尺中，调整后 75% 的线性登记评分在 20 与 80 之间，得出最终效用分值为 65（图片由 H Jampel，MD，John Hopkins University，Baltimore，Maryland 提供）

愿意用预期寿命换取完美视力，平均 TTO 效用值为 0.93 和 0.98[13]，与 Esterman 视野评估的相关性较差。同一研究组测评 12 名失明青光眼患者的平均 TTO 效用值为 0.67，也就是说他们愿意用预期剩余寿命的 1/3 换取永久性正常视力。一项基于 213 名新加坡华人青光眼患者的研究发现，大多数人不愿意牺牲预期剩余寿命或冒失明风险换取良好视力，平均 TTO 效用值为 0.88，死亡和失明 SG 为 0.94 和 0.95。相比之下，一项基于 105 名印度青光眼患者的研究发现，此组患者的平均 TTO 效用值为 0.64，且与视野受损程度无关[49]。作者认为，两项研究间效用值的显著差异反映出两组患者青光眼病情程度不同，慢性病和视力损害对发展中国家和发达国家患者产生的 QOL 影响不同[49]。

由于分析过程需要受试者想象自身为曾经历过的健康/视觉状态，因此效用分析的一个公认缺点是测评结果受受试者自身认知差异的影响。当评价某一单一因素对幸福感的影响时，人们常常夸大此因素的重要性。这也就是认知心理学中所谓的"聚焦幻觉"效果。这也就解释了近期，基于效应分析研究，美国预防服务工作组提出的通过前列腺特异性抗原（PSA）检测筛查前列腺癌的建议遭到广泛反对的原因[50]。

QALY 及 DALY

效用值提供了一种与特定疾病状态相关的快速 QOL 测评方法。效用值会随疾病进展或医疗干预发生变化，应纵观效用值变化趋势。质量调整生命年（QALY）可用来评价因医疗干预所带来的健康状况改善程度和健康状况提升维持的时间。QALY 可通过干预获得的效用值增益乘以获得的利益年数获得。例如，白内障摘除等手术可使效用值由术前 0.5 提高到术后 0.8，效益增值效果持续 20 年，则因此从此类医疗干预措施中获得的 QALY 为 6.0（0.3×20）。

当 QALY 与干预措施成本相关时，就可以计算出单位 QALY 的成本。单位 QALY 成本为 20 000~30 000 英镑的干预措施可认为具有高成本效益[51]。利用单位 QALY 成本可以客观比较不同治疗方法的成本效益，并可以评估通过使用不同治疗手段获得的经济利益。

残疾调整寿命年（DALY）是由世界银行推行的，用于评价疾病负担的方法[52]。DALY 是指从发病到死亡所损失的全部健康寿命，包括因早死所致的寿命损失年（YLL）和疾病所致伤残引起的健康寿命损失（YLD）两部分构成，是生命数量和生命质量以时间为单位的综合度量。

$$DALY = YLL + YLD$$

DALY 可帮助健康经济学家规划健康服务和决策健康优先事项，衡量不同医疗干预措施的有效性。单位 DALY 定义为损失健康生活一年。类似 QALY，利用 DALY 对白内障摘除术进行成本效益分析，结果显示，发达国家白内障摘除术的单位 DALY 成本为 730~1200IS，发展中国家白内障摘除术的单位 DALY 成本为 90~370IS。IS 是一种虚拟国际货币单位，1IS 相当于 2000 年 1 美元的购买力。2010 年全球疾病负担研究报告中，研究人员计算了 1990—2010 年，291 类疾病的 DALY，其中包括青光眼[53]。认为由于人口老龄化，青光眼是导致经济负担增长最多的疾病之一。

八、青光眼 QOL 研究的主要发现

虽然青光眼 QOL 研究需要长足发展，但目前青光眼 QOL 相关研究的主要结果已对一些固有的青光眼认识形成挑战，有助于人们更好地了解青光眼对患者日常生活的影响。

- 一旦确诊青光眼会激起患者对失明的恐惧[54]。因此人们开始讨论是否应将无青光眼视野损害的患者诊断为"视野前期青光眼"和"可疑青光眼"，增加患者精神负担。
- 早期青光眼患者也存在自我感知的视力损伤[29]。这与传统观点认为仅有当青光眼到达晚期才会出现症状的观点相左。
- 青光眼患者可能不能感知视野检查存在的视野缺损区或管状视野[55]，这一认识将有助于优化医患沟通和制定公共安全策略。
- 能够感受到视功能恶化的青光眼患者，相较无此感受者，其出现双侧视野损害进展的可能性增高一倍[29]。这种结论提示随访期间的病史采集工作非常重要。
- 双侧视野缺损严重影响患者的日常活动，

如阅读、步行和驾驶等，也可增加患者跌倒的风险[56]。
- 对比敏感度是决定青光眼患者日常生活能力的重要因素[45]。这一结论提示对比敏感度可作为临床评价青光眼程度的参考指标。

九、结论

QOL的概念是多维度的，不易评估和诠释。但通过精心设计，许多QOL评估研究为人们了解青光眼对患者健康状况的影响提供有益信息。到目前为止，没有任何一种方法可以全面评价青光眼患者视功能和日常生活能力的受损情况。此外，由于健康量表，基于行为能力的评价量表以及效用评估均是围绕QOL某一特定方面设计的，因此每种量表的评价效能是平等的，不能直接比较不同类型评价量表的测评结果。综合各类量表测评结果会更为全面地了解青光眼对患者QOL的影响。开发和完善新的QOL测评方案，将弥补现有方案的不足。

青光眼治疗的目标是保障患者的QOL。准确的测量和评价患者QOL是实现这一目标的先决条件。只有了解青光眼对患者QOL的影响，理解他们想达到的治疗目标和可承受的经济支出，才能估算出我们的治疗策略对患者和社会产生的真正价值。

聚焦　生活质量评估

Ecosse L Lamoureux and Eva Fenwick

生活质量（QOL）是一个多维度概念。指因青光眼视觉损害导致的患者生活活动能力、症状、情绪、社会关系、关注点和便利性等多个方面的影响。因此，条目有限的量表很难就QOL进行准确而全面的评估。Rasch分析（本章已详细描述）是一种针对评价视功能损害和青光眼对QOL影响的特异性量表[1, 2]，包含多个维度的信息，违反科学测量的基本属性。因此，自填式问卷通常分为若干个子量表，每个子量表包含多个条目，便于研究人员和被测者顺利完成测评工作。

条目库和计算机适应性测试（CAT）作为眼科评价患者自我感受报告结果的一种新方法，受到越来越多的关注[3]。条目库是许都校准条目的集合，用于评估某些潜在特征，如QOL。条目库中的每个条目都代表一个评价指标的多个潜在特征。使用条目库时可以使用CAT方法对问题进行调整，更适合被测者理解和作答。CAT也可实现根据被测者回答先前题目的情况，选择性回答后续问题，直到完成设定目标，终止测试[4]。虽然每个被测者回答的问题不同，但由于所有条目均源于同一标准化的条目库，因此可以直接对比分析不同个体的测评结果。CAT可以简化测试条目，节省测试时间，从而增强测试的可靠性、有效性和公平性。

鉴于条目库和CAT的优势，我们小组开发了一个全面评价青光眼QOL的专用条目库[5]。青光眼QOL专用条目库是基于对不同类型青光眼患者个体的重点关注和半结构化访谈制定的。青光眼QOL专用条目库包含跨越10个生活质量领域的342个条目，即视觉症状（n＝19）、眼表症状（n＝22）、全身症状（n＝15）、活动受限（n＝88）、活动性（n＝20）、情绪（n＝49）、健康顾虑（n＝45）、社交（n＝23）、便利性（n＝39）和经济性（n＝22）[5]。这个青光眼QOL专用条目库已在293名青光眼患者中进行测试，通过Rasch分析评估每个QOL领域的心理测量属性，即精确度（量表区分不同类型人员的能力）、单维度（单个潜在性状的测评能力）、适合模型的条目、目标、条目功能差异（DIF）/响应偏差。最终使用CAT，在青光眼患者中验证青光眼QOL专用条目库的质量。

患者自我评估结果的不精确性限制其研究的有效性，需要开发新的测试方法以提高相关研究的效率、精确度和准确性。我们期望这种新型的针对青光眼的专用QOL条目库能够成为一种优于目前各类青光眼量表的精确、有效的测评工具[5]。

参考文献

[1] Khadka J, Pesudovs K, McAlinden C, et al. Reengineering the glaucoma quality of life-15 questionnaire with Rasch analysis. Invest Ophthalmol Vis Sci 2011;52:6971–7.

[2] Finger R, Fenwick E, Marella M, et al. The impact of vision impairment on vision-specific quality of life in Germany. Invest Ophthalmol Vis Sci 2011;52:3613–19.

[3] Lamoureux E, Pesudovs K. Vision-specific quality-of-life research: a need to improve the quality. Am J Ophthalmol 2011;151:195–7.e192.

[4] Gershon R. Computer adaptive testing. J Appl Meas 2005;6:109–27.

[5] Khadka J, McAlinden C, Craig J, et al. Identifying content for the glaucoma-specific item bank to measure quality-oflife parameters. J Glauc 2013;Epub ahead of print.

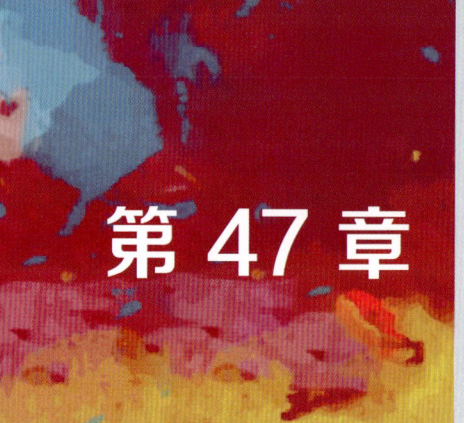

第47章 青光眼的医学管理:成本效益分析
Medical Management of Glaucoma: Cost-Effectiveness

Jennifer Burr　Luke Vale　著
辛　晨　魏士飞　译
辛　晨　校

本章概要

　　青光眼是一种需要终身管理的慢性疾病。20世纪90年代以来,新型青光眼药物和改良的青光眼激光和手术治疗方法不断涌现,对于医疗保险体系而言,必须将有限的预算用于效果最佳和成本效益最优的治疗方法上。在考虑替代治疗方法的成本效益时应把短期和长期的成本和效益均考虑进去。各国报告的青光眼治疗成本差异很大,但将成本和效益结合起来的随机对照试验或模型研究数量少。高收入国家的数据,特别是经济数据不能代表其他经济水平国家的情况,但来自于低收入和中等收入国家的报告很少。

　　由于每个国家的护理模式(资源使用)和治疗成本不同,因此基于某一国家情况制定的经济效益决策仅适用于该国。除此之外,各国患者对治疗效果的评价也存在差异。

　　青光眼药物定价不透明,同一青光眼药物在不同国家和不同时间点价格可能存在很大差异。降眼压药物价格下降可能会改变青光眼治疗的成本效益。如果患者能够顺利获得和合理应用仿制药,也可大幅降低青光眼治疗成本。

　　青光眼用药依从性至关重要。无论药物效果如何,如果患者不能按照拟定的治疗方案规范用药,那么这种治疗方案也就不会有效或也不具备成本效益。

一、概述

　　青光眼是一种可导致视力损害甚至盲的慢性疾病。青光眼通常发生在60岁左右人群,但在某些特定人群,如黑种人或具有青光眼家族史者,发病年龄较轻。眼内压(IOP)不仅是导致青光眼视力丧失的重要因素,也是唯一可治疗的致病因素。降低 IOP 的方法包括以滴眼液为主的药物治疗,激光治疗或手术治疗。作为一种慢性疾患,青光眼一旦被诊断即需终身治疗。

　　与白内障和黄斑变性一样,青光眼发病率随着年龄增长。随着人口老龄化,需要眼部保健和治疗的人数逐步增加,进一步加剧本已呈饱和状态的眼部保健服务,因而根据不同地区健康服务水平和个体患者需求制定最有效和经济治疗策略。健康经济学,特别是成本效益分析,可以帮助政策制定者了解哪些治疗措施物有所值,应该被纳入到公共卫生服务中,并指导患者的治疗选择。在成本效益分析中,成本要素包括诊断、治疗和监测疾病所需要花费的直接成本以及与疾病导致视力损害相关的间接成本。成本效益分析结果涵盖与疾病诊断相关的短期影响、治疗所带来的不良反应以及视力损害相关的长期影响。确定某种青光眼治疗方法的成本效益,不仅需要分析此治疗方法的成本效益,还需要与其替代治疗方案的成本效益进行比较,如不同药物选择或手术或随访观察。

二、药物治疗

在过去的二十年中，几种新的抗青光眼药物逐步上市。目前临床使用的抗青光眼药物有五类：前列腺素类似物、β受体拮抗药、碳酸酐酶抑制药、拟交感神经药（α受体激动药）和缩瞳药（胆碱能激动药），这些药物通过减少房水生产或增加房水外流发挥降低眼内压（IOP）的作用。

这些药物剂型不同，药效也存在差异，可单独使用也可组合应用。除此之外还有以两种药物固定配比的混合制剂、口服碳酸酐酶抑制药（乙酰唑胺片），乙酰唑胺片主要用于控制短期增高的眼压。不同药物降眼压的幅度和效率不同，所引起的局部或全身副作用也存在差异。与单一药物治疗相比，混合制剂使用更方便。对某些患者而言，混合制剂价格更低。但混合制剂也存在一些弊端，如无法改变单药成分的浓度和给药时间，混合制剂的降眼压效果可能不如分别使用两种单药。而且混合制剂可能带来新的副作用[1]。但是由于固定组合消除了在浓度和给药时间方面滴定单个组分的可能性，并且它们的功效与分开各个组分给药可能也不太相同，因此存在潜在的利益损失。所有目前可用的固定组合中β受体拮抗药浓度较高，可能会产生不必要的副作用，为了权衡患者耐受性、药物安全性和降眼压有效性，制定最佳治疗策略，需要增加患者随访检查频次，这可能一定程度上增加治疗成本[2, 3]。

（一）青光眼医疗成本估算（资源消耗）

疾病成本指因疾病产生的"直接"和"间接"经济成本。青光眼治疗的直接成本包括检查成本、治疗成本和随访成本。随访成本包括患者就诊费用、医护人员和检查设备的成本。除此之外，直接成本还包括因副作用和不良事件所产生的预期成本和还可能包括社会服务成本，例如由于重度青光眼视力受损所需的辅助仪器设备和改造房屋及生活空间所产生的成本。通常青光眼诊断后的第一年直接成本最高，随着治疗方案的确定，有效治疗方案避免患者视功能的进一步损害，患者对治疗方案依从性和适应性的增高，青光眼直接医疗成本下降。青光眼治疗的间接成本包括因患者生产力下降或需要非专业个人护理所产生的费用。这些间接费用与视力损害程度相关，并不一定与青光眼疾病本身有关。

基于不同对象进行医疗成本估算所得到的结果不同。医疗成本估算的对象可以是医疗服务提供者（例如医院）、付款人（例如公共资助的国民健康服务（NHS）或管理医疗机构）、社会服务、患者或整个社会。

（二）预估青光眼的影响

降低IOP可最大限度地保持视功能，但是治疗同时也会带来副作用和治疗管理难题。因此，青光眼，即使早期青光眼，也可损害患者的健康状况和生活质量。在比较有青光眼或有青光眼风险的患者的替代治疗方案时，必须考虑坚持治疗的必要性和治疗的副作用。进行性视野丧失会损害患者进行日常活动的能力，也可能给患者及其家属带来越来越大的心理负担。

可以利用措施有效性差异比较不同治疗策略的效果。例如，IOP下降幅度（成本效益）差异，青光眼进展病例数量（成本－结局）、货币单位（成本收益）。将生活质量和生存期结合起来作为综合度量，被认为更有利于评估某种治疗策略的个体疗效，及比较不同治疗措施的疗效。这种综合度量可以表示为质量调整生命年（QALY），是指根据生活质量调整后的期待寿命，或者作为残疾调整生命年（DALY），是指从发病到死亡所损失的全部健康寿命年。在高收入国家，QALY是主要的评价指标，但难点在于如何确定QALY中的Q值。健康状况的通用评估内容丰富，涵盖了涉及健康和生活质量的多项内容。EuroQol健康指数量表（EQ5D）是一种使用广泛的通用评估方法[5]。EQ5D问卷包含了反映患者健康状况的5大问题，涉及疼痛、情绪、自我护理、日常活动和行动。不同疾病的QALY都能采取健康状况的通用评估来计算，但可能不够灵敏，无法反映所有对患者重要的青光眼特有的健康影响，例如细微的视力损害和不太严重的不良事件。

在国际上，DALY是衡量患者获益的主要指标，特别是在中低收入国家。DALY结合了疾病所致的功能丧失和生存期，虽然DALY和QALY概念相似，但它们的健康状况所占权重有所不同。QALY 基于公众或患者对健康状况的偏好（即主观满意度），而 DALY 基于专家小组的评估，包括对失明的评估[6]。

三、经济评估的原则

进行经济评估可以向决策者提供机会成本的信息，什么是机会成本？做任何决策必须做出一定的选择，被舍弃掉的选项中的最高价值者即是这次决策的机会成本，换句话说，我们利用一定资源开展某种治疗时需要放弃另外一项治疗，放弃治疗的获益即为机会成本。经济评估是对备选治疗的成本（资源使用）和疗效（健康影响）进行比较分析[7]。新治疗方法可以改善健康，但相对于其他治疗方法成本更高，如果社会能接受这些额外的费用，即社会愿意支付这类患者的健康福利，则认为该方法是具有成本效益的，即划算的。把经济学应用到医疗实践中不一定意味着减少开支，但可以更好地利用我们拥有的资源。

成本效益分析最好以矩阵形式展现，以帮助判断新治疗是否优于常规治疗，如图 47-1 所示。

对于任何干预措施的成本效益矩阵图，最佳位置是左上角，例如图 47-1 为一种新的降眼压药物与另外一种参考治疗（如传统降眼压药物、手术、激光或其他）的成本效益对比图，图中的最佳位置是 A1，代表这种新药物既节约成本又更有效。在图方格 A2 和 B1 中，新药物比参考治疗更有效，在回答"新药物是否比参考治疗更有效？"的问题时打"√"。在图方格 B3、C2 和 C3 中，新药物疗效差于参考治疗，在回答"新药物是否比参考治疗更有效？"的问题时打"X"。在图方格 A3 和 C1（阴影区域）中，需要结合疗效做出判断，更昂贵的治疗是否物有所值？为了辅助判断，可以计算增量成本效益比（ICER）。一种干预措施的 ICER 比越高，则越不可能被认为有效。图方格 B2 是中性的，即两种方法的成本或疗效没有差异。

四、青光眼治疗、替代治疗及无治疗的成本效益对比

以下数据来源于 NHS 经济评价数据库（NHS EED，网址：www.crd.york.ac.uk/CRDWeb/boutNHSEED.asp），检索日期始于 2000 年 1 月，纳入的最后一个研究为 2012 年 11 月 20 日，这些数据比较了青光眼治疗及其替代治疗的成本效益。

（一）治疗高眼压的成本效益

高眼压通常被定义为 > 21mmHg IOP（均数 +2 倍标准差，高加索人群），且无青光眼症状（视神经损伤或青光眼常见的视野丧失）。高眼压治疗研

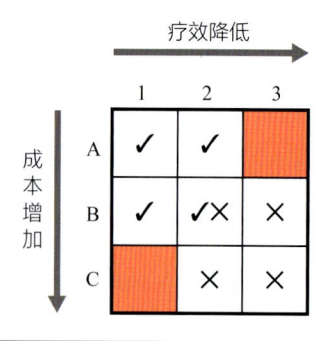

▲ 图 47-1 新治疗方案与标准治疗方案（对照组）成本效益差异的比较

引自 Donaldson C, Atkinson A, Bond J, Wright K. Should QALY be programme-specific? J Health Econ 1988; 7（3）: 239-257.8

究（OHTS）[9]和欧洲青光眼预防研究（EGPS）[10]这两项随机对照试验评估了药物治疗高眼压的有效性。结合这2项研究和其他8项样本量更小的试验，与未治疗相比，患者接受高眼压治疗获益更大，治疗5年后，青光眼视野缺损发生率降低40%（OR：0.65；95%CI：0.5%~0.8%）[11]。

高眼压治疗的成本效益取决于进展为青光眼的风险和预期寿命。例如，根据OHTS研究[12]，12名>45岁的高眼压患者罹患青光眼的风险是2%或者更高，如果预期剩余寿命还有23年，那么高眼压治疗具有成本效益，但对于>65岁的患者，预期剩余寿命至少18年才具有成本效益[13]。这些研究表明在理想的条件下，治疗高眼压的高危人群可能具有成本效益。但要将这一发现应用于临床实践，还需要考虑一些重要的问题：青光眼风险的可靠预测指标，治疗依从性和副作用。一项基于模型的经济评估研究（荷兰）从社会和个人的角度，支持了高眼压患者采取直接降压治疗获利更大，而不是等到出现青光眼症状再进行治疗[14]。

在英国进行的一项类似的评估也得到了同样的结论。不同的临床护理路径中，直接治疗高眼压的临床护理路径具有最大的成本效益[15]。青光眼的基线危险因素和随访频率同时影响成本效益，随访频率大于每两年一次不太可能具有成本效益。荷兰与英国研究的一个关键区别是，英国研究排除了生产率效应（间接成本的一个因素），将这些成本纳入评价颇具争议，因此，不同的国家对是否纳入这些成本采取了不同的准则。对于读者来说的关键问题是，英国研究对于成本效益的估算往往比荷兰研究更为保守。然而，这两项研究的模型都存在不确定性，尤其是青光眼的风险、治疗依从性及治疗不良反应的成本。

英国研究基于OHTS-EGPS风险预测模型提供的青光眼危险因素[16]，该模型被认为是青光眼的最佳风险预测模型，但因为它开发自特定的受试群体，可能无法在日常实践中推广，以指导不同高眼压患者的治疗及改善他们的预后。

（二）治疗青光眼的成本效益

许多基于模型的经济评估比较了不同国家的治疗策略，主要是高收入国家，已发表多篇不同阶段青光眼的研究，根据不同的模型背景和假设，这些研究的结论也不尽相同。如果只考虑最佳的治疗效果而不考虑诊断成本[17]，那么治疗青光眼是值得的。一些不同背景的经济评估表明，从成本效益的角度来看，所有青光眼患者中降低IOP和减少视野检查频率似乎是有益的[18]，但没有哪类药物在治疗依从性、耐受性和成本效益方面脱颖而出。大多数研究都来自于高收入国家[19-37]，因为各国情况不同，尤其是各国药价不同，这些经济评价结果往往针对具体国家[38]。Stewart等的一项研究发现，噻吗洛尔（timolol）在英国具有成本效益，但在斯堪的纳维亚半岛（Scandinavia），拉坦前列素比噻吗洛尔更具有成本效益[28]，可能原因为研究方法不同，也可能为临床数据不同（部分由药价不同导致）。

减少更换治疗可以优化经济和临床效益[39]，同样可以考虑干预措施来提高药物治疗依从性。青光眼药物治疗的依从性和长期坚持性很差，据澳大利亚人口的大型药物数据报道[40]，在所有新开药物治疗的青光眼患者中，只有24%的患者在5年内坚持重复开具了同样的处方。"简化滴眼治疗"是提高患者依从性的有效的方法[41]，但对成本效应的影响尚不明确，因为这也取决于研究能提供多少成本来获取临床资料和持续支持。然而，不可否认的是需要开展更多的研究来开发和评估干预措施，以提高患者对青光眼药物治疗方案的依从性。

（三）基础药物治疗与激光小梁成形术的成本效益比较

激光小梁成形术是一种富有吸引力的治疗开角型青光眼的手术方法，可作为单一干预手段，可能降低患者对降眼压滴眼液的终生依赖，特别是药物依从性不理想时，它可能是一种更具成本效益的药物替代疗法[42]。几项小型随机对照试验比较了三种治疗方案的疗效，分别为仅激光小梁成形术，激光小梁成形术+药物治疗，及激光小梁成形术+手术治疗，但仍缺乏证据表明，与现代药物治疗或外科手术治疗相比，激光小梁成形术具有更高的成本效益[43]。英国国立卫生研究院资助的一项随机对照试验，比较了早期选择性激光小梁成形术与传统药物治疗高眼压和青光眼的临床和成本效益，结果发表于 2009 年，该项研究将为激光治疗作为青光眼的基本治疗方法提供了有力的证据（www.hta.ac.uk/project/2828.asp）。

（四）基础药物治疗与基础手术治疗的成本效益比较

单次手术的费用在短期内高于药物治疗的费用[44]，但长期来看成本可能比药物治疗低，因为如果手术成功，可避免持续增长的药物治疗费，也可避免一些患者中途转为手术治疗，而之前投入了可观的药物治疗费。一些随机对照研究对比了药物和手术作为早期治疗策略，结果提示，对于早期青光眼，无论早期接受药物治疗还是手术治疗（小梁切除术），5 年前后的视野缺损无显著差异，但早期手术与更多的眼部不适和视力下降相关[45]。但对一些更严重的开角型青光眼患者，首次用药（毛果芸香碱，现在很少用作一线药物）与手术相比更容易导致青光眼恶化[46, 47]。这些研究均未包括成本效益分析，因此替代方案的成本-收益如何达到真正的平衡仍然未知。

成本效益可以帮助我们从现有的替代方案中挑选出最佳的方案。但是，本章通过回顾既往研究，发现目前青光眼的最佳治疗方案尚无结论，一些高质量的包含了经济评估的研究还在进行中，我们期待这些研究结果能更好地指导将来的治疗策略。

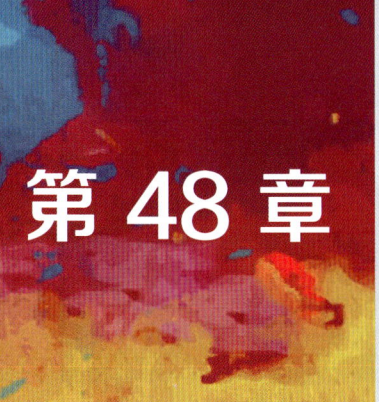

第48章 提高生活质量：青光眼患者视力康复

Optimizing Quality of Life: Low-Vision Rehabilitation in Glaucoma

Jill E Keeffe　Manjula Marella　著
辛　晨　魏士飞　译
辛　晨　校

本章概要

- 视力＜6/12，是患者视力影响生活质量的指标。
- 视力、经济、功能和心理因素相互作用，从而影响低视力人群的生活质量。
- 需要考虑个人和环境因素如何影响患者对服务的看法及需求。
- 光学和非光学低视设备可以提高日常视觉功能。
- 患者根据自身的需求从全面的低视力服务范围中选择服务。
- 在改善视觉功能方面，简单的解决方案与"高科技"解决方案效果一样，且通常情况下，具有更好的效果。

一、概述

因患有青光眼而丧失视力的人，需要对其视野和视力进行康复治疗，并从视力康复中获益。本章将描述视力受损后在视觉、经济和心理方面造成的后果，讨论转诊患者对低视力护理的需求，以及低视力服务的提供（另见第46章，生活质量）。

为了评估服务需求，低视力的定义是，在治疗和（或）标准屈光矫正后视功能受损，视力低于6/18，或者注视点为中心的视野半径小于10°。视力低于6/18可作为低视力服务的转诊指针，尽管许多人在视力远低于该指标之前并不会选择转诊[2]。墨尔本视力项目（Melbourne Visual Impairment Project, MVIP）[3]、蓝山眼科研究（Blue Mountains Eye Study, BMES）[4]证实了视力受损（＜6/12）、其发病率以及视力丧失的社会后果三者之间的联系。以视力＜6/12为标准，这些和其他研究的数据通过整合以获得视力障碍和青光眼的发病率[5]。一次世界卫生组织大会探讨了是否将转诊标准更改为＜6/12，得出的结论是，需要进一步研究以确定阈值的变化[6]，此后，便有研究提议将＜6/12作为低视力服务的转诊指针[7]。

青光眼患者的对比敏感度受到明显的影响，而视敏度和对比敏感度是疾病影响日常生活最有力的预测指标[8]，但视野是运动能力的重要预测指标。青光眼患者的中心视力丧失通常发生在病程的后期阶段，大多数转诊到低视力服务的依据均为视野丧失。尽管当视野直径＜20°时，推荐转诊到低视力服务[1]，但Lovie-Kitchinet等发现，当视野直径大概低于70°时，运动能力可能会受损。当视野缺损低于52°时，可能需要转诊进行运动能力评估和视力康复。但是，上述转诊建议是根据实验室数据得出的，尚需进一步验证。

二、低视力的后果

青光眼造成的视力下降对生活质量的影响是

多种因素共同作用的结果（图 48-1），这些因素包括视力（青光眼诊断症状和视觉功能）、经济影响、与完成日常活动所视力相关的视觉功能、情绪健康、社会接触和人际关系。对每个人来说，这些独特的相互作用决定了对生活质量产生的影响，以及对低视力服务的潜在需求。对于其中涉及的每个因素，诸多工具可用于评估其影响以确定可能的干预手段。

（一）视力

上述因素中，临床青光眼诊断后首先需要测量的指标是视力，通常包括远近距离视力、对比敏感度、视野、色觉和立体视觉。LogMAR 视力表由 Bailey 和 Lovie11 开发和改进，对测量视力非常重要，其结果是患者购买低视力设备的依据。针对远距离视力和近距离视力的 LogMAR 视力表可用于成人和儿童的测试，而学龄前儿童可通过匹配符号来测试。临床上常用的对比敏感度检测包括 Pelli-Robson 视力表 [12] 和 Bailey-Lovie 视力表（高对比度和低对比度）[11, 13]。

青光眼分期系统（GSS）是测量青光眼症状的工具 [14]。GSS 中的项目包括非视觉症状和视觉症状，前者如流泪、瘙痒、灼热/刺痛和干燥，后者如难以在明亮或暗光下视物、视物模糊、存在光晕。

对于许多因青光眼而丧失视力的人来说，一个令人不安的症状为 Charles Bonnet 综合征 [15]，可见于成人，儿童中鲜有报道。对于经历过幻觉的人来说，出现的幻觉通常会引起他们极大的关注，因为在检查的过程中，医生通常不会对其进行询问，或要求解释是否存在幻觉。这些幻觉可以是闪光、图案或涉及动物或人物的复杂场景。考虑到其诊断的严重影响，正确诊断这种令人痛苦但罕见的疾病至关重要。

（二）经济影响

已有研究报道了成人和儿童视力障碍带来的经济影响 [16-18]。减轻对个人的造成的财务影响属于政府的政策范畴，且政府应当提供福利和补贴。对青光眼患者来说，药物的自付费用取决于患者可以获取的药物福利，以确定患者需要支付全部费用，还是仅需支付补贴后的费用。在一项评估个人支出的研究中，研究人员调查了每年的自付费用 [17]。青光眼参与者包括视力丧失较轻和视力丧失严重的患者。与其他视力丧失的原因相比，患有青光眼的患者在药物治疗方面的支出高于其他原因丧失视力的患者。这些患者在交通和社区服务方面的支出增加，而后者在更大程度上依赖护理人员的帮助以完成需要视力的任务。对患者独立性影响最大的是视力丧失，而非青光眼，因此需要护理人员及依赖其他感觉器官。就此而言，保留持有驾照的能力非常重要。根据疾病的严重程度，青光眼治疗费用随着病情的加重而增加 [18]。Lee 等研究发现，费用支出最高的是药费，低视力护理的直接成本产生于青光眼末期，即五个阶段中最严重的阶段。

（三）功能性视力

直到最近才明确，低视力护理转诊，类似于白内障手术，主要取决于眼疾的诊断和一定程度的视力和视野丧失。视功能指数量表（VF-14）表明，单凭视力不能对是否需要服务做出判断 [19]。已经开发出许多评估功能性视力的调查量表：比如，视力如何协助日常活动。调查量表举例，墨尔本低视力 ADL 指数（MLVAI）[20] 和日常视觉活动量表（ADVS）[21]，前者是一种用于评估残疾的量表，后者是一种自我报告的量表。这些调查量表中的一些项目是相同的：在 MLVAI 中，要求患者在表格上填写支票，而 ADVS 要求患者评定他们填写支票时的难度。大多数此类量表都有项目涉及近距离和远

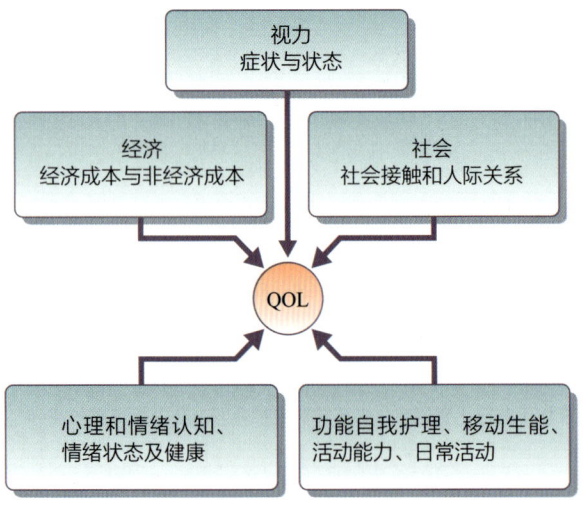

▲ 图 48-1　生活质量（QOL）的关键维度

距离阅读印刷字体或标志，穿线针和做饭等。

有许多量表被设计用于评估儿童在课堂内外的视力情况：有的量表具有特定目的，例如运动能力或其他。Erin和Paul提供了一份用于儿童功能性视力评估的清单，以确定特殊教育服务的需求[22]。评估效果良好的儿童功能性视力评估量表非常少，其中普拉萨德低视力视觉功能量表（LVP-FVQ）值得一提，可用于在视力损害儿童中进行功能性视力的自我评估[23]。最近，LVP-FVQ的第二版也已开发完毕，与第一版相比，第二版具有卓越的心理测量特质。

虽然调查量表有助于评估视力障碍患者在活动上受到的限制。然而，如果调查量表中包含的项目不是个体日常所必需的，则并不一定能真实反映出个体的生活质量。

（四）社会、精神、情绪因素

这些因素通常被称为社会心理方面，也可用于评估生活质量。为了明确对低视力护理的需求，必须评估视力是否限制了一个人参与其所期望或选择的生活方式。视力障碍的存在，无论是视力下降和（或）视野受限，并不意味着需要专门的低视力护理。虽然视力丧失的程度与活动受限存在某种关联，但是一些视力严重受损的人认为，视力受损对他们的生活没有或只有很小的影响，因此认为没有必要采取低视力护理。背景因素（年龄、文化、职业等）最能解释这些差异。

国际功能、残疾和健康分类（ICF）提供了能统一和标准的反映所有与人体健康有关的功能和失能的状态分类，可用于检查和评估视觉、视觉功能、活动和个人所处环境之间的相互作用（图48-2）[26]。

ICF使用术语"活动"和"参与"，与ICD-10中使用的"残疾"和"障碍"截然相反。ICF不仅关注需要康复的人，还关注各种因素的相互影响造成活动限制或参与限制。因此，ICF对影响生活质量的因素做了综合评估。

调查问卷可以从患者的角度了解视力丧失的发生和发展的后果，与大多数功能或活动量表相反。调查问卷内容通常来自视力受损者的重点关注人群，包括青光眼患者（框48-1）。青光眼生存质量问卷调查（GQL-15）是针对青光眼患者的生活质量最常用的评估问卷[27]。

对人们来说，患者重要的困难或关注点对人们制定低视力康复计划起到指导作用，例如，如果患者非常困扰于出行困难，则需要评估其原因，可能与运动能力、无法阅读公共交通时间表或阅读说明有关。同样，准备饭菜的困难也可能是一些视力问题导致的。解决方案包括视力设备、视力培训和视力替代技术。

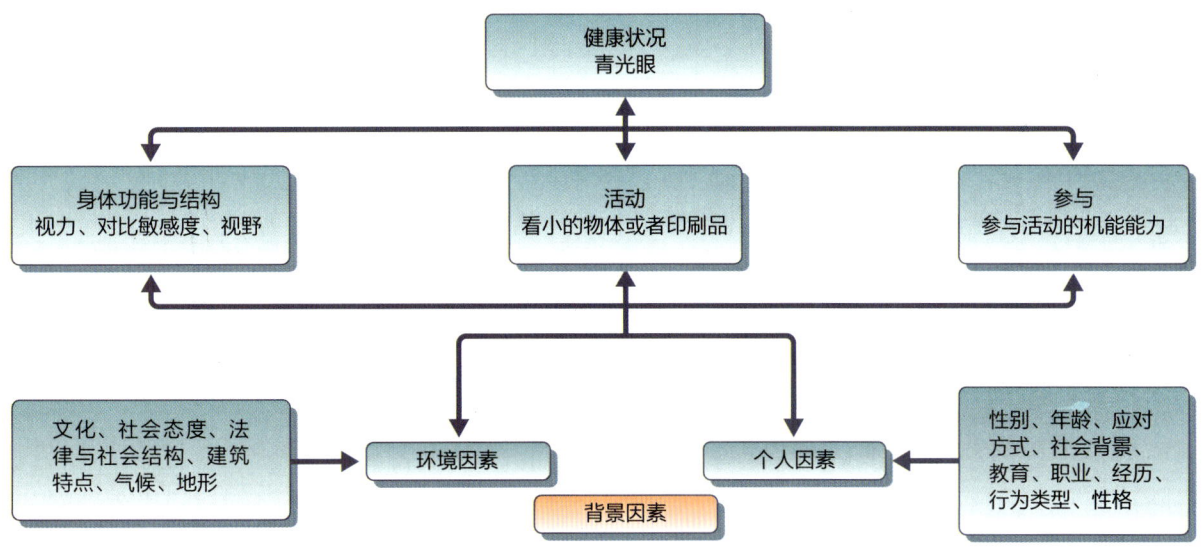

▲ 图48-2　世界卫生组织的青光眼国际功能

> **框 48-1　视力受损人群对视力丧失后果的看法的引用**
>
> **移动性：**
> "这让我在移动时非常缓慢、非常小心、非常紧张。"
> "无法正常地看到实物的事实令让人觉得非常累，因为我必须集中精力，无论是在家里还是在房子外面时，都需要格外注意。"
> "我想念有车的自由。"
>
> **情感健康：**
> "我认为首先会觉得挫败感，这完全是挫折和困扰。"
> "我很生气，因为我无法看到并做我想做的事情。"
> "因为无法获得、拥有合适的工作而感到沮丧，所以在经济上处于不利地位。"
>
> **社会：**
> "我不愿意与陌生人交往。"
> "我认为这取决于与其他人的互动，和视力正常的人的互动。这一天如何度过……"
> "只是很难突然出现并拜访某人，因为你无法回报，你将失去朋友，他们会疏远你。"

三、复杂因素：视力康复的考虑

大多数调查问卷都是根据西方发达国家的情况开发的，因此，这些调查问卷不适合在文化和价值观不同的国家使用。ICF 表明个人和环境因素等视力因素的相互作用是重要的考虑因素。

在许多文化中，社区和家庭支持的相互依存至关重要，这将对康复目标产生影响。因此，传统的理念和运动能力将包含在独立性评估中。LaGrow 通过新西兰毛利人（其目标不是独立而是与社区建立联系）说明了这一点[28]。同样，他谈到了太平洋群岛中群体旅行的年轻人。因此，不同人群对康复有着不同的需求，不一定包括独立运动能力。

在太平洋群岛，IVI 量表作为基础版本被用于开发新的生活质量评估量表。在翻译 IVI 后，研究人员评估对现有项目的适用性和语言相关性进行了评估，并就未涵盖的领域与卫生工作者和患者进行讨论。在瓦努阿图的研究人员改进 IVI_M（美拉尼西亚版本）后，他们分析了 IVI_M 的领域构成[29]。虽然最初的 IVI 涵盖三个领域：阅读和获取信息；运动能力和独立性；情绪健康[7]；但 IVI_M 涵盖两个领域：日常活动和情感健康[27]。不同文化中提供的康复计划项目反映了有重要需求的领域。

到目前为止，所有关于生活质量的研究均以成年人为目标，几乎未涉及儿童。与此同时，虽然有功能性视力调查问卷和活动清单，却未涉及生活质量。澳大利亚眼科研究中心最近验证了全新的儿童 IVI 版本——IVI_C[30]，现可用于研究先天性和晚发性青光眼对儿童的影响。由于此类儿童相对少见，因此横向研究和纵向研究均需要进行多中心研究。

四、低视力服务

低视力服务不仅仅是提供放大镜！在理想情况下，全面的低视力护理是视力受损人群持续护理的一部分。

提供低视力服务的方法因组织和国家而异，但内容相似。服务范围包括以下几点。

- 视力临床评估和提供低视力设备（图 48-3 和图 48-4）。
- 提供关于照明、对比和环境修改的建议。
- 建议或提供非光学设备，如毡尖笔、厨房设备、"语音"手表和秤等（图 48-5 至图 48-8）。
- 方向与移动性培训。
- 培训与日常生活息息相关的技能。
- 就业和培训。
- 教育支持。
- 抑郁症和 Charles Bonnet 综合征咨询。
- 活动小组。
- 自我管理计划。
- 伙伴支持小组。

从调查问卷中得出的一致的问题是视力丧失对情绪健康的影响。许多低视力服务机构并未提供专业的情绪健康咨询，但许多组织正在解决这种需求。引入自我管理计划，将接受、理解和应对抑郁症等纳入进来，成为解决视力丧失患者心理健康的一种方法[31]。

（一）低视力辅助设备

用于近距离任务的低视力辅助设备主要包括眼镜、手持式或立式放大镜。使用何种类型的放大镜取决于用途。由于近距离工作时的视野较小，大多数青光眼患者视野减少，因此不能使用高倍放大镜。如需长时间使用，例如阅读报纸，放大倍率高

第五篇 治疗原则
第 48 章 提高生活质量：青光眼患者视力康复

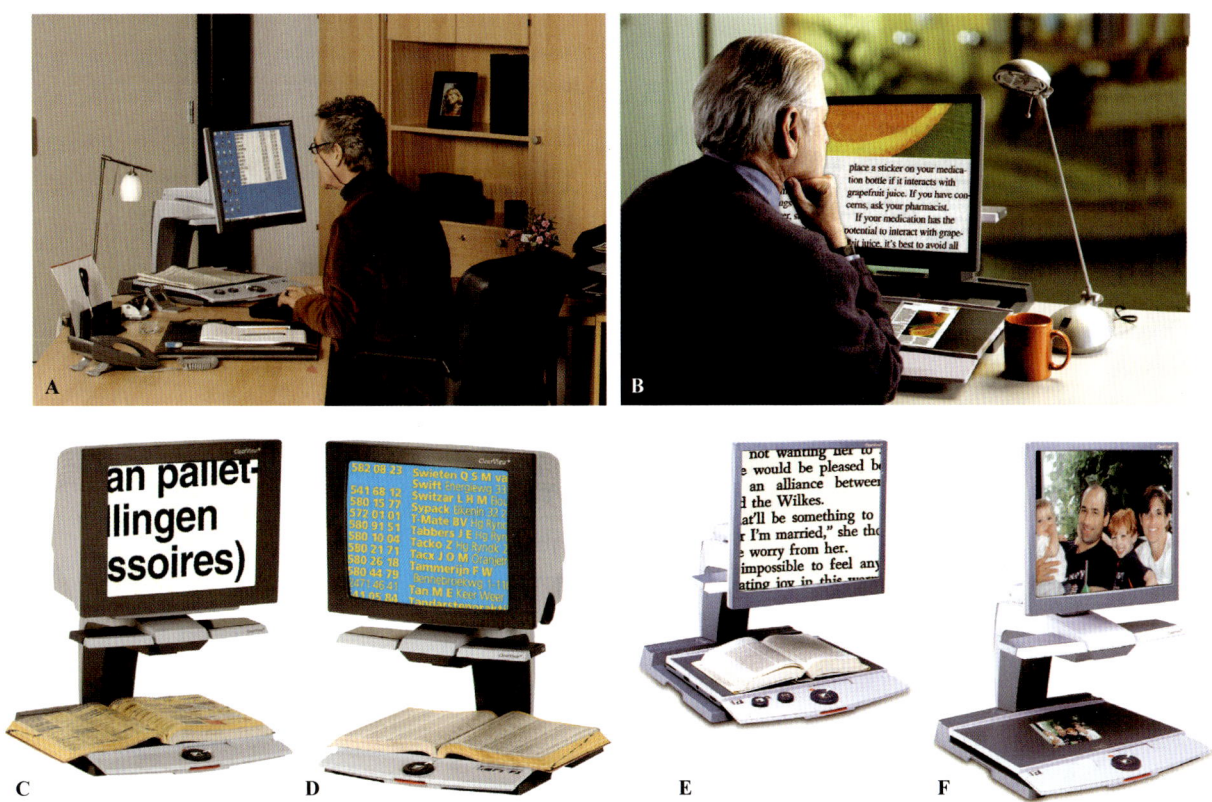

▲ 图 48-3 当传统的放大镜不能提供放大足够倍数的视野时，电子设备可为日常需要（如印刷字、照片、物体等）提供更高的放大效果。注意（A）图中的桌面和书架上使用的额外桌面照明和高对比度的物品（图片由 Tim Connell of Quantum Technology 提供）

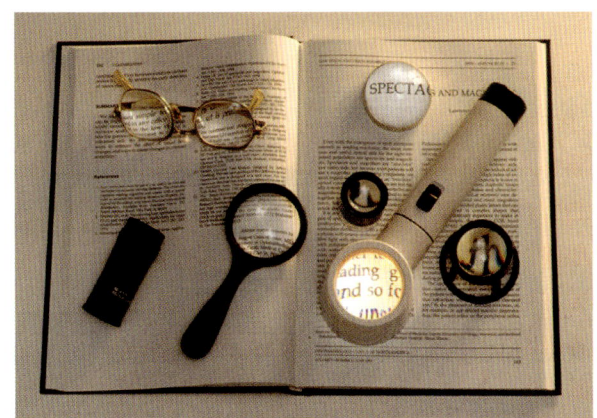

▲ 图 48-4 用于近距离活动的放大镜可用作眼镜和手持或立式放大镜，有无额外照明均可。望远镜有助于观看远处的物体，如教室的黑板或户外活动，帮助观看最喜欢的体育赛事

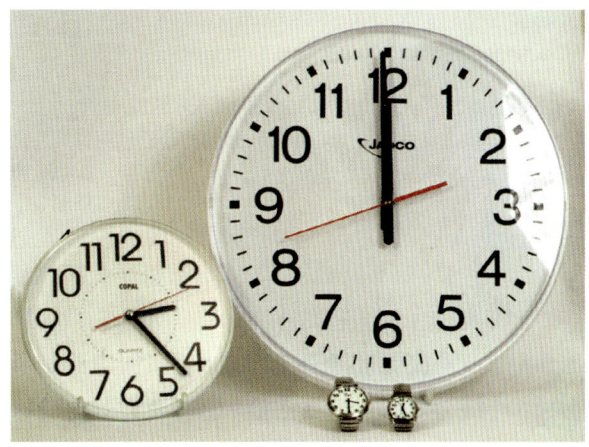

▲ 图 48-5 大小与对比度对能见度非常重要，许多手边的工具都可以帮助低视力人群

达 4 倍的低功率手持式或者立式放大镜，应该能为视力 20/40 至 20/200 的患者提供更长的阅读距离。手持式放大镜也可用于现场阅读食品标签、价格或时间表。闭路电视（CCTV）用于较小的中央视野，因为它能提供阅读距离的灵活性，便于扫描眼睛运动和反极性选择，即在黑色的背景上显示白色的字母。儿童和年轻人通常使用望远镜等远距离设备，但通常情况下，老年人并不使用远距离设备

511

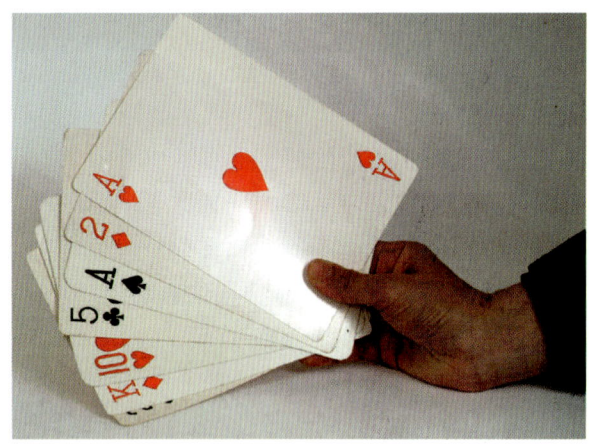

▲ 图 48-6 诸如扑克牌之类的大尺寸物体使得低视力人群可以参加日常活动。通常可以从为视障人士提供支持和装备的机构获得

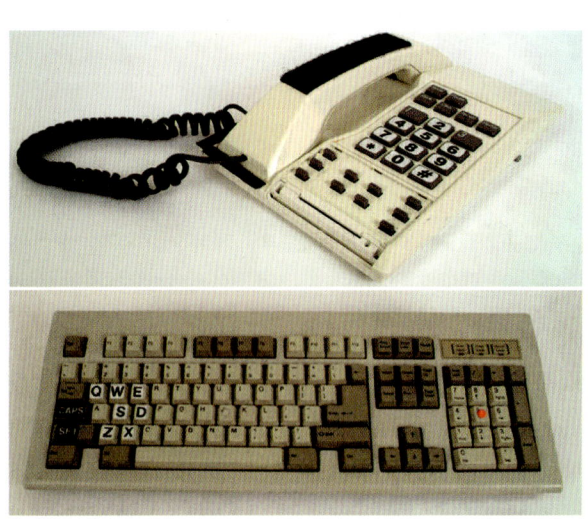

▲ 图 48-7 随时可以使用大号粘贴数字或字母，使得物品识别更容易

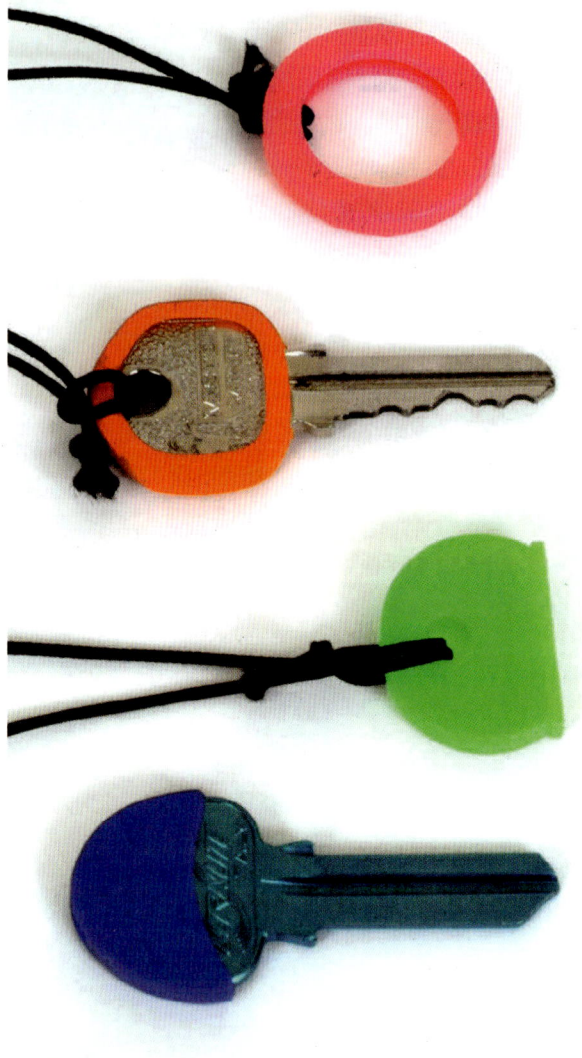

▲ 图 48-8 很难找到钥匙？简单的解决方法是在钥匙上套上颜色明亮的、对比度高的塑料，这样就能轻松找到它们了

（见图 48-4）。

由于青光眼患者的对比敏感度降低，因此照明是另一个需要考虑的重要因素。具有延伸臂的台灯有助于调节光源的位置，为目标物体提供足够的光源。还应当考虑其他增强对比度的措施，例如打字机、对比度较高的大号印刷体（例如白色背景上的黑色文字）和毡尖笔。

对于严重丧失视力和视野的患者，应重点考虑方向和移动性训练。培训计划将帮助个体独立使用手杖或其他方法在陌生的地方四处走动，以此培养信心。

除了光学或非光学设备之外，关于此类设备使用的培训也必不可少。一些患者可能还需要日常活动的培训。

了解青光眼视力丧失的后果也为选择所需服务提供了信息。ICF 中列出如年龄、性别、就业和居住地等个人因素也影响需要的服务的类型。大多数使用低视力服务的人使用列出的服务中的前三项[32]。

聚焦儿童的研究传递出强烈的信息，即社交技能和沟通的重要性以及应将这两点作为低视力和教育支持的一部分[30]。针对儿童和青少年的低视力计划应包括增强社交互动的技能。

（二）科技

科技的进步使视力受损的人比以前更容易获得信息并与人进行沟通。该类人群还可以使用音频或具有放大设置的触觉显示或输出的特殊软件，也可以调整常规计算机以使屏幕暗示的内容更加清晰可见。计算机中的设置可以增大图标和菜单栏，也可以更改属性以在黑色背景上显示出白色字体，并减轻计算机的眩光。全球定位系统（GPS）可以链接到音频或盲文显示器，为上述人群提供方向和独立移动指令。

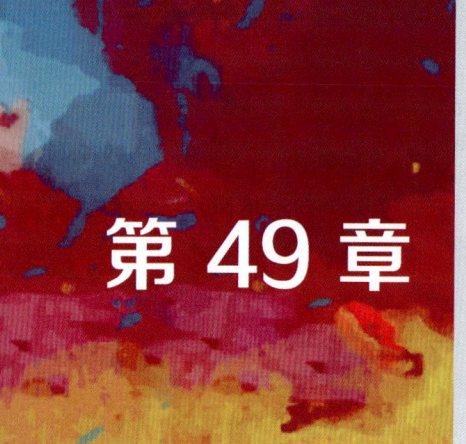

第49章 降眼压药物：坚持和执行
Ocular Hypotensive Medications: Adherence and Performance

Gary D Novack*　Kelly W Muir　Paula Anne Newman-Casey　Alan L Robin* 著

辛　晨　魏士飞　译

辛　晨　校

本章概要

◆ 青光眼是世界范围内致盲的首要原因，而一线治疗通常使用降眼压药物。几项大型多中心试验表明，从医学角度上来讲，降低眼压可以降低因青光眼而丧失视野的风险。然而未充分按照治疗青光眼的处方要求规范使用药物的患者的比例为5%~80%。此外使用滴眼液对许多患者来说也是一项挑战，这也增加了患者得不到充分治疗的风险。不了解青光眼对视力影响的患者正确使用青光眼滴眼液的可能性更低。就青光眼患者而言，低依从性会导致更坏的结果：更严重的视野缺损和更大的眼压波动，从而有可能导致疾病恶化。

◆ 可以通过告知患者药物使用的重要性和如何正确使用滴眼液，来提高药物治疗的效果。本章还讨论了不能正确使用药物对患者造成的经济影响，以及一些关于改善治疗方法的简单建议。

一、问题陈述

青光眼是世界范围内致盲的首要原因，而一线治疗通常是降眼压药物[1]。几项大型多中心试验表明，降低眼压可以降低因青光眼而丧失视野的风险[2-4]。然而，正如美国外科医生 Everett C. Koop 简要指出，"如果你不用药，药就不会起作用。"无论是根据患者的报告、医生的看法，还是金标准电子监测[5]，未充分按照治疗青光眼的处方要求规范使用药物的患者的比例为5%~80%[6-11]。

二、治疗现状

遵守处方进行降眼压治疗也称为依从性，指的是按照处方的指导要求，每天规律地滴眼药水，治疗可能需要维持终身。依从性在医学上是一个由来已久的问题。在系统性高血压等无症状疾病中，依从性差与不良预后有关，甚至会导致高死亡率[11-15]。

有诸多影响依从性的因素。首先，患者要承认患病，并相信他们的疾病可以进行治疗。恰当的药物疗程包括每天按时用药、零"空窗期"，并坚持整个疗程。此外，正确滴用眼药水对于药物依从性也至关重要。

三、执行

医生开具的处方若为口服药物，则应清楚地批注药物剂量，除非患有吞咽障碍、瘫痪或心理障

---

*. 利益声明：Novack 博士是 Aerie Pharmaceuticals、Amakem、Aquesys、Glaukos and Tevz 的顾问。Robin 博士是 Glaukos、Merck、Pfizer、Aerie Pharmaceuticals、XL Vision 和 Transcend 的顾问，接受了 Merck、Allergan 和 BioLight 的讲座费用，获得了 Merck、Aerie Pharmaceuticals 和 Vistakon 的研究支持，担任 Alcon 的专家证人，并拥有青光眼给药方法的专利。

碍，患者的服药剂量基本是确定的。然而，就滴眼液而言，情况却有所不同。Kass 和同事们发现，平均来说，每成功滴入一滴眼药水，患者至少要浪费掉 1.4 滴眼药水。他们还发现，50% 的患者在滴眼药水的过程中瓶尖接触眼部表面，从而导致瓶尖的污染[16-17]。随后的研究表明，相当一部分患者不能正确地将眼药水滴入眼睛[7, 8, 17-22]。青光眼患者往往为老年人，合并多种疾病（包括关节炎和帕金森病），还同时服用相应的药物，他们正确使用滴眼液的可能性更低。一项研究发现，约 1/5 的患者需要依靠另一个人进行治疗[23]。也有研究发现，57% 的患者难以滴用眼药水[24]，20% 的患者从未接受过关于如何滴用眼药水的指导[25]。

四、健康素养

相较而言，不了解青光眼对视力影响的患者，正确使用滴眼液的可能性更低[26]。习惯于被动学习的患者（即仅仅从医生处获悉所有关于青光眼的知识）与那些善于使用其他途径积极了解疾病的患者相比，坚持处方规定的药物治疗可能性更小[27]。这就意味着，临床医生可能未有效地向患者传达视力丧失的风险，以及药物在降低此类风险方面所起的作用。

了解疾病的失明风险非常困难，因为这种疾病直到晚期都很少有症状，即使是非常了解疾病的患者也可能质疑是否需要每日一次或两次的局部用药，况且使用药物时有灼伤和刺痛感，也不会带来立竿见影的视力收益。不能理解复杂的健康信息的患者更处于不利地位。根据医学研究所的定义，健康素养是指个人获得、处理和理解基本健康信息和服务的能力，并运用这些信息维护和促进自身健康的能力[28]。健康素养可以认作是患者的部分经验，及患者对医患关系的理解。

对于包括青光眼在内的诸多慢性疾病[29]，缺乏健康素养均会导致更差的预后[30]。尽管社会经济变量之间的因果关系复杂且难以理解，比如健康素养和健康结果，但药物依从性差可能也会有影响。对于成年青光眼患者，低文化患者（＜8年级）与高文化患者进行对比，低文化患者正确使用青光眼治疗药物的可能性更低[31]。而对于青光眼儿童来说，通过电子监控设备的监测发现，父母文化程度较低的患儿按照处方规定剂量治疗的可能性更低[32]。关注缺乏健康素养引起的问题变得尤为重要：当前，具备基本健康素养或健康素养低于基本健康素养的美国人口至少为 7500 万[33]。且在未来的 15~20 年间，不具备足够健康素养的美国人的比例将大大提高[34]。相对而言，缺乏眼科健康知识教育不能满足患者的需要[35, 36]。但是我们也发现，如果能实行健康素养教育干预，建立清晰的健康交流战略，文化程度较低的患者可获得更多的利益[37]。

五、临床关联

坚持和执行真的重要吗？就青光眼患者而言，治疗依从性差与更差的预后结果相关：更严重的视野缺损[38-40]以及更剧烈的眼压波动也可能导致疾病恶化[41]。越来越多的证据表明，依从性差可能使得青光眼引起更严重的视野缺损。一项在独立私人诊所和大学医院完成的横断面研究发现，在大西洋中部沿岸地区，对于中度或重度青光眼视野缺损的患者，不能很好地使用滴眼液的患者 OR 值是 0.83，依从性差的患者 OR 值是 0.17[39]。

六、改善疗法

那么如何改善治疗呢？也有越来越多的证据表明，适当干预可以提高治疗的依从性。在一项观察研究中，使用 75% 的处方剂量或更少剂量（平均为 54 ± 17%）的参与者被随机分成干预组和对照组。干预组的使用剂量增长到 73 ± 22%，然而对照组的使用剂量没有变化。但 IOP 变化与依从性变化无相关性[42]，另外一项研究也报道了类似结果[43]。

七、医疗保健经济效益

规范的眼部药物治疗要求患者将滴眼液滴入患眼，理想状态下，仅需滴入 1 滴没有污染的药水。有人估计每天 1 次，双眼各 1 滴，每滴规格 30μl 或者 50μl，那么 1 个月需要 1.8~3.0ml 的滴眼液。每次都准确地把一滴药水滴入眼睛是很困难。即使是专业的眼科护理人员，有时也可能需要几滴才能成功。有研究者观察了数百名患者，发现平均使用量为 7 滴/次甚至更多。许多患者报告说标准瓶装的前列腺素（通常为 2.5ml）不够 1 个月使用。对于这部分患者来说，如药物提前用完了，那么他们的药费只有一部分由医保承担，依据每瓶药水量和使用频率，很多用药计划每月只能报销一瓶标准装的滴眼液（2.5ml）。这就意味着这些患者需要负担额外的药费，或者将本该每天使用的药物减为每 2 天或 3 天 1 次，以使药量够维持整个疗程[44]，或者有的患者在药用完后直接停药。这两种选择都会导致用药依从性变差，从而导致长期的进行性视野丧失。用药量缺 10% 就相当于 1 年中有 1 个月没有有效地控制眼压。

2009 年 7 月，在美国青光眼学会和美国眼科学会的敦促下，美国医疗保险和医疗补助服务中心（CMS）发布了一份新的政策声明，促使药物福利管理机构重新评估滴眼液的再配药政策[45]。这使得滴眼液的医疗保险政策发生改变，使之与口服药物更加相符，例如，当治疗期过去 70% 时，允许补充滴眼液。2011 年马里兰州通过了相似的法规[46]。

这一政策变化无疑是向着正确的方向迈出了第一步。然而令作者吃惊的是，为什么眼科医生和患者以前没有更多地关注坚持治疗的问题——无论是科学上还是政治上。我们认为，我们的社会应该关注与明显过量用药有关的财政和安全问题。

八、未来发展方向

首先，回顾既往几十年的文献得知，治疗依从性的问题由来已久[7, 8, 17]，但为什么直到最近才意识到需要改变公共政策？对我们来说，这种明显缺乏关注的原因很清楚。如今的药物价格高于毛果芸香碱和噻吗洛尔，之前自费药物不是一个重大的财政负担，目前药房福利计划还是主要的支付者。

第二，我们认为眼科应关注到，有些患者使用的药物远超所需。我们知道一些患者随意地使用额外的药物，但是我们真的知道发生了什么吗？我们怀疑他们是往眼睛里滴入了过多的眼药水，还是滴在了脸上？但是，又有多少眼科医生有时间对此进行检查呢？

除了考虑成本外，这些滴眼液的安全性或疗效是否有差异？前列腺素是相对安全的药物，但我们是否就能假定，明显过量的药物并未增加毒性或降低药效[47, 48]？眶周脂肪变化与前列腺素的眼外局部过量使用有关吗[49]？

我们当然知道，强效的作用于血管的降眼压滴眼液可导致不良反应，如 β 受体拮抗药和 α 受体激动药。两项研究表明，2050μl 的单滴左布诺洛尔不会引起心率变化[50]。然而，如患者意外地过量使用，有可能产生更多全身的不良反应。如果过量使用华法林或洋地黄等治疗指数较窄（LD_{50}/ED_{50}）的药物[51, 52]，所有医疗部门都会格外担忧。还有人认为眼药瓶类型可能会影响患者使用的滴数[19]。是否至少有部分不良事件与过量用药相关，包括眼部充血、眼睑色素沉着、睫毛过长或全身反应？近期，拉坦前列腺素出现多种不同瓶装规格的仿制药，这个问题可能会变得更加严重。

在正确的时间，患者正确地使用药物与处方指导规范之间存在巨大的差异，有人把它类比成"暗物质"。暗物质与我们通常理解的物质不同，通常意义上的物质可以通过电磁辐射（例如光和其他辐射）或重力作用而被观测到[52]。

我们没有任何证据表明一种滴眼液的施用技术优于另一种技术，也没有任何证据表明训练可以改变药效或安全性。然而，我们还是建议我们以及我们的工作人员观察患者使用慢性降眼压药物的使用情况，进一步根据美国眼科医师协会的患者教育材料指导患者使用药物[53]，特别是那些疑似过度使用药物、缺乏疗效或存在用药安全问题的患者[52]。当然，这些研究非常复杂，这是因为我们想要评估残存视野需要多年的监测。然而将眼压作为监测指标易于接受。试想一下，如果这种教育改善了一部分患者使用降眼压药物治疗的效果，这将在不涉及保险公司、公共政策或要求发明新的药物输送系统或新药物的情况下，在更具体的患者层面上解决问题。

我们想起了一个没有对照的病例。一位患者抱怨在使用 α₂ 受体激动药后昏昏欲睡。我们告诉这个患者如何在用药后封闭泪点，在此之后，患者昏睡的副作用消失了。这种效果的提升基本不需要时间和材料上的成本。然而，正如 Flach[54] 所指出的，改善患者的生活和前景才最具实际意义，也许这可以成为改善青光眼患者治疗和护理效果的模型。

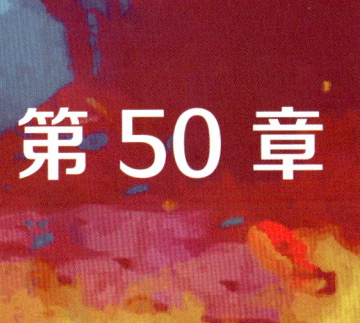

第 50 章　治疗结果
Outcomes

Ridia Lim　Colin I Clement　Ivan Goldberg　著
刘祥祥　译
辛　晨　校

本章概要

重视治疗效果是保障诊疗质量的关键。与其他慢性、进行性、不可治愈的疾病一样,青光眼的治疗需要综合考虑患者的整体健康状况,避免患者在有生之年视力丧失。这需要医生与每个患者进行有效沟通,了解他/她对疾病及其治疗的态度,他们对治疗策略的理解和对治疗效果的期望,尤其是对于晚期青光眼患者,结构和功能检查已经不能为诊疗决策提供更多指导时,与患者的交流更为重要。当我们做任何决策时都应权衡治疗所带来的益处与潜在风险(见第 51 章,收益与风险)。

哪些治疗是最相关的?在缺乏基本的统一定义的情况下,当缺乏标准概念时,如何处理我们的研究结果使其更易于与其他研究比较?作为临床医生,我们如何证明我们所做的治疗决策是对社区和患者最佳的?

此领域研究需要关注下述问题。
- ◆ 出发点不同疗效评价的结果不同,因此研究角度要全面。
- ◆ 就基于青光眼诊断和进展情况的疗效评价指标达成共识。
- ◆ 视盘立体像仍然是评价视神经结构的黄金标准。
- ◆ 评价视盘结构和视神经纤维层厚度的方法很多,每种方法各有特色且仅提供有限信息,因此应该通过多种检查手段诊断和随访青光眼患者。
- ◆ 需要批判性地解读研究结果和临床相关指标如似然比和测试后概率。
- ◆ 一旦诊断青光眼就会影响患者生活质量。
- ◆ 青光眼诊疗费用随病情进展增高。
- ◆ 要谨慎评价最新青光眼预后评估研究结果,有些结果与所使用的研究方法密切相关。
- ◆ 从整体角度管理青光眼患者。

一、概述与定义

我们治疗青光眼患者的最终目标是保持其视觉功能,避免低视力和盲的发生,尽量降低疾病本身对患者生活质量的影响(QOL)。医疗保健服务决定患者的治疗效果。

从历史上看,医学一直重视对疾病的治疗,而忽视人的整体性。希波克拉底誓言强调"治病的首要原则是不伤害患者",因此医生应该从患者整体状况出发去治疗具体疾病。

"疗效"是临床医生最专注的治疗结果。鼓励更适当地应用治疗指数:考虑潜在的好处与任何临床干预可能造成的伤害。与效果相关的研究在所有医学领域都很重要，尤其是青光眼，它是一种慢性、不可治愈的进行性疾病。

取决于个人的偏见，科学家、临床医生、患者和整个社会对青光眼和青光眼进展的看法截然不同[1]：对科学家来说，它是视网膜神经节细胞死亡；对临床医生来说，它是视盘和视野改变和眼压（IOP）水平；对患者来说，害怕失去视力和残疾；对社会而言，避免资源依赖或在依赖发生时提供适当所需的资源（图50-1）。划定和协调这些不同的概念以及因此得出的结果预期对于有效理解、沟通和规划至关重要。

一般来说，慢性青光眼是一种进展缓慢的疾病。由于可能需要几十年的时间才会达到最终终点，因此在大多数临床研究中使用了中间替代终点。作为临床医生，我们需要不断区分最终和替代终点：我们管理的是一个整体，而不是眼压水平、视盘外观或视野敏感度。

Goldmann 在为临床实践提供可靠的眼压测量和视野检查时强调，"对青光眼患者造成威胁的，并不是眼压，而是对失明的恐惧"[2]。青光眼治疗的最终目标是维持视力功能和生活质量，每个患者的生命都必须评估每个人的需求和预期寿命；他们可能会相差很大。从患者的角度来看，主要的临床治疗结果是视觉功能和个体独立性的保留（通常与保有驾驶执照相关）：视野检查、视盘评估和眼压是中间结果。它们是达到最终目标的重要战略。生活质量也是重中之重。资源是有限的，同时任何卫生支出均需要我们给出足够的理由。需要证明青光眼的治疗具有成本效益。

二、患者的结果

青光眼的主观症状因人而异。在某些情况下，一个观察力敏锐的年轻患者，一个小的相对暗点可能是有症状的，而对其他人来说，即使是大面积的绝对暗点也可能自觉没有视觉问题。部分原因可能是因为不同的视觉需求。它还依赖于双边重叠暗点。

青光眼患者的生活质量受到许多方面的影响：任何视觉效果、诊断、治疗副作用和费用（见第46章，生活质量）。

关于青光眼患者的感觉的研究很少。患者满意度是患者对疾病及其治疗的情感反应。Odberg等[3]发现，80%的患者在诊断为青光眼时出现负面情绪，并发生生活质量突然降低。他们建议只在确诊后才告知患者诊断结果。1/3的被调查者担心失明，尽管其中有一半的人表示根本没有视觉问题。多达70%的人认为不接受治疗就会失明，尽管44%的人没有视野缺陷[4]，只有4%的人有广泛的双侧偏盲。25%的人受到治疗的中度至重度副作用影响。同一研究发现，90%的人对医生给他们的信息很满意，但他们对青光眼的了解，尤其是病因、治疗和预后，并不全面。

一般来说，视觉特异性和青光眼特异性工具已用于评估青光眼患者的生活质量。效用值最近被用于青光眼人群评估之中。与健康相关的生活质量工

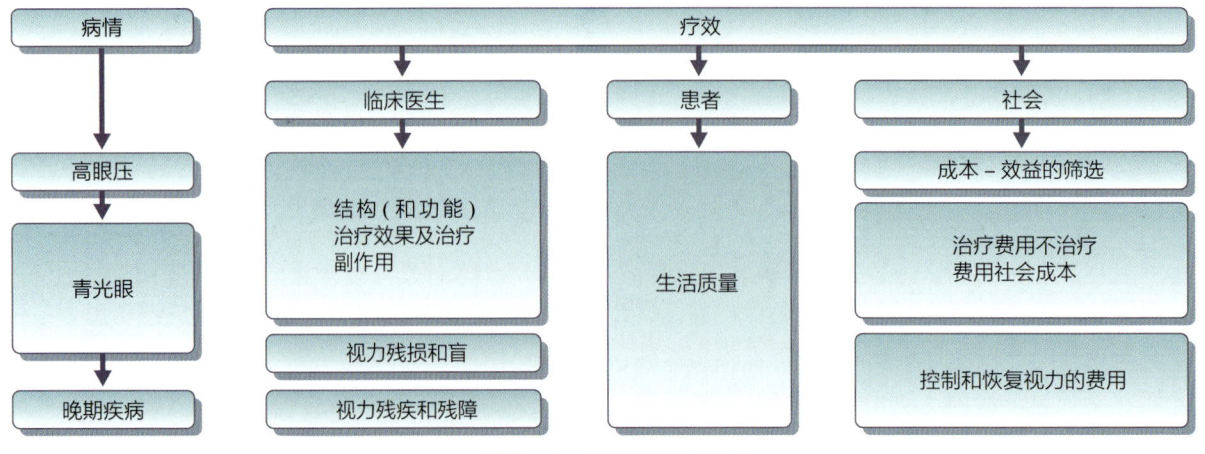

▲ 图 50-1　青光眼疗效的分类

具可衡量患者的功能能力，而实用价值则衡量患者对自身健康状况的感知。Jampel首次将效用概念应用于青光眼评估[5]。计算效用的方法有这几种：时间交易、标准冒进法和类别划分[6]。

Bhargava等[7]研究了患者在青光眼管理中对因素重要性的看法。在使用10个场景的联合分析中，得出最重要的因素是丧失中度视力的风险，尤其是继续驾驶的能力（平均重要性，39%）和长期失明（平均重要性，27%）。可能与临床医生认为的相反，治疗方法，滴眼液和复杂手术的重要性要低得多。本研究指出患者所认为重要的因素和临床医生假设的结果的差异。

功能结果（无法执行驾驶等任务）是视力残疾的标志。眼科医生最困难的任务之一就是告诉患者不可以再开车。由于这是任何患者都不希望失去的能力，这对生活质量产生了重大影响[7]。在一项对1万名志愿者进行的人群筛查研究中，双侧视野偏盲患者发生交通事故和驾车定罪的可能性是年龄和性别匹配对照组的两倍[8]。单侧视野缺陷患者的发生率与正常人相比并无显著差异。

没有标准的方法来评估青光眼性视觉残疾的构成。尽管这些概念很重要，但研究工作很少，出版物也很少[9, 10]。视力残疾有时表示为整个人受视觉障碍影响的百分比。例如，两眼完全失明是100%的视力障碍，而整个人只有85%的视力障碍[11]。

为评估青光眼的视功能障碍，已编制了调查问卷。美国眼科学会（American Academy of Ophthalmology）建议首选通过实践指南[12]评估功能性残疾，应该包括四个具体领域的一般问题。

- 问题及其对患者的意义（如何改变你的生活、你最想念什么）。
- 以家庭活动为基础的近视力任务（阅读、支付账单、使用放大镜）。
- 远距离视觉技能（人脸识别、交通信号灯、开车）。
- 流动性和社会技能（步行，接触物体，购物，资金管理，工作绩效）。

一种新的基于性能的结果测量方法——视功能评估（AFREV）——已经在青光眼人群中得到验证和应用[13]。这可以测量门诊患者观察到的表现。最终的模型如下。

- 将棍子放入不同尺寸的五孔中。
- 找到大的物体：五个大小不一的盒子，同样的颜色。
- 找到小的物体：三个硬币（2.5分，5分，1角）。
- 阅读小字。
- 在减少照明情况下阅读。

这一最近验证过的基于性能的测量方法提供了无法从目前标准的临床功能测量方法（如视力、视野或自我报告的生活质量测量）中获得的信息。

视力缺陷、失明和视力障碍

患者最大的恐惧来自视力丧失和残疾（见第46章）。有超过65种视力损害和失明的定义（表50-1）[14]。法律对失明的定义因国家而异，许多研究都纳入了这些失明定义中的一种。定义的统一将大大提高对现有数据（最好是WHO ICD-9）定义的理解。West和Sommer[15]认为，在视力低于6/18的水平，个人行动能力和就业能力会受到影响，我们应该将这种"经济失明"水平作为视力损失的基准，以防止经济依赖带来的经济和社会负担。由于这基本上等同于ICD-9对低视力的定义，所以我们建议在未来的研究中使用ICD-9对盲和低

表50-1 青光眼引起的失明和视力损害

障碍		定义
失明	WHO ICD-9	最佳矫正视力（BCVA）< 3/60（6/120或20/400）视野（VF）< 10°
	法定失明—美国	BCVA ≤ 6/60 VF < 20°
	法定失明—澳大利亚	BCVA ≤ 6/60 VF < 10°
视觉损伤	低视力 ICD-9	BCVA < 6/18 在较好的眼睛中 VF < 20° 能力的丧失
视觉残疾		为日常生活执行与视觉相关的活动（阅读、写作、驾驶和职业）
视觉障碍		视觉障碍的社会后果

视力的标准作为统一基准。在青光眼中，中心视力丧失发生在疾病晚期；在此之前，患者就可能因为视野缺损而"视力残疾"。

一些研究观察了青光眼的致盲率。Hattenhauer等[16]在明尼苏达州奥姆斯特德县对295例开角型青光眼和高眼压症患者进行了回顾性的、以社区为基础的纵向研究。在20岁内，他们有9%的双侧失明（美国法律标准）的累积概率，在VF标准下为8%，在VA标准下为5%。根据推断，15岁内，典型青光眼造成42%的单眼和15%的双眼失明。在此期间，4%的接受治疗的高眼压患者失明，22%的典型青光眼患者失明。20岁内单侧失明的累积概率为27%：VF标准为11%，VA标准为23%（治疗后的高眼压和典型青光眼分别为14%和54%）。眼压的变化是失明的一个危险因素。

Chen报道了在华盛顿州一个三级转诊中心的186名患者的回顾性队列研究。15年内发生单眼失明（美国法律标准）的发生率为14.6%，双眼失明率为6.4%。致盲的危险因素包含有随从性差、较差的初始视野和非白人种族[17]。Wilson[18]在圣卢西亚研究中观察未经治疗的非洲裔患者，发现10年后，视野盲（AGIS评分=18）的累积概率为单眼16%和双眼9%（双眼的数据由文本推断）。

Foster等[19]在新加坡一项以人群为基础的研究中使用了世界卫生组织ICD-9的定义，他们报道说，闭角型青光眼有50%的单眼失明，36%的双眼失明（5/14由文中推断），开角型青光眼有27%的单眼失明。青光眼是这项研究中致盲的主要原因。

谁会因为青光眼而失明？从上面引用的研究来看，以下情况是重要的。

- 缺乏资源的发展中国家。
- 非洲或亚裔人群。
- 未确诊或晚期青光眼。
- 不遵守/无依从性。
- 双眼青光眼。
- 青光眼的类型——慢性闭角型青光眼＞慢性开角和继发性青光眼＞慢性开角型青光眼。

三、临床结果：医生的观点

临床青光眼的主要结果是疾病的发现（诊断）和随后检测损害进展。虽然对于青光眼的定义有普遍的共识，但是直到最近[20]，关于青光眼诊断和青光眼进展的定义还没有达成共识；特定于研究的定义已经司空见惯。

青光眼是一种视神经病变，具有视盘的特征性结构变化和匹配的视野变化。眼压（无论是否在统计学上推导出的正常上限之上）是疾病发生和进展的最大危险因素。

精密的视盘（ONH）和视网膜神经纤维层（RNFL）测量技术已经可以识别出有青光眼损害的眼睛，其中标准的自动周边敏感度在正常范围内。作为技术决定概念的另一个例子，这催生了"视野损害前"青光眼的概念。最近召开的世界青光眼协会青光眼诊断共识会议将青光眼描述为进行性结构视神经损伤，而不涉及视野检查[20]。

相比之下，疾病进展的定义仍然存在争议。医生们对视功能的变化感兴趣：替代结果的测量指标是眼压、视盘外观和RNFL厚度、视野敏感度、色觉、对比敏感度和视力损害。过去，对各种技术的研究很大程度上忽视了由视觉决定的患者日常表现。

青光眼的诊断和青光眼的进展：结构和功能的测量

对青光眼的诊断和进展缺乏共识使得评估测量工具变得困难。什么是特定工具的有效性（它是否衡量了它试图测量的内容）、可靠性和可重复性？它的敏感性和特异性是什么（图50-2）？其阳性预测值和阴性预测值是多少？也许，测量技术中最有价值的指标是似然比和测试后的概率（图50-2）。似然比的计算需要敏感性和特异性；测试后的概率需要测试人群中的疾病流行率。

金标准测试是公认的衡量结果的最佳测试。在青光眼的研究中，没有一个被广泛接受的金标准。经常使用的标准是自动视野检查（SAP）其不能在早期诊断青光眼，也没有广泛认可的青光眼进展标准。尽管专家小组就疾病或疾病进展达成一致，由

	检测呈阳性	检测呈阴性
疾病阳性	A	C
疾病阴性	B	D

灵敏度
= 测试呈阳性的人数 (TP)/ 患者数 (TP+FN) = A/(A+C)

特异性
= 无患者数 (TN)/ 无患者数 (TN+FP) = D/(B+D)

阳性预测值
TP= 检测为阳性的患病人数 / 检测为阳性的人数 (TP+FP)=A/(A+B)

阴性预测值
TN= 没有患病的人数检测为阴性的人数 / 检测为阴性的人数 (TN+FN)= D/(C+D)

似然比
LR+ = 患病检测呈阳性的概率 / 未患病检测呈阳性的概率
= 敏感性 /(1– 特异性)
LR– = 一个人的疾病测试呈阴性的概率 / 一个人没有疾病的概率测试 =(1– 灵敏度)/ 特异性

测试前的概率
= 发生 / 不发生 = 患病率 /(1– 患病率)

测试后的概率
= 测试前概率 × LR

测试前的或然率
= 测试前概率 /(1+ 测试前概率)

测试后的或然率
= 测试后概率 /(1 + 测试后概率)

▲ 图 50-2　了解测试结果

TP. 真阳性；TN. 真阴性；SpPin. 具有高特异性规则的疾病阳性检测；SnNout. 高灵敏度的阴性检测排除了疾病

眼底立体照相记录的视盘变化是黄金标准测试的最佳候选，但这种变化是缓慢的。在最近主要的青光眼研究中使用了各种不同的终点（表 50-2）。

眼压：虽然眼压高于"正常值"不再是青光眼诊断的一部分，但眼压仍然是最重要的可改变的危险因素。由于它是一种可靠的和可重复的短期临床治疗策略，它仍然是许多研究的终点。这些研究成功通过任意 IOP 来衡量：通常在 6～21mmHg 范围内。人们已经认识到这种衡量方法结果缺乏真正的正确性[21]，但其使用仍在继续。在讨论青光眼治疗的成败时，研究人员和临床医生经常引用这一结论。然而，如果孤立地考虑，就会有歪曲真实结果的风险，特别是从包括患者、倡导团体和政策制定者在内的其他利益相关者的角度来看，有两种情况强调了这一点：①手术后发生慢性低眼压（IOP ＜ 6mmHg）且没有视力降低或低眼压相关并发症的患者明显是成功的，但结果却为失败；②进展期青光眼患者在介入治疗后达到 IOP 标准（如上所述），但持续经历视力下降，却列为治疗成功，反之亦然。显然，眼压作为独立的结果是不够的。当然，有必要进一步与其他研究进行比较，但就报告结果而言还需要更多。如果一项结果测量或指标考虑了多种因素，包括眼压、视野指数和以患者为导向的结果，如视觉任务或生活质量，至少在一定程度上可以解决这个问题。这样的指数可以为研究人员、临床医生、决策者、指导团体和患者等提供有价值和实用的信息。

平均眼压、昼夜变化和长期波动以及目标眼压是青光眼日常治疗中的重要概念。然而，"眼压高"不是青光眼；多达 1/3 的青光眼患者没有眼压升高。它在诊断上没有用处，但通常是进展性疾病最明显的危险因素（参见第 45 章）。

表 50-2 近期有关高眼压症及青光眼的临床研究所应用的终点

研 究	结 果
OHTS	"临床终点"；视盘改变（整体或局部的盘沿变窄）或视野变化（初始终点为矫正模式标准偏差 $P < 0.05$ 或两次连续视野检查中些可复恢为正常；修正的终点为三次连续异常视野结果，且需要有相同的缺损类型、位置及异常指数）[65]
EPGS	可恢复的视盘改变（盲审一致通过的眼底相显示盘沿局部或弥漫变窄）或视野变化（三个相邻点从基线下降 5dB 两个相邻点从基线下降 10dB 或 2 个以上横跨鼻侧水平子午线的点相差至少 10dB）或视盘与视野都改变；安全终点为 IOP $> 35mmHg$ [66]
CNTGS	读片组发现的视盘改变或可恢复的视野改变（4 周后或 3 个月时的两个视野）边缘点下降 5dB 或 1 点至少下降 10dB，已经存在的缺损（2 个连续点之内或与既有缺损相邻的点，下降 10dB 或 3 倍的 SF）灰度加深或扩展，固视下新发或扩展的缺损 [44]
EMGT	视盘读片中心认定的视盘变化（相片都经过闪光极微时间测定器比较，如果 6 个月后视盘改变进展，则认为有进展）或视野标准 - "确切的视野进展" 被定义为三个连续 30-2 全阈值视野中，三个同点在 EMGT 模式变化可能性地图有进展 $P < 0.05$）[31]
AGIS	视盘结果未采用视功能结果出现可归因于 1 青光眼的视野缩小（DVF）或视力下降（DVA）- 视野缩小在 AGIS 评分中达到 4 以上。AGIS 评分（0. 无缺损至 20. 终期）偏差图中的分组点进行计算。DVA 为加倍或更多视角。其他结果包括干预失败时间，白内障手术术后时间，抗青光眼药物种类数量以及眼压 [67, 68]
CIGTS	视盘结果未采用视野结果应用改良 AGIS 术：CIGTS 评分（0~20）通过总偏差概率图进行计算。增加三点表示改变。特殊定制的健康相关生活质量调查。视力、眼压改变，白内障摘除为次要结果 [69]

就所有的数值结果来说，平均值只是代表样本的众多方法之一。一系列数据导致均值的形成。由于存在多种测量眼压的仪器，眼压结果的准确性被进一步削弱。

目前，Goldmann 眼压计仍被作为金标准，但随着人们对角膜组织特性（以角膜厚度为代表）及其对眼压测量的影响了解逐渐加深，Goldmann 眼压计的局限性也被重视起来。我们要清楚地意识到：当前还缺乏一种合理的算法，能够将眼压计的测量值转换为"真实眼压"。

1. 结构的结果

视盘 / 视网膜神经纤维层诊断：当青光眼发生时，视盘 / 视网膜神经纤维层的变化通常比视野缺损更早被发现。应使用最为客观的方法对视盘 / 视网膜神经纤维层形态进行记录，以彩色眼底照相或基于计算机的图形分析为佳。如果这些方法不可用，则可使用非立体眼底照相或详细的眼底图绘制的方法 [22, 23]。一些用于教学的工具比如 GONE（Glaucomatous Optic Neuropathy Evaluation，青光眼视神经病变评级）系统也提高了视盘的临床评估水平。

一旦青光眼诊断确立，即可进行疾病严重程度分级。虽然既有的或进展的视盘损害并不一定遵循某种特定的模式进展，但分级系统仍可通过记录视盘改变及对其他可能的进展进行分级为诊疗提供帮助（表 50-3）。虽然 Armaly 的垂直杯盘比是当下应用最广泛的视盘参数，但仍需结合视盘大小、视杯位置等其他信息进行综合分析 [23]。

目前尚无描述性的定性分级系统，比如视盘出血；视盘旁萎缩是否存在，范围、位置以及类型；视网膜血管的状态等。虽然分级系统有一定应用价值，但其他形式的记录、图表、照相等同样不可缺少。

Spaeth 提出的视盘评估系统，DDLS（Disc Damage Likelihood Scale，视盘损害可能性分级）提供了一种便捷的系统，它将视盘大小考虑在内（图 50-3）。这种 10 级分级系统以评估最窄盘沿宽度（盘沿 / 视盘比值）为主，而非杯盘比。在缺失盘沿时，它可评估盘沿缺失的总范围占视盘周长的比率 [26]。DDLS 系统与 HRT（Heidelberg retina tomography）的参数及公式有良好的相关性。DDLS 分级增加意味着疾病进展。由于观察者之间的差异以及这些可能对解释产生影响，因此需要谨慎使用

第五篇 治疗原则
第50章 治疗结果

DDLS分级	盘沿宽度最窄（盘沿/视盘比例）（平均视盘大小：1.5~2mm）	例子
有风险	1	0.4 及以上	
	2	0.3~0.39	
	3	0.2~0.29	
	4	0.1~0.19	
青光眼损害	5	小于 0.1	
	6	0（范围小于 45°）	
	7	0（范围 46~90°）	
青光眼残疾	8	0（范围 91~180°）	
	9	0（范围 181~270°）	
	10	0（范围大于 270°）	

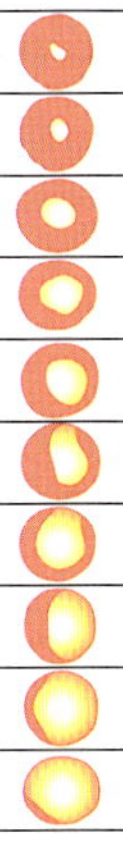

◀图 50-3 DDLS

小视盘（直径＜1.5mm）DDLS 分级增加 1；大视盘（直径＜2mm）DDLS 分级减小 1（经许可引自 Spaeth GL, Lopes JF, Junk AK, Grigorian AP, Henderer J. Systems for staging the amount of optic nerve damage in glaucoma: a critical review and new material. Surv Ophthalmol. 2006; 51:293–315 Elsevier）

DDLS。

在良好的观察者培训及照片质量下，眼底视盘立体像是最佳的区分正常与异常视神经的方法。通过比较，它仍然是此方面的金标准。同时眼底立体像比连续眼底立体像效果更好。虽然计算机成像系统的评估效果不优于眼底立体像专家评审团，但比非专家观察者可靠性强。HRT、OCT 和 GDx 三个市面在售的成像系统已于前述篇章详细介绍。曾有研究比较不同参数对于青光眼早期诊断的评估效果，其中拥有最佳 AUROC 的参数包括：HRT2 的线性判定公式（AUC=0.86），inferior Stratus OCT 的下方视网膜神经纤维层厚度（AUC=0.92）以及 GDx VCC 的神经纤维指数（NFI）（AUC=0.91）[27]。当采用最佳预测指标时，三种仪器的 ROC 曲线几乎相同（图 50-4）[28]。

随着时间推移，这些技术也不断发展。硬件设施和（或）软件更新换代的速度超过了研究和发表的速度。较早的研究结果可能已对新一代的技术

表 50-3 比较不同视盘分级系统

系 统	系统主要成分	级数	使用者亲和度	视盘大小矫正	再现性	效度	能否探测早期改变	包括多种形式的视盘退化	是否能监控改变	广泛应用
Armaly, 1969	在相同坐标轴中比较杯盘直径（C/D 比值）	9	好	无	差	中等	是	否	是	是
Read 和 Spaeth, 1974	C/D 比值	6	好	无	未测试	未测试	是	是	否	是
Shiose, 1974	与视杯加深相关的盘沿宽度改变 –3 条平行轨道	6	较难	无	未测试	未测试	否	是	否	否
Richardson, 1978	多个参数，包括视盘比例，视盘苍白值，视野缺损性质	5	中等	无	未测试	未测试	是	是	否	否
Nesterov, 1981	视盘特征的结合包括杯盘比和盘沿丢失周长范围	6	较难	无	未测试	未测试	否	否	否	否
Jonas, 1988	盘沿缺损	5	好	无	未测试	未测试	是	是	否	是
Spaeth, 2003	最窄盘沿宽度或盘沿缺失周长范围	10	好	好	好	好	是	是	是	否

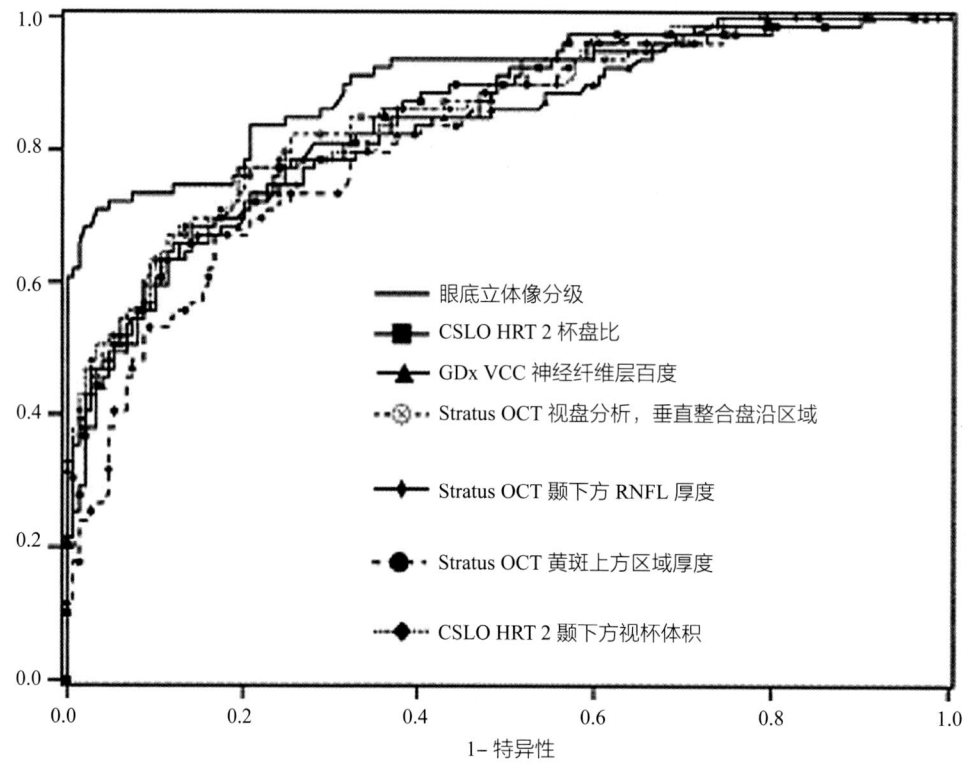

▲ 图 50-4 ROC 曲线对比了眼底立体像和各成像技术的最佳参数

引自 Deleon-Ortega JE, Arthur SN, McGwin G, Jr. et al. Discrimination between glaucomatous and nonglaucomatous eyes using quantitative imaging devices and subjective optic nerve head assessment. Invest Ophthalmol Vis Sci 2006; 47: 3374-80

不再适用。尽管一项研究显示共焦激光扫面检眼镜效果最佳，但目前普遍研究一致认为，当前在诊断青光眼方面，并没有任何一个技术比其他技术更优[20]。特别是 OCT 技术经历了从时域（TD-OCT）到谱域（SD-OCT）的进化。此外，SD-OCT 的不同版本也相继而出。一些新的参数比如节细胞复合体（GCC）的测量，也随着青光眼诊断的结构终点的发现而相继出现。由于患者在一种技术的诊断下确诊青光眼后，在其他技术下的结果可能不完全相符（但确实存在重叠），因此对于单个患者来说，我们并不能确定哪种技术最为有用。

视盘／视网膜神经纤维层进展：没有仪器的测量，单纯靠临床判断视盘进展是主观的，且难以量化。临床表现上，可以出现杯盘比增加，盘沿视盘比减少，ISNT 规则不符，和（或）视盘旁 β 区萎缩的增加。新发的视盘出血是后续疾病进展的重要危险因素[29]。在高眼压治疗研究中（Ocular Hypertension Treatment Study，OHTS）发现 55% 的受试者只出现了视盘损害作为青光眼诊断终点[30]。

在早期青光眼试验中（Early Manifest Glaucoma Trial，EMGT）则发现除了一例受试者仅达到视盘损害的标准，其余均达到了视野损害的标准[31]。这反映了他们的视盘损害进展定义具有较高的特异性。总体来说，视盘变化在早期青光眼阶段可能比视野变化更为敏感。

关于视盘进展的研究最多，HRT 3 结合超像素策略，应用点对点地形变化分析（TCA）观察视盘进展的趋势[32]。此外，趋势分析还可依据一组有意义的图像，对图形及体积的变化进行分析。由于 GDx 及 OCT 的不断更新换代，对于疾病进展的研究会更少一些。GDxGPA 和 HD OCT-GPA 能够报告现有的连续趋势以及一些事件数据，包括一段时间内的视网膜神经纤维层、TSNIT 图、以及相对于基线的点对点彩色地形视网膜纤维层厚度变化。最新的 GDxGPA 软件正在接受评估，现已展现出一定希望。Straus 和 Cirrus OCT 的进展分析也在逐步出现。正在评估新型 GDxGPA 软件并显示出较好的前景；33Straus 和 Cirrus OCT 的进展分析也在逐步出现[34]。

功能结果：标准自动化视野测量（SAP）仍然是视野评估的金标准。视功能异常是通过视野敏感度降低来测量的。SAP 异常仍然是许多青光眼治疗范例的必要条件，在许多研究中，视野异常是青光眼诊断的标准。主要结果为视野异常和视野进展。

视野的诊断：标准自动化视野测量（SAP）是一种主观测试，易受短期和长期波动、观察者变化和伪影的影响。在解释周围结果时，最大的挑战是区分波动和真实场变化。在眼压治疗研究中个体的初始视野缺陷的 86% 是不可再现的[35]。当在两个 VF 测试中发现缺陷时，第三个缺陷在 66% 是正常的，而如果三个 VF 异常，第四个缺陷只有 12% 是正常的[36]。

安德森标准仍然是诊断青光眼性周边缺损的经典标准[37]。下列其中一项必须连续两次出现。

异常青光眼半视野检查（GHT）。

Humphrey 程序 30-2 或 24-2 视野上三个相邻的非边缘点（允许两个鼻阶边缘点），总偏差（TD）图上 $P < 5\%$，且至少有一个点 $P < 1\%$

在全阈测试中，校正模式标准差（CPSD）的 $P < 5\%$，在 SITA 标准测试中，校正模式标准差（PSD）的 $P < 5\%$。

若使用任一种标准诊断青光眼，灵敏度最高，而特异性随着两种或两种以上诊断标准的增加而增加。其他定义已被使用（表 50-4）。

一旦检测到青光眼视野缺损，我们可以使用一个系统对其进行分级（判断其严重程度）（表 50-5）。Aulhorn 和 Karmeyer 的描述仍然是经典[38]。出于研究为目的而设计的 AGIS 和 CIGTS 系统[39] 过于复杂，

表 50-4　主要青光眼研究中青光眼视野缺损的定义研究

研　究	青光眼视野缺损的定义
OHTS	"超出正常限度"和（或）CPSD $P < 5\%$ [35]
EPGS	与基线相比，(1) 存在 ≥ 3 水平或垂直相邻点差异 ≥ 5dB 或 (2) ≥ 2 水平或垂直相邻点差异 ≥ 10dB，或 (3) 相邻 2 点超过鼻侧水平中线，差异 > 10dB[66]
CNTGS	证实的局限性缺陷，三个或以上的非边缘点的聚集比年龄的平均正常值低 5dB，一个点的强度低于 10dB[44]
EMGT	"正常范围"之外的一个影响相同的 GHT（或者 1 或 2），在不同 2 天进行两项连续检查，或者"临界"影响相同 GHT 的视野，即两个连续的检查不在同一天进行，并且显著的青光眼视盘改变与视野缺损相对应
AGIS	青光眼导致的视野缺损，AGS 评分至少为 1 分（在最初的干预前测试中不超过 16 分被纳入研究）。评分依据是鼻侧、上方或下方半侧视野相邻暗点的数量和程度（0 为无缺损，20 为全部缺损）[39, 71]
CIGTS	Humphrey24-2 的视野结果，包括至少两个或三个连续的点（取决于 IOP），其总偏差概率图 $P < 2\%$，且为"超出正常界限"[69]

表 50-5　青光眼周围缺损分级系统

分级系统	年　份	定　义
Aulhorn 和 Karmeyer	1977	根据视野缺损程度分为五个阶段[38]
Hodapp–Parrish–Anderson	1993	青光眼的三个阶段：早期，中度，严重，基于固视 MD[72]
AGIS	1994	得分 1~20，采用 24-2 视野总偏差图，阈值[39]
CIGTS	1993（开始招募）	得分 1~20，采用 24-2 视野总偏差图，概率值[39]
Brusini 青光眼分期系统（GSS）和 GSS 2	1996，2006	基于 MD 和 PSD，Humphrey 和 Octopus 视野检查均可使用，提供 Oculus 视野结果[73]
青光眼分期系统（GSS）和 GSS 2	2006	基于固视的暗点数量和 MD 进行 6 个分期[40]

无法用于日常临床实践。青光眼分期系统（Glaucoma Staging System，GSS）是一种基于 Bascom Palmer 量表的系统，它可以在日常生活中使用，但非常耗时（表 50-6）[40]。利用视野指数（VFI），我们得到了一个新的度量总视野的参数[41]。圣保罗大学青光眼视野分析系统（University of Sao Paulo glaucomatous visual field staging system，USP-GVFSS）是已经被用于日常实践中的简易分级量表[42]。

视野进展：临床研究使用不同的标准和不同的算法来检测和量化视野进展（表 50-7）。这反映了临床医生判断进展的困难；这是一项最复杂的任务。青光眼和视野受损眼的视野波动较大，且随着病情恶化而增加，视野进展必须与长期波动区分开来。虽然频繁的重复测试提高了检测率和可靠性，但在临床情况下，还受到资源分配的影响，可能是不切实际的。

"判断"仍然是许多临床医生使用的方法；它"简单"，经济，也节约时间。通常情况下，临床医生会使用视野显示的所有信息，评估测试的可靠性，并参考其他临床信息来判断疾病的进展。然而，当将临床判断作为检测进展的方法进行研究时，因观察者间的一致性较差，这已被证明是相对不可靠的[43]。Humphrey 的报告概述有助于对多个视野的主观评价。可以添加任意的截止点来确定病程进展（比如在 CNTGS 中）；然而，作者发现他们的首选标准过于敏感，特异性低；标准必须改变[44]。

分类系统可用于评估青光眼的严重程度；然而，在每个患者中，不是准确地从一个阶段到下一个阶段的进展，从一个阶段到下一个阶段的过程也不一定呈线性关系（表 50-6）。根据设计，视野测量是对数算法。AGIS 和 CIGTS 评分是最客观的，但在同一人群中进行测试时，会将不同的患者识别为"进展者"[45]。

表 50-6　青光眼分期系统

分 期	Humphery MD	概率图 / 模式偏差	dB（2-4 期）或 CPSD/PSD（1 期）	dB（2-4 期）或 Hemifield 检测（1 期）
0 期 - 高眼压症 / 早期青光眼	＞ 0.00 和（或）不符合第一阶段的任何标准			
1 期 - 早期光眼	-0.01 至 -5.00（$P < 0.05$）	低于 5%：＞ 3 低于 1%	CPSD/PSD 显著（$P < 0.05$）	青光眼半野试验"超出正常范围"
2 期 - 中度青光眼	-5.01 至 -12.00	低于 5%：19-36　低于 1%：12-18	视野中央 5° 的敏感度＜ 15dB 的暗点＞ 1；视野中央 5° 的敏感度＜ 0dB：无（0）	固视在 5° 范围内敏感度＜ 15dB；只有 1 个半视野（1 或 2）
3 期 - 晚期青光眼	-12.01 至 -20.00	低于 5%：37-55　低于 1%：19-36	视野中央 5° 的敏感度＜ 0dB；暗点只有 1 个	固视在 5° 范围内敏感度＜ 15dB；都是半视野，至少一眼一个
4 期 - 严重青光眼	-20.01 或更差	低于 5%：56-74　低于 1%：37-74	视野中央 5° 的敏感度＜ 0dB；暗点为 2～4 个	固视在 5° 范围内敏感度＜ 15dB；累及两个半视野，且一眼两处（全部）
5 期 - 终末期青光眼 / 失明	最差眼无视野	在"最差眼"出现中心暗点或者"最差眼"视力 20/200 更或者"较好的眼"属上述任一青光眼分期。		

CPSD/PSD. 矫正后模式偏差 / 模式偏差；dB. 分贝；HVF.Humphrey 视野；MD. 平均偏差。如果患者符合某个阶段的平均偏差标准，但不满足其他标准之一，则将其分类为前一个阶段。如果患者符合某个阶段的平均偏差标准，但符合下一阶段的标准之一，则将其归入下一阶段。如果患者符合某个阶段的平均偏差标准，但符合前一个阶段的标准之一和后一个阶段的标准之一，则他们将保持在同一个阶段。
（引自 Mills RP, Budenz DL, Lee PP, Noecker RJ, Walt JG, Siegartel LR, et al. Categorizing the stage of glaucoma from pre-diagnosis to end-stage disease. Am J Ophthalmol. 2006; 141:24–30, with permission of Elsevier）

表 50-7 近期主要临床研究中视野进展的定义

研 究	青光眼视野进展的定义
CNTGS	在研究过程中发生了变化，因为太多的人到达了终点，并且假阳性率很高（57% vs. 2%，第二个终点）。第二个终点（两次确认）是基线视野缺陷内或邻近的两个连续点，敏感度至少降低了10dB或3倍于基线视野缺陷（以较大的为准）或新缺陷[44]
EMGT	形成 Humphrey 青光眼进展分析（GPA）的基础。在两个连续测试的 EMGT 模式变化概率图中，试验性视野进展至少是三个被标记为在同一位置显著（$P < 5\%$）进展的测试点。在连续的三次测试中，至少在相同的位置有三个显著的进展点[31]
AGIS	视野下降（DVF）是指在两次连续的测试中，AGIS 得分增加 4 分或获得 19 或 20 分[39, 68]
CIGTS	大量的视野损失是 CIGTS 分数比基线 两个测试结果的平均值）高出 3 分或更多，并且在两个连续的测试中得到证实[39]

趋势分析，例如 PROGRESSOR 软件（Moorfields Eye Hospital, London, UK/Medisoft Ltd., Leeds, UK）使用所有可获得的视野参数逐点观察趋势。对于检测视野进展，它可能比 Statpac 2 青光眼改变概率（GCP）分析更敏感[46]。它假设正常年龄相关的下降为每年 0.1dB，而异常的患眼以 10 倍的速度增加。Peridata（Peridata Software GmbH, Huerth, Germany）可以与大多数视野计一起使用，具有盒形曲线的进展分析和针对每个点计算的显著性趋势分析（见第 11 章）[47]。VFI41 完全集成到 Humphrey 软件中，是基于模式偏差概率；趋势分析不受不透明介质的影响。利用所展示的视野，将其作为正常对照组和相同年龄背景患者的百分比，它已经成为一个有价值的临床趋势分析工具。

病情分析比较当前视野和基线视野，需要明细规范的进一步完善。在 Humphrey Field Analyzer（Carl Zeiss Meditec, Dublin, CA）的 Statpac 2 程序中，GCP 使用总偏差图将当前视觉点（逐点）与基线进行比较。Humphrey 青光眼进展分析（GPA）是从 EMGT 研究中使用的分析中衍生出来的，现在可以用于 Humphrey 视野分析，它使用逐点的模式偏差图来检测进展（见第 17 章，角度成像；第 20 章视盘成像；第 65 章、超微结构的成像）。运用 Bayesian 模型结合病情和趋势信息，可进一步改善青光眼进展检测[48]。

早期检测技术，如短波自交化视野（SWAP）和倍频技术（FDT）以及多焦点视觉诱发电位（MFVEP）等客观测量技术在其他章节中有更详细的介绍。

2. 结构和功能的关系

结合结构和功能测试与临床数据，显著提高了所有检查方法的价值[49]。使用组合检查得到的结果，敏感性接近其包含的检查方法的最高值，特异性接近其所包含的检查方法的最低值[50]。应计算似然比（图 50-2），应该计算并用于将验前比细化为存在青光眼的验后比。利用 Bayesian 模型结合结构和功能数据将进一步提高检查结果的质量[51]。

青光眼的进展是通过视盘和（或）视野变化来测量的，通常视盘改变先于视野改变，特别是在疾病的早中期。也许这是储备功能造成的。另一种理论是，如果功能是呈线性改变而不是对数改变（正如在标准自动视野计中一样），那么它与结构变化是线性关系[52]。这种明显的差异可能只是反映了当前技术的局限性。对于结构–功能关系的真正本质，人们还没有达成共识。

结构与功能的研究主要集中在视盘与视野 RNFL 参数之间的关系。最近的一些研究关注视网膜神经节细胞（RGC）密度与视野测量的关系[53]。在 Quigley 等的研究中，50% 的 RGC 丢失发生在人工定量动态视野检查出现可恢复的视野改变之前；然而，在有文献记载的青光眼患者眼库中，标准自动视野计的视觉阈值表降低 5dB，可见局部 RGC 损失 25%，总体 RGC 总数损失约 10%。

3. 治疗结果不良

至少在青光眼的早期阶段，治疗对患者的弊可能大于利（图 50-5）。在 Odberg 等的一项研究中，4% 的人有青光眼问题的主诉，超过 25% 的人有轻中度的治疗副作用[3]。当然，随着疾病的发展，这

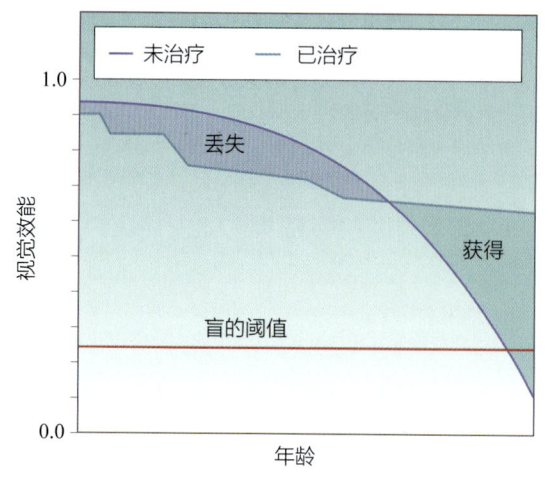

▲ 图 50-5 慢性青光眼理论病例治疗对视觉效能的影响
引自 Brubaker RF. Decisions, decisions. Ophthalmology. 1999；106：165–8 with permission of Elsevier

种平衡会发生变化，正如图表所示。

对不良结果的统一报告将有利于我们观察。COMTOL 问卷（眼科药物治疗耐受性比较）就是这样一个工具[56]。

4. 预期寿命

预期寿命计算在患者评估中很有用；一旦估计了视野丧失的速率，临床医生就可以预测功能视觉储备是否足以满足个体的需要。决定是否治疗青光眼以及如何治疗青光眼在很大程度上受到这种结果评估的影响，这与人身保险和风险评估的预期寿命精算有许多相似之处。

除病史外，其他影响因素还包括年龄、性别、家族史、身体状况、教育和收入、驾驶习惯、吸毒和酗酒史。在美国，2003 年的平均寿命是：白种人男性，75.4 岁；黑种人男性 69.2 岁；白种人女性，80.5 岁；黑种人女性，76.1 岁[51]。根据诊断时青光眼患者平均年龄的精算计算，Quigley 和 Vitale 估计一名被诊断患有青光眼的人的平均预期寿命为 13 年。

青光眼患者的预期寿命会降低吗？这个问题的提出是基于潜在的并发症或药物治疗的效果。早期的许多研究表明，这种相关性存在方法论上的缺陷。最近一项基于瑞典人群的大型研究并没有显示青光眼患者和对照组之间的死亡率有什么不同：5 年死亡率在青光眼（9.2%）和对照组（11.9%）之间相似。以人群为基础的研究没有显示出明显的联系[59, 60]。没有明确的证据表明青光眼患者的死亡率较高。

四、对社会的结果

为青光眼患者提供治疗是以牺牲社会的利益为代价的。除了个人或社会的直接治疗费用（取决于眼科医疗服务体系）之外，还有患者工作日的减少，从而导致生产力削弱，情感付出、看护者 / 家庭成员的成本、雇主和纳税人的成本均有所增加。技术和治疗都是需要付出代价的。要对青光眼的影响进行经济评估，需要考虑检查、患者管理和治疗效果的成本。这还处于起步阶段。经济学家面临着与临床医生类似的问题：什么是有效衡量治疗效果的标准？眼压、视野和质量调整寿命年（QALY）都是可替代的指标。

对不同严重程度青光眼患者的资源利用情况进行评估。随着严重程度的增加，资源利用率随着治疗的直接成本增加而增加（图 50-6）[62, 63]。在欧洲，高眼压患者的青光眼治疗的直接成本估计每人为 455 欧元 / 年；这随着疾病严重恶化而不断增加，对于 5 期（图 50-6）患者来说每人大约需要 886 欧元 / 年。大部分费用来自药物治疗和问诊的费用。在晚期青光眼中，视力康复治疗是有益的。因此，早期发现和有效治疗青光眼，特别是那些有功能性视力受损危险的青光眼患者，可能会减少个人与健康相关的生活质量的损失，以及个人和社会经济负担，并有望为所有人带来更好的结果。

第五篇 治疗原则
第50章 治疗结果

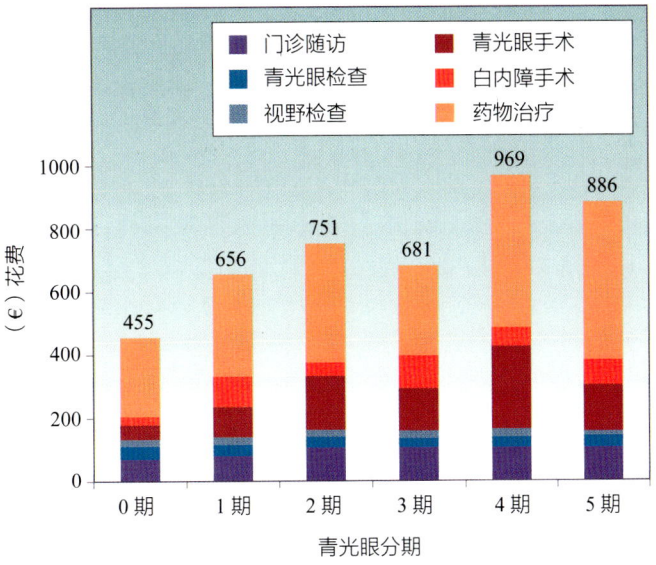

▲ 图 50-6 青光眼治疗在欧洲每人每年的直接费用

引自 Direct costs of glaucoma and severity of the disease: a multinational long term study of resource utilisation in Europe; Traverso CE, Walt JG, Kelly SP, et al. Br J Ophthalmol 2005; 89（10）: 1245–9, figure 2

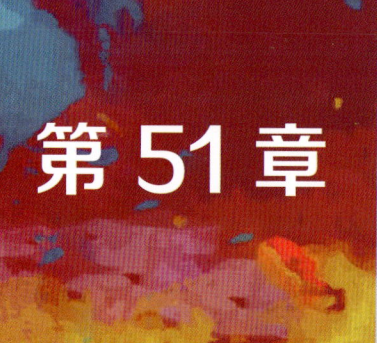

第51章 收益与风险
Benefit Versus Risk

Ravi Thomas　Rajul S Parikh　著
张　慧　刘祥祥　译
张　慧　校

> **本章概要**
>
> 大多数临床医生在做出治疗决策之前会评估利弊。在一些难以抉择的情况下，可以通过考虑NNT与NNH来提供方向。如果在文献中很难找到风险的相关数据，可以使用"Bayes"定理计算风险。在更复杂的情况下，特别是对患者的利益可能造成不同选择的情况下，"帮助与伤害可能性"（likelihood of help versus harm, LHH）的计算是向患者证明他们自己的偏好如何指导决策的有效方式。在最难以抉择的情况下，能够作出一个正确的决策分析是十分必要的。

一、概述

对于本章来说，这是一个特别且很重要的话题。收益与风险的考虑（和讨论），是管理决策的基础，在大多数书籍和文章中要么流于表面化，要么被忽视。在做出任何治疗方案之前，我们都会直观地考虑可能存在的风险和好处。我们不会因为一项治疗有严重的副作用就不再使用。阿司匹林就是一个例子。这种常用处方药的副作用会吓到患者（和医生），但它是最常用的药。低剂量的β受体拮抗药也可能会产生严重的副作用，但多年来它仍然是治疗青光眼最常用的治疗药物。这个问题在手术方面更突出。即使是再成功和精湛的现代白内障手术也可能导致失明或失去眼睛；但它是最常规的操作。不幸的是，小梁切除术的潜在副作用比白内障手术更严重，更频繁。即使是经巩膜睫状体光凝术也可能导致眼睑炎，或是更严重的交感性眼炎。

许多决策很明确。从前如果没有用青霉素治疗肺炎，患者就会死亡。在这种情况下即使青霉素有存在致命过敏反应的风险，但它仍是可以被接受的。如果不进行白内障手术，患者仍然会失明；低失败风险（2%）是可以接受的。虽然大多数患者毫无疑问地接受这样的决定，但与患者讨论收益与风险，考虑他们的观点是很重要的。从医学-法律的角度来看，这不仅是必要的，更重要的是，这是正确的事情。总之，患者只会听到他们想听到的内容；认知失调是根本问题。

当然，有太多的情况缺乏证据，而且利益和风险并不那么明显。我们如何在这些情况下做出决定？一些有经验的医生每次都会做出正确的临床判断。正如Arthur Jampolsky博士曾经问过的那样，"我们如何培养良好的临床判断力？""当然，从经验来看！""我们如何获得经验？""通过做出一些非常糟糕的临床判断。"我们的一些老师有直觉、经验和判断来实践医学的"艺术"。"艺术背后是否有一门科学"可以学习（和传播）以正确评估利益和风险，同时最大限度地减少"错误的临床判断"？我们相信有。

在做出重要决策时，我们通过不断实践和积

累经验以权衡风险和益处所获得的概念叫做"需要治疗的数量"（Number Needed to Treat，NNT）和"产生伤害的数量"（Number Needed to be Treated to Produce Harm，NNH）。在大多数情况下，只需权衡这两个数字就可以做出决定。在更复杂的情况下，通过使用"帮助与伤害的可能性"（LHH），可以将个体患者的利益和冒险行为结合到该评估中。LHH允许我们从患者的角度量化干预的益处或风险的可能性。它允许我们的"干预"个性化。

要应用NNT，NNH和LHH的概念，我们需要熟悉绝对风险（AR）和绝对风险降低（ARR）等术语。此外，由于相对风险（RR）和相对风险降低（RRR）等术语也在文献中出现并且可能会产生误解，我们也会在文中提及。

在许多情况下，我们计算这些措施所需的信息可能无法获得。如在疑似原发性房角关闭（PACS）中急性闭角型青光眼（AACG）的风险尚不清楚。然而，这可以根据Baye定理得到的其他信息来计算。

二、"需要治疗的数量"（NNT）和"产生伤害的数量"（NNH）

"需要治疗的数量"（NNT）告诉我们，与替代方法（有些情况可能根本没有治疗）相比，我们需要使用特定药物或操作治疗的患者数量，以实现一个良好结果（或预防一种并发症）。它是根据绝对风险和绝对风险的降低来计算的[1-3]。

假设患者处于特定并发症风险中，如果我们不进行干预，患者就有可能（风险）患上并发症——绝对风险（Absolute Risk，AR）；如果我们进行干预，可能会降低遇到并发症的风险——即使干预也会出现并发症的绝对风险。不干预的并发症风险与干预后并发症的风险之间的差异给我们带来了"绝对风险降低"（Absolute Risk Reduction，ARR）。对于大多数眼科医生来说，这有些难以理解。然而，ARR的反向思考为我们提供了一个更直观和有用的临床数据 - 我们需要通过干预（特定的一段时间）来治疗患者的数量即NNT。

在实践中，当面对的干预具有显著的统计学差异时，我们研究NNT有意义的三个要素。首先，我们将不干预的风险与此项干预的好处进行比较。接下来，我们研究干预引起的潜在危害：副作用、毒性、并发症等。最后，我们尝试确定从这项干预中获得最多的高风险或高应答患者的分组。

NNH的计算相似，如果我们进行干预，就会出现并发症的绝对风险，如驱逐性出血。如果我们不干预，特定的AR（几乎）为零。干预和无干预的绝对风险的差异是绝对风险增加（ARI）。这个分数不直观，并不能产生什么意义。然而，如果我们采用ARI的倒数，我们得到NNH：需要通过干预来治疗的数量：产生一个额外的有害影响，比如说，驱逐性出血。

NNT和NNH的计算很容易，本文已经简要总结和列出了[1-3]。

我们使用高眼压症治疗研究（OHTS）来解释ARR、NNT和NNH。在5年期间，OHTS未治疗的进展为青光眼的绝对风险，是9.5%[4,5]。治疗将风险降低至4.4%，绝对风险降低（ARR）为5%。该ARR的倒数为（100/5）= 20 OHTS研究中提供NNT所需样本量[6]。这意味着我们需要为期5年治疗20名（平均）患有高眼压的患者（OHTS试验中招募的类型）为了防止一名进展为早期POAG。

理想的NNT是多少？ NNT为20，对于高眼压是理想的NNT吗？ 这取决于我们试图阻止的结果的严重性，以及这样做的机会成本。治疗高眼压的NNT为20是否理想也取决于另一个问题的答案；临床流行病学家不断提出的问题；与大多数情况相关的即"与什么相比？"。

用于治疗系统性高血压（舒张期115～129mmHg），以预防死亡、卒中或心肌梗死超过1.5年的NNT为3（对于治疗类似时长的舒张期在90～109mmHg之间NNT为470.4）。手术治疗有症状的严重颈动脉狭窄，目的是预防2年内发生严重卒中或死亡的NNT为10[5]。

一般来说，20被认为是一个理想的NNT，然而我们试图预防的结果是非常严重的，如失明。我们在这里预防的是早期青光眼，一半病例出现视盘改变和非常早期的视野改变。两者都是可能会或可能不会最终影响患者生活质量。使用现代降眼压药物有效治疗20名患者5年的费用并不便宜；费用相当还有其他干预措施，包括白内障手术。由于我们并未真正防止失明，因此任一干预措施或"机会成本"都可能会胜出。

NNT的优势在于它允许我们寻找绝对风险较高（和NNT较低）的亚组，因此治疗成本（及其合理性）更容易接受。对于高眼压症，我们可能希望治疗眼压＞25.75mmHg的患者。这6名患者的病情进展风险较其他高三倍，而NNT低三倍[6]。这个数字似乎更可接受。然而，由于我们仍然没有预防生活质量降低或失明的变化，也许我们应该只治疗那些具有更高眼压和更大杯盘比和（或）角膜更薄的OHT。这将使NNT降到更低，达到一个更可接受（并且可以实现）的水平。

NNH：继续分析OHTS的实例，治疗后严重副作用的发生率很小（零）[4]。ARI因此为零，它的倒数NNH非常大：无限。

我们将使用另一个例子，在EMGT队列研究中，其中一组使用药物治疗，另一组作为对照[7]。副作用是需要手术的白内障。对照组的126名患者中有2名患有需要手术治疗的白内障（AR：1.6%）。治疗组中128例中有6例需要白内障手术（AR：4.7%）。因此，ARI为3.1%（4.7减1.6）。NNH是100/3.1=32.2。按照惯例，我们将其四舍五入到更高的数字得出NNH为33。如果这是医学治疗的真正副作用（OHTS未显示这一点），我们会对每33名接受药物治疗和（或）激光治疗的患者进行一次额外的白内障手术。我们试图预防的结果是青光眼失明，我们知道虽然这一组的白内障手术率高，但这种手术通常会有很好的结果。因此，治疗的决定是直观的。即使我们使用NNT与NNH，也不太可能在此阶段与患者讨论白内障手术，除非患者问到。

另一方面，考虑初期青光眼治疗研究（CIGTS）[8]。接受药物治疗的患者白内障形成率为19/307（6.1%）。小梁切除术后的这一比率为51/300（17.3%）。ARI为11.2%，NNH：100/11.2=9。如果9名患者接受小梁切除术（而不是接受药物治疗），我们可能会再进行一次白内障手术。如果进行小梁切除术，这个NNH足够高，就需要提出未来可能需要白内障手术的可能性的讨论。

围绕这些度量计算置信区间（CI）的结果令人满意。这种CI与通常的CI表示略有不同[9]。

三、用Bayes定理估计风险

有时无法获得我们进行上述计算所需的指数的风险估计值的形式。它通常可以使用Bayes定理来计算。下文中简要介绍及使用它的一个例子。

Bayes定理通常表示为：P（A|B）=P（B|A）×P（A）×P（B）

其中，

P（A）是A的概率

P（B）是B的概率

P（A|B）是已知B存在的A的概率

P（B|A）是已知A存在的B的概率

符号"|"代表"已知"。

举一个例子，假设我们向患者推荐用于早期疑似房角关闭（PACS）的激光虹膜切开术。患者想知道他发生急性原发性房角关闭（APAC）的实际风险，这是我们试图预防的风险。APAC在一般人群中的发病率是可得的，但是我们需要的信息，PACS中APAC的发生率，换句话说，限定在患有PACS患者中，APAC的发病率却不能得到。该条件概率可以使用贝叶斯定理计算，然后用于确定NNT。

对于这个例子，Bayes定理表示为：P（APAC|PACS）=P（PACS|APAC）×P（APAC）÷P（PACS）

P（APAC|PACS）是指PACS患者发生APAC概率。这是我们需要的信息。

P（PACS|APAC）是已知APAC存在的PACS的概率。

P（APAC）是人群中APAC的概率。

P（PACS）是人群中PACS的概率。

APAC通常发生在PACS（或房角关闭）中。由于一些正常人随着时间的推移变成了PACS，让我们假设P（PACS|APAC）是0.95（95%）。APAC的概率为每年0.00012[11]。发生PACS的概率=8%（0.08），这是来自两项研究的估计值[12, 13]。

因为，

P（APAC|PACS）=P（PACS|APAC）×P（APAC）÷P（PACS）

=0.95×0.00012÷0.08

=0.00142= 每年0.1%或者每年每10 000 PACS患者中发生14例。

如果我们假设P（PACS | APAC）是99%，则该计算结果变成每年0.0015或每年每10 000 PACS患者中发生15例。

这种风险很低，即使激光虹膜切开术100%成功，我们也可以理解NNT会很高。然而，由于APAC的后果严重且容易通过具有低NNH的方法（激光虹膜切除术）预防，患者很可能接受治疗。

在大多数情况下，简单的NNT比NNH更有助于做出决定。在其他类似于上述亚太地区的例子中，或者特别是当有利的证据是值得商榷的（或者即使它很强），但是当严重副作用的风险很高时，可能有必要（理论上）纳入患者的利益（观点）来考虑关于风险与收益的关系。这是通过"收益与风险的可能性"来完成的[14]。

四、收益与风险的可能性（LHH）

我们纳入一名60岁健康的单眼男性患者的例子，患者的青光眼未控制。他的左眼在童年外伤后被摘除；右眼的视力为20/60。眼前节检查正常。药物使用噻吗洛尔-多佐胺合剂，0.005%的拉坦前列素和0.15%的溴莫尼定，IOP控制在26～34mmHg。中央角膜厚度为536μm。暗室条件中的房角镜检查显示房角开放。视神经杯盘比为0.8，视野表现为弓形暗点。

我们如何为这个单眼患者做治疗策略？这个决定并不像开始治疗或对患有早期青光眼的患者进行小梁切除术那样简单。这个单眼患者可能会产生严重的副作用甚至失明（即使风险很低），这需要他的理解和同意。我们当然可以"与他交谈"，但尽管做了所有解释，患者可能不愿接受任何外科手术。我们如何沟通并就治疗计划达成一致，该计划包含现有知识（治疗的好处以及伴随的风险）以及患者的观点（由治疗导致的不良后果事件的严重程度）进行干预。换句话说，我们如何将NNT和NNH与患者的承担风险的行为相结合？

在这种"艰难抉择"的情况下，可能最好在经验丰富的临床流行病学家的帮助下确定正式的临床决策分析。这种分析的快速版本"不会对现实做太多改变"也可以使用[14]。这取决于计算"收益与风险的可能性"（LHH）。

我们与患者讨论治疗目标和选择。目标是在患者的一生中保持现有视力。在这位父母在80岁以后去世的健康的60岁老年人，我们必须计划至少要过20年。如果继续接受治疗，在接下来的5～10年内，在这样的眼压情况下，失去所有有用视力的可能性接近100%。AR = 100%。我们正在计划的小梁切除术；成功率为80%（失败的AR为20%）。这是ARR为80，NNT为2。

这是一个很好的NNT，但因为是单眼，患者自然担心由于手术失去他的视力，并想要知道更多关于可能的威胁视力的并发症的细节。对于这种晚期疾病的干预，根治的可能性大约为1%（Thomas R，未发表的关于100只眼患有晚期青光眼的数据）。让我们使用置信区间的较高值来消除这种风险，即3%。因此，产生伤害的数量（NNH）为33。

在此阶段，LHH为1 / NNT：1 / NNH或1/2：1/33，那意味赞成治疗的数值为17。然后，我们询问患者相对于术后即刻实际失去视力的风险，和他对有5～10年保存视力的价值评估。用绘图的方式展示[9]。如果患者接受风险行为有利于长期，并且他认为长期保存视力是5倍优选，LHH变为12×5：1/33 = 83，那么与不干预相比，较长时间的保存视力更有可能帮助患者而不是受到伤害。

另一方面，如果像通常一样，如果患者认为立即失去视力的风险较小，比说在5～10年内失去的情况要差10倍，则LHH为1/2：1/33×10。通过干预对他有利可能性是不干预的两倍。

然后我们进行敏感性分析：例如，如果患者感觉视力"立即"丧失比缓慢减少糟糕100倍，该怎么办？LHH变成1/2：1/33×100 = 7倍，干预受到伤害的可能性为收益的7倍。如果患者认为"即时"损失比缓慢损失更糟糕5倍，该怎么办？在这里，LHH是1/2：1/33×5 = 可能干预对患者的收益是伤害的四倍。可以针对不同的，"敏感的"NNT和NNH，不同的相对严重程度以及在不同时间重复进行敏感性分析，以获得患者真正想要的治疗方向。如果这是一致的，那就是我们所做的。读者可以参考我们的临床手册，以获得更详细的解释以及这种分析的其他选择方法[15]。

该方法可以扩展应用到包含其他严重不良事件以调整 LHH。它也可以用来比较其他对立的治疗方法。

五、相对风险（RR）、相对风险降低（RRR）及其在风险收益评估中的应用

上述的部分概念基于已发表的文章、著作。例如，我们会鼓励尽可能降低眼压，因为眼压每降低 1mmHg 可使青光眼的风险降低 10%。因此，理解这些术语很重要。

相对风险（Relative Risk，RR）告诉我们的是，与没有危险因素（例如正常 IOP）的组中的结果相比，具有危险因素（如增加的 IOP）的一组中的结果的风险。RR 的推导，相对风险降低（Relative Risk Reduction，RRR）告诉我们通过处理相关危险因素可以消除的基础风险比例。RRR 和超额风险（见后）是有用的[2, 16]，但可能错误地引导我们进行干预治疗（尤其当干预效应很小时）。

EMGT 研究。在 5 年期间，62% 的未治疗受试者（对照组的绝对风险）进展，而治疗组的进展为 45%（治疗组的绝对风险）。因此，EMGT 的进展 RR 为（62/45）= 1.38。我们如何解释这个 RR？回到同一个问题：什么是理想的 RR？我的流行病学老师告诉我们，低于 2 的 RR 很少有重要意义。根据我们的临床经验、研究的类型，3～4 的 RR 可能是显著的，20 可能高到足以暗示因果关系。例如，5.7 的 RR，其昼夜变化的置信区间为 1.9～17.1，本身就令人印象深刻[17]。这种 RR 无须要任何操作就已经更令人印象深刻。RR 的点估计值超过 5，甚至置信区间的下限非常接近 2，是我们开始真正感兴趣的值。

如果相对风险低于通常被认为重要的风险怎么办？像 EMGT 的 1.38 一样？处理小 RR 的一种好方法，特别是对治疗决策者来说，是使用相对风险降低（RRR）。

（对照组的绝对风险 – 治疗组的绝对风险）/ 对照组的绝对风险 × 100

对于 EMGT：（62-45 / 62）× 100 = 27.42%。这更容易计算为 RR-1 / RR，它提供相同的结果。）

该 RRR 意味着如果 IOP 与进展之间存在因果关系，我们可以通过降低 IOP 来消除 27.4% 的风险，这非常重要。然而，仅有 RRR 并不能提供有用的临床信息。相对风险降低（或相对风险）为 50% 可能意味着"绝对"从 100% 降低到 50% 或从 1% 降低到 0.5%。对于第一个示例，这些数据转换为 NNT 为 2，而第二个示例则为 200。两个例子中的 RRR 是相同的，但临床意义和潜在的临床决策是完全不同的。在其他条件相同的情况下，我们可能总是使用 NNT 为 2 的治疗，而很少使用 NNT 为 200 的治疗。

IOP 升高在对青光眼的致病和进展中的作用几乎毋庸置疑。然而，最近一些研究的结果已经以独立的方式呈现，观点指出非常积极地降低 IOP，可能产生不利影响。

高眼压治疗研究（OHTS）和 EMGT 都指出，每降低眼压 1mmHg 与风险降低 10% 有关。首先，我们必须记住，在这两项研究中，这一结论都是"事后"分析的结果；这些分析总是要小心解读。在 EMGT 中，使用 Cox 的危险模型证明了这种关联，风险比为 1.1。危险比有些类似于 RR，并可以通过类似的方式解释。

相对风险为 1.1 很小（大数字可以使任何结果统计上的意义更显著）。如果相对风险很小（如 1.1），正如我们所知，使其更可行的一种方法是 RRR。相对风险为 1.1（RR-1 / RR）的 RRR 为 9%。另一种使其更可行的方法是使用"超额"风险。超额风险的公式是 RR-1，表示为百分比 = 1.1–1 = 10%。虽然这是事实，根据整个整体对数据进行解释可能是最好的。

我们认为，所有管理治疗决策的组合，包括绝对风险，相对风险，相对风险降低，NNT 和 NNH 提供了远比单独使用相对风险（或相对风险降低）更有利和临床可用的信息。单就评估收益与风险而言，我们使用的还是 NNT 和 NNH。

第六篇 药物治疗
Medical Therapy

第 52 章　前列腺素衍生物　/ 536
　　　　　Prostaglandin Analogues

第 53 章　β 受体拮抗药　/ 542
　　　　　Beta-Blockers

第 54 章　碳酸酐酶抑制药　/ 552
　　　　　Carbonic Anhydrase Inhibitors

第 55 章　α 受体激动药　/ 559
　　　　　Alpha Agonists

第 56 章　拟副交感神经类药物　/ 569
　　　　　Parasympathomimetics

第 57 章　青光眼的固定复合治疗　/ 575
　　　　　Fixed Combination Therapies in Glaucoma

第 58 章　眼表疾病与青光眼治疗药物中防腐剂的作用　/ 584
　　　　　Ocular Surface Disease and the Role of Preservatives in Glaucoma Medications

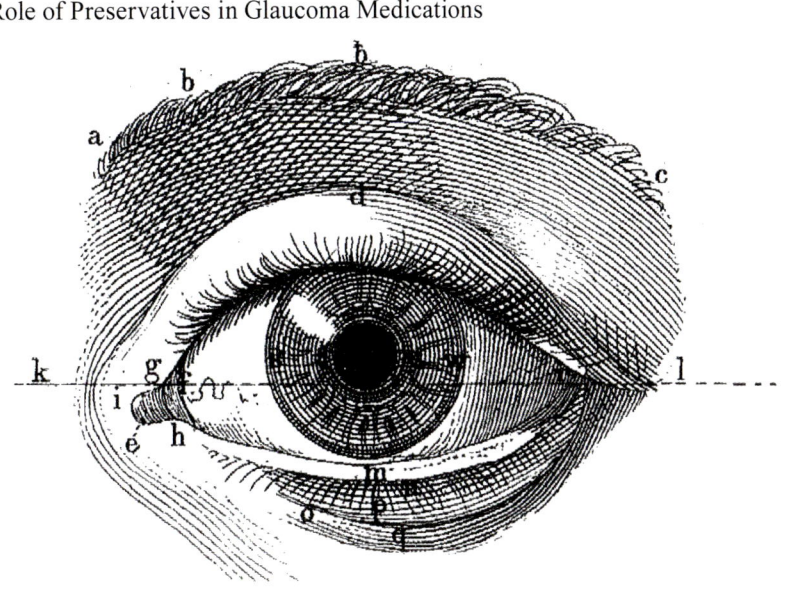

第 52 章　前列腺素衍生物
Prostaglandin Analogues

Norbert Pfeiffer　Hagen Thieme　著
谢　媛　张　慧　译
张　慧　校

本章概要

近期一些标志性的研究表明降低眼压有益于改善青光眼的进程。以前许多无法通过局部药物治疗的青光眼患者，在前列腺素衍生物诞生后，可以获得满意的治疗效果。前列腺素衍生物是强效降眼压药物，每日滴用一次就可以降低眼压 20%～40%。前列腺素衍生物通过其独特的药物作用方式（增加葡萄膜巩膜途径的房水流出），降眼压效果优于其他任何抗青光眼药物。然而，前列腺素衍生物也有其他降眼压机制。前列腺素衍生物的安全性较好、不良反应（通常是轻度结膜充血、虹膜色素改变和睫毛生长）较少。因此在许多国家，前列腺素衍生物是首选一线用药。对于有炎症病史患者，如葡萄膜炎、疱疹性角膜炎，和准备行白内障手术患者，应谨慎使用前列腺素衍生物。而对于白内障术中出现并发症（晶状体囊袋破裂）患者，前列腺类似物有可能导致黄斑囊样水肿的发生。

新的药物剂型，比如 β 受体拮抗药和前列腺素衍生物复合剂型，以及不含防腐剂的药物剂型，可以避免患者暴露于防腐剂苯扎氯铵。总之，前列腺素衍生物是满足青光眼患者成本效益和生活质量的一个重要选择。

一、前言

在过去 15 年中，前列腺素衍生物的诞生极大地丰富了青光眼的药物治疗手段。前列腺素衍生物，有时指降压脂类，如拉坦前列素，于 1996 年开始用于青光眼的药物治疗。此后，此类药物成功地应用于青光眼的治疗，增强了青光眼的药物治疗的疗效。因此，患者可以用眼局部的药物治疗维持更长时间。此外，前列腺素衍生物的使用使许多青光眼患者避免了手术干预。

起初，大家认为前列腺素对眼压（IOP）的影响非常小，还会引起眼内炎症。而今，前列腺素衍生物被认为是强效的降眼压药物，由于每日只需滴用一次，可显著提高患者的依从性。前列腺素衍生物的降眼压效果优于其他任何单一的青光眼药物。此外其不良反应也相对较轻微。在许多国家，前列腺素衍生物是青光眼治疗的首选用药和一线治疗方法。因此，已成为青光眼治疗的最常用药物。许多既往药物控制不佳的青光眼患者，眼压现在则可以控制得更久。近期，市场上出现了几种 β 受体拮抗药和前列腺素衍生物的复合制剂，同时还有不含防腐剂的药物，提高了药物的效果和患者的依从性。

二、药物制剂

前列腺素是眼内自然产生的物质，最先从附属腺分泌物（前列腺＝前列腺素）和眼内虹膜中提取而来[1]。"丙因"这个词来自德语，主要用于描述此类物质。前列腺素是从花生四烯酸前体，在包括眼部在内的多种组织中产生的（图52-1）。它们的不同类型如FP、EP1-4、IP、TP和DP，通过与G蛋白耦联的前列腺素受体结合而都是在严格控制条件下作用。自然产生的前列腺素种类丰富，降解迅速，其受体特异性主要取决于代谢产物是否也对其他受体起作用。因此，目前所有的前列腺类似物都有不同的受体，如果某一种药物无效，则可以尝试作用于其他受体的不同种类的前列腺素衍生物。

前列腺素衍生物常与眼内炎症有关。观察研究可追溯到20世纪六七十年代的动物实验，将高浓度前列腺素注射入受试动物眼内。同时，临床医师也注意到，如急性虹膜炎眼的眼压通常低于无炎症的另一只眼。因此，探究前列腺素降眼压的原理是非常迫切的。Camras等发现，兔眼滴用前列腺素后眼压出现明显降低，相似的眼压变化结果随后也在猫、狗和灵长类动物中得到验证[2]。此后，改善药物设计后就开始应用于人类。然而，自然产生的前列腺素（PGs），如PGF2α，由于有眼部刺激、结膜充血甚至头痛等不良反应，在临床上无法使用。因此，研发出了保持同等降眼压特性但具有较强耐受性的前列腺素衍生物，诸如异丙基乌诺前列酮（PGF2α代谢产物）、拉坦前列腺素、比马前列腺素（前列腺胺）和曲伏前列腺素（图52-2）。在这些药物中，只有比马前列腺素发挥作用时不需要与前列腺素受体结合。乌诺前列酮目前仍以其研发者Ueno（商品名Rescula，诺华）的名字命名，该药物与其他前列腺素衍生物相比降眼压作用较弱，需要每日滴用两次。因其增加了碳原子的数量，因此被命名为docosanoid。1993年，乌诺前列酮在日本首次应用于眼科临床，至今在市场上仍有一席之地。而在欧洲和美国乌诺前列酮则并没有那么成功，主要是由于之后不久出现的其他类型的前列腺素衍生物，市场竞争激烈。

绝大多数关于药物配方和使用后变化的信息都来自于拉坦前列腺素，拉坦前列腺素是继乌诺前列酮后第一个真正上市的前列腺素衍生物。拉坦前列腺素在角膜迅速水解，其活性代谢产物，拉坦前列腺素游离酸1~2h后在房水内达到峰值，达到15~20ng/ml。低pH值配方制剂可增强药物渗透角膜的能力，正因如此，在所有的抗青光眼的前列腺素衍生物中，拉坦前列素的苯扎氯铵浓度最高。低pH值主要通过添加缓冲溶液（磷酸盐缓冲液）来获取。每日滴用一次（晚上），降眼压效果可持续24h以上，滴用3~4h后开始产生降眼压作用。

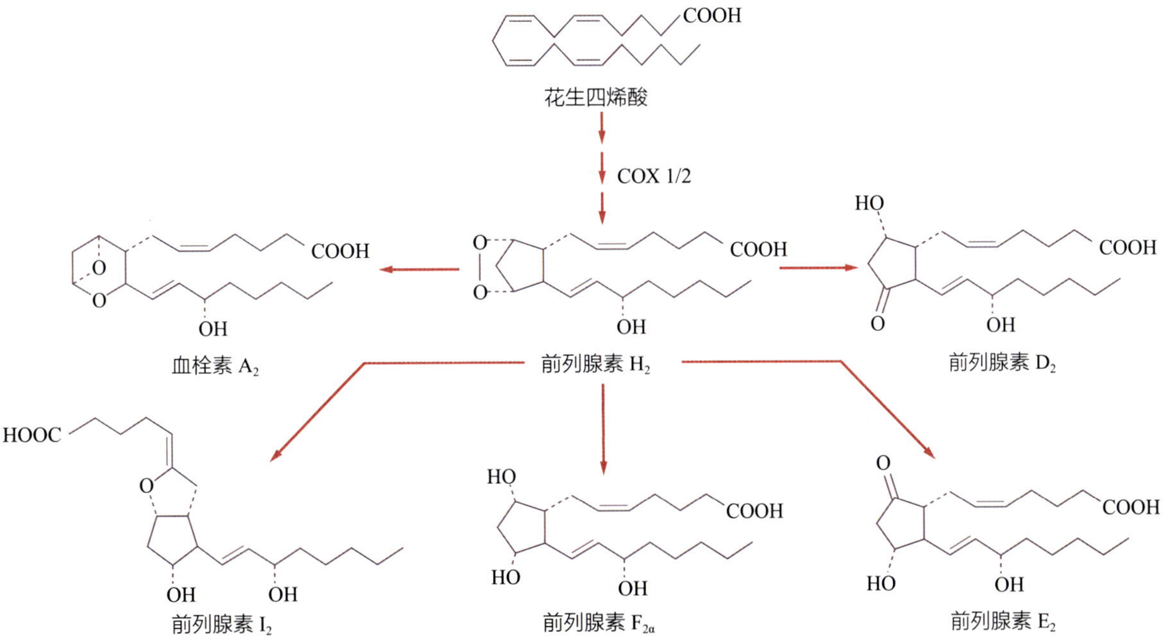

▲ 图52-1 花生四烯代谢通路，包含环氧化酶通路（COX 1/2）

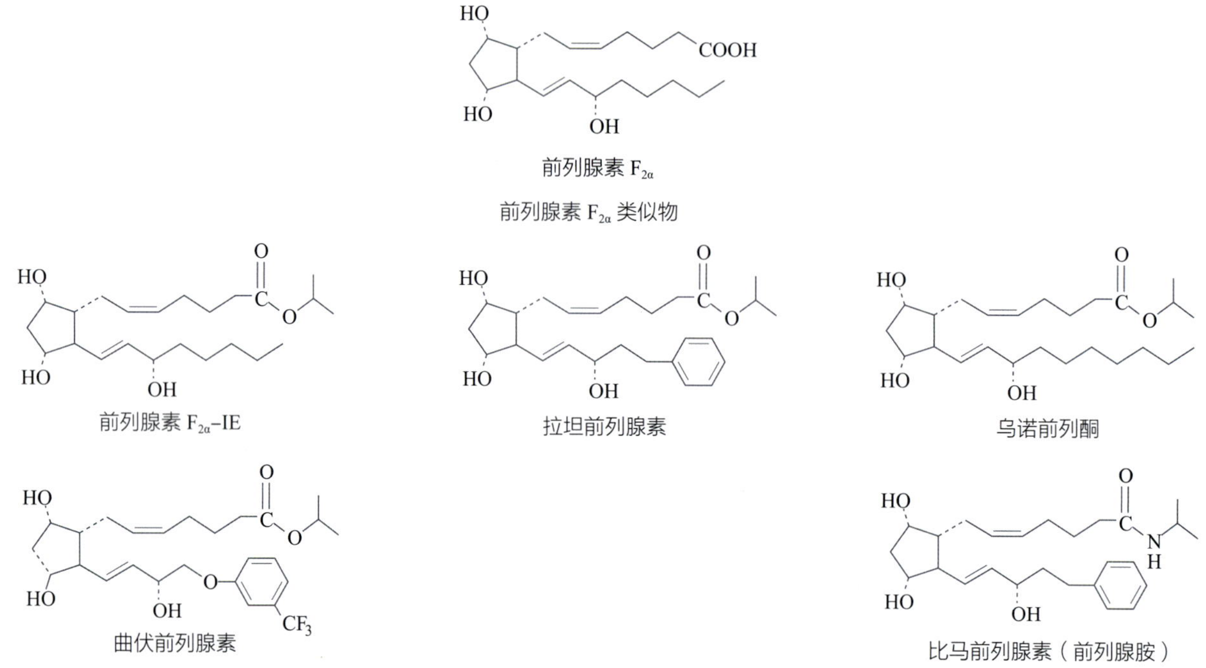

▲ 图 52-2 目前常用前列腺素衍生物的化学结构。还显示与前列腺素的 $F_{2\alpha}$ 比较

三、作用机制

眼压主要取决于睫状体上皮细胞产生房水和眼内房水转运的速率。眼内房水排出主要有两种途径：①房水通过小梁网排出至 Schlemm 管；②沿着睫状肌葡萄膜巩膜途径排出至睫状体上腔。其中，80%～85% 的房水是通过传统（小梁网）房水排出途径，15%～20% 的房水通过非传统（葡萄膜巩膜）房水排出途径。玻璃腔对房水的吸收量则可以忽略不计。

前列腺素衍生物主要作用于葡萄膜巩膜通路，通过触发一系列的组织重构酶，如金属蛋白酶和 c-fos 等转录因子，降解胶原蛋白。为房水排出打开了细胞间隙，最终增加房水在葡萄膜巩膜排出速率，从而降低了眼压。

前列腺素衍生物对小梁网通路的影响已经提出，但尚未证实。离体研究表明，人小梁细胞内的钙离子信号通路受到前列腺素衍生物的影响。而前列腺素衍生物对传统房水排出途径的直接影响，目前仍在研究[5-7]。

（一）药理学

关于前列腺素衍生物药代动力学的研究，主要通过放射性同位素标记拉坦前列腺素的方法。除比马前列腺素，所有应用于临床的前列腺素衍生物都是药物前体，经过局部水解作用后转化为酸的形式。而水解作用需要一个较低的 pH 值环境，这就是缓冲溶液的作用。苯扎氯铵常用作防腐剂，由于它的活化作用，可提高角膜对药物的摄取能力。在白内障手术患者中，拉坦前列腺素局部滴用 2.5h 后在眼内达到最高浓度，因此游离酸（拉坦前列腺素）在眼内的半衰期为 2.5h。该化合物以 β 氧化形式在肝脏中快速代谢，最终通过粪便和尿液排出体外。

（二）对房水动力学的影响

前列腺素衍生物增宽葡萄膜巩膜通路，从而增加了房水外流。在分子水平上，c-fos 和金属蛋白（MMP）被激活，胶原蛋白被降解，从而增加了组织的渗透性[10,11]。由于药物使用后眼压降低迅速，有推测认为前列腺素衍生物也会通过影响小梁网作用于传统房水流出途径。对于乌诺前列酮和氟前列醇，有人提出了内皮素抗体的作用（即松弛紧张的小梁网），然而目前尚缺乏临床证据的支持[12,13]。从临床角度观察，前列腺素衍生物对传统房水流出途径有影响，因为药物在数小时内发挥作用，停药后则眼压迅速升高。这些现象很难单独通过葡萄膜巩膜通路的组织重构来解释。

（三）其他治疗效果（如神经保护或血流改变）

一些关于前列腺类似物影响血流的推测。首先，由于观察到结膜和巩膜充血，前列腺素 a 类似物似乎对眼部血管有舒张作用。前列腺素衍生物的血管舒张作用只作用于眼表面，对于眼内血管的作用正相反。PGF2α 的作用首先在离体血管得以验证。其缩血管作用在许多眼血管中[14, 15]。引起视网膜血管收缩的前列腺素衍生物浓度，要高于通常青光眼治疗点药的浓度。在某些特殊群体，前列腺素衍生物可能会扩散至眼球后部，达到高浓度，从而产生缩血管作用。白内障术后囊样黄斑水肿的研究报告，强调了可能是由于屏障作用的减弱，前列腺素衍生物逐渐扩散，游离酸不断增多，从而引起了眼部的不良反应[16]。因此，对于即将行白内障手术的青光眼患者，应谨慎使用前列腺素衍生物。某些白内障医师建议应在白内障手术前至少两周停止使用该药物。

四、适应证

前列腺素衍生物可用于多种类型青光眼的治疗。在正常眼压青光眼、原发性开角型青光眼（POAG）或需治疗的高眼压症（OHT），无论目标眼压值有多低，都需使用前列腺素衍生物。研究表明，使用前列腺素衍生物降低眼压可以延缓高眼压症进展为开角型青光眼[17]。在大多数国家，前列腺素衍生物为青光眼治疗的一线用药和首要选择。随着患者依从性问题越来越重要，前列腺素衍生物只需每日滴用一次（通常晚上），患者生活质量评分较高，因此便于使用。前列腺素衍生物也已被批准用于治疗先天性青光眼和青少年青光眼，在儿童患者中依从性更加重要[18]。

五、与其他药物的疗效比较

目前针对青光眼患者的目标眼压有降低的趋势，因为大型多中心研究已证实了低水平眼压的益处，并掀起了积极治疗的趋势。根据不同的研究结果，目前已知的前列腺素衍生物对 POAG 和 OHT 降眼压幅度在 20%～40%，被认为是目前最有效的降眼压药物。前列腺素还可以与其他降眼压药物联合使用，与β受体拮抗药的复合制剂也已经上市[19]。

药效动力学似乎表明，前列腺素衍生物与碳酸酐酶抑制药的复合制剂的临床价值较低，但是这种自由组合已经使用。

与噻吗洛尔相比，前列腺素和前列腺素衍生物显示出同等的或更强的降眼压效果。乌诺前列酮的降眼压效果较弱。目前许多比较研究表明，通常来说三种脂类降眼压前列腺类似物，比马前列素、拉坦前列素和曲伏前列素有着相似的降眼压效果[20, 21]。

六、禁忌证

显而易见，任何对前列腺素衍生物或防腐剂（苯扎氯铵）过敏的患者都应避免使用此药。此外，佩戴隐形眼镜时应避免使用。但可以摘下隐形眼镜，点药 15min 后再次佩戴隐形眼镜。由于前列腺素衍生物可能带来的炎症反应，在各种类型的炎症性（继发性）青光眼谨慎使用。对于继发于葡萄膜炎或炎症相关青光眼而导致眼压升高的患者，应慎重使用前列腺素衍生物，这与急性状态和慢性疾病有关。此外，在所有急性闭角型青光眼，出现粘连反应时，都应该避免使用前列腺素衍生物，因为该药可能会进一步诱发炎症反应。许多眼科医生在患者白内障手术前停止使用前列腺素衍生物，因为有研究报道，前列腺素衍生物使用后出现黄斑囊样水肿，特别是在白内障手术患者。此外，还有许多医生，在白内障术中发生并发症的病例，如后囊破裂，白内障术后也不使用前列腺素衍生物。

只治疗一只眼可导致虹膜颜色显著的改变，后期患者本人及其家属是可以察觉到的。这类患者尽量避免使用此药物，特别是虹膜颜色相对明亮浅的患者[18]。

七、不良反应

大量的研究结果证实了前列腺素衍生物在眼部和全身的安全性，以及在 POAG 或 OHT 中作为单一疗法或辅助降眼压治疗的耐受性。然而，我们需要区分前列腺素衍生物在局部和全身的作用。

（一）眼局部不良反应

前列腺素衍生物最常见的不良反应是结膜充血

（比马前列腺素为 44.7%，拉坦前列腺素为 27.6%，曲伏前列腺素为 49.5%，在乌诺前列酮为 9%）、异物感、瘙痒和刺痛（图 52-3）。通常这些不良反应持续时间较短，多数会消失或减轻[22]。

长期使用前列腺素衍生物可引起眼部睫毛的改变，如睫毛厚度增加、数量增加和色素沉着[23]，并且睫毛的改变随药物的停止是可逆的。此外，虹膜颜色也会发生改变，特别见于绿褐色、蓝色/棕灰色和棕色虹膜的患者（图 52-4）。前列腺素衍生物对虹膜颜色的长期作用目前还有待于研究[24]。在长期随访观察中，乌诺前列酮是唯一不引起虹膜颜色改变的前列腺素衍生物。

前列腺胺和前列腺素衍生物可导致黄斑囊样水肿的发展与恶化，尤其是白内障术后患者，此类患者应谨慎使用[25]。前列腺素衍生物还可引起疱疹性角膜炎的病情反复，还可能诱发前部葡萄膜炎，此类患者必须谨慎使用。

（二）全身不良反应

对于常规临床药物使用过程中出现的以下情况，应特别注意。但很难真正评估它们发生的频率。全身不良反应主要包括呼吸困难、哮喘和急性哮喘[27]。孕妇也应谨慎使用。

前列腺素衍生物耐受性的支持证据主要来自药物持久性的观察性研究。与其他治疗方案相比，患者使用前列腺素衍生物时中途停止治疗的可能性较小。而对于已经停止治疗的患者，与其他治疗方案相比，使用前列腺素衍生物的患者治疗时间更长，这表明前列腺素衍生物提高了患者的依从性和生活质量。这两个因素都是青光眼终生治疗的必备和关键因素[28]。

（三）不含防腐剂配方

随着新近研制的前列腺素（他氟前列腺素）的引入，眼局部抗青光眼药物市场已逐渐发展至无防

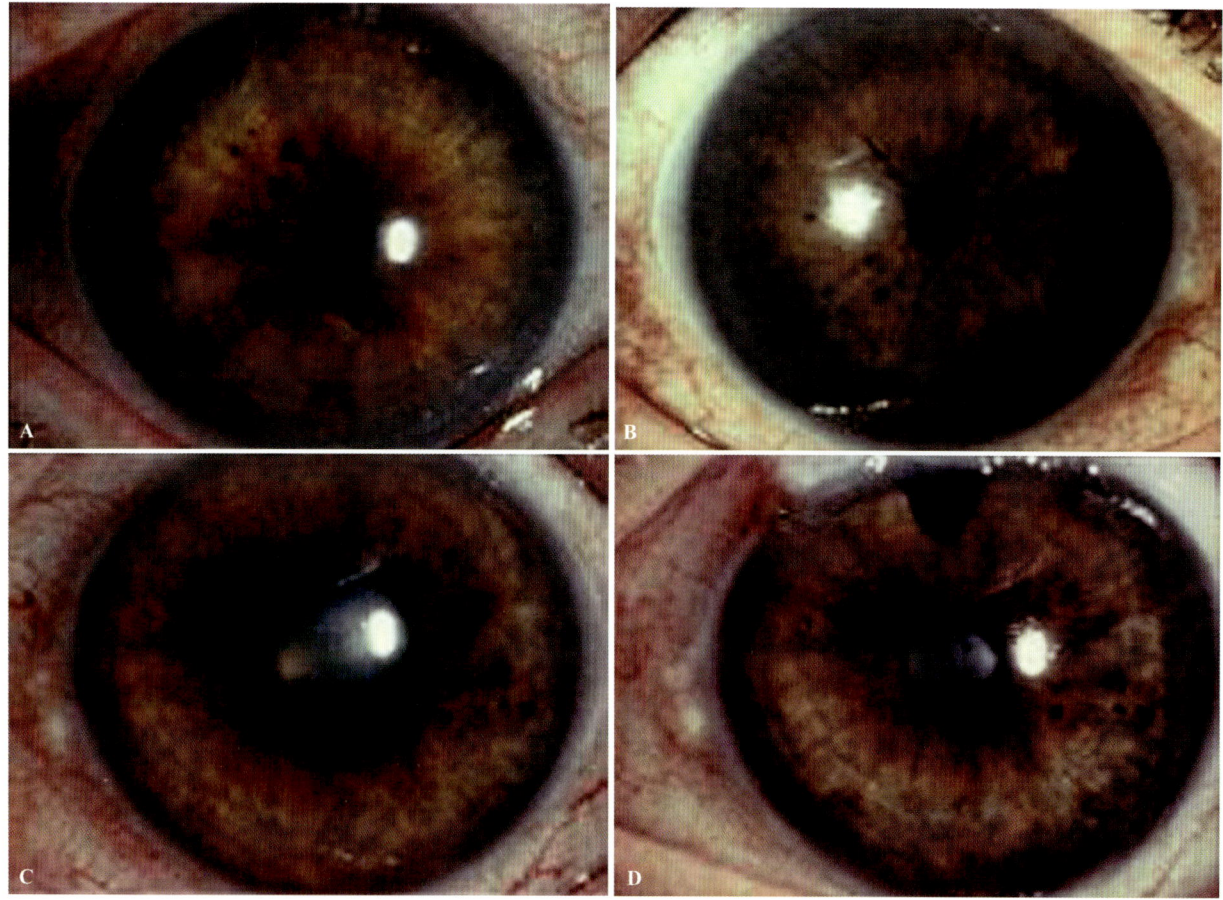

▲ 图 52-3 前列腺类似物使用后虹膜颜色改变。两张图分别显示前列腺素使用前（A）和使用后（B）。虹膜黄色的眼接受了手术治疗，小梁切除术前（C）和术后（D）

第六篇 药物治疗
第52章 前列腺素衍生物

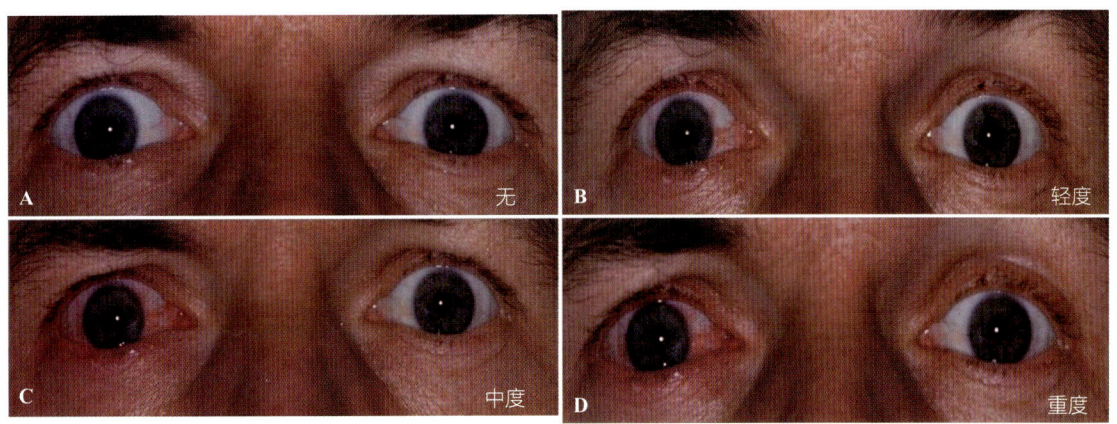

▲ 图 52-4 在前列腺素治疗过程中，根据越来越显著的结膜血管 A 至 D 而制定的红色分级量表

腐剂的前列腺素衍生物[29]。这种化合物不含有防腐剂苯扎氯铵，自2009年起已在21个国家获得批准。鉴于其亲脂特性，能很好地穿透角膜。临床试验表明，他氟前列腺素已显示出良好的降眼压效果，同时由于减少防腐剂引起的不良反应，提高了患者对治疗的依从性[30]。考虑到苯扎氯铵相关的不良反应，其他诸如曲伏前列腺素的前列腺素衍生物，研制出可替代的防腐剂（即聚季铵盐-1/聚季铵盐），在避免苯扎氯铵暴露的同时显示出了同等的降眼压效果[31]。

未来将有更多不含防腐剂的前列腺素研制出来。此外，由于第一代前列腺素的专利保护期已经结束，市场上将会出现仿制药的热潮。这意味着前列腺素衍生物药物市场上的竞争领域，将会向未参与原始药物研发和临床试验的公司开放。在激烈的竞争环境中，仿制药的优点是价格较低，但是应谨慎评估此类药物的临床疗效。到目前为止，没有临床试验验证仿制药的降眼压效果，特别是医药公司此类药物上市前不用强制进行临床试验。临床医生和患者都需要意识到，与原始配方相比，仿制药降眼压效果可能不足25%（表52-1）。

八、药物相互作用

当前列腺素衍生物与其他化合物相结合，药物的相互作用则是一个应当关注的重点。目前固定制剂主要将前列腺素衍生物与β受体拮抗药相结合。前列腺素衍生物目前可与几乎所有抗青光眼药物相结合，从而发挥独特的药物作用。其他所有的通过减少睫状体房水分泌的药物都可以与前列腺素衍生

表 52-1 前列腺素衍生物及苯扎氯铵的浓度

前列腺素名称	苯扎氯铵浓度
拉坦前列腺素（适利达）	0.02%
曲伏前列腺素（苏为坦）	截至2011年，目前保留0.015% 苯扎氯铵
贝美前列腺素（卢美根）	卢美根 0.03%（0.05mg/ml）
他氟前列腺素（泰普罗斯）	无
前列腺素仿制剂	苯扎氯铵浓度
拉坦前列腺素（Monoprost）	无
拉坦前列腺素（Latanomed）	无详细数据

物相结合。因此包含了两种不同的降眼压方式：减少房水生成和增加房水流出[18]。唯一例外的是毛果芸香碱。毛果芸香碱通过诱导睫状肌收缩，减少房水通过葡萄膜巩膜通路流出。前列腺素衍生物则是相反的作用方式，主要是打开了葡萄膜巩膜通路[32]。然而这种方式具有重要的学术意义，因为临床表明前列腺素衍生物对毛果芸香碱有微小的附加作用[33]。由于现在毛果芸香碱已不再是临床首选用药，因此前列腺素衍生物与毛果芸香碱联合治疗的必要性越来越低。

有一定数量的患者表现出对前列腺类似物的药物治疗反应不佳。部分研究表明，纳入的患者对前列腺素衍生物的反应率是有差异的，在4%~50%之间。由于不同药物在药代动力学和受体结合方面的差异，如果前列腺素衍生物对眼压的作用较小，则有必要更换为另一种降眼压药物[34]。

541

第 53 章 β 受体拮抗药
Beta-Blockers

Ann M Hoste 著
张 慧 谢 媛 译
张 慧 校

> **本章概要**
>
> β 受体拮抗药具有各种各样的优势，因此已经存在了三十多年，并且仍然是主流抗青光眼药物。它们的局部耐受性优于大多数（而不是全部）其他类型的抗青光眼药物。噻吗洛尔的降 IOP 功效仅次于前列腺素衍生物。该药物可与任何较新的青光眼药物联合使用。β 受体拮抗药可用于治疗所有类型的青光眼。而且，它们成本低廉。缺点是它们具有潜在的全身不良反应。这些早已被认知。眼科医生应该能够发现那些患有心肺禁忌证的患者。通过仔细选择患者，β 受体拮抗药确实具有良好的耐受性。
>
> 噻吗洛尔是目前所有合剂中的成分之一，并且仍然是最常用的局部 β 受体拮抗药。自前列腺素衍生物出现后，制造商便不再重视倍他洛尔，但它仍然是另一种吸引人的 β 受体拮抗药。它可能通过 Ca^{2+} 通道阻滞机制增加眼部血流并具有神经保护作用。

一、概述

1967 年口服普萘洛尔首次证实了 β 受体拮抗药的降眼压作用。该药物是 1964 年首次应用于治疗的 β 受体拮抗药，很快被广泛用于治疗各种各样的心血管疾病。然而，普萘洛尔的 Na^+ 通道阻断作用使其具有显著的膜稳定性或局部麻醉作用，因此不能作为通用的滴眼液。长期局部应用此药也将不可避免地导致角膜损伤。

滴眼液中第一个可用的 β 受体拮抗药是噻吗洛尔[2]。噻吗洛尔于 1978 年在市场上推出（图 53-1），并从此成为眼科的标准 β 受体拮抗药。在 20 世纪 80 年代，噻吗洛尔的使用率已经增加到占青光眼药物的 70%[3]。随着时间的推移，开发了各种各样的普萘洛尔的相似制剂，其中一些也可用于眼部滴眼液（表 53-1）。然而，尽管有些药物的附加作用，如神经保护或全身耐受性好于噻吗洛尔，这些同类药物滴眼液的降眼压作用都不能优于噻吗洛尔。

噻吗洛尔已经应用 30 余年，目前仍然是青光眼类药物研究最多的药物。它是评价其他 β 受体拮抗药和其他新的抗青光眼药物的标准参考。噻吗洛

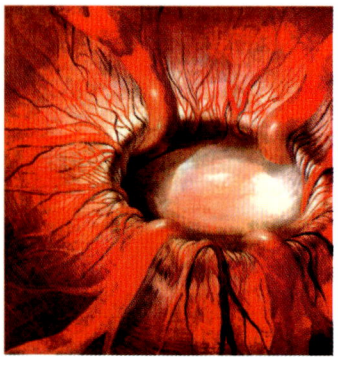

▲ 图 53-1 1978 年首次局部 β 受体拮抗药的应用

尔已长期不再受专利的保护，因此有各种各样的商品名称。新的抗青光眼药物出现后，噻吗洛尔（以及其他局部β受体拮抗药）使用已逐渐减少，尤其是在前列腺素衍生物出现后。由于合剂的出现，使用率又逐渐提高，所有合剂中都使用噻吗洛尔。

二、药物配方和剂量

（一）滴眼液

所有局部β受体拮抗药均可用于常规滴眼液中（表53-1）。

给予的剂量和时间：滴眼液的标准剂量是每日2次。然而，噻吗洛尔和左旋布洛尔长期洗脱时间表明，β受体拮抗药的降眼压作用持续至少24h（见下文的洗脱期）。根据这一点，一些研究结果显示两种β受体拮抗药确实可以每日1次，与每日2次的作用差别很小[4-7]。

单次给药的最佳时间仍存在争议。由于噻吗洛尔在夜间效果较差（见下文24h眼压控制），传统建议在早晨给药一次。然而，一旦β肾上腺素受体的稳定状态达到至少24h，可以发现β受体拮抗药的给药时间只起到很小的作用。与此一致，在一项专门比较早晨和晚上滴注效果的研究中，单次给予噻吗洛尔的时间似乎没有任何差别[7]。最近关于含有噻吗洛尔的合剂降低眼压的研究也有类似结果。单次应用DuoTrav®（与曲伏前列素固定组合）的时间似乎没有任何作用[8]。对于Xalacom®，建议晚上而不是早晨给药，这个时间可能对噻吗洛尔的作用没有影响，但是，可能优化药物中拉坦前列素的作用。

至今没有关于其他β受体拮抗药单次给药的研究。因此，卡替洛尔、倍他洛尔和美替洛尔眼液始终按每日2次给药。

药物浓度：滴眼液均有两种药物浓度（表53-1）。然而，较高浓度的噻吗洛尔却只有很少的治疗优势[7, 10]，这似乎也适用于所有其他β受体拮抗药[11-15]。由于全身毒性风险是剂量依赖性的，因此优选使用合理的最低有效药物浓度。

（二）凝胶剂型

噻吗洛尔凝胶已经市场化，通过延长眼部接触时间来增强药物的眼部吸收并降低全身系统吸收。Timoptic XE 0.5%每日1次的作用同传统噻吗洛尔滴眼液每日2次的作用相同。同样，卡替洛尔凝胶每日1次与标准卡替洛尔每日2次的降眼压效果相似[17]。GeltimlPorTimogel（LaboratoiresThea）是一种类似凝胶剂型，具有最低噻吗洛尔浓度（0.1%），但具有可接受的降IOP的效果[18]。对于单剂量的优选给药时间，参见上面的给药剂型和时间。

（三）不含防腐剂的药物

长期使用噻吗洛尔滴眼液的患者结膜上皮细胞免疫炎症因子表达增加[19]。这种作用在其他种类的抗青光眼滴眼液也同样存在。然而，如果使用不含防腐剂的噻吗洛尔，这种作用显著降低，这可能是由于用于滴眼液的防腐剂苯扎氯铵所导致（浓度见表53-1）[19]。

表 53-1 常见 β 受体拮抗药眼液

β 受体拮抗药	商品名	厂家	美国使用年份	浓度（%）	常用剂量	防腐剂*（%）
噻吗洛尔	Timoptol Timoptic	MSD（默克）	1978	0.25~0.5	1× 或 2×	0.01
倍他洛尔	Betoptic Betoptic S**	爱尔康	1985	0.5 / 0.25	2×	0.01
左布诺洛尔	Betagan	眼力健	1986	0.25~0.5	1× 或 2×	0.004
美替洛尔	OptiPranolol Beta-Ophtiole	博士伦 曼博士	1990	0.1~0.3	2×	0.004
卡替洛尔	Carteol Ocupress	大冢 诺华	1992	1~2	2×	0.005

*. 防腐剂苯扎氯铵的浓度
**. 悬浊液

慢性亚临床结膜炎可能对临床具有很大的影响，因为与纤维组织反应有关。这可能是滤过手术失败的主要原因[20]。此外，BAK 的使用与眼表疾病有关，导致患者不适。因此，无防腐剂滴眼液持续增加。所有 β 受体拮抗药目前均有不含防腐剂的滴眼液，或者置于一次性单剂量包装中，或是多剂量特殊包装中。

（四）合剂

目前，所有合剂都含有噻吗洛尔，证明了该药物在治疗中的关键作用（表 53-2）。由于两种给药方案（每日 1 次或每日 2 次）和单次应用噻吗洛尔的时间似乎都不是很重要（参见上面的给药剂型和时间），因此两种因素都由合剂中的其他成分药物决定。有关合剂的更多信息，请参阅下面的合剂，及局部药物的相互作用。

三、作用机制

（一）药理作用

肾上腺素受体分为两大类，α 受体和 β 受体。目前，已在各器官组织中确定三种 β 肾上腺素受体亚型。$β_1$ 肾上腺素受体主要存在于心肌及起搏组织纤维中，刺激其可增强所有心脏功能。$β_2$ 肾上腺素受体的激活反映了平滑肌的 β 肾上腺素能反应，它可以扩张血管和细支气管，舒张子宫、导管和胃肠道、膀胱、瞳孔开大肌的肌肉。$β_2$ 肾上腺素受体活化的另一个作用是降低肝脏（导致葡萄糖释放）和骨骼肌的血小板聚集和糖原分解。$β_3$ 肾上腺素受体也具有代谢作用，因为它们已被发现可以介导脂肪组织中的脂肪分解，导致游离脂肪酸释放和增加机体热量产生。

肾上腺素（儿茶酚胺）与 β 肾上腺素受体结合，激活（通过激动性 G_S 蛋白）膜结合酶腺苷酸环化酶（图 53-2）。该酶加速三磷酸腺苷（ATP）向第二信使 3′，5′- 环磷酸腺苷（cAMP）的转化。然后，cAMP 激活蛋白激酶 A（PKA），其可以磷酸化不同的功能蛋白，通常是不同靶细胞的酶和膜蛋白，以发挥其各种生物效应。

β 受体拮抗药与肾上腺素竞争 β 肾上腺素能受体，因此它们的作用方式主要是内源性肾上腺素反应拮抗药（图 53-2）。肾上腺素（adrenaline，epinephrine）和去甲肾上腺素（noradrenaline，norepinephrine）均在血浆中循环。后者激素实际上主要作为交感神经系统的神经递质，只有部分去甲肾上腺素从突触间隙扩散到血液中，从而增加去甲肾上腺素的血浆水平。肾上腺髓质直接将肾上腺素分泌到血液中。所有肾上腺素受体均对肾上腺素有反应，但去甲肾上腺素对 $β_2$ 肾上腺素受体几乎没有影响（图 53-2）。噻吗洛尔是一种非选择性 β 受体拮抗药，对 $β_1$ 和 $β_2$ 肾上腺素能受体结合力具有很强结合力[21]。因此，在 $β_2$ 肾上腺素受体中，它主要逆转肾上腺素的作用。除倍他洛尔对 $β_1$ 肾上腺素能受体的亲和力高于 $β_2$ 肾上腺素能受体，其他局部 β 受体拮抗药具有相似的受体亲和力[21]。卡替洛尔具有内在的拟交感神经活性（ISA），即它可以作为部分 β 受体激动药。

表 53-2 含 0.5% 噻吗洛尔合剂

品牌名	厂家	其他成分	成分类别	剂量
可速普特（cosopt）	默克	多佐胺	碳酸酐酶抑制药	2×
Azarga*	爱尔康	布林佐胺	碳酸酐酶抑制药	2×
Combigan	艾尔建	溴莫尼定	$α_2$ 受体激动药	2×
适力加（Xalacom）	辉瑞	拉坦前列素	前列腺素衍生物	1×**
DuoTrav	爱尔康	曲伏前列素	前列腺素衍生物	1×
Ganfort	艾尔建	比马前列素	前列腺素衍生物	1×

*. 悬浊液；**. 最好在晚上使用

第六篇 药物治疗
第53章 β受体拮抗药

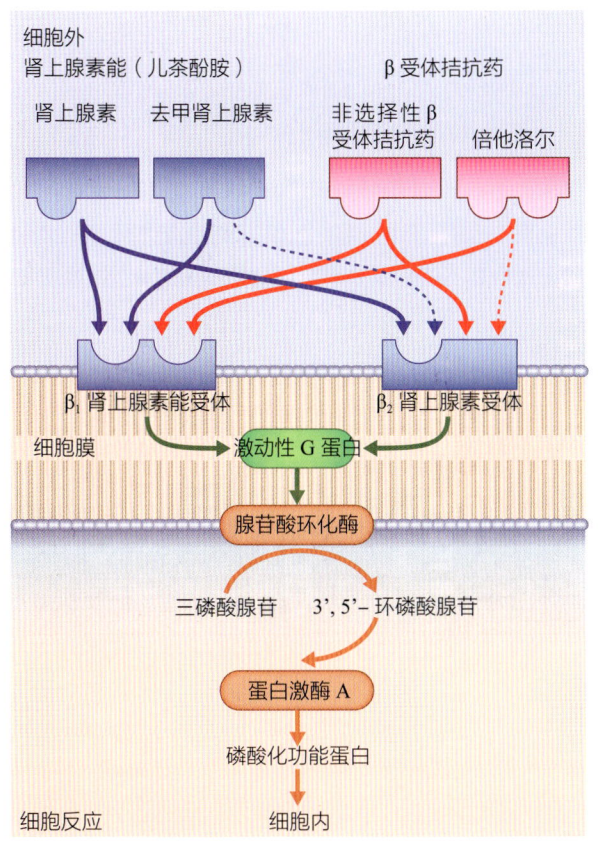

▲ 图 53-2 肾上腺素能通路以及 β 受体拮抗药作用部位。非选择性 β 受体拮抗药为噻吗洛尔，左布诺洛尔，美替洛尔，卡替洛尔

（二）对房水动力学的作用

噻吗洛尔对房水流出无作用[22]。其主要通过抑制房水产生从而降低眼压[22, 23]。这种作用机制尚未得到证实。因为睫状突中发现的 β 受体主要是 $β_2$ 亚型（图 53-3）[23, 24]，因此一般认为 β 受体拮抗药主要通过与睫状体色素上皮 $β_2$ 肾上腺素能受体相互作用，从而拮抗循环至此处的肾上腺素而起作用。然而，β 受体拮抗药可能进一步作用于睫状动脉的 $β_2$ 肾上腺素受体[25]，导致血管收缩，从而减少房水生成[26]。另外，也不能排除上皮细胞附近的神经末梢释放的去甲肾上腺素的拮抗作用（图 53-4）。使作用机制进一步复杂化的事实是 β 受体拮抗药和 $β_2$ 肾上腺素能受体结合能力可能并不能完全解释其治疗效果，因为选择性 $β_1$ 受体拮抗药倍他洛尔也是有效降低 IOP 的药物。有假说称倍他洛尔降低眼压的效果可能是由于它在肾上腺素能受体处的高浓度，从而补偿其 $β_2$ 肾上腺素受体较低的结合能力，但这一假说设尚未在文献中得到证实[21]。

药物的部分作用甚至可归因于 β 受体拮抗以外的作用（图 53-3）。因为钙（Ca^{2+}）通道阻断药曾被证明具有降眼压作用，β 受体拮抗药尤其是倍他洛尔的 Ca^{2+} 通道阻断作用可能也是作用机制之

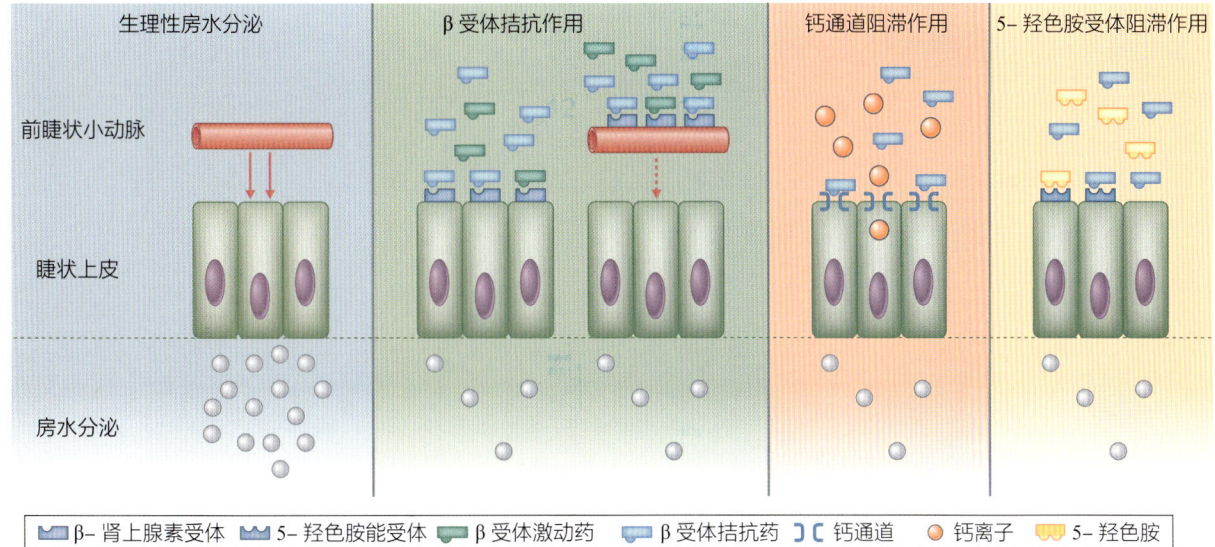

▲ 图 53-3　β 受体拮抗药减少房水生成的各种机制
蓝色：正常情况。绿色：β 受体拮抗药可能主要在睫状上皮直接发挥其 β 受体拮抗作用（左图）。此外，可以结合前睫状动脉壁的 $β_2$ 肾上腺素受体，引起血管收缩，从而间接降低房水分泌（右图）。橙色：β 受体拮抗药的 Ca^{2+} 通道阻断特性可能会增加其降低眼压的作用，以及它们与 5- 羟色胺能受体结合的能力（黄色）

545

青光眼诊断与治疗学（原书第2版）
GLAUCOMA : Medical Diagnosis & Therapy (2nd Edition)

—[28]（参见下文的直接血管作用）。最后，睫状上皮中 5-羟色胺能受体 5-HT$_{1A}$ 型可能也部分参与 β 受体拮抗药的降眼压作用[29]。

（三）其他治疗作用

青光眼药物可能通过降眼压之外的机制进一步阻止视力损害。近年来，科学家把注意力转移到如何阻止视网膜细胞损害，通过直接靶向作用于视网膜和视神经血管和（或）视网膜神经元。在这方面，β 受体拮抗药在眼后节可能有部分血管活性和神经作用。

眼后段血管作用：眼后部的血流减少已被确定为青光眼发展的危险因素[30]。正常眼压性青光眼更是如此，已发现与血管因素相关[30]。

功能性 β 肾上腺素受体是否存在。首要的，问题是 β 受体拮抗药是否存在对眼后段有害的血管作用。通常，激活 β$_2$ 肾上腺素受体引起血管舒张，而激活 α$_1$ 肾上腺素能受体引起血管收缩。β 受体拮抗药可通过阻断 β$_2$ 肾上腺素能受体，而不拮抗 α$_1$ 介导的内源性肾上腺素受体，从而导致血管收缩（图 53-5）。因此，人们普遍认为局部应用

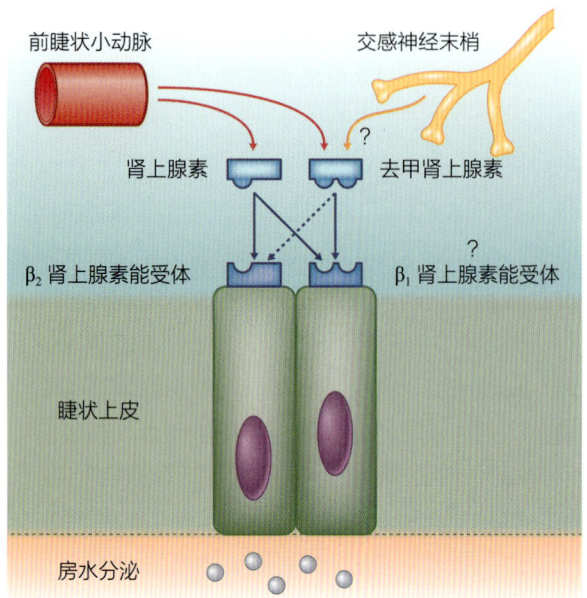

▲ 图 53-4 β 受体拮抗药可能抑制的肾上腺素通路

通常认为 β 受体拮抗药主要与睫状上皮细胞的 β$_2$ 肾上腺素受体相互作用，从而拮抗循环的肾上腺素的作用。此外，部分降低眼压的作用可能是由于其 β$_1$ 肾上腺素能受体拮抗能力。上皮细胞附近的交感神经末梢释放的去甲肾上腺素的拮抗作用也可能起作用

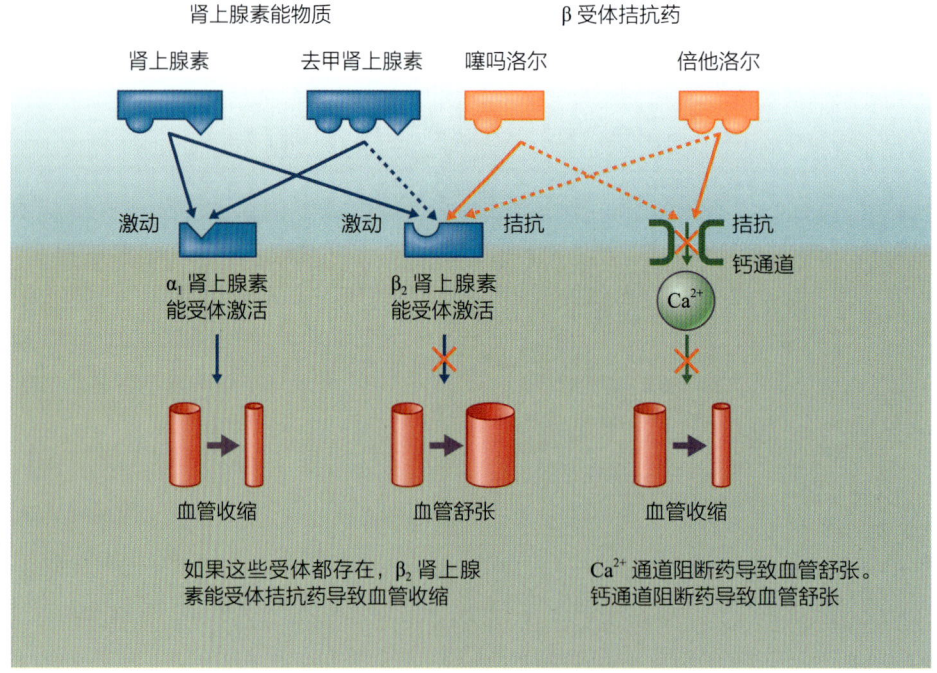

▲ 图 53-5 肾上腺素能和 β 受体拮抗药的血管作用

只有存在功能性 β 肾上腺素能受体时，β 受体拮抗药才能通过拮抗 β 受体，而不拮抗 α$_1$ 肾上腺素能血管收缩作用从而引起血管收缩。由于在大多数眼后段血管系统中都不存在功能性 β 肾上腺素能受体，β 受体拮抗药并不能通过 β 肾上腺素能受体阻断作用而对眼血流起到不利作用。另一方面，它们通过其 Ca^{2+} 通道阻断活性可以具有直接的血管舒张作用。倍他洛尔是所有局部 β 受体拮抗药中最有效的 Ca^{2+} 通道阻断药

β 受体拮抗药到达眼前房后可能一定程度导致血管收缩，从而影响眼部血流。然而，体外证据显示在眼后段血管并没有足够的功能性 β 肾上腺素能受体来介导这种作用。所有这些研究都是在严格控制条件下，使用的小血管肌电图高度精确地测量药物对微血管分离段的作用（图 53-6）[31]。选择性 β 肾上腺素能激动药始终未能诱导牛视网膜、脉络膜、睫状后短动脉和类似眼动脉的显著松弛（即血管扩张）[24, 31]。在猪和猫组织中获得了类似的结果，对人体动脉进行的一些实验也和其结果一致[24]，因此，不应认为 β 受体拮抗药通过其 β 肾上腺素能受体阻断作用对眼后段具有不利的血管收缩作用，因为这些受体的数量太少，以至于不能影响血管张力。显然，这适用于所有 β 受体拮抗药。在缺乏大量 β 肾上腺素能受体的情况下，β 受体拮抗药具有内在的拟交感神经活性（卡替洛尔），或者它可能在眼前段代谢，从而使扩散到眼后段量减少（左布诺洛尔），或它是 β₁ 选择性拮抗药（倍他洛尔）都不影响眼后段的血管。

功能性 β 肾上腺素能受体的缺失，可以很好地解释体内血流研究得出的非常矛盾结果，但其没有之前描述的体外技术准确。

直接血管效应：体外研究一致性证明 β 受体拮抗药可以通过其 Ca^{2+} 通道阻断作用从而舒张视网膜和睫状后动脉血管。这种作用不依赖于 β 肾上腺素能受体机制，作用部位可能是细胞膜上的 L 型电压门控 Ca^{2+} 通道（图 53-5）[28, 32-34]。普萘洛尔（标准 β 受体拮抗药）和倍他洛尔都有比噻吗洛尔或卡替洛尔更强的 Ca^{2+} 通道阻断作用。

因此，实际上所有关于该作用可能的临床相关研究都直接从倍他洛尔研究得来。已有研究结果显示该药物可以在眼后段达到足够高的浓度以达到生物学效应[35, 36]。许多体内研究显示倍他洛尔确实可以改善眼部血流动力学[37]，但在解释这些结果时需要谨慎。所使用的体内研究技术的准确性和灵敏度可能因为所研究的血管和血管床较小而受到限制。而且，在控制条件下进行此类研究是不可能的。主要问题是所研究药物通过降眼压的作用对血流的间接影响是不能控制。有研究报道噻吗洛尔比倍他洛尔的降眼压作用更强，但倍他洛尔改善视功能作用更好[38]。

神经保护作用：神经保护作用包括减缓或预防视网膜细胞死亡。同样，大多数关于 β 受体拮抗药可能的神经保护作用的研究都直接来自倍他洛尔。上述血管研究证明其 Ca^{2+} 通道阻断作用，可能确实通过拮抗神经元中 Ca^{2+} 蓄积介导的兴奋毒性损伤，从而起到神经保护作用。体外研究也支持以上结果，表明倍他洛尔可以减少 Na^+ 流入神经元，这样

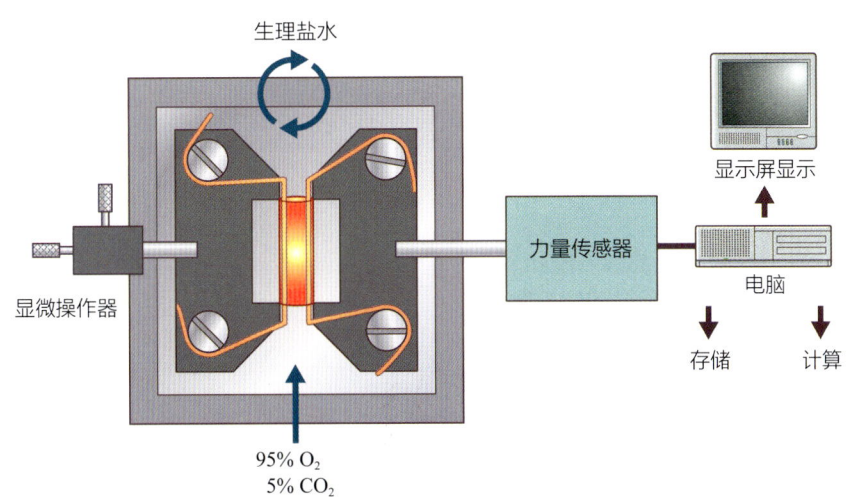

▲ 图 53-6 小血管肌电图，器官池的顶视图和实验装置

在显微镜下解剖游离眼后动脉的环段，用两根细线（通常直径仅为 40μm）穿过，并将这些导线安装在两个样品支架上。由于支架保持固定位置，当这些血管收缩时平滑肌细胞不允许缩短，产生力量，与力传感器的连接允许精确测量该力的变化。因此，可以在完全受控的条件下以高度精确的方式直接观察和量化添加到器官池中的生理盐溶液中的药物效果

可能会增加其神经保护作用[39]。此外，各种视网膜缺血的动物模型体内，倍他洛尔似乎都是一种有效的神经保护剂[35]，但还没有人体实验数据。

四、适应证

β受体拮抗药在高眼压患者中是有效的降眼压药，可以用于治疗各种类型的青光眼。

五、降眼压疗效

（一）降眼压的平均百分率

噻吗洛尔在治疗开始后2周内发挥最大降眼压作用[40]。在不同的临床试验中0.5%噻吗洛尔每日两次，降低眼压的平均百分率在19%~29%之间[41]。11项随机对照试验Meta分析显示，噻吗洛尔在3个月时降眼压的平均百分率为基线的26.9%（SE, 3.4%）[42]。这与另一篇比较多种局部用药降眼压平均效果的Meta分析结果一致[43]。在这项研究中，噻吗洛尔作用峰时降低眼压峰值27%，作用低谷时为26%（分别在药物作用峰值时和最小时）。噻吗洛尔是仅次于前列腺素衍生物的最有效的降眼压药物。该分析中前列腺素衍生物的降眼压作用为降低峰值IOP 31%~33%，在谷值时降低28%~29%。

噻吗洛尔与其他非选择性β受体拮抗药如左旋布洛尔[44]，卡替洛尔[45]和美替洛尔降眼压效果一样[46]。在大多数研究中，噻吗洛尔比β₁选择性药物倍他洛尔更有效[47]，但在一些研究中，两种药物疗效接近[41]。

（二）控制24h眼压

噻吗洛尔在夜间降眼压作用较差[48, 49]。首先，因为昼夜节律本身会降低夜间房水分泌，因此β受体拮抗药抑制夜间房水分泌的作用减小[50]。另外，夜晚交感神经（肾上腺素能）活性减低[51]。此外，有假设生理性夜间房水分泌减少是由于晚上交感神经活性减低所致。因为β受体拮抗药通过与内源性肾上腺素竞争β肾上腺素能受体起作用，这可能会解释β受体拮抗药在夜间作用较小的原因。

（三）无反应率

如果使用噻吗洛尔后降低的眼压低于6mmHg，或IOP仍高于20mmHg，那么定义为噻吗洛尔无反应，无反应率大约为20%。

（四）长期漂移

长期漂移[53]是指长期应用噻吗洛尔后眼压升高，可能是青光眼疾病进展的一个主要原因。由于使用噻吗洛尔1年的房水流动要比使用1周的高，因此作用效能降低可能导致了长期漂移的现象[54]。总体来说，噻吗洛尔控制眼压作用可以维持数年。

（五）洗脱期

如果长期使用噻吗洛尔后停药，它的作用还会至少维持2周，左布诺洛尔也是这样。完全洗脱至少需要停药4周以上。噻吗洛尔主要聚集在眼部色素组织，药物只能缓慢释放，在停药后42d仍然可以存在。

六、不良反应和交互作用

（一）局部不良反应

使用噻吗洛尔滴眼液几乎没有什么局部不良反应。药物的耐受性一般比较好，点状角膜炎，干眼，过敏反应发生概率很低[58]。与其他类型青光眼药物一起使用时，眼部不适主要来自于眼药常用的防腐剂苯扎氯铵。

（二）系统性不良反应

局部β受体拮抗药滴眼液通常耐受性良好，但它们可能全身吸收，因此可能有全身不良反应。由于使用局部药物不经过肝代谢，直接吸收到静脉循环中，因此，与口服相同的药物剂量相比，局部用药全身不良反应的风险更高。

在滴眼后用指尖压迫内眦来阻塞鼻泪道至少1min，可以减少全身吸收。或者也可以让患者单纯地闭眼，避免眨眼。这样可以避免通过睑板前的轮匝肌的收缩造成包含药物的眼泪通过鼻泪管全身吸收。一项研究显示以上任何一种方法都可以将噻吗洛尔血浆水平降低60%以上[59]。此外，使用凝胶形制剂和（或）使用最低剂量的β受体拮抗药，或者每天使用噻吗洛尔或左旋布洛尔1次而非2次，可进一步降低并发症患者全身不良反应的风险（见上文的药物浓度和凝胶制剂）。

β受体拮抗药是我们最有使用经验的青光眼药物。此外，它是唯一一种在治疗各种内科疾病中也广泛应用的口服药物。因此，长期使用的不良反应已广泛确定，通过谨慎选择患者大部分都可以避免。

1. 呼吸系统作用

β受体拮抗药最严重的不良反应是一些患者发生慢性阻塞性气道疾病的恶化，以及支气管痉挛加重[60]。支气管和细支气管中的β₂肾上腺素受体阻滞，对副交感活动的去拮抗，导致气道阻力增加。

对于没有反应性气道疾病的患者（甚至更老的患者），β受体拮抗药不会使肺功能恶化[61, 62]。然而，这些药物对有呼吸系统疾病的患者具有潜在危险性。患有哮喘或其他支气管痉挛性疾病，或患有慢性阻塞性肺病（即慢性支气管炎或肺气肿）的患者，即使只是轻度，也不应使用β受体拮抗药。

由于这些呼吸系统不良反应主要与β₂肾上腺素能受体阻断活性有关，因此倍他洛尔（选择性β₁受体拮抗药）相对不造成这些呼吸系统不良反应[63]。但这是剂量相关性的，对于合并呼吸系统疾病的患者还是应谨慎给药。

2. 心血管作用

（1）心脏传导缺陷：心脏传导缺陷是β受体拮抗药治疗的另一类强禁忌证。这些药物可通过β₁肾上腺素能受体阻断作用，对窦性心动过缓或心律失常（即二度或三度房室传导阻滞）的患者，可能引发心率和心律的不良改变[60, 62]。局部β受体拮抗药引起的症状性心动过缓，预示可能引起潜在的心脏传导缺陷[62]。而在健康的患者中，轻度降低静息心率[64]或抑制运动诱发的心动过速等并不用太担心。由于其药代动力学特性，倍他洛尔比噻吗洛尔对心率影响小[63]，与噻吗洛尔相比，倍他洛尔在血浆中的大部分与蛋白结合，因此减少了对心脏β₁肾上腺素能受体作用[21]。

（2）心力衰竭：传统上认为，β阻断药相关的β₁肾上腺素能受体阻断（即抑制药）对心肌的作用使得心衰成为另一个较强的禁忌证[65, 66]。然而，现在心内科医生开始使用这些药物来治疗心衰，这个观念显然需要更新。与长期存在的观点相反，β受体拮抗药的全身给药并不会加重心力衰竭，而且对心衰确实治疗有效，甚至在老年人中也是如此[62, 66-68]。

心力衰竭患者减少心输出量，导致交感神经系统活动增加，肾上腺素释放增加（图53-7）。结果兴奋心脏β₁肾上腺素能受体导致心率和心脏收缩增加。该补偿机制主要作用为恢复心输出量。但随着时间的推移，它可能导致心脏过度兴奋，疾病恶化和突然的心律失常死亡。β受体拮抗药可以抑制这种螺旋式下降。已有研究提示它可以降低轻、中和重度心力衰竭患者的发病率和死亡率。目前，这类药物还被广泛用于降低心肌梗死后短期和长期再梗死及死亡的风险。

其他并发症：由于口服β受体拮抗药通常用于治疗动脉高压，因此很多学者对局部β受体拮抗药对血压的影响进行研究。局部β受体拮抗药似乎有轻微降血压的趋势，但没有临床意义[18, 64, 70]。

非选择性β受体拮抗药（噻吗洛尔比卡替洛尔作用更明显）可能通过降低血浆中的高密度脂蛋白（HDL）胆固醇水平而影响血脂[45]。然而，目前没有迹象表明这会影响患者临床预后（参见下面的"卡替洛尔的内在拟交感神经活性是否重要"）。

偶有报道局部使用β受体拮抗药对周围循环系统的影响，例如加重雷诺现象或跛行[71]。理论上来说，这种药物确实因为不对抗α₁内皮肾上腺素受体介导的血管收缩作用，从而会导致血管收缩（见上面功能性β肾上腺素受体的存在和缺失，图53-5）。然而，既往医学报道对β受体拮抗药是

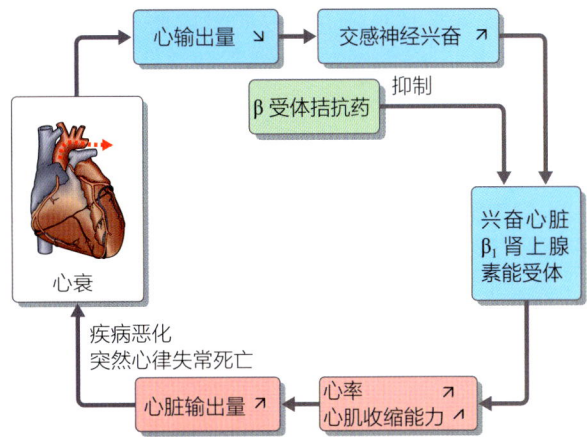

▲ 图53-7 β受体拮抗药可以阻断心衰的恶性循环

目前认为它对因交感神经兴奋而持续存在的慢性心力衰竭和进展性不良事件有影响。因此，这个通路已成为另外的治疗靶点，使得综合β受体拮抗药等作为标准心力衰竭治疗的关键组成部分

否可以导致雷诺现象有质疑，因为这个很难靠设计较好的研究证实[72]。研究没有发现静脉注射β受体拮抗药普萘洛尔对雷诺现象或动脉高血压患者外周循环的不良反应[73]。也没有证据表明选择性β₁受体拮抗药或ISA（见下文）与无ISA的非选择性β受体拮抗药普萘洛尔相比更加有益。有趣的是，低剂量的β受体拮抗药甚至被提出可以作为雷诺病的治疗方法，其有益效果归因于突触前β-肾上腺素受体阻滞作用[74]。

卡替洛尔的内在拟交感神经活性是否重要：卡替洛尔具有内在拟交感神经活性（intrinsic sympathomimetic activity，ISA；见上文药理学），理论上具有较低的全身β-阻断作用，因此可能比其他非选择性β受体拮抗药具有更好的心血管耐受性[45,75]。然而，理论上在局部应用的卡替洛尔的眼科文献中，ISA的优点尚未得到充分证实[63]；既往医学文献也未证实具有强ISA的全身β受体拮抗药如吲哚洛尔，具有这样的作用。血脂异常的患者可以选择性给予卡替洛尔，因为与同样剂量的噻吗洛尔相比，它不会改变血脂，但这是否成了卡替洛尔的治疗优势，还有待于进一步讨论。

其他系统的不良反应：局部使用β受体拮抗药偶有报道有抑郁、疲劳、焦虑、意识模糊、性功能障碍和神经肌肉传导受损等不良反应。这些传统上所谓的不良反应的广泛接受主要是由于都是个案病例报告。无论是系统性还是局部应用β受体拮抗药，基于证据的评估无法支持这些报道的不良事件的发生[62]。

β受体拮抗药在治疗心肌梗死和心力衰竭方面的使用增加，使人们重新关注它们是否会引起抑郁症。一些综合数据[76]和对于随机临床试验的Meta分析[77]表明，与抑郁症的关联比之前报道的要弱得多，并且可能不存在。此外，一项关于心肌梗死后患者的多中心前瞻性研究证明其不具有相关性[78]。与心血管文献一致，一项人群为基础的回顾性观察队列研究发现青光眼患者局部β受体拮抗药对青光眼患者的抑郁症患病率没有影响[79]。

（三）怀孕及哺乳期妇女

人类对于怀孕和哺乳期妇女青光眼药物不良反应的报道非常少，主要是由于青光眼和妊娠同时发生的概率很小。局部应用β受体拮抗药会影响胎儿，有文献报道噻吗洛尔可以导致胎儿心动过缓和心律失常[80]。另外，有报道噻吗洛尔和倍他洛尔会聚集在乳汁，乳汁/血浆比例高达6/1[81,82]。因此使用β受体拮抗药禁止哺乳。

七、药物相互作用

（一）与系统性药物的相互作用

口服β受体拮抗药对局部β受体拮抗药降眼压效果的影响。局部β受体拮抗药对已经口服β受体拮抗药的患者降眼压效果较差，因为全身使用β受体拮抗药也具有降眼压作用[83]。

潜在的危险组合：与全身使用药物相互作用的报道很少。可能存在潜在危险的组合可以根据已知的β受体拮抗药治疗禁忌证进行预测评估（参见上文的系统性不良反应）。临床中，对服用引起心动过缓或心律失常的药物患者需要谨慎。局部β受体拮抗药可能会增加这些作用，甚至可能导致心脏骤停。由于抗心律失常药的治疗指数较窄，因此与β受体拮抗药等其他药物的潜在药物相互作用确实具有重要的临床意义。这些抗心律失常药物主要包括强心苷（洋地黄，地高辛），Na^+通道阻断药（奎尼丁、普鲁卡因胺、利多卡因）和Ca^{2+}通道阻断药（维拉帕米和地尔硫草）[84]。如果Ca^{2+}通道阻断药需要与局部β受体拮抗药同时使用，那应该选择对心率或传导几乎没有影响的药物。

β受体拮抗药可以掩盖糖尿病患者治疗中的低血糖症状[62,75]。当血糖低于临界水平时，肾上腺素会释放，作用于肝脏中的$β_2$-肾上腺素受体，释放血液中的葡萄糖（参见上文药理学）。β受体拮抗药抑制这种反向调节，并且还掩盖了肾上腺素介导的低血糖的警告信号，例如心动过速。然而，糖尿病患者并不禁忌使用β受体拮抗药，而是要加强对糖尿病疾病本身的良好控制。

最后，应该记住同时使用局部和全身β受体拮抗药会加剧β受体拮抗药的所有不良反应。

（二）与眼局部药物的相互作用——合剂

眼局部药物对β受体拮抗药降眼压效果的影响：

β受体拮抗药与肾上腺素（肾上腺素）或地匹福林的联合作用很差。后者属于一类较老的青光眼药物，即非选择性 α/β 肾上腺素能激动药，其使用已很少。当与任何其他青光眼药物联合使用时，β 受体拮抗药具有较好的效果且耐受性良好。通过累加效应进一步降低 IOP：即通过药物的叠加而不是协同作用。

已经开发出各种固定合剂，其优势包括便利（每天使用较少的眼液瓶，滴较少滴数），从而提高依从性，减少了防腐剂苯扎氯铵的使用，减少共付金额从而节省成本，消除潜在的洗脱效应。第一个组合产品含有副交感神经药物毛果芸香碱。由于毛果芸香碱通过不同的机制（增加房水小梁网流出）降低眼压，因此与 β 受体拮抗药的组合可以累积降 IOP 效应。但因为毛果芸香碱局部耐受性较差，因此自其他新药出现，处方率一直在下降。

即使制造商在市场上提供另一种局部 β 受体拮抗药，目前可用的所有组合产品都含有噻吗洛尔（表 53-2），证明了该药物的主要治疗作用。第一个现代产品是可速普特（Cosopt®），与局部碳酸酐酶抑制药（CAI）多佐胺固定组合。尽管两种药物都是通过降低房水生成来起作用，但噻吗洛尔和多佐胺对房水流速和眼压的影响是完全相加的[85]。噻吗洛尔和口服 CAI 乙酰唑胺在 20 世纪 80 年代的研究与此结果一致（Diamox®）[86]。

噻吗洛尔与碳酸酐酶抑制药布林佐胺(Azarga®)，α₂ 受体激动药溴莫尼定（Combigan®）和所有前列腺素衍生物（Xalacom®，DuoTrav® 和 Ganfort®）的固定合剂已经获得成品（表 53-2）。所有这些组合产品比单独使用其中一个组分作用更好，并且与单一治疗相比，没有进一步的安全性问题。然而，噻吗洛尔与前列腺素衍生物的组合迄今未被 FDA 批准用于美国，因为认为与单独使用前列腺素衍生物相比，仅具有轻度的额外降低压作用。

噻吗洛尔对局部抗青光眼药物耐受性的影响：使用各种组合产品的意外发现是溶液中的噻吗洛尔似乎保护患者，使患者对其他成分的耐受提高。尽管没有可用的研究证实（或相矛盾），但许多眼科医生有强烈感受：Cosopt® 比 Trusopt®（单独多佐胺）在刺痛，结膜充血或眼部过敏方面耐受性更好。此外，研究表明 Combigan® 具有优于 Alphagan®（单独的溴莫尼定）[87]的局部耐受性，Ganfort® 与 Lumigan®（单独使用比马前列素）也是如此[88]。此时对噻吗洛尔这些有益作用都是推测的。

聚焦　备用观点

Tony Realini

自本文第一版以来，β 受体拮抗药对青光眼治疗的作用变得不再清晰。尽管曾经作为一线治疗药物，它们现在已被作用和安全性都较高的前列腺素衍生物取代。当然，对于前列腺素不适合或不能接受的少数患者，β 受体拮抗药是极好的备用药物。然而，前列腺素和 β 受体拮抗药的辅助研究告诉我们，一线治疗的最佳第二选择不一定首选二线治疗的药物。当 β 受体拮抗药作为辅助药物与前列腺素联合应用时，额外的降 IOP 幅度极少。由于大多数青光眼患者的治疗方案包括前列腺素，因此，如今 β 受体拮抗药治疗青光眼的作用尚不清楚。在作者的临床实践中，首选前列腺素，添加碳酸酐酶抑制药或肾上腺素能激动药作为第二选择，如果有必要，将含有 β 受体拮抗药合剂作为的二线药物是有益的。β 受体拮抗药定位为我药物选择的第三线是有效的。随着最近开发和批准布林佐胺/溴莫尼定固定组合（特别不含 β 受体拮抗药），作者预测它可以演变为一个范例，将 β 受体拮抗药在作者的临床选择中进一步降级为第四线。总之，局部 β 受体拮抗药曾经有它的时代，但是这个时代可能已经过去了。

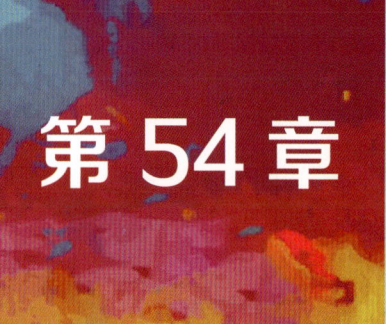

第 54 章 碳酸酐酶抑制药
Carbonic Anhydrase Inhibitors

GáBor Holló 著
谢 媛 张 慧 译
张 慧 校

本章概要

碳酸酐酶抑制药是一类降低眼压的磺胺类药物，它可以抑制眼部睫状突中的碳酸酐酶，减少房水生成，从而降低眼压。全身给予碳酸酐酶抑制药可以降低 40% 眼压，并且起效较快。因此，系统使用碳酸酐酶抑制药（通常为乙酰唑胺）经常用于急性闭角型青光眼发作以及滤过手术前降低高眼压。然而，如果长期使用，全身使用碳酸酐酶抑制药有许多系统性不良反应。事实上，乙酰唑胺的一些不良反应甚至是致命的。相反，局部使用碳酸酐酶抑制药多佐胺和布林佐胺系统安全性较高，不良反应更局限于局部。临床实践中，碳酸酐酶抑制药主要与其他降眼压药物结合使用。当将它们与非选择性 β 受体拮抗药或前列腺素衍生物合并使用，它们的降眼压作用尤为有利。长期使用局部碳酸酐酶抑制药降眼压作用比较稳定，没有长期漂移现象。为了增加眼部穿透能力，多佐胺的配方使其呈酸性，这可以解释为什么它比布林佐胺更易引起更严重的局部不良反应。所有碳酸酐酶抑制药都影响眼灌注压，但是碳酸酐酶抑制药所增加的眼血流的作用仍然有待进一步阐明。目前，碳酸酐酶抑制药改变眼灌注压，并不能作为碳酸酐酶抑制药具有非降眼压依赖的青光眼神经节细胞保护作用的证据。

一、概述

碳酸酐酶（carbonic anhydrase，CA）是一种催化二氧化碳水化和去水化作用的酶（图 54-1）碳酸酐酶在体内有很多作用。它存在于肺、大脑、胰腺、肝脏、胆囊、肌肉、肾脏和红细胞内，同时它在眼中也有各种各样不同的作用[1, 2] 事实上，CA 不是一种酶，而是几种具有不同特征的同工酶，以不同的比例分布在各种组织（表 54-1）。在眼中，CA 是房水产生的关键酶（图 54-2）。因此，抑制它在睫状突中的作用，可以导致房水分泌减少从而降低眼压[2, 3]。房水分泌的场所在睫状突无色素上皮细胞内。在这些细胞中，主要分布有两个 CA 同工酶：同工酶 Ⅱ（CA Ⅱ）和同工酶 Ⅳ（CA Ⅳ）。CA Ⅱ 是胞浆酶，局部和全身碳酸酐酶抑制药（carbonic anhydrase inhibitors，CAI）都可以阻断它。CA Ⅳ 是一种胞膜结合蛋白，碳酸酐酶抑制药并不能影响它。由于 CA Ⅱ 是一种具有特殊活性的酶，为了临床上显著降低眼压，需要抑制睫状突无色素上皮 99.9% 的酶活性[1, 3]。

$$CO_2 + H_2O \longleftrightarrow H_2CO_3 \longleftrightarrow H^+ + HCO_3^-$$

▲ 图 54-1 二氧化碳的水合和脱水

碳酸酐酶（carbonic anhydrase，CA）催化睫状突无色素上皮细胞碳酸氢根（HCO_3^-）分泌，这是房水生成的关键步骤。CA 将该过程加速 10 000～100 000 倍[1]

表 54-1 人眼中 CA 同工酶的分布

眼前节	
角膜内皮	CAⅠ, CAⅡ
晶状体	CAⅠ, CAⅡ
眼后节	
睫状体无色素上皮	CAⅡ, CAⅣ
视网膜色素上皮	CAⅡ, CAⅣ
黄斑中心凹视锥细胞	CAⅡ
Müller 细胞	CAⅡ
脉络膜毛细血管	CAⅣ

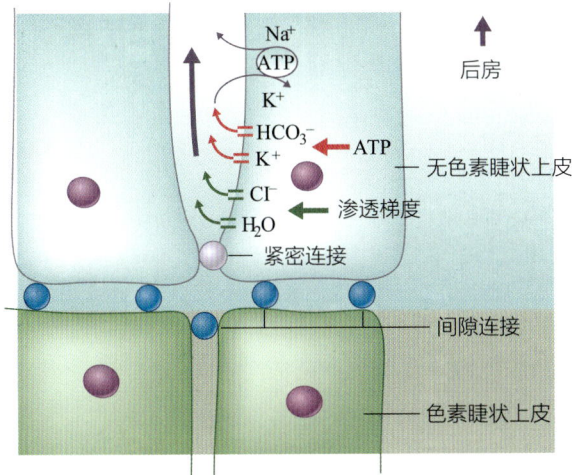

▲ 图 54-2 碳酸氢盐分泌在房水生成过程中作用的简易图
(经许可改编自 Holló G. Glaucoma: pathophysiology and clinical practice. Budapest: Inthera AG, 1997.) 钠和碳酸氢根离子通过 ATP（能量）依赖过程分泌到眼后房。水分子顺着渗透浓度梯度被动地跟随钠和碳酸氢盐进入后房。因此，阻断 CA 减少了可用于主动转运的碳酸氢根离子，因此被动转运的 H_2O 分子也减少。这个过程减少了房水生成量

二、药物构成：全身和局部碳酸酐酶抑制药

临床上有五种不同的碳酸酐酶抑制药可用来降低高眼压（图 54-3）。其中三种（乙酰唑胺，醋甲佐胺和双氯非那胺）为全身给药（口服或静注）。另外两种（布林佐胺和多佐胺）为局部用眼药。所有的 CAI 都是磺胺类衍生物。

乙酰唑胺的降眼压作用是 Becker 在 1954 年发

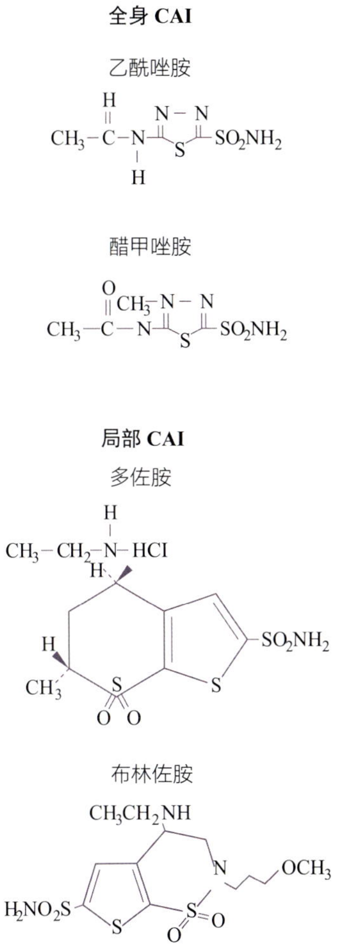

▲ 图 54-3 临床常用全身及局部碳酸酐酶抑制药（CAI）的分子结构

现的[4]，从那以后人们就开始在临床上使用不同商品名的碳酸酐酶抑制药。尽管口服与静脉注射乙酰唑胺可以有效地降低眼压，由于其全身性不良反应，长期使用这类药物还是对身体有害的。由于眼表面对乙酰唑胺的吸收非常小，因此，这种剂型局部用药降低眼压并不成功。为临床上提供一种有效降低眼压，且没有乙酰唑胺全身不良反应的局部点眼的碳酸酐酶抑制药还在不断进展中[2]。

（一）全身用碳酸酐酶抑制：乙酰唑胺，醋甲佐胺和双氯非那胺

最常使用的全身 CAI 是乙酰唑胺。乙酰唑胺（如 Diamox™）剂型主要是口服（250mg/片）和静脉注射（500mg/ml）。它也可以放置在 500mg 缓释胶囊中（Diamox Retard™），每日一次。醋甲佐胺（Neptazane™）片剂（50mg）在临床上比乙酰唑胺使用频率要小一些。醋甲佐胺每日用量

在 100~150mg。双氯非那胺（Daranide™）片剂是 50mg/片，这种药更少在临床上使用，日用量在 100~150mg[3]。

（二）碳酸酐酶抑制药局部用药：布林佐胺和多佐胺

2% 多佐胺（舒净露™，默克公司，White-house Station，NJ，USA）是首个局部使用的 CAI，1995 年应用于临床[2, 5]。局部多佐胺眼部穿透性（从眼表吸收，穿过角膜通过房水到达睫状突）需要药物具有水脂两溶性特征，意味着这个分子同时包含阴离子和阳离子基团。这种两溶性特征会导致酸碱环境下都能离子化，同时在 pH 7~8 时会增加脂溶解度。多佐胺是在酸性环境（pH=5.6）下形成的，这对于药物在眼部的吸收很重要，但这也是导致局部点药后会常发生眼痛的症状的原因。可速普特™（默克公司，White-house Station，NJ，USA）是 0.2% 多佐胺和 0.5% 噻吗洛尔固定复合剂。

1% 布林佐胺（派立明™，爱尔康，沃思堡市，得克萨斯州，美国）1998 年用于临床[2, 5, 6]。与多佐胺相比，布林佐胺用另一种方式处理眼部吸收问题。布林佐胺具有高水溶性，因此角膜穿透性较好。Azarga™（爱尔康，沃思堡市，得克萨斯州，美国）是两种水溶性制剂的固定组合：1% 布林佐胺和 0.5% 噻吗洛尔。派立明和 Azarga™ 的活性成分溶解于黏性滴眼混悬液中（卡波姆），这样与眼表面接触时间较长，并且与生理性 PH（PH=7.5）和渗透压（300mOsm/kg）都相似。多佐胺和布林佐胺代表性剂型的重要临床特性总结在表 54-2 中。

三、作用机制

所有碳酸酐酶抑制药都通过阻断睫状突中的无色素睫状上皮细胞中碳酸酐酶而抑制房水分泌。全身乙酰唑胺可以减少 30% 房水分泌。口服药物可以在服用 30min 就降低眼压，高峰时间为 2h，持续至少 6~8h。全身用药洗脱时间为 3d[7]。乙酰唑胺与血浆蛋白的结合程度达到 93%，它无须经过代谢过程，而直接通过肾脏排出体外。美沙唑胺的肾脏代谢率仅为 25%，因此它的临床应用相对受肾功能的限制影响较小[1, 3]。

表 54-2 多佐胺和布林佐胺临床常见特征比较

	多佐胺	布林佐胺
剂型	溶液	悬浮液
浓度	2%	1%
日点药次数	2~3	2
PH	5.6	7.5
渗透浓度	无可用数据	300mOsm/kg
BAC 浓度	0.0075%	0.01%
眼部吸收位置	角膜	角膜
眼部吸收属性	两溶性	脂溶性
洗脱期	1 周	1 周

BAC. 苯扎氯铵

与相对非选择性的乙酰唑胺相比，局部 CAI（布林佐胺和多佐胺）与 CA Ⅱ 具有特异性亲和力[2, 5, 6]。它们对 CA Ⅱ 的亲和力是 CA Ⅰ 的 1000 倍，大约是 CA Ⅳ 的 40 倍。健康志愿者给予 CA Ⅰ 局部点眼 2 次 / 日房水分泌白天减少 13%，晚上减少 9%。由于局部 CA Ⅰ 降眼压作用可以维持 24h（相比 β 受体拮抗药），因此它在临床上作用非常重要。局部 CA Ⅰ 对于 CA Ⅱ 选择性抑制，而乙酰唑胺非选择性作用于 CA Ⅱ 和 Ⅳ 同工酶，这可能是局部 CA Ⅰ 的药物比乙酰唑胺降眼压幅度小的原因。

四、碳酸酐酶抑制药对眼血流和视功能的影响

口服或静滴乙酰唑胺，局部给予多佐胺和布林佐胺，都曾报道可以在青光眼患者和正常人减少动静脉充盈时间，加速黄斑和视盘毛细血管着染，增加眼血流的波动幅度和波动性[8, 9]。但是，并没有发现它们对眼动脉血流动力学有影响[8, 10]。在动物模型中，应用玻璃体内电极发现静脉注射多佐胺可以增加视盘处氧分压[11]。必须强调的是上述灌注压的改变全都是短暂的改变，主要是由于 CAI 导致局部 CO_2 改变所致[11]。CAI 所导致的 PH 的降低（酸化）并不是导致眼灌注改变的原因[8, 11]。当多佐胺与噻吗洛尔联合使用时（多佐胺/噻吗洛尔固定制剂）增加眼灌注压的作用较为持续[8, 12]。

以上的短期发现提示，局部使用临床认可剂量

CAI，对视网膜神经节细胞有一定有利的作用。事实上，早期短期临床研究证实健康受试者给予局部CAI后可以改善中心视野平均敏感度并增加对比敏感度[8]。但最近的研究中并没有证实这一观点[10]。

最近发表了关于6个月长期随访局部常规剂量CAI对血流影响的研究[13,14]。这些临床相关研究结果显示视盘、脉络膜、盘周视网膜一些部分毛细血管血流增加，同时观测到动静脉充盈时间加快。然而，球后血流动力学没有发现改变。表54-3总结了CAI对眼灌注影响作用。

对于临床医生，最关注的是局部CAI对眼灌注影响作用是否真的对青光眼长期随访具有保存视功能的作用。目前，因缺乏长期临床研究，还不能解答这个问题，而且难以区分这种有利作用，应该归咎于CAI导致的降眼压作用，还是CAI导致的灌注压改变。

五、适应证

各种类型青光眼（原发性开角型青光眼、先天性青光眼、儿童青光眼、青少年青光眼、正常眼压性青光眼、剥脱性青光眼、无晶状体青光眼和外伤性青光眼），以及高眼压症的治疗中，局部碳酸酐酶抑制药大多作为联合用药使用，但是单独使用也很有效。多佐胺/噻吗洛尔联合制剂更可作为青光

表54-3 碳酸酐酶抑制药对眼灌注和视功能的影响

关注改变类型	给予CAI改变方式	评价
动静脉充盈时间	缩短	中短期观察
视盘毛细血管充盈	加速	短期观察
黄斑毛细血管灌注	加速	短期观察
脉动性眼部血流	增加	短期观察
球后血管灌注	不一致	中短期观察
视盘氧分压	增加	只有动物实验结果
视盘毛细血管灌注	增加	中期观察
脉络膜毛细血管灌注	增加	中期观察
盘周视网膜毛细血管灌注	增加或不变	中期观察

眼首选治疗。由于口服或静注乙酰佐胺比局部使用CAI可以快速大幅度的降低眼压，因此广泛用于治疗急性闭角型青光眼，同时用于Nd激光虹膜周边切除术所导致的一过性高眼压[2]。对于非常高的眼压（无论哪种类型青光眼），全身给予乙酰唑胺同样可以短暂降低眼压，以便于行滤过手术。

六、单独用药和联合用药降眼压的有效性和剂量选择

乙酰唑胺一般用于上述情况，可以短暂有效地降低眼压，而对于难治性青光眼，可能需要长期使用。由于乙酰唑胺个体反应不同，每日剂量1~4片不等（每日最大剂量到1000mg）。乙酰唑胺最大降眼压幅度约40%。为了防止利尿导致的系统性低血钾症，乙酰唑胺通常与口服补钾剂一起使用。

长期用药可以选择局部碳酸酐酶抑制药[2]。单独使用时，多佐胺局部点每日3次，如果作为联合用药，每日2次或每日3次（见第57章）。多佐胺/噻吗洛尔联合用药每日2次，可以达到多佐胺最小有效剂量，以及噻吗洛尔最大剂量。无论单独给药还是1%布林佐胺/0.5%噻吗洛尔合剂，布林佐胺都是每日2次[17,18]。

多佐胺和布林佐胺降低眼压效果相似。单独使用原发性开角型青光眼和高眼压症IOP峰值降低16.3%~22.9%（点眼后2h），12h降低13.2%~18.9%[2]。碳酸酐酶抑制药长期降眼压效果是稳定的，没有报道过出现长期漂移的现象。

局部碳酸酐酶抑制药通常与局部β受体拮抗药一起使用。在原发性开角型青光眼和高眼压症中，除了多佐胺（每日2次）或布林佐胺（每日2次），0.5%噻吗洛尔可以使眼压峰值进一步降低11%~22%，谷值进一步降低12%~16.3%。多佐胺/噻吗洛尔合剂与多佐胺、噻吗洛尔联合使用降眼压幅度一致[21,22]。多佐胺/噻吗洛尔合剂降眼压效果一定程度上低于或者类似于拉坦前列素单独使用效果[23,24]。

在最近一项对原发性开角型青光眼、高眼压症的多中心、随机、双盲临床研究中，1%布林佐胺和0.5%噻吗洛尔联合用药与曲伏前列素降眼压效果相似[25]。从曲伏前列素开始的治疗基线（布

林佐胺 22.3mmHg，噻吗洛尔 22.6mmHg），3 个月治疗后日间平均降 IOP 布林佐胺降低 15.2%，噻吗洛尔降低 14.1%（图 54-4）。更加有趣的结果是，单药治疗中，非选择性 β 受体拮抗药的降眼压效果要好于布林佐胺[7]。最近还有两个对 1% 布林佐胺联合 0.003% 曲伏前列素 /0.5% 噻吗洛尔联合用药的研究。IOP 在不同时间点进一步降低了 1.1～1.9mmHg。一个前瞻性随机双盲多中心的多佐胺 / 噻吗洛尔和布林佐胺 / 噻吗洛尔治疗组 1 年对比研究发现两组 IOP 及 IOP 降低程度无差异[18]。IOP 从 24.8～27.3mmHg 未治疗的基线水平，给予布林佐胺 / 噻吗洛尔合剂每日 2 次后，在每个时间点都降低了 29.6%～33.5%[17, 18]，将布林佐胺加入到拉坦前列素中，IOP 进一步降低 20%[28]。当多佐胺加入到拉坦前列素中，IOP 进一步降低 8%～15%[2, 29]。

全身给予乙酰唑胺后再给予局部碳酸酐酶抑制药并不能进一步降低眼压，但是如果局部使用一滴碳酸酐酶抑制药后，再加用 250mg 乙酰唑胺可以进一步降低眼压。临床中不推荐不同 CAI 的组合使用。单独使用多佐胺后，加入 1%～2% 毛果芸香碱可以进一步降低 8.4% 的 IOP[2]。

表 54-4 总结了已发表的包含 CAI 的组合用药。

表 54-4　局部碳酸酐酶抑制药与其他降眼压药物联合用药的附加作用

局部 CAI 加入至	附加作用	评价
局部 β 受体拮抗药	有	联合用药临床有效，已有合剂
前列腺素衍生物	有	联合用药临床有效
1% 或 2% 毛果芸香碱	有	IOP 有较小的进一步降低
全身性 CAI	无	IOP 没有进一步降低

七、碳酸酐酶抑制药的禁忌证与全身不良反应

由于所有 CAI 都是磺胺类衍生物，磺胺类的禁忌证和注意事项都与 CAI 相关[2, 3]。因此，如果已知磺胺类过敏，那么 CAI 也是禁忌的。CAI 主要靠肾脏排出，因此，要向有严重肾脏损伤的患者（CrCl＜30ml/min）申明注意事项，尤其是全身给予 CAI[1]。由于没有足够的怀孕和哺乳期的研究证据，因此妊娠和哺乳也是 CAI 的相对禁忌证。CAI 可以从母乳中排出，可能影响新生儿红细胞的 CA 活性，也需要对严重肝损伤的患者申明 CAI 可能的代谢作用。总之，在以上提到的情况中，使用或者停止 CAI 治疗需要个体化决定：治疗的益处要超过其可能的风险才行。

CAI 系统性不良反应有两种，急型是由于敏感性较高（如 Stevens–Johnson 综合征），慢型由于剂量依赖性系统性改变，停药后会逆转。在近 40 年的报道中，CAI 导致的严重血液系统失调（粒性白血球缺乏症，血小板减少，再生障碍性贫血或全血细胞减少症）造成了 120 例致死病例[2, 30, 31]。这些反应都归因于全身性 CAI，但也有少量报道眼局部多佐胺导致的血小板减少症[32]。在这些局部 CAI 导致的病例中，血小板减少症的预后比全身使用乙酰唑胺好，停止局部 CAI 治疗后血小板可恢复。为了能够及时发现上述潜在的不良反应，建议全身使用 CAI 进行长期治疗期间，重复进行血液学检测。

在长期使用全身 CAI 时，较轻的不良反应（疲倦，感觉异常，头痛，胃肠道不良反应，味觉异

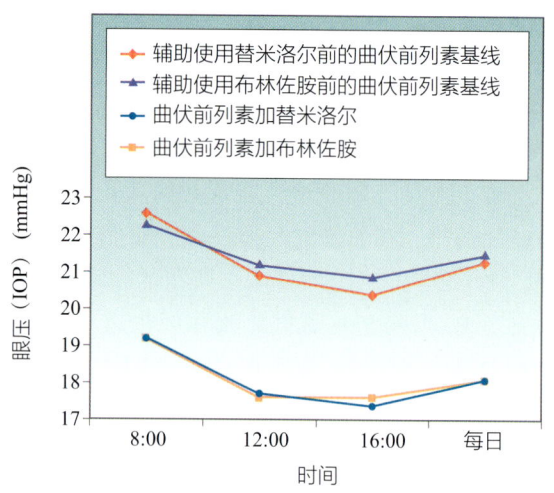

▲ 图 54-4　局部布林佐胺（每日 2 次）与前列素衍生物曲伏前列素（每日 1 次）联合用药的降眼压效果
改编自 HollóG. Chiselita D, Petkova N, et al. The efficacy and safety of timolol maleate versus brinzolamide each given twice daily added to travoprost in patients with ocular hypertension or primary open–angle glaucoma. Eur J Ophthalmol 2006；16：816–23

常，苦味，食欲下降，形成肾结石，不适和酸中毒）是常见的，但是在局部使用 CAI 相对较罕见且症状较轻[2, 33]。重要的是，即使局部使用 CAI，也会在红细胞中聚集并抑制细胞中约 21% 的 CA Ⅱ 活性[2]。这种抑制在成人中不会引起任何临床上的不良反应，但在有胎儿血红蛋白的新生儿或早产儿中，可能会导致酸中毒[34]。因此，新生儿使用局部 CAI 需要特别小心。在糖尿病中，乙酰唑胺诱导的酸中毒可能加重高渗状态[35]。当多佐胺作为多佐胺 / 噻吗洛尔合剂的一部分时，也必须考虑 β 受体拮抗药组分的全身不良反应。表 54-5 和表 54-6 总结了全身和局部 CAI 的禁忌证以及 CAI 的全身不良反应。

表 54-5　局部和全身碳酸酐酶抑制药禁忌证

禁忌证	局部 CAI	全身 CAI
磺胺类过敏	是	是
局部磺胺类接触性皮炎史	是	不详
肾功能不全（内生肌酐清除率 < 30ml/min）	相对禁忌证	是
肝损伤	不详	不详
怀孕和哺乳	相对禁忌证	相对禁忌证
早产儿	是	是

表 54-6　局部和全身碳酸酐酶抑制药不良反应

不良反应	全身 CAI	局部 CAI
血液系统失调	是	罕见，较轻
苦味	是	是
胃肠道不适症状	是	罕见，较轻
感觉异常	是	罕见，较轻
肾结石	是	罕见，较轻
酸中毒	是	是，早产儿

眼部不良反应和眼耐受性

在全身或局部使用 CAI 时，可能发生脉络膜脱离和短暂近视这些磺酰胺衍生物不常见的不良反应。局部多佐胺的一种少见的过敏性并发症是边缘性角膜炎，停用后可自行消退。局部多佐胺更常见的并发症是眶周接触性皮炎和过敏性结膜炎[36]。虽然停用多佐胺后眼周皮炎和过敏性结膜炎会很快恢复，此后局部药物中包含 CAI，症状仍会重新出现。因此，有眼周 CAI 过敏症病史患者是局部 CAI 药物的禁忌证。

如表 54-1 所示，角膜内皮中含有 CA Ⅱ 同工酶，可被局部 CAI 所抑制。角膜 CA Ⅱ 的功能降低可能导致角膜水肿和增厚，甚至可能导致角膜失代偿。然而，临床实践表明，在正常角膜的眼内，即使局部 CAI 治疗 1 年，中央角膜厚度也没有具临床意义的改变[2]，并且在局部 CAI 药物治疗的角膜内皮细胞损失与 β 受体拮抗药使用者无差异。相比之下，局部 CAI 可以通过减少内皮细胞数量和功能来加重受损角膜的状态（例如，Fuchs 营养不良，复杂白内障手术导致的内皮细胞密度降低）。这可能导致角膜失代偿，停用 CAI 治疗后也不能逆转[2]。

眼部耐受性和舒适性是 CAI 长期用药需要重点关注的方面，并且可能影响依从性，从而影响 IOP 的控制效果。有研究表明与安慰剂和布林佐胺相比，局部多佐胺使用可以增加眼烧灼感、流泪、瘙痒、刺激和极度不适的发生[2]。多佐胺的相关不适症状可能是由于商品舒净露 Trusopt 为促进多佐胺眼部吸收所需的酸性环境所致。派立明的 pH 值和渗透压更接近生理值；因此，布林佐胺的眼部耐受性高于多佐胺[2, 19, 20]。另一方面，布林佐胺点眼后立即发生的瞬时视物模糊比多佐胺更频繁，这是因为布林佐胺制剂中加入了黏性卡波姆悬液。

在多佐胺单药治疗中，不良反应发生频率第 1 年是第 2 年的 2 倍。因此，多佐胺耐受好的患者，在延长的用药时间中，也可能经历更少的不良反应。在临床中，由于不良反应而不继续用药的比率为：多佐胺 0.1%～24.1%；布林佐胺 0.03%～17%[2, 19, 38]。在一项前瞻性随机双盲多中心临床研究中，随访 1 年，发生药物不良反应特别是刺激感的频率多佐胺 / 噻吗洛尔合剂比布林佐胺噻吗洛尔合剂发生频率高。表 54-7 总结了局部 CAI 的眼部不良反应。

表 54-7 局部碳酸酐酶抑制药眼部不良反应

不良反应	多佐胺	布林佐胺
点眼后烧灼感 / 痒	++	–/+
点眼后苦味	++	+
点眼后视物模糊	–/+	++
眼周接触性皮炎	++	–/+
过敏性结膜炎	++	–/+
受损的角膜失代偿	+	+

表 54-8 全身和局部碳酸酐酶抑制药报道的药物相互作用

药物作用	相互作用
环孢素	增加
洋地黄毒性	增加
锂毒性	增加
阿司匹林毒性	增加
由利尿药引起的钾损失	增加
苯妥英导致的骨质疏松	增加
口服降糖药的作用	减少
降血压药物的作用	增加
胆碱酯酶活性	减少

八、碳酸酐酶抑制药的相互作用

CAI 的药物相互作用是全身性相互作用（表 54-8）。据报道，与全身环孢素、洋地黄、锂、阿司匹林（毒性增加）和利尿药（钾的损失增加）一起服用时不良反应或毒性会增加。全身性乙酰唑胺可降低口服降糖药物的作用，并降低胆碱酯酶活性[1, 39]。

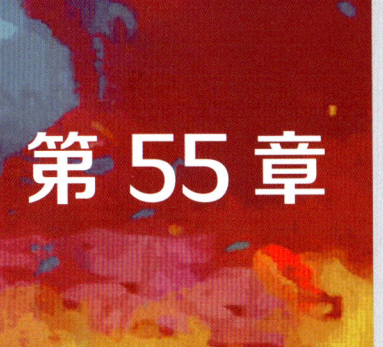

第 55 章　α 受体激动药
Alpha Agonists

Adam C Reynolds　著
张　慧　谢　媛　译
张　慧　校

本章概要

α受体激动药降低眼压的机制主要是通过激动眼部的 $α_2$ 受体，从而降低腺苷酸环化酶活性，导致细胞内 cAMP 水平降低。继发的前列腺素介质和中枢神经系统反应可能也参与了这个机制。对人类房水动力学影响的机制尚未得到确切的证实；然而，α受体激动药似乎减少房水流入以及增加房水流出，房水流出道可能涉及葡萄膜巩膜途径或其他非压力依赖性房水流出。除了α受体激动药降眼压作用之外，神经保护作用也在深入研究中；然而，此时在临床使用中提出任何神经保护作用还为时过早。

局部α受体激动药已经成为治疗高眼压重要且常用的药品。特别是溴莫尼定可用作长期治疗的单一用药，也可作为其他药物的辅助药。安普乐定由于其较高过敏反应和快速耐药性发生率目前尚未广泛用于青光眼长期治疗。对于治疗和预防急性青光眼和各种眼科手术（包括激光小梁成形术，激光虹膜周边切开术，Nd:YAG 后囊切开术，白内障手术）后的急性眼压升高，阿可乐定和溴莫尼定都非常有效且优于其他局部甚至口服降眼压药物。已显示α受体激动药作为对其他类型的局部降眼压药物的辅助制剂，尤其是前列腺素衍生物的辅助治疗是有效的。现在在美国还有一种可使用合剂配方，就是溴莫尼定与噻吗洛尔每日 2 次的合剂。

α受体激动药具有较好的安全性，但也有众所周知的不良反应。安普乐定几乎没有 CNS 介导的疲劳和低血压不良反应，但迟发性过敏反应的发生率较高。溴莫尼定过敏发生率较低，但有很多 CNS 不良反应，特别是在儿科人群中限制了其使用。溴莫尼定的不良反应，促进了使用不同的防腐剂和较低浓度的剂型的开发，这些制剂同早期制剂功效相似，但很少会发生迟发性过敏反应和相关的疲劳症状。

一、概述

使用α受体激动药治疗慢性青光眼已有数十年历史。不同肾上腺素能受体的类别和亚型的发现，特别是α和β肾上腺素受体，使得发展出不同的肾上腺素系统的降眼压药物。β-肾上腺素能阻滞药噻吗洛尔是最早的药物，将在其他章节讨论。针对特异性α肾上腺素受体亚型 $α_1$，$α_2$ 和咪唑受体开发出了几种不同的非常有效的降眼压药。目前使用的α肾上腺素能药包括可乐定，在眼科治疗中已不常用；以及其两种衍生物，安普乐定和最近应用的衍生物溴莫尼定。

在过去 10 年中，用于青光眼治疗的局部α受体激动药由于各种各样的原因，都倾向于使用溴莫尼定，我们之后将会对其讨论。然而，大多数关于作用机制和药理学的初始研究都涉及可乐定和安普乐定，因此本章必须也对它们进行讨论。

二、药物制剂

可乐定是眼科局部使用的 α 受体激动药的初始药剂，目前仍有以二氯苯基氨基咪唑啉的形式存在的 Isoglaucon 制剂，浓度为 0.125%、0.2% 和 0.5%。安普乐定在 iopidine 配方的浓度为 0.5% 和 1%。酒石酸溴莫尼定目前有几种不同的配方。Alphagan 最初配方浓度为 0.2% 和 0.5%，以苯扎氯铵作为防腐剂。0.2% 的配方现在有几种不同的通用形式。最近使用的 Alphagan-P 浓度为 0.15% 和 0.10%，由艾尔健销售，用 purite（二氧化氯）保存。目前正在考虑将含有聚季铵盐 -1 的 0.15% 溴莫尼定配方应用于市场。在欧洲，加拿大和美国有 0.2% 溴莫尼定与 0.5% 噻吗洛尔的固定组合制剂。

在过去十年中，用于青光眼治疗的局部 α 受体激动药由于各种各样的原因而倾向于使用溴莫尼定，我们将在之后将会对其讨论。然而，大多数关于作用机制和药理学的初始研究都涉及可乐定和安普乐定，因此我们必须也对它们进行讨论。

三、作用机制

（一）药理学作用

跨膜受体介导眼肾上腺素激活，该受体激活奎宁核苷酸结合酶（G 蛋白）。每种肾上腺素受体都与至少一种独特的 G 蛋白相关。α_1 与 Gq 受体相关，α_2 与 Gi 受体相关。已经发现了许多不同的受体亚型，并且这些受体亚型正在作为新的更具体的靶点进行深入研究。

肾上腺素受体激活主要通过睫状上皮中的腺苷酸环化酶水平来调节眼内压（IOP）。腺苷酸环化酶的抑制和细胞内环磷酸腺苷（cAMP）的减少导致房水生成减少以及其他相关作用（即巩膜静脉压的降低）。受体激活作用于细胞内第二个信号在动物模型是前列腺素，但尚不能确定在人眼中是否类似。一些研究表明，非甾体抗炎药物如氟比洛芬可以阻断安普乐定在食蟹猴中降 IOP 的效果，但在人类中则不然[2-4]，表明其对人眼的独特影响不同于其他灵长类动物。

目前，α 肾上腺素能激活在人类降眼压的确切作用位点尚不清楚。这些药物可以占据大脑、睫状体，可能在小梁网上的肾上腺素和咪唑受体，单眼使用安普乐定或布雷尼定可使对侧眼压降低 19%，而溴莫尼定的这种效应似乎更大[5]。这种交叉效应因物种而异，但在其他非哺乳动物模型中证实由交感神经系统输入介导的交叉效应，而在人类和猴子中似乎并非如此。在最近的研究中提出这样的可能性：α 受体激动药可能具有降低 IOP 的双重机制，通过增加小梁网流出或非压力依赖性途径，例如葡萄膜巩膜通道流出[7-9]。我们将在后面更全面地讨论。

安普乐定是可乐定的亲水性衍生物，可显著降低眼压，而不会出现可乐定中枢介导的低血压和嗜睡的不良反应。虽然结构上与可乐定相似，但它在苯环的 C4 位置具有亲水性酰胺基团。这种修饰使得安普乐定更加亲水（亲脂性更低），因此血脑屏障渗透性较差。然而，同样也使角膜穿透力降低。安普乐定的角膜渗透速度比可乐定慢 6 倍。安普乐定是一种中度 α_2 选择性激动药，其 α_2 比 α_1 亲和力高 72 倍[10]。在浓度 0.25% 时 α_1 活性就足以引起显著的结膜变白和眼睑退缩。

溴莫尼定是一种高选择性的 α_2 受体激动药。在兔模型中，它比可乐定的 α_2 选择性高 7~12 倍，比安普乐定的选择性高 23~32 倍[11]。人类数据显示，单眼用药会发生结膜变白和眼睑退缩，提示溴莫尼定的高 α_2 选择性在人类可能不如动物模型高。溴莫尼定比可乐定的亲脂性低，但比安普乐定高。与其他两种药物相比，角膜和脑血屏障的渗透性可能是中间水平，而镇静作用、低血压和其他中枢介导的作用，可能至少有一部分原因是因为角膜和血脑屏障渗透性。降低 IOP 的中枢效应可能也是溴莫尼定降低眼压的作用机制之一。一项研究提示溴莫尼定可能通过睫状体中的非肾上腺素能咪唑受体激动作用降低猴子的眼压[12]。这正是与安普乐定、可乐定的重要差异，咪唑受体位于中枢髓质内，参与安普乐定和可乐定的中枢降眼压作用。可乐定、安普乐定和溴莫尼定的分子结构如图 55-1 所示。

（二）对房水动力学的影响

目前利用 goldmann 公式建立的房水生理学公

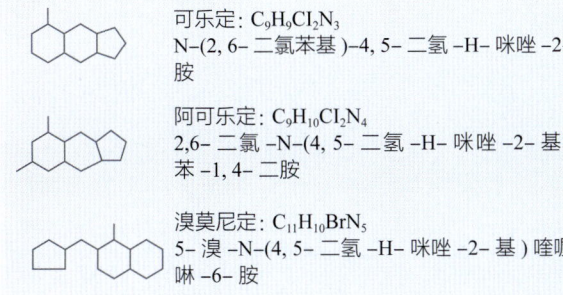

▲ 图55-1 可乐定，安普乐定和溴莫尼定的分子结构

式来对降眼压药物对房水动力学作用进行评估。

$$IOP=Pev+(F-U)/C_{tm}$$

变量定义：IOP=眼内压；Pev=上巩膜静脉压；F=房水流量；U=葡萄膜巩膜流出量；C_{tm}=小梁网流出系数。

关于不同药物和干预对房水动力学影响的结论性评述需要测量至少三个变量，但这在人类体内研究通常很难测量得到。在安普乐定的早期研究中，似乎大部分仅通过减少房水生成来达到 IOP 降低作用，但这些早期结论已受到挑战。一项对高眼压患者的更系统的试验表明，长期使用安普乐定可能通过多种机制降低眼压，主要是通过增加小梁网流出[8]。与先前的研究一致，安普乐定对眼压流出通路没有明显影响；然而，在本研究中，主要通过增加房水的流畅系数（53%）降低 IOP，其次通过降低上巩膜静脉压（10%）和降低房水流量（12%）。

溴莫尼定对房水动力学影响的类似研究表明，它与安普乐定之间也存在一些重要的差异。房水内流量减少 20%，并且增加葡萄膜巩膜通道流出显然也产生了一些降低 IOP 的效果。然而，随后的研究对葡萄膜巩膜通道的作用提出了挑战[13]。如溴莫尼定更有可能因降低眼压的中枢机制，造成比安普乐定更大的降低对侧眼压的效果。由于更强的中枢神经系统（CNS）穿透性，溴莫尼定更有可能通过对中枢系统作用介导了 IOP 的改变。

（三）眼部血流量改变

与其他类别的治疗青光眼的药物相比，α 受体激动药，尤其是溴莫尼定，对其神经保护或视神经微循环的利弊作用经过更加全面的反复推敲。有很多因素导致需要对 α 受体激动药的神经保护或视神经微循环的影响进行研究并得出具有争议的结论。

由于可乐定中枢介导的全身性降低血压和血管收缩作用，以及安普乐定的结膜，口腔和鼻血管收缩的局部作用，最初关注的安全问题是其可能造成视神经动脉循环的收缩。显然，尽管可以降低 IOP，考虑使用这些药物治疗加重青光眼患者视神经微循环受损是合理的。一些研究表明，局部用安普乐定治疗确实会导致眼前段（包括虹膜）的血流急剧减少[14]，但在体内未发现具有收缩视神经或视盘周围视网膜血管的效应。然而，众所周知，人类很难测量到视神经血流，而且 α 受体激动药的血管收缩效应会对不同的血管床具有物种特异性，因此通过动物实验对人类进行扩展是有问题的。几项用多普勒超声检测正常志愿者使用阿可乐定后视网膜和盘周血流的研究，未能显示其对血流的影响[15]。然而，这些研究用另一只眼作为对照。中枢神经系统效应可能仍然是这类研究的一个问题，它能作用于双眼使结果混淆。

由于溴莫尼定具有更高的血脑屏障渗透性和更多的中枢系统不良反应，这个问题更令人担忧。然而，一些动物模型研究表明，溴莫尼定可能实际上增加了视网膜小动脉血流量[16]。多项既往的研究使用多种不同测量方法，不同测量参数来研究溴莫尼定对人眼后段循环的影响，类似于之前安普乐定的研究，但没有显示出任何血管作用，收缩或延缓作用[17-20]。最近有研究表明，在用局部溴莫尼定治疗的正常眼压性青光眼患者中，视网膜血流实际上在倾斜体位时有所增加；当这些患者不用溴莫尼定时，则没有类似的血流增加[21]。同样，即使目前已有技术测量人体内盘周脉络膜和视神经本身的血管床血流变化，仍然是一种需要发展的技术，如此才能进一步了解其对青光眼病因和治疗的作用。

（四）视神经保护

最近对包括青光眼在内的多种神经退行性疾病的神经保护治疗策略的研究和开发，引发一些推测：一些通过降低眼压来治疗青光眼的方法可能也可以保护人类视神经结构和功能，避免发生青光眼视神经损害。青光眼神经保护是一个远远超出本章范围的主题，毫无疑问将在其他章节深入讨论。然而，由于该主题特别涉及局部 α 受体激动药，因此应该在本文中讨论。

在 20 世纪 90 年代后期，一些将高剂量溴莫尼定用于急性视神经损伤模型的动物研究结果显示出一些与降低 IOP 无关的保护作用[22,23]。这些结果使得产生了很多关于溴莫尼定对人类青光眼具有 IOP 降低之外的有益作用的推测。结果还显示视网膜中确实存在溴莫尼定的受体。最近 5 年在动物模型中进行了一系列的研究，特别是在大鼠和小鼠中，结果表明在视神经的急性缺血或青光眼性损伤中，局部用溴莫尼定常规剂量可以在球后组织达到与人类相同的浓度，而且与安慰剂相比确实可以保护视神经、视束和神经节细胞的结构和功能[24-26]。已经提出了许多不同的理论来解释这种作用，包括抑制兴奋性神经肽，维持逆向轴索血流和神经营养因子，或稳定线粒体膜的免疫反应等。由于不同疾病模型中可能的神经保护的理论很复杂，使得对急性视神经损伤模型的特定应用也很困难。

然而，一些严谨的人体研究未能在急性视神经损伤中显示类似的视神经保护效果。关于溴莫尼定在人类急性缺血性视神经损伤中可能有保护视神经作用正在进行的几项研究中，已完成的研究未能显示出保护作用[27]。急性闭角型青光眼似乎可提供一种合理的青光眼疾病在体模型，其具有足够的急性病程可以测试溴莫尼定可能的神经保护作用。在一项关于人类急性闭角型青光眼的随机对照研究中，用溴莫尼定或噻吗洛尔治疗后视野没有差异[28]。在人类长期研究中证明保护神经节细胞或其他神经通路功能，除去药物本身降低眼压的作用，即使在精心设计的前瞻性随机试验中，也是极其困难的，迄今尚未得到明确证实[29]。

在近期一项设计良好的研究中，将患有正常眼压的青光眼患者随机分为 0.5% 噻吗洛尔每日 2 次或 0.2% 溴莫尼定每日 2 次

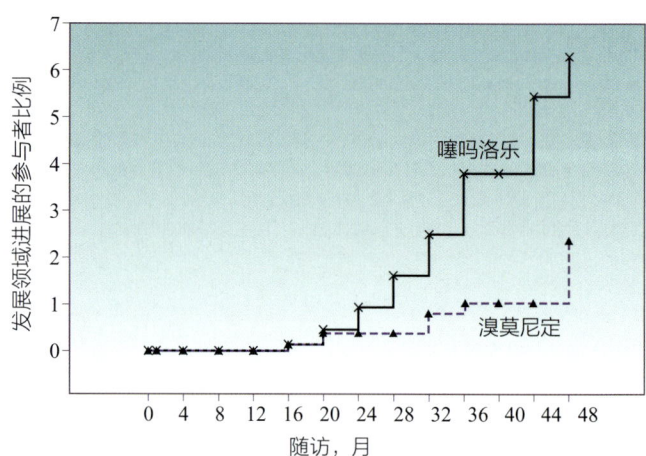

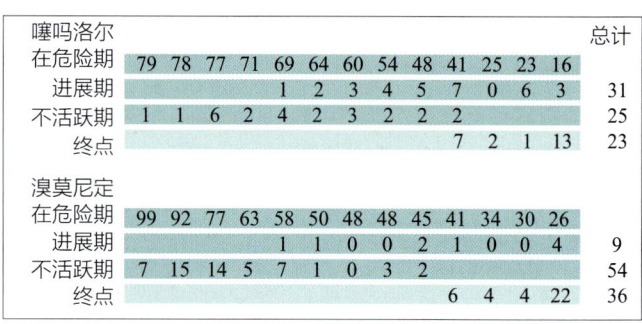

▲ 图 55-2　降眼压治疗青光眼研究中随机分组的进展者分析显示视野进展累积概率的 Kaplan-Meier 图

引自 Krupin T, Liebmann J, Greenfield D, Ritch R, Gardiner S. Krupin T, Liebmann J, Greenfield D, Ritch R, Gardiner S. A randomized trial of brimonidine versus timolol in preserving visual function：Results from the low-pressure glaucoma treatment study. Am J Ophthalmol 2011；151：671-81

组[30]。两组间眼压无差异；而溴莫尼定组随着时间的推移视野损伤更小（图 55-2），表明溴莫尼定除了降低眼压之外还有一些其他有益作用。然而，必须承认，对 IOP 或视网膜或视神经血流等其他不可测量的影响可能解释了这项研究的结果，而不是纯粹的神经保护作用。此外，最近的研究显示，与局部 β 受体拮抗药一样，局部使用溴莫尼定对夜间／睡眠期间的眼压几乎没有影响[31]。

直到可以通过直接测量人类神经节细胞功能和神经细胞凋亡过程来评估降低眼压之外的视神经保护作用，或者可以持续监测眼压从而探测到 IOP 控制的细微差异，这些视神经保护的问题才能得以回答。也许，青光眼神经保护治疗一旦在目前其他非降眼压治疗的临床研究中被证实，那么 α 受体激动药或其他降眼压药物的视神经保护作用的测定可以更合理、重复性更高。

四、适应证

（一）预防术后高眼压

在许多不同的情况下，α受体激动药具有预防或治疗高眼压的适应证。最初，安普乐定因比其他局部药物更快速的起效而成为预防各种眼科手术后急性 IOP 升高的标准治疗。氩激光小梁成形术（ALT）有效地长期降低 IOP，在治疗后会引起明显的 IOP 峰值。在 360°ALT 后，1/3 的患者发现眼压升高至少 10mmHg。青光眼激光研究（Glaucoma Laser Trial（GLT））发现作用于一半小梁网的激光治疗仍可以导致 21% 患者眼压升高 6mmHg 或更高。几项试验证实了安普乐定可以预防这些 IOP 峰值。在一项试验中，使用 1% 安普乐定可使氩激光小梁成形术（ALT）后任何高眼压的发生率从 59% 降至 21%，眼压升高超过 10mmHg 的百分比从 18% 降至 0%[34]。另一项随机试验显示，安普乐定在预防眼压峰值方面优于 4% 毛果芸香碱、0.5% 噻吗洛尔、0.1%dipiverine 和乙酰唑胺[32]。美国食品和药品管理局（FDA）批准使用 1% 丙烯酰胺预防激光后 IOP 峰值，而一些研究使用 0.5% 制剂发现具有等效的结果[35,36]。虽然安普乐定在预防 ALT 后急性眼压峰值方面的作用已得到充分证明，但长期疗效如预防视野丧失、视力或视神经损伤尚未得到证实。

安普乐定用于预防其他手术后 IOP 峰值也有研究。接受 Nd：YAG 或氩激光虹膜切开术的患者中，高达 1/3 的患者急性眼压升高 10mmHg 或更高。在几个不同的患者组中，1% 的安普乐定对于预防激光虹膜切开术后急性眼压升高都非常有效[36,37]。同样，对于 YAG 激光后囊切开术后尤其是青光眼患者术后 IOP 升高也有很好效果[38]。几项多中心试验发现，在 YAG 后囊切开术后，使用 1% 的安普乐定预防性地消除了几乎所有显著的眼压升高[37,39]。安普乐定也被证明可有效预防白内障手术后的眼压升高。一项研究显示，在白内障手术前使用 1% 安普乐定 2 次，术后使用 1 次在预防早期眼压升高方面比安慰剂或口服乙酰唑胺更好[40]。

最近的几项试验表明，0.2% 溴莫尼定与 1% 安普乐定预防术后眼压峰值作用相当。在 ALT[41]、LPI[42] 和 YAG 后囊切开术后[43] 比较两者的随机试验中，0.2% 溴莫尼定与 1% 安普乐定作用一样，尽管溴莫尼定有更多中枢介导的不良反应。

（二）慢性眼压升高

虽然有足够的证据证明 0.5% 安普乐定每日 3 次长期用药会降低高眼压症和不同形式的慢性青光眼的眼压，但目前并不常使用安普乐定。有很多因素导致不使用安普乐定，包括局部不良反应的高发生率、过敏性滤泡性结膜炎和快速耐药性[44]。如果需要长期使用 α 受体激动药来降低眼压，溴莫尼定的各种配方更为常用。目前有几个因素使其成为一线药物，包括大多数患者普遍没有全身不良反应，并且具有更好的长期耐受性。最初对溴莫尼定潜在的神经保护作用的肯定和广为接受也有助于其作为一线单药治疗使用。然而，单药使用时必须每日三次给药的必要性，昼夜眼压变化的问题，与每日 2 次给药相比可接受的问题，以及目前缺乏青光眼患者视神经保护作用的有效证据，及持续有发生过敏反应的问题，目前都是讨论的热点。

在美国 FDA 批准的一项比较 0.2% 溴莫尼定每日 3 次和 0.5% 噻吗洛尔每日 2 次。1 年随机临床试验中，这两种药物降低眼压程度相似，比基线降低约 25%。最近的一项研究比较 0.2% 溴莫尼定每日 2 次与 0.5% 噻吗洛尔每日 2 次，两者平均降低眼压差异极小（图 55-3）。然而，与安普乐定类似，与噻吗洛尔相比，0.2% 的溴莫尼定在眼压谷值时降压幅度减低，特别是当也使用每日 2 次剂量时。其他几项长期比较 0.5% 噻吗洛尔每日 2 次，与 0.5% 溴莫尼定每日 2 次的研究结果均显示两者具有相似的由于不良反应停药率，平均眼压控制程度和视野保存程度。但是，如图 55-4 和图 55-5 所示，溴莫尼定每日 2 次给药与噻吗洛尔相比在眼压谷值作用存在显著差异。随着逐渐意识到昼夜 IOP 曲线平坦是预防青光眼进展的一个重要参数，这些问题最近已成为一个更重要的考虑因素，且人们越来越意识到溴莫尼定用于单药长期治疗时需要每日 3 次使用。

最近已经批准了几种不同的溴莫尼定制剂，包括 0.15% 和 0.10% 配有不同防腐剂（阿法根 –P，

Alphagan-P）。几项为期 1 年的研究显示 0.15% 和 0.10% 的配方浓度每日 3 次，单药治疗与原配方相比具有相似的降低眼压作用。图 55-6 和图 55-7 显示了这些研究的结果。特别有意思的是，0.10% 的溴莫尼定制剂似乎具有相同功效，并且已经有一些讨论认为甚至更低的浓度可能同样有效。在 1 年的研究结果已经表明，较低浓度的溴莫尼定滤泡性结膜炎和 CNS 不良反应的比率较低，并且这些具有不同防腐剂和较低浓度的制剂也显示出较低的过敏性结膜炎发生率（图 55-8）[46, 47]。

目前市场上已有一种溴莫尼定和噻吗洛尔合剂（见第 57 章，青光眼联合治疗），这种局部固定制剂由艾尔建生产叫做 Combigan™，是 0.2% 溴莫

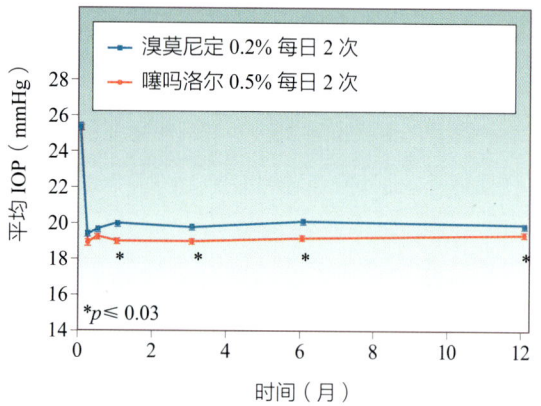

▲ 图 55-3　0.2% 溴莫尼定每日 3 次 vs. 0.5% 噻吗洛尔每日 2 次。平均眼压改变，在整个观察过程中差异非常小
引自 Katz LJ. Brimonidine tartrate 0.2% twice daily vs. timolol 0.5% twice daily：1-year results in glaucoma patients. Brimonidine Study Group; Am J Oph- thalmol 1999；127（1）：20–6

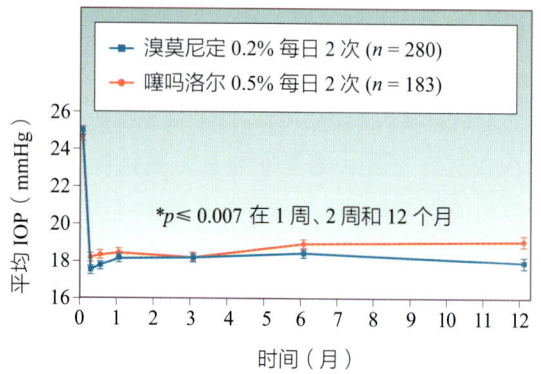

▲ 图 55-4　0.2% 溴莫尼定 vs.0.5% 噻吗洛尔每日 2 次降低峰值眼压显示轻微差异

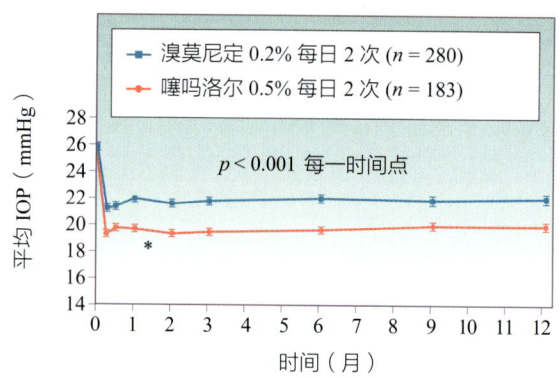

▲ 图 55-5　0.2% 溴莫尼定每日 2 次 . vs.0.5% 噻吗洛尔每日 2 次，降低谷值眼压平均差异约 2mmHg

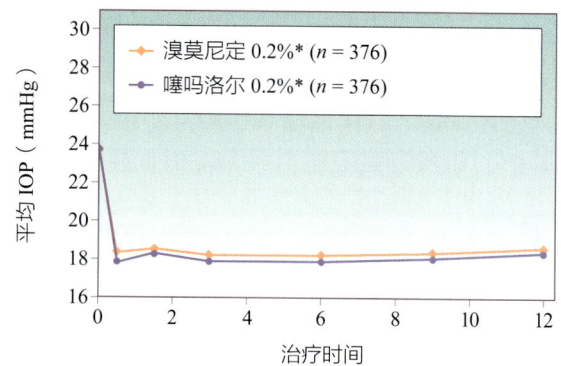

▲ 图 55-6　0.15% 溴莫尼定 purite vs. 0.2% 溴莫尼定 BAK. Meta 分析数据显示降低眼压无差异

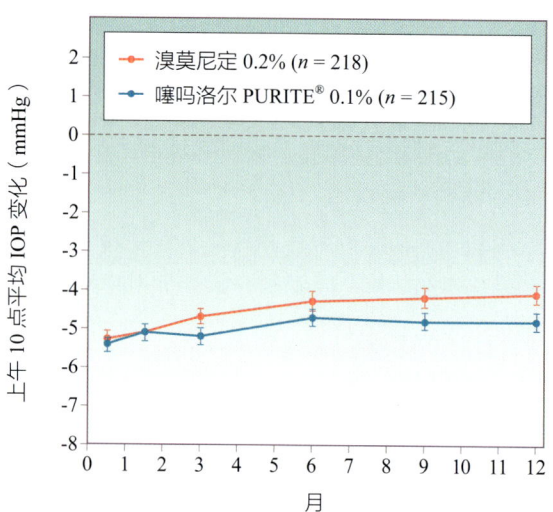

▲ 图 55-7　Brimonidine 0.2% vs. brimonidine 0.1%, showing no significant difference in IOP lowering. Allergan file data from FDA approval trial not yet published.
From Cantor LB. Brimonidine in the treatment of glaucoma and ocular hypertension. Ther Clin Risk Manag 2006;2(4):337–46

第六篇 药物治疗
第55章 α受体激动药

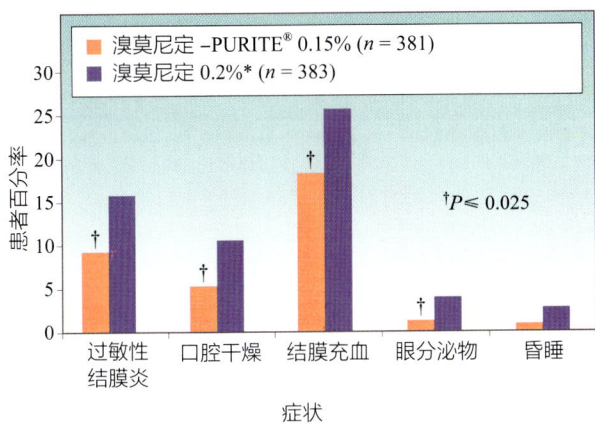

▲ 图 55-8 0.2% 溴莫尼定 BAK vs. 0.15% 溴莫尼定 Purite 结果显示 1 年治疗后以 Purite 防腐剂的 0.15% 溴莫尼定配方不良反应更小

尼定和 0.5% 噻吗洛尔合剂。一些已经完成的研究结果显示合剂降眼压作用比任何一种组成成分每日 2 次的降眼压作用都好。重要的是，两项美国研究显示，合剂每日 2 次要比单用 0.2% 溴莫尼定每日 3 次日曲线变化幅度低。其中一项研究的结果如图 55-9 所示。该研究在一天中使用了四个时间点测量值，从而非常好地描绘了青光眼和高眼压症患者 0.5% 噻吗洛尔每日 2 次和 0.2% 溴莫尼定每日 3 次间 IOP 昼夜变化的差异。联合治疗的明显优势包括组合比单独使用单一药物更有效，其依从性和便利性更好。这种固定组合现已批准在美国使用多年。

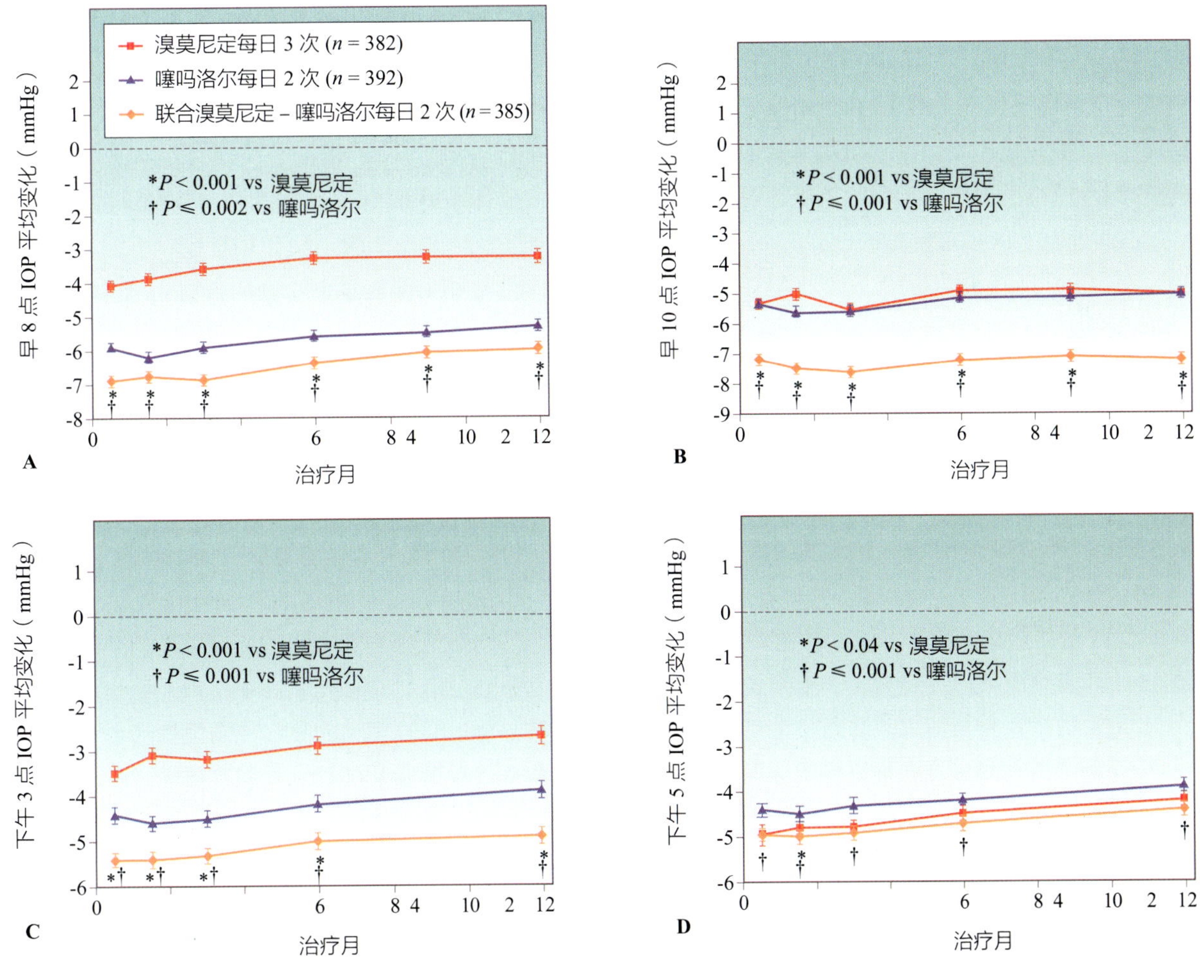

▲ 图 55-9 （A–D）0.2% 溴莫尼定每日 3 次 vs. 0.5% 噻吗洛尔每日 2 次 vs. 0.2% 溴莫尼定与 0.5% 噻吗洛尔联合用药每日 2 次
引自 Sherwood MB，Craven ER，Chou C，et al. Twice-daily 0.2% brimonidine-0.5% timolol fixed-combination therapy vs. monotherapy with timolol or brimonidine in patients with glaucoma or ocular hypertension: a 12-month randomized trial. Arch Ophthalmol 2006；124：1230-8

565

五、有效性及与其他制剂的比较

一般来说，青光眼治疗原则中的几个因素决定了降眼压局部药物的给药方式、疗效测量和治疗目标的变化。这些变化将在其他地方详细讨论，但我们将讨论它们如何影响了α受体激动药的使用，特别是与其他药物相比较的差异。如前所述，局部α受体激动药可能具有神经保护作用是未来研究的主题，并且在人类青光眼研究中尚未以明确的方式证明其有效性。另一个主要问题是IOP昼夜变化是评估降眼压的药物效果以及峰值效应的重要原则。如前所述，当作为单药治疗时，α受体激动药从峰值到谷值的作用半衰期相对较短，促使FDA批准研究每日3次的建议。依从性问题是青光眼药物真实世界疗效研究中公认应考虑的一个因素，最近已成为一个更为重要的问题。

在过去10年中，在用于治疗高眼压和青光眼的不同药物中，已经完成了许多关于降低眼压疗效的研究，对所有比较α受体激动药与其他药物的研究进行深入讨论已超出本章讨论范围。对于所有常用青光眼药物的28项随机临床试验的Meta分析于2005年完成[51]。在该分析中，0.2%溴莫尼定峰值眼压降低为31%，谷值为28%。这与拉坦前列素非常相似，其峰值为31%，谷值为29%。另一项最近完成的Meta分析直接比较了14篇临床研究中拉坦前列素和溴莫尼定作为青光眼主要药物结果表明，拉坦前列素眼压降低作用更好，平均加权差异为1.10mmHg，不良反应的唯一显著差异是溴莫尼定单药治疗导致的疲劳发生率较高[52]。

α受体激动药作为前列腺素衍生物的辅助治疗是另一个非常重要的研究领域。一般来说，由于前列腺素衍生物已代替其他大多数药物类型成为目前单药治疗首选的初始方案，而许多青光眼目标IOP要求更低，因此药物组合治疗变得普遍应用以达到目标IOP。对作为此用的α受体激动药与其他药物进行比较是近期几项临床研究对象和侧重点。一项回顾性研究，是对这个问题的首批研究之一，它研究了拉坦前列素与多佐胺，溴莫尼定和噻吗洛尔联合治疗作用结果显示，与其他两种方案相比，多唑胺显示出更好的降低眼压的效果（图55-10）。在

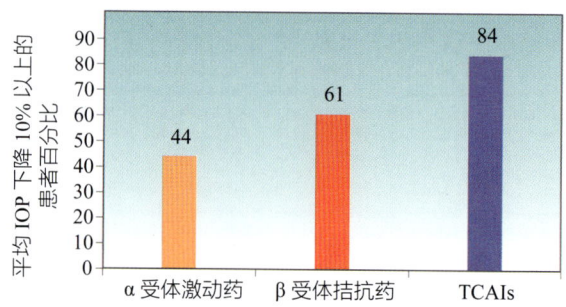

▲ 图 55-10 联合 0.005% 拉坦前列素 q.h.s. 不同的联合用药平均眼压（IPO）降低 10% 及以上的患者比例

过去几年中，已经完成了几项随机试验，但结果不同。一项研究发现，拉坦前列素加用 0.15% 溴莫尼定 Purite 为防腐剂每日 2 次与多佐胺每日 2 次相比，额外降眼压作用和不良反应没有差异[54]，而另一项试验表明，在曲伏前列素加入另一种局部碳酸酐酶抑制药布林佐胺比加用溴莫尼定或噻吗洛尔额外降眼压作用更明显[55]。另一项研究表明溴莫尼定每日 3 次优于多佐胺或布林佐胺每日 2 次与前列腺素衍生物合用。一项 Meta 分析比较前列素衍生物附加 α 受体激动药 vs 碳酸酐酶抑制药显示在峰值 IOP 降低方面，α 受体激动药作用更好。然而，似乎三种常用附加于前列素衍生物的药物 –β 受体拮抗药，碳酸酐酶抑制药，α 受体激动药都比较安全有效。对不同患者量身定制其特有的联合治疗方案似乎是目前合理的治疗方案，α 受体激动药是前列素衍生物联合治疗的一个有效选择。

六、禁忌证

目前局部使用 α 受体激动药确实有一些禁忌证。已知对全身 α 受体激动药过敏是一个问题，尤其是溴莫尼定比安普乐定的中枢神经系统不良反应更高。与该问题相关的是在儿童使用局部 α 受体激动药是相对禁忌证。特别是溴莫尼定，可能是因为它对血脑屏障渗透性更大，儿童尤其是婴儿中 CNS 抑制发生率更高。关于这个问题的一些评论和许多病例报告都在相关文献中显示这是一个相对常见的问题，应该在儿童中谨慎使用[58-60]。一项描述儿童中不良反应特征的研究显示这些不良反应与年龄和体重低相关。目前，很多临床医生都由于中枢神经系统不良反应一般都避免在儿童和婴儿中局部使用

α 受体激动药。

尽管溴莫尼定和安普乐定都极少有血压不良反应，但临床实验显示对于严重心脑血管疾病和肝肾功能不全患者应谨慎使用。对于患有雷诺现象或其他外周循环功能不全的患者，也应谨慎使用。由于已证实可减少前节血容量，因此在严重的糖尿病眼病和眼前节缺血综合征患者中应谨慎使用 α 受体激动药。

七、不良反应

局部 α 受体激动药治疗常见的即刻不良反应包括结膜、口腔和鼻腔血管收缩，导致鼻口干燥症状。结膜变白和轻度眼睑后退也可伴随这些症状。通过泪点栓塞技术可以一定程度减少一些干燥的口鼻症状。在最初的几周内，这些症状通常会随着治疗时间的延长而减少。有时使用安普乐定或溴莫尼定时会出现极小程度的瞳孔散大，并不会引起房角关闭造成的急性眼压升高[56]。由于安普乐定比溴莫尼定 $α_2$ 受体选择性相对较少，因此这些局部急性症状更多。

与可乐定相比，安普乐定对人类心血管生理几乎没有任何影响。临床证据表明，安普乐定几乎不会引起镇静作用[62, 63]，但这些研究相对较少。溴莫尼定关于中枢神经系统和全身不良反应的报道和证据更多一些。在一项 0.5% 溴莫尼定的研究中，近 44% 的受试者的静息收缩压降低了 20%。同样的研究表明，局部使用溴莫尼定引起剂量依赖性疲劳或嗜睡，使用浓度 0.08%、0.2% 和 0.5% 的溴莫尼定发生疲劳和嗜睡的比例分别为 6.7%、10.4% 和 29.2%[64]。另一项比较安普乐定与溴莫尼定的前瞻性随机对照试验发现，与安慰剂相比，安普乐定对血压没有作用，但 0.2% 的溴莫尼定有统计学意义上的降低收缩压及降低静息心率作用。这些相关的不良反应是开发和研究低浓度但具有等效降眼压作用的局部溴莫尼定制剂的原因之一。

使用局部 α 受体激动药最麻烦和最令人担忧的不良反应是偶尔发生严重的过敏反应。这通常表现为迟发型过敏反应，伴有明显的滤泡性结膜炎和眼周皮炎，特别是下眼睑（图 55-11）。原因尚不清楚，似乎是对外部过敏源的敏感性增加或者药物本身激

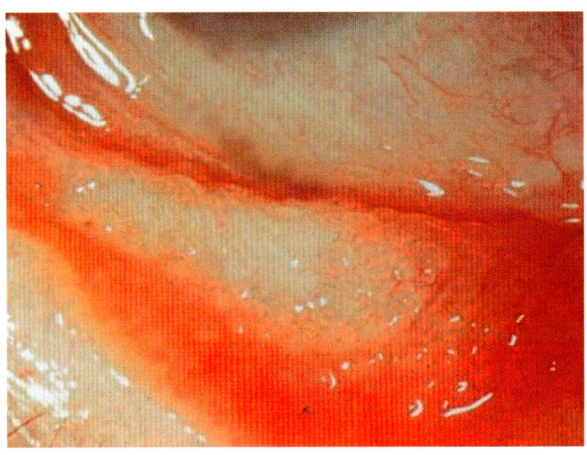

▲ 图 55-11 单独使用 0.2% 溴莫尼定 8 个月后典型迟发过敏反应。下穹隆结膜有明显的大滤泡性结膜炎

活成为抗原。一种理论认为，促肾上腺细胞收缩可能作用于细胞内连接，从而使环境过敏源渗透进入[66]。最近的研究表明，对苯二酚与肾上腺素共有的对苯二酚类亚基的氧化可能与眼内的疏基共轭，可能可以解释一些研究中显示的安普乐定和溴莫尼定之间缺乏交叉反应性。

之前使用 1% 安普乐定平均使用 4.6 个月的研究中，多达 48% 的患者发生过敏性结膜炎[66]。一项为期 90d 的前瞻性试验对安普乐定与噻吗洛尔进行比较显示，0.25% 安普乐定过敏发生率 9%；0.5% 安普乐定过敏发生率 36%，0.5% 噻吗洛尔没有发生过敏反应者。另外几项研究安普乐定结果相似[68-70]，治疗时间延长可以增加过敏发生概率。除快速耐受之外，这种现象通常导致安普乐定用于治疗或预防 IOP 急剧上升而不是治疗慢性 IOP 升高。一般来说，溴莫尼定的研究显示与安普乐定相比过敏性结膜炎的发生较少，但仍然是常见的不良反应。一项关于 0.2% 溴莫尼定的大型研究表明，1 年后过敏率为 9.6%[71]。几项长期的 0.2% 溴莫尼定的研究发现，1 年的过敏发生率最高为 25.7%[72]，最低至 4.7%[73]。溴莫尼定加入不同防腐剂显然对过敏性结膜炎的发生率有一定影响。两项研究的汇总数据涉及大约 700 名患者随机接受 0.2% 溴莫尼定用 BAK 保存和阿法根 -P（Purite）0.15% 用二氧化氯保存，1 年过敏发生率为在 0.2% 溴莫尼定用 BAK 保存中为 15%，阿法根 -P（Purite）0.15% 用二氧化氯保存中为 8.5%[46]。Purite 中较低浓度的溴莫尼定也可

能导致这一结果。正如最近的一些研究所表明，将溴莫尼定与噻吗洛尔联合使用也可能降低过敏发生率[74]。这种效应理论上可能是由于同时使用局部β受体拮抗药稳定结膜上皮连接。

随着溴莫尼定越来越常用于降低眼内压的慢性治疗中，一些研究对过敏性结膜炎进一步描述。溴莫尼定造成过敏性疾病的发展与眼压升高[75]和相关的前葡萄膜炎的发生相关[76]。先前局部β受体拮抗药的过敏反应以及眼表疾病与这一问题的发生率高相关[77]。对溴莫尼定的过敏反应也与接着对其他局部眼用药物的过敏反应发生有关[78]。其中一个主要的研究是介绍了对已知对安普乐定过敏的患者使用溴莫尼定是否存在显著的交叉反应性。两项研究显示对安普乐定过敏的患者再次使用溴莫尼定具有明显的过敏发生率，两者缺乏交叉过敏反应[79, 80]。

八、药物相互作用

文献报道，对于服用单胺氧化酶抑制药的患者禁止使用局部α受体激动药。这种禁忌证是理论上的，没有病例报告或对照研究证明这两种药物类别之间的不良相互作用。α受体激动药可以潜在地增强单胺氧化酶抑制药的中枢作用，特别是全身性低血压的不良反应。去甲肾上腺素通过抑制单胺氧化酶保护中枢代谢，可以解释单胺氧化酶抑制药治疗抑郁症的作用。单胺氧化酶抑制也会从中枢刺激 α_2 受体，导致血管舒张和血压降低。单胺氧化酶抑制药引起严重的不良反应是直立性低血压。据认为，中枢作用的α受体激动药，特别是安普乐定和溴莫尼定，可以与单胺氧化酶抑制药一起产生深度降血压协同作用，导致敏感患者心血管系统衰竭[81]。

第56章　拟副交感神经类药物
Parasympathomimetics

Lineu O Shiroma　Vital P Costa　著
辛　晨　译
张　烁　校

> **本章概要**
>
> 毛果芸香碱用于青光眼治疗已有百余年的历史。它通过作用于瞳孔括约肌和睫状肌中的 M 型胆碱受体，增加巩膜突的张力，扩张小梁网，促进传统的房水外流，发挥降眼压的作用。
>
> 毛果芸香碱很少引起全身不良反应，且价格相对低廉。但是其眼部不良反应明显（如瞳孔缩小、暂时性近视、额部疼痛及视物模糊等），且因需每日 4 次给药所带来的不便，使其不如其他类型的青光眼药物受欢迎。尽管如此，但对于某些类型的闭角型青光眼而言，毛果芸香碱是必不可少的。同时，作为辅助治疗，当其与其他药物联合使用时，可进一步降低眼压。
>
> 对于患有葡萄膜炎性青光眼、新生血管性青光眼和虹膜/晶状体隔前移而导致的继发性青光眼患者而言，不推荐使用该药。对于术中麻醉需要使用琥珀酰胆碱的患者，则应在手术前数周停用乙膦硫胆碱。

一、概述

临床上将模拟乙酰胆碱作用的一类药物统称为胆碱能药物、缩瞳药或拟副交感神经药。

19 世纪，毛果芸香碱被列为治疗原发性开角型青光眼（primary open angle glaucoma，POAG）的一线药物，但由于拟副交感神经类药物最主要问题是眼部不良反应，因此被归为二线用药。

胆碱能药物，作为神经递质乙酰胆碱的类似物，可模拟或加强副交感神经系统的作用。根据其作用部位，可将胆碱能药物分为两大类。一类直接作用于神经肌肉连接处，如毛果芸香碱、卡巴胆碱和乙酰胆碱。另一类间接拟副交感神经药，也称抗胆碱酯酶药，其通过与神经肌肉连接处胆碱酯酶相结合，使乙酰胆碱积存并刺激副交感神经系统。

在临床中，毛果芸香碱是最常用于青光眼治疗的拟副交感神经类药物。其他种类的拟副交感神经类药物，如直接胆碱能药物或间接抗胆碱酯酶药物（地美溴铵和碘依可酯）则较少使用，一般常用于对毛果芸香碱过敏而又需要缩瞳治疗的患者[1]。

尽管不同作用机制的新型青光眼药物不断涌现，但是对某些特殊类型的青光眼患者而言，拟副交感神经类药物仍是必不可少的。

二、分类

（一）直接作用药物

1. 毛果芸香碱

毛果芸香碱是由多种配方合成的一种无色或淡黄色的有毒化合物（$C_{11}H_{16}N_2O_2$，图 56-1），是研究最为明确，临床使用最广的一种缩瞳药。作为一种蕈毒碱类生物碱，毛果芸香碱于 1875 年首次被分离出来，人们随即明确了其毒蕈碱样作用。

虽然毛果芸香碱被视为一种直接毒蕈碱样激动药，但有研究提示，其也可通过激活胆碱乙酰基转

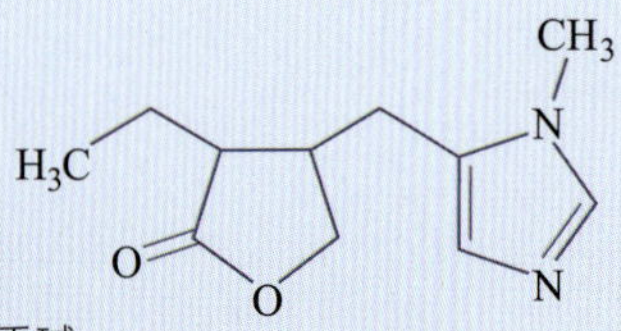

毛果芸香碱
(3S,4R)-3-乙基-4-[(3-甲基咪唑-4-基)甲基]
氧杂环戊烷-2-酮

▲ 图 56-1　毛果芸香碱的化学式

移酶，增加乙酰胆碱合成而间接发挥作用[2]。

毛果芸香碱滴眼液被用于青光眼治疗已有百余年的历史了。最初，毛果芸香碱被同时应用于开角型和闭角型青光眼患者的治疗。但近年来，其应用仅限于一些特殊情况，如高褶虹膜、匍行性房角关闭和闭角型青光眼急性发作期的患者。

市面上可供选择的毛果芸香碱制剂种类和生产厂家较多，浓度从 0.25%～10% 不等（表 56-1）。对其浓度的选择和使用频率在后文中将详细介绍。

表 56-1　市售的缩瞳药

药　物	品　牌	浓度（%）
盐酸毛果芸香碱	Akarpine	1，2，4
	Isopto Carpine	0.25，0.5，1，2，3，4，6，8，10
	Pilocar	0.5，1，2，3，4，6
	Piloptic	0.5，1，2，3，4，6
	Pilostat	0.5，1，2，3，4，6
硝酸毛果芸香碱	Pilagan	2，4
毛果芸香碱凝胶	Pilopine HS Gel	4
混合制剂	Timpilo	2，4（+噻吗洛尔 0.5%）
	Fotil	
卡巴胆碱	Isopto Carbachol	1.5，2.25，3.0
	Carbopic	
碘依可酯	Phospholine Iodide	0.125
前房注射		
乙酰胆碱	Miochol	0.005/ml
卡巴胆碱	Miostat	0.01/1.5ml

2. 卡巴胆碱

卡巴胆碱，也可称为氨基甲酰胆碱，是一种乙酰胆碱激动药。它是一种双效拟副交感神经类药物，其可通过刺激 M 型或 N 型受体，直接刺激终板，或通过抑制胆碱酯酶间接发挥作用。

卡巴胆碱是一种最长效的副交感神经类药物，其局部应用的作用时效为 8h，眼内用药的作用时间可达 24h。目前临床可选择的卡巴胆碱浓度包括 0.75%、1.5% 和 3%。其推荐用量为每日 3 次。该药适用于对毛果芸香碱过敏，但却需要使用缩瞳药的患者。

与毛果芸香碱相比，卡巴胆碱降眼压幅度更大，不良反应也更多。一项研究对比患者每日使用 3 次 1.5% 卡巴胆碱和每日 4 次 2% 毛果芸香碱的降眼压效果，结果显示卡巴胆碱对眼压的控制更佳。然而，患者出现调节痉挛和眼部疼痛的情况也更多[3]。

相较乙酰胆碱，白内障术毕前房注射卡巴胆碱缩瞳，可更有效地控制眼压。

（二）间接发作用药物

间接发挥拟副交感神经作用的药物是通过抑制胆碱酯酶，减少乙酰胆碱的水解，使得乙酰胆碱积存，并作用于虹膜括约肌和睫状肌细胞，从而导致瞳孔收缩和调节痉挛。抗胆碱酯酶药物的降眼压效果优于毛果芸香碱，但其不良反应更为严重。也正因如此，该类药已被弃用 20 年。

1. 碘依可酯

碘依可酯是有机磷酸酯类的拟副交感神经类药物，它可与胆碱酯酶不可逆性地结合。由于乙膦硫胆碱被胆碱酯酶水解的速度非常慢，因此其药效可持续一周甚至更久。

0.06% 碘依可酯的作用效果显著强于 4% 毛果芸香碱，在使用后 24h 内发挥最大药效，并可持续 2 周，且能发挥强效而持久的缩瞳作用。

有文献报道碘依可酯可能导致前囊下白内障。由于其可能引起持久的窒息，因此对于全麻术中使用琥珀酰胆碱的患者，应于术前 6 周停用碘依可酯。一旦患者出现碘依可酯中毒，可立即使用氯解磷定解毒处理。

2. 毒扁豆碱

毒扁豆碱是最古老的抗青光眼药物之一，且其在1864年即被应用于青光眼治疗。毒扁豆碱也被称为依色林，它是一种可逆性的胆碱酯酶抑制药。它通过阻止乙酰胆碱的降解，辅助延长其作用于M型和N型受体的时间。

与其他药物相比，毒扁豆碱的缩瞳效果最强。此外，毒扁豆碱可以作为阿托品中毒的解毒剂，相反地，阿托品也可以作为毒扁豆碱中毒的解毒药物。

三、作用机制

毛果芸香碱可直接刺激胆碱能受体，作用于虹膜括约肌上胆碱M_3型受体，引起肌肉收缩，瞳孔缩小[4]。缩瞳处理对于某些房角关闭型青光眼的短期治疗而言十分重要。在这些患者中，毛果芸香碱所致的瞳孔缩小可解除瞳孔阻滞，通过改变周边虹膜形态，开放房角（图56-2）。

利用沙姆原理对可疑原发性房角关闭患者的前房成像研究显示，在应用毛果芸香碱后，患眼的前房容积和前房深度明显下降。

在开角型青光眼患者中，毛果芸香碱可使睫状肌收缩，增加房水外流，眼压下降。

毛果芸香碱作用于副交感神经系统，刺激虹膜瞳孔括约肌和睫状肌，导致巩膜突移位，开放小梁网和（或）Schlemm管，增加房水外流。Grierson等观察既往接受毛果芸香碱治疗的离体尸眼发现，在这些眼部巩膜突后旋，小梁网间隙增宽，内皮网状组织扩张，Schlemm管内皮细胞孔洞增加[5]。

众所周知，随着年龄增长，青光眼的发生率不断增高。同时年龄增长也会影响毛果芸香碱的作用效果。在猴眼中，毛果芸香碱收缩睫状肌的能力与调节能力成正比，也就是说随着调节力的下降，毛果芸香碱收缩睫状肌的能力减弱。

另有研究显示，毛果芸香碱可减少房水生成[6]。确切地说，在兔眼虹膜-睫状体组织制备过程中发现，胆碱能系统可直接调节腺苷酸环化酶和房水生成。

与前列腺素类药物作用相反，毛果芸香碱可降低房水葡萄膜巩膜通路的外流。因此，其可导致依赖葡萄膜巩膜通路引流房水，发挥降眼压作用的患者眼压再度升高[7]。

四、用药管理

毛果芸香碱可与眼部组织相结合。应用该药后，其在眼组织内如何扩散分布尚无定论，但目前明确的是其不会在眼部组织中积聚。毛果芸香碱通过角膜渗透至前房，其中大部分被吸收或降解，仅有一小部分（小于3%）药物可进入前房[8]。该药的代谢过程尚不明确，但任何系统吸收都会引起副交感神经效应。

（一）药代动力学

毛果芸香碱可局部应用或口服，临床应用最多的剂型为滴眼液。局部应用该药20min后，房水浓度达到高峰，并可持续4h。对于高眼压症的患者，其降眼压作用于应用后2h达到高峰，并持续至少8h。研究表明，应用毛果芸香碱后2～8h，眼压下降约20%；12～15h，眼压下降14%～15%[9]。

在浓度为4%时，作用时间和降压效果呈剂量相关[9]。浓度较高时，如为6%时，其降眼压效果在含色素较多的深色眼中会进一步增强。

临床推荐的使用方法为每日4次。然而，Zimmerman研究显示，对于泪道阻塞的患者，应用2%毛果芸香碱每日2次，可获得最佳的降眼压效果[10]。

（二）缓释给药系统

以聚合物为赋形剂，减少早期快速引流，延长其与角膜的接触时间，从而增加进入眼内的药物总量。可延长药物作用时间，从而减少每日用药次数和不良反应，改善患者生活质量。然而，如下所示的各种制剂均不能避免毛果芸香碱的不良反应。

眼膏：减少泪液对药物的稀释和冲洗作用，提

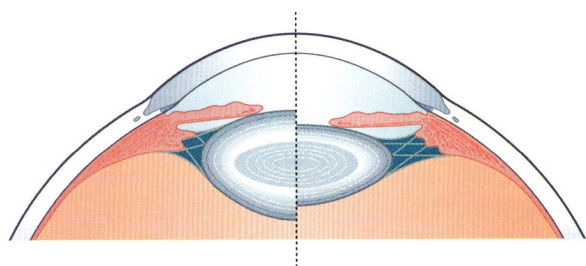

▲ 图56-2　左图为睫状体收缩的示意图，当睫状体收缩时，前房变浅，晶状体增厚，房角开放

高药物的生物利用度和有效作用浓度。

毛果芸香碱凝胶：将 4% 盐酸毛果芸香碱赋形于高黏度的丙烯酸凝胶中（PilopineTM）。每晚睡前使用 1 次，降眼压作用可维持 18～24h。其降眼压效果相当于每日滴用盐酸毛果芸香碱滴眼液 4 次[11]，但诱发近视和夜间视力损害的情况较少。文献报道，53 名长期使用 Pilopine™ 的患者中，有 15 名患者出现细小的角膜混浊。

膜控缓释系统：Ocusert-Pilo™ 是一种毛果芸香碱缓释剂，利用半透性包衣膜，将其内包裹的药物缓慢释放出来。这种微小的椭圆形缓释物可放置于上睑或下睑内，持续释放药物 7d，药效峰值为放置缓释体后 1.5～2h。目前这种缓释制剂可提供两种药物释放速率（20μg/h 或 40μg/h）[12]。Ocusert-Pilo™ 对于可耐受和保留该缓释物的患者而言，是一种不错的选择，但目前已无法获得此类商用药物。

共聚物和纳米颗粒也可作为毛果芸香碱的缓释给药系统。

在兔青光眼模型中，前房植入共聚物承载的毛果芸香碱缓释系统，其药效优于局部滴用滴眼液或注射游离药物等给药方式，可提高眼部的生物利用度和延长药物反应时间。

载药聚合物和脂质纳米颗粒也可提供良好的生物学性能。带正电荷的盐酸毛果芸香碱聚合物和脂质纳米颗粒易于配制，有望作为眼科药物缓释剂型。

五、药物相互作用及与其他降眼压药物的比较

（一）其他缩瞳药

碘依可酯单独使用和与毛果芸香碱联合使用效果相同[13]。此外，预先使用碘依可酯的猴眼其对毛果芸香碱的敏感性下降，需要几周甚至数月后才能恢复对毛果芸香碱的敏感性。

毒扁豆碱是一种可逆性的胆碱酯酶抑制药。其间接拟副交感神经作用较弱，且当与毛果芸香碱共同用于治疗时，其并不会抵消毛果芸香碱的降眼压效果。

（二）肾上腺素能激动药

肾上腺素复合物与毛果芸香碱配伍使用时，可进一步降低眼压[14]。

Ren 等研究显示，在氩离子小梁成形术后高眼压预防用药时，4% 毛果芸香碱的降眼压效果不亚于 1% 阿可乐定[15]。

一项双盲交叉试验提示，当开角型青光眼患者局部单次使用 1% 毛果芸香碱、0.125% 可乐定、1% 毛果芸香碱和 0.125% 可乐定复合制剂和 0.5% 噻吗洛尔时，1% 毛果芸香碱和 0.125% 可乐定复合制剂的耐受性较好，且降眼压效果显著优于其余三种单剂药物。数年后，同一研究小组比较两种复合制剂：1% 毛果芸香碱 /0.06% 可乐定和 1% 毛果芸香碱 /0.125% 可乐定，与 0.25% 噻吗洛尔的有效性和安全性。结果显示 1% 毛果芸香碱 /0.125% 可乐定与每日滴用 2 次 0.25% 噻吗洛尔的降眼压效果一致（分别为 28.45% 和 24.64%，$P < 0.05$），同时并未出现严重的眼部及全身不良反应[16]。

（三）β 受体拮抗药

毛果芸香碱的降眼压作用与噻吗洛尔相当或略弱。Vogel 对比了滴用 0.25% 噻吗洛尔每日 2 次与 2% 毛果芸香碱每日 4 次的降眼压效果及安全性。结果显示，如果初始眼压下降幅度不足，可增加抗青光眼药物的浓度（如将噻吗洛尔增至 0.5% 或将毛果芸香碱增至 4%）。随访 24 个月后，许多使用毛果芸香碱的患者因眼压控制不良和（或）视野缺损进展而退出研究[17]。同时，另一项研究显示毛果芸香碱凝胶与 0.5% 噻吗洛尔每日 2 次的降压效果相当。

肾上腺素能拮抗药与毛果芸香碱合用时，可以发挥协同降眼压作用。一项纳入 43 名青光眼患者的研究比较了单独使用 4% 毛果芸香碱、0.5% 噻吗洛尔以及两者联合应用。结果显示，眼压下降幅度分别为 17.6%，21.2% 和 28.5%，联合使用两种药物较单独使用噻吗洛尔或毛果芸香碱降眼压效果更佳[18]。

在某些国家，有噻吗洛尔和毛果芸香碱的固定配伍复合制剂（Timpilo™ and Fotil™）。研究显示，复合制剂的降压效果与分别使用单一药物的效果相当。

Bron等研究显示，对于原发性开角型青光眼和高眼压症患者而言，2%卡替洛尔-2%毛果芸香碱复合制剂的安全性及作用效果与0.5%噻吗洛尔-2%毛果芸香碱复合制剂相当，其降眼压幅度分别为17.3%和19.5%[19]。

（四）前列腺素类药物

前列腺素类药物与毛果芸香碱间的相互作用已被许多研究者所研究。毛果芸香碱通过收缩睫状肌，以减少房水葡萄膜巩膜通路外流，并通过拉伸巩膜突，增加小梁网通路的房水外流。而前列腺素类药物通过放松睫状肌，重塑细胞外基质，增加房水葡萄膜巩膜通路的外流[20]。

初步研究显示，在猴眼中，毛果芸香碱对PGF2α发挥拮抗作用。然而，虽然两类药物的作用机制相反，但对于局部接受前列腺素类药物治疗的患者而言，加用毛果芸香碱后眼压仍可进一步下降。

实际上，Toris等发现毛果芸香碱并不减弱拉坦前列素的作用，并通过荧光光度测定、眼压测量和静脉测压等证实了其相加作用[21]。

两项类似的独立研究，针对局部使用0.5%噻吗洛尔眼控制不良的青光眼患者，比较改用拉坦前列素或噻吗洛尔-毛果芸香碱（2次/日）后，眼压控制情况。结果显示，在控制日均眼压方面，拉坦前列素与噻吗洛尔-毛果芸香碱（2次/日）作用相当。

近期，Wu等对原发性闭角型青光眼的中国患者接受激光虹膜周切术后，局部使用0.004%曲伏前列素或1%毛果芸香碱进行了比较。结果显示，药物使用12周后，滴用0.004%曲伏前列素患者的眼压（7.6mmHg）较滴用1%毛果芸香碱的眼压（1.9mmHg）明显下降（P=0.04）[22]。

（五）碳酸酐酶抑制药

一项研究比较了多佐胺和毛果芸香碱作为辅助治疗与噻吗洛尔在眼压升高患者中的应用。患者接受每日2次0.5%噻吗洛尔治疗，并加用每日2次0.7%多佐胺（83只眼），或每日2次2%多佐胺（89只眼），或每日4次2%毛果芸香碱（44只眼）。6个月后，眼压下降幅度分别为9%、13%和10%。然而，与多佐胺相比，毛果芸香碱的不良反应更常见[23]。

Kaluzny比较了36名原发性开角型青光眼或高眼压症患者，局部使用混合制剂TDFC（0.5%噻吗洛尔+2%多佐胺）和TPFC（0.5%噻吗洛尔+2%毛果芸香碱）后的眼压控制效果。当这些患者使用噻吗洛尔时，基线眼压为22.3mmHg。治疗6周后，两组的眼压分别下降为18.0mmHg和17.4mmHg（P=0.22）。该实验表明，0.5%噻吗洛尔/2%毛果芸香碱复合制剂的降眼压作用不亚于0.5%噻吗洛尔/2%多佐胺复合制剂，但使用含有毛果芸香碱的患者不适症状更为明显[24]。

六、禁忌证及注意事项

缩瞳治疗可引起睫状体充血和血房水屏障的破坏，增加血浆蛋白的渗出。通过激光房水闪光细胞仪和荧光光度计测定证实，上述缩瞳药的作用强度与剂量相关[25]。因此，对于葡萄膜炎继发性青光眼、新生血管性青光眼或其他导致血-房水屏障已经受损的患者，应慎用缩瞳药。

由于睫状体收缩，可引起晶状体增厚，前房变浅，最终引起晶状体源性房角关闭。因此，对晶状体源性房角关闭或其他原因导致的晶状体虹膜隔前移的患者应慎用毛果芸香碱。

人们对于局部使用毛果芸香碱（术前或术后）和发生恶性青光眼的关系认识由来已久[26]。当发生恶性青光眼时，应使用睫状肌麻痹药-散瞳剂治疗，而缩瞳药可加剧睫状环阻滞，导致更多的房水逆流入玻璃体内。因此，缩瞳药禁用于存在房水逆流因素的患者。

目前尚无数据评估孕妇和哺乳期妇女使用毛果芸香碱的安全性。使用极高剂量的药物可能会导致动物胎儿畸形。同样，尚无研究就儿童使用毛果芸香碱的安全性进行报道。

对本药物过敏或有难治性哮喘的患者也应慎用毛果芸香碱。对于患有呼吸系统疾病、胆囊疾病、肾脏疾病、视网膜疾病或心脏病的患者也应禁用。

最近，Day等报道了一例患有球形晶状体的34岁白人女性患者，在使用2%毛果芸香碱后诱发急性房角关闭[27]。

七、不良反应

（一）全身系统不良反应

局部使用毛果芸香碱可引起不同程度的、与毒蕈碱受体激动药相关的全身效应，包括大汗、流涎、心动过缓、低血压、支气管痉挛及支气管黏膜分泌物增多[28]。药物过量的症状包括心律不齐、胸痛、昏厥、意识模糊、胃痉挛或胃痛及呼吸困难。由于不同患者自主神经反应存在差异，血压和脉搏可出现升高或者下降。

毛果芸香碱也可刺激胆囊、输尿管、胆管、脾包膜肌和小肠壁等处的平滑肌，引起恶心、呕吐和腹泻[29]。

由于毛果芸香碱可引起支气管黏膜分泌增多，管壁平滑肌收缩，因此对合并肺部疾病的患者应慎用。

有研究显示，局部使用毛果芸香碱与阿尔茨海默病患者进行性认知功能障碍有关。可能与阿尔茨海默病患者脑部胆碱酯酶数量少，对乙酰胆碱类药物更敏感有关。

对于合并潜在心脏传导系统病变的患者，如果大量使用毛果芸香碱，则存在发生房室传导阻滞的风险。

如上所述，毛果芸香碱可产生类毒蕈碱样的全身效应，但对于治疗慢性青光眼的剂量而言，上述不良反应的发生率不高。

副交感神经或胆碱能拮抗药可抑制乙酰胆碱与受体结合。这类药物包括托吡卡胺，环喷托酯和阿托品。其中，阿托品可作为毛果芸香碱中毒时的解毒药。

（二）眼部不良反应

由于毛果芸香碱存在的潜在不良反应，尤其是眼部不良反应，如瞳孔缩小和调节痉挛，加之每日用药次数频繁。因此，尤其对于年轻患者而言，其使用受到了限制。

高发的眼部不良反应严重影响患者的生活质量，且降低患者用药的依从性[30]。

毛果芸香碱眼部不良反应的发生是由于共同表达5种不同的胆碱能受体。睫状肌痉挛可引起眉弓处疼痛，此症状多在连续使用药物数周后减轻。

影响患者最严重的不良反应是加深近视。毛果芸香碱收缩睫状肌，晶状体悬韧带松弛，晶状体前后轴向增长，前房变浅，近视加深[31]。局部滴用1滴2%毛果芸香碱15min后，会开始出现屈光度的改变，在用药后45～60min后达到高峰，并可持续1.5～2h。这一不良反应主要发生在年轻患者中，但亦可见于老年患者。

缩瞳药也可导致视功能下降，引起视物模糊和视野缩小，特别是发生在有皮质或后囊下晶状体混浊的患者中。结果显示，使用毛果芸香碱可导致自动视野的平均损害下降1.49dB[32]。长期使用毛果芸香碱可导致永久性瞳孔缩小，进入眼内光线减少，视野缩小。而对于某些患者而言，缩小的瞳孔可发挥类似小孔成像的作用，提高患者视力。

研究显示，长期使用毛果芸香碱可加重白内障[33]。一项前瞻性研究，对比了同一患者单眼滴用2%毛果芸香碱(30人)或0.125%碘依可酯(29人)，另一眼作为对照。结果显示，2%毛果芸香碱可加重白内障。但相较于碘依可酯，毛果芸香碱导致白内障不明显，且所需时间更长。

视网膜脱离与使用缩瞳药治疗相关，对于近视、无晶状体眼和格子样变性的患者，出现视网膜脱离的可能性更高[34]。推测视网膜脱离的发生是由于睫状肌收缩，造成玻璃体视网膜牵拉，导致视网膜撕裂。因此在使用毛果芸香碱前，应详细检查患者视网膜情况。文献报道，有患者在局部使用2%毛果芸香碱数周后，由于玻璃体视网膜牵拉，而发生黄斑裂孔。

活体兔实验提示，局部应用毛果芸香碱，存在剂量依赖性的角膜内皮毒性损伤的可能。但长期随访局部使用4%毛果芸香碱凝胶的患者，未出现角膜透明度下降和角膜内皮细胞数量减少的不良反应。

由于缩瞳药可能引起眼内炎症反应或房角结构改变，导致角膜异体排斥率增高。对于角膜移植术后发生植片排异的患者，可通过停用毛果芸香碱，局部加用类固醇治疗。

由于血管扩张，缩瞳药也可引起短暂的结膜充血。对药物或防腐剂过敏的患者可能出现过敏和结膜毒性反应。过敏反应常累及眼睑和结膜，表现为巨乳头性结膜炎，而毒性反应则常表现为滤泡性结膜炎。

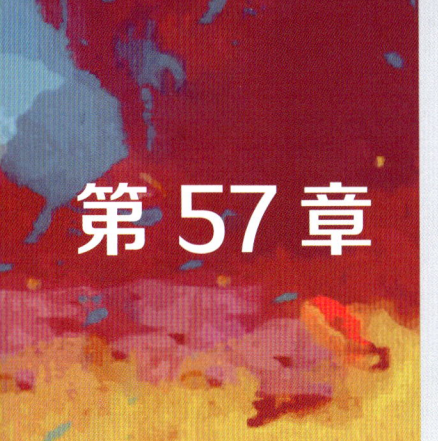

第57章 青光眼的固定复合治疗
Fixed Combination Therapies in Glaucoma

Anastasios Gp Konstas Luciano Quaranta Andreas Katsanos Irini C Voudouragkaki Gordon N Dutton 著
杜佳灵 译
张 烁 校

> **本章概要**
>
> 固定复合制剂（Fixed combination drugs，FCs）可以有效控制眼压，增强依从性和便利性，消除冲刷效应，并显著减少防腐剂接触。在临床实践中，固定复合制剂通常优于不固定的伴随治疗。但是，对其优点的验证仍然有限，且在新的FCs之间的比较功效也知之甚少。因此，需要更多的研究来探索固定和非固定治疗有关的一些重要的临床问题，例如，黏附性、便利性、药物利用率、患者生活质量和成本效益等。FCs能否被提倡作为有风险的青光眼患者的初始治疗，而这是否会改善长期治疗结果，皆需要日后阐明。尽管存在一些优点，但只是由当下其在青光眼治疗中得出的试探性结论。迄今为止，仍无关于FCs是否对疾病有长远改善的临床结论，这将是一个充满前景的研究方向。这种较为新型且快速发展的药物种类将有机会帮助改善青光眼的治疗和预后。

一、概述

单一的降眼压药处方是常见的青光眼初始治疗，但随着时间的推移眼压（intraocular pressure，IOP）可能再次升高，需要加用第二种药物。目前的证据表明，美国大约有50%的原发性开角型青光眼患者需要在2年内进行辅助治疗[1]。青光眼早期联合治疗研究显示[2]，75%的患者在治疗2年后，需要2种或多种药物，以达到预定的目标眼压，眼压平均降低约35%。对于其他类型的青光眼或在青光眼晚期的患者，可能需要更多地进行辅助治疗，更大程度地降低眼压（40%或更多），以控制疾病进展。当使用单一药剂不能达到目标眼压时，建议使用具有不同作用机制的药物进行联合治疗[3]。然而，多种局部药物治疗可能会导致更多的局部和全身不良反应、更大的毒性反应，且眼表疾病的眼部体征及症状发生率更高，同时降低依从性[5-7]。与单一药物相比，两种抗青光眼药物的固定复合制剂足以达到更好地降低眼压、减少使用剂量、减少防腐剂接触[4]及提高依从性的目的。

（一）FC与依从性

对于多系统疾病，多年前便采用口服固定剂量的复合制剂，以提高依从性。来自多个医学专业的已发表证据表明，几乎一半患有慢性无症状疾病的患者不按规定服用药物[8, 9]。不幸的是，依从性不足可能会降低药物疗效并导致健康问题恶化。依从性的降低可能会因患有并发症概率、就医及急诊入院次数增加，而提高医疗保健的成本。一项多重试验的Meta分析显示，对于系统性高血压而言，固定复合制剂比联合补充用药的依从性更好，且持续治疗时间更长[9]。

数据显示，在长期使用局部药物治疗的青光眼患者中，有28%~55%的患者未能按照规定的方案治疗。的确，对于青光眼患者来说，依从性降低可能导致疾病进展至失明的重要因素。用药频繁和复杂的治疗方案是其重要的因素[9, 11, 12]。对于全身性慢性疾病，采用口服固定剂复合制剂可简化辅助用药方案[13]，提高依从性，降低成本，减少不良反应并改善临床预后[9, 13-17]。以类似的方式，局部应用固定复合制剂治疗青光眼具有类似的优点，但到目前为止，局部给予 FCs 对依从性的确切影响仍有待阐明。最近的一项研究比较了青光眼中固定与非固定伴随治疗[17a]，首次研究了剂量对依从性和眼表健康的影响。这项为期 6 个月的前瞻性平行观察研究，纳入了 142 名患有开角型青光眼或高眼压症且眼压控制得很好的患者。这些患者采用包括每晚 1 次拉坦前列素和每日 2 次噻吗洛尔的非固定组合治疗，或者每晚 1 次拉坦前列素 / 噻吗洛尔的 FC 治疗。该试验通过药物事件监测系统（Medication Event Monitoring System，MEMS）装置电子监测患者依从性。结果显示，在随访过程中固定复合制剂组在 3 个月（75.6% 和 61.2%）和 6 个月（73.0% 和 57.3%）的依从率明显较高（两项比较均为 $P=0.001$）。在每次评估时，所有的迹象均提示非固定复合制剂组的眼表疾病明显恶化（所有比较均为 $P<0.01$）。该试验首次明确了固定与非固定联合治疗，在依从性和眼表健康方面的益处。

多项研究表明，患者每日使用青光眼药物治疗超过 2 次，则依从性常降低[5, 10, 17]。但是，每日 1 次与每日 2 次局部用药的依从性还有待比较。值得注意的是，Robin 和 Covert 的表明，与每日 1 次单药治疗的青光眼患者相比，接受辅助不固定青光眼治疗的患者依从性更差。未来仍需要更多的研究以确定 FCs 对青光眼治疗依从性的确切影响。

（二）固定复合制剂与防腐剂

防腐剂是眼用制剂的重要成分，以抑制微生物生长及防止活性成分分解。苯扎氯铵（benzalkonium chloride，BAK），一种季铵化合物，是眼用制剂中常用的防腐剂（浓度范围：0.004%～0.02%）。但是，BAK 可对眼部产生多种不良反应；首先，对于角膜前泪膜，它可能会降低其稳定性、生成量与转化速率。它还可能对脂质层具有去除作用，导致蒸发速率增加。其次，在结膜中，BAK 可能通过降低杯状细胞密度，损害泪膜[19]。印迹细胞学研究已经证实，随着药物使用频率的增加和持续时间的延长，炎症、鳞状上皮化生和结膜下纤维化情况将会加剧[20, 21]。第三，BAK 可降低角膜细胞活力和增殖能力，抑制伤口愈合，并破坏上皮屏障。第四，BAK 可能诱发过敏，通常是 IV 型细胞毒性反应，并且可能导致眼睑的接触性过敏，这很难以与其他原因所致的眼周炎症相鉴别[21]。在病情严重的情况下，长期使用 BAK 可导致慢性药物性类天疱疮，表现为显著的自身炎症反应，导致结膜瘢痕化和结膜皱缩。

大量证据表明，与长期抗青光眼治疗相关的慢性轻度结膜炎症可能是加重瘢痕形成和过滤手术失败的重要危险因素[21, 22]。因此，青光眼患者应尽可能减少长期接触 BAK 或使用含低毒性防腐剂的药物。因此，当需要辅助治疗时，使用 FCs 治疗而不是非固定治疗将显著减少防腐剂的接触。实际上，这可能部分解释了在规范性试验中，与非固定治疗相比，FCs 治疗的不良事件发生率和严重程度更低，且与单药治疗情况相似[23, 24-26]。

不含防腐剂的固定复合制剂可以完全消除防腐剂。BAK 被认为是毒性最强的防腐剂，因此不含 BAK 的固定复合制剂可以带来长期的益处，并降低眼表毒性作用。然而，在许多国家，无防腐剂或不含 BAK 的 FC 的应用范围和可用性仍然有限。这包括不含防腐剂的多佐胺 / 噻吗洛尔 FC（Cosopt PF，Merck Inc.，Whitehouse Station，NJ，USA）和含有聚季铵盐 -1 的曲伏前列素 / 噻吗洛尔 FC。

（三）临床实践中 FC 的优势

青光眼 FC 发展的主要原因是通过提高患者的依从性，改善长期预后。然而，FCs 与改善视力预后之间的关系尚未在对照研究中得到证实。当然，FC 在慢性青光眼治疗中，通过减少药瓶及滴眼液数量以提高便利性，并且降低日常治疗的成本[4, 24]。

就功效而言，FC 通常比单独使用其中成分降压效果更佳，而其耐受性和安全性几乎与单独组分相同[24]。在临床实践中，对于某些患者而言，FC 较非固定联合治疗可更好的控制眼压[25]，可能是由于第二滴眼药水的洗刷效应以及依从性与便利性的提高。一项相关研究[25]发现，多佐胺/噻吗洛尔FC较同时给予多佐胺和噻吗洛尔，具有显著的疗效优势（1.7mmHg）。关于FCs在青光眼中作用的研究越来越多，读者可参考Fechtner和Realini提供的综述[24]。

（四）临床实践中FC的局限性

尽管FC治疗通常表现出明显高于其各个组分的功效，但最近推出的前列腺素/噻吗洛尔FC的眼压降低幅度却低于最初的预期[26]。这可能是由于前列腺素类似物的效力导致的，当用作单一疗法或使用前列腺素/噻吗洛尔FC时，每天仅使用噻吗洛尔1次。但是，所有潜在的原因都没有得到澄清。因此，这些FC尚未获得FDA批准。

与含有相同药物的FC相比，非固定的组合通常提供小的但未统计的，较为出众的眼压降低量。即使是该类药物中最著名的产品，多佐胺/噻吗洛尔固定组合（Cosopt™，Merck & Co.，Whitehouse Station，NJ，USA），与其单独成分（噻吗洛尔每日2次药，多佐胺每日3次）相比较，在早上眼压低峰期，表现出略低的降眼压效果（0.7mmHg）。

还应该认识到，FC可以降低个体化患者护理的灵活性[26]。例如，目前所有可使用的FC均含有0.5%噻吗洛尔溶液，但对于某些老年患者中而言，可能表现为超剂量。然而，临床医生无论如何也找不到含0.25%噻吗洛尔的FC。目前所有的FC都含有噻吗洛尔。无噻吗洛尔（含有布林佐胺和溴莫尼定）的FC预计很快将在市场上出售。前列腺素/噻吗洛尔FC特有的另一个潜在限制是给药时间。晚上给药较早晨或白天给药，总体功效更好，但是对于这些FC的理想给药时间可能难以在所有患者中确定。

最近由Quaranta等进行的Meta分析已经证明，前列腺素类似物和β受体拮抗药的非固定组合在某种程度上比它们各自的FC更有效。一种可能的解释是用非固定组合治疗的患者将接受两剂噻吗洛尔，而用前列腺素/噻吗洛尔FC治疗的患者仅接受一剂。另一个合乎逻辑的解释可能是，五项分析研究中，在其中四项研究中，FC的给药时间均为早晨[28-31]。白天测量的研究将高估夜间给药的前列腺素类似物的功效，并低估早晨给药的前列腺素/噻吗洛尔FC的功效。因为，前列腺素在给药后8~12h可达到功效峰值。因此，如果早晨给予前列腺素/噻吗洛尔FC，其峰值功效基本上未被记录，除非在夜间测量眼压。现有的试验之间没有完美的一致性，因此有时很难比较同一治疗类别的FC之间的疗效。例如，在曲伏前列/噻吗洛尔FC监管试验中，非固定组包括噻吗洛尔每日1次，而另外两种前列腺素/噻吗洛尔FC的未固定治疗组包括给噻吗洛尔每日2次。此外，已发表研究的设计通常包括患有高眼压或原发性开角型青光眼的患者。目前，新型FC在其他类型青光眼中的眼压控制程度尚不未明确（例如闭角型青光）。

通常，所报道的FC的不良事件与其单独成分相似。幸运的是，FC并未出现独特的不良事件[24, 25]。值得注意的是，正如系统回顾中强调的那样，所有三种前列腺素/噻吗洛尔FC都比其各自的前列腺素单一疗法耐受性更好，但不如噻吗洛尔[27]。Brandt等的研究[32]就是一个很好的例子，他们将前列腺素/噻吗洛尔FC与其每种成分相比较，FC的结膜充血的发生率低[32]。当前列腺素与噻吗洛尔一起用于FC时，充血减退的机制尚不完全清楚。据推测，这可能是由于$α_1$-肾上腺素能激动药的内源性儿茶酚胺作用，后者在噻吗洛尔诱导的β受体阻滞后不受$β_2$肾上腺素能激动药的影响[33]。其他两种FC与各自的前列腺素单纯使用相比较，也降低了结膜充血的发生率。

由于青光眼是一种每天持续24h的终生疾病，因此需要更多对照研究来记录FC与非固定伴随治疗的持续24h的疗效和长期耐受性。

（五）当前和未来针对青光眼可选择的固定组合用药

目前，广泛使用的FC包括多佐胺/噻吗洛尔（Cosopt，Merck）和布林佐胺/噻吗洛尔（Azarga，Alcon）FC，这些FC可在全球大多数国家使用。拉坦前列素/噻吗洛尔（Xalacom，Pfizer），曲伏前列素/噻吗洛尔（DuoTrav，Alcon），比马前列素/噻吗洛尔（Ganfort，Allergan）和溴莫尼定/噻吗洛尔（Combigan，Allergan）FCs，在部分国家有售。

这些药物通常被作为二线或三线治疗。哪种 FC 在功效和耐受性方面更优，往往没有充分记录，但可获得的证据量正在迅速增加，目前多项研究正在进行，以比较新型 FC 在各种类型青光眼中的疗效。

现存在许多药理学障碍（剂量和药代动力学的差异，药物的潜在相互作用，组合分子的不稳定性等），这些障碍导致目前不允许引入其他从概念上十分吸引人的 FC，例如，将前列腺素和局部碳酸酐酶抑制药相结合。然而，这些新的 FCs 将来可能会出现。最近，一项新的 1% 布林佐胺 /0.2% 溴莫尼定 FC 的三期临床研究得到了结果[34]。在这项多中心、双盲的平行研究中，在开角型青光眼或高眼压症患者中，比较每日使用 3 次布林佐胺 / 溴莫尼定 FC 与其单独成分相比而言的功效。研究结果表明，该 FC 可以提供临床上有意义的增量眼压控制。具体而言，在 3 个月的主节点和 2 周与 6 周的次节点，与每个单独的成分应用效果相比，新的 FC 均表现出了明显更好的降压效果。在 3 个月时，FC 组的眼压降低 5.4~8.4mmHg，而布林佐胺组为 4.2~5.7mmHg，溴莫尼定组为 3.1~6.5[34]。含有他氟前列素和马来酸噻吗洛尔的新型无防腐剂 FC 将于明年在欧洲上市（Santen Pharmaceutical Co，Ltd）。

目前尚不清楚 FC 治疗是否适合初始青光眼的治疗。在多种全身性慢性疾病中，已经发现口服 FC 具有成本效益优势，并且当作为初始治疗处方时可改善临床预后[35]。当患者呈现异常高眼压或有严重损伤时（例如，剥脱性或新生血管性青光眼），FC 可作为初始治疗，因其具有快速降低眼压的优点。目前很难回答的是，在临床实践中引入 FC 的时间节点。在出现较高基线眼压，晚期青光眼损伤，次优随访和资源有限的情况下，应首先考虑使用 FC 进行治疗，即使这降低了识别无应答者的可能性。另一方面，人们仍然担心，在尚未明确了解其疗效和安全性的情况下，FC 可能在现实实践中作为初始治疗[24]。此外，无法确定药物的各个组分的治疗效果及不良反应。

总之，FC 填补了需求的空白，并为青光眼的药物治疗提供了额外的选择。通过将标准剂量的两种药物组合于一个瓶子中，FC 可以通过多种机制改善依从性，实际疗效和长期耐受性。FC 对青光眼的价值和未来前景仍有待确定。迄今为止，全球监管机构的批准和较为突出的已发表论文，都是基于 FC 和各个组成成分之间或是同时使用两种成分时的功效和安全性比较[35]。然而，这种方法并不理想，因为它没有并未将其他优势考虑其中，例如提供依从性、改善便利性和降低患者的治疗成本。在目前的青光眼治疗中，依从性不足引起药物疗效减弱仍然是实现成功治疗的最大障碍，这导致治疗不足和疾病发展。此外，优化青光眼管理中联合治疗的挑战是，尽量保持药物治疗的可行性。这个概念指的是，用两瓶药物治疗（包含 3 种药物），其中包含一种 FC。这种相对较新且迅速扩大的药物类别可能有助于改善青光眼预后。

二、药物配方

在过去几年中，开发有效的青光眼药物 FC 的研究越来越多已经增强。许多新的联合疗法已经被不同国家的许多监管机构批准，并且大量关于此课题的论文均已发表[36-66]。本章节不讨论 FC 的历史意义（例如噻吗洛尔 / 毛果芸香碱 FC），而旨在简要回顾目前可用药物的关键特征和功效。

（一）多佐胺 / 马来酸噻吗洛尔 FC

近年来，青光眼的固定联合治疗已经普及，主要是由于多佐胺 / 噻吗洛尔 FC（Cosopt®Merck 和 Co Inc，Whitehouse Station，NJ，USA）的成功。该 FC 于 1998 年在美国和欧洲上市。目前，这和溴莫尼定 / 噻吗洛尔 FC（Combigan，Allergan）是 FDA 唯一批准的 FC。该产品的药理学作用与其两种活性成分有关，并且每日给药 2 次。监管数据显示，这种 FC 在峰值时可降低眼内压 9mmHg（32.7%），而对于多佐胺和噻吗洛尔单药疗法分别为 5.4mmHg（19.8%）和 6.3mmHg（22.6%）[26]。在低谷时，应用 FC 的眼内压降低值为 7.7mmHg（27%）。与马来酸噻吗洛尔相比，多佐胺 / 噻吗洛尔 FC 使眼压在波谷时进一步降低 1.1~1.3mmHg，在波峰值时降低 2.8mmHg（给药 2h 后）[36]。此外，该 FC 临床表现几乎等效于非固定的伴随治疗，但在 16:00 时有不显著差异（与非固定治疗相比有 0.7mmHg 的差异）。相比之下，在临床实践中，与非固定的伴随治疗相比，由于便利性增加，消除二次冲刷效应了并改善了依从性，多佐胺/噻吗洛尔 FC 已被证明可以获得更好的眼压控制[25,26]。Frampton 和 Perry 已全面评估了该 FC 的安全性和有效性[36]。该 FC 的常见眼部不良反应主要与多佐胺组分有关，包括苦味和滴用药物时的刺痛/灼烧。

Fechtner 及其同事[37] 评估了夜间予拉坦前列素与多佐胺/噻吗洛尔 FC 的日间眼压并显示出，两种药物昼夜间眼压控制相似。相比之下，在一项完整的 24h 研究中，Konstas 及其同事[38] 发现，与拉坦前列素相比这种 FC 提供了更好的 24h 眼压控制（−0.6mmHg），这主要是由于 FC 在夜间（22:00 点）的功效更强。在另一项 24h 的研究中，Orzalesi 及其同事[39] 注意到，除了 9:00 点时 FC 更有效，在其他时间段里这两种产品之间几乎有着相似的眼压控制。在一项针对先前未治疗的原发性开角型青光眼患者的 24h 研究中，Quaranta 及其同事[67] 观察到，与拉坦前列素单药治疗相比，多佐胺/噻吗洛尔 FC 的 24h 疗效有显著差异（−1.mmHg；$P<0.0001$）。在两项研究之间观察到的 24h 差异，可归因于在 Quaranta 研究中作为初始治疗所使用多佐胺/噻吗洛尔 FC，因此患者可能对噻吗洛尔有更强的反应。

在一项针对 53 例原发性开角型青光眼或高眼压患者的大型长期随机前瞻性交叉 24h 眼压研究中，Konstas 及其同事[40] 比较了超过 2 个月和 6 个月的，经多佐胺/噻吗洛尔 FC 与拉坦前列素治疗的 24h 眼压疗效。经过 2 个月的治疗后，FC 在三个时间点（10:00，18:00 和 22:00）以及平均 24h 眼压（18.0±1.8 vs. 18.6±1.9mmHg；$P=0.0002$）方面表现出了明显更好的控制。然而，在长期治疗 6 个月后，两种药物的平均 24h 眼压相似（18.1±1.9 对 18.3±1.9mmHg）。此外，FC 在另外 2 个时间点（10:00 和 22:00；$P<0.01$）也表现出了明显更好的眼压[40]。与 2 个月的治疗相比，在 6 个月时，FC 表现出类似的平均 24h 眼压，拉坦前列素表现出进一步降低眼压（−0.3mmHg），而没有证据表明其出现快速抗药反应。

在一项多中心双盲平行非劣效性研究中，评估了两种商业化的碳酸酐酶/噻吗洛尔 FCs（布林佐胺/噻吗洛尔悬浮液和多佐胺/噻吗洛尔溶液）在开角型青光眼和高眼压患者中的效果[68]。作者报道指出，两种 FCs 均表现出了类似的眼压降低能力（布林佐胺/噻吗洛尔为 28.4%～34.9%，而多佐胺/噻吗洛尔 FC 为 29.2%～33.9%），因此确定布林佐胺/噻吗洛尔 FC 悬浮液同样有效。

一项研究表明[69]，多佐胺/噻吗洛尔 FC 显著增加视网膜动静脉通过时间，从而增加血流速度和视网膜灌注。他们发现噻吗洛尔对视网膜循环没有不良影响，但 FC 的多佐胺成分通过直接或间接的作用机制改善了血流动力学。在新诊断的开角型青光眼患者中，将多佐胺/噻吗洛尔与拉坦前列素/噻吗洛尔 FC 进行了比较研究，Martinez 和 Sanchez[70] 记录了两种药物之间相似的疗效，但报道中指出只有多佐胺/噻吗洛尔 FC 对青光眼患者的球后球血管有影响。

多佐胺/噻吗洛尔 FC 已被评估，可作为具有高基线压力的青光眼患者的初始治疗。它已被证明是在这些患者中展现着显著降眼压效果的可行选择[71,72]。在一项前瞻性研究中，Henderer 及其同事[71] 在 18 名患者中使用多佐胺/噻吗洛尔 FC 作为初始治疗，平均治疗前眼压为 37.5mmHg。初始剂量 FC 后 2h，IOP 降至 18.2mmHg，而治疗 2 个月后，治疗后的 IOP 在低谷时为 21.1mmHg，高峰时为 17.6mmHg（平均降低 40%～49%）。

最近，在人体小梁网的实验研究中，该 FC 表现出抗氧化作用[73]。在小梁网活检标本和暴露于过氧化氢的人小梁网细胞上观察到多佐胺和噻吗洛尔的抗氧化作用。多佐胺的抗氧化作用与过氧化氢浓度的浓度有关，而噻吗洛尔仅在低过氧化氢浓度下具有保护作用。噻吗洛尔具有与其自身代谢相关的直接抗氧化作用。相反，多佐胺主要在完整的线粒体存在下发挥保护作用。这些临床表现说明，当小梁网损伤没有进展且小梁细胞具有完整的线粒体功能时，多佐胺可用于治疗青光眼。

（二）拉坦前列素/马来酸噻吗洛尔 FC

拉坦前列素/噻吗洛尔马来酸盐 FC（Xalacom TM, Pfizer, Inc., New York, NY, USA）于 2001 年在欧洲上市。Pfeiffer 及其同事[41] 和 Higginbotham 及其同事[42] 的监管试验报告指出，相比每日 1 次

（1.1～1.2mmHg）给药的拉坦前列素，或每日2次给药的噻吗洛尔（分别为1.9～2.9mmHg），早晨给予该FC可进一步降低眼压。不幸的是，与单独使用的拉坦前列素相比，拉坦前列素/噻吗洛尔FC早晨给药的IOP降低程度低于预期。这一疗效下降的原因尚未得到解释。临床前数据表明，两种药物在一种制剂中的组合对这两种药物的吸收均无不利影响[42]。拉丁前列素和噻吗洛尔在该水溶液中的生物利用度与单独给药的两种药物相当。功效低于预期的一个原因可能是因为FC在早晨两次监管试验中给药，而在Higginbotham研究[42]中单独使用拉坦前列素在晚上给药。此前，Alm及其同事[43]以及Konstas及其同事[44-46]一直表示，晚上给予拉坦前列素可提供比早晨给药更低的日间眼压。

因此，监管试验的研究设计可能会降低拉坦前列素/噻吗洛尔FC的日间功效，以及FC与其各个组分之间的差异。相比之下，Konstas及其同事[46]进行的一项为期24h的研究表明，当拉坦前列素/噻吗洛尔FC和拉坦前列素在晚上给药时，两种药物在24h内存在更大的功效分离（2.5mmHg）。此外，在最近的一项交叉研究中，与噻吗洛尔单药治疗（4.4mmHg）相比，晚上给予拉坦前列素/噻吗洛尔FC，24h眼压波动明显减少（3.2mmHg）。晚上应用FC的24h波动水平低于先前昼夜研究报告的波动水平（3.9～4.3mmHg）。晚上给药减少24h波动的原因可能是由于FC的拉坦前列素成分在降低日间眼压方面的效力更大。

Diestelhorst和Larsson[47,48]对FC各个组分的效果进行了试验对比。第一项试验比较拉坦前列素/噻吗洛尔FC早晨给药与非固定治疗（噻吗洛尔给药2次，晚上给药拉坦前列素）的比较，并发现非固定治疗更优，且存在1.1mmHg的差异[47]。相比之下，在最近的一项试验中，同一组比较了FC的晚间给药与相同的未固定治疗方案，并指出了两种治疗方法之间的临床等效性（0.3mmHg）。迄今为止，只有Takmaz及其同事[74]已经对拉坦前列素/噻吗洛尔FC的早晨和晚上给药进行了直接比较。该组比较了早晨与晚上给予LTFC的24h疗效，且报告显示晚上给药具有更好的疗效。晚间应用拉坦前列素/噻吗洛尔可使平均24h眼压更低，24h眼压波动更小以及在两个时间点（06:00和10:00）时具有更低的眼压。

Stewart及其同事[49]指出，晚上给药的拉坦前列素/噻吗洛尔FC在给药后8～12h更有效，并且在白天昼夜曲线结束时，与溴莫尼定和噻吗洛尔同时给药相比更有效。此外，Garcia-Sanchez及其同事[50]在一项为期6个月的多中心平行研究中发现，拉坦前列素/噻吗洛尔FC在三点昼夜曲线上比同时使用噻吗洛尔和溴莫尼定，眼压可降低更多（16.9±2.8和18.2±3.1mmHg）。最后，Stewart及其同事[51]发现，拉坦前列素/噻吗洛尔与拉坦前列素和溴莫尼定（每日两次给药）相比，FC在三点昼夜压力曲线中可提供相同的疗效。

与每天给药2次的多佐胺/噻吗洛尔FC相比，Shin和同事[52]观察到拉坦前列素/噻吗洛尔FC在3天的时间点时，可进一步降低眼压约1.0mmHg。相比之下，Konsstas及其同事[53]的研究显示，拉坦前列素/噻吗洛尔和多佐胺/噻吗洛尔FC在12h昼夜曲线上的疗效相似（每2小时测量一次眼压）。Topouzis及其同事[54]在一项多中心平行研究中评估了拉坦前列素/噻吗洛尔与曲伏前列素/噻吗洛尔FC的功效，两者均在每天早晨一次给药。在为期6个月的研究期间，除了一个时间点（09:00）之外（此时，FC更有效），两者被发现是等效的。

（三）曲伏前列素/马来酸噻吗洛尔FC

0.004%曲伏前列素/0.5%噻吗洛尔马来酸盐FC（DuoTravTM，Alcon，Inc.，Fort Worth，Texas，USA）已获得欧洲和除美国以外的许多其他国家的监管批准。该FC适用于需要β受体拮抗药或前列腺素类似物进一步降低眼压的开角型青光眼或高眼压患者。两项随机对照试验比较了曲伏前列素/噻吗洛尔FC与其成分的疗效。Barnebey及其同事[55]表示，早晨应用曲伏前列素/噻吗洛尔FC治疗的患者的眼压较基线眼压进一步降低1.9～3.3mmHg，比单用曲伏前列素高出0.9～2.4mmHg。在另一项研究中，Schuman及其同事[56]证实，早晨给予曲伏前列素/噻吗洛尔FC的平均眼压范围为16.2～17.4mmHg，而伴随给予曲伏前列素和噻吗洛尔为15.4～16.8mmHg。在第三项类似的研究中，Hughes 及其同事[57] 指出，使用曲伏前列素 / 噻吗洛尔 FC 的患者的平均眼压范围在 15.2～16.5mmHg 之间，而伴随治疗组的平均眼压范围为 14.7～16.1mmHg。因此，早上应用曲伏前列素 / 噻吗洛尔 FC 预计可使先前应用 β 受体拮抗药或前列腺素类似物单药治疗和类似的眼压控制不足的患者眼压进一步降低。

尽管在欧洲的实验室标记了早晨或晚上的剂量，但可用于评估曲伏前列素 / 噻吗洛尔马来酸钠 FC 晚间剂量的信息较少。先前的研究表明，晚上给药的前列腺素类似物可以提供较低的白天平均眼压和较少的 24h 眼压波动。在第一个直接比较早晨和晚上服用曲伏前列素 / 噻吗洛尔 FC 的 24h 疗效的研究中，Konstas 及其同事[58] 证明，与未治疗的患者相比，该 FC 的早晨和晚上给药在每个时间点和 24h 压力曲线上均可提供更低的眼压。然而，当两种治疗方案直接进行比较时，晚上给药未治疗患者在基线上有明显眼压降低，在 24h 眼压曲线和 10:00，14:00，18:00 和 6:00 等个别时间点有更为显著的统计学降低[58]。相反，早晨给药眼压降低不明显，且在 22:00 和 02:00 时无显著性降低。该研究为所有三种前列腺素 / 噻吗洛尔固定组合的首选剂量提供了更多可用信息。这表明尽管两种给药方案均可有效降低 24h 眼压，但晚上给药则 24h 眼压控制质量较高。

这些结果与 Alm 等[43] 人和 Konstas 等[44-46] 人过去的研究结果一致，已经证实，与早晨给药相比，当在晚上给药时，前列腺素类似物（拉坦前列素，曲伏前列素或拉坦前列素加入噻吗洛尔）始终提供较低的日间压力。这可能是由于前列腺素在给药后 8～12h 显示其峰值功效。因此，可以预估晚上给药的前列腺素 / 噻吗洛尔 FC 通常在白天提供其最大药理作用和最佳的高眼压控制。这一事实在临床上很重要，因为大多数 24h 眼压证据表明眼压通常在早晨和白天较高。

在剥脱性青光眼中，关于新型 FC 的功效比较性信息较为有限。在为期 24h 的曲伏前列素 / 噻吗洛尔和拉坦前列素 / 噻吗洛尔 FC 之间的直接比较中，Konstas 和同事[75] 报道称，与拉坦前列素 / 噻吗洛尔 FC 相比，曲伏前列素 / 噻吗洛尔 FC 对剥脱性青光眼患者的 24h 疗效更优，且在较小波动和 24h 眼压峰值方面提供了统计学上帮助。

在大多数国家，用聚季铵盐 –1 而非苯扎溴铵保存的曲伏前列素 / 噻吗洛尔 FC 的新配方目前正在替代含有苯扎溴铵的配方[76]。鉴于苯扎溴铵可增强共同效应分子的渗透，因此有人担心从制剂中除去苯扎溴铵可能在一定程度上降低活性药物成分的眼渗透性并因此降低总体临床功效。为解决这一问题，Kitazawa 及其同事[77] 对使用苯扎溴铵保存的曲伏前列素 / 噻吗洛尔 FC 与不含苯扎溴铵的相同 FC 的安全性和有效性进行了随机双盲的前瞻性比较。在这项非劣效性试验中，388 名患有高眼压或原发性开角型青光眼的受试者用两种制剂中的一种治疗 6 周。在所有访视和时间点汇总的平均眼压降低在曲伏前列素 / 噻吗洛尔无 BAK 组中为 8.0mmHg，在曲伏前列素 / 噻吗洛尔与 BAK 组中为 8.4mmHg（$P=0.09$）。组间的平均总体差异为 0.4mmHg（95%CI −0.1～0.8），表明与 BAK 保存的制剂相比，不含 BAK 的制剂具有非劣效性。最常见的与药物有关的眼部不良事件是眼部和结膜充血，可发生在 11.8% 的无 BAK 组和 13.0% 的含 BAK 组中。Kitazawa 等[77] 的研究结果表明从配方中去除 BAK 对其降低眼压的功效无可测量性影响。目前的文献尚未提供足够的证据来评估无 BAK 曲伏前列素 / 噻吗洛尔 FC 与其他可应用的 FC 如多佐胺 / 噻吗洛尔，拉坦前列素 / 噻吗洛尔，比马前列素 / 噻吗洛尔和溴莫尼定 / 噻吗洛尔 FCs 的有效性和安全性。未来的比较研究可以帮助临床医生为他们的患者选择最有效的 FC 疗法。此外，尚无对照研究记录无 BAK 曲伏前列素 / 噻吗洛尔 FC 治疗的长期眼压控制。未来的比较研究可以验证依从性，长期耐受性和眼表健康的益处，以及那些现在接受不含 BAK 药物治疗的患者的最终手术成功率。

（四）比马前列素 / 马来酸噻吗洛尔 FC

比马前列素 / 噻吗洛尔 FC 滴眼液（Ganfort TM，Allergan，Inc.，Irvine，CA，USA）由 0.03% 比马前列素和 0.5% 噻吗洛尔组成。该 FC 用作临时局部眼部疗法，用于降低开角型青光眼患者的眼压，或单侧高眼压，其单一疗法无法控制眼压。该

FC 的各个活性成分是已记录有效的治疗药，具有良好的降压功效。比马前列素和噻吗洛尔具有降血压作用的互补机制。比马前列素被认为主要通过增加葡萄膜巩膜流出来降低眼压，而噻吗洛尔通过减少房水生成来降低眼压。

比马前列素 / 噻吗洛尔 FC 的总体开发计划与试验涉及 1964 名患者。在进行并提交给 EMEA 批准的所有四项研究中，FC 的管理工作是在早上进行的。这些数据包括两个为期 12 个月的三个并行设计试验，其中将该 FC 的早晨给药与每日 1 次的比马前列素给药和每日 2 次给予噻吗洛尔进行比较。在这些研究中，与比马前列素单药治疗相比，比马前列素 / 噻吗洛尔 FC 在早晨给药时的药物剂量低于预期值。这一疗效不足的原因尚未得到充分解释。然而，如前所述，可能是因为 FC 在早晨在这些监管试验中应用，而比马前列素单药治疗在晚上给药。与所有前列腺素类似物一样，比马前列素通常在夜间给药，之前的数据表明晚上给药可提供较低的日间眼压。

Hommer 及其同事[59] 报道了一项双盲、平行、为期 3 周研究的结果，其中比马前列素 / 噻吗洛尔 FC 在测量的所有三个时间点并不逊于比马前列素每日 2 次治疗。治疗 3 周后，用 FC 获得的平均昼夜眼压控制（16.1mmHg）与非固定治疗（15.6mmHg）相似，且较比马前列素单药治疗（17.1mmHg）低约 1mmHg。在这项研究中，FC 治疗组表现出较低的结膜充血发生率（19.3% 对比未固定治疗组为 25.6%，比马前列素为 27.8%），尽管组间差异无统计学意义。有趣的是，从整体监测数据来看，部分应用比马前列素 / 噻吗洛尔的患者可出现至少一种不良反应，明显低于比马前列素单药治疗，即 48% vs. 60%（P=0.001）。同样，由于不良事件导致的停药率在 FC 组为 3.6%，而比马前列素单药治疗组为 7.9%（P = 0.008）。这些差异可能与临床相关，并且应用 FC 长期治疗的患者可具有更好的依从性和持久性。FC 组中不良反应发生率下降的原因尚不清楚。这可能是由于噻吗洛尔的直接作用可能通过降低内源性儿茶酚胺对相关结膜 β 受体的血管舒张作用来限制充血的发生。此外，眼表的活性药物及防腐剂含量的降低也有一定益处。

最近一项为期 4 周的研究[60] 表明，晚间应用比马前列素 / 噻吗洛尔 FC 可能比晚间给予拉坦前列素 / 噻吗洛尔 FC 更有效，但这需要更多、更充分的研究证实。在最近采用交叉设计的研究中，在一组剥脱青光眼患者中比较了晚上和早晨比马前列素 / 噻吗洛尔 FC 的 24h 眼压特征[78]。尽管晚上给药（10.2mmHg，减少 35.3%）与早晨给药（9.8mmHg，减少 33.8%）相比具有统计学优势，但这种 0.4mmHg 的 24h 差异可能没有临床意义。在将来，比较比马前列素 / 噻吗洛尔 FC 在其他青光眼中的晚上和早晨给药疗效以确定哪种剂量更有效并且将该 FC 与其他可用的 FC 与晚上给药进行比较在临床上是很重要的。

在最近的一项 Meta 分析中，Aptel 及其同事[79] 证明，与三种相应的前列腺素单一疗法相比，所有三种前列腺素 / 噻吗洛尔 FC 均能提供更好的眼压控制和更低的充血发生率。这项 Meta 分析证实，前列腺素 / 噻吗洛尔 FCs 可以显著增强前列腺素单一疗法的功效，同时减少其重要的不良反应之一——结膜充血。此外，这项 Meta 分析报道比马前列素 / 噻吗洛尔比其他两种前列腺素 / 噻吗洛尔 FC 更有效。应该谨慎地解释这个结论，因为比马前列素 / 噻吗洛尔和拉坦前列素 / 噻吗洛尔 FC 之间的直接比较显示出高水平的异质性[80]。此外，比马前列素 / 噻吗洛尔和曲伏前列素 / 噻吗洛尔 FC 之间的直接比较基于 Centofanti 及其同事[81] 的单一研究。在这项研究中，对拉坦前列素 / 噻吗洛尔 FC 反应不佳的患者可转为比马前列素 / 噻吗洛尔或曲伏前列素 / 噻吗洛尔 FC 治疗。本研究介绍了临床异质性，因为研究患者在一定程度上对噻吗洛尔，拉坦前列素或拉坦前列素 / 噻吗洛尔 FC 的反应不佳。

在最近的一项 24h 研究中，Konstas 及其同事[82] 研究了比较拉马前列素和拉坦前列素作为初始治疗的高基线压力患者的疗效。该研究表明，至少在短期内，比马前列素 / 噻吗洛尔 FC 比拉坦前列素可更有效地减少基线眼压较高的剥脱综合征患者的 24h 眼压，在这些高风险患者中，两种药物的平均 24h 眼压差异具有临床意义（2.3mmHg）。有关比马前列素 / 噻吗洛尔 FC 的其他值得注意的差异是，平均峰值显著降低和 24h 眼压低谷。最后，在每个单独时间点的评估中，FC 提供了明显更好的眼压控制，并且具有相似的不良反应发生率。未来有关比马前列素/噻吗洛尔 FC 作为初始治疗的长期 24h 疗效的研究以及使用这种更积极的治疗算法的进展率是必要的。

（五）溴莫尼定/马来酸噻吗洛尔 FC

溴莫尼定/噻吗洛尔 FC（Combigan TM, Allergan, Inc., Irvine, CA, USA）已在全世界许多国家获得批准。Craven 及其同事[61] 证明，溴莫尼定/噻吗洛尔 FC 与其各自的成分相比，对比未治疗前眼压降低了 28%，比单独使用噻吗洛尔压力多降低了 1.6mmHg。然而，与单独的噻吗洛尔相比，15:00 时眼压可再次降低 0.6mmHg，而在 17:00 未观察到额外的变化。此外，Sherwood 及其同事[62] 最近在两项监管试验的 Meta 分析中表明，除了在 17:00 时与溴莫尼定相比之外，在所有时间点，溴莫尼定/噻吗洛尔 FC 的降压能力均优于其单独成分（每日 3 次）。溴莫尼定/噻吗洛尔固定组合所减少的压力范围为 4.4～7.6mmHg，溴莫尼定为 2.7～5.5mmHg，噻吗洛尔为 3.9～6.2mmHg。

在另一项比较中，Goni 及其同事表明，溴莫尼定/噻吗洛尔 FC 对其各组分（溴莫尼定和噻吗洛尔每日两次给药）的非固定组合提供了几乎相同的疗效（0.4mmHg 差异），两组在早上低谷和高峰时间点的降低范围为 4.4～5.3mmHg。此外，Konstas 及其同事[64] 表示，在交叉试验中，溴莫尼定/噻吗洛尔 FC 对未固定成分提供了相同的 24h 压力控制，两者均每日给药 2 次。两个治疗组的眼压较基线眼压降低 19%～26%[65]。

与其他 FC 疗法相比，Arcieri 及其同事[65] 在一项针对 30 名患者的交叉研究中发现，在三点昼夜曲线中，溴莫尼定/噻吗洛尔（15.0 ± 2.1mmHg）与多佐胺/噻吗洛尔 FC（15.4 ± 2.1mmHg）之间的眼压相当。相比之下，最近一项比较多佐胺/噻吗洛尔和溴莫尼定/噻吗洛尔 FCs 的 24h 多中心研究表明，与溴莫尼定/噻吗洛尔 FC 相比，多佐胺/噻吗洛尔 FC 的平均 24h 眼压值较低[83]（平均差异:-0.7mmHg，95%CI -1.0～-0.3），$P < 0.0001$）。

第 58 章 眼表疾病与青光眼治疗药物中防腐剂的作用

Ocular Surface Disease and the Role of Preservatives in Glaucoma Medications

Sabita M Ittoop　Leonard K Seibold　Malik Y Kahook　著

杜佳灵　译

张　烁　校

> **本章概要**
>
> 青光眼是世界范围内第二大可预防性致盲原因[1]。标准的一线治疗包括使用局部药物及手术干预，以延缓患者的视神经损害。大多数患者在开始治疗之前就有基础眼表疾病（ocular surface disease，OSD）或者在治疗的过程中出现相应的症状和体征。医生意识到，临床试验的发展趋势，以及多种治疗青光眼和眼表疾病的方法，是提高患者舒适度、依从性以及获得更好治疗效果的关键。

一、概述

局部用药是大多数眼科疾病的标准治疗方式。药物治疗在临床实践中无处不在，是青光眼、葡萄膜炎、感染、术后护理以及许多其他常见疾病的主要治疗方法。药物的有效成分有局部和全身的副作用已经被广泛认识，但是用于大多数复合制剂的防腐剂的副作用我们还知之甚少。

美国食品药品管理局（Food and Drug Administration，FDA）要求，局部复合制剂药物必须使用标准化的容器并加入防腐剂，以抵挡微生物的污染和环境因素引起的降解，从而符合无菌和生物利用度的标准[2, 3]。有证据表明这些防腐剂会引起有症状的眼表疾病[4, 5]。长期使用含防腐剂的药物会引起角膜上皮细胞减少和感觉缺失、慢性轻度炎症、结膜和筋膜下纤维化。近期的体外实验发现，防腐剂可能对小梁网细胞有影响，如细胞凋亡。这些改变的严重程度与使用的时长、防腐剂的浓度以及每日使用的滴眼液次数直接相关有关[6]。对于青光眼患者而言，此问题极其重要，其标准化治疗主要包括长期、多剂量、复合用药治疗。这也使得患者持续局部接触防腐剂，且其引起的副作用也在不断积累。本章我们将关注解释不同防腐剂的差别，详细说明长时间暴露于防腐剂的副作用以及如何处理长时间使用青光眼药物引起的眼表副作用。

二、防腐剂的分类

通常防腐剂按照其作用机制分为三类：去污剂、氧化剂、离子缓冲液。每种防腐剂及其代表罗列如下。

（一）去污剂

去污剂是工业上最初使用的防腐剂，包括广为人知的苯扎氯铵和西曲氯铵。这类物质能通过分解脂质进而破坏细菌的细胞膜。这将会导致细胞内容物溢出，并引起细胞死亡[6]。苯扎氯铵的慢性副作用随后将在本章详细描述和讨论。

（二）氧化剂

为了寻找副作用更容易耐受的防腐剂，促进了氧化剂的发展。Noecker 等在家兔动物模型中证实，用碳酸钠配制的溴莫尼定比用苯扎氯铵配制的拉坦前列素、噻吗洛尔或多佐胺引起的角膜上皮损伤和结膜淋巴细胞浸润少[7]。

我们知道氧化剂能氧化不饱和脂质和谷胱甘肽，这会影响微生物的 DNA、蛋白质和细胞膜[6, 7]。例如，高硼酸钠（GenAqua）和稳定的氧氯配合物（Purite）。

（三）离子缓冲剂

离子缓冲剂是最新类型的防腐剂。Travatan Z（Alcon, Forth Worth, TX）是用离子缓冲液制备的，SofZia 是 2006 年由美国食品药品管理局批准上市的[8]。SofZia 是由硼酸盐、山梨糖醇、丙二醇和锌组成，并被证实有抗细菌和抗真菌功能。当离子缓冲剂暴露于泪液中的阳离子时，它们被中和且基本失活，因此对眼睛表面的细胞毒性较小[6, 9]。

三、防腐剂

（一）苯扎氯铵（BAK）

苯扎氯铵是一种季铵化合物，是最常用的抗菌防腐剂。它最初用于硬性隐形眼镜液，但现在被普遍使用。目前，其可见于大多数局部多功能眼科制剂[6]。

苯扎氯铵是一种去污剂，可以使蛋白质变性并引起细胞质膜溶解，因此是一种有效的广谱防腐剂。作为一种表面活性剂，苯扎氯铵可以溶解角膜上皮细胞间的细胞连接，以增强药物吸收率[10]。这也导致苯扎氯铵渗透并长期积累在眼组织中，从而放大了其副作用。

慢性改变包括角膜上皮细胞减少、结膜化生和泪膜破裂[11]。这些改变的严重程度与苯扎氯铵的浓度和暴露时间的长短相关[12]。值得注意的是，反复暴露于苯扎氯铵的结膜细胞过度表达标记与细胞凋亡相关 Apo2.7[13]。当苯扎溴铵浓度为 0.05%～0.1%，其也可导致角膜上皮细胞坏死，而引起细胞凋亡的浓度为 0.01%[12]。较高浓度的苯扎溴铵可破坏泪膜的脂质层，并增加泪膜破裂时间[11]。这对于原本就患有眼表疾病的患者更为重要，因为使用多种含有苯扎氯铵防腐剂的药物可能加重他们的眼表疾病。

（二）西曲氯铵

西曲氯铵是一种季铵盐，属于去污剂型的防腐剂。由于其具有抗静电的性能，因此目前已经用于人工泪液制剂中，如 Civigel（Ciba Vision Ophthalmics, Duluth, GA），及护发产品中[6]。动物模型已经证实局部用药可能引起结膜上皮和间质角质化并发慢性炎症[14]。

（三）三氯叔丁醇

三氯叔丁醇是一种去污剂防腐剂，由于其抗菌性和抗真菌性，已被广泛应用于化妆品和医药产品中。然而，在室温下储存较长时间的不稳定性限制了其作为眼部药物防腐剂的使用[6]。

三氯叔丁醇的作用机制不同于苯扎氯铵，因为它可使细胞膜脂质层的解体，从而导致细胞通透性增加，进而引起细胞溶解[11]。体外研究表明，三氯叔丁醇可导致正常的细胞运动和有丝分裂活性终止，引起结膜和角膜细胞毒性[15]。长期使用，可致患者角膜上皮细胞变性，进而引起严重的角膜炎[16]。

然而，三氯叔丁醇不影响泪膜脂质组分的稳定性[17]，体外研究表明，与苯扎氯铵相比，它对兔角膜上皮细胞毒性较小[18]。在人角膜上皮细胞中，与苯扎氯铵相比，三氯叔丁醇的细胞毒作用发生慢且轻。

（四）聚季铵盐 -1（Polyquad）

聚季铵盐 -1 是苯扎氯铵的衍生物，也是一种去污剂型防腐剂。由于独特的特性，它最初被用于角膜接触镜清洗液中。期初，用于清洗隐形眼镜的眼科溶液含有大量防腐剂。当佩戴角膜接触镜时，会使角膜暴露于浓缩剂量的防腐剂。聚季铵盐 -1 被证实并未浸透角膜接触镜。所以它成了隐形眼镜液防腐剂的优先选择，被用在 Opti-Free Express（Alcon, Fort Worth, TX）多用途消毒溶液[6]。它也被用在人工泪液中，如 Systane 和 Systane Ultra（Alcon, Fort Worth, TX）[19]。

尽管聚季铵盐-1被认为是一种去污剂型防腐剂，但它与苯扎氯铵不同，因为它排斥角膜上皮细胞，同时能保持其防腐性能[20]。尽管聚季铵盐-1被证明对角膜和结膜的毒性比苯扎氯铵低，它的确对治疗干眼症有帮助。但同时它与角膜上皮损伤以及结膜杯状细胞密度的降低有关，这可破坏泪膜的黏蛋白层[21, 22]。

（五）依地酸二钠（edetate disodium, EDTA）

依地酸二钠是一种螯合剂，具有金属结合性能。它最有名的是治疗钙化性炎性角膜病变，并被用来中和由于氢氧化钙引起的角膜损伤，这种损伤也称为石灰烧伤。作为一种防腐剂，在非常低浓度的情况下，其可使重金属钝化[23]。目前EDTA用于制备安贺拉（酮咯酸氨丁三醇滴眼液，Allergan. Irvine, CA）和贝他根（盐酸左布诺洛尔滴眼液，Allergan. Irvine, CA）[6]。

（六）过硼酸钠（sodium perborate, GenAqua）

过硼酸钠是一种氧化型防腐剂。常被用于 Genteal 润滑滴眼液（Novartis Ophthalmics, Est Hanover, NJ）。局部应用时，过硼酸钠被过氧化氢酶转化为水、氧和过氧化氢。其抗菌性能归因于细胞膜的氧化、细胞膜结合酶和蛋白质合成的破坏[11]。同时，过硼酸钠对黑曲霉有明显的抑制作用[24]。然而大多数含过硼酸钠的滴眼液会产生副产物过氧化氢，当其含量在30~100ppm之间，可引起眼睛刺痛[25]。目前对局部过硼酸钠使用有关的角膜和结膜病理组织学改变知之甚少。

（七）Purite：稳定的氯氧化物（stabilized oxychloro complex, SOC）

1990年代中期，稳定的氯氧化物第一次以商品名Purite被引入，并用于纯净水。它是一种已知的具有广谱抗菌效果的氧化去污剂，即使在0.005%[6]这样的低浓度时也可显示出对黑曲霉的作用[11]。SOC是独一无二的，因为当它暴露在光下时，它可以消散为泪液中常常存在的成分，如钠和氯离子、氧和水。以兔眼模型为例，这使得它对于眼表更容易耐受。它是目前由美国环境保护署（Environmental Protection Agency, EPA）评定的第Ⅱ类轻度眼部刺激物。在2001年，FDA批准了Alphagan P（Allergan, Irvine, CA），其是应用SOC保存的0.15%酒石酸溴莫尼定滴眼液。因其轻微的细胞毒性作用使其成为牙膏、漱口剂和抗酸药中的常见成分[11]。

（八）聚六亚甲基双胍（PHMB）

聚六亚甲基双胍是广为人知的广谱抗菌和抗真菌剂。它是棘阿米巴角膜炎标准治疗药物[6]，也是多用途隐形眼镜液中的一种成分，如Renu（Bauch & Lomb, Rochester, NY）。聚六亚甲基双胍是一种阳离子消毒剂，通过与细菌细胞膜脂多糖成分上的带负电的位点相互作用而有效地对抗革兰阴性和革兰氏阳性细菌。这种相互作用引起细胞膜结构的紊乱和细胞内内容物的渗漏，可导致细胞裂解[26]。聚六亚甲基双胍以0.02%的低浓度，通过类似的方式，攻击阿米巴的囊泡，有效地治疗棘阿米巴角膜炎[27]。

（九）SofZia

SofZia是眼科防腐剂中最新的进展，用于制备0.004%前列腺素滴眼液Travatan Z。它是一种离子缓冲剂，当暴露于泪液中的天然存在阳离子时SofZia即失活，因此细胞毒性较小。在人上皮细胞培养实验中，暴露于Travatan Z组比暴露在用苯扎溴铵保存的曲伏前列素组的角膜和结膜细胞存活率更高[28]。家兔模型显示，日常剂量使用Travatan Z与使用苯扎溴铵保存拉坦前列素相比，发生角膜病变和结膜炎症的机率明显更低[29]。

四、临床表现

（一）眼表疾病

眼表疾病（ocular surface disease, OSD）最新的定义是，它是眼表的多因素疾病，导致患者出现眼部不适症状、视觉障碍和泪膜不稳定，伴随着眼表的渐进病理组织学和临床改变。其特点是泪液渗透压增加，炎症介质上调[30]。眼表疾病的更常见的原因包括前睑缘炎、睑板腺功能障碍和长期局部使用含防腐剂的滴眼液。

青光眼是一种慢性疾病，会导致进行性、永久性视力丧失。患者为维持视力而局部使用药物，他们的依从性往往受到长期使用这些药物引起的眼睛刺激、畏光、充血、视物模糊的影响。在美国，65岁及以上人群中，约有14.6%患有眼表疾病[31]。Fechtner等研究了，开角型青光眼的患者中，使用一种或多种局部药物治疗并产生有症状的眼表疾病的患病率。症状可根据眼表疾病指数（ocular surface disease index，OSDI）问卷进行量化[32]。在局部药物治疗的开角型青光眼患者中，有症状眼表疾病的总患病率为48.4%。使用两种或更多药物的患者比仅使用一种药物的患者具有更高的眼表疾病患病率[4]。

（二）角膜上皮病变与角膜感觉异常

多项研究已表明局部应用多种药物治疗与角膜上皮病变之间存在联系。患者的临床检查通常表现为浅表点状角膜病变（superficial punctate keratopathy，SPK），泪膜破裂时间缩短，提示泪液不稳定，且Schirmer试验[5]表明泪液分泌不足。动物模型实验也支持了此结论，已经证明用苯扎溴铵制备的抗青光眼药物会导致角膜上皮细胞的可量化的损失[33]。Baratz等注意到，局部角膜基质细胞和内皮细胞密度在局部使用抗青光眼药物治疗中基本保持稳定，但中心基底下神经纤维束的数目和密度显著减少[34]。这也有其他临床研究支持，有研究表明使用前列腺素类药物[35]和β受体拮抗药[36]的青光眼患者角膜敏感性暂时性下降。这对于具有神经营养性角膜炎易感性的患者尤为重要，例如糖尿病患者和正在接受青光眼局部药物治疗的既往患有疱疹性角膜炎的患者。

（三）结膜纤维化

术后结膜下纤维化是小梁切除术失败的常见原因。因此，局部药物对结膜和结膜下组织的影响是特别重要的。动物模型实验已经证实，用苯扎溴铵制备的抗青光眼药物会导致结膜淋巴细胞浸润[33]。将用抗青光眼药物治疗6个月或以上的患者的泪液与未使用局部药物的患者相比，前者含有更多的炎性细胞因子（IL1β、IL6、IL12和TNFα）[37]。此外，某些药物，特别是α₂受体激动药，与滤泡性结膜炎有关[38]。这种慢性、低级别炎症，可加快愈合过程并刺激胶原沉积和成纤维细胞活性[39]。在疾病终末期，多种药物治疗会导致结膜瘢痕化。Thorne等的

研究证实，28.3%被诊断为假性类天疱疮或活检阴性类天疱疮的患者，正在接受长期多种药物复合治疗青光眼[40]。

（四）对小梁网的影响

众所周知，苯扎氯铵在防腐剂浓度下可以提高角膜渗透性，从而提高活性药物的生物利用度。既往进行体外实验研究评估苯扎溴铵的眼内效应，特别是其对房水流出部位的小梁网细胞的影响。研究发现睫状体无色素上皮细胞对不同浓度的苯扎溴铵具有耐受性，然而小梁网细胞在暴露于低浓度时即表现出显著的细胞死亡[41]。似乎合理的解释是，小梁网细胞的慢性破坏可能影响房水的排出，从而影响青光眼的长期治疗。应该清楚的是，研究数据来自房水中苯扎溴铵的浓度，而缺乏在小梁网中的浓度的数据，因此需要进一步的体内实验以真正理清他们之间的联系。

五、建议

随着年龄的增长眼表疾病变得越来越普遍，局部用药防腐剂也加重了眼表疾病的发生[31]。如前所述，眼部防腐剂会引起细胞毒性效应、泪膜破裂和轻度炎症反应，从而导致眼表的组织病理改变。对于医生来说，认识到防腐剂的副作用对于优化治疗方案、平衡局部药物中防腐剂毒性作用与治疗效果，显得十分重要。

目前，我们没有一个简单且可重复的检查来评估眼表疾病。然而，医生应该尝试在开始局部用药之前评估眼表疾病的情况，并在后续的长期治疗过程中以相同的方式持续监测患者的眼表情况。这就要求医生能识别变化的趋势，并识别快速变化。眼表疾病指数问卷是主观症状的标准化测量[32]，可以在候诊室中分发，分数由临床技术人员进行计算。这应该与其他临床测量结合使用，如泪膜破裂时间、Schirmer试验和睑板腺评估。

眼表疾病的治疗是多方面的，应该根据每个患者的症状和体征来定制。避免环境诱发因素并使用无防腐剂人工泪可以减轻轻度眼表疾病。泪管栓塞也是一种可行的辅助治疗方式[30]。局部用环孢素（Restasis：Allergan，Irvine，CA）是一种免疫调节剂，

已被证实可以有效治疗中至重度干眼症。有证据表明其可以改进角膜着染和 Schirmer 的测试结果并且可以改善主观症状[42]。眼睑卫生与局部和口服抗生素是睑缘炎的主要治疗方法。为了更全面地了解，医生可参考国际干眼症工作组（2007）的综述，包括临床检查、目前的分级系统、建议等，以减少眼表疾病的发生[30]。

苯扎氯铵是最常用的防腐剂，其应用于大多数局部使用的眼科制剂。长期使用含苯扎氯铵防腐剂的滴眼液会导致角膜上皮细胞减少、结膜化生、泪膜破裂，并与细胞凋亡有关。医生应尽量减少患者长期使用含苯扎氯铵的药物，尽量使用含有较低浓度的防腐剂的药物，在适当的时机及时终止局部用药，或可以选用不同防腐剂配制的药物以减少副作用。目前可用的药物包括最近 FDA 批准上市的无防腐剂前列腺素类似物（Zioptan：Merck, Whitehouse Station, NJ），SofZia 配制的曲伏前列素（Travatan Z），Purite 配制的溴莫尼定（Alphagan P），无防腐剂的多佐胺/噻吗洛尔（Cosopt Preservative Free：Merck, Whitehouse, NJNJ）和无防腐剂的单位剂量噻吗洛尔（Ocudose：Valeant, Bridgewater, NJ）。与相同浓度的苯扎氯铵相比，在使用类似剂量的等效药物时，这些防腐剂配制的滴眼液对眼表的影响更小。

也可考虑行激光小梁成形术治疗开角型青光眼。平均而言，氩激光小梁成形术（ALT）比基线减少了 25%，并且一些研究表明其与选择性激光小梁成形术（SLT）具有相当的效果[43]。青光眼激光治疗试验研究显示，氩激光小梁成形术与 0.5% 噻吗洛尔每日 2 次治疗开角型青光眼一样有效[44]。激光治疗可以推迟开始使用局部药物的时间，或者作为辅助治疗以减少多药联合使用带来的副作用。

第七篇
急救护理管理
Emergency Care Management

第 59 章　急性眼压升高　/590
　　　　Acute Intraocular Pressure Rise

第 60 章　外伤继发性青光眼　/601
　　　　Glaucoma Secondary to Trauma

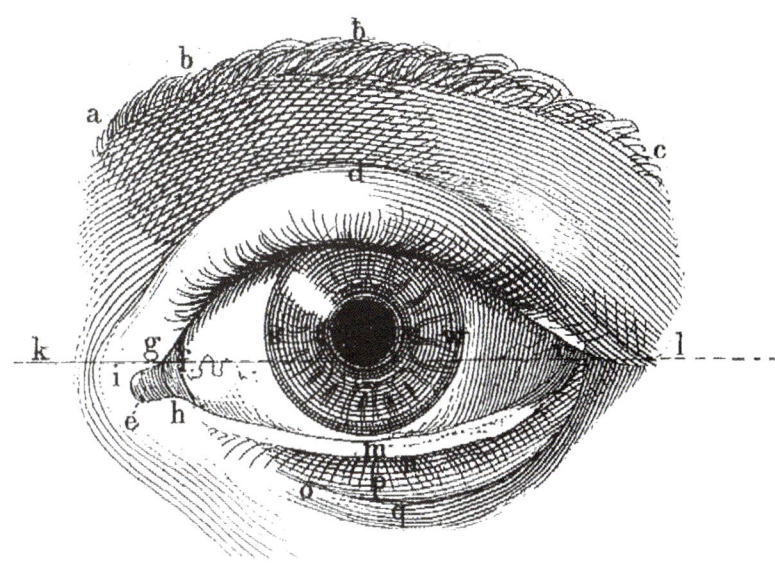

第 59 章 急性眼压升高
Acute Intraocular Pressure Rise

Prin Rojanapongpun　Orathai Suwanpimolkul　著
杜佳灵　译
张　烁　校

> **本章概要**
> - "急性眼压升高"指的是眼内压力突然迅速升高的情况。当眼睛内部液体排出系统突然堵塞时，就会发生这种情况。
> - 症状严重的患者可能同时出现眼部和全身的临床表现。
> - 这种情况可分为两种主要类型，原发性和继发性。两者均可发生在房角开放或关闭时。
> - 由于患者的不适以及视神经损伤可导致视力丧失的风险，因此需紧急治疗。
> - 在急性原发性房角关闭（acute primary angle closure, APAC）时，应首先考虑使用药物快速降低眼压。并且需要通过激光或手术进一步治疗病因。
> - 应评估患有急性原发性房角关闭患者的对侧眼，因发生类似情况的风险较高。必要时，对侧眼应该接受预防性虹膜切开术。
> - 对于急性继发性眼压升高，治疗策略应取决于眼压升高的原因。应直接纠正原发病因并控制升高的眼压。

一、概述

"急性眼压升高"指的是眼压（intraocular pressure, IOP）突然迅速升高。这常见于急性原发性房角关闭（acute primary angle closure, APAC），此外还有些继发因素。虽然其较慢性青光眼少见，但它通常更严重，因为它可能由于血管功能不全和结构改变而引起视神经损伤，导致视力迅速丧失。另外，虹膜梗死可导致眼前段炎症，有时伴强烈疼痛。

二、病因

有两个主要临床事件可导致急性眼压升高。

1. 原发病因

"急性原发性房角关闭（APAC）"，其特征是突然房角阻塞；通常发生于解剖层面的窄房角。世界青光眼协会（World Glaucoma Association, WGA）建议使用术语"急性房角关闭（acute angle closure, AAC）"，因为当没有明确的视盘损伤或视野缺损时，这可能更准确。

2. 继发病因

眼压的突然升高是由于其他眼部疾病引起的。此时房角关闭或开放的情况均可出现。

通过药物、激光和（或）手术以降低眼压仍然是治疗青光眼的主要方法。如果在急性发作前即存在，尽管成功地降低了眼压，但仍有一些人会发展为青光眼视神经病变或进展。

三、急性原发性房角关闭

当小梁网被虹膜周边部堵塞时,即可发生急性原发性房角关闭。这可因虹膜贴附或虹膜粘连而发生。对于原发性房角关闭,完全性的阻塞似乎突然发生,因此眼压突然升高。(值得注意的是,这种"突然"发作可能是由虹膜梗死和炎症所引起的。)发生该情况的先决条件是眼前段的基础解剖结构以及引起虹膜贴附或粘连的机制。房角关闭的过程是动态的,且存在多种机制。虽然瞳孔阻滞被认为是最常见的机制,但其他机制如高褶虹膜,晶状体阻滞和睫状体渗漏等,也可引起房角关闭,特别是在亚洲人群中(参见第30章闭角型青光眼)[1]。

闭角型青光眼的眼压升高,是由于以下原因造成房水流出阻力增加而形成:①虹膜周边部机械性堵塞小梁网;②长期接触后小梁网功能性损伤;③"炎症渗出"堵塞小梁网。

(一)流行病学

统计模型显示,至2020年,将有2100万人患有(慢性)闭角型青光眼(chronic angle-closure glaucoma,CCAG),其中有520万双眼失明[2],但急性原发性房角关闭并无此历史记录。大多数病例在达到疾病晚期之前,基本无症状。原发性闭角型青光眼和急性房角关闭的发病率因不同的种族和民族而异。通常认为,亚洲人比高加索人或非洲人更易患病。据报道,因纽特人[3]和其他亚洲人群的发病率最高[4, 5]。

(二)危险因素

包括有人口统计学和眼部危险因素。主要的人口统计学危险因素包括:①年龄增长;②女性;③亚裔[6, 7];④房角关闭家族史。

已确定的主要危险因素是年龄超过60岁(相对风险,9.1),女性(相对风险,2.4)和华裔(相对风险,2.8)。据报道,急性原发性房角关闭的发生存在季节性变化,主要发生在夏季和冬季。房角关闭家族史也被认为是其中的危险因素,但并未得到一致认可。虽然并未证实某些基因与此有关,但可能与某些基因位点存在着潜在的联系。

最近一些研究发现了与原发性房角关闭发病机制相关的眼部因素,并将其分类如下。

1. 解剖因素
- 前房——周边或轴向前房深度较浅,前房容积减少。
- 虹膜——虹膜曲率及面积较大,厚度较厚。
- 晶状体——较厚的晶状体或拱高较高[8]。
- 眼轴较短。
- 角膜直径小[9]。
- 角膜后曲率增加(即角膜后曲率半径减小)[9]。
- 角膜较薄[9]。
- 远视。

2. 可变的生理/动态因素
- 虹膜——通过散瞳减少或增加虹膜体积[10]。
- 脉络膜——脉络膜扩张/渗漏[11]。

这些相关的眼部危险因素可见于急性闭角型青光眼患者的受累眼和对侧眼[12]。然而,与未受影响的对侧眼相比,患眼的眼前段可能拥挤[13]。

其中,主要的眼部危险因素是周边和轴向的前房深度。前房越浅,房角关闭的发生率越高[14, 15]。

研究发现,眼前段生物测量学与年龄增长或女性性别之间存在关联。这些生物测量学的差异是可以解释的。老年人较年轻人,具有前房较浅,晶状体较厚,虹膜曲率较大且较厚的特点[16, 17],而女性的前房比男性浅[18]。

(三)发病机制

房角关闭有三种或更多种病理生理学分类。应用最广泛的是根据"解剖因素"进行分类,因房水循环阻滞位置不同,从前至后可分为以下4种[19]。
- 瞳孔阻滞(房水压迫)。
- 高褶虹膜(睫状体压迫)。
- 晶状体源性(晶状体压迫)。
- 晶状体后部因素(玻璃体压迫)。

其他房角关闭的分类方法。将瞳孔阻滞作为主要特征,进行如下分类。
- 瞳孔阻滞机制。
- 非瞳孔阻滞机制。

虽然瞳孔阻滞的定义明确且易于理解,但非瞳孔阻滞机制的定义并非如此。非瞳孔阻滞机制包括诸如高褶虹膜,晶状体相关和睫状阻滞机制等。

第三种分类方法依据作用于虹膜的力量，并在概念上将房角关闭机制分类如下。

- 从后向前推动虹膜的机制。
- 将虹膜向前拉，使之与小梁网接触的机制。

前两种分类似乎更实用，它们可指导临床医生进行闭角型青光眼的治疗。房角关闭的治疗原则是确定并去除导致房角关闭的原因，重建小梁网的房水引流。由于每只眼睛可能存在不止一种致病机制，因此必须纠正所有已确定的机制。

1. 瞳孔阻滞被认为是急性原发性房角关闭的关键机制。从病理生理学角度可解释为，晶状体与虹膜在瞳孔处相贴，随着房水在后房压力的升高，导致虹膜周边部向前突出。这种情况被称为"虹膜膨隆"。在解剖学上的易患眼中，虹膜膨隆可关闭房角，破坏房水引流，引起眼压升高。

瞳孔阻滞可以作为唯一的机制存在或与其他机制共存。一些涉及亚洲受试者的研究表明，混合机制中的常见原因为纯瞳孔阻滞，约占 1/3[20]。

2. 高褶虹膜在睫状突位置靠前，虹膜周边部向前推挤致严重的前房凹陷时，即可诊断。在前房角镜检查中，可见虹膜周边部向前成角，而中央平坦。在压痕前房角镜检查时，可以看到"双峰形征"。这是由于虹膜覆盖于晶状体上所引起的；最深的压痕点位于较小的后房，且光束在睫状突上再次向上弯曲，房角轻度开放。

虹膜高褶型是指术前状态，而虹膜高褶综合征是指接收虹膜切开术所见的构型。

高褶虹膜的诊断通常基于定性评估。目前无精确的定量定义指出房角必须有多窄或者睫状突的位置多靠前。可以使用成像装置作出更明确的诊断。虽然建议对高褶虹膜的不同堵塞高度进行分类，但没有确定精确的界限。

3. 晶状体源性：多项研究证实了晶状体在房角关闭机制中的关键作用。

随着年龄的增长，使得晶状体厚度增加，且晶状体位置更靠前，将虹膜周边部推挤至小梁网[21]。

房角拥挤是一个范围较广的临床术语，指的是由于晶状体的厚度增加或向前移位使得晶状体位置靠前，或睫状体前旋，或虹膜解剖因素（如前房角过小、虹膜较厚或高褶虹膜）而导致的结果。这通常同时出现瞳孔阻滞，并且还可引起闭角型青光眼。因此，应确定具体机制以指导治疗。这通常需要辅以成像设备。

（四）症状和体征

急性原发性房角关闭的体征通常是突然出现的，包括如下几个方面。

- 疼痛：通常发生在三叉神经支配区域，且在眼周感到疼痛；或者它可以表现为眉弓、头部、耳朵、鼻窦或牙齿痛。
- 眼红。
- 视物模糊/虹视。
- 大量流泪。
- 严重者可出现全身症状：头痛，恶心，呕吐。偶尔会出现出汗，心动过缓和腹部/胸部疼痛，这将导致误诊。

1. 临床表现

眼部体征主要与 3 种疾病过程有关，包括房角关闭（高眼压和角膜水肿）、炎症（睫状充血和虹膜血管充血）和缺血性后遗症 [瞳孔中度开大固定、虹膜萎缩、虹膜旋转（图 59-1）和青光眼斑]。临床表现还包括以下几个方面。

- 视力下降。
- 中央和周边部前房变浅。
- 由于房水蛋白浓度增加引起的前房细胞和闪辉。

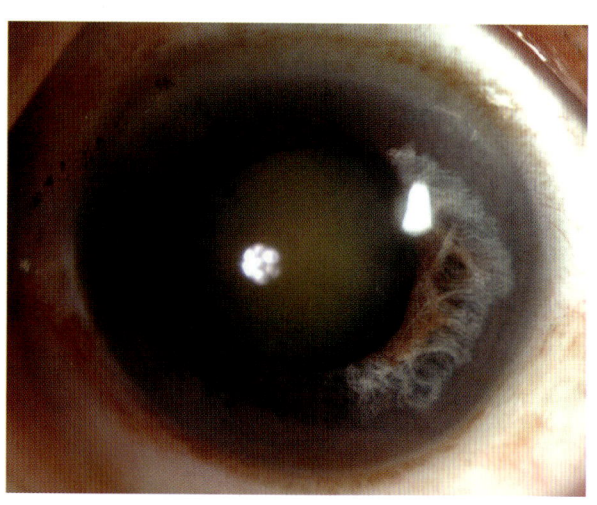

▲ 图 59-1　急性原发性房角关闭伴虹膜缺血性后遗症

- 眼压明显升高，通常可达 35～75mmHg。
- 周边虹膜前粘连：利用四面镜进行压迫性（压痕）前房角镜检查，特别有助于评估贴附性房角关闭与粘连性房角关闭和周边虹膜前粘连的范围。
- 由于轴浆流受损，而引起视盘充血和肿胀[22]。其他表现如下。
- 角膜内皮细胞密度降低[23]。
- 视网膜神经纤维层（retinal nerve fiber layer，RNFL）改变：急性发作后 3d 内视网膜神经纤维层平均厚度增加，随着时间的推移逐渐变薄（通过 OCT 测量，2 周时为 107.22，6 个月时为 78.98）[24]。
- 视盘改变：尽管视网膜神经纤维层变薄，但在急性原发性房角关闭发生后 6～12 个月，杯盘比、视杯面积或盘沿面积可能无变化[25]。
- 视野变化可从无法检测出变化到典型的青光眼视野缺损（特别是事先已出现青光眼性视神经病变时）[26]。

大多数闭角型青光眼为单眼发病。然而，约 10% 的患者可能发生双侧房角关闭[27]。发生闭角型青光眼急性发作的患者可能会回忆起他们过去曾有类似但不太严重的症状。

四、治疗

本节将主要介绍急性原发性房角关闭的治疗。下面主要关注急性原发性角度闭合的管理。

有三个基本原则（图 59-2）：
- 快速减少和控制眼压及炎症。
- 调整房角结构以纠正机械堵塞。
- 确定治疗方案，以控制眼压，并根据机制防止房角关闭再次发生。

最基本的治疗旨在降低眼压以缓解急性症状并减少其对视神经的损伤。除药物治疗外，还有其他选择，如立即激光虹膜成形术[28, 29]和穿刺术[30]，以迅速降低眼压。

大多数患者最初接受药物治疗，之后尽快进行虹膜切开术以解除瞳孔阻滞。激光虹膜成形术可以在虹膜切开术之前或之后进行。原则上，必须在适当的时间识别并解除所有引起房角关闭的机制。

最终应监测和维持视盘和视网膜神经纤维层的结构和功能完整性，类似于治疗其他类型的青光眼性视神经病变。但是必须注意通过鉴别并去除任何可能进一步引起房角关闭的机制，以保持房角开放。

急性原发性房角关闭多引起明显的炎症反应。在激光或手术之前，从一开始就应予以局部 1% 泼尼松龙或 0.1% 地塞米松等类固醇以减少炎症反应。

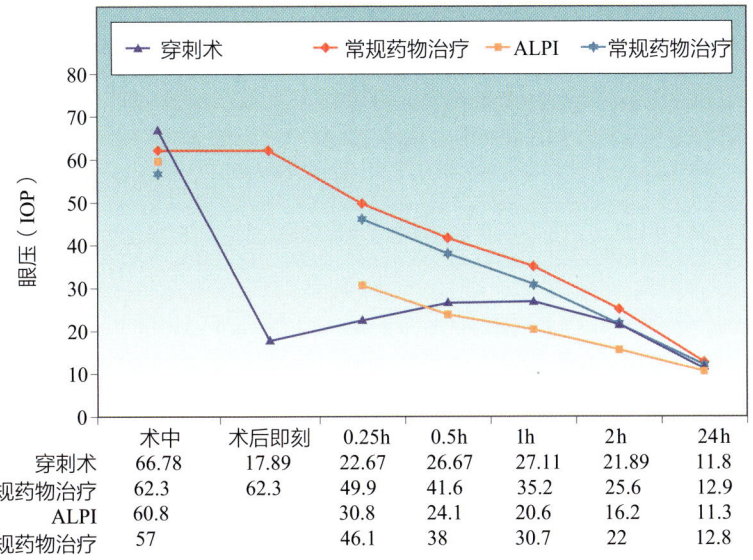

◀ 图 59-2 急性原发性房角关闭患者的眼压（IOP）曲线，来自两项随机对照试验，该试验比较了穿刺术与常规药物治疗，氩激光周边虹膜成形术（argon laser peripheral iridoplasty，ALPI）与常规药物治疗

ALPI. 氩激光周边虹膜成形术［引自 Lam DS, Chua JK, Tham CC, et al. Efficacy and safety of immediate anterior chamber paracentesis in the treatment of acute angle-closure glaucoma: a pilot study. Ophthalmology 2002; 109（1）: 64-70］

如伴有严重的疼痛可以用镇痛药治疗，如呕吐可以用止吐药治疗。

（一）药物治疗

药物治疗可应用以下部分或全部药物。
- 局部β受体拮抗药。
- 局部α₂肾上腺素受体激动药。
- 局部或全身碳酸酐酶抑制药。
- 前列腺素类药物。
- 全身口服或静脉注射高渗剂。
- 局部缩瞳药。

通常给予不同药物组合以快速降低眼压。在使用房水生成抑制药和高渗剂后，局部缩瞳药可作为二线药物选择性地使用。理论上，缩瞳药可能存在进一步使前房变浅（反常变浅）的风险，导致葡萄膜充血，并引起炎症反应。而且，当眼压高时，这些药物通常是无效的，可能是由于压力引起的虹膜缺血，导致括约肌麻痹。

为此，首先应给予药物将眼压迅速降低至一定程度，从而使缩瞳药起效。缩瞳药可最大限度地拉伸虹膜外周部，缩小瞳孔，以利于激光虹膜切开术或虹膜成形术。此外，轻度的瞳孔缩小可拉伸周边虹膜，并有助于在高褶虹膜房角关闭时开放房角。

（二）激光术

有两种激光手术常用于治疗急性原发性房角关闭，即激光虹膜切开术和激光虹膜成形术。

1. 激光周边虹膜切开术（laser peripheral iridotomy, LPI）（图 59-3）

激光虹膜切开术是解除瞳孔阻滞引起急性房角关闭的措施。它对急性原发性房角关闭的患眼和对侧眼均有效。然而，其长期预防眼压升高的有效性取决于房角关闭的原因（无论是贴附性还是粘连性关闭，小梁堵塞的主要原因是否是瞳孔阻滞等）以及是否存在青光眼性视神经病变[31]。激光周边虹膜切开术对于预防发生急性原发性房角关闭的对侧眼是有效的[32]，但一旦发生与粘连性房角关闭相关的青光眼性视神经病变，则单独的激光周边虹膜切开术则无法有效控制眼压（6%）。

在激光周边虹膜切开术后，房角在前 2 周变宽，但在此后 1 年内不会发生变化。在所有四个象限中，

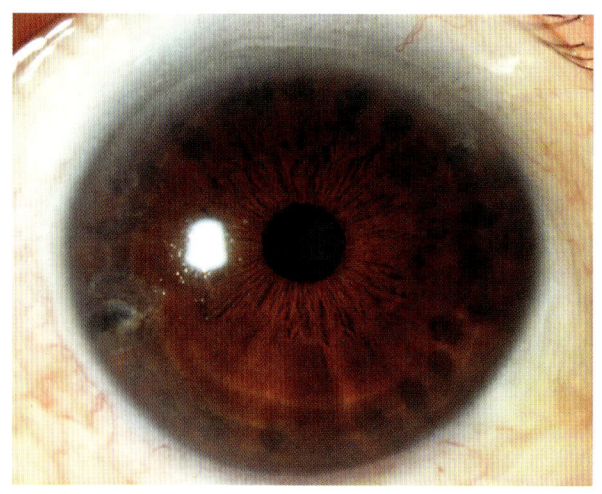

▲ 图 59-3　接受了激光周边虹膜切开术的急性原发性房角关闭的患眼，可见 8:15 钟点位置的氩激光虹膜切开和虹膜周边部的多个激光点。激光灼烧可以更集中地放置在角膜内皮和虹膜之间的间隙内，该区域存在有限或密集的老年环

通过前房角镜检查的房角分级明显增加。随访 12 个月，周边虹膜粘连的情况保持稳定，这表明激光周边虹膜切开术在急性原发性房角关闭发生后第一年内防止进行性房角关闭是有效的[33]。

如果由于角膜水肿不能进行虹膜切开术，角膜有时可通过应用局部高渗剂或前房穿刺术，恢复透明。对于非洲裔及亚裔患者常见的较厚且颜色较深的虹膜，可应用氩激光联合 Nd：YAG 激光，以减少出血并提高激光周边虹膜切开术的成功率。由于二极管激光在不透明介质中具有更好的组织穿透力，因此二极管激光比氩蓝绿激光在虹膜切开术/虹膜成形术中更具优势[34]。

2. 激光虹膜成形术（laser iridoplasty）（图 59-4）

氩激光周边虹膜成形术是消除贴附性房角关闭的有效方法。激光应施于虹膜周边部。激光产生的热量会使得虹膜基质收缩，并将机械性地牵拉小梁网上的虹膜组织。

数据显示，在急性原发性房角关闭时，应用氩激光周边虹膜切开术较常规药物治疗更安全也更有效[35]。

当急性原发性房角关闭对强化药物治疗无反应时，特别是伴有严重的角膜水肿、浅前房或明显的炎症而不能进行激光虹膜切开术时，虹膜成形术是十分有益的。激光虹膜成形术可辅助虹膜切开术减

第七篇 急救护理管理
第59章 急性眼压升高

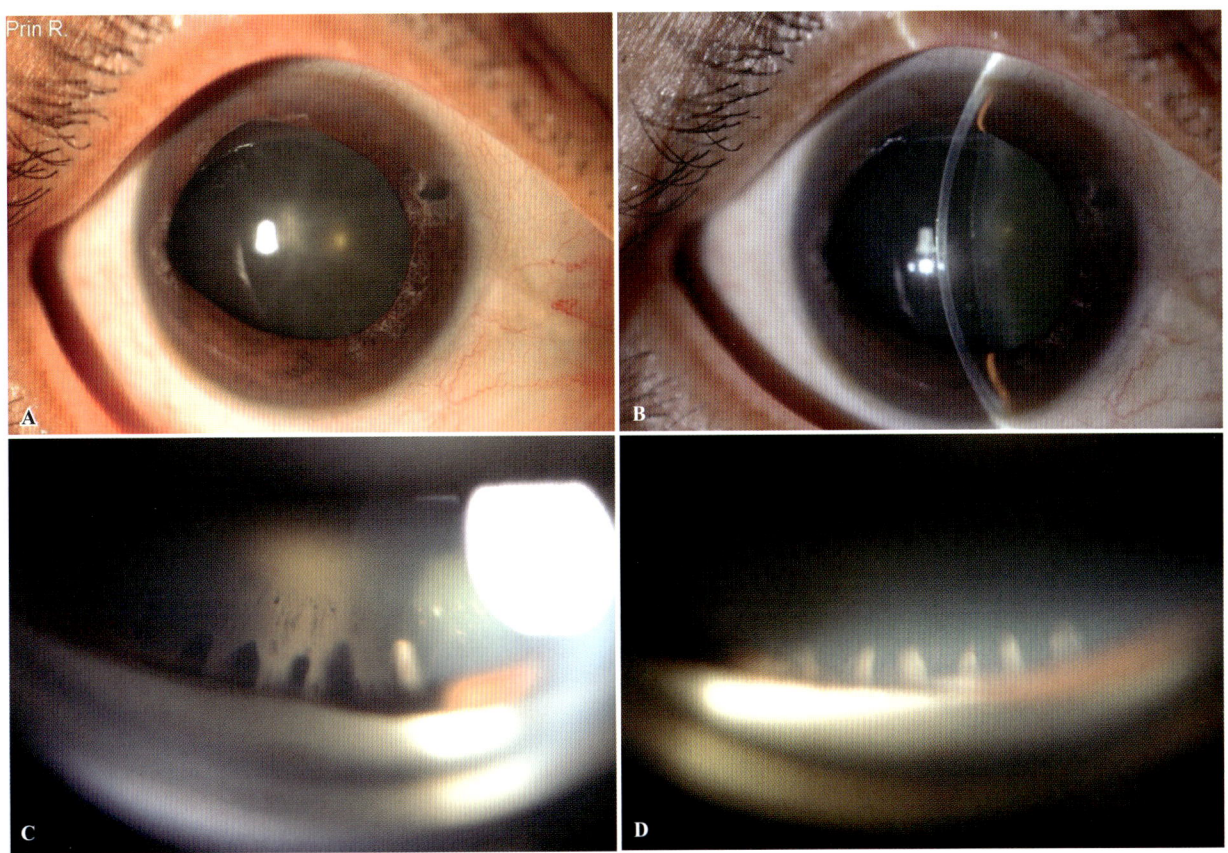

▲ 图 59-4　急性原发性房角关闭后，接受虹膜切开术后的患眼，表现为晶状体前移，导致中央及周边前房变浅。通过前房角镜可以观察到睫状突

少周边虹膜前粘连的形成[36]。

另外，虹膜成形术还用于缓解继发于高褶虹膜综合征或晶状体源性房角关闭所致的贴附性房角关闭，并在氩激光小梁成形术之前增宽房角。还有证据表明氩激光周边虹膜切开术对高加索人的高褶虹膜综合征非常有效[37]。

（三）前房穿刺术

在急性房角关闭时，立即行穿刺术是另一种快速降低眼压的方法。其可在局部麻醉下，使用裂隙灯进行操作。一项早期研究显示，10min 后眼压从 53mmHg 降至 24mmHg，24h 后降至 18.2mmHg[38]。

立即穿刺的优点在于眼压迅速得到控制，且几乎立即缓解严重症状。快速控制眼压可限制眼部损伤的程度。

由于这种方法可以迅速降低眼压并消除角膜水肿，因此较传统方法而言，可更早地施行激光周边虹膜切开术。然而，由于其仅限于临时效果，因此此技术应该只是常规治疗的附加疗法；且可能需要重复治疗。

在施行前房穿刺术时必须小心地进行。在某些患者中，前房可能非常浅，因此可能损伤虹膜、晶状体和角膜内皮。

（四）晶状体摘除

在易感眼中，晶状体的厚度在瞳孔阻滞中起到了一定作用。晶状体摘除可使前房产生更多空间并且将显著增宽房角，因此有助于实现眼压控制[39]。据报道，与激光周边虹膜切开术相比，在急性房角关闭发生 1 周内行白内障摘除，2 年内出现眼压失控的可能性较低[40]。然而，在具有浅前房、局部角膜水肿且发炎眼中进行超声乳化白内障吸取术是相对困难的。因此，应该在各种技术和技能水平的外科医生中，权衡利弊。

（五）房角分离术

房角分离术（goniosynechialysis，GSL）是指术

中从房角壁剥离周边虹膜前粘连。早期的研究表明，对于房角关闭小于 6 个月的患者，其可能是减少周边虹膜前粘连并降低眼压的有效手段。

超声乳化联合房角分离术和后房型人工晶状体植入术是一种安全有效的治疗房角关闭（包括难治性急性房角关闭）的方法[41]。

黏弹物质房角成形术是通过将大量黏弹剂注入房角来完成的，而不是使用手术器械来分离周边虹膜前粘连并打开房角。将此过程与超声乳化术相结合似乎可以实现更好前房角开放[42, 43]。

（六）手术

过滤手术不是治疗急性房角关闭的首选方法。然而，在难治性病例中有时需要使用这种方法。

对于急性原发性房角关闭，基本的小梁切除术可引起一些相关的并发症，包括前房变浅或扁平、低眼压、恶性青光眼、脉络膜上腔出血和眼内炎。手术的成功率远低于相同手术对于慢性房角关闭的成功率[44]。

（七）对侧眼的治疗

由于双眼的解剖结构相似，因此发生急性原发性房角关闭的对侧眼也有出现类似发作的风险。同时，他们也有出现无症状闭角型青光眼的风险[45]。

目前还没有任何一种医疗方案能够完全预防急性房角关闭。对于已发生急性原发性房角关闭的对侧眼，肯定需要行预防性激光虹膜切开术。这种方法是安全的，且 4 年内可防止 88.8% 的对侧眼眼压长期升高[46]。

（八）急性原发性房角关闭后的长期结局和预后

如果患有急性原发性房角关闭的患者未接受治疗，则青光眼性视神经病变可快速（几天内）或逐渐（多年）发生，并伴有明显的视野损害或失明。一项关于急性原发性房角关闭后长期视力预后的研究称，有五分之一的急性原发性房角关闭的患者失明，青光眼导致的失明占 50%。一半的急性原发性房角关闭患者被发现患有青光眼性视神经病变，其中 1/3 的患者 C/D 比大于 0.9[47]。

然而，在早期积极治疗的急性房角关闭患者中，只有 20% 的眼睛最终需要进行青光眼手术[48]。

五、急性房角关闭的实用方法

以下是对急性房角关闭患者的建议治疗方法。

1. 获得与间歇性房角关闭发作，对侧眼发作，可能引起发作的处方药或非处方药以及发作前活动相关症状的详细记录。

2. 检查患眼和对侧眼，并关注中央和周边前房深度以及周边虹膜的形态。

3. 给予口服乙酰唑胺和局部用 β 受体拮抗药。如果情况允许，可以给予静脉注射乙酰唑胺。如果没有禁忌证或者如果患者在无呕吐的情况下不能服用口服药物，则应给予高渗剂如 50% 甘油溶液口服或静脉注射甘露醇。

4. 使患者处于仰卧位，让晶状体因玻璃体脱水而向后移位。

5. 1h 后重新评估眼部情况。眼压通常会降低，但房角通常会保持贴附性关闭状态。给予 1 滴 2% 或 4% 毛果芸香碱，并在 30min 后重新检查患者。

- 如果眼压降低且房角开放，则患者可以接受局部低剂量毛果芸香碱、β 受体拮抗药和类固醇，以及口服乙酰唑胺等药物治疗。如果有必要的话，可在患眼恢复平静时行激光虹膜切开术。

- 如果眼压未改变或升高且角度保持关闭，则应怀疑是晶状体源性的房角关闭，继续保留毛果芸香碱，并通过氩激光周边虹膜成形术抑制发作。也可考虑行穿刺术迅速降低眼压。

六、继发性急性眼压升高

急性眼压升高包括开角型和闭角型机制，具体如下。

- 继发性房角关闭：新生血管性青光眼、睫状体阻滞性青光眼（房水迷流或恶性青光眼）、虹膜角膜内皮综合征、伴房角关闭的高褶虹膜综合征、睫状体脉络膜脱离、激光或手术后、真性小眼球、晶状体源性及药源性。

- 继发性开角型：青光眼睫状体炎综合征、单纯疱疹性角膜葡萄膜炎、带状疱疹性葡葡萄膜炎、色素性青光眼、剥脱性青光眼（可能伴有房角关闭）、外伤性青光眼、晶状体溶解性青光眼及激素性青光眼。
- 多种机制可以在房角开放的情况下引起眼压升高，包括小梁网堵塞（红细胞，巨噬细胞，肿瘤细胞，色素，晶状体蛋白，光感受器外节，黏弹剂）、炎症（小梁网水肿和小梁网内皮细胞功能障碍）、外伤，毒素或药物及浅层巩膜静脉压升高。

继发性闭角型青光眼遵循的病理过程，包括前拉或后推机制（见上文）。

下节总结了一些可能导致眼压突然升高的常见情况。

七、新生血管性青光眼

尽管我们这里讨论新生血管性青光眼，但该术语在很大程度上已经过时，因为该病症可能是指无预先存在青光眼征兆的眼睛，突然出现眼压急剧升高。为了保持命名的一致性，这里使用术语"新生血管性青光眼"。

新生血管性青光眼是通常继发于眼后节的疾病，涉及视网膜缺氧。许多眼部和全身性疾病可以导致新生血管性青光眼，但糖尿病、视网膜中央静脉阻塞和眼缺血综合征（ocular ischemic syndrome, OIS）是需要考虑的常见疾病。

（一）诊断

新血管形成的体征和症状随疾病的分期而变化。诊断高危患者的早期新生血管性青光眼，必须在高放大倍数下进行前房角镜检查和仔细的裂隙灯检查。新生血管性青光眼的临床过程通常包括以下四个阶段[49]。

1. 虹膜红变前期

眼前段检查无明显异常，且眼压正常。临床表现与诱发因素有关，如增生性糖尿病视网膜病变或视网膜中央静脉阻塞。确定患者处于此阶段是非常重要的，可以指导治疗以预防新生血管性青光眼。

2. 青光眼前期（虹膜红变）

虹膜新血管开始形成，但无眼压变化。大多数病例首先出现在瞳孔缘的虹膜上，也有一些患者可能首先见于前房角。在散瞳之前，高度怀疑并仔细检查瞳孔边界是否已形成早期虹膜新生血管（NVI）是关键的。然后可以看到新生血管以不规则纹理迅速延伸到虹膜基质上。最终，新生血管出现在前房角。必须通过前房角镜仔细检查房角的新生血管。

3. 新生血管性青光眼的开角型青光眼期

虹膜和房角的新生血管都变得更加突出。新生血管可能与炎症和出血有关。眼压升高但房角仍然开放。在前房角镜检查中，不能观察到纤维血管膜，但其可以堵塞小梁网并引起青光眼。

4. 新生血管性青光眼的闭角型青光眼期

纤维血管膜发生挛缩。由于血管膜收缩，使得周边虹膜前粘连产生。前房角关闭，小梁网永久性受损。常出现眼部疼痛，伴视力不佳。此时，眼压通常非常高。

（二）治疗

应主要考虑两个方面。

1. 通过药物和手术方式降低眼压

(1) 药物控制眼压：眼压可通过局部或口服抗青光眼药物控制，如β受体拮抗药、碳酸酐酶抑制药、α受体激动药。缩瞳药和前列腺素类药物通常对降低眼压无效，并且可能加剧疼痛和结膜充血。如果存在明显的炎症或前房积血，可能需要局部应用类固醇和睫状肌麻痹剂。然而，药物治疗只是暂时性的，特别是当房角因虹膜粘连而关闭时。

(2) 手术控制眼压：如果药物不足以控制眼压，则可以进行外科手术。目前已提出多种方法。
- 小梁切除术：严重的炎症可使得标准过滤手术失败率较高。如果辅以抗代谢药物，则成功率稍高（2年时为55%）[50]。
- 青光眼引流装置：该术式在控制眼压和保护视力方面似乎更为成功，因为它们很少依赖于眼内炎症的控制和滤过泡的失效。在植入Ahmed引流阀2年后，此类患者中有74%的患者眼压小于21mmHg[51]。
- 睫状体破坏性手术：对于几乎没有视力可能的眼睛，这也是一种选择。

2. 减少诱导新血管形成的缺血因素

减少缺血因素是治疗新生血管性青光眼的主要方法。在许多情况下，可以通过全视网膜光凝术来控制。近年来，抗血管生成剂已经得到普及。这些药物在屈光间质混浊的情况下起着重要作用，因屈光间质混浊不能施以充足的全视网膜光凝。然而，抗血管生成剂的作用通常是暂时的，并且可能复发，而全视网膜光凝可以更长期地减少缺血性因素。

八、房水迷流综合征（睫状体阻滞性青光眼或恶性青光眼）

睫状体阻滞性青光眼是一种罕见的青光眼类型，多数情况下被认为是一种手术的结果。它也可以在激光虹膜切开术[52]、小梁切除术后的激光断线术[53]和经巩膜 Nd：YAG[54] 或二极管激光睫状体光凝术[55] 后发生。

这种情况表现为前房浅或扁平及眼压增加，伴眼后段解剖正常。在做出诊断之前，必须排除瞳孔阻滞的可能性；因此必须行虹膜切开术。

易感因素包括远视、狭窄的虹膜角膜角和睫状沟、高褶虹膜，以及缩瞳史。对侧眼非常易患恶性青光眼。

（一）诊断

诊断标准可包括以下内容。

- 前房轴向偏浅至扁平，通常伴有晶状体前囊（无晶状体眼）明显向前移位。
- 眼压一定程度上升高；然而，过滤手术后可能降低至正常眼压。
- 已进行虹膜切开术。

（二）病理生理

虽然对涉及晶状体、睫状体、玻璃体前界膜和玻璃体之间解剖学关系变化的病理生理学知之甚少。在一些首发症状出现之后（如在小梁切除术中前房变浅），导致房水循环转移到玻璃体内或玻璃体后面，而不是依正常路径从后房到前房[56]。扩张的玻璃体不能在晶状体悬韧带、玻璃体前界膜和睫状突的连接处穿过玻璃体前界膜进行房水交换。在睫状体腔内积聚的液体会使睫状突进程更接近晶状体赤道；特别是当晶状体相对较大时。玻璃体和睫状体上腔的扩张导致前房变浅，外周虹膜贴附至房角。

超声生物显微镜（UBM）已证实睫状突前旋，可压迫晶状体赤道部（或无晶状体眼中的前部玻璃体）并阻止房水向前流动[57]。

（三）治疗

目前，治疗仍存在争议，但通常在外科手术前进行药物治疗。

1. 药物治疗：联合使用以下药物：

- 散瞳性睫状肌麻痹剂（阿托品）可使晶状体悬韧带收缩并向后拉动移位的晶状体。
- 局部和全身应用碳酸酐酶抑制药，局部应用 β 受体拮抗药、α₂ 受体激动药可减少房水生成并控制眼压。
- 渗透剂（甘露醇或甘油）可减少玻璃体体积。

建议行约 5d 的药物治疗，以便有机会控制病情，缓解率可以达到 50%[58]。

2. 激光治疗：对于药物治疗失败的病例中应考虑应用 Nd：YAG 行囊膜切开术或前部玻璃体切割术及二极管激光光凝术使睫状突萎缩。

3. 手术治疗：一些难治性病例可能需要手术治疗。睫状体平坦部玻璃体切割术是有效的，尤其在与其他手术相结合时，如晶状体切割术、玻璃体前界膜切开术和晶状体后囊膜切除术。

九、Posner-Schlossman 综合征（青光眼睫状体炎综合征）

1948 年，Posner 和 Schlossman 最初将 Posner-Schlossman 综合征（Posner-Schlossman syndrome，PPS）描述为一种良性自限性疾病。这也被称为青光眼睫状体炎综合征。Posner-Schlossman 综合征的特点是单眼复发性轻度非肉芽肿性前葡萄膜炎，伴眼压明显升高。患者症状相对较轻，与眼压升高程度不成正比。该病常见于中青年人群。

（一）诊断（图 59-5）

- 通常单眼发作。
- 轻微不适、视物模糊或虹视。
- 体查表现为轻度睫状充血、角膜上皮水

第七篇 急救护理管理
第59章 急性眼压升高

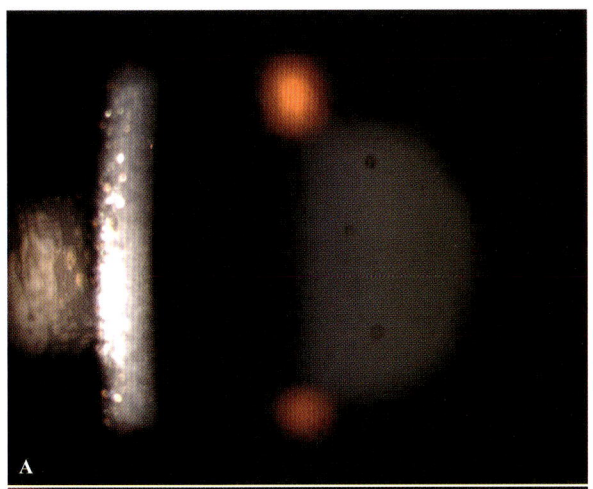

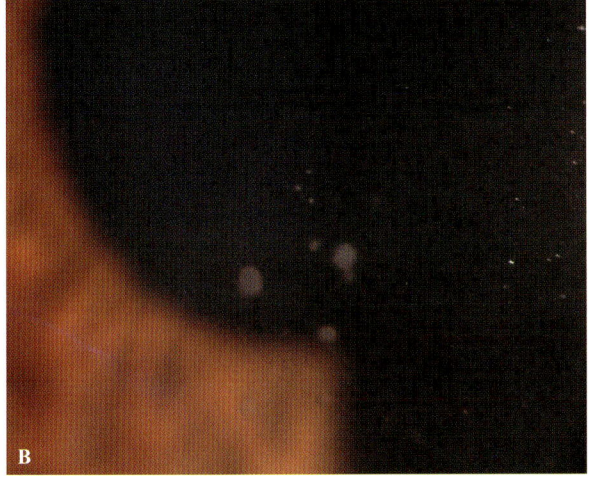

▲ 图 59-5 Posner-Schlossman 综合征中可见，位于中央至下方的角膜内皮层的，包括细小到中等大小的非色素角膜后沉着物

肿、细小角质后沉着物（1～20 个）、轻度虹膜睫状体炎、眼压在 40～60mmHg 范围内、无虹膜后粘连或周边虹膜前粘连及前房角镜下可见房角开放。

- 发作间期，前房和眼压恢复正常。

然而，一些患者由于反复出现危象或存在潜在的原发性开角型青光眼而表现出视盘凹陷和视野缺损。据报道，大约 1/4 的患者因反复发作而发展成为青光眼。与病程不到 10 年的患者相比，10 年或 10 年以上病史的 Posner-Schlossman 综合征患者患青光眼的风险高 2.8 倍（95% 可信区间，1.19～6.52）。17% 的患者需要行青光眼滤过手术[59]。也有 Posner-Schlossman 综合征和急性前部缺血性视神经病变的病例报告[60, 61]。因此，强烈建议积极地控制眼压并对患者进行长期监测。

（二）机制

眼压升高是由小梁网炎症引起的，可用前列腺素控制。其根本原因尚不清楚，可能与某些感染有关，如巨细胞病毒[62]、单纯疱疹病毒等[63]。

（三）治疗

药物治疗：旨在减轻炎症和控制眼压。通常，局部类固醇和局部及全身性抗青光眼药物的联合治疗可成功控制病情。或者，局部使用非甾体抗炎药也可以减轻炎症。

手术治疗：有时，由于进行性视盘凹陷和视野缺损，患者需要行过滤手术[64]。手术无法预防虹膜炎的复发，但在眼压管理方面很有效。

受过良好教育的患者通常会根据症状意识到疾病即将发作。他们可以自己适当地调整药物，以减轻因治疗延迟所致的眼压升高。对患者进行详细的监测是非常重要的，特别是眼压不规律或存在视神经受损的情况下。

十、单纯疱疹病毒性角膜葡萄膜炎

单纯疱疹病毒（herpes simplex virus，HSV）在高达 90% 的成人中以非活性形式被携带。HSV-1 可引起睑缘炎、结膜炎、角膜炎和葡萄膜炎等眼部疾病。它与眼压升高的继发性因素有关。

角膜基质炎患者常并发前葡萄膜炎。与疱疹性病变相关的葡萄膜炎约占成人所有葡萄膜炎的 5%[65]。疱疹性角膜葡萄膜炎所致眼压升高的发生率为 28%～40%。在严重的疱疹性角膜葡萄膜炎并发眼前段缺血的情况下，继发性青光眼的发生率可高达 83%。眼压通常会持续升高 3～10 周。

在单纯疱疹病毒性角膜葡萄膜炎中，眼压升高与炎症细胞、纤维蛋白和血浆蛋白引起的小梁网炎或小梁堵塞有关。严重时，虹膜后粘连较为广泛且可导致房角关闭。慢性炎症可引起小梁网瘢痕化，导致眼压持续升高。

治疗

针对高眼压治疗，最初应着重控制或预防病毒复制和炎症。一些局部抗病毒药物可以穿透至角膜深层并有效控制病毒。与该病相关的眼内炎症应用

599

局部糖皮质激素治疗。当眼压持续升高时，必须给予抗青光眼治疗。

随着炎症消退，眼压通常会恢复到正常水平。约10%的患者眼压持续升高，需要延长抗青光眼治疗甚至行过滤手术[66, 67]。

十一、药源性青光眼

急性原发性房角关闭可能是局部或全身应用一些药物的结果。其中大部分与房角关闭有关。至少有1/3与非处方药或处方药有关[68]。

该病机制可能来自瞳孔阻滞或非瞳孔阻滞，其包括睫状体脉络膜渗漏、睫状体旋转或晶状体向前移位。多数好发于并未意识到存在窄房角的人群。

由于瞳孔阻滞所致的急性原发性房角关闭可由如下药物引起，如局部（去氧肾上腺素滴眼液、麻黄碱滴鼻剂或沙丁胺醇喷雾）或全身（用于过敏性休克的肾上腺素）应用肾上腺素能药物、局部抗胆碱能药物（托吡卡胺）或全身性抗胆碱能药物（包括吸入剂、三/四环类抗抑郁药）及毛果芸香碱和肉毒杆菌毒素等胆碱能药物。

据报道，硫基类药物可引起急性房角关闭而不伴有瞳孔阻滞。其机制是睫状体水肿，可导致晶状体悬韧带松弛和晶状体增厚。睫状体的前外侧旋转导致晶状体虹膜隔前移并伴有浅前房。脉络膜扩张常继发于血浆在脉络膜腔内积蓄。据报道，上述情况与以下药物有关，如托吡酯、氢氯噻嗪、乙酰唑胺、奎宁和四环素。使用拉坦前列素和一些抗帕金森病药物（如卡麦角林）也可导致脉络膜渗漏引起房角关闭。

大量玻璃体、脉络膜或视网膜下出血后急性继发性闭角型青光眼是一种罕见的抗凝血治疗并发症。危险因素包括过度使用抗凝血治疗，渗出性年龄相关性黄斑变性和真性小眼球。据报道，肝素和低分子肝素（依诺肝素、华法林）均会引起急性闭角型青光眼。

对于窄房角的患者，应谨慎使用某些吸入剂。报告指出雾化沙丁胺醇喷雾、硫酸沙丁胺醇喷雾、异丙托溴铵喷雾和局部用噻托溴铵可能导致易感患者出现急性闭角型青光眼。

皮质类固醇可以诱发急性开角型青光眼。这可以通过长期使用局部、眼周、吸入或全身制剂来实现。药物的类型和效力，给药的方式和频率及患者的易感性都会影响眼压升高前的存续期及眼压升高的程度。

用于眼科手术的材料，如硅油或黏弹性剂，也与开角型眼压升高有关[69, 70]。

第 60 章 外伤继发性青光眼
Glaucoma Secondary to Trauma

Baha'A N Noureddin　Karim Tomey　Anita Barikian　著

杜佳灵　译

张　烁　校

本章概要

- 继发性青光眼是钝性和穿透性眼外伤的严重并发症之一。
- 由于出血、炎症或房水流出道挫伤，因此在钝性损伤后可立即出现急性眼压升高。
- 慢性眼压升高是由于小梁网的永久性损伤所致。
- 对于穿透性损伤，通常存在更为严重的相关性炎症，其可能由眼内组织的破坏或眼内异物的滞留所引起。房水流出道更容易被损坏，这可能是因直接损伤或由于长时间炎症和（或）前房变平而形成广泛的虹膜粘连。
- 房角后退是钝性眼外伤的常见并发症，通常会导致难治性青光眼，甚至可在伤后多年出现。不幸的是，眼科医生如果未经前房角镜检查评估房角，就很容易忽视其存在。
- 经过仔细的病史采集和眼科检查通常可以轻松确诊。创伤后典型的眼部表现可见于虹膜、晶状体、房角、睫状体或视网膜。
- 在手术准备或无法通过手术控制的情况下，需要进行药物治疗。治疗方案必须根据眼睛本身的状况进行个体化定制，并尽量减少某些药物的全身不良反应。
- 成功的滤过手术需要相对健康的结膜和无畸形的眼前段结构，并且在大多数而非所有情况下，在术中和术后使用辅助抗纤维化药物。
- 无论滤过手术可行与否，青光眼引流装置都非常有效。这里也需要相对完整的眼前段结构以留出足够的空间用于管道的插入。
- 现在使用二极管激光器（而不是冷凝器）进行睫状体破坏的发病率较低。激光能量可以通过经巩膜或内镜方式传送至睫状体，每种方法均使用特殊的探头。对于严重外伤的眼睛或之前经历过反复手术的眼睛必须非常谨慎地应用激光，因为这类眼睛很容易因侵入性经巩膜睫状体光凝术而患眼结核。

一、概述

在美国，眼外伤是单眼失明最常见的原因，并且仅次于白内障成为引起视力损害的第二大原因[1]。创伤后青光眼可能在导致失明方面发挥主导作用，因为在严重急性损伤或长期随访的情况下有时会被忽视[2]。

对这种继发性青光眼的诊治是一个严峻的挑战，因为发病机制往往是多因素的，而且治疗的最终结果可能是令人失望的。眼压经常在初始创伤后数年才升高，因此增加了这种本可预防的并发症的复杂性[3]。其次，多种用于眼外伤后的治疗方式

（药物和手术）本身也可以导致眼压升高。此外，通常当创伤合并炎症时，某些更强效的降眼压药物是禁用的。

二、患病率和流行病学

在美国，每年发生眼外伤近 250 万例[4]。眼外伤的终身患病率约为 19.8%，5 年发病率为 1.6%[5]。Klopfer 等的研究表明平均每年住院治疗的患者约为每 10 万人 13.2 例[6]。在最近的研究中报道了更高的数字，每 10 万人 18.0 例[7]，正如预期的那样，在军队中此比例更高[8, 9]。在世界其他地区，意大利的比率低至 4.9[10]，苏格兰为 8.1[11]，新加坡为 12.6[12]，克罗地亚则为每 10 万人高达 23.9 例[13]。

男性的患病率通常高于女性，比例为 3∶1 或高达 13∶1[14-16]。大多数外伤发生在相对年轻人群当中[1, 14]，儿童占总人数的 25% 至 50%[1]。在美国，急诊科就诊的 18 岁以下儿童的眼外伤发生率为每千名儿童 14.31 例[17]。

最近的研究表明，眼挫伤后发生创伤后青光眼的发病率为 3.39%[18]，穿透性眼损伤后的相应风险为 2.67%[19]。

受伤的原因因年龄不同而异。因玩耍受伤是儿童中最常见的；然而，在年轻人中，体育运动和攻击占主要因素[1]。居家和职业中的意外事故是年长者的常见病因[1]。

最后，在低社会经济群体中，眼外伤往往更为普遍，也更严重[1, 16]。

三、外伤性青光眼的高危因素

相对较高的眼外伤发生率可能是由于其解剖位置突出导致眼睛先天的易感性，并且因为视觉行为需要将眼睛移动至指定区域。

眼球创伤分为两大类：钝性（非穿透性）损伤可致前房积血（图 60-1），穿透性损伤可致异物滞留（图 60-2）。此外，撞击位置和创伤前眼球的状态，与撞击物相关的几个因素如大小、速度、形状、重量、成分和方向，可影响结局。

化学（酸、碱等）、电和辐射暴露等原因导致的眼外伤不太常见。

无论损伤的类型如何，房水生成和流出之间的

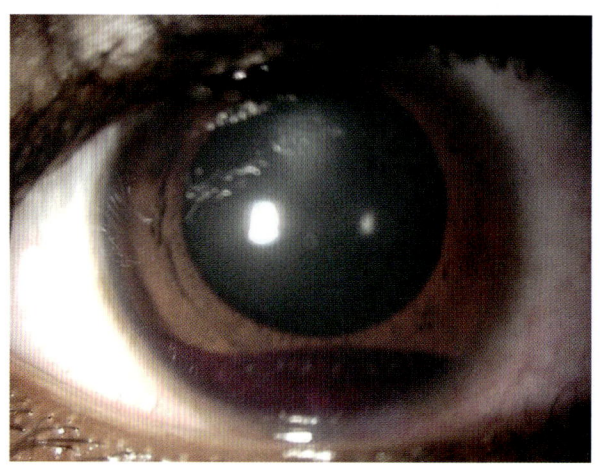

▲ 图 60-1 外伤性前房积血

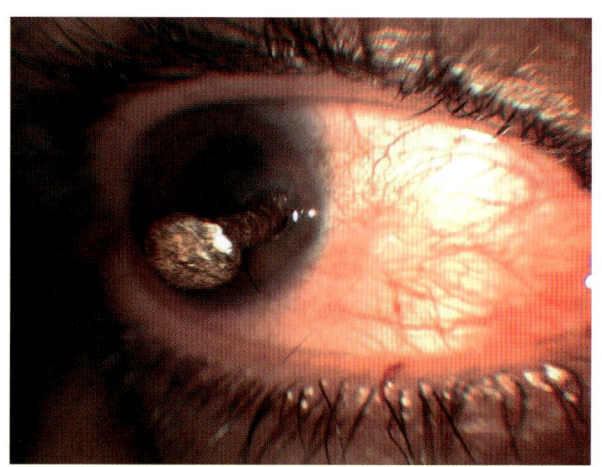

▲ 图 60-2 金属钉子穿透角膜，右眼
图片由 Dr. George Cherfan 提供

动态且微妙的平衡经常被破坏，导致眼压升高。

在非穿透性创伤中，移动物体的撞击引起角膜和前巩膜突然、短暂的后移位，并且在眼球的赤道部发生补偿性扩张。特别是房水和玻璃体都是相对不可压缩的，因此，一些敏感和重要的眼内组织可能在这种突然膨胀的冲击下被撕裂。1991 年，Campbell 等[20] 描述了七个可能由于钝性损伤而发生撕裂的前部组织环。这些"环"包括如下几种。

1. 瞳孔括约肌（瞳孔括约肌撕裂）。

2. 外周虹膜附着处或虹膜根部（虹膜根部离断，即虹膜和睫状体之间的创伤性分离）。

3. 前部睫状体（房角后退，即巩膜凸和睫状体带之间的睫状体撕裂，经常发生在睫状体的环形和纵行肌之间）。

4. 附着于巩膜突的睫状体（睫状体脱离，使得房水从前房进入脉络膜上腔并可能导致暂时性或永久性低眼压）。

5. 小梁网（小梁网离断）。

6. 晶状体悬韧带（晶状体震颤、半脱位或晶状体脱位）。

7. 附着于锯齿缘的视网膜（视网膜离断）。

四、外伤性青光眼的发病机制

（一）钝性创伤

闭合性眼球损伤后的慢性青光眼与房角的色素沉积、基线眼压升高、前房积血、晶状体移位及超过180°的房角后退显著相关[21]。

钝性创伤后的青光眼有两个发病高峰，1年以内和10年后，此时急性症状将消退，患者并未意识到慢性眼压升高[22]。

1. 早发型

(1) 外伤性虹膜炎：外伤可直接引起虹膜和（或）睫状体的炎症。释放到前房的继发性炎性碎片和蛋白质可以机械地堵塞小梁网，导致房水流出量减少，眼压升高。小梁网结构本身也可能发炎（小梁网炎），并且由于创伤而直接肿胀[2]。这种眼压升高可不伴随前房积血，房角后退或小梁网中任何可见的物理性破坏。虽然在某些研究中认为在钝性创伤中释放的前列腺素可引起炎症反应和继发性眼压升高，但是另一些研究未能证明其在玻璃体中的浓度有任何增加[1]。

根据病情的严重程度不同，裂隙灯检查通常可见在前房中循环的炎性细胞，伴或不伴睫状充血。前房深，并且房角正常且宽。

在大多数情况下，眼压升高是短暂的，并且β受体拮抗药和碳酸酐酶抑制药等第一线治疗是有效的。局部皮质类固醇有利于控制炎症并加速其消退，且睫状体麻痹剂可减轻因睫状体痉挛引起的疼痛[2]。

(2) 房角挫伤：创伤可能导致小梁网的撕裂，这种损伤最初是非常微妙的并且可能被忽略。因此，对双眼进行前房角镜检查是很重要的，一般从无创伤的眼睛开始。

浅表撕裂表现为小梁皮瓣，通常铰接在巩膜突上[2]。在全层撕裂时，可直接观察到充血的Schlemm管的外壁，以及一些虹膜碎片[2]。无论哪种类型的损伤，巩膜突都显得很突出而且异常发白。

虽然这些组织的撕裂伤或许是钝性创伤中早期眼压升高的最常见原因，但最终它们可以在其原始位置愈合而不减少房水的流出。因此，在大多数情况下，简单的药物治疗足以控制眼压。然而，如果愈合过程导致明显的瘢痕形成，则会发生慢性流出道阻塞，并且导致继发性眼压升高，则可能需要后期行滤过手术[1]。可发现部分眼睛在创伤后的眼压非常低。这被认为是继发于睫状体休克，而导致房水产生暂时减少。

(3) 前房积血：前房积血是红细胞以分散和分层的状态沉积于前房，通常不含其他类型的细胞。轻微的前房积血是指一种红细胞悬浮但无法通过裂隙灯观察到分层的情况。

外伤性前房积血常见于钝性和穿透性眼外伤。其发病率为每10万人12.2例，男性为20.2例，女性为4.1例，儿童人群中占比为70%[23]。发病高峰期为10—20岁，平均年龄小于25岁。原因通常为，对眼眶的暴击（61%～66%），抛掷物的打击（30.2%～36%），或爆炸造成的继发性伤害（2.4%～3%）[23]。攻击，运动和工作事故的比例会因研究的特定社会人群和种族而有所不同。

钝性损伤与眼球赤道部膨胀和前后轴压缩的同时发生有关。因此，由于虹膜和晶状体的移位，虹膜基质和（或）睫状体血管被拉伸和撕裂[23, 24]。

初始出血的第二个来源是由于挫伤后眼压急剧上升，所致房角损伤和虹膜脉管系统破裂[23]。出血可因纤维蛋白-血小板凝结，血管痉挛和（或）眼压压迫而停止。实际上，血凝块可以从前房延伸到后房，甚至有时进入玻璃体，在4到7天内达到最大稳定[20]。与体内其他血凝块不同，这些血凝块不表现出成纤维细胞活性或新生血管形成[23]。组织学上，前房的血凝块是纤维蛋白凝固物的假包膜所包裹的红细胞聚集体[23]。

有两种类型的前房积血患者需要特别注意：分别是镰状细胞型和再出血型。特别是镰状细胞型患者有较高的再出血风险，即使只有中度眼压升高，也更容易发生青光眼性视神经损伤[23]。

由于血凝块溶解和受创伤血管的收缩，可能发生继发性出血或再出血。它是外伤性前房积血最常见的并发症，通常在损伤后2~5d发生，发生率为22%（范围为3.5%~38%）[25]。再出血比原发性出血更严重且更易伴有青光眼、角膜血染和玻璃体积血等并发症[1]。再出血的高危因素包括超过50%的前房积血、低眼压或高血压、服用阿司匹林、黑种人[26]、镰状细胞型[27]和低视力[1, 26]。

前房积血的分级通常是根据前房的出血量（图60-3）。小于1/3前房为Ⅰ级，在1/3到1/2之间为Ⅱ级，超过1/2为Ⅲ级，全前房积血为Ⅳ级[23]。前房积血的诊断是严格基于临床表现，且通常有明确的外伤史，视力下降和疼痛。无论情况是否明确，应怀疑存在前房积血的儿童遭受虐待[26]（图60-4）。

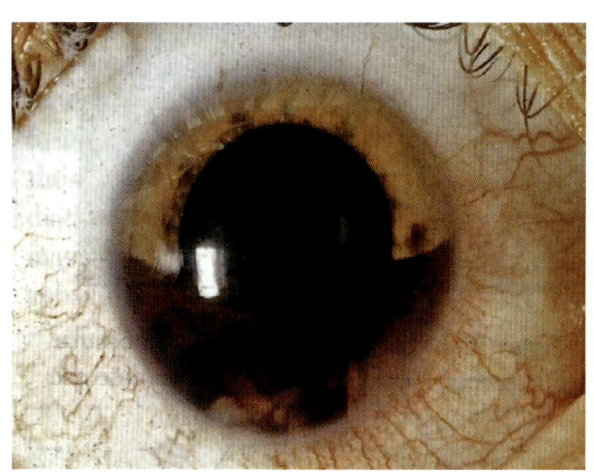

▲ 图 60-3　占 50% 前房的外伤性前房积血

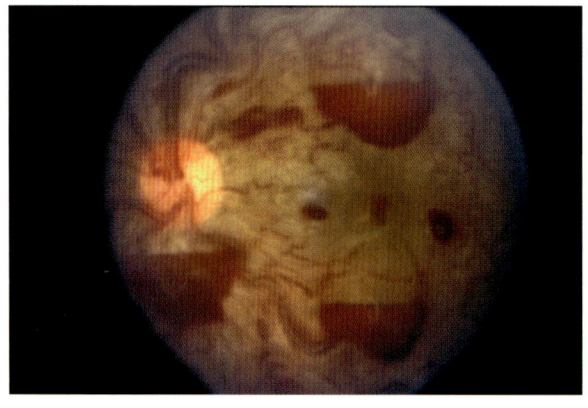

▲ 图 60-4　一位受到虐待的儿童的视网膜前舟状出血和视网膜静脉淤血

进行完整的眼科检查是很有必要的，包括眼压测量和散瞳查眼底。然而，应延迟前房角镜检查和巩膜压迫的检眼镜检查；因为这样的动作可能会引发再出血。1个月后，应该进行仔细的前房角镜检查，以排除房角后退或其他房角异常。这同样适用于全视网膜检查。外伤性前房积血的治疗目标是尽可能减少再出血、继发性青光眼和角膜血染等并发症的发生概率。

在过去，前房积血患者通常是收住入院的。由于具有更好的成本效益，以及相似的再出血和其他并发症的发生率，因此如今已经倾向于门诊治疗[28]。然而，某些特殊病例仍然需要住院治疗，如前房积血大于50%、再出血患者及在患有难治性青光眼、镰状细胞型或贫血的情况下，以及在怀疑虐待儿童时[23]。

类似地，基于对照研究，严格的卧床休息已经被适度的活动所取代[26]。头高位有助于前房积血下沉，从而清除视轴上的遮挡。除非存在角膜擦伤，否则通常无须修补，但可使用眼罩进行眼部防护，此时还需要进行局部抗菌治疗[23]。尽管在某些研究中一直存在争议，但一般建议停止使用阿司匹林和非甾体抗炎药等药物[26]。

在大多数研究中也推荐使用睫状肌麻痹剂和局部皮质类固醇类药物，以提高患者的舒适度，并减少与前房积血相关的炎症及虹膜后粘连的形成。有研究表明，全身皮质类固醇药物治疗［成人40mg/（kg·d），儿童0.6mg/（kg·d）］，可降低再出血发生率[23, 26]。

氨基己酸（aminocaproic acid，ACA）是一种抗纤维蛋白溶解剂，可稳定血凝块并防止继发性出血。推荐的口服剂量为每4h 50mg/kg，连续5d[23]。由于其时常发生副作用，因此应该在医院使用；它的局部使用似乎也很有效果[26]。氨甲环酸具有与氨基己酸类似的作用机制，但更为有效，且副作用更少[26]。前房内组织纤溶酶原激活物最终可表现为，前房积血变大、长期存在血栓及眼压失控[23, 26]。存在前房积血的镰状细胞型患者推荐使用经角膜氧疗法[27]。

急性眼压升高是由红细胞和炎性碎片对小梁网的机械阻塞引起的。然而，慢性眼压升高是由于小梁网的永久性损伤所致。

报道称，伴有眼压升高的前方积血患者发生房角后退的概率显著增加，在过程中房角的直接损伤可能起到主要作用。大约25%的前房积血患者出现眼压升高，镰状细胞型[27]和巨大凝块[29]是最常见的危险因素。必须注意的是，如果血凝块占据整个瞳孔，则可能存在瞳孔阻滞的因素，从而阻止房水从后房到前房的正常通过。除青光眼外，前房积血的另外两个主要并发症是前文所述的继发性出血和角膜血染（图60-5）。轻微并发症包括虹膜周边前粘连、后粘连、白内障形成和房角后退型青光眼[26]。

继发于前房积血的青光眼主要通过药物治疗，最常用的局部药物包括β受体拮抗药，$α_2$受体激动药和碳酸酐酶抑制药（或联合用药）。然而，通常还需要使用口服碳酸酐酶抑制药。在镰状细胞型和儿童中，应优先使用醋甲唑胺而不是乙酰唑胺，因为后者会降低血浆pH值，从而促进红细胞镰状化。肾功能允许的情况下，当需要快速降低眼压时，则需要静脉注射渗透性利尿药如甘露醇[25]。不应使用缩瞳药和前列腺素类药物，因为它们会加重炎症反应[29]。

激光小梁成形术和滤过手术对早期治疗外伤性前房积血的眼压升高并无作用。

5%～7.2%的前房积血患者需要通过手术清除血凝块[25]。典型的手术指征包括100%前房积血（图60-6）、早期角膜血染、镰状细胞型/贫血、活动性出血和使用最大药物剂量仍无法控制的眼压[25]。另一个指征是持续10天以上且超过50%的前房积血。

75%的前房积血患者的最终视力能恢复到20/50或更高。

2. 迟发型

(1) 房角后退：Collins于1892年首次命名了房角后退[30]。在组织学上将其定义为睫状肌的纵行和环形纤维之间的分离。纵行肌肉仍附着于巩膜突，而环形肌肉向后移位。Wolff和Zimmerman在1962年明确确定了前房角创伤性后退与慢性单纯性青光眼之间的相关性[31]。房角后退本身并不被认为是流出道阻塞的原因；相反，它是小梁网承受的无形损伤的可见标志。

钝性眼外伤后发生前房角后退是很常见的（图60-7）。一些研究中报道的造成房角后退的创伤类型包括运动、娱乐事故[32]和攻击[33]。

据报道，流出系统受损的范围介于单独小梁

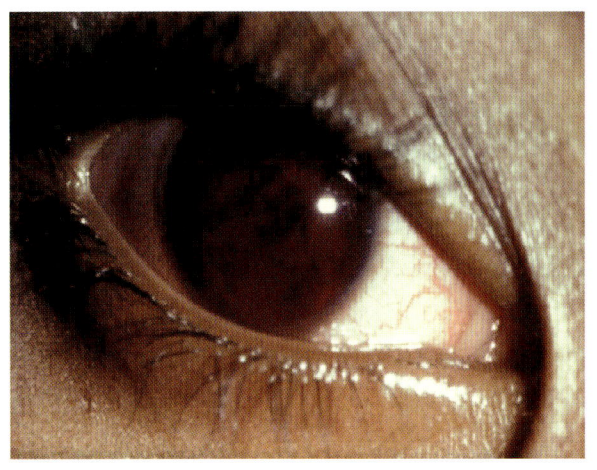

▲ 图60-6　八号球引起的前房积血

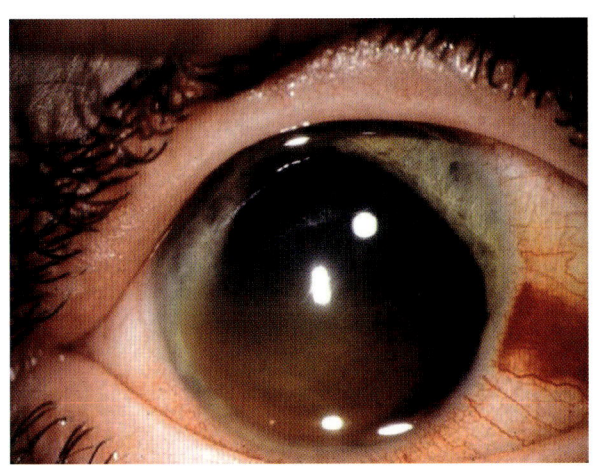

▲ 图60-5　继发于外伤性前房积血的角膜血染

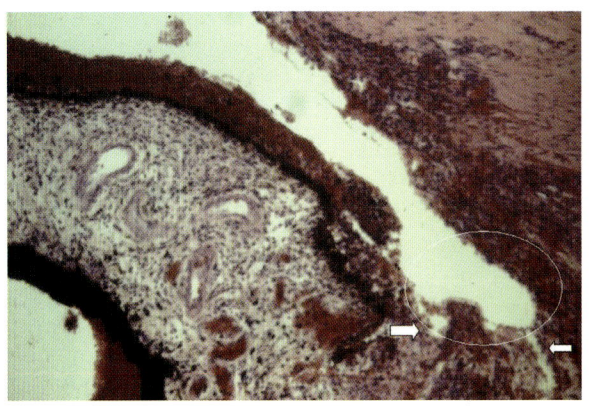

▲ 图60-7　外伤性房角后退。圆圈内为房角后退的程度。也可观察到睫状体的撕裂（白箭）

网损伤至明显房角后退之间，占钝性眼外伤患者的 60%～94%[1, 32, 33]。虽然房角后退可不伴前房积血，但前者和前房积血之间有很强的相关性。一些研究已经证实，经前房角镜检查，55%～100% 的创伤性前房积血患者具有一定程度的房角后退[32]。虽然房角后退是钝性创伤后常见的临床表现，但只有 7% 至 9% 的房角后退的患者会发展为青光眼，通常出现在创伤后数年甚至数十年[2]。房角后退的程度与青光眼发生发展之间也存在关联，其中房角后退 180°～360° 的患者发生迟发型青光眼的风险较高[32]。

在 50% 的房角后退性青光眼患者中，对侧眼已经出现了开角型青光眼，而有时出现在创伤眼眼压升高数年后。这些对侧眼对于局部皮质类固醇激发试验表现为阳性。因此，可推测，这些患者可能具有发生青光眼的遗传倾向，其中创伤似乎只是加速了青光眼的出现，而非原因本身[32]。

受伤后立刻行前房角镜检查，可能并不能观察到明显的房角后退，因为血液、炎症细胞或角膜混浊会掩盖这种表现。在对近期前房积血的眼睛进行房角镜检查时必须非常小心，以避免引发再次出血[2]。应首先检查对侧未受伤的眼睛作为参照，而能否观察到房角取决于房角的开放程度及后退范围。在轻度房角损伤的情况下，可破坏虹膜纤维的规律交织，睫状体带扩大和巩膜突变白（图 60-8）。部分虹膜可能被撕裂，并且可能会观察到一些葡萄膜组织簇状物覆盖于虹膜根部和小梁网上[32]。其他伴随的特征可能包括小梁网撕裂，虹膜根部离断（图 60-9）和睫状体脱离[32]。在局部房角后退时，相应的前房角会加深且伴随颜色及纹理改变。在许多情况下，当房角后退达 360° 时，需与对侧眼进行比较以作出诊断。Howard 等，利用睫状肌撕裂的深度将房角后退分为浅层、中等（图 60-10）和深层[32]。伤后不久，睫状体撕裂便可形成瘢痕，造成周边虹膜前粘连，这使得进一步通过检查评估房角后退的原始深度及程度变得尤为困难。因此，应该重点寻找以下一个或多个相关临床表现：眼睑伤痕、非常深的前房、瞳孔括约肌离断、虹膜撕裂、虹膜劈裂、晶状体虹膜隔震颤及 Vossius 环的出现[1]。

当角膜混浊以至无法窥清房角结构时，超声生物显微镜检查有助于发现中度至重度房角后退[32]。

房角后退的鉴别诊断包括睫状体离断，其为睫状体的纵行肌肉与巩膜之间的分离；其他鉴别诊断还包括虹膜离断、小梁网撕裂和其他既往存在的房角异常。由于单侧和非对称性开角型青光眼

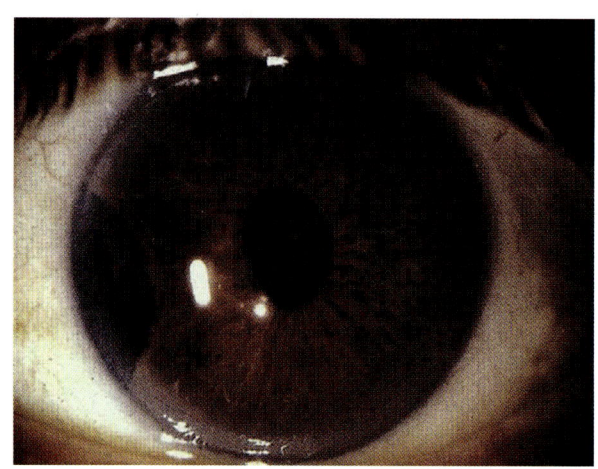

▲ 图 60-9　位于 7 点钟位至 10 点钟位的外伤性虹膜离断

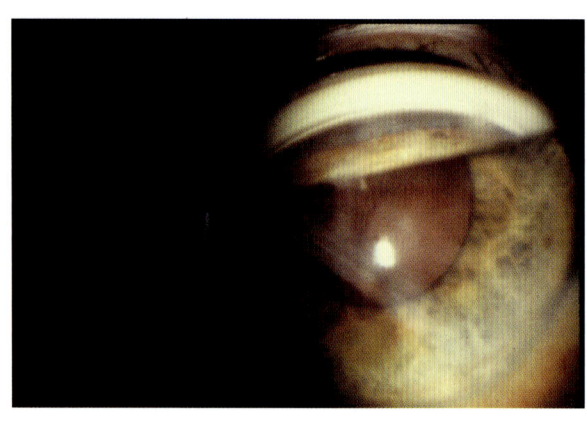

▲ 图 60-8　上方裂隙灯照相下的房角后退

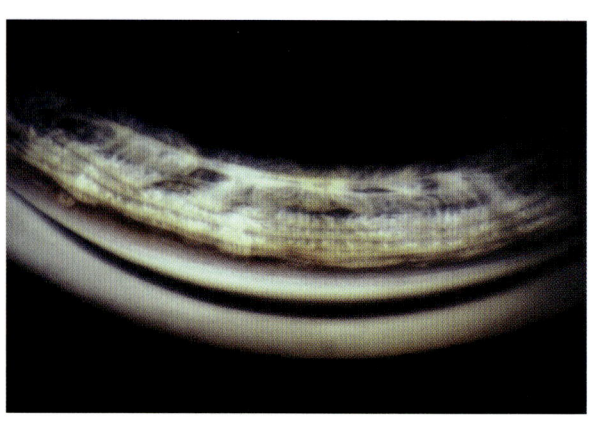

▲ 图 60-10　下方房角后退的裂隙灯照相

非常罕见，因此也应排除下列疾病：剥脱综合征（图 60-11）、葡萄膜炎、晶状体诱发型、巩膜静脉压增高（图 60-12）和肿瘤[32]。

关于青光眼的机制方面，睫状体撕裂代表了既往外伤史，但可能不是导致眼压升高的原因[32]。多项试验和动物研究表明，钝性创伤迫使房水向后和向侧方移动，这本身可以造成睫状体的撕裂，并且还可以损伤睫状前、后动脉，从而导致前房积血的发生。相同的外力可能会对小梁网造成直接损害，这便解释了某些患者在早期即出现眼压升高。眼压升高也可由于跨越于小梁网和巩膜突之上的纵行睫状肌的张力丧失所引起[32]。

更常见进行性迟发型青光眼是由于小梁网和 Schlemm 管的变性、萎缩、纤维化及瘢痕形成所引起的。一些研究证实了覆盖于虹膜角膜角的 Descemet 膜的生长，也加重了房水流出量的减少[32]。

通常，通过药物治疗以增加常规（小梁网）和葡萄膜巩膜途径的房水引流是无效的[2]。缩瞳药也被禁用，因为它们在某些情况下会通过减少葡萄膜巩膜外流引起矛盾性眼压升高。前列腺素类药物及房水生成抑制药（β 受体拮抗药、α_2 受体激动药和碳酸酐酶抑制药）可能是有益的[32]。虽然药物治疗可以控制早期眼压升高，但它对迟发型青光眼不是很有效。氩激光小梁成形术和 Nd：YAG 激光小梁穿刺术均已被发现在控制眼压方面不能令人满意[1, 32]。与原发性开角型青光眼相比（75%），未应用抗代谢药物的小梁切除术在房角后退中的成功率较低（43%）[32]。由于刺激因子的增加及抑制性（成纤维细胞）生长因子的减少，随着成纤维细胞增生，房水性质发生变化，可致手术成功率降低。另一方面，在某些研究中、使用丝裂霉素 C 的小梁切除术的成功率可增加到 77%[32, 34]。Mermoud 等将标准小梁切除术、使用抗代谢药物的小梁切除术及 Molteno 管植入术对房角后退性青光眼患者的治疗进行了比较。他们得出结论，使用抗代谢药的小梁切除术可最大幅度降低眼压且术后使用抗青光眼药物最少[33]。Setons 也得到了一个不错的结果，特别是当滤过手术失败后，对于难治性病例，可以考虑采用睫状体破坏性手术，特别是二极管激光睫状体光凝术[32]。

(2) 晶状体半脱位 / 瞳孔阻滞：晶状体半脱位或完全脱位可继发于外伤性悬韧带损伤（图 60-13）[1, 2]。在钝性创伤后 6 个月后，晶状体损伤是引起青光眼发生的危险因素（图 60-14）[35]。

晶状体的局部前移可导致瞳孔阻滞和继发性房角关闭。有时，玻璃体本身也可能会导致瞳孔阻滞，因为它可越过被破坏的悬韧带。在这种情况下，眼压升高通常是急剧的，并且与前房变浅、视力下降、后天性近视和经前房角镜检查发现的房角关闭相关。对于相对稳定的眼睛，较早的激光虹膜切开术是有益的。

尽管房角是开放的，仅偶尔看到周围虹膜前粘连，但在晶状体向后移位时（图 60-15），玻璃体脱

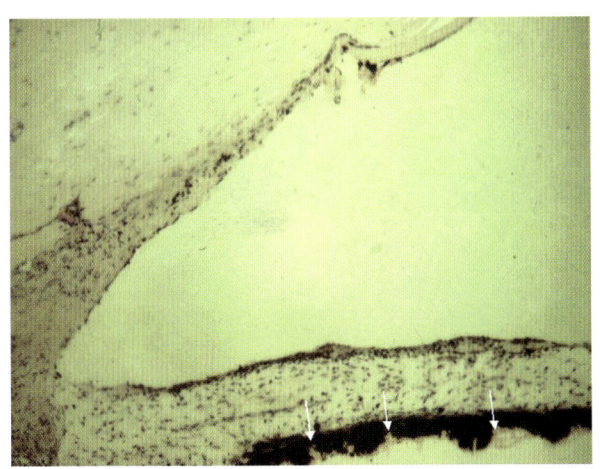

▲ 图 60-11 剥脱物质沉积。在虹膜色素上皮的 PAS（periodic Acid-Schiff）阳性物质（白箭）是非正常表现

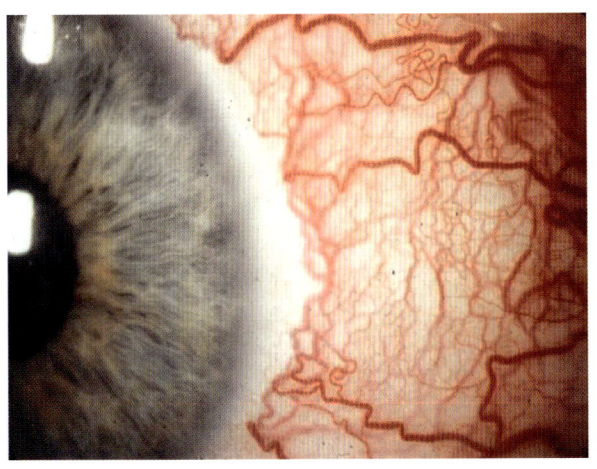

▲ 图 60-12 巩膜静脉压升高性青光眼的眼部静脉充盈

垂可能是导致瞳孔阻滞的原因[2]。即使晶状体掉落到玻璃体腔深处，激光虹膜切开术仍然是必要的。如果为过熟期白内障并且开始引起晶状体溶解性青光眼，或者如果它已引起晶状体继发性青光眼，则需要密切随访，最终可能需要经睫状体平坦部移除晶状体[36]。

当晶状体完全脱入前房的情况下，可能出现瞳孔阻滞和继发房角关闭，或者由于晶状体或其碎片直接堵塞房角，引起眼压升高。对于部分或完全性晶状体向前移位，可能发生角膜失代偿，这时需要紧急行晶状体摘除[2]。

了解外伤性晶状体不全脱位引起的继发于青光眼的机制对于制定正确的治疗方法至关重要。当继发性房角关闭引起眼压升高时，晶状体切除术是重要选择之一。根据半脱位的解剖结构，晶状体切除手术包括从囊内到囊外，如存在足够的悬韧带支撑时的超声乳化术或最常见的经睫状体平坦部的晶状体切除术和玻璃体切割术[37]。

(3) 晶状体诱发的青光眼（晶状体溶解性）：晶状体溶解性青光眼是一种继发性开角型青光眼，主要发生在过熟期白内障患者发病率较高的发展中国家。第二个主要原因是非穿透性眼外伤。高分子量晶状体蛋白通过完整的前囊膜轻微渗漏可引起严重的炎症反应，其特征表现为在较深前房中出现细胞、闪辉和白色颗粒（图60-16）[38]。房角镜检查为开放的宽房角，可能伴角膜水肿，偶尔也可能看到前房积脓。

由于蛋白质，富含蛋白质的巨噬细胞和炎性碎片

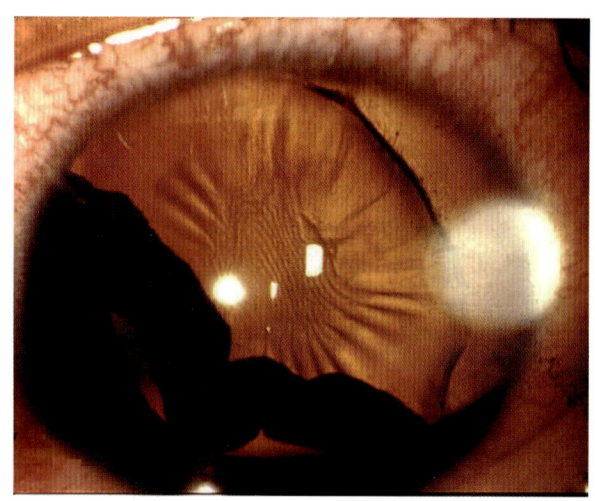

▲ 图 60-13　晶状体半脱位和鼻上方虹膜离断的裂隙灯照相

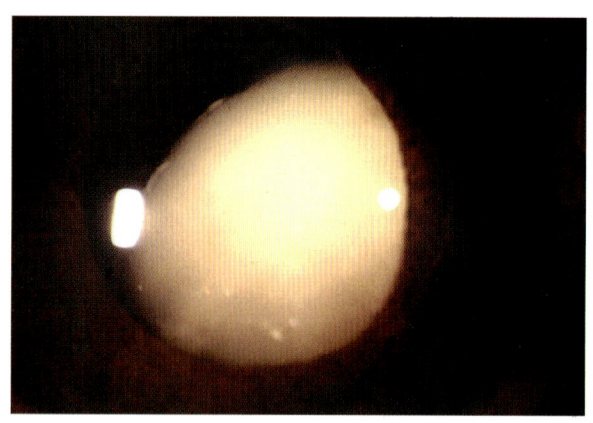

▲ 图 60-14　外伤性晶状体向鼻下方半脱位

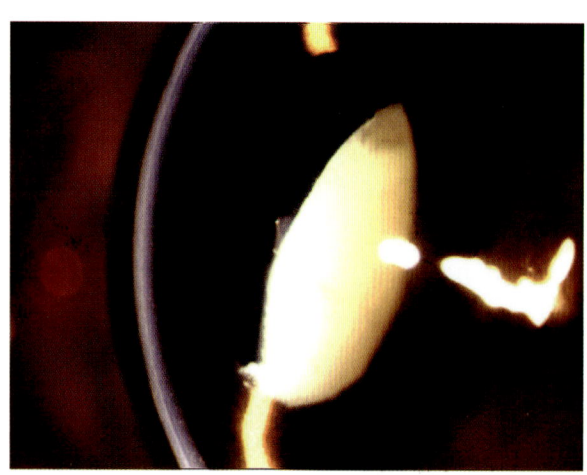

▲ 图 60-15　外伤性晶状体向后半脱位（裂隙灯照片）

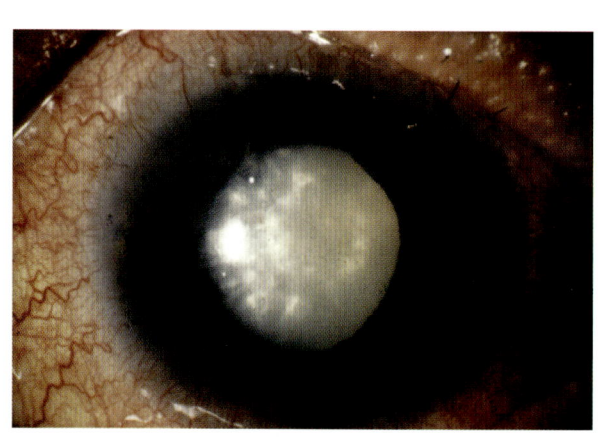

▲ 图 60-16　晶状体溶解性青光眼

阻塞了小梁网通道，因此眼压急性升高（图 60-17）。在症状出现后直接摘除晶状体，并且用局部皮质类固醇治疗眼睛，小梁网阻塞和高眼压都是可逆的[38]。另一方面，对晚期患者来说，单独的白内障摘除可能不足以控制眼压，因为可能存在由慢性炎症过程引起的永久性小梁损伤。在这种情况下，建议将白内障摘除与滤过手术相结合。

(4) 血影细胞性青光眼：1975 年，由 Campbell 和 Grant 命名，血影细胞性青光眼是一种继发性开角型青光眼。它经常发生在创伤导致玻璃体积血时。出血后 1~3 周，新鲜、柔韧和双凹形红细胞退化变成较小的血影细胞。后者呈坚硬的黄褐色的球形，并含有与细胞膜黏附的变性血红蛋白（Heinz 体）[39]。

血影细胞通过被破坏的玻璃体前界膜进入前房，并可能在此停留数月。由于血影细胞比红细胞更坚硬，柔韧性更差，因此很难通过小梁网，并且可以使流出通道减少 3 倍；因此，眼压升高[39]。

在常规深前房中观察到小的棕褐色细胞即可进行临床诊断。通过前房角镜检查可观察到，房角是开放的，并且由于黄褐色层的存在使得小梁网脱色素。当褐色层增厚并下沉时，有时可能与前房积脓[1]混淆，整个病情被误认为是眼内炎。条纹征指的是，当新鲜的红细胞与血影细胞共存时，黄褐色层在另一红色层上。

组织学诊断是通过常规光学显微镜观察半胱氨酸和石蜡包埋的前房吸出物进行的[40]。当用相差显微镜观察未染色吸出物不成功时，也可选用 1% 甲基紫染色[39]。除了极少数情况，眼压升高通常是短暂的，而变性细胞可能需要数月才能消失。在大多数患者中，局部使用 β 受体拮抗药、α_2 受体激动药和碳酸酐酶抑制药可达到令人满意的效果。顽固型患者可能需要行前房冲洗，或经睫状体平坦部行玻璃体切割术以去除蓄积的血影细胞[1]。

(5) 溶血性青光眼：外伤性玻璃体积血是导致这种罕见类型的继发性开角型青光眼的先决条件，与晶状体溶解性青光眼类似的病理生理过程使其称之为溶血性青光眼。

在前房以及小梁网中，尤其是在偏下方，可见红褐色的血细胞。红细胞碎片、游离血红蛋白和含血红蛋白的巨噬细胞阻塞小梁网可引起眼压升高[39]。

临床表现类似于血影细胞性青光眼。然而，前房抽出物显示巨噬细胞内含有金棕色色素，但无血影细胞[1]。其他组织学研究显示退行性变化的小梁网内皮细胞，也含有被吞噬的血液。

眼压升高是短暂的，可在创伤后数天到数周内发生，并且通常对局部使用 β 受体拮抗药、α_2 受体激动药和碳酸酐酶抑制药等药物治疗反应良好。仅少数情况需要行前房冲洗或玻璃体切割术[1]。

(6) 含血铁黄素继发性青光眼：这是一种罕见的青光眼类型，在创伤后多年出现，由长期玻璃体积血或含铁异物存留引起。不管在上述哪种情况下，来自崩解的血红蛋白或异物本身的铁均会通过液化的玻璃体进入前房[39]。

小梁网中的黏多糖与铁有很高的亲和力，其中的内皮细胞会吞噬这些物质[39]。细胞会受损，导致小梁网发生继发性退行性改变，包括小梁网的铁质沉着，硬化和闭塞[1]。由此导致的房水流出量减少，引起眼压升高。该病的治疗与血影细胞性青光眼相同，且除了可观察到眼部含铁血黄素沉着外，其余临床表现均类似，如晶状体混浊，虹膜颜色变化和视网膜电图异常[39]。

(7) 皮质类固醇激素性青光眼：当发生钝性和穿透性眼外伤时，皮质类固醇激素通常用于治疗相关的炎症。给药途径可以是局部、眼周、玻璃体内、静脉内或口服。可想而知，无论给药途经如何，一些需要长期皮质类固醇治疗的病例，都可能成为类

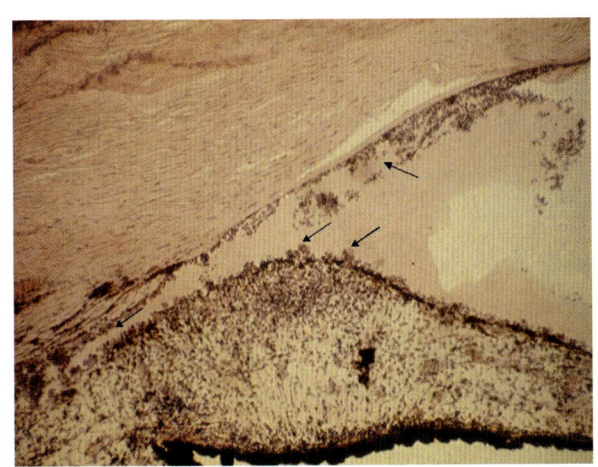

▲ 图 60-17　晶状体溶解性青光眼
前房角中和虹膜前表面可见富含蛋白质的巨噬细胞（黑箭）

固醇敏感型阳性者，最终导致继发性青光眼[41]。

根据眼压升高的程度，一般人群中5%～30%是类固醇敏感型[41]。

原发性开角型青光眼患者，其一级亲属和高眼压患者，其类固醇敏感型风险增加。年龄已被证明是其中的风险因素，呈双峰分布，高峰为6岁和成年期。这同样适用于高度近视，结缔组织病和Ⅰ型糖尿病患者[41]。

类固醇引起眼压升高的机制是房水流出道阻力增加。阻力增加的部分原因是小梁网微观结构的变化：应用地塞米松后，网状细胞的肌动蛋白应力纤维重组成多边形网格[41]；另一种导致流出道受限的机制是，细胞外基质（extracellular matrix，ECM）在小梁网中的沉积。地塞米松可使小梁网细胞中弹性蛋白、纤维连接蛋白和肌球蛋白中的黏多糖增加[41]；最后一种机制是，由于网状结构中物质的降解和吞噬作用减弱，引起小梁网功能活性降低。应用地塞米松培养小梁网组织，已经证实：组织纤溶酶原激活剂、基质分解素、金属蛋白酶和花生四烯酸代谢均减弱了[41]。

眼压升高程度与甾体效能及其眼内可用率成正比；效价强度依次为，地塞米松、泼尼松龙、甲羟松和氟米龙。

类固醇治疗与眼压升高之间的时间间隔通常为数天到数月，其中局部和玻璃体腔内给药[41]可最先引起眼压升高。特别是在眼外伤中，做出诊断时需要高度怀疑，因其他严重的临床症状可能会引起混淆[42]。合理的治疗方法是停用，逐渐减少用量或使用效力较弱的类固醇，以尝试降低眼压。可以使用所有已知的抗青光眼药物，并且眼压通常在数周至数月内恢复正常。尚未发现激光小梁成形术对此有效，有时需要对难治性病例行滤过手术[42]。

（二）穿通伤

1. 不伴眼内异物

角膜损伤，特别是如果被忽视一段时间而未治疗，可能会导致继发性闭角型青光眼，因为长时间前房变平和慢性炎症可导致广泛的周边虹膜前粘连形成[42]。另一种造成角膜损伤后青光眼的原因是，继发于炎症的虹膜后粘连，瞳孔闭塞和虹膜膨隆，导致房角关闭[2]。因此，通过及时的闭合伤口和迅速重建前房对于防止房角关闭至关重要。局部、有时全身使用皮质类固醇激素或散瞳可用于术后控制炎症。激光周边虹膜切开术可使虹膜从膨隆位置回落，解除瞳孔阻滞，从而防止继发房角关闭。

如上文在钝性创伤部分所述，穿透性损伤后的继发性青光眼也可由前房积血或晶状体脱位引起。

在眼球穿通伤后，有时也会出现晶状体源性、晶状体溶解性或血影细胞性青光眼（如上所述）。

2. 晶状体颗粒性青光眼

晶状体颗粒性青光眼是一种继发性开角型青光眼，因晶状体碎片滞留于眼内而引起。晶状体颗粒性青光眼与完整晶状体的偏心或脱位无关。它可见于眼部钝性损伤，但在穿透性眼外伤中更常见。不可将其与晶状体溶解性青光眼相混淆。

晶状体囊的真性损伤可将晶状体颗粒释放到前房（图60-18），可在前房及前部玻璃体观察到白色点状物。前房吸出物中包含有晶状体皮质纤维[37]。继发性炎症可导致虹膜周边前粘连和后粘连形成[2]。

青光眼可急性发作于晶状体颗粒物理性阻塞小梁网，也可慢性继发于虹膜粘连。

在大多数情况下，房水抑制药可以控制眼压，但有时，对于难治性病例，必须行晶状体摘除。应该避免使用缩瞳药。皮质类固醇激素和睫状体麻痹剂可用于控制炎症和预防并发症。

3. 交感性眼炎

交感性眼炎与青光眼有关。交感性眼炎是非常罕见的双侧肉芽肿性全葡萄膜炎，发生在与葡萄

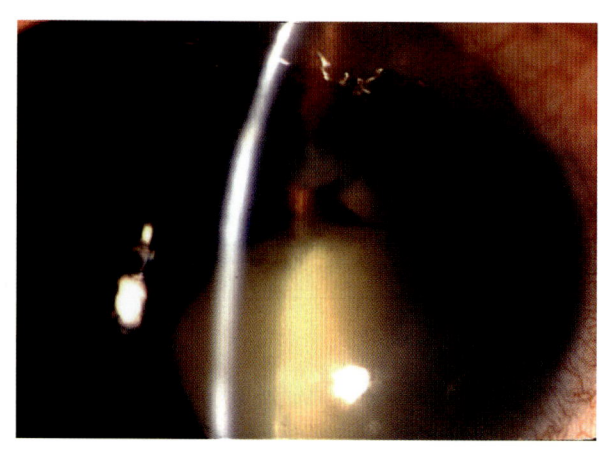

▲ 图60-18　外伤性晶状体颗粒性青光眼的裂隙灯照相

膜组织脱出相关的穿透性眼损伤后。它通常是轻度且自限的。然而，炎症可以变成慢性的，伴虹膜结节，羊脂状角膜后沉着物，视盘水肿和多灶性脉络膜炎；在这些情况下，眼压升高[42]。治疗上，直接应用类固醇激素控制炎症，有时需加用免疫抑制药。主要应用房水抑制药抗青光眼治疗。

4. 纤维化 / 上皮化

上皮或基质长入前房是罕见的现象，但可致破坏性后果。它通常分为 3 种形式：上皮珠、上皮囊肿和上皮向下生长。第 3 种形式是最常见的，其代表为上皮生长片（图 60-19）。上皮向下生长的临床表现可以出现于伤后 4d 至 38 年[43]。前房的上皮化可以通过多种机制导致青光眼，包括在小梁网上皮生长，周边虹膜前粘连形成，黏液堵塞小梁网和瞳孔阻滞。两种最常见的初始表现是青光眼和角膜后膜[43]。

药物控制眼压相对无效，并且无法治疗由于角膜后膜形成而导致的其他并发症，例如角膜失代偿。通过手术辅助冷冻疗法切除上皮膜是困难的，但可以起到一定的作用。

5. 伴眼内异物

一旦异物进入眼睛，其便可能嵌入从角膜和前房到后方脉络膜和视网膜之中的任何地方（图 60-20）。常见的后遗症可因晶状体囊膜破裂、玻璃体液化/积血及视网膜出血和撕裂，而致白内障形成。感染常见于石头和有机物质，而非如玻璃、塑料、金或银等惰性物质[44]。

钝性和穿透性损伤导致眼压升高的机制也可用于解释穿透伤后异物滞留的病例。

6. 铁质沉着

晚期的眼压升高与滞留金属异物的铁毒性有关（图 60-21）。这类青光眼的发病机制是小梁网损伤。

钢制品可能是最常见的异物，在其崩解时，铁主要沉积在晶状体和视网膜的上皮表面，对细胞内酶系统产生毒性作用。据报道，高达 40% 的开放性眼球损伤存在一定量的眼内异物。

裂隙灯检测可见，包括红褐色虹膜异色，瞳孔散大和晶状体前表面的锈样变色[42]。也可能发生色素性视网膜病变，并且需要行视网膜电图检测协助确诊，其可表现为 b 波逐渐减弱。

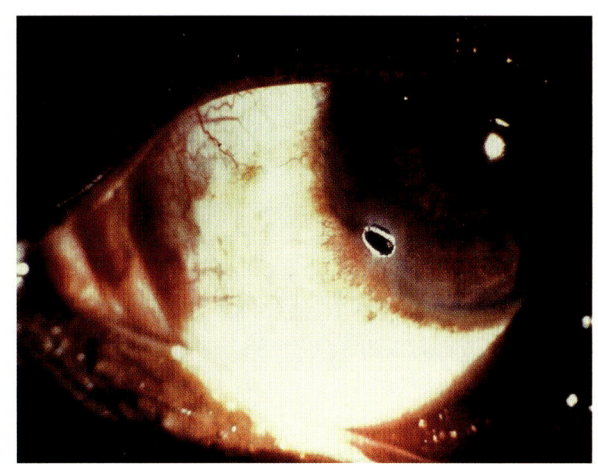

▲ 图 60-20　金属异物损伤，左眼

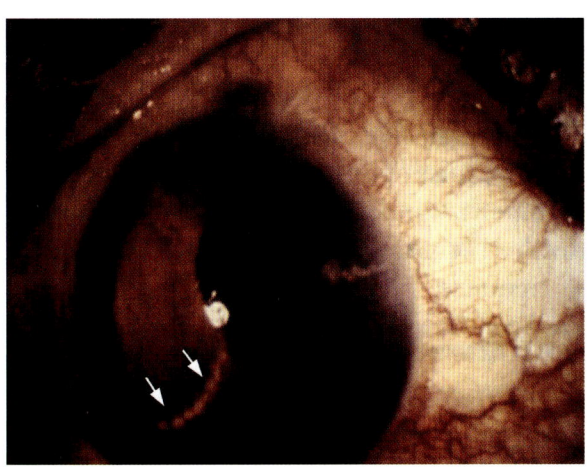

▲ 图 60-19　白箭指的是外伤后上皮化的前表面

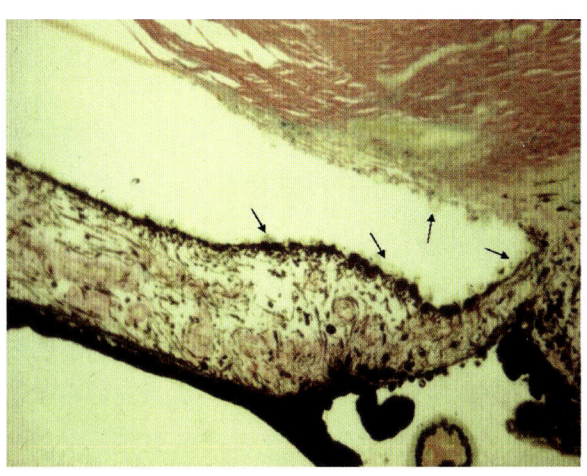

▲ 图 60-21　铁质沉着。铁质（黑箭）堆积在虹膜前表面，房角和小梁网上（黑箭）

7. 铜质沉着

铜含量高的异物可引起严重的眼内炎样反应，可能导致眼球痨。然而，幸运的是，黄铜和青铜含铜量相对较低，当它们进入眼内时可能仅引起铜质沉着。铜质沉着指的是由氧化铜引起的组织损伤，与 Wilson 病相似[44]。裂隙灯检查可表现为 Kayser-Fleischer 环和向日葵样白内障。当视网膜沉积发生时可见金黄色斑块，因铜的视网膜毒性低于铁，故退行性视网膜病变非常罕见。铜质沉着也较少伴有青光眼[42]。

即使在第一次急诊手术时未能成功，但及时评估和手术取出异物可获得更好的视力预后且降低青光眼等并发症发生率。

（三）化学伤

在美国，送往急诊的所有眼外伤中，7%～10%是眼部烧伤，其中 84% 是化学烧伤[42]。大多数研究发现，酸碱烧伤的比例平均为 1∶4，这是因为碱在家庭和工业中的使用更为广泛。在发展中国家，80% 的眼部化学烧伤是由于工业和（或）职业暴露造成的[44]。

化学伤可导致眼表和眼前节的广泛损伤，导致单眼（有时为双眼）永久性视力丧失。最常见的碱包括氨水、氢氯化钠和石灰。碱是亲脂性的，且其对细胞膜上脂肪酸的皂化作用可导致胶原蛋白变性、细胞破坏和死亡。随后的炎症通过释放蛋白水解酶而最终导致液化坏死。其可非常快速地扩散至前房（10～15min），使得虹膜、睫状体、晶状体和小梁网直接遭到伤害[45, 46]。

短暂的继发性青光眼很可能是由于短暂的小梁网炎引起的，而小梁网炎是伴随轻度碱烧伤的部分炎症反应。在更严重的情况下，小梁网结构的不可逆损伤是难治性青光眼对药物治疗存在抗药性的原因。

酸性烧伤导致角膜上皮中的蛋白质凝固，这便限制了其进一步的渗透，并因此使得损伤局限于浅层而不进展。

最常见的酸包括硫酸、亚硫酸、氢氟酸、乙酸、铬酸和盐酸[45, 46]。

对于酸碱烧伤而言，烧伤的严重程度取决于渗透的持续时间和程度，眼表接触面积和物质的毒性。

治疗中最关键的步骤是大量冲洗长达 15min，以去除结膜穹隆中的任何残余物质。最初的眼压升高通常是继发于眼前节炎症、收缩和前列腺素介导的葡萄膜血流增加。只有当睫状体严重受损时才会发生低眼压。建议使用 β 受体拮抗药、$α_2$ 受体激动药和碳酸酐酶抑制药，但不推荐使用缩瞳药或前列腺素类似物。理论上，在此阶段虽然需要应用皮质类固醇激素，但其可增加继发感染的可能，因此是否使用还存在争议[1]。中间阶段的特征是再上皮化和修复。在此阶段，眼压升高是由于持续性小梁网炎，并且有时是由于继发于虹膜后粘连的瞳孔阻滞而引起。第三种机制是由于直接暴露或周边虹膜前粘连形成而引起的小梁网损伤。因存在角膜基质溶解的风险，故需要全身性应用皮质类固醇来控制炎症，而非局部使用。睫状肌麻痹 / 散瞳治疗用于瞳孔阻滞，但如果无效，应尝试行激光虹膜切开术。通常使用与急性期相同的抗青光眼方案[46]。在化学损伤的晚期和最严重阶段发生的青光眼是最难治疗的。因为其继发于伴有周边虹膜前粘连的房角关闭和不可逆的瘢痕性小梁网。角膜混浊是这些阶段的特征，使得常规压平眼压测量成为难题（图 60-22）。在这种情况下，Tono-Pen 或气动眼压计可能更有用且准确。保守的抗青光眼药物治疗是不够的，如果有足够的结膜，建议进行联合抗代谢药物的滤过手术。否则，最终将行引流装置植入或二极管激光睫状体光凝术[1]。

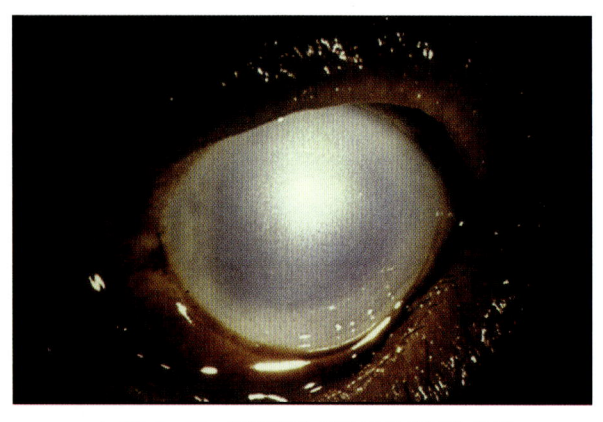

▲ 图 60-22　严重烫伤后的Ⅳ级瘢痕化角膜

（四）眼部热烧伤

眼部烧伤中，7%～27% 的热损伤患者中入住烧伤科，并且它们占急诊科的眼外伤病例的 7%～10%[47]。该病在男性中更为常见，平均年龄为 30 岁。通常是由与烟花爆炸、蒸汽、沸水/液体、热气体或熔融金属相关的事故引起的[48]。

热烧伤可能对眼表上皮和眼前节产生广泛的损伤，导致永久性单眼或双眼视力损害。

细胞蛋白质的变性和凝固以及继发性血管缺血可造成组织破坏。因眼睑位置靠前且相对暴露，故最易受损，并且其损伤关乎预后分级[48]。

根据角膜缘干细胞损失程度进行分级对评估预后和制定治疗方案有益。一般而言，治疗应旨在控制炎症，促进眼表上皮恢复，并增加角膜细胞的胶原蛋白产生。在治疗晚期和重症病例过程中，羊膜和角膜缘干细胞移植取的管理方式得了长足的进展。

最初眼压的升高是由于双相反应：第一期是由于胶原蛋白的收缩和外眼结构的收缩（包括小梁网）造成的。第二期更持久，是由前列腺素的释放引起的。这种早期眼压升高是短暂的，且仅对抗炎治疗反应良好。这是由小梁网瘢痕化和周边虹膜粘连的房角关闭引起的继发性青光眼，需要进行降眼压治疗。可首先尝试局部和全身性房水生成抑制药，对难治性病例则进行联合抗代谢药物的滤过手术。

（五）电击伤

电击伤引起的眼组织损伤的程度取决于电流的强度和持续时间，视网膜和视神经是最易受损的结构[49]。损伤或因意外，如工业暴露，或与治疗有关的，如心脏电复律或电击治疗[1]。

受伤侧同侧的瞳孔散大是暂时性的表现，其继发于暂时性自主神经功能障碍。

最常见的并发症是继发性白内障，可发生在受伤后 1 个月至 2 年之间。混浊起始于前囊下空泡，逐渐被细小的线性混浊所取代，最终进展到视轴上[49]。眼内炎，特别是虹膜炎，也经常出现，尤其易发生在出现继发性白内障的眼睛里。暂时性眼压升高可见于部分病例及某些虹膜色素上皮明显丧失的患者中。因此，推测这种暂时的青光眼与炎症有关，而静脉扩张和眼外肌收缩在其发病机制中未起主要作用[1]。最后，在某些病例中可观察到黄斑改变导致的黄斑水肿或黄斑裂孔。

（六）辐射伤

视觉系统的损伤可以作为颅内、眶内、眼周或眼内肿瘤的放射治疗并发症而发生。因为对于许多肿瘤，目前可应用最小有效放射剂量进行放疗，并且因优化定位、现场重现、非常规角度照射和辐射矢量的几何形状等新技术的发展，使得放疗变得更加安全[50]。

尽管关注了所有的细节，但仍然会发生辐射诱导的眼部损伤。当眶内容物被照射时，常见有泪腺组织损伤，且伴有继发性干眼症，以及角膜水肿、溃疡、感染、血管化和混浊等后遗症。所以，在治疗期间需要对泪腺进行强制性防护。

放射性视网膜病变是第二常见的并发症，其通常发生于放射治疗后 2～3 年，并且 50% 的病例与虹膜红变和新生血管性青光眼有关。老龄、化疗、糖尿病和高剂量放射都是青光眼发生的危险因素。全视网膜光凝术治疗视网膜病变具有保护作用。其他升高眼压的机制包括与眼内出血相关的溶血性改变，以及对眼前节照射引起的浅层巩膜静脉压增加[1]。

最后，在视神经或交叉处有直接辐射损伤的情况下可能导致失明。

五、诊断特征

（一）病史和辅助检查

在几乎所有眼外伤的患者中，基于患者自己或者由儿童或婴儿患者的家人提供的病史，眼部异常可直接归因于外伤。有时这种关联可能并不明显，原因如下。

1. 创伤可能发生在很久以前，患者甚至回忆起其曾经发生过，但因为他/她没有意识到其重要性而没有提及。如房角后退性青光眼可在长期被遗忘和被忽视的钝性网球损伤后十年被察觉。

2. 患者可能从未意识到外伤。有时，非常微小且高速的异物可以穿透角膜并滞留在眼睛内的任何地方，而不会立即出现任何体征或症状。如我们曾观察到局部静止性晶状体混浊（主要是因为其位于晶状体周边位置，因此患者并未注意到）。这些可能会在创伤后很长时间，只有当晶状体蛋白从当初自动密闭的前囊膜破裂开始再次泄漏，引发炎症白内障进展或出现晶状体诱导性青光眼时才会被发现。当仔细检查眼睛时，才可以观察到一个微小的角膜穿通伤口的瘢痕，也可能是一个微小的虹膜裂伤。可能永远无法发现异物本身，因其非常小；或因其隐匿在眼内组织中，如虹膜或晶状体；抑或者甚至可能嵌顿在房角中。

3. 患者可能因某些法医学鉴定方面的考虑，而隐藏或改变某些事实。患者可以选择更改事实，以控告嫌疑攻击者，或从其雇主或保险公司获得经济补偿。错综复杂的法医学创伤案件超出了本章的范围。

（二）眼部成像检查

如果临床检查无法进行或不能展现时，多种成像技术可用于评估创伤眼的前节和后节。当前房积血或玻璃体积血等无法窥清时，传统超声检查（A 超和 B 超）、超声生物显微镜（ultrasound biomicroscopy，UBM）、前节光学相干断层扫描（optical coherence tomography，OCT）和 CT 扫描或 MRI 都可以提供关于眼内完整结构的有用信息。

（三）前房角镜检查

通过 Troncoso[51]，Thorpe[52]，和 Scheie[53] 评估和处理前房角的创伤性损伤时，前房角镜检查的价值在早期即被认为是无法估量的。

正如前文提到的，在阐明外伤性青光眼的发生机制方面，不能过分强调前房角镜检查的重要性。如果眼科医生未能仔细检查房角，则房角后退经常会被漏诊。此外，它对于识别周边虹膜前粘连、隐匿性出血、渗出、微小的虹膜根部离断、周边虹膜裂伤、睫状体离断和房角隐窝中的微小异物是非常有价值的（参见前文关于前房积血和房角后退的章节）。

（四）诊断关键

有时，当临床表现不清晰以及未能找到青光眼的确切病因时，对房水或玻璃体抽吸物进行显微镜检查可能会有所帮助。如血影细胞、晶状体颗粒或晶状体溶解性青光眼。

六、治疗方法

与其他类型青光眼一样，外伤性青光眼可采取 3 种治疗方法。

（一）药物治疗

虽然大多数继发于创伤的青光眼最终需要手术治疗，但是在手术准备期或某些无法通过手术完全控制的疑难病例中，药物治疗仍然是有用的。治疗方案应该个性化。无论处于任何程度的炎症，都不应给予前列腺素类似物或缩瞳药。此外，在年轻人群中也应避免使用缩瞳药。α$_2$ 肾上腺素受体激动药以及较弱的 β 受体拮抗药对婴儿有致病、甚至致命的副作用。有时难治性病例可能需要长期使用全身性碳酸酐酶抑制药。如果无法避免这种治疗，则可以通过给予小于常规的剂量来减少副作用。通常口服 125mg 乙酰唑胺，每日 2 次即足够。或者，使用乙酰唑胺缓释胶囊或其他制剂如醋甲唑胺，以改善耐受性。毋庸置疑，对于慢性全身治疗的患者，应定期检测血清电解质失衡或血质不调。

（二）手术治疗

1. 滤过手术

对于外伤眼，小梁切除术通常是不成功的，特别是在有明显的结膜瘢痕和（或）前节畸形及有既往手术史的情况下（图 60-23）。通过在术中和术后使用辅助抗纤维化药物可以提高成功率（图 60-24）。

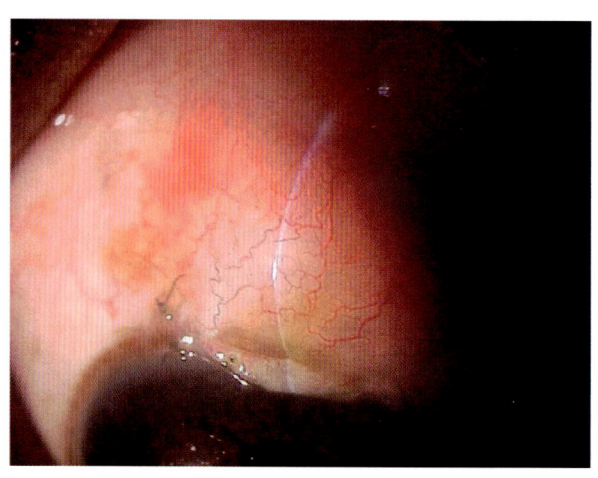

▲ 图 60-23　隆起的血管化滤过泡

除非存在绝对禁忌证，如结膜或巩膜变薄，否则必须在高危眼中使用此类药物。无晶状体眼和人工晶状体眼以及前节畸形的眼睛不适合小梁切除术，因此需要考虑其他方法。

2. 青光眼引流装置

对于不适合小梁切除术的眼睛，应考虑行青光眼引流装置植入术，最好的例子则是无晶状体眼（图 60-25）。重要的是，在前节具有足够的空间以允许放置引流管。有时，在房角完全关闭的眼中（如穿透性角膜移植术后），可将引流管穿过虹膜组织并置于后房。某些装置可经睫状体平坦部植入。

但是，这种方法需要进行非常彻底的玻璃体切割术，这本身就会增加手术并发症的发病率。然而，经睫状体平坦部植入引流管的长期安全性和有效性尚属疑问。

就最终结果而言，使用特定类型的设备并没有太大的区别。术者应该选择其最熟悉并在使用中有最好效果的设备。

（三）睫状体破坏性手术

对于既不适合滤过手术也不适合引流装置植入的眼睛，通常采用睫状体破坏性手术，并且主要用于视力预后不佳的患者。虽然这可能进行如睫状体透热凝固术（现已淘汰）或睫状体冷凝术，但对于现代的、创伤较小的睫状体破坏术而言（如二极管激光接触或内镜下睫状体光凝），其未必是正确的选择。这些现代技术使用的越来越多，甚至可在视力良好的眼睛上使用。目前睫状体破坏性手术的精确性和选择性似乎对视力和整个眼睛的负面影响要小得多。然而，暴露于创伤并反复进行手术的眼睛在睫状体破坏性手术后发生眼痨的风险相对较高。因此，眼科医生应该非常谨慎地选择适宜行睫状体破坏性手术的患者以及手术程序。

七、长期预后

必须告知眼外伤患者，他们患青光眼的长期风险。即使青光眼治疗已经完全成功，经过青光眼治疗的外伤眼仍然需要规律、定期的终身随访。任何外伤眼的长期预后取决于最初创伤本身的严重程度，尤其是手术治疗引起的任何附加损伤及青光眼等继发性并发症，以及其他如视网膜脱离的晚期并发症。

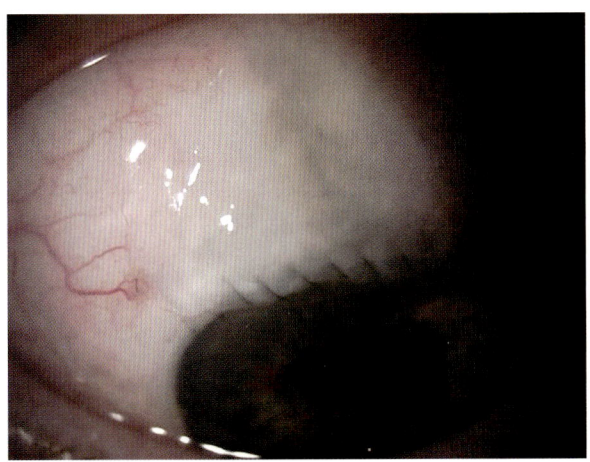

▲ 图 60-24 用过丝裂霉素 C 的隆起的无血管滤过泡

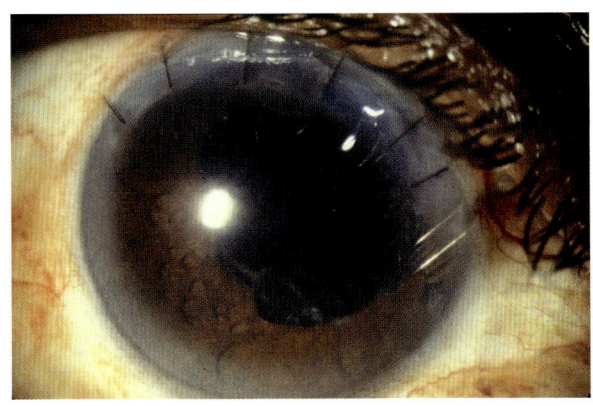

▲ 图 60-25 在晶状体-玻璃体切割术联合角巩膜大裂伤缝合的眼前房中，可见很明显的引流装置的尖端

聚焦　外伤后房角后退型青光眼的手术治疗

John F Salmon

　　房角后退是既往眼球钝性外伤最常见的体征。这只能通过前房角镜检查来确定，当看到睫状体带的不规则扩大时，即可肯定。虽然有很大比例的外伤性前房积血表现为一定程度的房角后退，但在10年后仅6%～9%发展为青光眼。眼压升高继发于小梁网破坏，而不是房角后退[1]。但是，发生青光眼的风险直接与房角后退的程度相关：通常有四个象限的房角后退的人群可发展为青光眼。

　　由于依从性和随访不佳，因此房角后退性青光眼的药物治疗通常是不成功的。激光小梁成形术对于此种类型的青光眼是无效的。通常需要手术治疗，但因为患者年轻并且疾病在进展期，故很难获得良好的结果。房角后退的存在是一种独立于年龄和种族的，导致青光眼滤过手术失败的危险因素[2]。两种手术方法可被采用：小梁切除术联合丝裂霉素C和长引流管植入术。目前无前瞻性研究以比较上述方法，但有三项大型回顾性研究有助于指导我们的治疗[3-5]。

　　在一项对65例房角后退性青光眼行87次青光眼引流装置植入术的分析中发现，在接受联合抗代谢治疗（丝裂霉素C或氟尿嘧啶）的小梁切除术组中，眼压降低幅度明显更大，成功率更高，术后使用抗青药物的数量低于单纯Molteno管植入组[3]。其失败的主要原因是，20%的眼睛发生了滤过泡包裹。

　　在随后的一项研究中，对43例房角后退性青光眼患者进行了小梁切除术，手术时在巩膜和Tenon囊之间应用了0.02%的丝裂霉素C，77%的患者在没有局部用药的情况下成功控制了眼压，81%的患者的视力得到保持或提高[4]。一年随访的累积成功为85%，3年为66%。无论是否对组织施用丝裂霉素C 2或5min，均获得了类似的结果[4]。

　　在一项关于外伤性青光眼的长期研究中，大多数眼睛（79%）是无晶状体眼或人工晶状体眼，在插入双盘（270mm[2]）Molteno引流装置后，并停止所有局部药物治疗，69%患者的眼压成功得到控制[5]。5年的累积成功率为80%，10年为72%。29%的患者需要重新干预以处理管口堵塞或重新置管。有人建议，如果一期手术无法控制房角后退性青光眼患者的眼压，通过随后放置引流管（成功率78%）比进行二期小梁切除术联合丝裂霉素C（成功率57%）可获得更好的结果[3]。

　　总之，对于这些患者，我首先选择的手术方法是行小梁切除术联合2min丝裂霉素C。如果结膜存在瘢痕，或该眼是无晶状体眼（或晶状体半脱位），或一期手术未能控制眼压，则我会植入Baerveldt（350 mm[2]）管（或双盘Molteno管）。

参考文献

[1] Herschler J. Trabecular damage due to blunt anterior segment injury and its relationship to traumatic glaucoma. Trans Am Acad Ophthalmol Otolaryngol 1977;83:239-48.

[2] Mermoud A, Salmon JF, Straker C, et al. Post-traumatic angle recession glaucoma: a risk factor for bleb failure after trabeculectomy. Br J Ophthalmol 1993;77:631-42.

[3] Mermoud A, Salmon JF, Barron A, et al. Surgical management of post-traumatic angle recession glaucoma. Ophthalmology 1993;100:634-42.

[4] Manners T, Salmon JF, Barron A, et al. Trabeculectomy with mitomycin C in the treatment of post-traumatic angle recession glaucoma. Br J Ophthalmol 2001;85:159-63.

[5] Fuller JR, Bevin TH, Molteno AC. Long-term follow-up of traumatic glaucoma treated with Molteno implants. Ophthalmology 2001;108:1796-800.

第八篇
新 视 角
New Horizons

第 61 章　神经保护与神经修复　/ 618
　　　　　Neuroprotection and Neurorepair

第 62 章　青光眼神经保护临床研究解读　/ 630
　　　　　Interpreting Clinical Studies on Glaucoma Neuroprotection

第 63 章　干细胞：未来的青光眼治疗方向　/ 634
　　　　　Stem Cells: A Future Glaucoma Therapy?

第 64 章　青光眼的基因治疗　/ 648
　　　　　Gene Therapy in Glaucoma

第 65 章　超微结构成像　/ 658
　　　　　Ultrastructural Imaging

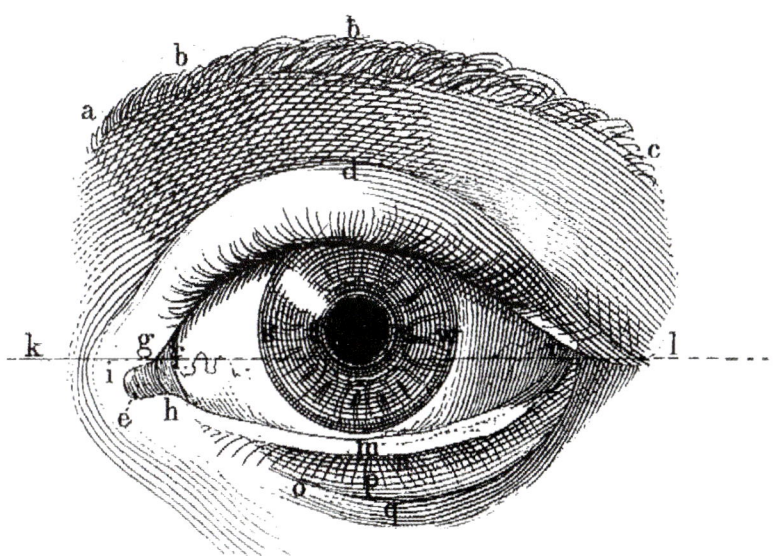

第 61 章 神经保护与神经修复
Neuroprotection and Neurorepair

Leonard A Levin* 著
张敬学 译
李树宁 校

> **本章概要**
>
> 青光眼是一种视神经的病变，最初损伤的组织是视网膜神经节细胞轴突。当视网膜神经节细胞或其轴突的丢失达到一定数量后将导致患者视功能丢失。理论上，能够阻止视网膜神经节细胞（神经保护）或其轴突（轴突保护）死亡，或者能够使视网膜神经节细胞及其轴突再生的治疗策略将有助于治疗青光眼。目前绝大多数视神经保护的相关数据来源于动物实验，仅有 1 项随机临床试验的结果证明了神经保护作用。开展更多的随机临床试验对于评价视神经保护策略是否有助于青光眼患者的治疗非常重要，同时针对已经丧失大部分视功能的青光眼患者，视神经修复治疗是否有效也需要临床试验进行验证。

一、概述

青光眼是最常见的一类视神经病变，这类视神经病变的特征是视杯扩大，但不伴有视盘颜色苍白。这种视神经的特征性改变说明青光眼视神经损害的主要病理生理变化起始于该部位。已有大量临床资料、实验结果和探索性数据证实这一观点[1-7]。2012 年的一篇综述中，系统阐述了青光眼是一种神经细胞轴突性病变的概念[8]。

与其他视神经病变一样，青光眼表现为视网膜神经节细胞轴突丢失、视网膜神经节细胞死亡和视力下降。各种神经生物学的改变，均存在相应的临床表现。视网膜神经节细胞轴突丢失可以导致视网膜神经纤维层局部或总体变薄、视神经萎缩，以及神经影像学检查中的视神经横截面积变小。光学相干断层扫描（optical coherence tomography，OCT）或偏振敏感成像技术是观察视网膜神经纤维层变薄的最简单的方法。此外，视网膜神经纤维层变薄也可以通过临床常规眼底检查（尤其是在无赤光照明的情况下）进行观察。青光眼的视神经萎缩实际上是一种特征性病理改变，即表现为视盘凹陷扩大，但无明显苍白，其他类型视神经病变无此体征。虽然常规临床检查无法检测到视网膜神经节细胞体的丢失，但通过图形视网膜电图（pattern electroretinogram，pERG）的波幅降低、多焦 ERG 显示视网膜神经节细胞数量的减少，以及黄斑区光学相干断层成像术显示视网膜神经节细胞层和内丛状层变薄，可实现视网膜神经节细胞丢失的量化分析。视觉功能损害存在多种不同的临床表现，主要表现为以视神经纤维束损害形式出现的视野缺损。视力和色觉减退仅发生于青光眼性视神经病变后期，表明负责视觉信号传导的节细胞轴突几乎全部丢失。

针对青光眼是一种视神经病变（尽管经常伴有眼内压升高或者对降低眼压产生应答）这一认识，

---

*. 资助：加拿大卫生研究院、国家卫生研究院、防盲研究、视网膜研究基金会、美国健康援助基金会、青光眼研究基金会。

有学者提出侧重于预防或修复神经元缺失的治疗方案或许对于青光眼患者具有一定的疗效。侧重于预防神经元缺失的治疗方案被称之为神经保护，类似于各种用于急性和慢性神经系统疾病的以神经元为中心靶向的治疗方法。而侧重于修复神经元缺失的治疗方案则称为神经修复。由于哺乳动物神经元几乎都是有丝分裂后细胞，无法替换，因此有必要采用神经修复治疗方案。鉴于青光眼患者持续出现视力下降是由视网膜神经节细胞及其轴突的持续丢失造成的，因此视觉修复需要着重修复视网膜神经节细胞及其轴突。本章回顾了青光眼视神经病变相关的神经保护和神经修复。

二、视网膜神经节细胞死亡机制和神经保护

青光眼的病变主要位于视盘，视网膜神经节细胞轴突集中在视盘部位穿出眼球。视网膜神经节细胞死亡是一种不可逆轴突损伤，这有可能是青光眼性视神经病变的损害机制[1-7]。经过对急性轴突切断损伤的大量动物实验研究，轴突损伤对视网膜神经节细胞的影响已经有了较明确的结论。切断眶内视神经会使视网膜神经节细胞在数天或数周内死亡[9]。青光眼细胞死亡涉及细胞凋亡。细胞凋亡是一种自杀式进程，轴突损伤发出信号使视网膜神经节细胞死亡[10]。通过阻断细胞凋亡相关蛋白的表达，或使用凋亡的化学抑制药阻断细胞凋亡可以增加细胞存活率。类似地，即使发生严重轴突损伤，也可以通过向眼部注射存活因子来维持视网膜神经节细胞的活力。如有研究者在挤压损伤大鼠视神经后，向其玻璃体腔内注射了一种被称为脑源性神经营养因子（brain-derived neurotrophic factor，BDNF）的存活因子[9]，发现在对照眼中，约50%的视网膜神经节细胞7天后死亡；而在注射了BDNF的眼中，几乎所有细胞都存活下来了。联合使用促进存活的细胞因子，同时增加视网膜神经节细胞表面相应细胞因子受体的表达有助于提高细胞存活率，从而得以保留大量的视网膜神经节细胞[11]。

通过这些早期研究，人们对轴突损伤后视网膜神经节细胞死亡的了解逐渐加深。除了上述神经营养因子剥夺机制之外，轴突损伤后视网膜神经节细胞死亡机制还包括兴奋性毒性、轴突内 Ca^{2+} 水平升高、过量逆行输送大分子物质的蓄积、多种激酶诱导机制、超氧化物诱导机制及其他氧化还原信号分子等[9, 12-20]。在2012年发表的一篇综述中，全面回顾了青光眼视网膜神经节细胞死亡的相关机制[21]。相应地，能够干预上述机制的药物或其他治疗策略都有可能保护视网膜神经节细胞免于发生轴突损伤导致的死亡[22-26]。

数十年前，人们就已经认识到胶质细胞在青光眼病变过程中起着至关重要的作用。神经胶质细胞是非神经元神经系统细胞，可以分为大胶质细胞（星形胶质细胞和寡树突胶质细胞）或小胶质细胞（巨噬细胞样细胞）。神经胶质细胞对青光眼的病理生理学的影响存在于多个层面，包括视盘内星形胶质细胞的活化、筛板后视神经寡树突胶质细胞，以及视网膜和其他部位的小胶质细胞的反应[27]。

上游 VS. 下游治疗

抑制青光眼轴突损伤后的视网膜神经节细胞死亡就是神经保护的一个案例。神经保护可以是预防性干预，也可以是治疗性干预。神经保护的主要靶点是细胞损伤，而不是导致细胞损伤的疾病过程。青光眼视神经病变治疗重点在于视网膜神经节细胞本身，而不是眼内压升高或间接导致视网膜神经节细胞死亡的其他病因。尽管可以认为降低眼内压和其他类似治疗存在间接的神经保护作用，但就严格定义而言，与细胞保护治疗相似，神经保护治疗应该直接作用于神经元本身。目前已有多种形式的神经保护策略（框61-1）。

三、神经保护治疗评估理论

现有青光眼治疗旨在降低眼内压。此类治疗效果评估仅需证明眼压是否得到降低，以及降至何种程度即可。但是，神经保护治疗是以神经元死亡为治疗靶向，因此神经保护治疗的有效性评估必须能够体现神经元死亡的降低程度。至少有两种不同的方法可以观察视网膜神经节细胞的终点事件，即功能性检测和结构性检测。在临床前研究中，应该尽量使用具有较好临床预测性的模型，即通过此模型的研究可以初步判断该治疗方案应用于临床患者时

框 61-1 神经保护作用

药理作用
- 神经营养因子
- 钙离子通道阻滞药
- 谷氨酸受体拮抗药
  - 天门冬氨酸受体
  - 氨甲基膦酸/红藻氨酸受体拮抗药
- α_2 受体激动药
- 一氧化氮合酶抑制药
- 抑制死亡信号级联
- 激活生存信号级联
- 活性氧清除剂
- 氧化还原调节剂
- 细胞凋亡抑制药
  - 抑制细胞色素 C 释放
  - 半胱氨酸天冬氨酸蛋白酶抑制药

免疫调节
预处理
干细胞

底部（图 61-1）。但这并不表示位于金字塔顶部的模型就一定优于底部的模型，因为各个模型在与人类青光眼相似性、形态、时间进程和细胞生物学方面及模型实现方式都有一定的作用。视网膜神经节细胞培养无法体现青光眼复杂的病理生理学表现，但是这种病理生理学表现却能在非人灵长类动物模型中更加真实地复制。另一方面，猴子甚至啮齿类动物模型都无法对成千上万种药物进行筛选，但却可以在细胞培养模型中进行筛选。

青光眼的神经保护策略研究模式包括体外细胞模型、动物活体视神经损伤模型、青光眼模型及人类临床试验。上述各种模型均有其各自的优缺点。与青光眼的相似性和神经保护测试的实用性都是需要考虑的最重要的因素（表 61-1）。

视网膜神经节细胞培养有助于了解轴突损伤引会产生哪些反应。此外，如果开发某种药物，必须有证据表明该药物（或其间接效应物）对于视网膜神经节细胞或其轴突的保护是有效果的。

（一）疗效测试模型能否模拟青光眼的临床表现？

青光眼模型可用金字塔结构表现，其中最适用的模型位于顶部，而相对适用性较差的模型则位于

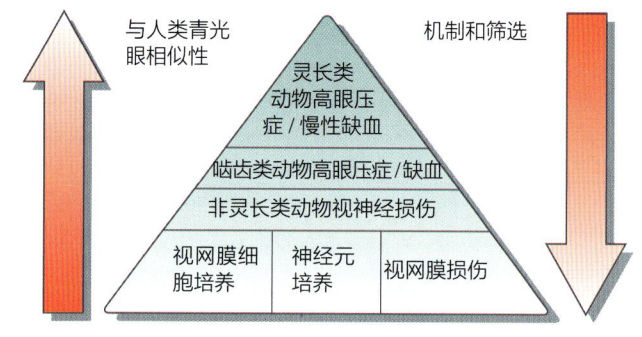

▲ 图 61-1 青光眼模型

表 61-1 神经保护模型

模 型	与青光眼相似性	神经保护测试的实用性
非视网膜神经节细胞神经元培养模型	低	有利于理解神经元死亡机制
视网膜神经节细胞培养模型	共同特征是视网膜神经节细胞死亡	有利于理解视网膜神经节细胞死亡机制
视网膜光损伤	非视神经病变	或许有利于检验某种药物对视网膜细胞（如感光细胞）的神经保护作用，而非对视网膜神经节细胞的神经保护作用
视网膜缺血	引起视网膜神经节细胞及其轴突缺血，因此间接形成视神经病变（无视杯病变）	有利于检验对细胞体损伤的神经保护作用
视盘缺血	引起伴有视杯病变的视神经病变	有利于检验对轴突损伤的神经保护作用
挤压或其他机械力作用于视神经	引起轴突损伤，并进而对视网膜神经节细胞产生影响（无视杯病变）	有利于检验对轴突损伤的神经保护作用
高眼压动物模型	引起轴突损伤和视杯病变。如果眼内压过高，还可能同时引起细胞体损伤	有利于检验对青光眼的神经保护作用

起细胞死亡的相关机制，但是作为一个疾病模型，这种培养方式与青光眼存在极大的差异。细胞培养在细胞体水平引起轴突损伤，很难模拟青光眼中的较远距离轴突部位损伤。细胞培养过程中给予流体静压的方法干预，也无法模拟青光眼中跨筛板压力梯度对轴突的影响[28]。

目前已有许多中枢神经系统损伤和疾病的动物模型，以及其他类型神经细胞的培养模型，但这些模型在病理生理方面仍与青光眼疾病进程本身存在很大不同，无法在青光眼神经保护方面提供良好的疗效证据。其他一些有用的但外推性较差的模型包括那些将眼内压升高至高于收缩压水平，从而引起视网膜缺血的模型，以及通过将天冬氨门酸（NMDA）或其他兴奋性毒性化学物质注射进入眼部杀死视网膜神经节细胞的模型[29, 30]。在金字塔结构中，视神经损伤模型（如视神经横断或视神经挤压模型）位于更上一层。这是一种有别于青光眼的急性视神经损伤，但两者存在一些相似的视神经病变特征。这类模型能够用于研究视网膜神经节细胞在轴突损伤后死亡的信号传导机制。金字塔结构图中再高一层的是实验性青光眼动物模型，尤其是眼压慢性升高的模型[31]，用于模拟高眼压对人类的影响。高眼压啮齿类动物模型已经研究的较为彻底，但氩激光损伤小梁网后导致的灵长类动物高眼压模型才是最接近人类青光眼的实验模型。尽管这些动物模型的形态、功能和组织学特征形成时间较短，但是通常能够近似模拟人类疾病。慢性视盘缺血模型是这些动物模型的其中一个平行模型。慢性视盘缺血是由在蛛网膜下腔注射血管收缩内皮素 –1[32-35]而诱导的，但其可能与非青光眼性视神经萎缩相混淆。最后，在患者中进行的随机对照临床试验仍然是评估此类治疗策略有效性的金标准。

（二）如何评估神经保护治疗的作用

1. 功能评估

视网膜神经节细胞及其轴突的功能评估体现在以下几个方面：①利用与双极细胞和无长突细胞的突触所产生的传入信息产生动作电位的能力；②将这些神经脉冲信号沿着视神经传导至外侧膝状体及中枢神经系统内其他核团的能力；③枕叶视皮质内相关神经元的处理能力。使用视觉功能指标来评估上述通路，尤其是视野。目前已经研发了大量的视野检测方法，其中最常见的是白–白自动视野计，以及短波（蓝–黄）自动视野计、倍频视野计及高通量视野计等多种其他技术。

此外，还有多种方法可以评估视野缺损的发生和发展。一些方法基于单点观察结果，一些基于多点集合观察，另外一些则基于整个视野的观察总和。这些方法即涵盖了用于评估与同龄健康对照组相比的视野平均偏差的简单技术，也涵盖评估逐渐增大的暗点边缘的复杂技术或其他技术[36]。神经保护研究并非仅基于评估视野缺损进展的这一项技术，正如下文中将要讨论的那样，敏感度高和变异性低的方法也有助于检验神经保护方法的有效性。

一些视觉指标，包括视力和色觉，对于评估青光眼中的神经保护作用并不够敏感，因为它们仅会在疾病晚期才会表现出来。在非对称性视神经病变的情况下，相对瞳孔传入障碍等视神经功能指标可以应用于功能评估。

通过图形 ERG 和多焦 ERG 的后期反应来检测视网膜神经节细胞信号输出情况，可以检测视网膜神经节细胞内动作电位的生成总和[37, 38]。多焦 ERG 可以生成视网膜皮质映射图。与视野检查相似，该视网膜皮质映射图能够显示某一特定区域中视网膜神经节细胞的局部缺失。同时，明视负波反应（photopic negative response，PhNR）[39-41]和暗视阈值反应（scotopic threshold response，STR）[42, 43]也可以用来检测青光眼的病理发展，但两者的敏感度存在差异。

视神经传导功能可以使用棋盘格翻转刺激的视觉诱发电位或多焦视觉诱发反应的视网膜映射图进行评估。这些评估技术通常依赖于视皮质部位的测量，因此这些技术实际上并非仅反映视神经传导，同时也反映了膝状体视皮层的连接情况。在动物模型中，可以将电极置于上丘（多数低等动物中视网膜神经节细胞轴突的作用靶向）来测量前段视觉通路的功能。

基于单细胞视网膜神经节细胞及其轴突功能分析虽然目前仍不适于临床常规应用，但是对于神经保护技术的评估及临床前研究均具有重要意义。这种分析方法通过分离动物的视网膜和培养视网膜神经节细胞来研究视网膜神经节细胞的多种功能，如电活动和钙流入情况[44]。此外，还可以实现活体动物的视网膜神经节细胞的成像和研究。如 Cordeiro 等使用膜联蛋白 V（能够与凋亡细胞中暴露的磷脂酰丝氨酸相结合）作为细胞凋亡早期阶段的观察指标[45, 46]。类似技术也可以用于研究视网膜神经节细胞体及其轴突的早期信号级联事件[19, 47, 48]。使用荧光标记示踪剂可以对动物体内沿视网膜神经节细胞的轴突运输进行评估[49]。

2. 结构评估

随着视网膜神经节细胞及其轴突的缺失，视网膜神经纤维层（retinal nerve fiber layer，RNFL）逐渐变薄。这种现象，尤其是出现局灶性变薄，可以通过眼底检查而发现。可以使用无赤光眼底相进行视网膜神经纤维层的检查，也可以使用能够直接测量 RNFL 厚度的光学相干断层扫描技术或能够测量神经纤维层中轴突内微管的双折射量的偏振敏感成像技术进行更加精确的评估。如果发生了微管功能障碍或与视网膜神经节细胞轴突丢失无关的损害，OCT 和偏振敏感成像的检测结果就会存在差异[50]。

青光眼中，视盘的形态学变化也可以反映剩余的视网膜神经节细胞轴突数量。随着青光眼的恶化，视杯逐渐增大，而盘沿缩小。视盘变化可利用立体眼底相或专门设备（如海德堡 HRT 或 OCT）进行检测。

眶内视神经的变化也可以反映视网膜神经节细胞轴突数量的减少。青光眼可以导致视神经的解剖结构缩小，神经影像学检查，如磁共振成像（magnetic resonance imaging，MRI）、计算机断层扫描和超声检查，可以对其进行定量评估。如应用MRI，需要通过设定恰当的脉冲波形来避免由区别视神经和眼眶脂肪造成的问题，如在 T₁ 加权 MRI 中使用脂肪抑制技术。由于脂肪与视神经之间的明显不同，计算机断层扫描尤其适于评估视神经，尽管其仍然很难区分萎缩视神经中大量蛛网膜下腔脑脊液和正常神经内的轴突。目前已经研发了多种特殊的 MRI 波形来分析视神经轴突情况[51-53]。此外还可以使用超声检查进行评估（无须复杂的操作，但对于操作者水平要求很高）。

神经保护维持视网膜神经节细胞活力的能力可以通过对干预后存活视网膜神经节细胞的计数来进行评估。最常使用的方法为视网膜铺片或视神经横断面病理检测。视网膜铺片是将整个视网膜展平至显微镜载玻片上，然后将逆行标记荧光染料提前注射至视网膜神经节细胞作用靶点部位（如上丘），标记出视网膜神经节细胞并计数。此外，视网膜神经节细胞可通过免疫组化方法进行标记计数，包括使用含有驱动荧光染料的神经节细胞特异性启动子[54]或视网膜神经节细胞特异性抗体。视神经病理切片检测是视网膜神经节细胞轴突的另一种计数方法，每个轴突代表一个存活的视网膜神经节细胞。显然，这些技术并不适用于临床检测。然而，利用自适应光学系统增加视网膜内细胞常规成像或荧光成像的分辨率[55-57]，从而可以实现对视网膜神经节细胞存活情况的无创定量分析。上述视网膜神经节细胞荧光定位技术也同样适用于单个细胞的结构成像[45, 46]，并且适用于人类。这是结构与功能检查相融合的一个例子。最后，基于在神经元特异性启动子控制下表达荧光蛋白（如黄色荧光蛋白）的转基因小鼠，可以对视网膜神经节细胞随时间推移的纵向数量变化进行分析[58-60]。

在研究神经保护作用时，同样需注意视网膜神经节细胞投射脑区靶点部位内的神经元数量。青光眼可以导致外侧膝状体神经元丢失或出现功能障碍[61-64]。即使特定神经保护治疗方法能够挽救视网膜神经节细胞及其轴突，但如果导致外侧膝状体神经元（或其在皮质层的靶点神经元）死亡的进程并未终止，那么仍可能无法保留剩余的视觉功能。外侧膝状体神经元计数通常采用计量技术，如需要对组织切片的数量和厚度及其他因素进行校正的技术。因此，外侧膝状体核评估并不像视网膜铺片或视神经横断面轴突计数那么简单。如果使用端点而非外侧膝状体核尺寸或其层次作为评价指标，则可以使用高分辨率 MRI 进行评估[65]。

如果视网膜神经节细胞不能与视网膜内对其产生刺激或抑制作用的其他细胞形成有效连接，那么对此细胞及其轴突的保护作用视为无效。这些连接发生于树突网络和细胞体。最初是通过电生理学识别视网膜神经节细胞，以及将荧光黄或其他染料直接注入神经节细胞体等方法来研究其树突网络，并发现青光眼可以导致视网膜神经节细胞树突网络的回缩[66]。鉴于这些技术需要组织解剖分析，因此并不适合进行纵向影像学观察。如果使用能够在视网膜神经节细胞树突网络中表达荧光蛋白的转基因动物模型，则能够通过激光共聚焦眼底扫描实现纵向成像[67]，但这一方法也会受到荧光蛋白本身毒性作用的限制[68]。

（三）药物对其靶点作用的浓度是否与实现神经保护作用所需的浓度相匹配？

为了确保能够使眼部神经保护剂形成相当的浓度，研究者已经在体内和体外模型中进行了大量尝试。虽然将动物模型中获得的药物剂量和眼内浓度结果应用到人体结构时通常存在很多问题，但这仍有助于确定特定神经保护治疗是否有效。长期使用某些与黑色素结合的药物会导致其在眼内某些部位（如视网膜色素上皮）的沉积。随着时间的推移，这些药物沉积会提高生物有效性[69]。

四、神经保护治疗的评估实践

（一）青光眼神经保护作用的临床前研究

神经保护作用通常由临床前研究数据，即金字塔结构底部两层模型数据证实（图61-1）。这其中位于较高一层的高眼压模型研究提供了比较多的证据。然而，随机对照试验仍是疗效评估的金标准。疾病进展差异、视觉功能检测及视神经结构测量的固有变异性，均会对青光眼的研究结果产生影响，因此需要在青光眼患者数量较多区域进行随机对照试验。

大多数早期基于视网膜神经节细胞的神经保护研究主要集中于体外培养实验中RGC的存活，或视神经钳夹等严重损伤后的RGC存活情况。随后，研究重点转移到了与人类疾病状态更接近的青光眼动物模型，如常见的高眼压模型。其中最常使用的是啮齿类动物模型，也包括非人灵长类动物模型。

目前有关神经保护的临床前研究中主要涉及的干预方法包括药物治疗、预处理和免疫相关疗法，其中绝大多数为药物干预。下文将着重介绍基于青光眼动物模型开展的一些神经保护相关的开创性研究。

1. 非人灵长类青光眼模型

在视盘形态的改变以及疾病进展与眼压变化相关性方面，使用氩激光损伤小梁网后形成的非人灵长类青光眼模型[70]与人类疾病最为接近，已被用于研究美金刚（一种NMDA拮抗药）的治疗作用。NMDA拮抗药之所以被应用于青光眼治疗的研究中，是因为NMDA受体对视网膜神经节细胞可产生兴奋性毒性（类似于脑卒中时谷氨酸产生的兴奋性毒性可以介导大脑神经元死亡）[71]，并且已有研究指出在灵长类动物模型、人类青光眼患者[72]及视神经钳夹后啮齿类动物模型[73]中均存在眼内谷氨酸水平升高的现象。然而，更进一步的研究并未确认青光眼中视网膜神经节细胞外谷氨酸水平大幅升高[74, 75]，因此，谷氨酸对视网膜神经节细胞的兴奋性毒性作用仍有待考量[76, 77]。随后的一系列发现或许可以解释上述差异，研究证实谷氨酸可以激活Müller细胞中的NMDA受体，从而分泌TNF-α并增加RGC中Ca^{2+}通透性通道的AMPA受体水平[78]。

一项基于猴子模型的长期研究表明，从多焦ERG和视觉诱发反应评估结果来看[79]，美金刚可以部分减轻青光眼相关的功能损伤，并可以维持视盘结构完整性[80]，减少部分视网膜神经节细胞的死亡[80]。尤其重要的是，美金刚还可以降低青光眼导致的脑区损害，如外侧膝状体中神经元细胞的缩小[81]。然而，这项研究中纳入的动物数量较少，不足以发现显著性差异。美金刚以及其他类型的NMDA拮抗药也可能不是通过阻滞兴奋性毒性作用，而是通过其他机制（如降低代谢负荷或类似机制）来保护青光眼中的视觉功能和结构完整性。美金刚全身给药时的浓度看起来与抑制NMDA受体活性所需的浓度相似[82]。在接受4mg/（kg·d）美金刚治疗的猴子模型，其血浆中的药物浓度可以达到接受美金刚治疗的帕金森患者血浆中的水平。

2. 啮齿类动物高眼压模型

目前已经评估了多种药物在大鼠和小鼠高眼压模型中的作用。其中涉及的机制主要包括使用氨基胍和L-N（6）-（1-亚氨基乙基）赖氨酸5-四唑酰胺[84, 85]（仍存在争议[86]）阻滞一氧化氮合酶、使用溴莫尼定[87]激活α_2肾上腺素受体、促红细胞生成素[88, 89]、NMDA拮抗药美金刚[90]、脑源性神经营养因子[91]、吗啡[38]、大麻素受体激活[92]、阻滞 LINGO-1[93] 及解除错误折叠蛋白[94]等众多方法。我们在表 61-2 总结了上述药物和其他药物。视神经损伤研究相关的药物系统列表可参考一篇最近发表的综述研究[95]。

3. 其他机制

视神经病变时，对视神经和（或）视网膜中免疫系统的局部激活，也是保护视网膜神经节细胞及其功能的一种方法。激活的 T 淋巴细胞可以识别视神经组分（如髓鞘碱性蛋白），归巢于发生损伤部位并释放具有神经保护作用的因子[96]。视神经钳夹模型首次证实了这一现象，该模型通过对视神经的部分钳夹损害形成了多个边缘性损伤轴突[97]。随后，也有研究者在激光干预形成的高眼压大鼠模型中得到了类似地观察结果[98]。除了此类髓鞘碱性蛋白形成的免疫反应之外，共聚物-1（一种用于治疗多发性硬化的合成多肽）也具有诱导免疫反应，可介导神经保护的作用[99]。

其他神经保护机制还包括某些干细胞分泌的神经营养因子作用。如已证实玻璃体腔注射少突胶质细胞祖细胞和间充质干细胞，对视网膜神经节细胞具有保护作用[100, 101]。最后，提前给予一些亚致死性的损害预处理可保护患者免于后期更严重的青光眼病理损害[102]。

（二）神经保护方面的临床试验

尽管青光眼神经保护治疗看起来具有较好的前景，但进一步开展大规模临床试验仍面临诸多困难。这其中最大的顾虑是既往两项应用美金刚治

表 61-2 青光眼动物模型中具有神经保护作用的药物

药物或其他疗法	机 制
二氨基胍[84]（结果有争议[86]）	iNOS 抑制药
脑源性神经营养因子（BDNF）/S-PBN[91]	神经营养素/活性氧清除剂
溴莫尼定[87]	$α_2$ 肾上腺素受体激动药
睫状神经营养因子（CNTF）[173]	神经营养因子
电针疗法[174]	未知
促红细胞生成素[88, 89]	PI3 激酶/Akt 激酶激活剂
替普瑞酮；热应激[175, 176]	热休克蛋白激活剂
醋酸格拉替雷[98]（结果有争议[177]）	T 细胞激活剂
胶质细胞源性神经营养因子（GDNF）[178]	神经营养因子
L-N6-（1-亚氨基乙基）赖氨酸-5-四唑酰胺[85]	iNOS 抑制药前体药物
LIGO-1 抗体[93]	RhoA/JNK 抑制与 Akt 活化
枸杞[179]	草药
美金刚[90]	NMDA 拮抗药
米诺环素[180]	抗细胞凋亡（阻断细胞色素 c 释放）
吗啡[38]	阿片受体激活
苯妥英[181]	钠通道阻滞药
R(-)-1[苯并(b)噻吩-5-基]-2[2-(N,N-二乙氨基)乙氧基]乙醇盐酸盐（T-588）[182]	上调 MAP 激酶通路
CHOP 耗竭或 XBP-1 激活[94]	激活未折叠蛋白反应
WIN55212-2[92]	大麻素受体激动药

疗青光眼的大规模临床试验失败了（详见下文）。同样令人感到失望的是，长期以来应用该药物治疗脑卒中的相关临床试验也并未得出有效治疗作用[103, 104]。因此，尽管已有大量药物在脑卒中的动物模型中证明有效，并且已经耗费了数亿美元开展了相关随机临床试验，但目前仍尚无神经保护药物被美国食品药品管理局（FDA）批准用于脑卒中的临床治疗[105]。曾经有一种药物在临床Ⅲ期研究中显示出了有效性[106]，遗憾的是在随后第二项更大的研究中并未显示出相同效果[107]。其实，每一个拟开展临床试验的方案都说明研究的药物在临床前研究已取得了极佳的治疗效果[108]。

临床前研究和临床研究结果的差异可能是由于以下原因所致：①使用的模型未能恰当的模拟人类疾病状态；②人类患者中的疾病变异性远高于动物模型的疾病变异性；③人类疾病的病理生理学机制与动物存在本质性差异。大多数实验动物体格较小，并且动物大脑并不像人类那样已经进化的高度发达。此外，轴突损伤与神经元损伤的比例在人类疾病状态和动物模型中也可能存在差异，这或许是有关脑卒中的神经保护治疗在人体临床研究中未能显示出有效性的原因之一。

神经保护药物在青光眼治疗研究中是否一样面临其在治疗脑卒中领域的失败？目前已有大量研究包括模拟人类青光眼的高眼压模型研究都表明多种药物和制剂对于视神经损伤中的视网膜神经节细胞具有神经保护作用。对于脑卒中而言，在实验室显示出神经保护作用的药物并未在患者身上取得临床疗效。类似地，某种药物的青光眼神经保护作用的动物研究数据不足以证明其对人类患者也有效。因此，必须针对特定的神经保护药物设计合理的随机对照临床试验进行严格验证，而并非仅基于临床前数据。

1. 美金刚在开角型青光眼中的应用

已有两项由 Allergan 医药公司赞助的临床Ⅲ期研究对美金刚（一种 NMDA 受体拮抗药）在青光眼中的疗效进行了评估，这两项研究均涉及 1000多例患者，且研究时间持续数年。入选患者在接受其青光眼标准治疗的同时，随机分组接受口服美金刚或安慰剂。疗效主要通过视觉功能进行衡量。截至 2013 年初，这是神经保护治疗应用于眼科疾病的最大规模研究。

这两项研究的结果并未发表。然而，赞助商的两次新闻发布会都声明这两项研究均未实现主要预期指标。第一项研究指出[109]："研究中选择了两项视觉功能指标进行统计分析，用于评估美金刚对青光眼的疗效。根据主要终点的功能性指标分析，美金刚并不能保护视觉功能。在次要功能指标的分析中，与安慰剂组相比，高剂量美金刚组的视觉功能得到了明显的改善。"第二项研究则指出[110]："尽管本项研究结果显示高剂量美金刚治疗患者的青光眼发展速度显著低于低剂量美金刚治疗的患者，但与接受安慰剂治疗的患者相比却没有较大的差别。因此，本项研究未能实现主要终点指标，也未能有效重复得出第一项临床Ⅲ期试验的结果。尽管进一步的分析仍在进行中，但公司不确认分析的结果足以支持这一药物获批用于青光眼的临床治疗。"

2. 低眼压青光眼的治疗研究

在一项低眼压青光眼治疗研究（Low-Pressure Glaucoma Treatment Study，LoGTS）中，随机分派正常眼压青光眼患者接受 0.2% 溴莫尼定或 0.5% 噻吗洛尔的局部治疗[111]。鉴于上述两者相同的降眼压效果，溴莫尼定的神经保护作用可以在排除降低眼压作用的情况下进行验证。所有入组的受试者均随访至少 4 年。根据日眼内压变化曲线，所有入选受试者的眼内压应小于等于 21mmHg。视野和视盘照片对受试者、医师、检查人员和阅片中心均设盲。主要观察指标为 Humphrey 24-2 全阈值自动视野计中发现大于等于 3 个暗点的进展，使用逐点线性回归进行分析，并通过 3 个连续视野加以确认。研究结果显示，尽管溴莫尼定和噻吗洛尔对眼压的降低程度一致，但在溴莫尼定组中 9% 的受试者和噻吗洛尔组中 39% 的受试者病情恶化（$P=0.001$）。利用青光眼变化概率图或逐点线性回归 3 忽略法分析结果时，证实了溴莫尼定组的病情恶化速度较慢。

尽管这些结果与溴莫尼定的神经保护作用相一致，同时也排除了眼压降低的作用因素，但仍应考虑存在其他可能的机制[112]：①溴莫尼定和噻吗洛尔对降低眼压作用的昼夜效果存在差异，可能导致两组患者各自在相应的特定时间（白天或晚上）出现疾病进展。②两种药物患者视盘血流灌注的影响可能存在差异，而这一点对于旨在观察在低眼压受试者疾病进展的研究而言，其影响可能会被放大。③眼压降低作用总体而言程度较低，仅有约40%的受试者降低幅度大于等于20%，不足以满足未来的神经保护研究。④在溴莫尼定干预组，因眼部过敏而退出研究的受试者比例显著更高，而这些退出研究者可能也正是理论上疾病进展更高的人群。

3. 正在进行的研究

截至2013年4月，在临床试验注册网站（clinicaltrials.gov）中发表了多项包含"神经保护"这一关键词（或其他相关术语）的视神经或视网膜病变临床研究。正在开展试验的治疗方案包括：玻璃体注射QPI-1007（半胱氨酸天冬氨酸蛋白酶的一种2 siRNA）治疗非动脉炎性前部缺血性视神经病变（Quark）；一种用于治疗青光眼的睫状神经营养因子眼内植入物（Bascom Palmer Eye Institute）；MRZ-99030（一种β淀粉样蛋白聚集调节剂）局部用药，用于治疗青光眼（Merz）；以及用于治疗青光眼和其他眼部疾病的溴莫尼定植入物（Allergan）。此外，还有其他一些研究可能已经在计划开展，但公共数据库中尚无法查询到相关信息。

4. 启示

令人感到鼓舞的是，目前至少已经有一项研究证实了神经保护作用是行之有效的。然而，总的来说，大多数神经科学研究仍未证明神经保护的有效性，眼科学的研究结果也是如此[113]。需要注意的是，未来的相关试验需要采用更加谨慎和巧妙的设计，而不是像美金刚临床试验研究那样耗费巨大的资源[114]。

神经保护是一个将临床前研究结果转化为临床治疗的失败案例。这一问题在转化研究领域很普遍。最近发表的一项综述中指出了三个造成"临床转化迷失"的原因[115]。首先是"蝴蝶效应"，反映了临床前研究中应用的疾病模型混乱不清的事实，应用模型的微小差异可能会导致结果出现巨大不同。如果模型对细微变化比较敏感，则其结果不大可能成功转化至人类受试者。其次是"豌豆公主"现象，即在由化学——细胞生物学——动物——人类组成的漫长研究链条中，药物研发效率较低，并且具有较高的不确定性。第三个是"两种文化"，与需要政府监管部门批准治疗方案的临床试验相比，实验室研究并非总是那么严格。尽管上述问题可能存在解决方案[116]，但这些问题仍然是将临床前研究结果成功转化为临床治疗应用的障碍，尤其是神经保护在青光眼治疗中的临床转化。

五、轴突保护

在青光眼实验模型中，已有多种治疗方案被证实能够预防视网膜神经节细胞死亡。然而，如果治疗方案只考虑维持视网膜神经节细胞的存活，而没有考虑其功能性，那么在人体临床试验中就很可能无法取得阳性结果。对于患者而言，视觉功能才是与其生活质量相关的终点事件，因此单纯直接作用于视网膜神经节细胞活性的神经保护治疗受到了质疑。

如果视神经被切断，那么即使能够维持视网膜神经节细胞活性，其轴突仍然受到一定的损害，无法阻止视觉功能损伤。虽然视网膜神经节细胞可以通过神经纤维层向视盘传递神经冲动，但如果轴突损伤或被切断，这些神经冲动则无法传递到大脑，患者也无法使用轴突看见东西。目前，单纯由青光眼导致的轴突损伤是否为不可逆性，或者其是否取决于视网膜神经节细胞死亡仍未可知。然而，其他视神经损伤研究显示，一旦轴突损伤发生，就足以破坏轴突的结构，并且受损轴突也不能再维持或再生。因此，应考虑采用其他不同于神经保护的策略，这种策略可以称为轴突保护，即当轴突面临损害时保持其结构和功能完整性。下文中，对近期一项关于轴突损伤和视神经病变的系统综述进行了全面概述[117]。

（一）轴突变性病变

视网膜神经节细胞受损后的轴突变性可发生于两个方向。朝向细胞方向的变性称为逆向变性，而背向细胞（以及损伤部位）方向者则称为沃勒变性或正向变性。重要的是，明确细胞体死亡和轴突变性是两个独立的病理进程[118]。轴突反应可以分为以下类型：轴突如何对损伤产生局部应答，以及由损伤导致近端和远端的轴突变性。

直接损伤后发生轴突变性的机制包括 Ca²⁺ 离子过度蓄积、钙蛋白酶激活、膜电位损失及其他病理机制。在正常神经纤维中，ATP 驱动泵可以维持离子梯度的内稳态。当能量供应受到限制时（由于输送不足或过度使用），离子梯度会崩溃，产生多种级联反应从而导致 Ca²⁺ 超负荷、破坏性酶类激活及局部轴突溶解[119]。

损伤后残留的健康轴突发生变性的机制存在差异，大多数研究者主要聚焦于沃勒变性（即远段轴突消失）。神经元的轴突具备自毁程序[118]，类似于细胞体凋亡时的自杀程序，当轴突受到损伤时，沃勒变性启动。缓慢沃勒变性（Wallerian degeneration slow，WldS）是一种小鼠中自然发生的突变，可以阻断轴突变性程序[120]。值得注意的是，WldS 突变本身并不能预防轴突变性早期相关的钙流入[121]。应用携带此类突变的动物模型进行青光眼研究显示，尽管其视网膜神经节细胞丢失，但轴突仍得以保存[122]。这与青光眼中细胞凋亡程序被阻断时发生的情况完全相反[6, 123]。总之，这些数据表明，视网膜神经节细胞死亡和轴突变性程序截然不同[124]。

（二）轴突保护方法

目前我们对轴突保护的了解，多数来自于啮齿类动物视神经缺血性损伤模型研究得出的数据[125]，或者轴突发生近端横断损伤情况下，WldS 突变如何维持轴突远端部分完整性的相关研究结果[126]。关于对青光眼患者进行最佳轴突保护的研究较少。现有研究集中于视神经缺血方面，在 20 世纪 90 年代，Waxman 等最先进行相关研究。该研究及随后一些研究显示，钙离子和钠离子的流入介导了视网膜神经节细胞轴突的缺血性或缺氧性损伤[127]，能够阻滞钠通道的药物则可以缓解这些损伤[128]。近年来，研究轴突保护的新方法吸引了越来越多的关注[23, 129-134]。

在 WldS 小鼠模型中[135]，尽管细胞体发生凋亡，但远端轴突仍存活[122, 136]，这一机制可能有助于发现新的轴突保护方法。烟酰胺单核苷酸腺苷酰转移酶 1（nicotinamide mononucleotide adenylyl transferase 1，NMNAT-1）与泛素化因子 E4B（ubiquitination factor e4b，UBE4B）通过一个 18- 氨基酸键相融合是 WldS 的分子基础。WldS 的轴突保护机制包括了轴突切断后，轴突内 NMNAT-1 的增多[137]。NMNAT-1 对于 NAD⁺（电子接收氧化还原剂）的合成至关重要，NMNAT-1 可提高局部 NAD⁺ 水平，保护轴突的氧化还原反应。因此，NMNAT-1 有可能成为未来轴突保护研究的作用靶点。与 WldS 相关的轴突保护机制对逆向变性的适用性尚未明确。黑质纹状体多巴胺能神经通路的相关研究显示，WldS 基因型可抵抗沃勒变性，但对逆向变性并无影响[138]。这表明逆向变性的神经保护治疗靶点可能与沃勒变性的相关靶点完全不同[48]。

尽管轴突保护的概念才刚开始研究，但深入了解轴突死亡和损伤机制及其轴突的保护会促进青光眼等疾病的治疗进展。

六、神经修复

神经保护是一种预防神经元细胞死亡的策略；然而，一旦神经元死亡且轴突丢失，除非有新的神经元出现，并能够输送传递视觉信号至合适的传入和传出靶点，否则将无法恢复视觉功能。视神经修复主要依靠干细胞分化出能与双极细胞和无长突细胞形成连接的新视网膜神经节细胞，并且能够再生轴突并投射到适宜的脑区靶点。此外，这些新生成的细胞还必须能够在疾病状态下保持活性、连接性和功能。由于存在各种障碍，神经修复成为青光眼视觉恢复方面最大的研究瓶颈。已有数篇综述对此进行了讨论[139]。

（一）干细胞向视网膜神经节细胞的分化

将神经干细胞分化为特定类型的视网膜神经元是替代青光眼损害神经元的第一步。干细胞的移植研究正在越来越多地被用于尝试替代退行性疾病或外伤性疾病中丢失的神经元。许多不同类型的干细胞被用于这一研究目标，如胚胎干细胞[140]、脑源性神经前体细胞[141]、海马源性神经干细胞[142]、骨髓源性干细胞[143]、嗅鞘细胞[144] 和诱导性多能干细胞[145]。眼睛本身也包含可以分化的细胞，包括视网膜色素上皮细胞和 Müller 细胞。有研究指出，成年脊椎动物眼睛睫状边缘区内存在视网膜干细胞[146, 147]。然而，绝大多数视神经病变，尤其是青光眼所造成的视觉损害不会自我修复，表明正常情况下睫状边缘区内视网膜干细胞及其他内源性干细胞并不会分化为视网膜神经节细胞，或者分化为真正具有临床意义的替代性视网膜神经元。2012年，有研究详细阐述了上述细胞和其他眼区干细胞的研究进展[148]。

因此，首要目标是确定能够将干细胞直接分化为特定视网膜神经元的方法，从而可替代病变损失的神经元。目前，有关视网膜神经元发育相关研究最完整的数据就是针对视网膜神经节细胞的研究。在祖细胞分化为成熟视网膜神经节细胞的过程中，涉及多种信号通路。这种分化过程伴有特定发育调控基因的表达[149]。

尽管使用脑源性、海马源性和骨髓源性干细胞进行干细胞移植时可以将这些干细胞移植入视网膜并与之整合[140,141,150]，但其中大多数不会分化为视网膜神经节细胞，即使在视网膜神经节细胞耗竭之后也依然未能分化[151]。实际上，大部分此类干细胞会发育成无长突细胞和水平细胞[142]。Müller细胞可以诱导神经祖细胞分化为视网膜神经节细胞[152]，并且在体外培养条件下能够诱导这些新产生的视网膜神经节细胞释放兴奋性神经递质[153]。此外，Müller细胞本身也可以分化为视网膜神经节细胞。在Singhal及其同事进行的研究中，将人类Müller细胞诱导分化后植入视网膜神经节细胞丢失的大鼠视网膜中[154]，这些细胞植入后能够存活，并且能够部分恢复暗视阈值反应（一种能够评估视网膜神经节细胞的细胞体存活情况，以及与其他视网膜神经元连接性的电生理学测量指标），但移植细胞的轴突未能通过视神经重新连接至中枢神经系统内的相应靶点。另外一组研究人员将胚胎干细胞分化为神经前体细胞，并证实它们可以体内进一步分化为视网膜神经节细胞样细胞[155]。

（二）轴突再生

视网膜神经节细胞轴突的再生是一个科学难题，已经对此开展了多年的研究。与金鱼等低等动物（视神经横断后能够很快再生，并与相应脑区靶点建立连接）不同，哺乳动物的视神经横断后无法再生。其实，哺乳动物周围神经系统中的神经一旦横断后也可以再生，但中枢神经却失去此种功能。20多年前，Aguayo及其同事研究发现，将视神经横断后，移植坐骨神经（周围神经系统）替代部分视神经后得以实现视神经有限的再生[156]。再生的轴突来源于表达生长相关蛋白-43（growth-associated protein-43，GAP-43）的视网膜神经节细胞[157]。此后，确定哪些因素会阻止中枢神经系统细胞再生的研究主要聚焦于髓鞘相关物质[158]（如髓鞘相关糖蛋白[159]）和神经胶质（星形胞来源）瘢痕（如蛋白聚糖[160]）作为抑制因素的作用。在适当的情况下，下调Nogo（一种髓鞘相关蛋白）受体表达[161,162]，可以使视网膜神经节细胞轴突再生[163]。与上述针对抑制轴突延伸信号通路受体进行的研究不同，某些研究团队还关注了亚细胞转导通路的抑制作用。如上调cAMP可以实现脊髓[164]和视网膜神经节细胞[165]轴突的再生；而在缺少受体蛋白酪氨酸磷酸酶σ小鼠模型中，其视网膜神经节细胞轴突通过神经胶质瘢痕实现视神经再生的数量增多[166]。最后，有研究发现，出生后视网膜神经节细胞轴突的延伸速度大幅降低。这一转变看起来是节细胞与无长突细胞连接相关信号调控的[167]，目前已有研究正在分析此类信号的本质及其如何转导。

在过去10多年中，视神经再生领域已经取得巨大进展，最近有数项综述对此进行了全面回顾[168-170]。其中有一些关于视网膜神经节细胞轴突再生能力及诱导连接性的重要发现。如同时缺失磷酸酶与张力蛋白（phosphatase and tensin homologue，PTEN）和细胞因子信号转导抑制因子3（suppressor of cytokine signaling 3，SOCS3）时，视网膜神经节细胞轴突再生能力可以持续存在[171]。联合注射酵母聚糖和一种cAMP类似物导致PTEN缺失后，不仅能够实现视网膜神经节细胞的全长结构再生，而且能够实现某些功能的恢复，比如视动反应与昼夜节律光导引等视觉功能[172]。

视神经轴突再生是视神经再生领域面临的难题之一。其中一个重要问题是如何引导轴突通过复杂的通路投射至脑区特异的靶点。这一复杂路径从视网膜内部的视网膜神经节细胞体开始，经过视盘、穿过视神经、在视交叉部位与鼻侧神经纤维交叉后，继续沿着视神经向前延伸直至视皮层外侧膝状体。在发育过程中，这一复杂通路的实现取决于细胞表面分子及其分泌的趋化梯度。多数情况下，成年个体中是否存在相同的分子机制并不清楚。如果没有，则需要重新创建这些分子，才能促使延伸的轴突投射到相应的脑区靶点。

（三）神经再生评估

视网膜神经节细胞的替换和再生作用评估首先需要证实其轴突确实可以从视网膜中延伸出来，并能够到达其投射靶点（理想状态下）。经常通过对轴突的正向标记加以评估，将染料或其他示踪物注射入眼内，对视神经进行矢状或冠状面切片，评估轴突延伸程度和连接准确性。当评估视网膜神经节细胞替代治疗（如使用干细胞）的作用时，需要确认替代的细胞确实是视网膜神经节细胞，它们能够与相邻神经元连接，并且至少有部分轴突可以延伸至视神经。干细胞替代治疗的功能性评估则需要证实：当光信号输入至视网膜神经节细胞邻近区域的光感受器时，用于替代的细胞能够以适当的模式激发动作电位。再生的功能性评估则需要来自中枢神经系统内靶点区域可以被激活的电生理学证据。如用于视觉定向的上丘、用于视觉深度感知的外侧膝状体核、用于昼夜节律光导引的视交叉上核或用于控制瞳孔的顶盖前核等。

青光眼的干细胞替代治疗及神经突触的连接重构还存在较多问题。即使上述的替代治疗和神经元再生能够实现，如果不能实现适当的视网膜靶向映射，也只能获得粗糙的或低分辨率的视觉。

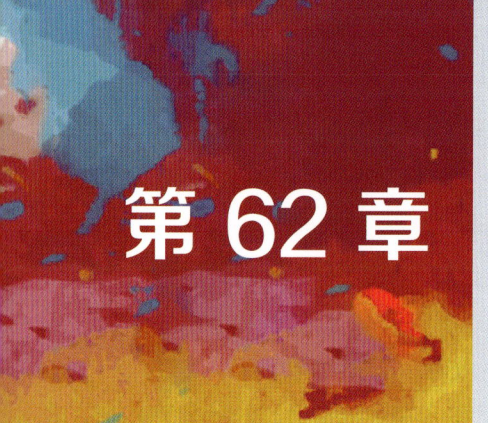

第62章 青光眼神经保护临床研究解读
Interpreting Clinical Studies on Glaucoma Neuroprotection

Robert N Weinreb Anne L Coleman 著
张敬学 译
桑景荭 校

本章概要

循证医学旨在鼓励临床医师对临床试验结果的可靠性、准确性和适用性进行验证，从而寻找一种以患者为本的药物改进方案，而非发明新药物。

尽管同行评议仍然是确保发表研究和综述研究可靠性的一种方法，读者仍需对研究可靠性进行判断，尤其是在研究结果是否适用于他们所需治疗的个体患者方面。在评估青光眼神经保护临床研究时，试验设计、分析和解读方面均存在需要考虑到的独特问题。

一、概述

在决定是否为个体患者开具神经保护药物之前，需要认真评估关于青光眼神经保护的临床研究结果。尽管这一评估与任何新型治疗干预方案应用之前所必须进行的评估相似，但仍存在一些神经保护研究领域特有的问题。

目前尚无任何一种单一药物被证实具有青光眼神经保护作用并获得监管当局批准临床应用。尽管已开展了一些相关研究，但都存在一定的方法问题，不足以证实具有青光眼神经保护作用。一些临床试验存在偏倚，导致对治疗效果的评估并不可信；另外一些研究则纳入患者数量不足，或者用于评估青光眼病变进展程度的诊断方法不正确。此外，还有一些研究没有提供详细的方法学信息，没有准确、清楚地描述研究设计、方案和分析等具体信息。

二、生物学合理性

在评估青光眼神经保护相关临床试验的可靠性之前，研究治疗方案的生物学合理性尤为重要。注意先解决以下三个问题：首先，需要临床试验验证的药物在视网膜或视神经中是否存在特定通路（或靶点）？其次，是否已经有证据表明接受验证的药物在动物模型中能够激活相应靶点，从而激发可以增强神经元存活能力或降低神经元损伤的信号通路？第三，是否已经有证据表明，当采用与临床试验相同的药理学有效浓度时，接受验证的药物能够达到视网膜或视神经中的作用部位？

三、研究方法学概述

通过对神经保护临床试验的设计和实施方案的评估，可以大致了解该研究的合理性。患者的随机分组和治疗方案设盲是进行此类试验的必要条件。除了随机分组以外，有时不同治疗组患者的特定观察指标的基线值仍可能存在差异。这些差异可能会影响研究结果，是因为将研究中受试者随机分组及治疗方案盲法是保证了不同干预方案是不同治疗组之间唯一的差异因素。如果两个治疗组间受试者的眼压基线存在差异，而低眼压受试者本身发生青光眼进展的风险就相对较低，这可能会导致本项研究无法准确判断神经保护药物的疗效。又比如，其中一组受试者的眼压在研究期间显著低于另一组，就可能无法确定神经保护药物的有效性。此外，如果某一治疗组纳入了视野损伤比另一组更为严重的患者，也可能无法确定神经保护药物与对照治疗方案之间的差异，因为视野损伤程度较轻患者中的青光眼进展变化可能更加难以检测。

目前已有大量循证医学方面的研究对临床研究结果证据强度进行了分级（图62-1）。在理想状态下，某种治疗方案对特定患者的疗效应直接进行评估。同时，还应对患者进行随访，了解治疗的反应。如果该治疗无效，应立即终止治疗，并继续验证新的治疗方法直到获得满意的治疗效果。这种治疗流程仅适于个体患者，但对于大多数患者却并不实用，并且相应的结果也无法推广至其他患者。通过随机临床试验的系统综述，可提供一种不太理想，但更加实用的方案来预测患者对治疗的应答情况。此类综述应该涵盖国内外所有经过同行评议后发表的研究结果。遗憾的是，在青光眼神经保护方面，目前尚无高质量的研究可供纳入此类综述。

究竟什么是高质量的临床研究？一项高质量临床研究应该为独立于眼压外，对视觉功能和视神经结构进行评估，直接确定某种治疗方案能否预防或缓解青光眼神经退行性病变。当然，这样的研究还应能获取可靠、准确的数据，并且使用恰当的统计学方法进行分析。此外，研究中还应该设置恰当的对照组、足够的随访时间、良好的患者依从性及可接受的失访率。

四、随机临床试验

在临床实践中，随机临床试验（randomized clinical trial，RCT）已经成为评估治疗效果和推断因果关系的一种最实用方法。一般而言，RCT 结果要比相似样本量观察性研究结果更为可靠，这是因为在 RCT 中，不同治疗组之间的所有已知和未知混杂因素或变量均随机分布；而在观察性研究中，则无法确定未知混杂因素的分布情况。

RCT 报告应该明确的向临床医师传递以下信息：为什么进行该项研究？该研究是如何实施和分析的？为了评估一项 RCT 的优缺点，临床医师需要判断其方法学的合理性。在一项设计良好的 RCT 中，随机分配的干预方案应该是不同治疗组之间唯一的主要差异，治疗方案的实施应保持盲法，各治疗组中实施的具体干预方案都应被真实记录，并且记录每例受试者的完整随访信息。应该对研究报告结果进行仔细回顾，从而确定报告的有效性结果是来自于所有随机分组至接受研究治疗的受试者，而并不是所有实际接受这一治疗方案的人群（即所谓的"意向治疗"人群）。

随机临床试验的评估

在开始一项 RCT 之前，应该首先选择主要和次要终点指标。在评估 RCT 结果时，需要考虑到样本量和（或）统计学效力的确定。在研究者招募首例受试者之前，应该计算检测特定效应量所需的统计学效力。当某项研究结果无统计学显著差异时，如果并没有报告检测特定效应量所需的统计学效力则应该慎重考虑，因为这可能导致我们无法确定：到底是不同治疗方案之间确实没有差异，还是由于样本量太小而导致研究者无法检测出差异。

另一个需要考虑的重要因素是临床试验中的研究中心数量。尽管多中心设计可以增加受试者数量并提高研究结果的普适性，但研究者尤其要注意控

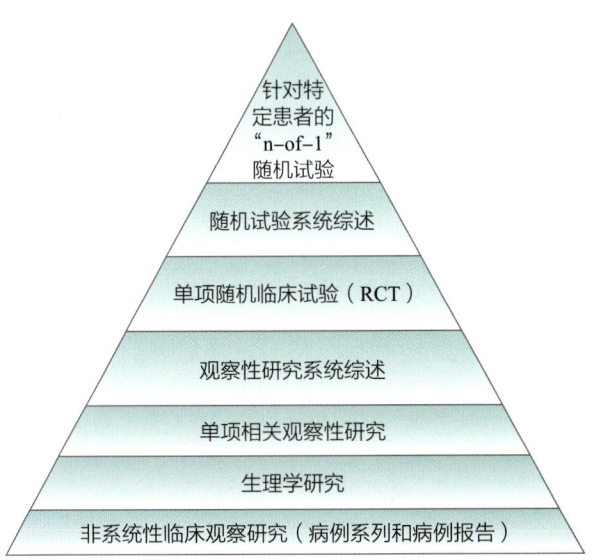

▲ 图 62-1　治疗决策证据强度分级，从低（病例系列和病例报告）至高（"n-of-1"）

制相关混杂因素，因为不同研究中心的设备、检验人员和受试者均可能存在差异。

1996年，强化临床试验报告标准（Consolidating Standards of Reporting Trials，CONSORT）工作组确立了包含旨在改善RCT报告具体标准的指南（表62-1）。该指南中包含RCT报告必要的项目和流程[1]，主要用于规范单纯两组平行RCT报告的书写格式、审查或评估。目前，大多数重要期刊均只接受和发表符合这些指南的RCT研究论文。尽管CONSORT指南有助于提出准确全面的报告，但该指南仍然不能充分保证结果的可靠性，因此读者需要对研究设计和分析有一定的了解[2]。

表62-1 针对随机临床试验的评估项目

选择与主题	条目#	描述
文题和摘要	1	如何将受试者分配至干预组（如"随机分配""随机化"或"随机指定"）
引言背景	2	科学背景和原理解释
方法受试者	3	受试者选择标准，以及收集数据的环境与地点
干预措施	4	各组干预措施的细节，以及何时/如何实施干预措施
目的	5	具体目的与假设
观察指标	6	定义主要和次要观察指标，以及（如果适用）任何用于提高评估质量的方法（例如多次观察和评估者培训）
样本量	7	如何确定样本量，以及（如果适用）解释任何中期分析和终止规则
随机化序列生成	8	用于生成随机分配序列的方法，包括其中所有限制性条件细节（例如区组和分层）
分配隐藏	9	用于实施随机分配序列的方法（如编号信封或中心电话随机系统），明确指定干预措施是否隐藏前随机序列
实施	10	谁生成分配序列、谁招募受试者、谁将受试者分配至相应组别
设盲	11	分组情况是否对受试者，干预措施实施者和结局评估者设盲。如果已经设盲，如何评估成功设盲
统计学方法	12	用于比较组间主要结局的统计学方法；其他分析方法，例如亚组分析和校正分析
结果 受试者流程	13	各阶段的受试者研究流程（强烈推荐使用流程图）。具体而言，应报各组中随机指定、接受意向治疗、完成研究方案和可供进行主要结局指标分析的受试者数量。此外还应描述违背研究方案退出研究情况及其原因
受试者招募	14	明确定义受试者招募和随访的日期范围
基线数据	15	各组受试者的基线人口统计学和临床特征
数字分析	16	报告各项分析中受试者数量（分母），以及该项分析是否采用了意向治疗分析方法。在可行的情况下，尽量以绝对数字来表述结果（如采用10/20而不是50%）
结局和估计值	17	对于每项主要和次要点，均应总结各组中结果，报告估计效应量及其精确性（如95%可信区间）
辅助分析	18	通过报告所进行的其他任何分析（包括亚组分析和校正分析）说明研究方法的多样性，并且指出哪些分析是预先设定，哪些是探索性的
不良事件	19	各干预组中所有重要不良事件或副作用
讨论解读	20	对研究结果的解读，应考虑到研究假设、潜在偏倚或不精确的原因，以及与多重分析和结局相关的风险
可适用性	21	试验结果的可推广性（外部有效性）
总体证据	22	根据当前总体证据，全面解读结果

改编自 Moher D, Schulz KF, Altman D The CONSORT Statement: revised recommendations for improving the quality of reports of parallel-group randomized trials. JAMA 2001; 285: 1987–91

后，继续沿着视神经向前延伸直至视皮层外侧膝状体。在发育过程中，这一复杂通路的实现取决于细胞表面分子及其分泌的趋化梯度。多数情况下，成年个体中是否存在相同的分子机制并不清楚。如果没有，则需要重新创建这些分子，才能促使延伸的轴突投射到相应的脑区靶点。

（三）神经再生评估

视网膜神经节细胞的替换和再生作用评估首先需要证实其轴突确实可以从视网膜中延伸出来，并能够到达其投射靶点（理想状态下）。经常通过对轴突的正向标记加以评估，将染料或其他示踪物注射入眼内，对视神经进行矢状或冠状面切片，评估轴突延伸程度和连接准确性。当评估视网膜神经节细胞替代治疗（如使用干细胞）的作用时，需要确认替代的细胞确实是视网膜神经节细胞，它们能够与相邻神经元连接，并且至少部分轴突可以延伸至视神经。干细胞替代治疗的功能性评估则需要证实：当光信号输入至视网膜神经节细胞邻近区域的光感受器时，用于替代的细胞能够以适当的模式激发动作电位。再生的功能性评估则需要来自中枢神经系统内靶点区域可以被激活的电生理学证据。如用于视觉定向的上丘、用于视觉深度感知的外侧膝状体核、用于昼夜节律光导引的视交叉上核或用于控制瞳孔的顶盖前核等。

青光眼的干细胞替代治疗及神经突触的连接重构还存在较多问题。即使上述的替代治疗和神经元再生能够实现，如果不能实现适当的视网膜靶向映射，也只能获得粗糙的或低分辨率的视觉。

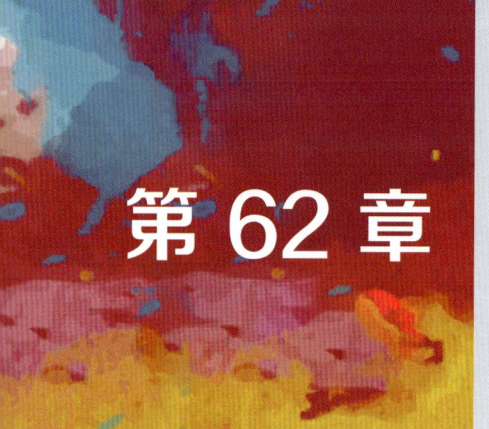

第62章 青光眼神经保护临床研究解读
Interpreting Clinical Studies on Glaucoma Neuroprotection

Robert N Weinreb　Anne L Coleman　著
张敬学　译
桑景荭　校

本章概要

循证医学旨在鼓励临床医师对临床试验结果的可靠性、准确性和适用性进行验证，从而寻找一种以患者为本的药物改进方案，而非发明新药物。

尽管同行评议仍然是确保发表研究和综述研究可靠性的一种方法，读者仍需对研究可靠性进行判断，尤其是在研究结果是否适用于他们所需治疗的个体患者方面。在评估青光眼神经保护临床研究时，试验设计、分析和解读方面均存在需要考虑到的独特问题。

一、概述

在决定是否为个体患者开具神经保护药物之前，需要认真评估关于青光眼神经保护的临床研究结果。尽管这一评估与任何新型治疗干预方案应用之前所必须进行的评估相似，但仍存在一些神经保护研究领域特有的问题。

目前尚无任何一种单一药物被证实具有青光眼神经保护作用并获得监管当局批准临床应用。尽管已开展了一些相关研究，但都存在一定的方法问题，不足以证实具有青光眼神经保护作用。一些临床试验存在偏倚，导致对治疗效果的评估并不可信；另外一些研究则纳入患者数量不足，或者用于评估青光眼病变进展程度的诊断方法不正确。此外，还有一些研究没有提供详细的方法学信息，没有准确、清楚地描述研究设计、方案和分析等具体信息。

二、生物学合理性

在评估青光眼神经保护相关临床试验的可靠性之前，研究治疗方案的生物学合理性尤为重要。注意先解决以下三个问题：首先，需要临床试验验证的药物在视网膜或视神经中是否存在特定通路（或靶点）？其次，是否已经有证据表明接受验证的药物在动物模型中能够激活相应靶点，从而激发可以增强神经元存活能力或降低神经元损伤的信号通路？第三，是否已经有证据表明，当采用与临床试验相同的药理学有效浓度时，接受验证的药物能够达到视网膜或视神经中的作用部位？

三、研究方法学概述

通过对神经保护临床试验的设计和实施方案的评估，可以大致了解该研究的合理性。患者的随机分组和治疗方案设盲是进行此类试验的必要条件。除了随机分组以外，有时不同治疗组患者的特定观察指标的基线值仍可能存在差异。这些差异可能会影响研究结果，是因为将研究中受试者随机分组及治疗方案盲法是保证了不同干预方案是不同治疗组之间唯一的差异因素。如如果两个治疗组间受试者的眼压基线存在差异，而低眼压受试者本身发生青光眼进展的风险就相对较低,这可能会导致本项研究无法准确判断神经保护药物的疗效。又比如,其中一组受试者的眼压在研究期间显著低于另一组,就可能无法确定神经保护药物的有效性。此外,如果某一治疗组纳入了视野损伤比另一组更为严重的患者,也可能无法确定神经保护药物与对照治疗方案之间的差异,因为视野损伤程度较轻患者中的青光眼进展变化可能更加难以检测。

目前已有大量循证医学方面的研究对临床研究结果证据强度进行了分级(图62-1)。在理想状态下,某种治疗方案对特定患者的疗效应直接进行评估。同时,还应对患者进行随访,了解治疗的反应。如果该治疗无效,应立即终止治疗,并继续验证新的治疗方法直到获得满意的治疗效果。这种治疗流程仅适于个体患者,但对于大多数患者却并不实用,并且相应的结果也无法推广至其他患者。通过随机临床试验的系统综述,可提供一种不太理想,但更加实用的方案来预测患者对治疗的应答情况。此类综述应该涵盖国内外所有经过同行评议后发表的研究结果。遗憾的是,在青光眼神经保护方面,目前尚无高质量的研究可供纳入此类综述。

究竟什么是高质量的临床研究?一项高质量临床研究应该为独立于眼压外,对视觉功能和视神经结构进行评估,直接确定某种治疗方案能否预防或缓解青光眼神经退行性病变。当然,这样的研究还应能获取可靠、准确的数据,并且使用恰当的统计学方法进行分析。此外,研究中还应该设置恰当的对照组、足够的随访时间、良好的患者依从性及可接受的失访率。

四、随机临床试验

在临床实践中,随机临床试验(randomized clinical trial,RCT)已经成为评估治疗效果和推断因果关系的一种最实用方法。一般而言,RCT结果要比相似样本量观察性研究结果更为可靠,这是因为在RCT中,不同治疗组之间的所有已知和未知混杂因素或变量均随机分布;而在观察性研究中,则无法确定未知混杂因素的分布情况。

RCT报告应该明确的向临床医师传递以下信息:为什么进行该项研究?该研究是如何实施和分析的?为了评估一项RCT的优缺点,临床医师需要判断其方法学的合理性。在一项设计良好的RCT中,随机分配的干预方案应该是不同治疗组之间唯一的主要差异,治疗方案的实施应保持盲法,各治疗组中实施的具体干预方案都应被真实记录,并且记录每例受试者的完整随访信息。应该对研究报告结果进行仔细回顾,从而确定报告的有效性结果是来自于所有随机分组至接受研究治疗的受试者,而并不是所有实际接受这一治疗方案的人群(即所谓的"意向治疗"人群)。

随机临床试验的评估

在开始一项RCT之前,应该首先选择主要和次要终点指标。在评估RCT结果时,需要考虑到样本量和(或)统计学效力的确定。在研究者招募首例受试者之前,应该计算检测特定效应量所需的统计学效力。当某项研究结果无统计学显著差异时,如果并没有报告检测特定效应量所需的统计学效力则应该慎重考虑,因为这可能导致我们无法确定:到底是不同治疗方案之间确实没有差异,还是由于样本量太小而导致研究者无法检测出差异。

另一个需要考虑的重要因素是临床试验中的研究中心数量。尽管多中心设计可以增加受试者数量并提高研究结果的普适性,但研究者尤其要注意控

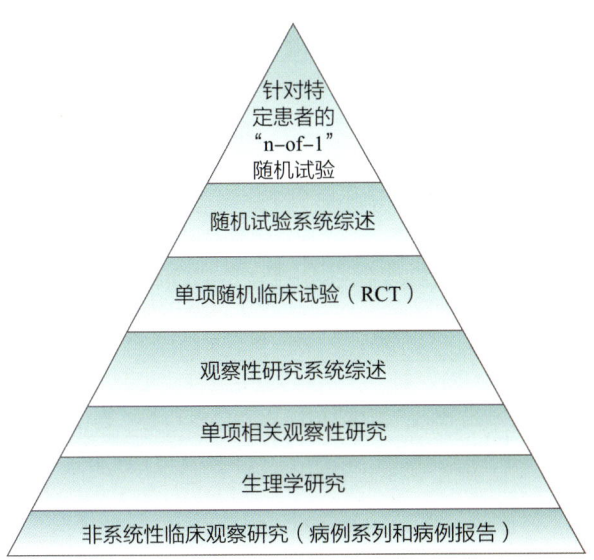

▲ 图 62-1　治疗决策证据强度分级,从低(病例系列和病例报告)至高("n-of-1")

制相关混杂因素，因为不同研究中心的设备、检验人员和受试者均可能存在差异。

1996年，强化临床试验报告标准（Consolidating Standards of Reporting Trials，CONSORT）工作组确立了包含旨在改善RCT报告具体标准的指南（表62-1）。该指南中包含RCT报告必要的项目和流程[1]，主要用于规范单纯两组平行RCT报告的书写格式、审查或评估。目前，大多数重要期刊均只接受和发表符合这些指南的RCT研究论文。尽管CONSORT指南有助于提出准确全面的报告，但该指南仍然不能充分保证结果的可靠性，因此读者需要对研究设计和分析有一定的了解[2]。

表62-1 针对随机临床试验的评估项目

选择与主题	条目[#]	描述
文题和摘要	1	如何将受试者分配至干预组（如"随机分配""随机化"或"随机指定"）
引言背景	2	科学背景和原理解释
方法受试者	3	受试者选择标准，以及收集数据的环境与地点
干预措施	4	各组干预措施的细节，以及何时／如何实施干预措施
目的	5	具体目的与假设
观察指标	6	定义主要和次要观察指标，以及（如果适用）任何用于提高评估质量的方法（例如多次观察和评估者培训）
样本量	7	如何确定样本量，以及（如果适用）解释任何中期分析和终止规则
随机化序列生成	8	用于生成随机分配序列的方法，包括其中所有限制性条件细节（例如区组和分层）
分配隐藏	9	用于实施随机分配序列的方法（如编号信封或中心电话随机系统），明确指定干预措施是否隐藏前随机序列
实施	10	谁生成分配序列、谁招募受试者、谁将受试者分配至相应组别
设盲	11	分组情况是否对受试者，干预措施实施者和结局评估者设盲。如果已经设盲，如何评估成功设盲
统计学方法	12	用于比较组间主要结局的统计学方法；其他分析方法，例如亚组分析和校正分析
结果 受试者流程	13	各阶段的受试者研究流程（强烈推荐使用流程图）。具体而言，应报各组中随机指定、接受意向治疗、完成研究方案和可供进行主要结局指标分析的受试者数量。此外还应描述违背研究方案退出研究情况及其原因
受试者招募	14	明确定义受试者招募和随访的日期范围
基线数据	15	各组受试者的基线人口统计学和临床特征
数字分析	16	报告各项分析中受试者数量（分母），以及该项分析是否采用了意向治疗分析方法。在可行的情况下，尽量以绝对数字来表述结果（如采用10/20而不是50%）
结局和估计值	17	对于每项主要和次要点，均应总结各组中结果，报告估计效应量及其精确性（如95%可信区间）
辅助分析	18	通过报告所进行的其他任何分析（包括亚组分析和校正分析）说明研究方法的多样性，并且指出哪些分析是预先设定，哪些是探索性的
不良事件	19	各干预组中所有重要不良事件或副作用
讨论解读	20	对研究结果的解读，应考虑到研究假设、潜在偏倚或不精确的原因，以及与多重分析和结局相关的风险
可适用性	21	试验结果的可推广性（外部有效性）
总体证据	22	根据当前总体证据，全面解读结果

改编自 Moher D, Schulz KF, Altman D The CONSORT Statement: revised recommendations for improving the quality of reports of parallel-group randomized trials. JAMA 2001；285：1987-91

五、其他类型研究

在确定神经保护药物是否有效时，一般而言，共识或个人观点、小样本非比较性病例系列（无论是否有对照组）和个体病例报告应被视为仅能提供较弱水平证据。此外，病例回顾和结果评估具有高度主观性的随机对照试验也应被视为仅能提供较弱水平证据。

六、研究结果的普适性

青光眼神经保护研究结果的普适性也是需要考虑的问题。如果研究条件与临床实践并不相似，那么研究结果可能并不适用于实际治疗。患者的年龄、性别、种族或青光眼具体类型及严重程度等基本资料非常重要，因为这些基本资料有助于临床医师判断研究结果对每个个体患者的适用性。如，基于亚裔闭角型青光眼患者的青光眼神经保护试验结果可能并不适用于原发性开角型青光眼的非洲裔患者。再比如说，基于频繁出现视盘出血并且青光眼视神经病变进展快的患者的研究结果可能也并不适用于危险因素较少且进展缓慢的青光眼患者。另一个重要特征是药物使用方案，包括药物名称、剂量和给药方式。研究设计也会影响结果的普适性，因为受试者的选择或神经保护药物有效性和安全性的检验方法均可能存在固有偏差。在明确评估神经保护药物的有效性和安全性之前，应在更广泛的患者群体基础上对单项研究结果的临床效果进行检验。

七、神经保护研究的注意事项

与降低眼内压药物相比，神经保护药物还需要能够预防和（或）缓解青光眼视神经病变的进展[3]。然而，除了眼内压降低作用之外，很难检测其他神经保护效果，因为这两种干预方案的累积效应可能比较小，受试者已经从降低眼内压中获得了一定的保护作用。这意味着需要更多的受试者或进行更长时间的研究，从而拥有足够的统计学效力来检测这一较小的效应量，即使检测保护作用的试验方法十分可靠且受到随机干扰较小。但是，诊断性检测总是存在随机干扰和检测误差，增加受试者以减少检验效应量仍然是解决这一问题的主要方法。

神经保护研究面临的另一个挑战是需要在研究设计或统计学分析（如果可行的话）中尽可能降低引起青光眼进展的其他混淆因素。目前，相关临床实践仅测量和记录单一时间点的眼内压，这是不够的。尽管目前普遍认为眼内压是青光眼的最重要危险因素，但眼内压水平在每天不同时间点和长期病程中均不断变化，即使是那些接受青光眼治疗的受试者也存在。除了眼内压影响，神经保护试验还需要考虑到眼内压检测频率、实验条件、检查者人数、基线眼压值次数，以及有无眼内压均值、中位数、范围、标准差、曲线下面积、峰值或谷值等信息。这些眼内压的重要因素均应纳入统计学分析模型。所有这些研究设计细节和统计学汇总情况均可能对研究结果和结论造成极大影响。

神经保护试验的设计中不仅应考虑眼内压因素，还需要考虑青光眼损伤严重程度对研究的影响。青光眼损伤的严重程度会影响个体受试者中具有预防或缓解病症的检测效应量。在严重青光眼患眼内，可能无法明确神经损害到底是恶化还是改善（天花板效应）。此外，不同患眼之间的损伤速度也可能存在很大差异，因为在具有相似视野情况的受试者（即使是那些看起来正常的视野）中，损伤或丢失的视网膜神经节细胞数量变异性很大。除了视野检查或其他心理物理学检查，视盘和视网膜神经纤维层结构等也可以评估青光眼严重程度，因此在神经保护研究中评估视神经结构变化也非常重要。尽管视神经与剩余视网膜神经节细胞数量之间可能并不存在一对一的相关性，但其或许可以作为评估是否存在视网膜神经节细胞的一种替代指标。目前，已有多种设备可记录和评估视盘和视网膜神经纤维层结构。然而，这些设备均存在其各自的局限性和测量误差，这也可能会影响神经保护试验中的检测效应量。

神经保护临床试验主要终点的选择应取决于受试者的疾病阶段。一般而言，视盘和视网膜神经纤维层形态的评估最适用于早期青光眼患者的诊断评估。与之相反，视野检查则是针对晚期青光眼患者更可靠的一个诊断指标[4]。在评估青光眼全部病程时，联合使用视野检查和结构性数据的指标可能优于单独使用其中任何一种方法[5]。此外，还有其他分析方法也为治疗青光眼提供了新的希望[6]。

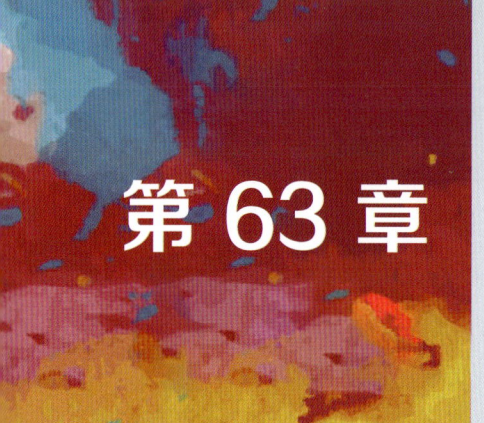

第 63 章　干细胞：未来的青光眼治疗方向

Stem Cells: A Future Glaucoma Therapy?

Thomas V Johnson　Keith R Martin　著
张敬学　译
桑景荭　校

> **本章概要**
>
> 与医学领域内的众多新颖治疗技术一样，干细胞研究支持者可能会做出一些超乎想象并且在现实时间框架内无法实现的承诺，但最终会失去大众对类似治疗方案的期望和信心。我们必须认识到，青光眼的干细胞治疗技术和理论知识研究仍处于起步阶段。然而，目前尚无任何其他治疗方案可恢复青光眼患者视觉功能，因此需要并值得进一步针对干细胞在青光眼领域的治疗作用进行研究。

一、概述

干细胞是当前科学研究和临床研究关注的热点，尤其是在修复能力不足且经常出现永久性功能损伤的中枢神经系统（central nervous system，CNS）。干细胞能够生成许多类型的新细胞并具有组织修复的作用，因此具有较大的应用前景。根据定义，干细胞是一类具有自我复制能力的多功能细胞，并且能够产生子代细胞，这些子代细胞可进一步分化为多种类型的成熟细胞（图 63-1）。然而，祖细胞也具备产生较小范围类型的成熟细胞的能力，同样可以应用于组织修复。因此，干细胞和（或）祖细胞为目前尚无法治愈的疾病（如青光眼）提供了新的希望，它们可以选择性替代退化细胞从而恢复其功能[1-3]。此外，某些类型干细胞可能即便没有行使细胞替代作用，但仍可以对内源性组织起到神经保护作用。

本章中将讨论干细胞治疗青光眼的相关研究，包括潜在的干细胞来源和治疗靶点，以及临床转化的障碍。

二、青光眼干细胞治疗靶点

（一）视网膜神经节细胞替代研究

对于青光眼进展失控的患者而言，其临床终点是 RGC 渐进死亡导致的全视野丢失。即使接受积极治疗，仍有相当比例的青光眼患者在其一生中会出现严重视野损害。理论上，刺激视网膜的内源性修复机制是针对这些患者的最直接的治疗方案。在鱼类和两栖类动物中，视网膜再生是一种自发过程（通过位于睫状体边缘区内的干细胞分化完成）。然而，在成年哺乳动物中，在发生神经损伤或神经退行性病变后，并不会出现视网膜再生；此外，体外确定的视网膜祖细胞在体内看起来保持静止状态。在成年哺乳动物的中枢神经系统中，神经再生仅限于少数独立区域（如海马），而在其他区域的新神经元的生成及整合极其困难。

干细胞的一个潜在应用是利用移植来替换丢失的神经元，从而可以避免人类视网膜无法自我修复的弊端。从原理上来说，利用发育中的视网膜细胞[4]、胚胎干细胞[5]和诱导性多能干细胞[6, 7]替换

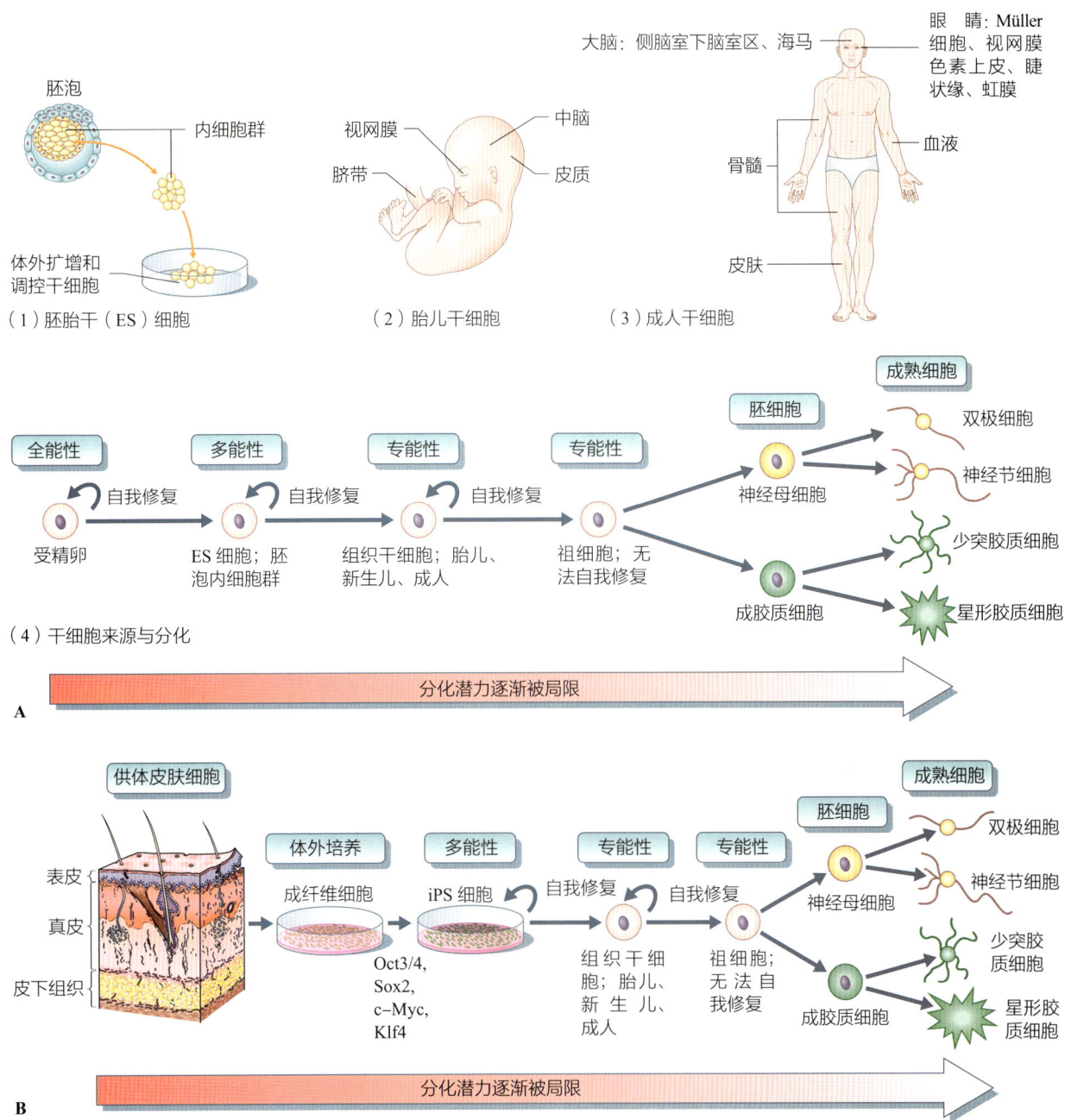

▲ 图63-1 A.（1）胚胎干（embryonic stem，ES）细胞分离自发育中胚泡的内细胞群，在培养中能够无限制的自我复制。通过体外调控控制 ES 细胞的分化类型。（2）发育期间，可以从脑、视网膜和脐带等多种组织中分离出具有神经细胞分化潜能的干细胞。（3）在成年人体内，多种组织和干细胞内也发现了干细胞群，那些 CNS、血液、骨髓和皮肤的干细胞都是神经前体细胞的潜在来源。（4）在从受精卵至成年的整个发育过程中，均可以发现干细胞；然而，这些干细胞的分化潜力与其所处的分化阶段呈负相关。因此，从受精卵或胚泡中分离出来的干细胞显示出了最强的可塑性，具备生成所有类型细胞的潜力。与之相反，从成年动物上分离的干细胞的分化范围显著减少，通常仅能分化为与它们所分离部位组织类型相关的细胞。此外，干细胞还可能通过不对称分裂（与生成更多干细胞的对称分裂相对应）生成祖细胞（分化细胞类型数量进一步减少）。这些祖细胞可以依次分化为胚细胞及最终的成熟细胞，例如神经元或神经胶质；B. 理论上，可以使用人体中任何细胞类型来生成诱导性多能干（induced pluripotent stem，iPS）细胞。在对皮肤成纤维细胞等供体细胞进行分离后，利用强制表达与多能性控制相关的转录因子对细胞进行重新编程。最初的逆转录转导方案中使用了编码 Oct3/4、Sox2、c-Myc 和 Klf4 的基因，目前正在继续研发新的高效诱导多能技术

外层视网膜的功能性光感受器（图63-2）是可行的。相比之下，RGC的替代较难实现。已有研究证实，通过移植，来源于胚胎干细胞的视网膜前体细胞和神经前体细胞可到达视网膜内并表达包括RGC在内的成熟视网膜神经元标志物[8,9]。胎儿海马祖细胞也可移植入视网膜神经节细胞层，轴突可延伸至内网状层，朝向视盘[10]。尽管已经取得了这些初步成功，但尚无研究证明在成年哺乳动物视网膜中，干细胞源性RGC可以实现最终分化和功能性整合。此外，RGC再生面临的困难并非仅限于视盘区域。为了实现青光眼患者完整的功能修复，移植细胞不仅需要与原有的视网膜神经回路相整合，还需要与大脑的靶点神经元重新建立功能性连接。这需要RGC轴突穿过视盘延伸至数厘米外的外侧膝状体，以及视网膜映射图的精确再生。为了达到正常的信号传导速度，新形成的轴突需要在视神经中形成髓鞘。很显然，利用干细胞治疗修复复杂的视觉通路之前，还有一系列重大问题需要解决。然而，其希望在于，对于视觉严重受损的患者而言，即使能够获得较少的功能益处，也可以转化为对其生活质量的富有意义的改善。这种治疗期望仍有待进一步证实。

视网膜神经节细胞的神经保护治疗

虽然不太可能恢复已经丢失的视功能，但在眼压控制良好的情况下，神经保护策略可以用于辅助延缓视神经退变，并有效的保护残余视力。既往研究已经证实了多种可能改善RGC存活的靶点通路，包括神经营养因子传递、炎症调节、缓冲氧化应激

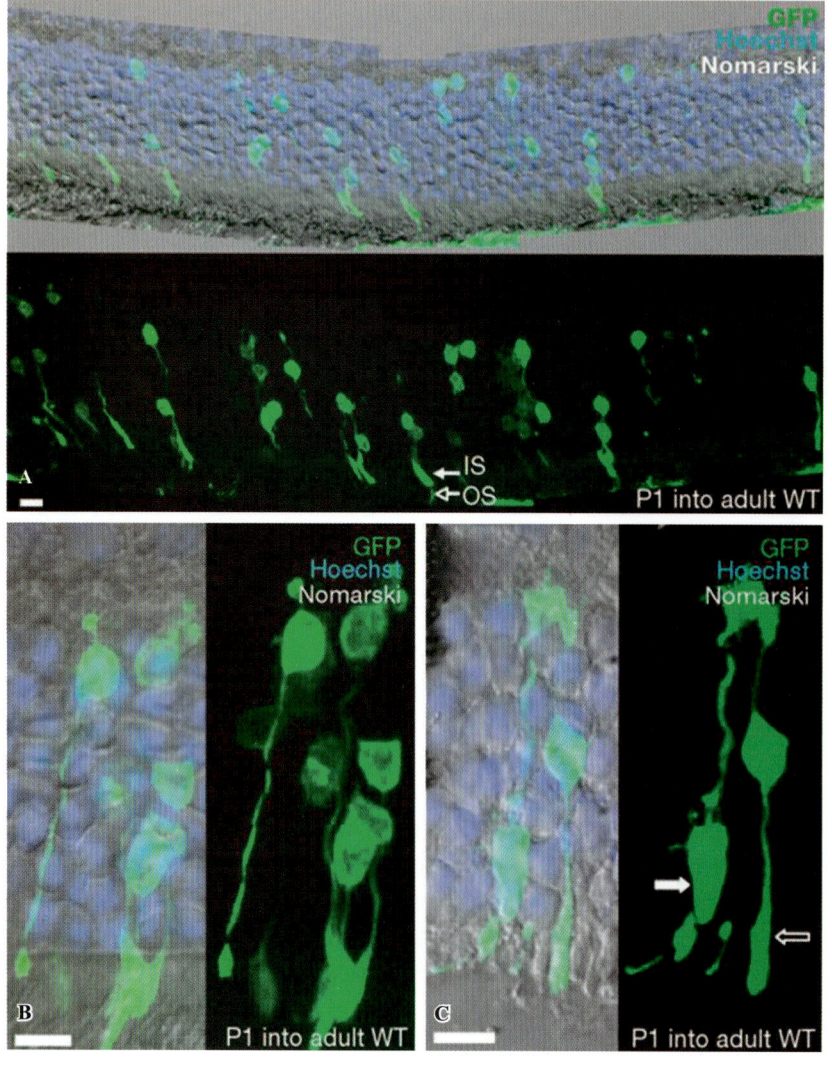

◀ 图63-2 视网膜下移植3周后，GFP阳性P1视网膜祖细胞整合入同窝出生的野生型P1受体外核层，并形成了成熟光感受器细胞的典型形态学特征

P1供体细胞整合入成年野生型受体视网膜的低倍（A）和高倍（B和C）放大影像。图中显示了视杆（空心箭）和视锥（实心箭）细胞样例。INL. 内核层；IS. 内节；OS. 外节。比例尺，10μm［引自 MacLaren RE, Pearson RA, MacNeil A, et al. Retinal repair by transplantation of photoreceptor precursors. Nature 2006；444（7116）：203-7］

和减少兴奋性毒性。多种类型的细胞被证实在移植入CNS退变部位时，可以调节上述通路并促进相应神经元存活（包括在青光眼实验模型中）[1, 11, 12]。由于具备固有的神经保护特性，间充质干细胞和胶质源性干细胞已经成为此类治疗方案的重点研究对象[13-16]。基因工程技术则拓展了潜在的供体细胞来源：通过基因编辑，可以生成具有特定神经保护作用的供体细胞，例如分泌靶向神经营养因子[17-19]，从而增加了可用于青光眼神经保护治疗的供体细胞种类，而不局限于干细胞和祖细胞。

（二）视盘修复

视盘（optic nerve head，ONH）是视神经在眼内的起始部位。青光眼可以导致视盘及其周围的细胞外基质发生重要变化，包括视盘凹陷、弹力纤维丢失及胶原蛋白调节改变[20]。此外，有研究发现青光眼会刺激局部星形胶质细胞活化，增加一氧化氮分泌并诱导血管变化[21]。这些变化会引发RGC的生物力学反应、毒性作用和缺血性应激。应用干细胞治疗直接修复ONH的结构和功能已被认为是延缓疾病进展的一种潜在方法。如由于成纤维细胞可维持ONH细胞外基质的稳定，因此成纤维细胞的前体细胞或许可以调节青光眼ONH的微环境，从而增强RGC的存活能力。实际上，此类细胞已经在某些创伤愈合模型中显示出了一定效果。此外，有研究发现嗅鞘细胞在移植后到达视盘，将RGC轴突包裹成鞘[22]。然而，相关功能意义仍有待进一步证实（图63-3）。

（三）小梁网修复

青光眼常常破坏了小梁网通路的房水外流通道，导致眼内压升高。小梁网细胞对纤维性物质和鞘源性斑块清除能力的下降，会增加房水外流的阻力[23]。此外，小梁网细胞年龄相关性的丢失在青光眼中也更为严重。因此，修复小梁网功能也是干细胞移植治疗的一个潜在靶点。从小梁网分离出来的祖细胞可以在培养中扩增[24]，而部分从小梁网分离出的干细胞则被认为具有组织稳定作用[25]。小梁网干细胞可以在体外扩增并分化为具有吞噬特性的成熟小梁网细胞[26]，进一步提示我们可以将此类细胞

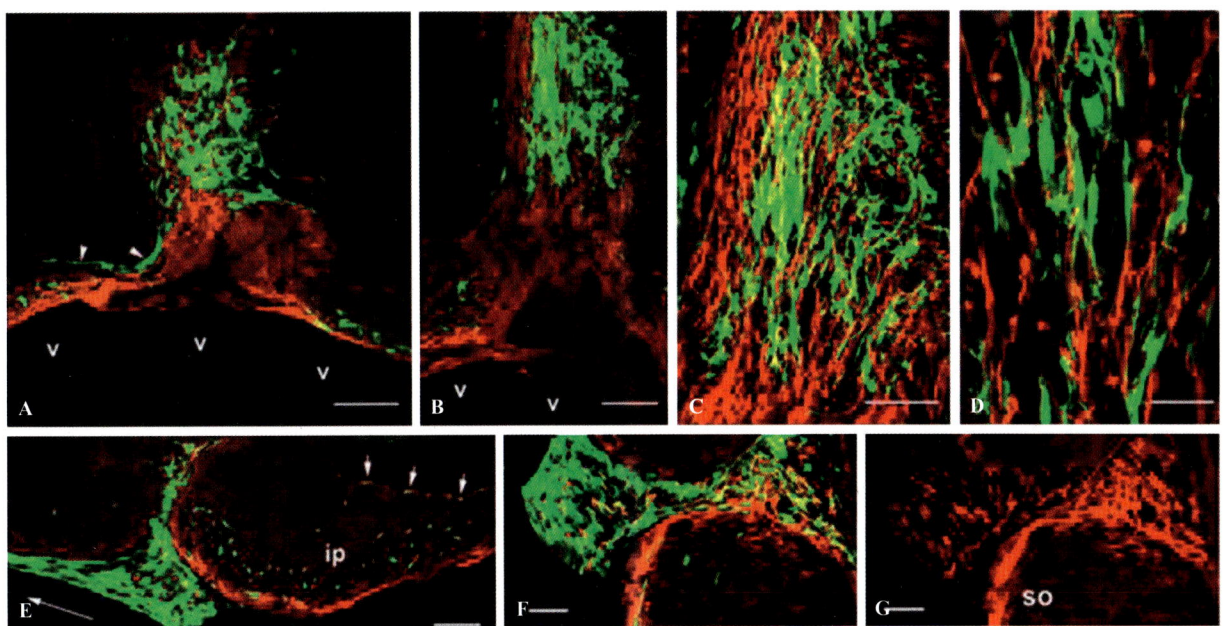

▲ 图63-3　移植4周后，嗅鞘细胞（OEC；绿色）进入视神经，形成一个高密度细胞团，占据了绝大部分视盘，深度最大达0.5mm。与红色（神经丝表达）RGC轴突的连接部位在高倍视野下呈黄色

v. 玻璃体表面；图A中的箭头为视网膜下的OEC；图E中小箭指向外丛状层内的单个高度扁平细胞；ip: 内丛状层；图E为视神经层内的OEC向视盘转移（大箭）；图F和G显示了视神经纤维层（so）内的OEC包裹RGC轴突（黄色荧光）。比例尺：100μm（A、B、E）、50μm（C、F、G）和20μm（D）[引自 Li Y, Li D, Khaw PT, Raisman G. Transplanted olfactory ensheathing cells incorporated into the optic nerve head ensheath retinal ganglion cell axons: possible relevance to glaucoma. Neurosci Lett 2008; 440（3）: 251-4]

植入前房，可能改善青光眼患者的房水排出情况[27]。

（四）结膜修复和青光眼滤过手术

薄壁囊状滤过泡是青光眼滤过手术相关的一个常见并发症，这会增加感染和低眼压的风险。尽管通过改进手术技巧及在治疗区域大范围应用抗增殖药物可以大幅降低薄壁囊状滤过泡的发生率，但该并发症对于许多眼科医师来说仍然是一个亟待解决的重要问题。从眼睛表面植入组织等效物是一种新发明的针对滤过泡漏的修复技术。眼上方穹窿处分离的含有结膜祖细胞群的结膜标本，通过体外培养扩增后即可以产生组织等效物。现有研究表明植入结膜祖细胞来修复和替代滤过泡周围受损的结膜组织可以减少滤过泡漏[28]。该修复技术的推广可能有助于降低青光眼手术中薄壁囊状滤过泡这一重要并发症的发生率。

三、移植干细胞来源

（一）胚胎干细胞

胚胎干细胞来源于发育中囊胚的内细胞群，在培养中能够无限自我复制[图63-1A（1）和图63-1A（4）]。胚胎干细胞还具有多能性，即可以生成人体内所有细胞类型。因此，胚胎干细胞是干细胞治疗中较好的细胞来源，已经成为神经退行性病变等众多医疗领域的研究热点。

目前为止，胚胎干细胞移植入哺乳动物视网膜研究的结果仍存在差异。未分化胚胎干细胞移植后显示出了一定的细胞存活潜力，但缺乏与宿主视网膜整合及神经元定向分化能力，并且可能存在致癌性[29]。通过对胚胎干细胞进行谱系限制，使其在移植前发育为特定细胞类型，能够提供更加可控的细胞来源。对于青光眼治疗而言，胚胎干细胞已经可以在体外分化为神经胶质和神经元细胞类型[30-32]。可以模拟发育期间发生的分子生物事件，在体外培养过程对胚胎干细胞给予相应的分子通路干预，从而完成分化。胚胎干细胞可以分化为能够表达视网膜发育过程中众多蛋白标志物（包括Pax6、Lhx2、Rx/Rax和Six3/6）的视网膜前体细胞[30-32]。这些细胞的终末分化可以产生具备多种成熟视网膜神经元特征的子代细胞，这其中就包括RGC样细胞，可以表达RGC标志物（HuC/D、神经丝蛋白-M和Tuj-1），形成谷氨酸诱导的钙流[30-32]。异位诱导基因表达提供了另外一种体外调控胚胎干细胞分化的技术。通过这一方法，可以诱导形成视网膜祖细胞，并可以进一步形成RGC样细胞（基于表型和电生理学的鉴定）[31]。

最近，有研究发现，小鼠和人类胚胎干细胞在培养时可以积聚自组装形成三维视杯结构[33,34]。这一组织形态发生可以模拟发育期间的分子事件，从球形视泡内陷到形成一个神经视网膜下附着视网膜色素上皮细胞的双层视杯结构（图63-4）。这些眼杯的神经视网膜看起来能够生成多种类型的视网膜神经元（包括RGC）。这一技术无疑将提供一种有用的模型，用于研究视网膜发育、生理和病变，并最终可能提供一种生成治疗性移植组织的途径。

胚胎干细胞面临着巨大的应用局限性。众所周知，从人类胚胎中分离胚胎干细胞需要解决一些伦理学问题，并且一直存在激烈的争论。另外，胚胎干细胞移植必然是同种异体，因此还存在移植排斥的风险。在移植入玻璃体等部位时，由于免疫豁免程度远不如中枢神经系统，这一问题尤其重要。此外，组织来源也受到一定限制，胚胎干细胞移植还可能存在恶性癌变风险。

诱导性多能干细胞

诱导性多能干细胞（induced pluripotent stem，iPS）最初是通过转录因子Oct3/4、Sox2、c-Myc和Klf4对小鼠和人类成纤维细胞进行逆转录转导，诱导细胞重编程而得到的（图63-1B）[35]。随着技术的不断进步，细胞重编程技术的有效性和安全性得到了明显的改善[36]。与胚胎干细胞一样，iPS细胞也具有多能性，并提供了一种极具优势的干细胞移植治疗和模拟疾病模型的新方法。尽管iPS细胞拥有许多优势，如易分离和扩增、可进行自体移植和较少的伦理学问题等，但胚胎干细胞和iPS细胞之间的固有差异吸引越来越多的关注，基于iPS的最佳移植治疗方案仍需要进一步的研究来确定。

目前，已经出现了将iPS细胞诱导分化为视网膜神经元（包括具备RGC特征的细胞）的方法。使用可溶性信号因子和RGC特异性转录因子过表达培养的iPS子代细胞能够表达成熟RGC标志物

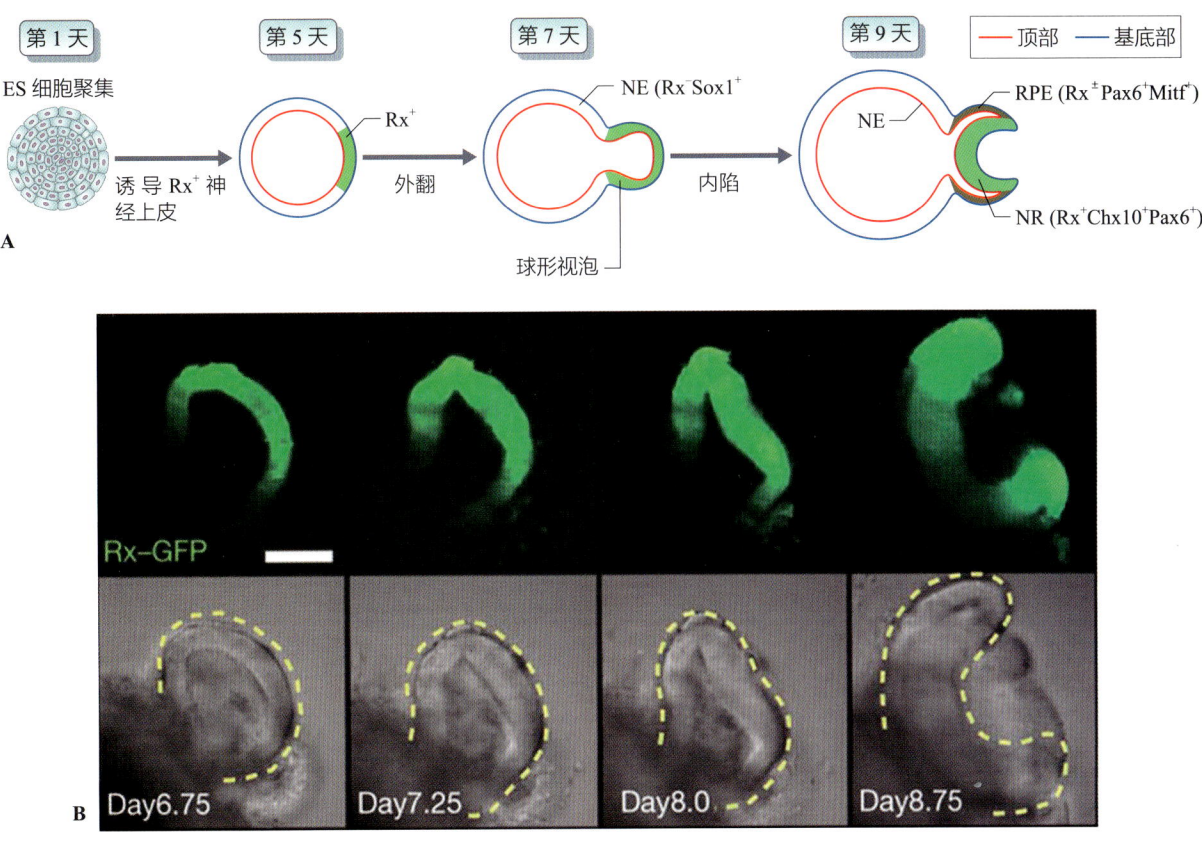

▲ 图63-4　**A.** Rx-GFP 表达胚胎干细胞形成自组装眼杯；**B.** 为 **Rx-GFP** 的荧光切片（上图）和激光扫描明场图像（下图；虚线代表基底侧），并且描述了内陷过程的 4 个阶段，包括球形囊泡形成、远端扁平化、窄角弯曲和顶部内陷

引自 Eiraku M, Takata N, Ishibashi H, Kawada M, Sakakura E, Okuda S, Sekiguchi K, Adachi T, Sasai Y. Self-organizing optic-cup morphogenesis in three-dimensional culture. Nature 2011；472（7341）：51-6

Thy1、Brn3 和 Islet-1[37]。体外研究证实由 iPS 细胞诱导分化的 RGC 类细胞可以靶向投射到上丘而非下丘外植体[38]。然而，值得注意的是，在玻璃体内移植后，iPS 细胞与宿主视网膜的整合能力非常弱。因此，正如上文讨论的那样，与其他干细胞来源一样，用 iPS 细胞替换 RGC 类细胞不仅需要进一步的研究来确定更可靠的诱导分化方案，而且需要新的方法来改善移植细胞与视网膜神经回路的整合。

（二）成体干细胞

可以持续更新的成体组织具备产生干细胞的微环境，成体组织内的干细胞（即成体干细胞）可以分裂产生维持组织所需的细胞［图 63-1A（3）］。尤其在皮肤、肠道和骨髓等器官，已明确了成体干细胞的存在。可能是由于体内所处的微环境不适于分化，成体干细胞的分化能力受到一定的限制，基本只能分化生成所在组织的固有细胞类型。成体干细胞用于其他组织类型细胞替换治疗的适用性仍需要进一步确认。值得注意的是，已有研究报告指出源于血液、皮肤、骨髓和脐带的成体干细胞具备分化为神经元的能力。例如，在神经分化诱导后，骨髓和血液源性间充质干细胞可以表达神经细胞标志物，如巢蛋白、βⅢ微管蛋白和 GFAP[39]。针对多种临床前动物模型的眼内移植间充质干细胞和造血干细胞后，可以改善视网膜神经退行性病变的预后。然而这些情况下，相关作用机制更可能是涉及神经保护效应，而不是功能性整合，因为尚无研究显示成体干细胞可以成功替换视网膜神经元。

出于多种原因考虑，成体干细胞可以视为用于移植治疗的一种颇具潜力的干细胞来源。首先，最重要的一点是，易于从受体自身获取许多类型的成体干细胞。这有助于开展自体移植，从而避免了使用胚胎干细胞等其他来源细胞时存在的伦理学问题。此外，使用自体移植来源还可以避免移植物的免疫排斥反应，无须采取免疫抑制治疗。鉴于这些优势，成体干细胞移植值得更深入的研究，比如确定如何重新编程成体干细胞使其发挥对不同组织修复作用，或者优化它们保护内源性神经组织的能力。

（三）神经干细胞

神经干细胞（neural stem，NS）是指能够在中枢神经系统中产生神经元、星形胶质细胞和少突胶质细胞的成体干细胞。大量表型标志物可用于识别神经干细胞，包括巢蛋白（一种中间丝蛋白）、Sox2、Notch和CD133[40]。来自于整个发育过程（从胚胎期至成年期）的多种神经组织均可分离出神经干细胞并在体外进行扩增，尽管其增殖潜力会随着年龄的增加而降低。发育中的大脑皮质、中脑和视网膜已被确定可以作为胚胎神经干细胞来源［图63-1A（2）］。在成年动物中，神经干细胞通常分离自侧脑室下方。在活体侧脑室下方，神经干细胞持续增殖，补充嗅球神经元。在整个生命周期，海马齿状回显示出了广泛的神经发生，并且也可以从这一CNS区域分离神经干细胞。除了这些已经确定的区域外，其他神经干细胞存在的区域存在争议。有研究显示脑皮质区域及脊髓来源的神经干细胞可在体外培养。

尽管体外研究证实了神经干细胞的潜能，但目前尚无直接证据表明将神经干细胞或其子代细胞进行眼内移植可以改善视觉功能，尤其是成年神经干细胞。它们移植后并不能与健康成年视网膜发生整合，但是在损伤的视网膜部位的确显示出了一定的整合性，并且伴有早期神经元细胞标志物的表达[41]。体外调控分化条件或许对于诱导神经干细胞分化为视网膜细胞非常有必要。实际上，TGF-β3处理培养的神经干细胞即可以诱导视蛋白表达，以及光感受器细胞样表型。然而，目前还没有实现神经干细胞在体外分化为成熟RGC。

（四）成人眼干细胞

成人眼球中具有大量潜在成体干细胞的微环境。位于基底角膜缘区域的细胞可以持续的分化和迁移，从而维护角膜上皮稳定。正如上文所述，小梁网干细胞是当前的研究热点，并且未来可能会在房水动力学调控方面发挥作用，从而有助于降低青光眼患者的眼内压。

从眼后节分离的多种类型细胞在体内处于静止状态，但在体外可以分化为神经细胞[42]。从位于睫状缘色素上皮细胞中分离出的祖细胞，能够进一步诱导分化为神经视网膜细胞[43]。此外，从睫状体[44]和虹膜色素上皮[45]中培养出了能够生成神经视网膜细胞的可增殖细胞。值得注意的是，虹膜色素上皮与色素睫状体和神经视网膜具有相同的发育起源。目前，有研究正在评估这些细胞在视网膜疾病治疗中可能起到的作用，如细胞移植或刺激内源性再生[46]。

神经视网膜中的Müller细胞也可能具备产生新神经元的能力。在雏鸡模型中，可以通过外伤诱导Müller细胞重新进入细胞周期以实现增殖和去分化：它们停止表达成熟Müller细胞蛋白，而是表达发育中视网膜祖细胞的典型标志物（如Pax6和Chx10）。此类Müller细胞源性的祖细胞可以生成神经元样细胞，表达Hu、钙视网膜蛋白或细胞维A酸结合蛋白。有趣的是，RGC特异性死亡可以诱导Müller细胞分化为类似于RGC细胞形态，且表达Brn3、Islet 1、RPF1和神经丝蛋白-M等RGC细胞标志物的细胞生成[47]。这一结果表明，针对特定神经元类型的损伤或许会激发出一种允许特定细胞类型再生的环境。在成年哺乳动物中，Müller细胞还表现出了一定的干细胞特性。例如，在体外培养时，Müller细胞可以自我修复并分化为不同表型的神经细胞类型。此外，Müller细胞植入体内后，在发生病变的视网膜内产生新的神经元[48]。最近的证据揭示，在眼内应用恰当的促有丝分裂因子进行干预后，Müller细胞还可以出现分裂，表明Müller细胞具备诱导内源性视网膜修复的潜力。此外，使用成年眼干细胞作为干细胞治疗的来源也将有助于自体移植，而且成年眼干细胞可能还具备定向分化为眼部细胞的优势。

四、青光眼干细胞治疗策略

（一）移植

最近，通过细胞移植替换光感受器治疗黄斑变性和视网膜色素变性等疾病日益引起人们关注。与RGC移植相比，光感受器细胞的移植替代治疗存在一定的优势，尤其是光信号是光感受器唯一的输入信号，其连接靶点神经元也都位于非常相近的视网膜部位。与之相反，要实现 RGC 的完全功能替代，不仅需要在视网膜内建立恰当的局部传入连接，而且需要与大脑建立长距离的传出连接。移植部位的选择是移植方案需要考虑的另一个重要因素。有研究显示视网膜下腔的环境有利于移植细胞分化为光感受器细胞表型[8]。与玻璃体腔移植相比，视网膜下腔的移植具有更好的免疫豁免环境，并且可以将细胞植入与视网膜更近的区域。但另一方面，玻璃体腔植入理论上可以为移植细胞提供与视网膜内层组织直接接触的机会，因此更适用于青光眼的治疗。但最优移植技术仍需要进一步的研究来确定。

（二）形态整合

细胞移植的首要任务之一就是与宿主组织的形态整合（图 63-5）。随着宿主年龄的增加，细胞移植变得日益困难。如对巴西负鼠的研究显示外源性干细胞很容易与新生动物的视网膜进行整合，但随着眼睛的发育，其整合程度也随之降低：至出生后 35 天时，移植细胞几乎无法与宿主视网膜进行整合[49]。啮齿类动物也观察到了类似的情况。健康状态下，发育期的动物远比成年动物更容易接受移植细胞的整合，尽管某些类型细胞可以在成年动物的眼球内存活数周时间[50]。但是当成年动物视网膜出现损伤情况时，上述低整合性或许可以得到改善[41]。许多不同类型的疾病模型（包括对视网膜或视神经的机械性损伤、化学毒性损伤、缺血和固有的视网膜退行性病变）均被证实可以增强移植细胞与成年动物视网膜整合能力。此外，特定神经元类型的退行性变可以触发供体细胞迁移至神经退行性变的部位（在大脑中也存在）。因此，受损视网膜的内源性信号看起来在促进移植细胞整合能力方面起到重要作用。此外，移植细胞迁移至宿主视网膜还受到胶质化反应[51, 52]和细胞外基质成分的影响[53, 54]。

（三）神经元分化

在哺乳类动物内，高度未分化的干细胞植入完整或病变视网膜后很少能成功地进一步分化为恰当的视网膜细胞类型。这有可能与成熟视网膜中存在对 RGC 分化的分子抑制有关。此外，由于缺

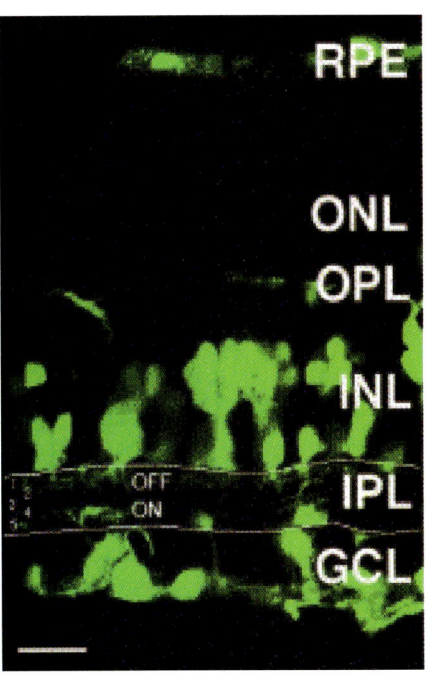

▲ 图 63-5　神经祖细胞移植入宿主视网膜，整合入全层视网膜结构，但主要位于神经元细胞核层。神经突延伸至内丛状层及"开"和"关"下亚层的相关区域

RPE. 视网膜色素上皮；ONL. 外核层；OPL. 外丛状层；INL. 内核层；IPL. 内丛状层；GCL. 神经节细胞层［引自 Klassen H, Sakaguchi DS, Young MJ. Stem cells and retinal repair. Prog Retin Eye Res 2004；23（2）：149-81］

少恰当的受体表达，高度未分化干细胞（如胚胎干细胞）可能无法检测到 RGC 分化所需的全部信息。与之相反，在移植前先将细胞进行特定细胞谱系的诱导，可能会提高生成目的细胞类型的概率。目前已经可以在体外将胚胎干细胞和 iPS 细胞诱导分化为具有 RGC 特征的视网膜特异性神经祖细胞[30-34, 37, 38]。后续工作应致力于进一步完善相关方案，在治疗性移植中利用足量的特定前体细胞提高功能性 RGC 的产生。

使用哪个分化阶段的细胞进行移植尚未明确，这需要对可塑性与成熟度做出权衡。可能并不需要在体外产生完全分化成熟的 RGC 来进行移植，因为成体视网膜可能仍存在某些内源性信号可以促进成熟程度较低的细胞进行最终分化。如移行至不同视网膜层的植入细胞倾向于表达所在部位细胞类型的特异性标志物。这提示可能是视网膜的内源性因素对植入细胞分化进行了调控。促进体内分化的一个关键因素可能是细胞特异性耗竭，从而诱导形成

一个有益于生成特定细胞类型的微环境。青光眼视网膜能否提供相关因素诱导移植细胞的迁移、分化和整合仍有待确定。

（四）功能整合

据我们所知，目前尚无研究证实在青光眼损害的眼内移植细胞可以产生功能性突触联系。值得注意的是，将海马源性神经前体细胞移植入存在先天性光感受器退化的新生大鼠玻璃体腔时，可以生成所有视网膜层的细胞群（图 63-5）[10, 49]。在神经节细胞层，新的神经元可以将轴突延伸至内丛状层，并与宿主树突紧密相连，但并未确认是否形成功能突触联系（图 63-6）。神经节细胞层内的移植细胞还可以进一步延伸穿过神经纤维层后进入视盘部位。尽管在新生大鼠中取得了上述有前景的研究结果，但在成熟动物中仅在视网膜发生损伤后，才能观察到极少数海马源性神经前体细胞能够与视网膜整合。因此，仍有必要进一步阐明如何形成有助于树突/轴突延伸并与成年动物视网膜相连接的微环境。

这并不是说功能性连接无法实现。光感受器替代研究已经显示，将光感受器前体细胞移植入成年动物视网膜实现了显著的功能性整合水平[4, 55]。说明干细胞治疗先天性视网膜退行性病变具有突出的功能性益处。这些结果为完成 RGC 功能性连接提供了希望，尽管实现这一目标要比光感受器复杂得多。

为了实现移植细胞与视觉系统的完整功能整合，另一个重要挑战是如何引导生长中的轴突通过视神经并进入脑内。此外，还必须解决如何在外侧

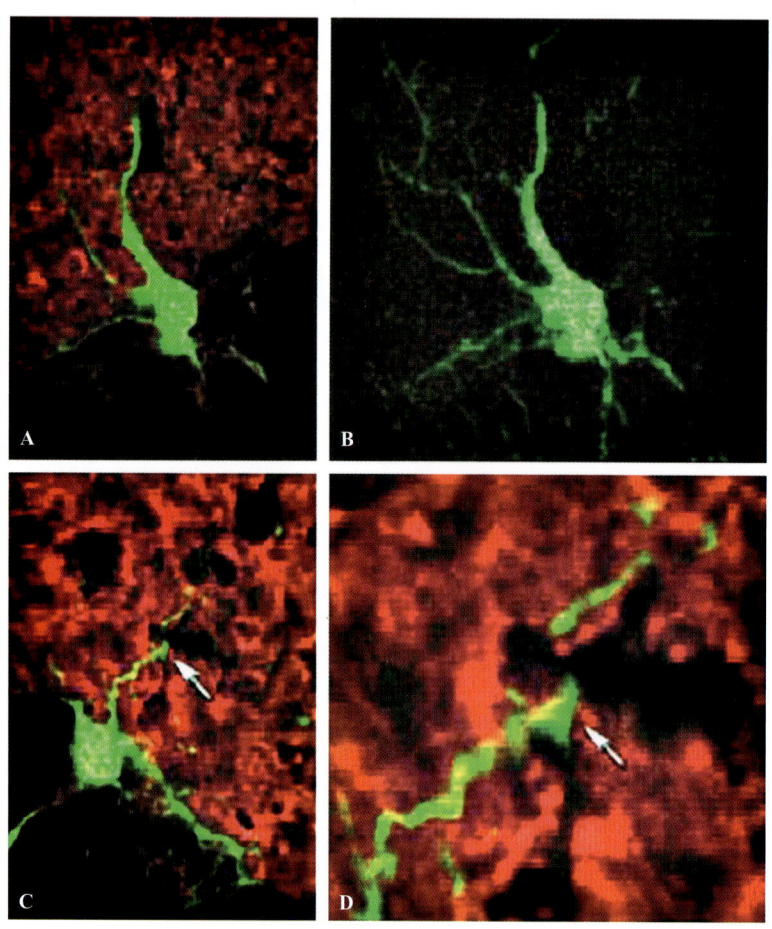

▲ 图 63-6　神经祖细胞移植后可迁移至视网膜核层，并将神经突延伸至丛状层

A. 为高倍镜下移植细胞延伸范围；B. 为影像重建后神经突分支的延伸情况；C. 为移植细胞的延伸进程；D. 为高倍镜下示意图［引自 Young MJ, Ray J, Whiteley SJ, Klassen H, Gage FH. Neuronal differentiation and morphological integration of hippocampal progenitor cells transplanted to the retina of immature and mature dystrophic rats. Mol Cell Neurosci 2000；16（3）：197–205］

膝状体核形成实质的突触连接的问题。青光眼不仅损伤 RGC 突触，而且损害其靶点神经元，这进一步增加了在脑内建立功能性连接的难度。根据现有研究，在灵长类动物青光眼模型中，眼内压升高后出现了 RGC 丢失，并同时伴有外侧膝状体核的 Magno、Parvo 和 konio 细胞消失[56]。此外，视皮层也出现了病理性改变。因此，青光眼神经保护策略的研发需要考虑整个视觉通路，因为只有更高水平的视觉处理功能存在，才能够使用基于干细胞的治疗策略缓解失明。

（五）转分化与内源性修复

激活内源性视网膜修复机制有可能是干细胞移植发挥治疗作用的方式之一。内源性修复可以通过以下两种方法实现：成熟细胞转分化和固有前体细胞群增殖。转分化是指通过对完全定型的体细胞去分化而产生一种类似于未成熟细胞表型的细胞，即细胞停止表达成熟细胞标志物，而开始表达未成熟细胞标志物。通常在首次增殖后，新形成的前体细胞可能会重新分化，成为不同于原始细胞来源的新类型细胞。在某些动物模型中，转分化在视网膜修复中起着重要的作用，并且或许可以作为神经退行性视网膜病变治疗的一个临床调控靶点[46,57]。正如前文分析，哺乳动物眼中有多种细胞具备增殖能力。如周边视网膜中即存在一种处于静止状态的增殖细胞群（可能类似于鱼类和两栖类动物睫状边缘区的再生细胞），虽然它们在体内分化补充损伤细胞的能力看起来已经消失。此外，在雏鸡模型中，损伤可以触发 Müller 细胞转分化形成新细胞，所形成的新细胞可以分化为与病变损害细胞相似的细胞类型[43-48]。在哺乳动物中，Notch 信号通路和 Wnt 信号通路可能参与了促使这些细胞保持休眠状态，因为上述信号通路的活化可以促进 Müller 细胞在体外和体内的增殖[48,58]。目前，关于哪些信号通路控制其他增殖性眼内细胞（如存在于虹膜和睫状体内的此类细胞）的激活仍所知甚少。可以想象，旨在调控这些内源性增殖细胞群活性的治疗方法或许可以为视网膜修复提供一条可行的途径。另外，眼前体细胞的体外转分化或许可以为移植治疗提供适宜的供体细胞。

（六）干细胞介导的神经保护作用

最近的研究显示，在损伤和神经退行性病变的情况下，眼内干细胞移植对存活的视网膜神经元具有神经保护作用[1,11]。在干细胞介导的神经保护作用方面，普遍认为是细胞移植后局部分泌具有神经保护性信号分子（包括间充质干细胞和神经胶质细胞在内的多种类型细胞都可产生，图63-7）。通过基因治疗方式增加干细胞神经营养因子分泌的实验也显示，在细胞移植后对视网膜的神经保护作用增强。目前已经提出多种应用神经营养因子治疗青光眼等神经退行性病变的策略。针对这种治疗目标，干细胞移植的优势可以通过单次注射来实现长期给予多种治疗性因子联合治疗的方案（鸡尾酒疗法），并且不增加患者治疗依从性的负担。在一项视网膜色素变性的临床试验中，研究者将移植细胞包裹于一种扩散蛋白可以通过的装置内，提高了玻璃体内细胞移植的安全性[59]。

CNS 中的异常免疫活性与多种神经退行性疾病的发生相关，并且被认为在青光眼中也起着一定的作用[60]。调节青光眼中炎症反应或许是干细胞移植提供 RGC 神经保护作用的另外一种机制。根据现有相关研究，移植细胞可以通过调节免疫细胞行为减少组织损伤[61]。截至目前，大多数相关研究仍集中于脑部疾病，据此可以推断干细胞介导的神经保护作用也可能适用于视网膜。

干细胞介导的神经保护作用的其他潜在机制还包括活性氧缓冲和减轻对 RGC 的兴奋性毒性损伤。目前，认为两种机制都参与了青光眼的发生。

五、潜在障碍

（一）排斥反应和炎症

同种异体移植的一个重要并发症是宿主可能会对移植物产生排斥反应。尽管免疫抑制药可以减轻移植排斥反应，但长期使用这些药物仍然存在风险。因此，未来理想的治疗方案应该优先使用受体自身的成体干细胞（来自于眼内或身体其他部位）或患者源性 iPS 细胞进行自体移植。

炎症对青光眼病情发展和视网膜修复的影响需要进行仔细的评估，因为手术干预和疾病固有损害

Healthy optic nerve

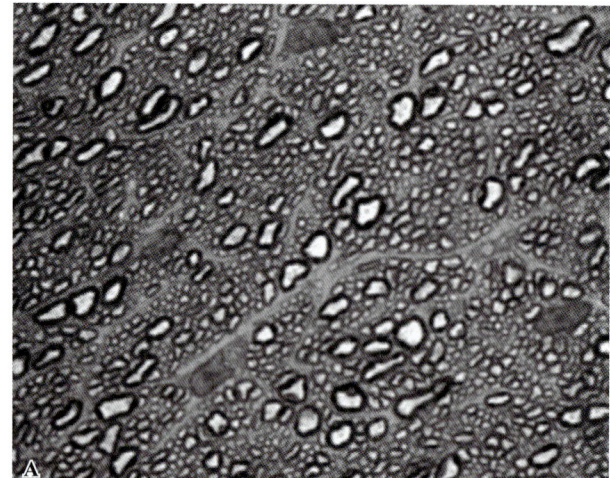

4 weeks elevated IOP

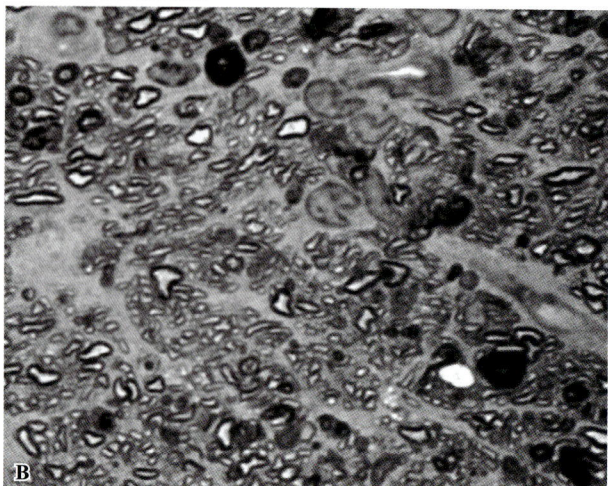

Elevated IOP + MSC graft

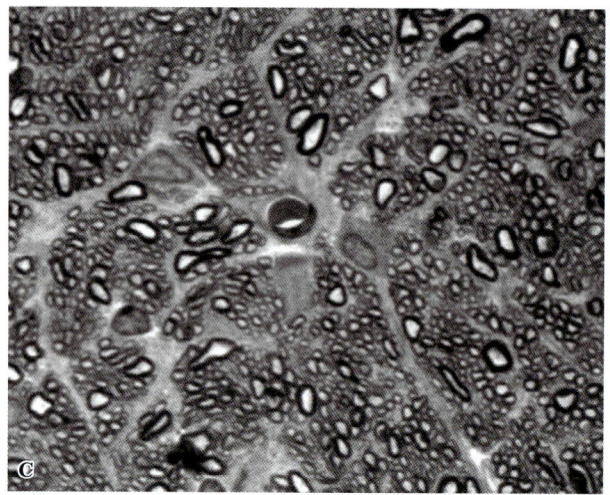

▲ 图 63-7 Bone-marrow-derived mesenchymal stem cells (MSCs) secrete a number of neurotrophic factors and appear to confer neuroprotection in the context of CNS stress and injury. Depicted here are representative micrographs of optic nerve cross-sections from rats with normal IOP (A), 4 weeks after the onset of ocular hypertension by laser photocoagulation of the trabecular meshwork and intravitreal transplantation of dead MSCs as a negative control (B), and after 4 weeks of ocular hypertension with intravitreal transplantation of live MSCs (C). In this case, local MSC transplantation reduced RGC axonal death by more than 65%. Scale bar = 20 μm. (Reprinted from Johnson TV, Bull ND, Hunt DP, Marina N, Tomarev SI, Martin KR. Neuroprotective effects of intravitreal mesenchymal stem cell transplantation in experimental glaucoma. Invest Ophthalmol Vis Sci 2010; 51(4):2051-9.) Copyright: Association for Research in Vision and Ophthalmology (ARVO)

均可能刺激免疫反应。炎症对 CNS 中损伤、神经保护和再生的影响非常复杂。一方面，免疫系统和再生可能存在相反作用，有研究表明炎症会抑制成年动物大脑内自然神经形成[62]。可以想象，在未发生退行性神经病变的 CNS 区域，炎症反应同样会阻碍诱导神经发生的治疗作用。另一方面，炎症又可能有利于 CNS 再生。进入 CNS 损伤部位的免疫细胞可以释放趋化因子，吸引移植的祖细胞进入损伤区域[63]。此外，炎症可以诱导产生针对 CNS 自身抗原的特异性自体免疫应答，这也会对损伤的 CNS 带来一定的神经保护作用[64]。因此，为了取得最佳的疗效，干细胞治疗视网膜病变的过程中需要进行精确的炎症调控。

（二）反应性胶质化

神经损伤后，反应性胶质化及随后出现的胶质瘢痕成为健康和病变 CNS 组织之间的物理环境性屏障，妨碍了内源性神经轴突再生长，并且影响移植干细胞的迁移和整合。将移植细胞注射入正常小鼠和胶质反应抑制小鼠的玻璃体腔后，对整合情况进行了比较，显示出胶质化可以形成抑制移植细胞活性的生存环境。在缺失 GFAP 和（或）波形蛋白基因（均涉及反应性胶质化）小鼠中进行的移植研究显示，与对照眼相比，更多的神经元成功整合入此类小鼠的神经节细胞层。此外，这些基因敲除小鼠视网膜中的新神经元延伸至更深的神经纤维层和内丛状层[52]。胶质毒素选择性抑制胶质化可以大幅改善干细胞在神经视网膜的移植情况（图 63-8）[51]。

在青光眼细胞移植方案的临床转化过程中，有必要探索更多的干预靶点和逆转性方法解决移植细胞与宿主视网膜整合过程中的胶质障碍。

（三）轴突引导与髓鞘形成

除了持续存在神经发生的区域之外，成人CNS的微环境天然具有抑制新生神经元整合的作用。这对干细胞治疗提出了挑战，尤其是在需要通过大量神经突向外生长来完成功能性神经元替换的疾病中。如在青光眼中，严格意义上来说，RGC替代需要将移植细胞树突延伸至内核层，同时轴突需要通过视神经后延伸至脑内包括外侧膝状体在内的靶点区域。由于成年哺乳动物RGC在体外培养时神经突具备再生能力，并且在体内能够沿移植区域周围神经生长，因此局部环境的抑制是RGC轴突再生的主要障碍。髓鞘相关蛋白（MAG）、少突胶质细胞髓鞘糖蛋白或Nogo等生长抑制蛋白都与CNS髓鞘相关，并且可以直接作用于神经元触发生长锥的萎陷。此外，还有研究显示肝素与硫酸软骨素蛋白聚糖也是CNS再生的潜在障碍。这些蛋白聚糖在大脑内可以将成熟神经元及其突触包裹在内，从而有助于形成胶质疤痕并抑制神经突生长。这些蛋白聚糖也存在于视网膜，因此消化蛋白聚糖的酶类或许有助于视神经再生。

尽管CNS中轴突再生受到多种因素的阻碍，但已有一系列研究证实RGC细胞的实验性调控可以诱导视神经中RGC轴突内源性再生，可以推测RGC轴突内源性再生能力的增强可以克服上述的抑制性环境。如敲除RGC中转录因子Klf-4可以显著促进挤压伤后视神经内轴突的再生[65]。截至目前，综合以下方案可以取得最好的疗效：①眼内注射酵母聚糖，触发炎症应答；②眼内注射cAMP类似物，增强RGC轴突再生信号；③敲除转录因子PTEN[66]。这一联合治疗方案有利于视神经受损小鼠的RGC轴突的完全再生，并将再生RGC轴突投射至包括外侧膝状体和上丘在内的脑内靶点，同时可以恢复部分视觉引导行为和昼夜节律的光导引功能。尽管这些研究结论目前仍无法直接应用于人类患者，但这些结果为外源移植RGC的轴突再生提供了理论依据。

如果RGC轴突能够从眼中延伸至脑内，为了维持信号的生理传导速度，视神经纤维髓鞘则必须存在。研究多发性硬化等脱髓鞘疾病可能会提供潜在促发髓鞘形成机制的线索。目前已知炎症在CNS神经元损伤后的少突胶质细胞前体细胞髓鞘形成中起到积极作用。为了实现移植的RGC完整功能整合，可能需要调控内源性寡树突胶质细胞或移植少突胶质细胞前体细胞。

（四）动物模型视觉改善评估

对青光眼动物模型的视觉改善进行评估是一个特殊的挑战。一些用于评估总体视觉功能的临床方法已被广泛应用，如视网膜电图、视觉诱发电位与瞳孔测量。此外，还有研究探索了一些行为学测试方法，如观察视觉目标的头部示踪反应。然而，这些评估方法的敏感度相对较低，并且对于患者可能有临床意义的视觉改善指标值或许低于目前动物模型上可以实现的检测阈值。因此，仍需要研发更加敏感和可靠的方法对实验动物模型视觉功能进行评估。

（五）疾病持续进展

尽管干细胞治疗为恢复青光眼患者视力带来了希望，但仍然必须谨记，疾病本身并未被此类治疗方案"治愈"。因此，有必要继续对疾病进行相应的临床管理，预防再次出现新的神经退行性病变。可以推测，与其"前辈"一样，新的神经元仍然容易受到青光眼病理生理状态的影响。而且，内源性RGC丢失很可能会继续存在。因此，即使在完成干细胞治疗后，青光眼患者可能仍然需要终生接受降眼压治疗及可能的神经保护。未来，神经保护和（或）基因治疗的新进展或许可以为青光眼专科医师提供新的治疗思路。

六、总结

干细胞治疗通过替换受损细胞完成功能恢复，为既往无法治愈的青光眼等神经退行性疾病带来了希望。此外，干细胞治疗还可能存在其他间接治疗效果，如为残余神经元提供营养支持、调节免疫应答、缓冲氧化应激反应或预防兴奋性毒性。

可以通过干细胞移植或调节内源性修复机制来

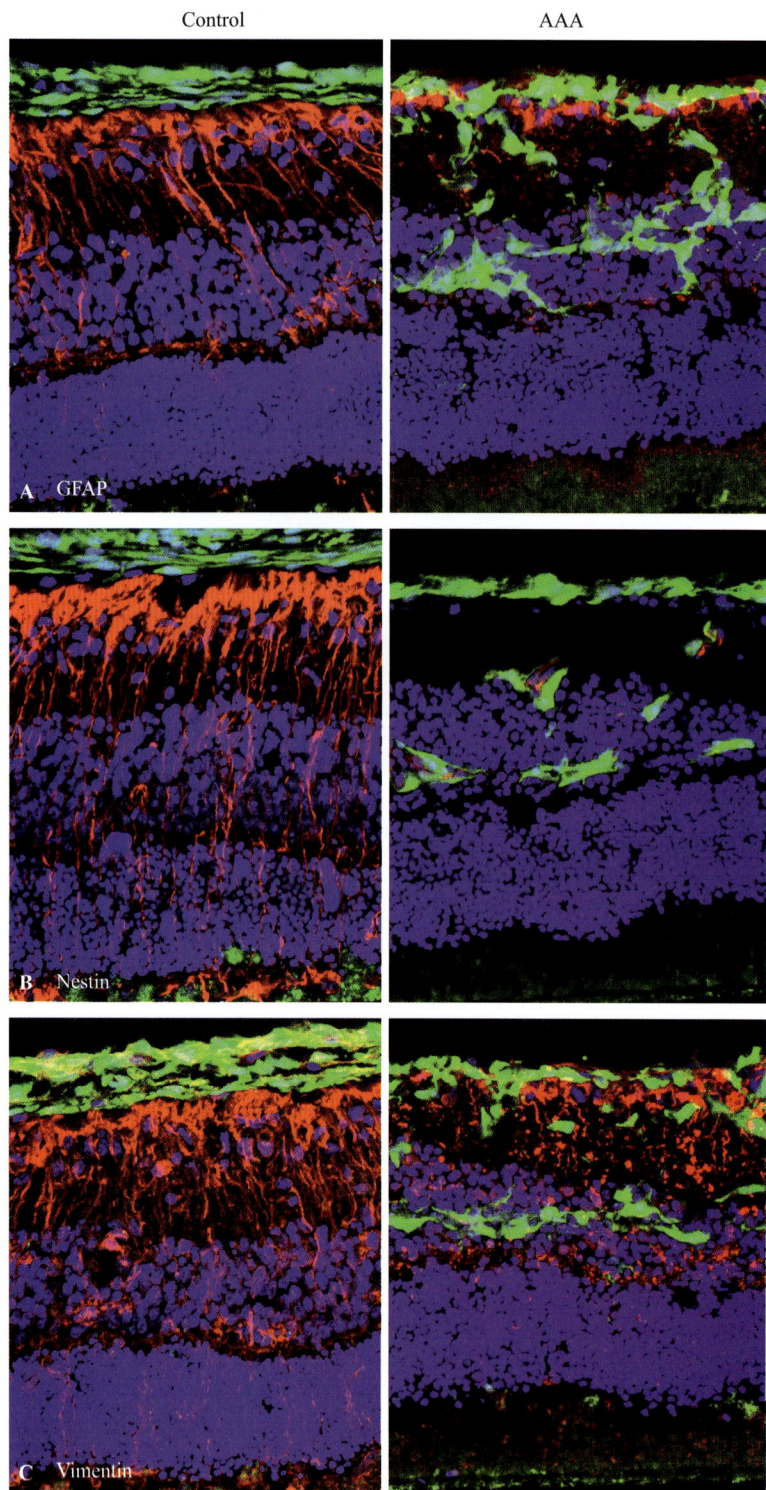

▲ 图 63-8 Reactive gliosis has been identified as an impediment to the migration of stem cell grafts into neural retinal tissue. The use of alphaaminoadipic acid (AAA), a glial-specific toxin, has been shown to improve morphological integration of stem cell grafts into the host retina. Here, bone-marrow-derived mesenchymal stem cells (green) were co-cultured on the inner retinal surface of organotypic retinal explant cultures, mimicking intravitreal grafts. Treatment with AAA disrupts the reactive gliosis that occurs with co-culture, exemplified by upregulation of glial intermediate filaments, glial fibrillary acid protein (GFAP), nestin, and vimentin in red. This is associated with greater penetration of transplanted cells into the host neural tissue. Tissue is oriented with the RGC layer towards the top and the outer nuclear layer towards the bottom. Nuclei are counterstained in blue with DAPI. Scale bar = 100 μm. (Reprinted from Johnson TV, Bull ND, Martin KR. Identification of barriers to retinal engraftment of transplanted stem cells. Invest Ophthalmol Vis Sci 2010; 51(2):960–70.) Copyright: Association for Research in Vision and Ophthalmology (ARVO)

发挥干细胞治疗的作用。目前已有多种潜在的干细胞或祖细胞来源可用于移植治疗，各细胞都有各自的优缺点。如果要彻底治愈青光眼，需要用干细胞替换发生退行性病变的神经元，并重新建立视觉通路。这意味着在理想状态下，干细胞应该能够整合入视网膜神经节细胞层、分化为成熟 RGC、将轴突通过视神经延伸至外侧膝状体，以及与脑内建立功能性连接以维持视网膜映射图。这个过程仍然面临着巨大的困难。然而，移植细胞在视网膜内的存活及部分整合仍可能通过增强宿主 RGC 存活和功能而改善病情。此外，干细胞治疗还可以用于治疗青光眼相关并发症，包括逆转视盘损害、恢复小梁流出通路或治愈手术后滤过泡渗漏。

干细胞治疗青光眼仍存在很多障碍。鉴于同种异体移植必须长期接受免疫抑制治疗以避免移植物排斥反应，因此更加理想的方法是研发用 iPS 细胞等自体干细胞移植治疗方案。此外，可能还需要对促进 RGC 轴突延伸、连接和髓鞘形成的技术进一步优化，从而显著恢复视野。最后，还需要解决疾病持续进展问题，保护新移植的神经元和残余的宿主神经元。

聚焦　头脑风暴

Katie Gill, Alice Pébay

青光眼以视网膜神经节细胞进展性损害和丢失为特征，但是相关分子机制尚未完全明确。难以从活体患者中取得视网膜神经节细胞样本，这是理解这些信息的一个主要障碍。人诱导性多能干细胞是一个理想的细胞模型，因为这些细胞可以从患者身上获取，并且能够分化为用于建立疾病模型和了解潜在细胞病理生理机制所需的细胞类型，如视网膜神经节细胞，从而有助于更快、更有效地筛选药物。

另一个治疗策略是使用存在于脑和脊髓等其他中枢神经系统疾病神经损伤的模型。由于除了初始创伤之外，还会存在炎症和其他抑制神经元再生和修复的进程，CNS 损伤经常会导致发生损伤的部位存在永久性损害。

神经损伤可以影响所有中枢神经系统的细胞类型，因此了解其生物学机制可能是发现并改善再生功能的关键问题。神经元对于其所处微环境的改变变化非常敏感。在发生损伤后，神经元会发生变性和死亡。这可能是损伤对这些细胞的直接影响所致，也可能是通过调控细胞特性及其周围环境而引起的。星形胶质细胞在神经元微环境控制方面起着举足轻重的作用，包括调节神经元的葡萄糖能量需求和谷氨酸摄取量、通过分泌神经源性和促炎分子调节神经易感性、通过调节突触间隙的神经递质（例如谷氨酸）细胞外浓度控制神经元活性，并且还能够控制兴奋性毒性 [1]。在发生神经损伤后，残存的星形胶质细胞被炎症分子激活，出现快速增殖并表现出肥大，从而形成胶质瘢痕。

作为这种环境变化的后果之一，被隔绝保护的少突神经胶质细胞也可能发生变性，导致轴突传导失败。小胶质细胞通常被认为是中枢神经系统免疫细胞，也会在神经创伤过程中被激活，从而影响对中枢神经系统损伤的总体应答 [2]。尽管内源性神经干细胞/祖细胞受到中枢神经系统炎症反应的严重影响，也可能在创伤后的神经发生中起到一定的作用 [3]。最后，神经损伤后脑屏障也常被破坏，血流中的血细胞包括血小板也会进入损伤部位，有可能造成神经创伤的不良预后 [4]。

目前已有多种神经损伤评估实验模型，从细胞水平评估模型到动物模型。此外，已有许多方法用于改善神经再生和促进功能恢复的机制研究，包括阻滞轴突生长抑制分子、使用促生长分子治疗和减少胶质瘢痕，以及研发能够限制弥散性炎症和细胞死亡的方法 [5]。因此，神经损伤后有效治疗的关键是明确限制再生和功能修复的急性和继发性事件因素。这一"中枢神经系统"视角很可能适用于视神经的存活和再生。

参考文献

[1] Belanger M, Allaman I, Magistretti PJ. Brain energy metabolism: focus on astrocyte-neuron metabolic cooperation. Cell Metab 2011;14(6): 724–38.

[2] Ransohoff RM, Cardona AE. The myeloid cells of the central nervous system parenchyma. Nature 2010;468(7321):253–62.

[3] Martino G, Pluchino S. The therapeutic potential of neural stem cells. Nat Rev Neurosci 2006;7(5):395–406.

[4] Abbott NJ, Ronnback L, Hansson E. Astrocyte-endothelial interactions at the blood–brain barrier. Nat Rev Neurosci 2006;7(1):41–53.

[5] Fitch MT, Silver J. CNS injury, glial scars, and inflammation: Inhibitory extracellular matrices and regeneration failure. Exp Neurol 2008;209(2):294–301.

第 64 章　青光眼的基因治疗
Gene Therapy in Glaucoma

Stuart J Mckinnon　著
张敬学　译
章　征　校

> **本章概要**
>
> 基于眼球特殊的解剖结构，使得青光眼非常适合进行基因治疗。如由于房水可以沿房水流出通道流动，前房注射的基因药物可以很容易地到达并作用于小梁网或 Schlemm 管；而视网膜内层由于紧邻玻璃体，通过玻璃体腔注射就可以有效对 RGC 细胞进行基因干预。尽管基因治疗目前仍处于研究初期，却已经在实验水平取得了一定的成功。如使用腺病毒和慢病毒直接调控小梁网细胞外基质和细胞骨架成分；使用腺相关病毒（adeno-associated virus，AAV）对 RGC 细胞凋亡及细胞内信号通路进行调节等。但值得一提的是，目前已有研究报告显示，全身使用腺病毒和 AAV 载体产生的特异性免疫应答可能会导致人类死亡，虽然在眼内使用的病毒数量很少，可以大幅降低这一风险，我们仍不能忽视病毒递送系统可能对人类带来的危险。近些年，非病毒载体技术得到长足的进步，如使用阳离子脂质传递系统（脂质体转染）或电转（电穿孔）可以将外源 DNA 有效的转移至靶细胞。这类非病毒载体技术为降低治疗性病毒载体在基因治疗中的免疫应答风险[1]提供了补充解决方案。

一、概述

在过去的 20 多年中，哺乳动物中枢神经系统的基因干预取得了飞速进展。在分子和细胞生物学领域，基因转移技术的应用已较为成熟，通过这一技术使我们能够在哺乳动物细胞培养中表达特定蛋白，继而促进我们更加深入地了解正常和病理状态下细胞功能状态。使用转基因动物可以进一步扩展此类方案的应用，但使用这些进行研究比较费时，并且结果难以解读。为了能够进行更多的可控基因操作，神经生物学家利用致病性病毒研发了能够将目的基因转移至特定神经元细胞群的基因病毒传递系统。对于青光眼而言，基因治疗方案的靶点包括调控小梁网（trabecular meshwork，TM）房水外流及保护视网膜神经节细胞（retinal ganglion cell，RGC）和视神经。

二、病毒分类

病毒是一种个体微小且具备感染性的细胞内寄生物，他们的结构、复制模式和核酸组成等特征已经研究的较为透彻。病毒本身并不具备产生能量或合成蛋白质和酶类的能力，因此需要通过侵入宿主细胞来获取这些功能。与绝大多数微生物的分裂模式不同，病毒通过将亚基组装入感染性颗粒［包含 DNA 或 RNA，包裹在对称的蛋白质外壳（衣壳）中］，在宿主细胞内完成复制。衣壳可以将病毒内部的核酸与外部环境隔绝，赋予其抗原性，以及介导病毒黏附至易感细胞。病毒生命周期包括两个阶段：胞内阶段和胞外阶段。胞内阶段，病毒核酸复制和衣壳包裹后形成病毒粒子；胞外阶段，病毒粒子侵入宿主，引起细胞改变或死亡。病毒的分类基于核酸类型（DNA 或 RNA）、核酸二级结构（单链、双链、环状或螺旋）、衣壳对称性（二十面体或螺旋状），以及是否存在细胞源性包膜（裸露或有包膜）[2]。本文仅讨论已经被用于眼部疾病基因治疗的常见病毒载体类型，尤其是腺病毒、腺相关病毒（AAV）和反转录病毒，如慢病毒。

三、腺病毒

腺病毒是最早被用作基因转移载体的病毒之一，未经改造的腺病毒可以引起人类呼吸道和眼部感染。腺病毒的基因构成、基因功能，以及与被感染宿主细胞之间的相互作用特征均已经得到了较为全面的揭示。腺病毒包含一个 36kb 的线性双链 DNA 基因组，外面包裹一个无包膜的二十面体衣壳。腺病毒在与宿主细胞结合时，会从二十面体衣壳的 20 个顶点各自伸出纤维蛋白"触手"与宿主细胞上的柯萨奇 - 腺病毒受体（coxsackievirus adenovirus receptor，CAR）相结合[3]。这一受体存在于大量细胞类型中，一旦缺失会产生病毒毒性，以及影响转基因表达。最近研发出了多种结合不同衣壳蛋白质的 CAR 非依赖性腺病毒载体，用于改良腺病毒载体的转导作用。此外，通过修改病毒的基因组以产生改良衣壳的病毒粒子（假型化），还可以增加病毒对特定细胞类型的亲和性[4]。

第一代腺病毒载体的设计通过删除 E1A、E1B 和 E3 基因，旨在使病毒产生复制缺陷。E1A 蛋白是转导后表达的首个病毒蛋白，可以通过调节转录因子与转录调节子来激活转录。E1A 蛋白还可以通过与视网膜母细胞瘤蛋白（retinoblastoma protein，pRB）相互作用来诱导静止期细胞进入细胞周期的 S 期[5]。E1B 蛋白也是腺病毒最早表达的蛋白之一，它是病毒信使 RNA（messenger RNA，mRNA）能够有效积累的必要条件。E1B 通过与 p53 作用（一种与 DNA 结合的肿瘤抑制因子）来调节细胞周期[6]。E1A 和 E1B 蛋白均可以阻断细胞凋亡，并且能够在病毒粒子复制之前防止宿主细胞激活内源性细胞凋亡。E3 蛋白可以阻滞细胞毒性 T 淋巴细胞和肿瘤坏死因子导致的细胞裂解，使被感染细胞免于受到宿主免疫应答的影响[7]。尽管第一代腺病毒载体缺少 E1A 和 E1B 基因，但仍然可以发生病毒基因转录，低水平病毒基因的表达会导致炎症反应[3]。随后几代腺病毒中整合了腺病毒 DNA 复制所需的突变 E2A 基因，这使得由于毒性 T 淋巴细胞浸润所带来的炎症反应大大减少[8]。尽管取得了这些进展，但在一项使用腺病毒载体治疗鸟氨酸转氨甲酰酶缺乏症的人类基因治疗试验中，仍有 1 例 18 岁的年轻人（Jesse Gelsinger）死于严重免疫系统反应和多器官系统衰竭。因为这一事件，FDA 于 2000 年暂停了在美国宾夕法尼亚大学进行的人类基因治疗试验。

在 1996 年之前，研究人员通过在人类胚胎肾细胞（HEK 293）中对病毒基因组进行剪切和质粒的同源重组，最终获得删除了 E1A、E1B 和 E3 的重组腺病毒载体。并通过扩增单克隆完成了病毒载体克隆的分离，显然这一制备方法非常耗时。目前这一方法已被重组质粒所取代，即将目的基因 DNA、一个足以进行包装和整合的腺病毒反向末端重复（inverted terminal repeat，ITR）序列、一个多克隆位点（multiple cloning site，MCS）和腺病毒 E2B 序列（图 64-1），通过大肠杆菌菌株中的质粒同源重组即可以生成腺病毒载体，并对重组腺病毒进行分离和提纯。

四、腺相关病毒（AAV）

腺相关病毒最早于 20 世纪 60 年代晚期被发现，当时其被视为一种腺病毒库污染物[9]。AAV 是一种个体微小的辅助病毒依赖型的病毒，包含一个单链 4.7kb DNA 基因组，由简单的裸露二十面体衣壳包裹。由于具备高效、持久和无毒性的特点，AAV 载体在基因治疗中的应用前景受到广泛关注。尽管大约 85% 的成人血清中 AAV 呈阳性，但目前尚无 AAV 在人类中导致疾病的报告。野生型（wild-type，wt）AAV 需要辅助病毒（腺病毒、疱疹病毒或痘苗病毒）来建立感染性。如果缺少辅助病毒或毒性变化，野生型 AAV 将整合入人类基因组 19 号染色体。重组 AAV（recombinant AAV，rAAV）载体中将 96% 的病毒基因组去除，仅保留两个 145 碱基对的 ITR 序列。删除的 AAV 基因组代码部分对应结构衣壳蛋白（Cap）和非结构复制蛋白（Rep）

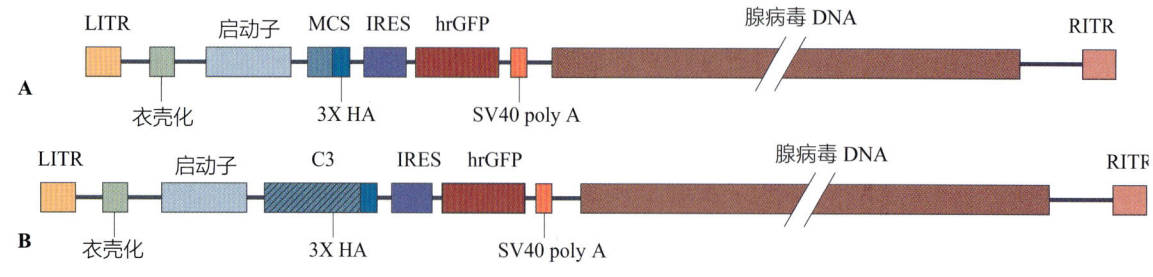

▲ 图 64-1　腺病毒载体结构

A. Ad–GFP 整合 IRES 表达人重组 GFP；B. Ad–C3–GFP，C3 基因克隆至细胞骨架多克隆位点，表达 C3 转移酶和人重组 GFP。LITR. 左侧反向末端重复；MCS. 多克隆位点；IRES. 内部核糖体进入位点；hrGFP. 人重组绿色荧光蛋白；RITR. 右侧反向末端重复；C3. C3 转移酶（经许可重绘，引自 Liu X, Hu Y, Filla MS, et al. The effect of C3 transgene expression on actin and cellular adhesions in cultured human trabecular meshwork cells and on outflow facility in organ cultured monkey eyes. Mol Vis, 2005; 11: 1112–21）

（图 64-2）。AAV 用作载体的优势在于，Rep 和 Cap 病毒序列的缺失，意味着在基因转导后不会发生病毒蛋白合成，从而尽可能降低了触发免疫应答的异种蛋白数量。因此，rAAV 载体被认为是所有病毒载体中生物安全性水平最高者之一。对于转基因而言，AAV 的另一个优势是其同时具备感染分裂和非分裂细胞的能力[10]。但由于 AAV 基因组体积较小，可以插入的 DNA 数量不足 5kb，使其应用相对受限[11]。由于 rAAV 载体缺少负责整合入染色体 DNA 的 Rep 序列，因此 AAV 基因组以游离形态在细胞质中自主存在[12]，且可以稳定的表达转基因逾一年[13]。

目前，根据 Cap 基因序列差异，以及与宿主细胞结合的特异性不同，将 AAV 分成了 10 种不同的血清型（AAV-1 至 AAV-10）[14]。通过使用假型化技术，还生成了杂交 rAAV 载体［将一种血清型（通常为 AAV-2）的基因组包装入另一种血清型的衣壳内］，从而增加了病毒对不同细胞亲和性，促进了目的基因的转录及翻译[15]。正如上文提及的那样，AAV 需要依赖于辅助病毒的共转染来进行有效的复制，重组 AAV 载体的 Rep 和 Cap 序列已被目的基因所取代，因此 AAV 的复制和包装依赖于源自辅助病毒的相似序列（如腺病毒序列 E1A、E1B、E2A 和 E4）。

过去，研究人员使用磷酸钙共转染的方法将 rAAV 载体质粒和野生型 AAV 辅助质粒导入 293 细胞，来生产 rAAV。随后使用硫酸铵逐步沉淀法对 rAAV 进行分离，之后再进行 2 到 3 轮的 CsCl 密度梯度离心进行纯化。每个梯度均需要分馏并使用斑点杂交或聚合酶链反应（polymerase chain reaction, PCR）法确定包含病毒的区域。这一过程需要长达 2 周的时间来完成，并且经常会导致生成复原性较差和质量不佳的病毒[16]。由于存在预期外腺病毒污染的可能性，研究人员又设计了"迷你腺病毒"辅助质粒，这种辅助质粒仅含有实现辅助功能必需的腺病毒基因，而去掉了参与腺病毒结构组成和复制的基因。随后再使用与 rAAV 结合能力更强的硫酸

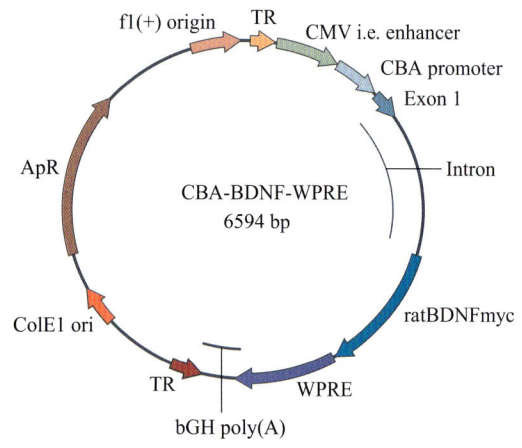

▲ 图 64-2　AAV-CBA-BDNF-WPRE 病毒示意图

f1（+）origin. f1 噬菌体复制起点；TR. 末端重复序列；CMV i.e. enhancer. 巨细胞病毒即刻早期增强子；CBA promoter. CBA 启动子；Exon 1. 外显子；Intron. 内含子；ratBDNFmyc. myc 标记的大鼠脑源性神经营养因子序列；WPRE. 土拨鼠肝炎转录后调控元件；bGH poly (A). 牛生长激素 polyA 序列；ColE1 ori. 大肠杆菌复制起点；ApR. 氨苄西林耐药序列。（经许可重绘，引自 Martin KR, Quigley HA, Zack DJ, et al. Gene therapy with brain–derived neurotrophic factor as a protection: retinal ganglion cells in a rat glaucoma model. Invest Ophthalmol Vis Sci, 2003; 44: 4357–65）

肝素亲和层析柱和非离子碘克沙醇分步梯度纯化技术，从而更加快速、高效地分离rAAV，将rAAV的制备和提纯过程进一步完善。最终，通过定量PCR仪对病毒进行滴定检测，通常可以产生平均$1\sim4\times10^{13}$病毒颗粒[11,16]。

五、慢病毒

逆转录病毒是一类能够感染广泛类型物种，并且具有特殊复制方法的含RNA病毒。由于具备特殊的病毒外壳蛋白（由病毒env基因编码），使得逆转录病毒能够与宿主细胞膜上的受体相互作用[17]。这类病毒一旦进入细胞质内，即发生病毒粒子脱壳。一种特殊的逆转录病毒RNA依赖性DNA聚合酶，即由pol基因编码的逆转录酶，能够根据病毒RNA反转录出一个双链DNA，之后双链DNA移至细胞核并在那里整合到宿主细胞的基因组上[18]。整合后的DNA随后开始作为逆转录病毒RNA的模板被转录出来，并产生病毒包装所需的蛋白质[2]。新合成的病毒蛋白gag（衣壳）、pol（逆转录酶）和env（包膜糖蛋白）通过输出和包装序列（rev和psi）而与病毒基因组RNA相互关联。随后，包装蛋白与RNA与宿主细胞膜相互作用而完成衣壳化，并以成熟感染病毒粒子细胞表面出芽的方式释放（图64-3）[19]。

肿瘤产生的逆转录病毒（如马洛尼鼠科白血病病毒）可以稳定整合入宿主细胞基因组，但仅限于感染可分裂细胞。而人类免疫缺陷病毒（human immunodeficiency virus，HIV）和猫免疫缺陷病毒（feline immunodeficiency virus，FIV）等慢病毒则可以稳定整合入分裂和非分裂细胞的基因组，使得它们成为基因治疗的优良载体。慢病毒是一类能够导致多个器官发病的非致癌性逆转录病毒，以较长潜伏期和持续感染为特征。根据与其相关的哺乳动物宿主不同，目前已经发现了5种血清型的慢病毒。在使用HIV等慢病毒载体进行基因治疗时，必须确保不会引起复制型逆转录病毒的重组。为了消除这一可能性，慢病毒载体的生成过程中，需要将表达慢病毒转移的基因组（含有目的待转基因）、慢病毒结构组分gag、pol和rev，以及异源性env蛋白（提供稳定性和广泛的细胞嗜性）基因包装在单独的质粒中，并进行瞬时共转染。另外一种有效的修饰是于在体构建过程中删除长末端重复序列（long terminal repeat，LTR）区域，从而使LTR转录失活。这些自我失活型（self-inactivating，SIN）载体可以减少由病毒3' LTR整合后转录引起的插入诱变，同时还可以通过减少含有包装信号psi载体转录物的

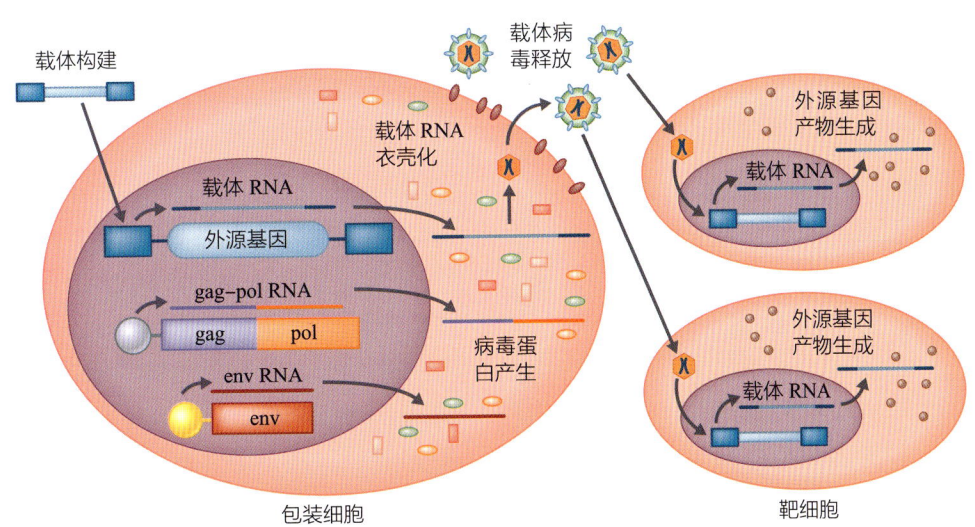

▲ 图64-3 逆转录病毒载体产生示意图

将一个逆转录病毒构建引入一个包装细胞，产生所关注外源基因RNA编码。分离病毒构建产生逆转录结构和酶蛋白gag、pol和env。将异种转基因RNA包装、衣壳化和释放。生成的逆转录病毒载体并不表达病毒包装蛋白，并且该载体也不会在感染后的靶细胞中进一步复制。gag. 衣壳；pol. 逆转录酶；env. 包膜糖蛋白（经许可重绘，引自 Buchschacher GL Jr, Wong-Staal F. Development of lentiviral vectors for gene therapy for human diseases. Blood 2000; 95:2499-504）

生成来增加其生物安全性[20]。

六、病毒载体表达的调控

为了启动转录，在目的基因上游存在一个可以和 RNA 聚合酶结合的 DNA 序列，称之为启动子。在病毒载体中，需要整合入这些"启动子"序列，从而确保目的基因可以在靶细胞中有效的表达。最常见的启动子来自巨细胞病毒（cytomegalovirus，CMV），其可以在多种神经元和血管细胞类型中作为启动子启动外源基因表达。CMV 启动子的体积很小（700bp），使其能够应用于受体积限制的病毒载体中，如 rAAV。在眼科应用中，CMV 启动子可以有效启动外源基因在 TM 细胞中的表达，但在 RGC 细胞中，CMV 的基因启动效果并不尽如人意[21]。另一个经常使用的启动子是 CMV 增强子 / 鸡 β-肌动蛋白（chicken β-actin，CBA）启动子。CBA 启动子能够介导外源基因在神经元中[22]，尤其是 RGC[23] 中的长期高水平表达。除此之外，人血小板衍生生长因子（human platelet-derived growth factor，PDGF）和神经元特异性烯醇化酶（neuron-specific enolase，NSE）等神经元启动子，以及胶质纤维酸性蛋白（glial fibrillary acidic protein，GFAP）等神经胶质特异性启动子均有望应用于眼科疾病的基因治疗，但目前尚未进行广泛验证。最近，研究人员还找到了一些可以在 TM 或 Schlemm 管（Schlemm's canal，SC）细胞中特异性启动外源基因表达的启动子。如通过 cDNA 克隆测序找到一种在骨骼、心脏、肾脏和肺中广泛表达的钾依赖蛋白，如基质 Gla 蛋白[24]；钙粘连蛋白是一种可以介导血管内皮细胞间的细胞 - 细胞黏附的蛋白，其只在 SC 细胞中有特异性表达，在 TM 细胞中无表达[25]。

DNA 序列元件可以整合入病毒载体结构中，作为目的基因转录翻译的"增强子"。如由于肝炎病毒基因组的 3' 非翻译区中存在一个转录后调控元件，使得乙型肝炎病毒可以调节和增强感染细胞的蛋白合成水平。此外，从土拨鼠肝炎病毒中也分离出了相似的序列，被命名为土拨鼠肝炎病毒转录后调控元件（woodchuck post-translational regulatory element，WPRE）。WPRE 可以增加病毒 RNA 稳定性，并促使病毒 RNA 在感染细胞中大量累积[26]。与无 WPRE 的载体相比，将 WPRE 增强子整合入 rAAV 载体后可以使其转染神经元细胞效率及蛋白表达水平增加大约 10 倍[27, 28]。

上述各项基因治疗方案依赖于病毒载体对宿主细胞的转染，而相关转基因的表达则依赖于宿主细胞自身去调节目的基因产物的释放。如纤连蛋白是通过非调节性途径进行分泌的，而在 AAV 载体中整合入纤连蛋白分泌信号序列（fibronectin secretory signal sequence，FIB）后可以促进其在体外大量表达分泌[29]。据此开发了一种新的分泌蛋白表达策略，即将 FIB 分泌信号序列与目的基因进行融合表达，在癫痫研究中，这一做法可以显著增强癫痫大鼠的蛋白表达，达到更好的治疗效果[30]。

一旦病毒 DNA 通过 RNA 聚合酶转录为 mRNA，核糖体便与 mRNA 5' 端被称作 5' 帽子的位点结合，开启翻译过程。为了使同一病毒载体可以表达两种蛋白（双顺反子表达），可以在双顺反子之间插入一个内部核糖体进入位点（internal ribosome entry site，IRES）元件，通过这种方式，可以对来自相同病毒载体的第二种蛋白，如绿色荧光蛋白（green fluorescent protein，GFP）或 lacZ 等报道基因进行共表达。由于 IRES 具有依赖性机制，可以利用报告蛋白的表达情况，来评估病毒载体转导效率；同时，由于其具有 cap 依赖性机制，报告基因的表达也意味着目的基因同样在靶细胞中发生了表达[31]。

虽然基因治疗的原旨是增加目的基因的表达，但有些时候为了防止过度表达而带来的毒性反应需要使用目的基因诱导表达策略来控制目的基因表达的时间和强度。此类可诱导基因表达系统需要使用四环素或多西环素等抗生素，其体积较小，且具有亲脂性，能够通过被动扩散进入真核细胞。由于这些药物已经常规应用于人类及兽药领域，且副作用很小[32]，故在基因表达调解中被广泛应用。在一个典型的"Tet-Off"基因表达调控系统中，最少要包含有两种载体质粒。第一个载体表达一种四环素控制的反式激活因子（transactivator，tTA），另一个载体则表达一种四环素应答元件（tetracycline-response element，TRE），用于激活 TRE 控制下转基因的转录。以多西环素调控为例，因为结合多西环素的 tTA 无法与 TRE 结合，因此可以抑制目标基因的转录，从而有条件的关闭目标基因表达[33]。与之相反，在"Tet-On"系统中，则可以通过使用多西环素有条件的开启目标基因，但由于这种情况下需要使用极高的多西环素剂量，因此其应用受到限制[32]。

七、使用反义寡核苷酸和 siRNA 下调基因表达

反义核苷酸治疗是指通过互补核苷酸与目标 mRNA 相结合从而抑制目的基因的表达。反义寡核苷酸是较短的单链 DNA 序列，能沿特定方向（5'～3'）与编码目的蛋白的 mRNA 通过互补特异性结合。进入宿主细胞后，反义寡核苷酸通过与目标 mRNA 结合形成一个异源双链结构。这种异源双链结构，能够被细胞中一种水解 RNA 磷酸二酯键与 DNA 杂交的内切核糖核酸酶 RNaseH 识别并降解，最终下调目标基因的 mRNA 水平。反义寡核苷酸具备能够快速生产的优势（数天至数周），但使用天然核苷酸制造的反义寡核苷酸很容易被内源性核酸酶降解。为了增强对这种降解作用的抵抗性，通常通过修饰磷酸 - 核糖骨架来解决这一问题。如在合成时，在核苷酸的连接处，使用硫原子替代桥接磷酸盐基团中的氧原子。这可以提供一个硫代寡核苷酸骨架，能够在预防普遍存在的核酸酶降解的同时，仍允许 RNase H 降解[34]。另外，使用氮原子替代桥接磷酸盐基团中 3' 位置的氧原子，则可以提供一个氨基磷酸酯寡核苷酸骨架，用来增强与靶蛋白的亲和性及核苷酸稳定性[35]。吗啉是一种具备修饰后骨架的反义寡核苷酸，其核酸碱基与六元吗啉环通过磷酰二胺集团相连接，而不是像与五元脱氧核糖环结合时使用磷酸基团[36]。这使得吗啉反义寡核苷酸具有更高的亲和性、核酸酶抗性及细胞膜的穿透性[37]。

短片段干扰或沉默 RNA（silencing RNAs，siRNA）为双链 RNA 小分子（20～25bp），目前正在被研究用于基因治疗。RNA 干扰（RNA interference，RNAi）是一种在进化上保守的基因调节系统，它通过 siRNA 对目的基因进行转录后的表达调控。在细胞质中，siRNA 可以与包含核酸酶的 RNA 诱导沉默复合物（RNA-induced silencing complex，RISC）相互作用。在与 RISC 结合后，双链 siRNA 展开，与互补性的 mRNA 片段结合，这一结合区域继而被 RISC 复合物识别并特异性切割。这一作用会导致 mRNA 分子降解，抑制蛋白质翻译[38]。实际应用中，可以使用标准的转染方法将外源性 siRNA 引入细胞内，从而沉默目的基因。虽然 siRNA 产生的沉默作用是暂时性的，我们可以将 siRNA 包装进基因工程质粒中使其得以持续表达。siRNA 技术的缺点主要包括 siRNA 过度表达引起的免疫应答，以及可能被宿主错误识别为病毒序列。这一技术应用于眼科疾病治疗已经显示出了良好前景，如使用腺病毒载体导入能作用于血管内皮生长因子（vascular endothelial growth factor，VEGF）的 siRNA 时，能够显著减少年龄相关性黄斑变性（age-related macular degeneration，AMD）小鼠模型中脉络膜新生血管生成的数量，目前这一研究已近进入到 I 期临床试验阶段[38]。

八、房水流出调节

通过前房注射将病毒载体注入眼内，随着房水沿房水流出通道流动，使病毒载体特异性沉积于小梁组织，最终使外源基因在小梁组织特异性表达。目前已证明使用腺病毒或慢病毒两种载体，能够有效将外源基因导入小梁组织，通过调节小梁组织的细胞外基质及小梁细胞骨架，最终达到调节眼压的作用。最近使用 siRNA 的方法来靶向干预小梁网基因表达，也取得了令人兴奋的进展。

在持续灌注培养的猪前房和人眼前节中注射编码 LacZ、荧光素酶或 GFP 等报告基因的复制缺陷型腺病毒载体后（图 64-4）[40, 41]，小梁网全层（葡萄膜区、角巩膜区和邻管组织）及 SC 内壁均可观察到报告基因的表达。但在这一过程中发现，注射高滴度载体会导致房水流通阻力升高，这可能是由于病毒颗粒阻滞流出通道所致[40]。水通道蛋白 1 是一种可以作为水和离子传输通道的整合膜蛋白，研究人员使用携带的水通道蛋白 1 的腺病毒载体对培养的小梁进行转染，在单层小梁网细胞中可以观察到平均静息细胞体积增大及细胞旁通透性增强的现

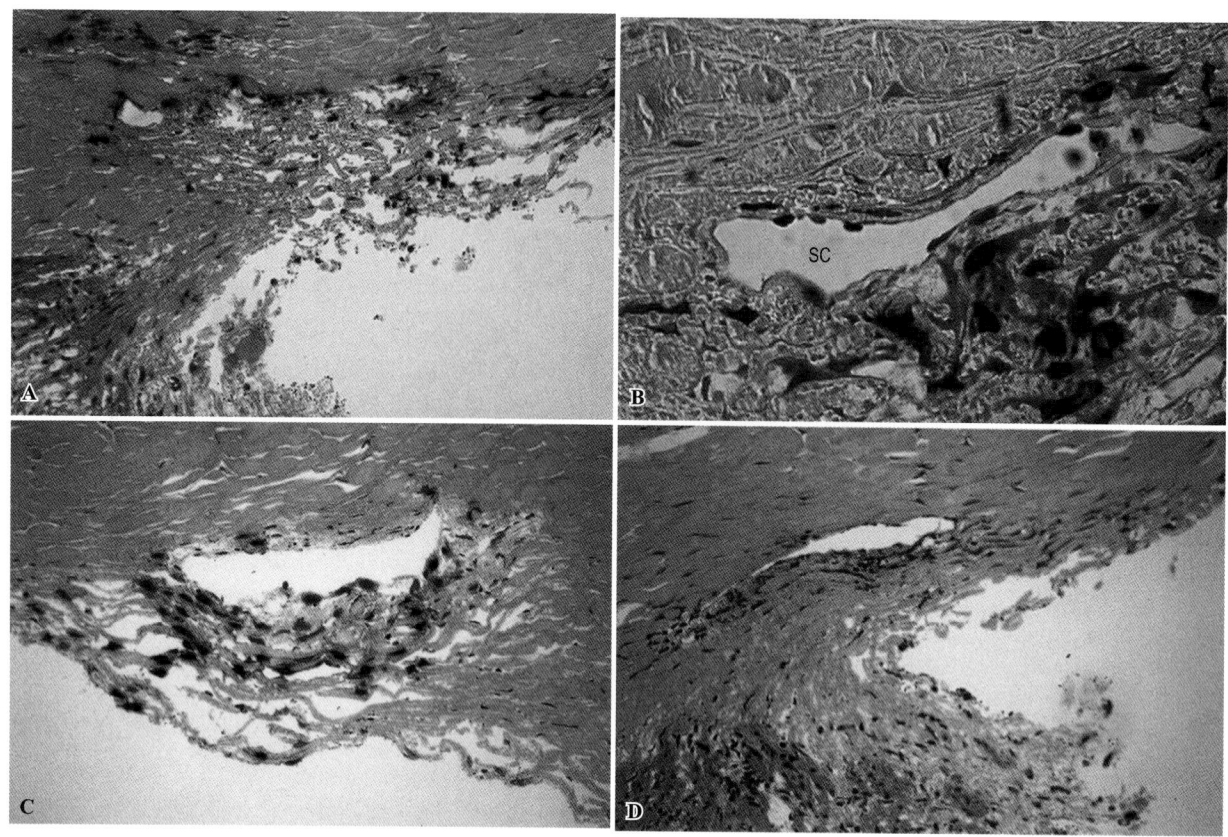

▲ 图64-4 灌注培养的人眼前节小梁网中β-半乳糖苷酶活性的组织化学检测结果

A. Ad-lacZ转染后48h的小梁网细胞；B、C. Ad-lacZ转染和X-gal染色后的小梁网邻管组织细胞（较大的深色区域）；D. 使用对照载体处理，且未使用X-gal染色的小梁网细胞（引自Borras T, Rowlette LL, Erzurum SC, et al. Adenoviral reporter gene transfer to the human trabecular meshwork does not alter aqueous humor outflow. Relevance for potential gene therapy of glaucoma. Gene Ther, 1999; 6: 515-24）

象，这提示水通道蛋白1是一种内源性房水流通系数的调节剂[42]。

使用复制缺陷型腺病毒编码的基质金属蛋白酶（matrix metalloproteinase, MMP）家族蛋白，可以对培养的人类小梁网组织和大鼠眼前节进行有效转染[43]。RhoA是GTP结合蛋白的Ras超家族成员之一，可以调节细胞骨架-细胞相互作用和内皮屏障功能。使用腺病毒携带RhoA对人类小梁网细胞、SC细胞及灌注培养的人眼前节组织进行转染后，发现细胞骨架结构和内皮细胞黏附性被破坏，在前节组织培养72h后房水流通系数平均升高32.5%[44]。

外酶C3转移酶是一种源自肉毒杆菌的Rho GTPase家族成员。研究人员利用腺病毒将其转染至人类小梁网组织和灌注培养的猴眼前节中，发现细胞骨架成分的肌动蛋白、纽蛋白和β-连环蛋白发生改变，并且灌注培养的猴眼前节房水流通系数也显著升高（约90%）[45]。也有研究人员使用腺病毒将一种名为转运钙调蛋白的肌球蛋白活性调节蛋白，对人类小梁网组织和灌注培养的猴眼前节进行转染。转染后在人类小梁网组织中观察到小梁细胞肌动蛋白细胞骨架和基质粘连改变，在灌注培养的人眼前节中发现房水流通系数平均升高约43%，而灌注培养3d和6d的猴眼前节房水流通系数则分别升高35%和66%[46]。使用糖皮质激素诱导的腺病毒载体将重组基质金属蛋白酶1（matrix metalloproteinase 1, MMP1）在培养的眼前节进行转染，可以有效抑制由于地塞米松处理后造成的眼压升高，这提示我们这一方法可以应用于激素性高眼压人类患者的基因治疗[47]。

应用慢病毒载体的基因治疗具有升高房水流通系数的作用，具备很大的降低眼压潜力。既往已有研究显示，基于猫免疫缺陷病毒（feline immunodeficiency virus，FIV）的慢病毒载体注入前房后能有效介导外源基因在小梁网细胞表达，且维持长达 10 个月，并且极少引起炎症和细胞丢失[48,49]。同一组研究人员还发现，第二代 FIV 载体对灌注培养的人眼前节中小梁网细胞的转染效率达到约 80%，而一过性的房水流通系数降低（约 30%）在 72h 后即可恢复[50]。

在一项研究中，将同时使用 5' 帽子 - 翻译和 IRES- 翻译的双基因 FIV 载体注射入家猫前房，随后在体内观察到显著的 GFP 和 myocilin 蛋白表达，且维持 1.2~2.3 年，表明单次注射慢病毒载体后可以在小梁网中实现安全、长期的单一和双重基因表达[51]。研究人员还在非人灵长类动物上进行了研究，他们将携带 GFP 的 FIV 载体注射入短尾猴的前房后，在长达 15 个月的房角镜监测中，可以持续观察到小梁网中的 GFP 荧光信号。此外，在虹膜和睫状体中也检测到了被转染的细胞。虽然注射后出现了轻微且短暂的炎症反应，但眼压并未升高。这些在非人类灵长类动物中进行的初步研究结果，为小梁网慢病毒载体转导方法应用于人类青光眼基因治疗中奠定了基础[52]。还有研究者将基于 FIV 慢病毒载体编码的前列腺素 PGF2α 受体和环氧化酶 -2（前列腺素生物合成中的限速酶）注射入家猫前房，发现小梁网中的前列腺素合成增强，此类方案将可以产生显著的、持续的眼压降低作用[53]。

将作用于基质 Gla 蛋白（matrix Gla protein，MGP）的短干扰 RNA（short interfering RNA，siRNA）处理灌注培养的人眼前节组织后，RT-PCR 结果显示 MGP 转录水平下降了 93% 以上[38]。在另一项实验中，将作用糖皮质激素受体（glucocorticoid receptor，GR）的 siRNA 干预人眼前节组织 48h，再继续使用地塞米松灌注 24h（地塞米松是一种强效激素，可以与 GR 结合并诱导一种与青少年开角型青光眼密切相关的基因 myocilin 表达）后[54]，RT-PCR 结果显示 MGP 和 myocilin 基因表达水平降低，Westren-blot 结果也证实蛋白表达下调[38]。这项研究表明，GR siRNA 的预处理可以阻断激素的升眼压作用。在另外一项 siRNA 的研究中，通过使用地塞米松升高小鼠眼压后，将 RhoA siRNA 注入其前房。siRNA 在小鼠小梁网中以剂量依赖性模式蓄积，并且可以大幅降低小梁网中的 RhoA mRNA 和蛋白表达水平（$P < 0.01$）。注射后第 5 天模型鼠的眼压与第 2 天相比显著降低（$P < 0.05$）[55]。

自身互补型 AAV（self-complementary AAV，scAAV）是一种改良后的 AAV，可以绕过 AAV 本身所需的第二链 DNA 合成过程，来实现目的基因的转录。scAAV 可以生成一个同时携带转基因正义链和互补 cDNA 的病毒基因组。在进入宿主后，两个链可以互相配对，生成转录所需的 AAV 双链 DNA[56,57]。将分别包含有 GFP 的 AAV2 和 scAAV，以相同剂量分别注射入大鼠和猴子的前房后，注射 AAV 的大鼠小梁网中并未观察到 GFP 转导表达，但 scAAV2 却可以引起高效、持久且耐受性良好的小梁网转导。这项研究首次使用改良 AAV 载体成功实现了小梁网转导[58]。

九、视网膜神经节细胞的神经保护

鉴于 AAV 载体玻璃体腔注射后具有很高的 RGC 转导效率，因此大多数神经保护方面的尝试研究均使用 AAV 将特定转基因转导至视网膜。使用包含有 GFP 或 lacZ 报告基因的 AAV 对视网膜进行转染，在长达 12 个月的时间中可观察到报告基因的持续表达，且未发现炎症反应[58,59]。神经营养因子及其受体等神经保护类基因，是基因治疗研究最早的靶点之一。TrkB 是一种脑源性神经营养因子（brain-derived neurotrophic factor，BDNF）受体，对于 RGC 内稳态非常重要。一项在青光眼猴子模型进行的研究显示，切断 BDNF 逆向传递后，TrkB 在视盘处蓄积，提示神经营养因子耗竭在青光眼导致的 RGC 过程中起到一定作用[60]。在视神经轴突切断的急性损伤模型中，90% 的 RGC 会在 2 周内死亡，而视网膜 TrkB 的 mRNA 水平也降至正常的 50%[61]。将整合 CMV 启动子的 AAV-TrkB 和 AAV-GFP（对照）注射入模型大鼠玻璃体腔，注药后一周切断视神经轴突，并比较视神经切断后 2 周时对照组和 TrkB 转染组（补充外源性 BDNF）中的 RGC 存活率。结果显示，AAV-TrkB/BDNF 组中的 RGC 存活率为 76%，而 AAV-GFP 组中则不足 10%[61]。另一项相似的实验中，在大鼠模型玻

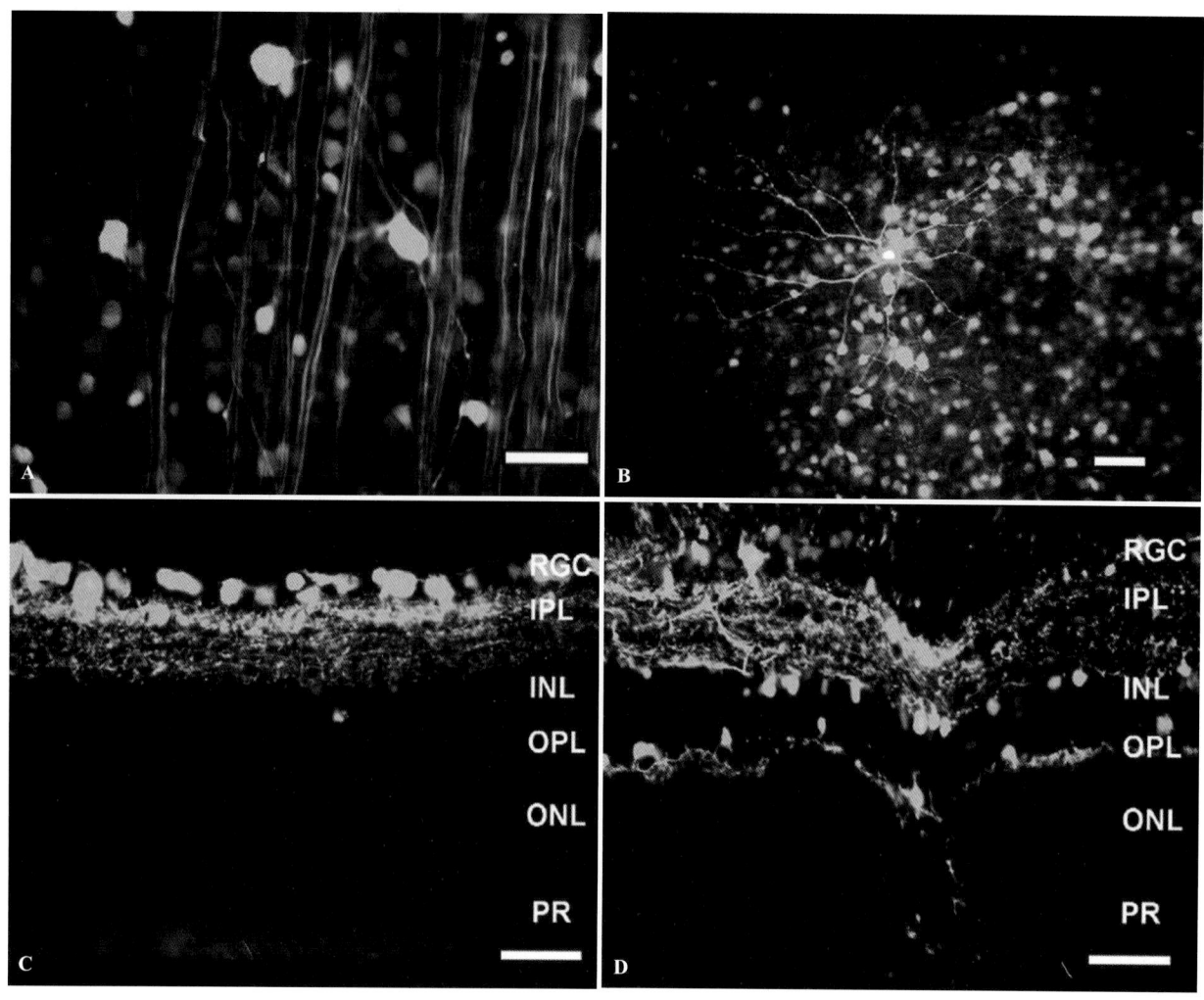

▲ 图 64-5　AAV-CBA-GFP-WPRE 载体转染大鼠视网膜

A. 个体 RGC 及其轴突明显表达 GFP；B. 可以清晰观察到 RGC 的树突树；C. 视网膜横截面显示 GFP 标记细胞集中于几乎整个 RGC 层；D. 在注射部位附近，内层视网膜细胞也被转染。RGC. 视网膜神经节细胞；IPL. 内丛状层；INL. 内核层；OPL. 外丛状层；ONL. 外核层；PR. 光感受器（引自 Martin KR, Klein RL, Quigley HA. Gene delivery to the eye using adeno-associated viral vectors. Methods，2002；28：267-75）

璃体内注射带有 CBA 启动子和 WPRE 增强子的 BDNF 病毒和 GFP 对照病毒（图 64-5）。两周后，通过氩激光照射损害大鼠小梁网，引发房水流出阻塞以升高眼压。高眼压作用 4 周后，通过视神经横截面轴突计数评估 RGC 存活情况。BDNF 组的平均轴突存活率达到 67.7%，显著高于 GFP 对照组（47.7%）[62]。这些研究充分显示了通过 AAV 携带神经营养因子进行基因治疗这一方法，在 RGC 损伤疾病中的神经保护作用。

在人类青光眼中，已知 RGC 的死亡主要形式为细胞凋亡[63]，那调控细胞凋亡对于神经保护而言，就成为一个颇具吸引力的策略。内源性凋亡蛋白抑制药（inhibitors of apoptosis proteins，IAP）是进化上保守的蛋白，可以直接抑制细胞凋亡级联效应蛋白 Caspases 酶的激活[64]。研究人员在大鼠单侧玻璃体内注射编码人杆状病毒 IAP 重复序列包含蛋白 4（baculoviral IAP repeat-containing protein-4, BIRC4；一种强效 Caspases 酶抑制药）的 AAV 病毒后，再使用角膜缘血管注射高渗盐水的方法诱导产生高眼压[65]。高眼压作用 12 周后，通过视神经轴突计数，比较 AAV-BIRC4 和对照组的轴突存活率来确定 BIRC4 的神经保护作用。结果显示，与对照组相比，AAV-BIRC4 基因治疗将视神经轴突存活率从 22.3% 提高到了 49.7%[23]。另一项研究对促凋亡因子 Bax 进行了研究，他们发现大鼠进行视神经轴突切断后，促凋亡蛋白 Bax 的表达上调早于 RGC 死亡[66]。进一步将反义 Bax 寡核苷酸提前注入大鼠颞上视网膜中，再切断视神经，术后第 8 天时 RGC 的存活数量明显高于未干预对照组。然而，到术后 14d 时，实验组和对照组的 RGC 数量已无明显差别。这提示我们较低的转染效率及较短的半衰期，是限制反义寡核苷酸在 RGC 神经保护上应用的重要因素[67]。

涉及细胞死亡的细胞内信号通路，也是使用 AAV 基因治疗针对 RGC 进行神经保护的作用靶点。既往研究表明，转录因子 Max 主要存在于正常细胞核中，在 RGC 出现细胞凋亡级联的早期从细胞核向外释放[68]。在一项研究中，通过大鼠玻璃体腔内注射 AAV-Max，可促进 RGC 中 Max 过度表达。结果显示，在相同损伤情况下，接受 AAV-Max 处理的视网膜 RGC 细胞形态要明显好于未处理组[69]。细胞外信号调节激酶（extracellular signal-regulated kinase, Erk）1/2 通路是一种进化上保守的调节机制，多种肽类因子可以通过这一通路改善细胞存活状态。将 AAV-MEK1（一种 Erk1/2 上游激活剂）注射入大鼠眼中 3 周后，再通过巩膜外注射高渗盐水诱导产生高眼压。眼压升高 7 周后，AAV-MEK 治疗组与 AAV-GFP 对照组相比可以显著增加 RGC 存活数量（分别为 1366 RGC/mm^2 和 680 RGC/mm^2）[70]。

碱性成纤维细胞生长因子（Basic fibroblast growth factor, FGF-2）是成纤维细胞生长因子（fibroblast growth factor, FGF）家族成员之一，作为神经营养因子参与神经元存活与突触可塑性。已知 FGF-1 是发育中 RGC 轴突生长的一种强效刺激因子，并且与 Erk1/2 通路的激活相关。研究人员向成年大鼠玻璃体内注射 AAV-FGF-2，随后对部分视神经进行钳夹伤造模。结果发现，过表达 FGF-2 组中，距离夹伤部位 0.5mm 处视神经截面的轴突数量是未干预组的 10 倍，遗憾的是，这一保护作用维持的时间很短。这些研究告诉我们，在发育阶段调节轴突生长的因子或许可以促进受损成年动物中 RGC 轴突的再生[71, 72]。

促红细胞生成素（erythropoietin, EPO）也是一种潜在的神经保护药物，但其可能会导致红细胞增多症。通过改变单个氨基酸（R76E），能够使 EPO 在维持其神经保护作用的同时，不会影响红细胞生成。在视神经损伤动物模型 DBA/2J 的研究中，研究人员将包含有突变型 EPO 的 AAV2 通过肌肉注射的方式导入到动物体内，发现与对照组相比，干预组动物的 RGC、视神经轴突和视觉功能均得到了保护[73]。如果想进一步深入了解相关信息，可以参照 Wilson 和 Di Polo 针对青光眼 RGC 保护的基因治疗现状所撰写的综述[74]。

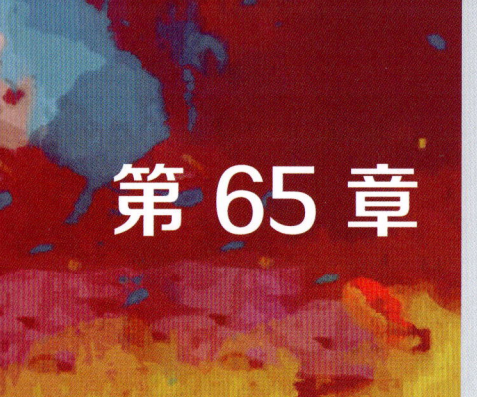

第 65 章　超微结构成像
Ultrastructural Imaging

Aachal Kotecha　Gloria Roberti　Federick Fitzke　著
辛　晨　译
章　征　校

> **本章概要**
>
> 近年来，眼底成像技术的发展突飞猛进。从利用自适应光学在体光感受器容积测量到被称为光生理学的可用于实现电生理检测功能的超高扫描速率、超高分辨率功能的 OCT 的使用，极大程度地促进和加深了人们对眼底疾病的认识。

一、概述

20 世纪 80 年代，计算机和激光技术的发展为活体眼组织超微结构的实时成像提供了有力的技术保证。使对单个视网膜细胞及细胞间连接结构和功能的成像研究成为可能。对眼底超微结构的成像研究，可为某些不可逆性致盲眼病的治疗提供新的思路和方法。本章就目前临床上使用的高分辨率、用于眼底超微结构成像的激光扫描眼底检查和光学相干成像技术加以综述和介绍。

（一）眼底成像技术的发展史

最初，人们认为晶状体是视觉成像的主要部位。Leonardo da Vinci 挑战这一理论，在世界上首次提出眼部视觉成像的主要解剖部位位于视网膜和视神经[1]。直到 300 年后，直接检眼镜的发明才最终在活体上观察到视网膜和视神经结构[2, 3]。在直接检眼镜最初设计完成的 10 余年，并未引起人们的重视和好评，但一经临床推广，就为临床眼底疾病的诊断带来了巨大变革。1869 年，Von Jaeger 基于直接检眼镜对患者眼部的观察，手绘出首部眼底疾病图谱，图谱中包含了青光眼视神经形态改变[4, 5]。在随后的几十年间，人们致力于开发可长期保存眼底图像的方法。直到 20 世纪初，Nordeson 推出了首个商业化的眼底照相机[6]。1949 年，英国 St. Thomas 医院的 Harold Ridley 团队，与 Marconi Engineering 合作，基于间接检眼镜图像，研制出眼底图像录像系统，但由于技术复杂和操控性差，在临床中并未能得到广泛应用[7]。

（二）应用传统检眼镜检查的缺陷

传统检眼镜检查方法，瞳孔既是光线的投射通路，又是收集眼底反射光线和形成眼底图像的光路。入射光和反射光线虽然经过相同的组织结构，但由于不同组织含水量的差异，组织对光线的折射率不同，因此反射光线和入射光线在光强上存在一定差异。光线在不同组织交界面所发生的散射、折射和吸收将显著减弱入射组织的光强，这种光强减弱效应对于宽带光（如白光）作用明显。不同波长光线的光强将在组织交界处发生不同程度的减弱，这一特点决定了利用传统检眼镜检查眼底时，必须散大瞳孔。

利用单色光可以在一定程度上克服上述缺点。视网膜由不同层组织构成，不同层组织的结构特性决定了其对某一种波长的光线具有最佳吸收和反射比[8]。短波长的光线易被浅层视网膜组织反射，因此易于观察黄斑区色素和弓形视网膜神经纤维。而长波长的光，穿透能力强，更易于观察深层视网膜和脉络膜血管结构。当波长超过600nm，光线的穿透力进一步加强，在含色素较多的眼底才可观察到脉络膜血管。近红外光多被用于观察视网膜下组织结构[9, 10]。

二、利用激光扫描检眼镜成像眼底超微结构

（一）概况

激光扫描检眼镜于1980年问世，它仅利用传统检眼镜检查光强度中的很小一部分（不足1‰），即能实现对眼底结构的高清晰度成像[11]。它将单色光（激光）小光斑聚焦于眼底某一点区域，眼底反射光由光检测器实时、一对一地接收并放大，经计算机数字合成后，将图像投射到监视器上，实现监视器的图像与视网膜结构点对点对应。由于为点成像，因此每次成像，仅利用瞳孔区很小的一部分投射光线，其余大部分用于图像收集。这是与传统间接检眼镜检查的最大区别，传统的间接检眼镜，利用大部分瞳孔区向眼内投射检查光线，仅用1/10的瞳孔面积采集反射光线进行成像。

目前临床使用的大多数激光扫描检眼镜为共聚焦激光扫描检眼镜（confocal scanning laser ophthalmoscope，cSLO）。它在激光扫描检眼镜的基础上，在光检测器前增置一个小孔，使光线共轭聚焦到点平面上。利用共聚焦模式，由不同深度组织及成像点周围组织散射或发射的光线均被小孔过滤掉，最大限度上去除成像过程中所产生的干扰光线，提高图像质量（图65-1）。共聚焦孔径的大小决定光线发生共聚焦作用的程度，在大于可发生散射的孔径条件下，小孔孔径越小，共聚焦效果越好[12]。这种成像方式，只能对眼底某一区域的某一层次结构进行成像，图像对比度大大提升。由于眼组织光学特性的限制，光线通过光检测器前的小孔会产生散射，因此cSLO在眼部成像的分辨率极限为300μm[13]。利用cSLO可真正实现对眼底组织的断层高清成像[14]。

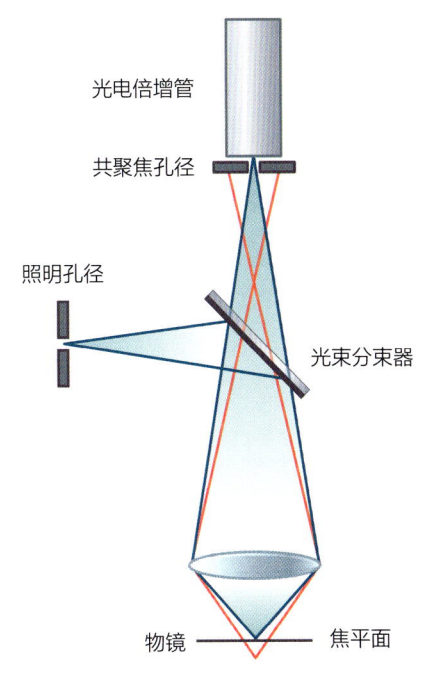

▲ 图65-1 共聚焦小孔成像示意图

（二）提高共聚焦激光扫描检眼镜成像分辨率的方法之一：图像处理

利用一个完美的成像系统对一个点物体成像时，理论上应形成一个像点。但是由于光学系统构件边缘所产生的散射效应，通常对一个点物体成像时，会形成一个圆形影像。cSLO的光学部件设计虽然可最大幅度地补偿像差，但仍会有少量像差残留，在一定程度上影响图像分辨率。利用以下图像处理方法，可以进一步提高由于残留像差所导致的图像分辨率下降的问题。

1.增强信噪比，恢复原始组织结构的图像信息。

2.图像去卷积法，提高图像的有效分辨率。

3.通过美化图像的手段，仅能单纯改善图像外观，并不能从根本上增加图像所包含的组织结构信息。

利用cSLO可实现活体观察黄斑中心凹光感受器镶嵌结构和视神经筛板组织。理论上，cSLO图像中每个像素点均应为所成像区域内均匀一致的反射光点。但由于cSLO系统不可避免的电噪声，图像中的每个像素点还是会出现一些不均匀的信号值。这种单一像素点信号值的差异被称为噪声。由组织结构信息所产生的信号和由于系统噪声所产生的干扰信号所形成的比例，称为系统的信噪比

（signal-to-noise ratio，SNR）。当 SNR 很小时，由组织结构差异所产生的信噪比将无法从系统噪声中被分辨出来，因此将无法识别图像中的组织结构差异。当考虑成像同一物体时的图像帧数时，图像质量随图像帧数的增加而增高，与图像帧数的平方根成正比[15]，此技术被称为图像平均技术。在使用图像平均技术时，应特别注意，在每幅被平均处理的图像中，同一成像目标的位置应当保持不变。在体状态下，受各种生理因素的影响，即使在最佳固视条件下，人眼也不能保持绝对的静止，伴随一些非自主性的眼球震颤。因此在眼底图像进行平均处理前，应对所采集图像进行位置匹配处理，即保证同一结构在图像中保持位置一致。

（三）提高共聚焦激光扫描检眼镜成像分辨率的方法之二：自适应光学激光扫描检眼镜

各种图像处理方法可以在一定程度上补偿图像采集过程中，由于成像系统构成缺陷所致的信息丢失，但其不能解决由于眼部存在像差所引起的成像质量降低的问题。自适应光学技术（adaptive optics，AO）最初用于天文领域，用以补偿光学系统快速变化的像差，从而提升光学系统的成像质量。Dreher 等最早将自适应光学技术应用于 cSLO 成像研究，用以矫正大瞳孔成像时由角膜和晶状体产生的像差[12]。在这套系统中，将准直的激光光线投摄入眼内，由眼底返回的光线被传送到 13 段可调镜面上，测量光线通路中产生的像差值，并加以矫正。但是，这种利用光学补偿方法降低像差的手段耗时较长，远长于 AO，并且其所能矫正的仅为晶状体和角膜散光所产生的像点。虽然如此，加用自动光学技术后，AO 的成像分辨率由 400μm 提升到近 200μm。

1994 年，Hartmann-Shack 波前传感器的出现在很大程度上提升了对眼部像差的测量技术[16]。波前传感器最早是由德国天文学家 Johannes Franz Hartmann 于 1900 年提出，并由 Shack 和 platt 于 1971 年设计完成[17]。该传感器由一组焦距相同，均聚焦于同一电荷耦合器件（charge-coupled device，CCD）阵列的透镜构成（称为微阵列透镜）（图 65-2）。当一束波形经过微阵列透镜后，通过其在 CCD 上

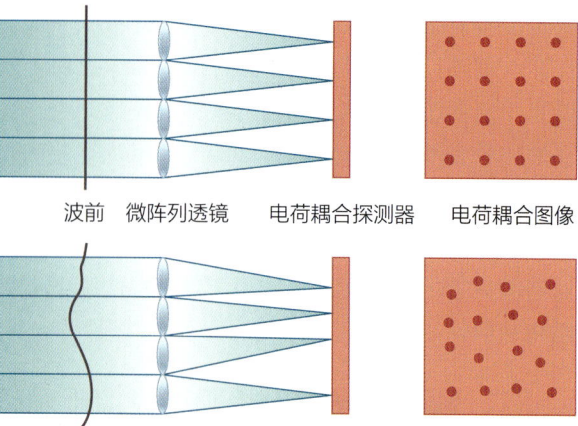

▲ 图 65-2 Hartmann-Shack 波前传感器工作原理（图片由 Andrei Tokovinin, MD, Cerro Tololo Inter-American Observatory, La Serena, Chile 提供）

聚焦的光斑位置，可以推算出光束通过每个透镜后发生的光路偏移。光束的任何相位偏移均可近似和转化为一组倾斜的离散角。取样经过一组透镜的光线，通过计算其所发生的倾斜离散角度可以推测出这束光束的整体波前情况。

利用自适应激光扫描检眼镜实现对超微结构的成像。1997 年，Hartmann-Shack 波前传感器首次被应用于视网膜成像[18]。将激光光束投射到眼底组织，利用波前传感器分析由眼底反射出光线的波前状态，并通过变形镜面设计补偿这些由眼内成像光学部件所产生的高阶像差。通过这项技术，不仅可以实现对视网膜视锥细胞嵌合体的成像，而且能够改善受试者的功能性视力，使其能够分辨出在非 AO 代偿眼中不能分辨出的细光栅条纹。2002 年，Austin Roorda 等首次报道了将 Hartmann-Shack 波前传感器和变形设计镜面技术应用于 SLO 成像[19]。波前像差可以 5 MHz 的频率得以代偿。可实现从神经纤维层到视网膜视锥细胞嵌合体的高分辨率成像，同时可完成对黄斑中心凹无血管区周围视网膜毛细血管血流的高清成像。AO 联合像差补偿的方法可将成像的轴向分辨率提高至 2.5μm，横向分辨率提升至 100μm。Roorda 研究小组利用 AOSLO 成像视神经筛板结构（图 65-3）。近期，Akagi 课题组使用 AOSLO 原型机成像青光眼患者筛板筛孔表面结构，以展示青光眼视神经筛孔的特异性形态改变[20]。结果显示，相较于彩色眼底像和非 AO 的 SLO，AOSLO 能更好地展示筛孔结构，

第八篇 新视角
第65章 超微结构成像

实验青光眼　　　　　　　　　　正常眼

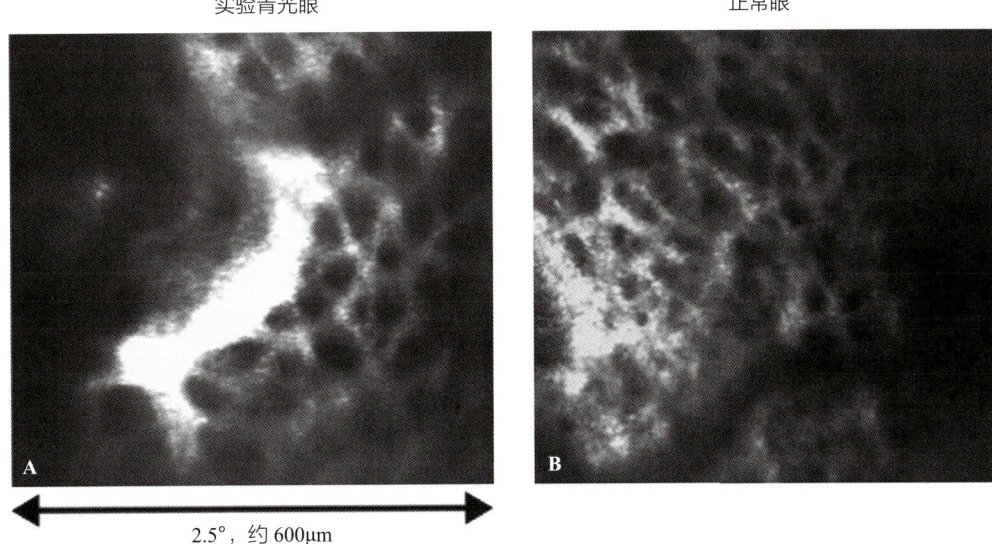

2.5°，约 600μm

▲ 图 65-3　两只猴眼的视神经筛板的 AOSLO 成像图

经许可转载，引自 Vilipuru AS, Rangaswamy NV, Frishman LJ.An adaptive optics scanning to laser ophthalmoscopy for in vivo imaging of lamina cribrosa. J Opt Soc Am A Opt image Sci Vis 2007；24：1417–25. Optical Society of America

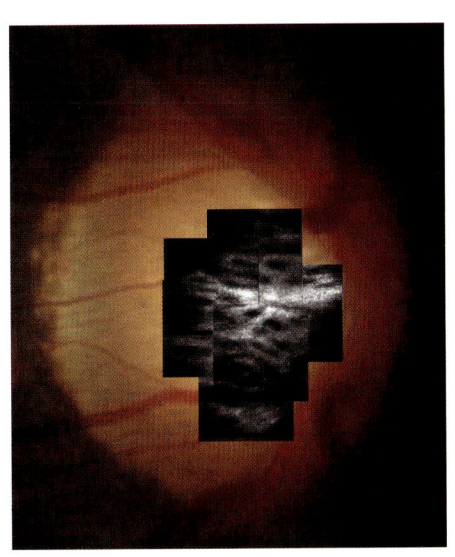

▲ 图 65-4　比较①彩色眼底像；②利用 HRT SLO，聚焦于筛板前表面时的筛孔成像；③将 AOSLO 拼接图像叠加于 HRA SLO 图像上

图片由 Tadamichi Akagi，MD 提供

侧向分辨率可达 2μm（图 65-4）。

近十年来，AOSLO 技术持续发展，使对眼底更微观的组织结构，如视杆细胞光感受器受体和黄斑中心凹视锥细胞更微观结构的成像成为可能[21]。研究提示，青光眼早期侵及黄斑中心凹周围的神经节细胞层[22, 23]。由于在黄斑中心凹区，光感受器和神经节细胞间是 1∶1 对应连接的，因此通过定量测量光感受器密度可以在一定程度上反映黄斑区神经节细胞的密度，可能有助于青光眼的早期诊断[24, 25]。

虽然可以利用 AOSLO 追踪视网膜超微结构的细微变化，但很难解释这种结构上的细微变化所引起的功能改变。

为保证能够获得光感受器分布特征的高重复性参数，应选择能够精确定位的视锥细胞成像区，以保证在每次追踪成像的定位。一般来讲，用于追踪成像的研究兴趣区仅为视网膜上 0.2°～0.6° 很小的区域，因此很难将 AOSLO 所观察到的结构变化与传统功能检查手段所获得的结果做匹配分析。如 Roorda 研究小组提出的，只有将微视野计与 AOSLO 相组合，能够准确评价 AOSLO 所成像区域的视网膜功能，才能更好地解释利用 AOSLO 所检测到的微结构变化的病理意义[26]。

（四）提高共聚焦激光扫描检眼镜成像分辨率的方法之三：附加追溯成像模式

上文提到，SLO 光线探测器前放置的小孔孔径决定 SLO 图像的景深。因此，应用不同孔径大小就可获得视网膜不同深度的图像。在共聚焦模式下，小孔共轭于成像平面。与其相反，暗场模式（间接模式）则通过一个较大的圆形开口，收集各种散射光线，能够对较大深度的视网膜组织进行成像，而由视网膜表面直接反射的光线则被中央不透光的圆形区域所阻挡（图 65-5）。

追溯成像模式源于暗场成像的伪三维成像技术，通过侧向放置的小孔，收集各种由组织反射回来的散射光线，从而形成伪三维成像（F-10 Nidek Co, Gamagori, Japan）[27, 28]。这种追溯式成像方法，目前可用于评价视网膜形态，将来也可用于青光眼的诊断。

三、利用光学相干成像技术成像眼部超微结构

（一）概况

1991 年，光学相干断层成像技术（optical coherence tomography，OCT）被首次应用于视网膜成像[25]。OCT 的成像原理类似超声成像，超声成像将声波投射到组织内，通过观察由组织内返回的声波特征，以了解机体内组织结构及其病理变化。OCT 与此类似，通过探测由组织内反射回来的光线强度和时间的差异，区分组织内的不同结构。OCT 系统利用低相干光干涉法，组织成像分辨率可达微米级。相干是指不同光波间的相干性。当两个完全相干波相遇后，会形成反向波形，表现为完全破坏性相干特性（图 65-6）。当频率不同，相位关系固定的两束波相遇时，即两束低相干性的光束，部分相干后会形成一个脉冲式的融合波（图 65-7）。融合波的脉冲长度被称为相干长度。

时域 OCT，利用部分反射镜将入射低相干光分成两个光路（图 65-8）。一条光路将光线投射到待成像的组织内（如果要进行眼底成像，则此光路将光线投射到眼底组织），另一条光路则将光线投射到一个扫描参考镜面。由眼底反射回来的光线包含眼底不同深度组织的多个"回声"波，而由参考

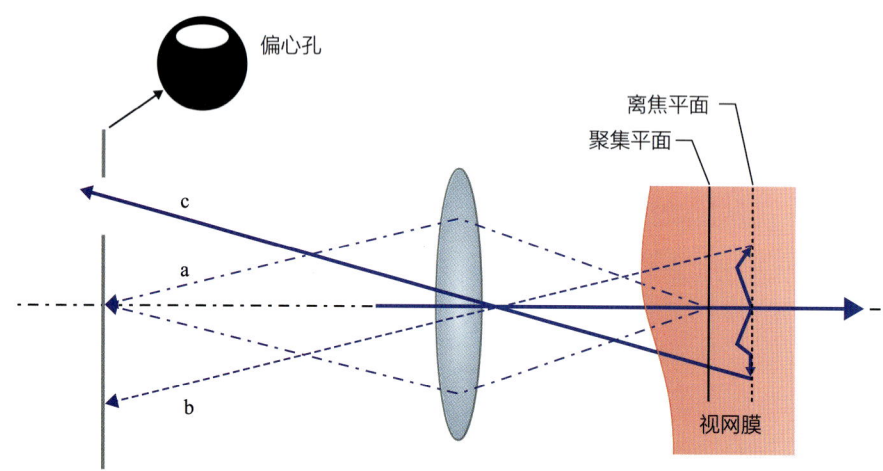

▲ 图 65-5　追溯模式成像原理示意图

观察光线投射于眼底组织（实线）。由激光焦平面反射回来的光线被中央隔板 a 阻挡。由焦平面后，深层视网膜组织反射回来的光线（侧向或后散射光线 b 和 c），被侧向放置的追溯成像小孔收集。因此通过改变小孔方向仅能收集到右侧或左侧散射的光线

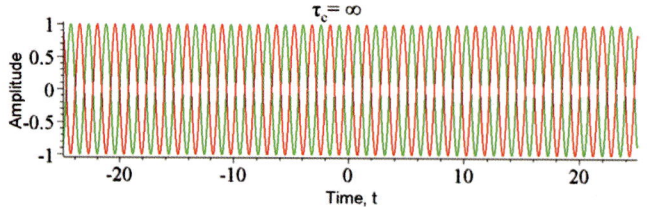

▲ 图 65-6　完全相干光。两个振幅和频率完全相同的波形。两者相互作用后则表现为完全破坏性相干特性

第八篇 新视角
第65章 超微结构成像

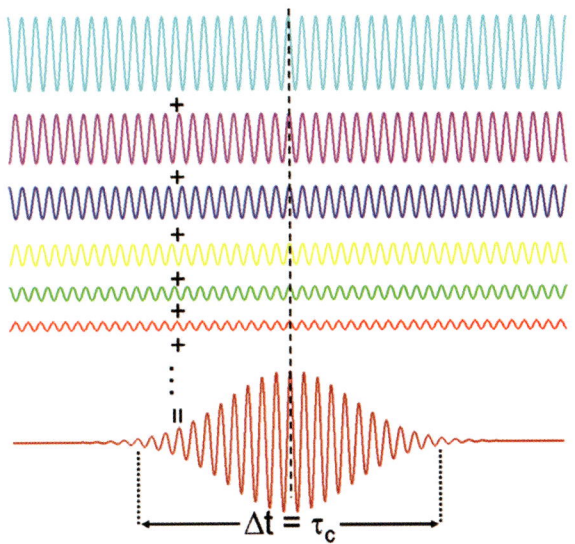

▲ 图65-7 低相干光。不同频率的光波（用不同颜色标注）发生部分相干后，可形成一个脉冲式的融合波

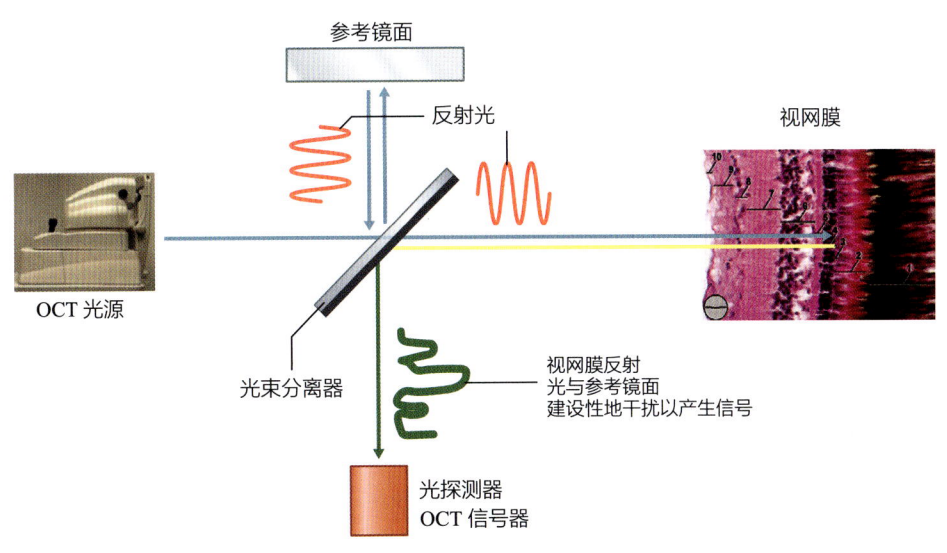

▲ 图65-8 时域OTC成像原理

镜面返回的光线则在每个时间点对应一个固定的空间信息。在相干长度范围内，由样品臂（视网膜）和参考臂返回的，光程相同的光可被探测器同时收集，发生干涉。改变参考镜面的位置，也就改变了探测器收集光线的光程，由此决定从样品臂反射回来的与之发生相干的来自样品臂光线的光程，即决定产生反射光线的组织深度。高反射区产生强相干信号，低反射区产生低相干信号，相干长度之外的反射或散射光线不形成相干信号。沿光线投射轴向所合成的反射率特性类似A型超声扫描成像方式，包含扫描轴向组织的深度信息。通过机械性移动参考臂，可获得类似B性超声扫描的二维截面图，这种截面图可设置为灰度图或伪彩图。

（二）新型OCT成像技术

1. 超高分辨率OCT

OCT图像的轴向分辨率由系统光源的相干长度决定，并与光源的带宽成反比。OCT常用的光源带宽为600~2000nm，因为这一带宽范围内的光线

663

不易被眼部组织所吸收[13]。常用的 OCT 系统采用超辐射发光二极管作为光源。这种光源价格相对便宜，但此类光源将 OCT 系统的轴向分辨率限制于 10～15μm。

激光技术的发展推动 OCT 成像技术的变革。短脉冲或称为飞秒固体激光器可发出超宽带宽的激光[29]。含钛蓝宝石是一种宽带激光，作为 OCT 光源可产生 5.4 飞秒的短脉冲，将 OCT 图像的轴向分辨率提升至 2～3μm[30]，满足成像分辨角膜和视网膜超微组织结构的要求[31, 32]。随着 OCT 图像成像分辨率显著的提高，单幅 OCT 图像的采集时间大约为 4s，在相对较长的单幅扫描过程中，不自主的眼球运动可能会在一定程度上降低图像的质量。

2. 超高扫描速度的谱域 OCT

频域/谱域 OCT（统称为傅立叶域 OCT）是新一代 OCT。时域 OCT 采集的是随参考臂光程变化的强度信号，它的每一个纵向扫描时间都等于参考臂光程变化一个周期的时间。时域 OCT 的扫描速率受参考臂镜面机械移动扫描速率的限制。频域 OCT 则突破此限制，参考臂无须扫描，它一次性地采集某一横向位置深度方向的干涉光谱信号，也就是频域信号。深度方向的时域信号就编码在这个光谱里。每一个纵向扫描实际就对应一个干涉光谱，对光谱做傅里叶变换即可恢复出时域信号。频域 OCT 省去了传统时域 OCT 当中深度扫描的时间，极大提高了成像采集速度。以 Ti：Al_2O_3 飞秒激光作为光源，成像轴向分辨率为 2μm 的图像仅需 0.13s，如此快速的扫面速度可以摆脱人眼不自主运动噪声对图像质量的影响[33]。SD-OCT 对光线十分敏感，可收集从样品臂返回的微量光线进行干涉成像。因此可以最大限度减少入射眼部的光线，减少光线对眼部结构的损伤。

SD-OCT 图像横向分辨率取决于投射于视网膜上的最小光斑直径。综合考虑眼组织自身的散射特点，SD-OCT 的理论横向分辨率为 10μm。但在实际成像中，由于深层视网膜组织对光线的散射作用，真正的横向分辨率不及 10μm。

目前较常被用于成像研究的 OCT 系统为 Cirrus OCT（蔡司），Spectralis OCT（海德堡）和 RTVue100（Optvue）。近期研究提示 Cirrus OCT 在正常人和青光眼患者视盘检查中具有较好的可重复性[34, 35]。Cirrus OCT 使用中心波长为 840nm 的 SLD 激光作为光源，扫描速率为 27 000 A-scan，成像的纵向分辨率为 5μm，横向分辨率为 25μm。Spectralis OCT（海德堡，德国）使用中心波长为 870nm 的 SLD 激光作为光源，扫描速率为 40 000 A-scan，成像的纵向分辨率为 3.5μm，横向分辨率为 14μm。RTVue100（Optvue Inc.，Fremont，CA）使用中心波长为 840nm 的 SLD 激光作为光源，扫描速率为 26 000 A-scan，成像的纵向分辨率为 5μm。RTVue100 可以自动测量黄斑区 GCC 厚度。GCC 厚度定义为神经纤维层、神经节细胞和内丛状层三层结构的总厚度。研究显示，密切随访早期青光眼患者 GCC 厚度，将有助于对患者的诊断[36-40]。

3. 增强深度成像的 OCT（enhanced depth imaging，EDI）

由于色素和血液对光线的散射作用，随着被投射组织深度的增加，进入深层组织的光线明显减少，图像的敏感性显著降低[41]。EDI-OCT 可以有效地解决上述问题，实现和进一步改进对深层视网膜组织、脉络膜和巩膜组织结构的成像[42-44]。相较于传统 SD-OCT，EDI-OCT 成像时，与受检眼距离更近，可以形成稳定的组织倒像。近期研究利用 EDI-OCT 成功成像视神经筛板结构[45]。商用 Spectralis SD-OCT（海德堡）内置 EDI 模式，启动 EDI 模式后，通过改变参考臂位置，抵消样品臂相对较长的光程，实现在保持固定样品臂长度条件下（即保持检测光源与受检眼相对位置固定）获得直立的增强深度图像[46]。

Park 等利用 EDI-OCT 成功成像筛板前表面、视神经球后组织，如后睫状动脉、视网膜中央动脉和视网膜中央静脉、视盘周围脉络膜和巩膜组织及视神经周围的蛛网膜下腔（图 65-9）[47, 48]。

联合 SLO 功能的 OCT。将 SLO 硬件中使用的"flying spot"技术联合于 OCT 成像设备，即可实现对前后段组织的矢状位投射成像（En-face 成像）。单独使用 SLO，其深度分辨率为 30～100μm，不及 OCT。而就横向分辨率而言，单独使用 OCT，其横向分辨率受不同散射中心随机干扰效应的限制，而 SLO 不受此种效应的影响，因此在结合 SLO 和

第八篇 新视角
第65章 超微结构成像

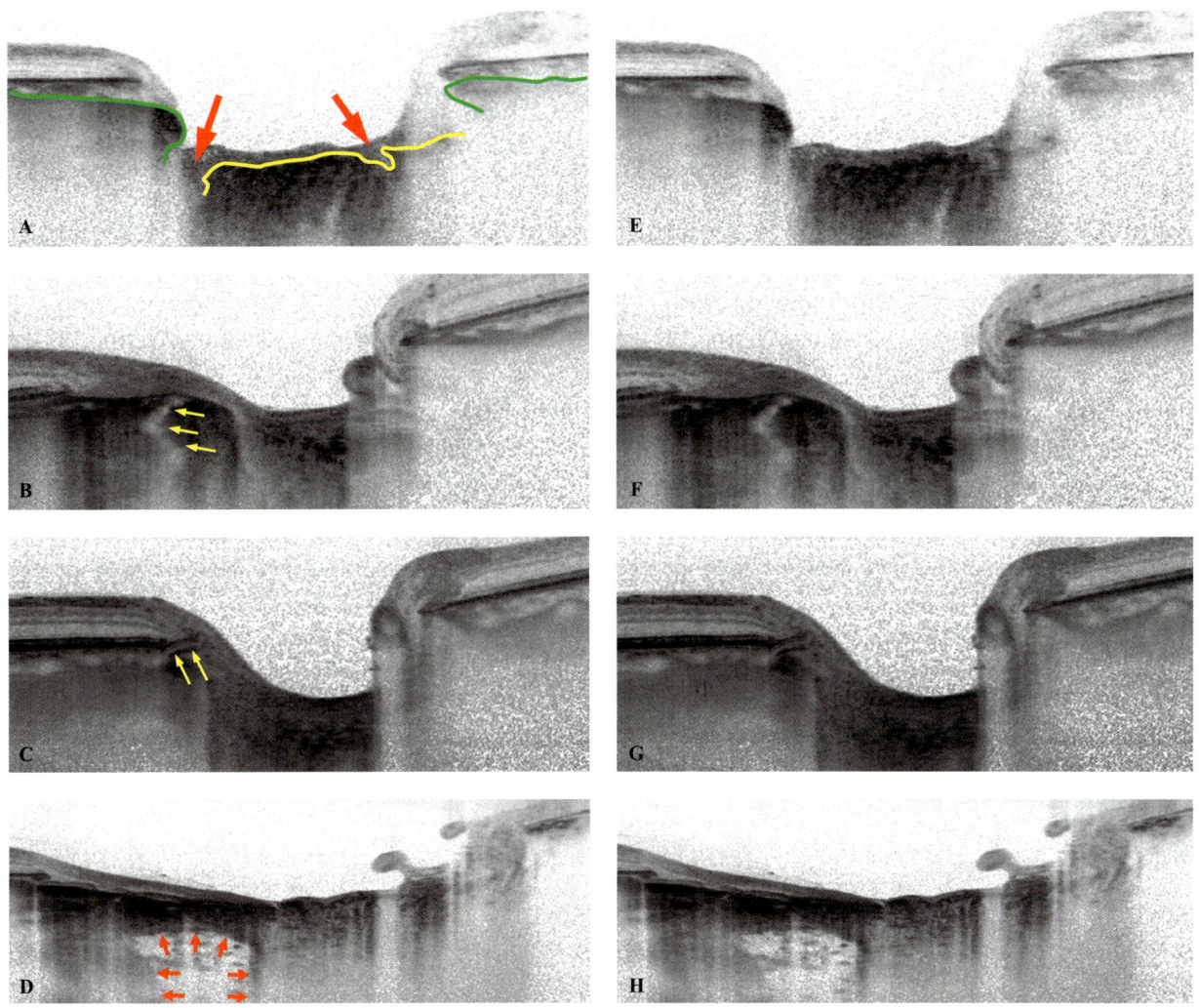

▲ 图 65-9 利用 EDI-OCT 成像青光眼患者筛板局部缺陷（A，红箭），供应脉络膜的睫状后短动脉（B，黄箭），来自脉络膜的睫网动脉（C，黄箭），视盘周围蛛网膜下腔（D，橘箭），（E-H）为无箭头标注的 A-D 对应图像
图 A 中绿线勾画巩膜边界，黄线勾画筛板前表面（图像由 Sung Chul Park, MD 提供）

OCT 后，图像的分辨率会大幅提高。以不同方式组合应用的 SLO 和 OCT，可以以同步，准同步和顺序的方式获得 SLO 和 en-face OCT 图像[49]。临床上所使用的 SD-SLO/OCT（Ophthalmic Technologies Inc，Toronto，Canada）利用实时跟踪系统成像视盘周围神经纤维层的同时，以每秒 32~64 帧的速度获得激光扫描眼底像。这套设备具有追踪功能，能够"记忆"视盘周围血管的形态。当患者再次受检查时，可以自我校准，以与前次测量环相同的位置进行成像。因此一些临床医师认为，利用此设备的可重复性优于其他利用主观手工定位测量环位置的方法[50, 51]。

四、未来发展方向

随着纳米技术的发展，未来眼科成像的发展不可估量。利用纳米分子对比剂进行 MRI 和 CT 成像，可以详细评估血脑屏障和脑血管的完整性。将纳米金棒注射入血液和荧光素后，利用红外线激发（增强皮肤的穿透性）可以在体观察到小鼠耳垂的血管分布情况[52]。利用新型成像技术，细微观察局部微循环，可能有助于癌症的早期诊断。未来，可能出现可注射入眼内的微型遥控载体，在体实时成像眼前后节结构，为观察眼部正常解剖结构、感染源的侵袭与发展及疾病的进展提供可能。技术的日新月

665

异和迅猛发展，必将给人体结构和功能成像带来巨大变革。原子力显微镜（atomic force microscopy，AFM）就是近年来出现的纳米成像技术的代表。19世纪80年代中期，Quate和Gerber首次提出这一成像理念[53]。AFM可以"接触式"和"非接触式"两种方式进行成像。采用非接触式成像时，AFM内设置一个快速振荡的扫描探头。AFM目前主要应用于组织地形成像和微量级的力学测量[54]。如利用AFM可分析眼表蛋白分布特征[55]。也有学者利用AFM成像晶状体内蛋白的分布情况，为探究白内障的形成原因提供线索，同时也有学者利用AFM分析假性剥脱综合征患者晶状体内蛋白的聚合过程[56]。还有研究利用AFM成像角膜接触镜下蛋白质的沉积情况[57]。虽然AFM是一种离体成像手段，但在未来它将成为眼部组织生物力学研究的重要手段，如分析小梁网和巩膜的生物力学特性以及其与青光眼的关系。AFM地形成像和力学分析方法也可应用于深层的眼部组织，如对Bruch膜和视网膜色素上皮细胞内黑色素颗粒的研究，为组织工程应用研究提供重要的理论数据。随着技术的进步，使在体观察神经节细胞凋亡、青光眼细胞损伤和死亡机制研究成为可能。我们将拭目以待。